临床超声医学

（上　册）

主　编

段宗文　王金锐

副 主 编

陈思平　胡　兵　华　扬　姜玉新　李建国

田家玮　王志刚　杨浣宜　周晓东

主编助理

贾建文　马晓猛

科学技术文献出版社
SCIENTIFIC AND TECHNICAL DOCUMENTATION PRESS

·北京·

图书在版编目（CIP）数据

临床超声医学：全2册 / 段宗文，王金锐主编. —北京：科学技术文献出版社，2017.6（2018.6重印）

ISBN 978-7-5189-2842-2

Ⅰ.①临… Ⅱ.①段… ②王… Ⅲ.①超声波诊断 Ⅳ.① R445.1

中国版本图书馆 CIP 数据核字（2017）第 135301 号

临床超声医学（上册）

策划编辑：薛士滨	责任编辑：薛士滨	责任校对：张吲哚	责任出版：张志平

出　版　者　科学技术文献出版社

地　　　址　北京市复兴路15号　　邮编 100038

编　务　部　(010) 58882938，58882087（传真）

发　行　部　(010) 58882868，58882874（传真）

邮　购　部　(010) 58882873

官 方 网 址　www.stdp.com.cn

发　行　者　科学技术文献出版社发行　全国各地新华书店经销

印　刷　者　北京时尚印佳彩色印刷有限公司

版　　　次　2017 年 6 月第 1 版　2018 年 6 月第 2 次印刷

开　　　本　889×1194　1/16

字　　　数　3590千

印　　　张　128.25

书　　　号　ISBN 978-7-5189-2842-2

定　　　价　798.00元（全2册）

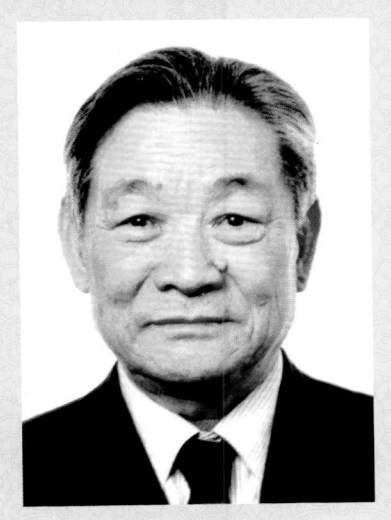

段宗文，中国超声医学工程学会名誉会长，《中国超声医学杂志》主编。正高级工程师，政府授衔专家，享受国务院政府特殊津贴。

早年从事核医学、超声等医学仪器研发工作，取得多项成果。获天津市科技进步一等奖、二等奖、三等奖各一项，天津市优秀新产品一等奖两项，国家医药局科技进步二等奖一项等。

先后任天津市医疗电子仪器厂厂长、天津市医疗电子仪器公司经理、天津市医疗器械研究所所长、国家医疗器械天津质检中心主任等职。

曾获天津市人民政府授衔专家、天津市科技兴工带头人、天津市劳动模范、"七五"立功奖章、"八五"立功奖章、优秀科技工作者、优秀共产党员等荣誉称号。

中国超声医学工程学会1984年成立发起人之一，历任学会第一届理事，第二届、三届副会长，第四届、五届会长，曾主编《学会30年发展史回顾》《中国超声医学发展回顾与展望》等多部书籍，一直致力于学会和超声医学的发展。

主编简介

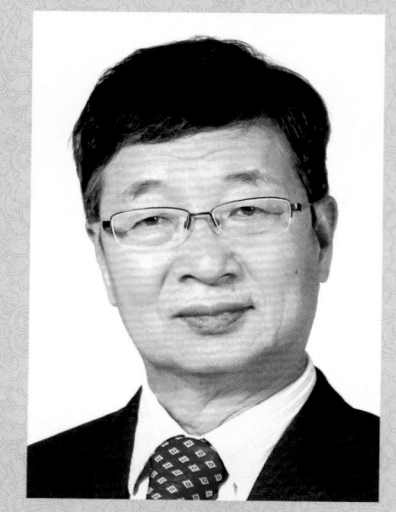

王金锐，教授、博士生导师。现任北京大学医学部影像医学与核医学超声学组组长，北京大学医学部住院医师规范化培训超声学科组组长。

重要兼职有国家卫计委超声医学专科能力建设项目专家委员会常务副主任委员、《中华医学超声杂志（电子版）》副总编及多个超声专业期刊副主编和编委、国家医学考试中心审题命题专家。主要研究方向为超声造影和介入超声。负责或参与国家自然科学基金项目7项、科技部"十二五""十三五"重点研发项目3项。有12项成果获省部级科技进步奖。发表论文100余篇，主编或主译《实用腹部超声诊断学》《肌肉骨骼系统超声影像学》等超声医学专著8部，副主编和参编专著24部。

先后获得国家有突出贡献中青年专家、五一劳动奖章、全国先进工作者、全国杰出科技工作者一等功、全国卫生文明先进工作者等荣誉称号，享受国务院政府特殊津贴。

内 容 简 介

《临床超声医学》一书是中国超声医学工程学会发起的，由数十位著名资深教授担纲、170 多位优秀超声医学专家共同编著的，是一部大型的、综合性、权威性、规范性的临床超声医学工具书，具有较高的学术水平和实用价值。

本书共十一篇五十四章，约 359 万字，4000 余幅图，内容与结构设计上分为以下三大部分。

第一部分是超声医学基础，包括医学超声物理、超声仪器、超声生物效应及超声计量学、多普勒超声、超声造影、三维超声、弹性成像、介入超声学等技术原理。

第二部分是临床超声诊断及介入超声，是本书的主题，内容涵盖了人体各个系统、各器官超声检查及适应证，影像诊断及鉴别诊断，临床价值及操作规程，配有典型的图片。

第三部分是超声治疗技术的原理及方法，高强度聚焦超声治疗肿瘤等。

本书结构新颖、思路清晰、内容齐全，全书贯穿先进性、科学性、实用性和可操作性，是不可多得的一部临床超声医学全书。读者对象为各级医院临床超声医学工作者，也可作为医师培训、医学院校教学、医学影像研究生参考用书。

《临床超声医学》
编委会暨编作者名单

主　编　段宗文　王金锐

副主编（按拼音排序）

　　陈思平　胡　兵　华　扬　姜玉新　李建国　田家玮　王志刚

　　杨浣宜　周晓东

主编助理　贾建文　马晓猛

常务编委作者（按拼音排序）

　　艾　红　　　西安交通大学第一附属医院

　　蔡爱露　　　中国医科大学附属盛京医院

　　曹铁生　　　第四军医大学唐都医院

　　常　才　　　复旦大学附属肿瘤医院

　　陈　涛　　　北京积水潭医院

　　陈定章　　　第四军医大学西京医院

　　陈思平　　　深圳大学生物医学工程学院

　　陈文直　　　重庆医科大学附属第二医院

　　陈欣林　　　湖北省妇幼保健院

　　崔立刚　　　北京大学第三医院

　　戴　晴　　　北京协和医院

　　邓学东　　　南京医科大学附属苏州医院

　　邓又斌　　　华中科技大学附属同济医院

　　杜联芳　　　上海市第一人民医院

段宗文	中国超声医学工程学会
方理刚	中国医学科学院北京协和医学院
冯　若	南京大学声学研究所
郭瑞君	首都医科大学附属北京朝阳医院
郝玉芝	中国医学科学院肿瘤医院
何　文	首都医科大学附属北京天坛医院
何怡华	首都医科大学附属北京安贞医院
胡　兵	上海交通大学附属第六人民医院
胡建群	江苏省人民医院
胡士敏	首都医科大学附属北京同仁医院
华　扬	首都医科大学宣武医院
贾建文	北京大学第三医院
贾立群	首都医科大学附属北京儿童医院
贾译清	江苏省肿瘤医院
姜玉新	北京协和医院
焦　彤	天津市人民医院
李德来	汕头市超声仪器研究所有限公司
李国杰	皖南医学院弋矶山医院
李吉昌	山东省医学影像研究所
李建初	北京协和医院
李建国	北京大学人民医院
李俊来	解放军总医院
李丽蟾	中国福利会国际和平妇幼保健院
李泉水	深圳大学附属第三人民医院
李胜利	南方医科大学附属深圳妇幼保健院
李舒茵	河南省人民医院
李治安	首都医科大学附属北京安贞医院
李　锐	第三军医大学西南医院
刘传玺	山东省立医院
刘明瑜	河北医科大学第四医院
刘荷一	河北医科大学第四医院

陆敏华　　　深圳大学医学部生物医学工程学院
罗　燕　　　四川大学华西医院
罗葆明　　　中山大学孙逸仙纪念医院
马晓猛　　　中国超声医学工程学会
穆玉明　　　新疆医科大学第一附属医院
钱林学　　　首都医科大学附属北京友谊医院
冉海涛　　　重庆医科大学
任卫东　　　中国医科大学附属盛京医院
孙丰源　　　天津医科大学眼科医院
唐　红　　　四川大学华西医院
唐　杰　　　解放军总医院
田家玮　　　哈尔滨医科大学附属第二医院
汪　芳　　　北京医院
王　浩　　　中国医学科学院阜外医院
王　鸿　　　南京军区福州总医院
王建华　　　陆军总医院
王金锐　　　北京大学第三医院
王宁利　　　首都医科大学附属北京同仁医院
王正滨　　　青岛大学附属医院
王志刚　　　重庆医科大学附属第二医院
王光霞　　　天津南开医院
吴长君　　　哈尔滨医科大学附属第一医院
吴雅峰　　　原：首都医科大学附属北京朝阳医院；现：北京华府妇儿医院
伍　烽　　　重庆医科大学生物医学工程学院
夏稻子　　　大连医科大学附属二院
谢红宁　　　中山大学附属第一医院
熊华花　　　深圳市第二人民医院
徐辉雄　　　上海市第十人民医院
许　迪　　　南京医科大学第一附属医院
肖利华　　　武警总医院眼眶病研究所
严　昆　　　北京大学肿瘤医院

严松莉　　福建省莆田市第一医院

姚克纯　　空军总医院

杨　斌　　中国人民解放军南京军区南京总医院

杨　娅　　首都医科大学附属北京安贞医院

杨华胜　　中山大学中山眼科中心

杨浣宜　　阜外心血管病医院

杨金耀　　汕头市超声仪器研究所有限公司

杨太珠　　四川大学华西第二医院

杨文利　　首都医科大学附属北京同仁医院

尹立雪　　四川省医学科学院·四川省人民医院

袁建军　　河南省人民医院

毓　星　　卫计委药具管理中心

詹维伟　　上海交通大学医学院附属瑞金医院

张　晶　　解放军总医院

张　军　　第四军医大学西京医院

张　梅　　山东大学齐鲁医院

智　光　　解放军总医院

周　琦　　西安交通大学第二附属医院

周建桥　　上海交通大学医学院附属瑞金医院

周晓东　　第四军医大学西京医院

周毓青　　上海市长宁区妇幼保健院

朱家安　　北京大学人民医院

朱天刚　　北京大学人民医院

邹建中　　重庆医科大学生物医学工程学院

编委作者（按拼音排序）

贲丽媛　　哈尔滨市第二医院

陈　丹　　广东省妇幼保健院

陈　建　　武警江苏总队医院

陈　明　　哈尔滨市红十字中心医院

成　涓　　重庆医科大学第二临床学院

崔振双　　　陆军总医院

邓　燕　　　四川省医学科学院·四川省人民医院

董晓秋　　　哈尔滨医科大学第四临床医学院

杜永洪　　　重庆医科大学生物医学工程学院

冯　亮　　　上海交通大学附属第六人民医院

傅先水　　　解放军总医院第一附属医院

葛辉玉　　　北京大学第三医院

郭乐杭　　　同济大学附属上海市第十人民医院

韩建成　　　首都医科大学附属北京安贞医院

韩增辉　　　第四军医大学西京医院

贺雪梅　　　重庆医科大学附属第一医院

蒋　洁　　　北京大学第三医院

计晓娟　　　重庆医科大学儿童医院

李　斌　　　汕头市超声仪器研究所有限公司

李晓兵　　　南京医科大学附属苏州医院

李　凡　　　上海市第一人民医院

林发俭　　　北京大学第三医院

林小影　　　暨南大学医学院附属深圳市宝安区妇幼保健院

刘荣桂　　　青岛大学附属医院

柳建华　　　广州市第一人民医院

卢　岷　　　重庆医科大学第二临床学院

鲁小中　　　武警总医院眼眶病研究所

陆文明　　　浙江省湖州市第一人民医院

马小燕　　　广东省妇幼保健院

穆　洋　　　中国人民解放军总医院

欧阳云淑　　北京协和医院

秦　虹　　　河南省人口和计划生育科学技术研究院

任建丽　　　重庆医科大学附属第二医院

任芸芸　　　复旦大学附属妇产科医院

施丁一　　　武警江苏总队医院

宋书邦　　　青海省人民医院

孙　欣	中国医学科学院阜外医院
孙　彦	北京大学第三医院
谭小蕖	首都医科大学附属北京友谊医院
滕剑波	山东省医学影像学研究所
田晓先	广西壮族自治区妇幼保健院
汪　伟	解放军总医院
汪玉琴	江西省妇幼保健院
王　冬	重庆医科大学附属儿童医院
王　淞	北京大学肿瘤医院
王　彧	中国医科大学附属盛京医院
王慧芳	深圳市第二人民医院
王建德	中国医学科学院阜外医院
王锦惠	太原市第二人民医院
王亚非	山东省泰山医院
魏常华	河南省人民医院
文华轩	南方医科大学附属深圳市妇幼保健院
吴　瑛	深圳市人民医院（暨南大学第二临床医学院）
徐铭俊	山东大学齐鲁医院
徐钟慧	北京协和医院
薛利芳	北京大学国际医院
闫志梅	中国人民解放军南京军区南京总医院
杨　漪	河北医科大学第四医院
杨　宇	首都医科大学附属北京友谊医院
杨　忠	南京医科大学附属苏州医院
于　铭	第四军医大学西京医院
余　皓	深圳职业技术学校电子与通信工程学院
臧　玲	深圳大学医学部
张　毅	青岛大学附属医院
张冰松	解放军 309 医院
张家庭	深圳大学第一附属医院
张群霞	重庆医科大学附属第二医院

张瑞生　　北京医院
张晓东　　厦门大学附属第一医院
张新宇　　深圳大学医学部生物医学工程学院
张雪怡　　解放军总医院
张一休　　北京协和医院
赵　诚　　青岛大学附属医院
郑春华　　首都儿科研究所附属儿童医院
周　肖　　中国人民解放军总医院
周　欣　　江西省妇幼保健院
朱　梅　　山东省立医院
朱庆莉　　北京协和医院

前　言

　　超声医学是将超声技术用于疾病诊断、治疗、医学研究、促进人体健康事业发展的一门新兴学科。它是生物医学超声物理学、生物医学超声工程学及相关的材料科学、电子技术、计算机技术、信息处理技术、制造工艺等学科的最新成就与现代医学的完美结合。现代科学技术突飞猛进，超声医学的理论与临床技术日臻成熟，已经被广泛应用于临床医学的各个领域，成为防病治病的重要手段，尤其在医学影像诊断中，超声影像检查与其他医学影像如 CT、MRI、核素扫描检查相比，具有快捷、无创、准确、方便、无放射性、无痛苦、费用相对较低等独特优势，深受广大医师与患者的欢迎，成为医学影像检查首选。

　　我国是一个有 13 亿人口的大国，随着我国经济快速发展，超声医学也迅速普及，超声新设备、新技术不断涌现，超声医师数量大幅度增加。为了适应超声医学发展的需要，由中国超声医学工程学会发起，我们邀请全国优秀超声医学专家，共同编著《临床超声医学》一书，其目的是通过本书，帮助临床超声医师了解超声医学基础，理解相关物理概念，掌握先进的超声影像诊断技术与治疗方法，正确、合理地将各种超声技术应用于临床，发挥超声设备潜力，提高超声临床诊断与治疗水平，更好地为人民健康服务。

　　本书定位是编著一部大型的、综合性、权威性、规范性的临床超声医学工具书。在选材上针对临床超声技术人员的需要，比较全面和系统地介绍超声医学原理、临床诊断与治疗技术，始终贯穿先进性、科学性、实用性和可操作性，反映国内外临床超声医学先进水平。

　　本书共十一篇五十四章，约 359 万字，4000 余幅图，内容与结构设计上分为以下三大部分。

　　第一部分是超声医学基础，即第一篇，从第一章至第九章，包括医学超声物理、仪器原理、超声生物效应及超声计量学、多普勒超声、超声造影、三维超声、弹性成像、介入超声学等技术原理。

　　第二部分是超声诊断及介入超声，即从第二篇至第十篇，包括第十章至第五十一章，是本书的主题部分，内容涵盖人体各个系统、各器官超声检查及适应证，影像诊断及鉴别诊断，临床价值及操作规程，配有典型的图片，介入性超声诊断与治疗技术也贯穿其中。

第三部分是超声治疗，即第十一篇，包括第五十二章至第五十四章，主要介绍超声治疗技术的原理及方法，高强度聚焦超声治疗肿瘤等。

本书作者阵容庞大，有170多位作者承担编写任务，他们都是国内本学科领域具有较深的理论基础和丰富的临床实践经验、学有专长的优秀专家，特别是有数十位著名资深教授为本书担纲撰稿，有力地提升了该书的学术水平和实用价值。

本书有以下特点：

一是内容齐全，几乎包括了超声医学基础、超声诊断、介入超声和超声治疗的全部内容；

二是既重视基础的、常规的超声影像学，又能比较充分反映新技术如超声造影、弹性成像、实时三维等技术进展和临床价值；

三是既重视超声诊断的影像学特征，又重视临床诊断逻辑思维，重视患者病理基础及临床表现。

四是既重视超声影像诊断，又重视介入超声的诊断与治疗。

本书读者对象为各级医院临床超声医学工作者，也可作为超声医师专业培训、医学院校教学参考用书、医学影像研究生参考用书。

承担本书的作者，大多在科研、教学和临床一线，工作繁忙，不辞辛劳，有的年事已高，他们为本书成书做出了卓越贡献。

中国超声医学工程学会及颅脑、眼科、心动图、腹部、妇产、肌骨、浅表器官及外周血管、仪器工程、治疗及生物效应、计划生育等超声专业委员会在本书策划、组稿、推荐遴选作者等方面给予了有力的支持。

本书规模较大，涉及作者多，《科学技术文献出版社》在版式创新、统稿、排版、校对以及与作者沟通等方面做了大量细致的工作。

在此，对为本书做出贡献的教授、专家、同仁和单位一并表示衷心的感谢！

由于编者水平和知识的局限，本书难免有不足之处，敬请本书作者、读者予以指正。

段宗文　王金锐

目　录

上　册

第一篇　超声医学基础

第三篇　眼及眼眶

第四篇　浅表器官及周围血管、肌肉、肌腱与软组织

第五篇　胸壁和胸膜腔、肺、纵隔

第六篇　心脏与大血管

下　册

第七篇　肝、胆、胰、脾

第八篇　胃、肠道、腹腔、腹膜及腹膜后

第九篇　泌尿、男性生殖系及肾上腺

第十篇　妇产科、儿科

第十一篇　超声治疗

第一篇
超声医学基础

第一章 超声波物理学基础

第一节 超声波的基本概念

一、超声波定义

超声本质上是频率超出人耳听觉范围的机械波的能量形式。这个定义中包含了很多陌生的术语，在随后的内容中会对这些术语做逐个解释。

大家可能都在闹市中听到过警笛声。警笛产生的机械波（或者对空气分子的振动）能被人耳所感受到。这些通过空气传播的振动，就是我们常说的声波，其频率在 20～20 000Hz，在人耳的听觉范围之内。Hz 读作赫（兹），是频率的单位，表示一秒钟之内的振动次数。Hz 的 1 000 倍称为 kHz，读作千赫；kHz 的 1 000 倍称为 MHz，读作兆赫。但是，人耳对高频的反应能力不尽相同。50 岁以上的老人多数只能听到 15kHz 以内的声音，甚至只能听到 10kHz 以内的声音。

有部分的交通噪声是人耳都听不到的，这些噪声的频率低于人耳听力的下限，只有专门的仪器才能发现，其频率低于 20Hz，被称为次声波。

频率在 20kHz 以上的声波就是超声波。人们熟知的蝙蝠，通过发射和接收超声波，可以避开障碍物，追踪、捕获飞行的昆虫。

诊断超声所用的超声频率多在 1MHz 到 20MHz。表 1-1-1 列出了声音根据频率的分段。

表 1-1-1　声音根据频率的分段

名　称	频率范围
次声波	低于 20Hz
可听声波	20～20 000Hz
超声波	高于 20 000Hz
诊断超声	1～20MHz

可能有不少人学习过 X 射线的物理基础。X 射线是一种波动现象，与超声波类似。但是，超声波从根本上有别于 X 射线、光波等电磁波，它是一种机械波。

机械波是由于机械力或弹性力的作用，机械振动在弹性介质内的连续的传播过程，其传播的为机械能量。电磁波是在电磁场中由于电磁力的作用而产生的，是电磁场的变化在空间的传播过程，其传播的是电磁能量。机械波与电磁波的传播方式不同，机械波只能在介质中传播，不能在真空中传播；电磁波可以在介质中传播，也可以在真空中传播。两者的传播速度也不同，机械波比电磁波传播速度要慢得多，如声波在空气中传播速度是 340m/s，而电磁波在空气中传播的速度是 3×10^5 km/s。

超声波就是一种机械波。超声波束可以理解成是媒质中质点的位移或者引起质点运动的入射压强。当质点到达离平衡位置最远的位移时，那个位置的能量为零；当质点在平衡位置时，那里的压强达到最大值。一个超声相控阵探头发射的最高峰值声压在软组织中引起的质点最大位移大概是 10^{-8}m，这个位移大概是一个原子直径的 100 倍。

根据媒质中质点振动方向与波传播方向的关系，以及波在媒质中传播的部位，机械波可以分为纵波、横波、拉伸波、弯曲波、扭转波和表面波等多种。医学超声领域最常见的是纵波，一些新的成像技术中已开始涉及横波。

（一）横波

在横波（transverse wave）中，质点的振动方向垂直于波的传播方向。图 1-1-1（A）是横波的示意图。波长是指相邻波峰之间的距离。横波几乎不能在人体软组织中传播。

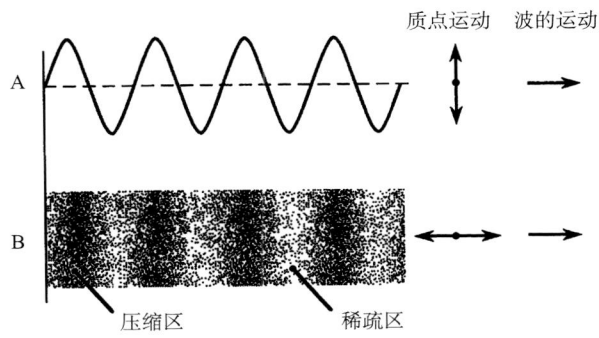

A. 横波；B. 纵波

图 1-1-1　波的示意图

（二）纵波

在纵波（longitudinal wave）中，媒质中的质点运动方向与波的传播方向是平行的。如图 1-1-1（B）所示，声波由高、低声压区组成。高声压区（压缩区）也称波峰，低声压区（稀疏区）也称波谷。波长定义为相邻压缩区或者稀疏区之间的距离。为方便起见，超声波经常表示为图 1-1-1（A）中横波的画法，但是从技术上说这样画是不正确的，因此，读者要牢记，超声声束实际上是由图 1-1-1（B）中所示的纵波组成的。

让我们来看一下超声波的传播，假设媒质中各分子是以弹簧相连接的（图 1-1-2）。入射到第 1 个分子的超声波提供推力将第 1 和第 2 个分子间的弹簧压缩。这种压缩将依次传递到相邻分子对，直到分子运动因为摩擦而停滞，波的传播也停止

下来。每当有波经过时，每个分子在它的平衡位置附近振动。在声学中，这种因原子振动而引起的随时间变化的声压常被用来描述声波特性。

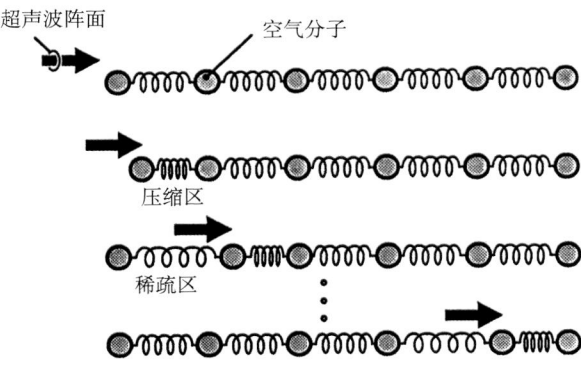

假设空气分子由弹簧连接，由于声波是纵波，空气分子在波的传播方向上前后振动

图 1-1-2　声波传播的模型

（三）表面波

有些波不能简单地归为纵波或者横波。这些波被称为表面波（surface wave）。表面波中的质点只能在支持这种波传播的媒质表面薄层中传播。

二、超声波物理参数

波有一些描述性的参数需要在下面分别解释一下。

（一）波长

定义：声波的波长（wavelength）是指具有同样位移的相邻两点间的距离。

符号：λ（希腊字母 Lamda）。

单位：米（m）

利用横波的表示方法（图 1-1-3），波长可以表示为峰峰之间或者谷谷之间的距离，或者是一个由正到负的周期距离。记住波长是个长度，其标准单位是米（m）。1.5MHz 的超声在软组织中的波长大约为 1mm。

（二）频率

定义：频率（frequency）是指在 1 秒内通过任意指定点的波的周期数。

符号：f

单位：赫兹（Hz）；1Hz＝1 个周期/s＝1/s

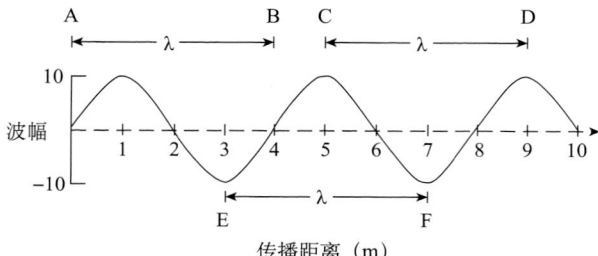

可以由正到负的周期距离 A-B 表示，也可由相邻波峰（C-D）或者波谷（E-F）表示

图 1-1-3　波长的物理含义

频率的单位是用声学领域早期的物理学家 Heintick Hertz 的名字命名的。如上面所提到的，声波包括了可听声波，其频率范围在 20～20kHz，而超声波是指频率在 20kHz 以上的声波。诊断超声常用的频率在 1～20MHz。用于成像的超声频率对图像的分辨力和穿透深度非常重要。本章第三节中会谈到轴向分辨力如何随频率增加而得到改善，而穿透深度则因频率升高而递减。

（三）周期

定义：周期（period）是指弹性媒质质点完成一次全振动所需要的时间。

符号：T

单位：秒（s）

周期和频率成反比关系，见公式 1-1-1：

$$T = 1/f \qquad （公式 1-1-1）$$

（四）声速

定义：声速（spead of sound）是指声波在媒质中传播的速度。

符号：c

单位：米/秒（m/s）

对所有电磁波而言，波速等于光速（$c = 3.0 \times 10^8$ m/s）。对超声波或其他声波而言，声速取决于波传播的媒质。表 1-1-2 列出了超声在不同媒质中的传播速度。可以看到，超声在空气中速度最慢，而内骨是生物材料中声速最快的。超声在软组织中的平均声速是 1 540m/s。不同频率的声波在同一媒质中都以同一速度传播。也就是说，1MHz 和 10MHz 的超声波在软组织中的声速都是 1 540m/s。

（五）波动公式

诊断超声中最重要的公式是波动公式（wave

表 1-1-2　不同媒质中的声速（m/s）

媒　质	声　速
生物媒质	
空气	330
脂肪	1 450
水	1 540
软组织	1 540
血液	1 570
肌肉	1 585
头盖骨（骨）	4 080
非生物媒质	
水银	1450
蓖麻油	1 500
锆钛酸铅（PZT）	4 000
钢	5 850

equation），关于其频率、波长和声速的关系，其公式为：

$$c = f\lambda = \lambda/T \qquad （公式 1-1-2）$$

其中 c 是超声在媒质中的声速（单位是 m/s），f 是超声波频率（单位 Hz），λ 是波长（单位 m）。

例 1-1-1：假设超声换能器的工作频率是 2MHz，超声波在软组织中的波长是多少？

解：$c = f\lambda$，因此，$\lambda = c/f = 1\ 540\text{ms}^{-1} \div (2 \times 10^6\text{s}^{-1}) = 0.77 \times 10^{-3}\text{m} = 0.77\text{mm}$。

例 1-1-2：假设诊断超声在换能器元件中的波长为 2mm，声速为 4 000ms^{-1}。求超声工作频率。

解：$c = f\lambda$，因此，$f = c/\lambda = 4\ 000\text{ms}^{-1} \div (2 \times 10^{-3}\text{m}) = 2 \times 10^6/\text{s} = 2\text{MHz}$。

从以上两个例题中可以看出，在不同的媒质中超声的传播速度是不同的，$c_{石英} = 4\ 000$m/s，而 $c_{软组织} = 1\ 540$m/s。对 2MHz 的超声来说，在不同媒质中的波长也是不同的，$\lambda_{石英} = 2$mm，而 $\lambda_{软组织} = 0.77$mm。可见，同样频率的超声在速度快的媒质中波长较长。而在同样的媒质中，比如软组织，不同频率的超声的声速是一样的。因此根据波动方程，在单一媒质中，超声的频率和波长的乘积是个常数，如果频率增加，波长会减小。

（六）密度和弹性模量

声速取决于媒质的密度（density）和弹性模量（elastic modulus）两个因素，只知道其密度或弹性模量是无法预料其声速高低的。密度指单位体积内包含的物质质量，单位是 kg/m³ 或 g/cm³，这是理工医各界专业人员所熟知的。弹性模量虽不太为临床医生所熟，但大家知道，物体受到外力作用时会发生形变，最明显的例子就是海绵受到压缩时会缩成小团，橡皮筋受到拉力会长出几倍。但有些物体的形变，比如玻璃的压缩，钢筋的拉伸，靠眼睛是看不出来的，需要用科学仪器才能感知和测量。受力和形变的方式除了拉伸和压缩之外，还有剪切、弯曲、扭转或者是它们的组合。弹性力学中经常用到应力、应变、弹性模量三个术语。应力指物体单位面积上所受的力，应变指形变与物体原有尺寸之比，而弹性模量则是指产生单位应变所需的应力，单位是 Pa。纵波声速 c_l 与密度、弹性模量的关系为：

$$c_l = (K/\rho)^{1/2} \quad （公式 1-1-3）$$

K 是媒质的体积模量，即压缩系数的倒数，ρ 是媒质的密度。包括骨在内硬固体的两种模量都较大，软固体及凝胶体、软组织的切变模量很小，说明介质越硬即越难压缩，密度越小声波波速越快。

（七）功率

功率（power）是做功的速度，单位是瓦特（Watts，简称瓦）。一个超声换能器发射的能量不是一个常数，声功率是随时间和空间变化的。

当点亮一盏 100W 的电灯时，100W 的电能被用来转化为热能和光能。声波同样通过在媒质中的压缩和拉伸转换来释放能量。然而，跟电能相比，声波或超声波的声源所发出的能量是非常小的。一个全管弦乐队演奏时最多产生 70W 的声能，而一个老师讲课时所发出的声能仅为管弦乐队的百万分之一。

作用于超声换能器压电晶体上的用于转化为超声脉冲的电能仅在毫瓦量级。幸运的是，人耳和超声换能器都是非常灵敏的接收器，两者都能检测到毫瓦级别的声波。临床使用超声仪器的功率级别可由操作者来控制，但功率级别并不常用来衡量超声的输出。最常用的参数是强度（intensity），是一个跟声束功率和声束截面积相关的物理量。

（八）强度

定义：强度是每秒钟通过单位面积的功率。
符号：I
单位：毫瓦每平方厘米（mW/cm^2）
如图 1-1-4 所示，强度是指通过垂直于声束的

$1cm^2$ 面积上的声功率。在一个超声束中，声束的强度越大，质子的振幅也越大，当声波通过时媒质中的每一点上的声压变化也越大。当强度增加时，媒质中质点的峰值速度随之增加。提高声强有两条途径：一是将超声束聚焦，二是提高功率级别。

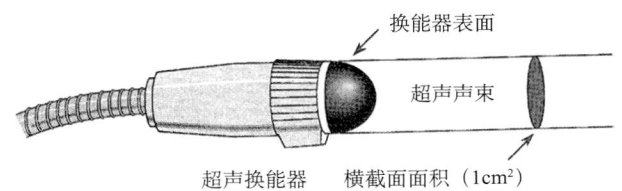

图 1-1-4　超声强度是指通过垂直于声束传播方向的单位截面积的功率

1. 幅度

与强度非常相关的一个物理量是幅度（Amplitude）。图 1-1-5 中用横波表示了幅度的概念。

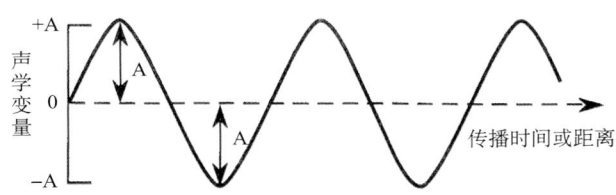

图 1-1-5　声学变量的幅度是指其在平衡位置和最大振幅位置的差值

定义：幅度是一个声学变量的最大值和平均值之间的差值。
符号：A
单位：取决于所用的声学变量，如：

变量为质点位移，则单位为米（m）或微米（μm）；

变量为质点压强，则单位为牛顿每平方米（N/m^2）；

变量为质点速度，则单位为米每秒（m/s）。

波的强度正比于其幅度的平方，也就是说：$I \propto A^2$

当幅度翻倍时，强度将增加至 4 倍。换能器发射的超声波幅度取决于换能器接收到的电刺激强度。电脉冲越强，声束的强度越大，质点的振动位移也就越大。当超声入射到人体组织时，质

点的振幅减小，相应的声束强度也降低了。损失的强度，就称为是声衰减。我们将在本章的第二节中谈到。

2. 分贝

在很多诊断超声的应用中，常用的单位来源于电话的发明者贝尔（Alexander Graham Bell）。贝（bel）是两个超声束功率比值的对数值。分贝（decibel）则是贝的1/10，在声学中用来表示一个正常人的耳朵能分辨的最小声音的响度（loudness）。分贝也用来描述超声的衰减和放大倍数。

定义：分贝是用来比较两个超声束相对强度的一个单位，表示成 10 的对数。

符号：dB

公式：$dB = 10\log(I/I_0)$ （公式 1-1-4）

其中 I 是超声束中任意点的强度，I_0 是超声束的初始强度。由于强度正比于幅度 A 的平方，因此，公式 1-1-4 也可写为如下形式：

$$dB = 20\log(A/A_0)$$ （公式 1-1-5）

分贝值取决于所测到的声强与标准声强的比值。分贝是个相对量，不是绝对值。计算分贝需要 2 个强度值或者幅度值。一个数的对数值是这个数对于 10 的幂数。比如，10 000 的对数值（记为 $\log 10^4$）为 4，而 0.001 的对数（记为 $\log 10^{-3}$）为 -3。为了理解 1-1-4 这个重要的公式，我们来看一个例题：

例 1-1-3：如果一个换能器发射的声强为 $10mW/cm^2$，而发射回波的强度 $0.001mW/cm^2$（如图 1-1-6 所示），那么相对声强是多少？

解：$dB = 10\log(I/I_0) = 10\log(0.001/10) = 10(-4) = -40$

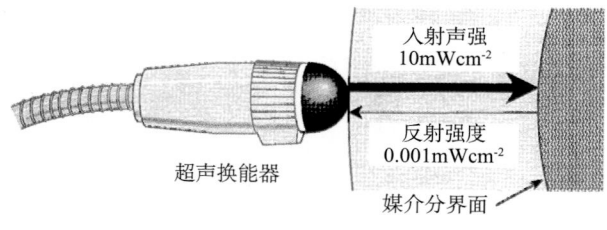

图 1-1-6　入射波在界面上的反射

在这个例子中，负号表示超声穿过软组织后引起的强度损失。正号则表示强度的增益。读者必须牢记，一个 -3dB 的衰减意味着声强仅为原有的一半，因此，-3dB 常表示半衰减，而 -6dB

则表示声强仅剩下原来的 1/4。

（九）强度规格

诊断用超声换能器通常不会发射均匀的连续波，声束在空间和时间上都有变化。

1. 空间变化

超声束的强度在距离换能器表面一定距离处达到峰值，这个距离就是超声换能器聚焦长度。在聚焦区域，声束收窄，功率聚集在一个小区域内。声束强度在声束截面上的分布也有变化。图 1-1-7 表示了声强在空间中的分布。声强的最大值，即被称为空间峰值（spatial peak，SP）。空间平均值（spatial average，SA）则是声束强度在整个声束空间中的均值。空间均值通常会小于空间峰值。比如说，一个聚焦超声换能器的声强空间峰值可以是其空间均值的 25 倍以上。

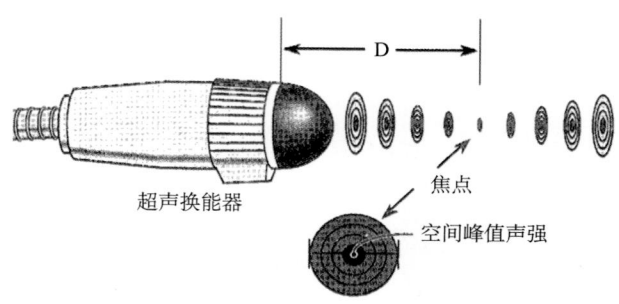

图 1-1-7　空间峰值在声波的中心轴上距离换能器一定距离的地方称为是换能器的焦距（D）

2. 时间变化

由于脉冲回波式超声中，声束是脉冲式的，而不是连续波，因此声波强度也随时间变化。一个脉冲中包含了几个周期，因此脉冲本身的强度也是不均匀的。对声强的时间变化可以用三个量来描述，如图 1-1-8 所示，一个量是时间峰值（temporal peak，TP），是在超声脉冲作用时间内测量到的最大值；另一个是时间均值（temporal average，TA），是在一个脉冲作用和间歇的完整周期内测量到的平均值；还有一个是脉冲均值（pulse average，PA），是在单个脉冲持续期间内测到的平均声强。

将声强在空间和时间上的变量组合，我们可以得到六种声强的表示方法：

SPTP　空间峰值时间峰值（spatial peak, temporal peak）

SPPA　空间峰值脉冲均值（spatial peak, pulse average）

SPTA　空间峰值时间均值（spatial peak, temporal average）

SATP　空间均值时间峰值（spatial average, temporal peak）

SAPA　空间均值脉冲均值（spatial average, pulse average）

SATA　空间均值时间均值（spatial average, temporal average）

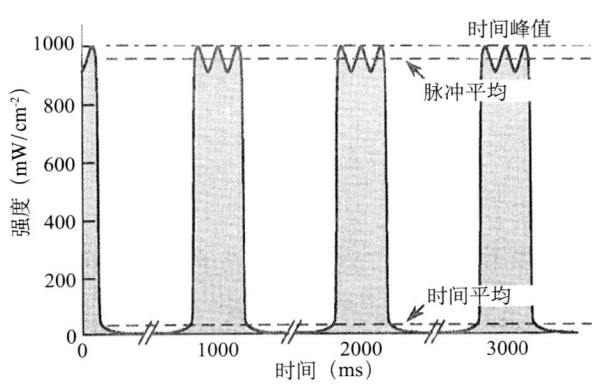

图 1-1-8　声强的时间峰值、脉冲均值和时间均值的物理含义

（十）声压

描述声波在介质中的强弱，除前面描述的声强外，还有声压。介质中有声波传播时的压强与没有声波传播时的静压强之差称为声压。以纵波为例，声波在介质中传播引起介质的稠密和稀疏。在稠密区域，此时的压强大于原来的静压强，声压为正值；在稀疏区域，此时的压强小于原来的静压强，声压为负值。

由于介质中各质点振动位置的周期性变化，声压也作周期性变化。

第二节　超声波的传播特性

一、反射与折射

（一）反射

反射（reflection）是主要用于超声成像的一种相互作用。当超声束垂直入射到一个大的界面时，超声波会部分投射进入界面，另一部分则将反射回声源（图 1-2-1）。一个大而光滑的界面，或镜像反射面，通常可以产生最多有效反射信号。这种反射就是返回到换能器的脉冲回波信号，是超声成像的主要来源。而透射进入组织内部的信号则可以构成另外的脉冲回波用于成像。

超声在组织界面反射的比例取决于声束入射的角度（angle of incidence）和构成界面的不同组织的声阻抗（acoustic impedance）差。

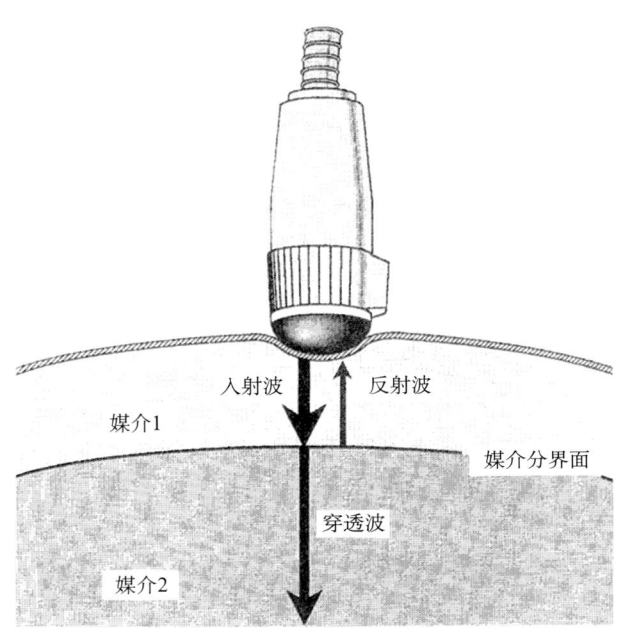

图 1-2-1　超声波在界面上的反射和透射

1. 入射角度（angle of incidence）

当超声束发生镜面反射时，反射角和入射角相等，如图 1-2-2 所示。为了使超声换能器能接收到最大的反射回波信号，超声医师必须调整探头方向使超声波能尽可能垂直入射到界面上。在临床诊断超声中，当入射角超过 3°时，已经很难接收到回波信号了。

2. 声阻抗

超声束发生界面反射的比例取决于界面两侧的组织的声阻抗（acoustic impedance）。

定义：声阻抗是材料密度和声速的乘积，用于决定超声在界面反射的程度。

符号：Z

单位：瑞利（Rayls）

公式：$Z = \rho c$　　　　　　　　　　（公式 1-2-1）

其中 ρ 是密度（希腊字母"rho"），单位为千

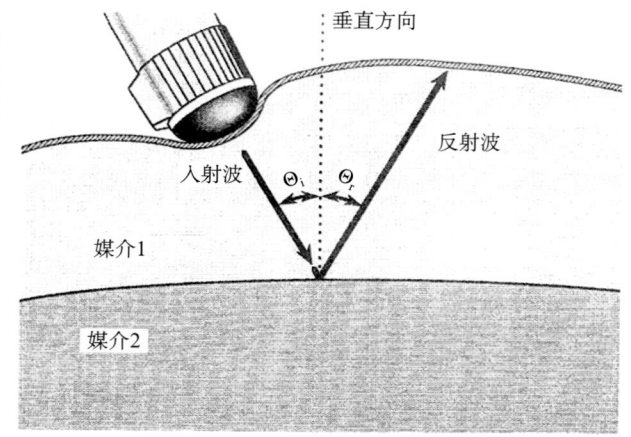

图 1-2-2　超声波在界面反射时反射角 θ_r 等于入射角 θ_i

克每立方米（kg/m³），c 为超声在材料中的声速，Z 是材料的声阻抗。

由于超声声速在软组织中是常量，因此一种材料的声阻抗也是常量，跟频率无关。表 1-2-1 列出了不同材料的声阻抗，读者可以留意到其中空气和骨头的声阻抗与大部分软组织差别很大。

表 1-2-1　不同生物材料的声阻抗

材料	声阻抗（Rayls）
空气	0.000 4
脂肪	1.38
油	1.43
水	1.48
脑	1.58
血液	1.61
肾	1.62
肝	1.65
肌肉	1.70
骨头	7.80

当超声束垂直入射到镜像反射界面时，反射波的强度取决于界面两侧材料的声阻抗差。声阻抗差值越大，反射回换能器的声强越多。反之，如果界面两侧材料的声阻抗相同，那么所有的入射波强度会全部透射过去，而没有任何反射信号。

声波在界面被反射的比例（R％）可以用声强反射公式（公式 1-2-2）计算：

$$R\% = \left[\frac{Z_2 - Z_1}{Z_2 + Z_1}\right]^2 \qquad \text{（公式 1-2-2）}$$

其中 Z_1 和 Z_2 分别是两种材料的声阻抗，R％表示折射率通常用百分比表示。声波在界面的透射率（T％）只要用 1 减去反射率就可以：

$$T\% = 1 - R\% \qquad \text{（公式 1-2-3）}$$

例 1-2-1：请计算超声从空气入射到软组织的透射比例。

解：$R\% = \left[\frac{1.63 - 0.0004}{1.63 + 0.0004}\right]^2 = 99.90\%$，因此 $T\% = 1 - R\% = 0.10\%$

从例题中可以看到，在空气/软组织界面上，几乎全部超声（99.9％）都被反射了，仅极小部分的超声能透射进组织。对临床应用而言，想要对组织内部成像就有很大困难。为了避免这种全反射，需要在皮肤表面使用超声耦合剂来使超声可以透射入人体内。

（二）折射

折射（refraction）是当超声经过一个界面时改变其传播方向。大家可能都观察过一根斜放在水杯的筷子看起来像发生弯折的现象，这就是在水/空气界面发生折射的典型例子。图 1-2-3 描述了超声是如何在两个组织的界面上发生折射。

超声折射的程度取决于两种组织中声速的差别。当声速差别增大时，折射角度也会增大。发生折射时，超声频率保持不变，波长会随声速同比改变。当超声束垂直入射组织界面时不会发生折射。

如图 1-2-3 所示，超声折射遵循光学中的斯内尔定律（Snell's Law）：

$$\frac{\sin\theta_1}{\sin\theta_2} = \frac{c_1}{c_2} \qquad \text{（公式 1-2-4）}$$

其中：θ_1 是入射角，θ_2 是折射角，c_1 和 c_2 分别是两种媒质中的声速。

由于软组织中的声速几乎是相同的，因此在超声成像时折射通常不会产生大的问题。但是折射会使物体看起来偏离它真实的位置，或者在成像时形状发生错误的变化，称为折射伪像。折射度增加将导致衰减加剧，因为折射波传播的路径长度比未发生折射时要长。

二、衍射与散射

（一）散射

当超声波入射到小于其波长的界面时，其能量将向空间各个方向分散辐射，这就成为超声波的散射（scattering）。图 1-2-4（A）描述了超声波被气泡、悬浮粒子或者红细胞等小物体散射的

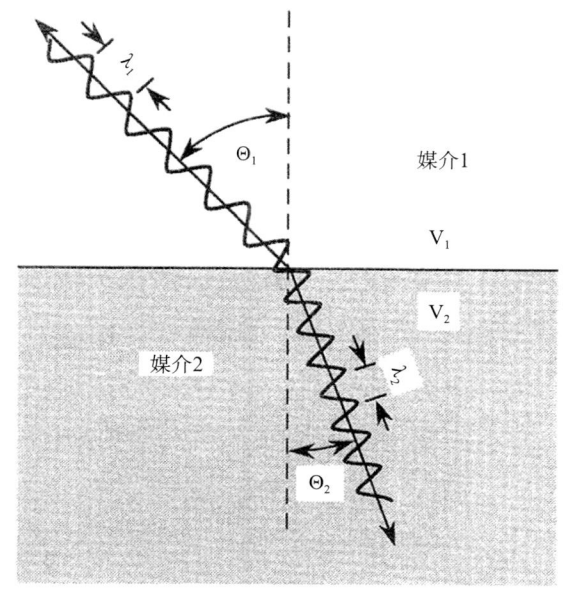

当媒质 1 中的声速较大时，媒质 2 中的折射角变小，波长也减小

图 1-2-3 入射波在声速不同的两个媒质构成的界面上发生折射

现象。散射同样可能发生在非常粗糙的表面（图 1-2-4B），称为非镜面反射。这种表面散射回来的声能也被称为反向散射（backscatter）。非镜面反射将增加声束的衰减。

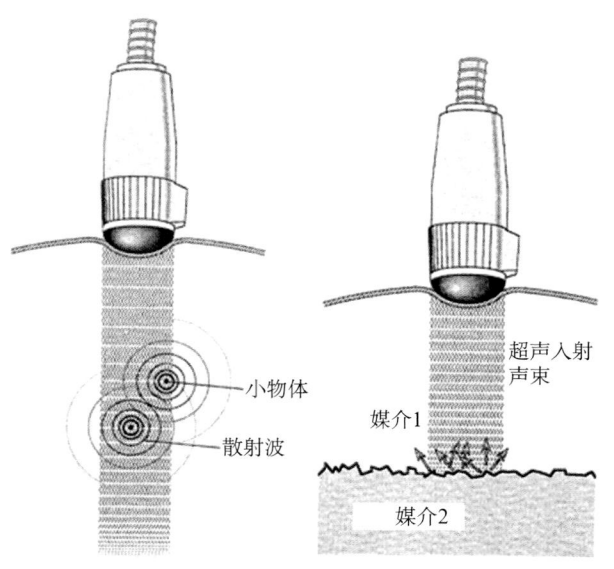

（A）被小物体或小界面散射　（B）被不规则表面散射

图 1-2-4 超声波的散射

（二）衍射

衍射（diffraction）也称绕射，是指当超声远离其声源时，声束向外伸展的现象。衍射的角度与声源的尺寸相关。小的声源将导致大的衍射。如图 1-2-5 所示，当声束通过一个小的缝隙时同样会发生衍射。小缝隙相当于一个小的声源，声束经过之后将迅速衍射开来。衍射将严重影响超声的侧向分辨力，大的衍射将增加衰减。

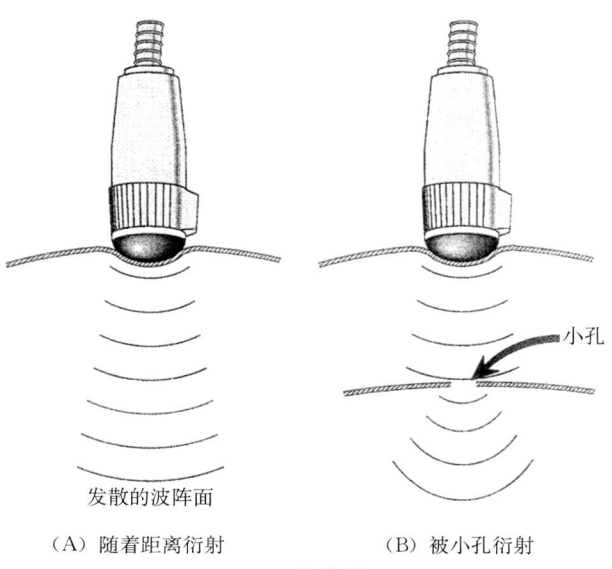

（A）随着距离衍射　　　（B）被小孔衍射

图 1-2-5 超声的衍射

三、衰减与吸收

放射医师们都熟知 X 射线和人体组织相互作用的机制，也理解怎样由这些相互作用生成一张有黑有白有很多阴影区的 X 射线照片。同样，超声科医师也应该理解产生超声图像的各种物理的相互作用的机制。

一般来说，超声医师都学习过放射学基础，因此，将 X 射线和超声波与人体组织的相互作用作个对比，对大家理解超声成像原理会有所帮助。X 射线图是通过区分人体组织对 X 射线不同的吸收度而生成的。如果组织吸收 X 射线比较少，那么图像上相应的区域就比较黑，如果人体组织的高密度和原子数较多的区域，比如骨头，吸收了大部分入射的 X 射线，骨头后面对应的图像区域呈现为白色。可见，X 射线成像依赖于穿透人体到达图像接收装置的光子束的强度。

与X射线成像相反，超声成像主要利用的是反射（reflection）原理。超声图像主要是由人体内各种组织界面反射回来的声波构成。但是，当超声波进入软组织的时候，声束的强度会持续减少，这就是衰减（attenuation）。当穿透人体和从人体反射时，超声波有很多种衰减方式，比如吸收等。

（一）衰减

定义：衰减是指超声波从媒质传播经过时所减少的声强。

符号：暂时无统一使用的符号。

单位：分贝（dB）

超声衰减的程度取决于媒质。因此，有个重要的参数叫做衰减系数（attenuation coefficient），用来区别不同媒质的衰减特性。

定义：衰减系数是指超声波从媒质传播经过单位距离时所减少的声强。

符号：α（希腊字母"alpha"）

单位：分贝每厘米每兆赫〔dB/（cm·MHz）〕

表1-2-2列出了常见生物材料的衰减系数。肺的衰减系数是所有生物材料中最大的，这是因为肺里边有很多小的硬囊叫做肺泡的会将超声向各个方向散射。骨头和空气的衰减系数也较大。因为其黏弹性非常低，水和血液的衰减系数就非常小，它们是传播超声的良好媒质，被称为是"超声窗"。

表1-2-2　不同生物材料对1MHz超声波的衰减系数

材料	α（dBcm^{-1}）
肺	41
骨头	20
空气	12
软组织（平均值）	1.0
肾	1.0
肝	0.94
脑	0.85
脂肪	0.63
血液	0.18
水	0.002 2

从表1-2-2中可以看出，体内的大多数软组织，包括脂肪，对1MHz超声的衰减系数基本上都在1.0dB/cm左右。因此，我们可以得出一个经验法则：软组织的衰减系数为1dB/（cm·

MHz）。由这条法则可知，超声的衰减与频率有关。频率越高，衰减系数越大，穿透深度也就越小。由于超声的衰减系数和频率几乎成正比，因此，频率翻倍的话，衰减系数同样会翻倍。如上一节中所述，超声强度的减少可以表示为负的分贝数，同理，衰减系数α也通常表示成一个负数。

例1-2-2：请问5MHz的超声在软组织中的衰减系数是多少？在空气中呢？

解：对软组织而言：α＝〔-1dB/（cm·MHz）〕×5MHz＝-5dB/cm

对空气而言：α＝〔-12dB/（cm·MHz）〕×5MHz＝-60dB/cm

如果已知超声的传播路径长度，衰减系数可以用于计算整体的衰减量（公式1-2-5）：

衰减量（dB）＝α×传播路径长度×频率

（公式1-2-5）

例1-2-3：请问4MHz的超声在5cm厚的肝区传播反射折回时的衰减量？

解：超声传播路径长度为5cm×2＝10cm

衰减量（dB）＝〔-1dB/（cm·MHz）〕×10cm×4MHz＝-40dB

（二）吸收

超声的吸收（absorption）是由于与组织内部分子振动反向的内部摩擦力引起的。质点运动引起的摩擦将超声能量转化为热能。吸收是超声中能量的减少，其他的相互作用则是通过改变声波方向来减少超声的强度。以下三个因素会影响超声的吸收。

一是媒质的黏性（viscosity）。媒质的黏性跟其分子间的内聚力和黏着性有关。强黏性会增加分子运动时的内部摩擦力，因此增加了超声能量的吸收和热量的产生。强黏性的液体比如油流动缓慢并且比黏性差的材料如水和血液更快的吸收超声能量。软组织黏性适中，因此对超声能量的吸收也处于中等水平。总而言之，强黏性会增加对声能的吸收。

二是松弛时间（relaxation time）。松弛时间是指媒质中分子被超声推动之后回到其平衡位置所需要的时间。松弛时间短意味着分子可以很快回到其原来的位置，通常是在下一个压缩波到来之前。如果松弛时间较长，那么分子有可能在下一个压缩波到来之前还没有回到其原点。这样的话，就需要用额外的能量来停止分子朝其原点移动并改变其运动方向。这个额外的能量被转化为热能，并增加了声能的吸收。因此说，长的松弛时间将增加对声能的吸收。

三是频率。因黏性和松弛时间而引起的超声吸收都会受到频率的影响。当超声频率较高时，分子振动加快，将导致黏性媒质中产生更多的热能。另一方面，频率较高时，连续的压缩波将更快的相继而来，分子可能没有足够的时间在连续的压缩波到来前回到其振动原点，从而导致吸收更多的声能。反之，如果频率较低，分子有足够的时间回到其原点，消耗的声能也就会少一些。总之，提高频率将增加声能的吸收。

四、惠更斯原理

1678 年荷兰物理学家 Christen Huygen 提出了波传播的一个简单原理，被后人称为惠更斯原理（Huygen's principal）。惠更斯原理认为，波中的所有点都可以认为是点声源，可以产生三维球面波。图 1-2-6 解释了二维空间的惠更斯原理，图中初始波阵面的 3 个点是二次小波的中心波源。虚线显示了下一次波阵面的位置。我们在第二章第三节中将谈到的超声换能器，也可以看成是多点声源产生了超声声束。

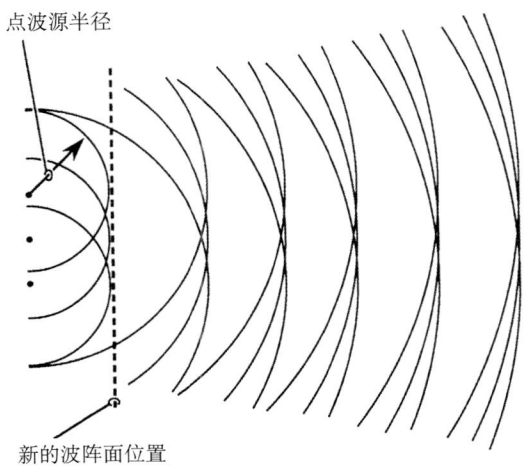

超声换能器可以看成是由很多小的点声源共同产生的超声声束

图 1-2-6   超声波的传播可以用惠更斯原理来描述

五、多普勒效应

多普勒效应是由奥地利物理学家 Christian Doppler 于 1842 年首次发现的。多普勒发现，当波源与观察者之间有相对运动时，发现波有一个明显的频率变化。他做了一个很简单的实验，分别在一辆前进和一辆静止的火车上各装了一个喇叭，两个喇叭同时播放相同的音乐，但是实际上听到的频率则有不同。当火车开向站台时，站台上的观察者从开动的火车上听到的声音比静止的喇叭发出的频率要高，反之，当火车驶离站台时，观察者会听到比静止喇叭发出的频率低的声音。这在历史上是一个非常有名的实验。（图 1-2-7）

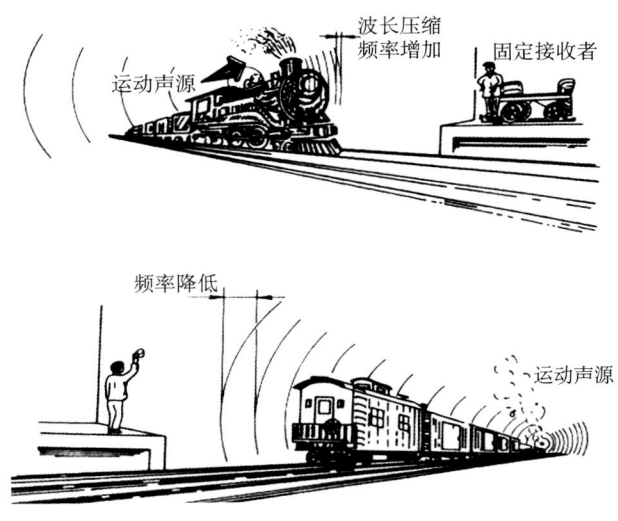

图 1-2-7   多普勒效应

以上实验说明：物体辐射的波长因为波源和观测者的相对运动而产生变化。观察者在运动的波源前面，波被压缩，波长变得较短，频率变得较高（蓝移 blue shift）；观察者在运动的波源后面时，会产生相反的效应。波长变得较长，频率变得较低（红移 red shift）；波源的速度越高，所产生的效应越大。根据波红（蓝）移的程度，可以计算出波源随着观测方向运动的速度。

多普勒效应也用在天文学里，用来确定星球与地球之间的相对运动。当星球远离地球时，将产生红光，而当星球飞向地球时，则会出现蓝光。彩色多普勒成像也采用了这种色彩方案，来表示朝向或者远离换能器的运动。

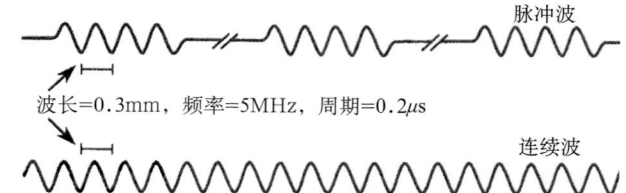

波长=0.3mm，频率=5MHz，周期=0.2μs

图中所示为5MHz超声在软组织中的波长

图1-3-1　连续波超声中的波长、频率和周期同样适用于脉冲波超声

第三节　超声波束声场特性

一、超声波脉冲

诊断超声被看成是连续机械波，由交替的压缩和稀疏区域在传导介质中传播。在实际的临床超声成像中，超声波是间歇性的脉冲，每个脉冲中间包含几个压缩－稀疏区域，称为周期。无论超声波是以连续波还是脉冲波的形式发射的，它们有一些宏观的特性，超声医师是非常有必要理解的。脉冲波的特性对于诊断超声成像尤为重要。

超声脉冲参数

在绝大部分的诊断超声成像中，多采用脉冲－回波技术，即换能器发射一个超声脉冲，等待一定的时间延迟后，接收其从组织反射回换能器的超声回波信号。换能器振动3～5个周期，发射一个脉冲出去，并在接受返回的回波信号之后再发射下一个脉冲。图1-3-1演示了如何用连续波的参数来描述脉冲超声中的周期信号。除此之外，脉冲－回波超声还有些额外的专用参数和术语，下面将一一介绍。

1. 脉冲重复频率

定义：脉冲重复频率（pulse repetition frequency）就是脉率（pulse rate），指每秒钟发射的脉冲个数（要注意区别脉冲重复频率和周期，每个脉冲中通常包含了几个周期数）。

符号：PRF

单位：赫兹（Hz）

有些超声仪器生产商使用1 000Hz的脉冲重复频率。多数则让脉冲重复频率自动随深度而变化。在实时成像系统中，原则上脉冲重复频率越

快越好，但是由于超声在软组织中以固定的速度传播，脉冲之间必须留有足够的间隙，使得所有的回波有足够的时间能在下一个脉冲发出之前返回到换能器。这样，实时成像仪器中的最大脉冲重复频率受限于2 500Hz。

2. 脉冲重复周期

定义：脉冲重复周期（pulse repetition period）是指从一个脉冲的起始到下一个脉冲发出之间的间隔时间。

符号：PRP

单位：秒（s）

脉冲重复周期包括换能器产生脉冲的时间加上其等待回波的时间。图1-3-2描述了一个1 000μs（1ms）的脉冲重复周期。PRP与PRF成反比关系：

$$PRP = 1/PRF \qquad （公式1-3-1）$$

3. 脉冲宽度

定义：脉冲宽度（pulse duration），也称脉冲持续时间，是指脉冲实际持续的时间（见图1-3-2）。

符号：PD

单位：秒（s）

脉冲宽度是指换能器产生脉冲的时间，并不包括其等待回波的时间。脉冲宽度等于周期（注意：并非脉冲重复周期）与每个脉冲中包含的周期个数：

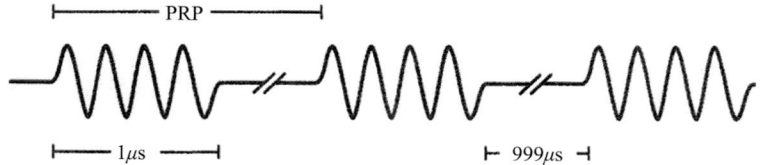

PRP

1μs　　　　　999μs

脉冲重复周期是指从一个脉冲开始到下一个脉冲开始之间的时间，在本例中是1 000μs或1ms

图1-3-2　脉冲周期

PD＝周期（T）×脉冲中的周期个数

（公式 1-3-2）

例 1-3-1：一个 2MHz 的换能器，其每个脉冲中包含 3 个周期，求其脉冲宽度？

解：$T=1/f=1/(2×10^6/s)=0.5×10^{-6}s$，

$PD=T×3=0.5×10^{-6}s×3=1.5\mu s$

4. 脉冲占空比

定义：占空比（duty factor）是指脉冲宽度占脉冲重复周期的比例。

符号：DF

单位：无

占空比是一个无符号的比值，反映的是换能器实际用于发射超声的时间比。因此，对于连续波超声来说，占空比为 1；而对脉冲—回波超声而言，换能器大部分的时间被用来"倾听"回波信号，因此占空比是个非常小的值。占空比可以由脉冲宽度除以脉冲重复周期得到：

DF＝PD/PRP　　（公式 1-3-3）

5. 空间脉冲长度

定义：空间脉冲长度（spatial pulse length）指的是一个超声脉冲所占用的空间长度。

符号：SPL

单位：米（m）

我们很容易想象超声脉冲占用一定长度的时间，就是所谓的脉冲宽度；但是，对于成像而言，一个非常重要的特性是脉冲在组织中的长度，或者称为空间脉冲长度，这个特性会严重影响成像的分辨力。空间脉冲长度较长的超声与组织界面的相互作用时间较长，因此会在图像上导致较为模糊的交界面。

空间脉冲长度定义成超声波长和脉冲中包含的周期个数的乘积：

SPL＝λ×脉冲中的周期个数

（公式 1-3-4）

例 1-3-2：一个 2MHz 的换能器，其每个脉冲中包含 3 个周期，求其在软组织中的空间脉冲长度？

解：$λ=c/f=1\ 540m/s/(2×10^6/s)=7.7×10^{-4}m=0.77mm$，

$SPL=λ×3=0.77mm×3=2.3mm$

二、超声波束聚焦

单晶换能器在成像区域的声束宽度是换能器直径的一个函数。直径越小，成像的侧向分辨力越高。

通过改变换能器表面形状，可以提高侧向分辨力。凹面的换能器可以减小聚焦处的平面波阵面的直径，从而提高侧向分辨力。换能器表面越凹陷，超声束的聚焦程度越高。

高频换能器不能通过将压电晶体加工成凹面来获得聚焦，因为其压电晶体太薄了。这种换能器可以通过加装一个塑料的镜头来聚焦。这样的镜头原则上可以放置在声束的任何位置，但通常是固定在换能器表面的。声学镜头是利用声波的折射原理来改变声束方向从而使声束聚焦的，通常采用聚苯乙烯、尼龙等塑性材料，也有用铝的。

要提高超声探测器的灵敏度和分辨力，除了对线阵探头实施多振元组合发射之外，还需将探头发射的超声束在一定的深度范围内汇聚收敛，使之增强波束的穿透力和回波强度。声束聚焦通常分为两类：声学聚焦和电子聚焦。声学聚焦又分为振元声透镜聚焦和平凸形声透镜聚焦；而电子聚焦又分为发射电子聚焦和动态电子聚焦。详细内容参见第二章第四节。

三、超声波束的分辨力

传统的放射技术在表征放射图像时，通常用以下几个术语：细节（detail），边界（definition）和失真（distortion）。细节与射线图像真实重现小物体的能力相关，边界是真实反映有微小组织间差别的大物体的能力，而失真是由于离图像接收器不同距离的解剖组织被不同程度放大而导致的。然而，当数字成像技术，比如计算机断层成像（computed tomography，CT）、磁共振成像（magnetic resonance imaging，MRI）和数字超声等出现以后，通常已经不用原来的术语了。

数字成像技术也有三个新的基本特征，但不同于传统的放射成像。其中空间分辨力（spatial resolution）是类似于细节的一个特征，也是描述成像系统真实重现微小而高对比度物体的能力。空间分辨力指的就是系统所能成像的高对比度物体的最小尺寸。

数字图像质量的第二个基本表征量是对比度分辨力（contrast resolution），是指分辨有相似组织特征的解剖结构的能力，通常表示为给定对比度之下的尺寸单位。比如说，一个好的 CT 扫描仪可以在 0.4% 的对比度下分辨 4mm 的物体，而 MRI 可以在 0.1% 的对比度下分辨 2mm 的目标。然而诊断超声成像却不用这个概念，因为超声的对比度分辨力并不与组织的声衰减相关，而是界面特性的一个函数。超声的空间分辨力和对比度分辨力都没有 CT 和 MRI 的好，但是超声胜在成本较低，并且使用方便，应用范围广泛。

噪声（noise）是数字图像的第三个基本特征参数。噪声会影响系统的空间分辨力，主要影响对比度分辨力。噪声的存在会破坏低对比度的物体边界。因此，大多数成像系统的对比度分辨力受限于噪声，而超声的噪声相对来说也是比较高的。

超声图像来自于组织内部边界的反射，这种反射直接影响对比度分辨力。对比度分辨力就是由边界两侧的结构差异和组织成分的微小差别形成的。当考虑二维的 B 超图像时，图像质量则主要由空间分辨力决定。诊断超声成像中的空间分辨力指的是系统能够在纵轴（即超声发射方向）或横轴方向（与声束方向垂直）上分辨两个紧邻的组织界面的能力。这就是我们通常所说的轴向分辨力和侧向分辨力（lateral resolution）。

（一）轴向分辨力

定义：轴向分辨力（axial resolution）指的是系统能够在纵轴（即超声发射方向）上分辨两个空间紧邻组织界面的能力。

符号：AR

单位：毫米（mm）

轴向分辨力也称纵向分辨力（longitudinal resolution），是系统能够分辨沿声轴方向紧邻的两个界面的能力。图 1-3-3 描述了这种特性。当界面之间相隔较远时，系统可以很容易地分辨它们。当界面逐渐靠近时，从每个界面返回的回波信号会慢慢重叠在一起，在图像上表现为一个界面。

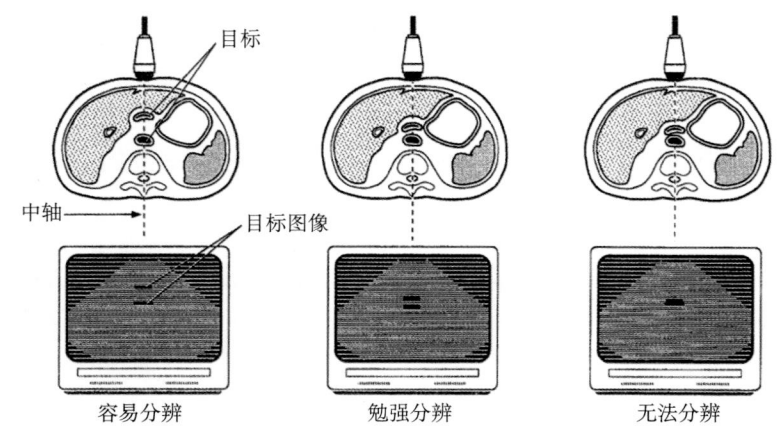

图 1-3-3　轴向分辨力是系统在纵轴方向上分辨两个空间紧邻的组织界面的能力

轴向分辨力主要取决于以下几个特征：空间脉冲长度；超声频率；减振系数（damping factor）。这些因素是相互关联的。

1. 空间脉冲长度

轴向分辨力主要由超声的空间脉冲长度决定。对同样频率的信号而言，一个包含 6 个周期的脉冲超声的轴向分辨力肯定比每个脉冲只包含 3 个周期的信号要差。在实际应用中，通常脉冲—回波系统发射的脉冲包含 3～5 个周期，超声医师无法调整这个参数。

2. 超声频率

当超声频率增加时，其波长减小，如果脉冲中包含的周期个数保持不变，空间脉冲长度会相应缩短。可见，频率越高，轴向分辨力越好。然而提高频率的不利方面是超声的穿透深度会随之减小。因此，为了得到一个最优的轴向分辨力，应该使用能满足组织穿透深度的最高超声频率。另外，频率越高的话，近场的长度会增加，而远场准直度更好，这也会提高近场区域的轴向与侧向分辨力。

3. 减振系数

对超声束减振就是使脉冲很快地停下来，这样不仅发射的脉冲被锐化了，返回的回波同样也被锐化了。因此，同样可以提高轴向分辨力。

4. 轴向分辨力的计算

超声成像系统所能达到的最佳轴向分辨力称为极限轴向分辨力（limiting axial resolution，AR）。轴向分辨力由脉冲中包含的周期个数、减振系数和频率决定。脉冲中包含的周期个数是在换能器及其辅助电路设计时就确定了。对软组织而言，AR 可由下列公式计算得到：

$$AR = SPL/2 \qquad （公式 1-3-5）$$

其中 SPL 是空间脉冲长度。而空间脉冲长度在公式 1-3-4 中已经定义过：

$$SPL = 脉冲中的周期个数 \times \lambda \qquad （公式 1-3-4）$$
$$= 脉冲中的周期个数 \times c/f$$

因此轴向分辨力的计算公式也可以写成如下形式：

$$AR = 脉冲中的周期个数 \times \lambda/2 \qquad （公式 1-3-6）$$
$$= 脉冲中的周期个数 \times c/2f \qquad （公式 1-3-7）$$

例 1-3-3：一个工作频率为 3.5MHz 的超声换能器，其脉冲中包含的周期个数为 4，求其轴向分辨力。

解：$AR = 脉冲中的周期个数 \times c/2f = 4 \times 1540m/s/（2 \times 3.5MHz）= 880 \times 10^{-6}m = 0.88mm$

（二）侧向分辨力

定义：侧向分辨力（lateral resolution）指的是系统能够在横轴（即垂直于超声声束的方向）上分辨空间紧邻的两个组织界面的能力。

符号：LR

单位：毫米（mm）

侧向分辨力也称横向分辨力（transverse resolution），是系统能够沿垂直于声轴方向分辨紧邻的两个界面的能力，主要取决于换能器的尺寸和工作频率，而根本的决定因素是波束的宽度（beam width）。常被认为比轴向分辨力更为重要，因为它通常都比轴向分辨力要差，因而是决定图像质量的重要参数。

1. 换能器尺寸

当我们用一个单振元换能器横向扫描一个物体时，在整个脉冲周期都会有回波信号从物体返回。因此，如果物体仅是个点，我们在图像上看到的是一条线，其长度等于超声声束的有效宽度（图 1-3-4）。如果我们扫描两个横向间隔超过声束有效宽度的点时，图像上会出现两条直线。当这两个点逐渐靠近时，图像上的两条之间也会越来越近，直到重叠为止。能在图像上区分两个物体的最小横向距离，就是侧向分辨力。

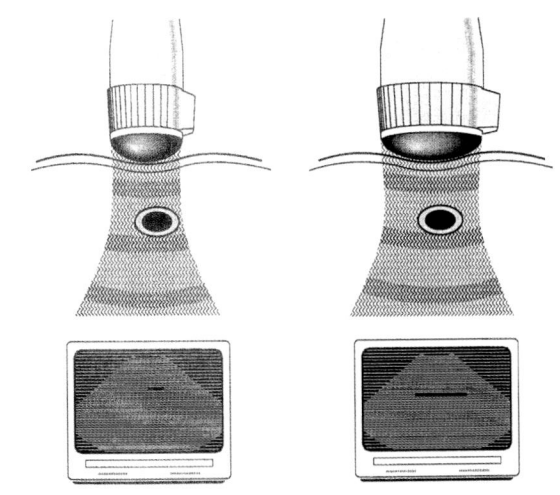

图 1-3-4　换能器元件的直径越大，其侧向分辨力越差

当我们使用一个线阵探头时，侧向分辨力还取决于超声声束的层厚（slice thickness），如图 1-3-5 所示。层厚也是在换能器设计时就已经决定了的，在聚焦处永远是最薄的。因此，在聚焦处，侧向分辨力和图像质量都是最好的。

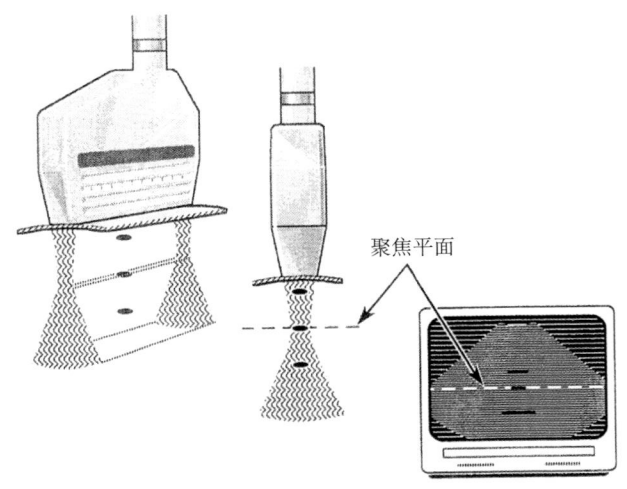

聚焦平面

对换能器阵列而言，最佳的侧向分辨力和对比度都发生在聚焦长度处，因为此处的层厚最薄

图 1-3-5　侧向分辨力取决于超声换能束的层厚

2. 波束宽度

侧向分辨力基本上等于换能器的有效波束宽度，因此不仅取决于换能器的尺寸，还与其聚焦能力相关。换能器尺寸越大，其侧向分辨力越差。但是对线阵探头而言，可以电子聚焦，因此换能器的尺寸对侧向分辨力影响不大。反之，一个聚焦阵列探头的侧向分辨力更加取决于探头的设计工艺。对这种换能器而言，侧向分辨力仅指的是聚焦处的分辨力，聚焦面之外的侧向分辨力远比聚焦面上的差。

3. 频率

对一个单晶换能器而言，近场的直径和长度以及远场的发散程度都取决于换能器的直径（孔径）d 和超声频率 f。软组织中的近场长度 L 可以用以下公式来计算：

$$L = r2/\lambda = d2/4\lambda = d2 \times f/4c \quad （公式 1-3-8）$$

远场的发散程度是用于主轴之间的发散角度（divergence angle）θ 来描述的。θ 可以用以下公式来计算：

$$sin\theta = 1.22\lambda/d \quad （公式 1-3-9）$$

频率间接影响侧向分辨力。从公式 1-3-8 和 1-3-9 便可知，高的频率会导致一个长的近场和发散程度较小的远场。由此可见，较高的频率可以产生较窄且发射程度较小的声束，并更深入人体，这样可以在更多的体内区域维持较高的侧向分辨力。但显然频率对侧向分辨力的影响程度远小于其对轴向分辨力的影响。

4. 侧向分辨力的计算

侧向分辨力的计算很简单，因为它就等于声束宽度。由于声束宽度是随着声波距离换能器表面的距离变化而变化的，侧向分辨力同样如此。

通常来说，轴向分辨力会优于侧向分辨力，而在聚焦平面两者具有可比性。另外要注意的是，实际上由于换能器制造工艺和电路设计能力的限制，临床使用超声仪器的分辨力永远不会跟极限分辨力一样好。

四、超声波束的穿透力

穿透力是指超声在介质中传播能到达最大深度的能力，它与声衰减系数 dB/（cm·MHz）有关。由于超声的衰减系数和频率几乎成正比，所以频率高的超声波在人体中衰减也越大，穿透深度也就越小。本章第三节中轴向分辨力影响因素中提到，为了得到最优的轴向分辨力，应该使用能满足组织穿透深度的最高超声频率。

超声医师根据所要探测的部位选择探头的频率，如果需要检查浅表小器官，乳腺、甲状腺等，因探测部位表浅，按照原则，应该使用能满足组织穿透深度的最高超声频率，需要选择线阵式频率≥7.5MHz 的高频探头或 7～12MHz 的超宽频带探头及变频探头。

如果需要检查腹部脏器如肝脏、肾脏、胰腺、子宫、附件等，因脏器距体表有一定的深度，为保证穿透深度，宜选用凸阵探头，成人一般频率用 3.5～5MHz；肥胖者要保证更大的穿透深度，宜减小探头频率，而选择 2～3MHz；婴幼儿可适当增加探头频率，选用 5～7.5MHz 的探头。

通常超声仪器在出厂时已经设置了相应器官最适合的超声探头频率范围，检查前根据需检查的器官来选择相应探头及检查模式，再根据被检查者的具体情况来调节探头频率，以达到最好的检查效果。

五、超声波束的聚集与发散

平行声束通过圆球形病灶，如病灶内声速与其周围不等，则在病灶后方产生声束的聚集或发散。

如圆球形病灶内部声速小于周围组织，则声束经二次折射后聚集（图 1-3-6）；相反，病灶内部声速大于周围组织，则声束经二次折射后再病灶后方成发散现象（图 1-3-7）。如病灶内部声速与周围组织相等，则通过病灶后声束无聚集或发散改变，沿原方向传播。

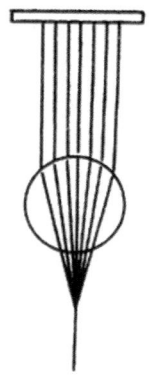

图 1-3-6　超声聚集
（引自王纯正，2002）

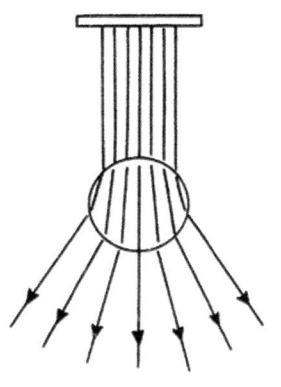

图 1-3-7 超声发散
（引自王纯正，2002）

（陆敏华 陈思平）

参考文献

［1］ 陈思平．超声医学基础．北京：人民军医出版社，2009：1-17，21-33，150-151.

［2］ 周永昌、郭万学．超声医学．4 版．北京：科学技术文献出版社，2002：18.

［3］ 钱蕴秋．超声诊断学．2 版．西安：第四军医大学出版社，2008：9.

［4］ 王纯正，徐智章．超声诊断学［M］.2 版．北京：人民卫生出版社，2002：12-13.

第二章 超声探头基础知识

超声探头是超声诊断仪的重要组成部分，它在激励电脉冲信号驱动下发射超声脉冲，经耦合剂进入人体组织，此时探头进入接收状态，获取携带人体组织信息的回波信号，并将回声信号转换成电信号。电信号经过仪器处理，最后在屏幕上显示图像、波形和曲线，为医生提供诊断依据。从能量转换角度，探头（Probe）又称为换能器（Transducer），它在超声发射、接收过程中完成电能到声能和声能到电能的转换。

探头是超声诊断仪的关键部件，其性能和品质直接影响整机性能。从现代信息论的观点看，超声诊断设备是一种信息处理装置，而探头是一只空间处理器，它参与超声信号的时—空处理；它可收敛波束，提高设备的轴向分辨力和侧向分辨力，提高设备灵敏度，增大探测深度。

探头中最关键的部件是换能器部分，其核心器件是由压电材料制成的压电元件。目前，医用探头的压电元件普遍采用压电陶瓷材料，本章介绍的是以压电陶瓷晶体为压电元件的超声探头基础知识。

第一节 超声波的产生与检测

一、压电效应和压电材料

1. 声电转换

将电信号转换为声波，或相反将声波转换为电信号的装置称为电声换能器。我们工作和生活中联系密切的麦克风和听筒，就是分别来完成"声电"与"电声"转换的换能器。这是利用电磁转换机制，完成可听声频率范围的声电转换。在超声波频率频带中，一般是用磁致伸缩材料和压电材料作为声电能量转换因子。

所谓磁致伸缩材料是一种铁磁材料，该材料置于磁场环境中时，其尺寸会随磁场的变化伸长或缩短，去掉外磁场之后，其又恢复原来的尺寸。若在交变磁场作用下，可发生反复伸长与缩短，从而产生振动（声波）。这种材料也存在逆效应，它主要用于 100 kHz 以下的低频超声设备，如声呐（SONAR）及鱼群探测器、非金属探伤、超声清洗、超声外科等低频大功率超声的产生和检测领域。

所谓压电材料，是该材料受到压力作用时会在两端面间出现电压的晶体材料，这种材料可用于 1 MHz 以上高频超声波的产生与检测。压电材料广泛用于热、光、声、电子学、自动化及医学超声成像领域。

2. 压电效应

1880 年，法国物理学家 P. 居里和 J. 居里兄弟发现了压电效应：即把重物放在石英晶体上，晶体某些表面会产生电荷，其电荷量与压力成比例。这一现象被称为压电效应。次年，即 1881 年，居里兄弟又发现了逆压电效应，即在外电场作用下石英晶体也会产生与电场强度成比例的形变。

压电效应的机制：具有压电性能的晶体原子对称性较低，当受到外力作用发生形变时，晶体中正负离子的相对位移使正负电荷中心不再重合，导致晶体发生宏观极化，晶体表面出现电荷，如图 2-1-1（a）；反之，压电材料在电场作用下发生极化时，会因晶体中电荷中心的位移导致材料形变，如图 2-1-1（b）。

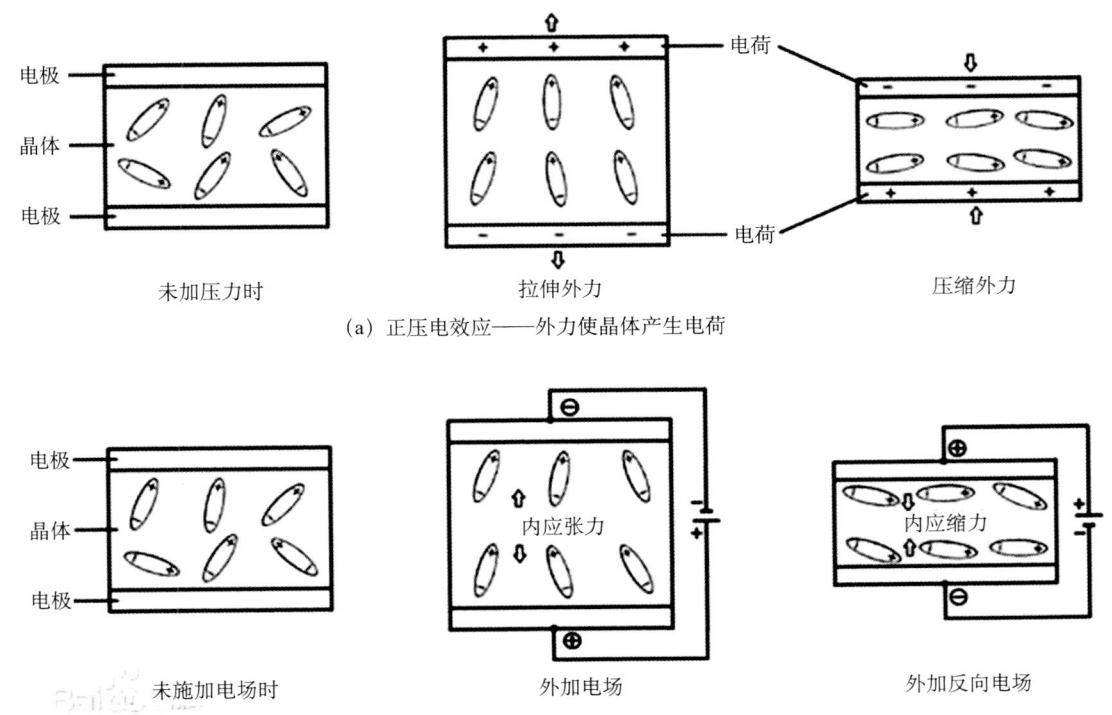

（a）正压电效应——外力使晶体产生电荷

（b）逆压电效应——外加电场使晶体产生形变

图 2-1-1 压电效应示意图

3. 压电材料应用与发展

第一次世界大战期间，居里的继承人郎之万，最先利用石英压电效应，制成了水下超声探测器，用于探测潜水艇（图 2-1-2），从而揭开压电机制应用史新篇章。

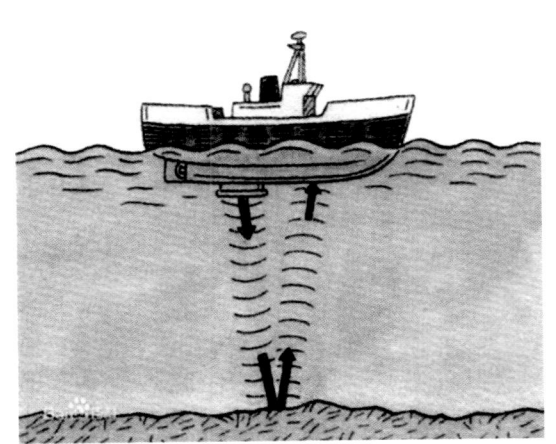

图 2-1-2 超声用于水下目标探测示意图

1946 年，钛酸钡（$BaTiO_3$）压电陶瓷材料问世。这类压电材料具有制作简单、成本低、换能效率高的特点被广泛应用，使压电陶瓷的发展取得了划时代的进步，1947 年人们已经成功利用 $BaTiO_3$ 压电陶瓷制作成超声换能器。

1955 年，人们发现了比钛酸钡（$BaTiO_3$）压电特性更优越的锆钛酸铅系列压电陶瓷（PZT），迅速推动了用压电陶瓷制作超声换能器的实用化进程。

由于压电陶瓷具有很高的敏感特性，它可以将微弱的机械振动转化成电信号，甚至可感应到十几米外飞虫扑打翅膀对空气的振动；而在外电场的作用下，压电陶瓷产生形变量也很小，最多不超过本身尺寸的千万分之一，但也能产生与电场相应强度的超声波。

利用压电陶瓷材料的这些特性，可用来实现机械振动（声波）和电信号的相互转换，因而被广泛用于各种传感器和自动化技术。超声诊断仪器的发展，是得益于压电陶瓷超声换能器技术的不断进步。

1969年有机压电材料聚偏氟乙烯（PVDF）的研究获得历史性的突破，由于它具有灵敏度高、频带宽、声阻抗低，易与人体组织相匹配；质地轻软，成型方便，容易制成微型器件等优点，获得重要应用。

20世纪70年代出现的复合压电材料，即PVDF与PZT的复合材料，兼有两类材料的优点，已在医用超声换能器领域中有所应用。

医用压电材料，按其物理结构分类见表2-1-1。

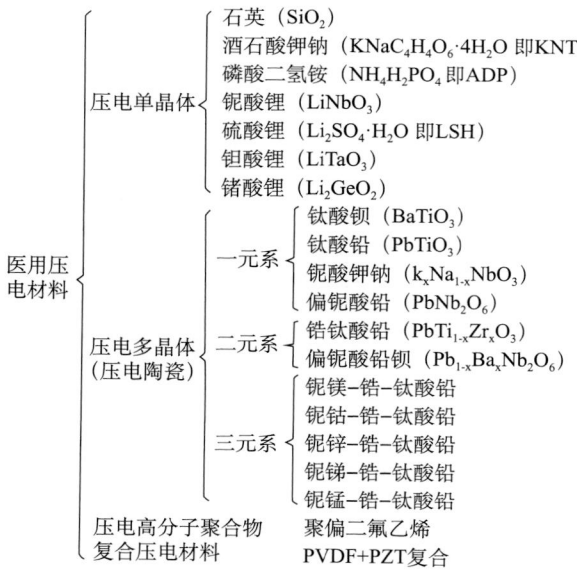

表2-1-1 医用压电材料的分类

表中所列压电材料中，除石英（SiO_2）是天然压电晶体外，其余压电晶体都不是天然就具有压电特性，都是经过精密加工，极化处理后才具有压电特性的。

目前国内外医用超声换能器，大都是采用PZT压电陶瓷材料，因为：

1. 电声转换效率高；

2. 易与电路和人体组织匹配；

3. 材料性能稳定，有各种特性的材料，可供选择；

4. 价廉，易于加工，可以制成各种形状；

5. 可以通过掺杂、取代、改变材料配方办法，对压电陶瓷性能参数作大范围调节，从而达到使用所要求的性能；

6. 非水溶性，耐湿防潮，机械强度较大，居里温度较高；

7. 不足之处：压电陶瓷是多晶体，使用频率受到一定限制；抗拉强度低，材料本身具有易脆性；使用、储存温度受限，一旦高于居里温度（居里点在300～400℃），其压电性能立即消失；同时，压电性能也随时间老化，效率变低。

二、超声波的产生与检测

超声波的产生与检测是利用了压电材料的压电效应和逆压电效应功能。

根据压电效应的机制，如果在压电陶瓷晶片上施加的压力是一种高频机械振动（声波），则压电晶片产生的就是高频电信号。相反加在压电陶瓷晶片施加高频电信号时，则产生高频机械振动（声波）。这意味着，压电晶片可以用于产生和检测超声波。

1. 超声波的产生

图2-1-3是压电振子与电信号源组成的电声转换器，当施加电压信号时，压电振子发生谐振，若压电振子处于传声介质中，则在介质中将产生超声波。

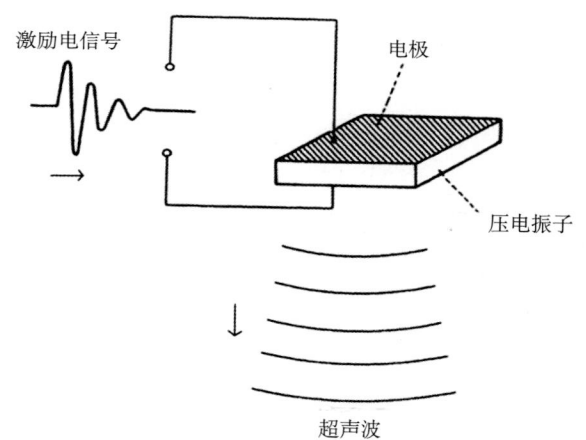

图2-1-3 用压电振子产生超声波

图2-1-3中所示平板形状压电振子，其谐振频率由振子厚度决定，振子厚度等于半波长时即产生谐振，在介质中产生超声波。晶体中声速c、谐振频率f、波长λ及晶片厚度t存在着以下关系即

$$\lambda = c/f$$
$$t = \lambda/2$$

在PZT晶体材料中的声速c为4000 m/s，当

设计谐振频率 f 为 3.5 MHz 时，其波长为

$$\lambda = c/f = \frac{4000 \text{ m/s}}{3.5 \text{ MHz}} = 1.14 \text{ mm}$$

压电振子厚度 t 为波长的 1/2，即

$$t = \lambda/2 = 0.57 \text{ mm}$$

以上计算说明，以 PZL 压电陶瓷为振子的超声换能器，若标称频率为 3.5 MHz，其振子厚度约为 0.6 mm。

2. 超声波的检测

类似图 2-1-3 一样，图 2-1-4 是用压电振子检测超声波的情形。如果将超声波施加于压电振子，压电振子在超声波的作用下将产生电信号，但仅对于频率等于压电振子谐振频率的超声波才有较高的接收转换效率。

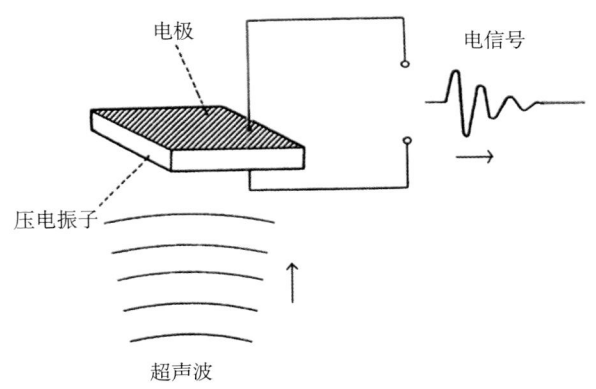

图 2-1-4　用压电振子检测超声波

3. 超声波频率与压电振子厚度成反比

超声波发射与接收的频率由压电振子厚度决定，压电振子厚度与其谐振频率成反比，超声波频率越高，则压电振子的厚度就越薄。频率与厚度的关系如下：

$$t = \lambda/2 = c/2f$$

例如，用于乳腺和甲状腺等浅表器官检查，需要 7～10 MHz 探头，则晶片厚度仅有 0.2～0.3 mm。

频率越高，陶瓷晶片的厚度就越薄，高频探头的加工难度也随之增大。

以聚偏氟乙烯（PVDF）为主要成分的高分子压电胶片材料，高频性能好，胶片可制成呈凹面状弯曲，利于声束汇聚，在高频超声换能器领域可望得到重要应用。不过该材料与压电陶瓷相比，存在转换效率较低、制造工艺相对复杂、极化电压高等不足之处。

第二节　换能器基本结构原理

换能器是探头的核心功能部件，因功能与用途不同，有不同的结构形式。图 2-2-1 是平板式压电元件换能器结构示意图。图中显示，换能器由压电元件、背衬块、匹配层、声透镜、电极引线等组成。

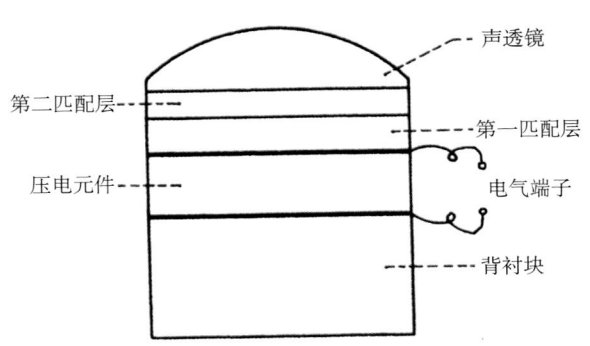

图 2-2-1　平板压电元件换能器的典型结构

一、压电元件

超声换能器的主要部件是压电元件，它根据不同用途有长条形、圆片形、圆弧形、圆柱形、环形等形式。为了消除压电元件背面的反射干扰，阻尼自由振荡，在压电元件背面敷设背衬块。此外，为了人体与压电元件之间实现声学匹配，在压电元件前方敷有一层或多层阻抗匹配层；为了使超声波束有效聚集，提高设备横向分辨力，在匹配层外加声透镜。

二、背衬层

背衬层又称背衬块，置于压电元件背面，一般与压电元件浇铸成一体。

从加工角度，背衬块是压电元件的载体，因为超声诊断仪换能器压电元件依据频率不同，其厚度只有 0.2～2 mm。将这样薄的压电元件晶片与背衬块铸成整体，便于精细切割加工。

从声学角度，背衬块是为了吸收压电元件的背向无用辐射声波，降低换能器 Q 值，增大带

宽,提高轴向分辨力。但是,由于一部分能量被吸收转换为热能,在背衬层带来好处的同时,会使其灵敏度降低。因此,合理设计背衬层,可以控制超声脉冲宽度(又称空间脉冲长度),保证轴向分辨率,并兼顾带宽和灵敏度的要求。

当无背衬时,压电元件在激励电脉冲作用下而起振,激励电脉冲停止后,压电元件振荡不会立即停止,还要持续一段时间,所形成的超声波脉冲宽度较宽,要比激励电脉冲宽得多。有点类似于用锤子敲一下大钟,其振动要延续一个较长时间一样。

当在压电元件背面浇铸一块背衬层时,对压电元件振荡起到阻尼作用,从而缩短超声脉冲宽度,且背向辐射的超声波被吸收,如图2-2-2所示。

对于不同用途的换能器,其背衬设计可以分为三种类型:轻背衬、中背衬、重背衬。

轻背衬,即用低阻抗背衬材料,其声阻抗接近于空气的声阻抗。使背向辐射几乎全部返回振子。因为压电元件厚度为$\lambda/2$,反射波和正向辐射波同相位(对于基波),对于只考虑频率稳定和高灵敏度的换能器常常采用。

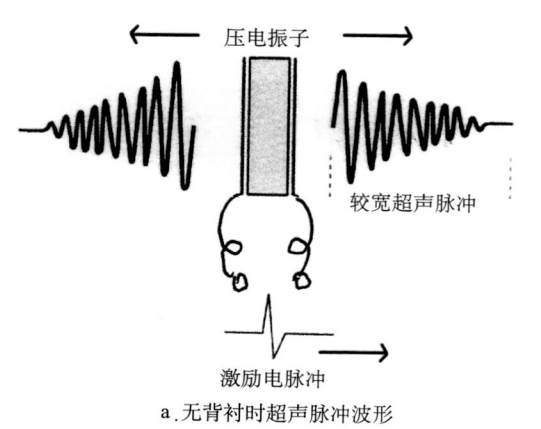 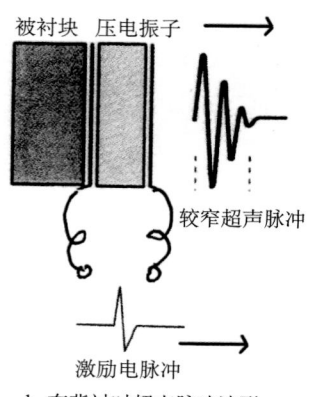

a.无背衬时超声脉冲波形　　　　　　　b.有背衬时超声脉冲波形

图 2-2-2　背衬对超声脉冲宽度的影响

中背衬,即用中等阻抗背衬材料。为了满足某些换能器特性要求,兼顾灵敏度、带宽、轴向分辨率,需要选取适合特性要求的背衬材料,往往是采用中等阻抗背衬材料。

重背衬,即用高阻抗背衬材料,声阻抗接近压电元件的特性阻抗,使晶片背向辐射几乎全部被吸收,正向输出超声脉冲长度很短,幅度很低。对于检测用的宽频带换能器,为了提高轴向分辨率,扩展带宽,常常采用重背衬层,但此时灵敏度很低。

背衬材料品种很多,目前广泛使用的是环氧树脂与钨粉混合配置加固化剂成型。

图2-2-3,不同阻抗材料背衬对脉冲宽度、带宽与灵敏度的影响,图中Δf表示带宽。

轻背衬灵敏度高,脉冲宽度宽,带宽窄(图2-2-3a)。重背衬脉冲幅度很低,超声脉冲宽度很窄,带宽宽(图2-2-3c)。中背衬,是兼顾了超声脉冲幅度、脉冲空间长度(包含3~5个超声频率周期)和带宽(图2-2-3b)。对于超声诊断仪探头,一般采用适中的背衬设计。

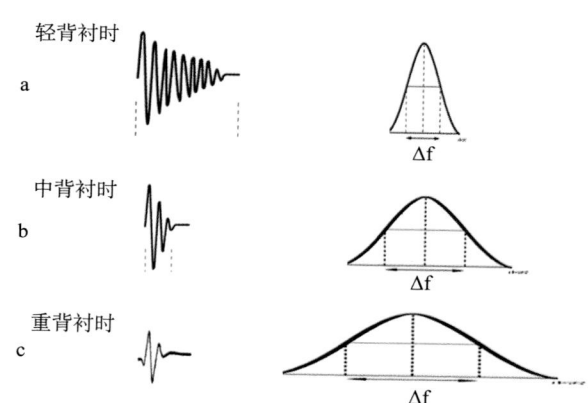

图 2-2-3　不同材料背衬对脉冲长度、带宽与灵敏度影响

三、匹配层

匹配层是在两种声阻抗率不同的传声媒质之间,插入一均匀媒质层,以实现阻抗逐步过渡,被插入的这一媒质层称为匹配层。匹配层是医用超声换能器的重要组成部分,作用是实现压电陶瓷晶体与人体组织之间的高效传播,提高换能器灵敏度，展宽通频带，减少失真。

压电陶瓷阻抗与人体组织阻抗相差很大，不能直接用于人体检测。由声波反射定律知道，当平面波垂直入射两种媒质分界面上时，其声强反射系数 R 和透射系数 T 分别由下式表示：

$$R=\left(\frac{Z_2-Z_1}{Z_2+Z_1}\right)^2 \qquad T=1-R$$

式中 Z_1 和 Z_2 分别为压电陶瓷振子和人体组织的声阻抗。

使用 PZT 材料的压电元件，其声阻抗高达 30 瑞利（Rayls），人体组织阻抗大约是 1.5 瑞利（Rayls），相差约 20 倍，由上式计算结果：反射系数 R＝0.82，透射系数 T＝0.18，这样大部分超声波被反射掉了，如图 2-2-4a 所示，只有很少部分超声波透射进入人体组织。为了克服这一问题，人们在压电陶瓷阵元与人体之间插入一些媒质层，使特性阻抗逐渐变化，超声波大部分能量进入人体组织，收到良好效果，如图 2-2-4b 所示。

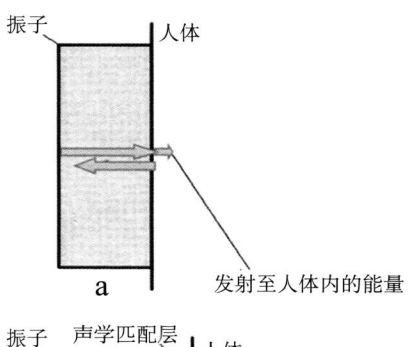

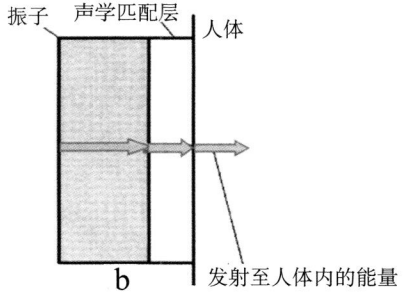

图 2-2-4　a. 未加匹配层，b. 加上匹配层

为了达到更好匹配效果，可以插入多层匹配层，目前换能器一般插入两层匹配层，其构成模式如图 2-2-5：a. 单层匹配层模式，b. 两层匹配层模式。

图中 Z_B 和 Z_L 分别为换能器被衬和负载的声阻抗。Z_1、Z_2 分别为第一、第二匹配层声阻抗，Z_L 系人体组织声阻抗。t_0、t_1、t_2 和 C_0、C_1、C_2 分别代表相关厚度和声速。

背衬材料 Z_B	压电元件 Z_0 t_0 C_0	匹配层 Z_1 t_1 C_1	负载（人体组织）Z_L

a

背衬材料 Z_B	压电元件 Z_0 t_0 C_0	第一阻抗匹配层 Z_1 t_1 C_1	第二阻抗匹配层 Z_2 t_2 C_2	负载（人体组织）Z_L

b

图 2-2-5　a. 单层匹配层模式，b. 两层匹配层模式

单层匹配层时（图 2-2-5a）

$$Z_1=\sqrt{Z_0 Z_L}$$

两层匹配层时（图 2-2-5b）

$$Z_1=\sqrt[4]{Z_0^3 Z_L} \qquad Z_2=\sqrt[4]{Z_0 Z_L^3}$$

经过计算与实验证明，每一匹配的最佳厚度为压电阵子谐振频率的 λ/4 时效果最好。

匹配层材料选择：

匹配层材料选择声速高、衰减小的为佳。因为声速越高，λ/4 越大，对于高频换能器，给匹配层的加工带来了方便。匹配层材料通常采用环氧树脂加固化剂浇铸成 λ/4 厚薄层。两匹配层材料的声阻抗：第一匹配层材料的声阻抗大于第二匹配层的声阻抗，两者均介于陶瓷晶体声阻抗与人体组织声阻抗之间。

各部分声阻抗大小如下顺序：人体＜第二匹配层＜第一匹配层＜陶瓷压电元件。

四、声透镜

将声折射材料，制成适当的形状，可使沿直线传播的声波产生聚集或发散的器件，称为声透镜。在医学超声换能器中为了使超声波束有效聚集，达到聚焦目的，常在匹配层前加声透镜，以实现波束聚集。

声透镜一般采用凸形形状，透镜材料一般采用声速相当人体组织的声速的 2/3 左右的硅橡胶。例如透镜材料声速为 1000 m/s，透镜内的声速比人体组织声速 1540 m/s 慢，对声波起到集束作用。

图 2-2-6，因 C_1（透镜声速）＜C_2（人体组织声速），凸透镜中心部较厚，因而声波传播被延

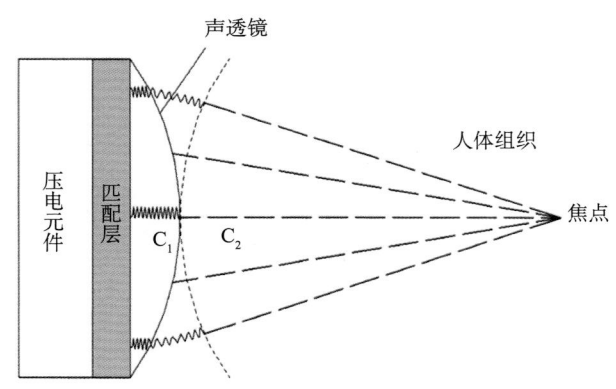

图 2-2-6　凸形声透镜聚焦机制图

缓，而周边部较薄，在人体组织内形成了凹形，声束向焦点聚集。焦距由透镜曲率决定。

凸形声透镜材料如果使用的比人体组织声速快的材料（如塑料），即 $C_1 > C_2$，与以上情况正相反，凸透镜将使声束发散，只有采用凹面透镜才能产生集束效果。通常超声换能器声透镜均采用凸形声透镜，透镜材料声速小于人体组织声速以实现声束聚焦。

如果把压电元件的形状制作成凹面，即使不利用声透镜，波束也会有集束效果。

以压电振子阵列组成的线阵扫描、相控阵扫描的声束，可采用电子聚焦方式能达到较理想的聚焦效果，但电子聚焦只能对声束在沿阵列长度方向上（扫描方向）聚焦，且可设计多个焦点。但在换能器厚度方向上（切面方向）只能依靠声透镜聚焦，且只可能有一个焦点。图 2-2-7 线阵扫描声束聚焦示意图。

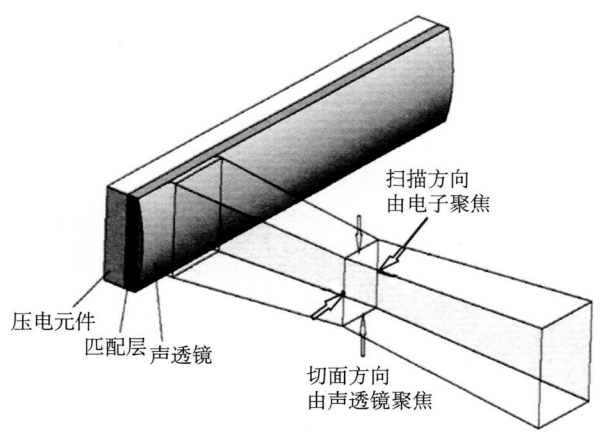

图 2-2-7　线阵扫描声束聚焦示意图

第三节　电子扫描探头结构及扫描原理

目前，主流是电子扫描方式，探头可分为三类：（1）线阵探头（Linear array probe）；（2）凸阵探头（Convex array probe）；（3）相控阵探头（Phased array probe）。

一个完整的电子扫描探头包括换能器、壳体、电缆及其他电子部件等。换能器部分具有发射超声波和接收超声波信息功能，完成电声和声电能量转换；外壳为不同类型换能器结构提供支撑，并将所有独立元器件封闭其中，对声、电绝缘，保证操作安全；电缆及其他部分电子辅助部分完成电源连接及有关电子信息传输。

一、线阵探头

1. 线阵探头结构

图 2-3-1 是线阵探头结构的示意图。

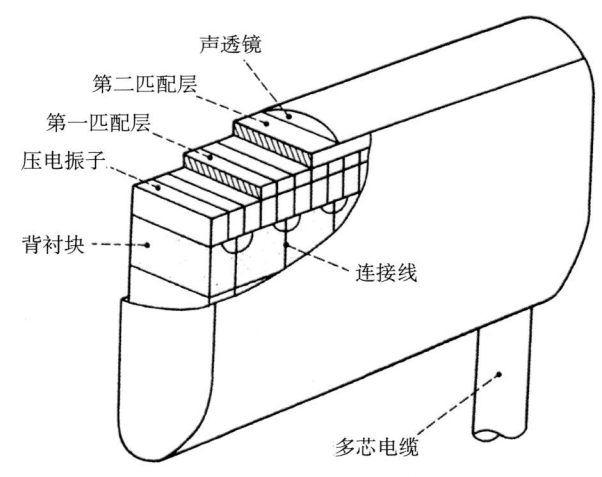

图 2-3-1　线阵探头的结构

图中压电振子阵列是线阵探头的核心部件，下面举例介绍探头振子结构有关参数的设计原理。

图中压电元件和第一匹配层被切成细短的压电振子，在横向上排列成矩形阵列，如图 2-3-2。线阵压电振子阵列结构图。

图 2-3-2 线阵压电元件阵列中，L 探头压电阵列长度。l 探头压电阵列宽度，t 压电振子厚度，w 压电振子宽度，d 压电阵子间距，振子总数为 n。

线阵压电振子阵列结构

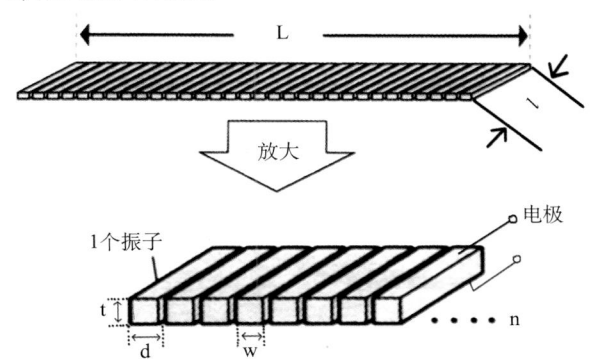

图 2-3-2 线阵压电振子阵列结构图

压电振子由 PZL 压电陶瓷制成，PLZ 晶片的声速 4000 m/s，若工作频率为 3.5 MHz，则波长则为 1.14 mm，振子的厚度为 $\lambda/2$，即 0.57 mm，近似 0.6 mm。

为了避免振子相互干扰，克服声束出现栅瓣，振子宽度 w 应设计为厚度 t 的 0.6 倍，当振子的宽度/厚度比 w/t＝0.6 时，振子的振动模式最单纯，此时沿振子厚度方向的振动模式被最大化，而其他方向的振动均达到最小值。

当　　　　　　　w/t＝0.6

则　w＝0.6×t＝0.6×0.6＝0.36 mm

若振子间隙为 0.04 mm（切割锯片厚度），那么振子间距

d＝w＋0.04 mm＝0.36 mm＋ 0.04 mm＝0.40 mm

如果总振子数 n＝256，探头阵列长度 L＝nd ＝256×0.4＝102.4 mm。

探头阵列宽度 l 一般是 12 mm。

假如以 1 个振子为一个发射阵元，这样须将这 256 个振子的电极一一对应接到主机上，发射电路与接收电路各需 256 个，探头接线 256 对，这不仅造成主机体积大增，由于探头电缆太粗，使用也变得困难。

为了避免上述问题，通常将几个振子为一个单元连接在一起，我们称为阵元。这样就只需要针对这一单元接续信号线路了。图 2-3-1 显示的探头是由 3 个振子连成一个单元，即一个阵元。

图 2-3-1 给出了一种换能器的切割方式，第一匹配层随压电晶体切割，第二匹配层未被切断，这是由于匹配层的厚度很薄，受到的相邻单元振子的影响较小，因而也不必一一切断。

2. 线阵探头扫描原理

线阵探头一般由 64～256 阵元组成阵列，较多的是 128 阵元，下面以 128 阵元为例，介绍线阵扫描原理，如图 2-3-3。

若以单一阵元发射，其宽度与波长相比，尺寸不够大，近似点状声源，不能形成声束，如图 2-3-3 （a）。因此采用多个阵元为一组，用同一激励信号，每次驱动一组阵元发射，其声波融合形成声束，如图 2-3-3 （b）。

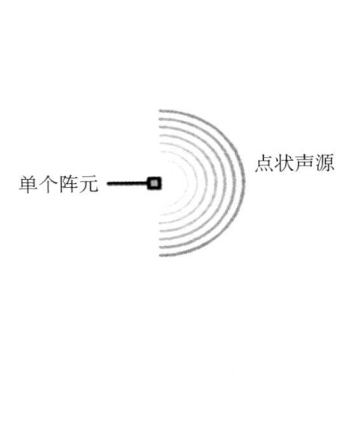

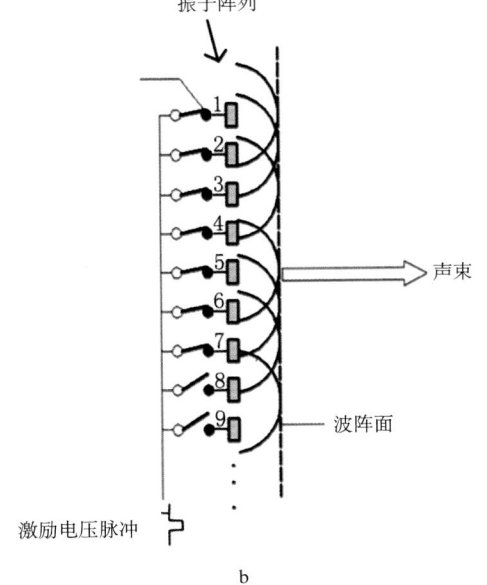

a　　　　　　　　　　b

图 2-3-3 a. 单一阵元发射，b. 多阵元发射

如图 2-3-4 所示，是以 7 个阵元为一组来完成一　次发射与接收。图中：第一次激励第 1～7 阵元为一

组，完成第一次发射与接收，形成第 1 条扫描线；第二次激励第 2～8 阵元为一组完成一次发射与接收，形成第 2 条扫描线；第三次激励第 3～9 阵元为一组完成一次发射与接收，形成第 3 条扫描线；如果每次依次按时、按序驱动前后略微变动的阵元发射与接收，一直到最末一个阵元，即第122～128 阵元为

一组完成一次发射与接收，完成了一帧图像，本例中每帧图像有122 条扫描线。

每帧扫描线数可以用关系式 N＝n－m＋1 计算，式中 N 为每帧扫描线数，n 为阵元总数，m 为每组阵元数。由关系式计算得出

$$N＝128－7＋1＝122$$

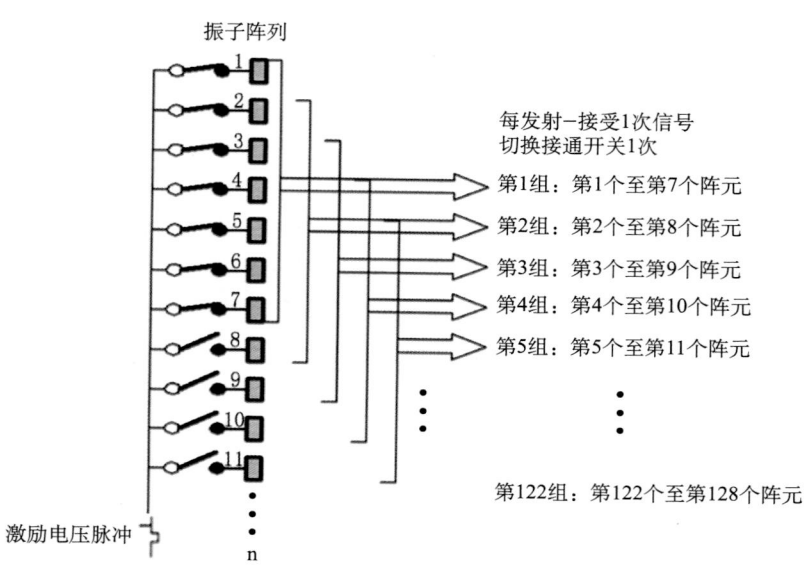

图 2-3-4　线阵探头扫描原理示意图

3. 声束电子聚焦

采用多个阵元组合工作的另一优点是可以实现声束的电子聚焦而改善侧向分辨力。

例如，采用图 2-3-4 所示的以 7 个阵元为一组来完成一次超声波发射时，如果依据各阵元到（设计的）发射焦点超声波程的差异，对激励脉冲电压触发不同阵元的时间给以适当的延迟，越靠近中心延迟时间越长，即可形成以焦点为圆心的弧形波阵面，从而实现汇聚的声束，如图 2-3-5 所示。图中各阵元延迟时间 $\tau_1＝\tau_7＝0$，$\tau_2＝\tau_6$，$\tau_3＝\tau_5$，且 $\tau_2＜\tau_3＜\tau_4$，可通过改变各延迟时间的差，设计不同的焦距深度。

采用同样的方法，依据设计的接收焦点位置，对各阵元接收的回波信号给以不同的延迟，即可实现各阵元接收回波信号的同相位相加，实现接收聚焦。

根据需要，可以设计多种发射和接收聚焦方式，实现多段动态聚焦。

4. 探头脉冲重复频率、每帧线数、帧率的关系

声波在人体组织中传播速度为 1540 m/s，则传播 1 cm 距离的时间为 6.5 μs，即 1 cm/1540 m/s＝6.5 μs。

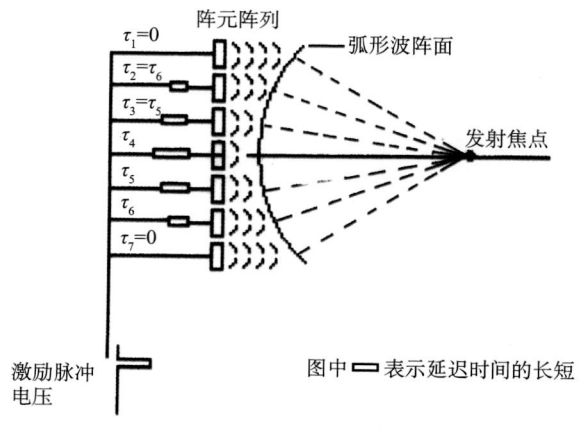

图 2-3-5　声束电子聚焦原理示意图

那么声波在人体组织里往返 1 cm，就需要

13 μs 时间，当扫查深度为 20 cm 时，完成一次发射和接收，需要 260 μs。实际上，完成一次发射接收后到下一次发射需要一定的切换时间，一般定为 10 μs，这样完成一条扫描线，需要 270 μs。当扫查深度 20 cm 时，探头激励脉冲重复周期 PRP（pules repertition period）为 270 μs，相应的为脉冲重复频率 PRR（pules repertition rate）为：

PRR = 1/PRP = 1/270 μs = 3.7 kHz。

脉冲重复频率，决定了扫查深度。重复频率越高，完成一次发射和接收的时间越短，探测深度就越小，反之亦然。由于设备的探测深度设置不同，重复频率范围一般在 2~4 kHz。

依上例情形，如果每帧 122 条扫描线，扫查一帧图像需要时间

270 μs × 122 = 32.94 ms

帧率即每秒扫查帧数，则帧率为：

1/32.94 ms = 30.36 帧/s

从上例子计算可以验证脉冲重复周期（扫查深度时间）、每帧线数（线密度）、每秒扫查帧数（帧率）三者之积等于 1。

即　脉冲重复周期（扫查深度时间）× 每帧线数（线密度）× 每秒扫查帧数（帧率）等于 1，计算如下：

270（微秒）× 122（线数/帧）× 30.35（帧/秒）= 1

以上 3 个参数的关系表明，其中某参数需要改变，另外的参数就要相应改变。例如要提高帧率，这就需要减少扫查深度，或减少线密度；如有的超声诊断仪，为了实现多点聚焦，进行多次发射，一般是以降低相应倍数的帧率来实现。

高密度探头技术、数字化声束形成器和多通道数字技术的发展，可以在保证一定的探测深度和扫描范围的条件下，实现动态全程聚焦、高线密度、高帧率的扫描。

二、凸阵探头

如果将线阵扫描探头的阵子沿圆弧排列，就形成了凸阵探头。

凸阵探头在临床使用上优点：

1. 与线阵探头相比，在深部有较宽的视野；

2. 能避开骨头所引起的死角进行观察，如肋

骨弓内、剑突下、耻骨结合下等；

3. 能避开由气体引起的死角观察，如肺、胃、十二指肠等，可以自由选择切面方向。

图 2-3-6 是典型凸阵探头的基本结构。探头的前面为圆弧形，压电振子按一定曲率半径成圆弧排列，振子前面是弧形匹配层，匹配层外面装有二维弧形声透镜，透镜外面有时加一层保护膜。压电振子阵列后面是背衬块，下缘弧形外壳内装有电子器件。

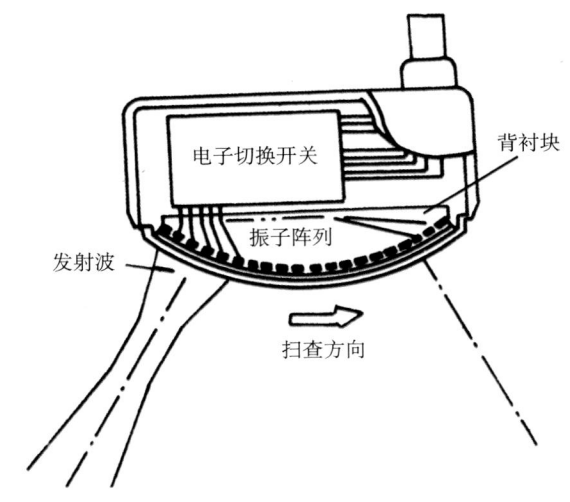

电子切换开关

背衬块

振子阵列

发射波

扫查方向

图 2-3-6　凸阵探头的基本结构示意图

因是弧形结构，在压电元件切割、匹配层、声透镜等加工上，比同等级线阵探头，难度有所增加。

凸阵探头图像的形成机制和线阵探头类似，但由于阵元排列成弧形，在每组阵元同时激励时，发射声束的波阵面是发散的，因此在声束电子聚焦延迟电路设计上有所不同。凸阵探头、各阵元也是按照一定的方式组合连接，按规定的顺序发射和接收。由于其结构设计特点，凸阵探头扫描形成扇形图像。

三、相控阵探头

1. 相控阵探头基本结构

相控阵探头是电子扇形扫描探头，尺寸较小，可通过肋间狭缝进行扇形扫描，获得视野宽阔的图像。适合用于心脏检查。与机械扇扫探头相比，没有机械噪音，没有机械磨损，寿命远比机械扇扫探头长得多。

图 2-3-7 是相控阵探头基本结构，图中显示此

种探头与线阵探头结构类似，也具有背衬块、压电元件、匹配层、声透镜等。

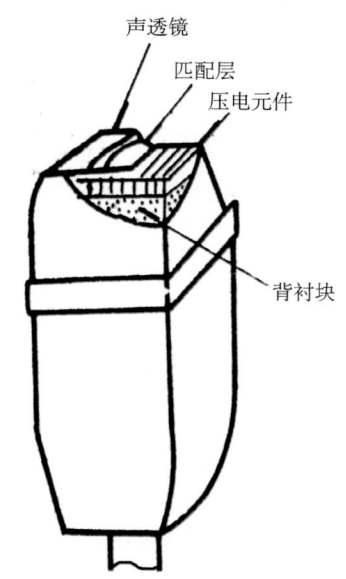

图 2-3-7 相控阵探头结构基本示意图

2. 相控阵探头扇形扫描基本机制

（1）相控阵探头，一般采用 48～128 个阵元，以 64 个阵元居多。

（2）在阵元排列上成直线阵列，不同的是线阵探头每扫描一次，如 128 阵元的线阵探头，每次按序驱动部分阵元（组）发射、接收。而相控阵探头通常是所有阵元同时发射和接收，每个阵元对每一时刻波束都有贡献。

（3）激励电压脉冲到达各阵元之前，依次延迟一个固定的时间 τ，则各阵元产生的声脉冲也有相应的延迟，所叠加的声束方向与阵列法线之间有一角度 θ。当完成一条回波线后，再改变 τ 值，声束角度也随之改变，完成下一条回波线，通过按规律按序改变不同 τ 值，可完成 ±45° 视角的扇形图像（图 2-3-8）。

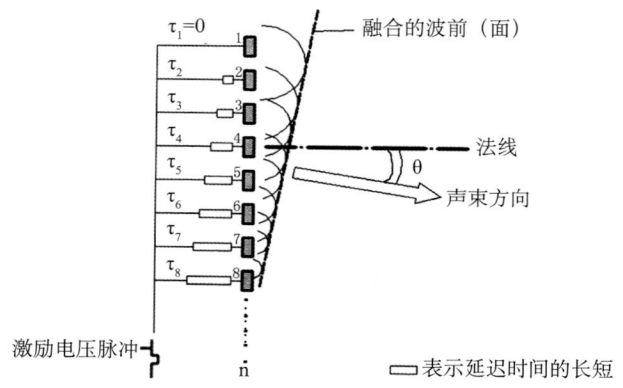

图 2-3-8 相控阵探头扫描原理示意图

（4）相控阵探头扫描，可以同步显示实时 B 型及 M 型图像，适合用于心血管疾病诊断。

线阵、相控阵、凸阵 3 种扫描方式实际图像（图 2-3-9）。

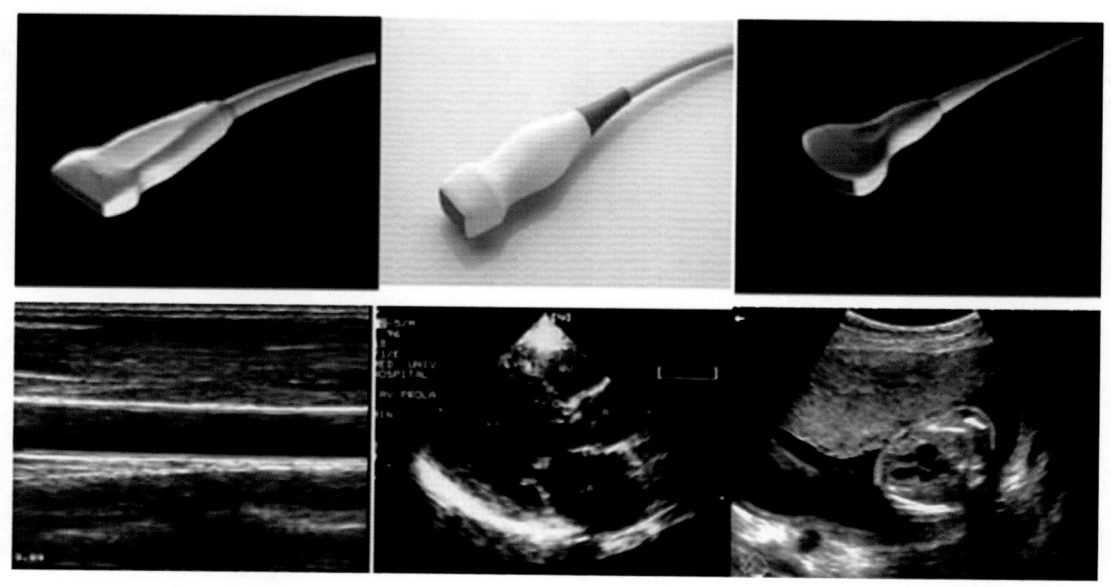

图 2-3-9 线阵、相控阵、凸阵三种扫描方式实际图像

四、超声探头的频率、带宽、灵敏度、动态范围

1. 探头频率

探头频率是探头的重要性能参数，探头频率有以下定义和称谓，即声工作频率（探头中心频率）探头峰值频率和标称频率。

（1）声工作频率 f_{awf}：国家标准 GB 9706.9—2008《医用电气设备第 2～37 部分：超声诊断和监护设备安全专用要求》给出的定义是：声信号频谱图中，幅度较峰值幅度低 3 dB 处对应最宽的间隔频率 f_1 和 f_2 的算术平均值，即 $f_{awf}=(f_1+f_2)/2$，如图 2-3-10 所示。

因此，声工作频率即为以水听器法测量的探头声压频谱图的-3 dB 中心频率。一般用符号 f_c 表示中心频率。

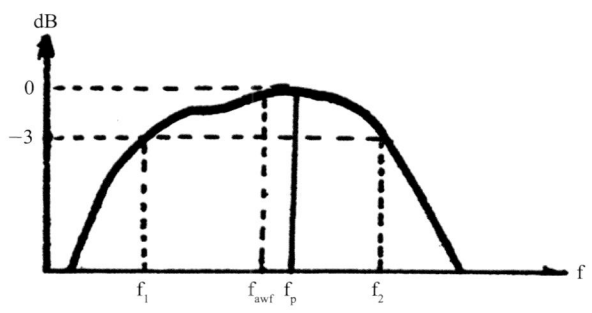

图 2-3-10　探头声压频谱示意图

（2）峰值频率 f_p：声信号频谱图中，峰值幅度对应的频率（图 2-3-10）。

（3）标称频率：国家标准 GB 10152—2009《B 型超声诊断设备》给出的定义是：由设计者或制造商给定的超声换能器或超声换能器阵元组的超声工作频率。

声工作频率与标称频率的偏差应在 ±15% 之内。对于宽频带探头应当给出中心频率和频率范围。

探头声工作频率、峰值频率和标称频率定义有所不同，但差异不大。

探头工作频率关系到探测深度和轴向分辨力，在做超声检查时，在满足探测深度要求的前提下，尽可能使用较高频率的探头，以获得较好的轴向分辨力。

2. 探头带宽

带宽是"频带宽度"或"通频带宽度"的简称。定义为声压频谱中幅度较峰值幅度（频率为 f_p）两边低 3 dB 处（约为峰值幅度的 0.707）所对应的两个频率 f_2 和 f_1 之差，通常用 Δf_{-3} 表示带宽，即

$$\Delta f_{-3}=f_2-f_1$$

带宽单位为兆赫用 MHz 表示，以上又称 3 dB 带宽（图 2-3-11）。

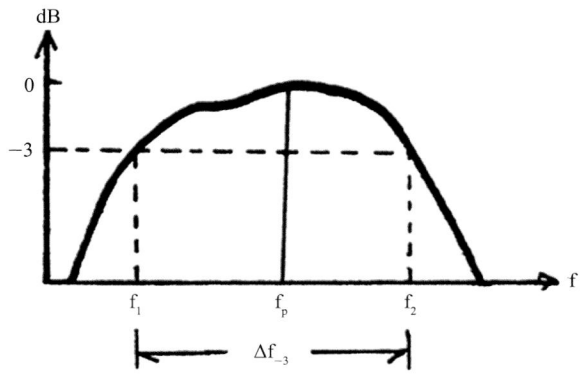

图 2-3-11　3 dB 带宽示意图

带宽往往又用相对带宽表示，符号 BW 表示相对带宽即

$$BW=(f_2-f_1)/f_c\times100\%\quad 即\ BW=\Delta f_{-3}/f_c\times100\%$$

式中 f_c 为探头中心频率。

因为探头中心频率 f_c 是 f_1 和 f_2 的算术平均值，带宽 Δf_{-3} 与 f_c 有正相关关系，用相对带宽表示更为合理。

在某些情况下，采用 6 dB 带宽表示：即声压频谱中的幅度较峰值幅度（频率为 f_p）两边低 6 dB 处（即峰值幅度 1/2 处）所对应的两个频率 f_2 和 f_1 的之差，即 $\Delta f_{-6}=f_2-f_1$ 式中 Δf_{-6} 表示 6 dB 带宽，单位为 MHz。（图 2-3-12）

对于同一只探头，6 dB 带宽数值要比 3 dB 带宽数值大。因此，不同的探头，比较它们的带宽特性时，需在同一个带宽定义值条件下进行。

换能器的带宽，是表示换能器能有效接收回波的频率范围。显然带宽越宽，信号的保真度就越好。超声波在人体组织传播过程中会逐渐衰减，衰减系数一般为 0.5～1 dB/（cm·MHz），传播距离越远，频率越高，衰减就越多，图 2-3-13 显示了衰减与频率、距离的依赖关系。随着探测深度的增加，回波高频分量逐渐减少，回波中心频

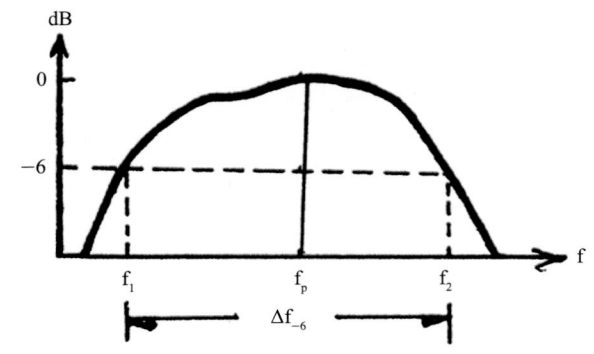

图 2-3-12　6 dB 带宽示意图

率将向低端漂移，如图中的 f_A、f_B。如果换能器频带足够宽，在近场区可以充分利用高频成分，以获得较高的分辨力，远场可以充分利用低频成分，以保证必要的探测深度和图像清晰度。

近年来，宽频探头的发展和应用，使超声成像技术上升到更高的层次，与传统探头相比带宽要宽得多，因而可获得比普通探头更好的高清晰度、高穿透力的声像图。

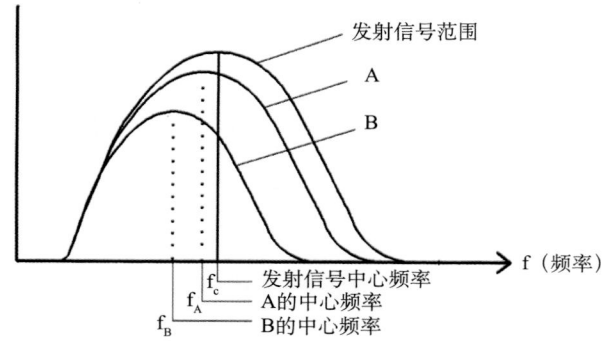

A：从近距离反射的回声信号
B：从远距离反射的回声信号

图 2-3-13　衰减与频率及距离的依赖关系

3. 灵敏度

探头的灵敏度是指能够检测到最低有用的超声脉冲回波信号的能力。目前超声换能器已经能够检测到微伏数量级的超声脉冲回声信号。灵敏度越高发现病灶的能力也就越高。

医药行业标准 YY/T1089《单元脉冲回波超声换能器基本电声特性和测量方法》采用"相对脉冲-回波灵敏度级"M 来评价探头灵敏度，其定义是：由参考平面反射回来的第一次脉冲—回波电压最大幅值 U_{max} 与被测换能器相应的激励电压（对应频率 f_c）峰值 U_0 之比的对数值，单位为分

贝。即：

$$M = 20lg\frac{U_{max}}{U_0}$$

人体组织衰减系数一般为 0.5～1.0 dB/cmMHz，对于工作频率 3.5 MHz，扫查深度为 20 cm，衰减可高达 120 dB。因此，换能器灵敏度级设计一般不低于 100 dB。

换能器的灵敏度，主要取决于以下因素：

（1）取决于压电材料的特性，影响灵敏度的主要压电常数 d33 和 g33。

d33 是发射系数，d33 越大，发射灵敏度就越高。

g33 是接收系数，g33 越大，接收灵敏度就越高。

（2）取决于背衬层、匹配层的设计，设计合理的背衬层、匹配层，并能兼顾分辨力、带宽及灵敏度的要求。

换能器灵敏度高，仪器的接收放大增益就可以适当降低，这样有利于提高信噪比，从而有利于提高图像清晰度。

4. 动态范围

探头的动态范围，指探头能够有效接收有用回波信号幅度变化范围的能力，或仪器放大器处理有用信号的能力。采用对数来表示有用信号的比值单位为分贝，这就是动态范围。即

$$Rd = 20lg\frac{U_{max}}{U_{min}}$$

式中：Rd—动态范围。

U_{min}—探头接收到的最小有用回声信号电压。

U_{max}—探头接收到的最大有用回声信号电压。

如前所述，声波在人体组织传播，工作频率为 2～3.5 MHz 的探头，对于 20 cm 声程往返信号的损耗可高达 120 dB，因此换能器设计的动态范围一般不能低于 100 dB。动态范围越大，信息越丰富，所显示的影像越清晰。

对于 100dB 动态范围的探头，能够接收到的近距离强回声信号，与能够接收到的远距离弱回声信号电压相差 100 000 倍（即回声信号电压比 =100 dB）。而显示器的动态范围一般 <30 dB，如果直接在显示器显示，将无法显示弱信号。为了防止有用信息丢失，在回声电信号处理上采取两项重要设计：

一是在接收放大系统里设置时间增益控制（TGC），对来自不同深度（不同时间到达）的信

号给予不同的增益补偿，使近场回声信号增益适当小，远场回声信号增益适当大，以减小不同深度的相同密度的界面反射回声信号强弱的差别；二是对回声信号进行对数压缩，并将动态范围内的分贝（dB）数分成等级显示出来，这种处理称作灰阶处理，又称窗口技术。经处理后的信号将压缩那些无用的灰阶信息，而保留并扩展那些具有诊断意义的微小灰阶差别，使影像质量得到改善。

通过调节增益和动态范围，能更好地显示被测目标亮度的细微变化，以达到影像层次丰富、图像清晰的最佳工作状态。

（段宗文）

参考文献

［1］　冯若．超声手册［M］．南京：南京大学出版社，1999.

［2］　冯若．超声诊断设备原理与设计［M］．北京：中国医药科技出版社，1993.

［3］　阵思平．超声医学基础［M］．北京：人民军医出版社，2009.

［4］　［日］甲子乃人著．朱强译．超声设备使用入门．北京：人民军医出版社，2012.

［5］　万明习．生物医学超声学［M］．北京：科学出版社，2010.

第三章 超声诊断仪器及技术原理

第一节 扫描模式

目前在临床应用的超声诊断仪，实际上是一个超声诊断系统，包含有 B 型、M 型、D 型、CDFI 和 CDE 等多种扫描模式。除了上述各种基本扫描外，还含有近年发展起来的谐波成像（HI），如组织谐波成像（THI）、对比谐波成像（CHI）等。灵活运用各种扫描模式，不仅能获得人体组织器官的形态结构和运动信息，还能揭示局部的血流信息。下面逐一介绍各种扫描模式。

一、B 型诊断法

B 型诊断法（简称 B 超），是临床上最常用的诊断技术，它应用超声反射回波原理，即向人体组织发射超声波，然后接收各层组织界面反射的回波进行信息处理和图像显示。B 型诊断法采用辉度调制方式（brightness modulation display）显示声束扫描人体切面的声像图，即用不同亮度的光点表示界面回波信号的幅度大小，反射强则高，反射弱则暗。由于采用连续方式进行扫描，可得到显示脏器和组织的二维切面声像图。在切面声像图上，以回波的幅度调制光点亮度，以一定的灰阶（gray scale）来表示的显示方式，称为切面灰阶图。如果对回波的幅度进行彩色编码显示（color code

display），则称为切面彩阶图，这是一种伪彩色显示法。当成像速度达到每秒 24～30 幅时，则能显示脏器的活动状态，称为实时（real-time）显像。

B 型超声诊断仪声束扫描的方式有两种：线性扫描和扇形扫描。前者以声束平移位置为横坐标，以超声波的传播距离（即检测深度）为纵坐标；后者是极坐标形式的显示，其半径方向为距离轴，圆周角为扫查角。

B 型诊断法，不仅利用组织界面的反射回波，而且十分重视组织的散射回波。它是利用这些回波来获取人体组织和脏器的解剖形态和结构方面的信息。

二、M 型诊断法

（一）原理

M 型超声诊断法（简称 M 超）适用于对运动脏器的探查，它获得沿声束传播方向上各目标的位移随时间而变化的曲线。M 超诊断仪采用辉度调制方法，各光点亮度对应于该目标回波信号的幅度。其显像方式中，纵坐标（Y 轴）代表被测结构所处的深度位置，横坐标（X 轴）为扫描时间。当探头固定在一点发射一束超声波进行探查时，从光点的移动可观察沿声束传播方向上不同深度界面的活动状况，描绘出位置运动-时间（motion-time）曲线图，故称为 M 型超声诊断法。由于其时间分辨力大大高于二维显像方法，目前常用于心脏或瓣膜结构在时相上的细致分析，也称作 M 型超声心动图。

图 3-1-1（A）～（C）为一组心脏搏动时所获得心脏内各反射界面的活动曲线图，而图 3-1-1（D）用线在心脏剖面的 B 超图像上标示出以上三组运动曲线采集的位置。可以看出，由于脏器的运动变化，活动曲线的间隔亦随之发生变化，如果脏器中某一界面是静止的，活动曲线将变为水平直线。

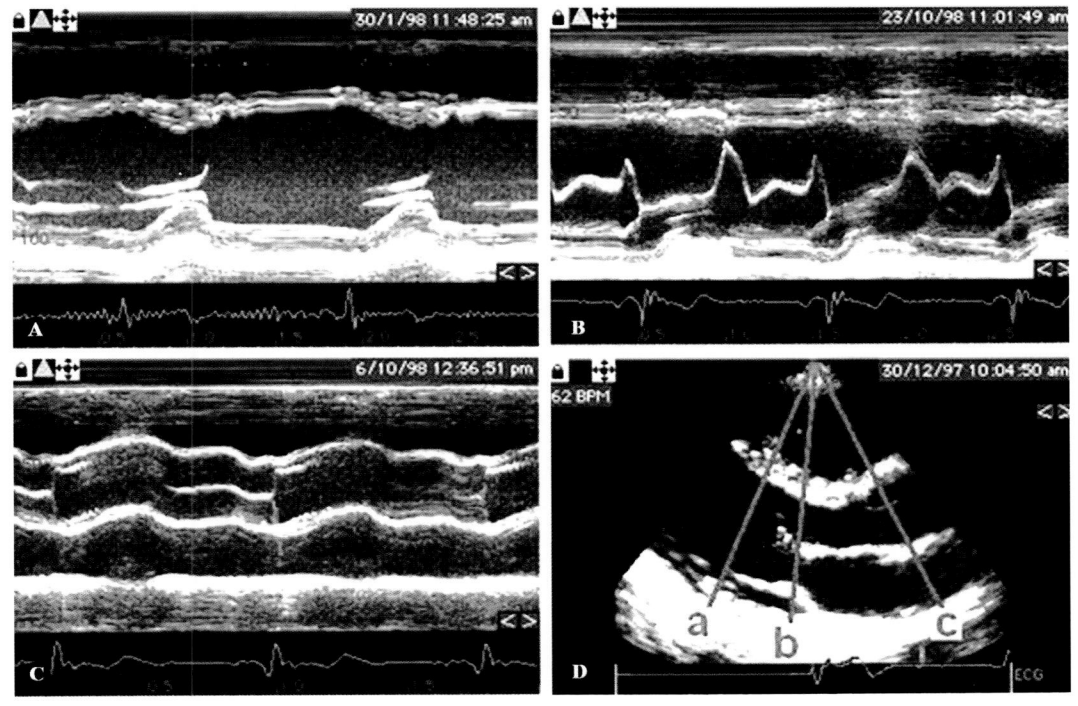

（A）左心室运动曲线；（B）二尖瓣运动曲线；（C）主动脉瓣运动曲线；（D）B 超图像显示 a、b、c 三组运动曲线采集的位置

图 3-1-1　典型 M 型超声心动图

（二）全方位解剖 M 型技术

传统的 M 型超声心动图，取样线在多数仪器上仅限于以探头为顶点的 90°扇面内，要求受检部位的运动方向与声束方向平行。然而在各种原因引起心脏移位情况下，很难满足取样线与被检测部位相互垂直的要求，在测量时就可能出现误差，因而也限制了它的应用。解剖 M 型（anatomical M-mode）技术是近 10 年来发展起来的一项新技术，它允许在 360°范围内任意取样，对心脏各室壁均能精确观察其厚度及增厚情况，也有助于射血分数的准确测量。解剖 M 型超声诊断法的技术原理不同于传统 M 型超声。解剖 M 型是对数字化二维图像进行后处理，将取样线与声束线各个交叉点的灰度值提取出来，并显示各点在序列二维图像上位置的变化，即显示了取样线上各点的

灰度随时间的变化。因此解剖 M 型超声的成像质量取决于二维图像的清晰度。从不同时期存储的二维超声心动图基础上得到的 M 型曲线，可比较同一患者不同时期多个室壁节段运动情况，对了解治疗效果及判断预后均有重要意义。图 3-1-2 是两幅采用解剖 M 型技术获得心内结构运动曲线的实例，图中绿色和蓝色实线分别表示采样线的位置。

三、多普勒频谱超声诊断法

多普勒频谱分析（doppler spectrum analysis）诊断法是利用对运动物体所产生多普勒信号的频谱分布进行分析的超声诊断法。临床上可用以测量心脏及大血管等的血流动力学状态，特别是先天性心脏病及瓣膜病的分流及反流情况的检查，

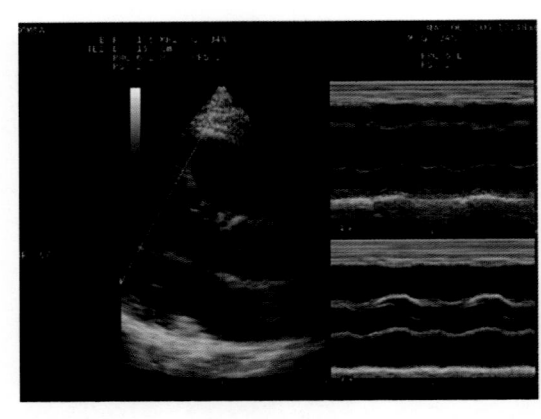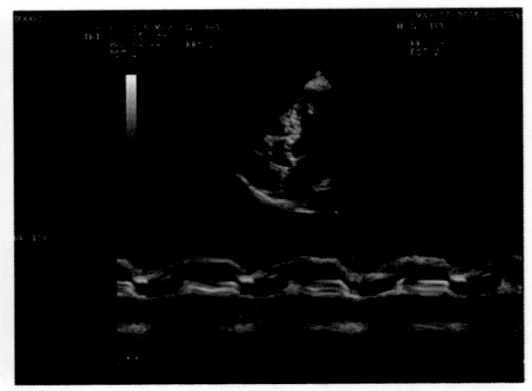

图 3-1-2　解剖 M 型技术获得心内结构运动曲线

有较大的临床应用价值。随着超声多普勒技术的飞速发展，其临床应用范围也在不断扩大。关于多普勒的概念，参见本书第五章。

（一）频谱多普勒血流检测

对反射式超声来说，发生多普勒效应必须有两个基本条件：一是声源与目标之间必须相对运动（v≠0）；二是必须有强的反射源和散射源。静止的组织与超声不发生多普勒效应，同样，如果没有回声或回声太弱探头接收不到，也不能产生多普勒频移。

入射超声进入人体以后，会遇到各种障碍物。由超声的传播特性知道，超声遇大界面（物体直径 d≫A）将发生反射，遇小界面（d≪A）将发生散射。不论反射与散射，只要被测目标是运动的，回声又足够大，都可产生多普勒效应和多普勒频移。

心壁、腱索、瓣膜及血管壁等在心动周期内都是运动的，因而可产生多普勒频移。但由于运动速度比较低，产生的频移较小。对于血流检测者来说，这些组织的多普勒信号都是无效信号，会对血流信号产生干扰，可在仪器内设置一个低频滤波器，把这些无用的信号滤掉。

频谱多普勒在心脏检查时表现为血流相对于声源的运动，脉冲超声波在人体中以恒定速度（c）射向血流，而血流又以某一速度（v）相对于超声波运动（相向或背向），从而由接收探头获得回声信息，经处理检测出多普勒频移。

一般认为红细胞的速度就是血流速度，用公式表示可记作

$$v = \frac{c(\pm f_d)}{2f_0 cos\theta}　　（公式 3-1-1）$$

式中 v 为血流速度，单位为 m/s 或 cm/s；f_d 为血流多普勒频移，以 Hz 或 kHz 表示；c 为超声波在人体中传播速度，1 540m/s；f_0 为发射超声波的频率，单位为 Hz；$cos\theta$ 为超声束与血流方向之间的夹角的余弦函数。

其中 f_d 和 θ 可以通过仪器测定，所以血流速度和方向是可以检测出来的。超声多普勒技术，提供了人体内部有关血流的速度和方向信息。

频谱多普勒及血流监测原理见图 3-1-3。

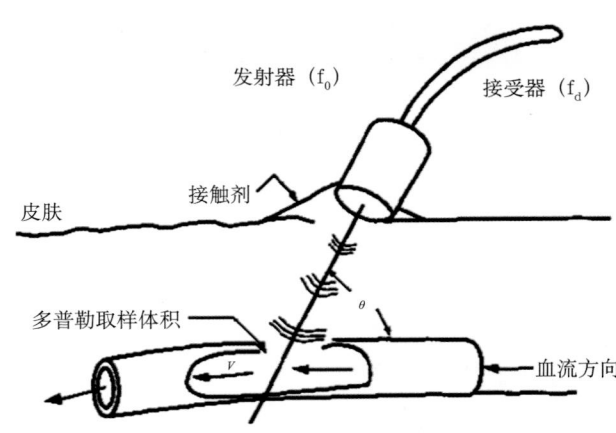

图 3-1-3　频谱多普勒及血流检测原理

（二）频移（速度）—时间显示谱图

这是最常采用的谱图，它的横轴（水平方向）代表时间，即运动目标的运动时间，单位为 s（秒），纵轴（垂直方向）代表多普勒频移，即运动目标的运动速度，单位为 cm/s，如图 3-1-4 所示。

在频谱图上，中间水平轴线代表零频移线，称为基线（base line）。通常在基线上面的频移为

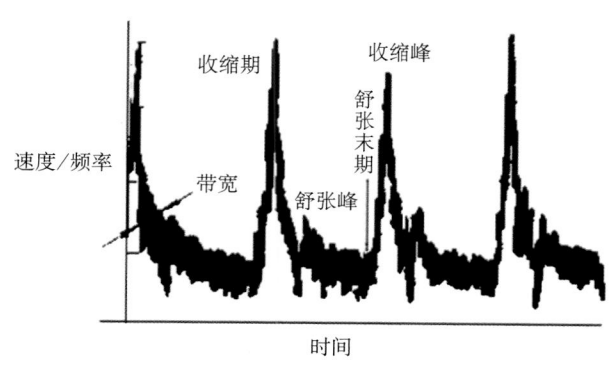

图 3-1-4　频移（速度）-时间显示图谱

正，表示血流方向迎着换能器而来；基线下面的频移为负，表示血流方向远离换能器而去。

频谱幅值，即频移大小，表示血流速度，其值在自动测量或手工测量时，可在屏幕上读出。频谱灰度（即亮度），表示某一时刻取样容积内，速度相同的红细胞数目的多少，速度相同的红细胞多，则散射回声强，灰度亮；速度相同的红细胞少，散射回声弱，灰度暗。

频谱宽度，即频移在垂直方向上的宽度，表示某一时刻取样血流中红细胞速度分布范围的大小。速度分布范围大，频谱宽；速度分布范围小，频谱窄。人体正常血流是层流，速度梯度小，频谱窄；病变情况下血流呈湍流，速度梯度大，频谱宽。频谱宽度是识别血流动力学改变的重要标志。

四、彩色多普勒血流成像诊断法

（一）原理

多普勒成像（Doppler Imaging）是通过多普勒技术得到的物体运动速度在某一平面内的分布并以灰度或彩色方式形成的图像。在二维超声图的基础，用彩色图像实时显示血流的方向和相对速度的超声诊断技术，称为彩色多普勒血流成像法（color Doppler flow imaging，CDFI），或彩色血流图（color flow mapping，CFM）。如果在二维超声图上，用彩色显示运动组织的运动方向和相对速度的超声诊断技术，称为彩色多普勒组织成像法（color Doppler tissue imaging，CDTI）。

在彩色血流图上，采用国际照明委员会规定的彩色图，以红、蓝、绿三基色组成。规定以红色表示朝探头方向运动的血流，而以蓝色表示背离探头方向运动的血流。单纯红色或蓝色表示层流，绿色表示湍流，绿色的混合比率是与血流的湍流程度（分散度）成正比的，所以正向湍流接近黄色，反向湍流接近深蓝色（青色）。颜色愈鲜亮表示速度越快，愈暗表示速度越慢。所以，在 CDFI 中，通过彩色显示了血流的方向、速度及湍流程度（分散度），为临床提供实时血流分析的资料，图 3-1-5 是血流的彩色显示原理。

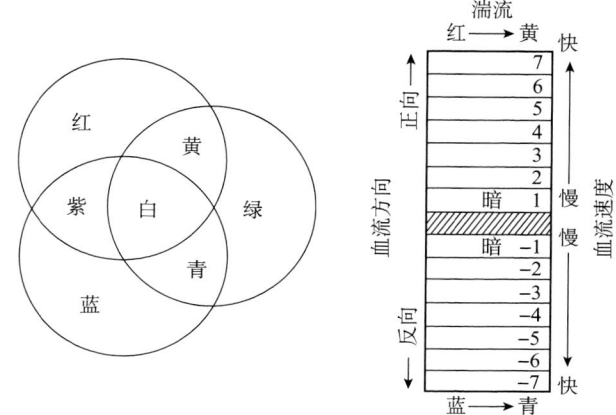

图 3-1-5　血流的彩色显示原理

（二）临床应用

任何一台彩色多普勒血流成像系统（简称彩超），通常都具有五种超声诊断法：B 型、M 型、PW、CW 和 CDFI。有些还包括后面几节提到的超声诊断法。表 3-1-1 列出该五种方法在心血管检查时的应用范围。

表 3-1-1　各种方法在心血管检查时的应用范围

超声诊断法	应用的范围
B 型	阶段性室壁运动分析、心内结构回声的强度、连续性、厚度及各腔的大小
M 型	测量房室及主动脉径线，瓣膜活动的振幅、速度及形态，左心室收缩功能，左心室及右心室壁与室间隔厚度
CDFI	实时反流、分流与狭窄瓣膜口血流的显像
PW	主动脉、二尖瓣、三尖瓣、肺动脉及肺静脉血流频谱分析、定量计算
CW	测量血流速度及评价通过狭窄瓣口、先天性缺损口及瓣膜口反流的压力阶差

CDFI 显示血流分布十分清楚，很易识别最大

流速区。若根据彩色血流图，选择 CW 取样方向与血流方向平行，则可获得可靠的先天性和获得性心脏病的诊断信息。如应用 CW 可以估测通过狭窄瓣口或先天性缺损口的血流速度，右心室收缩压力、狭窄瓣口面积及先天性缺损口上下游之间的压力阶差。测量时，如果声束与血流方向之间的夹角在 20°以下，所测得的血流速度较为准确。如果夹角为 20°，压差可低估 12%；夹角为 30°，则可低估 28%。

五、彩色多普勒的其他成像方式

（一）彩色多普勒能量图

彩色多普勒能量图（color Doppler energy，CDE），也称振幅超声血管造影（amplitude ultrasonic angiography，AUA），彩色能量造影图（color power angio，CPA），能量彩色血流成像（power color flow imaging，PCFI）和能量多普勒超声（power Doppler ultrasonography，PDUS）等。

CDFI 是通过提取多普勒频移及其变化来反映血流速度、方向和速度变化，但这种方式受探测角度的影响较大，而且对于低速血流，由于多普勒频移变化很小，要求有很高的频率分辨力，所以检测低速血流的能力受到限制；而 CDE 是利用多普勒信号的幅度（强度）为信息来源，即以多普勒信号强度的平方值表示其能量而得到的能量-频率（速度）曲线。当频率高于某一滤波值而且其能量值又高于仪器所定的能量值，即可显示为彩色血流。因为运动的红细胞其散射强度比不运动的组织或密度低的散射粒子强，多普勒能量谱积分值的大小与红细胞密度有关。所以利用能量谱积分的阈值可以鉴别低速的血流，而且有很高的空间分辨力。目前，已经能显示 0.2mm/s 低速血流的小血管。因为幅度的平方值与声束的角度无关，所以 CDE 显示低速血流不受探测角度因素的影响，能显示平均速度为零的灌注区，不受奈奎斯特频率极限的限制，无彩色混叠现象。因而显示信号的动态范围广，能同时充分显示多种血流状态，既能同时显示高流量与高流速的血流，又能显示低流量与低流速的血流。但这种方法不能显示血流的方向与速度。

CDE 比 CDFI 显示血管连续性好，能较完整地显示血管树或血管网，特别是对微小血管和弯曲迂回的血管更易显示；CDE 显示的信号动态范围广，灵敏度高；CDE 能有效地显示低速血流或平均为零的灌注区，如对腹内脏器占位病变中的滋养血管，以及对某些部位组织活性和血流灌注可提供重要信息。

CDE 比 CDFI 具有许多优点，但也有它的缺陷。特别是 CDE 不能显示血流的方向、速度快慢及性质。此外，能量阈值调节不当会引起伪像，阈值过高致使一些低流量低流速的血管不能显示，阈值过低可能出现非血流性的着色。

（二）方向能量图（convergent color Doppler，CCD 或 directional color angio，DCA）

方向能量图是结合 CDFI 和 CDE 的原则和特点而发展起来的一种新的显示模式，既有 CDE 对低速血流的敏感性，又有 CDFI 的方向性。可高灵敏度地展现肿瘤供血情况。一目了然地判断血流方向，但不能提供血流速度信息。

（三）彩色多普勒组织成像法

彩色多普勒组织成像法（CDTI）也称 TDI（tissue Doppler imaging），它与 CDFI 的成像原理基本相同，它们的不同点在于 CDFI 是利用壁滤波器滤去高幅低频的非血流运动信息，仅显示血流信息，而 CDTI 是用血流滤波器滤去低幅高频（血流）信息，仅显示心肌组织的运动情况。CDTI 的测速范围在 0.03～0.24m/s。

CDTI 以彩色加权方式显示二维切面上心脏运动速度信息，通常以 4 倍信号处理系统（quad signal processing，QSP）获取高帧室壁运动图像，在时间分辨力方面进行动态评价，将心壁各部位运动速度以彩色加权方式加以显示，提供直观的心壁起动信息。利用 CDTI 测量心肌运动速度（myocardial velocity gradient，MVG）对心壁运动异常定量评估。在消除心肌整体运动影响的同时，分析心肌收缩—舒张的动态变化。为判断缺血性心肌病和心肌肥厚等局限性心壁运动障碍提供依据。

图 3-1-6 描述了 CDFI、CDTI 和 CDE 这三种方法之间的区别与联系。

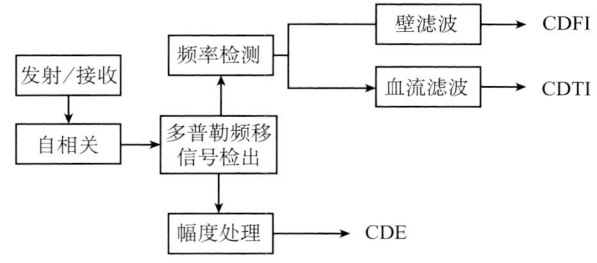

图 3-1-6 CDFI、CDTI 和 CDE 的原理图

六、三维成像法

人体脏器多，组织结构各异，检查者为了了解其形态、厚度、腔径、空间位置及比邻关系，需要进行多方位的二维超声探查，在自己的头脑中"虚拟"出一幅立体图像，才能做出正确的判断。随着计算机技术的飞速发展，系统功能、图像质量、处理速度与数据存储量大大提高，不仅能显示各个器官的立体形态，探查组织结构的活动规律，而且可以直接观察血流状况和血管分布，此即三维超声成像（three-dimensional ultrasonic imaging）。三维成像是近年来医学成像技术最引人注目的发展之一。本节介绍其成像的基本原理和方法、成像的特点和临床应用价值。参见本书第七章。

（一）三维成像的原理和基本方法

超声三维成像按成像的原理可分三大类：①利用光学原理与系统进行三维成像，例如，声全息技术；②利用光学系统和图像叠加原理的三维成像，例如容积成像；③利用计算机辅助进行三维重建成像。

（二）三维超声成像的分类

1. 静态三维图像（static three-dimensional imaging）

肝、肾、子宫等屏气时活动幅度较小，由不同方位所获取的二维图像上各结构位移很少，易于叠加而组成精确清晰的三维图像。这种成像方式比较简单，现已基本成熟。不少仪器均附设有相应的软件，可供临床使用。

根据不同需要，可以用表面显示法观察脏器的外部轮廓与切面上的组织结构图像，也可以用头面显示法观察尸体器官内的血管走向或胎儿骨骼支架的形态正常与否。

2. 动态三维图像（dynamic three-dimensional imaging）

如果要显示心脏各结构的活动，必须将同一时相，不同方位上的解剖结构二维信息组成一幅立体图像，再将不同时相的立体图像顺序显示，方能形成动态三维超声图像，成像过程复杂。由于受心律、呼吸、肋骨、肺等多种因素的影响，图像采集和三维重建的效果尚未尽如人意，有待进一步开发。

（三）三维重建的方法

三维重建成像，首先将采集的原始二维图像进行模数转换后存储并对其图像间的间隔进行插补、平滑，形成立体数据库。然后，根据所要显示的脏器结构的部位和方向及在整个图像中的位置，从中确定一个中央参考点和一条过点的参考线，确定最佳观察切面，即可进行三维重建。重建后的图像通过距离、纹理、灰阶等后处理可改变三维重建图像立体感的强弱，而且可在设置的任意角度范围内使三维图像作动态显示。

目前，静态结构三维超声成像在临床应用中多采用两种显示模式，即表面成像模式和透明成像模式，在此基础上还包括多平面成像和彩色多普勒血流成像。

七、组织定征诊断法

超声组织定征（ultrasonic tissue characterization）是指探讨组织声学特性与超声表现之间相互关系的基础与临床研究，通过各种各样的超声手段和方法对生物组织的特征进行测量或估值。

超声波在生物组织中传播时，会产生反射、散射、衍射、吸收以及声速的变化。测量这些作用以及这些作用与频率、温度之间的关系可获取许多关于组织基本特性的信息，例如密度、弹性、组织的微观结构、成分以及病理状态。然而，上述这些作用都是同时存在，难以将其中任何一种作用独立出来进行定量测量，这就是进行超声组织定征的最大困难。因此，超声组织定征的研究，关键是如何寻找和发展能够将某种作用与其他作用相对孤立起来，并能测量分析它的方法、技术，进而将测出的结果与组织的结构状态信息关联起来。

目前广泛应用的 B 型超声诊断法，是利用声阻抗差异产生的组织界面反射和组织的后散射组成的回波的幅度调制亮度而成像的，它能反映组织和器官的形态结构方面的信息。但回波幅度受影响的因素比较多，除了和声阻抗差异有关的反射系数外，还和入射角度、衰减大小、仪器的调节（如 TGC 和增益）都有关，难以有效地反映组织和病灶的性质。

组织定征研究的目的，就是寻找更能有效反映组织和病灶性质的声学参数，并利用其进行成像和诊断。由于人体组织器官的复杂性，组织定征进行了长期的研究，近年有所进展，但尚未有突破性的技术有效应用于临床。

八、谐波成像诊断法

（一）谐波的产生

通常把振动系统的最低固有频率，称为基频（fundamental frequency）或基波，而谐波（harmonic）是指频率等于基频整数（n）倍的正弦波，所以基频也称一次谐波，谐波也称 n 次谐波。即频率为基频 2 倍的正弦波称为二次谐波，n 大于 2 的则称为多次或高次谐波。

声波在弹性介质中传播时，随着压力的变化，产生密度高的压缩区和密度低的拉伸区，相应的压缩区的声速比拉伸区的声速要快。这种在介质各点传播的声速不同会导致声波在传播过程中产生形态的变化，即失真或畸变。这种失真意味着畸变的声波除了含有基频外，还有二次和高次谐波。基波能量（强度）随传播距离而减少，而谐波能量（强度）呈非线性改变。此外，强的基波产生较大的谐波能量。

（二）谐波成像原理

声波在介质（人体组织）中传播，以及在反射和散射时，都具有非线性效应，导致产生谐波。人体组织（包括血液）的回波，其基频的幅度远大于谐波。所以在超声成像中，往往滤去谐波，仅用基波的信息进行成像。然而在某些谐波丰富的情况下，滤去基波（基频），利用谐波的信息进行成像，这类成像方法称为谐波成像。谐波成像的方法很多，但主要分为两大类：对比谐波成像（contrast harmonic imaging，CHI）和组织谐波成像（tissue harmonic imaging，THI）。

九、其他超声诊断法

（一）超声 CT

CT 是计算机辅助断层成像技术（computerized tomography）的缩写。断层成像技术，一般是指通过在物体外部获取某一物理量的大量一维投影数据来重建该物体的二维断面图像的技术。

F. Greenleaf 等人首先于 1974 年—1975 年相继研制出了以超声衰减系数和超声速度为参数的两种超声 CT，并于 1977 年在临床诊断上试用。

超声 CT 的工作原理如图 3-1-7 所示。

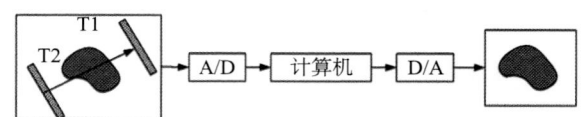

图 3-1-7　超声 CT 的工作原理示意图

超声 CT 选用了区别于 B 型超声诊断仪的新成像参量（如声速、声衰减等），因而可获得有关人体组织结构与状态的新信息。

（二）声学显微镜

目前的 B 型超声图像分辨力一般为 2mm，而声学显微镜已获得的分辨力比 B 型超声图像的分辨力要高出 4 个数量级以上。

声学显微镜用于观察生物样品时，不像电子显微镜那样必须将样品置于真空之中；也不像光学显微镜那样必须要给样品加着色剂；它完全可以在自然的条件下进行观察。因此，在生物医学中开拓出新的应用领域。

光学显微镜用光波作为探测和揭示物质结构信息的载体，而声学显微镜则代之以声波作为探测信息的载体。我们知道，出于波的衍射作用，显微镜的分辨力大小主要决定于探测波的波长，波长越短，分辨力越高。当声波的频率相当高时，声波波长甚至可以比可见光的波长短得多。因此，声学显微镜的分辨力不仅能与光学显微镜的分辨力相媲美，还有可能超过它。

声学显微镜目前主要应用在眼科，特别是对闭角型青光眼前房深度和角膜厚度测量以及视网膜病变的观测方面。但是，声学显微镜在细胞病理学的研究与应用方面，其潜在性可能更大。

（余　皓　张新宇　臧　玲）

第二节　超声诊断仪器基本原理

超声诊断仪器通常是以影像的方式将患者被检查部位的诊断信息提供给使用者，也叫超声成像系统。目前，临床上超声成像系统常见的成像方式按基本原理划分有：

1）基于组织声阻抗（或密度）的超声回波幅度成像，如 A 型、B 型和 M 型等成像模式；

超声探头向人体发射的超声信号，在通过由不同声阻抗的人体组织所组成的界面时，会产生反射，回波的幅度与界面两侧组织的声阻抗差成正比，回波到达超声探头的时间与声波传播的距离即探测深度成正比。通过检测到的超声回波幅度，获取人体结构即解剖学信息，以图像的形式表示出来，可作为疾病诊断的依据或参考。

2）基于组织运动速度的多普勒频移成像，如彩色血流图、频谱和多普勒组织成像等成像模式；

根据多普勒原理，我们以一定的工作频率向人体内部发射超声波，在声波传播的路径上存在运动的组织或血流时，超声回波将产生与反射界面运动速度成正比的频率改变即多普勒频移。从超声回波中提取出频率偏移量，进而推算出运动对象的速度，将被检测对象的运动状态以伪彩色编码或频谱图的形式表示，用于判断是否存在某种疾病。

3）基于组织硬度的弹性成像，如组织弹性成像、剪切波弹性成像等。

对人体组织施加一个内部（包括自身的）或外部的动态或静态/准静态的激励，组织将产生一定的位移、应变或速度，这些物理量的大小与人体组织内部的弹性模量等力学属性相关。利用数字信号处理或数字图像处理技术，根据超声回波估计出组织内部在激励前后的相应变化，间接或直接反映组织内部的弹性模量等力学属性的差异并进行成像即超声弹性成像。对于某些疾病，正常组织与病理性组织之间存在一定的弹性差异，而且这种差异的大小与病变状态有关，采用弹性成像可获得常规超声成像方式无法获得的诊断信息。

一、超声波回波诊断仪器基本构成

在现代医学影像设备中，超声诊断的性能价格比最优，便于重复检查和治疗前后的对比观察，连续监测，是除 X 射线机外使用最频繁的成像设备。

目前，临床上使用的超声诊断系统基本上都是采用脉冲回波成像方式，超声换能器即探头上的压电晶片在短暂的电脉冲激励下，发生振动并产生超声波进入人体，在人体中遇到组织界面时产生的回波经接收并处理后进行成像。超声波回波诊断仪器已经完成从模拟式向数字化的升级换代，系统通常由超声专用模块和通用计算机模块两个部分加上超声探头构成，如图3-2-1所示。

超声专用模块通常作为一个独立的模块连接到通用计算机模块的系统总线上，该模块产生驱动脉冲驱动探头产生特定频率范围的超声波进入人体，接收来自探头的超声回波经处理后，经由计算机内存进入通用计算机模块，根据不同的需要进行处理后送显示或存储。

通用计算机模块在功能上与普通的通用计算机并无太大差异，通用键盘被超声诊断系统的专用操作键盘（控制台）或其他输入工具如触摸屏所替代。就是通过控制台接收用户对超声诊断仪器的控制指令，转换成对超声专用模块的超声收发要求，处理并显示来自超声专用模块的超声图像信息。

（一）超声专用模块

超声波回波诊断仪产生并接收超声波的关键部件是超声探头，超声探头内部放置的压电晶片在一定功率的电能驱动下，会产生特定频率的超声波；经人体组织反射的超声回波到达压电晶片时，会转换成与回波强度成正比的电能。超声专

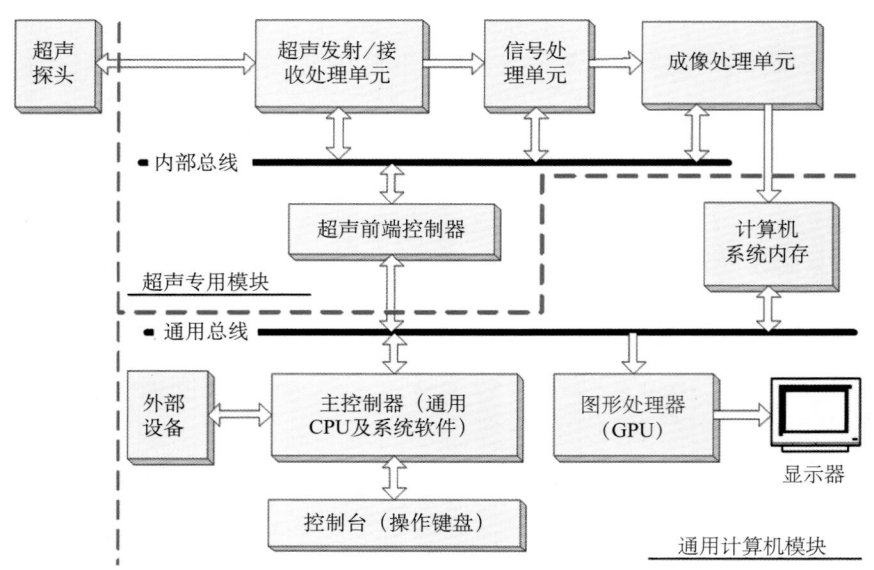

图 3-2-1　数字化超声诊断仪的构成示意图

用模块的主要功能，是产生驱动探头压电晶片工作所需的高压脉冲，根据设定的要求驱动探头发射超声波；同时，采集探头接收到的超声回波信息，通过处理后产生成像所需的信息。全数字超声波回波诊断仪超声专用模块的构成示意图如图3-2-2所示。

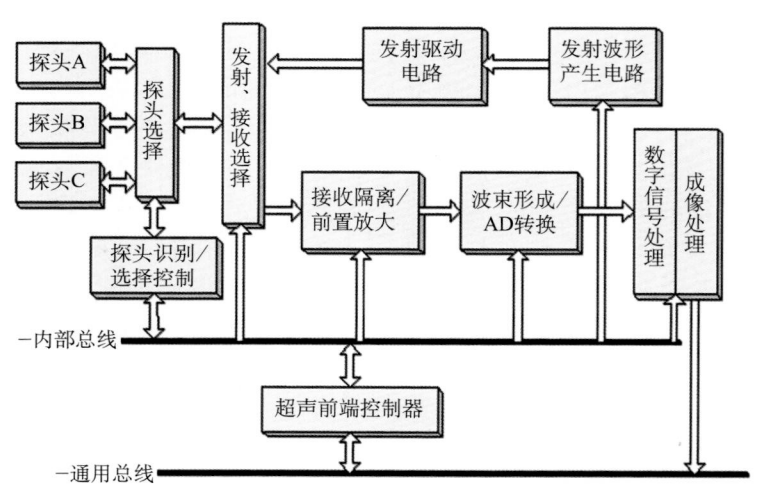

图 3-2-2　全数字超声波回波诊断仪超声专用模块的构成示意图

1. 超声前端控制器

超声前端控制器接受系统主控制器送来的控制数据或控制参数，实现对超声专用模块各部分电路的实时控制，同时还产生定时信号、时钟信号等以协调整个系统各部分电路的工作。

2. 探头选择及收发控制电路

大多数超声波回波诊断仪拥有多个探头插座，同一时刻只能有一个探头处于工作状态。探头选择器识别探头插座上的探头类型后，将识别到的探头信息反馈给前端控制器；前端控制器确定当前使用的探头。收发控制电路在前端控制器的控制下，分别打开发射和接收开关，使系统处于超声发射或接收状态。

3. 超声发射电路

超声发射电路包含发射波束形成器与发射驱动两部分。发射波束形成器产生发射波形并实现发射聚焦与孔径控制，所产生的发射脉冲串能够在较大范围内改变脉冲频率与脉冲长度（周期数），并应能产生连续脉冲波。有的设备对发射波形有特别的要求，如需产生高斯型包络的脉冲串，这时需用 D/A 转换器（也叫数/模转换器 DAC）将波形发生器输出的数字量转换为连续波形。发射驱动电路输出幅度足够大的发射脉冲激励信号，发射脉冲的峰-峰值通常要求可在 $\pm10V$ 至 $\pm100V$ 内变化，或适应性地按不同的诊断类型允许在不同的电压范围内调节发射脉冲激励信号的峰-峰值。由于探头最大阵元数一般（对凸阵与线阵探头）总大于有效发射通道数，因而必须在发射驱动电路与探头之间接入一个收/发多路选择器，该电路应是一组高压模拟开关（如 4 选 1 开关）。也可以没有收/发多路选择器，但这需要有更多的发射物理通道（通道数和探头最大阵元数相等）。

4. 超声接收处理电路

超声接收通道的接收隔离电路用于隔离发射通道的高压信号，以避免高电压损毁接收通道的电子器件，以及引入不必要的噪声。经探头接收到的回波信号十分微弱，而且随着深度的增加呈指数衰减。接收通道在超声前端控制器的调度下，通过前置放大器、时间增益控制（TGC）电路将有用的回波信号放大；通过抗混叠滤波器等滤除回波信号频谱外的噪声，以便我们能够按照奈奎斯特定理的要求对回波信号进行采样；通过模/数转换器（ADC）将模拟回波信号转换为数字信号；通过波束形成器完成接收动态聚焦、动态孔径控制、动态变迹控制与信号求和等一系列处理，形成超声回波声束；通过数字信号处理和成像处理等电路，如动态滤波、横向滤波、包络检波、对数压缩、动态范围调节、线数据拼接、帧相关处理电路和数字扫描变换（DSC）等电路的处理，使超声回波信号能够进行视频显示。

（二）通用计算机模块

系统主控器的核心部分是通用计算机模块，通用计算机模块完成对整个系统的管理与控制任务。全数字超声诊断设备的计算机控制平台有两种类型：PC 机控制平台；嵌入式计算机控制平台。如果采用嵌入式计算机控制平台作为系统的主控器，通常由于嵌入式 CPU 工作速度和存取能力的限制，嵌入式计算机系统不直接参与图像信号处理，系统的视频处理通常由电路实现，如电影回放存储器、数字扫描变换器、局部放大 ZOOM、视频显示处理电路等。如果采用主流的 PC 机控制平台作为系统的主控器，则上述的视频处理电路功能和外部设备管理通常由 PC 机实现。

二、扫描模式

目前，绝大多数的超声诊断设备，采用脉冲回波法来检测和提取诊断信息。根据对诊断信息显示的方式不同，分为 A 型、B 型、M 型，下面作简要的介绍。

（一）A 模式

A 型诊断仪是最早应用于临床的超声设备，其成像方式是直接在显示设备上显示回波波形，是一种最基本的显示方式。在显示设备上，横坐标表示声波的传播时间，即探测深度；纵坐标则表示回波信号的幅度（Amplitude），故称 A 型，如图 3-2-3 所示。从回波的分布、包络的宽度及幅度的大小，可测量确定病灶在人体组织中的位置、大小和脏器的厚度等，在某种程度上可推测病灶的生物性质（囊性、实质性、含气性）。A 型显示的是回波波形图，它只能反映局部组织的回波信息，在临床诊断上缺少解剖形态，诊断的准确性和医生的临床经验有很大关系。由于 B 型诊断仪的出现，A 型诊断仪已经面临被淘汰的边缘，目前只在脑中线测量、眼科测量等方面还在应用。

（二）B 模式

采用 B 型显示的仪器称为 B 型超声诊断仪或 B 型超声诊断设备，简称 B 超。B 超采用亮度（Brightness）调制方式来显示回波的强弱，故名得 B 超。B 型显示时，探头中的多阵元换能器所发射和接收的超声波方向按一定规则扫查过一个平面，所以显示的图像是一幅二维的截面声像图，因此常把这类仪器称为超声断层显像仪。

因为脉冲回波法可获得回波信号的幅度和回波反射源深度的信息，调制后的光点亮度（称为灰阶）与回波幅度间存在确定的关系。在 B 超的接收放大通道中使用对数放大器，因此调制亮度的回波幅度信号已经过对数压缩处理，于是所显示的二维图像具有很大的动态范围，其灰阶代表

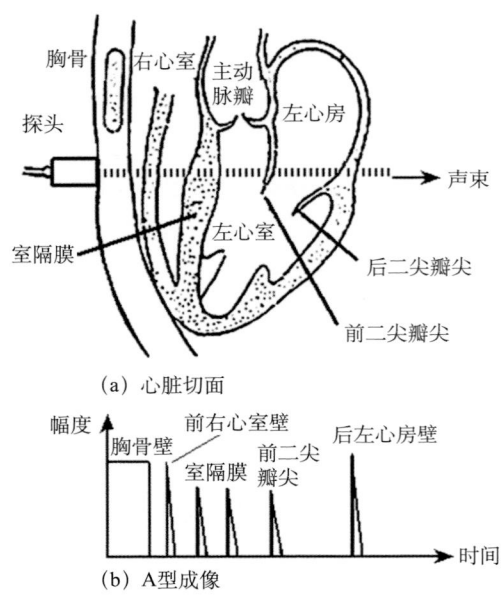

（a）心脏切面

（b）A 型成像

图 3-2-3　A 型成像示意图

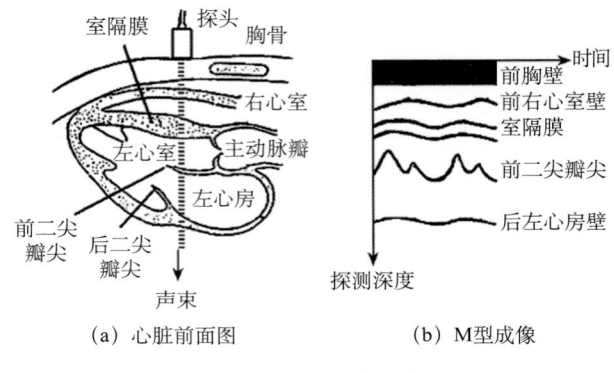

下移动的亮点便横向展开，由此得到每个心动周期中心脏各层组织的运动曲线，如图 3-2-4 所示：

（a）心脏前面图　　　（b）M 型成像

图 3-2-4　M 型成像示意图

着反射系数的变化。声阻抗大的组织和结石等物质，反射系数大，所以其显示的光点亮度也高。

B 型图像所显示的组织界面及组织内部不均匀性的反射系数的变化范围很大，加之二维截面声像图的解剖学特性，使 B 型显示图像在临床诊断上有很大的价值。

（三）M 模式

M 型显示用于显示组织的运动（Motion）特性，故得名 M 型。M 型显示也采用亮度调制方式显示回波幅度，这与 B 型相同，但探头中的换能器在固定的位置上发射和接收声波（即不做扫查），这点又与 A 型类同。

M 型显示的是灰阶图像，其成像过程大致如下：换能器在固定的位置和方向对人体发射和接收超声波，将回波信号幅度对显示器作亮度调制，于是在显示器上形成从上到下的一条亮暗不等的灰度线（扫描线）。扫描线光点亮度将取决于回波信号的强弱，强反射源将在扫描线上形成亮的点，而弱的反射源将对应于较暗的光点。当探头对着运动组织，如心脏某个部位时，随着心脏有节奏地收缩和舒张，心脏各层组织与探头间的距离也随之改变，于是由各层组织界面的较强反射形成的较亮光点在代表每次超声发射与接收所形成的扫描线上的相对位置也作上下移动。如果显示器上的各条扫描线依次从左向右缓慢匀速移动，上

三、B 型扫查种类

B 型超声波扫查的方法很多，目前常用的有：机械扇形扫查；电子线阵线性扫查；电子凸阵扇形扫查；相控阵扇形扫查；环形阵扇形扫查等。

（一）机械扫描

机械扫描是以机械的方法，驱动探头内部的单阵元或环阵换能器以一定的方式运动，根据运动过程中在不同方向获得的一系列一维回波信息，构成人体组织的二维切面图像。机械扫描在高频专科超声如眼科超声、超声内镜等方面的应用具有电子扫描所无法替代的优点，如端面小、成本低、制作相对简单等，仍有广泛的应用。

1. 扇形扫描法

超声换能器在电机驱动下，以垂直于发射区域的方向摆动或转动，超声波束以扇形方式扫查，可以获得较大的探查范围。在进行心脏探查时，扇形扫描由于声窗较小，可以避开胸骨和肋骨对声束的阻挡。为了使换能器既可以按规定的路径运动，又保证探头发射的超声能量能有效地传送，通常在探头外壳和换能器之间充满液态声媒质以避免空气的影响。

（1）摆动式

摆动式扇形扫描法利用探头内部的直流电机或步进电机和凸轮/连杆机构，驱动换能器沿扇形的弧作往返摆动，从而在一定角度范围内产生扇形超声扫描，如图 3-2-5 所示。

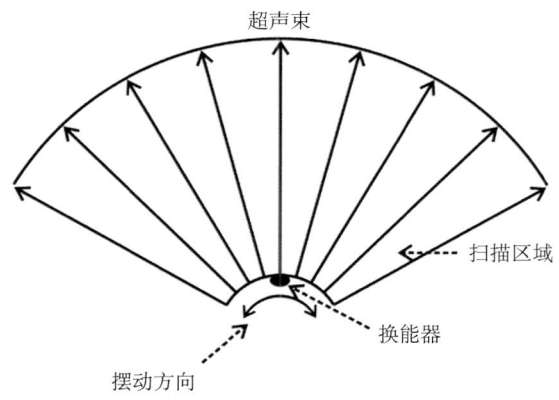

图 3-2-5 摆动式机械扇形扫描示意图

由于用于收发超声的换能器只有一个单元，在每个位置只能发射并接收到一条线的超声回波信号。将换能器从一端摆动到另一端的超声回波信号按照其所在的位置进行拼接处理，可以得到整个扫描区域的二维图像。

（2）旋转式

旋转式扇形扫描的探头是采用 4 个（或 3 个）性能相同的换能器，等角度安放在一个由马达带动的圆形转轮上，每个换能器靠近收/发窗口时开始发射和接收超声波，各换能器交替工作，如图 3-2-6 所示。

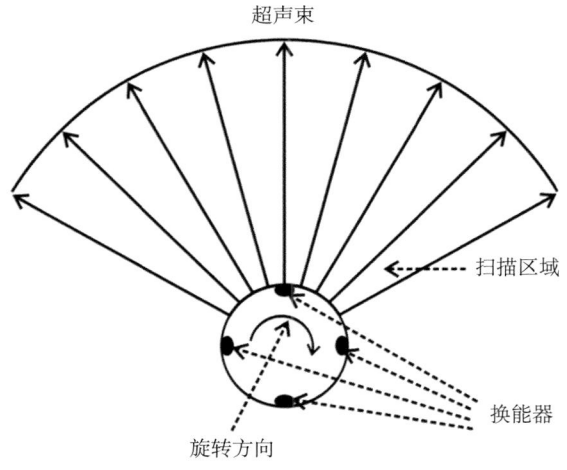

图 3-2-6 旋转式扇形扫描示意图

与摆动式相比，旋转式扇形扫描的换能器驱动马达只需单方向旋转，转速均匀，没有加速度，同等转速条件下帧频为摆动式的 4 倍（或 3 倍），噪声和振动都很小，其寿命远较摆动式长。但旋

转式探头对所用换能器晶片的一致性要求很高，以保证最终的图像质量；而且换能器的引出线较难处理。

2. 线性扫描法

换能器在电机驱动下，沿垂直于探查方向摆动，形成一个矩形的扫描区域，如图 3-2-7 所示。线性扫描法的扫描宽度取决于换能器的摆动距离，探头的体积相对比扇形扫描大。目前在临床应用中已很罕见。

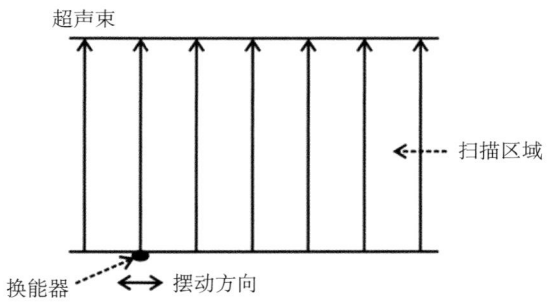

图 3-2-7 线性扫描示意图

3. 径向（圆周）扫描法

换能器置于转轴前端一侧，由马达驱动转轴作 360°旋转，获取整个圆周扫描区域的回波信息并成像的方式叫径向扫描或圆周扫描、全景周角扫描。按照应用的不同，换能器有单阵元和多阵元等不同的配置。对于多阵元的换能器，其阵元排列方向与转轴的轴向平行，可获得一个柱形体的三维图像（图 3-2-8）。

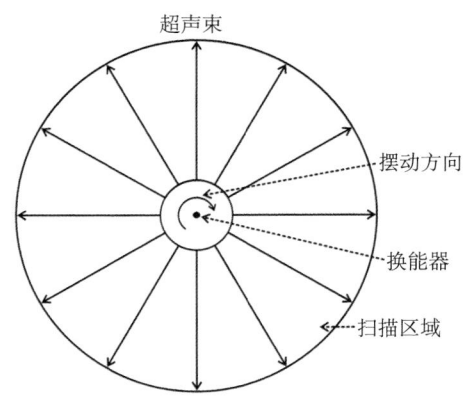

图 3-2-8 径向（圆周）扫描示意图

目前，应用机械径向扫描方式最常见的是超声内镜，其换能器及配套的转轴直径只有 1～

3mm，可进入人体的血管、消化道、肠道、尿道等人体自然腔道进行超声扫查，相比体表探头的优点是：

1）解决了在对远离人体表面的人体自然腔道进行超声扫查时，使用普通体表探头带来的入射超声衰减过大，图像分辨率不高的问题；

2）对于存在气体或被骨头遮挡的人体自然腔道，解决了使用普通体表探头超声无法很好穿透的问题，获得更清晰的图像；

3）配合电子内镜，可对组织病变部位进行活检，甚至配合手术治疗。

（二）电子扫描

电子扫描指的是电子控制下的超声波束形成方法。将多个声学上相互独立的压电晶体相邻排列形成换能器阵列，压电晶体成直线排列的有线阵、相控阵，压电晶体成曲线排列的有凸阵、环阵等。用电子开关切换接入发射/接收电路的晶体，使之分时组合轮流工作，每次仅有接入电路的那一组被激励，同时被激励的独立晶体数不大于系统的物理通道数，由此产生合成超声波束发射并接收。通常产生每束超声波束的压电晶体组合各自不同，当接收到的超声波束填满扫查区域即可处理并形成一帧图像。

1. 电子线阵扫描

电子线阵扫描形成的波束通常垂直于换能器阵列，其扫查区域是一个宽度与换能器阵列长度相等的矩形或一个上底长度和换能器阵列长度相等的梯形，如图 3-2-9 所示。

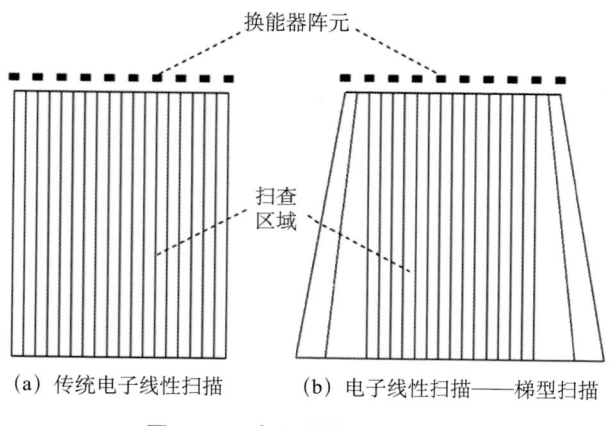

(a) 传统电子线性扫描　　(b) 电子线性扫描——梯型扫描

图 3-2-9　电子线性扫描示意图

2. 电子凸阵扫描

电子凸阵扫描与电子线阵扫描的主要差别是换能器晶片是均匀分布在曲率半径一定的曲线上，其超声扫查区域为一个扇形，如图 3-2-10 所示。

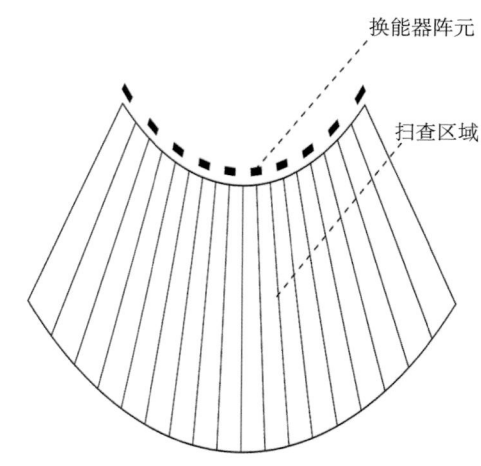

图 3-2-10　电子凸阵扫描示意图

3. 相控阵扇形扫描

相控阵扇形扫描所采用的相控阵探头中的换能器阵列排列方式和电子线阵一样，都是直线等间隔排列的。两者的主要差别，是电子线阵扫描的超声发射波束的方向与阵元排列方向垂直，其超声扫查区域是矩形或梯形区域；相控阵扇形扫描则应用相控技术，对参与超声发射的所有换能器振元的激励脉冲进行相控制，使每条超声波束与换能器阵列之间存在一定的偏转角度，实现扇形扫描，如图 3-2-11 所示。相控阵探头的尺寸通常较小，但探测的区域较大，声束很容易通过人体胸部肋骨的狭小空隙对整个心脏进行扫查，而线阵、凸阵探头很难做到这一点，因此也常被称为心脏探头。

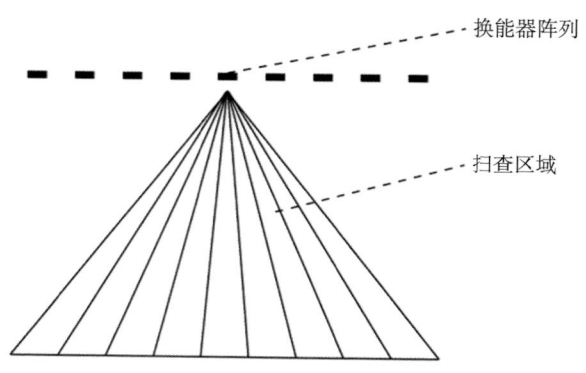

图 3-2-11　电子相控阵扇形扫描示意图

4. 电子径向扫描

电子径向扫描将超声换能器晶片均匀分布在一个圆周上，沿该圆周的径向向外发射超声束，形成一个环状的超声扫描区域，如图 3-2-12 所示。电子径向扫描常用于腔内探头，如超声内镜等。

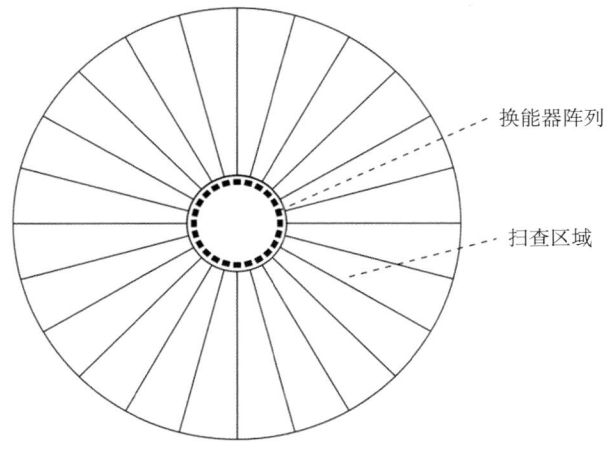

图 3-2-12　电子径向扫描示意图

5. 超声波束及成像处理技术

（1）电子聚焦

对于常规成像方式而言，电子扫描发射的每一条超声束有多个换能器阵元参与发射，并形成一个发射焦点。参与发射的换能器阵元在前端控制器的控制下，分别在事先确定的不同时刻发射超声波，使各参与超声发射的阵元发射的超声波能够同时到达预定的焦点位置，也即电子聚焦。这时，焦点位置及附近的超声波达到最强，且波束最细。传统的超声诊断设备，采用的是发射一束超声束后，根据不同深度回波信号接收一条超声束的方式，即发一收一的方式工作的，也称为单波束接收。在每条接收波束的每个采样点上，采用逐点聚焦的方式接收，即根据同一采样点回波信号到达各接收阵元的时间差，分时控制不同阵元进行接收并进行叠加，形成该采样点经聚焦接收后的回波数据。电子扫描的超声发射/接收聚焦如图 3-2-13 所示。

（2）多波束接收

单波束接收即一发一收方式形成图像的方式，其帧频通常较低。目前，更多的是采用双波束、四波束，甚至八波束的方法接收，将原先一发一收的接收方式改成了一发二收、一发四收或一发八收的接收方式。接收波束的密度相应提高到 2

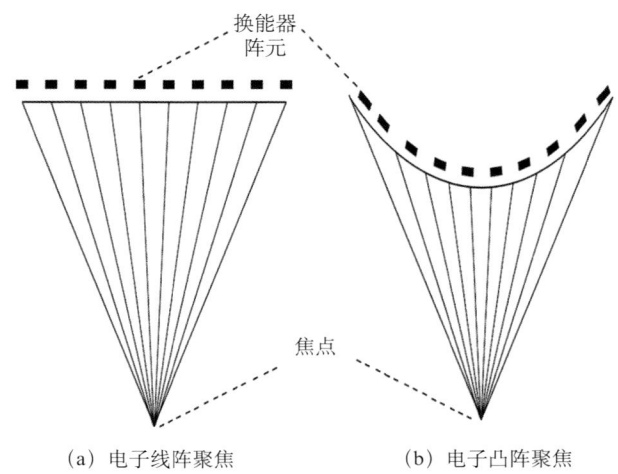

（a）电子线阵聚焦　　　（b）电子凸阵聚焦

图 3-2-13　电子扫描的发射/接收电子聚焦示意图

倍、4 倍或 8 倍，当然，多波束接收是以牺牲图像的横向分辨率的代价来换取帧频的提高的。

（3）可变孔径

在一条超声线的发射时，焦点位置远离换能器阵元表面即探测深度较深处会有更多的换能器阵元参与发射；焦点位置接近换能器时，参与超声发射的换能器阵元数会随着焦点距离的缩小而减少，以更好地实现声学聚焦和焦点处较合理的声束宽度，这种方法被称为发射可变孔径。同样，在接收的时候探测深度较深处采用更多的换能器阵元进行接收声学聚焦，探测深度较浅处采用更少的换能器阵元，这种方法被称为接收可变孔径。

（4）动态变迹

在多换能器阵元组合进行超声发射时，为了减少旁瓣的影响，各参与超声发射阵元的发射强度各自不同，接近发射波束中心阵元的发射强度最强，其他阵元的发射强度按照一定的规则各自做相应的减弱，这种方案称为发射变迹。如果变迹的方案随着深度的不同而改变，则称为发射动态变迹。在超声接收时，各参与接收的阵元接收到的回波信号不做简单迭加，而是按照一定的规则进行加权迭加，也就是接收变迹或接收动态变迹。

（5）数字扫描变换 DSC

由于电子凸阵扫描/相控阵扇形扫描/电子径向扫描等方式的超声线离换能器阵元越远的地方越稀疏，而且超声线上的采样点和视频显示的像素点处于不同的坐标系，需将超声线所在的极坐标系转换到视频显示所在的直角坐标系，最常用的方法就是数字扫描变换（DSC）方法，如图 3-2-14 所示将图 3-2-14（a）中的超声采样点数据转化到图 3-2-14（b）的显示像素点上。

四、多普勒仪器基本构成

根据多普勒效应，人体内部以一定速度流动的血液或搏动的心脏等在接收到发射频率固定的超声波时，会产生与监测对象运动速度成正比的频率偏移。超声多普勒成像技术从接收到的超声回波信号中，检测出扫查部位的相应频率偏移，转换成音频进行播放，或以伪彩色编码的方式显示运动的方向和速度，以谱图的方式显示运动速度分量。当前，依据多普勒原理的超声成像模式应用作为普及的有连续波多普勒（CWD）成像模式、脉冲波多普勒（PWD）成像模式、彩色多普勒血流成像模式和组织多普勒成像模式。

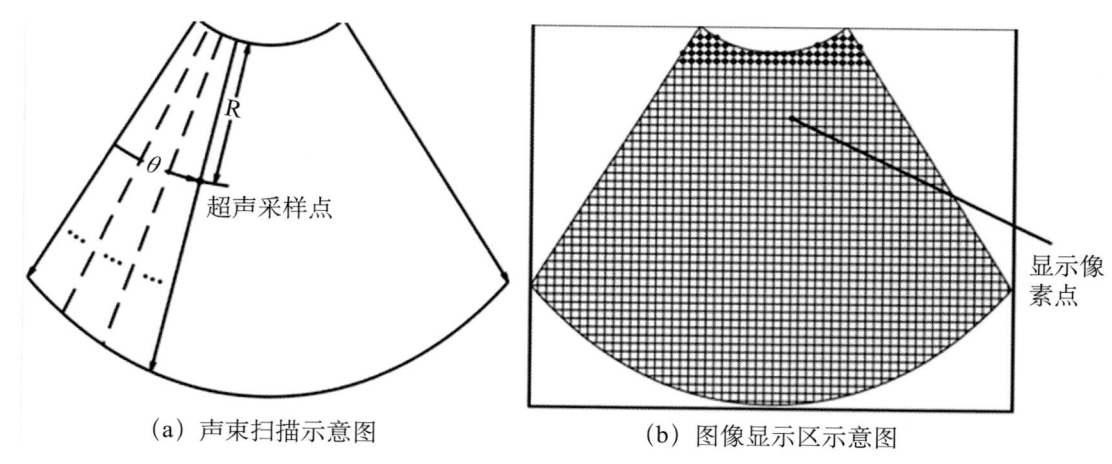

（a）声束扫描示意图　　　　　（b）图像显示区示意图

图 3-2-14　数字扫描变换（DSC）示意图

（一）多普勒频谱

在应用多普勒成像技术对人体内运动目标的运动状态进行检测时，超声波的发射源与接收器均为同一超声探头。按照多普勒原理，超声波到达运动目标时，会产生一次多普勒频移；而反射回波沿着原先的传播路径传送至探头时，又产生了一次新的频移。最终的频移量为 $2f_0\cos\theta\times v/c$，其中 f_0 为超声发射频率，θ 为声波传播方向与运动目标运动方向之间的夹角，v 为运动目标的运动速度，c 为超声在人体软组织中的传播速度。对于一定范围内的检测对象，可以图 3-2-15 所示的速度或频谱图来描述其运动状况：

采用常用的超声探头在人体组织中产生的多普勒频移量恰好在人耳的听觉辨别范围内，因此只要将此信号检测放大并转换成音频信号后，有经验的医生可以根据聆听到的该音频信号，来获得有价值的临床诊断信息。

频谱多普勒是通过频谱的变化来表达血流改变的，是血流定量测定必备的工具。最常用的频谱多普勒检测方法有连续波多普勒和脉冲波多普勒。

1. 连续波多普勒

连续波超声多普勒（CWD）成像功能的工作原理见图 3-2-16。

CWD 成像通常采用相控阵探头，探头的换能器阵列分为两部分，分别承担发射和接收的工作。承担发射工作的换能器阵列连续不断地向外发射特定频率的超声信号，负责接收的换能器阵列不停地接收超声回波，回波信号经过幅度放大、解调等处理过程后，形成音频和视频数据，分别送扬声器播放或显示器显示。

CWD 成像由于发射和接收是持续进行的，获取的运动信息来自整个探测方向，优点是灵敏度高、速度分辨能力强，很高的血流速度它都可以检测出来，且不受深度限制，只要在波束内运动的任何物体的回声信号都能探得。缺点是无轴向距离分辨力，不能定位运动器官组织的位置，通常需要配合二维超声图像来定位。

2. 脉冲波多普勒

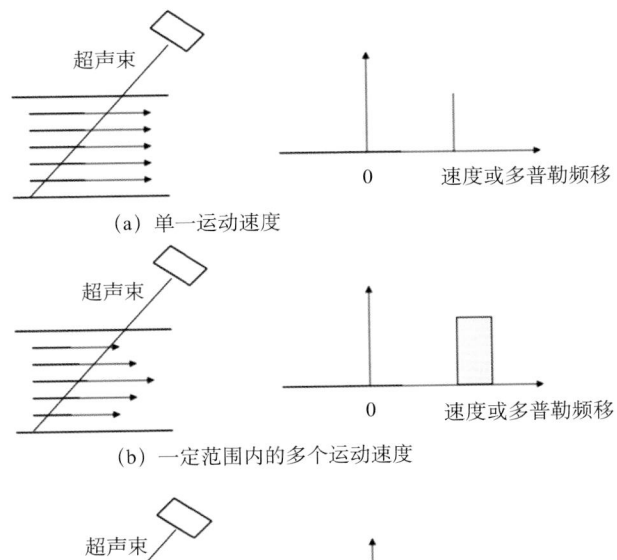

(a) 单一运动速度

(b) 一定范围内的多个运动速度

(c) 无规则多于运动速度

图 3-2-15 用频谱图显示的组织运动速度示意图

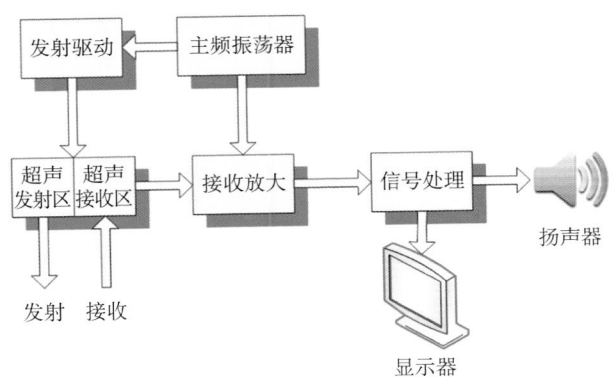

图 3-2-16 连续波多普勒（CWD）成像原理示意图

脉冲波多普勒（PWD）成像功能的工作原理如图 3-2-17 所示。

PWD 以一个短的正弦曲线脉冲的方式发射超声波信号，因此称为脉冲式。与 CWD 不同的是，它由探头内的同一组换能器来完成发射和接收双重任务，并借助截取回声信号的时间段来选择测定距离，鉴别器官组织的位置。PWD 不仅能够对距离进行分辨，又能判定血流的方向和速度，以多种形式提供诊断信息给医生，使其由定性诊断迈向定量测量。

在超声前端控制器的控制下，发射驱动单元

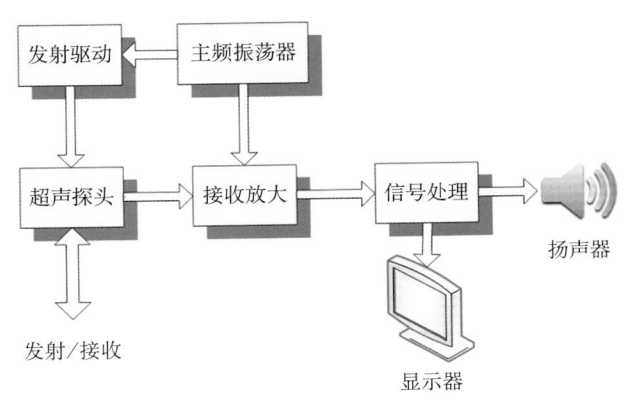

图 3-2-17 脉冲波多普勒（PWD）成像原理

以一定的脉冲重复频率 PRF 驱动换能器发射超声信号，然后接收超声回波信号，根据超声回波到达的时间分别进行不同探测深度运动目标的运动速度计算。

按照纳奎斯特（Nyquist）采样定理：在一定的 PRF 下能够测出的最高频偏为 $\frac{1}{2}$PRF，也即能够测出的最高运动速度为 $\frac{1}{4} \times \frac{c}{f_0}$PRF。在一定的 PRF 下，能够探测的最大深度为 $\frac{1}{2} \times \frac{c}{PRF}$。此时，最大可测运动速度与最大探测深度之间的乘积为 $\frac{c^2}{8PRF}$，为一个常数。所以最大可测运动速度与最大探测深度之间提高其中任何一个时，必定会以降低另一个作为代价。

（二）彩色多普勒血流成像

实时二维彩色超声多普勒血流成像即俗称的"彩超"是 20 世纪 80 年代后期心血管超声多普勒诊断领域中的最新科技成果，其仪器构成与图 2-1-2 所示的全数字超声诊断系统相似。它将脉冲多普勒技术与二维（B 型）实时超声成像和 M 型超声心动图结合起来，在直观的二维断面实时影像上，同时显现血流方向和相对速度，提供心血管系统在时间和空间上的信息。彩色多普勒血流成像的超声数据获取处理与 B 模式相似，不同之处在于从当前波束移动到另一条波束上之前超声脉冲需要在同一方向上连续发射多次。频谱多普勒通过固定的方向（CWD）或在单一的多普勒门（PWD）来提供血流信息，彩色多普勒血流成像则是在每条超声波束上有许多多普勒门（与 PWD

门类似）并对每个门的血流剖面进行估计，检测到的血流信息被编码成彩色并迭加到二维 B 模式图像上。

彩色多普勒血流成像的彩色血流信息是同时叠加在 B 型黑白图像上的，这种显示方式的取样信息必须完全重合，同一个电子扫描探头用于实现彩色、黑白超声成像的声波发射和信号探测接收。

系统在接收到反射回来的超声回波信号后，在进行一系列的初步放大、去噪等处理后，分别进行黑白成像（B、M）和彩色血流处理。彩色血流处理的关键是将前后脉冲产生回波信号的时间差换算成相位差，再根据相位差与目标运动状态的关系处理成血流方向和速度结果。目前，彩色多普勒血流成像系统多数采用国际照明委员会规定的由红、绿、蓝三种基本颜色构成的彩色图，其他颜色都是由这三种颜色混合而成。规定血流的方向用红和蓝表示，朝向探头的运动血流用红色，远离探头运动的血流颜色用蓝色，而湍动血流用绿色。正向湍流的颜色由于红、绿两种颜色的混合接近黄色，而反向湍流的颜色由于蓝、绿两种颜色的混合接近深青色。此外还规定血流的速度与红蓝两种颜色的亮度成正比，正向速度越高，红色的亮度越亮；同样反向速度越高，蓝色的亮度越亮。这样，用上述规则显示了血流的方向、速度及湍流程度，为临床提供实时血流分析参考。

彩色多普勒血流成像与 PWD 都是以多普勒原理和脉冲回声技术为基础的，但它们的信号处理和显示技术各自不同。彩色多普勒血流成像直观地显示血流，对于辨别血流的湍动、了解血流在血管内分布等方面强于 PWD。但是，对血流的定量测定来说，PWD 与 CWD 却是非常有效的工具。

（三）组织多普勒成像

组织多普勒（TDI）成像显示的是组织运动的彩色图像，如心肌组织在心脏跳动过程中的周期性运动，其成像原理和处理过程与彩色多普勒血流成像几乎相同。其主要的不同之处在于血流的速度通常较大，从每秒数十厘米到每秒数米；组织运动的速度较低，如正常心肌收缩的速度为 $6\sim24cm/s$。在具体的信号处理过程中，采用一

个低通滤波器将运动速度较高的血流信息滤掉，保留较低的运动速度，再按彩色多普勒血流成像相同的彩色编码规则进行彩色显示即可。

五、谐波成像技术原理

从接收到的超声回波信号中分离出频率为发射频率（基频）倍数（通常是 2 倍）的信号进行处理并成像的方法被称为谐波成像技术，是近十几年来发展起来的利用非线性声学特性的一项新技术。长期以来，超声医学成像系统都沿用了线性声学规律，假设人体组织是一种线性的传声媒质，也即认为从人体内部脏器反射或散射并被超声探头接收的回波信号的频率也在发射频率附近。实际上医学超声中普遍存在着非线性现象，谐波成像便是非线性声学在超声诊断方面的应用。

由于声波在人体组织内传播过程产生的非线性以及组织界面入射/反射关系的非线性，使得超声回波除含发射频率的回波信号外，还含有频率为发射频率的 2 倍、3 倍、4 倍等整数倍的回波信号（我们称为谐波），其中以二次谐波（2 倍于发射频率）的能量最大。二次谐波的强弱和传播距离与入射波能量大小有关。

谐波成像技术的超声发射和接收是由同一个探头实现的，这就要求探头有较宽的工作频率范围，如发射频率为 5MHz 时，要求能够接收到 10MHz 的谐波信号，探头的工作频率范围至少在 $5\sim10MHz$。

（一）组织谐波成像

组织谐波成像（tissue harmonic imaging，THI）又称频谱合成成像或频率转换技术（FCT）。经人体组织发射的超声回波具有一定的非线性高频谐波能量，但相对较弱，普通超声成像是利用线性能量成像而将非线性成分滤掉。非线性信号的频率即谐波频率为超声发射频率的整数倍，随着频率的升高其能量逐渐减低。组织谐波成像是利用超宽频探头接收这些非线性的高频谐波信号，将高频谐波信号放大、平均处理后再实时成像，由于接收频率的提高，对较深组织的分辨力也有了较大的提高，明显增强了对细微病变的显现力。临床应用表明，组织谐波成像，特别适用于显像困难的患者。那些由于肥胖，肺气

过多，肋间间隙狭窄，腹壁较厚的患者，在超声诊断中常被称为显像困难患者，对这部分患者采用谐波成像，均可显示图像，因而改善了诊断能力。

（二）造影谐波成像

造影谐波成像（contrast harmonic imaging, CHI）是利用造影剂微泡（直径 $1\sim10$ 微米）产生的较强的二次谐波信号进行成像。由于组织产生的二次谐波信号十分微弱，使用一种称为超声造影剂 UCA（ultrasound contrast agent）的物质可以人为地扩大非线性现象，将 UCA 注入人体待查部位，会产生大量的微气泡，这些微气泡的直径为数微米，其大小与血液中的红细胞相近，由于入射/散射之间强度关系的非线性参数比人体组织的大 $10\sim20$ 倍，这意味着 UCA 所产生的谐波比周围组织大几十倍至一百倍，明显提高了信噪比，可有效地观察心内膜、外周小血管、心脏组织的灌注情况。CHI 能敏感地显示各脏器内的细微血管，有利于鉴别肿瘤血管。

（三）脉冲反向谐波成像

脉冲反向谐波成像（pulse inversion harmonic imaging, PIHI）是二次谐波领域的又一重大突破。常规的谐波成像是仪器在接收回波信号时，使用滤波器滤掉基波成分，只接收谐波成分。这一技术的不足在于滤波器在滤掉基波的同时也滤掉同波段内的部分谐波信号，故在某种程度上减少了造影剂的灵敏度和饱和度。脉冲反向谐波成像技术克服了这一缺点，该技术是系统在发射正向脉冲波的同时发射一个相同的反向脉冲波，并全数字化存储返回的基波信号和谐波信号，经处理使正向和反向的基波信号叠加而抵消，而结合谐波成分产生纯净的宽频谐波信号，克服了常规谐波成像频带的局限性，提高了图像的分辨率，并可减少造影剂的用量。

六、弹性成像技术原理

超声弹性成像是一种新的超声成像方法，它通过获取包括传统超声成像、MRI、CT 等在内的传统医学影像模式所不能直接提供的组织弹性或硬度信息进行成像，是医学超声新的发展方向之一。

利用人类的触觉来辅助医学诊断的方法古已有之——如传统中医的"叩诊"，这也是包括乳腺癌在内的许多病症的初步筛查方法。触诊的机理在于人体组织的不同构成的弹性或者说硬度各不相同，如图 3-2-18 所示。人体组织在发生病变或损伤时，有时其组织的硬度发生了变化，如乳腺在病变前后的硬度产生了显著的变化（如图 3-2-19 所示）；而与声阻抗密切相关的组织密度并没有明显变化，也即在常规超声成像中看不出与周边正常组织的差别。触诊则通过对皮肤表面的触摸，依据一定的主观技巧对身体损伤或病变进行判别，但触诊无法检查远离皮肤表面的深层部位的低对比损伤或病变如肾脏组织疤痕等。

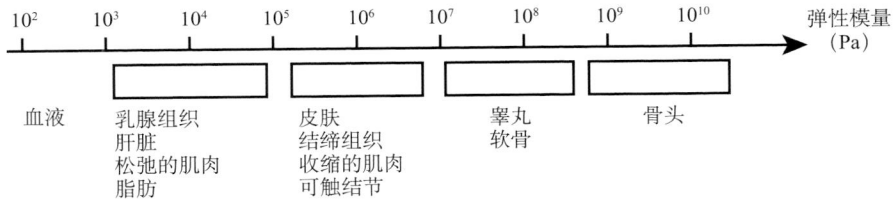

图 3-2-18　人体正常组织的弹性模量

在超声弹性成像中，人体组织被看成弹性体，在受到挤压时会发生形变（应变）。按照经典的弹性力学理论，在同等应力条件下，每个点产生应变的大小与该点的弹性模量大小成反比，而弹性模量的大小则是该点软硬程度的具体反映。所谓弹性成像，就是用人体组织在内部（包括自身的）或外部的动态/静态/准静态的激励下，所产生的位移、应变、弹性模量和速度等物理量以图像的方式显示，以描述被检测部位的软硬程度。通常情况下，弹性模量越大，其对应的组织越硬，在同等的应力条件下应变和位移越小，所产生的运动速度越大。人体组织的弹性或硬度与病灶的生物学特性紧密相关，其变化反映了组织的病理特性变化，某些正常组织与病理性组织之间存在较

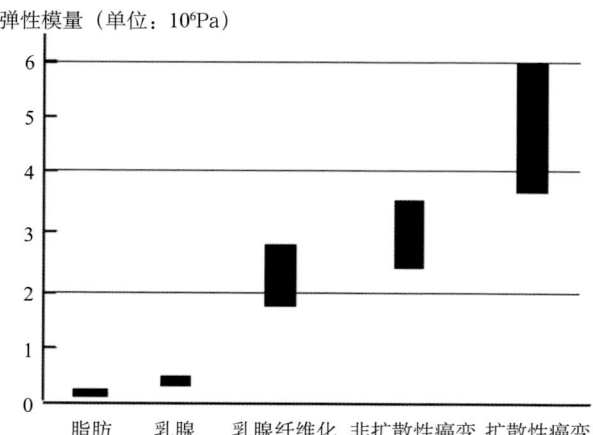

弹性模量（单位：10⁶Pa）

图 3-2-19　人体乳腺组织病变前后的弹性模量

大的弹性差异，对于疾病的诊断具有重要的参考价值。

在目前已经商品化的超声弹性成像产品中，静态（准静态）弹性成像较为成熟，国内外均已有厂家成功推出。其基本思路是：用超声探头对受检体施加一个外部的压力（更多的是手动加压），接收同一个位置在施压前/后的回波信号，通过特定的算法得出探测区域各点在前后的位移/应变等信息，以伪彩色的方法显示出来。静态弹性成像通常显示的是探测区域位移的信息，由其转换得到的是定性而非定量的应变和弹性模量信息，这用于判断病变组织与周边组织的软硬关系已经足够。静态弹性成像由于是在外部对检测区域施加压力，因此无法获得离体表较远或被骨头阻挡部位的弹性信息。另外，静态弹性成像对操作者的操作技巧有一定的要求，结果会因施加的压力大小不同，压、放频率的变化而有所不同。

动态弹性成像采用外加低频震荡源（如在探头内加一个震荡源）或用聚焦超声束等方式引起组织运动，然后根据同一个探头获得的超声回波，按照弹性力学原理，可以计算出组织的剪切模量。动态弹性成像不依赖于操作者的操作技巧，可重复性高；能够定量给出组织的剪切模量，具有更高的临床应用价值；可以检测远离体表组织的弹性特性，应用范围更广。

七、三维成像技术原理

传统的二维超声成像技术能够直接获取人体组织在三维空间中某一断面图像的信息，然后直

观地显示出来，具有实时性强、分辨力较高、无损伤等特点。

由于二维超声成像显示的是人体断面的图像，需要临床医生通过了解其切面方位，在自己的大脑中重构出图像所包括的解剖结构，缺乏直观性。对于尺寸较大的器官或运动器官，还需要联系图像前后帧才能把握病变部位的整体情况，在一定程度上影响了临床诊断的准确性和有效性。

三维超声成像概念的提出和研究可以追溯到20世纪60年代初，至今已经历了从静态三维—动态三维—实时三维的发展历程，具有图像显示直观、可以进行生物器官参数的精确测量，缩短医生诊断所需的时间，提高诊断的准确性等优点。三维超声比二维提供更充分的空间信息，在心肌损伤的定位、胸腹部肿瘤的检测、胎儿发育情况的评估等方面有重大的价值。三维超声成像的过程包括：图像采集、三维图像的重建和三维图像显示三个环节。

（一）图像采集

按照超声三维图像的采集方式，可分为非实时成像方式和实时成像方式，随着实时成像技术的发展和成熟，非实时成像方式正在逐渐被淘汰。

1. 非实时三维成像

非实时三维成像技术采取的是离线处理技术，即先采集一系列的二维图像数据，再进行三维重建，更多的用于相对静止的组织和器官。其采集方式主要有以下几种：

（1）徒手（Free-Hand）扫查

徒手采集是一种最原始也是最容易实现的方法，使用者手持探头沿与探头阵列排列方向垂直的方向匀速运动，采集并保存数秒至数十秒人体组织的连续二维断面超声图像数据。采用这种方法对操作者的手法和经验的要求较高，采集到的相邻断面图像之间的空间相对位置无法准确掌握，利用这些信息重构的三维图像存在明显的失真。

（2）带空间定位装置的徒手扫查

采用分离的定位传感器对超声探头的空间位置进行编码，可以在一定程度上解决三维图像重建时空间定位不准确的问题。磁场定位是一种常用的三维定位方式，电磁发射器固定在病床或墙

50

壁上，电磁接收器则安装在超声探头中，以此来确定每帧图像的空间位置。但这一磁场系统容易受周边的金属物体的干扰，造成局部电磁场失真，影响位置测量精度。此外，还有基于声学的定位系统和基于陀螺的定位系统，在实际应用中比较罕见。

（3）机械驱动扫查

将探头固定于一机械臂装置上，由计算机控制马达带动探头作某种拟定形式的运动，常见形式有三种：探头在马达驱动下以预定的速度和间隔做直线运动的平行扫查、探头固定于某一位置作扇形运动的扇形扫查和探头固定于某一透声窗并围绕某一轴心旋转的旋转扫查。

在机械驱动扫查中，探头具有预先设定的逻辑运动轨迹，很容易对所获得的每帧二维图像进行空间定位，图像重建准确可靠。但机械驱动支架体积大且笨重，扫查时有机械噪声，扫查方式和扫查部位受限，实用性不强。

2. 实时三维成像

顾名思义，实时三维成像采取的是数据采集和三维重建同时进行的方法，其关键技术是高速数据采集和超大数据量的高速运算能力。二维阵列探头（矩阵型排列换能器）的出现解决了高速数据采集的一个重大难题，使二维聚焦成为可能，它能同时改善侧向分辨力和横向分辨力，进一步提升三维超声成像的效果。

配置矩阵阵列容积探头的系统价格昂贵。一种较低成本的电子-机械复合扫描型容积探头（图3-2-20）目前已被更广泛的应用。这种解决方案对三维数据的采集是在 Z 方向用机械方式使电子扫描的一维阵列探头作机械扫查来实现的。机械扫查所需的各种机构全部安装在探头中，由系统对机械扫查进行精确控制。临床证明这类系统的实时三维图像清晰、无畸变，三维位置与体积测量准确。

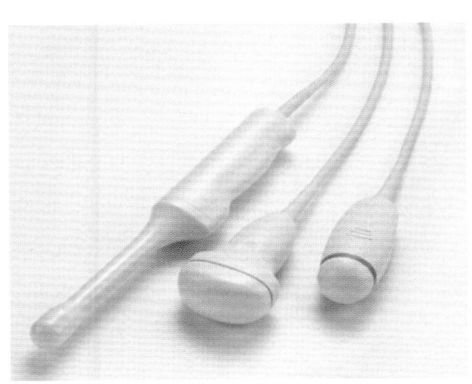
（a）经阴道和腹部容积探头外观

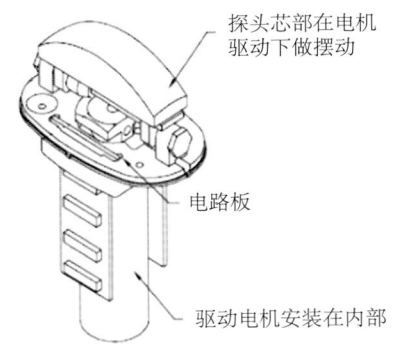
探头芯部在电机驱动下做摆动

电路板

驱动电机安装在内部

（b）容积探头内部结构

图 3-2-20　电子-机械复合扫描型容积探头

（二）三维图像的重建

三维重建的过程在数据采集完成后进行，目前有立体几何构成法、表面轮廓提取法和体元模型法等方法。立体几何构成法和表面轮廓提取法是早期应对计算机处理能力不足时的一种折中方法，随着计算机运算速度、存储能力以及软件技术的高速发展而逐渐被淘汰，目前体元模型法已成为超声三维重建的主流方法。

立体几何构成法：将人体脏器假设为多个不同形态的几何组合，需要大量的几何原型，因而对于描述人体复杂结构的三维形态并不完全

适合。

表面轮廓提取法：将三维超声空间中一系列坐标点相互连接，形成若干简单直线来描述脏器的轮廓，用于人体脏器或胎儿表面的三维重建。

体元模型法：是将人体脏器划分成依次排列的小立方体，一个小立方体就是一个体元。一定数目的体元按相应的空间位置排列即可构成三维立体图像。

（三）三维图像的显示

根据应用需求的不同，超声三维成像方式可分为表面成像、透明成像、多平面成像和彩色多

普勒血流成像等。

1. 表面成像

表面成像最初用于胎儿面部成像，现已较广泛地用于含液性组织及被液体环绕组织的三维成像。由于组织结构与液体灰阶反差较大，因此三维表面成像较清晰。可显示感兴趣结构的立体形态、表面特征、空间位置关系，单独提取和显示感兴趣结构，精确测量容积或体积。

胎儿面部的表面成像可以为孕妇家人提供极有纪念价值的所谓"0 岁"图像，但更重要的是表面成像能清晰地观察不同孕龄的胎儿各器官的正常及病理形态，提高胎儿畸形的产前诊断率。在确诊唇裂、腭裂和两性畸形等畸形，多囊肾、肾脏发育不良和阴囊裂等疾病，以及胎儿脐带绕颈（绕体、绕肢）、脐带缠绕和打结等方面明显高于常规二维（图 3-2-21）。

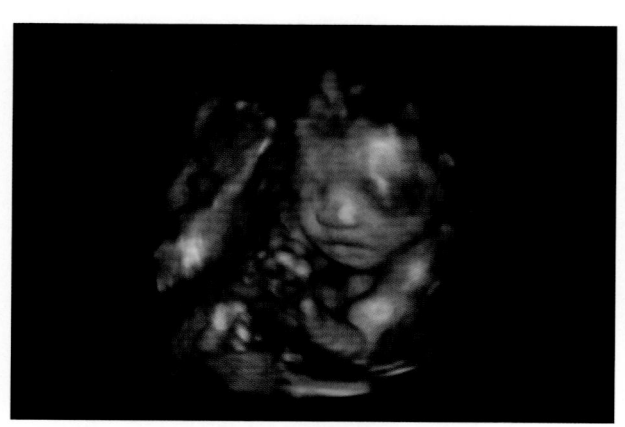

图 3-2-21　表面成像方式

表面成像方式可以显示心脏、瓣膜结构的立体结构以及与周围结构的毗邻关系，从多个视角立体显示病变或缺损的全貌，可以准确判断房室间隔缺损、瓣膜狭窄、瓣膜脱垂、大动脉狭窄、动脉粥样硬化等心血管疾病，在疾病的诊断和手术方案的制订比二维超声具有明显的优势。

表面成像在腹部、妇科和泌尿科的应用中，可清晰显示肝硬化、肝癌、胆囊结石、胆囊息肉、胆囊结石、胆囊壁水肿、胆囊癌、卵巢囊肿、卵巢肿瘤、膀胱癌和前列腺病变等人体器官或组织良恶性病变组织的外观形态、轮廓大小及表面细微结构特征。

2. 透明成像（图 3-2-22）

实质性脏器的内部结构为实质性均质性回声，

表面成像时脏器的内部结构无法显示。透明成像法通过淡化周围组织结构的灰阶信息，着重显示感兴趣区域的结构，同时部分保留周围组织的灰阶信息，使重建结构具有透明感和立体感，从而显示实质性脏器内部结构。透明成像又分为最大回声模式、最小回声模式和 X 线模式等三种模式。

透明成像较二维更容易全面观察并正确诊断胎儿脊柱和胸廓先天性畸形，显示二维不能发现的颅骨疾病及其伴随的一些畸形综合征、染色体异常、代谢紊乱以及颅内感染可能导致的囟门闭合延迟、颅骨缝过宽和颅骨缝早闭，鉴别病理性的颅骨缺损（脑脊膜膨出和脑组织膨出）与颅骨缝的未闭。

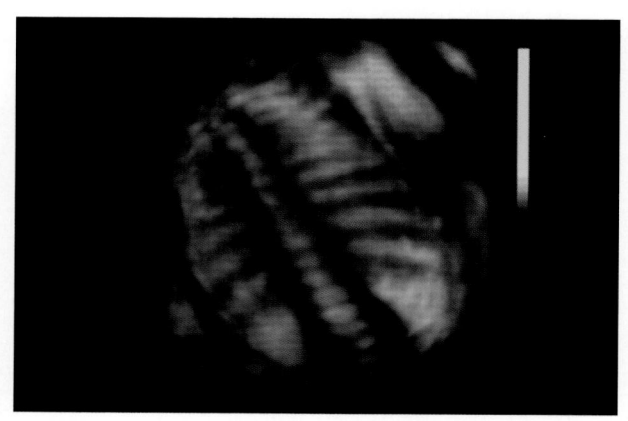

图 3-2-22　透明成像方式

透明成像透视肝内肿瘤、胆管癌内部结构及其对肿瘤与血管的关系显示优于二维图像，同时三维超声能显示进入瘤体内的滋养血管、周围被压迫移位或变窄的血管、左右肝管的相通情况、肝外胆道梗阻的部位以及肿瘤侵犯胆管壁、胰头及其周围大血管的情况，对临床肝胆恶性肿瘤的早期诊断、分期、治疗方案选择及预后估计有重要的指导意义。

透明成像能清楚显示玻璃体内条状及膜状病变，如视网膜脱离、玻璃体内机化物、玻璃体炎症、脉络膜病变、晶体后脱位等，准确评价球后病变（如肿瘤）与眼球、视神经及眼外肌之间的关系，有助于眼科疾病的诊治。

3. 多平面成像

这种方法对三维图像进行不同方向的剪切，生成新的平面图。多平面成像方式更多的是用来获得传统二维扫查无法获得的冠状面（与探头表面平行的平面）的图像。

多平面成像通过获取冠状面的回声信息，对子宫畸形、子宫内膜息肉、黏膜下肌瘤等的判断有较高的临床应用价值。有报道三维超声用于判断子宫畸形的敏感度与特异性均达100%，与传统的子宫输卵管 X 线造影术相当，具有非侵入性、无创、无辐射等优点。

多平面成像对胎儿腹裂、先天性膈疝、神经管缺损和脉络膜丛囊肿等畸形可以准确做出诊断，多平面成像结合三维表面成像还能够清晰显示胎儿正常心脏解剖结构和心脏畸形。

4. 彩色多普勒血流成像（图 3-2-23）

彩色多普勒血流成像是利用采集到的彩色多普勒血流图像信息，对血流的方向、范围进行三维成像，用于判断血管的走向，与周围组织的关系及感兴趣部位血流灌注的评价等。三维表面模式成像与三维彩色能量图相结合，不但可以清晰显示病变器官的立体结构特征，还可以显示病变的立体血流分布特征。

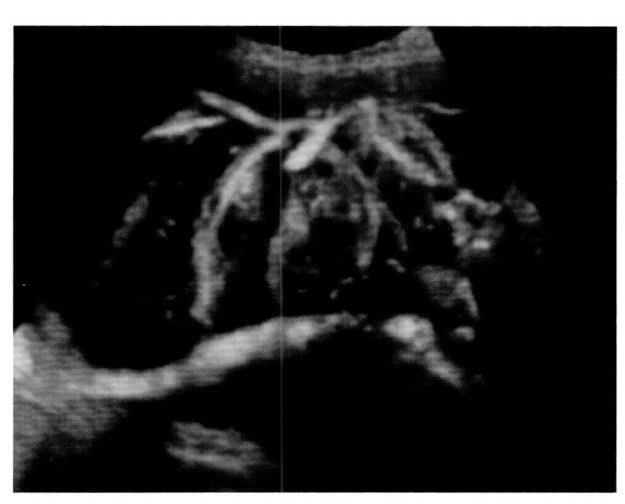

图 3-2-23　彩色多普勒血流成像方式

彩色多普勒血流三维成像能详细显示粥样硬化斑块的部位、质地、附着关系、颈动脉狭窄和斑块上方的异常血流等评估颈动脉粥样硬化程度的因素，有助于颈动脉粥样硬化的评估。

彩色多普勒血流三维成像在腹部、泌尿科的应用，是通过肝、肾、脾内血管树的重建，准确定位肝、肾、脾内肿块及其和周边结构的关系，为临床医师对肿瘤良恶性的鉴别和诊断、制定手术方案提供参考。彩色多普勒血流三维成像能明确显示肾癌和肾柱肥大的血流情况，为鉴别诊断提供可靠依据或信息。三维彩色多普勒超声可显示胆囊癌对胆囊壁的浸润和破坏，肿瘤表面和形态不整齐，胆囊壁存在伸向其内的明显树枝样或杂乱的丰富血流信号等突出特征。

大部分恶性乳腺肿瘤的内部血流丰富，存在复杂的血管网或血管树样结构，血管粗细不均匀，肿块周边可见粗大的血管包绕。彩色多普勒血流三维成像比二维彩色多普勒超声更为敏感、真实地反映出肿瘤内血管生成情况，更容易作出准确诊断和鉴别。

八、仪器调节要领

对于适合做全身检查的超声诊断仪，通常可配置多种探头，每种探头有一定的适用范围。同一个探头，可应用于不同的成像模式，以满足不同疾病检查的需要。在每一种成像模式中，还有多个成像参数可以调整，以获得最佳的成像效果。

（一）探头的选用

大部分仪器都有 2～4 个探头插座，可以同时插多个探头，但同一时刻只能有一个探头处于工作状态，控制面板上的探头（Probe）按键用于在不同探头之间切换。

1. 常规体表扫查

（1）腹部检查

腹部脏器如肝脏、胆囊、脾脏、胰腺、肾脏、膀胱和前列腺检查等，通常选用低频凸阵探头，中心频率 3.5MHz，频率范围 2～5MHz，探头的曲率半径在 40～60mm。

（2）心脏检查

经胸心脏检查通常选用中心频率为 2.5MHz（成人），频率范围 2～5MHz 的相控阵探头或微凸阵探头，采用中心频率在 5MHz 左右的 TEE（Transesophageal echocardiography，经食道超声心动图）探头可以在食道内对心脏进行检查。

（3）外周血管检查

外周血管的检查通常采用中心频率不低于 7.5MHz 的高频线阵探头。

（4）小器官检查

小器官的检查通常采用中心频率不低于 7.5MHz 的高频线阵探头。

（5）产科检查

产科检查通常选用低频凸阵探头，中心频率 3.5MHz，频率范围 2～5MHz，探头的曲率半径在 40～60mm，还可以采用三维专用探头对胎儿进行三维成像。

2. 专用探头扫查

（1）腔内检查

用于腔内检查的探头可以进入人体的自然腔道进行探查，与体表探头相比，可以更接近检查部位，减少了肋骨、肺气、肠气等声学屏障对超声检查的影响。探头频率更高，可获得被检查部位更清晰的超声图像。

经直肠探头用于检查前列腺、精囊、膀胱和直肠；经阴道探头用于女性盆腔内检查；经尿道探头用于膀胱肿瘤的分期诊断；内镜探头通常用于消化道疾病检查；血管内探头通常用于血管病变诊断和介入治疗；上面介绍的经食道探头也属于此范畴。

（2）术中检查

术中探头用于配合手术过程使用，可以在术中进一步验证术前超声诊断结果，进一步观察深部病变，甚至可以用来确定病灶的位置及其周边血管情况帮助外科医生确定手术路径。

（二）模式选择

目前，市面上常见的超声诊断系统，通常集成了 B、M、彩色多普勒和频谱多普勒等模式，少数具备弹性成像、实时三维功能。通过不同模式的选择或组合，如 B+B、B+M、B+Color、B+频谱和 B+Color+频谱等显示模式，可以获得满足临床诊断要求的图像。

B 模式反映的是人体截面的结构信息，当需要了解人体组织、器官的形态、大小和相互间结构关系等信息时，需选择 B 模式；M 模式显示的是同一位置不同时刻的超声回波时间运动曲线信息，用于了解心脏、血管等运动器官或组织的运动状况；当需要获取血液或运动器官的运动速度信息时，需选 PW 或 CW 模式；需获得血流分布、流向等信息时，选择 Color 模式；需了解组织运动情况时，选择 TDI 模式。另外，还可以选择弹性成像模式来显示组织的软硬程度。

（三）参数调节

超声诊断仪器通常通过操作面板、键盘上的按键、旋钮、滑杆和轨迹球，或者触摸屏供用户改变仪器的技术参数。

1. 通用操作

（1）时间增益控制（TGC，Time Gain Control）滑杆（滑动电位器）

控制面板上通常有 6～8 个 TGC 滑杆，用于控制特定成像区域的回声信号的强弱。实时状态下，将滑杆向左移动时回声信号减弱，向右移动时回声信号增强。回声信号增强的同时也会将噪声同步放大，图像太亮时长时间注视屏幕也会带来眼睛疲劳，因此应适当调整 TGC 滑杆到能清楚得到诊断信息即可。调节 TGC 时，有的仪器会在屏幕上显示 TGC 图形。

（2）声功率（Power）

声功率的输出有两种表示方式：①以百分比的方式表示，最大值为 100%；②以 dB 来表示，最大值为 0dB。在实时状态下，调节声功率时会影响声输出的设备参数。调高声功率的输出使得图像更清晰、穿透更强，但同时也带来局部温度升高或其他机械效应的潜在风险。在进行胎儿、眼球检查时，应尽量调低声功率的输出大小。

（3）冻结（Freeze）

控制面板上的冻结按键用于冻结或解除冻结实时图像，当图像被冻结时，屏幕上显示的是冻结前的最后一帧图像，同时前端的超声收发过程也被暂时停止，直至冻结按键被再次按下。

探头在长时间空载的情况下，会对晶片产生损害，影响探头的使用寿命。因此，在两次检查的时间间隔较长（5 分钟以上）时，建议冻结图像。

（4）电影回放（Cine loop）

通常，图像被冻结以后，系统会自动暂存冻结前的若干图像，暂存图像的数量因系统的不同而异。用户可以循环播放或逐帧回放这些图像，也可以保存到硬盘等存储设备中。

（5）动态范围（Dynamic range）

指在保证回声信号既不被噪声淹没也不饱和的前提下，允许仪器接收放大回声信号幅度的变化范围，单位为 dB，有些仪器的动态范围可调。动态范围大，所显示影像的层次丰富，影像清晰。

但动态范围受显示器特性的限制，通常不可能做得很大。

（6）计算/测量

通用测量：通用测量包括长度、面积、体积和时间、速度等，用于测量感兴趣区域的大小或运动情况。

专用计算：根据前人总结的经验公式，结合超声图像中特定部位的测量结果，可以计算出病人的某些特征参数。如在产科计算中，可以根据胎儿的双顶径（BPD）、妊娠囊（GS）、股骨长（FL）和头围（HC）等参数的测量结果，仪器自动按照经验公式推算出胎儿妊娠天数、体重等的平均参考值，供医生判断胎儿发育是否正常；在心脏计算中，可以根据舒张期末左室内径、左室后壁厚度、室间隔厚度，以及收缩期末左室内径、左室后壁厚度、室间隔厚度等测量结果，仪器自动按照经验公式推算出左室舒张期末容积、左室收缩期末容积、每搏排血量、射血分数，并进一步推算出心输出指数等左室功能参数。专用计算的功能随仪器开发者的不同而异，具体操作请参照厂家提供的使用说明书。

（7）诊断报告

许多设备提供诊断报告编辑、保存及打印功能，具体操作请参照厂家提供的使用说明书。

（8）记录（Record）

超声诊断仪器通常提供若干种图像记录方式，如记录到硬盘或 U 盘、视频打印机或普通 PC 打印机打印、采用录像机进行磁带录像等。请参照具体设备的使用方法进行记录。

在记录图像以前，还可以用注释（Annotation）功能在图像上做文字标记。

（9）DICOM3.0

目前，已有不少超声诊断仪器支持 DICOM3.0（Digital Imaging and Communications in Medicine，医学数字成像和通信标准），可通过网络传输诊断图像。在进行相应的 DICOM3.0 功能操作以前，应确认网络已连接正确。具体的操作和设置方法，应参照厂家提供的使用说明书。

打开（Open）：打开一个本机的 DICOM 图像并显示。

保存（Save）：将当前超声图像保存成 DICOM 格式图像。

StoreSCU：将选择本机一个或多个 DICOM图像发送到 DICOM 服务器，发送图像需先进行连接设置。

StoreSCP：监听网络发送到本机的 DICOM图像，并保存到"设置"中指定的"接收目录"，监听接收图像需先进行连接设置。

PrintSCU：选择一个 DICOM 图像向 DICOM服务器请求打印，打印图像需先进行连接设置。

Worklist：检索 DICOM Worklist 服务器并更新工作列表，选中工作列表中某一患者，选择"应用"则将选中患者的姓名及 ID 作为当前检查患者的姓名及 ID，检索工作列表需先进行连接设置。

2. 二维图像

二维图像指的是 B、M 模式图像，其参数调节大致方法相同。

（1）增益（B gain）控制：B增益旋钮可用于调整整个图像区的增益大小，增益的大小与整个图像区的亮暗程度成正比。

（2）频率（Frequency）：市面上的大多数超声探头都是宽频探头，有多个频率点可供选择。频率调低，可以增大穿透深度，纵向分辨力下降；频率调高，可提高纵向分辨力，但穿透深度下降。一般情况下，中心频率附近的信号强度较大一些。在具体调节时，以近场用高频、远场用低频为基本原则。

（3）焦点（Focus point）：数字化超声诊断仪器已通过电子聚焦实现超声发射可选择 1 到多个发射焦点且位置可调，接收动态聚焦。位于焦点及周边的图像分辨力好于焦点外的区域，应尽量将焦点位置放在感兴趣区域上。

（4）显示深度（Depth）：显示深度指的是屏幕上纵向标尺的最大值，如果感兴趣区域处于较为表浅的位置，可调小显示深度以获得更好的图像分辨力；显示深度增大则图像分辨力相应下降。

（5）显示角度/宽度（Display angle/width）：将默认的显示角度或宽度缩小，可以专注于感兴趣区域，同时帧频也得到提高。

（6）帧相关（Persistence）：帧相关功能是将当前图像的前几帧图像以一定的加权系数叠加到当前图像上，通过前后帧图像的平均达到弱化随机噪声的效果。

（7）平滑（Smooth）：图像的平滑处理，调高可使图像更加平滑柔和，但是将会损失图像的边界清晰度。

（8）边缘增强（Edge enhancement）：边缘增强的功能是使脏器的边缘更加清晰。

（9）左右翻转（Left/Right）：左右翻转功能将屏幕上的图像左右对调。

（10）上下翻转（Up/Down）：上下翻转功能将屏幕上的图像上下对调。

（11）黑白反转（Inverse）：传统上，超声图像的背景是黑色的，图像的灰度值与回波强度成正比。黑白反转形成负片的效果，早期用于波拉（Polaroid，也叫拍立得）相机的输入进行拍照，现在已很少用。

（12）局部放大（Zoom）：局部放大功能将选定区域的图像放大，通常可以放大 1～4 倍，有利于仔细观察感兴趣区域。

3. 多普勒频谱

（1）频谱增益（Spectrum gain）：实时状态下，当进入 PW、CW 扫描时，通过频谱增益旋钮，可以调节脉冲波多普勒增益的大小。

（2）校正角（Correction angle）：实时或冻结状态下，可通过调节校正角度的大小来校正矢量角至血流的方向。

（3）采样容积（Sample volume）：PW 模式实时状态下，可以改变采样容积的大小及位置，用于确定待进行频谱分析的区域。

（4）脉冲重复频率（Pulse repetition frequency，PRF）：实时状态下，调节 PW 的脉冲重复频率，可以提高或降低血流速度的检测范围。脉冲重复频率越高，则最大可测运动速度越大，但最大探测深度同时下降，反之亦然。

（5）壁滤波（Wall filter）：实时状态下，可调节壁滤波数值的大小，消除血管壁搏动，瓣膜活动等引起的彩色伪像。目的是既要消除血管壁对血流成像的影响，又要保证低速血流能够被检测出来。

（6）基线（Baseline）：实时状态下，可上下移动多普勒基线位置。

（7）偏转（Steer）：实时状态下且系统当前激活的探头为线阵探头时，可调节校正偏转角度。

（8）三同步：实时状态下，可在屏幕上同时显示彩色多普勒血流成像和频谱成像模式，即 B/Color/PW。三同步模式下，帧频会有些下降。

4. 彩色多普勒

（1）彩色增益（Color gain）：实时状态下，调节图像彩色增益的大小，可使彩框内血流信号增强或减弱，此时噪声强度也随着增强或减弱。

（2）脉冲重复频率（PRF）：原理和调节方法与 PW 的 PRF 调节相同。

（3）壁滤波（Wall filter）：原理和调节方法与频谱模式的壁滤波调节相同。

（4）B/C 分屏：实时状态下，可激活同步双边的分屏，一边为实时二维的彩色血流成像，另一边为实时的二维 B 模式图像。

5. 弹性成像

弹性成像功能的调节因不同厂家的产品而异，以下是一些较通用的调节。

（1）ROI（Region of Interest）采样框：进入弹性成像模式后，通过调整图像采样框的大小和位置，可以对感兴趣区域进行弹性成像操作。

（2）E 增益（E Gain）：可用于调节弹性图像信号源的增益。

（3）透明度：透明度表示弹性图像与 B 型图像的混合度，可以调节 ROI 区域中弹性成像图像对原始 B 模式图像的遮挡程度。

（4）其他：弹性成像的超声发射频率、发射焦点、平滑、帧相关等调节和 B 模式相同。

6. 三维成像

（1）采样框（Sampling box）：在三维模式下，移动采样框的位置或调节采样框的大小，可以对感兴趣区域进行三维成像，如图 3-2-24 所示。

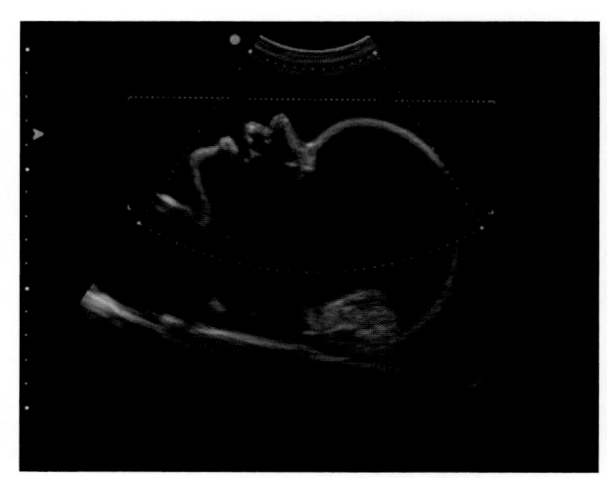

图 3-2-24　3D/4D 成像采样框

（2）切割框（Cutting box）：进入三维状态

后，在二维的 B 切面上将显示一个切割框，可以对该切割线的切割角度进行调节。

（3）图像显示模式（Display mode），如图 3-2-25 所示。

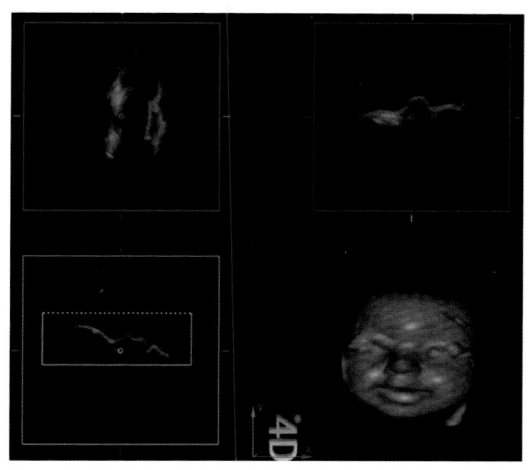

图 3-2-25 常见的三维显示模式

（4）裁剪（Crop）：剪去不感兴趣的区域，通常有内部、外部裁剪方式可选。

内部裁剪：指剪去所选区域的内部，如图 3-2-26 所示。

外部裁剪：指裁剪所选区域外部，如图 3-2-27 所示。

（5）色彩（Color）：改变三维图像的伪彩，使图像具有更好的视觉效果。

（6）亮度（Brightness）：改变图像的亮度，模拟不同的光照效果。

（7）阈值（Threshold）：阈值调节用于过滤掉某个灰阶以下的图像数据，使图像更加清澈。

（8）图谱（Map）：改变伪彩图谱的设置。

（9）透明度（Transparency）：通过透明度的调节，使图像有不同的透视效果。

（10）旋转（Rotation）：可设置三维图像按一定角度旋转。

（11）其他：增益、频率、增强、平滑等操作和 B 模式图像类似。

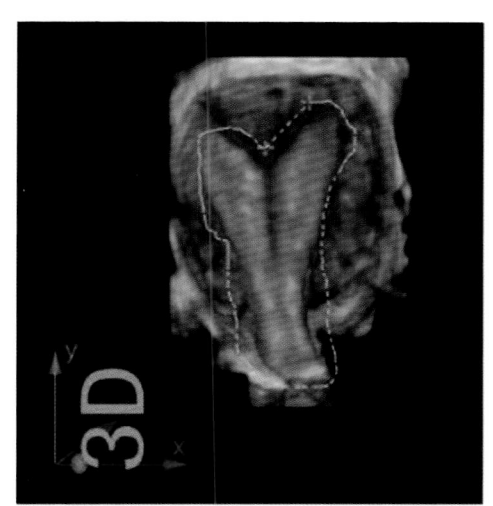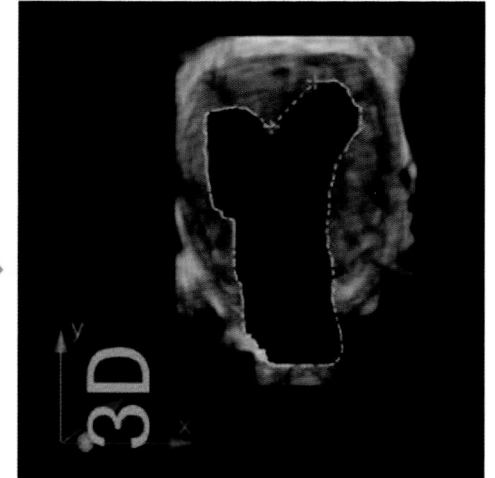

（a）裁剪前　　　　　　　　　　（b）裁剪后

图 3-2-26 内部裁剪

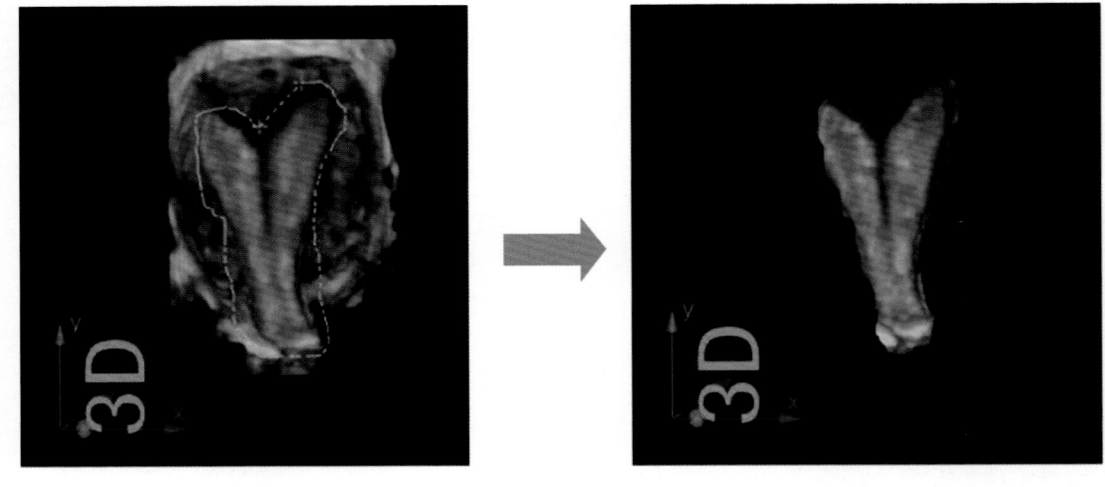

（a）裁剪前　　　　　　　　　　　　　　（b）裁剪后

图 3-2-27　外部裁剪

（杨金耀　李德来　李　斌）

第三节　图像质量与伪像

一、超声图像的质量评价

评价超声成像系统图像质量的优劣程度，常以一些参数指标来衡量。超声图像质量的优劣取决于两个方面的因素：空间分辨力和清晰均匀性。在评价超声图像质量时，了解超声图像形成的有关因素，掌握声像图的特征，并了解超声伪像的形成是十分必要的。

（一）清晰均匀性

清晰均匀性包括：对比清晰度和图像均匀性。对比清晰度是指超声仪可显示出的相似振幅但不同灰阶细微差别的回声能力，或者说在低对比度条件下鉴别软组织类型和分清细微结构的能力。

图像均匀性是指在整个显示画面的均匀程度。对于扇形扫描来说，由于近场声束较密，远场声束较疏，甚至出现波纹状图案。为了消除这些现象，需进行图像插补处理，即在远场水平扫描线上增加像素，送入后处理器的行内插值电路进行行内插处理，以填补未被采样的像素，消除像素矩阵中的空格，改善图像的均匀性。

另外，一帧图像内的扫描声线数也影响着图像质量，声线愈多，图像愈是清晰细腻，分辨细

节的程度愈高。实时成像系统的声线数一般不可能太密，每发射一个声脉冲形成一条声线，线形扫描中，每横移 1mm 至少要有一条声线；扇形扫描中，每 1° 内至少要有一条声线。声线数的多少还受帧频和穿透深度的制约。B 型超声诊断仪的图像处理可以在图像显示时利用内插值电路插入扫描线数（而不是发射声线数），以弥补声线数的不足来改善图像的对比清晰度。

（二）声像图的特征

入射的超声波经过许多界面或某个病灶后所产生的回波信号构成了超声切面声像图（sonography）。它并不像光学摄影成像那样完全反映被摄物体的轮廓、形态和色彩，而是超声与媒质间相互作用的有机产物。对其回波信号的特征可按以下几个方面分类：

1. 回声强弱：根据图像中的不同灰阶，可以把回波信号分为强回声、中等回声、低回声和无回声 4 种。回声强弱的量度一般以被探测脏器或组织的正常回声为标准，将病变部位回声与周围正常组织回声强度相比较来确定。脂肪组织表现为强回声；正常肝脏实质的回声为中等回声；而正常肾皮质为低回声；正常充盈的胆囊回声为无回声。

2. 回声形态：按回波信号在显示器上所形成的光点分布和聚集状态，回声形态可划分为：

（1）光团：回波信号的光点呈现密集明亮的球状，为实体占位回声图。它们大部分提示为肿

瘤、结石等。

（2）光斑：回声光点呈明亮不规则的片状灰阶，边缘较为清楚，它们的大小一般为 0.5cm 左右。多为炎症及融合的肿瘤组织有此形态。

（3）光环：回声光点排列呈圆环形。强回声环是一种增强的线状回声光环，常表现出肿块周围边界；弱回声环表现为图像周围出现一圈暗区，多见于肝内肿瘤的占位病变。

（4）光点：回声呈细小点状，多为 0.5cm 以下的白色增强光点散状出现，是声阻抗相差悬殊的表现。细小结石、钙化斑点及纤维结节皆可有此状态。

（5）光带：回声光点显示白色增强的带状或线状。多为韧带、重叠的血管壁或脏器包膜，有时亮，可能是钙化表现。

3. 回声分布：按其图像中光点的分布情况分为均匀性或非均匀性，密集或稀疏等不同类型。

（1）均质性分布：指反射光点大小一致、灰阶一致、分布均匀，多为人体实质性器官，如脾、淋巴结、肾皮质和大脑等。一般超声扫描时呈黑色或灰色灰阶，稍加大增益，即有光点分布其中，据此可与液性暗区区别。

（2）非均质性分布：存在许多不同声阻抗界面，非均质性分布呈现出不同程度的光点回声，表现为相对不均匀介质的图像。如肝脏、胰腺、肾盂等器官内部结构。

（3）实质暗区：为实体占位声像图。与所在脏器断面回声比较，实质性暗区回声较弱，呈块状或圆形黑色灰阶，其中有着浅灰色稀疏光点或光带，部分肿瘤早期多属此类图像。

（4）液性暗区：液体为均匀介质时，声阻抗多无差别，该区内无任何回波反射，成为无回声区或纯液性暗区。图像呈黑色灰阶，如胸腔积液、腹水、肾盂积水、胆囊积液和心包积液或积血等。对多灰阶（64 灰阶）显示的超声图像其灵敏度相对较高，对液体内细小悬浮粒子也可显示出较细小浅淡的光点回声，如浑浊的羊水、浓缩的胆汁等，均有此现象。

（5）囊性暗区：具有液性的囊肿样回声，囊肿内无回声区，呈灰黑灰阶，囊肿后方回声增强。血肿、脓肿和均匀实质性肿物都可能呈现此状态。

声像图特征主要包括物理学特征和形态学特征。超声图像的形成既反映出超声波在生物组织

中传播特性的差异，又具有与病理性质相联系的形态学特点，物理学特征主要包括透声性、衰减、后方增加效应、量化分析和谱分析等。由于人体各种正常组织和病变组织对声能的吸收衰减不同，表现了后方回声的"增强"或减弱乃至形成后方"声影"。例如，对衰减甚小、透声性又好的脓肿，出现后方回声"增强"；而衰减大的纤维组织、钙化、结石和气体等，其后方形成"声影"。脏器的轮廓有无形态失常，如局部边缘的回声失落，正常结构的消失以及边界回声的清晰或模糊等，这些物理学特征在病变性质的诊断和图像分析上都有重要的意义。

（三）形态学特征

主要指声像图中人体器官、组织和病变的形状和构造方面的病理性特点。超声通过声阻抗差达到 1% 的介质，即可在其交界面上产生反射。人体各组织声阻抗皆有所不同，故反射回波亦不同。脏器与脏器之间，脏器内的结缔组织与其他组织之间，正常组织与病理组织之间，各个不同病理组织之间，声阻抗都有不同程度的差异，从而构成多种反射界面，形成亮暗不等、疏密不均、大小不一的许多反射光点。据此即可获得脏器组织断层大体形态及内部结构的解剖声像图和病变组织形态、部位等声像图。

由于超声对液体与实质性组织有着显著的图像差别，所以对囊性液体与实质性病变具有良好的鉴别能力。例如，根据组织病理变化的特点，急性炎症早期以水肿为主，则声像图局部回声减弱、透声强使后方回声增强；而纤维化病变使纤维组织增加，回声增多，透声减弱使回声增强。按其病变程度不同可表现为光点增大且分布不均、线状和网状回声增强等。

值得注意的是，超声对病变性质的诊断只是根据物理界面特性的规律作出判断，并不是病理学上的特异性判断；另外，任何脏器或组织的病变过程的复杂性则反映为图像上的多变性。因此，必须结合临床实际对图像进行分析，并通过其他影像诊断方法的相互补充，方可达到正确诊断之目的。

二、超声伪像的成因

伪像就是指图像中出现的任何非预期的不能

代表目标物体的信息。从某种意义上来说，伪像包含了负面信息，因为它使得对图像的解释变得复杂化，甚至会混淆真实的信息。伪像产生的原因很多，包括成像设备的缺陷、患者独特的结构特征、患者的不稳定性等，也可能因图像处理而导致伪像。诊断声像图采用时间基准的脉冲回波信号，在图像上转化为距离基准信息。因此在检测时间相关的回波时遇到任何干扰，都将影响距离相关的组织结构的成像，而使得图像不能代表真正的解剖结构。这种就是所谓的声像伪像（sonographic artifact）。

放射学专家肯定很熟悉射线图像上典型的由定位、放射技术或者图像处理而引起的伪像。CT和MRI图像也有各自特有的伪像。超声图像也不例外。正确认识声像伪像的特性，对提高图像解读能力，减少诊断误差有非常重要的作用。

声像伪像的分类有很多种，比如可以根据形成的原因或者其在图像中的表现来分类。我们同时结合这两种分类方式，将伪像分为混响（reverberation）、声影（shadowing）、增强（enhancement）、距离（displacement）和失真（distortion）等伪像。

（一）混响

当超声束遇到两个距离相近的强反射界面时，声束的一部分会分别从近端和远端两个界面反射回换能器，形成一个正确的图像。但是，一部分从远端界面反射回来的信号会在近端界面上再次被反射回远端界面。当这个被二次反射的信号到达换能器的时候，反映在图像上就好像是第三个界面，显示在按照这个信号所有在组织内的传播时间计算出来的深度上。这种在两个界面之间的混响会反复出现很多次，反映在图像上就是很多个重复的界面，并随着深度不同而强度也不同（图3-3-1）。这些假的界面就是混响伪像（reverberation artifact）。这种伪像仅在声束垂直于相关反射面的时候出现。

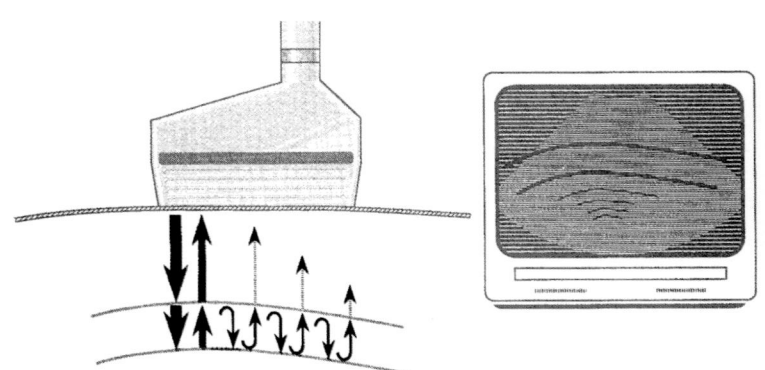

图 3-3-1　当超声束在两个界面之间来回反射时会出现混响伪像

多数的混响伪像出现在非常靠近患者体表的高反射面上，比如说一段充满了气体的肠子，或者腹部表面的脂肪层。有些不太明显的混响伪像也会出现在组织内部一定深度的两个相邻界面上，不过这些伪像不会有太显著的影响。更深处的一些液体与软组织的界面也会发生混响伪像，比如胎盘一羊水界面，膀胱壁-尿液界面，胆囊一胆汁界面等。有些混响伪像看起来是比较显著、间隔均匀的重复回波，而有些则表现为距离非常近、不那么显著的弥散性回波。

当对腹部深处或盆腔内等充满气体的组织成像时，混响伪像在图像上会看起来像一个囊性的或固体的假肿块（pseudomass）。假肿块的近端表面来自软组织一气体的界面反射，而远端表面则是混响伪像。

有时可以通过简单的重新放置换能器，使得声束不垂直于相关界面，来识别混响伪像与真实解剖结构，或者通过在发生混响伪像的界面附近降低近端的时间增益补偿（time gain compensation），延迟远端时间增益补偿，也可以抑制或消除伪像。而出现在图像远端的高反射界面混响伪像，则应谨慎对待，需要确认，不要与真实的解剖结构混淆。

（二）声影

诊断超声中有两种类型的反射—漫反射（diffuse reflection）和镜面反射（specular reflection）。漫反射是由于声束的多向散射，包括背向散射引起的，在强度上远比镜面反射要弱，而且看起来较为模糊。由漫反射产生的组织界面比较不规则和粗糙。界面本身越粗糙，散射越强，漫反射信号也就越弱。

1. 反射声影

镜面反射通常发生在大而光滑的组织界面上，界面两端组织的声阻抗有一定的差别。这种反射是效率最高的反射，有可能导致声影伪像（reflective shadow）。

当超声束入射到高度反射的镜像界面（如组织－气体界面）时，几乎所有的声强都会被反射（图3-3-2）。极少的声波能够透射进入界面，因此基本上没有信号可到达更深处的组织，其结果就是真实的结构被从图像中去除了。但有时由这种强反射性的镜像界面产生的声影也不是完全的阴影，仍然会有一些微弱的信号在其中，比如，说微弱的混响伪像或者振铃衰减（ring-down）伪像。

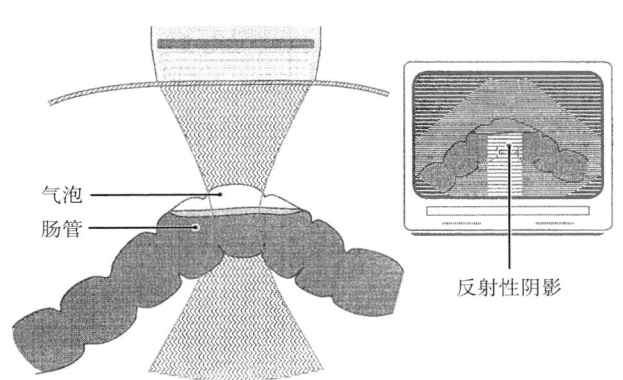

图3-3-2 当超声垂直于一个高镜面反射界面时，如充满气体的一段肠子，会出现反射声影

2. 衰减声影

声影也可能来自于高度衰减的组织，比如说质密的骨头，称为衰减声影（attenuation shadow）。骨头是人体最硬的组织，其衰减特性是软组织的将近20倍。由于骨头的高衰减特性，其产生的声影中也不可能有混响伪像。胆结石和其他钙化的硬块也会引起声影，虽然不是那么显著，但是也会影响对真实结构的成像。这种声影有时可通过提高远场时间增益补偿来消除。

3. 边缘声影

当软组织－气体界面的弯曲度足够高时，还会产生另一种反射声影，即入射波被界面反射之后，由于反射角度足够大，换能器几乎接收不到回波信号。这种就是边缘声影（edge shadow）。

如果超声束被圆形的结构截断，信号就不会被反射而是会被折射。因此，如果圆形结构内的声速与其周围组织相差很大时，就会出现折射－边缘声影（refractive-edge shadow）。图3-3-3（A）显示了当周围组织的声速比结构内高的时候出现的折射声影。肝部的囊性病变就是这种情况，因为在液体充盈的囊肿中，声速大概是1500m/s，而肝脏的声速则为1550m/s。声束经过囊肿区折射之后被压缩了，从而形成了一个狭窄的声影。而当结构内的声速比周围组织高时，就会出现相反的情形。声束经折射之后会发散出去而形成一个宽的声影［图3-3-3（B）］。比如超声在羊水中的声速是1500m/s，而在胎儿头盖骨中则为3000m/s，因此当声束经过羊水遇到圆形头盖骨时，就会发生折射而形成一个比原来声束宽的声影。

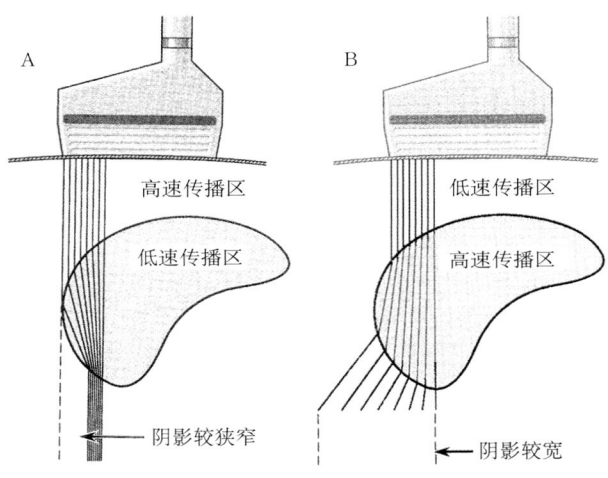

当结构内的声速低于周围组织时（A），会出现一个狭窄的折射声影；反之则会出现一个变宽的折射声影（B）

图3-3-3 折射声影示意图

还有一种情形会出现边缘声影，那就是当超声束以临界角度（critical angle）入射到胆囊或者肝门静脉左支时，会出现所谓的临界角伪像。

（三）后方回声增强

由于超声成像仪随着在软组织内部深度的增加，声衰减也会增加，因此，为了获得比较均匀的图像亮度，仪器给从深部组织返回信号的放大增益就大一些，从而使得整幅图像的强度比较均匀。但是当声波经过囊性结构时，液体中的声衰减非常小，因此预期中的声衰减没有如期出现。然而由于该深度的信号增益已经作了补偿，所以导致囊性结构后方出现了增强的信号。

（四）距离

构建一幅超声图像需要对声束与患者之间的相互作用作几何简化。声束应该是直的，没有折射过的；而反射也应该是直接反射回换能器，不能沿着一条曲折的路径。多径反射（multi-path reflection）和波束宽度失真（beam-width distortion）都会导致空间移位。空间移位是指组织在声束范围内的被显示成在声束范围之外，或者反之。超声的声束宽度应该尽量小，减少旁瓣，以减小这种伪像。

1. 多径伪像

超声医师操作探头使得超声波束与组织界面相互作用并直接反射回换能器，这是仅当反射界面垂直于入射波时才会发生的情形。如果反射界面有一定的角度，反射波可能直接反射去了其他地方而探头根本检测不到（如图 3-3-4 所示）。这种情况下不会有多径伪像。

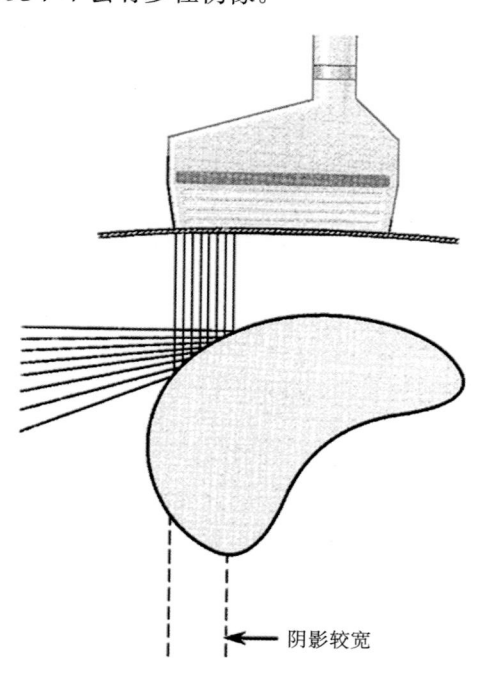

图 3-3-4 当超声束入射到一个大的弯曲界面时，声束会被反射而远离换能器

但是，如果存在多个界面，或者连续的弯曲

凹面，如图 3-3-5 中所示，超声波有可能经历多次反射之后回到换能器。这种多次反射比单次反射所历经的路径要长，因此有可能在更深的深度上产生假的组织界面。这种就是所谓的多径伪像。任何凹面的镜像反射面，比如膀胱壁，都会产生多径伪像，好在可以通过重新定位探头来减小或消除这种伪像。

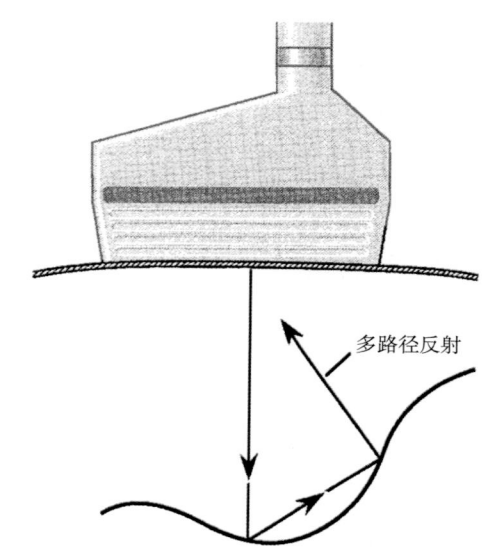

图 3-3-5 当超声束经过 2 次或以上反射之后才回到换能器时，会发生多径伪像

2. 声束宽度伪像（部分容积效应）

理想状况下人们希望超声波的声束宽度是非常窄的，从而可以提高侧向分辨力，获得高质量的图像。但实际上，声束不仅较宽而且还随着深度变化，尤其是聚焦换能器。这种特性导致从图像上看起来会有淤泥存在于膀胱中，而事实上是没有的。如果聚焦点刚好在膀胱的中间位置，那么在后表面处的声束宽度要更宽一些，这使得后壁看起来厚一些，从图像上表现为膀胱底部有些不知名的物质一样。在对其他液体充盈的镜像反射组织成像时，比如胆囊或者囊肿，有时也会出现这种波束宽度伪像。

（五）失真

失真（distortion）是指声像图中，由于声波的某种特性或者相关电路的功能问题而导致的目标物体被误判断而出现的伪像。这种伪像有可能是几何失真（geometric distortion）或者信号强度失真（signal intensity distortion）引起的。

超声声束宽度随着深度而变化的特性会导致出现几何失真。在聚焦平面之外的物体会看起来比在聚焦平面之内的物体显得大一些。想象一下假如我们对一个点进行成像，那么窄的波束将会比宽的波束产生更加准确的图像，这是因为横向的分辨力受限于波束宽度。

（六）混叠

实时成像大大有助于对运动组织的成像。对胎儿成像时通常会有很多的组织运动，特别是胎儿的心脏。如果实时成像的帧频（frame rate）过低的话，图像就会因为混叠（aliasing）而不能正确反映实际的组织运动。

混叠与对运动物体成像时的采样速率有关。一般来说，当采样频率达不到物体运动最高频率的 2 倍时，就会出现混叠伪像，比如我们之前提到的多普勒频谱中出现的伪像，血流的峰值速度非常高，以至于出现混叠而使得频谱出现在基线下端。

CT 和 MRI 成像会受到混叠伪像的严重干扰，而对超声来说，混叠不是太严重的问题，主要影响的是多普勒成像模式。

（余　皓　张新宇　臧　玲）

参考文献

[1]　周永昌、郭万学 . 超声医学 . 4 版 . 北京：科学技术文献出版社，2002：124-138.

[2]　陈思平 . 超声医学基础 . 北京：人民军医出版社，2009：33-43，80-108，135-146，162-173.

第四节　临床超声诊断基础

一、声像图基本断面与声像图分析

（一）基本断面

在进行扫查及图像分析时应熟知人体各部位和器官组织断面，掌握所需断面的扫查方法和分析方法。当患者由于某些病变使得正常解剖结构异常或存在变异而需要复查时，为了更好地分析器官组织断面，使每次复查具有可比性，应获取标准切面，并做好体表标记等相关必要标注。

1. 患者体位

在各种切面扫查时，根据不同的器官扫查要求采取不同的体位，主要有仰卧位、左侧卧位、右侧卧位、俯卧位，有时需半卧位、坐位、站位。

（1）仰卧：适用于肝脏、胰腺、双肾子宫、附件、甲状腺、乳腺等器官的扫查。

（2）左、右卧位：左侧卧位常用于检查肝右后叶、右肾上腺等，心脏检查常用左侧 45°或 90°卧位。

（3）俯卧：适用于双肾的矢状断面和冠状断面。

（4）半卧位：适用于空腹饮水后检查胃、胰腺等。

（5）坐位：用于胸腔积液的检查；用于胆囊位置稍高的患者；观察胆囊结石移动或泥沙结石的沉积等。

（6）站位：检查精索静脉曲张，配合仰卧位扫查，有助于轻度曲张患者明确诊断；用于胆囊位置稍高的患者；观察胆囊结石移动或泥沙结石的沉积等。

有时，为了满足超声扫查诊断疾病的需要，需改变体位，如对于胆囊结石或胆囊内新生物的鉴别，改变体位时（卧位改为坐位），结石回声团会随重力方向移动，再结合其他声像图特征进行鉴别诊断。

2. 心脏超声检查基本断面

（1）左室长轴断面

（2）心底短轴断面

（3）二尖瓣水平短轴断面

（4）心尖四腔心断面

（5）主动脉弓长轴断面

3. 腹部

（1）纵断面或矢状断面：以扫查面由前向后并与人体的长轴平行。图 3-4-1（A）

（2）横断面（有时称水平断面）：扫查面与人体长轴垂直。图 3-4-1（B）

（3）冠状断面：扫查面与人体侧腹部平行。图 3-4-1（C）

（4）斜断面：扫查面与人体的长轴成一定角度。图 3-4-1（D）

4. 小器官超声检查基本断面

小器官超声检查的主要断面也是横断面、纵断面，再根据检查内容的需要增加检查断面，如乳腺扫查需增加以乳头为中心的放射状扫查。

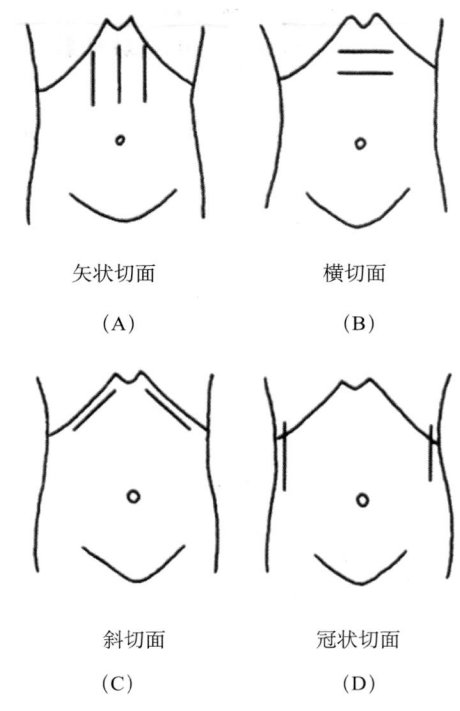

矢状切面 (A)　　　横切面 (B)

斜切面 (C)　　　冠状切面 (D)

图 3-4-1　腹部常用扫查切面示意图（引自王纯正，2002）

5.产科特殊检查基本断面

中华医学会超声医学分会在 2004 年根据中华人民共和国卫生部《产前诊断技术管理办法》，基于目前我国产科超声检查实践与现状，参考了国际上其他国家产科超声检查标准与指南编写了《产科超声检查指南》。

（1）早期妊娠超声检查

检查项目：胎囊（三径线标准测量、形态、位置）；胎芽（胎芽长度或头臀长度、胎心搏动）；子宫、双附件（肌瘤位置大小、宫腔积液、附件包块）；子宫直肠窝（子宫直肠窝积液）。

基本切面：子宫纵断面（含宫颈及妊娠囊声像以确定宫内孕）、子宫横断面等，还应观察所要求的检查项目。

（2）中、晚期妊娠常规超声检查

检查项目：胎头双顶径（或加测头围）；心脏（心率、心律、孕妇和设备条件允许情况下，观察四腔心）；腹横径、前后径（或加测腹围）；股骨长；脊柱；胎盘；羊水。

基本切面：丘脑水平切面、侧脑室水平切面、脊柱纵轴横轴切面、胎儿心脏四腔心切面、腹围切面等。还应观察所要求的检查项目，对胎儿严重致死性畸形进行粗略的筛查。

妊娠 18～24 周应诊断的致死性畸形包括无脑儿、严重的脑膨出、严重的开放型脊柱裂、严重胸、腹壁缺损内脏外翻、单腔心、致死性软骨发育不全。

注意事项：胎儿检查最少应检查以上胎儿解剖结构。但有时因为胎位、羊水少、母体因素的影响，超声检查并不能很好地显示这些结构，超声报告要说明哪些结构显示欠清。

（3）中、晚期妊娠系统胎儿超声检查

检查项目：头颈部（颅骨环、脑中线、透明隔腔、侧脑室、脉络丛、小脑、小脑延髓池、颈项部褶皱厚度（中孕早期）、口唇）；胸部（心脏四腔心，依据超声心动图检查适应证选择超声心动图检查；肺）；腹部（胃；肾脏；膀胱；脐带（血管数目、与腹部连接））脊柱；股骨长。

基本切面：小脑水平切面及侧脑室水平切面、胎儿脊柱纵轴切面（颈胸段＋腰骶段）、胎儿面部冠状切面及矢状切面、胎儿心脏四腔心切面（二维＋彩色血流）、胎儿心脏两心室流出道切面、胎儿双肾切面（横切面＋纵切面）、胎儿四肢切面（双上肢及双下肢切面）、胎儿双脐动脉切面＋腹围切面等。

还应观察并报告双顶径、头围，描述胎儿数目、胎方位及胎儿大小，脐带有无绕颈，羊水最大深度。描述胎盘附着位置、胎盘厚度、胎盘成熟度。

（4）针对性检查

对胎儿、孕妇特殊问题要进行针对性检查，如测量透明带、评估羊水、胎盘宫颈、胎儿状态、脐动脉 S/D、疑点复查等。大多数情况，针对性检查应在先前完整检查的基础上进行。

（二）声像图分析

1.内脏声像图描述

包括肝、脾、胰、肾等实质性脏器，具体声像图描述如下：

（1）外形、大小：描述脏器的外形是否肿大或缩小，有无形态失常，如局部边缘膨出等。如有形态失常时，则应描述清楚形态的具体改变情况。有包膜的脏器还应写及包膜。

（2）内部结构特征：可分为结构"未见异常"、正常结构消失。如有结构改变则应描述出来。多数正常器官内部可见正常结构，发生病理改变时，正常结构的受压、移位、扩大、缩小、增多、减少、消失和管腔的扩张或萎瘪，均对诊断有帮助。如肾脏应描述皮质、髓质、肾窦各层次的特点，肝脏则应描述肝内血管、胆管是否发生改变。

（3）脏器的实质回声：描写脏器的实质回声时应从整体着手，如为弥漫性病变，则应将病变后整个脏器的实质回声强度、特征描述清楚；如内部出现各种不同类型的异常回声，则应将病灶及病灶以外的脏器回声予以描述。

（4）血管分布及其血流参数：描述脏器内、外血管的分布、走向、多少、形态以及血流的多项参数，对脏器性质鉴别有帮助。对血管的显示和测量，除用 B 型诊断法外，采用多普勒频谱法和彩色血流图法更有效。

（5）活动度和活动规律：正常脏器、器官和组织均有一定的活动规律。如肝、肾随呼吸有较大幅度的上下活动；腰大肌与后腹壁固定不会滑动，但在伸屈大腿时，内部回声会有变动；腹主动脉和其分支有搏动；胃肠道和输尿管有蠕动等，均能帮助识别。病理改变时，脏器的活动受限，往往提示炎性粘连、癌性浸润或外伤。内部回声的流动和漂浮表示为液性；滚动的强回声表示结石的存在，心脏瓣膜活动僵硬和瓣口开放幅度减低则是瓣口狭窄的表现。

（6）硬度：正常肝有一定的柔软度，在呼吸时肝上、下活动中可变形，或在剑突下用手指按压后，可观察到变形。病变后，肝硬度增加，肝硬化时呈木僵形。对肿瘤等也可用类似方法了解其硬度，以协助诊断。

2. 含液性器官的声像分析

含液性的器官包括膀胱、胆囊等。

（1）充盈回声声像图：①边界回声清晰、光滑、整齐；②内部为无回声暗区；③后方回声增强。

（2）充盈的胆囊、膀胱外形特征：纵断面胆囊呈长椭圆形、膀胱呈椭圆形；部分排空时，壁的厚度和层次结构明显，注意有无肿物、结石等。

3. 占位性病变声像分析

占位性病变的声像图分析和鉴别应根据肿物的外形、内部回声、边界回声、边缘回声、后方回声、周围回声强度、毗邻关系等进行综合分析。

①外形：肿块的外形是圆球形、条索形还是分叶状或不规则形。肿瘤往往呈圆球形或椭圆球形，在探测时有球体感，常可根据有无球体感对肿块做出是否为肿瘤的判断。所谓球体感就是在作连续切面时，在肿块的近边缘处，其切面呈小的圆形，越向中部，肿块切面愈大；到中部时，切面最大，过中部又渐变小。所有切面均呈圆形或椭圆形，如图 3-4-2 所示。肝硬化的增生结节和肥大的肾柱均无球体感，以此可与肿瘤区别。

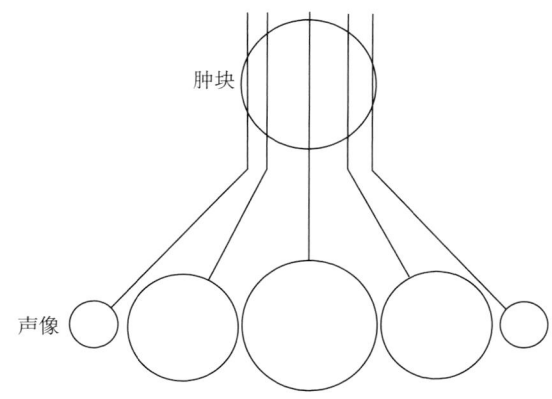

图 3-4-2　肿块球体感

②边界回声：肿块有边界回声且显示平滑者为具有包膜的证据。无边界回声或形态不规则者多为无包膜的浸润性病变。

③边缘回声：某些结节状或团块状肿物伴周围血管围绕或"声晕"（acoustic halo）等现象，为"暗环"征，或周边为高回声边缘，为"光环"征。

④内部回声：可呈均质或不均质状，回声强度也从强回声到无回声不等；有些囊性包块内部还可探及细条状分隔光带。

⑤后方回声：由于人体各种正常组织和病变组织对声能的衰减系数不同，导致后方回声增强或减弱甚至后方"声影"。如衰减系数低的含液的囊肿或脓肿，由于时间增益补偿出现后方回声增强，而衰减系数高的结石、钙化、气体、纤维组织等，后方形成"声影"。

⑥周围回声强度：当实质性脏器内存在占位性病变时，可导致病灶周围回声改变。膨胀性生长的病变，其周围回声呈较均匀性增强或有血管推挤位移；浸润性生长的病变，其周围回声强弱不均或有血管走向中断。

⑦毗邻关系：在体内，正常器官所处位置基本固定，其周围的脏器、血管和其他组织均基本确定。如根据周围血管可辨识胰腺，反之根据胰腺可以识别其周围血管。病理改变时可依据毗邻脏器或组织的位置鉴别肿块来源，或根据毗邻脏器或组织的受压和被推移等情况鉴别肿块的来源。

⑧血管分布及其血流参数：描述肿块的内、外血管的分布、走向、多少、形态以及血流的多项参数，对肿块的性质鉴别有帮助。对血管的显示和测量，除用 B 型诊断法外，采用多普勒频谱法和彩色血流图法更有效。

⑨量化分析：包括数量的多少、径线的长短、面积的大小等。

注意：不能单凭一个声像特征来判断，需要多指标综合分析，如囊肿合并感染出血时，内部可有回声；部分小肝癌小于 3cm，外形圆整且有假包膜；在甲状腺腺体内部肿物出现"暗环征"多提示良性，肝脏内肿物出现"暗环征"多提示恶性。

4. 声像图回声形态的描述

彗尾（如胆囊壁间结石、子宫内节育器）、面团征（囊性畸胎瘤，圆形或条形团块状强回声，贴附于囊壁）、"靶环征"（如转移癌结节中心回声增强）、"牛眼征"（如转移性肝癌）、"驼峰征"（肝脏肿物引起包膜隆起）、"双筒枪征"（肝外胆管扩张，扩张的肝外胆管与伴行的门静脉）等，不宜直接采用病理名称，不做病理学诊断。

二、声像图测量方法

如果检查内容中包括需要测量的器官或病变，应在初步报告中将测量情况记录下来。为保证测量值准确，以便患者下次复查或其他医生对其进行检查所测量的结果与初次检查的测量结果具有可比性，测量方法必须规范化、标准化。

超声测量包括一般测量和特殊测量。一般测量：包括距离、径线、周长、面积、容积（或体积）、流速、流量、压力阶差、比例等。特殊测量：包括心脏功能测量、孕妇预产期估测、妊娠胎龄估计、胎儿生理评判（体重等）。

1. 对某一脏器或病灶测量必须应用通用的标准化切面，切面应有明确的解剖定位标志。如按常规方法测量肝右叶最大斜径，即通过右肋缘下

肝缘和右肝静脉注入下腔静脉的斜切面。

声像图为标准图，测量肝前后缘间的最大垂直距离。在矢状切面上，胆总管前方跨过门静脉主干和肝动脉处测量胆总管内径。在测量前先将图像放大，以提高准确性。

2. 应采取统一的测量标准（如测量边缘取在内侧—外侧、内侧—内侧或外侧—外侧）。如管状结构的直径测量应是自管腔的一侧外壁至对侧外壁的垂直距离，而内径的测量则为一侧内壁至对侧内壁的垂直距离。因此，直径和内径是完全不同的测量概念。始终应该使用同样的图和表，当图表随检查进行有所变化时，所描述的图表测量也应作相应调整。

3. 对脏器或病灶的测量应力求全面、完整。如测量大小时要尽量包括前后径（厚径）、左右径（横径）、上下径（纵径）三个径线值。

4. 11—13＋6 周 NT 的测量：基本切面及测量按照英国胎儿医学基金会（Fetal Medicine Foundation，FMF）公布的标准测量胎儿颈项透明层厚度（nuchal translucengcy，NT）：（1）要求头臀长（crown lump length，CRL）介于 45～85mm。（2）测量时观察对象取仰卧位，如感不适可采用左侧卧位。取胎儿自然屈度状态下的正中矢状切面。（3）将影像放大至胎儿头部及上胸部占据 75％ 的超声显示图面。（4）分清胎儿皮肤与羊膜。（5）测量胎儿颈部软组织和皮肤间的半透明组织的最大厚度。（6）标尺横线应与 NT 厚度的界线重叠。（7）测量 3 次，取最大值记录。

（余　皓　张新宇　臧　玲）

参考文献

[1]　陈思平 . 超声医学基础 . 北京：人民军医出版社，2009：86-88，164-166.

[2]　周永昌、郭万学 . 超声医学 . 4 版 . 北京：科学技术文献出版社，2002：87.

[3]　钱蕴秋 . 超声诊断学 . 2 版 . 西安：第四军医大学出版社，2008：33-35，55-56.

[4]　Roger C. Sanders，Tom Winter 著，曹铁生，段云友，袁丽君主译 . 超声诊断临床实践指南 . 4 版 . 北京：人民军医出版社，2009：36.

[5]　张武 . 现代超声诊断学 . 北京：科学技术文献出版社，2008：21-22，102，115，209，361，497-498.

[6]　王纯正，徐智章 . 超声诊断学 . 2 版 . [M] . 北京：人民卫生出版社，2002：28-33，63-67，322.

[7]　伍于添. 超声医学基础与临床应用指南. 北京：科学技术文献出版社，2008：38-41.

[8]　王洪智，吴东生，张凤君，等. 超声检测胆囊收缩功能对判断急性肝炎及其预后的价值［J］. 中国医学影像技术，1999，15（9）：706-707.

[9]　夏稻子. 超声诊断学. 北京：人民卫生出版社，2008：11-12.

[10]　陈淑文，康彧. 超声测量肝右叶最大斜径一种校正方法的探讨［J］. 临床超声医学杂志，2004，6（4）：251（J Ultrasound in Clin Med，August，2004，6（4）：251.

[11]　Nicolaides KH. The 11-14 week scan. London：The Parthenon Publishing Group，1999：15-18.

第五节　超声诊断仪器的操作与调节

一、探头的主要规格和临床应用选择

（一）探头的主要规格

1. 类型：如电子凸阵、电子线阵、电子相控阵。

2. 半径（凸阵）：指凸阵探头的所有阵元排列所在的圆弧的曲率半径，如 10mm 的腔内探头、20mm 的心脏微凸探头、40mm 或 50mm 或 60mm 的腹部探头等。

3. 阵元数：所有能独立控制的阵元数目，如低档探头的 80 阵元，中档探头的 128 阵元，高档探头的 192 阵元、256 阵元等。

4. 标称频率：探头设计的中心工作频率，如 3.5MHz 的凸阵探头、7.5MHz 的线阵探头、6.5MHz 的腔内探头等。

5. 阵元间距：阵元与阵元的距离，一般从 0.1~0.6mm。

6. 视场：对于凸阵或相控阵探头来说，是扇形图像的张角（扫查线扫过的张角），如 70 度等；对于线阵来说，是图像的宽度（扫查线扫过的宽度），如 38mm 等。

7. 聚焦深度：声透镜的聚焦距离，如 70mm 等。

（二）探头的主要性能参数

1. 灵敏度：是反映超声换能器电—声和声—电的转换效率的重要性能参数。

2. 频带宽度：频带是换能器响应的频率范围，频带宽度表明它的宽度，简称带宽，有绝对值和百分比两种表示方法。

3. 余响：超声图像的轴向分辨率是换能器发出的脉冲的长度决定的，希望越短越好（当然极限是一个周期，再短就只有提高频率了），衡量脉冲长度的性能参数就是余响。

4. 互耦：阵列式换能器的各个阵元是独立控制的，当一个阵元受激励振动发射超声波时，与其临近的阵元虽未受激励，但也从受激振动阵元耦合得一定的能量作微小振动，发射超声波，这就是互耦。互耦对图像是不利的，尤其对相控阵来说，需要控制在一定范围之内。

5. 一致性：阵列式换能器希望所有阵元的性能一致，其中最重要的是各阵元灵敏度的变化范围和阵列位置偏离。好的换能器希望阵元灵敏度的差异在 2dB 之内，阵列位置偏离在 20 个微米左右（取决于频率）。

（三）超声探头的临床应用选择

1. 经颅超声：选用电子相控阵或机械扇形探头，频率≤2.0MHz。

2. 眼超声：选用电子线阵探头，频率 5.0~12.0MHz 或 6.0~18.0MHz。

3. 颈部超声：选用电子线阵探头，频率 5.0~12.0MHz。

4. 心脏超声：选用电子相控阵或机械扇形扫描探头，频率 1.0~5.0MHz；选用矩阵探头（2 维阵元探头）用于实时心脏三维成像，频率 1.0~5.0MHz。

5. 腹部超声：选用电子凸阵探头，频率 1.0~5.0MHz；选用 1.5 维阵元探头，频率 2.0~5.0MHz。

6. 妇产科及盆腔超声：选用电子凸阵探头，频率 1.0~5.0MHz；选用容积凸阵探头，频率 2.0~5.0MHz；选用小半径电子凸阵探头，频率 5.0~9.0MHz。

7. 外周血管超声：选用电子线阵探头，频率 5.0~12.0MHz。

8. 浅表组织及器官超声：选用电子线阵探头，频率 5.0~12.0MHz 或 6.0~18.0MHz。

9. 腔内超声检查：选用专用腔内超声探头（小半径电子凸阵），频率 5.0~10.0MHz。

10. 血管内超声：选用电子相控阵或机械扇

形扫描探头，频率 20.0～40.0MHz。

11. 心腔内超声：选用电子相控阵或机械扇形扫描探头，频率 5.0～10.0MHz。

12. 术中超声：选用电子"T"线阵或"I"微凸阵探头，频率 5.0～9.0MHz。

二、超声诊断仪器的系统通用控制功能

（一）灵敏度控制

1. 增益　调节各型图像的接收增益。顺时针旋转控制键可提高增益；逆时针旋转控制键则减低增益。接收增益（Gain）是对探头接收信号的放大，其值越大，图像的相对亮度越大，噪音信号也会被同时显示出来。所以要有一个适当的值，通常应放在中间位置为佳。其值的调节要与发射功率以及时间增益补偿 TGC 的调节联系起来考虑。

2. 功率输出　调节超声功率输出，按压此控制键增加或减少声功率输出；此可由热力指数和机械指数值的增减反映。功率越大，穿透力强，但是图像也会显得较粗。（注意：儿童、孕妇及眼睛检查，其值应越低越好）

3. 时间增益补偿（TGC）　与深度对应，可分段调节，滑动控制。每处滑动控制调节特定深度的二维和 M 型图像、接收增益。当滑动控制设在中央时，将全部图像指定一均匀的增益默认曲线。

4. 帧率或帧频（Frame Rate）　又称帧数。在单位时间内成像的幅数，即每秒成像的帧数。按压下标键和此键可改变二维图像帧数，确保系统不在冻结状态。当系统处于冻结状态时，不能改变余辉、动态范围或帧率。帧数越多，图像越稳定而不闪烁，但帧数受到图像线密度、检查脏器深度、声速、扫描系统制约。帧频调节可以优化 B 模式时间分辨率或空间分辨率，以得到更佳的图像。时间分辨率和空间分辨率两者是矛盾的，其一为高，另一值则为低。

提高彩色多普勒帧频的方法：减小扫描深度、减小彩色取样框、降低彩色灵敏度（扫描线密度）、增加 PRF、应用高帧频彩色处理、应用可变 2D 帧频。

5. 动态范围　是指最大处理信号幅度（A1）和最小处理信号幅度（A2）比值的对数。

一台仪器动态范围为 100dB 就相当大了。动态范围越大，接收强信号和弱信号的能力就越强，这是衡量仪器性能优劣的一个重要指标。动态范围控制着信号的显示范围，其值越大。显示微弱信号的范围越大，反之则越小。增加动态范围会使图像更加平滑细腻；减小动态范围会增强图像对比度，丢失信息。如要实现静脉血管内红细胞的自发显影，就要把动态范围增到足够大。

6. 数字化信号处理　选择性动态范围；自动系统频带宽度调节；患者最佳化选择性接收频带宽度；软件控制的频带宽度、滤波和频率调节；并行信号处理及多波束取样。

（二）图像显示调节

1. 图像修改：实时或冻结二维图像的局部和全景；多达数倍的二维图像修饰；高分辨率局部放大；多达数倍的 M 型局部放大；彩色及二维余辉。

2. 图像显示：上/下方位；左/右方位；局部放大及位移。

3. 自动显示：自动显示日期、时间、探头频率、帧率、动态范围、体表标志、显示深度、聚焦位置、各种测量数据、多普勒取样深度和角度、灰阶刻度等。

4. 测量与计算功能：距离、面积、周长、速度、时间、心率/斜率、容积、流量、心输出量、可选择钝角、可选择的 d：D 比值、可选择的缩窄直径百分比、可选择的缩窄面积百分比。

三、超声成像模式选择及操作概要

超声仪主要的成像控制键均位于控制面板，也有一些成像控制位于 MENU 控制键。

（一）二维成像

1. 二维图像深度调节：按深度（DEPTH）控制键可增加或减少二维图像显示深度。二维图像、深度标尺、深度指示和帧频将随二维图像深度的变化而变化。

二维图像深度范围可依所使用探头不同从 2～36cm 变化。

2. 二维图像增益和 TGC 调节：旋转二维增益控制钮，可改变整体二维图像的总增益，TGC

时间增益补偿曲线移动可反映二维增益的改变。

3. 聚焦深度和数量调节：聚焦是运动声学或电子学的方法，在短距离内使声束声场变窄，从而提高侧向分辨率。数字式声束形成器采用连续动态聚焦，可变孔径，A/D≥8～12bit。

焦点数目和位置：增加发射焦点数目或移动焦点区域可以加强特定观察区域的图像观察；但是焦点数目增加会降低图像帧频；在扫描静止的组织时，焦点数目可增多，但扫查动态运动的组织时，焦点数目越少越好，心脏扫查，焦点数目为一点聚焦最佳。

4. 二维图像局部放大（ZOOM）的调节：转动轨迹球可纵览与观察感兴趣区。

按 ZOOM 控制键，可放大图像或使放大的图像按比例缩小。

5. 二维灰阶图像（Gray Maps）选择与调节：将回声信号的幅度调制光点亮度，以一定的灰阶等级来表示检查结果的显示方式，使图像富有层次。根据仪器的控制灰阶可从 64～256 级不等。

6. 彩阶图形选择：彩阶是将回声信号的幅度调制光点亮度，以一定的灰阶等级来表示检查结果的显示方式，使图像富有层次。

7. 选择余辉水平：余辉（Persistence）是一种帧平均功能，可消除二维图像的斑点。

8. 二维图像扇扫宽度和倾斜度：扩大扇扫宽度或缩小扇扫宽度，帧频也随之改变。

9. 二维电影回放系列：帧频数显示即变为帧计数，它表示电影回放系列当前显示帧的序列数。

10. 组织谐波成像：心脏探头状态下按 THI 键，可对图像进行常规和组织谐波两种状态优选，而腹部探头则有多种谐波状态可选，系统将自动改变系统内参数设置。

11. 变频键：上下调节可以改变频率大小以改善图像的穿透率或分辨率。

12. 线密度：与帧频调节相近，调节可以优化二维图像。

（二）多普勒图像

1. 脉冲多普勒显示 按 Doppler 控制键，显示屏上出现多普勒显示方式。

2. 脉冲多普勒取样门深度 在多普勒成像过程中，可根据需要用轨迹球移动取样门深度标记和取样线。取样门标记随深度改变而改变。移动取样门标记时，多普勒显示停止更新。

3. 多普勒增益 旋转 DPGAIN 钮即可改变多普勒总增益。增益过低，会丢失一些血流信息，使频谱显示不清；增益过高，会使频谱出现镜像显示，即"串音"现象。

4. 脉冲多普勒取样门大小 在脉冲多普勒中，沿超声束有一特定宽度或长度被取样，称为取样门（Sample Volume 或 Gate Size）。取样门控制显示速度所在的位置，取样门越小，所测速度越准确。检查心腔内、瓣膜口血流时，取样门应尽量小；检测血管时，取样门应略小于血管内径。

5. 壁滤波 用于多普勒、彩色和能量成像中消除血管壁或心脏壁运动的低频而高强度噪音。壁滤波能足以消除心脏壁活动的可闻及的巨大噪音，又能灵敏保留基线附近的灰阶信息，这样的壁滤波是最理想的。最大滤波设置在彩色和能量成像中可获得。提取多普勒信号，滤除血管移动等引起的额外噪声，提高信噪比。滤波设置为125Hz 适用血管、250Hz 适用于大血管、500～1000Hz 适用于心脏。

消除混叠的方法：减少深度、PRF 增加、增大 Scale 标尺、改变基线位置、降低探头频率、连续多普勒（CW）。

6. 多普勒显示的标尺单位选择及标尺调节 按 SCALE 控制键，增加或降低多普勒显示比例。低速度标尺适用于低速血流，如用高速标尺可使低速血流不被显示。高速度标尺适用于高速血流，如用低速标尺，易受低频运动信号的干扰。

7. 选择多普勒显示的灰阶图像 多普勒灰阶图的选择取决于个人的偏好。在每一种应用中，所选择的多普勒灰阶图将优化显示多普勒数据，一般仪器有多种灰阶图可供选择。

8. 调节多普勒功率输出 多普勒实时动态时，按 OUTPUT 控制键可增加或减少仪器多普勒功率输出。

9. 多普勒基线的调节 按"BASELINE"键，基线上移或下移。基线调节是多普勒速度为零的一条直线。通常，基线以上信号为朝向探头，基线以下信号为背向探头，按"INVERTI"翻转键，可进行翻转，如果有混叠观象，调节基线或标尺，移动零位基线，以扩大频移测量的范围。

10. 倾斜角度的调节 仅限于线阵探头。其多普勒、彩色和能量成像与其他探头有所不同，超声束的指向对于获得有意义的图像是非常必要的。为适应这种情况，多普勒声束的方向可进行调节。倾斜控制键允许在探头依赖性的多种可能设置中调节指定声束角度。线阵探头的超声束与倾斜角度校正控制无关。

按住"STEER"键可改变线阵多普勒成像的倾斜角度。

11. 取样门角度校正的调节　角度校正（Angle）调节多普勒标尺计算余弦角（多普勒角度）。当多普勒标记活动时的任何时候这种控制均可被激活，其范围是−70°～+70°，间距2°。通过选择不同的成像窗口可建立血流方向和检查声束间可接收的夹角。角度校正可校正取样线和血流方向不平行所导致的误差。检查心腔及大血管时应小于20°，检查外周血管应校正到小于或等于60°。

12. 速度量程　其实它是在调节脉冲重复频率，以确定最大显示血流速度PRF/2。此键针对所检查器官的血流速度范围做相应调整，保证血流的最佳充盈状态。增加标尺以探测高速血流，避免产生混叠，降低标尺以探测低速血流，易于分析。

13. 伪彩的运用　在多普勒信号微弱时，如增加增益，噪音信号背景较强，不利观察血流信息，这时可打开较亮的伪彩，降低增益，抑制噪音背景。

（三）彩色血流成像及彩色能量成像

在彩色血流成像中，彩色与速度和方向有关，而能量成像中，彩色与血细胞固有的动力和能量有关，此信息被用于在二维灰阶显示上叠加彩色图像。彩色血流成像提供有关血流方向、速度、性质和时相等信息，有助于定位紊乱的血流。能量成像在比多普勒和彩色脉冲重复频率低范围内生效，因此对于血细胞运动更敏感。

1. 二维彩色图像及彩色能量图的获取　按彩色或能量控制键，键旁的指示灯亮，随之彩色或能量取样框出现在二维图像上；用轨迹球和SELECT键来移动取样框的位置和调节其大小；再按一次彩色和能量图键，关闭彩色或能量图像。速度显示方式的彩色图用于腹部血管检测；方差方式显示的彩色图用于心腔及大血管的检测，因其血流速度较快。

2. 二维彩色及能量取样框的位置与大小的调节　取样框大小表示显示的彩色血流成像范围。按SELECT键选择彩色或能量图取样框位置和大小。用轨迹球建立所需要的彩色和能量图取样框位置与大小；取样框的高度和宽度均可以用轨迹球来调节。调节时，尽量使之和采样组织或血管大小接近（太大降低彩色帧频），以取得满意的血流显示效果。

3. 彩色及能量图声能输出调节　按"OUTPUT"控制键增加或减少声能输出。

影响彩色灵敏度的调节因素：彩色增益（Color Gain）、输出功率（Output）、脉冲重复频率（PRF）、聚焦（Focus）。

4. 二维彩色及能量增益调节　旋转COL GAIN钮即可改变二维彩色或能量图取样框的总增益（TGC控制钮不直接影响二维彩色图像增益）。

5. 彩色及能量图的反转调节　按INVERT控制键，即可在代表血流方向是否朝向探头的两种主色彩间进行转换或控制能量图色标。图像右侧的彩色标尺反映彩色编码的变化。

6. 二维彩色及能量图壁滤波的调节　按FILTER键，增加或减少壁滤波，显示屏上壁滤波值也随之改变。共有低、中、高三种设定。滤波设置为125Hz适用血管、250Hz适用于大血管、500～1000Hz适用于心脏。

多普勒工作频率：低频通常可得到更好的多普勒和彩色充盈度，并会产生更少的彩色多普勒伪像。

7. 二维彩色及能量标尺调节　按"SCALE"键，加大或减少彩色或能量显示标尺范围。Nyquist值、帧频和脉冲重复频率将随二维彩色速度范围或能量的变化而变化。需与被检测的血流速度相匹配。对腹部及四肢外周血管一般选用低速标尺，对心脏及大动脉常采用高速标尺。

8. 二维彩色及能量图灵敏度的调节　提高彩色多普勒对慢速血流成像的能力：降低彩色速度范围（PRF）（1500Hz或更少）、降低彩色壁滤波（50Hz或更少）、提高彩色灵敏度（线密度）、提高彩色优先权。

9. 彩色或能量图余辉水平的调节　余辉能平均彩色或能量帧频，使高速血流或高速能量维持在二维图像上。余辉能更好地探测短暂性射流，为判断有无血流提供良好基础，并能产生更鲜明的血管轮廓。

10. 彩色标尺基线的调节　"按 BASELINE"键，升高或降低彩色标尺上的基线位置，并改变基线上下的彩色值。

11. 能量标尺的调节　按 SCALE 键，加大或降低能量显示范围。帧频和 PRF 将随之而变化。

12. 二维彩色及能量图像的线密度调节　利用彩色或能量 MENU 中的线密度，可调节二维/彩色或二维/能量的线密度比值，有多种设置具有探头依赖性。

选择线密度设置时，应综合考虑彩色叠加范围，二维扇扫宽度以及帧频率。

13. 电子聚焦　彩色多普勒血流检测时还应注意聚焦区的调节。聚焦区应置于探头所探测的水平或其远侧。聚焦区如置于近场，可使彩色多普勒的灵敏度和空间分辨率下降。

（姚克纯）

第四章 超声生物效应及超声剂量学

第一节 超声生物效应及超声剂量学的研究内容

超声波是一种波动形式，因此它可以用于探测人体的生理和病理信息，这便是诊断超声。超声波同时又是一种能量形式，当达到一定剂量的超声波在生物体系内传播时，通过它们之间一定的相互作用，可能引起生物体系的功能或结构发生变化，这便是超声生物效应。当超声波用于医学诊断时，辐照剂量应尽量取小，以力求避免超声生物效应的发生；反之，在进行超声治疗时，则正是要通过一定的超声生物效应来获取某种临床医疗效果，如超声理疗、超声治癌及超声外科等。研究超声声场参数与其所产生的生物效应之间的定量关系，谓之超声剂量学。超声剂量学研究对于超声诊断或治疗都是非常重要的。

早在第一次世界大战末期，著名的法国物理学家Langevin在研究水下超声探测时，就发现强超声波会对小鱼等水生动物产生致命的效应。其后Harvey等又观测到超声辐照可以使动物体内温度升高以致细胞结构破坏等。

20世纪50年代以后，随着超声技术的迅速发展，有关超声生物效应的研究工作得以在很大的剂量范围内、在生物体系的各个层次上充分展开，并逐步由定性研究过渡到定量研究，从而产生了超声剂量学。

开展超声剂量学研究，必须要解决下列几个方面的任务：

（1）确定表征超声声场的参量。可供表征声场的参量很多，如声强、声压及质点位移等。

（2）建立和发展超声声场参量的计量方法和技术。

（3）确定产生超声生物效应的层次、表现形式及鉴别手段。

（4）建立超声剂量和超声生物效应之间的定量关系。

（5）研究超声波与生物体系之间相互作用及导致生物效应的物理机制。

一、医用超声声场参量的表述

我们知道，当患者接受某一仪器输出的超声辐照时，在其体内产生生物效应的可能性与程度，原则上讲，应取决于整个辐照声场的时空分布。但事实上，整个声场的测量几乎是不大现实的，为此需要选取少数重要的声场参量，这些参量应该适宜表征该仪器输出产生生物效应的能力。有若干声场参量可供选择，如声压、声强、质点振动位移，质点振动速度、加速度等，但通常使用较多的是声强。

当我们把声强这个物理参量用于研究生物效

应时，应该特别注意区分"在位"（in situ）声强与发射声强。所谓"在位"声强是指在人体内或其他生物体系内我们感兴趣的那个部位上的声强；发射声强是指在自由声场水澡所测得的仪器输出声强，即文献上通常所用的辐照（或辐射）声强。显然，在人体内的在位声强几乎是无法测量的（这也是医学超声剂量学的困难之一），但在一定程度上可从发射声强与人体组织的超声衰减特性对它进行估算。这样，通过发射声强即可以比较不同仪器产生生物效应的能力。

医学超声，特别是诊断超声大都使用脉冲波形，图 4-1-1 中给出了脉冲超声波声压平方（P^2）随时间变化的情况，它反映了声强的时间变化。

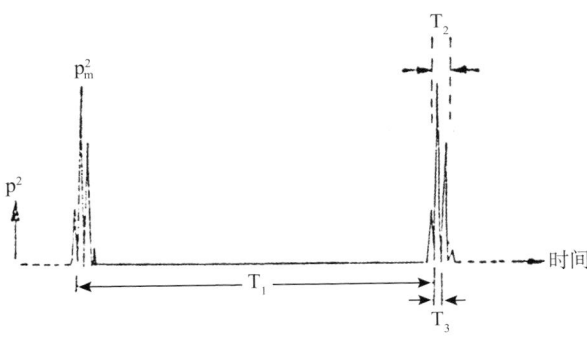

T_1：脉冲重复周期；T_2：脉冲持续时间；T_3：最大声压（P_m）半周期

图 4-1-1　脉冲波中声压平方（P^2）随时间的变化

在讨论脉冲超声波声强时，应该特别注意它的时间与空间特征。

首先，声强在空间上是不均匀的。对于聚焦声场，焦区的声强可以是声场平均声强的许多倍。即使对于非聚焦声场，理论上讲，在其轴心（如圆形换能器）上的最大峰值强度约为平均声强的 4 倍。在空间最大值（Spacial-Peak）处测得的声强（I），通常注以 SP 脚标 I_{sp}。而对声强的空间平均值（Spacil-Average），则示以 I_{sa}。

其次，声强在时间上亦是变化的。对于连续波和脉冲波，都有时间峰值（Temporal-Peak）与时间平均值（Temporal-Average）之分。在脉冲声波情况下，用于平均的时间间隔又有若干不同的取法。

因此，在表述包括脉冲波在内的声场强度时，必须要考虑到它在空间与时间上不同情况的各种可能组合，在文献上则常常见到的有如下各种不

同的声强表述方式。

空间峰值时间峰值声强 I_{sptp}，有时也称最大瞬时声强，示以 i_m。在脉冲波中，它是在空间峰点上与图 4-1-1 中 P_m^2 相对应的声强，即 $I_{sptp} = i_m = P_m^2/\rho c$，$\rho$、$c$ 分别为传声媒质的密度与声速。

空间峰值时间平均值声强 I_{spta}，对于连续波，它在数值上为 $P_0^2/2\rho c$，P_0 为声压幅值。对于脉冲声波，它等于空间峰点上的一个脉冲在单位面积上传输的能量总和除以脉冲重复周期，如图 4-1-1 中 T_1。即

$$I_{spta} = \int_{t_1}^{t_2} i dt / T_1 \qquad （公式 4-1-1）$$

式中：$i = p^2/2\rho c$——在空间峰值处的声强瞬时值；

t_1、t_2——分别为单个脉冲的起始与终止时刻；

T_1——脉冲重复周期。

空间峰值脉冲平均声强 I_{sppa}，其值为一个脉冲在单位面积上传输的能量除以脉冲持续时间，如图 4-1-1 中 T_2 所示。即

$$I_{sppa} = \int_{t_1}^{t_2} i dt / T_2 \qquad （公式 4-1-2）$$

式中：T_2——一个脉冲的持续时间（脉宽）。

最大声强 I_m，指在空间峰点上，在最大声压 P_m^2 半周期内（图 4-1-1 中 T_3）对瞬时声强 i 取平均值，数值上为 $P_m^2/2\rho c$。即

$$I_m = \int_{t_3}^{t_4} i dt / T_3 = \frac{P_m^2}{2\rho c} \qquad （公式 4-1-3）$$

式中：t_3、t_4——最大声压半周期的起始与终止时刻。

由上面讨论可知，I_{sptp}（即 i_m）$> I_m > I_{sppa} > I_{spta}$；$I_{sptp} = 2I_m$；$I_{spta} = I_{sppa} \times$ 脉冲持续时间/脉冲重复周期。如脉冲持续时间为 $1\mu s$，重复周期为 $1ms$，则 I_{sppa} 比 I_{spta} 大 1000 倍。

上述各声强都是描述空间峰点处的声强。当然也可取空间平均声强（I_{sa}）。如 I_{sata} 即为空间平均时间平均声强，这个空间平均是指对距换能器为 Z 的声束有效截面（AZ）上取平均。如果换能器的发射声功率为 W，则 I_{sata} 应小于 W/Az（因为声波在媒质中的传播衰减）。

二、产生超声生物效应的物理机制

超声波辐照可以导致生物体系不同结构层次

上各式各样的生物效应，而且任何一种生物效应都是超声波与被其辐照的生物体系之间相互作用的结果。

超声波既然是一种物理现象，那么从物理学的观点出发来揭示与讨论这种相互作用的机制（或称为物理原因、原理），则是十分自然的。

前面已经讲过，声场是传声媒质中机械振动传播的空间。为描述这种机械振动，有若干力学量可供选择，如质点振动位移、速度、加速度、声压等。在某些情况下，当超声生物效应的发生是直接与一个或多个这样的力学量有关时，便把产生这种生物效应的原因归结为力学机制（或机械机制）。

前面还讲过，超声波在生物媒质中传播时，其振动能量不断地被媒质吸收转变为热能而使其自身温度升高，倘若与此同时超声波还导致某种生物效应，而且如用其他加热力法获得同样温升并同时重视同样生物效应时，那么我们就完全有理由说，产生该生物效应的原因是热学机制。

在另外一些情况下，超声生物效应产生的原因可能与超声空化机制相联系。这里，超声空化是指在超声波作用下，液态生物媒质中微小气（汽）泡被激活和相继发生的一系列动力学过程。当生物效应的产生原因是来自于超声空化时，我们便可以检测到与空化伴随发生的诸多物理、化学现象，如升温、升压、化学反应、自由基形成、冲击波、次谐波等。

在这三种物理机制中，力学机制为原发机制。因为它是超声波对生物体系的直接作用，而另两种作用机制则属于次级机制，因为它们是超声波与生物体系相互作用诱发出的作用机制。

下边，将逐一讨论这些产生生物效应的物理机制。

（一）热学机制

我们已讲到，人体组织对超声能量有比较大的吸收本领，因此当超声波在人体组织中传播时，其能量不断地被组织吸收而变成热量，其结果是组织的自身温度升高。对此可做如下定量讨论。

如声强为 I（W/cm²）的平面行波超声束在声吸收系数 α_a（Np/cm）的媒质中传播时，那么，在单位媒质体积 t 秒时间内所产生的热能 Q 可示为

$$Q = 2\alpha_a It (J/cm^3) \quad （公式 4-1-4）$$

当超声治疗机声头通过耦合剂向人体内辐照超声波时，由于人体组织有较高的超声衰减系数，则可近似地看成是行波而满足上式条件。从已获得的有关超声吸收的数据出发，可以认为，动物软组织的超声吸收系数 α_a 与超声频率 f（单位取MHz）的关系，大体上可由下式描述

$$\alpha_a = 0.026 f^{1.1} (Np/cm) （公式 4-1-5）$$

如设软组织的质量密度 $\rho = 1g/cm^3$，比热与水相同，即 $C_m = 4.14J/cm^3 \cdot ℃$，且吸收声能而转变的热能又不失散，那么经超声波辐照 ts 之后，软组织的升温应为

$$\Delta T = \frac{0.026 \times 2}{\rho C_m} \cdot I \cdot t \cdot f^{1.1} (℃)$$

$$（公式 4-1-6）$$

如取 $f = 1MHz$，$I = 1W/cm^2$，则超声波辐照 1s 引起的温升为 0.012℃，辐照 1min 温升为 0.7℃，5min 为 3.5℃。

由此可见，超声辐照引起的组织升温是显著的。在超声理疗中，为防止人体组织内的局部升温过高，需不时地移动探头辐照位置。

方程式（公式 4-1-6）同时适于连续超声波与脉冲超声波，只需注意式中声强 I 为时间平均值，且 t 为总的超声辐射时间，在脉冲超声波情况下，它应是脉冲发射与间歇时间之总和。

已知骨骼的超声吸收要比软组织高出几十倍，因此当超声用于辐照骨骼时，其致热效应尤为显著，对此应特别注意。

此外，当较强的超声波辐照人体时，由于组织的非线性特性，而导致声波的非线性畸变，产生高次谐波成分，从而使超声吸收增大，这种附加的温升贡献常常也是不可忽视的。

（二）机械（力学）机制

在一些情况下，超声生物效应明显发生，但超声产生的热量却微不足道，这时当然就不能把产生生物效应的原因归结为热学机制。例如，当超声波辐照低浓度细胞悬浮液或生物大分子溶液时，或者是使用较低的超声频率时，由于超声吸收系数很小，产生的热量与温升均近于可以忽略的程度。这时人们自然会想到，与声场相联系的某些力学参量可能是导致这些生物效应产生的原因。

与声场有关的力学量有质点振动位移、速度及加速度以及声压等，这些力学量都可能与生物效应有关系。

例如，当频率为 1MHz、声强为 $2W/cm^2$ 的平面超声波辐照人体软组织时，那么由前面的有关公式不难算出，声场中质点振动位移、速度、加速度及声压幅值分别为 $A=0.25\mu m$，$\upsilon=0.16m/s$，$a=10^6 m/s^2=10^5 g$（g 为重力加速度）及 $P=2.4\times10^5 Pa$。表明，声场中每个质点在 1s 内都要受 100 万次从 $+2.4\times10^5 Pa$ 到 $-2.4\times10^5 Pa$ 的作用。可以设想作为传声媒质的生物体系，其中的大分子、细胞及组织结构处在这样激烈变化的力学环境中，其状态、功能及生理过程等都可能受到影响。

更为不可忽视的还有，当辐照声强较高时，声场中的所谓二阶参量会变得明显起来，从而可能出现各种非线性物理现象，可对产生生物效应做出附加的贡献。

这些非线性现象包括辐射压力及辐射扭力等，它们可使悬浮的粒子（如血液中的红细胞及卵细胞中的细胞核等）产生平动及旋转。此外还有声流及微声流，它表现为传声媒质中一种粒子流（微声流是发生在微米范围内的粒子流）。例如，用金属丝振动作为超声发射源，已完成了对若干生物悬浮液中微声流作用的研究，观察到一系列有趣的生物效应，如细胞溶解、细胞功能改变、DNA 大分子降解及酶变性等。确信这些生物效应主要是由微声流导致黏滞应力引起的。

（三）空化机制

广义而言，所谓超声空化是指声致气（汽）泡各种形式的活性，这些气（汽）泡的活性表现，在一些情况是有规律可循的，而在另外一些情况下又是相当激烈而难以预言的。但是，不论是哪种形式，它们都是可以通过一定的方法予以检测的。

通常，按气（汽）泡不同的动力学表现行为，分成稳态空化与瞬态空化两种。

1. 稳态空化 当液体媒质内的声场中存在有适当大小的气泡时（气泡太大会漂浮至液面而逸去；反之，气泡太小时，因表面张力很大，会溶解在液体中），它会在声波的交变声压作用下进入振动（即体脉动）状态。当声波频率接近气泡共振的特征频率时，气泡的振动就进入共振状态，使脉动的幅度达到极大。气泡的这种动力学表现称为稳态空化。

对于存在于水中的自由气泡，当半径 $r>10\mu m$ 时，其共振频率 f_0 由下式给出。

$$f_0=3280/r \qquad （公式 4-1-7）$$

式中 f_0 单位 kHz，r 的单位 μm，如 $r=10\mu m$ 时，由上式知，该气泡的共振频率 $f_0=328kHz$。

当气泡处在共振状态，会伴随发生一系列二阶现象，如辐射力及微声流。微声流可使脉动气泡表面附近呈现出很高的速度梯度和黏滞力，足以使处在该处的细胞和生物大分子产生生物效应。

这种稳态空化现象，对于水中平面行波的情况下，在声强为 $0.3W/cm^2$ 的超声波作用下，即可发生。不久前，Miller 等做了如下实验：把气泡引入红细胞悬浮液，随后用 2MHz 的超声波进行辐照，结果在 $I_{SPTA}=6mW/cm^2$ 时，就发现有三磷酸腺苷（ATP）从红细胞内释放出来，这表明发生了细胞效应。

一个演示单一振动气泡的微声流造成细胞破坏的实验，可按如下进行：在一个小容器中置有 0.2ml 红细胞悬浮液（悬浮液体为生理盐水），再把一个很细的金属管的一端插入悬浮液中，在压力的控制下使下管口处形成一个直径为 $250\mu m$ 的半球形气泡，然后用频率为 20kHz 的超声波辐照悬浮液，使其中形成的半气泡进入振动状态，则伴有微声流发生。当超声振动强度达到一定阈值时，微声流即可导致细胞溶解，并伴有血红蛋白质释放出来。

实验表明，气泡振动幅度达 $18\mu m$ 时，是使细胞溶解的最佳条件。而声学理论可以证明，为了产生这样幅度的气泡振动，并不要求太高的声强。对于频率为 20kHz 的平面超声波，为使气泡的振幅达到 $18\mu m$，其理论声强值仅为 $1mW/cm^2$。

2. 瞬态空化 当用强度较高的超声波辐照液体时，声场中气泡的动力学过程变得更为复杂和激烈。在声波的负压半周期内空化核（微小气泡）迅速膨胀，随后又在声波正半周期内气泡被压缩以至崩溃，这一过程称为瞬态空化。当气泡被压缩至崩溃前的短暂时间内（可能为 1ns 以下），气泡内的温度可高达数千度，压力可高达几百个大气压。气泡内的水蒸气在这种极端物理条件下可以裂解为 $H°$ 和 $OH°$ 自由基，它们因具有高度化学活性而迅速与其他组分相互作用而发生化学反应。这正是 20 世纪 80 年代中期崛起的声化学（sonochemistry）的物理基础。

此外，在瞬态空化发生时还常常伴有声致发光、冲击波及高速射流等现象发生，因此处在空化泡附近的细胞等生物体将会受到严重损伤乃至破坏。

冯若及其助手们的一系列研究表明，在行波场中，用频率为 800kHz 的理疗级连续超声波辐照水溶液时，当声强为 $0.7W/cm^2$ 时即可发生瞬态空化；如在小尺度混响场中，产生瞬态空化的阈值声强下降到 $0.4W/cm^2$。

从以上讨论可知，对于两种类型的空化现象，空化核（即存在于液体中的微小气泡）都是必要的，但液体中空化核的存在及其分布，取决于诸多因素，有较大的随机性，因此在实验上通过某种空伦效应（物理的、化学的或生物的）来定量研究超声空化规律的，每次测量的数据之间常会有一定起伏。

下一节将讨论的许多离体的超声生物效应（其中包括超声辐照生物细胞或大分子悬浮液引起的生物效应），常常是与某种声空化过程相联系的。

用于检测超声空化的方法很多，其中包括用光学方法（肉眼或光学检测仪器）直接观察空化泡、气泡空化伴随发生的声致发光；用声学方法，如，耳朵可听到发生空化时的嘶嘶声，声学仪器可检测到空化伴随发生的噪声、谐波或次谐波等。也可以通过化学效应，如自由基、碘释放或生物效应如细胞溶解，大分子断裂等来研究超声空化现象。

此外，还常常从改变实验条件并观测它对实验结果的影响，来判断产生效应的空化机制。例如对研究液体样品施以除气或增压处理，如处理结果是使超声效应明显下降，则表明该效应产生于空化机制。

人们对哺乳动物脑组织超声生物效应的研究数据表明，引起脑组织结构损伤的超声阈值剂量方程可示为

$$It^{1/2} = 200W/cm^2 \cdot s^{1/2} \quad （公式 4-1-8）$$

或由图 4-1-2 中的阈值剂量曲线所示。

一般认为，对于该阈值剂量曲线，在低声强长辐照时间范围内，引起损伤的原因是以热学机

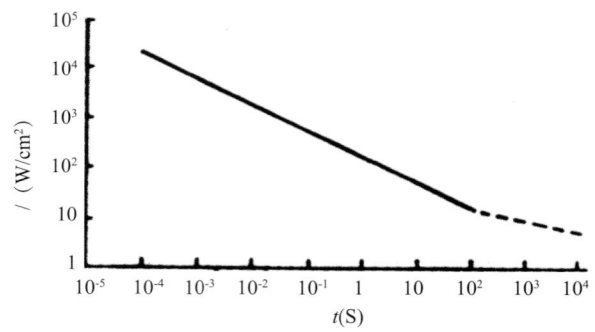

图 4-1-2　引起哺乳动物脑组织损伤的超声阈值曲线

制为主；而在离声强、辐照时间短的范围内，损伤机制则是以瞬态空化为主；当声强为 700～1500W/cm² 的中间范围时，损伤机制主要来自于力学机制。

3. 声孔效应（sonoporation）　1997 年 Bao 等的研究表明，如果使用低声压（0.2MPa）超声波，对中华大田鼠卵巢细胞（Chinese hamster ovary cells）的含微泡悬浮液（10% Albunex，气泡/细胞＝40）进行辐照，细胞膜就可以对大分子暂时开放（open），而后再封闭起来（reseal）。在细胞膜暂时开放的时间里，细胞外面的大分子即可进入细胞，被细胞捕获，并称此现象为声孔效应（sonoporation）。1998 年 Greenleaf 指出，声孔效应可能在基因疗法中成为基因注入的技术基础。

进一步研究表明，声孔效应主要是通过声空化机制来实现的。为此，用于增强诊断超声成像的"造影剂"则会在基因治疗领域中发挥巨大作用。

2000 年 Junru Wu（吴君如）等报道，使用淋巴细胞悬浮液，引入造影剂（option）且使其浓度可变，他们在实验中观察到了两种声孔效应，即可修复性声孔效应（reparable sonoporation）和致死性声孔效应（lethal sonoporation）。且认为，这两种效应来自同一种机制，是同一种机制作用程度不同的两种表现形式。在相同的声辐照条件下，造影剂浓度低，即气泡距细胞距离大，表现为可修复性声孔效应；当辐照时间延长，或造影剂浓度增大使气泡与细胞间距减少，使细胞膜上发生的声孔无法修复时，即转向了致死性声孔效应。文中详细研究了这两种声孔效应与细胞浓度、气泡数量及声辐照参数之间的关系。

声空化效应为什么会导致声孔效应呢？这是因为所谓的声空化，即是微气泡在声波作用下表现出"震荡"或"内爆"活性，而伴随发生的微流、冲击波和射流等激烈过程会使其周围的组织细胞壁和质膜被击穿，产生可逆或非可逆的小孔。张宏等在电子显微镜下就曾观察到，经过超声处理过的损伤组织细胞壁的条状突起部分呈现出很多小孔。因此，声孔是空化产生一种效应成新的作用机制（对后续效应而言）。

在医学超声的许多应用中，都会有二种或三种作用机制同时存在。但一般来说，都会有一种作用机制起重要作用。例如，超声理疗机，当使用连续波模式时，以热机制为主；而当使调制波或脉冲波时，则机械机制为主。高强聚焦超声在进行组织消融时，尽管也常有空化机制参与作用，但主要是通过热机制。

三、超声生物效应的实验研究数据

既然超声生物效应与超声医学有十分密切的关系，那么就有必要集中讨论一下有关在各种不同结构层次生物体系中，对超声生物效应的研究结果。

讨论将分活体（in vivo）和离体（in vitro）两部分进行。活体研究包括超声波辐照哺乳动物整体及其各个组织器官产生的生物效应；离体研究则主要是对细胞和大分子悬浮液超声生物效应的研究。

应予说明的是，迄今已积累了大量有关超声生物效应研究数据，国际上的研究热点集中出现在 20 个世纪 70 年代，由于不同作者采用的研究方法和条件不尽相同，存在一定的差异，有的甚至相互矛盾，本节内容将主要取材于美国 NCRP 于 1983 年出版的 "Biological Effects of Ultrasound: Mechanisms and Clinical Implications." 一书，这是一本公认的权威著作，数据比较系统、可靠。此外，在超声诊断安全性的临床研究方面，则全部取材于国内研究数据。

（一）活体研究数据

1. 哺乳动物整体的超声生物效应　由于超声场作用范围的局限性，超声辐照哺乳动物整体只能在少数情况下实现。其中最重要的是对动物的胚胎，这方面已积累了很多数据，下面仅举数例。

用频率为 2.25MHz、强度为 40mW/cm^2 的超声波辐照妊娠 4 天的小白鼠胚胎 5h，导致胎鼠畸变率与死亡率均显著增大。

用 1MHz、0.35W/cm^2 的超声波辐照胎鼠 3min，观察到新生鼠死亡率明显增高。

用 5MHz 的脉冲诊断超声波（$I_{sptp} = 24$mW/cm^2）辐照妊龄 15d、17d 及 19d 的 11 只孕鼠，辐照时间为 35min，生出新生鼠 83 只，在出生后的 5 周内，对它们进行 5 项反射试验及 4 种生理参数测试，结果表明，与未经超声辐照的相比，它们生长明显迟缓，若干反射与发育指征均出现了具有统计学意义的变化。

用 B 型扇扫超声诊断仪，对 30 例怀孕猕猴从妊娠起到足月，间隔一定时间对胎儿进行多次辐照，而后对新生猴的血液学、发育及行为学进行分析，并与未经超声辐照的做比较。结果是受超声辐照的婴猴呈：

（1）出生 2～16d 的血液分析显示，中性白细胞与单核细胞明显下降。

（2）出生 3 个月内体重发育下降。

（3）出生第 1 年内，它们在安歇休息时的行为活性增大。

（4）一系列情境试验表明，它们完成设定任务的能力下降。

2. 组织器官的超声生物效应　从治疗超声出发，人们往往更关心超声波辐照个别器官时，所产生生物效应的表现形式及相应的阈值超声剂量。下面作为例子，我们介绍超声对脑、肝、睾丸、卵巢及肿瘤等组织进行辐照，所获得的若干研究结果。

（1）脑组织：对脑组织曾做过较多研究，并在实验研究基础上总结出了它量结果，即为了使脑组织产生光学显微镜可以鉴别出的结构损伤，在 100μs～600s 辐照时间内，超声阈值剂量应满足下式

$$It^{1/2} = 200\text{W}/(\text{cm}^2 \cdot \text{s}^{1/2})$$

（公式 4-1-9）

（2）肝组织：对肝组织的超声生物效应研究表明，引起其结构损伤的阈值超声剂量为上式的 2 倍。即

$$It^{1/2} = 400\text{W}/(\text{cm}^2 \cdot \text{s}^{1/2})$$

（公式 4-1-10）

我国尚志远和张青萍等分别进行了肝组织超声生物效应的研究。

张青萍等的研究报道：他们选用 2kg 以上的 8 只大白兔，并随机分为三组。第一组 3 只，用 $2.5W/cm^2$ 的理疗级连续波超声辐照；第二组 3 只，用 3.5MHz，$I_{sata}=3mW/cm^2$ 的诊断级脉冲超声波辐照；第三组 2 只，作为对照组，对它们的实验处理与上两组相同，只是进行假辐照（不接通超声发射）。对于三组兔子，均在上腹及剑突下部剪毛，涂超声耦合剂，并将超声头对准肝脏的左中叶部（借助 B 型超声显像定位），超声辐照 15min。于辐射之后的 24h、20d 及 40d 剖腹取材，进行切片观察分析。

对治疗级剂量超声辐照组，辐照 24h 后取材分析发现，肝组织超微细构呈明显致伤效应，且再经过 20d 和 40d 后观察，均未能完全恢复。对诊断级超声剂量辐照组，呈已观察到肝组织的超微结构发生一定改变，如肝细胞内粗面内质网的脱粒和线粒体肿胀等，但 40d 之后，即已恢复正常状态。

由此可认为，对于肝组织来说，诊断超声剂量引起的效应是可逆的，理疗超声剂量辐射引起的效应则是不可逆的。

（3）睾丸组织：对于超声波辐照是否会对睾丸产生精子的功能及生殖能力造成影响的问题，是有关一种物理手段可否用于节育领域的重要问题，因此国内外学者都进行过若干研究。尽管报道的研究结果不完全一致，有的甚至相互矛盾。但总的看来，理疗级超声剂量辐照会影响睾丸产生精子的功能，这点是可以肯定的。一例代表性的报道表明，用 $1\sim2W/cm^2$ 连续超声波辐照家兔睾丸可使精液中的精子数目明显下降，$4\sim6$ 个月之后又重新回升复原，且未发现精原细胞、支持细胞及间质细胞发生变化。

还有研究报道，用 1MHz、$25W/cm^2$ 的超声波辐照小白鼠睾丸，辐照 30s，在其后 10d 内的不同时间里进行组织学检查，发现在同样辐照条件下，不同种类小白鼠输精管呈现出不同程度的损伤。还观察到精母细胞的损伤早于精原细胞，这一点恰好与离子辐照观察到的结果相反。

在另一篇报道中，研究了超声辐照子宫中胎鼠睾丸引起的效应，使用 1MHz、$I_SP=0.5\sim10W/cm^2$ 连续波超声，在母鼠妊娠 9d、12d 及 15d 后进行辐照 $30\sim40s$，结果出现了两种细微却相当重要的损伤效应：①Sertoli 细胞数目下降；②性腺细胞有丝分裂的终止时间显著延迟。此外，还观察到，超声辐射组中的胎吸收（resorption）和死胎数量增多。由于睾丸重量下降正比于体重下降，且 Sertoli 细胞数量减小并不因哪天辐照而异，因此睾丸的细胞效应可能反映了总的生长延迟。

（4）卵巢组织：有人报道，用 1MHz、$5\sim100W/cm^2$ 超声波辐照小白鼠卵巢 $15\sim300s$，于辐照之后的 7d 内的不同时间里做组织切片的光学显微镜检查。发现超声辐照剂量不同，引起的损伤也不同；且卵巢的不同部位对同一辐照剂量的响应也不同。

（5）组织的再生：有研究报道，用 3.6MHz、$0.1W/cm^2$ 的超声波对兔子耳朵上面积为 $10mm^2$ 的伤口进行辐照，每周 3 次，每次 5min，结果使伤口的愈合速度大大加快。还有人报道，用 3MHz、$1W/cm^2$ 的超声波辐照静脉曲张的溃疡部位，每周 3 次，每次 10min，连续辐照 4 周，取得了十分令人鼓舞的疗效。

（6）肿瘤组织：对于肿瘤组织超声效应的研究，因与肿瘤临床治疗有密切关系，一直受到较多重视。基础研究与临床试验都已证明，当温度上升到 43℃并辐照一定时间时，肿瘤细胞就开始无法正常生存。事实上，采用热疗法医治肿瘤已有较长的历史，20 世纪 70 年代后，超声波作为对人体深部肿瘤进行热疗法的有效手段受到极大重视，有关基础研究也明显加强。

研究发现，用 1MHz、$1.5W/cm^2$ 的超声波辐照大白鼠皮下移植的 Wilm 肿瘤，可使肿瘤体积与重量减小，患鼠的生存时间延长。

有研究报道，对实验肿瘤进行 X 线辐照的同时，配合使用 1MHz、$8.4W/cm^2$ 的超声波照射，结果表明为使肿瘤退化所需的 X 线剂量大大减少。用 1MHz、$0.5\sim2.5W/cm^2$ 的超声波辐照小白鼠的移植肉瘤 $1\sim5min$，结果使肿瘤对 γ 射线的敏感性大大增强。

还有人研究超声辐照与药物治疗的协同作用。在对恶性脑肿瘤患者进行化疗（服药）的同时，配合使用 1MHz、$3W/cm^2$ 的超声波通过头盖骨对肿瘤进行辐照，结果表明超声辐照增强了化疗效果。自 20 世纪 80 年代初，国外相继有多聚焦探头的超声肿瘤热疗机问世，临床应用也取得了有效的进展。

（二）离体研究数据

在离体的超声生物效应研究中，大部分学者是研究细胞或微生物悬浮液。细胞和微生物悬浮液常常作为研究软组织超声效应机制的模拟系统，为弥补其缺乏软组织结构特性的缺点，可取凝胶固定的方法。

也有些学者，对人或动物的活体细胞进行超声直接辐照，之后再把被辐照处理过的细胞取下，进行离体分析。

还有的作者研究生物大分子溶液的超声效应，以考察生物大分子对超声辐照反应的敏感性以及大分子结构被破坏等。

人工培养细胞为研究超声的细胞效应提供了极方便的条件。在进行实验研究时，细胞除处在悬浮状态外，也可附在超声处理器皿底部的内表面上，对于超声辐照引起的细胞效应，可从物理学、增殖、新陈代谢及遗传学等方面予以评价。

如果试图从离体细胞超声效应的研究数据出发，来考虑医学超声临床应用的安全性问题时，则需要充分地注意到离体细胞与活体细胞所处环境条件上的差异。离体细胞分散在悬浮液中，而活体细胞则总是紧紧地聚焦在一起（仅血管及羊膜表面等细胞除外）。此外，各自环境内的含气情况也大不相同，在离体细胞悬浮液中常常会含有大量空化核，而在哺乳动物活体组织中，虽已有若干报道说也存在气核，但有关这方面的知识还知之不多。了解这些，对研究超声效应的空化机制至关重要。

此外，倘若比较不同作者获得的有关超声细胞效应的实验结果时，还应特别注意他们各自的具体实验条件与方案。例如，细胞样品情况，容器结构及接收超声辐照时的状态，是静止的还是旋转的，超声波引入样品的方式，超声波频率、波形及声场分布等，因为其中的每一项因素都会与超声的细胞效应有关。

在研生物大分子溶液或生物细胞悬浮液（或培养液中附于容器底部的单细胞层）的生物效应时，常使用如图 4-1-3 和图 4-1-4 所示的实验装置。

在图 4-1-3 中，浅容器内盛待研究的生物液

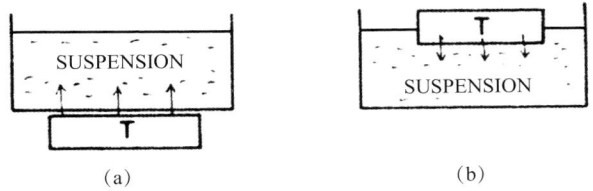

图 4-1-3　研究生物液体的浅容器装置

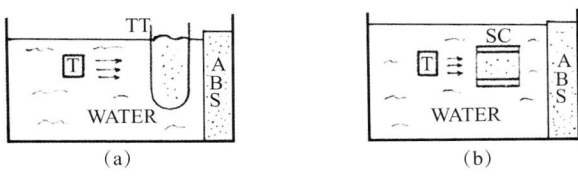

（a）液体样品置于试管（TT）中；（b）液体样品置于带透声窗的容器（SC）中

图 4-1-4　在消声水槽中研究生物液体的装置

体，超声换能器（T）置于容器下方（图 4-1-3a）或上方（图 4-1-3b），向样品发射低 MHz 频率的超声波，在这两种情况下都可能形成驻波，且研究样品均处在超声波的近场范围内，声能量分布起伏不均，因此，对实验条件难以准确表述和控制，实验结果也难以重复。人们为避开近场的复杂性，常常使用如图 4-1-4 所示的装置。

图 4-1-4 所示的装置中，声场要均匀得多（特别是图 4-1-4b），这是由于样品置于远场内，且在水槽远端置吸声材料（ABS），以消除反射波发生。图 4-1-4 中（a）与（b）的区别是：TT 为试管，而 SC 则为带有薄膜透声窗的小容器，前者因管壁上声波反射，会使样品内声场变得复杂起来，对于玻璃试管尤其明显，后者情况则要好得多。

许多实验表明，使用图 4-1-4（a）进行超声效应实验时，如在超声波辐照同时，又使试管绕其轴线旋转，会使超声的效应（生物学的或化学的等）明显增强。甚至有时在不旋转条件下，效应就不会发生。这是由于旋转会使液体样品中的空化核增加，从而使空化过程易于发生。

下边将针对各种超声细胞效应的表现形式予以分别讨论。

1. 细胞的表面效应　超声波辐照可导致多种细胞表面效应，如改变细胞膜的离子与分子通透性、改变其电泳迁移率（它是细胞表面上的电荷量度）、改变白细胞的吞噬活性、引起细胞表面的形态学变化，造成细胞表层脱落以及细胞内含物

泄漏等。

Chapmanq 使用 0.7～3.0MHz、0.4～3.0W/cm² 的连续超声波辐照大白鼠的胸腺细胞，在 3MHz、1.0W/cm² 的条件下（不发生细胞溶解），观测到细胞的钾含量下降，这表明细胞膜的离子通透性发生了变化。K^+ 的吸入量减小而放出量增大。

Bundy 等使用 1MHz、0.6W/cm² 的连续超声波辐照鸟的红细胞（使用图 4-1-4（b）所示的实验容器），发现细胞对 ^{3}H-白氨酸的吸放量减小。因此，超声辐照不会在样品内引起瞬态空化，但稳态空化却不能排除。

Repachol 等使用图 4-1-4（b）所示的容器，以 1MHz、空间峰值脉冲平均值声强为 10W/cm²，发射与间歇比为 10ms/90ms 的脉冲超声波辐照 Ehrlich 细胞，发现其电脉迁移率发生了变化。

Joshi 等使用图 4-1-3（b）的容器，以 2MHz、空间平均脉冲平均值声强为 10W/cm²，脉宽为 1ms 的脉冲超声辐照 Ehrlich 腹水细胞 20s，观测到细胞发生溶解及电泳活性下降；但当脉宽减小到 0.1ms 时，即使辐照时间增大到 120s，也不再发生细胞溶解。同样，脉宽保持为 1ms 而使环境压力增大，细胞溶解现象也会消失。这表明，细胞的溶解是与气泡活性密切相联系的。

Taylor 等报道，他们使用图 4-1-4（b）所示的容器，在确信不发生空化的条件下，也观察到 Ehrlich 腹水细胞的电泳活性下降，这种电泳活性的变化不因增大环境压力而消除，且与脉冲宽度无关（占空比为 1/9），但当频率提高时，电泳活性变化减少，作者认为，此时超声效应的作用机制应归结于细胞周围的声流与切变力的作用。

Siegel 等使用图 4-1-3（a）所示的容器，以 2.5MHz、$I_{SATA}=0.5$W/cm² 的脉冲超声波辐照，观察到人体细胞的分离（detachment），且细胞分离随辐照时间的对数值而增加，但当辐照时间短于 0.18min 时，细胞分离则不再发生。显然，这时在样品内部的声场是难以描述的，因为这涉及容器底的传输损耗、近场起伏、上下多次反射波的相互干涉等。

Miller 等用可俘获气核的多孔膜浸入研究液体样品中，以 2.1MHz、10～32W/cm² 的连续超声波进行辐照，结果观察到血小板聚焦状态（clumping）发生变化。并认为这是由稳态空化机制引起的。稳态空化气泡的振荡会导致流体涡流运动——微声流，由此伴生的黏滞作用足以改变细胞膜功能。这已在 Rooney 的早期研究工作中得到证明，他观察到，在单个振动气泡（频率为 20Hz）的周围可形成很强的微声流，它产生的黏滞应力足以使红细胞破坏。

Chaster 等使用 250kHz 的连续超声波进行辐照，发现在辐照时间取 300s 的情况下，引起血小板形状改变的阈值声强为 1W/cm²。

Corwell 等用钨丝以 20kHz 的横向振动作为声源辐照白细胞，发现金属丝产生了如同气泡振动一样的微声流，微声流引起的细胞表面效应与金属丝振动幅度有关。当微声流产生的切变力达 500dyn/cm²（对应振动幅度 > 8μm，1dyn = 10^{-5}N）时，白细胞发生溶解；当切变力为 30dyn/cm²（对应振幅为 4μm）时，白细胞的吞噬能力改变。Williams 等报道，用 1MHz、0.22～0.66W/cm² 的连续超声波辐照，可使血小板的功能与形态均发生变化，并伴有少量的细胞膨胀和溶解。

Sacks 等利用图 4-1-4（a）所示的容器，以 1MHz、1～5W/cm² 的连续波超声辐照哺乳动物肉瘤的多细胞球，辐照时试管旋转，辐照时间为 1～5min，结果发现细胞呈表面效应；正常的细胞形态被破坏，细胞膜上出现孔洞等。

Holmer 等使用图 4-1-4（a）所示的容器，以 1MHz、0.4W/cm² 的超声波辐照阿米巴（amoebae）细胞，观察到阿米巴呈现收缩、旋转及聚集等现象。同时其表面受损伤。

2. 细胞的溶解效应

通过细胞点数装置观测，如发现细胞被分裂成不再是一个完整的细胞时，就认为该细胞已被溶解（lysis）了。

超声波对细胞可产生溶解效应，这一事实早已得到证明。特别是低频率高强度超声波的空化机制对产生细胞溶解效应尤为有效。

Johnson 等在历史上首次报道了超声波辐照原生动物门（protozoa）细胞并导致其溶解的实验结果。

Hughes 等报道了细菌在 20kHz 超声波辐照下溶解的研究结果，并就他们所采用的实验条件得到如下结论：溶解是超声空化机制作用的直接

临床超声医学

80

结果，而不是通过化学反应。

Fu 等利用图 4-1-4（a）所示的容器，以 0.75～1.1MHz 的连续超声波辐照人工培养的哺乳动物细胞，发现发生细胞溶解的阈值声强为 $I_{spta}=1W/cm^2$。

Wong 等报道，利用图 4-1-3（a）所示的容器，以 0.75MHz、0.5W/cm² 的连续超声波辐照 5min，即可导致细胞溶解，且几乎在同一声强下，超声空化现象也随之发生。

Coakley 等使用图 4-1-4（a）所示的容器，以 1MHz 的聚焦连续超声波辐照，同样观察到了悬浮液中的阿米巴溶解与空化现象之间的相互关系。

综合上述各研究结果，可以认为，超声空化机制是产生细胞溶解效应的物理原因。

3. 细胞的增殖效应　分单细胞与多细胞球两种情况讨论。

（1）单细胞：对于经超声波辐照的存活细胞及其生长情况进行研究，可以获得有关导致细胞效应的超声辐照条件的某些信息。在这一研究领域中，已有若干有关超声辐照剂量与效应之间关系的研究报道。

1）存活与生长。存活是个广义的术语，其含意即指细胞未被溶解，或细胞拒绝"活染料"（wital dyes），或在"涂层试验"（plating test）中产生细胞群体，生长则指细胞的数目随时间而增长。

Fu 等使用图 4-1-4（a）所示的容器，并使试管旋转，以 1MHz 的连续超声波辐照 V-19 和 Hela 细胞，发现使涂层效率下降（它是细胞溶解增长的反映）的阈值声强为 1W/cm²。Clarke 等使用类似容器，也发现小白鼠 L 细胞存活的阈值声强约为 1W/cm²。倘若试管不旋转，则无这类效应发生。这些结果表明，细胞存活率的下降是由超声空化机制引起的。

Kremkau 等使用图 4-1-4（b）所示的容器，以 1.9MHz，17W/cm² 的连续超声波辐照小白鼠的 L 细胞，没发现对细胞存活率有任何影响。Armour 也用同样容器，以 1MHz、1W/cm² 的连续超声波在 37℃下辐照 CHO 细胞，未发现有任何效应；但在 3℃及 1～3W/cm² 声强辐照下，却观察到细胞存活率明显减小。作者指出，3℃时悬浮液中的气泡含量应比 37℃时大得多，从而增强了超声空化机制的作用。

Liebeskind 等使用 $I_{SATA}=15W/cm^2$ 的脉冲超声波（频率未注明，脉宽 3μs，脉冲重复频率 200Hz）辐照大白鼠的腹膜流体及 Balb/c 3T3 细胞，声头是从上向下浸入聚乙烯试管的悬浮液样品中，辐照后立刻发现细胞的超微结构及细胞的运动性（motility）发生了变化；而且在辐照后的 5～7 天，细胞的表面特征也发生改变。类似的细胞运动性的变化及细胞表面特征的变化，在经过 X 线（0.029～0.29Gy）或紫外光（10J/m²，1s）照射之后也同样能观察到。

Chapman 等利用图 4-1-4（b）所示的装置，研究超声辐照胸腺细胞的情况。发现在同样超声强度下，750kHz 的超声波比 3MHz 的超声波对细胞生存及生长可产生更大的影响。即超声效应与超声频率高低成反比。这是与产生效应的超声空化机制相一致。此外，他们还发现，在同样声强下，3MHz 的超声波比 1.5MHz 的超声波辐照引起细胞内钾含量减小得更多，而且这种情况与液体内的含气情况无关。这表明，在此引起细胞内钾含量减小的机制不是超声空化，而是其他机制。

超声空化过程常常会伴随产生自由基，自由基在气相产生后即向周围液体中扩散。研究表明，当有自由基清除剂加入时，超声辐照导致的细胞死亡率会下降，但却不能减小细胞溶解。这些结果表明，超声空化产生的自由基是使细胞致死的一个生物学原因。

Mortin 等利用图 4-1-3（a）所示的装置，把 chinese hamster M3-1 和 V-79 细胞附在 Petri 器皿底内表面上，使用 1MHz 的连续波超声从器皿底由下而上辐照，发现破坏细胞集群形成的阈值声强值约为 0.125W/cm²。但 Todd 等在类似的实验中，却直到声强达 1.5W/cm² 时，仍未发现对集群形成的能力有任何影响。在这里，是以集群形成能力作为细胞存活判断依据的。Kondo 等的实验则表明，破坏细胞存活（仍以集群形成能力为判断依据）的阈值声强为 0.3W/cm²，但却没有具体说清换能器在 Petri 器皿底部的位置。

Toombs 则使用图 4-1-3（b）所示的装置，把 2.25MHz 的脉冲超声波从上边辐照，声头浸入液体中，脉冲波的通断比为 1μs：891μs，$I_{sata}=15～30W/cm^2$，辐照时间为 1h，被辐照的 CHO 细胞附在 Petri 器皿底内表面上，结果未发现对细胞生长速度产生任何影响。

Loch 等也使用图 4-1-3（b）所示的装置，以频率为 0.87MHz 的连续超声波辐照人工培养的人体细胞，研究结果表明，声强为 50mW/cm² 时，对细胞增殖尚无影响，但当增大到 100mW/cm² 时，就观察到影响。

从上述各研究结果可形成一个基本的认识，即超声波影响细胞系统存活率的主要作用机制应该也是超声空化。

2）对细胞周期的影响。许多研究者都发现，处在不同周期（G_1、S、G_2 与 M）中的细胞，对超声波辐照具有不同的敏感性。但对于哪些周期中反应敏感，而哪些周期中反应迟钝，各学者的研究报道结果不尽相同。

Clarke 等报道，超声波辐照对于处在 M 相的细胞具有选择性的溶解效应。

Fu 与 Martins 等分别研究单层细胞，均发现细胞在有丝分裂之后，对超声波辐照反应迟钝。但是，他们对其他周期相中细胞对超声辐照敏感性的研究结果则出现差异。前者报道 G_1 与 G_2 相反应敏感，而 S 相反应迟钝；后者则报道 G_1、S 相敏感，G_2 相迟钝。

据分析，辐照条件上的差异与计数技术不同可能是造成这种矛盾的原因。

（2）多细胞球：多细胞球为研究工作提供了模拟三维空间的离体组织培养系统，在多细胞球内，细胞之间的空间情况很类似，因此，多细胞球就其结构而言，给出了介于细胞与组织的中间媒介，用增大尺度的办法，多细胞球的整体与组分细胞均可进行功能单元的分析。

有关离体多细胞球系统对超声波辐照敏感性的研究，已有若干研究文献报道。

Conger 等使用图 4-1-4（a）所示的装置，试管不旋转，以 1～3MHz、12～15W/cm² 的连续超声波，辐照较大的多细胞球（大约含 6000 个细胞）。结果表明，对存活率没有发生影响，但却出现少量细胞分离（detachment）。

Sackes 等使用类似装置，唯使试管旋转，发现较小的细胞球对于 1MHz 连续超声波辐照反应敏感。得到使涂层效率（plating efficiency）和完整细胞减小的阈值超声辐照剂量为：声强为 1W/cm²，辐照时间为 1min。

由于分离开的单个细胞比多细胞球对超声辐射反应敏感很多，所以多细胞球内细胞之间的接触效应（contact effect）被用于解释多细胞球存活率增高

的原因。Sackes 等的研究则进一步表明，多细胞球对超声波辐照反应的迟钝性随其尺寸增大而增大。

4. 遗传与 DNA 的效应　迄今为止已积累的大量研究数据表明，超声波辐照不会对遗传产生影响。

这个问题可以从如下四个方面讨论：

（1）酵母与果蝇的变异。Thacker 曾使用不同的装置，以不同频率的超声波对酵母遗传系统的一系列因子，如线粒体、核及复合遗传变化等进行了研究评价。其中的一个实验是使用超声细胞粉碎机，声头直接浸入试管内的研究样品中，确信超声辐照肯定会引发空化现象；另一个实验则是使用图 4-1-4（b）所示的装置，以 1～2MHz 的连续或脉冲超声波进行辐照，连续波超声强度为 10W/cm²，脉冲波超声的空间峰值脉冲平均值为 10W/cm²，结果均未发现任何效应。

Thacker 与 Baker 还报道，用 1MHz、$I_{SPTA}=0.05～2.0W/cm²$ 的连续超声波辐照果蝇，结果也未发现对遗传产生任何效应，即使是声强增加到足以杀死果蝇的程度，也是如此。

（2）染色体畸变。有关研究表明，超声波辐照不会导致染色体经典型的损伤，如碎片、环。

20 世纪 70 年代初期，Macintoch 等曾报道，诊断剂量的超声波可以引起染色体畸变，但这在当时引起医学超声界极大重视的说法，并没被其后的一系列相关实验研究结果所证实，其中甚至包括原作者的重复实验。

Hedges 等报道，人的离体淋巴细胞经 1.5W/cm² 的超声波辐照后，发现 pycnotic 核的表象发生了变化。此外，Woeber 等也曾报道，动物组织经过超声波辐照之后，其核外观呈异常。但这些均属非典型损伤，它们与遗传型损伤无关。

（3）姊妹染色单体交换（SCE_s）。在细胞进行有丝分裂的前期与中期，一个染色体包含 2 个染色单体，即姊妹染色单体。2 个单体之间的交换通常是发生在同一位置上，这可以用适当的染色体标定技术予以检测。已知一定的药物与紫外线作用可导致 SCE_s 的频率增大，并且有人认为，它可能会与遗传变异有关，但是，有更多的人相继指出，这种关系好像不能成立。

超声波辐照能否影响 SCE_s，这个问题一直为医学超声界所关注。至今已进行了较多的有关研究，其中多数得到否定结果，但也有一部分研究报道却是肯定结果。

Liebeskind 等使用聚乙烯试管，从轴向方向用 2.5MHz 的脉冲超声波辐照哺乳动物的 Hele 细胞，脉冲波的 $I_{SATA}=6.6\text{mW/cm}^2$，重复频率为 200Hz。结果发现，非预期的 DNA 合成，细胞变形及一种免疫反应均有所增强，但未发现对 DNA 单股破裂及对 SCE_s 产生任何影响。

Zheng 等曾分析研究了许多例患者的羊膜细胞，其中的一些患者接受过诊断超声波辐照，另外一些则没有。结果表明，两种情况下的 SCE_s 没有任何差异。

Miller 等用 2MHz 的脉冲超声波辐照人的离体全血，脉冲重复频率为 1000Hz，最大半周期声强为 100W/cm^2。结果也未发现辐照组与对照组之间的 SCE_s 有任何差别。

Barnett 等研究了经诊断脉冲超声波辐照的健康妇女淋巴细胞的 SCE_s，他们详细考查了淋巴细胞发育的各个阶段。在有丝分裂周期内还增加了

辐照时间。结果表明，辐照 5min，甚至更长些，都未发现 SCE_s 频率的改变。

反之，Liebeskind 等则报道，他们使用 2.5MHz 的脉冲超声波辐照人的离体淋巴细胞，声强 I_{SATA} 为 2.7mW/cm^2（实验方法与前面对该作者工作介绍过的一样），结果导致 SCE_s 频率增大。

Ehlinger 等报道，他们从经过超声波辐照的活体胎盘血液中取出 20 个淋巴细胞，研究其中染色体的 SCE_s，结果表明其频率增高。

Barnett 等也报道，他们用脉冲超声波辐照离体的 CHO 细胞，发现当最大半周期声强小于 150W/cm^2 时，细胞的 SCE_s 频率无变化，但当声强为 650W/cm^2 及 2500W/cm^2 时，SCE_s 频率的变化则相当明显。

纵观有关超声辐照与 SCE_s 频率关系的主要文献报道数据，大致情况可见表 4-1-1 中所列。

表 4-1-1　超声辐照与 SCE_s 分析重要文献报道结果

作　　者	细胞	细胞状态	波形	声强 I_m (W/cm²)	声强 I_{SPTA} (mW/cm²)	声强 I_{SPTA} (W/cm²)	超声辐照对 SCE_s 有效应否
Liebeskind 等（1979 年）	Hela	离体	脉冲	35.4	6.5～10	—	无
Liebeskind 等（1979 年）	淋巴	离体	脉冲	—	5.0	—	有
Haupt 等（1981 年）	淋巴	离体	脉冲	0.6	0.02	—	有
Morris 等（1978 年）	淋巴	离体	连续	—	—	15～36	无
Zheng 等（1981 年）	羊膜	活体	脉冲	—	—	—	无
Au 等（1982 年）	骨髓	活体	连续	—	—	0.3～0.6	无
Miller 等（1983 年）	淋巴	离体	脉冲	100	40	—	无
Wegner 等（1980 年）	CHO（G_2）	离体	脉冲	—	—	—	无
Lundbery 等（1982 年）	羊膜	活体	脉冲	—	—	—	无
Wegner 等（1982 年）	CHO（G_2、S）	离体	脉冲	17	—	—	无
			连续	—	5.6（I_{SATA}）	—	无
Barnett 等（1982 年）	CHO	离体	脉冲	50～150	100～300	—	无
				650～2 500	—	1.3～5.0	有
Barnett 等（1982 年）	CHO	离体	脉冲	—	—	0.1～4.5	无
Barnett 等（1982 年）	纤维	离体	连续	—	—	13.5	有
Ehlinger 等（1981 年）	胎盘	活体	脉冲	诊断剂量			无
Barnett 等（1987 年）	淋巴	活体	脉冲	诊断剂量			无

注：I_m 指空间峰值最大声压半周期平均值声强。

（4）DNA 及其他大分子效应。已有许多研究工作证明，超声波辐照 DNA 大分子溶液可使 DNA 大分子被机械地打断。Peacock 等在易于产生稳态空化的特制装置中，用 20kHz 的超声波辐照，发现 DNA 分子量越大，它响应切应力而降解的敏感性越大。但 Thacker 指出，溶液中 DNA

大分子降解的切应力不大可能会损伤染色体中的 DNA 分子。

Galperim-Lemaitre 等使用图 4-1-3（b）的示的装置，以 870kHz、0.2W/cm^2 的连续超声波辐照 DNA 大分子溶液，观察到经辐照 30～90min 后，DNA 的分子量下降为原来的 1/3。

McKee 使用图 4-1-4（b）所示的装置研究表明，以 1MHz 的超声波辐照，使 DNA 大分子解体（base lysis）的阈值声强为 0.51W/cm²。但 Coakley 等采用类似的装置，以 1MHz 的聚焦连续超声波辐照，却发现 DNA 分子的断裂（scission）发生在 288～515W/cm² 的较高声强下，在 72W/cm² 时尚无明显的断裂发生。因此，DNA 大分子断裂是与瞬态空化过程相联系的。

超声波也可以通过化学方法改变 DNA。核酸溶液通过 0.8MHz、5W/cm² 的超声波辐照，就可形成乙二醇，这很类似于经过 X 射线、γ 射线辐照后所发生的情况。Mckee 等提出了引起尿嘧啶水溶液变化的声化学机制，即声致羟自由基通过两步过程使 C_5-C_6 双键饱和。对于各种声照碱溶液核苷酸溶液所做的紫外吸收与高压液体层析法分析结果比较表明，胸腺嘧啶（thymine）和胸腺嘧啶核苷（thydine）是最活跃的核酸和核苷酸。

Wang 使用图 4-1-4（b）所示的装置研究表明，对于 3～5W/cm² 超声波辐照，核酸反应活性的次序呈：胸腺嘧啶＞尿嘧啶＞胞嘧啶＞鸟嘌呤＞腺嘌呤。当反应是在充气环境下进行时，气体的效率呈如下次序：$Ar＞O_2＞$空气$＞N_2＞He＞H_2$。

但是，倘若有自由基清除剂（如一氧化二氮）参与时，则观察不到声辐照导致解体的现象发生。这一结果则有力地证明，自由基是声致核酸反应的中间物，而自由基的产生正是超声瞬态空化的结果。综上所述大量有关离体超声生物效应的研究结果，大体上可得到这样的看法，即非热机制，特别是空化机制是产生离体超声生物效应的主要原因。为此，稳定的气泡或空化核是必不可少的。如果在超声辐照的系统中不存在合适的气泡，那么当辐照声压值小于一个大气压（对应平面行波声强 0.3W/cm²）时，几乎不大可能对离体细胞产生任何效应。

（三）超声生物效应实验研究数据小结

作为本节超声生物效应的基本实验数据的小结，我们将上述有关不同生物结构层次上超声生物效应的主要实验结果列入表 4-1-2 中。

表 4-1-2　超声在生物体系的各个层次上引起的生物效应

层次	样品	f（MHz）	I_{SPTA}（W/cm²）	t	效应
整体辐照	小白孕鼠	1	0.35CW	3min	分娩胎儿死亡率增加
	小白孕鼠	1	1CW	5min	胎重下降
	小白孕鼠		P	20min	仔鼠呈明显致畸
	孕猕猴		扇扫 B 超 P	—	仔猴血液学指标有变化，发育下降
组织与器官	脑	1～9	$2×10^1$～1CW	10μs～10min	致伤阈值剂量 $It^{1/2}=200W/cm^2·s^{1/2}$
	肝	3	$2×10^1$～$3×10^2$CW	10μs～10min	致伤阈值剂量 $It^{1/2}=400W/cm^2·s^{1/2}$
		3.5	B 超 3mW/cm²，P	15s	超微结构损伤，40 天后恢复
	幼鼠腰椎	1	200～3×1CW	10^{-2}～10min	后肢瘫痪阈值剂量 $It^{1/2}=25W/cm^2·s^{1/2}$
	睾丸	1	25P	0.5min	精母细胞早于精原细胞受影响（与脑子辐照作用相反）
	卵巢	1	5～100CW	0.25～5min	组织损伤
	Wilm 肿瘤	1	1.5CW		瘤体及重量下降
	实验肿瘤	1	8CW		与 X 线协同作用，使肿瘤退化的 X 线剂量减小
	恶性脑肿瘤	1	3CW		与化疗协同作用增强化疗效果
	兔耳伤口	3.6	0.1CW	5min（3 次/周）	加速伤口恢复
	静脉曲张溃疡部位	3	1CW	10min（4×3 次/周）	效果令人鼓舞
细胞	小白鼠白血病细胞	1	15	0.17min	有丝分裂期优先瓦解
	Ehrlich 腹水细胞	1	1	5min	电泳能力下降
	大白鼠胸腺细胞	1.8	大于 1		钾含量立即下降
大分子	蛋白质（分子量<10^4）	1～27			空化时发生降解
	DNA（分子量>10^6）	1	30		无空化时发生降解

注：I_{SPTA} 指空间峰值时间平均值声强，t 指辐照空间，CW 指连续声波，P 指脉冲声波，f 指超声频率

（冯若）

第二节　超声诊断安全性研究及原则建议

超声波是一种非电离辐射，因此长期以来超声诊断被普遍认为是非侵入性的，即对接受超声诊断的患者来说，它是安全无害的，并视此为超声诊断技术的一大优点。

现在，我们应该指出，这种看法大体上是不错的，但并不严格。超声波既然也是一种物理因素，一种能量形式，那么它在临床应用上，也必然存在着一个阈值安全剂量问题。所谓阈值安全剂量，即指当临床使用的超声剂量小于这个值时，它是安全无害的；而大于该值时，则可能对患者产生有害的效应或损伤。但是，不幸的是超声诊断的阈值安全剂量问题，至今乃至今后一段时间内，都还难以在科学基础上得到国际上一致的确认。

应该说，超声诊断的安全剂量问题，从超声医学诞生那时起，就得到了科学界的重视。由于超声诊断大量用于产科，胚胎细胞和胎儿的发育最易受到影响，而这种影响一旦产生，其后果又会危及到人类下一代，因此许多有关超声诊断安全的研究和讨论都是围绕对胎儿影响进行的。

早在 20 世纪 60 年代，曾发表过许多文章，从基础实验研究到产科临床应用的随访都表明，诊断剂量的超声对人体器官、组织、细胞以至染色体都是无害的。因此，在当时的医学界中普遍接受诊断超声对人体（包括母体和母儿）无害的观点。

1970 年，在伦敦召开的第二届欧洲围产期医学会上，有人报告认为，超声辐照可能会引起羊水细胞及人血的染色体断裂或畸变。这些报告在当时的学术界引起了极大的反响和关注。

但是，其后许多学者所做的进一步研究并未证实上述报告的内容。如 Coakley 等从实验上证明，上述报告中的染色体断裂是由于盛样品的聚乙稀袋在超声辐照下释放毒性物质造成的。

超声诊断的安全性问题，说到底主要是指产科的超声诊断安全性。这一说法的主要依据在于，早孕胚胎十分娇嫩，对外界刺激的反应异常敏感，而且一旦产生效应将可能会影响到新生命的整体。

Carstensen（1987 年）在讨论诊断超声可能在人体中引起空化时，曾撰文说："已有报告说，某些超声诊断仪输出的最大声强可达到 $1\,000\mathrm{W/cm^2}$，这是一个足以在含有空化核的生物体系中产生瞬态空化的强度。倘若产生瞬态变化，其生物效应可能是很局部的，只会损伤靠近爆炸空腔周围的少数细胞……很难看出，在人体的大多数器官和生物流体中损伤几个细胞会对人体的健康产生多大影响；然而，一个可能的例外，是涉及人体的生殖细胞，或是处在发育灵敏期的胚胎和胎儿。如果在这种情况下产生空化，那么即便是只损伤几个细胞也是不可容忍的。"20 世纪 80 年代以来，超声图像诊断技术的功能和水平迅速扩展与提高，它在产科的应用范围亦空前扩大。在技术先进的国家与地区，妊娠期内接受一次以上超声检查的孕妇超过 50%。许多人则建议把超声图像检查列为产科常规检查手段。但是，问题的另一面是，有关超声诊断安全性的若干基础研究和流行病学调查，还不时地对现行超声诊断剂量在产科应用中可能在潜在危害提出报告。面对这种形势，国际上的超声医学界、舆论界再次对超声诊断在产科应用中的安全性问题表示了极大的关注。

一、有关超声诊断安全性研究

（一）动物的实验研究

有关动物胚胎的实验研究结果，我们在上一节中已经做了介绍。应明确指出的是，由于动物实验研究与人体超声应用之间的巨大差异，显然动物的实验结果对人体超声应用安全性问题，仅有有限的参考意义。

（二）流行病学研究

1970 年，Ziskin 曾就诊断超声的安全性问题提出 1 份国际普查报告。这份报告是在 68 份调查材料的基础上总结出来的，这些调查材料涉及 292 个医疗单位对 121 000 例患者使用诊断超声的情况。报告指出，在 68 份调查材料中一致确认超声检查没引起任何副作用。

Falus 等于 1972 年检查了 171 名在母体中接受过超声检查的 6 个月到 3 周岁的儿童。对发育历史和身体素质的检查结果都使研究者做出下述结论：体质和智力发育都相当于或优于平均值。对试验组和对照组各 10 名儿童的细胞核分析结果亦未见任何差异。

Scheide 等于 1978 年对 1 907 名婴儿就 123 个参数进行了调查研究。这些参数涉及孕期、分娩期及婴儿期。其中有 297 名婴儿在母体中接受过超声辐照并接受过羊膜穿刺术，661 名婴儿只做过羊膜穿刺术，另 949 名既未接受过超声辐照也未做过羊膜穿刺术。调查一直追踪到 1 周岁。结果发现，接受过超声检查和羊膜手术这一组，比未做任何处理的那一组，有较多的抓抱和兴奋型颈部反射异常，但与只进行过羊膜手术那一组相比，却没有这种差别。除此之外，未观察到任何有统计意义的发现。

为考查超声辐照是否会导致胎重下降的问题，Moore 等于 1982 年曾对 2 135 名单胎儿童做过详细研究，在这 2 135 儿童之中约有一半是在母体中接受过超声辐照。而且对他们做了长期大量的调查数据积累。由于发现超声辐照与胎重之间存在着粗略但具有统计意义的联系（$P<0.01$），他们继之又对其中的 527 名儿童做了更为详细的分析，使之具有人口统计调查的特征，包括调查生母的妊娠历史及妊娠期发生的一些事情等。而后采用多重逻辑回归分析法，仍然可以显示出超声辐照与体重下降的联系（$P<0.05$）；他们又采用线性回归分析法，依然发现，在经超声辐照与未经辐照的婴儿平均体重之间存在着小而具有统计意义（$P<0.05$）的差别。Moore 等的报告之所以显得重要，是因为他取得了阳性结果。

Stark 等于 1983 年在 Moore 等的上述数据基础上，又对 425 名接受过超声辐照的儿童和 318 名对照组儿童做了进一步分析。他们比较了 17 个不同的参数，其中有 10 个参数取自出生时，7 个参数取自 7～12 岁时，结果在两组之间未观察到任何具有生物意义的差别。出生时调查的参数包括 Apgar 抓痕、妊娠期、头围、体重、身长、先天畸变、新生感染及先天感染等。7～12 岁儿童调查的参数有听力、视力、色觉、全部神经系统测试、识别功能及行为等。

迄今为止，最大规模的调查研究是 1980 年在加拿大由 E. A. Lyons 领导进行的，调查了经超声辐照过的 1 万名孕妇与对照组 500 人。根据对他们的 2 428 名下一代儿童随访调查分析提出的初步报告表明，经超声辐照过的儿童，在先天畸变、染色体畸变、瘤、语言、听觉缺陷及发育等方面均未发现异常。

对于超声辐照孕妇或胎儿能否导致胎儿细胞的染色体损伤的问题，虽然自 20 世纪 70 年代初开始，断断续续做了若干工作，但至今仍然未能在肯定这种效应方面取得令人信服的证明。

此外，对于超声辐照过程中是否会引起胎动的问题，也存在着肯定与否定的两种研究报告。尽管胎动并不等同于有害效应，而且对它的生理意义亦不清楚，但由于它具有医学上的兴趣而引起人们的注意。

从上面的讨论可以看出，尽管超声诊断的临床应用已相当广泛，但临床实践调查和流行病学研究，对于诊断超声产生副作用的问题都没有给出可靠的证据。

尽管如此，仍不能排除产生副作用的可能性，而得出的结论说诊断超声是绝对安全的。因为在上述讨论中，对于下列四种情况还是难以鉴别的，即：

（1）常见病变发生率不明显地增大。

（2）细微的效应，如微小的化学变化和行为变化。

（3）长时间之后才出现的延迟效应。

（4）一定的遗传效应。

H. D. Stewart 等在美国临床超声杂志上发表了"超声辐照参量和超声生物效应文献数据汇编"一文，文章分析综述了国际上近期发表的 242 篇文献资料后认为，当辐照时间小于 10min 和 $I_{SPTA}<100\ mW/cm^2$ 时，对于连续波超声，除若干行为效应外未观察到任何活体和离体的超声生物效应；但是，对于脉冲超声，则可观察到若干效应。其中除对实验动物（多为大、小白鼠）之外，还有一些有关妇产科临床超声的流行病学调查研究。所报道的效应包括：妇女早熟排卵，生育能力下降，胎儿体重下降及婴儿身体发育减缓（至 6 岁）等。Stewart 指出，目前虽然还不能就此做出什么最后的肯定结论，但是很有必要针对这些结果进一步开展大规模系统的研究。

从上述的讨论可见，迄今为止，国外超声医学界在研究诊断超声安全性问题上主要限于两个途径，即对实验动物（以鼠为主）的研究及流行病学研究。这两方面的研究虽然都是重要的，可以提供一定的参考数据，但人们却无法由此就超声安全诊断阈值获得任何直接可靠的结论。

（三）我国有关超声诊断安全性的产科临床研究

Dunn 于 1991 年指出，有关超声生物效应及产生生物效应的物理机制已进行了大量研究，但来自临床研究的资料甚少，以致难以对超声临床诊断的安全性做出定量评价。

自 20 世纪 80 年代末期起，西安医科大学张蕴璟、王秉正和他们的研究生巩岩等，利用我国计划生育的有利条件，首先系统地开展了有关产科超声诊断安全性的临床研究。接着北京医科大学等单位也相继开展了这方面的研究工作。

他们进行临床研究的主要内容是：对孕妇计划外的早孕胚囊以诊断超声剂量进行辐照，随后人工流产，取胎囊的绒毛细胞、脱膜细胞及新生儿脐带血淋巴细胞等，进行有关生化、遗传、免疫活性及形态学等综合性分析，取得一系列有意义的结果。

1994 年中国超声医学工程学会在长沙召开了我国首次的《超声诊断安全性问题》专题学术报告、研讨会，会上提出了有关研究报告 23 篇，其中包括临床研究报告 7 篇，流行病学研究报告 9 篇。这次会议不仅总结了前一段时间的研究成果，交流了看法，提高了认识，还激发了进一步研究的热情。

1994 年后，我国在这一研究领域的工作继续深入，特别到 1996 年，研究工作跨上了一个新的台阶，即把研究对象直接瞄准早期胎儿本身的某些部分器官。如冯泽平等人观察 16 例妊娠 20～28 周妇女诊断级超声辐照后，人工流产胎儿睾丸组织的超微结构改变。照射按 5min、10min 及 30min 分为 A、B、C 三组，每组 4 例，另外 4 例未照射者作为对照组。结果发现：C 组有精原细胞肿胀，核染色质稀疏，线粒体结构模糊，毛细血管内皮细胞肿胀，基底膜分层、断裂。A 组与 B 组无改变。结果提示：照射不超过 10min 对睾丸无超微结构损害。彭郎鸣等则研究了超声辐照对孕龄为 8～12 周胎儿的眼球及早孕绒毛的影响，他们将 80 名早孕妇女随机分为 4 组：Ⅰ组（对照组）、Ⅱ组（超声辐照 5min 组）、Ⅲ组（辐照 10min 组）、Ⅳ组（辐照 20min 组）。采用诊断超

声辐照人体宫内胎儿，24h 后取胎儿角膜、晶体及绒毛细胞进行超微结构及生化研究。结果表明：诊断超声辐照 5min，胎儿角膜上皮出现水肿改变；辐照 20min，绒毛细胞的 SOD、GSH-Px 的活性下降显著（$P<0.05$）。冯泽平等在研究了超声辐照对男胎睾丸组织影响后，又研究了超声辐照对女胎（16～28 周）卵巢超微结构的影响。他们对 70 例妊娠 16～28 周要求引产的孕妇行诊断用超声照射后，观察胎儿卵巢超微结构改变。按照射时间 5min、10min、30min 及 30min 后 10d 取材，分为Ⅱ、Ⅲ、Ⅳ 3 组，每组 30 个卵巢。另 20 个卵巢未照射者作为正常对照组（Ⅰ组）。结果发现Ⅳ组均有卵母细胞肿胀，核染色质稀疏，线粒体肿胀、嵴模糊、消失、空泡变。Ⅱ组与Ⅲ组无改变，提示照射不超过 10min 对卵巢超微结构无明显损害。

1998 年，冯泽平等报道了诊断超声辐照对中孕宫内胎儿脑垂体超微结构影响的研究结果。他们将 28 名中期妊娠拟行引产的健康孕妇（孕期 20～28 周）随机分为 4 组，Ⅰ组为对照组、Ⅱ组为超声辐照 5min 组、Ⅲ组为辐照 10min 组、Ⅳ组为辐照 30min 组。采用 EUB-40 型 B 超仪的声输出进行辐照，超声频率为 3.5MHz，声强为 0.41 mW/cm²。辐照时，取纵切成像，显示出宫内胎儿蝶鞍内的脑垂体。辐照后立即行水囊引产术，36～48h 后胎儿被引下，立即解剖取出脑垂体组织进行超微结构研究。结果发现，Ⅳ组呈垂体细胞核染色质稀疏，线粒体脊模糊，细胞间隙增宽，血管旁组织水肿，Ⅱ与Ⅲ组则无明显变化。此结果提示，诊断超声定点连续辐照在 10min 以内，对宫内胎儿脑垂体无损伤。辐照达 30min 则会引起脑垂体组织超微结构的改变。

2000 年，杜联芳等研究了诊断超声辐照对人早孕绒毛 Fas/Fasl 蛋白表达的影响。他们对拟进行了人工流产的 24 例早孕（45～60d 妊龄）的健康妇女随机分为 4 组，即对照组（空辐照）和 10min、20min 及 30min 的辐照组。使用 HP8500 型彩色多普勒超声诊断仪，7.5MHz、$I_{SATA}=3.4$ mW/cm²，经腹对胎囊连续辐照，辐照后 24h 取材，用免疫组织化学技术检测上述各组的绒毛滋养层细胞 Fas/FasL 蛋白表达率。结果表明，辐照 10min 组与对照组相比无差别（$P>0.05$）；而辐照 20min 组和 30min 组的表达率则明显增大，且

显著大于辐照 10min 组（$P<0.001$）。由此作者得出结论：诊断超声持续辐照早孕孕囊组织＞10min 时，即可能引起绒毛滋养层细胞 Fas/FasL 蛋白表达率增大，从而会诱导滋养层细胞凋亡数量的增多。

综合我国有关产科超声诊断安全性临床研究的代表性结果，如表 4-2-1 所示。

表 4-2-1　产科超声诊断安全性临床研究结果

作者、时间	例数	超声辐照剂量	检测项目	结果（与对照组相比）
巩　岩等（1989 年）	30	9.5mW/cm² （I_{SPTA}）30min	绒毛细胞	染色体畸变率无变化 生化代谢变化，膜结构受损
于学文等（1990 年）	30	诊断超声 20min	绒毛细胞	rRNA 基因转录活性无显著变化 亚微结构改变
巩　岩等（1991 年）	18	9.5mW/cm² （I_{SPTA}）30min	脱膜	T 淋巴细胞亚群无变化 巨噬细胞明显减少
吕国荣等（1991 年）	45	0.67mW/cm² （I_{SATA}）10～30min	绒毛细胞	＞20min 时，膜结构明显受损
黄凤华等（1994 年）	18	诊断强度 10min、20min、30min	绒毛细胞 SCE	＞20min 时 SCE 明显增大
高　怡等（1994 年）	40	B 超 0.7mW/cm²，10min、20min、30min 彩超 1.8mW/cm²，10min、20min、30min	绒毛细胞	＞20min 时，超微结构及酶细胞化学改变与 B 超相比，上述改变更明显
张志友等（1994 年）	12	I_{SATA}＝7.6mW/cm²，30min	新生儿体重	胎中晚期超声辐照，体重下降
			新生儿血细胞	红细胞 C_{3b} 受体活性受抑制，数目下降，由此导致红细胞免疫复合物花环形成率上升，免疫功能下降
贾建文等（1994 年）	60	诊断超声 0.67mW/cm²，30min	绒毛组织	DNA 含量下降
葛丽萍等（1994）	32	诊断超声 10min	脐带血	淋巴细胞染色体畸变率及姊妹染色单体互换频率无显著变化
王建宏等（1994 年）	60	1.18mW/cm²，30min	绒毛组织	脂质过氧化程度及细胞膜超微结构无显著变化
高　怡等（1995 年）	46	彩超 30min	绒毛组织	超微结构受损，但 3d 后基本修复
葛丽萍等（1995 年）	31	诊断超声 10min	绒毛组织	SOD 活性及 MDA 含量无明显变化
刘彭望等（1996 年）	586	1.15～2.3mW/cm²，1～5min	胎儿	单因素（体重）分析结果：体重与辐照次数呈正相关；多元分析（控制其他因素）结果：体重与辐照次数无关
冯泽平等（1996 年）	16	1.0mW/cm²，30min	20～28 周胎龄胎儿睾丸	超微结构受损；辐照 10min 以下，则未见受损
冯泽平等（1997 年）	70	0.41mW/cm²，30min	22 周孕龄胎儿卵巢组织	超微结构受损，10d 后可修复 83%；辐照 10min 以下，无明显损伤
彭朗鸣等（1997 年）	80	2.08mW/cm²，5～20min	角膜及绒毛组织	辐照 5min 即见角膜上皮出现水肿；辐照 20min，绒毛细胞 SOD，GSH-Px 活性显著下降
冯泽平等（1998 年）	28	0.41mW/cm²，5min、10min、30min	20～28 周胎儿脑垂体	30min 辐照使超微结构受损；5min 与 10min 无损伤
杜联芳等（2000 年）	24	3.4mW/cm²，10min、20min、30min	早孕绒毛 Fas/FasL 蛋白表达	20min 与 30min 组蛋白表达明显增大（$P<0.001$）

上述这类临床研究结果之所以特别重要，在于它能够直接向人们提供有关诊断超声对胚胎产生效应的信息，而这正是有关超声诊断安全性研究的大量文献中所缺少的。

近几年内，寿文德等还对经腹辐照诊断超声在宫内的声压和声强进行了成功的测量研究。用 16 例测量声压与 B 超仪在自由场中测得值相比较，即可计算出超声波所经过的腹部软组织的综合平均声衰减系数为（1.24±0.19）dB/（cm·MHz）（衰减与频率近似成正比关系）。这个数值无疑对有关妇产科的超声研究十分重要。

二、规范、标准、建议

由于超声诊断应用的迅速发展，超声诊断安全性问题引起了极其广泛的重视。自 20 世纪 70 年代后，国际上许多权威人士、权威杂志（如 Ultrasound in Med. & Biol.）、权威组织［如世界生物医学超声联合会（WFUMB）、国际电器委员会（IEC）、世界卫生组织（WHO）、美国食品医药管理局（FDA）、美国医用超声学会（AIUM）、英国医学超声学会（BMUS）、美国电器制造商协会（NEMA）、日本卫生福利部等］相继发表了大量的有关超声诊断安全性的建议、规范和标准。在此仅就近二十年来发表的一些重要论述做些讨论。

20 世纪 90 年代，WFUMB 曾先后召开三次关于"医学超声安全性与标准化专题研讨会"，这三次会议的建议，实际上，均被 IEC 在其后制定的如下安全标准中所吸收采纳。

（一）医用超声诊断仪声输出公布的要求

1992 年 IEC 公布了"医用超声诊断仪声输出公布要求的标准（IEC61157：1992）"，该声输出公布要求的标准，于 1997 年被我国等同采用为国家标准（GB16846-1997）。

在声输出公布的标准中规定，为防止热效应和空化效应的有害影响，声输出必须同时满足下列三项指标，才能免于公布声输出数据。

（1）空间峰值时间平均声强 I_{spta}＜100mW/cm^2；

（2）波束声强 I_{ob}＜20mW/cm^2；（防止热效应）。

（3）峰值负声压 P_-＜1MPa。（防止空化效应）。

图 4-2-1 给出了这些量的示意图及计算公式。由图可知，I_{spta} 反映的是声波连续作用时具有的时间平均能量；I_{ob} 反映声波作用时，有效声束中空间平均能量；而 P 则反映每个瞬态声压波形中的负声压峰值。利用声强、比热和人用时间可计算出声能导致的温升。而峰值负声压则是激活气泡，即引发空化机制的动力。

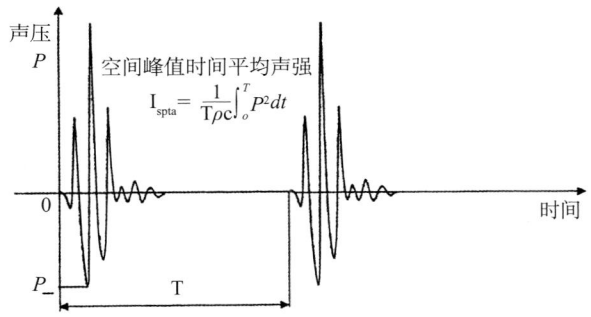

图 4-2-1　声输出绝对量 I_{spta} 和 P_- 的图示及计算公式

以上三项免于公布的条件也可看作是一个提示性的安全阈值。目的是当输出参数量值高于此界限时，及时提醒医生考虑安全问题，并慎重操作。当然，这个提示性阈值，也是在大量实验研究基础上提出的。即可理解为，当声输出数据低

于此提示性阈值时，声波在一般组织中造成的温升不会超过 1.5℃。因此可"无顾虑地放心使用，且不受操作时间的限制"。同时，物理实验表明，声波在无空化核存在的组织中的空化阈值为 P_-＞8MPa，故 P_-＜1MPa 这个提示性阈值相当于已设置了约 8 倍的保险系数。

（二）热指数和机械指数

1992 年 AIUM/NEMA 首次提出了热指数和机械指数的概念和定义，并建议以它作为标示（屏幕显示）诊断超声设备声输出的标准。这一概念及相关内容很快被 IEC 的安全标准草案采纳，并于其后正式公布为"医用电气设备——超声诊断与监护设备专用安全要求（IEC60601-2-37：2001）标准"。于 1997 年被我国采纳为国家标准（CB9706.9-1997）。

1. 机械指数 MI（mechanical index 的缩写），它是发生声空化可能性的量度。

定义：

$$MI = \frac{p/\sqrt{f}}{C_{MI}} \qquad （公式 4-2-1）$$

式中 p 为靶点处的峰值负声压，单位为 MPa；f 为声频率，单位为 MHz；$C_{MI} = 1MPa/\sqrt{MHz}$，为一基准量，在水中 1MPa 为 1MHz 频率下的空化阈值，显然对 4MHz 频率的声波，其空化阈值应为 2MPa。

研究表明，当 MI＞0.3 时，即可能对新生儿肺或肠部产生损伤。

2. 热指数 TI（tbermal index 的缩写），它是产生热损伤可能性的量度。

定义：

$$TI = \frac{P_W}{P_{deg}} \qquad （公式 4-2-2）$$

式中 P_W 为靶点处的声辐照功率，P_{deg} 为在组织模型中使该靶点温升 1℃所需的靶点处的声功率。

针对不同诊断对象，具体分为：软组织热指数 TIS；骨热指数 TIB；以及颅骨热指数 TIC 等。它们分别有各自的定义、计算公式及特定的测量方法。

研究表明，当 TI 取 1 时，对胚胎辐照时间不得超过 30min；当 TI 取 2 时，辐照不得超过 4min；当 TI＞3 时，绝对不可用于胎儿。

比较上述两个标准，我们看到，标准（二）将标准（一）中的声强参数代之为与温升相关的

热指数（TI），而将声压参数代之为与空化相关的机械指数（MI），并把这两个指数显示在屏幕上，以即时提醒临床医生掌控声输出的施用剂量，保证诊断的安全性和有效性。这样一来，便把以前由厂家负责的声输出安全责任问题，更多地转化到临床诊断医生的身上。对此，临床超声诊断医生应该十分明确。

（三）BMUS 于 2000 年公布的胚胎和胎儿的超声波安全辐照剂量（摘录）

1. 不应该（或不准）使用在空气中就可觉察到有自热的经阴道探头。特别是对孕后 8 星期内的经阴道超声探查，需要检查探头是否自热。

2. 若发现孕妇已觉察到发热，则特别应注意要减少对胚胎或胎儿的声输出和辐照时间。（表 4-2-2）

3. 特别要警惕诊断超声对下列敏感组织的热损伤危险：

（1）怀孕不到 8 个星期的胚胎。

（2）任何胎儿或新生儿的头、脑或脊骨。

（3）眼（任何年龄）。

4. 频谱多普勒或彩色多普勒模式的限制

除非已获得了类似的最大温升的估计并已考虑到预期的辐照时间，对于上述已辨认出来的敏感组织的任何靶器官的超声检查中，不推荐使用频谱多普勒或彩色多普勒模式。

5. 热指数和机械指数

（1）对屏幕上显示热指数和机械指数的设备，操作者应连续监测 TI、MI 值，并使用输出控制设置（键），令其尽量小地获得有用的诊断结果。

在产科诊断中，对孕后 8 星期内的超声扫查时，应监测 TIS；后期要监测 TIB；在探头十分靠近骨头的应用中（如经颅应用）要监测 TIC。

眼科扫查要监测 TIS；在其他应用中应监测 TIB。

（2）TI、MI 的一些阈值对胚胎或胎儿的影响。

MI>0.3：可能对新生儿的肺或肠有轻微的损伤。如这种辐照仍有必要进行，则应尽量减少辐照时间。（注：0.3 的 MI 值代表在含气的器官例如肺和肠中的毛细血管出血可能性的阈值。AIUM，1992，1993）

MI>0.7：若使用含有微球形气泡的造影剂，

就有空化的危险。在不用造影剂的场合，理论上也存在空化的危险性。MI 值在 0.7 以上，危险性增加。（注：0.7 的 MI 值选作空化阈值。源自：Apfel 和 Holland 1991 年的研究，由此导出 MI 的计算公式）

TI>0.7：应当按下表中的规定限制对胚胎或胎儿的总辐照时间（包括暂停时间）。

表 4-2-2　对胚胎和胎儿做超声检查推荐的最长辐照时间

TI	最长辐照时间（min）
0.7	60
1.0	30
1.5	15
2.0	4
2.5	1

注：表中给出的 TI 值为最坏情况下温升的一半。

TI>1.0：不同于作为对一次胎儿扫查的部分，不推荐对眼部进行超声扫查。

TI>3.0：无论时间多短，都不推荐对胚胎或胎儿做超声检查。

（四）2000 年国际妇产科超声学会发表的超声诊断安全使用声明

2000 年，由来自美国、澳大利亚、瑞典、英国超声界的四位医学和理工专家组成的快速反应小组，代表国际妇产科超声学会就超声波的安全使用发表了一份声明。该声明于 2002 年和 2003 年再次获得确认。其内容如下：

热指数和机械指数还不是表征声输出的理想标识，但目前人们还是应该将其作为估计安全风险的最实用和最容易理解的方式予以接受。

1. B 模式和 M 模式　其声输出一般不会高到足以产生有害作用的程度，故在孕期各个阶段的应用看来都是安全的。

2. 多普勒模式　特别是在骨头附近，频谱多普勒可能产生明显的温升。但这并不妨碍在具有临床指征时应用这种诊断模式，前提是仪器的使用者须对声输出有足够的了解，或者有办法得知相关的热指数。将彩色多普勒应用于很小的感兴趣区时，产生生物效应的可能性最大，建议慎重从事。

当有临床指征要求检查时，没有理由禁止使用那些已获 FDA 批准，允许在不含可鉴别出的气体的组织中应用的超声扫描仪。造影剂大多是气体的携带者，故在施用造影剂的环境中，诱发和维持稳态空化的风险是很高的。

3. 孕期　根据现有的证据资料，并不禁止利用实时 B 型超声成像对处于孕期的每一位妇女进行例行临床检查。但在第一个（前）三月孕龄内，致畸因子损伤胎儿的风险特别大。必须牢记：当采用经阴道探查时，探头表面会生热。频谱和彩色多普勒都会发射高声强，故在胚胎期应尽量不采用这类模式做例行检查。此外，由于骨头的高声吸收特性，导致毗邻组织生热的问题亦须特别注意。

应该将辐照时间和声输出保持在最低水平来获得诊断信息，并仅限于具有医学指征的操作，而不可用于其他目的。

4. 教育　对超声诊断仪的操作者进行教育培训是极其重要的，其原因是：超声仪器安全使用的责任是由使用者和制造厂家共同承担着，二者都应保证声输出的准确性。

（五）ALARA 原则

ALARA 原则是国际辐射防护委员会（ICRP）在 1959 年针对和平安全利用核能提出来的辐射防护原则。ALARA 是英文 as low as reasonable achievable 的缩写，它包含了两层意思，一个是"最低水平"，一个是"可合理达到"，即在一项实践中，将辐射照射减至"可合理达到的最低水平"，它是辐射防护的最优化原则。

为了将临床诊断超声辐射照射减至最低，ALARA 原则在超声诊断实践中也普遍适用，其可表述为：在满足获得必要的诊断信息的前提下，采用尽可能低的声输出，并在尽可能短的时间内完成超声检查。为了贯彻这一原则：

1. 临床医生必须具备诊断设备成像模式、换能器性能、系统结构、调节方法等全面知识及娴熟的操作技能。

2. ALARA 原则本质是一种哲理，一种精神，没有定量概念，因此超声科室应制订超声诊断安全操作规范，对于妊娠妇女胚胎、胎儿及眼球等敏感部位检查，应规定操作参考数据。

3. 临床医生必须牢固树立安全意识，在所有超声诊断检查中自觉遵循 ALARA 原则。

（六）笔者认为我们应持的态度

超声在产科临床应用的范围与作用日趋重要，

但其他全阈值剂量问题尚未得到科学上严格证明，而且短时间内还难以解决，这就是现状。从这个现状出发，考虑到国际上已提出的若干明智的原则和建议，笔者认为在临床应用上应采取积极慎重的方针。

（1）在确有诊断目的的情况下，应积极使用超声影像等诊断技术。

（2）在进行诊断过程中，必须坚持最小剂量原则。即在保证获取必要的诊断资料前提下，尽可能采用最小的辐照强度和最短的辐照时间。

（3）一切与诊断无关的胎儿显像应一律予以拒绝，其中包括商业的、教学的以及为满足父母好奇心和了解胎儿性别等。

（4）对早孕胚胎最好不做或少做超声检查，对 3 个月以上的胎儿脑、眼、髓、心脏及生殖器官做定点超声检查时，亦应控制在 3～5min。

（5）从事超声诊断的临床医务人员，应学习、了解与掌握有关超声生物效应及超声剂量学的基础知识，要熟悉、理解、认真执行有关超声诊断安全的国家标准，对诊断仪器上一切有关声输出的旋钮应该准确了解，并能熟练操作。

我国幅员辽阔，人口众多，超声医学服务的患者绝对数量超过任何国家。我国医学超声界的科学工作者们，应该从临床和基础研究两个方面担负起对超声诊断安全性研究课题的探讨，为建立一个基础完好的、可为国际上广为接受的安全诊断剂量标准，做出我们应有的贡献。

（冯　若）

第三节　高强聚焦超声（HIFE）无创外科治疗肿瘤的剂量学

对于任何一种医学治疗方法，都有其最佳的治疗剂量问题，剂量过小起不了必要的治疗作用，剂量过大则会对人体造成伤害。

近十多年来，我国已先后出版发行几本有关超声治疗的专著，其中对于各种超声疗法的施用剂量问题，都有必要的介绍和讨论。而高强聚焦超声（HIFU）这一被视为"21世纪无创治疗肿瘤的新技术"则兴起时间不长。故下面我们将专门对它的剂量学问题予以系统地介绍和讨论。

所谓HIFU无创外科，是指对低MHz频率的超声波束在人体外进行聚焦，声波以体表可以耐受的低强度进入人体，而在体内靶组织（如肿瘤）上聚焦，焦点声强可高达几千至数万W/cm²，短时间超声辐照即可使靶组织温升到65℃以上，致其急性热坏死，以后再慢慢被吸收，完全不伤及周围正常组织（中间过渡层只有几个细胞厚），故称为超声切除或消融（ultrasound ablation）。

20世纪40～50年代，Lynn和Fry等率先提出用HIFU技术治疗脑疾病的设想，并对Parkingson症进行了临床实验研究，开颅，耗时14h，但其后的长时间里HIFU研究处于停顿状态。一直到20世纪90年代，由于医学影像技术的飞速发展和人们对无创治疗的强烈渴望，"HIFU无创外科"研究才又在美、英、法、日和中国等国家广泛展开，并成了世纪之交医学超声发展的新亮点。

2004年2月，"美国科学促进会（AAAS）"在年会间邀请了全球30位权威科学家，请他们评选出当今世界"科学技术前沿"项目，结果以HIFU（High Intensity Focused Utrasound，高强聚焦超声）为代表的超声治疗入选。

1999年12月4日英国泰晤士报发表了一篇以"Ultrasound breakthrough in surgery"为标题的报道。文中报道了由王智彪、伍烽和冯若三位教授组成的中国专家组，应英国考文垂大学和超声治疗公司邀请，到英国就高强聚焦超声（HIFU）技术专题进行学术交流的情况。访问期间，我们与英国众多的国际著名HIFU专家、教授进行了深入的学术交流，并以我们充分有力的科学数据博得了他们的理解和认同。并就我们提出的两点建议达成共识：①"首届国际HIFU技术在医学领域应用的研讨会"由中国主办和在中国进行；②会议期间成立"国际超声治疗学会"。首届国际HIFU学术交流会于2001年5月在我国重庆市召开，有来自10个机关100多代表参加，会议取得巨大成功。会议期间，国际超声治疗学会（ISTU）如期成立，此后，在国际超声治疗学会的组织领导下，以HIFU技术为主要内容的"国际超

声治疗学术研讨会"每年一次，相继在美国、法国、日本、韩国等地召开。2010年5月在日本东京召开第10届例会，会议代表增加到500多人，学术交流引领国际高强聚焦超声研究工作迅速而深入发展，相关的聚焦超声工程产业也随之呈现出强劲的发展态势。

一、HIFU肿瘤治疗剂量学的理论分析方法

HIFU切除肿瘤是借助于声焦域内的高能量完成的。1MHz超声焦域尺寸约为mm量级，而通常肿瘤体积则大到cm量级或更大，因此在临床治疗中，总是通过声焦域的高能量对整体肿瘤由点到线、到面，再到整体的扫描来完成的。超声一次辐照产生的消融体元（或热凝固元，或生物学焦域）我们称为"单点损伤"。因此，HIFU剂量学研究就归结为研究超声辐照剂量（决定于声强I和辐照时间t）与单点损伤之间的定量关系。

在讨论生物组织的温度场时，在物理上需要考虑内、外热源，热传导、对流，热辐射等问题。Pennes根据能量守恒定律导出了如下方程：

$$\rho C_t = \frac{\partial T}{\partial t} = \kappa \nabla^2 T + W_b C_b (T_b - T) + Q_m + Q_v$$

（公式4-3-1）

式中左边项表示单位体积组织的热量变化率，其中ρ，C_t，T分别为表示组织的密度、比热、温度，t为时间；右边第一项是热传导贡献，其中κ为组织的热传导系数；第二项是热对流的贡献，其中W_b为血流率［单位为$kg/(m^3 \cdot s)$］；C_b为血流的比热；T_b为血流的温度；第三项Q_m为生物组织的自生热贡献；最后一项Q_v是外热源泉的贡献，在我们的研究情况下，它来自于HIFU辐照，Q_v与声场和组织参数之间的关系为

$$Q_v = p^2 \alpha_T / \rho c \quad （公式4-3-2）$$

式中的α_T为生物组织的声吸收系数，p为声压，c为声速。图4-3-1给出一种简单的环状平板压电振子加声透镜的HIFU换能器结构的原理图。

换能器的中心处留有一个半径为a_1的圆孔，是为了安装治疗时用于定位的监测疗效的B型超声探头的。在超声电功率信号激励下，平面压电振子辐射面上各个点产生同相位的超声振动，但是当它们通过不同厚度透镜到达凹面上各点时，

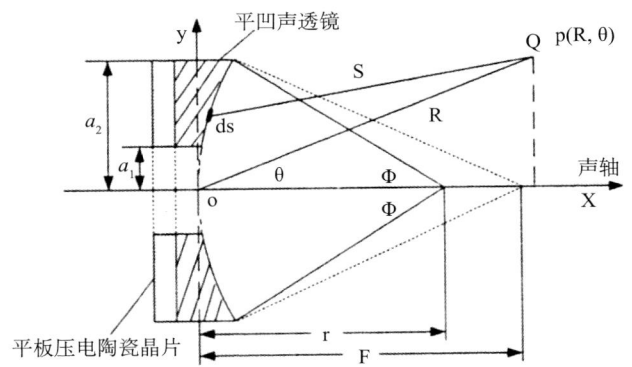

图 4-3-1 环状平板振子加声透镜 HIFU 换能器结构图

则不再具有相同相位。

换能器在超声电源激励下发射出超声波，我们按声学原理，采用 H. T. O'nell 积分来计算图 4-3-1 所示换能器的声场分布。对于声场中的某一点（R，θ）处的声压 p（R，θ）可表述为：

$$P(R,\theta) = \frac{k_1 c_1 \rho u}{2\pi} \int_0^{2\pi} \int_{b_1}^{b_2} s^{-1} exp\left[-\left(\alpha \frac{r_1^2}{2r} + \alpha_p s\right) - j\left(\frac{r_1^2}{2r}k_2 + k_1 s\right)\right] r_1 \, dr_1 \, d\varphi \quad （公式 4-3-3）$$

式中的 k_1，c_1 和 ρ 是传声媒质中的波数、声速和密度；k_2 是透镜材料中波数；u 是平面压电振子质点振动速度；r_1 是坐标原点到凹形辐射面面元 ds 之间的距离；α、α_p 为声透镜及传声媒质的声衰减系数；b_1 和 b_2 是从凹面中心到凹面内、外沿的距离；exp（$-\alpha r_1^2/2r$）和 exp（$-jr_1^2 k_2/2r$）是分别对附加透镜进行的幅度和相位校正；$\varphi=\beta_1-\beta_2$，β_1 是从点 Q 到 ox 轴垂线与 x—y 平面之间的夹角，β_2 是从面元 ds 到 ox 轴垂线与 x—y 平面之间的夹角；s 是从面元 ds 到占 Q 之间的距离。可见，声场中某点的声压值是由换能器和传声媒质的有关参数共同决定的。

我们知道，聚焦换能器的结构决定其焦域的尺寸和形态。但我们的实验研究和由公式 4-3-1~3 理论计算出的组织"单点损伤"则不然，它会随超声的幅照剂量增加，从无到有，从小到大地变化，甚至可以大于声焦域的尺寸。下面我们将从几个方面对于 HIFU 剂量学进行讨论。

二、HIFU 的声焦域与 HIFU 的单点损伤之间的比较

我们采取一组换能器设计参数：f＝1.6MHz，

a_1＝4cm，a_2＝7.5cm，r＝9.3cm。这些参数确定之后，它在声轴上和焦点附近横向的声压分布，以及声焦域大小和形态也就随之确定，如图 4-3-2（a），（b），（c）所示。

对于该 HIFU 聚焦换能器，由公式 4-3-1~4-3-3 理论计算出的组织单点损伤体积示于图 4-3-3 和图4-3-4。

从上两组图可见，单独增大辐照参数 t 与 I 中的任何一个参数都可以增大单点损伤体积，在两组变化相似的情况下，t 需要变化 2.9 倍，而 I 只需变化 1.6 倍。由此可以看出，变化 I 值比变化 t 值对于单点损伤贡献要大，那么这两个参数在定量上又是如何影响单点损伤体积呢？

三、I 和 t 两个参数对形成单点损伤的贡献比较

我们依然对上述 HIFU 换能器，利用公式 4-3-1~3 确定出单点损伤体积大体等同于声焦域体积时的剂量方程，在各种不同辐照参数下进行数值模拟计算，其结果如下式所示：

$$It^{0.43}=5728W/cm^2 \cdot s^{0.43} \quad （公式 4-3-4）$$

剂量方程式（公式 4-3-4）表明，欲使损伤体积增大一倍，I 只需要增大到 2 倍（t 不变）；而 t 则需要增大约 5 倍（I 不变），即在两个辐照参数中，变化 I 要比变化 t 对于组织损伤贡献要大得多。这一结果对于 HIFU 临床治疗的指导具有重要意义，而且这一定量关系已获得实验的初步证实。公式 4-3-4 亦可用图 4-3-5 的剂量曲线表示：

四、HIFU 单点损伤体积随辐照剂量变化的实验和理论研究

使用 1.6MHz 聚焦超声对新鲜离体牛肝 2cm 深处进行辐照。辐照后切开牛肝并清洗，热损伤部分和周围正常组织界线清晰可见。用数码相机拍下牛肝切开处的剖面像，并输入计算机，计算出热坏死体元体积的大小。在 I＝7000~25400W/cm²，t＝0~20s 剂量间，进行大量测量的平均结果见图 4-3-6。

利用公式 4-3-1~4-3-3 并取牛肝组织在 1.6MHz 下的声衰减系数和吸收系数分别取为 α_p＝1.17dB/cm，α_T＝0.44dB/cm，在与上述实验同样的超声幅照剂量下，对离体牛肝 2cm 深处

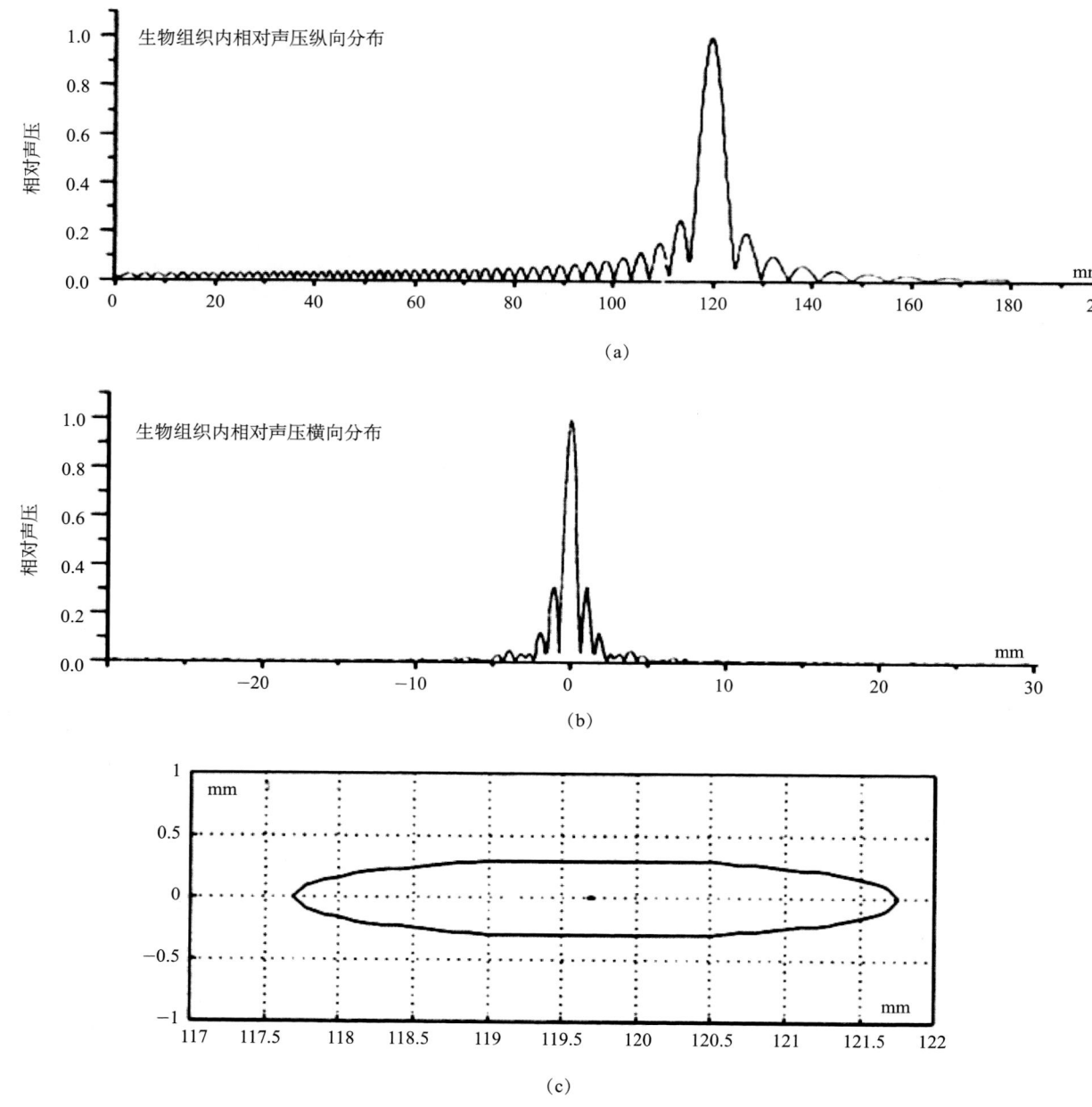

图 4-3-2 （a）轴向相对声压分布，（b）横向相对声压分布，（c）焦域的－3dB 截面

产生的点损伤体积进行理论计算，其结果如图 4-3-7 示。

仔细比较图 4-3-6 与图 4-3-7 的结果表明，在低辐照剂量下单点损伤体积的理论值与实验值符合相当好，随着辐照剂量增加，理论值开始低于实验平均值，最大偏离达 30%，仍处在实验值的分散范围之内。在较高辐照剂量下，实验与理论差异原因可归结为非线性效应，其表现：首先，随辐照剂量增大，超声波能量向高次谐波转移，组织对高次谐波的能量吸收大于对基波能量的吸

收，加速温升和损伤体积增大；其次，空化事件增多，形成"声屏"，增强对超声波的散射，使得声能更多地沉积在"声屏"之前，加速温升；此外，组织的声吸收系数温升增高，进一步导致损伤体积增大。

五、HIFU辐照致单点损伤体积随生物组织深度的变化

在 HIFU 临床治疗中，病灶常处于组织内部

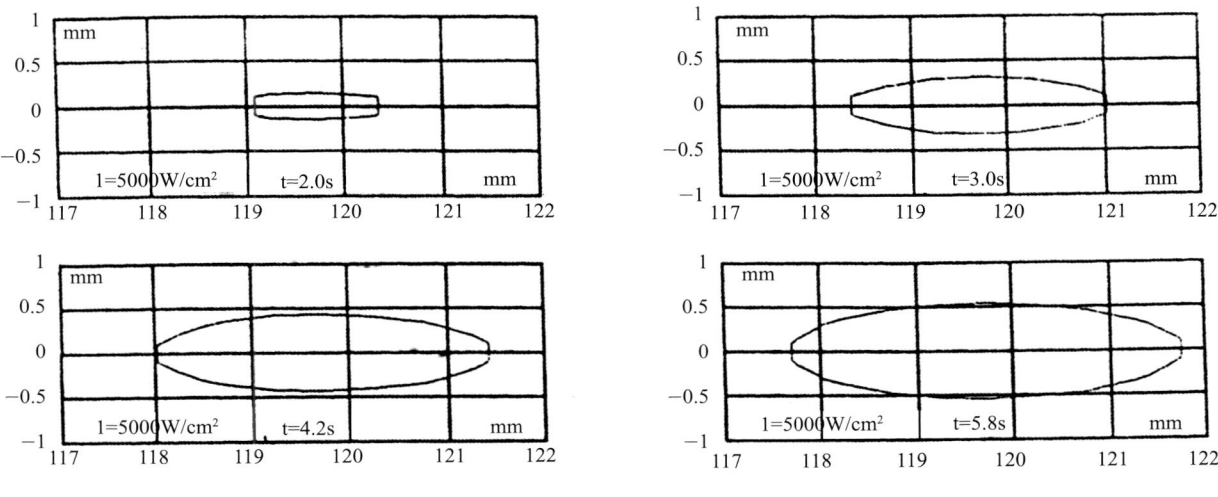

图 4-3-3 单点损伤随辐照时间增大而增大（I＝5 000W/cm²）

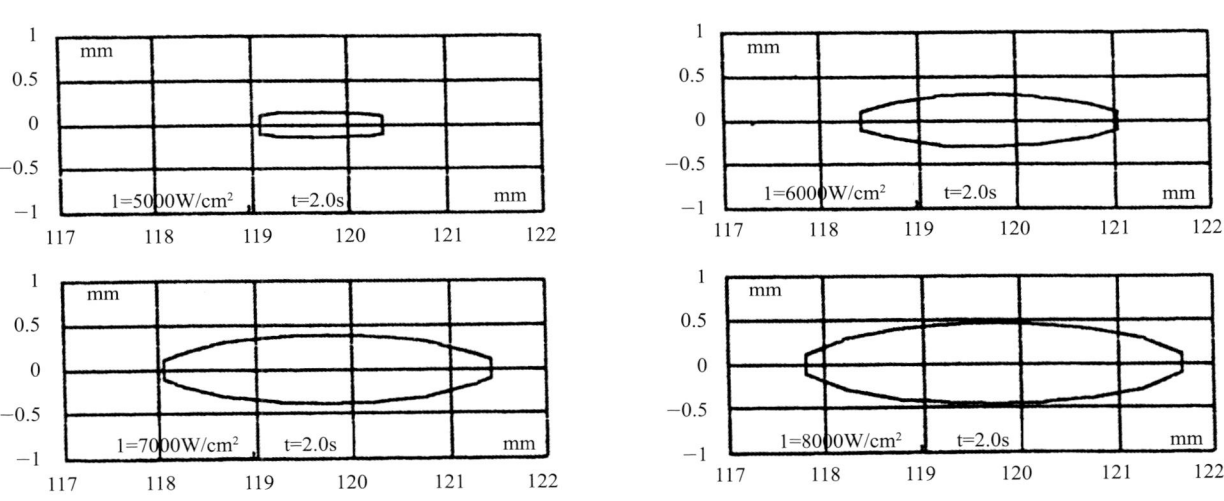

图 4-3-4 单点损伤体积随辐照声强增大而增大（t＝2.0s）

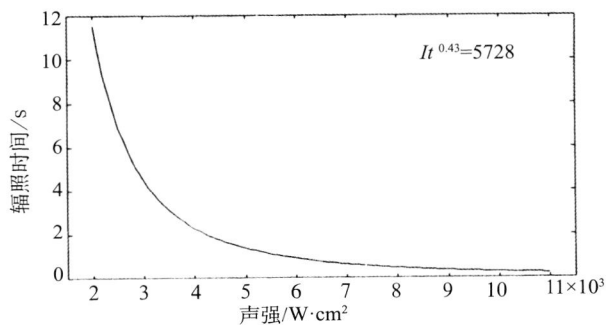

图 4-3-5 使组织热坏死体元的体积相等于声焦域时的
HIFU 辐照剂量

的不同深度。我们选取离体牛肝组织 20mm、40mm、60mm 不同深度作为靶点，以 I＝17.3×

10^3W/cm² 的 HIFU 进行辐照，辐照时间 t＝10s，再测出其点损伤体积。此外，利用公式 4-3-1～3 计算出其理论值，结果一并示于图 4-3-8。

图 4-3-8 表明，单点损伤体积随靶点深度增加而减小，这很容易理解，因为靶点位置深，超声在组织中的传播距离大，衰减也越大，焦域内声强减小，点损伤体积也自然随之减小。比较可见，计算值比实验值略小，但仍处在实验值的分散范围之内。分歧的原因，估计依然是来自于非线性的影响。

因此，在进行精确 HIFU 临床治疗剂量学的理论研究时，必须要涉及非线性声学的贡献，这是我们和广大医学超声物理工作者面临的共同任务。

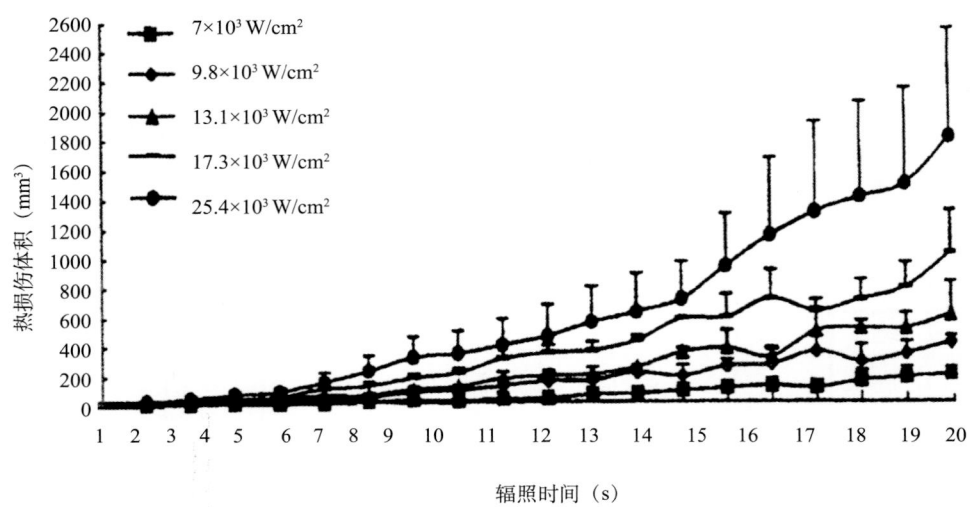

图 4-3-6 　单点损伤体积随 HIFU 辐照剂量变化的实验曲线（牛肝，辐照深度 2cm）

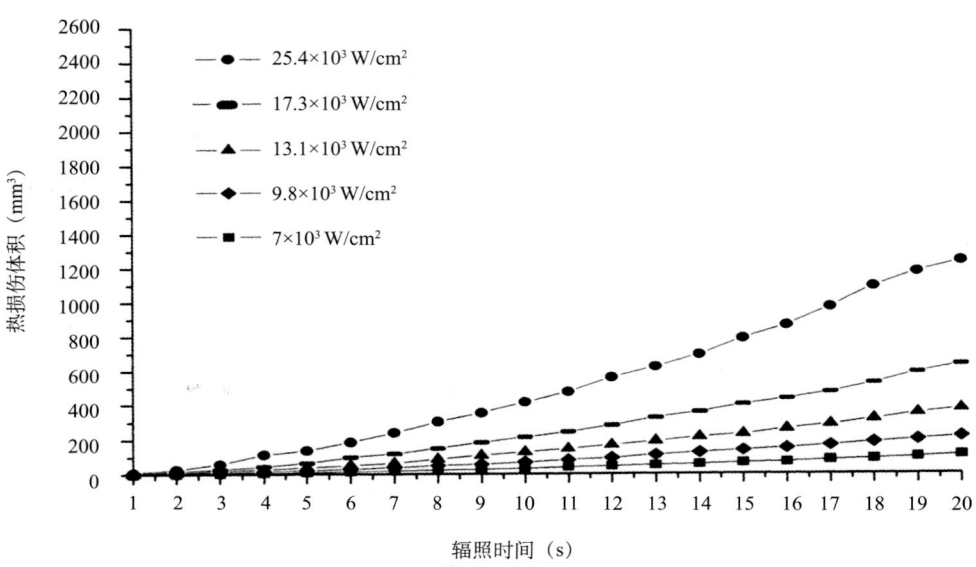

图 4-3-7 　单点损伤体积随 HIFU 辐照剂量变化的理论计算曲线（辐照深度 2cm）

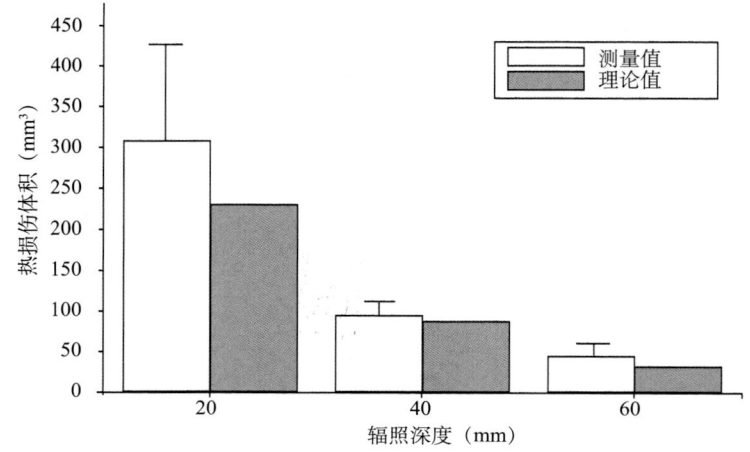

图 4-3-8 　离体牛肝组织中靶点深度对 HIFU 辐照产生热坏死体元的影响

六、HIFU 单点损伤的能效因子

HIFU 适形切除肿瘤，是通过机械扫描系统使单点损伤按着从点→线→片→体的组合，最终实现完整覆盖整个肿瘤。为评价 HIFU 切除肿瘤的能效关系，我们提出了"能效因子"（Energy Effect Factor，EEF）概念，它定义为"切除单位体积的肿瘤组织所需的超声能量（J/mm³）"。并以 EEF 来表征用 HIFU 治疗肿瘤的量效关系，如公式 4-3-5 所示：

$$EEF = \eta Pt/V \quad （公式 4-3-5）$$

式中 η 表示 HIFU 换能器的聚焦系数，它反映 HIFU 换能器对超声能量的汇聚能力，例如可取 $\eta = 0.7$；P 表示 HIFU 源发射的总声功率（W）；t 表示辐照时间（s）；V 标示热损伤体积（mm³）。

仍然采用离体牛肝为样品，HIFU 辐照按点、线、片、体的方式进行损伤组织，再随之切除损伤组织，对其 EEF 值进行测量计算，结果发现点损伤的 EEF 值明显大于线损伤的 EEF 值，线损伤的 EEF 值明显大于片损伤的 EEF 值，片损伤的 EEF 值又明显大于体损伤的 EEF 值。不同组织器官的 EEF 值也不同。这充分表明，在研究 EEF 数值时，组织靶点处的实时声学环境是极为重要的。

研究 EEF 的目的，是通过大量的临床数据和实验研究数据的积累，建立起一个数据库，从而可以大体上预测出临床切除各种肿瘤所需要的 HIFU 副照剂量。无疑，这对指导制定的 HIFU 临床手术方案具有重要意义。

七、HIFU 剂量学研究催生 HIFU 无创细胞外科技术的出现

有关 HIFU 剂量学的最新实验和理论研究证明，尽管低 MHz 级 HIFU 的焦域尺寸为 mm 级，但 HIFU 辐照完全可以产生 μm 级的单点损伤，它的形成单一地决定于 HIFU 辐照剂量而与频率无关（有关具体内容将很快另文发表）。这一重要发现预示 HIFU 无创细胞外科技术将可能会很快出现。

八、结语

对 HIFU 计量学所进行的大量实验和理论研

究，保证了我国于 1997 年率先将 HIFU 技术成功地应用于临床治疗多种肿瘤。如今，我国研制的大型 HIFU 肿瘤治疗系统已出口到英国、法国、西班牙、日本、韩国和马来西亚等 13 个国家和地区，在诸如"意大利米兰欧盟肿瘤治疗中心""英国牛津大学丘吉尔医院"等 20 多个国际顶级医院中运转使用，成功治疗患者达数万例，起着引领国际上近 10 年来 HIFU 无创技术发展的作用。

2009 年 10 月"首届超声无创治疗国际高峰论坛"在我国重庆召开。该论坛云集了来自 19 个国家和地区的 100 多位在无创或微创领域的著名专家、学者，围绕 HIFU 无创技术临床应用主题推出了 19 个学术报告和多个专题讨论，内容精彩。特别是我国首次报告的"应用超声无创技术十年的随访情况"和"远程 HIFU 热切除子宫肌瘤现场直播"，引起与会专家强烈兴趣和反响。我们确信，这次论坛将在引领今后 10 年国际超声无创治疗技术发展中，继续发挥出重大的历史作用。我国的 HIFU 研究团队正在"国家重点基础研究发展计划（No. 2011CB707902）"等项目的强大资助下，满怀信心地迎接这一重大的历史挑战。

（冯若）

参考文献

[1] 冯若，王智彪．实用超声治疗学．北京：科学技术文献出版社，2008，18-42.

[2] NCRP REPORT No. 74, Biological effects of ultrasound: mechanisms and clinical amplicatons, national council on radiation protection and measurements, NCRP Publications'office, 1983, 70-166.

[3] 冯若．超声诊断设备原理与设计．北京：中国医药科技出版社，1993，901-948.

[4] 冯若．超声生物效应及超声剂量学．见周永昌，郭万学．超声医学．第 4 版上册．北京：科学技术文献出版社，2003，57-58.

[5] Junru Wu, et al. Generation and grouth of bilayer defects induced by ultrasound, Journ Acoust Soc Am., 1998, 103 (3): 1682-1685.

[6] Feng Ruo. The Safty Problem of Ultrasound Examination in Obstetrics (Review). Journal of CAUME, 1998, 4 (2): 68.

[7] 冯若．产科超声诊断的安全性．临床超声医学杂志，2000，2（增刊）：16-17.

[8] J. Kost, D. Levy, R. Langer, Proc. Int. Control. Rel. Bioact. Mater. Control Rev Soc, 1986, 13: 177.

[9] M. S. Malghani, Jie Yang and junru Wu, Generation and growth of bilayer defects induced by ultrasound, J. Acoust. Soc. Am,

1998，103（3）：1682-1685.

[10] D. I. Miller and R. M. Thomas. Contrast-agent gas bodies enhance hemolysis induced by lithotripter shock waves and high-intensity focused ultrasound in whole blood. Ultrasound Med Biol，1996，22：1089-1095.

[11] A. A. Brayman et al. Hemolysis of 40% hematocrit Albunex-supplemented human erythrocytes by pulsed ultrasound frequency，acoustic pressure and pulse length dependence，Ultrasound Med. Biol，1997，23：1237-1250.

[12] Pennes H. H. Analysis of tissue and arterial blood temperature in the resting human forearm，J. Appl. Physiol，1948，1（2）：93-122.

[13] 张槠. 医学超声新技术中某些基础问题研究. 南京大学博士论文，2004.

[14] Qiang Zhang，Faqi Li，Ruo Feng，et al. Numerical Simulation of Transient Temperature Field by an Annular Focused Ultrasound Transducer，Ultrasound in Med. & Biol，2003，29（4）：585-589.

[15] 张槠，李发琪，冯若，等. 高强聚焦超声无创外科"切除"肿瘤的剂量学研究. 自然科学进展，2004，14（5）：585-587.

[16] Zhibiao Wang，Jin Bai，Fiqi Li，et al. Study of a "Biological Focal Region" of High-Intensity Focused Ultrasound. Ultrasound in Med. & Biol，2003，29（4）：749-754.

[17] Feng Ruo，Zhang Qiang，LiFaqi，et al. Relationship between the exposure dose of high ntensity focused ultrasound and the heated necrosis element. Progress in natural science SCIENCE，2004，14（8）：710-712.

[18] 冯若，张槠，李发琪，等. 靶区深度对 HIFU 产生的热坏死体元影响的理论预测. 中国超声医学杂志，2004，20（6）：401-402.

[19] Zhibiao Wang，Faqi Li，Jin Bai，et al. Study on energy efficiency of ultrasound therapy，2nd International Symposium on Therapeutic Ultrasound，29 July-1 August，2002 Seattle，Washington，USA，Conference proceedings 112-110.

第五章　多普勒超声技术概论

第一节　多普勒超声发展简史

自1842年奥地利数学家和天文学家克里斯琴·约翰·多普勒（Christiano·Johanno·Doppler）提出多普勒效应至今，已近一百七十年。此间，这一原理在声学、医学领域的应用促使彩色多普勒超声技术取得了广泛和深入的成就。从显示解剖结构的黑白超声成像技术到显示动态血流的频谱和彩色多普勒技术，超声诊断乃至医学影像技术经历了一次又一次革命。多普勒超声技术的出现，使人们第一次能够无创地观察心血管系统和各脏器内正在流动的血液，并从中提取一些重要的血流动力学资料。近三十年来的迅猛发展使其成为心血管系统疾病诊断和其他系统脏器血循环情况观察必不可少的工具。

一、频谱多普勒

1842年奥地利人多普勒首先提出多普勒效应，很快这一原理便被 Bays Bellot 博士引入声学领域。20个世纪50年代后，超声多普勒研究逐渐开始，并取得了一些成绩。1955年日本学者里村茂夫（Shigeo Satomura）等用超声多普勒研究心脏的活动与评估外周血管血流速度。同期，

Lindstrom 与 Edler 也将多普勒用于临床检查。美国 Rushmer，Frankin 与 Baker 等在20世纪50年代后期设计成功通导时间血流计（transit time flowmeter），这是最早的连续波多普勒（continuous wave Doppler，CW）技术。1962年日本 Kato 证实里村所观察到的噪声来自红细胞的后散射（backscatter）。1966年，Reid、Baker 与 Watkins 等研制了第一部脉冲多普勒仪（pulsed Doppler equipment）。其后英国学者 PNT Wells（1969年），法国学者 Peronneau（1969年）也分别建立了类似的选通门多普勒系统（range-gated Doppler system）。之后，研究人员将这种脉冲多普勒与 M 型超声心动图相结合，即用 M 型曲线进行深度定位，用多普勒频谱曲线观察血流的变化。1972年，Johnson 及其同事首次发表应用多普勒超声技术经皮测量血流，并依据频谱曲线的特点探测有无血流紊乱，这对临床诊断有一定帮助。1974年，华盛顿大学 Baker、Tome 与 Reid 等开发了机械旋转式扫描器，成功地研制出双功型脉冲多普勒回声扫描系统（duplex pulse-echo Doppler scanning system）。之后两年，Moritz 等开发了一种"声定位系统（sonic locator system）"，解剖结构定位和观测血管内的血流情况得以同时进行。1975年，第一台脉冲多普勒与 M 型定位系统相结合的超声仪推出。1976年，Holen 及其同事报道用多普勒技术进行检查，借助 Bernoulli 方程检测血流阻滞区前后的压力阶差。

1977 年，Stevenson 及其助手用时间间隔直方图（time interval histography）来鉴别分流疾病和瓣膜反流。同年，Hatle 与 Angelsen 在新的基础上重新起用连续波多普勒，能成功地测量高速血流，估计跨瓣压差，在心脏疾病非损伤性定量诊断中发挥巨大作用。随后，Light、Cross、Magnin 及 Goldberg 等曾进行大量工作，证明连续波多普勒在检测心功能方面有较大的价值。

二、彩色多普勒

彩色多普勒的发展依赖于脉冲多普勒和频谱多普勒的技术进步。由 Fish（1975 年），Kanaka（1976 年），Matsuo（1978 年）和 Brandestini（1979 年）发展起来的多道选通门脉冲多普勒法（multigated pulsed-Doppler method）可以测定沿 M 型曲线上各点速度的剖面图。1980 年，Kasai 提出的自相关技术。1981 年，Stevenson 报道彩色编码数字型多道选通门多普勒（color-codes digital multigated Doppler）在房室瓣关闭不全探测上的应用，这些研究为发展彩色多普勒打下了基础。1982 年，彩色多普勒血流成像（color Doppler blood flow imaging）研究获得巨大成功。1983 年，Omoto 出版的彩色多普勒图谱，以及同期由 Aloka 公司在市场上推出的彩色多普勒仪，对普及这一技术起到很大的推动作用。此后 Toshiba、ATI、Diasonics、HP、Acuson、Vingmed、Biosound 等公司相继推出自己的超声多普勒仪，使其临床应用更为广泛。

三、组织多普勒

多普勒组织成像技术的研究始于 1955—1956 年，Yoshida 等首先利用超声多普勒原理获得心脏的活动信息。1971 年，Kostis 等首次应用脉冲多普勒记录来自左心室后壁的运动速度。1990 年，McDicken 等开始将彩色多普勒原理应用于组织运动模块的研究。1994 年，由 Sutherland 等首次发表有关彩色编码组织多普勒成像速度模式的临床研究，Miyatake 等也在同期发表了有关彩色组织多普勒的临床研究。组织多普勒技术在近几年取得了长足的发展，这一技术能够显示低速，高能量的心脏结构运动，对于心壁运动、心脏功能的研究具有重要意义。

我国在多普勒超声方面的研究稍晚于国外，20 世纪六七十年代有初步的研究。八十年代以后，国内一大批学者如简文豪、郭万学、李翔、金元、王加恩、王新房、姜楞、刘汉英、张运、张军、钱蕴秋、张贵灿等不断引进各项多普勒超声技术，进行了广泛深入地研究，也取得了重要的研究成果。

（曹铁生）

第二节 多普勒超声技术基本原理

一、多普勒效应

波源的视在频率受波源与接收器之间相对运动的影响，如果两者的距离不随时间而改变，视在频率与波源频率相等，如果随时间而变短，接收器接收到的频率升高，反则相反。此现象即称为多普勒效应。所谓视在频率是指接收器所接受到的频率。这种频率的变化或波源频率与视在频率的差值称多普勒频移（Doppler frequency shift）。多普勒效应首先于 1842 年由奥地利数学家和天文学家克里斯琴•约翰•多普勒（Christian • Johann • Doppler）描述，故此而名。

日常生活中亦能观察到多普勒效应，如两列相对而行的列车或汽车，当它们迎面而来并相背而去时，如果对方鸣笛，则除可听到因距离变化而引起的汽笛音量变化外，还可以听到列车走近时与离去时汽笛的音调不同，走近时音调高，离去时音调低，这种音调的变化随车速增大而趋明显。也就是说，如果振源（探头）静止，当接收器朝向探头运动时，根据多普勒效应，它所接收到的频率比探头发射的频率高，频移为正值。当接收器静止时，它接收到的频率与探头发射的频率相同，频移为零，当接收器远离探头运动时，接收器所接收到的频率比探头发射频率为低，频移为负值。实际上，无论是接收器运动或探头运动，只要两者之间的距离随时间而改变，均会产生多普勒效应。多普勒超声诊断技术中，探头发射晶片与接收晶片无论是镶嵌在一起（连续波多普勒）还是使用同一晶片兼作发射和接收（脉冲

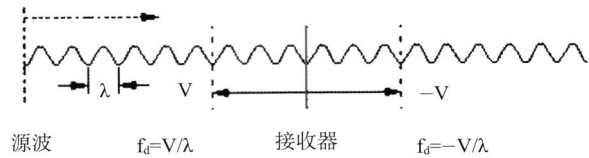

多普勒），两组晶片之间不会发生相对运动，多普勒频移信号的产生是血液中的超声散射体相对于探头之间的运动引起的。

二、多普勒方程

波源与接收器之间的相对运动速度 v 和多普勒频移 f_d 之间的定量关系可从不同的角度来理解，用不同的方法推导。图 5-2-1 可用来帮助我们理解这种定量关系。其中，上图表示当波源相对于某一参照物（如地面）不动时，我们从地面观察由波源向右发出的波，假定波源的频率为 f_0，则：

$$f_0 = c/\lambda \qquad (公式 5-2-1)$$

其中 c 为波速，λ 为波长。

源波　　　　$f_d = V/\lambda$　　接收器　　$f_d = -V/\lambda$

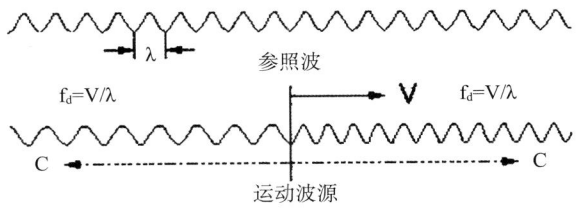

参照波

$f_d = V/\lambda$　　　　　　　　　　$f_d = V/\lambda$

运动波源

上图为波源相对于地面静止，当接收器静止、向左或向右方以速度 v 运动时，多普勒频移 f_d 与接收器运动速度 v 之间的定量关系。下图为波源相对于地面运动，接收器在波源的左侧或右侧时所观察的频移情况，其中，参照波为假想的位于地面的与运动波源的振频和振幅相同的波源产生的波形

图 5-2-1　波源与接收器之间的相对运动速度 v 和多普勒频移 f_d 之间的定量关系示意图

这也就是说，如果接收器处于静止状态（图 5-2-1 上图中标有接收器位置），它所观察到的波频率（即视在频率）为单位时间（每秒）它所记录到的波周数（c/λ），为 f_0，即多普勒频移为零。当接收器朝向波源运动时（如图中从接收器向右的箭头所示），由于它单位时间所收到的波周数较它处于静止状态时有增加，它所接收到的波频率显然是增加的，并且这个增加应等于接收器在单位时间内所接收的波周数的增加，如果接收器的

速度为 v，它所接收到的频率增加（f_d）就等于它单位时间逆着波的传播方向走过的距离（即速度 v）除以波长（λ），如果它单位时间扫过了 3 个波（如图 5-2-1 所示），它比静止时所接收到的频率增加（即 f_d）就等于 3Hz，就是说：

$$f_d = v/\lambda \qquad (公式 5-2-2)$$

当接收器背离波源运动时（图中指向右侧的箭头，$-v$），接收器运动与波的传播方向相同，接收器单位时间接收到的波数相对于静止时减少了（如图 5-2-1 所示），f_d 的减少同样等于接收器在单位时间内经过的波周数，公式 5-2-3 仍适用。

当波源相对于参照物（如地面）运动，接收器不动时，为便于理解，我们设有两个在同一地点的上述波源，其中一个相对于地面静止，作为参照波（见图 5-2-1 下图），当波源向右侧运动时，由于波的传播速度不变，也就是当一个波发出后，尽管波源运动，此波向右的传播速度仍为 c，又由于波源也向右运动，它发出的第 2 个波与前一个波的距离就变小，也就是地面观察者看到的波的密度，即频率增加，通过与参照波源的对比可以看出，波频率的增加量应等于运动波源在单位时间内所扫过的参照波的波周数，当以 v 向右运动的波源单位时间扫过 3 个参照波周时（如图 5-2-1 所示），视在频率即增加 3Hz，因此，接收器接收到的频率增加量仍同公式 5-2-2。同样，当这个波源背离观察者或接收器运动时（如图中运动波源的左侧），波密度降低，接收器接收到的波频率减小，f_d 的大小也同公式 5-2-2。因公式 5-2-1 和公式 5-2-1 用同一波长 λ 作为参照，故：

$$c/f_0 = v/f_d, \quad f_d = f_0 v/c$$

当观察的方向（即声束方向）与运动方向（即血流方向）有夹角 θ 时，波源与接收器之间的实际速度需要用 $\cos\theta$ 校正，故：

$$f_d = f_0 v \cos\theta/c \qquad (公式 5-2-3)$$

此式仅适用于波源发射，接收器接收的情况，如从地球上观察运动星球的光波。上式是多普勒方程的一种形式，它与多普勒超声血流测定技术中的情况不完全相同。

三、血细胞的反向超声散射和多普勒血流信号

（一）反向散射

超声在传播过程中如果遇到的反射物体的大

小等于或小于超声波长时，一部分超声能量将绕过这一物体继续向前传播，此现象称衍射（diffraction）；另一部分超声能量则以这一物体为中心向空间各个方向发出超声能量，此现象称散射（scattering），产生散射的物体称为散射体（scatter）。这样，单一方向上散射回来的超声能量会非常弱。如血细胞散射回超声探头的能量只是它向各个方向上散射能量中的很小一部分，由于它朝向探头传播，与探头发射超声波的方向相反，称反向散射、背向散射或后向散射（backscattering）。与影像超声成像技术不同，多普勒超声诊断学研究的就是这些来自血细胞微弱的反向散射波中所含的多普勒频移信号或能量信号。

（二）血流的多普勒频移信号

血细胞就是血液中的散射体，它们随血流一起运动，准确地说，这些血细胞运动速度的平均值才代表着血流的实际流速，因为各血细胞的运动速度是不同的，特别是在湍流时，因此，分析血细胞反向散射波中所含的多普勒频移信号，在一定程度上相当于分析血流速度和血细胞运动状态。因此，当用多普勒效应原理来测定血流速度时，实际上是通过测定血细胞的多普勒频移，利用多普勒方程计算出血细胞的运动速度。用于测定血流多普勒频移的方程与上述多普勒方程不同，因为超声探头既是波源又是接收器，而血细胞作为散射体先接收来自探头的超声波，如果血细胞相对于探头运动的速度为 v，血细胞接收到的波频率将按公式 5-2-3 改变一个 f_d，探头在发射一个超声脉冲后转为接收状态，它接收到的是一个运动的波源所散射的改变了一个 f_d 的超声信号，因为它们之间存在着同样相对运动，探头接收到的波频率将又按公式 5-2-3 改变一个 f_d，公式 5-2-3 在此情况下应改变两个 f_d，所以，测定血细胞频移的多普勒方程为：

$$f_d = 2f_0 v \cos\theta / c \qquad （公式 5-2-4）$$

实际上，血细胞的多普勒频移 f_d 可由多普勒超声诊断仪测得，血流速度是我们想要测定的参数，因此，公式 5-2-4 可改写成：

$$v = f_d c / 2f_0 \cos\theta \qquad （公式 5-2-5）$$

血细胞朝探头方向散射的超声波（称背向散射或后向散射）中含有多普勒频移信号，利用上述多普勒方程和不同的频率分析方法即可提取有

关血流信息并可用不同的方式显示血流方向、速度、加速度、血流状态和血流的平面及空间分布状况。

上式中 f_0 为超声的发射频率（单位 Hz），v 为血流速度，单位为米/秒（m/s），c 为超声在组织中的传播速度，常取 1 540m/s，θ 为超声束与血流方向的夹角，了解血流方向与超声束方向的关系及 θ 角大小对记录到的血流速度图形的影响，对临床正确分析多普勒超声检查结果很重要。超声束可以有两个方向作为参照，一是从探头发出的与探头所指的方向一致，二是与其相反，是从血液有形成分后向散射回探头的。从第一台多普勒仪问世至今所有厂家生产的多普勒超声心动图仪都一直是以后向散射回探头的超声束方向为参照的，因此本书所提到超声束方向均指的是从血液有形成分后向散射至超声探头的方向。所谓 θ 角等于零，指的是血流矢量，或说代表所观测的血流方向及大小的那条轴线与超声束中心线方向相同并重合。在胸骨上窝测定主动脉根部的血流时，在有些受检者可调整到使 θ 角等于零，这时，在血流频谱图上可以记录到一个正向（基线之上的）的血流波形。此时 $\cos\theta = 1$，所以，这时所记录到的波也是这个部位主动脉根部正向波最大的。所谓 θ 角等于 180° 是指代表所观测的血流方向及大小的那条轴线与超声束中心轴重合但方向相反。此时在血流频谱分析图上应当记录到一个负向（基线之下）的血流波形。因为 $\cos 180° = -1$，所以这时所记录到的波形应当是这个部位负向波最大的。在实际工作中，当 θ 角大于 90° 到等于 180° 的角度范围内时，常常是测其邻补角的值，并将此角余弦值前冠以负号，以表示血流方向与声束方向相反。这样计算所得出的负值 Δf 表示后向散射超声波的频率比探头发射频率减少的数值。

在不调整仪器速度范围的情况下，由于 θ 角不同，余弦值 $\cos\theta$ 就不同，不同部位所记录到的同一瓣口的血流速度频谱的方向和幅度会很不相同，如主动脉根部血流速度频谱在胸骨上窝区记录，当 $\theta = 0°$ 时，余弦值为 +1，可记录到正向最大波形，在心前区记录，当 $\theta = 90°$ 时，余弦值为 0，记录不到多普勒血流信号，在剑突下区记录，当 $\theta = 180°$ 时，余弦值为 -1，可记录到反向最大波形。当血流方向与声束越接近重合，余弦值

cosθ 就越接近于＋1 或－1，当 θ＝20°时，余弦值仍为 0.94，说明当 θ 角小于 20°或大于 160°时，角度测量的误差对血流速度测量影响不大，当 θ 角较大时，角度测量的误差对血流速度测量的影响就会加大。这时，就必须注意使 θ 角的测量误差尽可能地小。二维超声心动图仅能显示某一个切面上的心脏及大血管的结构，利用超声双功能显像仪所测得的 θ 角仅仅限于探查平面以内的二维平面的 θ 角。实际上，心脏及大血管的结构是立体的，其内各部位的血流方向也是各不相同的，如果不注意操作方法往往不容易正好将某一部位的血流速度矢量轴放到所显示的二维切面图像之内。这也就是说，血流速度的方向伸入到了第三维空间之内。这种情况特别是在测定心内血流速度时较明显，这种血流速度方向离开所探查的二维平面角并与之形成的夹角称为立视角。在测定某一相对较直的血管内的血流速度图形时，如果能较好地将所测的血管放入探查平面之内，立视角的问题则不明显。因为，此时的血管内的血流方向即在所探测的平面之内。然而，立视角的存在可能使多普勒超声心动图所测的心腔内或某些弯曲大血管内的血流速度比心导管法所测定值为低。

人体内血流速度 v 一般远小于超声在人体组织内的传播速度 c，由上述可知多普勒频移 Δf 的值远小于探头所发出的超声频率 f_0，如超声探头发出的频率往往在 2～10 兆赫之内，而血流速度大致在每秒十几厘米至几米之内。这样，多普勒频移的值通常在 0.5～10 千赫的范围内，这正好落在了人耳可以闻及的音频范围。多普勒超声心动图仪显示多普勒频移的方式之一，即是将频移信号放大后，通过扬声器输出声音的形式向检查者提供受检测部位血流情况的信息。临床经验证明这种音响信号常常能最有效地帮助检查者找到最理想的探测方向，从而做出正确的检查。有经验的检查者亦可根据这种声音的性质判别瓣膜损害的种类及损伤的严重程度。

（三）多普勒血流能量信号

除上述频移信号外，血细胞散射信号还含有功率或能量信息，也就是散射超声的频率与振幅的乘积，它也可以用来显示血流情况，它所显示的血流图称为彩色多普勒能量图。

四、血流多普勒频移信号的成分与频谱分析

（一）血流多普勒频移信号的成分

血细胞的运动有速度不同，在湍流时还会有方向不同，但通常是在一定速度范围之内。因此，多普勒频移信号的频率成分是由数量庞大的、在一定速度范围内的、速度不同的血细胞散射信号组成的。每个细胞都散射一定的频率成分，虽然我们不可能将它们一一相应地区分开，但却可以用幅度-频率图的方式将任一瞬间血流探查部位中血细胞的散射频率范围和每一频率血细胞的相对数量展示出来（图 5-2-2）。而这一幅度-频率图常常称为多普勒频移信号的频谱分布。它的横坐标代表频移信号的频率（f），实际也是相应的血细胞运动速度，纵坐标代表各个频率上超声能量的大小（A），即振幅，实际上，也代表各个频率上血细胞相对数量，坐标内的这条曲线称为频谱分布曲线。由任意两个频率如图所示的 Fa 与 Fb 和频谱分布曲线所围成的平面的面积，为振幅与频率的乘积，等于多普勒信号的能量或功率，表示相应的这两个频率所代表的速度范围内运动的血细胞数量。图 5-2-2 中 Fc 代表频移信号中幅度最高的频率成分。从 Fd 最低频率成分到 Fe 最高频率成分为多普勒频移信号的频谱宽度。应当特别指出，在血液处于湍流状态时，由于血细胞的运动方向不同，多普勒频移信号的各频率成分所

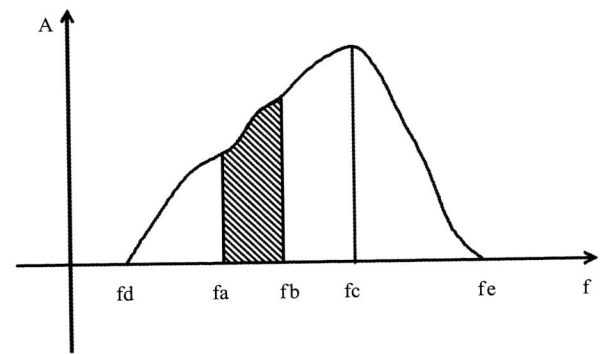

横坐标（f）代表多普勒频移信号的频率分布，纵坐标（A）代表不同频率多普勒频移信号的强度。Fd 至 Fe 为频谱的宽度，Fc 代表频移信号中幅度最高的频率成分，Fa 和 Fb 与频谱分布曲线所围绕的面积为多普勒信号的功率

图 5-2-2 血流多普勒频移信号的成分

代表的只是各细胞成分的频移大小，而不代表所有细胞成分各自的真实运动速度，能代表血细胞真实运动速度的那些频率成分，仅仅是运动方向正好与所认定的血流方向相同的那些血细胞所产生的频率成分。

（二）常用频谱分析方法

血流散射的多普勒频移信号的频率成分是由数量庞大的、在一定的速度范围内的、速度不同的血细胞散射信号组成。根据波动原理，由如此之多的散射源散射的各种不同的频率成分的超声波，必然会发生干涉，因此，探头所接收到的超声波信号已经是这所有频率成分的超声波合成干涉的结果。然而，这些频率成分的合成与干涉并不意味着信息的丢失。这也就是说，探头所接收到的信号仍旧包含所有组成它的频率成分及各成分强度的信息。通过一定的方法仍然可以把组成它们的不同频率成分及各成分的强度分辨出来。用一定的方法把复杂的振动或波分解成为组成它的简谐振动或正弦波并以频谱的方式显示出来的过程称作频谱分析。白光是由许多不同频率的单色光波组成，我们可以用棱镜把它们一一分开并以频谱的形式展示出来。交响乐队演奏的乐曲是复合信号，它是很多简谐振动频率的复合。人耳能辨别各个音符和音调，能区分第一小提琴和大提琴，或辨别长笛和巴松管，这说明人耳能进行频谱分析。在多普勒超声技术中，从血细胞散射回探头的超声信号含有关于血细胞流速、方向和每一速度血细胞的相对数量的信息，而含有这些信息的信号只有通过机内的频谱分析线路处理并显示出来，才能转变成人们可以理解的形式以供阅读或保存。频谱分析的方法有多种，但与多普勒超声有关，应用最多的主要有以下三种：

1. 过零检测（Zero-crossing Detector） 过零检测测量多普勒频移信号与基线交叉的时间间隔，时间间隔越长，频率就越低，反之就越高。它以时间间隔直方图（Time-Interval Histograms）的形式输出。当被检测的信号是简单的正弦波讯号时，时间间隔直方图能比较精确地反映其频率，随着被检测信号的频谱增宽，时间间隔直方图的精确度就明显变差，以致不能使用。所以过零检测所输出的时间间隔直方图只可以粗略地代表被检测信号的频谱。虽然对频谱较宽的信号，可以用载波调制的方法来减小其误差，但它另外一个缺点是不能正确地反映被检测信号各频率成分的幅度，也就是不同速度血细胞的相对数量。因此，是一种比较粗略的频谱分析方式，只能用于血流的定性判断，而不能用于定量分析。随着复杂而廉价的微处理机的出现，真正的实时频谱分析技术才得到了广泛应用。

2. 带通滤波（Band-Pass Filtering） 带通滤波是利用带通频率滤波器进行频谱分析的方法。带通频率滤波器或带通滤波器是一种只能让输入信号中的某一段频率成分通过，而将其余部分滤掉的滤波器，所能允许过的频率带称为这一滤波器的带通频率。如立体声放大器的高、中、低音控制，实际上就是利用带通频率滤波器选择性地将音乐信号中的高频、中频和低频部分分开并分别加以放大来实现的。

如果将许多带通频率不同的滤波器，比如说64个，按其带通频率的大小顺序排列好，并且让所选择的滤波器的最高和最低带通频率能包括信号中的最高和最低频率成分，然后将其如图5-2-3那样并联起来，当在其一端输入一个复杂的多普勒频移信号时，各个滤波器将按其带通频率选择多普勒频移信号中的相应频率，让其通过，在输出信号中，就会把多普勒频移信号中的不同频率成分和其相应频率成分的幅度分拣出来。如果以横轴表示各频率成分的频率，纵轴表示各频率成分的幅度，则同样可以得到像图5-2-2那样的多普勒频谱分布图。这种频谱分析的方法称为带通滤波频谱分析。因此，带通滤波的方法所得到的信号分析频谱是一组组离散的带通滤波器所滤出的波的频率组成，它代表了输入信号的频率分布及各频率的相对幅度。它是比过零检测或时间间隔直方图更为精确的方法。由于每个带通滤波器所允许通过的频率实际上是信号中的一段频带，因而滤波器的数量与带通滤波频谱分析的频率分辨率密切相关，带通滤波器越多，频率分辨力也就越高。所以，要达到较好的频率分辨力，就必须使用许多带通频率滤波器。（图5-2-3）

3. 快速傅里叶变换（Fast Fourier Transformation） 由两个正弦波成分构成的合成波，在幅度-频率分布图上，构成这一合成波信号的各正弦波频率成分是离散分布着的一些值。当信号是由大量的频率成分构成并且仅测量一段时间时，

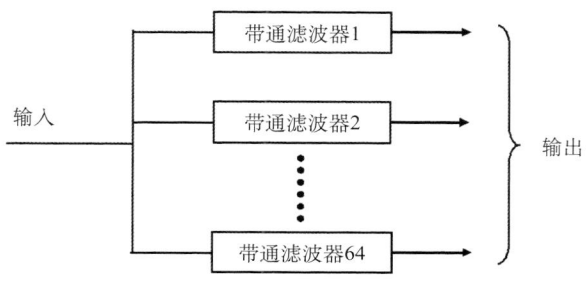

各滤波器按带通频率从小（滤波器 1）到大（滤波器 64）排列，当输入多普勒频移信号后，各滤波器将从低频到高频选择性地让输入信号中的相应频率成分通过，从而将其按频率和幅度的大小分开

图 5-2-3　带通滤波频谱分析示意图

正如在做多普勒超声检查时，频谱图就不再是由某些频率的离散的值构成，而是一段分布在一定频率范围之内的连续函数。这样的幅度-频率分布称作连续频谱分布。任何一个持续一定时间的复杂信号，都可以分解成许多各种不同频率和振幅的正弦波。这些构成这一复杂信号的各频率成分的相对振幅和它们相互间的时相关系决定这一信号波形的其他特征。这一定量关系首先于 1808 年由 J. B. 傅里叶提出，因而称为傅里叶定量。利用这一定量将一段随时间内变化的信号分解成构成它的频率成分的过程，叫频谱分析或傅里叶分析。

如果一个随时间而变化的量（即信号，如血流多普勒频移信号）可以正确地以数字的形式描述成一个时间的函数，那么，这一信号的频谱分布则可以用纯数学的方法算出，而无须任何滤波器或其他仪器。由于输入信号不总是能用数学方法来表述而使用数学关系来进行频谱分析的方法受到限制。然而，随着数字计算机的出现，将信号转换成一系列数字的技术得到了发展。这一技术包括两步：取样和数学化。如果只分析一个输入信号的每隔一定时间的不连续的值，就称作对输入信号进行取样。输入信号的这些不连续的值称为取样值。两次相邻的取样所经历的时间为取样周期。每秒钟取样的次数称为取样频率。如果进一步把所取的样用取样点纵轴上所代表的数值表示出来，就称为把取样数字化。取样和数字化这两项功能通常由所谓的模-数转换来完成。模-数转换器把所得到的有关输入信号的数据以一种数字计算机可以阅读的形式输入到数字计算机中，这样，输入信号的频谱分析就可以用这些数据和理论上已被证明了的数字频谱分析方法来完成。然而，在快速傅里叶变换出现以前，由于上述运算所需时间太长使应用大大受到限制。快速傅里叶变换是一种非常有效的利用输入信号数据计算频谱的算法，在许多情况下，它能对输入信号做实时的频谱分析。

五、多普勒信号的显示

与 M 型和二维超声成像技术相似，多普勒超声血流测定技术是利用研究对象发射超声波并接收回波的方法来获取信息，并以一种便于人们理解的方式显示出这些信息的技术。但是前两者所提取的是有关各组织界面的反射或后向散射波的时间间隔和强度的信息，从而得以显示出各组织界面的一维（M 型）或二维的结构图像。后者所提取的则是血液有形成分散射回探头的多普勒频移信号（频谱或彩色多普勒）或能量信号（能量多普勒），所显示的是有关血流方向、速度及血流状态的信息。我们下面重点讨论如何以流体力学基本原理和超声物理为基础，认识多普勒超声技术并进而了解心脏及大血管内血流情况。

实际上，在 M 型及二维超声成像的回波信号中，也含有关于所探查组织各界面运动情况的多普勒频移信息，只不过这些信息在显示心内结构运动方面远不如各界面回波时间间隔信息有用，因而未被采用。

我们知道每立方毫米血中的血细胞数以百万计，血液为一种实际流体，从上节讨论可推想，有黏滞性的血液在几何形状不规则的心血管系统内流动，其血细胞的运动应是复杂的。在现代多普勒超声诊断技术发展的水平上，这些反向散射波里所含的频率和功率信息可以用不同的方法显示，并可以二维声像图为背景，显示一个感兴趣点或线上的血流速度频谱（一维多普勒技术或称频谱多普勒技术），也可以与二维声像图结合用彩色血流切面像的方式显示心腔或血管内血细胞速度分布情况（二维多普勒技术或称彩色多普勒血流显像）。因为，不同的显示方法涉及不同的原理和技术，我们将分别讨论各常用技术方法。

（曹铁生）

第三节 多普勒超声技术分类

一、脉冲波多普勒技术

（一）概述

脉冲波多普勒（pulsed wave Doppler，PWD）又称脉冲式多普勒，是最常用的一种频谱多普勒技术，脉冲波多普勒技术与 M 型超声心动图配合使用早在 1967 年就已开始研究，但直到 1975 年才有这类仪器投放市场。这类仪器以 M 型超声心动图监视定位取样容积，不仅准确性差，而且不容易确定声束与血流方向的关系。随后 Barker 等研究将脉冲波多普勒技术与二维超声心动图配合使用，这样既能确定所测定的血流在二维超声心动图上的精确位置又能测量声束与血流方向的夹角。这样就有可能测定真正的血流速度。

脉冲波多普勒技术的最大优点就是能够与二维超声心动图配合，精确地定位测量某一处范围（取样容积）内的血流情况，也就是说，它有距离分辨力（或深度分辨力），或者说能够测定沿声束方向上不同深度的一定范围内的血流情况。脉冲波多普勒技术的最主要不足是，它所能测量的最大血流速度有一定限度，而异常血流速度常常超过这个限度，但也可以采取一些措施减少这一不足。

（二）基本原理

脉冲多普勒技术与超声成像技术相似，探头是作为声源先发出超声脉冲，然后转为接收状态，与超声成像不同之处是在选择性的时间延迟后才接收一定时间范围的回声信号，它所分析的是血细胞散射信号的频移成分，并以灰阶的方式显示出来，在时间轴（横轴）上加以展开，以观察这种频谱与时间的变化关系，此点又与 M 型超声心动图相似。所谓的时间延迟实际上就是感兴趣区域的深度，我们称感兴趣区域为取样点或取样容积（sample volume）。与 M 型或二维超声心动图相似，脉冲波多普勒向被检测组织所发出的也是一个个脉冲波。当这一脉冲波向组织深处传播时，沿声束方向上的组织各反射面、散射源都由浅入深依次向探头反射回波。由于脉冲波很窄，它的

纵向分辨率大约为 1～2mm，回波信号可以看成是代表不同组织深度的反射面、散射源的互相能被区分开的信号，而不像连续波多普勒那样是这些信号相互重叠后的混合信号。这是连续波多普勒与脉冲波多普勒在回波信号构成上的根本区别。由于返回信号是由浅入深依次到达探头的，而且超声在组织的传播速度可以看成是一个常数，故返回信号返回来的时间实际上代表这一信号来自组织的深度。从发射一个脉冲波算起，只要控制电子开关开启和关闭时间，就可以选择性接收所需点的血流回声信号进行分析，而把不需要的其他部位的回声信号除去。这就是距离选通（Range Gating）脉冲多普勒技术。超声心动图成像技术是把上述依次返回探头的信号依照原来的次序和回声强弱（幅度）在显示器上全部显示出来。它所提取的是各回波的时间顺序信息和它们的幅度大小。因此，这类技术亦称为幅度成像技术。而脉冲波多普勒技术则只提取一个脉冲波发出后的一系列回声中的一小段信号中的频移信息，其中包括频谱分布和各频率成分的幅度。

用距离选通技术选择性地接收所需要分析的血流区域信号的过程称为取样（sampling），所选取的取样区域称为取样容积或靶容积（target volume）。取样容积是指被一小段超声波束所覆盖的那部分要分析的血流的区域，其宽度为超声束在此深度上的直径，其长度取决于上述电子开关开启的持续时间，取样容积是一个三维的体积，其宽度和高度等于探查区域超声束截面的宽度和高度，其长度等于脉冲群的长度，即脉冲波的波长和脉冲波数目的乘积。在大多数仪器中，取样容积的宽度和高度是不可调的，但通过调节发射脉冲波的数目，可达到调节取样容积长度以改变取样范围的目的。从理论上讲，最短的取样容积应为一个超声波周期长度，但实际上，压电晶体在短暂的激励后需要大约三个周期才能达到共振，另外需要两个周期产生衰减性自由振荡，这样，尽管激励晶片的高频电压可以是等幅的电振荡，探头晶片实际上所输出的超声振动波的包络线却呈泪点形，通过改变加在晶片上电压的时间可以调节取样容积的长度，多数仪器可调范围为 1～10mm。发射一次脉冲，仅能取一次样，这样也只能得到血流在某一瞬间的频谱分布，或血流信息。

人体内的血流特别是心脏及大血管的血流是

不断变化的，为了得到随时间而变化的血流情况，就必须不断地发射脉冲，每发射一次脉冲取样一次，得到一系列随时间而变化的血流信号，从而得以观察血流变化情况，这样，每秒钟发射的脉冲数为脉冲重复频率（pulse repetition frequency PRF）。

（三）混迭现象和取样定理

混迭现象或称频率失真在日常生活中常可观察到，如在日光灯下转动的电风扇就可以观察到混迭现象。电扇的转动可以看作是一个周期性变化的量。日光灯的发光并不是连续的。这一点只需拿一支铅笔在日光灯下快速来回摆动几下就可证实。日光灯的亮度随着电源电压的变化而变化。对于一个周率为50赫的交流电源来说，它每秒钟有100次电压降到零，因而日光灯实际上也是每秒闪亮100次，在灯亮的时候我们可以看到电扇叶片的位置，等于取一次样，在日光灯下，我们观察电扇叶片，就相当于取样100次。当然，首先电扇是有几个叶片作为转动的标记，其次是当电源电压降到零时日光灯并不完全黑暗，在两个连续的零电压之间，电压是按正弦规律变化的，并不是一个短暂的脉冲。因而它的取样时间相对较长。很显然，这并不是一个严格的实验。尽管如此，如果仔细观察，仍对我们理解纳奎斯特极限和频率混迭的原理有帮助。电扇从启动开始转动到它的最大速度这一过程中，我们可以观察到如下的情况。首先速度从零到开始缓慢转动，可以看成是观察对象的周期性变化，频率从零开始在连续地增加。如果扇叶为三片，当它每秒转动一周时，相对于一个位置的观察点，实际上的变化频率为3赫。而日光灯闪亮的频率，也就是取样频率100次/s是不变的。在电扇刚开始转动时，我们可以清楚地看到它的转动方向，比如说向右旋转，随着旋转速度增加，如果仔细观察，可以看到电扇最明亮的地方所形成的旋转影像的旋转并不随转速的增大而增加，而是随着电扇转速的增加经历如下几次变化：起初由慢到快向右转，然后又由快到慢直到停止，随之，由慢到快向左转，然后又由快到慢直到停止，然后又由慢到快向右转。这样经历几次重复之后，这种影像的变化开始模糊。这是由于如上述每次取样持续的时间相对较长所致。如果把电扇拿到阳光下观

察，也就是说用连续波来照射，上述现象就不会出现。同样的道理，连续波多普勒不会出现混迭。

上述现象说明，当取样频率固定，观察对象的频率超过一定值时，就会观察到像电扇转动方向与它实际转动的方向不同的现象，即出现频率失真。对于一个周期性变化的量，取样频率必须大于观察对象频率（f_d）的两倍，才能够准确显示这一周期性变化的量的方向和大小，否则就会出现频率失真（frequency aliasing），此为取样定理，即

$$f_d < 1/2\ PRF \qquad \text{（公式 5-3-1）}$$

式中，1/2PRF 称为尼奎斯特频率极限（nyquist frequency limit），如果多普勒频移值超过这一极限，脉冲波多普勒所检出的频移改变就会出现频率失真，也就是出现大小和方向的伪差。要注意脉冲波多普勒所发射的每一个脉冲内可以包含几个探头晶片的振动波（即探头工作频率或发射频率），所以脉冲频率就是探头工作频率，而脉冲重复频率则是探头每秒钟所发射的脉冲个数，也就是取样频率。

多普勒超声心动图所研究的周期性变化的量是多普勒频移信号，取样频率就是脉冲重复频率。因为，每发送一个脉冲到被探查组织部位就等于只取一次样。这样，上述分析完全适用于脉冲波多普勒技术。就是说，不出现频率失真的最大可测频移等于脉冲重复频率的一半。而脉冲重复频率又受到最大取样深度的限制。取样容积愈深，所允许的脉冲重复频率则愈低，相应地可测定的最大血流速度就愈小。在多普勒超声心动图上出现频率失真时，超过纳奎斯特频率极限的多普勒频移可以在基线的上方（如果主要频移向下）或下方（如果主要频移向上）出现，造成频率失真，频谱对真实频谱的干扰。频率失真使峰值频移难以辨认，这就无法进行血流速度测量。

（四）影响脉冲波多普勒最大可测血流速度的因素

从获取信息的角度来看，脉冲重复频率越高，取样数目就越多，因而了解到有关血流的变化信息也就愈多。同时，脉冲重复频率愈高，所能测量的最大血流速度也愈大。然而，脉冲波多普勒技术所以能有精确的距离分辨率，就在于它发射一个脉冲取样一次。如果发射两个或两个以上的

脉冲取样一次，则会有不同深度的回声重叠，而无法有明确的距离分辨率。这也就是说，只有在第一个脉冲到达取样点，并且其回声返回至探头后，才能发射第二个脉冲，这就意味着脉冲的发射频率有个上限。这个限度与取样点的深度有关。取样点愈深，一个脉冲到达取样点后，其回声再返回探头所需的时间就长，脉冲重复频率就必然愈低。或者说，对于一个给定脉冲重复频率，就会有一个相应的最大取样深度。取样频率 PRF 与最大取样深度 Dmax 的关系如下式：

$$PRF = C/2Dmax \quad （公式5-3-2）$$

上式中 C 为超声在软组织中的传播速度，实际的取样深度必须略小于 Dmax，或者实际的重复频率必须略低于 PRF。

还有另外一个影响重复频率的因素就是最大可测量的血流流速即最大可测量的多普勒频移。重复频率越低，所能测量的最大频移越小。下边我们将讨论到，最大可测量的频率仅为脉冲重复频率的一半。

这样，最大可测深度、脉冲重复频率和最大可测血流速度这三者之间的关系是：测量深度越大，脉冲重复频率必须越小。脉冲重复频率越小，最大可测多普勒频移，即最大可测血流流速则越小，遇到超过最大可测血流流速的血流则会发生混叠现象和频率失真。因此，取样容积越深，所能测定的最大血流速度则越小。临床检查时常常选择距取样点近的探查部位，其原因之一就是为了提高最大可测血流速度。

所发射的脉冲本身的频率，也就是探头的工作频率（通常用2~5MHz）对可测深度及最大可测频移或速度也有影响。一方面，频率低时超声传播衰减少，因而可测量较深的血流。另一方面，频移值除与血流速度有关外，与超声探头发射的频率也有关系，发射频率越高，频移也越大，降低超声发射的频率，在其他所有条件都不变的情况下，同时也降低了频移，这就等于增大了最大可测血流速度。但降低发射频率会带来至少两个问题：

（1）降低空间分辨力（spacial resolution），其中包括横向及纵向分辨力。

（2）降低血细胞对超声的散射强度。血细胞对超声的散射与其频率的四次方成正比（这相当于与波长的四次方成反比），频率低时，虽然超声

束的穿透性能提高（由于衰减减小），但散射强度也降低了。因而不能单靠降低发射频率来提高最大可测血流速度。最大可测血流速度、最大取样深度、最高脉冲重复频率以及探头发射频率之间有着一定程度的相互制约关系。它们之间的定量关系，由表5-3-1可以明显看出，随着所要探查深度的增加，脉冲重复频率必然减小，以使它有足够的时间传播较长的距离并使其回声返回探头，相应地在同一发射频率时的最大可测血流速度随之减小。另一方面，在探查同一深度时，探头发射超声波的频率越高，最大可测血流速度则越小。用2兆赫探头，探测5厘米深度血流时，最大可测血流速度为3m/s，这完全能够满足正常血流和一些异常血流的测定。但当用5MHz探头探查20cm深度血流时，最大血流速度仅有0.3m/s。这几乎没有什么实用意义。

表5-3-1 取样深度、脉冲重复频率和探头发射频率与最大可测血流速度之间的定量关系

取样深度 (cm)	脉冲重复频率 (次/s)	最大可测血流速度（m/s）			
		2.0MHz	3.0MHz	4.0MHz	5.0MHz
5	15 625	3.00	2.00	1.50	1.20
10	7 812	1.50	1.00	0.75	0.60
15	5 208	1.00	0.67	0.50	0.40
20	3 906	0.75	0.50	0.38	0.30

（五）增加脉冲波多普勒最大可测速度的方法

1. 减小取样深度　在检查高速血流时，应尽量选取距取样点较近的声窗，以减小探查深度，如上表所示，对同样工作频率的探头如3.0MHz，当探查深度为5cm和20cm时，其最大可测血流速度分别为2.0m/s和0.50m/s。

2. 选择低频探头　对给定的取样深度，探头频率越低，最大可测血流速度越高，从表5-3-1可见，如探查深度为10cm时，探头频率为2.0MHz和5.0MHz时，其最大可测血流速度分别为1.5m/s和0.6m/s。

3. 增大θ角　θ角越大，频移值越小，相应的最大可测血流速度就越大。在增加θ角的同时，仪器对θ角进行校正，相应地增加了纵轴方向上速度的量程（速度刻度范围加大），因此增大θ角就增加了最大可测血流速度，虽然这会一定程度

地影响血流速度测量的精确度，但从理论上讲，仍能真实地反映血流速度的大小。

4. 移动基线　如上所述，如果基线位于频谱的中央，脉冲式多普勒所测量的正向和负向血流速度受尼奎斯特频率极限的限制；如果基线调到频谱图的最高或最低位置，可使流速测量范围较中间位置增大一倍。

（六）主要优缺点比较

1. 优点　参照二维声像图可精确定位所要探查的区域。

2. 缺点　最大可测血流速度受取样频率限制。

（七）临床应用

脉冲多普勒主要用于正常瓣口或血管的低速血流的定量分析，通过测定血流速度时间积分和瓣口面积计算通过瓣口或血管的血流量；通过观察，例如二尖瓣口及肺静脉的血流波形和幅度，研究心室顺应性等。

二、连续波多普勒技术

（一）概述

连续波多普勒（continuous wave Doppler；CWD）又称连续型多普勒（continuous-mode Doppler），是最早出现的一种多普勒技术，连续波多普勒血流测定技术从 1956 年起就开始应用，较我们所讨论的其他类型的多普勒血流测定技术在临床使用为早。但由于它没有距离分辨力（或称深度分辨），也没有成像仪器与之配合，因而应用范围受到很大限制。早期应用于表浅血管血流观察及胎心监护。也正是由于连续波多普勒没有纵向分辨力，而心脏本身又结构复杂，过去曾经认为这种技术在测定心内血流方面是没有用处的。即使与 M 型超声心动图配合使用，情况也无大好转。M 型超声心动图常常是用来在胸骨左缘的透声窗探查，引导连续波多普勒取样，而心前区探查常常是几个心腔同时被声束照射，如心底波群、右心室流出道、主动脉根部与左心房同时被连续波多普勒采样，所有三个腔的血流信号在频谱图上混在一起而无法辨认。

然而，当连续波多普勒与二维超声心动图技术配合使用时，情况则大不相同，二维超声心动图可以从心尖部探查。这样，连续波多普勒从心尖开始无论沿着左心室一侧，右心一侧或沿着左心室流出道取样总是顺着一条延续的血流方向，穿过一个瓣膜区，因而不像在心前区探查那样，把右室流出道、主动脉及左心房这样完全不同的血流信号混在一起。况且，连续波多普勒总是用来探测高速血流的，而在上述流道上的高速血流一般总是局限于一定区域。因此，对于测量某一定区域的高速血流速度来说，距离分辨力并不总是必要的。再说，由狭窄而致的高速血流的精确位置可由脉冲多普勒技术来确定。

（二）基本原理

这种技术在早期使用双晶片探头，一个晶片连续地发射超声波，另一个晶片连续地接收血细胞的反向散射信号。后来使用相控阵技术的超声诊断仪将探头晶片分为两组，一组连续发射另一组连续接收。从理论上讲，连续波多普勒的取样频率为无穷大，最大可测血流速度不受限制。但实际上，连续波多普勒的最大可测血流速度受数字模拟转换器工作速度的限制，最大可测血流速度一般不大于 10m/s，这已经完全满足临床需要。

（三）主要优缺点

1. 优点　连续波多普勒技术的最大优点就是能测量异常增高的血流速度，从理论上讲它的脉冲重复频率为无限大，最大可测血流速度无限制，然而，仪器中的数模转换器工作速度有限，目前大多数仪器的最大可测血流速度一般为 10m/s。连续波多普勒对定量分析狭窄处血流、反流、分流的流速和压力阶差等非常有价值。

2. 缺点　连续波多普勒所采集的回声信息是超声束照射路径上所有血细胞的散射回声信号，因此无法确定声束内回声信号的深度来源，不能进行定位，也就是说连续波多普勒的主要缺点是无深度分辨力。但这种高速血流总发生于病变部位，可以借助二维声像图判定最高血流速度发生部位，这样就弥补了连续波多普勒的这一缺点。

（四）临床应用

连续波多普勒主要用于高速血流定量分析。通过确定狭窄口处的血流速度，分析狭窄口两端的压力阶差，从而判断狭窄的严重程度，或利用液流连续性方程，计算狭窄口处的面积；通过测定反流瓣口的最大血流速度，如三尖瓣反流速度，可测定跨瓣压力阶差，估计肺动脉压力；同样，通过测定分流口处的血流速度，估计分流两侧腔室之间的压力阶差。

三、高脉冲重复频率多普勒

（一）基本原理

克服脉冲波多普勒最大可测血流速度受限的另一方法就是增加脉冲重复频率，高脉冲重复频率多普勒（high pulse repetition frequency Doppler，High PRF），又称为扩展量程多普勒（extended range Doppler），是对脉冲波多普勒的一种改进。它的特点是探头在发射一个脉冲波之后，不等取样部位的回声信号返回探头，就又发射第二个脉冲，因此，在同一时刻，取样深度范围内可有一个以上的取样容积，随着脉冲重复频率的成倍增加，最大可测血流速度的范围也相应地成倍增加。但在超声照射路径上取样容积以外的相应额外取样点的血流信号也混入了欲取样处的信号内。在大多数仪器中，高脉冲重复频率多普勒最大可测血流速度最多可扩展到脉冲波多普勒最大可测血流速度的三倍，因此，高脉冲重复频率脉冲波仍受最大可测血流速度的限制。

（二）主要优缺点

高脉冲重复频率多普勒实际上是介于脉冲波多普勒和连续波多普勒之间的一种技术，它测量的最大血流速度比脉冲波多普勒扩大了三倍，明显提高了它的量程，但对深部较高速的血流仍不够。它对异常血流定位的准确性又不如脉冲波多普勒。另外，它的频谱质量也较脉冲波多普勒为差。

（三）临床应用

高脉冲重复频率多普勒主要用于血流速度较高的正常或轻度病理情况，如二尖瓣的反流速度测定等。在现代新型的多普勒超声仪器中，实际上只要根据需要增加多普勒血流速度的量程，仪器本身可自动地由脉冲波多普勒方式转换成高脉冲重复频率多普勒方式，以满足量程增加的需要。

但与连续波多普勒之间的转换需要手动进行。

（四）频谱多普勒血流检测技术所提供的信息

脉冲波多普勒血流速度频谱又称流速曲线，是以频谱的形式显示血流中某一个感兴趣点（脉冲波多普勒取样容积内）内的血细胞运动的频移频率成分和各成分强度信息。对于连续波多普勒来说是某一声束照射方向上的血细胞运动的频移频率成分和各成分强度信息。

1. 音频输出 多普勒探头的工作频率在兆周水平，远超出了可闻声波的上限，但人体内血流速度产生的多普勒频移频率却落在了可闻声波范围，一般在1~20千周。因此，在多普勒超声仪器中，这些频移信号可由放大器放大后直接输入扬声器转变为音频信号（audio signal）。这些音频信号是由取样容积内各血细胞所散射的频移信号组成的，因此，根据多普勒方程，其音调的高低反映血流速度的快慢，声音的响度，在音量调节大小相同时，反映信号的相对强度，而声音的性质则反映血流的状态。也就是说，高速血流产生高调尖锐的声音，低速血流产生低沉的声音，而管壁和室壁回声强而运动速度低，因而所产生的频移信号频率低而振幅高，其音频信号的响度大而音调低沉。层流时，各血细胞的速度差别较小，速度分布较均匀，频移频率分布窄，产生较为单调的乐性音。湍流时，各血细胞的速度差别较大，速度分布不均匀，频移频率分布宽，随湍流程度的不同，可产生不同程度粗糙的噪音。因此，有经验的检查者可根据音频输出的相对响度、音调和性质来判断血流信号的强度、血流速度和血流状态。

2. 频谱显示

（1）频谱显示的种类：频谱显示（spectral display）有多种方式，最常用的方式有：速度（或频移）-时间谱图显示、功率谱图显示、三维显示等。频移-时间谱图显示在多普勒超声诊断技术的发展早期曾使用过，目前已被速度-时间谱图显示所代替，成为脉冲波和连续波多普勒技术的主要显示方式。

（2）血流速度频谱所能提供的信息。①血流方向：以基线上、下加以区分，一般以基线上方的频移信号为正值，表示血流朝向探头流动，基线下方的频移信号为负值，表示血流背离探头流动。在现代的多普勒超声诊断仪中，基线的位置可调，这样可增大频谱多普勒的流速测量范围，并获得较大较清晰的频谱图形。②血流速度：早期的多普勒超声诊断仪多以纵坐标的数值表示频移大小，根据前述，频移大小代表血流速度大小，因此可直接将频移刻度由此式转换成速度刻度。现代的仪器以纵坐标代表速度，在最大可测血流速度范围内，速度刻度可以调节，以使低速血流波形得以放大。③血流速度分布及血流状态：频谱在纵坐标方向上所占的宽度代表某一瞬间取样容积（脉冲波多普勒）或取样线内（连续波多普勒）血细胞的速度分布范围。在层流状态时，因血细胞的速度分布范围小，频谱呈窄带型，频谱与基线之间有较大的空窗（图 5-3-1）。当血细胞的速度差别变大时，此频谱变宽。在湍流状态时，血细胞的速度差别更大，频谱进一步增宽，当频谱填满整个空窗时，称充填型频谱，这说明取样范围内血流速度的分布从零开始到一定高度为止（图 5-3-2）。④红细胞相对数量：红细胞的相对数量，即信号的强度，用频谱的灰阶来表示，它代表探查范围内具有相同流速的血细胞相对数量的多少，数量越多，反向散射信号就越强，频谱就越亮；反之，数量越少，反向散射信号就越弱，频谱就越暗。⑤时间：以横坐标代表血流时间，大刻度的单位通常为秒。

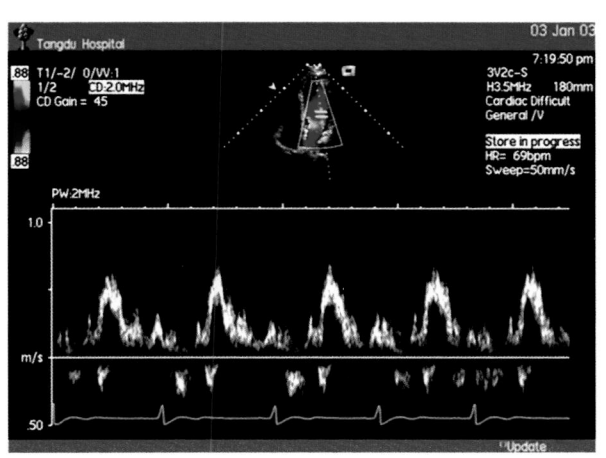

图 5-3-1　用脉冲波多普勒方法于心尖四腔切面记录到的正常人二尖瓣口血流速度频谱呈窄带型，说明此处血流为层流状态

3. 频谱的形态　在二维图像和彩色多普勒血

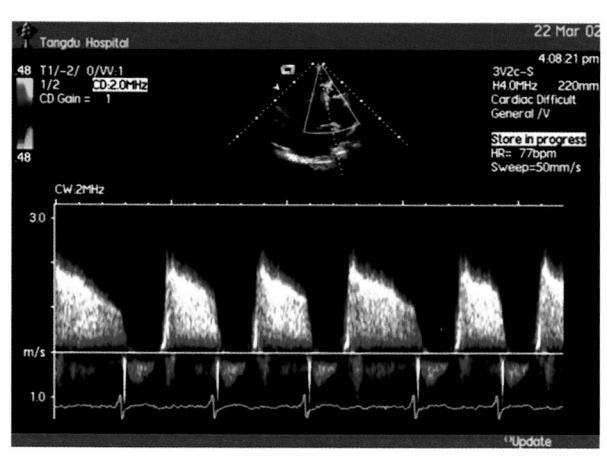

图 5-3-2　此例为一风湿性心脏病联合瓣膜病变伴有心房纤颤的患者。连续波多普勒方法于心尖四腔切面记录到二尖瓣狭窄频谱为充填型

流显像的基础上，采用脉冲多普勒或连续多普勒可获得相应的血流频谱。脉冲波多普勒频谱显示的血流频移信号来自取样容积内血流中红细胞对超声波的散射，所以整个血流频谱内的频移信号可以反映出取样容积内的血流状态。层流状态下，流速的分布通常呈抛物线形。典型的抛物线形流速分布中，以低速流动的血细胞数目较少，回波信号中低频信号的声强低，因此在血流频谱下部出现三角形的极低声强甚至无回波信号区，称为频窗。一般认为正常脉冲波多普勒频谱应有频窗，这时，频谱呈窄带形，任一时刻频谱的宽度代表的是这一时刻取样容积内血细胞流速范围（通过这一时刻的竖直线所竖跨的频谱上的最大值和最小值）和各速度血细胞所占的比例（频谱上灰阶代表血细胞的相对数量），就是血细胞的流速分布，如出现频谱充填，常被看作是湍流的频谱特征，往往被认为是频谱异常的表现。

四、彩色多普勒血流显像

（一）概念

彩色多普勒血流显像（color Doppler flow imaging，CDFI），又称彩色多普勒（color Doppler）或彩色血流成像（color flow mapping，CFM），是一种对心血管三维血流实体的切面（二维）血流成像技术，它是以显示解剖结构的二维声像图为背景，对感兴趣的血流区域进行实时的多点取样，用自相关技术作信号处理，然后进行彩色编码，用红和蓝两种颜色、亮度和附加绿色斑点的亮度来分别表示血流的方向、速度和血流状态的技术。因此，彩色多普勒血流显像所提供的是一幅既有解剖结构的实时切面声像又有动态变化的彩色血流多普勒声像的结合。它是继心导管技术以来心血管病检查技术的一项重大进步，称为无创伤性心血管造影。同时，也为无创伤的器官血流灌注检查揭开了新篇章。

（二）基本原理

任何一幅图像都可以或粗或细地分割成许多代表该部位色彩和亮度（即黑白图像中的灰阶）的小单元，称为像素（如电视图像）。像素的排列可以是随机的，如普通银盐照片，也可以按照一定的方式排列，如数码照相技术或彩色多普勒血流显像技术所得到的照片等。这样，要构成血流断面上感兴趣区域的实时二维血流多普勒声像，起码需满足三个条件：其一是将这个区域分割成许多小单元，并获取每个单元内的需要显示的血流信息，即进行选通式采样；其二是为了满足分辨力的需要，分割必须足够细，而为了满足帧频的需要，血流信息的处理必须足够快；其三是实时地将这些血流信息按人眼容易辨认的方式显示在荧屏上相应的解剖结构部位。

彩色多普勒血流成像技术所采用的方式与二维成像技术相似，用一个相控阵探头所发出的超声束对脏器行平面扫查，对血流信息进行自相关（autocorrelation）处理，血流探查区每一个方向上要发射几个脉冲，接收到的回波信号分两路，一路形成二维黑白解剖结构声像，另一路进行自相关处理，并用红、绿、蓝三原色对不同血流信息进行彩色编码，将编码结果用不同颜色显示在相应的二维黑白声像内。

在彩色多普勒血流显像技术中，上述第一个问题是用血流探查区多点取样解决的；第二个问题是通过采用新的频率分析方法-自相关技术（autocorrelation technique）解决的。血流信息远比解剖结构信息复杂，同一个取样点（即彩色多普勒血流切面像中的同一个像素）内包含有方向、流速、流速方差等信息，不可能用灰阶表达，所以将这些信息进行彩色编码，用不同的颜色及其亮度来显示这些复杂信息，以此来解决上述第三

个问题。

（三）频率分析技术

在频谱多普勒超声技术中，一般采用实时频谱分析的方法获得取样容积内多普勒频移信号中的血流动力学信息，对于脉冲波多普勒来说，每帧二维声像图中仅有一个取样点，用快速傅里叶转换（Fast Fourier Transform，FFT）的方法就能满足这种单点选通式多普勒频谱分析的需要，但要显示血流切面像，则必须满足上述基本条件。要获得二维超声切面内的全部血流信息，如果仍然采用实时频谱分析的方法，计算速度则远远达不到上述要求。为了解决这一问题，就必须采用新的频率分析方法-自相关技术。所谓自相关是将不同时刻的信号取值进行相互关联的技术。当两个时刻的回声信号相减时，静止物体回波信号因相位完全相同，结果为零，而运动物体回波信号的波形和相位则不同，其差值不等于零。在雷达技术中利用该方法来发现运动物体，自相关在雷达技术中的应用，称为运动目标显示（moving target indication，MTI）原理。

在彩色多普勒血流显像技术中，自相关用于对比来自同一取样部位的两个连续的多普勒频移信号，提取并分析相位差。但这一技术中，两个连续的回声信号不是相减而是相乘。在一般多普勒超声仪中，多普勒频移信号输入频谱分析仪，但在彩色多普勒血流显像仪中，这些信号则输入自相关器。自相关器可自动计算出每一个取样点的平均流速和流速分布范围。流速分布范围的大小反映了取样点血流的性质，在层流状态时，流速分布范围小，而在湍流状态时，流速分布范围大，计算取样点的速度分布方差，可反映血流的性质。因此，彩色多普勒血流显像技术中，以速度方差作为反映湍流程度的指标。

自相关技术的主要优点是具有较高的数据处理速度。在2ms的时间里，自相关技术可迅速测出血流速度、血流方向和速度方差。这种高速的数据处理，是实现彩色血流实时显像的必要条件。自相关技术的主要限制性是不能给出流速的范围。

（四）彩色多普勒频移信号输出的显示方式

探头所接收的多普勒频移信号经过上述技术

处理后，必须以尽可能容易理解的方式显示出来以供分析。在频谱多普勒技术中，图像输出的是频谱，反映的是某一方向超声束路径上的血细胞或这一路径某一个或几个取样容积内的血细胞的运动信息，但对于包含大量取样数据的彩色多普勒血流显像技术来说，频谱显示是不可能的。由于人眼对于颜色变化有较高的分辨能力，在彩色多普勒血流显像技术中采用了直观的彩色显示。经过自相关技术处理的多普勒频移信号，输入彩色编码器，以不同的颜色及其亮度显示血细胞运动信息，主要有以下列三种显示方式。

1. 速度显示　用于显示多普勒血流信号速度的大小和方向。血流方向用红色与蓝色表示，通常红色代表朝向探头方向的血流，蓝色代表背离探头方向的血流。速度的大小以色调的高低即色彩的亮度来表示。明亮的颜色代表快速血流，深暗的颜色代表慢速血流。图5-3-3记录了正常人二尖瓣口彩色多普勒血流像。此图与二维超声心动图心尖四腔切面相结合，记录了舒张期左心房排空，左心房血流向左心室，呈现流向探头方向的红色血流图。

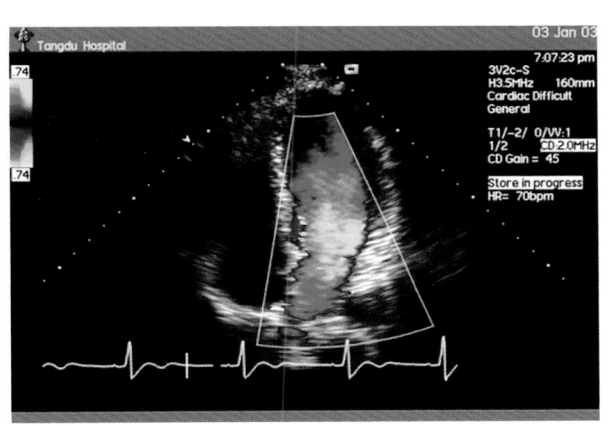

此图与心尖四腔切面相结合，记录了舒张期左心房排空，左心房血流向左心室，呈现流向探头方向的红色血流图。由于通过二尖瓣口处的血流速度较快，该处的红色较亮，这与左上角彩色条中的顶端颜色相近，其顶端流速标定为0.74，即为0.74m/s。其中散在的蓝色斑点提示该处的血流速度可能超过此值，出现频率失真，彩色逆转

图5-3-3　正常人二尖瓣口彩色多普勒血流显像

当用一个扇扫或扇扩探头检查一条直行血管时，如颈动脉，由于血流多普勒频移受到声束与血流夹角的影响，即使处于同一流速的血管中的血流，如果其流速方向和声束方向之间的夹角发

生变化，所显示的色彩亮度亦随之改变（图5-3-4）。因此，根据色彩亮度来判断流速大小时，必须注意声束与血流方向的夹角。

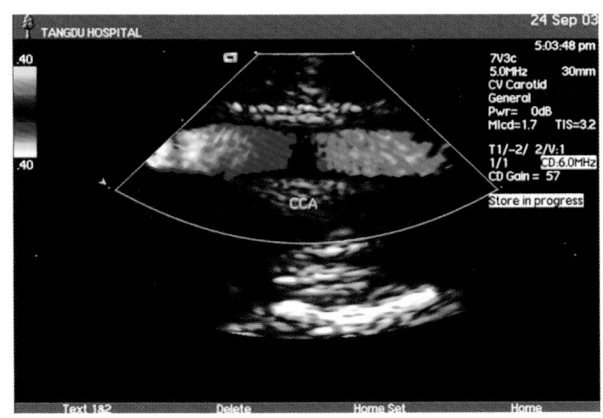

为显示声束与血流方向夹角对血流速度显示的影响，此图用扇扩探头记录，血流由读者的右手侧流向左手侧。从图可以看出，如果以探头为顶点，以颈动脉为底边，此扇扫图中可看成一个等腰三角形，声束与血流方向的夹角在此段血管的两端最小，大约为600，在底边的中心最大，为900。随着夹角的增大，由图中右手侧流向探头方向的血流由最右侧的亮红色逐渐转为靠中心点的暗红色，直到夹角为900时（正中间），变为黑色，背离探头的血流，由正中间黑色随着夹角的减小而转为暗蓝、蓝色及亮蓝色

图5-3-4　正常颈动脉彩色多普勒血流显像

彩色多普勒与脉冲波多普勒一样也会出现频率失真或混叠现象，在彩色多普勒血流显示图上表现为彩色逆转，即：当血流速度超过尼奎斯特极限时，正常背离探头的蓝色，变成红色，而正常的朝向探头的红色，则变为蓝色，图5-3-3中散在的蓝色斑点即为朝向探头的红色血流显示中，有部分流速超过最大可测血流速度。

2. 方差显示　在彩色多普勒血流显像技术中，取样部位的血流速度范围来自自相关器中计算的速度方差，除上述利用颜色和颜色的亮度表示血流方向和平均血流速度外，还需要知道取样部位中血细胞流速的差别，以了解血流状态。

脉冲波多普勒频谱中，取样容积内中红细胞运动速度的范围以频谱的宽度来表示，而在彩色多普勒技术中，则以其速度方差（Variance）表示，当速度方差超过仪器规定的阈值时，彩色多普勒图像中则出现附加的绿色斑点，表明有湍流存在，速度方差值越大，绿色的亮度就越大。附

加的绿色斑点与红色混合产生黄色，表明朝向探头的血流有湍流，附加的绿色斑点与蓝色混合产生青色，表明背离探头的血流有湍流（图5-3-5）。

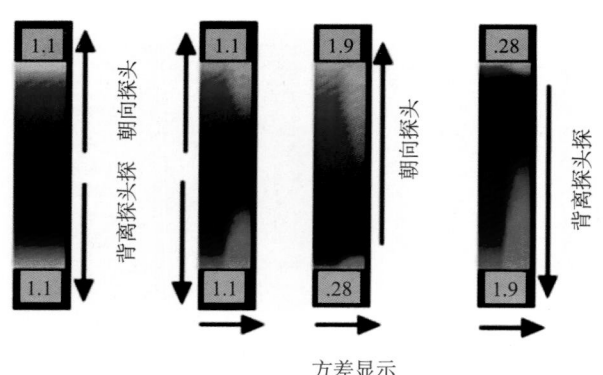

方差显示

此四条彩色条显示了仪器此时所限定的血流方向，红色为朝向探头，蓝色为背离探头（如图中箭头所示），色彩的亮度从黑色的基线到两端的亮红或亮蓝色为速度分级（图中竖直方向），即从0到各条图两端所标出的数值，单位为m/s。左数第一条仅指示了血流方向、速度分级和最大可测平均血流速度。后三条除指示上述指标外，同时还显示了方差（水平方向箭头所示），后两条表明了彩色多普勒血流显像的基线可调向一端以增加最大可测平均流速。

图5-3-5 彩色多普勒血流显像中的血流方向、速度和方差显示

在有高速射流时，由于混迭和湍流的出现，可使上述色彩混合而出现白色，在有明显的血流紊乱时，可出现上述色彩的多彩斑点血流图像，称镶嵌图型（Mosaic pattern）（图5-3-6）。

3. 功率显示和方向性能量显示　前述的速度显示和方差显示，仅对血细胞的速度信号，即频移大小进行彩色编码，用于显示血流方向及流速的变化。而能量显示则是对多普勒信号的振幅与频率的乘积，即振幅-频率曲线下的面积，也就是功率或能量进行彩色编码。因而，在这种方式中，红蓝两色仍表示血流的方向，但色彩的亮度表示信号能量的大小。能量越大，色彩越亮；反之，能量越小，色彩越暗，是一种方向性能量多普勒。由于信号能量大小取决于取样容积中具有相同流速的血细胞相对数量的多少，因而不受声束与血流方向夹角的影响，高速和低速血流均可得到良好的显示。这种彩色多普勒的能量显示方式与传统的能量多普勒有所不同，后者无方向性（图5-3-7）。

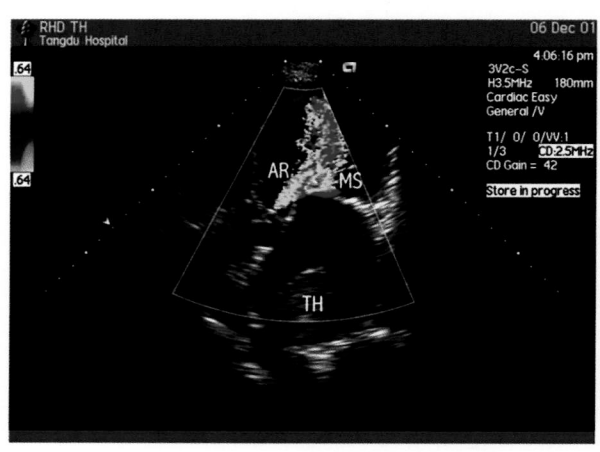

舒张期从主动脉瓣口到左心室腔的高速射流所形成的彩色涡流呈现五彩镶嵌图形，此血流与二尖瓣狭窄自左心房通过瓣口流向左心室的五彩镶嵌样血流图形汇合。左心房内可见血栓（TH）回声。

图5-3-6 在心尖五腔切面记录到的主动脉瓣关闭不全（AR）患者的彩色多普勒血流显像

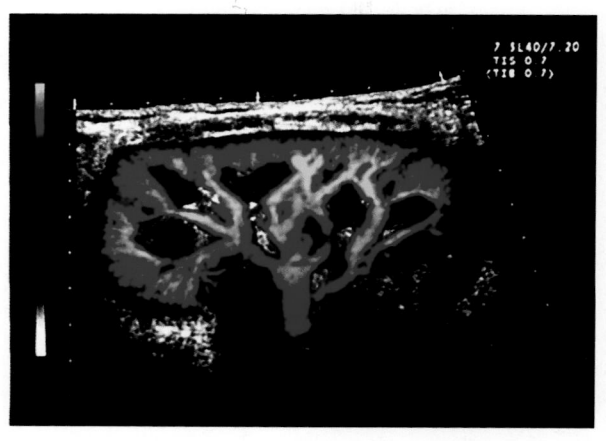

图5-3-7 功率型彩色血流成像方法所记录到的肾血流灌注情况

（五）彩色多普勒检查应注意的问题

多普勒超声技术是利用超声的物理特性从血细胞散射的超声信号中提取并显示血流信息的。同样，因为有些物理特性可使超声检查中的某些技术指标受到一定限制。如超声在人体组织中的传播速度有限，使一些技术参数互相制约，一些技术参数的提高必然影响其他有关参数。如探查深度增加必然使采样时间延长，在其他条件（线密度、扫描角度等）相同的情况下，每秒帧数必然下降。有些情况下，探查的深度可以通过改变探头在体表的相对位置而有所调整，但大多数情况下深度是一个客观条件而不得不牺牲帧数。尽管通过仪器的改进可以提高彩色多普勒血流显像的每秒帧数，操作者也可以通过尽量缩小扫描角度，增加每秒帧数以增加彩色多普勒血流显像的时间分辨力。在进行彩色多普勒检查时，应考虑到以下几项技术参数对血流显像的影响，以获得最佳图像，达到检查目的。

彩色多普勒实际上仍属于脉冲波多普勒，因此所测流速同样受到尼奎斯特频率极限的限制。当所测流速超过这一极限时，将发生频率失真。在彩色多普勒血流显像技术中，为了组成一幅完整的图像，取样深度是固定的，对于给定的一幅图像，脉冲重复频率和尼奎斯特频率极限是不能调节的。目前的仪器中虽然大都采用了零线位移的方法，可使尼奎斯特频率极限增大 1 倍，但若用这一方法时，只能观察单一方向的血流（例如单纯红色或单纯蓝色的血流），而不能同时观察相反方向的血流。另外，彩色多普勒所显示的是平均流速而非最大流速，所有这些，使彩色多普勒血流显像技术不能用于血流速度的定量分析。

彩色多普勒血流显像技术以附加的绿色表示湍流的存在，但这种绿色斑点不仅出现于湍流区，更常出现于高速射流区。因此，湍流时出现绿色斑点，但出现绿色斑点时并不一定有湍流的存在。

在彩色多普勒血流量显像技术中，需要对多点取样的大量数据进行处理，造成时间延迟，在图像显示中形成扇形角度与图像帧数的矛盾。为了扩大显示范围，必须减少帧数，但为了实时显示，又必须减小角度。两者之间的矛盾造成了二维图像质量的降低。

同一血流在使用不同的增益条件时，可出现不同的显示。不同仪器间的技术条件也会有差别，这也使同一血流在不同的仪器中得到不同的显示。

（六）彩色多普勒血流显像的优缺点

1. 优点

（1）与连续波和脉冲波多普勒不同，二维彩色多普勒血流显像能在切面上实时显示心血管内的血流方向、流速和血流状态等重要血流信息，可明确分流和反流的起源、部位、方向和性质，并提供狭窄病变部位的血流速度分布情况。

（2）二维彩色多普勒可以快速、及时确定异常血流出现时间，全面显示各部位的血流情况，提高诊断正确率。

（3）M 型彩色多普勒超声可观察异常血流出现的时相，持续时间长短，对探查室间隔缺损的双向分流等具有重要价值。

（4）二维彩色多普勒还可与其他技术如经食管超声探头等相结合，获取更多更清晰的血流图像及信息。

（5）纠正血流会聚法（flow convergence method），还可以对狭窄处血流进行定量或半定量分析。

2. 缺点

（1）显示高速血流时出现混叠现象：彩色多普勒在本质上属于脉冲式多普勒，显示血流速度范围受尼奎斯特频率极限的限制。在显示高速血流时，可出现频率失真。

（2）二维图像质量下降：为了获得较大范围的彩色血流显示，每秒帧数必须减少，使实时程度下降；而如果为提高帧数而缩小扫描角度，可影响整体结构和血流状况的判断，在彩色多普勒清晰显示时，二维图像质量则往往减低，因此，不能同时兼顾。

（3）仪器性能影响血流显像的质量：同一仪器检测同一血流，使用仪器条件不同，显示效果也不同；不同仪器间的技术条件的差别，也使同一血流在不同仪器中得到不同的显示。

（七）临床应用

现代彩色多普勒血流成像系统通常同时配有 M 型、二维显像、脉冲波多普勒、高脉冲重复频率多普勒、连续波多普勒和彩色多普勒等方式。

1. M 型超声主要用于心血管的检查，可测量房室腔及血管内径、室壁厚度、瓣膜形态及活动情况等。

2. 二维超声成像可用于心血管、腹部等切面影像检查。

3. 脉冲波多普勒可用于记录血管及心脏各瓣膜口等处的血流速度频谱，并进行频谱分析和血流速度定量研究。

4. 连续波多普勒主要用于评价狭窄口、反流口及分流口的血流速度，并据此估算压力阶差。

5. 彩色血流多普勒可进行反流、分流和狭窄口的血流显像研究。

五、功率型彩色血流成像

功率型彩色血流成像（power color flow mapping，power CFM）有多种不同名称，如彩色多普勒能量图（color Doppler energy，CDE）振幅超声血管造影（amplitude ultrasonic angiography，AUA），能量多普勒超声（power Doppler ultrasonography，PD-US），能量彩色血流成像（power color flow imaging，PCFI）等。

（一）基本概念

从原理上看，功率型彩色血流成像与彩色多普勒血流成像的不同，主要在于彩色编码所取的参数，前者取平均功率（血细胞散射信号振幅的平方），而后者取平均速度（频率）。CDE 是利用血流中红细胞的密度、散射强度或能量分布，亦即单位面积下红细胞通过的数量以及信号振幅的大小进行成像，故 CDE 所显示的参数不是速度而是血流中与散射体相对应的能量信号。但方向性能量（功率）多普勒彩色编码所取的参数既有功率成分，又包含频率信息，因而具有方向性。本节重点讨论功率型彩色血流成像。

（二）主要优点

1. 无彩色混叠现象　在彩色多普勒血流成像中，当所测血流速度超过 Nyquist 频率限制时，血流会出现彩色翻转，即混叠，而功率型彩色血流成像是利用多普勒信号的功率进行编码的，显示的是能量参数，它不受血流速度的影响，因而不会出现彩色混叠现象。

2. 非角度依赖性　彩色多普勒血流成像的成像参数是平均速度和加速度，均具有方向性，当多普勒角度发生变化时，频谱将随之变化。而功率型彩色血流成像的参数为功率（或能量），能量大小不受角度的影响，即使与声束垂直的血流信号也可显示，因而功率型彩色血流成像显示的血流信号丰富，显示血管的连续性好，能显示完整的血管网或血管树，特别是对微小血管或迂曲的血管显示效果明显。

3. 血流显示灵敏度高，范围广　由于功率型彩色血流成像无彩色混叠现象，因而可显示较大速度范围内的血流信号，又因其不受探测角度的影响，且不随心率产生脉动性变化，对血流显示的灵敏度高，有利于末梢血流、低速血流的显示。

4. 可以显示平均速度为零的灌注区　高灌注区的组织一般含有丰富的毛细血管，血管中的红细胞运动方向各异。该区域的平均血流速度测值可能为零，彩色多普勒血流显像不能显示该区的血流，但是由于功率多普勒的能量肯定不为零，能量多普勒可清晰显示其血流，这一优势在显示肾脏灌注和心肌灌注方面具有较高的临床应用价值，图 5-3-7 为功率型彩色血流成像方法所记录到的肾血流灌注情况。

（三）不足之处

由于功率型彩色血流成像彩色编码所取参数为能量，因而不能显示血流速度、方向和血流状态（方向性能量多普勒除外）；再者由于其显示信号范围广，较彩色多普勒血流成像更易产生由于组织运动引起的闪烁伪像，对深部及图像质量差者的血流信号仍然不易显示。随着技术的不断改进，方向性能量多普勒及其与谐波多普勒技术、血管三维成像技术等的结合，克服了其某些不足，应用前景将十分广阔。

（四）临床应用

1. 实质性脏器血流灌注显示　功率型彩色血流成像可显示普通彩色多普勒血流成像难以显示的肾皮质内小叶间动脉，因而可以评价肾脏坏死及肾移植后肾皮质血流灌注情况。它也同样可用于脾脏、睾丸、甲状腺、骨骼肌等的血流灌注显示。

2. 肿瘤血管的检测　在肿瘤血管的显示中，功率型彩色血流成像较彩色多普勒血流成像有明显的优越性，它所显示的血管长、分支多，血管树相对完整，连续性好，易获取理想图像，对肿瘤血供研究很有意义。如与超声造影剂结合，其肿瘤血管显示更加丰富。

3. 炎性组织的血流检测　急性胆囊炎、肝脓肿及软组织充血等可显示丰富的血流信号，而且可对其疗效进行动态观察。

4. 血管病变的检测　了解有无狭窄或腔内栓塞。能量多普勒对颅内血管和外周血管检测敏感度明显优于彩色多普勒血流显像。能清晰显示较长的血管轮廓，便于观察血管腔内或腔外病变情况，明确血管狭窄或阻塞的原因。

5. 其他如卵巢内血管、子宫螺旋动脉及妊高征患者胎盘异常血管的显示等，功率型彩色血流成像均能显示出优越性。此外，它更适于血管的三维重建，较造影增强彩色多普勒血流成像更有效。

六、组织多普勒显像

组织多普勒显像（tissue Doppler imaging, TDI）或多普勒组织显像（Doppler tissue imaging, DTI）是 1992 年由美国密执安大学医学中心和美国 Acuson 公司合作研发的一项全新的多普勒超声诊断技术，最初主要应用于超声心动图药物负荷试验，以期简便、快捷地判定室壁节段性运动异常的部位、范围和程度。

（一）基本概念

组织多普勒显像技术的关键是采用了低通滤波器并确定适当的频率阈值。彩色多普勒血流图通过高通滤波器检测血流反射回来的高频低振幅频移信号，同时滤除心脏结构反射回来的低频高振幅频移信号，从而实现血流的检测。组织多普勒显像技术采用的低通滤波器专门检测心脏室壁反射回来的低频高振幅频移信号，同时滤除心血管内血流反射回来的高频低振幅频移信号，对代表心肌运动的多普勒频移信息进行彩色编码，朝向探头运动的心肌被编码成暖色，运动速度由低到高依次被编码成红色、橙色和白色；背离探头运动的心肌被编码成冷色，由低到高依次被编码成蓝色、浅蓝色和白色，无色表示心肌无运动。对负荷超声心动图和心肌灌注超声造影研究帮助很大。

（二）彩色编码原则

1. 速度模式　为双向编码，可依据颜色的不同确定速度的方向，同时以色差的不同区别速度的大小，其显示的速度范围为 $\pm 0.03 \sim 0.21 \mathrm{m/s}$。

2. 加速度模式　具有无方向性编码和双向编码。其中无方向性编码仅表示加速度的变化值，而无加速度改变的方向信息。两种编码均可显示室壁局部心肌的加速度变化。

3. 能量模式　均为无方向性编码，仅表示室壁心肌的彩色多普勒信号强度。

（三）检查的影响因素

1. 超声束和室壁运动方向上的夹角　组织多普勒成像技术与彩色多普勒血流显像相似，也要求扫查声束与室壁运动方向尽可能保持一致。心尖长轴切面左心室壁各节段的运动方向与声束均接近垂直，此时 DTI 测量室壁运动速度存在较大误差。

2. 心脏本身运动的影响　心脏本身的运动对组织多普勒检查结果分析也有一定影响。例如，收缩期时整个心脏会向前运动，此时如果某些心肌纤维运动速度方向恰好与心脏整体运动方向相反时，组织多普勒所测的速度值偏小。

3. 呼吸运动的影响　呼吸运动一方面可使探头与心脏的相对位置发生改变，另一方面呼吸运动还会使心脏移位，从而影响组织多普勒测量的精确性。

4. 增益的影响　调节系统增益可使心内膜、心外膜、心肌的彩色编码发生变化。增益设置最低时，心内膜、心外膜边缘以及心内膜与心肌的边界显示清楚，但心肌却得不到相应的彩色编码；增益设置过大时，整个心脏会被彩色光点充填。组织多普勒检查过程中应将增益调整至最佳状态并保持不变。

（四）不足之处

组织多普勒成像技术的基础仍是多普勒原理，故存在着与多普勒血流显像相似的局限性。图像的帧频是影响组织多普勒加速度模式观察的最主要因素。过低的帧频可遗漏快速变化的加速度变化起始点和某些传导过程。因此提高图像采集的帧频有助于提高诊断的准确性。心脏不同结构之间以及室壁不同层次心肌运动的作用均可造成其他伪像组织多普勒加速度模式不能检测隐匿性预激综合征中的房室结双径路；室性心律失常亦可干扰异位起搏点的观察。同时图像质量、声束与被检结构表面夹角亦是影响观察结果的固有因素。

（五）临床应用

1. 检测室性心律失常异位起搏点　通过组织多普勒加速度模式观察室壁心肌在窦性心律失常时加速度改变的起始点和传导顺序，与正常心动周期进行比较，可以间接反映窦性心律失常的异位起搏点位置。

2. 检测预激综合征旁道　显性预激综合征通过旁道提前激动室壁心肌，其加速度改变的起始点和传导顺序与正常人有明显不同。组织多普勒加速度模式可以准确显示预激综合征室壁异常的加速度改变起始点，从而确定旁道的位置。

3. 引导射频消融术　射频消融术治疗预激综合征和顽固性室性心律失常，具有确切和肯定的疗效。组织多普勒加速度模式在检测旁道和异位起搏点的同时，可引导射频消融导管的电极放置，进行射频消融，从而提高射频消融的效率，缩短手术时间。

4. 评价起搏器电极的起搏效果　组织多普勒加速度模式可以准确评价右心室起搏电极的起搏效果。有效的起搏信号可以引起起搏电极周边室壁心肌的加速度改变，并形成加速度在室壁心肌中的传导过程。起搏信号的强弱造成加速度改变值的不同，无效的起搏信号则不能导致电极周边室壁心肌的加速度改变，并引起随后的传导过程。

5. 评价缺血心肌的活性　不同程度的心肌缺血可导致缺血局部心肌运动加速度方向和变化值的不同。组织多普勒加速度模式通过半定量方法确定加速度变化和方向，从而有助于对心肌缺血程度和心肌活性的评价。

七、伪彩

伪彩（又称"B彩"）是一种将黑白图形或图像显示方式转变为彩色显示的方式，原则上可用于所有灰阶显示的超声图形或图像中，如二维、M型、频谱多普勒等。它先将回声幅度（黑白显示为灰阶）划分为许多彩色域，然后采用伪彩编码的方法将灰阶显示变换为彩色显示，使黑白图形或图像变成彩色，由于人眼对灰阶等级的分辨不甚敏感，黑白图形或图像转换为彩色后可增强人眼对不同回声强度的敏感度，从主观上增加了显示信号的动态范围，增强图像边界的可识别程度。这种方法本身只是改变了回波信号的显示方法，是对回波信号进行的一种后处理，它并没有从人体组织器官中提取更多的可供我们分析的信息。它与上述彩色多普勒血流显像（彩超）不同，不属于多普勒超声范围，但却普遍用于除彩色多普勒血流显像以外的所有灰阶显示中。对于同一种灰阶可以用多种不同的颜色进行伪彩编码，将之显示成不同的颜色，所以，显示效果也不同，不同的厂家还给了不同颜色的显示方式以多种不同的名称，操作者可以根据自己的习惯来选择。在图5-3-8中，A图为一例肝右叶的二维声像图，B图为A图加伪彩后所形成的伪彩二维声像图，通过两图对比可看出灰阶和伪彩声像图的区别。

由于多普勒超声技术相对较新，不同的研究者或生产厂家对同一种技术常常可以有几种不同的名称，如上述能量多普勒技术就有好几种名称，彩色多普勒血流显像也称彩超，频谱多普勒常称多普勒，初学者应注意将这些名称区分开。

（曹铁生）

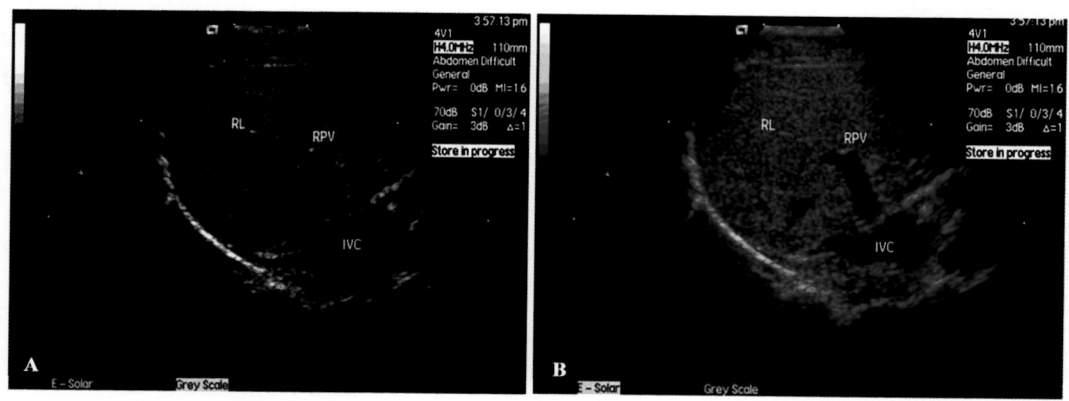

A图显示了一例肝右叶的二维声像图，B图为用伪彩编码的方法，使灰阶显示变成彩色显示，以增强人眼对不同回声强度的敏感度，从主观上增加了显示信号的动态范围，增强了图像边界的可识别程度

图5-3-8　二维灰阶显示与伪彩显示

第四节 多普勒超声临床检查方法

一、检查前的准备

由于超声束不能通过气体和骨骼，而通过液体的衰减很小，检查前患者的准备，原则上应尽量减少气体的影响，使二维结构显示更加清晰，血流信号的信噪比更大。

一般多普勒超声检查无须特殊准备，下列几种情况应做准备。

（一）上腹部检查

胆囊、胆道、胃检查，通常需空腹（前一天晚餐后禁食），必要时饮水 400～500ml，使胃充盈，便于显示胃黏膜及胃腔，或作为声窗，使胃后方的胰腺、腹部血管等结构得以充分显示。

（二）经食管检查

患者检查前需空腹。

（三）盆腔检查

如早孕、妇科肿块及盆腔深部病变均应充盈膀胱，患者于检查前 2 小时饮水 400～500ml。一方面可将肠管推向上方，同时可以膀胱内液体作为声窗，便于显示深部结构和血流。

（四）使用直肠或阴道探头检查

通常检查前患者需进行清洁灌肠。

（五）超声心动图检查

首先应保证多普勒超声心动图检查在一个比较安静的环境里进行。因为操作者需听取多普勒的音频信号来判断病变血流性质。一个检查室内最好只放置一台仪器，避免音频信号的相互干扰。

操作者一般位于患者右侧，以右手持探头，左手操作仪器。进行血流定量测定时，应尽量调整扫查切面使声束方向与血流方向夹角尽可能小。

患者接受多普勒超声检查前应保证一定时间的休息，检查过程中尽量不移动体位。对于难于配合的患儿，可给予适量水合氯醛口服或灌肠。与二维超声心动图检查相同，患者一般采取左侧卧位，对胸骨左缘透声窗较小的患者，为获取肺动脉血流信号，患者向左侧倾斜的程度常需超过 90 度。

多普勒超声心动图检查时，为分析各个血流信号与心动周期的时相关系，通常应该同步记录心电图。

（六）其他

超声引导细针穿刺或引流等介入性超声诊断前，应检查凝血机制。

二、基本检查内容

多普勒超声所观察的对象主要是流动着的血液，从中所提取的是多普勒血流速度、方向、心动周期不同时相的血流速度变化、血流状态和组织器官切面图像上血流速度的分布等信息。把这些信息和相关的解剖结构信息结合，我们可以得到大量有关心脏、血管和脏器的血流动力学方面定性和定量的资料。许多资料对临床患者的救治、监护、功能和预后评定都是十分重要的。本节主要讨论从多普勒技术中直接获得有关血流的信息，更具体的内容在以后各章节中讨论。

（一）异常血流分析

在多普勒超声检查中，血流的异常主要表现为以下几个方面。

1. 血流速度异常　血流速度异常是指所测流速高于或低于正常范围。多数心脏或血管疾患产生血流速度的异常。可采用脉冲多普勒或连续多普勒测量流速的大小来识别；在彩色多普勒血流图像中，通过观察色彩亮度的差别也可估测流速的异常变化。

2. 血流方向异常　心血管系统内的血流都有一定的流向，但在有些病理情况下，血流方向发生改变，如正常椎动脉血流由锁骨下动脉发出流向头部，在锁骨下动脉盗血时血流方向改变为由头部流向颈根部，这一变化在多普勒血流图上可以明确地显示，在彩色多普勒血流图像中，也可以通过观察颜色的变化来判断，对临床诊断锁骨下动脉盗血有确诊意义。

3. 血流时相异常 血流时相异常是指血流的持续时间长于或短于正常时限，或者血流出现于正常情况下不应出现的时相。为了测定某些参数，也可以人为地让一些瓣膜在关闭时相开放，如在通常情况下，舒张期主肺动脉内不应有血流信号，为测定左心室舒张末压，我们可以通过降低胸压的方法来让肺动脉瓣于舒张期开放，根据肺动脉瓣刚刚开放时的胸压降低数值确定左心室舒张末压。在脉冲和连续多普勒的频谱图中，通过观察血流频谱与心电图各波之间的关系即可明确有无血流时相异常。在彩色多普勒血流显像技术中，采用二维图像的逐帧分析或血流图像的 M 型显示，亦可确定有无血流时相异常。

4. 血流性质异常 血流性质异常是指血流失去正常的层流状态而变为湍流状态。脉冲多普勒和彩色多普勒血流显像技术是多普勒超声检查评判血流性质异常的主要手段，彩色多普勒血流显像上湍流通常表现为彩色混叠。然而，在利用上述表现诊断湍流时，必须排除频率失真、低滤波阈值、增益过强等技术因素所造成的伪像。由于湍流中的血细胞向各个方向流动，湍流的探查并不需要声束与血流方向平行。只要将脉冲多普勒的取样容积置于湍流区或只要彩色多普勒血流图像中包含了湍流区，无论声束与血流方向的夹角多大，总是可以检出湍流信号。因此，湍流的定性诊断并不困难，重要的是要探查湍流的起源。

5. 血流途径异常 血流途径异常是指血流流经正常心脏或血管系统中不存在的血流通道。例如，各种先天性心脏病发生的分流、动静脉瘘、动脉瘤中的异常血流等，脉冲和连续多普勒超声检查于正常情况下无明显血流信号。彩色多普勒血流图像上往往表现为通过心腔或管腔之间异常通道的彩色血流束。在判断血流途径异常时，应注意双向血流的鉴别。

6. 血流灌注异常 随着多普勒血流技术的不断改进，多普勒血流探测的灵敏度也在大幅度地提高，目前彩色多普勒血流显像的低速血流检测灵敏度已经达到了观察脏器血流灌注情况的水平，而能量多普勒技术对低速血流则更为敏感，非常适合观察并分析脏器血流灌注情况。因此，多普勒超声技术，特别是能量多普勒技术，可通过观察脏器低速血流的显示情况分析脏器的血流灌注

情况，为临床提供重要信息。

（二）血流的定量分析

目前，多普勒超声已广泛用于心血管疾病和全身其他脏器的血流动力学指标的定量分析，主要包括：左、右心输出量测定，狭窄瓣口面积的测定，狭窄口或狭窄管道两端压力阶差的测量，反流及分流的定量，心脏收缩及舒张功能的测定，动脉瓣狭窄严重程度及深静脉瓣功能不全等的测量。

1. 血流速度测定 当利用脉冲多普勒或彩色多普勒血流显像技术检出湍流之后，可进一步确定是否存在高速射流。由于大多数射流的速度超过脉冲多普勒或彩色多普勒的纳奎斯特频率极限，因此必要时应采用连续多普勒进行探查，一旦发现存在高速射流，则应尽量测得最大流速，以进行血流动力学的定量分析。与湍流的探查不同，射流速度的测定要求声束尽可能与血流方向保持平行。

彩色多普勒血流显像技术的出现使血流的直接显示成为现实。在彩色多普勒血流成像中，可直接观察到声束与血流的夹角。利用连续多普勒探查射流时，当声束平行于射流方向时，频移信号中将以高频成分为主，在音频信号中表现为单纯尖锐的哨音，在频谱记录中表现为频谱轮廓完整、边缘灰阶最深和流速测值最高；反之，当声束偏离射流方向时，频移信号中将包含射流区周围的湍流所产生的多个低频成分，在音频信号中表现为嘈杂沉闷的噪音，在频谱记录中表现为频谱轮廓残缺，低频信号灰阶最深和流速测值降低。根据音频信号和频谱形态的上述变化，可判断声束和血流空间夹角的大小，从而可指导连续多普勒声束的定向。

虽然研究者对用频谱多普勒测定血流速度的准确性和意义有不同的意见，我们用模拟实验也观察到，测定结果一般约有约 20% 甚至 100% 地高出实际血流速度值。对具体测定最大血流速度的方法，不同的研究者也有不同看法。对于测定连续波多普勒频谱峰值最大血流速度，当前是以频谱峰值时刻的最大值为界来确定。对于脉冲波多普勒一般也与连续波多普勒测定方法相同，但为了减小高估，有些研究者提出取频谱中心或频谱内缘确定最大值或瞬时血流速度。这些方法还没

有得到普遍认可，也没有普遍应用。虽然多普勒频谱测定有这些问题，但仍然是目前无创测定血流速度的最好方法。

临床上常用与血流速度有关的指标主要有：①峰值血流速度：即心动周期中频谱波峰最高值所对应的速度，可于频谱图冻结时测定，也可在实时频谱上根据速度刻度直接读出。②瞬时速度：即心动周期某一时刻的速度。由频谱计算，只要在时间轴上所需时刻做一条垂线，垂线与频谱相交的交点的频谱值，即为此刻的瞬时速度。③平均速度。峰值平均速度：即峰值速度频谱上限和下限之和的1/2。瞬时平均速度：即对某一时刻流经取样容积的所有红细胞速度的加权平均，理论上，它应该代表空间平均血流速度。平均血流速度：也就是心动周期上平均速度，定义为血流速度积分（VTI，亦称速度时间积分或时间速度积分）除以心动周期时间所得的值，在有些仪器可在冻结的血流速度频谱上，勾画血流速度曲线（即测定VTI），仪器内软件即可将平均血流速度计算结果直接给出，有些仪器则需要先测定VTI，测量一个心动周期时间，然后用VTI除以心动周期时间。④主频速度：即任一瞬间流经取样容积的血细胞中血细胞数目最多的那一种速度。由于它代表了血流中血细胞速度的主流，常把它看成血流速度，一般由频谱血流速度曲线上灰阶最高的那部分为准。

2. 血流动力学指标的测定　血流速度频谱上，除了血细胞运动的速度信息外，还有时间信息，即速度随时间变化的情况，因此，由上述频谱曲线的速度参数还可衍生出多项与含有时间信息的血流动力学指标，如压力阶差、血流量、压力减半时间等指标。所谓压力减半时间即左心房和左心室之间最高压差下降一半所需的时间，可用于估计二尖瓣狭窄程度。压力阶差可根据简化伯努利方程进行计算，对于评价肺动脉高压或计算心腔压力都十分有用；血流量计算一般是血管截面积与平均血流速度和时间的乘积，根据连续性方程还可间接计算瓣口返流量的大小。

（1）加速时间：血流速度由频谱基线到流速峰值所需时间。

（2）减速时间：由峰值血流速度下降至基线所需时间。

（3）射血时间：收缩期射血所经过的总的时间，其值为加速时间和减速时间之和。

（4）血流速度时间积分（VTI）测定：血流速度时间积分或称时间速度积分（TVI）、速度积分等，是指一个心动周期中，血流速度频谱与基线或时间轴所围成的面积。由于它是速度和时间的乘积，所以单位是长度单位，通常以米（m）记。它可以理解为以取样容积所在部位的血管或瓣口的截面为底面，一个心动周期里，血液流过这样的底面所形成的血柱的长度。在圆柱形直管中这种血柱的长度容易理解，在形状不规则的心血管系统内，这种血柱只能用想象来理解。这样一个心动周期里的血柱的体积实际上就是每搏量，它就是这一血柱的长度乘以取样容积处的截面积。在主动脉瓣口测得的就是左心室每搏量，在肺动脉瓣口测得的就是右心室每搏量，在任一段血管中测定的则为一个心动周期中流过这一段血管的血流量。

3. 外周血管的血流速度参数

（1）收缩期峰值流速：为受检血管内收缩期的最高流速，将游标移至频谱包络线最高点所测的流速值。

（2）舒张期末峰流速：为受检血管内舒张期末的最高流速，将游标移至频谱包络线舒张期末最低点可测的这一流速值。

（3）平均峰值流速：为一受检血管内一个完整心动周期的平均最高流速。

（4）空间平均流速：是位于血管截面上具有不同流速的所有红细胞的平均流速。

（5）阻力指数（RI）：收缩期与舒张期最大血流速度之差与收缩期最大血流速度的比值。

（6）搏动指数（PI）：收缩期与舒张期最大血流速度之差与平均血流速度的比值。

（7）收缩/舒张比值（S/D）：收缩期最大血流速度与舒张期最大血流速度之比。

三、基本检查方法

（一）彩色多普勒超声心动图检查方法

1. 正常血流显示　利用二维超声心动图获取各个标准切面图像，使相关的心脏二维解剖结构显示清楚。在每一个标准切面上，启动彩色多普勒血流功能，适当调整彩色多普勒增益，充分显示切面内各种血流的方向、流速、性质、途径和分布。

2. 检测异常血流 在彩色多普勒血流显像中,异常血流通常表现为色彩和亮度的异常,其血流速度、方向明显区别于正常血流。通常采用实时扫描和速度显示方式。对于心率较快或具有多个血流异常患者,采用慢速扫描或逐帧显示效果较好。在速度显示方式中,高速的异常血流显色明亮,易于检出;低速的异常血流显色暗淡,易于漏诊。此时可采用能量多普勒以提高对低速血流探测的敏感性。

3. 血流的定性分析 检出异常血流后,利用电影回放选取异常血流显示的最佳图像,分析异常血流的起源、方向、速度、性质、途径和分布。此外,利用 M 型彩色多普勒血流显像还可分析异常血流在心动周期的时相和持续时间。

4. 血流的定量分析 运用彩色多普勒血流显像初步确定异常血流的位置后,应用脉冲或连续多普勒对正常或异常血流速度进行定量测定,进行血流动力学的定量分析。测定过程中彩色多普勒血流显像对于引导脉冲或连续多普勒的声束方向较二维图像更为可靠,然而彩色多普勒所显示的声束-血流夹角只是一个平面角,仍然不能代替声束和血流间的空间角,因此在测定血流速度时应仔细调整探头方向,力求获得最大血流速度,而不应单纯依靠彩色多普勒血流显像来确定声束方向。对于高速的湍流信号,当超过纳奎斯特极限频率会出现明显彩色混叠,此时采用连续多普勒测定血流信号较脉冲多普勒更为准确。

5. 心肌灌注和异常起搏点的确定 近年来出现的组织多普勒成像技术可定量测定心肌组织多普勒频移信号,在判断心肌灌注异常和确定心脏异位起搏点方面应用越来越广泛。短轴方向心肌运动速度测定常选用大动脉短轴切面,长轴方向上心肌运动速度的测定常选用左心室长轴切面和心尖四腔切面。常用的临床测定指标包括心肌运动速度、心肌运动速度阶差、二尖瓣环运动速度。此外,将心电图和组织多普勒成像技术相结合可判定心肌异常起搏的部位,指导射频消融治疗。

(二)频谱多普勒超声心动图检查方法

在进行频谱多普勒超声心动图检查前,首先要有清晰的二维切面,目的在于确定最佳的多普勒超声检查声窗,明确所检脏器的解剖结构和功能状态,并且可以初步判断血流方向。从超声原理上看,要使二维图像清晰,超声束应当尽量垂直于检查结构;应用多普勒超声探测血流频谱则要求声束与血流束平行,如果声束与血流方向的夹角增大,则降低了多普勒频谱的准确性。因此,当二维和多普勒频谱同时显示时,某些切面二维图像会有不同程度的衰减。

选择瓣口血流方向与声束的夹角小的切面,在二维图像引导下,叠加彩色多普勒血流,观察彩色血流的方向、流速、性质、途径和分布,将取样容积置于所观察瓣口的瓣下(二尖瓣和三尖瓣)或瓣上(主动脉瓣和肺动脉瓣),启动频谱多普勒,辅以音频信号,仔细调整探头的方向,使血流方向与声束的夹角尽量减小,此时获得清晰的频谱图可以显示瓣口真实的最高流速及其相关血流动力学参数。当血流方向与声束平行时,音频信号为一高调、低频的哨音。

(三)外周血管的多普勒超声检查方法

首先针对不同深度的血管选取不同频率的探头。沿管腔长轴及短轴进行扫查,仔细观察血管的走行、管腔的形态、管壁的厚薄、内中膜的厚度及管腔内容物。然后采用彩色多普勒血流显像观察血流走向、血流的色差、血管腔内血流充盈度以及是否合并分流和反流,最后采用脉冲多普勒或连续多普勒测定血流速度大小,常常需进行双侧对比分析;对于缓慢血流可尝试应用能量多普勒血流显像。测定过程中应尽量使声束方向与血流保持一致。为判定下肢深静脉瓣功能状态,常嘱患者做乏氏(Valsalva's)动作观察是否出现血液倒流。

根据所检病变的部位,患者采取相应的体位,如平卧位、半卧位、坐位等。针对不同血管选择不同的探头频率,颈部、上肢和小腿以下血管通常用 7.0～7.5MHz,大腿深部血管用 4.0～5.0MHz 的探头。

(四)腹部脏器血管的多普勒超声检查

多普勒超声对腹部脏器血管的检查主要包括肝脏、脾脏、胰腺和两侧肾脏,前两者为腹腔内脏器,后两者为腹膜后器官。要求检查前禁食 8 小时,避免胃肠内容物和气体的干扰。患者可采取仰卧位、侧卧位甚至腹卧位等体位;对每个脏器，都要多切面、多方位地扫查，显示脏器内部结构和血管走行。在进行彩色多普勒血流成像和频谱多普勒检查时，选取的切面尽量减小声束与所检血管的血流方向的夹角，以探测到清晰的血流频谱，获得准确的血流动力学信息。另外，由于腹部脏器随呼吸的动度较大，在探测血流频谱时，应嘱患者短时间屏气，便于获得稳定的频谱。

有关各腹部脏器多普勒超声的检查方法和频谱特点详见个论相关章节。

（五）颅脑血管的彩色多普勒超声检查

超声束通过颅骨后，超声信号衰减较大，因此要选取颅骨较薄或有空隙的部位，作为探测声窗，以显示脑底动脉。根据探测声窗的不同选用相应频率的探头。

经颞窗探查可以显示大脑中动脉，大脑前动脉交通前段（A1 段）、交通后段（A2 段），大脑后动脉交通前段（P1 段）、交通后段（P2 段）组成的 willis 环结构。经眼窗探查可以检测眼动脉、颈内动脉。经枕窗探查可见两条椎动脉和基底动脉在颅内汇合，三者在同一切面显示时呈"Y"形蓝色血流，频谱多普勒均为负向频移。

（六）小器官血管的多普勒超声检查

小器官超声检查是超声诊断学上以区别于心脏、腹部和妇产科的一种不规范的习惯性分类方法，主要包括甲状腺、涎腺、睾丸附睾、乳腺、皮肤肌肉组织、表浅淋巴结和眼睛等。其共同的特点是组织位置表浅，体积相对较小，故而适合用高频线阵探头进行检查，目前常用的频率为7.5～13.0MHz。

根据不同的检查器官选择不同的体位，首先二维超声显示其解剖结构，观察其大小、形态、轮廓是否正常，内部是否出现异常的实质性、囊性或混合性的回声。如果出现异常回声，进一步观察其与该器官以及该器官周围组织的解剖关系。

然后，利用彩色多普勒显示该器官以及病变的血流情况，区别是高血供、低血供或无血供病变。比如，在乳腺疾病的检查中，可以根据彩色血流进行半定量的分级，对判定其良恶性有一定的临床意义。

最后，利用频谱多普勒对血流的性质进行检测，首先判定是动脉还是静脉供血，或者是动静脉混合供血，是否存在动静脉瘘。然后对动脉血管的流速、阻力指数、搏动指数进行测量，这些参数的检测在疾病的良恶性判定中具有重要的参考价值。

（曹铁生）

第五节　影响多普勒血流测量的因素及矫正方法

在彩色多普勒血流成像和频谱多普勒显像中，多普勒信号包含有血流方向、速度、血流速度积分和流量等血流动力学信息。多普勒血流动力学参数准确定量测定的前提是获得清晰的多普勒血流及其频谱图形，正确分析多普勒波形成分。任何影响多普勒血流及其频谱的因素都会导致定量测定的误差。因此，了解这些影响因素产生的机制和相应的矫正对策，对减少误差、客观评价测量结果均很重要。

一、影响多普勒图像质量的因素

为了正确、客观地分析多普勒信号，首先必须有高质量的图像。但由于超声特性和目前超声仪器性能的局限性，在彩色和频谱多普勒血流成像过程中经常出现一些伪像（artifacts），影响对血流状态的正确判断。因此，有必要了解这些伪像产生的原因、图像特点以及消除的方法。

（一）频率失真

频率失真（aliasing）又称混叠。彩色多普勒和脉冲多普勒检查中，取样率应该等同于多普勒超声仪的脉冲重复频率（PRF），如果取样率太低，多普勒信号的频率相应也低，就会出现错误的血流方向，形成频谱显示或血流成像中出现的"频率失真"。

1. 频率失真的发生　①血流速度过快，产生的多普勒频移信号过高，当最大频移超过脉冲重复频率的1/2时，超过域值部分的频移即显示为相反的色彩。②脉冲重复频率减低，见于取样点位于较深的血管时，为了使发射的脉冲波的回声有时间在下一个脉冲波发射前返回，降低了脉冲重复频率。

2. 频率失真的表现及矫正方法　彩色多普勒成像中，当一定深度被检测的血管内血流速度超过 Nyquist 极限时，显示出与被检测血流方向相反的血流信号，即血流色彩由红变蓝或由蓝变红。由于红蓝转变处的频移在阈值的峰顶处，所以显示的色彩辉度最亮（图 5-5-1），提高彩色标尺的速度范围可以消除频率失真（图 5-5-2）。频率失真在彩色多普勒成像中也有一定的作用，在正常速度范围内的血流信号，若出现频率失真说明该处有高速射流存在。

频谱多普勒检查时，在正向（或负向）血流峰值处出现方向混乱，多普勒频谱信号的峰值出现于零线的相反方向（图 5-5-3），此时通过调整基线水平能够显示完整的血流频谱（图 5-5-4）。

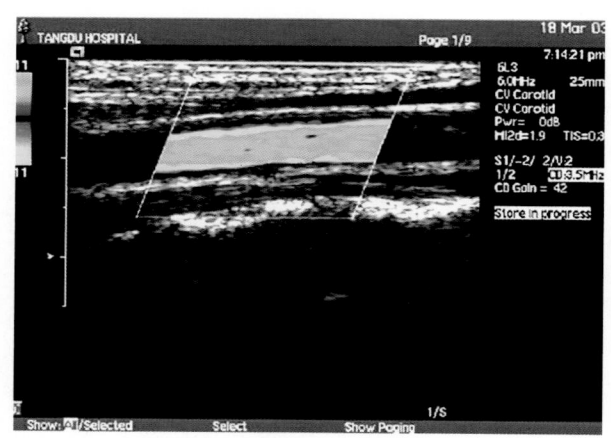

图 5-5-1　颈总动脉彩色多普勒显像，平均速度为11cm/s 时，彩色多普勒显示频率失真

对于脉冲多普勒血流频谱，使用较低的发射频率或提高脉冲重复频率，可以扩大探测的频移范围，减弱甚至消除频率失真。使用高的脉冲重复频率（即高脉冲重复频率方式）可以提高速度水平，但同时又缩短了脉冲间歇，此时来自深部血管的回声在下一个脉冲波发射之前还没有消失，若深部的回声信号很强，来自深部血管的多普勒信号就可能和更浅表部位的信号重叠，导致信号来源的不确定性，又称为"范围不定性"。因此高脉冲重复频率方式应谨慎使用。能量多普勒没有频率失真。

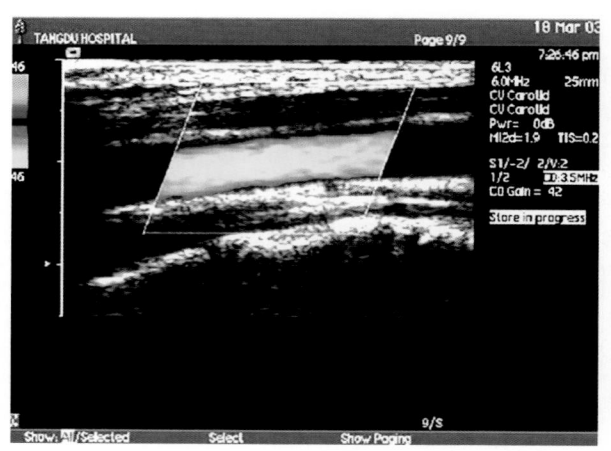

图 5-5-2　同一受检者颈总动脉彩色多普勒显像，提高速度范围（11～46cm/s）后，频率失真消失

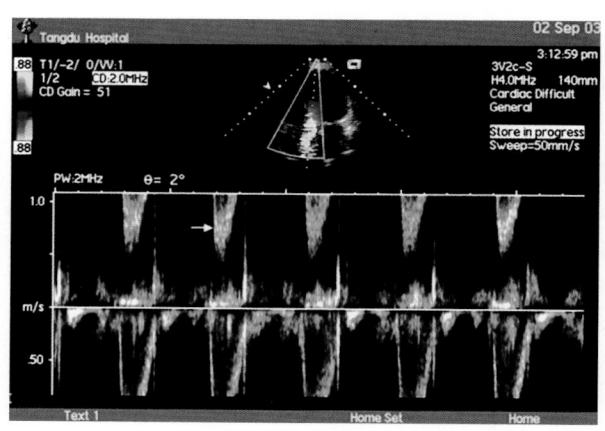

心尖五腔切面记录的左心室流出道血流频谱，高速血流成分在图中受限，表现为速度峰值反转到图像顶端（箭头所示）

图 5-5-3　频谱多普勒显示的频率失真

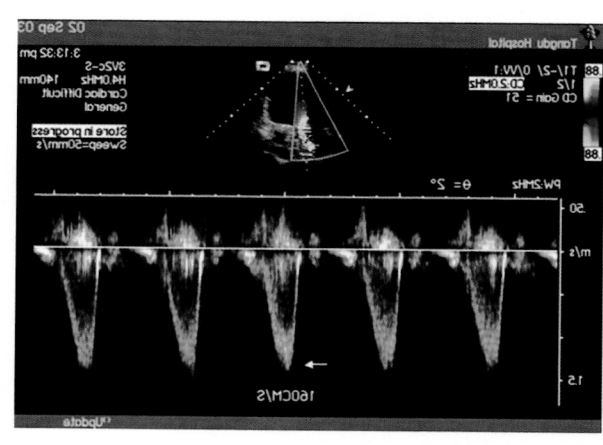

图 5-5-4　上图基线上移后，血流频谱显示完整

（二）声速和血流夹角的影响

根据多普勒方程式，多普勒信号的质量依赖于声速-血管的夹角 θ，$\theta = 0°$ 时，$\cos\theta = 1$，此时 fd 最大；当 $\theta = 90°$，$\cos\theta = 0$，则 $f_d = 0$。可见角度 θ 越大，f_d 就越小。特别是当夹角大于 $70°$ 时，多普勒信号质量迅速降低。因此，在使用超声多普勒血流仪时，必须使声速和血流方向的夹角 θ 尽可能小。

1. 角度对彩色多普勒血流显像的影响　在彩色多普勒血流显像中，血流的方向决定了血流的色彩，即朝向探头的正向血流为红色，背离探头的反向血流为蓝色。声速与血流束间夹角的改变能引起彩色多普勒血流色彩的改变。对同一血流速度，超声入射角度不同，图像中色彩也不同。当声束和血流方向成 $90°$ 时，彩色多普勒成像表现为暗色或噪音背景，此时没有多普勒信号。当声束和血流方向平行时，彩色血流色彩显示充分。在人体中，由于同一支血管中血流的方向相对于声束在改变，因此血管中的不同区域就呈现出不同的彩色编码，通过改变探头的位置和声束的方向，可以获得接近于实际流速的血流显示。

2. 角度对脉冲多普勒血流频谱的影响　频谱多普勒取样容积的角度与血流方向平行时，频谱基本无压缩，可测得最大峰值流速；角度增大，频谱的幅度被压缩，所测血流频谱的峰值降低；当取样容积与血流方向垂直时则频谱压缩为零。例如，在二尖瓣关闭不全时，若取左心室长轴切面是难以测量出二尖瓣反流的最大血流速度，因为此时血流方向与声束接近垂直，即使反流速度很高也不可能清楚地显示出反流频谱。能量多普勒成像无角度依赖性。

（三）镜像反射

1. 彩色多普勒血流成像　当心腔内血流多普勒信号较强时，在心后壁的后方可能出现与心腔内血流色彩相反的多普勒信号，其所在部位与心腔内的血流相互对称，犹如镜像，故称镜像反射（mirror reflection）。该伪像的产生与超声二次反射有关。当声束由前胸壁向后传递通过血流区时，部分声能由于红细胞的后散射出现特异性的频移，显示为红色或蓝色的血流成像。另一部分

声能通过血流区到达后壁心外膜，产生心外膜反射。此回声由后向前，当第二次通过血流区时，又产生一次后散射，由于声束方向的改变，该回声再次传回心外膜处又被反射，并被探头接收。可见，第二次后散射的频移方向与第一次后散射的频移方向正好相反，因此在心后壁的后方出现了与心腔内血流色彩相反的多普勒信号。这种现象是由于声束与心后壁心外膜垂直所致，因此尽量减小声束与心外膜的夹角可消除或减弱镜像反射。

2. 频谱多普勒　频谱多普勒的镜像伪像，表现为位于基线相反方向、和所测血流频谱对称的图形，其亮度低于所检测的血流频谱（图 5-5-5），多见于高速血流。

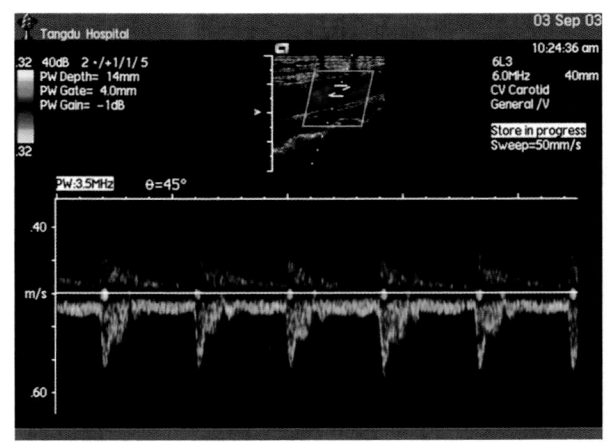

颈总动脉血流频谱在基线相反方向（上方）的镜像伪像

图 5-5-5　频谱多普勒镜像伪像

（四）瓣叶伪像

在探测心腔内血流运动时，在非血流区域也可以见到和血流信号相似的色彩鲜艳的多普勒信号，它是由心脏瓣膜的快速活动所产生，称为瓣叶伪像。由于心脏瓣膜组织回声的能量远较红细胞的后散射为高，故产生的多普勒信号非常强烈。瓣叶活动产生的伪像不宜消除，但与血流信号易于鉴别：①伪像出现的部位在瓣叶两旁，呈现的色彩和瓣叶活动方向一致；②伪像出现的时间和瓣口的开放与关闭过程完全一致，用彩色 M 型可观察到这一现象；③瓣叶伪像在心动周期中持续时间很短，如二尖瓣，仅在 AC 段和 DE 段即瓣叶快速活动时出现。

二、声学特性引起的伪像

（一）衰减（attenuation）

在多普勒技术中，由于声束在组织中存在衰减，所探测的回声信号就会减小，这和B-型超声成像的衰减过程相似，因此从表浅血管探测到的回声信号比深部血管的回声信号强。在连续波多普勒中，这种不平衡难以补偿；在独立的脉冲波多普勒和双功多普勒设备中，取样容积深度固定后，可以通过调节增益获得最佳的血流信号。在彩色多普勒和能量多普勒成像中，时间增益补偿（time gain compensation，TGC）有助于减少衰减造成的影响。

（二）折射反应（refraction）

声束在两种声波传导速度不同的组织分界面上产生偏移，导致探头轴的方向和实际声束的方向不一致。在双功系统中，由于多普勒声束的折射现象，使在成像良好的血管中测到的血流信号较实际血流弱。在彩色和能量多普勒设备中，折射反应的影响不大。

（三）声影和后方增强（shadow and enhancement）

如果多普勒声束在某一组织中的衰减较大，组织后方的血流常常难以探测到，例如在血管壁钙化斑块以及微泡声学造影剂的后方，由于声影的影响其后方血流的多普勒信号很弱或探测不到。

后方信号增强发生在声束通过低衰减的媒介（如羊水或充盈的膀胱）到达血管的情况下。

（四）闪烁伪像（flash artifact）

受检器官或探头的运动使受检组织在多普勒成像时产生相对于探头的低速运动的彩色信号，这些彩色信号与被检的血流信号同时出现，重叠或混合于血流信号中，干扰了对血流成像的观察，这就是闪烁伪像或运动伪像。在能量多普勒成像中，由于它的敏感性较高，这种伪像更明显。清除闪烁伪像的方法之一是屏气暂停呼吸。目前一些性能好的超声诊断仪可以使闪烁伪像明显减少。

三、影响多普勒血流频谱定量测定的因素

（一）取样容积的设置

1. 取样容积的大小　取样容积的大小和所研究血管的内径密切相关，在一定条件下，不同大小取样容积对血流参数定量有影响。国内段云友等应用体外模拟实验证实，在探头频率、声束与血流方向夹角及模拟血管内径（5mm）等条件一致的情况下，取样容积大小不同，多普勒血流频谱最大速度的测值就不同。当流率为 $200 \sim 500ml/min$ 时，取样容积为 1.5mm 与取样容积为 5.0mm 和 10.0mm 的最大血流速度测值间比较均有非常显著差异（$P<0.01$），而取样容积 5.0mm 和 10.0mm 组间无显著差异（$P>0.05$）。取样容积过大，所包含的红细胞速度分布范围就大，频谱则宽，正常应表现为层流的频谱会呈充填状。因此，在临床工作中，测量较大内径的血管时，应将取样容积调整到适当大小，检测外周血管血流量时，取样容积要置于血管中央，大小应当覆盖所检血管内径的 $1/2 \sim 2/3$，有利于增加信噪比，减小通过时间效应所致的频谱增宽，获得精确的血流信息。

2. 取样容积的位置　脉冲多普勒取样容积的位置不同会直接影响频谱的形态和幅度。多普勒声束和 B 型超声声束在组织中遵循同样的物理原则，比如声衰减，折射，声波变化的速度以及散焦等。当取样容积放置较深，如在剑突下探测房间隔缺损时，就会出现混叠的血流信号，而且由于超声衰减大而使频谱显示不清。

（二）声束与血流夹角对血流定量的影响

在多普勒血流定量测量中，声束与血流夹角过大造成的误差是血流定量难以精确的主要原因之一。根据多普勒方程 $f_d = 2f_0 v \cos\theta/c$，若 θ 角能准确测出，则可以精确获得血流参数。但在人体心脏内，声束和血流的夹角无法准确获得，因此角度误差不可避免，如果角度为 $20°$，则速度误差为 6%，压力阶差误差为 12%。国内段云友等通过测量不同角度下正常人颈总动脉血流速度频谱，分析了不同角度对多普勒血流测量的影响，结果表明当改变角度校正线时，测量数据产生明显变

化，角度在 20°以内，每变化 10°，最大血流速度变化平均 1～2cm/s，每分血流量变化平均 10～22ml；角度从 50°增大到 60°，最大血流速度则由平均 79cm/s 增加到 102cm/s，每分血流量从平均 716ml 增大到 912ml。体外模拟实验亦证实，在流率、流量恒定的情况下，声束与血流夹角的改变会导致血流速度和速度时间积分测值较大的差异。因此，在外周血管血流检测中，要注意精确地将角度校正线调整到与血流方向平行的位置上，尽量减小声束与血流方向的夹角，以便获得可信的血流动力学信息。在超声检查中，一般是通过选择合适的检查声窗来减少角度的影响，探测心腔内血流速度时夹角要求<20°，探测腹部血流和周围血管时角度应<60°。

（三）探头频率对血流定量的影响

在测量某一特定的血管时，不同频率的探头对多普勒血流定量结果不同。Smith CK 等用不同频率的探头进行了血流检测，结果表明，在相同流率时，高频探头测得的峰值流速较低频探头低。国内段云友等在体外实验中以血泵为金标准，在取样容积、角度和多普勒增益保持不变的情况下测定了不同流率状态下、不同发射频率的探头对血流定量的影响，结果表明，频率高则最大峰值流速和速度时间积分测值相对小；频率低，多普勒测量值相对大，与 Smith CK 等的研究结果一致。其原理可能与探头存在着"频率带宽"有关，即：探头发射频率低，带宽相对大，流速峰值相对高；反之则低。这提示我们在工作中要尽量避免探头发射频率对血流测量的影响。当进行外周血管血流定量时，应尽可能采用高发射频率探头，由此获得的血流频谱轮廓清晰，便于测量和提高准确性。

（四）血流空间方位对血流测定的影响

目前，即使是高档的多普勒超声诊断仪也不能经胸探测出人体中血流相对于探头的空间位置，尤其是在心脏和血管分叉处的血流。在一维平面上检测血流，只能测量到沿着声束方向上的速度成分。如果要测量血流的空间真实速度则需要建立三维图像。在扇扫平面成像中的血管，当其内血流为层流，且声束-血流夹角适当时，所测量的一维血流速度可视为实际血流速度。

（五）外周血管血流定量不同参数的影响

多普勒定量血流量的参数较多，常用的有峰值平均血流速度、时间平均血流速度以及血流速度积分（VTI）。在定量测量外周血管血流量时其准确性有争议，国内段云友等应用体外模拟实验分析了各种测量方法的准确性。在设置稳流和脉动两种血流状态下，观察多普勒血流频谱，测量频谱中线及外包络线的血流速度积分，计算每分钟血泵转率，血流定量公式为：$Q=A \cdot VTI \cdot HR$，A 为血管截面积，$A=D^2\pi/4$，D 为血管直径；HR 为血泵转率。

实验结果证实，真实的空间平均血流速度并非在频谱中点，频谱中线受频带宽度的影响大，任何影响频带宽度的因素都可影响中线的测量。在脉动血流状态下，频谱中线的测量值明显高于实际值，$P<0.01$，测量值与实际值间相关系数 $r=0.9901$，$P<0.01$，回归方程 $Y=38.5+1.253X$。虽然频谱中线的测量值与实际值有一定的相关性，但测量值间的变异系数大（>10%），故测量频谱中线并不是外周血管血流定量的最佳方法。

频谱外包络线轮廓清晰，稳定性好，便于测量。在相同的实验条件下，稳流和脉动两种血流状态得出相同的结果，测量血流频谱外包络线的测量值明显高于实际值（$P<0.01$），这是由于频谱外包络线只能反映空间最大血流速度，并不是空间平均血流速度，外周血管血流剖面多为抛物线型，空间最大血流速度明显大于空间平均血流速度。国外文献报道空间平均血流速度（Vmean）约为空间最大血流速度（Vmax）的一半，Fuminori 等对门脉血流定量研究结果表明 $Vmean=0.57\ Vmax/\cos\theta$，空间平均速度约为空间最大血流速度的 0.57 倍。虽然测量频谱外包络线计算的血流量明显高于实际流量，但是测量值与实际值间的相关性良好，稳流和脉动两种血流状态下，测量值与实际值间的相关系数分别为 $r=0.9992$、$r=0.9981$，以实际值为自变量，测量值为应变量，回归方程分别为 $Y=24.2+1.525X$、$Y=32.1+1.610X$。因此，在以频谱外包络线计算血流量时，如除以校正系数 K 值，可以更接近于实际流量。

（六）仪器调节的影响

1. 滤波（filter） 壁滤波器应设置到足够高以去除来自血管壁和其他运动组织的高能低频信号。滤波高则消除了缓慢流动的血流信号，因此当精确测量平均速度或测量慢速血流信号时，就要降低壁滤波。

2. 速度标尺（velocity scale） 速度标尺的选择会对彩色多普勒成像有很大的影响。选择的标尺应与当前速度的范围相一致。标尺太低会引起频率失真；标度过高则一些低速血流信号难以显示，造成信息的丢失。

3. 灵敏度的高低（high or low sensitivity） 在彩色多普勒和能量多普勒成像中，系统设置的灵敏度过低，会引起血流信号的丢失；灵敏度过高会导致假回声而将彩色编码当成血流信号。

4. 定向错误（erroneous direction sensing） 由于定向线路的设计和设备比较复杂，定向系统有时会出现错误。此时，在频谱声像图或彩色多普勒成像上就会出现血流方向的错误；如果此时怀疑是系统设置出现了问题，可以通过检测一支血流方向已知的正常动脉来加以验证。

5. 频谱显示的压缩（compression of the spectral display） 当声像图被压缩时，灰阶大小和成像范围的信息都会丢失。频谱声像图是一种成像类型，应该设置最优的灰阶对比和空间分布以获得最佳的图像。空间分布是指速度和时间轴的范围通过调整，使所得图像能清晰显示声像图中的详细结构。若成像不佳也会影响血流频谱的精确测量。

6. 帧频过低（low frame rate） 彩色多普勒需要在一条声束的位置重复发射 N 次，与一般 B 型成像相比，其帧频要降低 N 倍，导致时间分辨率下降，在心脏检查时，会造成同一幅图像中二维成像和彩色多普勒成像不在同一时相，因此实时感相对较差。

（七）其他

1. 血流状态：当所测血流为湍流和涡流时，可产生频谱混叠，包络线模糊而造成测量误差。

2. 血管受压：表浅的血管易受到探头重力的影响。由于血流通过受压的血管时速度增快，产生高调的多普勒音频（可闻声信号）以及图像色彩的改变，因此检查表浅的血管时要注意勿使探头的重力对血管产生影响。

3. 相邻血管的干扰：由于血管搏动的影响，除了目标血管外，部分或全部相邻血管的信息也会进入脉冲多普勒或连续多普勒的取样容积内，得到的多普勒信号就包含了其他血管的信息干扰。通过移动取样容积或改变超声束的方向可以得到目标血管的纯信号。

4. 耦合剂缺乏：检查中耦合剂的缺乏会使多普勒信号变弱，所以要确保探头和患者皮肤之间有良好的声学耦合剂。另外，体位对静脉频谱的影响也很大，测量中要使患者取相应的体位以排除体位的干扰。

四、仪器的使用和调节

（一）探头的选择（selection of transducer）

如上述表 5-1 所述，探头发射频率越高，最大可测血流速度就越低，因此，减小探头工作频率可以提高脉冲波多普勒或彩色多普勒最大可测血流速度，然而，我们知道，探头工作频率越高，二维超声图像的分辨力也就越高，早期的超声诊断仪器常常将之分开，以二维声像功能为主时用高频，以多普勒超声功能为主时用低频。特别是，在受到最大可测血流速度限制时，需要考虑所使用探头的发射频率。后来的仪器由于使用了多频探头，可以随时切换，使用较方便。近年的超声诊断仪器已经可以用同一探头同时对二维声像用高频而对多普勒超声用低频，操作者只要根据受检患者的情况选择适当的探头功能即可。如小儿心脏使用小儿心脏探头，成人腹部，成人颈动脉等使用相应的探头即可。

（二）多普勒增益（Doppler gain）

在彩色多普勒超声诊断仪中，多普勒增益用于调整整个多普勒电路中输入信号的放大倍数，增益调整的原则是：在频谱和彩色血流图像显示清楚的前提下，尽可能地减少噪音信号。如果增益太低，多普勒信号的振幅变低，部分血流信号丧失，频谱图上只出现高幅低频的频率成分而不能显示频谱的完整轮廓，在彩色多普勒血流图像上表现为部分血流信号着色暗淡或缺如。如果增益太高，输入信号振幅过高，频谱分析电路饱和，在频谱图上出现同一信号的正负双相的镜像显示以及斑点状的噪音信号。在彩色多普勒血流图像中表现为信号着色过强，图像内出现许多闪烁的彩色斑点。在彩色输入信号较弱的情况下，为了充分显示血流信号而又不造成伪差，增益调整必须适当，对于彩色多普勒血流显像来说，在增益旋钮向顺时针方向由小到大调到刚刚出现闪烁的彩色斑点时，再稍微往回（反时针方向）调到斑点刚刚消失，此时彩色信号得到了最充分的放大而又没有干扰。

（三）对数压缩或范围压缩（log compression or range compression）

仪器的对数压缩功能又称范围压缩，用于压缩脉冲式和连续式多普勒的信号振幅范围，使多普勒最强和最弱信号之间的频谱灰阶差距变小。压缩一般分为四级，随着级数增大，低振幅信号得到愈来愈多的增益，从而产生更多的灰阶，在频谱图上更易辨认。使用对数压缩功能后，频谱灰阶程度与红细胞相对数量之间失去直接的关系，故在一般情况下不应使用对数压缩。但有时为清楚显示高速射流的最大流速，必须将压缩范围调至最大或接近最大。

（四）壁滤波器（wall filter）

在脉冲和连续多普勒技术中，壁滤波器用于调整低频信号滤过频率的阈值。探头所接受的回声信号中除了来自血细胞的频移信号以外，也包含了来自于房壁、室壁、管壁和瓣膜运动的低频信号，这些信号如不滤掉，将会干扰频谱显示。然而，壁滤波器在滤掉壁运动信号的同时，也将滤掉一些与壁运动信号频率相近的低频血流信号。根据具体需要调整壁滤波器阈值是获取病变血流最佳图像的关键。如探查低速血流，滤过频率应尽量调低，一般可选择200～400Hz；如果探查高速血流，则滤过频率可适当提高，一般可选择400～800Hz。

（五）信号抑制（signal rejection）

信号抑制用以去除脉冲和连续多普勒频谱显示中的低振幅的噪音。正常情况下，血流信号与噪音信号之间的振幅差别较大。因此应尽可能地增大信号抑制程度以获得清晰的频谱。然而有时为清楚显示最大血流速度，抑制功能应尽可能地调低，使频谱上出现少许斑点状噪音信号但又不至于干扰图形的分析。

（六）脉冲重复频率（PRF）

在脉冲波多普勒和彩色多普勒超声技术中，脉冲重复频率实际上就是取样频率，它是最大可测血流速度的主要影响因素之一，在脉冲波多普勒技术中，它取决于取样深度，因此，检查者所能做的就是通过调整在体表探查的部位，尽可能地减少取样深度，一旦取样深度确定，仪器则自动将取样频率设定在最大值以获得最大可测血流速度，取样频率无须操作者调节。在彩色多普勒血流显像技术中除探测深度外，最大可测血流速度还受彩色取样框宽度的影响，增宽彩色取样框则减少取样频率使最大可测血流速度降低。因此，操作者所能做的就是，尽可能地减少取样深度，缩小彩色取样框以提高彩色取样频率，增大最大可测血流速度。在彩色多普勒血流显像技术中，取样频率或脉冲重复频率的增加不仅使彩色显示的最大流速增加，也使图像帧数和实时性增加；相反，脉冲重复频率的减小不仅使视野深度减小，也使彩色多普勒血流显示的最大流速值以及图像帧数减低。

（七）取样大小（sampling size）

取样大小用以调整脉冲式多普勒的取样容积的长度，取样容积的宽度由声束的直径所决定，因此一般不能调节。在大多数仪器中，取样容积的长度具有1～15毫米的调整范围。取样容积大小的调整原则是：在不影响流速定位的前提下，尽可能地增大取样容积的长度，以增加多普勒信号的信噪比，增加多普勒信号强度。但是，增加取样容积长度，则会减少距离分辨率，一般小儿取样容积长度可选择为3～5毫米，成人取样容积长度可选择为5～8毫米。

（八）基线的调整（baseline）

基线调整用于增大脉冲式多普勒和彩色多普勒的流速测定范围。正向血流出现混叠时，可将基线下调；反向血流出现混叠时，可将基线上调。基线调整的最大范围均为两倍的尼奎斯特频率极限。但用基线调整的办法增大正向血流显示范围是以压缩反向血流频谱显示为条件，常常会出现这种情况，正向频谱显示清楚后，反向频移却出现了混叠，这时根据情况将基线调到需要位置。彩色多普勒也类似，根据血流情况和需要，参照屏幕左上角彩色条（较常见，有些仪器彩色条为圆盘形或位于屏幕的其他位置）的红蓝交界的暗区调整。

（九）角度矫正（angle correction）

多普勒仪器能够根据血流多普勒频移信号的正负辨认血流的方向，但不能确定血流方向与声束方向的夹角。如果两者的夹角不等于零，探头所接收到的多普勒频移信号，并非真正的血流方向上的多普勒频移信号，而是它在声束方向上投影的速度分量的多普勒频移信号，如前所述：$f_d = 2f_0 v \cos\theta/c$，必须进行人工的角度矫正。通过仪器上的旋钮或拨动键，将取样容积上的短线调整到与血流方向一致，这样实际上是在测定声束方向与血流方向之间的夹角（θ）的角度，仪器将此角度参数输入仪器相应线路，代入多普勒方程中，求出的血流速度参数直接用来改变多普勒频谱图上的速度刻度，因此，当我们调整仪器，改变 θ 角时，多普勒频谱上的速度刻度也随之改变，此时多普勒频谱本身的形态不变，这与量程调整不同。角度矫正也可以在图像冻结之后进行，在彩色多普勒血流显像仪中，取样线的方向与声束的方向一致，而血流的方向则可从彩色图像中所直接显示的血流方向来确定。用脉冲多普勒和连续多普勒测定血流速度的基本要求是声束方向应尽量与血流方向保持一致，以减少血流速度的测定误差。当声束方向与血流方向不得不有夹角时，则必须进行角度校正，特别是当夹角较大时，测值受角度的影响非常明显，那些认为无需进行角度矫正的说法是没有根据的。

（十）量程调整（scale）

量程调整实际上改变的是多普勒超声仪器的速度测量范围，在通常频谱多普勒超声诊断仪上，所改变的是纵坐标速度刻度范围（通常位于多普勒频谱图的左侧，有的仪器在图中同时也打有刻度标记以方便观察），与角度矫正时的情况不同，调整量程时，多普勒频谱幅度也随着按比例改变，

这说明量程调整并不改变多普勒测值，与其相反，角度矫正影响测值，并且在角度较大时，角度的较小变化就可以显著地改变测值。量程调整必须在仪器处于频谱多普勒功能开启的状态下进行，不能在仪器冻结状态下改变量程，这与角度调整不同。

在实际工作中，要想记录到理想的频谱多普勒血流速度图，必须要熟悉仪器性能，认识到并调整好上述各参数。要想做出正确的超声诊断，应将 M 型、二维超声心动图、多普勒血流检查三者紧密结合起来，同时，最好能紧密联系患者的临床情况，如主诉、现病史、过去史等。过去超声检查的情况也有重要参考价值，但也要避免引起误导，片面强调超声影像或多普勒超声检查都可能导致漏诊或误诊。

（曹铁生）

参考文献

[1] Jetfrey RB，Ralls PW. Doppler and power Doppler sonography：A teaching file. Philadelphia，Lippincott Raven，1998：259-275.

[2] Weyman E. Principles and practice of echocardiography. Philadelphia，Lea and Febiger，Second edition，1994：29-55.

[3] Kisslo J，Adams DB，Belkin RN. Doppler color flow imaging. New York，Churchill Livingstone，1988：51-72.

[4] Bakker CJG，Barton RE，Biamino G，et al. Vascular diagnostics. Berlin，Spring-Verlag，1994：97-128.

[5] Allan PL，Dubbins PA，Pozniak MA，et al. Clinic Doppler Ultrasound，2000：1-20，17-23.

[6] Otto CM. Textbook of Clinical Echocardiography. Second Edition，W. B Saunder Company，1995，15-25，213-229.

[7] Moriyasu F，Ban N，Nishida O，et al. Clinical application of an ultrasound duplex system in the quantitative measurement of portal blood flow. J Clin ultrasound，1986，14 (8)：579.

[8] Cao T，Shapiro SM，Berson MM，et al. Influence of cardiac motion on Doppler measurements using in vitro and in vivo models. J Am Coll Cardio，1993，22 (1)：271.

[9] Hammarstrom E，Wranne B，Pinto FJ，et al. Tricuspid annular motion. J Am Echocardiogr，1991，4 (2)：131.

[10] Ormiston JA，Shah PM，Tei C，et al. Size and motion of the mitral valve annulus in man Ⅰ. A two-dimensional echocardiographic method and findings in normal subjetcts. Circulation，1981，64 (1)：113.

[11] Hennerici M，Neuerburg-Heusler D. Vascular diagnosis with ultrasound. New York：Thieme medical publishers，1998：4-7，15-20.

[12] Scharf SM，Cassidy SS. Heart-lung interactions in health

and disease. In: Lung biology in health and disease. USA: Marecel Dekker, Inc, 1989: 251-253, 315-330.

[13] Otto CM. Textbook of Clinical Echocardiography. W. B. Saunders Company, Second Edition, 2000: 213-229.

[14] Dabestani A, Takenaka D, Allen B, et al. Effects of spontaneous respiration on diastolic left ventricular filling assessed by pulsed Doppler echocardiography. Am J Caridiol, 1988, 61 (15): 1356.

[15] Alehan FK, Ozkutlu S, Alehan D. Effects of respiration on left ventricular diastolic function in healthy children. Eur Heart J, 1996, 17 (3): 453.

[16] Riggs TW, Snider AR. Respiratory influence on right and left ventricular diastolic function in normal children. Am J Cardiol, 1989, 63 (12): 858.

[17] Uiterwaal C, van DI, De BT, et al. The effect of respiration on diastolic blood flow velocities in the human heart. Eur Heart J, 1989, 10 (2): 108.

[18] Braunwald E. Heart disease - A textbook of cardiovascular medicine. Philadelphia, PA Saunders WB, 1996, 1466-1470.

[19] Sun Y, Beshara M, Lucariello RJ, et al. A comprehensive model for right-left heart interaction under the influence of pericardium and baroreflex. Am J Physiol, 1997, 272 (Heart Circ Physiol 42): H1499.

[20] Cao Tiesheng, Sun Kun, Yuan Lijun, et al. Influence of respiration on circulatory system in normal condition-an in vitro and in vivo study. J Fourth Mil Med Univ, 1999, 20 (8): 735.

[21] Frey B, Freezer N. Diagnostic value and pathophysiologic basis of pulsus paradoxus in infants and children with respiratory disease. Pediatr Pulmonol, 2001, 31 (2): 138.

[22] Chong HH, Plotnick GD. Pericardial effusion and tamponade: evaluation, imaging modalities, and management. Compr Ther, 1995, 21 (7): 378.

[23] Appleton CP, Hatle LK, Popp RL. Cardiac tamponade and pericardial effusion: respiratory variation in transvalvular flow velocities studied by Doppler echocardiography. JACC, 1988, 11 (5): 1020.

[24] Singh S, Wann LS, Klopfenstein HS, et al. Usefulness of right ventricular diastolic collapse in diagnosing cardiac tamponade and comparison to pulsus paradoxus. Am J Cardiol, 1986, 57 (8): 652.

[25] Sun JP, Abdalla IA, Yang XS, et al. Respiratory variation of mitral and pulmonary venous Doppler flow velocities in constrictive pericarditis before and after pericardiectomy. J Am Soc Echocardiogr, 2001, 14 (11): 1119.

[26] Gaffney FA, Keller AM, Peshock RM, et al. Pathophysiologic mechanisms of cardiac tamponade and pulsus alternans shown by echocardiography. Am J Cardiol, 1984, 53 (11): 1662.

[27] Guberman BA, Fowler NO, Engel PJ, et al. Cardiac tamponade in medical patients. Circulation, 1981, 64

(3): 633.

[28] Tsang TS, Oh JK, Seward JB. Diagnosis and management of cardiac tamponade in the era of echocardiography. Clin Cardiol, 1999, 22 (7): 446.

[29] Tabata T, Kabbani SS, Murray RD, et al. Difference in the respiratory variation between pulmonary venous and mitral inflow Doppler velocities in patients with constrictive pericarditis with and without atrial fibrillation. J Am Cardiol, 2001, 37 (7): 1936.

[30] Tabata T, Thomas JD, Klein AL. Pulmonary venous flow by Doppler echocardiography: revisited 12 years later. J Am Coll Cardiol, 2003, 41 (8): 1243.

[31] Boonyaratavej S, Oh JK, Tajik AJ, et al. Comparison of mitral inflow and superior vena cava Doppler velocities in chronic obstructive pulmonary disease and constrictive pericarditis. J Am Coll Cardiol, 1998, 32 (7): 2043.

[32] Rajagopalan N, Garcia MJ, Rodriguez L, et al. Comparison of new Doppler echocardiographic methods to differentiate constrictive pericardial heart disease and restrictive cardiomyopathy. Am J Cardiol, 2001, 87 (1): 86.

[33] Picard MH, Sanfilippo AJ, Newell JB, et al. Quantitative relation between increased intrapericardial pressure and Doppler flow velocities during experimental cardiac tamponade. J Am Coll Cardiol, 1991, 18 (1): 234.

[34] Gabe IT, Mason DT, Gault JH, et al. Effects of respiration on venous return and stroke volume in cardiac tamponade. Br. Heart J, 1970, 32 (5): 592.

[35] Summer WS et al. Effects of spontaneous respiration on canine left ventricular function. Circ Res, 1979, 45 (6): 719.

[36] Tsai LM, Kuo KJ, Chen JH. Effects of spontaneous respiration on transmitral Doppler flow patterns in normal subjects and patients with coronary artery disease. Am Heart J, 1998, 136 (1): 99.

[37] Meijburg HW, Visser CA, Wdsterhof PW, et al. Normal pulmonary venous flow characteristics as assessed by transesophageal pulsed Doppler echocardiography. J Am Soc Echocardiogr, 1992, 5 (6): 588.

[38] Liceto S, Dambrosio M, Sorino M, et al. Effects of acute intrathoracic pressure changes on left ventricular geometry and filling. Am Heart J, 1988, 116 (2 Pt 1): 455.

[39] Leeman DE, Levine MJ, Come PC. Doppler echocardiography in cardiac tamponade: exaggerated respiratory variation in transvalvular blood flow velocity integrals. J Am Coll Cardiol, 1988, 11 (3): 572.

[40] Condos WR, Latham RD, Hoadley SD, et al. Hemodynamics of the Mueller maneuver in man: right and left heart micromanometry and Doppler echocardiography. Circulation, 1987, 76 (5): 1020.

[41] Gindea AJ, Slater J, Kronzon I. Doppler echocardiographic flow velocity measurements in the superior vena cava during the Valsalva maneuver in normal subjects. Am J Cardiol, 1990, 65 (20): 1387.

[42] Byrd BF, Linden RW. Superior vena cava Doppler flow velocity patterns in pericardial disease. Am J Cardiol, 1990, 65 (22): 1464.

[43] Loperfido F, Lombardo A, Amico CM, Vigna C, et al. Doppler analysis of portal vein flow in tricuspid regurgitation. J Heart Valve dis, 1993, 2 (2): 174.

[44] Klein AL, Cohen GI, Pietrolungo JF, et al. Differentiation of constrictive pericarditis from restrictive cardiomyopathy by Doppler transesophageal echocardiographic measurements of respiratory variations in pulmonary venous flow. J Am Coll Cardiol, 1993, 22 (7): 1935.

[45] 张运. 多普勒超声心动图学. 青岛：青岛出版社，1988，108-127.

[46] 段云友，曹铁生. 多普勒角度校正功能对血流速度测量的影响. 中国临床影像杂志，1998，9 (4): 249.

[47] 王新房. 超声心动图学. 第3版，北京：人民卫生出版社，2009，153-157.

[48] 段云友，宾建平，贺声，等. 脉冲多普勒外周血管血流定量可信性的实验研究. 中国超声医学杂志，1994，10 (3): 33.

[49] 曹铁生，段云友，杨炳昂. 心脏运动对多普勒血流速度频谱分析的影响. 中国超声医学杂志，1991，7 (2): 84.

[50] 曹铁生，袁丽君，段云友，等. 体外模拟实验研究心脏运动对频谱多普勒血流速度测定的影响. 中华超声影像学杂志，2001，10 (4): 241.

[51] 曹铁生，袁丽君，段云友，等. 心脏运动影响多普勒血流速度频谱测定的机制实验研究. 中华超声影像学杂志，2001，10 (7): 427.

[52] 曹铁生，里利SL，普拉波特T，等. 下腔静脉血流的多普勒频谱分析. 中华物理医学杂志，1987，9 (2): 83.

[53] 丁康，曹铁生，段云友. 三尖瓣反流患者股总静脉多普勒血流频谱分析. 中国超声医学杂志，2004，20 (2): 118.

[54] 袁丽君，曹铁生，段云友. 平静呼吸对正常人心内血流速度影响的超声心动图研究. 中华超声影像学杂志，2002，11 (12): 736.

[55] 孙鲲，曹铁生，段云友. 胸内负压对正常人下腔静脉血流动力学的影响. 中国超声医学杂志，1999，15: 49.

[56] 曹铁生，袁丽君，孙鲲，等. 超声心动图观察呼吸对室间隔运动的影响. 中华超声影像学杂志，2003，12 (5): 13.

[57] 曹铁生，孙鲲，袁丽君，等. 心包填塞奇脉产生机理. 第四军医大学学报，1999，20 (10): S65.

[58] 曹铁生，孙鲲，袁丽君，等. 呼吸对正常人循环系统的影响. 第四军医大学学报，1999，20 (8): 735.

[59] 曹铁生，孙鲲，袁丽君，等. 左右心室透壁充盈压的不同. 第四军医大学学报，1999，20 (8): 736.

[60] 曹铁生，袁丽君，段云友，等. 胸压变化对两个静脉回流系统不同作用的力学原理. 第四军医大学学报，2002，23 (20): 1837.

[61] 袁丽君，曹铁生，段云友，等. 阻力呼吸对正常人心内血流速度影响的超声心动图研究. 中华超声影像学杂志，2003，12 (6): 347.

[62] 王新房，刘夏天. 超声心动图发展简史：国外研究概况. 中国医学影像技术，2005，21 (1): 2-5.

[63] 王新房，刘夏天. 超声心动图发展简史：国内研究概况. 中国医学影像技术，2005，21 (2): 163-5.

第六章 超声谐波微泡造影技术概论

第一节 发展简史

随着超声成像技术的不断发展，新型声学造影方法成功地开辟了全新的超声造影领域。超声造影剂（ultrasound contrast agent，UCA）是一类能够显著增强超声检测信号的诊断用药，在人体微循环和组织灌注检查与成像方面用超声造影剂进行超声检测，简便、实时、无创、无辐射，具有其他影像学检查方法如 CT、MRI 等无法比拟的优点。应用新型造影增强超声（ultrasound contrast enhanced，UCE）成像新技术，可清楚显示微细血管和组织血流灌注，增加图像的对比分辨力，显著提高病变组织在微循环灌注水平的检测能力，能改变以往超声造影技术的不足，进一步开拓了临床应用范围，是超声医学发展历程中新的里程碑。因此，超声造影目前已成为超声领域中最前沿、跨学科的研究重点。

目前公认的超声造影剂使用始于 1968 年，美国的研究者 Gramiak 和 Shah 报道血管内注射吲哚菁绿（indocyanine）并用生理盐水或葡萄糖水冲管后进行 M 型超声心动图检查，所得图像明显增强。到了 20 世纪 80 年代早期，循环内空气微泡的存在被视为超声回声增强的原因。利用此发现，将经振荡产生的简单气泡及氧气等通过静脉注射进行心脏显像，用于检测心内分流和瓣膜反流，

形成了早期超声造影的雏形。这类简单气泡的物理特性决定了它的状态不稳定、持续时间短、容易破裂，加之直径一般大于 $10\mu m$，不能通过肺微循环，只能获得右心造影的效果，从而限制了其临床观察、诊断时间和应用范围。

在随后的时间里，Fenstein 发现利用超声波声振人白蛋白溶液可得到比其他超声波声振产生的微泡存留时间更长的小微泡。这一发现带来了超声造影剂研究的突破。利用超声波声振过程中产生的热使气液交界面的部分白蛋白变性，可形成一层非常薄的壳包裹微泡，因此微泡能较长时间的稳定留存。与振荡产生的空气气泡相比显影明显，声振人白蛋白产生的微泡不仅可以右心室增强显影，也可以稳定通过肺毛细血管使左心室显影。1994 年美国将此项发现进一步商业化，并以 Albunex 的商品名上市。

与此同时，意大利 Bracco 公司的研究者们则发现了另一种在气液交界应用单层磷脂来稳定微泡的方法。对于微泡内所包裹气体，也有研究提出使用二氧化碳、氮气、氧气、氩气等来代替空气。一方面这些气体是无毒的，可以用于医疗；另一方面希望能克服空气的弥散性，在循环里保持较高浓度，从而提高超声显像的稳定性。1990 年，Bracco 研究所的科学家们发现使用全氟化环碳系列包括 CF4，C2F6，C3F8，C4F10 等化合物，可被人体良好耐受，并且不改变特性被呼出体外。1992 年又发现应用高分子量、低溶解性气

体及其他氟化气体如 SF6 等可明显改善微泡破裂的抵抗力，增加磷脂壳膜的稳定性。这些发现为目前正在开发的许多使用惰性气体为内含物的制剂研究奠定了基础。作为较为成熟的产品 Bracco 公司的 SonoVue（内含 SF6）目前已经面市，真正使超声造影剂在腹部脏器等方面有了更为广泛的应用。随着高分子化学的发展，国外学者又发现利用可生物降解多聚体材料来替代糖类和磷脂等自然物质制备更新型的造影剂。多聚体微泡的外壳硬度较以前明显提高，粒径分布更加集中，体内存留时间延长，还可为某种成像条件量身定做专用造影剂。如 Sonavist（Shu563A，Shering，Berlin，Germany），其外壳为生物可分解壳（多聚丁基氰基丙烯酸酯），能特异性的被网状内皮系统（RES）和肝脏的库普弗细胞（Kupffer cells）所吞噬，被吞噬的微泡依然保持完整并对声源反射，可使肝脾等实质性器官持续显影。在肝实质期可显示缺乏正常肝组织的病损组织，如肝转移癌及没有肝窦的病灶。目前的研究表明，多聚体微泡超声造影剂今后将有更广泛的应用前景，是今后超声造影剂研究的方向。应用新型超声造影剂，结合超声设备的低机械指数实时成像进行诊断，被认为是超声医学发展过程中的一个革命性技术，因而有专家指出："超声造影剂和实时超声造影，是继实时二维成像、多普勒成像之后的第三次革命"。

（杜联芳）

第二节　基本原理

1. 谐波成像技术（harmonic Imaging，HI）

超声波在组织内传播过程中可以产生谐波。但组织的谐波信号微弱，主要反射和散射基波。含气体的微泡造影剂在超声场作用下，除常规的散射基波外，可以发生运动而再"发射"超声波，回波频率与基频的关系在外加声压较弱时为线性关系，为基频共振，产生以基频为主的一次谐波，二倍和三倍于基频的二次和三次谐波稍有显示。随着外加声压的不断增加，则会出现非线性复杂运动。传统的超声仪只接收基波信息成像，谐波成像时，仪器通过带通滤波，只提取谐波信号进行成像。无造影剂存在时，谐波信号来自组织，

称自然组织谐波成像（native tissue harmonic imaging，NTHI），有造影剂存在时，谐波信号主要来自造影剂微泡，称造影剂谐波成像（contrast agents harmonic imaging，CAHI）。

（1）自然组织谐波成像（native tissue harmonic imaging，NTHI）　能明显增强心内膜显像效果，不适用于心肌声学造影。

（2）灰阶二次谐波成像（second harmonic imaging，SHI）　在接收回波时有意抑制基波，重点接收两倍于发射频率的二次谐波背向散射信号。二次谐波信号不含组织在基波水平上产生的杂波干扰，故图像信噪比较高。优点是对造影剂较敏感、无溢出伪像，可用于心肌声学造影，缺点是敏感性还不够理想及造影剂用量大。

（3）组织能量谐波成像　主要用于心肌声学造影，较灰阶二次谐波成像所获得的造影回声信号强。

2. 反向脉冲谐波成像技术（pulse inversion harmonic imaging，PIHI）或反向相位谐波成像（phase inversion harmonic imaging，PIHI）

常规谐波成像技术的不足在于滤波器在滤掉基波的同时也滤掉同波段内的部分谐波信号，故在某种程度上减少了造影剂的灵敏度。反向脉冲法的本质是发射两束形状相同、方向相反的脉冲进入组织，信号返回时，来自组织返回的线性信号呈振幅相等而方向相反的波型，经相加被删除。另一方面，来自微泡返回的非线性谐波信号，可使位相相同的波幅增大，即产生纯的谐波信号，从而提高了分辨率，可增加造影剂的灵敏性、减少造影剂的用量。

3. 闪烁成像技术（flash echo imaging）、组织特异性显像、触发式超声发射（stimulated acoustic emission，SAE）、造影剂探测技术（agent detection imaging，ADI）

上述技术均为使用高 MI 诱发造影剂微泡破裂，产生瞬间高强度、丰富谐波信号及多普勒信号，检测上述信号并显示为灰阶图或彩色多普勒图，该类技术对研究组织血流灌注研究具有较大意义。

4. 彩色血流图技术（color Doppler Imaging，CDI）

包括彩色多普勒血流图、彩色多普勒能量图、彩色多普勒速度能量图等，优点是对造影剂的敏

感性非常高，少量造影剂能产生造影增强效果，且对机器要求不高，缺点是易彩色溢出，产生伪像。

5. 背向散射积分成像技术（integrated back scatter，IBS）

有利于造影的定量分析。

6. 实时编码谐波造影成像技术（coded Harmonic angio，CHA）是编码成像技术与反向相位谐波成像技术结合的产物，可提高造影效果。

7. 相干造影成像技术（coherent contrast imaging，CCI）

在相干成像的基础上，采用单脉冲抵消技术去除基波信号及线性信号，在保持高帧频的同时使微泡破坏程度降到最低，用于实时造影成像。

8. 相干脉冲系列技术（coherent pulse sequence，CPS）

在相干成像的基础上，采用连续发射一组脉冲，提取来自微泡非线性二次谐波（second harmonic）、高次谐波（Super harmonic）及有谐变的基波信号用于成像，特点是提高了信噪比，造影效果好。

9. 实时造影匹配成像技术（contrast tuned imaging，CnTI）

采用频域处理来提取有用的造影剂气泡返回声波中的二次谐波分量，接收时，主要对二次谐波的信号进行二维灰阶成像，其信噪比高，实时谐波成像好。

（杜联芳）

第三节　操作方法

一、超声造影前的准备

1. 病人的准备

完成一次超声造影的时间一般在 15～45 分钟，患者在此期间必须保持一定的体位并配合呼吸，若患者无法耐受较长的检查时间则不适于接受超声造影。

造影部位的不同，患者的准备也不同：基本与普通超声检查相同。对肝脏、胆囊、胰腺造影，患者应空腹 8 小时以上；对膀胱造影，应嘱患者饮水充盈膀胱（200±50ml）后方可检查。

2. 医生的准备

进行一次超声造影检查至少需要 3 名医务人员，1 名负责超声仪器的操作，1 名负责注射造影剂，另 1 名负责图像采集及记录数据。

3. 材料的准备

包括：超声造影剂 1 支，0.9% 生理盐水 100ml，18G 或 20G 静脉套管针 1 个，三通管 1 个，20ml 针筒 1 支，5ml 针筒 1 支，止血带，胶带等。

4. 急救准备

血压计、听诊器、肾上腺素、地塞米松等急救药品及氧气瓶等设备。

二、超声造影操作

1. 超声造影剂的使用（以声诺维 SonoVue 为例）

适用范围：（1）心脏；（2）颈部及四肢大血管；（3）实质脏器微小血管。

禁忌证：（1）已知对超声造影剂或超声造影剂成分过敏的患者；（2）禁用于近期急性冠脉综合征或临床不稳定性缺血性心脏病的患者，包括正渐变为或进行性心肌梗死；过去 7 日内，安静状态下出现典型心绞痛；过去 7 日内，心脏症状出现明显恶化，刚接受了冠脉介入手术或其他提示临床不稳定的因素（如最近心电图、实验室或临床所见提示的恶化）；急性心衰、心功能衰竭 III/IV 级及严重心律失常；（3）伴有右向左分流的心脏病患者、重度肺高压患者（肺动脉压＞90mmHg）、未控制的系统高血压患者和成人呼吸窘迫综合征患者。

不良反应：（1）一般声诺维的不良反应是轻微、短暂并可自行恢复的。最常见的不良反应是头痛、注射部位疼痛及注射部位反应，包括注射部位青肿、灼热和感觉异常。（2）空化效应：有研究表明，当微泡作为一种人造空化核注入体内时可增加毛细血管和软组织中空化核数量，使空化域值降低，空化效应的发生概率与强度增大，超声与微泡发生共振产生的强烈散射可增强超声显像，但在高声压作用下会发生顺态空化（inertial cavitaton，IC，又称惯性空化）产生高温、高压、冲击波核微射流的物理现象，同时也带来对组织生物学损害的危险性。

不良反应的预防：（1）询问有无对超声造影剂及超声造影剂成分过敏史；（2）超声造影检查时尽量使用低的声能量，并尽量缩短检查时间，避免空化效应的发生；（3）超声造影过程中及结束后注意观察患者有何不适反应。

SonoVue 使用注意事项：（1）配置药液前，建立给药通路。穿刺静脉一般选择左手肘部大血管，采用 18G 或 20G 静脉套管针进行穿刺。这样便于操作，保证推药的速度，并且不破坏微泡，也便于掌握微泡达到显影器官的时间。（2）接三通管时，应将含造影剂的注射器连接在平行于血管通路的接口上，将含生理盐水的注射器连接在垂直血管通路的接口上。这样可以使造影剂通过直接通路进入血液循环，尽量减少微泡的破坏。（3）配制药液时以及每次使用前都要剧烈振摇瓶子，使微泡分散均匀，避免药液分层。（4）抽取药液时，应倒置瓶子，并且禁止回推。（5）抽出的药液要尽快注射，并在注射后以 5ml 生理盐水快速冲管。冲注的生理盐水过少过慢，造影剂进入血液的速度不够，不易达到团注的效果；冲注的生理盐水过多，又过度稀释了造影剂，影响显影效果。（6）抽取药液后，要盖紧瓶盖，密封保存。备制好的药液必须在 6 小时内用完，放置的时间越长，显影效果越差。（7）若需多次造影，必须等前一次造影剂在体内清除后（一般为 15～20 分钟）进行下一次注射。在两次造影的间歇期不要推注任何液体（包括生理盐水），否则残留于注射器及三通管内的微泡将进入血液，增加等待的时间。

2. 超声造影操作步骤

采用常规超声观察病灶，选取超声造影扫查切面，此切面必须能同时显示病灶及周围组织，目标显示清楚，位置不能过深，避开气体或骨骼的遮挡，将超声探头固定在某一位置，将显像模式设置为造影模式。

在低机械指数造影模式下，通过调整机械指数及增益尽可能减少组织回声并获得足够的穿透深度。当进行肝脏超声检查时，以图像上肝实质回声消失，仅稍微显示膈肌及大血管回波为开始造影状态。当病变较小时，为保证造影过程中病变部位在所观察切面内，可选择同时显示组织信号及造影信号的双幅造影模式。

团注一定量造影剂，造影剂用量（表 6-3-1）

根据病变器官、使用仪器、病灶深度、病灶大小、患者体重、年龄、注射部位及注射速度进行调整。具体用量标准见表。用生理盐水冲洗。造影剂注射同时开始计时，超声工作站同步保存图像。

表 6-3-1　超声造影剂用量

相关因素		造影剂用量
病变器官	肝、肾、脾、胰、胆、	0.6～1.2ml
	膀胱、经腹前列腺、	0.8～1.4ml
	甲状腺、乳腺、睾丸、淋巴结、	2.4～3.6ml
	经直肠前列腺	2.4～4.8ml
仪器设备	西门子 512	0.6～1.2ml
	飞利浦 IU22	1.2～1.5ml
	GE 公司 Logic9	1.2～1.5ml
	百盛 Mylab30	1.5～2.0ml
病灶深度	≤8cm	0.6～1.2ml
	>8cm	1.0～1.4ml
病灶大小	≤3cm	0.6～1.2ml
	>3cm	1.0～1.4ml
患者体重	≤60kg	0.6～1.2ml
	>60kg	1.0～1.4ml
患者年龄	≤60y	0.6～1.2ml
	>60y	1.0～1.4ml
注射部位	颈静脉	0.6～0.8ml
	上肢静脉	0.6～1.2ml
	足背静脉	1.0～1.4ml
推注速度	快	0.6～1.2ml
	慢	1.0～1.4ml

对肝脏造影，通常需连续扫查 30～90 秒，对延迟相的评估，可采用间歇扫查至造影剂从肝微血管消失为止，通常在 5 分钟。一次超声造影不能明确诊断的，可重复多次造影；两次造影检查的间隔时间应在 15 分钟以上。对于肾脏病变，需要在长轴面和短轴面都进行观察。

在造影过程中，尤其是腹部脏器的造影，医生与患者的配合极为重要。患者不仅要配合摆出适当的体位并维持一定的时间，而且要配合呼吸，进行屏气。在造影前应让患者先练习几次，直到与医生配合默契。

（杜联芳）

第四节　应用目的及价值

超声造影技术目前在临床上已广泛用于多种

器官及病变的诊断以及作为介入治疗疗效的评价工具。超声造影剂仅存在于血管内，不进入组织间隙，不被肾脏滤过及分泌，是一种非常好的血池示踪剂。临床上应用此技术目的是为了观察器官及病变的大血管及微细循环灌注情况，从而对病变进行诊断或评估。

一、在肝脏的应用价值

1.局灶性肝占位病变的定性诊断

在腹部脏器中，超声造影对肝脏局灶性病变的诊断最为有效。超声造影较传统超声对病变的检出和定性诊断能力有明显提高。目前超声造影与增强CT效果相当，甚至在一些情况下优于增强CT，这是由于超声造影实时成像能捕捉到病变内血流的快速变化。此外，在延迟显像阶段，微泡会聚集在肝窦使肝窦显像，对于缺乏肝窦的病变如转移性肝癌在此时相表现为灌注缺损，但增强CT造影剂不具有此性能。

推荐适应证：

（1）常规超声偶然发现的肝脏病变。

（2）慢性肝炎或肝硬化基础上发现的占位病变或可疑病变。

（3）具有恶性肿瘤病史并发现肝脏占位或可疑占位。

（4）MRI、CT或细胞组织学不能做出明确诊断的患者。

（5）门静脉栓子性质鉴别。

2.局灶性肝占位病变的检出

已有研究表明，超声造影对转移性肝癌的检出效率明显优于传统超声。一些研究显示在检测转移性肿瘤的准确性方面，如果能对全肝进行扫查，超声在此方面可以与增强CT媲美。即使常规超声在不能发现胆管细胞癌或者少血管性转移性癌的情况下，超声造影都可以在延迟相表现为充盈缺损（低增强）。即使CT不能发现的转移性肿瘤，超声造影也可以发现。超声造影的应用提高了术中超声的敏感性和特异性，术中超声造影正成为一种新的术中肝脏显像的备选方法。

推荐适应证：

（1）全肝扫查以除外肝脏转移性病灶或者脓肿。

（2）对某些病例，当需要制定临床治疗计划时，可用超声造影来评估肝转移性病变的个数与位置作为增强CT或者增强MRI的补充。

（3）用于曾进行超声检出并且有良好造影效果的肿瘤患者的随访。

（4）对于怀疑胆管细胞癌的患者，当其他影像检查不能做出结论或者无其他影像检查手段时。

（5）在某些情况下怀疑有肝外伤的患者。

3.对局部消融治疗的监控

常规超声即使联合使用彩色多普勒或能量多普勒仍不能提高更可靠的关于消融治疗结果的信息。在肿瘤消融后，对于区分坏死或者残余肿瘤有非常重要的价值。增强CT或者增强MRI显像可以评估小至2～3mm的凝固坏死区。超声是常用的引导消融治疗的工具，而超声造影剂的使用进一步提供了更多重要的信息。

推荐适应证：

（1）作为增强CT与增强MRI在治疗前分级评估肿瘤病灶的血管丰富程度的辅助方法，推荐在造影前做增强CT和/或增强MRI。

（2）对于在常规超声下不能定位或者不能准确定位的病灶，用超声造影引导穿刺针定位。

（3）即时评估消融效果，并引导对未消融完全的残余肿瘤的再治疗。

（4）当增强CT或增强MRI结论相反或不明确时，用超声造影来判断肿瘤复发情况；虽然增强CT或增强MRI是评价疗效的标准技术，但超声造影可用来对患者进行随访。

二、在肾脏的应用价值

超声是诊断肾脏疾病的首选影像技术。常规超声主要用于测量肾脏大小，排除占位性病变，观察集合系统有否梗阻，以及用多普勒检测肾脏血管疾病。一些偶然发现的解剖变异或占位病变，常需要进一步确诊。

常规超声通常能将单纯性囊肿与实性病变或复杂性囊肿鉴别开来，但常规超声声像图尚不足以区分出不同的组织学类型，从而难以鉴别肿瘤良恶性。多普勒技术有助于反映肾脏血流情况，但会受到声衰减、敏感性低、彩色溢出及测量角度的限制。超声造影可以克服以上缺点。

以下推荐适应证主要是使用超声造影来评估肾脏及其病变的微血管或大血管，包括肾占位性病变定性诊断、检出以及对局部治疗的实时和疗效评估监控。超声造影在这些方面的应用效果是基于已有的科学实验数据，尚未纳入药物核准标示的应用范畴内。

1. 肾占位性病变的定性

超声造影可用于增强 CT 或增强 MRI 禁忌的患者，如肾功能损害或尿道梗阻的患者。迄今为止，尚未见超声造影剂对肾脏功能损伤的文献报道。通常需要注射两次造影剂才能完成对双肾的检查。

由于超声造影剂只存在于血管内，超声造影不能检测肾脏的分泌功能，造影剂流入肾脏阶段首先为时间较短的皮质增强期，然后进入缓慢的髓质增强期，这是由于血流在直小血管内从外层向内层流速较为缓慢。实质增强的持续时间长短取决于血管状态、患者年龄、肾血流以及超声设备的敏感度。由于皮质呈高灌注，当高浓度的超声微泡在实质浅层聚集时可引起深部肾组织的声衰减效应，可通过减少造影剂剂量来避免。

推荐适应证：

（1）评估类似肾肿瘤的解剖变异（假性肿瘤）。

（2）对复杂性囊性病灶及囊性肾癌进行定性诊断。

（3）对肾静脉及下腔静脉的栓子性质进行定性诊断。

（4）评估血管异常，包括肾梗死及皮质坏死。

（5）肾外伤的随访。

（6）对 CT 及 MRI 造影剂有禁忌的患者。

2. 对局灶性肾占位性病变的检出 大部分肾脏占位性病变由常规超声检出，但是超声造影对小肿瘤的敏感性可与增强 CT 及 MRI 媲美，尤其对终末期肾病合并肾占位性病变强烈推荐进行常规超声造影。

3. 对局部消融治疗或者手术后的监控 超声造影可立即发现射频消融后的残余肿瘤，也有助于发现手术后局部并发症如出血及与实性肿瘤类似的血肿。

三、对输尿管－膀胱反流的应用价值

超声造影剂不仅可以在静脉内应用，还适合在腔内应用。超声造影主要通过膀胱内灌注造影剂诊断输尿管－膀胱反流。这是目前在儿童阶段最常用的检查手段。超声造影可以显著提高膀胱内的超声信号及反流进入输尿管及肾集合系统的情况。在许多国家已批准 Levovist 在此方面的应用。对于 SonoVue 的使用，虽然未得到权威批准，但此造影剂经数十年的应用，尚未见到在腔内应用不良反应的报道。

应用超声造影剂诊断输尿管－膀胱反流（VUR），被称为尿道超声显像图（VUS），目前已成为儿童输尿管－膀胱反流疾病的常规检查手段。超声造影可以完全替代或者互补使用射线的检查方法如输尿管－膀胱造影（VCUG）与核素膀胱显影（RNG）。研究发现，VUS 对反流显示的敏感性高于 VCUG，虽然 VUS 的检查时间较 VCUG 长，但随着造影技术水平的提高，时间将会缩短。当 VUS 作为常规检查手段的时候，大约 50% 需要进行反流检查的儿童可以避免采用射线的检查方式。

推荐适应证

（1）对反流进行保守治疗或者手术治疗后的随访检查。

（2）女孩第一次反流检查。

（3）筛查反流如亲体肾、移植肾。

四、在胰腺中的应用价值

超声造影对胰腺的研究是一种新的前景广阔的检查手段，包括造影内镜超声。到目前为止，超声造影能在一定程度上提高对胰腺占位的检出效率，同时超声造影与常规超声相比有助于使胰腺占位病变的边缘更加清晰显示，同时可以对病变性质做出定性诊断。

推荐适应证：常规超声上，当发现胰腺占位性病变时，在缺少典型恶性征象情况下，均应进行超声造影检查以增强以下方面的诊断效果：

（1）显示病变范围、边界以及与周围血管的关系。

（2）明确病变性质（导管腺癌、内分泌腺瘤）。

（3）鉴别假性囊肿与囊性肿瘤。

（4）鉴别病变内含血管（实性）及不含血管（液化/坏死）的组织成分。

五、对钝性腹部外伤的应用价值

重度多发性外伤时，首选增强 CT 发现实质性脏器、骨骼肌、神经系统、出血及胸部伤等。当外伤程度较轻时，CT 发现的阳性率相应减低。这些患者血流动力学稳定，耐受性也好，多数为一侧腹部的钝性外伤，其中，肝、脾、肾等实质器官易受损，但一部分损伤在增强 CT 上无阳性表现。这些患者往往年轻健康，此时增强 CT 的射线辐照及造影剂带来的副作用就凸显了。

在国内外医疗机构中，常规灰阶超声用于外伤后腹腔积液的探查，但常规超声对实质撕裂伤诊断存在明显缺陷，即使较大的撕裂伤有时也会漏诊。

由于超声造影不能像增强 CT 对整个腹部进行扫查，对可能存在肝、脾或肾损伤的患者还是首选增强 CT，不选择超声造影。一侧腹部轻微损伤不会波及其他脏器，但必须由临床医生综合评价得出。此处推荐的内容尚未纳入药物核准标示应用范畴。

当多发伤患者经由增强 CT 检查出现伪像导致图像质量较差时，可应用超声造影作为辅助检查。超声造影对单独器官的检查效果与增强 CT 近似。超声造影可作为撕裂伤、新鲜包膜下血肿及器官周围液体聚集的首选检查。同样能够作为实质损伤的随访检查，以避免不必要的重复增强 CT 检查带来的副作用。

推荐适应证：

在进行超声对外伤的针对性评价（focused assessment with sonography trauma，FAST）检查及常规超声检查的基础上，应用超声造影对肝、脾及肾实质损伤进行评估。

六、在经颅超声中的应用价值

在观察脑动脉时，多普勒信号未被造影增强时，信噪比较差；此外，经颅多普勒检查常会遇到"无血流、低速血流及慢血流"的现象。当出现这些情况时，注射造影剂就可以帮助区分是由于血管阻塞或是回波信号差导致。

超声造影增强的经颅彩色多普勒技术（CE-TCCS）是最好的造影技术，它能够同时提供脑部灰阶声像图，在注射造影剂后，可以同时显示脑部血管信息。

微泡造影剂的血管示踪剂性能使得超声造影可对中枢血管疾病患者进行脑部灌注检查。实时低机械指数的超声造影是一种新的、非常有前景的评估脑灌注的方法。

推荐适应证：

（1）检测大脑前、后循环状况。

（2）对颈内动脉狭窄患者，应用超声造影评估 Willis 环的双侧血流。

（3）对中风患者检测基底动脉情况。

七、其他

目前，超声造影在临床上开展的内容相当广泛，且在多种脏器及病变已显示出有效的诊断价值，如：

在肝移植及肾移植术后，由于超声造影检查不受时间地点限制，移植术后早期便可在床边进行，动态监测移植肝或移植肾的血流灌注有利于及早发现并发症。已有研究表明，超声造影较彩色多普勒超声能更直观和敏感显示肝动脉及其侧支循环血流，提高了早期和晚期肝动脉栓塞诊断正确率，减少假阳性，同时可直接显示肝动脉栓塞的继发改变，如肝内梗死灶、胆道扩张等。在胆囊疾病中，通过有无超声造影剂微泡信号显示来鉴别实体肿瘤和胆泥或胆结石；超声造影可使胆囊肿瘤边界显示更为清晰，判定胆囊癌肝浸润的范围。在脾脏疾病中，除了上述对脾脏外伤的诊断外，可帮助判断病灶的囊实性。在膀胱疾病中，我们研究发现，超声造影可显示多种常规超声难以显示的膀胱癌（如顶壁癌、憩室合并癌、囊实癌、多发癌），提高膀胱癌的检出水平，且帮助预测膀胱癌的分期。在妇科疾病方面，超声造影可增强肿瘤血管的显示，帮助良恶性肿瘤的鉴别诊断。经阴道的子宫、输卵管造影目前发展很快，主要用于评估输卵管的通畅性，其次在发现子宫、输卵管畸形和宫腔病变中也发挥了很大作用。对胃部肿瘤，利用双重造影方法帮助判断肿瘤性质及浸润范围。近年来，利用高频超声造影评价浅表器官疾病及动脉斑块稳定性也成为学者们研究的热点。

随着超声造影在临床的不断拓展实践，以及

未来靶向造影剂的出现，超声诊断水平有望得到更大的提高。

（李　凡　杜联芳）

参考文献

［1］ 杜联芳. 超声造影新技术的临床实践. 上海：上海科技教育出版社，2008：1-4.

［2］ 陆林忠，陈军. 超声造影剂发展简述. 中国医疗器械信息，2004，10（3）：16.

［3］ 周平安，杜海军，林礼务. 超声造影技术应用新进展. 延安大学学报（医学科学版），2006，4（4）：6-7.

［4］ 冯若，王智彪. 实用超声治疗学. 北京：科学技术文献出版社，2002：22-27.

［5］ 杜联芳，苏一巾，李凡，伍瑛. 声诺维造影剂量与肝占位图像质量的对比研究，中国超声医学杂志，2007，23（3）：215-217.

［6］ Claudon M，Cosgrove D，Albrecht T，et al. Guidelines and good clinical practice recommendations for contrast enhanced ultrasound（CEUS）-update 2008. Ultraschall Med，2008，29（1）：28-44.

［7］ Lencioni R，Piscaglia F，Bolondi L. Contrast-enhanced ultrasound in the diagnosis of hepatocellular carcinoma. J Hepatol，2008，48（5）：848-857.

［8］ Valentino M，Serra C，Pavlica P，et al. Contrast-enhanced ultrasound for blunt abdominal trauma. Semin Ultrasound CT MR，2007，28（2）：130-140.

［9］ Rickes S，Mönkemüller K，Malfertheiner P. Contrast-enhanced ultrasound in the diagnosis of pancreatic tumors. JOP. 2006，7（6）：584-592.

［10］ Meacock LM，Sellars ME，Sidhu PS. Evaluation of gall-bladder and biliary duct disease using microbubble contrast-enhanced ultrasound. Br J Radiol，2010，83（991）：615-627.

［11］ 杜联芳，周洋，李凡，伍瑛，何颖倩. 超声造影判断膀胱癌浸润程度及分期. 中国医学影像技术，2007，23（12）：1853-1855.

［12］ Berstad AE，Brabrand K，Foss A. Clinical utility of micro-bubble contrast-enhanced ultrasound in the diagnosis of hepatic artery occlusion after liver transplantation. Transpl Int，2009，22（10）：954-960.

［13］ Balleyguier C，Opolon P，Mathieu MC，et al. New potential and applications of contrast-enhanced ultrasound of the breast：Own investigations and review of the literature. Eur J Radiol，2009，69（1）：14-23.

［14］ Liu H，Wang X，Tan KB，Liu P，et al. Molecular imaging of vulnerable plaques in rabbits using contrast-enhanced ultrasound targeting to vascular endothelial growth factor receptor-2. J Clin Ultrasound，2011，39（2）：83-90.

第七章　三维超声成像技术概论

近年来，二维超声在快速、无创地获取患者的诊断信息方面已取得令人瞩目的进展，一些新技术的出现和突破，如超声造影、弹性成像、组织谐波等，进一步深化了二维超声的临床应用范围。

人体结构多为立体，尽管二维超声能提供丰富的诊断信息，但操作者在获得组织结构的三维印象方面有时仍感到困难，解决方法之一是反复扫查感兴趣区以辨别准确的空间位置关系。这一过程费时而冗长，有时即使是最有经验的专家也难以根据二维图像来即刻理解组织结构的三维解剖关系。这一过程受操作者间的因素影响较大，不同水平、不同熟练程度的检查者可能得出不同的结果。因此，三维超声成像的概念应运而生。

与 CT 和 MR 的三维成像相比较，三维超声成像在技术上难度更大。前者通常由一系列相互平行的断面逐层扫描而来，而后者的扫查方向则可以是任意平面。三维超声成像中与超声物理特性相关的一些问题（如斑点噪音、声影、扭曲等）使二维到三维的过程更困难。尤其困难的是如何对三维数据库进行分割才能自动识别器官的表面结构、成像组织的结构特征，在临床上常碰到的问题是如何能够用三维成像的方式显示实质性脏器内部灰阶差异不明显的组织结构。因此，三维成像的研究需要高性能的计算机、高质量的图像显示方法、先进的信号处理技术和全新的组织特征提取算法。

第一节　发展简史

一、世界范围内的三维超声成像

（一）萌芽阶段

早在 1956 年，美国学者 Howry 等即提出三维超声成像（Three-dimensional ultrasonography, 3DUS）的概念，探讨用这种方法来观察人体结构。稍后该概念一度陷于沉寂，直到 1969 年，德国学者 Gordon 重提 3DUS 在医学成像中的应用。20 世纪 70 年代后，有关三维超声成像的报道逐渐增多。1972 年，McDicken 报道了用一种基于光纤技术的超声探头实现超声图像的三维显示。之后有较多的报道用光全息或声全息的方法显示三维图像。1976 年，Rankin 首先报道在动物实验中用超声技术动态观察狗左心室三维几何形态的变化。同年 Pietri 等报道了肝脏的三维显示。

（二）稳步推进阶段

1977 年 Matsumoto 等首先报道了基于计算机技术的三维超声心动图成像。同年，Pietri 等报道了胰腺肿瘤超声图像的三维显示。1978 年，Brinkley 等报道了三维超声测量容积的应用。1979 年，Itoh 等报道了一种计算机辅助的三维超声成像系统用于显示乳腺肿瘤。1982 年，Tanaka 等率先报道了三维超声成像在妇产科的初步应用。同年 Geiser 提出了动态三维超声心动图的概念。1983 年，Blankenhorn 首度报道了用平行扫查法获得颈总动脉的三维图像。1984 年，Fujii 等报道了用三维超声心动图判断心室肌局部收缩性。1988 年，Niederkorn 报道了三维经颅多普勒血流成像在神经科的应用。1989 年 Baba 等设计了一种现代三维超声系统的雏形，其中一些基本原理迄今仍被广泛应用，如原始二维图像数据的采集、图像位置信息的数字化、位置信息与图像灰阶信息的整合，作者首次报道了该系统在人体胎儿成像中的应用。同年 Levine 等应用三维超声成像技术重建二尖瓣结构，判断有无二尖瓣脱垂，这标志着三维超声心动图的研究开始从单纯的容积测量、心功能的研究转为应用于心内结构的评价。1990 年，Burrell 报道了血管内超声的三维重建。1991 年，Sheikh 等率先提出实时三维超声心动图的概念。1992 年 Kuo 等较系统地报道了三维超声在妇产科中的应用。同年 Kimura 等报道了经直肠三维超声检查前列腺的应用，Pandian 等报道了经食道的三维及四维超声心动图的临床应用。1993 年 Stiller 等报道了用中心频率为 30～50MHz 的探头实现了皮肤结构的三维超声重建。

（三）飞速发展阶段

1994 年 Detmer 等报道了基于磁场空间定位的扫查方法。1995 年 Merz 等对三维超声在产前诊断中的应用价值作了较系统的评估。1995 年 Jurkovic 首次报道了三维超声用于检测子宫先天性畸形，取得了与子宫输卵管 X 线造影相近似的结果。同年三维超声在胎儿面部、嘴唇、胎儿胸廓及脊椎骨骼、胎儿手指、胎儿肺脏容积的应用屡见报道。三维超声引导冠脉内支架植入等方面的应用也见诸文献。1996 年 Nelson 及 Zosmer 同时率先报道了三维超声在胎儿心脏成像中的应用。Weinraub 及 Ayida 将三维超声技术与宫腔内生理盐水增强子宫输卵管造影技术相结合观察宫腔病变形态。1997 年 Molin 等将腹腔镜图像及内腔超声的图像通过三维成像的重建整合在一起，能更好地显示术野和定位超声断面图像的位置。同年 Nishimura 等报道三维超声内镜检查胃肠道疾病、Kanemaki 等报道了三维导管内超声在胆胰疾病中的应用。1998 年 Chin 等报道了经直肠三维超声

在前列腺癌冷冻消融中的应用。Shiota 等用 Duke 大学设计的矩阵型探头实现了实时三维超声心动图。同年 Bagley 等报道了三维内腔超声在输尿管疾病中的应用。1999 年 Rose 等报道了三维超声引导 TIPPS 术。

（四）实时三维超声成像阶段

矩阵探头的出现使三维超声进入实时成像阶段。矩阵探头晶片多达 3600 或 6400 个阵元，在计算机控制下依据多方位声束快速扫描原理以相控阵方式工作。使操作者能像使用二维超声一样，在机实时显示感兴趣结构的三维立体图像。自 2001 年问世以来，在心血管领域及腹部、妇产科得到了广泛的应用。

二、国内的三维超声成像研究

（一）心血管三维超声

1988 年，李英杰与李天福等报道用自制的网格型三维超声心动图观察正常人与扩张型心肌病左室的形态获得成功。1989 年，田家玮等报道了三维超声心动图评价二尖瓣与主动脉瓣关闭不全。1990 年，马孔阜与陆平报道薄壳型彩色编码静态三维超声心动图观察正常人及冠心病患者左室形态的特点。1993 年，王新房、李治安与陆平报道经食道静态三维超声心动图在正常人、瓣膜病和各种先天性心脏病检查和诊断中的价值。1994 年，沈学东与陆平报道动脉血管腔内超声显像三维重建的方法。1995 年，王新房、李治安与沈学东分别报道应用 TomTec 动态三维超声心动图在临床上应用的情况。1996 年，张运报道静态三维超声在左室壁活动异常及心功能测定上的应用。1999 年，谢明星等报道了术中动态三维超声心动图的应用。2000 年，朱天刚等报道了经食道三维超声成像。2003 年，王新房、张运等报道了实时三维超声心动图的临床应用。

（二）腹部及妇产科三维超声

1994 年，李淑清等报道了三维超声在前列腺疾病中的应用。1996 年，刘淑霞等报道了前列腺的腔内三维超声测量。1997 年，王连生等报道了膀胱三维超声的应用。1998 年，张青萍等系统报道了静态结构三维超声的临床应用，同年徐辉雄等报道了肝

胆疾病的三维超声。1999 年徐辉雄等报道了三维超声透明成像的临床应用，柳建华等报道了三维造影超声的实验研究。2000 年徐辉雄等报道了胎儿脊柱和胸廓结构的三维超声成像。2002 年徐辉雄等报道了三维超声在介入性操作中的应用。同年白志勇等报道了三维超声在乳腺疾病中的应用。2003 年解丽梅等报道了三维超声测量胎儿肝脏体积的研究，蔡爱露等报道了宫腔三维超声造影在诊断子宫内膜病变中的应用，关云萍等报道了胎儿心脏三维超声的临床应用，徐辉雄等报道了三维超声在肝癌消融治疗中的应用。2004 年郑荣琴等报道了三维谐波造影诊断肝脏肿瘤的应用。2007 年黄晓薇等报道了三维超声测量胎儿小脑体积的应用。2009 年徐辉雄等报道了肝脏三维超声造影的临床应用。2010 年徐辉雄等报道了三维超声造影评价肝癌局部治疗后疗效的临床应用。

在总体上，早期三维超声成像过程烦琐、耗时较长，限制了其在临床上的应用。到 20 世纪 90 年代中期以来，由于计算机技术及图像处理技术的进步，成像时间缩短、成像过程大为简化，三维超声逐步进入临床实用阶段。进入 21 世纪后，实时三维超声的出现使其临床应用范围进一步扩大。

（徐辉雄）

第二节　基本原理

三维超声基本的成像方法有以下两大类：

一、三维表面模型法

三维表面模型法（Three-dimensional surface model）也有学者称为表面轮廓提取法。在获得一系列二维图像后，利用某一种表面模型方法进行数据的分割。多由操作者手动或由特定的计算算法勾画出感兴趣结构的边缘轮廓，这些边缘轮廓的回声信息以某种伪彩来标记，以与周围的结构相区分，通过这种方式能单独显示感兴趣区。例如，在对心脏做三维成像时，用手动或半自动的方式先行勾画出心腔与心壁之间的界限，再重建出其表面模型。

优点是需处理的信息量较少，三维成像效率高，图像对比佳，但分割的过程较随意，受操作者的因素影响，在处理过程中可能会忽视一些有用的回声信息，而且在图像灰阶差异不明显时分割的过程耗时较长。

二、体元模型法

体元模型法（Voxel-based volume model）是目前最具临床实用价值的三维成像技术，它也同时应用于 CT 及 MRI 的三维成像。

在体元模型中，三维物体被划分成多个依次排列的立方体，每个小立方体称作体元，任一体元可由三维空间内的坐标（X、Y、Z）确定。在二维图像中的最小单元为像素（Pixel），三维图像中则为体元或体素（Voxel），体元可以认为是像素在三维空间中的延伸。与平面概念不同，体元空间模型表示的是容积概念，与每个体元相对应的值称为"体元值"或"体元容积"，它可以决定一个体元是否属于物体的一部分，一定数目的体元按其相应的空间位置排列则构成三维立体数据库。

体元模型法保留了所采集到的全部回声信息，在成像过程中不会有信息损失。但这种方法信息量大，需要大容量的空间存储数据和高速的计算机处理数据。

（徐辉雄）

第三节　三维超声成像过程

三维超声成像一般基于计算机处理实现，包括三维图像数据的采集、数据的处理、容积数据库的建立、三维图像的显示等步骤。

一、三维图像数据的采集

三维图像数据的采集，简而言之，就是要获得感兴趣结构整个容积范围内的全部回声信息，即要获得感兴趣区一系列断面的信息。一般的三维成像过程如下（图 7-3-1），图像数据采集则是第一个关键的环节。

图像采集过程中最重要的两点是：超声图像定位的易行性及数据采集的速度。焦点问题则是如何将探头的方位信息与二维图像的灰阶或血流

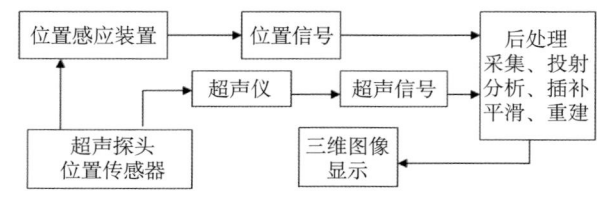

图 7-3-1　三维超声成像过程

等信息有机地整合在一起。因此，三维图像数据采集方法的特点是：一是采集一系列距离和角度相等的二维图像；二是采集到的系列二维图像要包括整个感兴趣区，而不能有图像的缺失或遗漏。不同的图像采集方法，实际上是利用了不同的方法来定位某一帧断面图像在容积数据库中的具体位置。

三维超声实际上是由一系列的二维图像经过处理形成，而图像的采集又可以从任意角度进行，那么图像间的相对位置及角度就需要被精确地记录下来以避免产生伪像。此外，为避免由于呼吸、心跳、患者的移动等因素造成的伪像，图像采集过程应非常迅速并有合适的门控手段。

目前，大多数图像采集方法类似于常规二维超声，即采集一系列相互分立的二维图像，形成一个三维数据库，通过某种计算方法来得到三维图像。这就需要一个定位系统能准确地反映每一帧二维图像在三维容积中的准确位置，一般要求其距离分辨力达到 0.5cm，角度分辨力达到 0.5°。常用的定位装置有步进马达（可为平行、旋转或扇形扫查的方式）或为某种传感装置（感受电磁场、声或光信号）。随着高频超声的应用，对定位系统的精度要求也越来越高，这样才能获得高质量的三维图像。此外，也有一些学者采用其他方法获取图像。

在图像采集过程中，已采集到的超声图像及其位置信号即刻存储于计算机中，经处理后形成容积数据库。根据采集方式的不同，采集到的二维图像可排列为扇形、平行或围绕某一轴心排列，也可为任意形状（如自由臂扫查时）。尽管最终都可形成容积数据库，但为减少后处理时间和避免伪像，一般仍要求图像间的距离和角度有规律可循。常用的图像采集方法有：

（一）一体化的位置感受器及探头阵列（Integrated position sensor and transducer arrays）

即我们常说的一体化三维容积探头（Integrated volume transducer），或简称为容积探头。这种采集方法是将位置感受装置与二维探头整合在一起并密封形成三维容积探头。这类探头通常体积较大，稍显笨重。探头前端为一较软的透声材料，其内包裹探头晶片在步进马达或特殊的伺服系统的作用下做扇形或旋转扫查（图 7-3-2）。这种探头的好处在于可以避免用其他外设位置感受器时需要的复杂的系统校正过程，同时每帧图像间的位置和角度比较确定，不易出现变形，因此消除了定位不准所致的伪像。此外，这种采集装置通常与整个超声仪整合在一起，因此图像数据采集完后即刻可形成容积数据库，中间无须复杂的投射和处理过程，而直接过渡到三维图像的重建和显示，因此成像时间较短。基于以上优点，此类采集装置目前应用较为广泛。

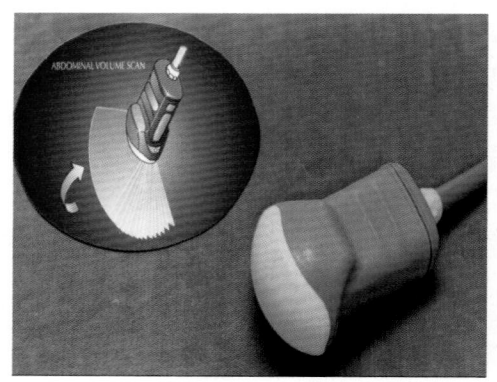

图 7-3-2　一体化三维容积探头及扫查原理

（二）机械驱动扫查（Mechanically driven scanning）

将传统的二维探头固定于一外设的机械臂装置上，由计算机控制步进马达，驱动探头以特定的形式有规律地运动。常见形式有以下三种：

1. 平行扫查法（Parallel scanning）：或称为线性扫查（Linear scanning）。探头由电动步进马达驱动以预定的速度和预定的间隔运动采集图像，获得一系列相互平行等距的二维断面图像。多用于颈部、小器官的扫查。也可应用于心脏的检查，如经食管扫查时，采用探头后退的方式也可得到系列平行的二维图像。

2. 旋转扫查法（Rotational scanning）：将探头固定于某一透声窗，探头围绕某一轴心旋转获取图像，获得一系列相互均匀成角且中心轴相互重合的二维断面图像。多用于心脏、前列腺、子宫等的扫查。在中心轴的近端，图像间的间距较小，因此分辨率较高，而在离轴较远的地方则分辨率较低。此外，应用该方法扫查时，应保证良好的中心轴重合性，以避免产生伪像。如在扫查过程中患者移动或探头移动，中心轴不重合，则将不可避免地产生伪像。

3. 扇形扫查法（Fan scanning）：探头固定于某一位置，以手动装置或计算机控制的电动马达驱动，做扇形运动获取图像，其扫查间隔角度可调。可获得一系列相互均匀成角的二维断面图像。多用于腹部及妇产科的扫查。因为二维图像间的角度固定，所以图像间的距离与深度相关。在探头的近侧，图像的分辨率较高，而在远侧图像的分辨率较低，因为在远侧图像间的间距较宽。因此，采用该方式扫查三维图像的分辨率并不均匀。如选择较小的角度，可将这种不均匀的程度降低。

机械驱动扫查能精确地定位二维图像间的位置关系，因此它的最大优点是定位准确、重复性高、所得到的三维图像清晰。而且它可以与各类二维超声仪器配合使用，有利于节约医学资源。但人体体表凸凹不平，探头附于体表时不易完全做到平行移动或扇形移动，扫查范围受限制，同时需要做校正，操作也显烦琐，因此临床应用受到一定的限制。

（三）自由臂扫查法（free-hand scanning）

1. 外附于探头上的位置传感装置（Externally attached position sensing device）

也有作者称为追踪自由扫查法，或循迹自由扫查法（Tracked free-hand system）。此种扫查法是将位置传感器贴附于常规二维探头上，操作者如同二维超声检查一样扫查感兴趣的解剖部位，探头扫查时传感器可感受探头的位置和空间运动轨迹。这种采集方式的优点是操作者可以按照自己的意愿选择任意位置及角度扫查，而不必担心受到人体体表凸凹不平因素的影响。但在采集时仍需要避免图像与图像之间的间距过大，而且必须做连续的扫查。自由臂扫查的缺点是图像间常存在间隙，因此最终影响了三维图像的质量，特别在应用高频探头检查一些小的结构时上述表现

更明显。常用的有人工臂装置、电磁场发射/接收装置、利用麦克风的声学方法、基于二极管发光及激光寻迹的光学方法，每种方法都有其优缺点。

（1）声场定位（Acoustic positioner）

常规二维探头上贴附着三个声发射装置，相互间的位置固定。在患者的上方（如天花板上）安装有一组麦克风组成的阵列。检查者手持探头做自由扫查时，探头上的声发射装置被激活。由于空气中的声速相对固定、麦克风的位置已知、声音的脉冲可以测量，所以探头的位置和角度信息能被连续地获取。为得到准确的位置信息，患者周围的声场中不能有障碍物，而且麦克风须离探头足够近。此外，空气中声速受温度及湿度的影响，因此使用前须作校正。

（2）人工关节臂定位（Articulated arm positioner）

探头固定在一个机械性的人工关节臂上，后者包括有多个可活动的关节。操作者可手持探头以多种复杂的方式扫查，或选择所需要的观察角度。在关节内安装有电位计，能记录探头运动时产生的电压变化，这些数据转化为数据信号后输入到计算机中。通过这种方式图像的位置信息被获取，进而记录探头的空间运动轨迹。

（3）磁场空间定位（Electromagnetic positioner）

目前，应用最为广泛的是自由臂技术，它是利用电磁场遥控装置的方法来确定探头的位置与角度，因此称为磁场空间定位自由扫查。由电磁场发生器、空间位置感测器（或接收器、磁传感器）和微处理器三部分组成。探头柄上装有小的磁传感器，这样就能容易地贴附在探头上，并且不影响检查者的操作。磁传感器内有三个相互垂直的线圈，能感受六个自由度的磁场信息。由微处理器控制的电磁场发生器产生一空间变化磁场，磁传感器可接受磁场信号并产生信号提供磁源附近磁传感器的位置和方位。磁传感器测量探头移动时不同方位和角度的磁场强度，因此能连续地记录磁场强度的变化。操作者可如同常规超声检查一样，手持附有磁传感器的探头扫查时，计算机即可感知探头在三维空间内的运动轨迹，从而获得每帧二维图像的空间坐标及图像方位信息，这些信息被储存于计算机之中，即可对所扫查结构进行三维重建。

该方法操作简便，扫查范围和角度可调，适

于做一次性较大范围复合形式的扫查取样。检查时需要将磁传感器放置在患者附近的磁场范围内，在检查前须先对系统进行校正。理论上该技术的扫查范围可无限大，但常受制于计算机的运行速度及存储容量。缺点是磁场周围的金属物体会导致局部电磁场扭曲而使定位不准确，而且目前仅适用于静态三维超声成像。

2. 非循迹自由扫查法（Untracked free-hand system）

这一类的自由扫查方法无须借助任何辅助定位系统、特殊的探头或支架，利用普通的探头即可实现三维重建。该技术对操作者来说非常方便，扫查方式如同常规二维超声检查，可做扇形、平行及旋转扫查。探头在体表作稳定、平滑的移动时，二维图像被数字化后存储，经过处理后形成三维数据库。但该方法的图像质量不稳定，在很大程度上取决于操作者移动探头的平滑性及稳定性，不同的操作者或同一操作者不同时间检查得到的三维图像都可能会出现较大的偏差。也正是因为没有获得图像间的直接位置信息，应用该技术作定量的测量（径线、面积或体积测量）是不准确的，在临床上不能直接采用。

（四）矩阵型排列换能器（matrix array transducer）

美国 Duke 大学提出的一种三维数据采集方式，能进行实时容积成像（Real-time volumetric imaging）。所用探头按纵向、横向多线均匀切割成 60×60＝3600 或 80×80＝6400 个微小阵元。扫查时探头固定不动，但发出的声束能自动转向，到达感兴趣区内的任何区域。发射声束时按相控阵方式沿 Y 轴进行方位转向（Azimuth steering）形成扇形二维图像，后者再沿 Z 轴方向进行扇形立体仰角转向（Elevation steering）形成三维数据库。应用此法检查时探头不需移动，切面的间距均匀，取样的时相和切面的方向易于控制，探头体积较小，使用起来较方便，能在较大的容积内提供相当于二维图像扫描线密度的实时三维图像。

前面提到的三种扫查方法中，与探头表面相平行的方向的信息都是对容积数据库处理后方得到，而不是直接得到冠状面的回声信息，因此在此过程中可能有信息的损失，而且不是一个实时的过程。矩阵型排列换能器产生的超声脉冲呈金字塔形或圆锥形发散，回声经过处理后能实现实时三维成像。

目前，多数学者认为，该技术将替代前述的几种图像采集方法，代表了各种图像采集方法的发展方向，最具临床应用前景。

二、三维容积数据库的创建及处理

（一）容积数据库的创建

采集完一系列的二维图像后，原始图像进行数字化后存储于计算机中，每帧图像的每个像素都被精确地定位于容积数据库中并形成容积数据库。每帧图像在容积数据库中的位置由图像采集过程中的定位装置确定。

在一体化的探头定位系统（容积探头）和矩阵型排列换能器中，所有的数据换算及校正过程均由超声仪内的计算机自动完成，通常在图像采集完后即刻形成高质量的容积数据库。而在定位系统外设的系统中（机械扫查及自由臂扫查），初始设置时通常需要有一个系统校正的过程以作为精确的数据换算，这一类型的系统通常不能在图像采集完后即刻创建容积数据库，所需时间长短则由所用工作站的性能决定。

容积数据库的创建过程通常如下：

第一步：选择参考坐标系统。通常选择开始采集的第一幅图像的坐标系统。以第一幅图像作为 X-Y 平面，水平方向为 X 轴、纵向为 Y 轴、Z 轴为垂直于 X-Y 平面的方向。

第二步：对采集到的每一幅图像，计算其坐标系统中每一个像素的坐标值。在 Z 轴方向，则扩大每幅图像的宽度以减少图像间的间距。

第三步：将每幅图像坐标系统中每个像素的坐标值转换到参考坐标系统中，转换的依据则是各种不同定位系统提供的空间位置信息。

第四步：将所有的像素转换完成后，数据进入一个三维的笛卡儿栅格（3D Cartesian grid）中，形成三维数据库。

（二）容积数据库的处理

容积数据库创建完后还必须对其进行处理，方能得到高质量的容积数据库。常用的方法有图像的融合、像素插补、平滑、滤波处理等过程。

1. 图像融合（Image compounding）　容积

数据库的质量在保证整个三维图像的清晰度方面起着决定性作用。影响容积数据库质量的一个因素是斑点噪音（Speckle），后者通常高于容积数据库内的一些回声信号，因此传统的边界提取及分割算法不能发挥作用。在此情况下，图像的融合可提高容积数据库的信号质量，图像融合通常发生在多个平面的像素投射到同一个体素（Voxel，或称体元）的过程中。图像融合降低了斑点噪音的强度，使分割更容易。图像融合的精确度依赖于定位系统的精度，图像融合通常有三个假设前提：①图像采集过程中患者未移动。②有精确的系统校正。③声速在人体中传播时保持恒定。在实际应用中，这些条件往往难以完全满足。

2. 插补（Interpolation）　三维超声的显示运算法则通常将容积数据库看作是多个体素组成的阵列。尽管采集到的系列二维图像相互间的间距较小，但图像间仍存在间隙或在采集时出现漏采的情况，特别是在扇形、旋转或其他非平行方式的扫查方法时容易出现。因此，系统会对图像间的间距进行插补，否则会产生伪像或对容积数据库的诠释出现困难。插补的原则是计算相邻体元灰阶的平均值即为插补的体元的灰阶值。

3. 平滑（Smoothing）　经插补后的容积数据库须作进一步的平滑以提高质量。

4. 滤波（Filter）　通常采用 3-D 中值滤波器或 Gaussian 滤波器来提高信噪比，降低斑点噪音。常用的低通（Lowpass）功能即可降低斑点噪音。

三、三维超声显示方法

三维超声的显示是成像过程中的关键环节，迄今仍有一些问题未能解决。其中最大的难点是容积数据库中包含了大量的信息，这些信息可能有用、对诊断无帮助或为无用信息，因此在实际应用中难以界定一个准确的阈值来区分相邻的不同结构。特别是不同的组织通常有相似的回声特性，使这种区分更为困难。因此，容积数据库的显示通常要求其视化工具具有互动性，便于观察者根据情况选择最佳的观察方向。在三维超声的显示中有一个基本的概念，即数据的分割（Segmentation），是指如何将具有不同回声特征的数据区分开来，准确而自动的数据分割算法是三维研究所追求的目标。

现今，三维超声一般有才下三种显示方法：

（一）平面投射（Slice projection）

平面投射也有学者称为多平面成像方法（Multi-planar mode）、超声 CT 或断面显示法，它是一种互动的显示技术。该方法无须进行三维重建，通过平行移动、旋转等方法可对感兴趣区进行逐层、多角度的观察，能得到容积数据库中任意角度的平面图像。运用该技术可以得到二维超声由于患者体位限制或解剖部位限制而不能得到的断面图像，如与探头表面相平行的平面（C平面或冠状面）。该技术的互动性使操作者即使在患者离开诊断间后仍能自如操作，可缩短检查时间，便于相关资料的分析、复习与存储。多平面成像方式常用以下几种观察方式：

1. 正交平面显示（Orthogonal planes）

通常显示三个相互垂直的平面上的断面图像，对理解感兴趣区的解剖关系非常有用（图 7-3-3）。这里的二维图像常被称为重新格式化的二维图像（Reformatted 2D image），它与经二维超声采集得到的断面图像有所区别。经过恰当的插补、平滑等技术处理后，这种二维图像与经二维超声采集得到的断面图像间的区别可以忽略不计。但在实际应用中，冠状面的回声信息损失常较严重，导致分辨率有所下降。正交平面显示方式常与重建后的三维立体图像结合在一起使用，以帮助判断不同平面在容积数据库中的具体位置。

2. 纹理映射法（Texture mapping）

纹理映射法应用相对较少。在这种显示方法中，三维图像以一个多面体来表示，以此来与周围的组织结构区分，多面体内部则包含有感兴趣的结构。在多面体的每一个面上，有采用纹理映射技术处理得到的二维图像。多面体可以做任意角度的旋转以得到所需的平面，同时多面体的每一个面都可以平行移动或旋转的方式来显示多面体内部任意平面的二维图像。这种显示方法的优点是操作者能较直观地观察到所选择的平面在整个容积数据库中的空间位置信息。

3. 断层超声显像技术（Tomographic ultrasound imaging，TUI）

TUI 技术对感兴趣结构做平行切割，获得一系列相互平行且距离相等的断面图像，类似 CT 或 MRI 断层显像方式。断面之间的间隔距离可调至 0.5～2mm 不等（图 7-3-4）。

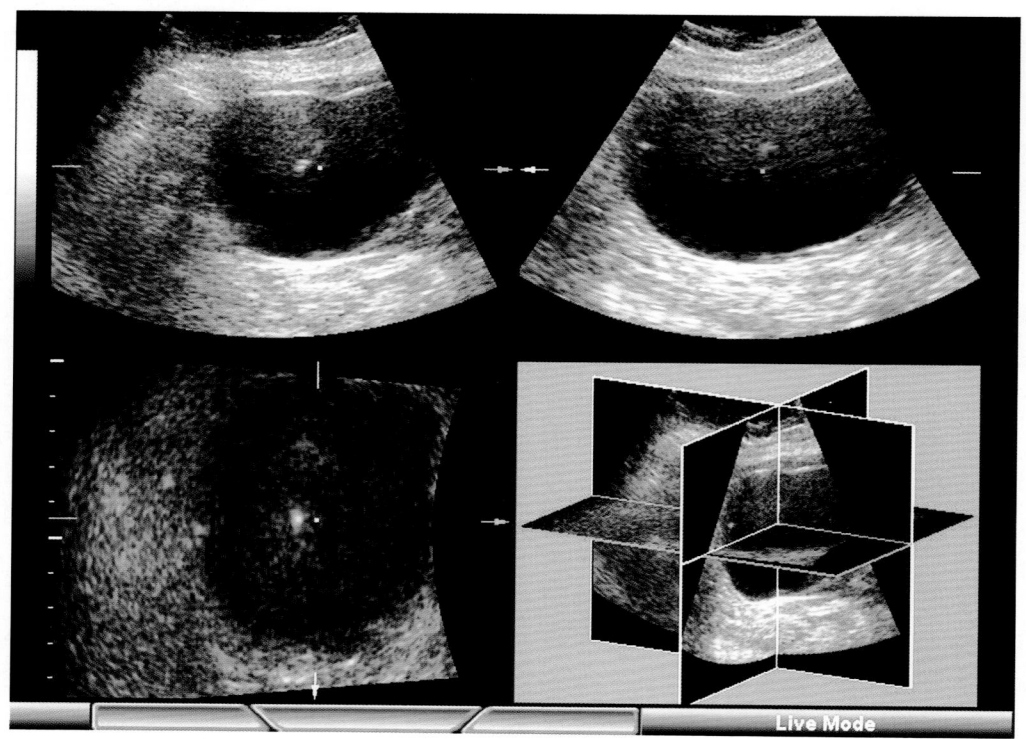

图 7-3-3　多平面成像-正交平面显示肾囊肿三维图像

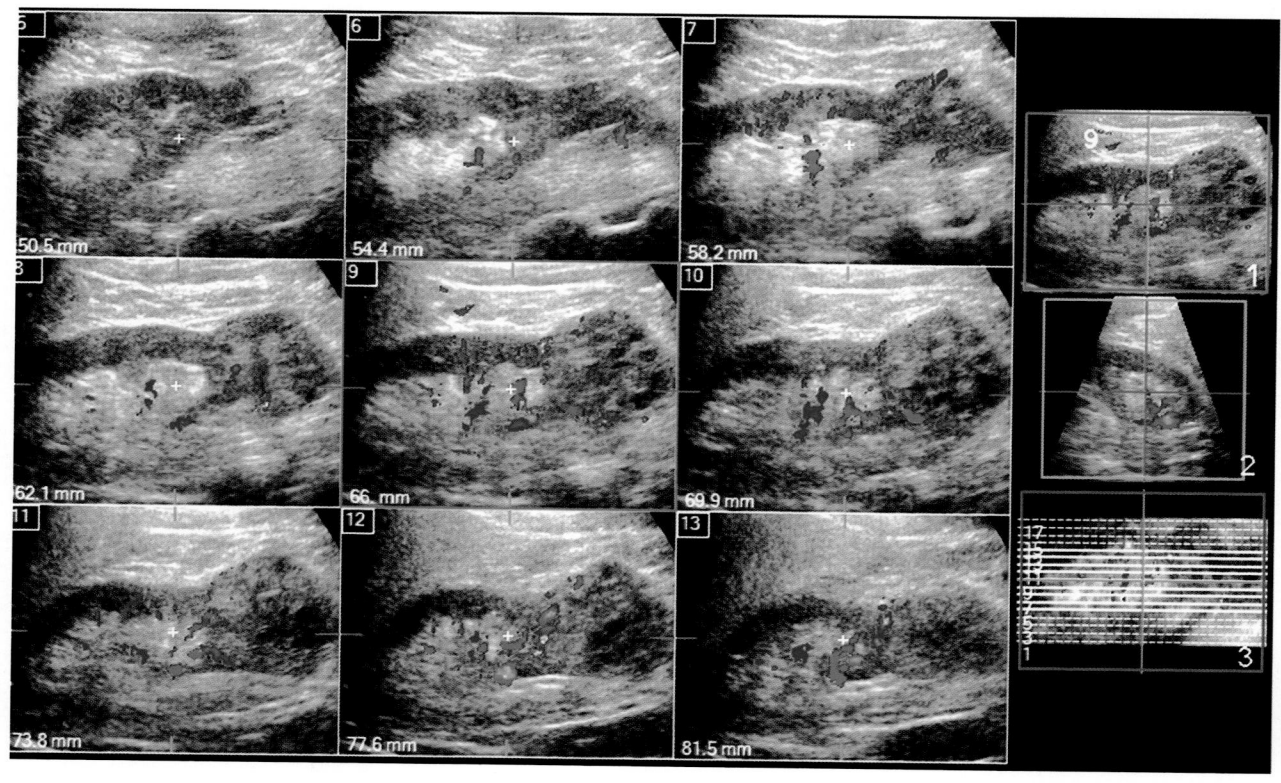

图 7-3-4　TUI 逐层显示肾脏肿瘤图像

（二）表面拟合（Surface fitting）

表面拟合即我们常说的表面成像（Surface mode），其基本特征是：对于图像数据中具有不同特征的数据如灰阶值等进行分割，并对每一被分割的部分构造轮廓，然后采取用类似表面拟合的方式进行图像重组。系统仅显示每一声束方向距离探头最近的界面的回声信号，这些回声信号在空间上形成一个大体轮廓，即感兴趣结构的表面轮廓，因此主要用于描述感兴趣结构的表面特征。因为其提取的数据点相对较少，通常只需穿过整个容积数据库一次以提取表面信息，因此该方法速度较快，而后述的容积重建则须反复调用容积数据库中的每个体素。

表面拟合有以下两种基本方法：

1. 几何原物模拟（Geometric prototype simulating）

几何原物模拟的方法是在容积数据库的数据分割中，利用一些平面的几何原物（如多边形、斑片等）来模拟被分割的图像资料。

几何原物模拟方法的最大问题是容易出现表面碎片的假阳性或假阴性，对细微特征的处理不理想，容易产生伪像。当使用大量的几何原物时对表面细微特征的显示可得到改善，但却使显示过程更复杂。

2. 表面重建（Surface rendering）

表面重建是目前应用最为广泛的表面成像方式，它重建利用的是原有的回声信息，而不是几何原物。在实际应用中一般要求感兴趣结构周围应被无回声区包绕或内部被无回声区充填。通过阈值的调节和观察方向的调节，表面成像也可用于观察感兴趣区的内部结构特征（图 7-3-5）。

（三）容积重建（Volume rendering）

容积重建方法将三维空间内的多个体元直接投射到荧光屏上，而不需要几何原物的模拟，它要求整个容积数据库一次全部取样完毕，而不能有遗漏或缺失。

最常用的获得高质量三维图像的容积重建方法是声束投射法（Ray-casting）。在这里声束的概念不是图像采集时的声束，而是由多个体元组成的条状体元簇，它可以为任意方向，最后则投射到荧光屏上，因此在这里声束的含义较广泛。声

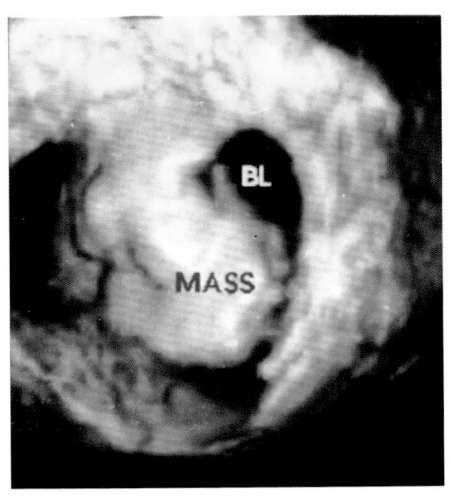

膀胱癌表面凸凹不平，基底部宽。MASS，肿块；BL，膀胱

图 7-3-5　三维超声表面成像显示膀胱癌三维图像（王连生提供）

束投射法充分利用了容积数据库中某一声束方向上的全部体元的灰阶（或血流多普勒信息）及透明度信息。声束的轨迹则由观察者及容积数据库的方向确定。沿某一方向投射到荧光屏上的像素的强度由这条声束方向上的所有体元决定。

容积重建技术能淡化周围组织结构的灰阶信息，使之呈透明状态，而着重显示感兴趣区域的结构，同时部分保留周围组织的灰阶信息，使重建结构具有透明感和立体感，从而显示实质性脏器内部感兴趣区域的空间位置关系。

1. 容积重建习惯性地称为透明成像（Transparent mode），按其算法的不同又分为以下几种模式：

（1）最小回声模式（Minimal mode）　透明成像最小回声模式仅显示容积数据库中每一声束方向上最小回声信息，适合于观察血管、扩张的胆管等无回声或低回声病灶等结构（图 7-3-6）。

（2）最大回声模式（Maximal mode）　仅显示容积数据库中每一声束方向的最大回声信息，适合于观察实质性脏器内强回声结构，如肝内强回声的肝癌或血管瘤等病变，胎儿的骨性结构（包括颅骨、脊柱、胸廓、四肢等），子宫腔内高回声的子宫内膜层、宫内节育器等。

（3）X 线模式（X ray mode）　显示声束方向上所有灰阶信息总和的平均值，其成像效果类似于 X 线平片的效果。

以上几种模式相互间及与表面成像间可以相

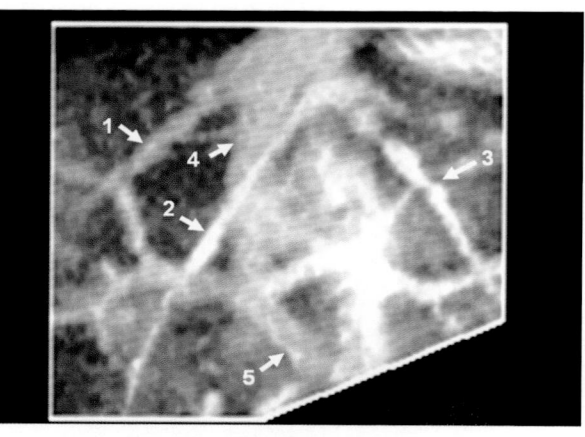

1. 右肝静脉；2. 中肝静脉；3. 左肝静脉；4. 下腔静脉；
5. 门静脉主干

**图 7-3-6　三维超声透明成像最小回声模式显示
肝内血管的立体形态**

互组合，形成混合模式。可用于观察病变组织与
周围结构的空间毗邻关系，如肝内占位病变与周
围血管的空间毗邻关系。

2. 其他的一些仪器生产厂家将容积重建方式
按计算方法的不同可分为：

（1）密度加权模式（density wighted mode）
即对容积数据库中每一声束投射方向上的体元
值作加权后相加。应用这种方式能对解剖结构作
透明显示。

（2）最大强度投射模式（maximum intensity
projection）　仅显示容积数据库中每一声束投射
方向上最大强度的体元，类似前面的最大回声
模式。

三维超声的显示方法除了上述提到的几种外，
也可以根据提取回声信息的不同，将三维超声分
为基于灰阶、彩色多普勒血流信息、超声造影或
弹性成像信息等不同的显示方式。最近出现的实
时三维超声心动图则可有窄角实时三维超声、全
容积实时三维超声、窄角彩色多普勒方锥形显示
和三平面实时三维超声成像等显示方法。

四、三维图像的后处理

（一）视觉增强

重建后的图像通过距离、纹理、阴影、灰阶
的后处理可改变三维重建图像的立体感的强弱。
绝大多数的三维显示方法采用的是正射投影法，
在此情况下，一些结构特征及深度的线索，如随

深度渐变而亮度逐渐衰减、级差阴影、动态显示
等，能增强对整个三维图像的理解。

三维图像旋转时，观察较近结构与较远结构
易出现视觉倒错，距离阴影能消除该现象。

其他一些视觉增强技术还包括三维图像灰阶
的调节、S 曲线的调节、伪彩等与二维超声类似
的方法。在观察实质性脏器内无回声的血管结构
时，黑/白反转功能可明显改善图像的质量。

（二）动态显示（Animation）

重建后的三维图像可在设置的任意角度范围
内做动态显示，可明显增强三维图像的立体感。
动态显示的旋转速度可以根据检查者的习惯自行
调节。在胎儿心脏的三维成像中，动态显示可提
高诊断价值。动态显示也可以帮助显示一些二维
超声断面图像难以观察的曲性结构，能辨明重叠
在一起的多个结构，并能显示复杂结构的连续性。

（三）编辑工具

容积数据库形成后，感兴趣区可能仅仅是其
中一个部分，而周围的回声可能是观察者不需要
的信息。因此，如何提取这部分回声信息，着重
显示感兴趣区，是应用中需要解决的一个问题。

1. 编辑窗（Editing box）　前面讲到的分割
方法能区分回声差异较明显的结构，如提取肝内
无回声的血管结构或提取肝内血管的彩色多普勒
血流信息。然而在大多数情况下，感兴趣区与周
围结构的回声差异常常不明显，传统的分割方法
显得无能为力。为解决这一问题，部分仪器生产
厂家提供了这种称为编辑窗的工具。将感兴趣区
置于编辑窗内，窗外的回声信息则被删除。这种
方法不受回声差异的影响，在临床上比较实用。

2. 阈值调节（Threshold setting）　是另外
一种经常应用的方法。使用阈值调节方法时，优
点是能将一些不需要的过高或过低的回声滤掉，
而保留有用的回声信息，使感兴趣区的结构显示
更清楚。该方法在重建后的三维图像显示欠清晰
时能改善图像的质量；缺点是阈值调节过度时可
能将感兴趣区内的一些有用的回声信息也同时滤
掉，因此在应用时应注意度的把握。

3. 电子解剖刀（electronical scalpel）　该技
术则是新近出现的一种编辑工具。经过上述处理
后，三维图像仍可能受观察方向的限制或病变前

方组织结构的阻挡致病变部位显示不清，此时即可利用该技术。具体方法是将病变前方阻挡的因素采用轨迹法勾画出来，计算机在进行重建时可将这部分的三维图像排除在外，从而达到清晰显示病变部位的目的。应用这种互动的方法能迅速地将不需要的回声信息清除，操作起来也较方便。

4. 互动剥离（Interactive erosion） 应用该技术能逐层剥离感兴趣区前方影响其清晰显示的无用回声信息，通过这种方式将感兴趣区与周围结构区分开来。

五、三维超声定量研究

三维超声除可提供直观的形态学资料外，也可用于定量研究。其中三维超声容积测量是定量研究的重要内容。

（一）常规三维超声测量容积

二维超声测量感兴趣结构的容积时，通常需假设该结构的立体形态接近某规则的几何模型，然后采用相应的数学公式进行计算，一般多采用类似椭圆形结构的算法：容积（V）＝0.523×高（H）×宽（W）×长（L），简称 HWL 法。在测量规则物体时，二维超声的误差范围为＋5%，而在测量不规则物体时则为＋20%。

三维超声的提取功能可对脏器的某一局部进行三维重建定量研究，即从总体数据库中选择感兴趣区分别分析测量。一般采用的方法称为平行面积法，即将感兴趣结构等分为相互平行间距相等的多个部分，对每一部分的边界进行手工或自动勾画，最后系统自动给出整个感兴趣结构的容积。应用

该方法进行三维容积定量研究，不受被重建结构形状的影响，不受超声深度、超声近场和远场的影响，亦不受图像采集部位的影响，观察者间及观察者内的变异度极小。因无须几何模型的假设，可准确、客观地对脏器的容积、重量等进行定量研究。国外学者的实验结果表明：离体研究三维超声测量容积的平均误差为 2.2＋2.9%，在体研究的平均误差为 5.6＋3.8%，均远高于二维超声测量时的 13.7＋10.1% 和 27.5＋17.8%。

尽管三维超声容积测量存在上述优点，但其缺点仍不容忽视，主要存在费时费力、步骤烦琐等问题。因此，这种常规的三维超声测量容积方法在临床上不太可能得到普及。

（二）三维容积自动测量（Virtual organ computer-aided analysis，VOCAL）

三维容积自动测量与传统的三维超声平行面积法不同，它首先确定感兴趣结构的上下极及中心轴，再选择相应的旋转角度 α，系统会自动勾画不同角度感兴趣区的边缘（共计 180/α 个平面），可即刻得到容积数据测量值。VOCAL 技术简便易行，避免了以往三维容积测量操作步骤烦琐和耗时较长的缺点，该方法使容积测量变得简单易行，使其在临床上的普及应用成为可能，具有较大的临床实用价值。笔者的一组离体实验研究表明，该方法测量规则和不规则水囊模型的容积与实际容积间有极好的相关性（相关系数均为 1.00）。与二维超声比较，VOCAL 技术测量误差变化范围小，与实际容积间的相关性好，而且与实际容积间的偏离程度小。在测量不规则模型时上述优势表现更明显（图 7-3-7）。

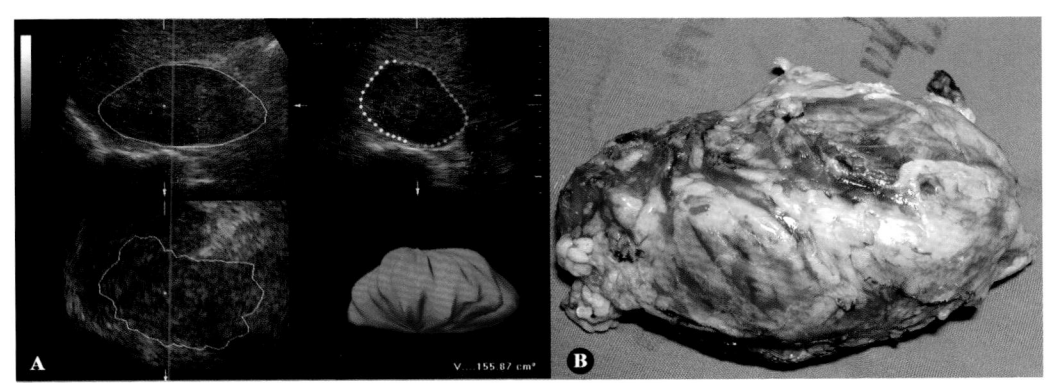

A. 三维超声自动测量方法测量肝脏肿瘤体积；B. 手术切除后的肿瘤，与图 A 右下角模拟图形类似

图 7-3-7 肝内肿瘤体积测量

VOCAL 技术在理论上能自动地分割三维容积数据库中灰阶不同的结构，进而提取感兴趣区做精确的容积测量。但在实际应用中，大多数情况下仍需对勾画线作手动调整以更好地包络感兴趣结构。在下述情况下，VOCAL 技术做数据分割可能会出现困难，如结构之间的灰阶差异有时并不明显；声影和声衰减使测量对象的后方显示不清；斑点噪音使结构边缘不平滑和不连续等；信号缺失使分割距离探头较远的边缘部分较难进行。因此，为增强三维超声容积测量的实用性，尚需进一步的工作。

（三）径线及面积测量

三维超声除了可以做准确的容积测量外，也可用于准确的径线及面积测量。运用多平面成像方式，可以得到任意角度的断面图像，因此也可以对任意断面的径线做准确的测量。尽管这种断面图像提取自容积数据库，而不是由二维超声采集得到的图像，其测量的精确性却毋庸置疑。Riccabona 等的资料表明，在三维容积数据库内做径线测量的精度在 ＋0.1mm 以内。与一般的二维超声测量相比较，该方法的测量精度也可得到提高。因为二维超声在做径线测量时，不一定能得到标准的断面来测量，而三维超声则可以较方便地得到标准的断面。同样，三维超声在做面积测量时也可提高精度。

（四）三维彩色多普勒直方图

三维彩色多普勒直方图指单位体积内血管化程度的百分比和代表彩色量的平均彩色幅度值，为定量评估病变内部血管生成情况提供了一个新的手段。

（徐辉雄）

第四节　应用目的

一、颅脑

（一）三维经颅多普勒

三维经颅多普勒超声出现，可用于对颅内血管做三维空间定位及显示，可方便显示出颅底 Willis 环及其分支（大脑前、中、后动脉）的整个位置关系和血管间的连续性，可帮助定位动脉瘤、血管狭窄等病变。

（二）术中颅脑三维超声

术中颅脑肿瘤的三维重建可准确地显示出肿瘤的大小、范围、空间关系。脑积水的三维重建能准确判定阻塞的部位、脑室内有无肿块，并可精确地对脑积水的程度作出判断，准确地引导外科医师术前计划和引导手术。三维超声并可准确指引穿刺活检及脑室引流的方向和深度。三维彩色多普勒超声可定位动静脉畸形及与重要结构间的位置关系。

二、浅表器官

三维超声在眼、乳腺中的应用较多。三维超声能帮助鉴别玻璃体内条状或膜状病变，如视网膜脱离、玻璃体内机化物、玻璃体炎症、脉络膜病变等。三维超声不仅可直观显示视网膜脱离的起止部位、大小范围，而且能显示出视网膜破口的形状和数目（图 7-4-1）。对球内及球后肿瘤，三维超声也能很好显示。

三维超声多平面成像方式能显示二维超声不易显示的冠状面回声信息，可帮助判断乳腺肿块的形态、边缘、内部回声，有助于乳腺肿块良恶性的鉴别诊断，一般认为冠状面上放射状簇集征提示恶性肿瘤可能性大。三维超声并可用于引导乳腺肿块的穿刺活检。

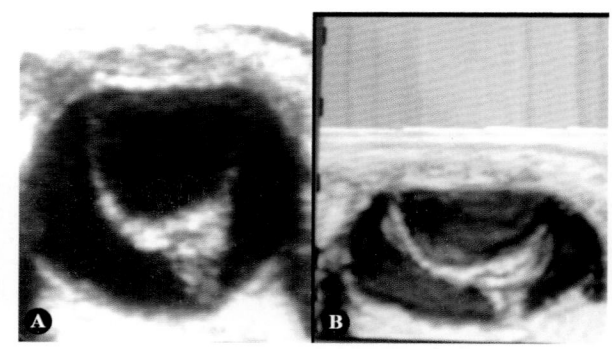

图 7-4-1　视网膜脱离的二维（A）及三维图像（B）

三、心脏

实时三维超声心动图通过动态地观察心脏立

体解剖、测量心腔容量、评价心功能及显示心脏组织结构的动态变化，不仅在诊断心肌病、先天性心脏病、心脏瓣膜病和心脏肿瘤等方面具有重要意义，而且在心脏超声造影、实时监控心脏外科手术和介入手术中发挥重要作用，是超声发展史上新的里程碑。

（一）测量心腔容量、心肌重量、心肌运动及评估心功能

在测量心腔容量及评估心功能时，通常应用二维超声测量心腔的几个参数，并根据几何学公式进行计算得出近似结果，但当左室扩大和室壁瘤时，二维超声的计算结果会产生很大的误差。而实时三维超声心动图利用实时三维全容积成像和心内膜自动追踪技术，不以几何假设为基础，自动显示心腔立体形状，同时利用实时三平面法仅需手动确定数个测量点，即由计算机自动描绘出心腔形状，自动计算出心腔容积、射血分数等多项参数。使得测量过程更加简便、快捷、准确。

特别对左心室重构病例的诊断与治疗指导，可提供比二维超声更有价值的定量信息和最接近真实病理状态下的心功能评估结果。二维超声是目前观察局部室壁运动异常的最常用技术，但二维超声心动图切面有限，不能显示完整的左心室心内膜面，而三维超声可显示整个左心室，准确评价左心室节段性运动异常。

（二）心脏瓣膜病

实时三维超声心动图能观察心脏瓣膜装置的整体立体结构，包括其瓣环、瓣叶、腱索、乳头肌及相邻的房室壁。在多个连续的心动周期中，能实时动态显示心脏瓣膜装置每个组成部分的形态、空间位置及活动状态。如在检查二尖瓣时，能清晰的整体显示二尖瓣瓣口狭窄及关闭不全程度，瓣叶增厚粘连部位和范围，以及瓣叶腱索和瓣环的相对位移，如同呈现二尖瓣整体动态的鸟瞰图。使临床医生更直观清晰地了解感兴趣瓣膜的整体活动及功能状态（图 7-4-2）。

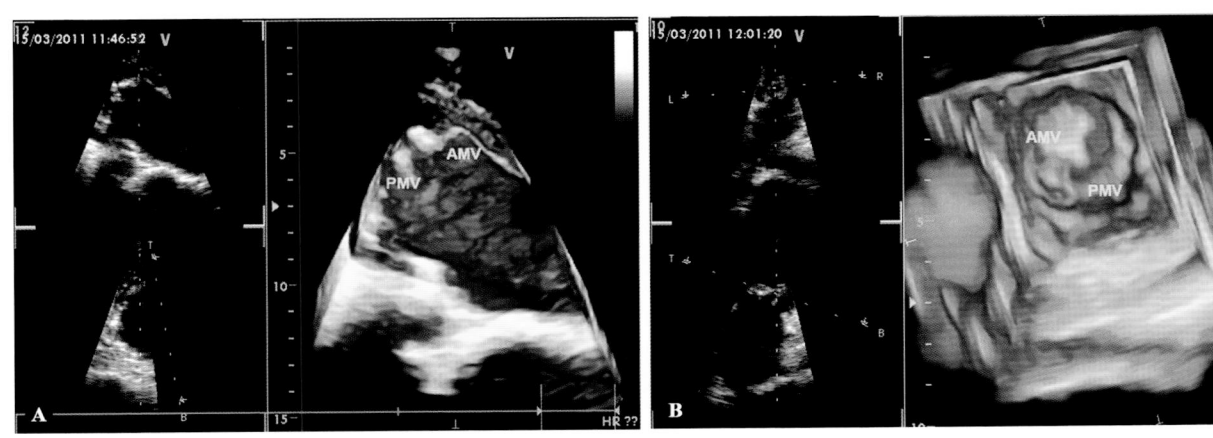

A. 三维超声可直观地立体显示二尖瓣前后叶增厚及开放受限情况；B. 同一病例，从左室侧短轴面观察瓣口狭窄情况

图 7-4-2　风湿性心脏病二尖瓣狭窄病例（philips 公司提供）

（三）先天性心脏病

二维超声不能显示心脏的立体结构，检查先心病时主要依靠检查者的经验，所以检查准确率不高。静态三维超声可以直观地显示心脏的立体结构和功能，做出较准确的定量分析，但采图和重建耗时太长。实时三维超声心动图具有实时采集和同步显示心脏立体图等优点，耗时少、准确性高。对房、室间隔缺损的部位、形态、大小及

其在心动周期中的变化进行直接的动态观察，对缺损的周边毗邻关系、残端大小提供明确的描述（图 7-4-3）。Cheng 等用三维超声测量房、室间隔缺损的直径与外科手术直视下测量结果比较，有很好的相关性（r＝0.92）。对观察先天性瓣膜畸形时，可清晰显示瓣膜的缺损和位移及瓣膜间相对空间位置。对复杂性先天性心脏畸形，能完整地显示病变的复杂空间结构关系和血管走行，从不同的角度直观病变的病理解剖关系。

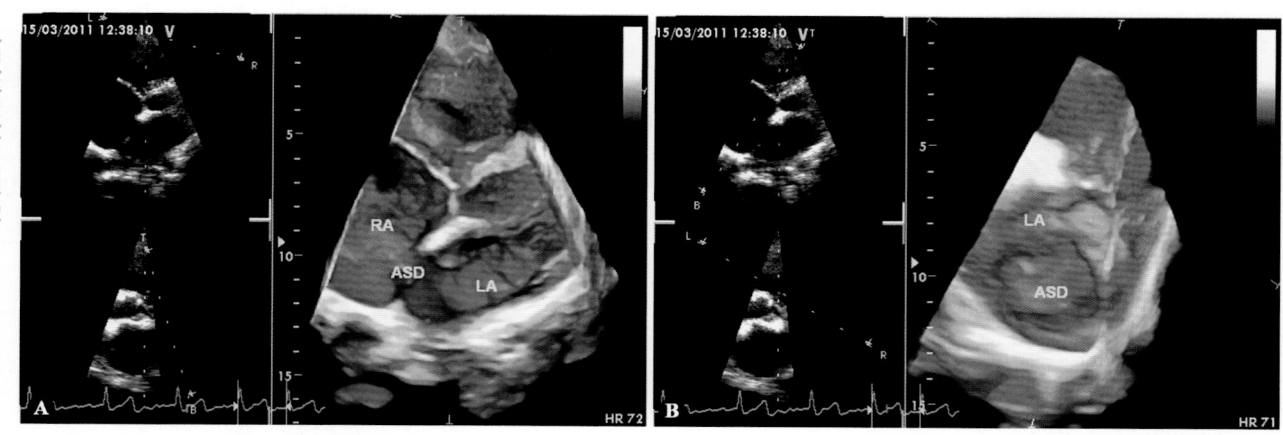

A. 三维超声可直观地立体显示房间隔的缺损（ASD）；B. 同一病例，从左房侧观察房间隔缺损（ASD）的形态、大小

图 7-4-3　房间隔缺损病例（philips 公司提供）

（四）心脏肿瘤

传统的二维超声心动图是目前临床上诊断心脏肿瘤的常用方法，但它只能在二维平面上显示心脏肿瘤在某一切面上的特征，检查者通常由二维超声心动图的多个切面的图像在头脑中想象出肿瘤的立体形态。因此，难以真实地对肿瘤的大小、位置、形态等进行准确的描述。用二维超声勾勒出的心脏肿瘤图像与病理解剖常常存在一定的差别，若想描述出心脏肿瘤在心腔内的运动状况及与心腔壁的关系则更为困难。而实时三维超声心动图可实时、动态地显示心脏肿瘤的部位、大小以及空间毗邻关系，能够显示二维超声切面无法获得的某些心脏结构，可对心脏肿瘤进行全方位 360°的观察，为其诊断及手术治疗提供了更丰富的信息。许多学者进行了经胸、经食管多平面三维超声心动图来评价心脏肿瘤。通过对二维和三维超声心动图所测的心脏肿瘤的前后径、左右径、上下径与手术或磁共振结果进行相关性分析显示：三维测值的相关性明显高于二维测值，说明三维超声心动图在定量评价心脏肿瘤的大小上更准确，有着重要的价值。通过全容积实时三维图像可对心脏肿瘤进行任意方位切割，从而更完整地显示心脏肿瘤的位置、结构、空间方位等，全方位地显示病变。实时三维超声心动图操作简单，应用方便，可显示心脏肿瘤的整体形态，为心脏肿瘤患者的定性和定量诊断提供了可靠的新方法。

（五）心脏造影

实时三维超声心动图与超声造影结合解决了心脏二维超声造影时不能同时显示多个心肌节段灌注情况的问题，还可用于无创性评估心肌灌注、心肌存活性，而且可快速、全面、准确测量存活心肌和死亡心肌面积、心功能状况等。

（六）心脏疾病介入及手术治疗中的应用

实时三维超声心动图可快速实时立体显像，提供了比二维超声心动图更为准确的瞬时心脏结构、功能和血流的空间方位、大小及其与周围结构毗邻关系。在心脏介入封堵术中，三维超声可帮助选择封堵器放置位置，并进行术中监测观察封堵器的收展、封堵效果和残余分流情况，以及术后评价封堵器对瓣膜活动及房室壁运动的影响。在心脏再同步治疗（Cardiac resynchronization therapy, CRT）中的应用主要有：（1）评价左室结构及功能；（2）评价左室收缩失同步，筛选 CRT 有反应者；（3）指导 CRT 术中电极植入；（4）CRT 术后参数优化；（5）CRT 术后疗效评估。

（七）经食管实时三维超声心动图

经食管实时三维超声心动图（Real-time three-dimensional transesophageal, RT-3D-TEE）是将经食管超声检查技术与实时三维超声技术结合，克服了经胸超声心动图检查时肺气、肥胖、胸廓畸形和肋间隙狭窄等对图像质量的影响，真实再现了心脏解剖，可实时观察在血流充盈情况下的心脏立体结构随心动周期的变化，提供了比经食管二维和经胸实时三维超声心动图更多的心脏解剖、病理和心功能信息。

目前，使用的 RT-3D-TEE 矩阵探头技术，具有多种成像模式，包括实时三维成像、实时局部放大三维成像、全容积成像、三维彩色多普勒成像等。应用 RT-3D-TEE 能迅速获取病变及其毗邻结构的三维图像，方便超声医生与临床医生进行交流，还可实时术中监控指导，结合多种量化分析软件，能提高诊断准确性，有助于治疗方案的选择和制定，已越来越受到临床医生特别是心脏外科医生的关注。

四、消化系统

（一）肝脏

1. 不同成像方式在肝脏的应用

（1）表面成像：在有腹水作为透声窗的条件下，应用表面成像方法可清楚显示肝脏的整体形态、轮廓、边缘、表面平滑度等。肝淤血时可见肝脏形态饱满、边缘变钝、表面尚光滑。肝硬化时可见肝脏大体形态轮廓失常、边缘锐利、表面凸凹不平的结节，甚至增厚的胆囊壁呈"花边样"改变也可清晰显示（图 7-4-4）。而在结核性腹膜炎或肾源性腹水时，肝脏形态及表面特征基本正常。肝脏周围的韧带及周邻组织结构在此情况下也能得到清晰显示。应用表面成像还能观察肝内血管的管壁结构、管腔内有无异常。

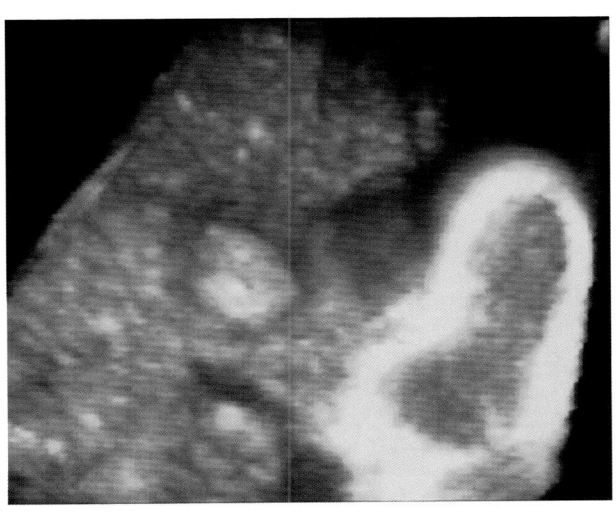

图 7-4-4　肝硬化合并小肝癌的三维图像，肝表面特征清晰可见，同时可显示壁水肿增厚的胆囊

（2）透明成像：肝内正常血管结构采用透明成像最小回声模式可清晰显示肝内连续的血管结构，各分支间空间关系明确，能显示末端细小的分支或属支，在一幅图像内可同时显示门静脉、肝静脉及下腔静脉的结构，血管分支的显示常较二维图像高1~2级。各血管间的位置关系及走行也能直观显示。

肝内血管性病变：Budd-Chari 综合征时利用最小回声模式可直观显示肝静脉之间的交通支、肝静脉或下腔静脉的狭窄或阻塞；肝淤血时增粗的肝静脉及下腔静脉的三维图像也可清晰显示；肝内静脉瘤与周围血管（肝静脉、门静脉）的延续关系也能通过三维图像直观显示。

肝内病变与周围血管的位置关系：最小回声模式可显示肝囊肿及肝内低回声病灶、强回声病灶与周围血管的位置关系。与 X 线模式组合，可显示肝内占位性病变周围血管的环绕、中断或移位。

（3）多平面成像模式：将中心点固定于感兴趣区的中央位置，可沿 X、Y、Z 轴方向旋转对其进行不同角度的观察，可以得到二维超声由于病变位置因素而不易显示的断面图像；平行切割则可对感兴趣部位进行逐层观察，可获取比二维超声更多的诊断信息。

（4）利用彩色多普勒血流信息进行三维成像：采用该方法也可得到正常肝内血管的三维图像，其显示的分支或属支较利用灰阶方式显示的肝内血管级别更高，更为敏感，能显示肝内动脉血管的三维图像。对肝内恶性肿瘤的血流三维图像可直观显示肿瘤的滋养血管及瘤内血管，可用于肿瘤良恶性的鉴别诊断及判断肿瘤在治疗后的反应、转归等。在整个容积范围内的血流信息进行血管指数的计算，也有助于在定量的角度对肿瘤良恶性进行鉴别。灰阶与血流信息三维图像的同时显示可更好地对病变区的血供状况进行观察。

（5）三维超声造影：三维超声造影能显示肝内占位病变血管构筑（图 7-4-5），为疾病诊断提供帮助。三维超声造影也可用于判断肝癌局部治疗后疗效。

2. 肝内肿瘤的容积测量　利用三维超声成像测定肝内肿瘤的容积方法简单、重复性高，可更准确反映肝内肿瘤的实际大小。

（二）胆道系统的三维超声成像

1. 胆囊　胆囊内因有胆汁作为良好的透声

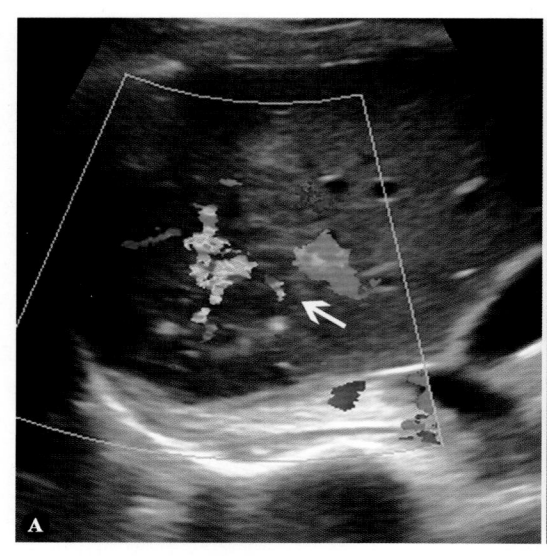 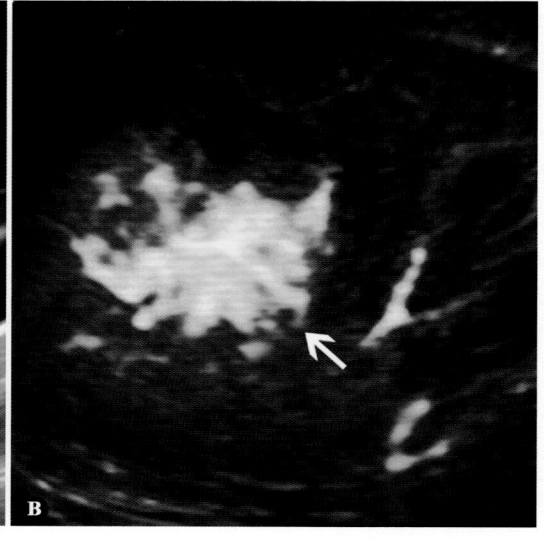

A. 彩色多普勒显示病灶内部血供；B. 三维超声造影显示病变内部血管构筑形态

图 7-4-5 肝局灶性结节增生

窗，尤其适合于三维超声表面成像。胆囊结石的三维图像可直观显示结石的形态、大小、数目。胆囊息肉除能显示病变的部位、形状、数目、大小等外，还能显示其基底部范围的大小。胆囊癌时能显示肿块表面凸凹不平，形态不规则，基底部增宽。

利用三维超声测量胆囊的容积，观察其在进食前后容积的变化率，可更准确地反映胆囊的排空功能。

2. 胆道　有报道采用多平面成像模式对胆总管壶腹部病变进行观察，较常规二维超声检查方法获得了更丰富的诊断信息，提高了诊断信心。

采用透明成像方式可整体显示肝内扩张的胆管树，能判断扩张胆管的归属，并从不同角度判断阻塞部位与胆管树的空间位置关系。

对阻塞性黄疸患者，经引流管注入造影剂后三维超声可直观显示胆管树，判断梗阻部位、水平以及提示梗阻原因。

（三）胃肠三维超声成像

1. 胃及十二指肠　胃腔充盈液体后，三维超声观察胃壁黏膜的形态可帮助判断有无肥厚性胃炎、疣状胃炎。胃及十二指肠溃疡三维图像可显示溃疡的部位、形态、大小，可更清晰描述溃疡底部及溃疡边缘的形态学特征，对溃疡周边黏膜的显示可以观察到二维超声不能看到的黏膜聚集征，能用于对溃疡的良恶性进行鉴别。胃隆起性

病变时病变的表面特征、形态、基底情况及侵犯深度或层次等均能清晰显示。

2. 空、回肠及结肠　空、回肠及结肠肠腔内充满液体时，肠壁结构、肠内皱襞结构能直观显示。肠腔内隆起性病变的外形、表面特征等也能清楚显示。有腹水时，可显示肠管外表面的细微结构特征，肠管的走行清晰可见，能显示肠管有无粘连，可用于帮助判断腹水的性质。

五、泌尿生殖系三维超声

（一）肾脏

1. 肾脏体积测量　肾脏的三维容积测量能更准确反映肾脏的大小，对与肾脏大小有关疾病的判断有一定意义。Gilja 等比较了 3DUS 与 MRI 测量肾脏体积的准确性，结果发现正常成人肾脏体积 3DUS 测值为 155.7 ± 26.4mL，而 MRI 测值为 171.8 ± 24.6mL，两者相关系数达 0.82。

2. 肾囊肿　肾囊肿因囊液具有良好的透声性，与周围组织间对比明显，十分适合三维超声成像。三维超声能清楚显示囊壁的厚薄、光滑程度、内部间隔等细微结构特征，帮助鉴别诊断肾囊肿与其他囊性病变如囊性肾瘤或囊性肾癌等。

3. 肾积水　二维超声诊断肾积水已经十分准确，能大致判断肾积水严重程度。在肾积水患者中，准确评估残余肾实质体积对治疗方案的制定具有重要的意义。在不合并肾积水的患者中，超

声测量到得肾实质体积与核素测量的分肾功能具有良好的相关性。但在合并肾积水的患者中，因为积水的形态通常为不规则形，二维超声测量积水的体积存在局限性。在肾脏形态不规则时，用二维超声测量肾脏体积也存在困难。目前，在肾积水患者中，比较准确测量残肾体积和分肾功能的方法为静态核素扫描，但该方法在随访中因具有放射性不太适合作为常规检查方法，尤其在临床上多见的儿童肾积水患儿中更不适合应用。

三维超声测量体积不受物体形态不规则的影响，在肾积水患者中，三维超声首先测量整个肾脏的体积，之后测量积水的体积，两者之差即为残余肾脏实质体积。Riccabona 等比较了肾积水患者中三维超声与 MRI、核素测量残余肾脏体积的结果，发现与 MRI 比较，三维超声测量误差为2.5%，二维超声为 25.8%；与核素测量比较，三维超声测量误差为 1.2%，二维超声为 15.9%。因此，在肾积水患者中，三维超声可以部分替代核素扫描等检查方法（图 7-4-6）。

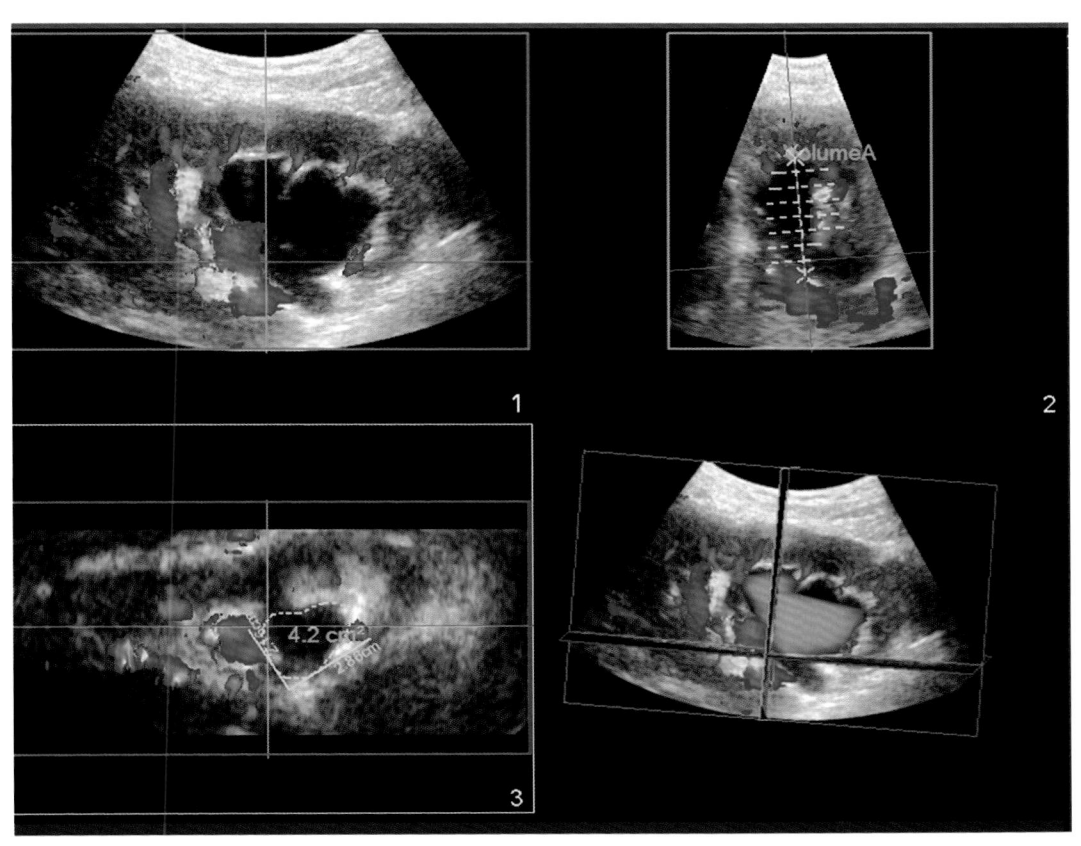

图 7-4-6 三维超声观察不同平面上肾积水范围及肾实质厚度

4. 肾肿瘤 保留肾单位的手术在肾癌患者中的应用越来越普遍。术前影像学检查准确评估肾脏位置、肿瘤部位、肿瘤在肾内的浸润深度、肿瘤与集合系统的关系、肾血管解剖等对手术方式的选择十分重要。三维超声能从多个角度观察肿瘤与周围肾实质、集合系统、肾血管的位置关系，对术前计划能提供帮助。

5. 移植肾 移植肾局部梗死时，三维超声血流显像可观察到病变区域血供的减少或消失。三维超声血流成像对移植肾局部血流灌注的显示有助于建立血流与早期排异之间的相关性，因为排异早期的血流变化可能是节段性或为部分性。

在移植肾的随访中，常需包含肾活检等操作。据报道，与活检相关的动-静脉瘘的发生率高达9%，三维超声多普勒血流成像提供了一种无创、可重复、精确的方法用于检出动-静脉瘘，准确性堪比 MRA。

（二）输尿管

输尿管三维超声多通过内腔超声实现，它需要将导管探头伸入到输尿管中。目前，研究较多的部位是肾盂输尿管连接部位的三维内腔超声，三维内腔超声可发现肾盂输尿管连接部的畸形、准确定位狭窄程度和范围，了解输尿管肿瘤的大小和浸润范围。

（三）膀胱

正常膀胱充盈后三维超声显示壁光滑，甚至可见膀胱三角双侧输尿管开口和后尿道开口。

在膀胱肿瘤患者中，三维超声显示膀胱肿瘤呈菜花状、乳头状或团块状，能显示肿瘤与膀胱壁的空间关系、基底部及表面情况，并能有助于膀胱内血凝块与肿瘤的鉴别诊断。肿瘤的数目、大小、方位，与输尿管开口间的空间关系也能清晰显示。对伴有大量血尿、膀胱炎症、尿道狭窄的患者，膀胱镜检查有困难或禁忌时，三维超声成像仍能顺利进行。

（四）前列腺

前列腺三维超声成像多采用经直肠三维容积探头，为一体化探头。

1. 前列腺增生 常规超声通常将前列腺区分为内腺和外腺，但对于更复杂的分区如外周带、中央带、移行带等常规超声存在一定困难。三维超声扩展成像（3D ultrasound extended imaging-3D XI）技术的应用能精确划分前列腺分区，了解前列腺增生的类型，分析引起排尿困难的形态学基础（如对称性的增生结节突出或非对称的增生结节突出等），借此划分不同类型的前列腺增生。Elwagdy 等报道，3D XI 技术能精确区分基质优势型、腺体优势型、混合型的前列腺增生，与病理对照准确性高达 98.2%，对临床决策提供了重要的参考。

前列腺增生患者在做经尿道前列腺切除前常需要估测前列腺体积，以此来判断切除前列腺组织的多少。据报道移行带的体积与切除的前列腺组织的重要高度相关，但普通超声测量移行带的体积存在一定困难，并具有相当程度的变异。Kanao 等的研究发现，3DUS 测量移行带的体积与手术切除的前列腺组织重量的相关性更高，优于普

通超声（相关系数分别为 0.84 和 0.74）。

前列腺增生时三维超声可准确地测量膀胱残余尿量，当膀胱残余尿道多于 100ml 时即认为有临床意义，需要进行干预。

2. 前列腺癌 前列腺肿瘤时三维超声通过多个角度的观察，能更准确判断肿瘤有无侵犯周围组织及侵犯的范围和层次。Zalesky 等采用三维能量多普勒模式观察前列腺癌，在三个相互垂直的平面上如观察到能量多普勒血流信号超过前列腺包膜范围即视为肿瘤进展，与手术结果比较敏感性和特异性分别为 62% 和 79%，而普通经直肠超声分别为 8% 和 99%。Mitterberger 等报道三维经直肠超声诊断前列腺癌包膜外进展的敏感性和特异性分别为 84% 和 96%。在 16 例精囊被浸润的患者中，三维超声检出 14 例。因此，三维超声在术前能准确分期诊断前列腺癌，对临床判断能否行根治性手术具有重要价值。

关于前列腺癌病灶的检出，Taylor 等应用三维超声弹性成像观察了 19 例前列腺癌切除的标本，结果发现在前列腺癌体积大于 1.0ml 的病变中，三维超声弹性成像的敏感性和准确性分别为 71% 和 55%，而普通超声仅为 29% 和 17%；在前列腺癌体积小于 1.0ml 的病灶中，三维超声弹性成像的敏感性和准确性分别为 41% 和 34%。因此，三维超声弹性成像在体积大于 1.0ml 的前列腺癌中，检出率明显高于普通超声。

前列腺肿瘤的体积测量对其预后有重要意义，肿瘤转移时体积一般超过 1.5ml，绝大多数体积大于 3.0ml 的肿瘤将向前列腺外播散。三维超声由于不需借助几何模型的假设，能对前列腺肿瘤的大小做出精确的定量研究。

（五）尿道括约肌

随着男性患者中经尿道前列腺切除术和前列腺根治切除术的应用，术后尿失禁的并发症日益受到关注。男性尿失禁的形态学基础是尿道括约肌的形态改变。

正常成人男性尿道括约肌位于膜性尿道和前列腺前方和两侧，其核心是一个"Ω"形的肌性结构。

三维经直肠超声能清楚显示尿道括约肌的整体形态，并且能清晰测量尿道括约肌后缘到后尿道后缘的距离（D），当括约肌松弛时测量的距离

（D1）与收缩时测量到的距离（D2）的差值小于1mm时，高度提示尿失禁。因此，三维超声不仅能直接反应尿失禁时的形态学变化，并且能做出定量测量。

六、妇产科三维超声成像

三维超声成像在妇产科领域的应用业已进入临床实用阶段，且应用较为广泛。

（一）子宫疾病

三维超声应用于诊断子宫疾病，多采用断面显示法。应用三维超声断面显示法可获取二维超声，由于声束方向的限制而不能得到的C平面（冠状面）的回声信息，并能通过三个相互垂直平面上的平行移动及旋转对感兴趣结构作全面分析，对诸如子宫畸形、子宫内膜息肉及黏膜下肌瘤等的判断有较高价值。

1. 子宫畸形：不同类型子宫畸形的区别主要有两项指标：宫底部切迹的深度和宫腔内纵隔的长度。三维超声断面显示法通过旋转，能得到子宫冠状面的断面图像，可以方便快捷地直接测量这两项指标。三维超声观察子宫有无畸形应在月经周期的黄体期进行，因此时内膜较厚，显示清晰。在宫底部有肌瘤时，应注意与弓形子宫鉴别。

以往的经腹或经阴道二维超声判断子宫畸形受操作者业务水平及经验等因素影响较大，对上述两项指标不能做直接测量，尽管能检出绝大多数子宫畸形，但对子宫畸形的类别却不易区分。如双角子宫和纵隔子宫在二维超声上较难鉴别，因为二维超声不易发现子宫外形上在宫底部有切迹形成，深度多>1cm，而纵隔子宫即使有宫底切迹形成，也往往小于1cm，三维超声则能直观显示切迹的深度、子宫的外形及内膜的形态。Jurkovic等对经阴道三维及二维超声的对照研究发现，在观察正常子宫时三维超声的敏感性为98%，特异性为100%，二维超声则分别为88%、94%。在观察弓形子宫时，三维超声的敏感性与特异性均为100%，而二维超声分别为67%和94%。在其他几种子宫畸形中，三维超声的敏感性与特异性也均为100%，二维超声分别为100%与95%。三维超声的阳性预测率为100%，二维超声为50%。Raga等的一组资料显示，经阴道二维超声仅检出75%的子宫畸形。

在三维超声技术出现之前，子宫畸形的准确诊断常依靠宫腔镜或HSG观察宫腔形态或依赖剖腹探查及腹腔镜观察子宫的外部轮廓特征。与三维超声相比较，HSG为有创的检查方法，需使用造影剂，要暴露于X线下，尽管能较好地显示宫腔的轮廓，却不能显示子宫的外形，特别是宫底部有无切迹，因此不能有效区分双子宫、双角子宫与纵隔子宫。宫腔镜可直视宫腔并能引导手术切除纵隔，但与HSG一样，它也不能可靠地评价子宫的外形轮廓。腹腔镜虽可显示子宫的外形，却是有创性操作，且不能显示内膜形态。MR检查可准确评价子宫畸形，但因价格昂贵，不易普及。

2. 子宫内膜病变

1）子宫内膜息肉及子宫黏膜下肌瘤：子宫内膜息肉和子宫黏膜下肌瘤由于病变较小，常规二维超声难以诊断。经阴道超声虽然大大提高了二者的检出率，但有时对二者不易鉴别。经阴道三维超声则增加了C平面的回声信息，对二者的鉴别诊断能提供更多的帮助。尤其是在宫腔注入生理盐水后，三维超声对上述结构的显示更为清晰。

2）子宫内膜癌：经阴道超声测量子宫内膜厚度被认为是鉴别子宫内膜病变的一项重要指标。在内膜厚度<4mm的患者中，可以有效地排除子宫内膜病变的存在。研究发现，诊断子宫内膜癌的最佳标准是子宫内膜厚度为15mm，该标准的敏感性为83.3%，特异性为88.2%，阳性预测率为54.5%。但该方法在鉴别子宫内膜病变方面仍存在困难，譬如内膜增生与内膜癌时，子宫内膜的厚度存在较多重叠；内膜息肉时，内膜局部可明显增厚。

应用三维超声测定体积的方法，可准确测量子宫内膜癌的体积大小。该指标对子宫内膜癌的诊断、分期及预后有重要意义。Gruboeck等发现内膜癌的严重程度及分级均与内膜体积有关，中等分化或低分化的内膜癌体积比高分化内膜癌的体积明显增加。进展期内膜癌向肌层侵犯也可反映为内膜体积的持续增加。而在三维超声出现之前，尚无一种方法能准确测量子宫内膜癌的体积。Jurkovic等以子宫内膜体积大于13ml作为判断子宫内膜癌的标准，其敏感性高达100%，特异性为98.8%，阳性预测率为91.7%，均明显高于以子宫内膜厚度作为判断子宫内膜癌标准时的上述三项指标。

Kurjak等测量了一组内膜病变的内膜体积，结果发现内膜癌、内膜增生、内膜息肉的内膜体积分别为 37.0＋31.8ml、7.82＋7.60ml 和 2.63＋2.12ml，而正常及绝经后的内膜体积为 0.8＋1.51ml。在 12 例内膜癌中，8 例内膜－肌层的分界不规则，而在所有的内膜良性病变中，均可见规则的内膜下声晕。在 91.67％的内膜癌中，三维超声能量多普勒观察到血管呈树枝样分叉及散在分布的血流信号，而在内膜良性病变中仅有 1 例呈上述表现，其余良性病变则表现为单个血管线样排列及规则的血管分支。根据以上观察到的现象，Kurjak等提出了一种基于三维超声及能量多普勒超声的评分方法，用于初步判断子宫内膜病变良恶性。判断卵巢肿瘤良恶性的敏感性、特异性、阳性预测值、阴性预测值、诊断效能分别为 91.67％、98.49％、92.31％、98.49％ 和 97.45％。

3. 宫内节育器（IUD）

三维超声透明成像可以清晰显示 IUD 的形态、大小及类型，有无变形，在宫内准确的位置及 IUD 异常植入子宫的情况等。Lee等对 96 例带有 IUD 的妇女进行三维超声观察，结果发现在 95％的病例中，IUD 的每一部分均可显示，三维超声清楚显示 2 例 IUD 植入后臂未完全展开。多数学者报道显示三维超声在观察 IUD 方面优于二维超声，其效果等同于子宫输卵管 X 线造影术和宫腔镜检查，而后两者对 IUD 植入子宫肌层的情况不能准确作出评价，因此建议使用三维超声作为监测 IUD 的最安全有效的方法。

（二）卵巢疾病

1. 内部结构　妇科囊性肿块由于内含液体，三维超声可以方便地观察到囊性肿块的内部结构，诸如内腔是否单一、内壁是否光滑、有无隔膜等。囊肿内小的乳头状物，二维超声容易漏诊，而三维超声通过旋转，可直观显示其内壁是否有乳头状突起、形态是否规则，能清晰观察到乳头状物的表面、大小、数目以及与囊壁的关系；内腔有隔膜时，三维超声能清晰显示隔膜的厚薄、隔膜表面是否光滑、是否有局限性的增厚、表面是否有赘生物等；在判断内容物的性质方面，三维超

声比二维超声更显优越，如观察到囊性肿块内有血凝块，其表面皱缩，则多为巧克力囊肿；如观察到呈砂砾状的皮脂液，则多为皮样囊肿；如其内有实变的结构，可观察实变区的范围及其表面形态。范围大、基底宽、表面明显凹凸不平时，多为恶性；反之则多为良性。

2. 与周邻脏器的关系　三维超声对判断妇科肿块与周邻脏器如膀胱、直肠等的空间关系也有帮助。这些诊断信息对恶性肿瘤的浸润范围及深度可做出直观地显示。

3. 卵巢肿瘤体积测定　卵巢肿瘤体积是肿瘤良恶性判定、手术指征及疗效判定必不可少的参数之一。三维超声测量肿瘤体积较二维超声更准确。

4. 卵巢肿瘤良恶性的鉴别诊断　Kurjak等提出了一种基于三维超声及能量图技术来判断卵巢肿瘤良恶性的评分方法，判断卵巢肿瘤良恶性的敏感性、特异性、阳性预测值、阴性预测值、诊断效能分别为 96.15％、98.73％、92.59％、99.36％和98.36％。Kurjak等认为与二维超声相比较，三维超声通过仔细观察卵巢病变，能降低假阳性的结果。特别是在评估一些声像图较复杂的卵巢病变，如皮样囊肿、内膜异位囊肿、纤维瘤等病变时作用较明显。借助三维数据库内多个角度显示肿瘤、平移切割、旋转以及重建三维图像能更精确地观察肿瘤结构，同时也缩短了检查时间、减轻了患者的不适感。具体来说三维超声具有以下几方面的优点：提高了识别卵巢病变解剖的能力、精确地判断病变的表面特性、决定肿瘤穿过包膜浸润周围组织的程度、准确测量肿瘤的体积、观察肿瘤内新生血管时能更准确判定血管的走行、分布及相互间空间关系。

（三）不孕症

1. 了解子宫内膜接受性　在部分原发性不孕的患者中，可能有内膜萎缩或内膜随月经周期变化不明显。

2. 监测卵泡发育　三维超声可较二维超声准确测量卵巢及卵泡容积，清晰观察卵泡边界、饱满程度，帮助判断卵泡的发育程度及成熟卵泡的数目，从而能准确地指导和监测排卵、指导临床用药、避免出现卵巢过度刺激综合征，提高受孕率。

3. 判断输卵管通畅与否　宫腔声学造影剂在通过输卵管时，造影剂可显示彩色多普勒信号，将宫腔声学造影与三维超声结合对输卵管进行成像，能帮助判断输卵管通畅与否，有无狭窄及狭窄程度。

4. 指导穿刺吸取卵母细胞　三维超声可指导穿刺针进入卵泡内部，提高穿刺成功率。

5. 帮助判断卵巢储备功能　卵巢的体积随年龄增长而减小，这与卵巢的储备功能有关，因此三维超声准确的体积测量能帮助判断卵巢的储备功能。在部分隐性卵巢早衰的年轻患者中，血清基础 FSH 水平较高，可选择的卵泡（2～5mm）和含有卵泡窦的卵泡均显著低于对激素正常反应水平者，而卵巢体积则无显著性差异，三维超声多平面成像方式通过逐层细致分析，可精确计算可选择卵泡和所有卵泡的数目。

（四）女性尿失禁

三维超声多平面模式可以得到冠状面的回声信息，很适合于观察女性尿道周围组织结构，可以很清晰地显示尿道周围的括约肌，对尿道括约肌进行体积测量，可以反映有无压力性尿失禁。Athanasion 等对 46 例真性尿失禁及 48 例正常女性进行对照研究，结果发现真性尿失禁的患者尿道周围括约肌变薄、变短、体积变小，并且体积变化的程度与临床上尿失禁的程度密切相关。此外，对尿道憩室等也能很好地显示。

（五）早期妊娠

早期妊娠孕囊内液体较多，使精确评价胚胎结构成为可能。三维超声并可显著降低胚胎暴露于超声声束下的时间，因为容积扫查只需数秒即可完成，稍后可对容积数据库作任意角度的观察和分析，后一过程可脱机进行。

1. 早孕期间孕囊容积的变化　孕 12 周前，羊膜囊内的液体为来自母体血浆的滤过液，组成了孕囊的绝大部分。因此，孕囊的容积可能会反应子宫胎盘循环的功能，正常的孕囊容积则可提示正常的早期胎盘形成过程。在孕囊容积正常的病例中，97% 预后正常；而在正常 β-hcG 水平的病例中，仅 80% 的预后正常。以孕囊容积正常来判断妊娠的预后，阳性预测值为 100%，阴性预测值为 97%。如能连续测量两次孕囊容积，其阴性预测价值与在孕 4～6 周时观察到原始心管搏动的预测效能等同。

2. 卵黄囊的三维超声成像　卵黄囊最早在孕 5 周时可显示，之后其容积逐渐增加，直至孕 10 周达最大容积后稳定约 1 周，之后呈逐渐下降趋势。

卵黄囊在孕 7～8 周时血管显示率最高，孕 10～11 周卵黄囊到达最大容积后，血管数目开始减少。

3. 早孕期胚胎/胎儿结构的三维超声成像　孕 5 周早期，三维超声可显示卵黄囊，是胚胎发育的最早征象。在孕 5 周晚期，胚胎显示为一小的直线样结构，长 2～3mm。

孕 6 周时三维超声可显示特征性的突出头部和细小的身体，胚胎头部明显是因为前脑发育较快。在此期，肢体尚不易显示，但通常可清晰显示脐带和卵黄囊管。三维多普勒超声可显示腹主动脉和脐动脉，脉冲多普勒显示其舒张末期无血流，而脐静脉为搏动性血流频谱。

孕 7 周时胎儿后脑发育较快，使头部显得更为突出，胎儿前曲与胸部紧贴，其中头顶部为间脑位置。在胎体的侧面可见肢芽。除腹主动脉和脐动脉外，三维多普勒超声还可显示颅底的血管，脉冲多普勒显示这些动脉舒张末期均无血流信号。

孕 8 周脑室系统逐渐扩张（侧脑室、第三脑室等），在这一过程中，胎头逐渐从前曲的位置变为直立，头顶部分为中脑的位置。颅面部结构尚不十分清晰，四肢可清晰显示。脐带与前腹壁的连接关系也清晰可见。三维多普勒超声可显示整个胎儿的循环。在 8～9 周，发育中的小肠可疝入脐带形成生理性的脐疝。

孕 9～10 周，大脑半球继续发育，侧脑室内的脉络丛清晰可见。头与躯体明显分开，中间可见颈部相连。胎儿外耳有时可显示。生理性的脐疝继续存在。背侧的早期脊柱可全程显示。颅底 Willis 环及其主要分支可显示。颅底动脉此时可显示全舒张期血流，而腹主动脉及脐动脉舒张末期血流仍不能显示。

孕 11～12 周，胎儿头颈部继续发育，面部结构如鼻、眼、颌骨等通常可显示。生理性的脐疝回纳入腹腔。胎胃、膀胱、肾脏等通常可显示，手指和脚趾的轮廓也可显示。透明成像可清晰显示胎儿的脊柱、胸廓和四肢。脉冲多普勒检查脐动脉舒张末期血流逐渐出现。

4.胎儿颈项部透明层 在早孕期间及中孕早期用超声筛查染色体异常可测量胎儿颈项部透明层厚度（nuchal translucency，NT），部分作者认为 NT 是检测 Down's 综合征最敏感的指标之一。在胎儿正中矢状面（即测量头臀长的断面），胎儿后颈部皮肤与软组织之间可见一半透明的暗带，测量其外侧缘至内侧缘的最大距离即为其厚度。在孕 10~14 周时，三维超声可增加测量 NT 的准确性和成功率。Kurjak 等报道用经阴道三维超声在 100％的病例中可获得胎儿正中矢状面和测量 NT 厚度，而用二维超声只能在 85％的病例中显示 NT。而且在测量的结果中，三维超声的重复性要优于二维超声。

（六）中晚期妊娠胎儿生物学测量

胎儿生物学测量主要应用于以下几方面：（1）估计孕周；（2）评估胎儿生长发育情况，了解有无宫内发育迟缓（IUGR）；（3）诊断胎儿畸形。孕 10 周前，常用指标有孕囊直径及头臀长，应用三维超声可以准确测量孕囊的体积，而不必借助几何模型的假设，该指标比孕囊直径更有价值。孕 10 周后，胎儿生物学测量多采用双顶径、股骨长、头围、腹围等指标，三维超声测量这些指标时，能通过各个平面的旋转与切割来显示最佳测量平面，从而大大缩短超声检查的时间。

早期三维超声曾被用于胎儿体积及重量的估计以判断有无 IUGR，有报道三维超声测定胎儿体积的相关系数达 0.94，但要利用该项检查诊断 IUGR 尚需结合其他指标而不能简单地做出诊断。

近期有较多的报道利用三维超声测量胎儿的肾脏、肝脏、肺脏等的容积判断胎儿的发育状况；有测量胎儿上臂或大腿的容积估计胎儿出生后体重的报道。

另外，对孕妇盆腔及盆腔的骨性结构进行扫查，将来可能得到它们的三维图像，并能计算各经线的长度，将之与胎儿的头、肩的大小或体积进行比较，有可能帮助临床医师选择合理的产式，这将是盆腔生物学测量的重要内容。

（七）胎儿先天性畸形

1.胎儿中枢神经系统 Hamper 等通过大量的临床实践，有 2 例神经管缺损（无脑畸形和脑膜膨出）能在三个断面上得到证实，并在 C 平面上发现了二维超声未能发现的 1 例脉络膜丛囊肿。其他如前脑无裂畸形、脑积水等也能在三维图像上很好地反映。

2.胎儿泌尿生殖系统 Merz 等报道了 50 例泌尿生殖系胎儿畸形，包括有肾盂积水、Potter's 综合征，Wilm's 瘤，Prune Belly 综合征、囊肿等，结果发现三维超声在 43％的病例中优于二维超声。其中 1 例膀胱外翻的病例二维超声疑为阴囊，经三维超声检查后发现胎儿前腹壁有一缺损，因此三维超声正确地诊断为膀胱外翻。三维超声表面成像还能直观准确地显示胎儿外生殖器的立体形态，可帮助判断两性畸形、围巾样阴囊、小阴茎等多种畸形。

3.胎儿腹壁缺损 应用三维超声断面显示法可以准确做出腹裂畸形的诊断，判断裂口的位置及范围的大小。三维超声还能直观显示脐膨出的形态及范围。

4.胎儿面部 胎儿面部观察是高危妊娠超声检查的重要部分（图 7-4-7）。面部畸形通常是染色体异常或胎儿其他异常的一个指征。Pretorius 等对 71 例胎儿进行面部观察，结果可显示 68 例胎儿面部，另 3 例二维超声和三维超声均未能观察到。5 例唇部畸形应用二维超声和三维超声均能显示，余下的胎儿中，三维超声证实 92％为正常唇，二维超声为 76％。孕龄<24 周的胎儿，三维超声能确诊 93％胎儿为正常唇部；二维超声为 68％。大于 24 周的胎儿，三维超声和二维超声结果无差别。三维超声多平面成像可得到通过胎儿上腭的断面图像，可用于判断腭裂的有无及其程度。国外学者研究也表明三维超声可成功地应用于提示诊断其他与面部有关的畸形如无脑畸形、前脑无裂畸形、Apert's 综合征（尖头、并指或并趾畸形）、Patau 综合征（小头、独眼）、Down's 综合征、面部肿瘤、眼距过宽（窄）、独（无）眼畸形、下颌过小、小耳等。

5.骨骼、四肢发育及畸形 利用三维超声透明成像最大回声模式，能全面观察胎儿颅骨板的形态结构，可以显示二维超声很难获取的胎儿颅骨板结合处及囟门等结构而不必担心对胎儿可能造成的损伤。这些发现有可能显示二维超声不能发现的颅骨疾病，并能提示与这些颅骨疾病伴随

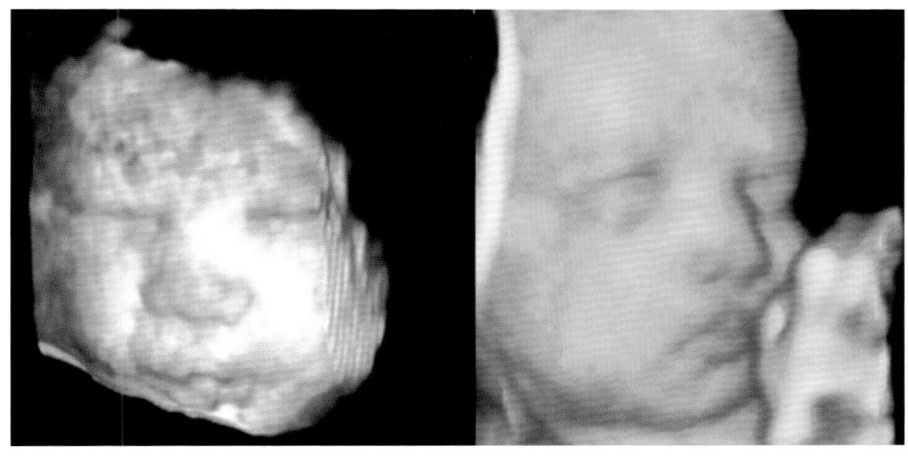

图 7-4-7　妊娠中期正常胎儿面部三维图像

的一些畸形综合征、染色体异常、代谢紊乱以及颅内感染可能导致的囟门闭合延迟、颅骨缝过宽和颅骨缝早闭。此外，还可以鉴别病理性的颅骨缺损（脑脊膜膨出和脑组织膨出）与颅骨缝的未闭。而二维超声目前能发现的颅骨疾病仅限于胎儿死亡后的颅骨板重叠现象和颅骨轮廓异常如苜蓿形颅骨等。

　　胎儿脊柱和胸廓包含许多不同曲性结构，因此用二维超声很难详细而清晰地观察整个结构。三维超声均较二维超声更容易全面观察脊柱和胸廓连续性及其曲率（图 7-4-8），能帮助诊断脊柱侧弯、脊柱裂、脊膜膨出、偏侧脊椎发育不全、碟形椎骨、尾侧脊椎退化综合征（骶椎和下段腰椎缺如，常合并肾、骨骼、单脐动脉等畸形）、脊椎骨缺损、胸廓变形、肋骨过短及节段性肋骨缺如等多种畸形。并可以通过第十二肋骨、髂骨等体位标志，清楚显示病变的节段。

　　三维超声诊断四肢畸形有可能产前诊断一些染色体异常。在 Down's 综合征的患儿中，有60%可见小指中间的指节发育不全，这一征象是 Down's 综合征最常见的声像图特征。在 18 及 13 三体综合征中，常见有手指架叠、手指向桡侧或尺侧偏斜、指短、并指等畸形。其他四肢的畸形如成骨发育不全时的短肢畸形、足内翻、并指（趾）、缺指（趾）、六指（趾）、爪形手、严重的关节弯曲等畸形也能在三维超声图像上很好地反映出来。

　　6. 复杂畸形或综合征　胎儿体表结构的异常，常是一些复杂的畸形或染色体异常的表现，可间接提示复杂畸形或染色体异常的存在，如

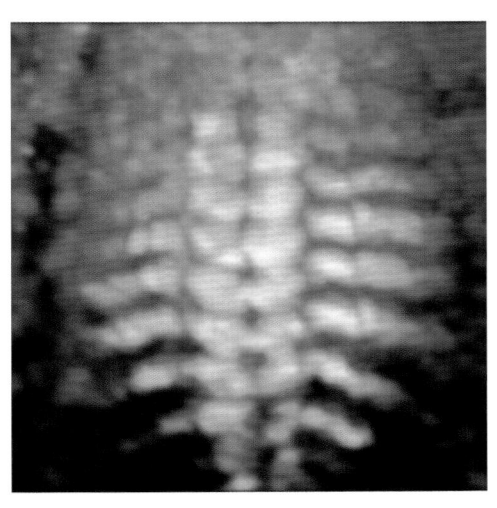

图 7-4-8　妊娠中期正常胎儿脊柱及肋骨三维图像

Down 氏综合征时可见胎儿头小、前后扁平、鼻梁低平、小耳、颈短、关节过度屈曲等畸形，Apert 氏综合征时的尖头、并指（趾）畸形等，18 三体综合征时的耳位低、下颌过小、手紧握、食指架叠中指畸形等，三倍体综合征时可见眼距增宽、小颌、第3、4指并指等。因此，胎儿体表结构的三维超声成像有重要的筛选作用，可避免或减少不必要的羊膜腔穿刺取脐血等操作。

　　外胚层发育不全综合征常有少牙或无牙畸形，四肢或皮肤的畸形。三维超声多平面成像可获得胎儿牙槽嵴的断面图像，可清晰显示牙槽的形态及排列，可帮助提示此类畸形。此外，牙槽嵴的直观显示还有助于判断腭裂的位置及其严重程度。

　　7. 胎儿心脏及血管　胎儿心脏的动态三维图像在准确估计心室容积及其动态变化、测量射血分数、判断宫内胎儿心脏先天性复杂畸形等方面

可能提供一些有帮助的信息。早期应用心电门控方法采集胎儿心脏的图像数据常较困难,因为胎儿的心电图由于体位的限制及胎动的影响很难获取,有作者以 M 型胎心活动曲线作为时相标志,建立动态胎心三维图像。时空关联成像(Spatio-temporal image correlation,STIC)是近年来发展起来的三维应用技术,可在 7.5s~15s 内采集胎儿心脏容积数据,较好地解决了心脏三维重建中空间与时间的对应关系,具备提高胎儿先天性心脏畸形的检出能力,如可以显示主动脉弓的病变(主动脉离断、主动脉缩窄等),这些疾病以往只能在产后才能诊断。

(八)胎儿附属结构

1. 脐带　应用三维超声表面成像可以直接观察胎儿的脐带,可以准确地判断有无脐带绕颈(或绕体、绕肢)及绕颈(体、肢)的圈数,对于脐带的缠绕、打结等也能直观地显示,并能帮助判断脐带有无过长或过短等现象。

脐带打结在临床上应着重与假性脐带打结相鉴别,后者常表现为一团脐带的堆积。三维超声彩色多普勒血流成像可显示脐带血流的方向,并准确识别脐带各段之间的空间位置关系,有可能对脐带打结的诊断提供重要帮助。

脐带绕颈可分为两型:A 型,脐带环绕胎儿颈部 360°,胎盘端(与胎盘相连的一端)穿行于脐带端(与腹壁相连的一端)之上,此型多可自行松解;B 型:脐带环绕胎儿颈部 360°,脐带端穿行于胎盘端之上,此型多不能自行松解。三维超声显示的血管段更长,能显示各段脐带间的空间叠加关系,可帮助判断脐带绕颈的有无及鉴别上述二种脐带绕颈,为临床上治疗方案的制定提供帮助。

三维超声整体显示脐带-胎儿循环能帮助判断脐动脉在胎儿体内及体外的走行,准确地诊断单脐动脉。

经皮脐血采样及胎儿输液:三维超声准确识别脐带与胎盘的连接部位对上述介入性操作可提供帮助。

2. 胎盘　三维超声可从不同的方向观察胎盘,能帮助了解胎盘的大小、厚度、钙化程度、血管分布及血供情况,对前置胎盘或胎盘早剥的诊断可提供帮助。三维超声测量胎盘的容积可帮助判断有无胎盘过大或过小。

帆状胎盘和边缘性脐带连接:帆状胎盘时脐带连接于胎盘的膜部,与胎儿宫内发育迟缓、先天性畸形、早产、血管先露等有关。边缘性脐带连接定义为脐带连接部位距离胎盘边缘 2cm 以内,可能与胎儿低体重及早产有关。三维超声能直观显示脐带与胎盘间的连接关系,准确判断脐带与胎盘边缘的距离,可望对这两种病变的诊断提供帮助。

三维超声多普勒血流成像可直观显示胎盘的血流灌注情况,帮助判断有无胎盘梗死及植入性胎盘。

(九)社会心理

胎儿的三维超声成像还有重要的社会心理学意义。母亲看到胎儿在宫内的直观形态可消除焦虑心理,增强母亲与胎儿间的情感联系,使胎儿在宫内有一个良好的生长环境。

七、三维超声在介入性操作中的应用

二维超声是临床最常用的引导介入性操作的影像工具,但应用中仍然存在一些局限性,主要如下:

1. 二维超声显示方式为断面显示,在确定针尖在病灶内的准确位置时需要丰富的经验,需要反复小范围侧动探头方能判断针尖是否达到预期位置,在初学者易导致信心不足,延长操作时间;

2. 由于探头的声束厚度效应,可将位于病灶外的针尖,显示为在病灶内部,或将偏离预期位置的针尖错误地显示在预期位置,在病灶较小时尤为明显;

3. 由于探头方向的限制,某些角度的回声信息不易获取,从而影响操作者对空间位置关系的判断,如病灶整体与周围重要脏器结构间的相互关系等。

超声引导经皮肝癌消融是介入性操作之集大成者,下面以三维超声在肝癌消融中的应用价值为代表说明三维超声在介入性操作中的用途。

超声引导经皮肝癌消融是一个复查的过程,涉及诸多环节:

(一)术前计划

消融前的规划是一个繁复的程序,术前计划

的主要依据是一系列要素，如肿瘤大小、部位、数目、形态以及与周邻结构的关系等，以上要素一般通过影像学方法如 CT、MR 等获取；3DUS 在此过程中可发挥着更重要作用。

在术前计划方面，3DUS 主要发挥以下作用：

1. 精确计测肿瘤体积　肿瘤直径的些微增长即可导致肿瘤体积的显著增加，而肿瘤消融需要在一个三维空间范围内对肿瘤进行灭活，因此精确计算肿瘤体积更有利于术前计划。临床上单针单点 RFA 消融体积基本恒定，精确计算肿瘤体积能大致知晓需要穿刺的针数及需要消融的点数。3DUS 的自动体积测量方法非常准确，而且测量过程简单、重复性高。计算过程多由 3DUS 虚拟器官计算机辅助分析（Virtual organ computer-aided analysis，VOCAL）模块实现，它能自动勾画出肿瘤边缘并计算出肿瘤体积。

部分浸润性生长的肿瘤或等回声肿瘤在灰阶超声上边界显示不清晰，借助造影技术能清晰勾画肿瘤边界，此时采用 3DUS 与超声造影技术相结合，能更准确获得肿瘤体积数据。

2. 准确勾画肿瘤形态　术前了解肿瘤的形态对适形消融肿瘤非常重要。肿瘤形态包括两方面的内容：一方面是拟进针扫查断面与肿瘤长轴的空间关系，同时包括短轴方向上的形态。肿瘤长轴与进针断面不一致时，往往需要在不同肋间多点布针。另一方面是肿瘤形态规则与否。对肿瘤不规则的部分，常需要针对不规则突出部分额外给予补充消融。

三维超声 VOCAL 功能除了能准确计算肿瘤体积外，另外一个重要功能是能准确勾画出肿瘤立体形态，反映肿瘤形态规则与否、肿瘤长轴与进针断面的关系，帮助制订布针计划及判断有无必要调整进针方向。

3. 模拟安全边缘　射频消融常规要求消融肿瘤及肿瘤周围 $0.5 \sim 1.0cm$ 的肝组织，后者即所谓的安全边缘。术前规划时应充分考虑由于增加安全边缘对整个消融范围的影响。三维超声 VOCAL 功能除了前述能精确计算肿瘤体积外，同时提供了模拟安全边缘的功能。

4. 判断拟消融病灶空间位置关系　了解拟消融病灶与周围结构的位置关系对制定消融方案有重要意义，能避免损伤周围重要结构如胆管、胃肠、胆囊、大血管等。利用多平面成像，3DUS 可从多个角度判断肿瘤与周邻结构的空间关系。

当中 X 平面为图像采集时的切面，Y 平面是与 X 平面相交的纵切面，Z 平面则是与探头表面平行的平面（也称为冠状面或 C 平面）。当中 Z 平面是常规超声检查无法得到的断面，对判断结构间的空间关系有重要帮助。

（二）引导布针

1. 引导方法　目前三维超声在肝癌导向中的应用主要有两种方法：第一种是用普通穿刺探头引导进针后，再用 3DUS 来确认针尖位置。第二种方法是在三维容积探头上安装穿刺架，穿刺针紧贴探头，便于准确刺入目标。近年来，由于计算机处理技术的进步，可直接在实时三维超声引导下引导穿刺针循穿刺引导线穿刺靶目标。

2. 穿刺针确认　穿刺针在进入目标位置后，3DUS 多选用多平面成像方式来确认针尖位置。借以全方位观察感兴趣区的空间关系，判断穿刺针是否达到术前预设置的布针位置。

可扩展的多电极射频针，在普通二维超声因断面显像的特性无法显示针具在肿瘤内部展开的立体形态，多数仅能在一个切面显示多电极射频针的 $2 \sim 3$ 支电极；对此 3DUS 能直观显示扩展射频电极针的立体形态以及电极针展开后覆盖的范围与肿瘤的关系。

3. 布针　Xu 等的初步临床应用发现在 91% 的穿刺操作中，3DUS 提供了更丰富的空间信息。在 $15\% \sim 45\%$ 的穿刺操作中，3DUS 发现射频针布设的位置不尽合理。在 59% 的操作中，操作者的信心水平能得到提高。在 38% 的操作中，3DUS 更准确地描绘了射频针与周围重要结构的位置关系。

三维超声也可以与影像导航等技术结合，用于消融的引导和布针等操作。对于较大病灶，在需要多点穿刺多点布针时，前次消融产生的高回声团会干扰后续治疗。采用影像导航与三维超声结合的技术，可在屏幕一侧显示治疗前的病灶三维图像，另一侧显示实时治疗图像。两者通过磁场空间定位系统匹配并同时随探头移动而变换图像，可避免高回声团的影响，实现精确布针（图 7-4-9）。

（三）消融过程监测

射频电极针到达靶目标并开始实施消融后，实际临床应用中有时需要调整电极针位置或初步

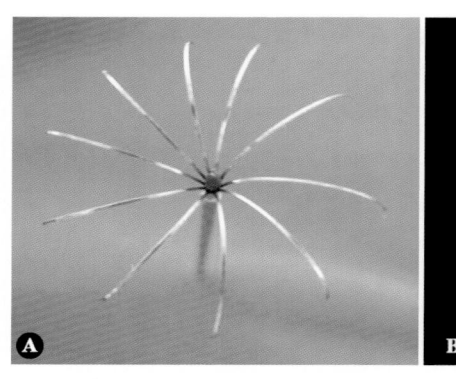
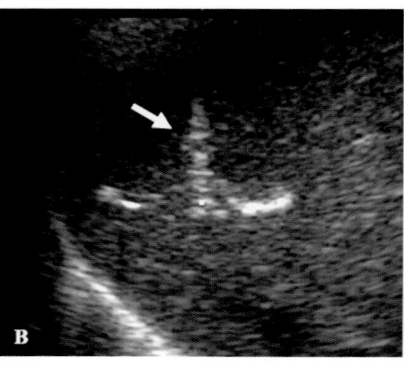
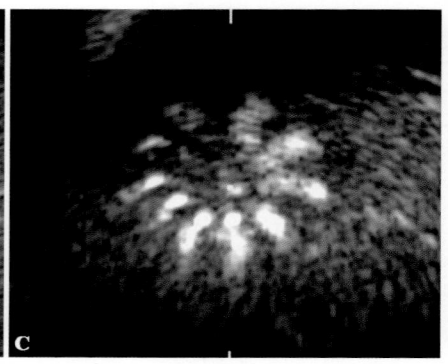

A. 体外电极针形态；B. 二维超声显示电极针；C. 三维超声显示电极针，清楚显示子针的形态

图 7-4-9　多电极射频针

判断消融后的范围。射频消融后产生的高回声汽化团尽管并不能真实反映实际消融范围的大小，但仍然可用于初步判断消融范围。一般要求高回声团能完全覆盖肿瘤。3DUS 一方面可实时观察不同的断面上高回声汽化团在三维空间上的分布，了解高回声团是否完全覆盖肿瘤；另一方面也可以在高回声最明显时，运用 3DUS 自动体积测量功能测量高回声团的体积，与术前需要消融的体积（包括肿瘤及安全边缘）对照，初步判断消融范围是否足够、是否需要追加消融。

（四）局部疗效评价

尽管实时超声造影在判断射频消融后局部疗效方面具有与增强 CT 或 MRI 类似的能力，在技术上普通的二维实时超声造影仍存在局限性：增强 CT 或 MRI 随着技术的进步可在短暂的屏气间获得整个肝脏的容积数据库，之后逐层显示消融区域的血供情况，而实时超声造影则因动脉期持续时间较短往往来不及全方位观察消融区的血流灌注情况，因此可能出现漏诊导致假阴性，对体积较大病灶尤其明显。此外，增强 CT 或 MRI 在获取容积数据库后，能重建出不同角度的图像，对消融灶做任意方向的观察，而实时超声造影难以达到这一要求。

3DUS 与实时超声造影技术的结合能克服上述二维超声造影的局限性。先进的高端仪器上已具备快速三维或甚至实时 3DUS 的功能，能在极短的动脉期内捕捉到消融灶的全部血供信息，并以断层超声成像或立体重建的模式显示出来。当中 TUI 成像方式类似 CT 或 MRI，能逐层显示消融区的血供状况，完全能满足临床需要（图 7-4-10）。

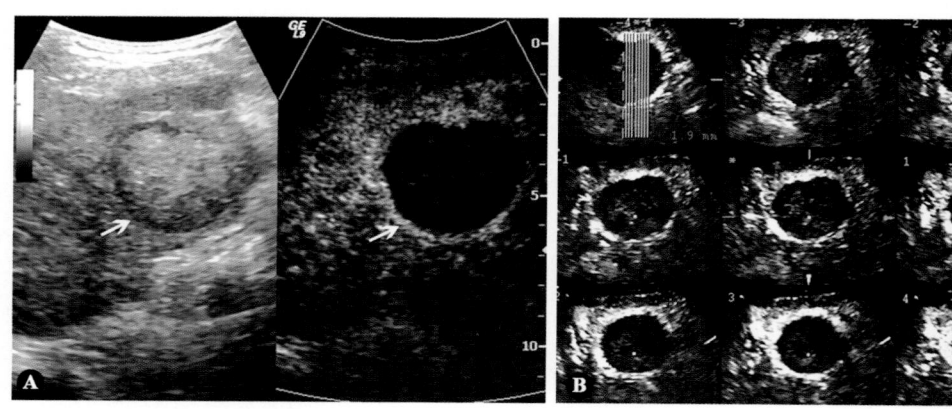

A. 二维超声显示为肿瘤呈强回声，周边见弱回声带；超声造影动脉期显示消融灶周边呈薄环状增强，内部呈无增强；B. 三维超声造影 TUI 模式逐层显示消融灶周边环状增强形态，呈球状，周边在各层面均显示均匀的高增强环，为消融后肿瘤周边充血水肿表现

图 7-4-10　肝癌消融后充血性改变

对部分乏血供的肝癌患者，不能应用以上模式判断消融是否完全。此时判断消融区的形态及准确测量消融灶的体积，能帮助我们判断消融区域是否具备足够的安全边缘、消融体积是否大到足以覆盖原有肿瘤。超声造影下 3DUS 虚拟器官计算机辅助分析（VOCAL）模块兼具上述两项功能，在判断局部疗效方面也能发挥重要作用。在超声造影状态下，完全坏死区域在各个时相都表现为无增强，与周边肝实质形成鲜明对比。此时 3DUS VOCAL 功能能自动勾画出消融灶的形态，并计算出体积，整个过程耗时短，可方便得出结果。

八、其他领域

（一）血管的三维超声成像

三维超声除可帮助判断血管畸形的部位、类型外，还可判断血管狭窄、狭窄程度、分级和斑块体积的大小。有作者提出了一种新的定量方法用于预测斑块的发生、发展，即通过三维彩色血流多普勒的三维空间血流速度分布，计算动脉内膜层的剪切力分布情况，内膜剪切力可通过血管内膜表面上每一点的速度阶差而算出，剪切力的大小可用于预测斑块发生、发展的可能性。

血管内三维超声可将采集到的图像信息经处理后得到血管长轴方向上重新格式化后的断面图像（Reformated image）或容积重建后的三维图像。前者类似血管造影的图像，可显示血管壁上斑块的长度、范围、深度及斑块下的病变，可用于评价和监测血管内的介入性操作。后者可显示血管内壁的细微结构特征及管腔的全貌。对血管造影不能显示的早期动脉粥样硬化，三维血管内超声可发现斑块的位置、形态和大小。三维超声测量斑块的大小能动态观察药物治疗、控制饮食或介入性操作后斑块的变化。三维超声并可帮助判断斑块的成分，这一信息对选择何种介入性治疗方法和引导介入操作十分重要。有报道钙化的斑块在做球囊扩张后发生剥离的长度、范围均较未钙化的斑块大。冠脉旋切手术时，内膜下弥漫性钙化的病例术后并发症更多。三维超声可清晰显示拟扩张节段内斑块钙化的长度、深度和范围。三维超声并可监视旋切的深度和角度，监测支架植入后是否均匀一致的扩张，支架与管壁间是否留有空隙，并可帮助选择支架的大小和类型。

（二）盆底三维超声

使用腹部容积探头经会阴扫查盆底，能直观观察盆底功能解剖、盆底肌肉和盆底平面结构，测量逼尿肌厚度、静息状态下膀胱颈位置、Valsalva 动作时膀胱颈位置、尿道旋转角度等参数，为妇科泌尿学与盆底重建外科提供参考信息。

（徐辉雄　柳建华）

第五节　临床价值

与二维超声相比较，三维超声的主要优势在于以下几点：

1. 三维超声只需一次扫查即可形成三维图像，超声回声信息及每帧图像的位置信息均可由计算机精确控制及记录，因此解剖结构间的位置关系更明确。而二维超声常需对感兴趣区做反复多次扫查，将得到的一系列二维图像图像在脑中重组后才可形成其三维图像，这一过程受操作者的因素影响较大，耗时，并存在观察者间变异。

2. 常规二维超声观察方向受限，由于病变处解剖位置或体位的限制有时不能显示某一方向的回声信息，而三维超声可从任意角度对感兴趣区进行观察。

3. 二维超声在连续观察、监测治疗效果时的应用受到一定程度的限制，因为不能保证前后多次获得的平面是同一断面的图像；而三维超声可得到前后两次的容积数据库资料，信息量更丰富，提高了评估的效果。

4. 三维超声提供了多种成像方式，能充分利用采集得到的图像信息。多平面成像方式可从任意角度显示感兴趣结构。三维超声表面或透明成像只需一幅图像即可得到二维超声需多幅图像才能得到的信息，且更为直观。而二维超声只能显示断面图像。

5. 可在患者离开后，对图像资料再次复习或重新成像，因此可缩短检查时间、减轻患者的不适感。

6. 三维超声测量脏器的径线或容积（或体积）更准确。

7. 远程会诊时，三维数据库的传送可使超声医学专家从不同的角度对感兴趣区进行观察，并能通过旋转改变感兴趣区的位置，如同实时扫查感兴趣区。

三维超声作为一种新的成像方法是建立在二维超声基础之上，因此三维超声的目的不是替代二维超声，而是作为二维超声的补充，正如超声造影、弹性成像、彩色多普勒超声等不能替代二维超声一样。三维超声目前在心脏、妇科、产科、评估肿瘤介入治疗后疗效等方面有确切价值，在部分病例能提供更多诊断信息、增强诊断信心，甚至于改变二维超声的诊断结果。三维超声是超声医学发展的重要一环，是超声医学走向精细化和定量化的必然步骤。

（徐辉雄）

参考文献

［1］ 王新房. 静态结构及动态三维超声成像临床应用展望. 中国超声医学杂志，1995，11：260-261.

［2］ 王连生，王新房，李治安，等. 膀胱肿瘤的二维及三维超声观察. 中华超声影像学杂志，1997，6：228-230.

［3］ 张青萍，周玉清，乐桂蓉，等. 静态结构三维超声成像临床应用研究. 中华超声影像学杂志，1998，7（1）：3-6.

［4］ 徐辉雄，张青萍，周玉清. 三维超声成像在肝胆疾病中的应用. 中国超声医学杂志，1998，14（12）：39-41.

［5］ 柳建华，张青萍，周玉清，等. 静注新型声学造影剂三维重建肿瘤血管的实验研究. 中华超声影像学杂志，1999，8（4）：240-242.

［6］ 徐辉雄，张青萍，周玉清. 静态结构三维超声表面成像技术的临床应用探讨. 中国超声医学杂志，1999，15（4）：254-256.

［7］ 徐辉雄，张青萍，周玉清. 三维超声透明成像技术的临床应用探讨. 中国超声医学杂志，1999，15（6）：412-417.

［8］ 徐辉雄，张青萍，乐桂蓉，等. 三维超声成像在产科的临床应用价值. 中华超声影像学杂志，1999，8（6）：330-332.

［9］ 徐辉雄，张青萍，肖先桃，等. 应用三维超声成像评价胎儿面部结构的临床价值. 中国超声医学杂志，2000，16（5）：342-346.

［10］ 徐辉雄，张青萍，肖先桃，等. 中晚期妊娠胎儿体表结构的三维超声成像. 中国超声医学杂志，2000，16（10）：787-790.

［11］ 徐辉雄，张青萍，肖先桃，等. 正常中晚期妊娠胎儿脊柱和胸廓结构的三维超声成像. 中华超声影像学杂志，2000，9（5）：308-310.

［12］ 徐辉雄，张青萍，肖先桃，等. 三维超声成像在产前诊断中的初步临床应用. 中国超声医学杂志，2001，17（1）：64-66.

［13］ 徐辉雄. 腹部三维超声成像. 见：吴乃森主编. 腹部超声诊断与鉴别诊断学. 第2版. 北京：科学技术文献出版社，2001：529-544.

［14］ 徐辉雄，张青萍，肖先桃，等. 三维超声成像伪像类型及成因分析. 中华超声影像学杂志，2001，10（7）：424-426.

［15］ 徐辉雄，张青萍，吕明德，等. 三维彩色多普勒血流成像在产科的初步应用. 中国超声医学杂志，2002，18（4）：299-302.

［16］ 徐辉雄，吕明德. 三维超声成像伪像：成因及对策. 中华医学超声杂志（电子版），2004，1（5）：199-201.

［17］ Xu HX, Zhang QP, Lu MD, et al. Comparison of two-dimensional and three-dimensional sonography in evaluating fetal malformations. J Clin Ultrasound, 2002, 30（9）：515-525.

［18］ Xu HX, Lu MD, Zhou YQ, et al. Three-dimensional gray scale volume rendering of the liver: preliminary clinical experience. J Ultrasound Med, 2002, 21（9）：961-970.

［19］ Xu HX, Liu L, Lu MD, et al. Three-dimensional power Doppler imaging in depicting vascularity in hepatocellular carcinoma. J Ultrasound Med, 2003, 22（11）：1147-1154.

［20］ Xu HX, Yin XY, Lu MD, et al. Usefulness of three-dimensional sonography in procedures of ablation for liver cancers: initial experience. J Ultrasound Med, 2003, 22（11）：1239-1247.

［21］ Xu HX, Yin XY, Lu MD, et al. Estimation of liver tumor volume using a three-dimensional ultrasound volumetric system. Ultrasound Med Biol, 2003, 29（6）：839-846.

［22］ Xu HX, Lu MD, Xie XH, et al. Treatment response evaluation with three-dimensional contrast-enhanced ultrasound for liver cancer after local therapies. Eur J Radiol, 2010 Oct, 76（1）：81-88.

［23］ Xu HX, Lu MD, Xie XH, et al. Three-dimensional contrast-enhanced ultrasound of the liver: experience of 92 cases. Ultrasonics, 2009, （49）：377-385.

［24］ Gilja OH, Smievoll AI, Thune N, et al. In vivo comparison of 3D ultrasonography and magnetic resonance imaging in volume estimation of human kidneys. Ultrasound Med Biol, 1995, 21（1）：25-32.

［25］ Mohaupt mg, Perrig M, Vogt B. 3D ultrasound imaging-a useful non-invasive tool to detect AV fistulas in transplanted kidneys. Nephrol Dial Transplant, 1999, 14：940-943.

［26］ Elwagdy S, Samy E, Sayed M, et al. Benign prostatic hyperplasia: clinical benefits on three-dimensional ultrasound extended imaging（3D -XI）. International J Urology, 2008, 15：332-339.

［27］ Strasser H, Pinggera GM, Gozzi C, et al. Three-dimensional transrectal ultrasound of the male urethral rhabdosphincter. World J Urol, 2004, 22：335-338.

［28］ Kanao K, Kikuchi E, Nakashima J, et al. Three-dimensional ultrasonography in evaluation of benign prostatic hyperplasia. Int J Urol, 2004, 11：1087-1091.

[29] Zalesky M，Urban M，Smerhovsky Z，et al. Value of pow-
er Doppler sonography with 3D reconstruction in preopera-
tive diagnostics of extraprostatic tumor extension in clinical-
ly localized prostate cancer. Int J Urol，2008，15：68-75.

[30] Mitterberger M，Pinggera GM，Pallwein L，et al. The val-
ue of three-dimensional transrectal ultrasonography in stag-
ing prostate cancer. BJU Int，2007，100：47-50.

[31] Taylor LS，Rubens DJ，Porter BC，et al. Prostate cancer：
three-dimensional sonoelastography for in vitro detection.
Radiology，2005，237：981-985.

第八章　超声弹性成像技术概论

第一节　发展简史

软组织的硬度取决于它的分子组成及其微观和宏观有机结合情况。病理状态可能影响组织的弹性，如乳腺癌可能表现为一质硬的包块。因此，生物组织的硬度信息对于疾病的诊断过程具有重要的参考价值。临床触诊是最原始的检查组织硬度的方法，已延续了千百年，通过临床医师的触诊感觉，得到组织硬度的信息，从而协助判断病情发展阶段。标准的临床触诊是给予低频震动，来评估组织的硬度。虽然临床触诊简便实用，不受仪器设备条件限制，但受检查者临床经验、病灶大小、病灶深度等多种因素的影响。有时尽管病灶硬度发生了改变，但由于病灶较小或位置较深可能导致临床触诊的漏诊。目前传统影像学检查方法，如X线、超声、CT及MRI等可显示组织的解剖信息、血流特征等，但无法提供组织弹性信息。越来越多的研究试图通过MRI、超声以及其他的影像学方法来检测组织的硬度。近20余年，通过超声技术探测组织硬度的相关研究相对更为突出。

超声弹性成像最早于1989年在德克萨斯大学休斯敦医学院的实验室由Ophir带领着他的团队开始研发，1991年该团队提出超声弹性成像可以对组织的弹性模量分布进行定量估计和成像。

2002年日本Hitachi公司首先推出以外力压迫作为激励方式的超声弹性成像仪器，并逐渐推广应用。

1999年Catheline和Sandrin等提出瞬时弹性成像的概念，认为采用脉冲激励，使组织内产生瞬时剪切波，通过测量剪切波的速度来反映组织的硬度。2001年法国的Echosens公司研制出一种称为Fibroscan的一维瞬时弹性成像系统，2004年推出有瞬时弹性成像功能的超声仪器并应用于肝纤维化的无创评价。

Duke大学的Gregg Trahey和Kathy Nightingale团队自1993年就开始关于声辐射力脉冲成像技术（Acoustic Radiation Force Impulse, ARFI）的研究工作，2002年发表关于该技术的报道，认为给予组织一高能量的推动力，检测它所造成的剪切波速度，可以反映组织的硬度。2008年西门子公司将该技术加入到超声仪器中，并初步应用于软组织的硬度评价。

在2009年的RSNA会议上，SuperSonic Imagine公司推出了以检测剪切波反映组织弹性模量的产品Aixplorer，目前该产品已通过美国食品药品监督局（FDA）准入，正式进入美国市场，并于2011年进入了中国市场。该系统在应变来源上采用了马赫锥（Mach cone）技术；在信号接收上除了有用于灰阶成像的普通射频信号外，还有一个20 000帧/秒的超快速成像系统采集剪切波速度信息。

目前仍有多种超声弹性成像技术处于研究阶段，有许多弹性成像技术目前仅处于实验研究阶段，比如振动声成像等。

第二节　基本原理

超声弹性成像技术的基本原理是通过跟踪对组织施加一定压力前后的形变求解组织的硬度。自 1991 年 Ophir 等人提出超声弹性成像（ultrasounic elastography，UE）概念以来，超声弹性成像技术得到了迅猛发展并为临床医师广泛关注，已成为医学超声成像的一个研究热点。

一、基本术语

1. 弹性（elasticity）　凡物体受外力使其形状或体积改变，去除外力后可恢复其原有状态或体积者。

2. 作用力（force）　作用于物体的外力。

3. 弹力（elastic force）　物体内部产生恢复原态的力。

4. 应力（stress）　外力作用于物体，当作用力与弹力平衡时，弹性体各部所呈现的力。

5. 应变（strain）　外力作用于物体，产生形态或体积的改变。

6. 弹性限度（elastic limit）　物体去除外力后，能恢复其原态者其所加外力的最大强度。

7. 虎克定律（Hooke's law）　固体在弹性限度内，应变与应力成正比。

8. 弹性系数（modulus of elasticity）　弹性系数为一常数（κ），为应力与应变之比（应力/应变）。

9. 杨氏系数（即线性伸长系数）（Young's modulus）

杨氏系数＝应力/应变＝（F/A）/（ΔL/L）＝F·L/A·ΔL

其中：L—线原长，ΔL—伸长长度
　　　A—截面积，F/A—应力
　　　F—外力，ΔL/L—应变

10. 泊松比（Poisson's ratio）　长柱体上受力，而侧面自由态时，其横向相对缩短与纵向相对伸长之比，此为一比值，无量纲。

11. 纵波　纵波是质点的振动方向与传播方向同轴的波。传统超声检查如灰阶超声以及压迫性超声弹性成像均是利用纵波进行显像的。

12. 横波　质点振动方向与波的传播方向相互垂直的振动波称为横波，又称为剪切波。

二、超声弹性成像基本原理

超声弹性成像的基本原理是对组织施加一个内部（包括自身的）或外部的动态或者静态/准静态的激励。在弹性力学、生物力学等物理规律作用下，组织将产生一个响应，例如，位移、应变、速度的分布产生一定改变。利用超声成像方法，结合数字信号处理或数字图像处理的技术，可以估计出组织内部的相应情况，从而间接或直接反映组织内部的弹性模量等力学属性的差异。

超声弹性成像可大致分为血管内超声弹性成像及组织超声弹性成像两大类。

（一）血管内超声弹性成像

血管内弹性成像是利用气囊、血压变化或者外部挤压来激励血管，估计血管的运动即位移（一般为纵向），得到血管的应变分布，从而表征血管的弹性。血管内超声弹性成像技术是 Ophir 等在 1991 年提出的，它是一种对血管壁和动脉硬化斑局部力学特性进行的成像技术。万明习等以血管超声成像为基础的血管壁弹性显微成像试验，在世界上首次获得了实际血管壁真正意义上的横断面弹性显微图像，将血管力学实验研究推进到了二维或三维亚毫米微结构层次。血管弹性成像可用于估计粥样斑块的组成成分、评价粥样斑块的易损性、估计血栓的硬度和形成时间，甚至观察介入治疗和药物治疗的效果，具有重要的临床价值。

（二）组织超声弹性成像弹性

有关组织超声弹性成像的技术较多，2015年，世界医学与生物学超声联合会制定的《超声弹性成像临床应用指南和推荐》中将应用于组织超声弹性成像的技术分为应变弹性成像和剪切波弹性成像二大类：

1. 应变弹性成像（strain imaging）

应变弹性成像采用的组织激励方法包括机械

施压（含生理性施压如血管搏动或呼吸运动等）和声辐射力脉冲，沿着探头的纵向（轴向）给组织施加一个微小的作用力，由于各种不同组织（包括正常和病理组织）的弹性系数（应力/应变）不同，在加外力或交变振动后其应变（主要为形态改变）也不同，收集被测体某时间段内的各个信号片段，利用复合互相关（combined autocorrelation method，CAM）方法对组织被激励前后反射的回波信号进行分析，估计组织内部不同位置的位移，从而计算出变形程度，再以灰阶或彩色编码成像。

目前，已研制成的超声弹性成像仪是以原有的超声彩色成像仪为基础，在设备内部设置可调的弹性成像感兴趣区（range of interesting，ROI），比较加压过程中 ROI 内病变组织与周围正常组织之间的弹性（即硬度）差异。应变弹性成像所反映的并不是被测体的硬度绝对值，而是与周围组织相比较的硬度相对值。评估指标包括定性评分、应变率比值、EI/B 比值（弹性图病灶长径或宽径或面积/二位灰阶图病灶长径或宽径或面积）。

采用手法加压法人为影响因素较多，产生的应变与位移可因施加压力的大小不同而不同，也可因压、放的频率快慢而不同。

2. 剪切波弹性成像（shear wave imaging）

有研究表明，组织的弹性模量可以与剪切波速度建立换算关系，即 $E=3\rho c^2$，其中 c 为剪切波速度，ρ 为组织密度，E 为组织的弹性模量。基于以上理论，Sandrin 等于 2002 年创立了剪切波速度成像系统。按检测指标或显示方式不同将其分为点式剪切波速度测量（包括瞬时弹性成像）和剪切波速度弹性成像。

瞬时弹性成像是利用脉冲激励，使生物组织内产生瞬时剪切波，使用帧频高达 10000 帧/秒的超快速超声成像系统采集射频数据，采用互相关方法来估计组织位移，从而得到剪切波在组织内的传播情况，其速度与组织弹性模量具有显著相关性。该技术具有无痛、无创、无并发症、价格便宜、临床应用方便、检查速度快等优点，检查时不依赖于操作人员，重复性好，可用于无创诊断肝纤维化，监测肝脏疾病的发展，还可用于评价抗病毒疗法或抗纤维化疗法。但该技术仅为无二维切面成像功能，不能精确定位；影响因素多，

受肝脏大血管、胆囊等非目标结构干扰；检测深度有限，且肥胖、腹水、肋间隙过窄者无法检测。

剪切波弹性成像是 1996 年 Sarvazyan 和 Emelinov 等人提出的，他们利用调制的聚焦超声波束在生物黏弹性组织内产生声剪切波，使组织发生形变，由于聚焦区外辐射力迅速衰减，剪切波只局限于组织内部区域。因此，通过检测剪切波传播进行组织弹性估计，可消除边界条件的影响，简化弹性重构过程。它的主要优点是可方便地利用聚焦超声波束的辐射力在深部生物组织局部区域内产生剪切波，并且利用剪切波传播距离有限的性质，解决生物组织弹性重构边界条件的统一问题，降低组织弹性重构的复杂程度，并可近似统一不同生物组织的弹性重构方法。

剪切波速度成像能够较准确地提供组织的定量弹性信息，但是也有其自身不可避免的缺点。首先，由于探头本身的振动及内脏器官可以发生相对位移，而它可以影响波速的准确测量，虽然 Sanrin 等对这种影响进行了校正，但是实际应用中可能造成的误差不可预知；其次，剪切波的衰减在腹水及肥胖的患者中仍然难以避免，从而限制了其应用范围；另外，脏器内部的大血管将有可能导致错误的结果。

此外，1998 年 Fatemi 和 Greenleaf 在《Science》杂志发表论文提出了超声激发振动声谱成像，后来被称为振动声成像（vibration sonoelastography）。超声振动声成像是一种目标对定点动态辐射力产生力学响应的弹性成像方法。该方法用两束有微小频差的共焦超声波聚焦于生物组织内部某处，使共焦区组织受到一交变辐射力作用而振动，从而向外辐射频率为微小差频的声波称为超声激发声发射，该信号包括共聚焦区组织的弹性信息和可用于听器接受的声衰减信息，将其信号用于成像就可以得到振动声图像。振动声成像的优点是它成像质量高，有良好的信躁比、对比度和横向分辨率，且无斑纹干扰，能同时反映组织声学性质的变化和组织弹性性质，成像原理简单，信号容易获取，灵敏度高。其缺点为成像速度慢，不利于实时检测，且不直接表示物体单个力学特性，仅是物体硬度分布的一个相对图像。目前研究还处于初始阶段，仅对离体组织有实验研究。随着研究的深入，它可能在肿瘤的早期检测、肿瘤的热疗和高强度聚焦超声治疗过程的检

测控制等方面发挥重要的作用。

第三节　操作方法

目前，由于超声弹性成像仪器生产厂家所采用的超声弹性成像技术不同，其检查方法也有所不同。下面以应变弹性成像为例介绍乳腺超声弹性成像检查方法。

1. 感兴趣区域的调节

目前，已经研制成的超声弹性成像仪以原有的彩色多普勒超声诊断仪为基础，在设备内部设置可调的弹性成像感兴趣区（ROI）。收集该ROI中因外力作用后局部应变率的改变，以＞25f/s的帧频取样，用CAM法形成弹性成像。CAM法属于相对的、比较的方法，也就是比较病变区与周围正常区之间的弹性（或硬度）差别，故ROI应调节至病变区面积的2～3倍以上。

2. 加压方法

目前，应用于临床的应变超声弹性成像多为手法加压。但手法加压法人为影响因素较多，可因施加压力的大小不同和因压、放的频率快慢而产生不同的应变与位移。为解决这一问题，不同厂家采用了不同的标识来代表压力与压放频率的综合指标，如日本HITACHI公司所开发的仪器在显示屏上有代表压力与压放频率的综合指标（数字1～7）显示，其中在2～4之间可较好地分辨组织的硬度，数字"1"表示外力指标过低，数字"5"以上表示外力指标过高，对组织硬度的反应均可能不准确。其他厂家也分别采用了以弹簧柱或波形反映压力和压放频率的综合指标。

3. 操作步骤

（1）常规实时二维灰阶超声检查：寻找病变区域；描述病变声像图特征；测量病灶大小（包括病灶最大直径、左右径、前后径、上下径等）。

（2）彩色多普勒血流显像检查：了解病变血供特征（可参照Adler分级描述血流分布特点），并进行频谱多普勒参数测定。

（3）超声弹性成像检查：根据病灶大小合理调节ROI范围，采用正确加压方法，细致观察，认真分析超声弹性成像图，对病变区"软""硬"度提出适当的评估。

4. 组织硬度超声弹性成像评估方法

由于各厂家采用了不同的色彩反映组织的相对硬度（如日立、GE、飞利浦等公司对相对硬度较小的组织以红色表示，相对硬度较大的组织以蓝色表示；而西门子、百胜公司则采用了与之相反的色标，即相对软的组织以蓝色表示，相对硬的组织以红色表示），因此，乳腺超声弹性成像图评估的方法也不尽相同。以采用日立技术的乳腺超声弹性成像检查为例，目前，国内外多参照日本筑波大学植野教授提出的弹性成像评分5分法进行评估。其标准为：

1分：肿瘤全体发生变形，图像显示为绿色（图8-3-1）。

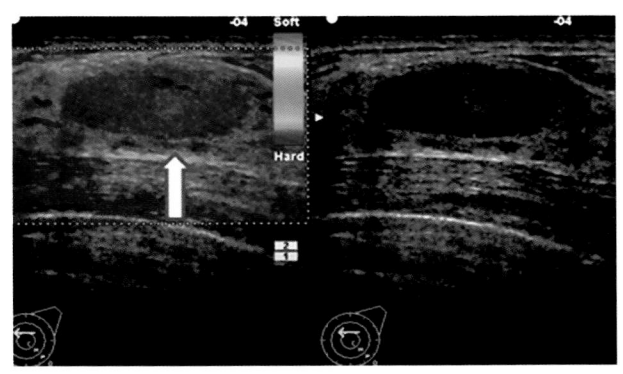

左为超声弹性成像图，肿瘤范围均显示为绿色（箭头所指），手术病理为纤维腺瘤

图8-3-1　超声弹性成像评分1分

2分：肿瘤大部分发生变形，但小部分没有变形，图像显示为绿色和蓝色混杂，以绿色为主（图8-3-2）。

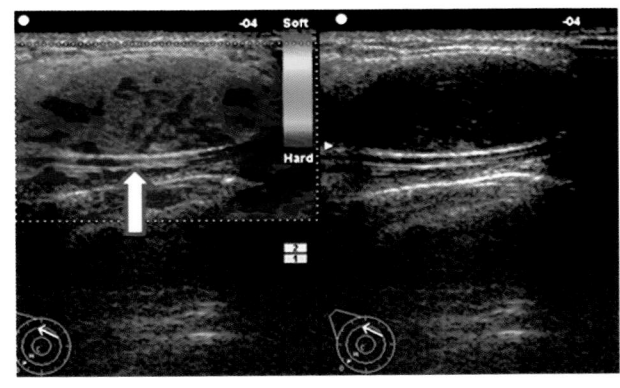

左为超声弹性成像图，肿瘤范围内显示为绿色与蓝色混杂，以绿色为主（箭头所指），手术病理为纤维腺瘤

图8-3-2　超声弹性成像评分2分

3分：肿瘤边界发生变形，中心部分没有变形，图像显示病灶中心为蓝色，病灶周边为绿色（图8-3-3）。

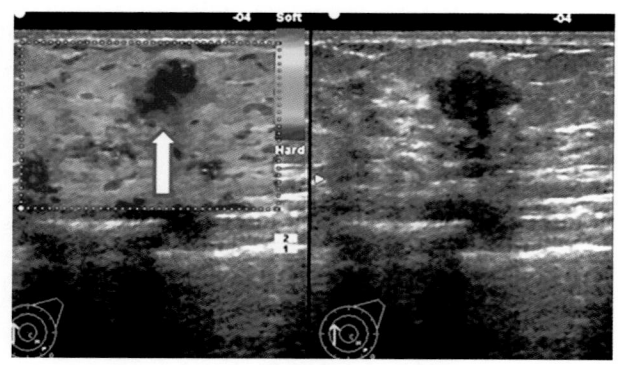

左为超声弹性成像图，显示肿瘤中央为蓝色，周边为绿色（箭头所指），手术病理为导管内乳头状瘤

图 8-3-3　超声弹性成像评分 3 分

4分：肿瘤全体没有变形，图像显示病灶整体为蓝色（图8-3-4）。

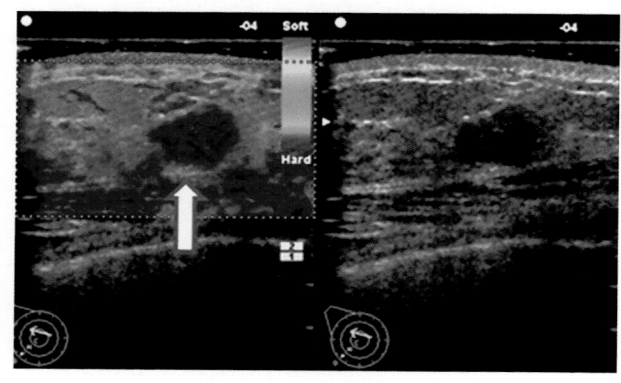

左为超声弹性成像图，肿瘤范围内整体显示为蓝色（箭头所指），手术病理为浸润性导管癌

图 8-3-4　超声弹性成像评分 4 分

5分：肿瘤全体和周边组织都没有变形，图像显示病灶和周边组织为蓝色（图8-3-5）。

目前，临床上多以实时组织弹性成像评分4分以上考虑为恶性（图8-3-4，图8-3-5），3分以下考虑为良性病变（图8-3-1~图8-3-3）。

第四节　应用目的

常规超声发现病灶是由于病灶与周围组织的

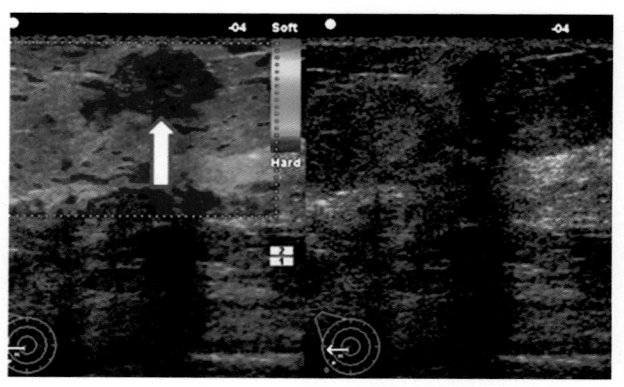

左为超声弹性成像图，肿瘤及周边组织均显示为蓝色（箭头所指），手术病理为浸润性导管癌

图 8-3-5　超声弹性成像评分 5 分

声阻抗不同，通过超声图像上的灰阶差异表现出来。但临床工作中也有病灶与周围组织回声一致的情况，或者良恶性病灶超声表现一致的情况。由于生物组织的弹性模量或硬度依赖于其分子组成以及相应的微观组织结构，与其生物学特性紧密相关，病变组织和正常组织往往存在弹性模量或硬度的差异，因此，如果能够检测病灶的硬度——提供一个新的病灶固有的信息，可以增加超声医生的诊断信心。该技术在良恶性疾病的鉴别、肿瘤消融治疗监控等方面具有广阔的应用前景。

目前，组织超声弹性成像主要用于以下几个方面：（1）鉴别肿瘤的良恶性：组织超声弹性成像可有效鉴别肿瘤良恶性，对于恶性肿瘤诊断具有较高特异性和敏感性。目前广泛应用于乳腺、前列腺、甲状腺等小器官。尤其在乳腺疾病方面研究更为深入，技术更加成熟。研究表明超声弹性成像诊断乳腺恶性肿瘤的敏感性、特异性、准确性和阳性预测值分别为 48.3%、95.6%、77.0%、87.5%。（2）早期发现恶性肿瘤：Pesavento 通过 260 例前列腺癌病人的研究表明，弹性成像能够获得 76% 的灵敏性和 81% 的特异性，而普通超声显像只能获得 34% 的灵敏性。（3）了解恶性病灶大小、范围：有研究表明，超声弹性成像能更准确反映病灶大小。（4）评估疗效：①监测高强度聚焦超声及射频消融治疗：由于高强度聚焦超声或射频消融治疗的热损害形成过程中，组织的弹性模量也将改变，因此可以监测治疗过程及评价治疗效果；②评估乳腺癌新辅助化疗疗效。（5）肝纤维化分期。（6）动脉粥样硬化斑块早期诊断。

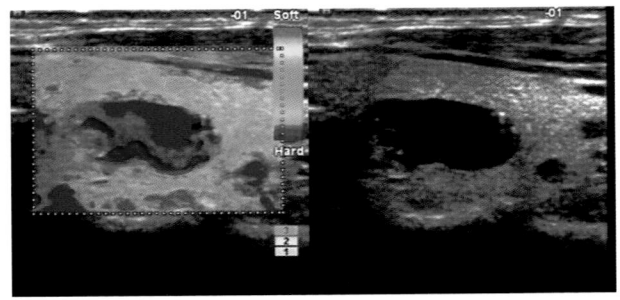

图 8-5-1　甲状腺结节弹性成像 0 级，结节表现为红、蓝、绿三色相间

第五节　临床价值

一、超声弹性成像在乳腺病变诊断中的应用

详见本书第二十一章第二十八节。

二、超声弹性成像在甲状腺疾病诊断中的应用

1. 病理基础

超声弹性成像能反映被测组织的弹性（即硬度）方面的信息，而组织的硬度与其内部病理结构密切相关。甲状腺恶性肿瘤的硬度大于良性肿瘤，这与其相应的病理学基础有关。病理学上甲状腺腺瘤大体切面示瘤组织富于胶质。镜下显示瘤细胞可形成大小不一的腺泡，腔内含有多少不等之胶质，因此其硬度较小。而甲状腺乳头状癌镜下显示肿瘤呈乳头状生长，乳头分支多，间质有较多纤维和血管。同时，肿瘤间质内常可见钙化砂粒体。这些钙化在常规声像图上不一定能看到，但它增加了肿瘤的硬度。这些病理特点，有利于甲状腺的超声弹性成像检查。

2. 弹性图像硬度分级及诊断标准

目前，在应用超声弹性成像对甲状腺结节病变进行硬度分级标准不一，综合国内外文献，多数学者对甲状腺结节超声弹性成像采用了以下分级和诊断标准：依据结节在超声弹性图像中显示的颜色不同，将其分为 5 级：0 级，结节表现为红、蓝、绿三色相间（图 8-5-1）；Ⅰ级，结节与周围组织均呈均匀的绿色（图 8-5-2）；Ⅱ级，病灶区以绿色为主，周边或内部少许部分呈蓝色（图 8-5-3）；Ⅲ级，病灶区以蓝色为主，周边或内部少许部分呈绿色（图 8-5-4）；Ⅳ级，结节几乎完全为蓝色覆盖（图 8-5-5）。以 0 ～ Ⅱ级作为甲状腺良性结节的诊断标准，以Ⅲ～Ⅳ作为甲状腺恶性结节的诊断标准。

3. 临床应用价值

对 4468 例患者 5481 个结节弹性评分研究和 983 例患者 1063 个结节的应变率研究的 Meta 分析表明。超声弹性成像评分对鉴别甲状腺结节总

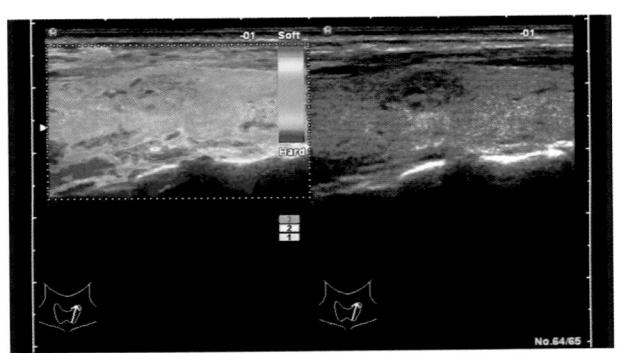

图 8-5-2　甲状腺结节弹性成像 Ⅰ 级，结节与周围组织均呈均匀的绿色

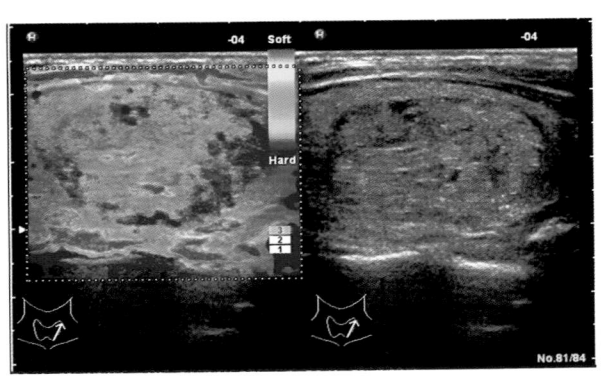

图 8-5-3　甲状腺结节弹性成像 Ⅱ 级，病灶区以绿色为主，周边或内部少许部分呈蓝色

敏感性和特异性分别为 79% 和 77%，弹性应变率对鉴别甲状腺结节总敏感性和特异性分别为 85% 和 80%，弹性评分和弹性应变率曲线下面积分别为 0.894 1 和 0.928 5。结果证实了超声弹性成像对甲状腺良恶性结节的鉴别具有较高的敏感性和特异性，有助于减少不必要的细针穿刺活检。周萍等应用超声弹性成像技术诊断甲状腺结节的性质，68 例患者 116 个甲状腺结节纵、横切面弹性图在鉴别甲状腺结节良、恶性时的敏感性、特

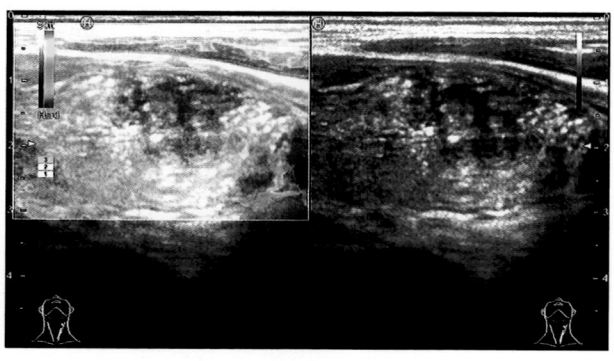

图 8-5-4 甲状腺结节弹性成像Ⅲ级，病灶区以蓝色为主，周边或内部少许部分呈绿色

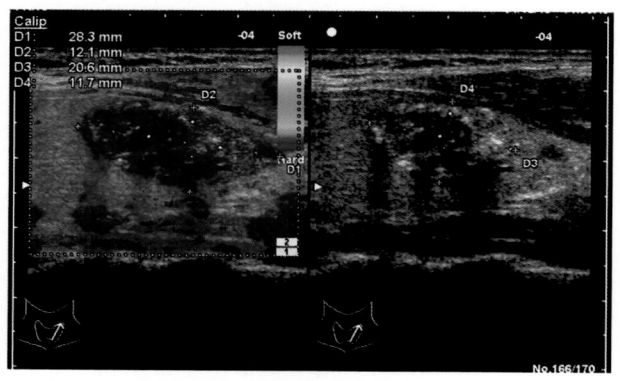

图 8-5-5 甲状腺结节弹性成像Ⅳ级，结节几乎完全为蓝色覆盖

异性、准确性分别为 100%、73.3%、76.7% 和 100%、72.3%、75.9%，两者间差异无统计学意义，但作者认为对于甲状腺下极的结节，横切面弹性成像可能更有价值。Asteria 等在对 67 个甲状腺结节的患者进行超声弹性成像检查，与病理结果进行对照，发现超声弹性成像在甲状腺结节良恶性的鉴别诊断中，灵敏性为 94.1%，特异性为 81%，准确性为 83.7%，但超声弹性成像对滤泡性甲状腺癌敏感性低。

Rago 等对 92 例甲状腺单发结节患者行超声弹性成像检查，弹性成像评分分为 1～5 级（1 级弹性最大，5 级无弹性）。全部患者通过外科手术切除或针吸细胞学检查以验证超声弹性成像诊断的准确性。结果表明，弹性成像为 1 级和 2 级共 49 例，全部为良性病变；3 级共 13 例，1 例为甲状腺癌，其余 12 例均为良性病变；4 级和 5 级共 30 例，全部为恶性病变，即弹性评分 4～5 级高度提示恶性病变，其敏感性为 97%，特异性为 100%，阳性预测值为 100%，阴性预测值为

98%。32 例经针吸活检尚无法确诊的患者中，有 7 例为甲状腺癌患者，其中 6 例（86%）弹性评分为 4～5 分，其余的 25 例良性病变则均为 3 分或以下。由此得出结论，UE 可作为甲状腺癌的一个辅助诊断方法，尤其是在细胞学检查结果不确定的情况下则更为重要。

Lin 等通过对 15 个研究共 1525 例患者的 1867 个甲状腺结节的剪切波（包括点剪切波和二维剪切波）弹性成像 Meta 分析表明，剪切波弹性成像诊断甲状腺恶性结节总敏感性为 84.3%，特异性为 88.4%，总受试者工作特征曲线下面积为 0.93。表明剪切波弹性成像对甲状腺结节良恶性鉴别诊断有较高价值。

通过对 56 项研究共 2621 个甲状腺恶性结节和 7380 个甲状腺良性结节 Meta 分析表明，应变弹性成像总的敏感性和特异性分别为 83% 和 81.2%，剪切波弹性成像总的敏感性和特异性分别为 78.7% 和 80.5%；应变弹性成像和剪切波弹性成像 ROC 曲线下面积分别为 0.885 和 0.842。应变弹性成像对甲状腺良恶性结节的鉴别诊断具有较高的诊断效能。

尽管超声弹性成像能较准确地评价甲状腺结节的相对弹性硬度，有助于甲状腺良恶性结节的鉴别。但病灶的位置、大小、感兴趣区周边正常组织范围过小等均会影响超声弹性成像评估甲状腺结节的准确性，且良恶性结节硬度有一定程度的重叠，特别是恶性结节的周围组织合并弥漫性病变、良性结节发生特殊类型病理改变或纤维化、钙化时。此外，超声弹性成像存在操作者依赖性、结果多变等局限性，实际操作中，仍需与常规超声结合进行综合判断，以提高准确性。因此，2015 版美国甲状腺学会（ATA）《成人甲状腺结节与分化型甲状腺癌诊治指南》仍仅对超声弹性成像表现出强烈的兴趣，而不做常规推荐。

三、超声弹性成像在前列腺疾病诊断中的应用

1. 病理基础

目前，影像学对前列腺癌的诊断，尤其早期癌的诊断仍不尽人意，穿刺活检仍是确诊的主要手段。由于肿瘤的组织密度大于周围的正常前列腺组织，因此可以应用超声弹性成像检测出硬度

更大的前列腺癌，使前列腺穿刺活检的靶向性更强，可以提高活检的阳性率，减少穿刺点，减轻患者的痛苦。

2. 临床应用价值

Konig 等对 404 例经直肠指检及 PSA 实验室检查可疑前列腺癌的患者实施经直肠超声探查，同时检查者通过手动的加压-减压操作完成实时组织弹性成像检查。弹性图中以不同的颜色标记不同弹性的组织：硬度最大的组织标记以黑色；中等硬度的组织则为红色；最软的组织为蓝色；介于中等硬度与最软组织之间则为黄色。全部病例均经组织学检查明确诊断。在 151 例（占37.4%）病理确诊为前列腺癌的患者当中，127例（占 84.1%）实时弹性成像表现为阳性，即局部组织硬度较周围组织大。Salomon 等对 439 个前列腺可疑病灶进行了弹性成像检查，其诊断前列腺癌的敏感性和特异性分别为 75.4%和 76.6%。

Sumura 等比较经直肠超声、经直肠弹性超声、MRI 对前列腺癌的诊断结果，弹性超声的检测率（20/27）优于其他方法。20 例癌组织与正常组织间可见红色晕带环绕，这一征象可能提示恶性病变。对前列腺前部的肿瘤和后部的肿瘤检测率接近，分别为 75.0%和 73.7%。然而，日本学者 Frauscher 等对前列腺癌进行超声弹性成像检查后得出其诊断的敏感性在前列腺的前部、中部和后部三个区域内分别为 94%、76%和 57%。对比前列腺和乳腺超声弹性成像，他们认为前者操作难度大，而且前列腺癌与正常组织间弹性模量差异本来就较小（ < 100kPa，乳腺则 >200kPa），因此效果相对较差。

四、超声弹性成像在肝脏疾病诊断中的应用

（一）在肝纤维化诊断中的应用

肝纤维化是肝组织对各种原因所致肝损伤的修复反应，表现为肝内细胞外基质增生与沉积。早期的肝纤维化患者在经过抗纤维化治疗后可发生逆转，所以对肝纤维化进行正确的分期将对疾病的诊断和治疗有很大的帮助。肝穿刺活组织检查虽然被认为是诊断肝纤维化的"金标准"，但其有明显的局限性。第一，肝穿刺活组织检查属于

有创性检查，可引起出血等并发症甚至危及生命，因而可重复性较低；第二，由于肝穿组织只占整个肝组织的 1/50000 以及纤维化分布不均匀，导致肝穿活检存在取样误差（10%～45%），也影响了其准确性；第三，病理观察者自身以及观察者之间存在的差异对纤维化分级和炎症分期也有很大影响。因此，许多研究者一直在寻找一种非侵入性的可重复应用的肝纤维化检测方法。近年来利用超声弹性成像技术测量肝组织硬度来评估肝纤维化的程度具有良好的应用前景，被认为是一种无创、快速、可反复应用的定量检测肝纤维化的方法。

1. 剪切波超声弹性成像的应用

当肝组织出现纤维化等病理改变时，组织的声界面阻抗差或者声散射系数变化并不明显，所以大量诊断肝纤维化的超声研究并未取得实质结果。然而，此时肝脏的弹性已发生变化，因为组织的弹性模量依赖于其分子组成以及相应的微观组织结构，若能观察到这种变化，就能得到肝纤维化信息。

Sandrin 等应用瞬时弹性成像 Fibroscan 系统，对 106 例丙型肝炎患者进行研究，其中 15 例用于研究弹性测量的可重复性（相同操作人员的不同次测量和不同操作人员的测量），91 例用于研究弹性模量与纤维化程度的关系（67 例有效）。结果瞬时弹性成像结果的可重复性高，不依赖于操作人员以及选择的声窗。瞬时弹性成像得到肝脏的弹性模量结果与纤维化阶段（F0，F1，F2，F3，F4）的相关性很好（偏相关系数＝0.71，$P<0.01$），且肝脏的弹性模量与炎症活动度及脂肪变性分级不相关。

Saito 等对 75 例丙型肝炎患者进行了研究，利用组织学得到的肝纤维化分期与瞬时弹性成像得到的肝脏弹性模量测量的相关性很好（$P<0.01$），F1、F2、F3 和 F4 四个纤维化阶段对应的弹性模量大小分别为 6.25、7.80、13.85 和 34.00kPa。利用 3 种血清学指标及血小板计数的方法进行对比研究，结果表明，血清学指标与纤维化分期的相关性不好；而血小板计数与纤维化分期也有明显的相关性（$P<0.01$），然而其偏差相对较大，该方法能够区分 F2 和 F3 阶段（$P=0.048$）以及 F3 和 F4 阶段（$P=0.020$），但是不能很好地区分 F1 和 F2 阶段（$P=0.068$）；而瞬

时弹性成像能够很好区分 F1 和 F2 阶段（$P = 0.009$）、F2 和 F3 阶段（$P = 0.018$）以及 F3 和 F4 阶段（$P < 0.01$），其显著性差异也比血小板计数好。

Ziol 等进一步对 327 例丙型肝炎患者（251 例有效）进行了临床研究。研究结果表明，瞬时弹性成像得到的肝脏弹性模量测量结果与纤维化分期高度相关（Kendall 相关系数 = 0.55，$P < 0.01$）。比较不同容积肝活组织标本的研究结果表明，大的肝活组织标本对应的弹性测量结果更好。容积较小的肝活组织样本，可能引起纤维化分期的错误，从而导致 Fibroscan 的效果可能被低估。根据 ROC 曲线和 jack-knife 正交校验，得到 F≥2、F≥3 和 F=4 阶段对应最佳的弹性模量值为 8.7、9.6 和 14.5kPa，并且具有很高的灵敏性和特异性，以及高似然比。临床结果表明，瞬时弹性能够很好地检测出严重纤维化（F≥3）或硬化（F=4）的患者，从而进行治疗，防止硬化的进一步发展；也可以识别出重纤维化（F≥2）的患者，从而进行抗病毒治疗。

Castera 等采用 Fibroscan（FS）、FibroTest（FT）和 APRI 两种生化指标对 183 例丙型肝炎患者进行了比较研究。结果 3 种方法的 ROC 曲线下面积在同一个数量级，Fibroscan 和 FibrTest 略好于 APRI；并且，将 Fibroscan 和 FibroTest 结合起来能够得到最好的效果，能够提高诊断的结果与活检结果一致的比例。结果表明，将 Fibroscan 和 FibroTest 结合起来，可以避免 183 位患者中 140 位（77%）的肝活组织检查；并且，由于肝活组织检查结果可能错误，Fibroscan 的效果还可能被低估。

Fibroscan 在评价肝硬化并发症及门脉高压方面，也有着独特的优势。Foucher 等分析 711 例慢性肝病患者（经病理证实肝硬化 95 例）的 Fibroscan 及相关资料，发现肝硬度测值与 Child 评分、临床参数（血管曲张、腹水、肝癌）及生化指标（血小板计数、凝血酶原时间等）均显著相关。Kazemi 等应用 Fibroscan 评价 165 例肝硬化患者预测食管静脉曲张程度，结果肝硬度测值与食管静脉曲张中度相关（r = 0.6）。研究结果提示，Fibroscan 检测可以减少 60% 的患者进行上消化道内镜检查。

Fibroscan 大约检查直径 1cm、长 2cm 的圆柱，容积大约占肝脏容积的 1%，至少是活检的 100 倍，其结果与活检相比更具代表性，且测量区域还可增至 4cm 长，从而进一步提高弹性测量的效果。与血清学指标或生化指标相比，瞬时弹性成像是对肝脏的物理参数的直接测量，不受肝外其他因素的干扰，由于是与血清学指标或生化指标完全不同的方法，它可以作为后两种方法的补充，从而更好地评价肝纤维化，避免活检。

Fibroscan 的缺点是难以对超重和肥胖的患者进行检查，因为脂肪组织将对低频剪切波和超声波产生强烈的衰减作用。目前的 Fibroscan 探头也不能用于肋间距太窄的患者。同时，肝脏内部的大血管将有可能导致错误的结果，因此诊断时需要避开大血管结构。另外，Fibroscan 不能对伴有腹水的患者进行检查，因为低频弹性波不能通过液体传播。

总之，瞬时弹性成像具有无创、无痛、无并发症的优点；由于采用超声系统，价格便宜，检查快速（<5min），方便实现床边和门诊的检查，且得到的结果客观，不依赖于操作人员，重复性好，不仅可用于无创诊断肝纤维化，还可用于监测肝脏疾病的发展，也可用于评价抗病毒疗法或抗纤维化疗法的效果。

然而，Fibroscan 是一种一维的瞬时弹性成像系统，测量的是感兴趣区域的平均弹性模量，而不是肝脏弹性模量的二维分布情况。基于超快速超声成像系统的二维弹性成像，可能能够提供肝纤维化诊断的更多信息。西门子公司推出的声脉冲辐射力成像技术（acoustic radiation force impulse，ARFI），其原理是通过探头对感兴趣区域发射低频推力脉冲波，组织受到作用力后产生纵向压缩和横向振动，利用超声技术演算出横向的剪切波速度值。由于剪切波速度与组织的弹性模量密切相关，因此，剪切波速度即可反映组织的硬度。Lupsor 等对 112 例慢性丙型肝炎患者在同一天内分别利用 ARFI 及瞬时弹性成像技术对其肝纤维化程度进行了评估，所有病例均通过肝穿刺活检证实，发现用 ARFI 技术得到的剪切波速度不仅与肝纤维化程度具有相关性（r=0.328，$P=0.014$），还与炎性坏死的活动性具有相关性（r=0.717，$P<0.0001$），但与脂肪肝不具有相关性（r=0.122，$P=0.321$）。随着肝纤维化程度的加重，剪切波速度的值也相应地增大，不同分期

的不同剪切波速度限值如下：（1.079±0.150）m/s（F0－F1），（1.504±0.895）m/s（F2），（1.520±0.575）m/s（F3），（2.552±0.782）m/s（F4），$P<0.0001$。不同肝纤维化分期的分界值为1.19（F≥1），1.34（F≥2），1.61（F≥3），2.00（F4）。对ARFI及瞬时弹性成像所测数据分别进行ROC曲线下面积分析对比：所得相应结果如下0.709：0.902，$P=0.006$（F≥1）；0.851：0.941，$P=0.022$（F≥2）；0.869：0.926，$P=0.153$（F≥3）；0.911：0.945，$P=0.331$（F4）。发现对于晚期肝纤维化分期的诊断准确度，ARFI技术与瞬间弹性成像相比差异没有统计学意义。

Abd El Rihim等对FibroScan的23个研究和APRI的20个研究进行Meta分析，结果表明，对Ⅳ期肝纤维化（肝硬化）患者，FibroScan总敏感性为83.4%，特异性为92.4%。而ARFI以剪切波速度1.5m/s为诊断截点，对Ⅳ期肝纤维化（肝硬化）患者总敏感性为66.5%，特异性为71.7%。各研究诊断截点的偏差被认为是一个重要影响因素。Bota等通过13个研究共1163例慢性的肝病患者的FibroScan和APRI研究的Meta分析表明，FibroScan无法获得可靠测值概率比ARFI高3倍（6.6% vs. 2.1%，$P<0.001$）。ARFI诊断显著纤维化（F>/＝2）总敏感性74%，特异性为83%，而FibroScan总敏感性为78%，特异性为84%；ARFI诊断肝硬化总敏感性为87%，特异性为87%；而FibroScan总敏感性为89%，特异性为87%。研究表明，两种技术诊断肝纤维化的价值无显著差异，但声脉冲辐射力弹性成像能获得可靠测值概率高于瞬时弹性成像。

2. 应变弹性成像的应用

除了瞬时弹性成像，弹性成像的技术还包括许多其他的方法，如应变超声弹性成像技术也可应用于肝纤维化的评价。

新一代应变超声弹性成像技术搭载了组织弥散定量分析功能，并提高了弹性成像信号采集的敏感性。单纯依靠患者自身心血管搏动能力形成的组织压缩进行成像，减少了手动施压的人为因素影响。不受肋间隙狭窄、腹水、脂肪变、肝萎缩等因素的限制。由于超声弹性成像和超声二维切面实时显示，对于病变位置的确认准确，并可

对大面积取样组织进行分析，减少了抽样误差。该技术利用软件对感兴趣区域进行解析，得到11个特征量，这11个特征量包括：相对应变值的平均值、相对应变值的标准差、解析区域蓝色面积比例、蓝色区域的复杂性、应变峰度直方图、应变偏度直方图、无机性、对比度、均等性、一致性、相关性。将这11个特征量进行多元回归方程计算，最终获得一个指数用于肝纤维化分期。

Friedrich-Rust等对79例病毒性肝炎肝纤维化患者进行临床研究，所有患者均获得病理组织学分期、应变弹性成像（实时组织弹性成像）的测量及相关血清学指标的测量并计算出天门冬氨酸氨基转移酶对血小板比值指数（APRI）。其结果显示：单独采用超声弹性成像对肝炎肝纤维化的弹性评分与肝纤维化分期呈正相关性，相关系数$r=0.48$，$P<0.001$。诊断的准确性用ROC曲线下面积表示，其F≥F2，ROC曲线下面积为0.75；F≥F3，ROC曲线下面积为0.73；F＝F4或者肝硬化期，ROC曲线下面积为0.69（此肝纤维化分期标准为Metavir分期）。单独采用APRI指数指标进行评估，其相应的ROC曲线下面积分别为0.87，0.88，0.88。结合超声弹性成像及APRI结果其相应的ROC曲线下面积分别为0.93，0.95，0.91。Kanamoto等对41例不同病因的肝纤维化患者进行术前超声弹性成像检查，并与病理结果进行比较，发现肝纤维化患者的弹性比值与肝纤维化分期也具有显著相关性，弹性比值越低，肝的纤维化分期越高，通过ROC曲线下面积分析，认为这种超声弹性成像技术较传统二维超声及彩色多普勒超声对严重肝纤维化分期的评估具有明显的优势。

（二）在肝脏局灶性病变诊断中的应用

超声弹性成像在肝脏局灶性病变诊治中的应用包括评分法、应变率比值测定法和剪切波速度测定三种方法。

1. 超声弹性成像评分法

国内张永寿等采用超声弹性成像图5分评分法对61例患者的68个肝脏肿瘤进行研究：1分，病灶与周边组织呈均匀的绿色；2分，病灶区绿蓝相间，以绿色为主；3分，病灶区蓝绿相间，以蓝色为主；4分，病灶中心为蓝色，周边为绿色晕环或病灶区完全为蓝色覆盖；5分，病灶区

完全为蓝色覆盖，且病变周围少部分组织也为蓝色。其中1～3分诊断为良性，4～5分诊断为恶性。同时进行了超声造影检查，并与病理结果对照。结果表明，常规超声诊断肝肿瘤良恶性的敏感性、特异性、准确性分别为79.59%、73.68%、77.94%；超声弹性成像诊断肝肿瘤的敏感性、特异性、准确性分别为89.79%、84.21%、88.24%；超声造影诊断肝肿瘤的敏感性、特异性、准确性分别为91.84%、89.47%、91.18%。弹性成像与超声造影诊断肝脏恶性肿瘤的准确性差异无统计学意义。研究还表明了超声弹性成像与超声造影检查相结合有助于提高肝肿瘤的检查敏感性和特异性；超声弹性成像提高了小病灶检出率；对于确认浸润性胆管细胞癌病变范围的准确性超声弹性成像明显优于常规超声检查。

2. 应变率比值测定法

由于评分法仍有赖于操作者的主观判断，有时不同的医生对同一弹性图像可以给出不同的评分，人为主观因素对评分影响较大，对肿瘤良恶性性质的判断存在一定的偏差。超声弹性应变率比值（strain ratio，SR）为超声弹性成像诊断中的定量指标，能客观地反映肿瘤的软硬度，从而对肿瘤的良恶性进行较为准确的判断。冀建峰等对145例患者共157个肝脏肿瘤进行超声弹性成像检查，获得弹性成像图后，测量病灶与周围组织的SR，经病理对照后，采用受试者工作特征（ROC）曲线分析SR诊断良恶性肿瘤的准确性，并确定诊断临界点。结果表明，良性肿瘤的SR显著低于恶性肿瘤的SR，两者差异具有统计学意义（2.75±1.26 vs 8.33±4.45，$P<0.01$）。其中胆管细胞型肝癌组的SR最高，肝细胞型肝癌组与转移性肝癌组次之，肝血管瘤组最低。通过ROC曲线确定的最佳诊断临界点是4.0，敏感性、特异性、准确性、阳性预测值和阴性预测值分别为89.4%、86.8%、88.5%、93.0%和80.7%。曲线下面积（AUC）为0.941。研究表明SR测量可以较为客观的反映病灶的硬度情况，是一种更为准确客观的诊断肝脏良恶性肿瘤的超声弹性成像新方法。

3. 剪切波超声弹性成像

Masuzaki等用瞬时弹性技术（fibroscan）分析研究了不同病理类型肝脏肿瘤的硬度，显示肝内胆管细胞癌的平均弹性模量为75kPa，转移性肝癌的平均弹性模量为66.5kPa，而肝细胞癌的平均弹性模量为55kPa，恶性淋巴瘤的平均弹性模量为16.9kPa。肝内胆管细胞癌的硬度高于恶性淋巴瘤、转移性肝癌及肝细胞癌。

五、在其他疾病诊治中的应用

1. 妇产科方面的超声弹性成像　超声弹性成像有望在子宫内膜癌和内膜增生的鉴别，以及宫颈癌的诊断中发挥作用。超声弹性成像的另一个感兴趣区是子宫和宫颈在怀孕时的硬度变化，以及这些变化在晚期妊娠和分娩处理中的作用。

2. 在肾脏方面的初步应用　肾脏的很多弥散性疾病可以应用超声弹性成像，像肾盂肾炎、间质性肾炎、肾小球肾炎、药物造成的肾脏损伤以及急性肾小管坏死。Kallel等最早将超声弹性成像应用在羊的肾脏上。目前最新的一项研究尝试将超声弹性成像用在肾移植后的患者，用来监测肾移植后发生的慢性排斥反应，研究发现发生慢性排斥反应的肾脏的弹性是正常的1/3。

3. 肿瘤消融监测　高强度聚焦超声的热损害形成过程中，组织的弹性模量也将改变。如果能够利用超声弹性成像对组织的弹性模量监测和空间变化定量估计，则可以对高强度聚焦超声的治疗过程进行监测，弥补目前高强度聚焦超声应用的不足。

Kallel等在体外对高强度聚焦超声诱导的兔脊椎旁肌肉内的热损伤病灶进行弹性成像，较好地显示了病灶范围，并与病理诊断结果大体吻合。Righetti等对新鲜切除的犬肝脏利用高强度聚焦超声诱导产生热损伤病灶，通过控制治疗强度水平和暴露时间来形成大小不同的病灶。弹性图显示这些病灶较周围质硬。研究者通过收集弹性成像数据切面近似部位的组织剖面，对比弹性图中和大体病理图片中的病灶范围，发现它们有着高度相关性。以上研究结果提示，弹性成像有可能成为监测高强度聚焦超声治疗可靠而准确的方法。与其在高强度聚焦超声中的应用类似，超声弹性成像还可用于射频消融的监测，即监测热损害的弹性模量或者温度与周围组织的差异及其组织变化情况。

另外，超声弹性成像在深静脉血栓成像、针刺疗法中的组织位移估计、深静脉血栓及动脉斑块的评估、心肌缺血的诊断、乳腺癌新辅助化疗评估以及皮肤或肌肉的弹性模量估计甚至脑肿瘤的检测等应用领域都陆续开展了活体实验，取得了一些初步的临床结果。

（罗葆明）

第九章 介入性超声学

第一节 总论

一、介入性超声的发展

早在20世纪60年代已有学者试用A型超声波进行了胸腔积液穿刺，但是，直到20世纪70年代，实时灰阶超声的出现才使临床医师很快认识到它的应用价值和发展前景及其在学术上所具有的技术专业性。1983年在哥本哈根召开的世界超声学术会议上，正式将超声引导下所进行的各种介入性诊断和治疗操作，均统一称谓"介入性超声"（interventional ultrasound）。

早期的介入性超声技术主要用于引导穿刺获取体内组织、向体内注药造影，抽出体内病理性液体和注药治疗。随着超声设备成像质量的不断提高和介入器械的发展，各种超声引导下的置管技术也被广泛应用，如胆道、门静脉、上尿路、脓腔和其他特殊病变部位的引流、给药、狭窄扩张、支架置入等特殊治疗，达到了前所未有的精准效果，体现了介入性超声的显著优越性。

1994年Seki等人在超声引导下导入微波电极消融治疗（Microwave Ablation therapy，MAT）肝癌获得成功。射频消融治疗（Radiofrequency ablation，RFA）也几乎同时应用于肿瘤的局部灭活。近十年来，我国的微波消融和射频消融技术

的应用发展很快。目前，包括微波、射频和激光在内的热消融和硬化药物注射的化学消融治疗已成为临床应用最广泛的治疗手段。

腔内超声（endoluminal ultrasound）应用起始于20世纪70年代中期，最早使用的是经尿道超声扫查，而发展最快应用最广的是经阴道超声和经直肠超声。二者已经分别成为目前妇产科和前列腺检查的首选影像学方法。20世纪80年代后，经食道超声逐渐应用于临床。近年来，随着晶片技术和材料的改进，几乎所有的内镜和导管都与超声技术结合，在其前端嵌入超声晶片，在进行病变表面观察的同时，对深部组织进行高频超声成像，能够获取较单纯内镜更丰富的诊断信息，显著提高了诊断水平。如冠状动脉内超声被公认为冠状动脉疾病诊断的金标准。这些技术被通称为腔内超声（endosonography）。

手术中超声（intraoperative sonography）由1977年Cook等首次报道。他在肾结石手术中成功利用二维超声扫查准确定位结石部位，增加了手术的精确性。此后，在胆道和胰腺外科（1981年Sane和Sigel等）、肝脏外科（1984年Igawa和Nagsne等）、泌尿外科（1974年Pedersen）、颅脑外科（1982年Knake和Lange等）、脊髓外科、心脏外科、妇产科等领域的应用迅速增多，对提高手术精度，增加安全性，减少并发症，改善预后等起到了重要作用。

我国陈公白、潘永辉等早在1962年即利用A

型超声经颅骨钻孔进行术前脑瘤定位。但是由于种种原因，我国与国外产生了较大差距。直至1980年董宝玮等首先开展了超声引导下经皮穿刺活检，才标志了我国的介入性超声又重新起步。近年来我国的介入性超声技术与国外先进国家的差距在逐渐缩小，在某些方面已经达到了国际先进水平，如陈敏华等射频消融在肝脏肿瘤治疗的研究得到世界介入超声学者的赞誉。

2010年，中国医师协会超声分会组织国内40多位介入超声专家开始编写《介入性超声应用指南》，经过长达3年的多次讨论和修改，基本形成共识，并于2014年出版。尽管专家们对其中的个别内容意见尚未完全统一，但是"指南"基本凝练了我国开展介入超声30年来积累的宝贵经验，对规范和指导介入超声的应用具有一定意义。

二、介入性超声器械和必备药物

（一）导向器械

介入性超声的核心是准确导向和定位，所以导向器械是介入性超声的关键部件之一。导向器械的作用是使穿刺针进入体内之后不仅保持在声束成像断面上，而且能够使针尖沿着预定的路径到达靶目标。

常用穿刺器械一般分为两类：专用穿刺探头；专用穿刺适配器。

1. 穿刺探头（Puncture probe）　穿刺探头一般厂商为本厂的超声诊断仪专门制作的。最多见的是在线阵或凸阵探头上制作一个"V"或"一"字型缺口，"V"型槽的位置多数设置于探头中部，也有的设置于探头一侧。

缺口内一般固定有穿刺针角度调节装置，用于调节穿刺针进入体内的倾斜角度。该角度范围一般与仪器显示屏上显示的穿刺入路指示线范围相一致。穿刺时不仅可以在一定范围内调节进针角度，而且可以在屏幕上看到针尖和穿刺路径。

2. 穿刺适配器（Puncture adapter）　穿刺适配器也叫穿刺附加器或导向器。它可与各种普通超声探头连接。用于不同探头的穿刺适配器结构基本相同，均由固定部件、导向部件和不同规格的导针槽三部分构成。适配器可由超声仪器制造商提供，也可以在专业公司定做。

需要说明的是，使用各种普通探头在不用穿刺适配器的情况下也可以进行超声介入性操作。这种方法被称为无约束操作（free hand）。因为其不依赖穿刺适配器固定穿刺进针路径和角度，所以，对于穿刺经验丰富的操作者，使用更加方便。

3. 腔内探头　腔内探头可以避免骨骼和气体干扰，使探头更加接近检查目标，允许使用高频扫查，提高分辨力。可进行单平面、双平面和多平面扫查。腔内探头也可以连接穿刺适配器，对于盆腔内病变的介入更加方便。

4. 导管超声探头　为了能够对诸如输尿管和血管等细管状器官病变进行扫查，获取内镜之外的更丰富诊断信息。导管超声探头近年来发展较快，主要分为以下两种类型：

（1）换能器旋转型超声导管探头：其结构为安装于探头顶端的旋转式换能器和塑胶质导管鞘。此类探头因换能器高速旋转容易产生图像失真，但是价格相对便宜，应用较多。

（2）反射镜旋转型超声导管探头：这种探头与旋转型的区别在于换能器固定不动，端口轴心处有一个45°倾斜的微型反射镜，由反射镜反射超声束，完成声束的发射与接收。

导管超声探头目前已用于血管内扫查和输尿管、肾盂、胆管、子宫腔等深部的细小生理腔道扫查。导管超声的工作频率通常在10～40MHz，分辨力很高，这对于评价管道结构病变的大小、形态、性质、血流动力学改变等具有重要应用价值。

5. 超声内镜　是超声探头和内镜的组合，超声探头的频率在5～20MHz。不仅能够直接看到空腔脏器内壁病变的形态、颜色等表面特征，并且可以用超声探头对病变内部和临近的器官进行超声扫查。目前较常用的有超声胃镜、超声结肠镜和超声腹腔镜。

6. 术中探头　术中探头和普遍探头的内部结构相同，但是频率更高、体积更小，为了便于进入体腔内扫查，通常外形为"T"型、"L"型和"I"型等几种特殊形状。

（二）穿刺针具

根据不同穿刺目的，穿刺针被设计成不同的外径和长度，不同的针尖形状。熟悉各种穿刺针的基本结构、性能及其规格能够更好地掌握它的使用方法和范围，使介入性超声更加安全有效。

1. 针具结构　针具包括穿刺针及其配置的附件。穿刺针具的基本结构包括针芯、针鞘和针柄三个部分。针芯可以避免穿刺时组织嵌入针鞘内，同时也因不同的前端结构而实现不同穿刺目的。针鞘一般使用超薄型钢管制成，壁厚在0.1mm或更薄。为了产生超声散射使针尖在穿刺时容易显示，通常在针鞘和针芯的前端做特殊的粗糙和纹理处理。针柄根据其功能有很多不同形状和结构，主要为了操作时便于握持和拉动；也有的专门连接的穿刺活检的弹射装置。

2. 针具规格　规格通常标志了穿刺针的外径粗细。国际标号通常以Gauge（G）表示，标号数字越大，外径越小。国产穿刺针的标号越大，则外径越大；规格及其对应的直径见表9-1-1。

表9-1-1　穿刺针的规格和对应的直径

国内规格（号）	6	7	8	9	10	12	14	16	20
国际规格（G）	23	22	21	20	19	18	17	16	14
外径（mm）	0.6	0.7	0.8	0.9	1.0	1.2	1.4	1.6	2.0
内径（mm）	0.4	0.5	0.6	0.7	0.8	1.0	1.2	1.4	1.8

3. 常用针具　依据临床上用途不同，最常用的穿刺针大致分为如下几种：

（1）普通穿刺针：其结构普通而简单，如PTC针，通常由针芯和针鞘配合而成，前端尖锐锋利，常用于作抽吸细胞学检查、各种含液病变的抽吸或注药造影及治疗等。

（2）套管针：通常由针芯、针鞘和套管三部分组成，针端尖锐，导管短于针鞘1～2mm。部分导管的前端开有多个侧孔，前端还预制为猪尾形等不同形状，导管的后部均有注射器接头。套管针多用于需要保留置管的临床诊断和治疗，例如留置造影、胆汁引流、肾盂引流和脓腔引流等。

（3）组织活检针（切割针）：组织活检针门类复杂、外形各异。以下介绍有代表性的几种常用针具：

A：PTC针　为日本千叶大学创用，又称千叶针。外径18～23G，长15～20cm，针尖斜面25°，针鞘壁薄，韧性和弹性极好。多用细径针做抽吸活检或经皮经肝穿刺胆管造影。由于易弯曲，所以遇到较硬阻力时易改变方向。

B：Tru-cut活检针　此类针的针芯前段近针尖处制成端口到端口约2cm长的凹槽，针鞘端口制成锋利的斜形切割刃，并且置于凹槽侧，与针芯一起组成活检腔。针柄制成使针芯与针鞘既能滑动又能固定的卡槽。穿刺进针前针芯与针鞘由针柄卡槽锁定，使针鞘切割刃封闭针芯凹槽。在声像图监视下进针，当针尖抵达目标后，解除锁定，一手固定针鞘，一手推进针芯，只使针芯的凹槽部分进入目标，组织进入凹槽内。然后再固定针芯，迅速将针鞘推进，利用针鞘的切割刃切下凹槽内组织的同时将其封闭于凹槽内。完成切割后在凹槽封闭状态下拔针，获取目标内的组织。Tru-cut针与自动活检枪配套使用，不仅可迅速完成活检，而且成功率高、标本质量好。

C：Sure-cut活检针　此类针的特点是针芯，针鞘和抽吸注射器合为一体。针芯与注射器栓固定，针尖露出针鞘之外。针鞘与注射器筒固定，端口呈锋利切割刃。注射器栓在针筒内仅有3～4cm行程。这类活检针由医师一只手操作。当声像图显示针尖刚好进入靶目标后，在快速提拉注射器栓进入锁定位置的同时，再向目标内推进。这样，一方面提拉注射器栓使针芯后退，针鞘内形成负压，吸引组织进入针鞘；另一方面，针鞘切割刃露出，同时向前推进的针鞘切割刃切割组织，使其进入鞘内。由于鞘内仍有针芯阻挡，所以切下的组织不会进入注射器内，保持了组织的完整。拔针后，使针芯复位，针鞘内的组织即被推出。为了切断组织，也可在拔针前旋转360°后拔针。由于Sure-cut针使用简便，迅速而安全，所以被多数学者推荐，认为是比较理想的组织活检针。但是这类针只能做一次性使用，价格较贵。

（三）穿刺引流管

介入性超声诊断和治疗中使用导管的材质、形状和规格依据其不同用途而异。超声引导下穿刺留置导管比单纯穿刺具有重复给药和持续引流的优点，应用广泛。以下介绍其导管的基本结构和几种最常用的导管。如Ring胆系引流系统、Cook-Cope胆系引流系统、Rerlan-Ring Sump引流系统、Cook-Cope肾造瘘管等。这些系统通常包括穿刺针、导丝、扩张器、导引导管、引流管、固定盘。外径有8.5～14F不同规格。前端有许多侧孔，内腔有一细丝，一头固定于引流管头端，一头从尾端壁部引出。当导管置入胆管后，牵拉细丝，导管前段弯曲成祥。

（四）自动活检装置

自动活检装置（auto biopsy device，ABD）是介入性超声的重要进展之一。其工作原理是弹射装置内有两组联动弹簧，分别连接针芯和针鞘。触发后，一组弹簧先弹射组织活检针芯，当针芯刺入病灶后，连带触发另一组弹簧弹射针鞘切割组织，在瞬间内完成切割组织的全过程。使用ABD的优点为不仅能避免靶目标退让，而且使标本质量改善，成功率提高。

（五）介入性超声器械的消毒灭菌

介入性超声检查与一般外科手术一样，需要严格的消毒灭菌。但是，由于不同器械或同种器械所用的制作材料不同，消毒方法也各异。如果选用不当，可能损坏器械。要根据生产厂要求的方法消毒灭菌。

（六）针具和导管的临床选用原则

针具和导管的选择取决于介入性超声的目的、病变部位、深度、大小、组织特征等。对于细胞学检查实质性肿物时尽量使用细针；对组织学活检，可选细针，也可选粗针。当穿刺针可能通过空腔脏器时，应选用细针；用于引流目的时，在允许的情况下，尽量使用粗导管。若作长时间置管引流，应选用猪尾巴导管或带球囊导管。抽吸过程中容易脱出或需要反复冲洗的情况下，应使用塑料导管针。

（七）介入室必须备有常规急救药物和氧气。此外，必需的急救器械（如气管插管、吸痰器等）和生命监护仪器也应齐备。

三、介入性超声的一般技术问题

介入性超声的每一个技术环节都可能直接影响其成败、效果、安全性和并发症的发生率。如前所述，介入性超声是基于超声显像监视实时导向这一突出的独特功能来实现的。所以，尽管不同的病例有各自的技术操作要求，但是必须遵循下述基本原则。

（一）全面熟悉病情

在没有预先对患者情况进行分析和不了解先前手术操作的情况下便施行介入操作是危险的。操作者应清楚以前的超声、CT和其他影像学检查资料。了解以前是否进行过手术或介入性操作及操作中遇到的困难。介入医生必须明确施行介入性超声操作的临床原因和预期效果。在施行介入性操作前必须征得患者主管科室的同意，并向家属介绍病情及可能发生的并发症，必须有家属和/或患者的知情同意，并签字。所以明智之举是对每一个患者都应仔细分析适应证，胸有成竹时再进行操作。否则，一旦发生并发症就很难正确处置。

（二）凝血状态检查

凝血状态检查是多数介入超声必须进行的术前检查，但通常简单的细针诊断性穿刺并不需要做凝血检查，除非有明确禁忌证。服用抗凝药物的患者，必须在停药1周以后方可施行介入性操作。

（三）介入性操作方案的制定

在没有完全明确目的、预期效果和合理细致的计划之前，不应进行盲目操作。操作中一旦出现不顺利或失败、意外，应有补救措施，保证操作能继续进行。认真制定替换方案也很必要，尤其是在如肾脏取石、输尿管置管、心脏或血管内等复杂介入性操作时更为重要。

进针点的选择必须要避开肋骨、大血管、膈肌、肠管等。用手指触压预选的穿刺位置可验证进针位置是否正确。

在选择穿刺路径时，尽量缩短穿刺距离。但是，在使用粗针对肝肿瘤活检，或者对肝脓肿引流时，经过一定厚度的肝组织，可以对针道起到闭塞作用，以减少出血或避免脓液外漏。此外，预选路径与声束夹角的大小也直接影响介入性器械的显示，选择路径时，也应予以兼顾。

四、改善监视效果的常用方法
（一）保证穿刺针在声束扫查平面内

在使用穿刺专用探头或使用穿刺适配器的情况下，只要穿刺路径无骨骼或坚硬组织阻挡，穿刺针通常不会偏离扫查平面。但是，在无约束操作时，进针过程中要确保穿刺针和探头扫查面平行，才能监视到穿刺针。可通过从正上方观察穿刺针与探头扫描平面是否平行来检验。操作中的细节对改善监视效果，也很重要。

从一开始进针就应该观察到针尖，如果观察不到，就不应继续进针。强行校正穿刺针位置几乎无效，应将穿刺针退到皮下，重新调整方向直至穿刺针被准确定位。穿刺过程中暂时停止进针，以 2～3mm 的小幅度反复快速提插穿刺针，牵动针周围组织运动，有助于观察针尖位置。穿刺针进入组织一定深度后，就很难改变方向。穿刺针不完全在平面内会造成对穿刺针尖位置的错误估计。其特点是声像图上显示"针尖"强回声点，但继续进针时，强回声点不向前移动。所显示的"针尖"实际为针体与声束的交点。

新近，许多超声仪器供应商研发了穿刺针显示增强功能，显著提高了实时监视组织内穿刺针的能力。

穿刺过程中应随时开启彩色多普勒用于识别和定位血管结构，以避开这些血管。用彩色多普勒来加强介入操作过程中移动穿刺针的可见度有时也很有效。但会降低灰阶或成像的清晰度。

（二）无约束穿刺（free hand）

无约束穿刺要比使用机械装置引导操作技术难度大，但是有很多优点。它允许入路灵活多样，操作者可自行选择探头放置的最佳位置，并可随意调整穿刺路径。无约束穿刺可用于身体任何部位，尤其是在肋骨附近及浅表部位最为适用。术者一手执拿探头，另一手操作穿刺针或其他活检装置。术者应该锻炼可用左、右手随意操作。在多数情况下，双人操作弊大于利。单人操作时手眼的协调要比两个人操作精度更高。

（三）影响穿刺精确度的因素

介入超声技术的核心是在超声引导下将诊疗器械准确导入靶目标。许多因素都可能影响穿刺精度。

1. 超声仪器因素　声束厚度伪像（容积效应）、折射伪像、棱镜伪像、声速伪像可以造成声像图所显示的位置与实际位置的误差，对操作者产生误导，是导致超声引导穿刺小病灶或管道（如扩张的胆管）发生偏移的重要原因之一。反复

侧动探头确认针尖位于声束中央，是避免这种假象的有效方法。实时三维超声导向技术，可使穿刺的准确性得到显著提高。

2. 引导适配器不匹配　需要用水槽试验校准超声引导穿刺系统。

3. 呼吸运动或麻醉不充分　穿刺前应训练患者控制呼吸。术者要学会在患者呼吸暂停的瞬间迅速完成穿刺。此外，麻醉不充分会因疼痛引起肌肉痉挛或靶目标移动，严重影响引导精度。

4. 靶目标移位　某些病变活动度较大，如脐带或肠系膜肿物。使用锋利的穿刺针垂直接触目标表面，而后捻转穿刺针，针尖可使目标表面形成粗糙面，随后快速进针往往很有效。

5. 组织过硬　22G、20G 的活检针细长易弯，遇到较硬组织可引起弯曲变形而发生穿刺针偏移靶目标。

五、局部麻醉和有关药物的使用

最常用的麻醉剂是利多卡因。通常成人局麻最大剂量为 4.5mg/kg（1%的溶液 0.45ml/kg）。三岁以上儿童的最大剂量为 3～4mg/kg（1%的溶液 0.3～0.4ml/kg）。

应将局麻药注射到敏感体层，如皮肤、腹膜或器官被膜。皮下脂肪和肌肉组织痛觉不敏感，没有必要都注射同等量的局麻药，在注射局麻药时使用超声作引导沿预选径路麻醉效果最好。

胃肠道、宫腔内和输卵管的介入性操作需要注射解痉药物，如阿托品等。

在对感染病灶进行穿刺抽吸或对免疫功能低下的患者进行介入性操作时，要在术前三天常规使用抗生素。对黄疸患者，术前三天使用维生素 K。

六、术后护理与随访

手术后要注意血压和脉搏的变化。急性出血往往先表现为脉搏增快，较术前静息状态下增加 10 次/min，或＞90 次/min。此外，出现难以缓解的腹胀、腹痛，穿刺部位疼痛等，都提示可能出现并发症。可疑时，应进行超声或其他有效检查。一旦出现并发症，立即予以处理或请相关科室会诊。

术后短期和长期对患者进行随访有利于了解患者病情及其对治疗的反应。

七、介入性超声的并发症

（一）发生并发症的常见原因

1. 临床因素　主要是对适应证和禁忌证原则掌握不当。或者未对术后需要注意的问题予以重视并仔细观察病情。

2. 解剖异常　术者在术前未注意到患者存在的解剖变异或病变引起的解剖异常。

3. 器械使用不当　对所用器械性能和特点缺乏认识或选用器材不当，器械本身质量问题也可能引发并发症。

4. 操作失误　主要是术者对声像图的判读错误引起的误穿刺或违反有关操作规程导致并发症。

（二）常见并发症

1. 出血　出血是介入性穿刺最常见的并发症。对血运丰富的脆弱组织用粗针穿刺时，容易引起出血。对于可能与血流有关的病灶都要用彩色或脉冲多普勒进行检查，避免穿刺针经过较大的血管。

2. 感染　主要原因是介入性器械细菌污染。特别是经直肠、阴道途径操作时，可导致术后感染。此外，损伤肠管或感染性囊液、脓液外漏，常发生腹腔内严重感染。严格无菌操作，是预防感染的最有效途径。

3. 副损伤　在介入性超声操作过程中，由于发生穿刺针偏离预选穿刺路径，可能造成副损伤。通常的进针速度一般不会穿破肠管，但是在使用穿刺针弹射装置时，遇到肠管，极易穿通。经阴道穿刺时，要尽量避免紧贴宫颈两侧进针，以避开子宫动脉和静脉。

4. 流产　对孕妇进行宫腔外或妊娠宫腔内介入性操作都可能引起流产。

5. 针道种植转移　对恶性肿瘤进行介入性诊断和治疗，是否有引起针道种植或血行转移的可能，一直是多年来让临床医生担心的问题。大量临床研究证实由穿刺引起的种植转移的实际发病率极低。1991年Smith等统计了16 381例，发生率为0.006%；国内董宝玮等十几年作细针穿刺越千例，无一例针道转移。

第二节　介入性超声的临床应用

一、超声引导细针穿刺

1. 适应证　由于穿刺针较细，使操作几乎无创，所以，原则上可以针对全身各种组织和器官进行穿刺诊断和治疗。临床比较常用的有以下几种情况：

（1）细针抽吸细胞学检查（fine needle aspiration cytology，FNAC），通常被用于富含细胞的松软组织的良、恶性鉴别诊断。

（2）用于组织脆弱器官（如胰腺）、易损伤器官（如眼眶内肿瘤活检）的诊断和治疗性穿刺，以避免用粗针穿刺可能引起的出血并发症。

（3）对含液病变进行细菌学、生化学检查或注药造影及治疗。

2. 针具选择　一般选用25～20G的优质普通穿刺针（PTC针）。

3. 操作方法

（1）首先应该使患者处于最舒适和稳定的生理体位。认真选择穿刺点及穿刺路径，并根据选用的穿刺针配合相应的导针槽。

（2）常规皮肤消毒后铺无菌巾，使用经过消毒或者带有无菌隔离套的超声探头再次确定穿刺点和针道，然后进行局部麻醉。

（3）首先调整好探头角度，以确保进针路径直指穿刺目标。

（4）穿刺过程中必须保持穿刺靶目标始终被显示，同时可见到穿刺路径和穿刺针尖。

当穿刺针尖进入穿刺目标后，拔出针芯。针筒连接在穿刺针，如为液性穿刺目标，可直接抽吸少量的液体送检。如为实性穿刺目标，应抽出针芯，反复提插穿刺针鞘3～4次，使针鞘前端在病灶内吸取较多的组织细胞。必要时在提插过程中使针筒内保持一定的负压，然后解除针筒负压，拔出穿刺针。

（5）拔出穿刺针后，立即将其与空针筒连接，针尖接近载玻片，用针筒内的空气将穿刺针鞘前端的抽吸物吹在载玻片上，并使用另一边缘平滑的玻璃片平推载玻片上的吸取物，使其均匀分布，并用几滴95%以上的酒精浸泡固定10～20分钟，以备染色做细胞学检查。通常会在肿瘤不同部位连续穿刺2～3次。

二、超声引导穿刺组织学活检 (core-tissue needle biopsy)

1. 适应证

（1）实质性器官的弥漫性病变，如肝脏、肾脏等；

（2）肿瘤的诊断和鉴别诊断；

（3）其他原因需要组织病理学诊断者。

2. 禁忌证　有出血倾向（凝血功能障碍）、无安全穿刺路径、患者不能承受者。

3. 探头及针具选择　组织学活检通常使用自动活检枪。活检针的选择依据被穿刺的脏器和组织的质地而决定，通常使用最多的为 G18、G16 和 G14。

4. 操作方法　组织活检穿刺的基本操作与细针穿刺相同，但是由于组织活检针较粗，所以进针前均需要使用粗而尖锐的引导针刺穿皮肤和皮下深筋膜。必须避开重要的解剖结构，以免被粗而锐利的活检针损伤。

5. 注意事项　组织学活检穿刺有组织切割作用，所以并发症的发生率比细针穿刺相对较高。

（1）穿刺前先让患者进行屏气练习，以避免在穿刺中发生咳嗽或运动。

（2）对肝脏或脾脏穿刺时要经过一段正常组织，但是对胰腺穿刺要避免穿刺针经过正常胰腺组织和扩张的胰管；对肾脏穿刺时，可直接进入病灶。

（3）肿块较大时，应选择其周边部分取材，每次取材应在病变的不同部位。

（4）使用自动活检枪时必须注意射程内的组织结构，并要留有余地。

（5）尽量避免对肝脏边缘、胆囊床附近和膈顶等部位穿刺取材。

（6）当出现穿刺针道出血，术者可将少量止血药物经针鞘注入组织切割部位，或者推入少量的明胶海绵微粒，并且在缓慢退出针鞘的过程中，继续推入上述止血药物。

6. 术后护理　粗针活检穿刺后，最需要注意的是出血。因此除了一般的预防感染处理之外，应该做好出血的预防处理和严密观察。术后患者应限制活动，至少卧床休息12小时；严密观察患者的心率、呼吸及血压，必要时进行超声检查。

三、置管引流

1. 适应证　临床上有置管引流和保留置管定期给药的需要，并且可以选择到安全的穿刺路径，均可作为超声引导下穿刺置管的适应证。如胆道、肾盂、肝脓肿置管引流等。

2. 穿刺器材　选择穿刺导管应根据穿刺的目标而定，如果穿刺脓腔都需要管径较粗的猪尾巴管，以便于黏稠的脓液流出和避免导管从脓腔脱出。如果穿刺胆管、心包最好选用管径适中的导管针。

3. 穿刺置管操作方法

（1）穿刺前准备、消毒和麻醉均与穿刺活检相同。

（2）穿刺前必须用粗而锐利的引导针刺穿皮肤和深筋膜。

（3）如果使用导管针穿刺，在穿刺针尖进入靶目标后，应根据导管针前端结构确定是否入目标。如果导管已经进入穿刺目标，则可轻轻拔出穿刺针芯，在穿刺针鞘尾端装上注射器针筒抽吸。确定抽出了穿刺目标的内容液后，将引流管固定于皮肤。

（4）Seldinger 技术　最初穿刺针在超声引导监视下进入目标，穿刺成功后经穿刺针放入细导丝，然后根据需要循导丝逐渐扩张针道，直至能置入较粗的引流管。

4. 穿刺置管注意事项

（1）胆管穿刺置管时，必须选择肝内胆管穿刺置管，禁忌穿刺游离胆管。

（2）肾盂穿刺置管时，进针路径应避开肾柱，以免造成血管损伤和出血。

（3）肝内液性包块穿刺前，必须注意区别肝包虫囊肿、肝内血窦、肝内脓肿，因为不同疾病的术前准备和导管选择均不相同。

5. 置管后护理

（1）为避免局部感染，要保持局部消毒清洁或口服注射抗生素。

（2）要确保引流通畅，避免穿刺病灶内压力过高而使脓液或感染的胆汁及尿液溢漏到体腔内引起急腹症。

（3）用于血管内保留置管给药者，必须注意做好导管内血液的抗凝处理。

四、超声引导下消融术

超声引导下消融术是指在超声引导下采用物理或化学方法对肿瘤进行毁损和灭活。前者称物理消融，包括热消融（射频、微波）和冷消融（冷冻）；后者称化学消融，包括酒精、醋酸等化学药物瘤内注射。

（一）射频消融（Radiofrequency Ablation，RFA）

1. RFA 原理　RFA 系统由射频发生器、射频电极针、皮肤电极、测控单元和计算机组成。刺入患者的电极针与皮肤电极形成闭合环路，当射频发生器输出交变电流后，射频电极针周围组织发生离子震荡，震荡摩擦产生热能并向邻近组织传导，产生一个热凝固区。凝固区的大小与射频震荡的强度及持续时间呈正比。测控单元是通过监控肿瘤组织的阻抗、温度等参数的变化，自动调节射频消融的输出功率，消融电极是射频消融仪器的核心部件，因为它直接影响凝固坏死的大小和形状。理想的凝固区形状应为球形或扁球形。射频电极周围组织的温度可达 100℃，甚至更高。为预防紧邻电极针周边的组织脱水和炭化，阻碍热能向较远组织传导，在电极针腔内通过冷水循环降温。目前，消融电极针主要分为单极和多极两种类型。前者为 18G 单电极针或三根单极针组合成封闭电路，可形成直径 3.0～6.0cm 有效热凝固灶。或者为 18～14G 套针，套针内有 3～10 根细电极针，刺入肿瘤内电极针展开呈伞状，可形成直径 2.0～7.0cm 大球型热凝固灶。

2. 适应证　我国《介入性超声应用指南》提出的射频消融的适应证为肝脏肿瘤单发者≤5cm，或 2～3 个肿瘤，最大直径≤3cm，且无血管、胆管侵犯或远处转移者。但是随着射频仪器的改进和经验的积累，适应证可能放宽。

（1）肝脏两叶肿瘤或外科切除困难者；

（2）肿瘤切除术后复发不宜再手术者；

（3）肝功能不佳，不能耐受手术或 TACE 者；

（4）不宜手术的肝内转移瘤；

（5）不能耐受全身化疗或其他治疗的肝转移癌，在原发灶切除后，可选择 RFA。

3. 禁忌证

（1）凝血功能障碍，或血小板<5×10^9/L，或凝血酶原时间≥28s；

（2）已有远隔器官转移的肿瘤；

（3）装有心脏起搏器；

（4）弥漫性肝癌或广泛的门脉瘤栓；

（5）严重门静脉高压或大量腹水；

（6）胆系感染；

（7）患者不能耐受。

4. 方法

（1）术前准备：术前要详细了解患者病史，检查血、尿常规，心、肝、肺、肾功能，相关的肿瘤标记物等。充分向患者解释治疗过程、可能发生的并发症等，征得患者及家属同意并签署知情同意。

术前空腹 6 小时以上，必要时在术前 2 小时给予镇静药物。开放静脉以便麻醉及术中给药。

（2）消融方法

①对照 CT 检查结果再次明确肿瘤位置、数目及其与邻近结构的关系，测量肿瘤大小；

②根据肿瘤大小、位置及形状设计消融方案，消融范围应包括肿瘤及周围约 1.0cm 安全范围；

③可靠粘贴皮肤电极；

④用 1% 利多卡因局部麻醉穿刺路径；

⑤超声引导下，按设计方案消融；要求每一电极都要达到消融的温度（阻抗），通常在 70℃以上即可缓慢拔针；

⑥多方位扫查，确定肿瘤及安全范围的整体消融情况，必要时通过超声造影观测消融范围，对残留部分进行补充消融；

⑦治疗完毕后常规超声扫查，观察肝周及腹腔内有无积液、积血，以便及时发现并发症。

5. 消融大肿瘤的布针设计　肿瘤绝大多数为类球体。陈敏华根据球体覆盖原理建立的布针模型可供参考：若每次以直径 5.0cm 球形消融灶进行覆盖，那么对直径 3.6～3.9cm 肿瘤消融，应在距瘤体中心点 0.5cm 处设三点重叠消融；对 4.0～4.3cm 肿瘤用正四面体法至少 4 个消融灶覆盖；对 4.4～5.6cm 肿瘤用正棱柱法至少 5～8 个消融灶覆盖；对 5.7～6.5cm 的肿瘤用正十二面体法至少 12 个消融灶分三层重叠覆盖，方能达到较彻底覆盖灭活肿瘤的效果。

对不规则肿瘤，消融肿瘤主体后，再消融不规则外凸部分。

对邻近肠管、膈肌、胆囊的肿瘤由于消融安全范围受限，需要在肿瘤与毗邻器官间注水，形成2～3充满的安全隔离区。由于肿瘤的位置错综复杂，所以根据其大小及其毗邻关系制定个体化治疗方案非常重要，设法既能充分消融肿瘤，又可以不损伤毗邻器官。

6. 注意事项

（1）在治疗过程中要密切观察生命体征的变化。

（2）皮肤电极接触不良会造成严重皮肤烧伤。由于患者使用了镇痛药，对疼痛反应迟钝，应特别注意。

（3）多消融灶覆盖时，应从远侧开始，以免近区消融后产生的强回声影响对远侧的定位。

（4）在无法避开大血管或胆囊等重要结构和器官时，不可勉强冒险消融。可以对其粒径的残留部分注射无水酒精消融。

（5）对较大的肿瘤可以分次消融。

（6）对血供较丰富的肿瘤，可以先进行TAE治疗，而后进行RFA，效果更好。

（7）要特别重视肿瘤的个体化综合治疗。

（8）要建立术后随访制度，有残留者及时补充消融。

超声引导消融的疗效受肿瘤的大小、生物特性、术者操作经验及所使用的设备等多种因素影响。随着经验的积累，目前已显示出很高的临床应用价值。

（二）微波消融（microwave ablation MWA）

MWA的原理　MWA的原理与RFA相似。MWA热消融设备由微波发生器、微波发射针（天线）、控制单元和计算机组成。微波被定义为波长为300MHz～600GHz的电磁波。医疗最常用的频率是433MHz、915MHz及2450MHz。微波发射针向周围发射微波，使组织内的离子震动、分子偏震和持续的双极子偏震。这三个效应均可导致摩擦生热，局部温度可达100℃，或更高。形成椭球形凝固坏死区。凝固坏死区之外还有43～60℃的热疗区，在此区域内，癌细胞也可被杀死，而正常细胞可逐渐恢复功能。

MWA适应证、禁忌证与RFA相同，治疗程序也相似、不再赘述。

（三）激光消融（laser ablation）

原理　高能激光可用于加热及毁损活体组织。低强度光可加热组织，使间质及细胞内水分被蒸发而死亡；高强度光可产生瞬间气化及靶组织毁损。医疗上目前使用三种激光，包括10 600nm的二氧化碳激光，488及514nm的氩激光，1060nm的Nd：YAG激光。此三种激光均可在靶组织中产生凝固性坏死，但Nd：YAG激光更适合于深部组织的热毁损。使用Nd：YAG激光时，若功率为5瓦，时间为20分钟，则可产生2.5×3.0cm热凝固灶，应用较广泛。

Nd：YAG激光发生器与导光纤维缆（光缆）相连，光缆外部直径为0.8mm，内部石英导光纤维芯为0.4mm。在激光纤维的设计上有所不同，有裸露光纤维、顶端装有扩散器的光纤维。后者可产生更大的有效消融区。也有使用多根光纤维扩大消融区。

在超声引导下，将一根18G针刺入靶目标，针的末端定位于需要治疗的肿瘤位置，拔去针芯，再将光缆套入针鞘，裸露端达针鞘的末端，而后退出缓慢针鞘，使光缆裸露部分留置在靶目标内。对较大的病灶，需要多针消融。全部针到位后，开始激光治疗，功率设置为2～10W，直至组织温度升高于60℃以上或高于45℃并维持15分钟。达到靶温度的时间与被加热的组织血运状况有关。

激光消融的临床适应证与RFA和MWA相似；由于消融体积有限，更适用于小目标的消融治疗。

（四）冷消融（cryoablation）

冷消融，也称冷冻治疗（cryotherapy）。其历史可追溯到3500年前，当时应用冷冻方法治疗皮肤病。但现代冷冻医学的建立，则是最近几年的事。因此，超低温冷冻消融术是一门既古老又年轻的医疗技术。冷消融的原理是利用Joule-Thomson效应产生持续液化气体流，治疗管内的液态气流可使管周围组织急剧降温。20世纪90年代，随着影像技术以及新的冷冻设备的发展，现代冷冻治疗学逐步建立。液氮冷冻系统和氩氦冷冻系统代表了冷冻治疗两个重要发展阶段。特别是氩氦冷冻系统的应用将肛肠疾病、直肠肿瘤的微创治疗提高到新的水平。

氩氦冷冻系统为近几年发展起来的更加完善的冷治疗系统，基本原理是当液态氩在针尖内急速释放时，可在十几秒内冷冻病变组织至－160℃以下，致癌细胞内形成冰晶；而后关闭氩，接通氦。氦在针尖急速释放时，将产生急速升温，当温度回升至20～40℃后，再次降温，形成大的冰晶，再回升至－10℃时，瘤细胞便死亡或崩解。氩氦冷消融的实质是"冷冻＋热疗"治疗，降温和升温的速度、时间和范围大小与形状，都可以精确设定和控制。

在超声引导下，将治疗针精确置入体腔或肿瘤内，达到冷消融的目的。冷消融目前在临床的使用尚不普及，经验也较少。

（五）化学消融

化学消融的原理是将化学药物注入组织细胞及附近血管内皮细胞迅速脱水，蛋白质变性凝固，导致组织坏死和缺血。最常用的是无水乙醇，此外，也有使用醋酸、盐酸、高张葡萄糖者。在超声引导下直接将乙醇等化学消融剂注入肿瘤中央，使其凝固坏死（PEI）。

PEI是1983年由日本学者杉蒲等首次报道用于治疗小肝癌。其后，适应证已有广泛扩展。如甲状腺等部位的小肿瘤、淋巴结等。多数人认为直径小于3cm效果较好。PEI也常用于RFA等热消融后的残留肿瘤。其禁忌证与热消融相同。

关于无水乙醇的使用量，相当于需要消融的体积。考虑到消融需要扩大到瘤体周边0.5cm，可以用公式$V=4/3\pi(r+0.5)3$，计算。式中V是所需的乙醇容量（mL），r为肿瘤的半径（cm）。由于患者的耐受性等因素影响，乙醇的用量和注射次数需要调整。

在注射过程中，若乙醇沿着针道发生过多的逆流应减缓注射速度；患者发生较剧烈的腹痛时也应停止注射；当声像图显示有乙醇进入胆管或血管的征象时应立即停止注射，调整好针尖位置后再进行注射。

在注射结束时，穿刺针应在原位停留1分钟，退出穿刺针前，可以向穿刺针内推入少许利多卡因再退针，可以减少乙醇沿着针道逆流而引起的疼痛。

五、超声引导放射粒子植入

将放射粒子植入肿瘤内，利用放射粒子（常用I125）释放的低能量γ射线持续照射，可以破坏肿瘤细胞的DNA双链，使其失去增殖能力，从而达到治疗肿瘤的目的。由于γ射线的组织穿透力仅为1.7cm，所以对周围正常组织的损伤很小。其半衰期长达60天，在理论上应较外照射放疗更为安全有效。某些对射线敏感的肿瘤或手术无法切除的肿瘤，可以选择粒子植入治疗。目前应用较多的放射源是^{125}I。这项技术最初用于前列腺癌治疗，晚近已经用于其他部位手术不能切除肿瘤的姑息治疗，如胰腺癌、肺癌、肝转移癌等。

放射性粒子植入的关键在于粒子的均匀种植。实时超声引导不仅为粒子的均匀植入提供了方便，而且彩色多普勒超声可以避免血管损伤，为粒子种植提供了安全保障。因此超声引导成为放射性粒子植入治疗不可或缺的手段。

六、术中超声

术中超声（intraoperative ultrasound）是指手术过程中借助超声成像实现：①进一步明确诊断或寻找未知病变；②精确定位病灶；③引导术中活检；④确定手术方案；⑤引导手术过程；⑥引导术中植入导管、支架或消融治疗；⑦评估手术效果等。由于术中扫查探头贴近组织和病变，且不受肠气和骨骼的影响，可以使用更高频率的探头，显著增强了分辨力。所以能够发现术前难以发现的微小病灶，或术者不能触摸到的病灶。特别是在颅脑、肝胆等手术的精确定位和引导切除、器官移植、心脏和血管手术的监测等诸多方面的应用，使手术的精确性和有效性达到了前所未有的程度，发挥着其他影像学方法无法替代的作用。

术中超声可根据手术野的大小和目的选择不同的术中专用探头或常规探头。但探头必须消毒并用无菌套隔离。在腔镜手术中，使用专用的腔镜术中探头。术中扫查的方法较灵活，可以直接在脏器表面扫查，也可在手术野灌注生理盐水后扫查。无论使用何种扫查方法，都必须保证术者完全理解声像图与被检查脏器相对位置，特别是在引导切除时，错误的方位判断可能造成严重误导。在术者未掌握超声检查技术的情况下，必须由超声科医师协助施行。

七、腔镜超声

腔镜的只能观察器官的表面，对表面下的病变状态，无法探知。这对诊断和治疗都可能造成严重影响。特别是在腔镜微创外科手术过程中，术者无法对手术部位进行触诊，由此可能引发不应有的损伤或失误。于是，将腔镜与高频超声探头捆绑结合的技术，即腔镜超声（laparoscopic ultrasonography，LUS）应运而生。由于它使术者不仅能看到器官表面，而且能清楚地实时显示组织或病变的内部结构。对寻找和定位病灶、肿瘤的准确分期、辅助手术操作等诸多方面发挥极其重要的作用，能够显著提高诊断和治疗水平。越来越显示出其不可替代的独特地位和优势。

八、超声引导下注射凝血酶栓塞治疗假性动脉瘤

对假性动脉瘤的治疗，传统方法是瘤体加压包扎或外科手术。从1997年起，开始采用超声引导下注射凝血酶栓塞治疗，成功率高达94％～100％，而并发症发生率低于2％。

彩色多普勒超声引导下避开假性动脉瘤颈部、股动脉、静脉及邻近的其他分支血管，由助手用手指对假性动脉瘤近心端动脉加压，以减少或阻断进出假性动脉瘤内的血流，而后，用24～22G细针迅速穿刺瘤体。当针尖进入瘤腔内时，向瘤腔内缓慢注入凝血酶50～70u（约0.5ml）。注射完5～10s后，即可松开近段加压的动脉，观察瘤腔内血栓形成情况，若声像图显示不均质低回声，彩色信号消失，即可拔针。若瘤腔内仍有彩色血流信号，重复注射一次，直至血栓形成。但凝血酶的总量应＜500u，若用量达500u仍未形成血栓，则治疗失败。

术后平卧休息10分钟后，复查瘤内血栓，并检查远端血管是否通畅，若无异常，则可返回病房，术后将患肢伸直，平卧6小时。嘱咐患者定期检查股动脉及足背动脉搏动情况。术后第一、三日行彩色多普勒超声复查。

与加压疗法相比，栓塞治疗操作时间很短，患者容易耐受，成功率很高，复发率极低。可能发生的并发症有远端动脉栓塞和凝血酶免疫反应，但是发生率很低。

九、超声引导经皮乳腺良性肿物旋切

在高频超声引导下，采用麦默通经皮穿刺微创旋切是近期治疗乳腺肿瘤的新方法。麦默通真空辅助乳腺微创旋切系统（Mammotome System）由旋切刀（8G，11G或14G）、抽吸泵、控制器组成。用高频探头选择好穿刺路径，局部麻醉后，在超声引导下将旋切刀刺入靶肿瘤的底部，以避免旋切刀遮挡肿瘤的显示。然后启动旋切系统，利用负压抽吸将病灶组织吸附于旋切刀的凹槽内，并将其切下、吸出。通过调整切割方位，自后向前逐层旋切肿瘤，直至超声显示无病灶残留，达到手术切除效果。受凹槽长度限制，肿物长径一般应小于3cm。切除下的组织送病理检查。

麦默通旋切系统具有操作简单、定位准确、切除完全的优点。术后愈合快，不留瘢痕，不影响乳房外观。

十、骨骼肌肉介入性超声

早在1930年，Martin和Ellis首次报道65例经皮穿刺获取骨软组织细胞，病理证实为恶性肿瘤。1931年，Coley等学者即开始使用针吸细胞学方法诊断骨肿瘤。此后，60年代利用X线透视进行穿刺引导，使病灶定位较精确，但其临床价值未受到普遍认同。直到70年代，医学影像技术有重大突破，许多骨、关节疾病的介入性操作能够在现代影像引导下施行。多年以来，先进的X线透视仪和CT一直是骨骼肌肉疾病诊断治疗的首选介入引导方法，虽然它们定位准确，但也有缺点，例如，X线透视对软组织病灶显示不清晰，而CT则不能实时观察穿刺针的位置，而且两者均具有X线辐射。近年来超声显像在骨骼肌肉疾病诊断和治疗中的重要作用越来越受到高度关注。高频超声能够提供较MRI和CT更细微的软组织分辨力和实时性，使其成为理想的介入性引导工具。尤其对四肢软组织内病灶的引导介入效果更为显著。

（一）适应证和禁忌证

肌骨介入超声的适应证包括：①骨骼肌肉系统疾病的细针抽吸、组织活检等；②某些微创治疗的引导定位和骨骼肌肉系统积液的抽吸以及治疗性注药，诸如脓肿抽吸、异物定位、药物注射以及射频消融治疗等。禁忌证同其他介入操作。

（二）术前准备和操作技术

1. 术前准备　选择介入诊断和治疗最好取得骨科医师的推荐或同意。介入手术前，应该复习患者病史和相关影像学检查资料，应当明确解剖结构，制定最佳方案，避免损害血管神经束。

2. 探头和穿刺针具选择　超声检查骨骼肌内浅表结构时（如腕部或踝部），最佳探头选择是小高频线阵探头，频率 7～13MHz，也可选用术中探头。对于深部结构（如髋部肌腱），选用小曲率半径凸阵探头较好，频率为 3.5～7.5MHz。

穿刺针可以分为：抽吸针（例如 Chiba 针）、切割针（例如 Trucut 针）和环钻针（Trephine 针）。常用穿刺针的口径从 11G 到 22G，根据病变及不同需要选择。原则是穿刺针应该有足够的长度和适当的内径，以取得足够的标本。环钻针有一个锯齿状的刀口，通常用来摄取骨标本做组织学检查。

对于神经阻滞、关节腔药物注射，应选择细针。

3. 操作技术　肌骨介入通常较表浅，穿刺时一般不用穿刺适配器，而采用无约束引导。优点是可以灵活移动穿刺针或探头，易于选择安全而距皮肤较近的路径。

四肢短轴切面的曲率较大，所以侧面进针便于选择最短进针路径，取得最佳穿刺效果。

（三）临床应用

1. 超声引导穿刺活检与其他部位相似，不再赘述。

2. 超声引导下骨骼肌肉病变的治疗　超声引导下治疗分为下列几类：穿刺抽吸、引导定位和穿刺注药。需要指出的是对于腱鞘积液的介入操作，应注意调节探头方向以获取肌腱的最佳回声。当取得肌腱的长轴切面后，将肌腱置于紧张位，以免将正常肌腱误认为混合性积液或滑膜。避免

将药注入肌腱造成胶原破坏，增加潜在的肌腱断裂风险。

当腱鞘和滑膜囊内无明显积液时，可注入少量麻药或生理盐水，使针尖的显示更清楚。此外，彩色多普勒超声在骨骼肌肉系统疾病的超声引导治疗中发挥了重要作用。利用彩色多普勒超声显示脓肿周边丰富血供而中心液化区无血供，可有效地与肿瘤鉴别。

（1）腱鞘囊肿抽吸治疗：腱鞘囊肿好发于四肢、关节周围，如腕部、肘部、踝关节处，特别好发于腕部。腱鞘囊肿多因关节周围结缔组织的黏液样变性引起，通常为保守性观察，除非产生明显的症状，才建议摘除。因手术摘除后复发率高，故有学者建议直接穿刺抽吸，再注入少量类固醇。

肩关节腱鞘囊肿大多数位于肩胛上切迹，常造成肩部疼痛，疼痛程度与囊肿大小不成正比。也有不少腱鞘囊肿发生在三角肌下及肩峰下，该类患者常主诉肩关节疼痛，尤其在某些特定的伸展或内收姿势时疼痛加剧。肩部腱鞘囊肿直径通常为 3.5～30mm，内含淡黄色清亮胶冻样物。因腱鞘囊肿内胶状液体黏度很高，故须用 18G 针才容易抽出。Chiou 等研究表明，超声引导对肩部腱鞘囊肿的抽吸可以显著减少局部压力，明显改善症状，治疗成功率为 86%。

（2）关节积液抽吸：关节积液常继发于风湿病、关节感染、骨科手术等。过去临床医师常采用盲穿抽吸，容易失败。应用超声扫查找到最佳进针点，并引导穿刺，不但可以实时监控，而且可以避开周围重要结构，选择积液最多处进针，从而进行有效抽吸。对化脓性关节炎，应选择较粗的穿刺针，反复冲洗后可以根据细菌培养药敏试验注入敏感抗生素。

（3）引导定位：对于体积小并且位置深在的肿瘤，手术中往往不能准确判断肿瘤的位置或者不能辨别是否为肿瘤组织，甚至在扩大切口后也难以奏效。在超声引导下术前用 Hookwire 针穿刺定位，有助于软组织肿瘤的完整切除。Hookwire 针为前端有侧钩的细针，刺入病灶后能够固定于病灶内不移动。术者可以沿定位针准确切除病灶。在超声引导下选择距皮肤最近而又能避开血管和神经的穿刺路径，将定位针穿入病灶，使针尖穿过病灶达到另一侧边缘。横断面及纵断面

扫查确定定位针位于肿物内后，一手固定内针，另一手将外针套旋转退出。此时，超声显示定位针张开停留在肿瘤内。将定位针外露的部分固定于皮肤表面。Hookwire针穿刺定位在不能触及或位置深在的浅表软组织肿瘤，如乳腺包块、肌肉内血管瘤、小神经瘤等的手术中应用越来越广泛。原则上，定位与手术的间隔时间越短越好。超声医师在实施肿物定位后，必须在病历上注明定位针所在位置及其路径，以便为外科医师提供明确信息。

（4）超声引导下摘取异物：高频超声对软组织内的异物显示率很高。利用超声引导可实时监控取异物的全过程。选择异物距皮肤最近处局部消毒、麻醉，表皮切口，实时超声引导异物钳钳取异物。

（5）穿刺注药：超声引导下穿刺注药最常用于其他保守治疗无效的骨骼肌肉性疼痛，例如：慢性反复损伤、体育运动引起的损伤和类风湿关节炎引起的疼痛等。通常采用1％利多卡因进行局部封闭性麻醉。药物由1％利多卡因0.5ml、0.5％布比卡因（Bupivacaine）0.5ml和氟羟强的松龙（Triamcinolone）1ml（40mg）混合而成。

关节囊内注药最常用于浅表关节，包括手关节、腕关节、肘关节、踝关节等。在实时超声引导下，用1.5英寸长的25G注射针，从关节短轴切面进针，将探头转动90°有助于确认穿刺针在关节囊内的位置。小关节需0.5～1ml类固醇/麻药混合液。对大而深的关节，如肩关节、髋关节，使用腰穿针穿刺，注入2～4ml类固醇/麻药混合液。

腱鞘及滑囊注药常用于踝关节。患者往往有慢性跟腱痛，或腱鞘炎引起的内侧或外侧踝部疼痛。疼痛通常涉及韧带附着点，与足后的滑囊炎有关。一旦诊断明确，足后滑囊注药封闭可以减轻炎症、缓解疼痛。患者取俯卧位，超声引导长度为1.5英寸的短针从侧方穿刺足后滑囊。必要时可以注入少量麻药使滑囊扩张，从而能够确认滑囊位置。手、腕、踝部腱鞘注药及其他滑囊注药与上述方法类似腱鞘内注药时必须准确将药液真正注入腱鞘内，将药液注射入肌腱内可能引起肌腱退行性改变，甚至断裂。

髂腰肌腱鞘位置深在，通常需要低频相控阵探头引导。由于神经血管位于肌腱内侧缘，所以应该从外侧缘进针，并首选注入少量麻药以证实针尖位置。成功注射的标志是，在声像图上观察到沿着肌腱长轴液体或微泡形成的现象。

（6）钙化性肌腱炎穿刺治疗：钙化性肌腱炎常常由于钙盐沉积于引起活动受限和疼痛。声像图上可表现为弧形、碎片状或小点状、结节状强回声钙化灶，也可表现为囊性病灶。囊状病灶内常常为石膏样糊状液体。当保守治疗无效时，常采用手术或在关节镜下切除钙化灶的方法。1978年，Comfort和Arafiles介绍了一种X线透视下经皮穿刺抽吸钙沉积物的方法，取得一定的疗效。1995年，Farin等研究表明，超声引导下重复穿刺捣碎钙化灶治疗有很好疗效。其机理为通过人为造成的组织损伤，激发局部炎症和机体自身抗炎过程，使局部血管扩张、充血，将捣碎的细小钙盐吸收，并促进再生修复，有效率达60％～74％。

十一、介入性超声在妇产科的应用

（一）妇科介入性超声的适应证

1. 妇产科肿瘤的介入性诊断和治疗（包括超声导向穿刺抽吸或活检、某些良性囊肿的硬化或肿瘤内注射药物治疗等）。

2. 妇科术中超声（包括超声监视下输卵管通液和声学造影、经宫腔子宫肌瘤电切术、人工流产、取环、刮宫等）。

3. 异位妊娠的超声导向介入性治疗。

4. 超声导向取卵术。

5. 超声导向胚胎转移。

6. 超声导向羊膜穿刺诊断与治疗。

7. 胎儿的介入性超声诊断与治疗（包括绒膜绒毛取样、胎儿脐带穿刺取血、胎体活检、胎儿心脏穿刺、胎儿输血、胎儿药物治疗、胎儿穿刺抽吸或引流术、减胎术等）。

（二）妇产科介入性超声的器械

妇产科介入性超声所需的大部分器械和一般腹部介入性超声所用器械类同。仅在某些特殊情况下，才根据需要另备或自制器械，常用的有：活检钳、输卵管通液器、球囊导管、宫腔镜等。

（三）介入性超声在妇科的应用

1. 妇科实性肿块的介入性诊断

（1）适应证：①可疑恶性肿瘤而手术不能切除，为明确病理类型者；②可疑盆腔转移性肿瘤；③无法确诊的盆腔肿块。

（2）禁忌证：①可疑为血管瘤者；②急性感染；③凝血功能障碍者；④已经决定手术的病例一般不再做穿刺活检。

（3）术前准备：视肿瘤的部位和穿刺路径，可以适度充盈膀胱或排空膀胱。

（4）方法和注意事项：同腹部肿瘤穿刺。

2. 囊性肿物的诊断和治疗

（1）适应证：①阴道囊肿或脓肿；②单纯性囊肿（声像图表现为单房性、壁薄而光滑的无回声囊肿，经 3 个月以上观察无增大者）；③子宫内膜异位囊肿（endometrial cyst）；④盆腔炎性局限性积液（因盆腔炎性渗出、脓肿、输卵管积水、积脓，盆腔或附件结核性包裹性积液，消化道穿孔引起的盆腔脓肿）；⑤妊娠合并较大的浆液性囊腺瘤（可抽吸后等待分娩后手术）；⑥非赘生性囊肿蒂扭转在 12 小时之内者（可通过超声引导下抽吸减压，抽尽囊液后，能够自行复位）。

（2）禁忌证　①内壁不光滑的囊肿，此类囊肿绝大多数为赘生性，尽管多为良性，如浆液性囊腺瘤等，但是有少部分为恶性，而声像图有时很难做出鉴别；②黏液性囊腺瘤，少数黏液性囊腺瘤在声像图上可表现为囊壁光滑的单房性无回声囊肿；③肿瘤坏死液化或可疑囊腺癌者；④囊肿扭转时间超过 12 小时者，穿刺抽吸后虽然可能自行复位，但是因为蒂静脉内有血栓形成，复位后有发生栓子脱落造成肺栓塞的危险；⑤患者有严重阴道炎者，治愈前暂不做经阴道穿刺；⑥无安全穿刺径路的病灶。

（3）术前准备：经阴道穿刺者应进行阴道清洁和消毒。选用穿刺针的类型由病变性质、穿刺目的和途径而定。声像图估计囊液稀薄，用细针；囊液稠黏或为脓汁者，用粗针；需要反复冲洗或置管引流者用多孔针或套管针。置管引流者，为了预防脱落，可选用猪尾巴导管或带球囊的导管。必要选先用较粗的带侧孔硅胶管。经阴道穿刺时，尚需备用阴道窥器和宫颈钳。除了穿刺中常规使用的局部麻醉用药（普鲁卡因、利多卡因等）外，硬化治疗常选用无水乙醇或 95％乙醇；冲洗脓肿选用甲硝唑、庆大霉素溶液。结核性液腔内可注入异烟肼、链霉素。子宫内膜异位囊肿抽吸后可注入醋酸孕酮或 5-Fu。

（4）方法和注意事项：经腹壁穿刺时，常规消毒后，用消毒好的穿刺导向探头再次准确选择穿刺点及进针径路，设置导向线，用细针局部麻醉。

使用导管针时，需要用比导管略粗的针穿通皮肤，或用手术刀在皮肤上切 2～3mm 小切口以防塑料导管因皮肤阻障而损坏。

经阴道穿刺：患者取膀胱截石位。先用阴道窥器观察阴道及子宫颈是否有病变，然后用 0.1％新洁而灭消毒外阴和阴道，铺消毒巾。将安装好穿刺附加器和消毒隔离套的阴道探头置于穹窿部，转动探头，选择最佳穿刺径路，固定探头。进针方法同经腹壁穿刺。若使用超声诊断仪有彩色多普勒功能，加用彩色多普勒血流显像，可以使穿刺径路避开子宫动脉和静脉，更为安全。

操作结束后取出探头，再次消毒阴道。如果有阴道出血，可以在阴道内填塞纱布压迫止血。

3. 囊性病变的药物硬化治疗

（1）子宫内膜异位囊肿：子宫内膜异位囊肿的内容物为稠厚的陈旧性血液和组织碎屑，多数细针抽吸困难。尽管这类囊肿壁较厚，但是由于周围粘连，比较固定，容易穿刺，但抽吸困难，需要改用粗针或塑料套管针穿刺抽吸。当抽出 10ml 以上囊液以后，即可注入生理盐水稀释，边衡释冲洗，边抽吸，直到冲洗液体颜色变淡，再改用乙醇反复冲洗 3～4 次后，保留乙醇 10～20 分钟，然后抽出。

（2）脓肿：对于盆腔脓肿，根据其部位，选择经腹部、经阴道或直肠穿刺。可采用两种方法治疗。一种为多次穿刺冲洗，另一种为放置引流管。前者适用于多发性或分隔状脓肿和较小的脓肿。其操作程序与内膜囊肿相同，只是冲洗液使用 0.25％甲硝唑。反复冲洗后，在脓腔内保留甲硝唑溶液。拔针后，再穿刺其他脓腔。三天后复查。如果脓腔仍然较大，再穿刺冲洗。配合全身用药，多数患者 2～3 次冲洗即可痊愈。对单房性大脓腔，如果有安全径路，可采用置管引流。引流数日后，若引流液很少，并且不含脓汁，超声检查脓腔消失，即可拔管。

必须注意，冲洗脓腔时注入的冲洗液量不可多于吸出量，以免脓腔内压力过高。

（3）注意事项：盆腔囊性肿块是最常见的病

因相当复杂的妇科病变,大多数来源于卵巢。这些囊性肿块绝大部分属于良性,但也有交界性或恶性者。因此,囊肿抽吸需要在严格的特定条件下施行,选择硬化治疗应谨慎。

4. 超声监视下宫腔手术

(1) 适应证:在超声监视下施行宫腔手术具有广泛的适应证:①宫腔内残留物和宫内异物的清除;②疑难人工流产术;③经宫颈子宫内膜切除术(Transcervical Resection of the Endometrium,TCRE)。

(2) 禁忌证:①严重阴道炎、宫颈糜烂、宫腔炎、盆腔炎;②宫颈不能扩张者;③阴道出血;④可疑恶性肿瘤。

(3) 术前准备:决定手术后,口服达那唑(每日 4 次,每次 200mg)或内美通(每周 2 次,每次 25mg)2~4 周抑制子宫内膜增生,以便于手术。手术当天空腹,不排尿。必要时插导尿管,以备术中注水充盈膀胱。

所需要的器械因手术类型不同而各不相同,应由执行手术的妇产科医师提出或准备。对于较复杂的宫腔内手术,目前几乎都用宫腔镜手术。需要超声监视的情况逐步减少。

(4) 方法:超声导向下宫腔手术要由超声导向者和施术者默契配合完成。所以,导向者和施术者都必须熟悉声像图的方位,并能及时交流操作意图。否则,不能始终使宫腔内的器械显示清楚。这种情况有时比没有监视更危险。

(5) 并发症:①宫腔手术的主要并发症是子宫穿孔。尽管在超声监视下操作显著减少了这种严重并发症,但是由于宫壁结构的改变,加之宫腔电切时的高频电流以及金属器械产生的干扰,即便是有经验的超声医生,也很难完全避免子宫穿孔。一旦发现穿孔,即刻使用缩宫、止血等药物。必要时用腹腔镜修补损伤的子宫壁。②心动过缓。迷走神经反射可能引起严重心动过缓,甚至使血压下降。通常在暂停操作后即可恢复。必要时给予对症治疗。③继发感染。

5. 超声引导下穿刺取卵 成熟卵子的获得是"辅助生殖"的关键技术之一。介入性超声技术的为穿刺取卵术提供了方便,能够在近乎直视和无创的条件下获得卵子。据报道使用人绒毛膜促性腺激素时,在双侧卵巢中收集至少一个卵母细胞的失败率约不到1%。此外,还常被用于残

存卵泡的穿刺或卵巢过度刺激综合征的穿刺治疗。通过卵泡穿刺可以缩小卵巢,从而改善过激症状。

(1) 适应证 需要获取卵子进行体外辅助生殖治疗或研究。

(2) 术前准确 穿刺针选择 17G 或 18G,15~30cm 长。负压吸引器压力控制-100mm~-180mmHg。

(3) 方法

①经腹壁、膀胱超声引导下取卵术:主要用于卵巢位置接近腹壁或无阴道穿刺设备者。患者取平卧位,放置导尿管,膀胱内注入含美兰的生理盐水 300~500ml,膀胱充盈程度以显示卵泡为宜。常规消毒铺巾,暴露穿刺部位,在超声引导下将穿刺针抵达卵泡表面。快速进针刺入卵泡内,超声显示针尖位于卵泡中央,抽吸卵泡液。超声显示卵泡迅速塌陷至完全消失,抽吸过程中应转动穿刺针,使负压作用于卵泡四周,提高卵子获得率。

②经阴道超声引导下卵泡穿刺:是最长用的取卵方法,无须膀胱充盈,成功率高,术前准备和引导方法同经阴道囊肿抽吸。取卵泡方法同经腹壁取卵。

(4) 并发症

①出现:经阴道超声取卵最常见的并发症是出血或/和形成血肿。多为暂时性,可表现为血尿、腹腔内出血或阴道内出血,造成大血管损伤极为罕见。

②感染。

6. 宫内胚胎移植 宫内胚胎移植可以在经阴道超声引导下进行。使用实时超声监视,不仅确保导管的准确定位,而且在存在黏膜下肌瘤或子宫异常得困难情况下顺利移植胚胎。超声引导下胚胎移植不仅显著提高胚胎着床率,而且明显提高了临床妊娠的机会。

7. 宫腔或输卵管超声造影

(1) 适应证:①子宫畸形或子宫腔内病变,如子宫黏膜下肌瘤、宫腔粘连等的诊断;②女性不育的病因诊断;③输卵管再通术后的疗效判断。

(2) 禁忌证:①严重阴道炎患者;②阴道出血。

(3) 术前准备:输卵管通液或造影时间选择月经干净后 3~5 天,前 3 天禁止性生活。

①器械和药物：器械包括阴道窥器、宫颈钳、探针、输卵管通液器、双腔子宫腔输卵管造影导管、50ml 注射器、血压计、隔离瓶。所需药物包括生理盐水、超声造影剂（将 5ml 生理盐水注入声诺维（SonoVue）安瓿，振荡呈悬浊液）、阿托品、庆大霉素、利多卡因、氟美松。将 500ml 生理盐水加入 8～16 万单位庆大霉素。

②术前充分充盈膀胱：术前半小时肌内注射阿托品 0.5mg，以预防输卵管痉挛。

（4）方法：患者取膀胱截石位。常规外阴和阴道消毒，铺消毒巾。用窥器扩张阴道，暴露子宫颈，并用宫颈钳向上提起子宫颈。用子宫探针探查宫腔深度。同时用超声探头在耻骨联合上横断扫查，调节远场增益，使声像图清楚显示宫腔。将双腔子宫腔输卵管造影导管经宫颈管插入宫腔。若插入困难，可适当扩张宫颈管。确认造影导管进入宫腔后，球囊内注入 1～2ml 生理盐水。向外轻微牵拉导管，用球囊封堵宫颈内口。去除阴道窥器。

① 宫腔超声造影（sonohysterography，SHG）：通过导管向宫腔内注射适量生理盐水，并维持一定压力，使宫腔膨胀，形成液体与子宫壁的清晰界面。同时经腹壁或经阴道超声观察宫腔及子宫壁，后者效果更佳。完成造影后撤出造影导管。

②输卵管超声造影（contrast echography in the salpinx）　方法与宫腔造影相似。不同的是使用的造影剂与超声监视的部位。按宫腔造影做好准备后，声像图显示双侧宫角和输卵管间质部。同时监视双侧宫角困难时，可以先监视一侧，再监视另侧。

启动超声造影功能，而后用盛有 30～50ml 生理盐水注射器抽取 0.5～1.0ml 配制好的声诺维悬浊液，混合均匀后经造影导管向宫腔内缓慢持续推注，同时移动探头，追踪观察造影剂通过输卵管的情况及盆腔内的造影剂回声，并同步记录造影全过程。

③输卵管通畅程度评估

输卵管通畅：实时造影灰阶声像图显示推注造影剂时在宫腔和输卵管内见迅速流动的微泡强回声，并自伞端溢入盆腔，输卵管腔呈细管状强回声，盆腔内有造影微泡强回声集聚，形成不规则片状强回声。推注造影剂无明显阻力，无液体回流，且患者无明显疼痛。

输卵管阻塞：造影微泡强回声局限于宫腔内，不向输卵管流动；或输卵管腔粗细不均，呈迂曲的盲管状，无造影剂进入盆腔。推注阻力大，加压推注患者疼痛，停止推注后液体反流回注射器。

输卵管通而不畅：输卵管显影粗细不均匀，局部纤细呈细线状；盆腔内仅可见少量造影剂强回声。推注阻力较大，反复适度加压可缓慢推进，停止推注仅有少量反流。

输卵管走向迂曲，不在同一平面，加之微气泡显影在双侧输卵管内流动的全过程不易一次同时全部观察，因此，在实时显像下多次注射并多断面、多角度扫查观察或实时录像回放观察十分重要。

（5）合并症

宫腔和/或输卵管通液、造影的主要合并症为盆腔感染。对有较严重阴道或盆腔炎症的患者术前应给予适当抗感染治疗，手术时要严格阴道消毒。为了预防感染，通液或造影术后可以口服抗生素 3 天。

1991 年 Klug 等首先报道 SHG。SHG 通过增加子宫内膜和宫腔内病变与宫腔的对比，清晰显示病变的部位、形态、大小、基底部情况及与肌层的关系，并根据不同病变在声学造影时声像图特征确定病变的性质，弥补了常规超声的不足，显著提高了诊断的准确性。Jose 等认为 SHG 对子宫内膜息肉、子宫黏膜下肌瘤、子宫内膜增生过长的诊断价值与宫腔镜有相同价值，是简便而有效的诊断方法。

输卵管阻塞或通而不畅是女性不孕症的常见原因，约占女性不孕的 1/3。输卵管通液是诊断和治疗输卵管梗阻的常用方法。过去主要根据宫腔内压力和注射阻力推判输卵管是否畅通，缺乏直接的观察指标。特别是对单侧梗阻或不全梗阻无法判断。所以对输卵管通畅性的评价具有一定的盲目性。X 线下碘剂输卵管造影术被认为是诊断输卵管狭窄或梗阻的可靠方法，沿用多年。但是晚近的研究发现，其可靠性也有质疑，其假阴性率达 8%～24%。而且由于造影剂对子宫和输卵管黏膜有刺激作用，可致肉芽组织增生，术后可能造成狭窄。自超声成像应用于妇科临床以来，人们就开始探索超声评价输卵管通畅程度的可行性。最先在常规输卵管通液时应用超声实时观察输卵管是否有液体流过，以后使用过氧化氢通液实时显示输卵管管腔。但是，由于基波声像图的存在，加之输卵管走行扭曲，管腔纤细，混杂在声像图中的输卵管很难被辨认，所以应用价值有限。实时灰阶超声造影显示的是造影剂微泡的非线性谐波信号，即有微泡存在的组织和管腔被清楚地实时显示，而基波信号被滤过。在宫腔内连续缓慢注入造影剂后，由于组织和血管内无造影剂微泡，只有宫腔和通畅的输卵管内有造影剂，所以，仅用极少量造影剂就能够在几乎无回声的背景下显示宫腔和输卵管腔强回声，并且可以清楚地实时显示经输卵管进入盆腔内的造影剂微泡强回声。研究显示新型造影剂输卵管造影与碘剂X线输卵管造影比较，二者对诊断输卵管通畅和阻塞的准确性具有高度一致性。输卵管超声造影对通而不畅与通畅的判断存在一定主观因素。此外，部分轻度粘连的输卵管，经反复加压推注，可能被分离。由于超声和超声造影剂对人体都非常安全，所以子宫输卵管超声造影技术有望成为女性不孕症诊断的较好影像检查方法。

8. 异位妊娠的超声导向介入性治疗

（1）适应证：存活的异位妊娠，滋养层包块小于5cm者；超声能够显示包块内滋养层丰富血流的"持续性异位妊娠"（persistent ectopic pregnancy）。

（2）禁忌证：腹腔内积血量较多者；异位妊娠包块穿刺困难者。

（3）术前准备：使用22G细针，常规妇科检查器械；药物甲氨蝶呤（MTX），5氟尿嘧啶（5-FU），1%利多卡因，10%氯化钾注射液。

术前常规测定出血和凝血时间，血、尿常规检查，血 B-HCG。

（4）方法：在超声导向下，直接穿刺胎儿和/或滋养层，注入药物中止异位妊娠。

穿刺前患者排空膀胱，根据异位妊娠囊或异常包块的位置，选择经腹壁或经阴道穿刺。用二维超声和CDFI预先选择穿刺部位，目标和针道。对于未破裂的异位妊娠，针尖刺入妊娠囊后，抽吸羊水，使羊膜囊减压扁缩后，再穿刺胎心，先向胎心部位注入利多卡因 1～2ml 或 10%氯化钾 0.5～1.5ml，见胎心停跳后，吸出利多卡因，再引导针尖刺入血流丰富的滋养层，缓慢注入 MTX

50mg，然后拔针。对于已破裂或流产者，针尖刺入包块血流丰富区后，分点缓慢注射MTX 50mg。注射时，必须确认针尖位置在目标内，并且抽吸无回血。术后密切观察患者；三天内，每日超声复查；两周内，每周测血 β-HCG 一次及超声复查。此后，每月超声复查，直至包块缩小原来的一半以上。若治疗后两周 β-HCG 下降小于原来的50%，重复注射一次。

（5）并发症：①异位妊娠破裂出血。虽然不能明确是否与穿刺有关，但是一旦发现应立即手术治疗。②感染。表现为穿刺后发热，腹痛。

异位妊娠大多数采用腹腔镜或开腹切除。由于高分辨率超声结合血 HCG 测定，使异位妊娠在早期未破裂之前即可准确诊断。1987 年，Feichtinger 首先报道了超声引导穿刺胎囊注射 MTX 治愈一例未破裂早期异位妊娠，此后国内外相继有许多位学者进行了类似研究，认为局部用药可能更加优越。特别是对那些有生育要求的患者，局部用药可能保留健全的输卵管，有再孕的机会。

（四）介入性超声在产科的应用

产前诊断或出生前诊断，是指通过现代细胞遗传学、分子生物学、生化免疫以及医学影像学与临床医学相结合，产前对可能的出生缺陷及各种先天性畸形进行筛查和诊断。其目的主要是早期发现异常胎儿，适时进行临床干预，对无法矫治者及时终止妊娠，以减少缺陷儿的出生。目前产前诊断方法包括侵入性和非侵入性两大类，本节主要介绍介入性产前诊断技术。

1. 绒膜绒毛取样（CVS）　绒膜绒毛取样（chorionic villus sampling，CVS）于 1963 年由 Mohr 首先提出，1982 年，Kazy 等强调了超声引导技术在绒膜绒毛取样中的重要性。

（1）适应证：绒毛是组成胎盘的最小单位，和胎儿有相同的染色体，因此可抽取绒膜绒毛细胞进行检查，通常适用于有任何有染色体遗传性疾病的高危孕妇，包括：染色体核型分析，DNA检测等。绒毛膜取样检查适宜在怀孕的第 10～13 周施行。

（2）禁忌证：①如果 Rh 阴性孕妇已经被 Rh 阳性胎血致敏，不宜绒毛取样，因为可能使过敏加重，若必须产前诊断，可用羊膜囊穿刺代替；

②有子宫颈病变，生殖道感染，如生殖道疱疹、淋病、慢性宫颈炎等，不宜经阴道 CVS；③有出血倾向者；④无医学指征的胎儿性别鉴定；⑤有流产征象者；⑥HIV 阳性的孕妇应避免 CVS，特别是在孕晚期。

（3）术前准备：所需器械和药物包括：聚乙烯套管（外径 1.5～2mm，常 25～30cm）、硬导丝、21G 长穿刺针、20ml 注射器、探头消毒隔离套、肝素生理盐水。

对实施穿刺的每个病例都应该进行母血 Rh 因子检查，用抗-D 免疫球蛋白来预防 Rh 溶血性疾病的发生。

（4）操作方法：经宫颈取样时，孕妇适当充盈膀胱，经腹或经阴道超声观察子宫位置、胚胎或胎儿情况、绒毛位置。在超声引导下，将长 25cm、直径 1.5mm 的聚乙烯套管（内置硬导丝）经宫颈插入宫腔，套管顶端到达叶状绒毛膜所在位置，退出导丝。20ml 注射器抽吸 1ml 肝素生理盐水，连接套管，抽取负压至 10ml，并在保持负压的状态下缓慢退管。如 1 次活检的绒毛组织量不够，可按上述方法再操作 1 次。术毕立即观察胎囊大小及胎心搏动，孕妇卧床休息 1h。3 次取样均未抽取到绒毛组织为活检失败。

经腹取样时，要根据具体情况来要求母体的膀胱处于充盈或者是空虚状态。采用双针套管技术（引导套针为 18G 或 19G，活检针为 20G 或 21G）。在超声引导下使引导套针沿胎盘的长轴进针。当子宫的收缩影响操作时，可等待 15～20 分钟子宫收缩减弱后继续进针。引导套针经腹壁及子宫壁穿刺入胎盘后，退出针芯，将活检针（去除针芯）经引导套针送至胎盘绒毛组织。连接含 1ml 肝素生理盐水的 20ml 注射器，保持 10ml 负压的状态下，小幅度上下提插活检针抽取绒毛组织。如 1 次活检的绒毛组织量不够，可再次将活检针插入引导套针内抽吸。

后位胎盘可以经腹壁监视经阴道穿刺或经阴道超声引导穿刺。

（5）并发症

①流产：这是 CVS 的主要并发症。因为 CVS 术的患者本身就有高流产的风险。如颈部透明带增厚、囊性水样瘤、有遗传方面的问题等。多数报道流产率在 1%～3%。

②胎儿死亡：CVS 后 14 天内死亡的胎儿通

常被认为与穿刺操作有关。一些胎儿的死亡是因为感染或者胎膜破裂。由 CVS 所导致的胎儿死亡率与在中期妊娠进行羊水穿刺术的胎儿死亡率相似。

③绒毛膜下血肿或穿刺后阴道出血：经腹部操作的阴道出血率低于经阴道操作的出血率（0.2% 比 2.5%，P＜0.001）。穿刺后出血会使孕妇流产的风险增加。

④感染：尽管感染很少发生，但是必须引起注意。使用同一导管进行多次穿刺更容易发生感染，应尽量避免。

⑤Rh 相关疾病恶化：已经有 CVS 之后 Rh 因子致敏及 Rh 相关疾病恶化的报道。有报道绒毛吸取术后约 33% 的孕妇血清甲胎蛋白（AFP）浓度升高，推测可能是胎母输血所致。因此，有学者主张，对 Rh 阴性的未致敏孕妇，CVS 之后要接种 Rh（D）免疫球蛋白。由于 Rh 疾病有潜在恶化的风险，所以，对 Rh 阳性的孕妇，诊断胎儿疾病考虑用遗传学羊膜腔穿刺术而不用 CVS。

⑥胎儿畸形：进行 CVS，胎儿肢体畸形率及总的流产率都会增加。胎盘内血管的损伤，导致随之而来的胎儿血液灌注不足，是引起胎儿某些特殊先天性畸形的原因。不推荐在月经龄 10 周之前行 CVS。

⑦胎盘植入：CVS 可致局限性胎盘植入。发生率约 1%。在中期妊娠的时候，做遗传疾病羊水穿刺术胎盘植入的概率仅为 0.1%～0.3%。

CVS 能比羊膜囊穿刺更早得到诊断结果，早期诊断某些胎儿疾病，便于在出生前及早干预。但绒毛膜取样检查不能检查出某些先天畸形，如神经管畸形、先天性心脏病等。极少数病例，绒毛膜取样检查的结果并不是真实的胎儿染色体图谱，而是胎盘染色体的异常，并不反映胎儿自身，需要做进一步检查。若绒毛膜取样结果为正常，也不百分百代表胎儿完全正常，因人类肢体畸形占先天缺陷的 2%～3%，这部分则不能为绒毛膜取样检验所发现。

2. 中晚期妊娠胎盘活检　胎盘活检术或 CVS 可以在中晚期妊娠施行。在羊水过少的孕妇中，胎盘活检术也许是仅有的一种可以获得胎儿染色体核型的可行方法。中晚期妊娠胎盘活检术的风险并不比胎血取样的风险高。

3. 超声引导下羊膜腔穿刺诊断和治疗　羊膜

腔穿刺技术是产科较为常用的检查和治疗手段。开展至今已有 100 年的历史。而超声引导下羊膜腔穿刺术始于 80 年代初期。是优生优育最重要的诊断和治疗途径之一。

（1）适应证中期妊娠（16～20 孕周）的适应证同 CVS。此外，尚有：

①胎儿发育异常、代谢性疾病的羊水生化指标测定如神经管缺陷的羊水中甲胎蛋白、乙酰胆碱酯酶测定等。

②羊水过多或过少的治疗。

③通过羊膜腔内给药。

对晚期妊娠，主要用于：

①胎儿成熟度评估：通过对羊水中肌肝、胆红素、卵磷脂和鞘磷脂、皮肤橘红细胞等的检测，可以评估胎儿各系统发育成熟度，判断早产儿出生后的存活可能性。

②母子血型不合的诊断：测定羊水中胆红素含量对诊断胎儿溶血有一定价值。

③宫腔内注射：羊膜腔内注入地塞米松 100mg 促使胎儿肺成熟；胎儿宫内发育迟缓或羊膜炎患者羊膜腔内注入氨基酸等营养物质和抗生素治疗。

（2）操作方法：孕妇取平卧位，常规产科检查并确定羊水最深部位作为穿刺进针点（尽量避开胎盘和胎儿）。测量进针深度。用 20～22G，15～20cm 长穿刺针，在超声引导下穿刺针达羊膜腔内，抽吸 10～30ml 羊水进行细胞培养、染色体核型分析及羊水生化检测。如需要治疗可注入药物。

穿刺过程中出现子宫收缩或胎动频繁，应停止穿刺，避免损伤胎儿。一次穿刺失败只允许重复 1～2 次，且不能在同一部位重复进针，如再失败应在 2 周后进行。术毕超声观察胎心、胎动和羊水情况。

（3）并发症

①流产：Ager 和 Dliver 报道羊膜腔穿刺后流产率 2.4%～5.2%，比对照组高 0.2%～2.1%。多次穿刺会使流产率增加。

②损伤和出血：包括子宫、胎盘或胎儿损伤。有报道胎盘渗血发生率为 12.25%。常见于前壁胎盘的患者，避免重复进针，可降低胎盘渗血率及脐带和胎儿损伤。

③羊水渗漏：很少发生。羊水渗漏会导致羊水过少，从而影响胎儿发育。

④宫内感染：消毒不严格时可能发生感染，发生率极低，约 0.1%。

羊膜腔穿刺的限制是只能在妊娠 16 周以后进行，因此不能早期诊断。此外，胎龄较大的胎儿羊水细胞活力较差，培养困难。

4. 经皮脐带血取样（percutaneous umbilical cord blood sampling，PUBS） 超声引导下 PUBS 于 1983 年首次报道，国内在 1988 年开始应用于临床。是继羊水细胞和绒毛细胞学检查之后的又一种染色体检查方法。

（1）适应证

①快速胎儿核型判定：为 PUBS 最常见的适应证。用于胎儿脐血细胞染色体分析和单基因病诊断（苯丙酮尿症，膀胱纤维变性，杜氏肌营养不良）。

②血液系统疾病（免疫性溶血、地中海贫血、血友病、血小板功能及数量异常）、免疫缺陷综合征的诊断。

③胎儿脐血血气分析，了解胎儿是否存在宫内缺氧。

④胎儿感染的诊断。

⑤羊水培养出现假嵌合体或培养失败进行矫正或补救诊断。

采用 21G～22G，20cm 长的穿刺针或采用 18G～20G，15cm 长及 20G～22G，20～25cm 长的双套针。要求穿刺针尖锋利，斜面小于 30°。

（2）操作方法

①穿刺点的选择：PUBS 的首选部位是脐带插入胎盘处，也可以在脐带进入胎儿脐部或游离段取样。实时超声下寻找并清晰显示脐静脉进入胎盘处，是脐静脉穿刺成功的关键。被选择的脐带和羊水池深度要适宜。

②按羊膜腔穿刺方法：穿刺针首先进入羊膜腔内，达穿刺段脐带表面，捻转穿刺针，并使穿刺针尖的斜面背向脐带，以减小穿刺时滑动。快速进针，荧屏上显示针尖进入脐静脉中，抽出针芯，连接注射器抽吸脐血 1.5～2ml。或用 18～20G 引导套针穿刺，达脐带表面后，抽出针芯，插入 21～22G 穿刺针达脐带表面后穿刺脐静脉。

③若羊水过少，可以在羊膜腔灌注 100～300ml 温生理盐水，有助于显示合适的穿刺部位。若羊水过多，可以先进行羊膜穿刺治疗，以减小

第 二 篇

护 理

第十章　经颅多普勒超声

变的诊断准确性。

第一节　概述

经颅多普勒超声（transcranial Doppler，TCD）是80年代初应用于临床的一项无创性检测颅底动脉环（Willis环）血流动力学的技术。TCD与数字减影血管造影成像（digital subtraction angiography，DSA）、CT和核磁共振血管成像（MRA）技术不同，它是通过血流频谱、流速、声频和血管搏动指数评价颅内、外动脉的血流动力学变化。对于脑、颈动脉病变的检测，与DSA、CTA、MRA区别在于TCD用于血流动力学（功能）的评价，功能学与影像学技术的充分结合，可以进一步提高对脑血管病变检测的准确性。

TCD技术是利用人类颅骨自然薄弱的部位作为检测声窗（如颞骨鳞部、枕骨大孔、眼眶），采用低频率（1.6～2.0MHz）高穿透性能的脉冲波多普勒超声探头，对颅内动脉病变所产生的血流动力学变化进行客观评价。

随着超声技术的发展，探头穿透性的提高，经颅超声多普勒超声（transcranial color code sonography，TCCS）通过二维、彩色血流显像、频谱多普勒分析等功能，对颅内动脉病变的检查更加直观，但是由于受到颅骨透声性的影响，检测的成功率有一定的局限性，但是在临床应用中，TCD与TCCD的联合使用将明显提高颅内动脉病

第二节　检测技术

一、适应证

TCD的临床检测适应证主要有以下几方面：

1. 各组原因导致的颅内动脉狭窄和闭塞病变。

2. 动脉粥样硬化性颈动脉狭窄和闭塞。

3. 原发或继发性蛛网膜下腔出现导致的脑血管痉挛的血流动力学评估。

4. 脑动-静脉异常通路的出现导致异常血管团的形成-脑血管畸形的血流动力学异常的评估。

5. 各种原因导致锁骨下动脉狭窄或闭塞性病变及其产生的锁骨下动脉窃血综合征的血流动力学评估。

6. 各种原因导致的急重症脑病引发颅内压增高症。

7. 重症脑病导致血流循环衰竭-脑死亡的检查评估。

8. 脑血流与微栓子监测。

二、检查前准备和仪器调节

（一）检查前准备

TCD检查前一般无须特殊准备，但要告知受

检者（上午检查者）应注意正常进餐适量饮水，以减少血液黏稠度升高导致脑血流速度减低，影响检测结果的准确性。超声检查前应简略询问相关病史及危险因素。

相关信息包括①既往是否接受过同类检查及结果。②高血压、糖尿病、高脂血症、吸烟或戒烟等病史或相关危险因素的时间及用药类型。③脑缺血或脑出血病变的相关症状及体征。④与脑血管病变相关的其他影像学检查结果，如 CT、CTA、MRI、MRA、DSA 等影像图片资料。⑤是否进行过脑动脉介入治疗及治疗后时间和相关用药、影像资料。

（二）患者体位

检查颅内动脉及颈内动脉颅外段时，患者取仰卧位，检查椎动脉及基底动脉时，患者可俯卧位、侧卧位或坐位，根据患者病情选择利于检测的体位，通常以坐位或左、右侧卧位作为椎-基底动脉系统检测的常规体位。

（三）仪器调节

1. 探头

（1）脉冲波多普勒探头

TCD 常规采用 1.6～2.0MHz 脉冲波多普勒探头。对于颈部血管如颈总动脉及颈内、外动脉的检测，可以选择 4.0MHz 或 8.0MHz 连续波多普勒探头，也可以选择 2.0MHz 脉冲波多普勒探头，降低发射功率强度至 10%（机器最低发射功率或能量），从最浅的深度 10～15mm（机器最低检测深度）开始向颈内动脉中、远段（6～10cm）连续探查。

（2）连续波多普勒探头

常规采用 4.0MHz 或 8.0MHz 连续波多普勒探头，沿颈动脉走形自下而上连续移动式探查。同时通过锁骨上窝可以检测到锁骨下动脉。

由于颈动脉二维超声的常规检测，TCD 对于颈部血管的检测手段由于敏感性及准确率较低通常不推荐此种方法。

2. 检测深度

不同的机型可探测的深度范围不同。一般的 TCD 检测深度在 10～125mm。探测进阶的深度根据病变检测的需要调整，通常可分为 1mm、2mm 或 5mm。常规脑动脉检测选择 2mm 比较适宜，

不主张选择 1mm 或 5mm 深度进阶，前者费时、后者跳跃式检测容易遗漏病变。

3. 检测功能键调节

机器的增益、声波发射功率的大小、信号噪音比等检测功能键的调节适当，以获得满意的血流频谱和相对准确的血流动力学参数为标准。一般开始时用较大声波输出功率，检测到血流信号后再降低增益或发射功率。

4. 血流速度标尺（频谱纵轴）

检测开始阶段血流速度测量标尺一般为基线上下 100～150cm/s 对称性设置。对于高速血流信号应提高速度标尺以防止血流频谱信号混叠，影响血流参数测量的准确性，反之血流速度较低时应降低速度标尺，根据血流速度显示状态及时调整。

5. 扫描时间（频谱横轴）

扫描时间短，血流频谱信号易观察清楚，扫描时间过长，因频谱图形态变窄，对信号的时间分辨率降低，容易失真。根据不同机型所配置的显示器大小，选择 4～8s 的扫描时间间隔较为合适，或根据检测血流信号的需要及时调整（如观察试验前后血流变化可选择长时间显示 16s、32s 等）。

6. 音频信号

使用音频信号输出，可帮助判断是否检测到动脉血流信号及判断血流的性质。但是，在临床实践操作过程中，也可以通过观察血流频谱内部的分布判断异常的血流声频，减少音频信号对操作人员长期的听力刺激造成的损害。

三、颅内外动脉检测与鉴别

（一）颈动脉检测

前文已提及，由于 TCD 检测是单纯多普勒频谱分析，对于颈动脉检测的敏感性及准确性相较彩色多普勒血流显像检测方法明显减低，因此，不推荐采用 TCD 检测颈动脉的方法。但是对于依赖于单纯 TCD 检测的医疗机构，我们介绍两种 TCD 检测颈动脉的方法：

1. 采用连续波多普勒探头自锁骨上窝向上沿颈总动脉走行，在胸锁乳突肌内侧缘移动式连续扫查法，分别探查颈总动脉（common carotid artery，CCA）、颈内动脉（interal carotid artery，

ICA）和颈外动脉（External carotid artery, ECA）。

2. 选择 2.0MHz 或 1.6MHz 脉冲波多普勒探头，将发射功率调节至 5%~10%，探头置于甲状软骨的下方，超声束斜向外上方，与颈总动脉的解剖走行之间的角度小于 45°，深度约 10mm~20mm，首先检测 CCA，随后逐渐增加探测深度（每 2mm 一个进阶深度），探头位置不变，仅调整探头声束的方向，向前内侧和后外侧倾斜扫查，分别获得 CCA、ECA 和颅外段 ICA 分叉处血流频谱（图 10-2-1A、B、C）。检测到 ICA 起始段后，逐步增加检测深度及适当调节探头方向，保证血流信号的连续性，可以比较完整地检测到从分叉水平至岩骨段的 ICA 全程血流信号。

颅外段 ICA 与 ECA 鉴别是非常重要的。正常情况下两者的多普勒血流频谱信号是截然不同的，ICA 为低阻力型血流频谱，即收缩期 S_1、S_2 峰差别小，舒张期 D 峰较高，ECA 血流为高阻力型频谱，收缩期 S_1 峰尖锐，S_2 峰稍低，舒张期速度明显降低。当 ICA 重度狭窄或闭塞时，颈外动脉扩张代偿可以出现相对阻力下降的特征，此时二者的鉴别可采用颞浅动脉"震颤"试验加以区别。当规律性压迫颞浅动脉时，ECA 的血流频谱可出现随"震颤"压迫出现的频谱改变（图 10-2-1C）。

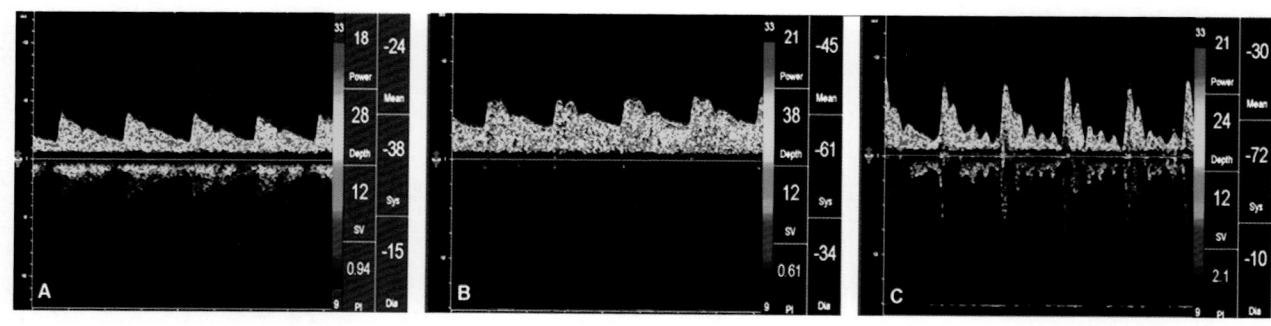

A. 颈总动脉，检测深度 28mm，峰值流速（Vs）38cm/s，PI=0.94。B. 颈内动，检测深度 38mm，Vp 61cm/s，PI=0.61。C. 颈外动脉，检测深度 24mm，Vp 72cm/s，PI=2.1，颞浅动脉震颤试验于舒张期可见规律性"锯齿"样频谱改变

图 10-2-1　使用 2.0MHz 脉冲多普勒探头对颈总动脉、颈内动脉和颈外的 TCD 检测

（二）颅内脑动脉检测

TCD 对于颅内动脉检测是通过人类颅骨自然薄弱、易于超声波穿透的部位——超声窗完成。常用的检测声窗有颞窗（颞骨鳞部）、枕窗（枕骨大孔）、眼窗（闭合的眼睑上）、颌下窗（下颌下），图 10-2-2。

1. **颞窗**　位于颧弓上方，眼眶外缘与耳郭前缘连线之间的区域。此部位颅骨相对薄易于声波穿透。根据检测的位置可分为颞前窗、颞后窗。通过颞窗可检测大脑中动脉（middler cerebral artery, MCA）、大脑前动脉（anterior cerebral artery, ACA）、大脑后动脉（posterior cerebral artery, PCA）、颈内动脉末段（internal cerebral artery, ICA1）、前交通动脉（anterior communication artery, ACoA）和后交通动脉（posterior communication artery, PCoA）。

2. **枕窗**　位于枕骨粗隆下方，发际上 1cm 正中线处，超声束经枕骨大孔入颅。探头检测声束

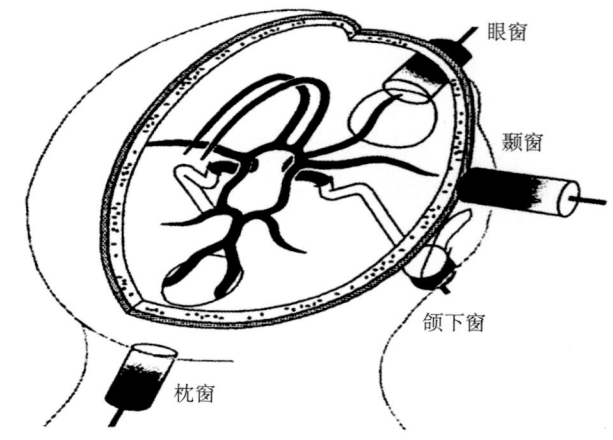

图 10-2-2　正常 TCD 检测声窗

向一侧偏斜或经旁枕骨大孔入颅。经枕窗可以检测椎动脉（vertebral artery, VA）、基底动脉（basilar artery, BA）及小脑下后动脉（PICA）。

3. **眼窗**　首先降低探头发射功率，然后将探

头置于闭合的眼睑上，超声束方向稍向内倾并指向眶上裂，可检查眼动脉（OA），颈内动脉虹吸弯各段（CS），并且在颞窗不透声的情况下，通过眼窗交叉检测对侧的 ACA、MCA、ICA1。

4. 颌下窗　采用脉冲波或连续波多普勒探头在下颌角下缘水平检察 CCA、ICA 颅外段、ECA。

（三）检测技术

基本检测参数：

正常脑动脉血流频谱形态为三峰型。收缩期最高速度形成的波峰为 S_1 峰，第二峰为大动脉搏动形成的波峰-S_2 峰，心脏舒张早期产生的动脉血流波峰为 D 峰，图 10-2-3A 以 MCA 为代表的典型 TCD 血流频谱。以频谱的基线为界，正向血流频谱位于基线上方（图 10-2-3B），反之位于基线下方，血管分叉水平为双向（图 10-2-3B）。

颅内脑动脉 TCD 检测主要的血流动力学参数和分析指标包括①取样深度。②血流方向。③血流速度。④血管解剖结构所决定的血流频谱特征，如颈内动脉终末段是 MCA 与 ACA 分支的标志性血流频谱（图 10-2-3B）。⑤颈动脉压迫试验前后血流动力学变化等。要求检测到每支脑动脉的最高血流速度并追踪其主干全长。

图 10-2-3A 中所有的参数包括：Power 探头发射的功率强度，Depth 取样位置（或深度），Mean 平均血流速度（可用 Vm 表示），Sys 收缩峰最高血流速度（可用 Vp 表示），Dia 舒张期末血流速度（可用 Vd 表示），SV 取样门大小，PI 血管搏动指数。

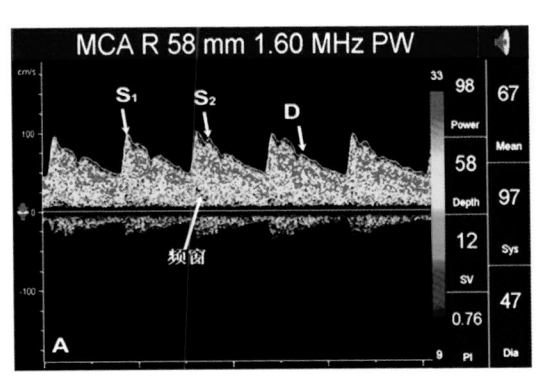 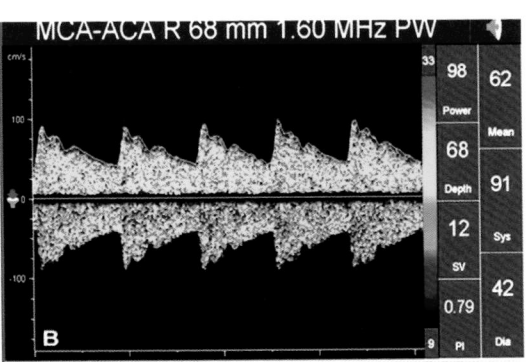

A. MCA 频谱，收缩期最高流速 S_1 峰，第二峰 S_2 峰，舒张早期 D 峰；B. 颈内动脉终末段 MCA 与 ACA 分支水平血流频谱

图 10-2-3　正常脑动脉 TCD 频谱

（四）颅内动脉检测鉴别

1. 大脑中动脉（MCA）

经颞窗检测，探头稍向前上方倾斜，取样深度 40～65mm，通常在 50～60mm 处检测容易检测到 MCA 主干血流信号。30～40mm 深度范围所检测的是 MCA 的分支（MCA2 段）。MCA 主干的血流呈正向频谱（若 MCA 为双干解剖结构时，上干血流方向为正向，下干为负向）。对于 MCA 的判断可通过同侧 CCA 压迫试验时血流动力学变化完成。CCA 压迫试验的检测包括：

1）静态压迫试验（持续压迫）：持续压迫同侧 CCA 2～3s，MCA 血流速度明显下降（图 10-2-4A）。

2）动态压迫试验（震颤式）：震颤式压迫同侧 CCA，MCA 流速相对下降并出现与压迫动作一致的"震颤式"血流频谱特征（图 10-2-4B）。

3）对侧 CCA 压迫试验：通过左右侧 CCA 交替压迫试验可以观察到 MCA 血流速度无变化（ACoA 不发育）或相对升高（ACoA 发育正常）。正常 MCA 检出率接近 100%（声窗不透者、闭塞者除外）。

2. 颈内动脉末段（ICA1）

在 MCA 血流信号的基础上，增加取样深度达 60～70mm，可出现双向血流频谱，即检测到 ICA1，它是 MCA/ACA 分支的标志。正向为 MCA 血流频谱，负向是 ACA 血流频谱（图 10-2-2B）。在典型的双向血流信号基础上，适当调整检测深度，探头声束稍向下方，ACA 血流频谱基本消失，出现单纯正向血流频谱即是 ICA1，压迫同侧 CCA 时，血流信号消失，并出现短暂的低速单峰型逆转血流信号特征，与 MCA 检测时静态 CCA 压迫的血流变化明显不同。

3. 大脑前动脉（ACA）

经颞窗只能检测到 ACA 的交通前段即 ACA₁ 段，探头位置与 MCA 相同。在获得 MCA 的基础上，检测深度增加至 65～75mm 时，适当调整检测深度，探头声束稍向前额上倾，使负向的血流信号显示更加清晰，即可获得满意的 ACA₁ 血流频谱。当检测深度进一步增加时，可获得对侧 ACA₁ 的血流信号（正向，朝向探头）。对于 ACA₁ 的检测判断同样可以通过 CCA 的压迫试验完成。

1）同侧 CCA 压迫，ACA₁ 血流方向瞬间逆转（图 10-2-5A）。

2）对侧 CCA 压迫，ACA 血流方向不变，血流速度明显增快（图 10-2-5B）。

当 ACA₁ 双侧管径不对称（占 20%～30%）或一侧不发育时（占 20%～25%），检测 ACA₁ 与 MCA 的典型分叉血流频谱有一定困难，ACA 检测不成功者占 10%～30%（特别是在颞窗透声不良时）。在此种情况下，可从眼窗交叉检查对侧 ACA₁（血流方向与颞窗探测相反）。探头置于眼窗（功率＜20%），声束稍向眼眶内侧壁倾斜，探测角度 15°～20°，取样深度 60～70mm，检测过程中应通过 CCA 压迫试验进行鉴别。

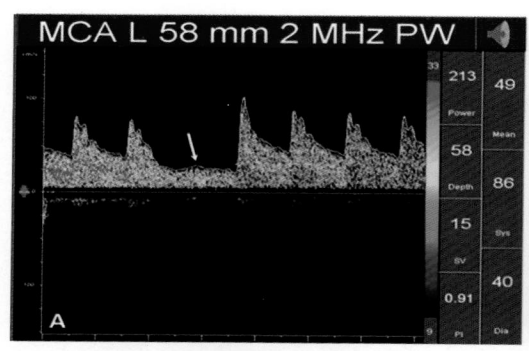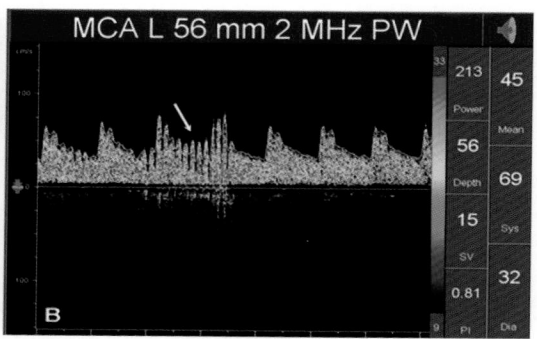

A. 静态压迫（持续压迫 2～3s）同侧 CCA 时 MCA 血流速度明显下降；B. 动态压迫（震颤式）同侧 CCA 时，MCA 流速下降不明显，出现与压迫动作一致的"震颤式"血流信号

图 10-2-4　MCA 检测鉴别

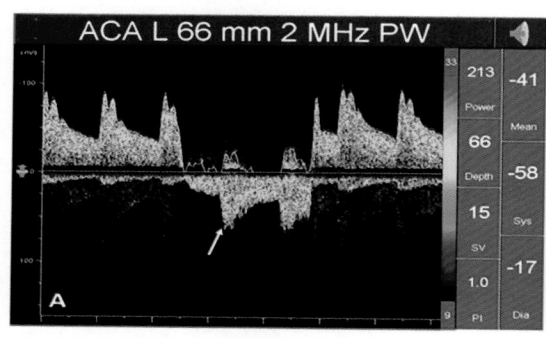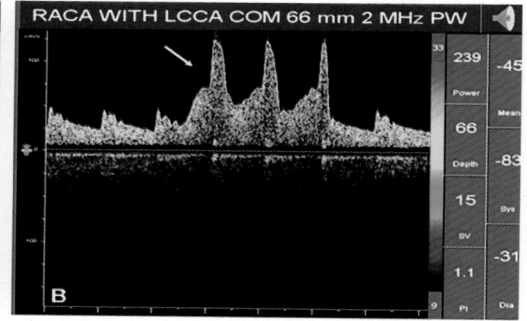

A. 压迫左侧（同侧）CCA 时，LACA（左侧 ACA）血流方向逆转；B. 压迫左侧（对侧）CCA 时，RACA（右侧 ACA）血流速度明显升高

图 10-2-5　ACA 检测鉴别

4. 大脑后动脉（PCA）

经颞窗检测，在 MCA/ACA 分叉处血流信号的基础上，深度为 55～70mm，声束朝向枕骨方向，可探及 PCA 血流信号。PCA 可分为交通前段（P₁ 段）和交通后段（P₂ 段）。P₁ 段位置较

深，P₂ 段位置较表浅。由于 PCA 血供来源的不同、PCoA 的发育状态可使 PCA 的血流方向及对 CCA 压迫试验存在一定的差异。因此，判断 PCA 的血流方向及血供来源是鉴别 PCA 功能的关键。根据 PCA 的血供来源、CCA 压迫试验的结果有

以下几种：

1）PCA 血供来自 BA：PCA 的 P_1 段血流频谱位于基线上方（正向），P_2 段血流频谱位于基线下方（负向）。压迫同侧 CCA 可使 PCA 血流速度相对升高（PCoA 发育正常，图 10-2-6A）或无变化（PCoA 未发育，图 10-2-6B）。

2）PCA 血供来自 ICA：当 PCA 直接起源于与 ICA 系统时，仅能探及 PCA 的 P_2 段血流频谱（单纯负向血流信号）。压迫同侧 CCA 时，PCA血流速度降低或瞬间消失。

由于 PCA 解剖结构和走行的变异，一些患者虽然可以检测到典型的 PCA_1 血流频谱，但 CCA 压迫试验也出现血流信号的减低或消失，此时应通过同侧眼睛的对光试验观察 PCA_1 的变化，若对光试验时血流速度相对升高，说明 PCA 检测正确，特别是在颅外段 ICA 重度狭窄或闭塞性病变时，PCA 流速升高（PCoA 开放后的 PCA 血流动力学变化）的血流特征应该与同侧相邻动脉 MCA 鉴别。

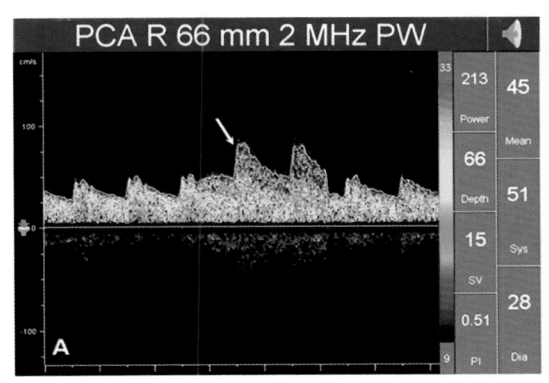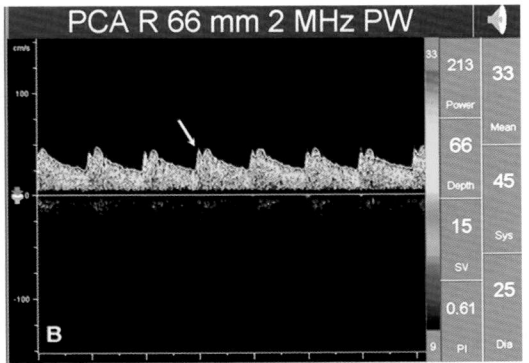

A. 压迫右侧 CCA 时，RPCA 流速升高（右后交通动脉存在）；B. 压迫右侧 CCA 时 RPCA 血流信号无变化（右后交通动脉不存在）

图 10-2-6　PCA 检测鉴别

5. 眼动脉（OA）　经眼窗检测。超声束指向眼眶内侧壁，检测深度 40～50mm。正常 OA 为高阻力型正向血流频谱，检出率接近 100%。检查时必须注意超声发射功率设置 20% 以下。

6. 颈内动脉虹吸段（CS）　ICA 进入颅内后，在海绵窦内上升走行，经后床突再向前，然后又弯曲向上至前床突内侧，其海绵窦段及床突上段形成虹吸弯（CS）。检测 CS 首先是在 OA 血流信号的基础上，增加检测深度至 55～75mm，获得正向的血流信号为海绵窦段（C_4 段），双向血流频谱为膝部（C_3 段），超声束方向稍向内上检测到负向血流频谱为床突上段（C2 段）。

对于 CS 检测判断，同样可通过 CCA 压迫试验。压迫同侧 CCA 时，C_4、C_3、C_2 血流信号消失，压迫对侧 CCA 时上述各段血流速度升高（若 ACoA 正常）。CS 段检测较困难，有 10%～20% 的患者 CS 检测不成功。经眼窗交叉检测的方法可检测到对侧 ACA_1、ICA_1、MCA，深度 75～100mm，但需要通过 CCA 的压迫试验进行鉴别。

7. 椎动脉（VA）、小脑后下动脉（PICA）及基底动脉（BA）　从枕窗检查，检测深度 55～90mm，生理状态下双侧 VA 为负向血流频谱。当检测深度在 55～65mm（有些患者在 70mm）深度可检测到方向与 VA 相反、流速与 VA 基本对称的正向血流频谱，即小脑下后动脉（PICA）。

检测到 VA 血流信号后，沿 VA 血流信号逐渐增加深度，在 80～110mm 深度范围，可检测到相对升高负向血流频谱，即到达 BA 近端（或双侧 VA 汇合以远）。当深度 100～120mm 左右，可查及 BA 远端分叉处血流。由于不同人的 BA 长度不一样，检测 BA 远端时应注意深度及血流信号的动态变化，避免检测深度过深而检测到 ICA 系统。

VA、BA 检测成功率在 95% 以上，PICA 约为 80%。当一侧椎动脉闭塞时，另一侧椎动脉管径增宽流速代偿升高伴走形弯曲等情况下，可能造成双侧 VA 鉴别困难。因此，在检测 VA 困难时，可通过同侧上肢肱动脉袖带加压松解试验进行鉴别。当同侧上肢进行袖带加压时，该侧 VA 流速无明显变化，然后，突然松懈袖带压力可观察到 VA 血流频谱瞬间出现逆转改变（假性窃血征），说明检测到的血流信号为同侧 VA。另外，随着 TCD 技术的发展，常规模式多深度检测功能，可以观察多点位置血流信号的连续性，提高 VA 病变的检测准确性（图 10-2-7）。

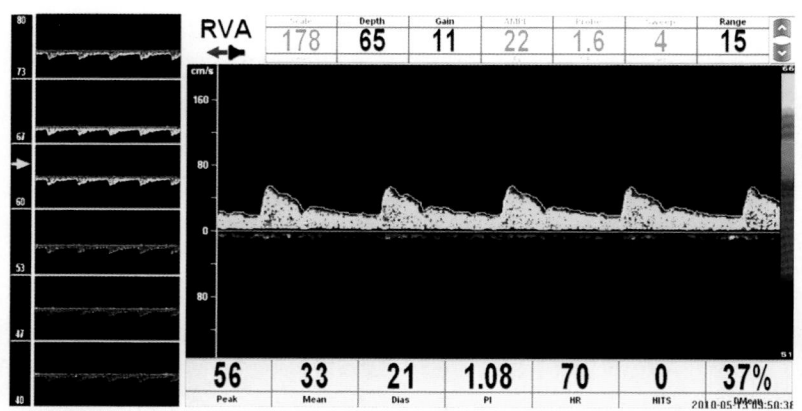

图像左侧同时显示 6 幅 6 深度（血管长度范围 40～80mm）血流频谱。图像右侧为
选择性深度显示，与 65mm 深度获得的 RVA 的血流动力学参数

图 10-2-7　VA 多深度模式检测

第三节　正常脑动脉功能的评价

TCD 对正常脑动脉功能的评价通过血流频谱形态、血流动力学参数、血流声频性质、血管搏动指数及阻力指数、颈动脉压迫试验前后血流动力学变化、屏气或过度换气试验前后血流动力学参数变化等综合指标完成。但是，脑血流动力学的稳定性受到不同生理因素的影响。因此，正常脑功能的评价需要通过多方面综合评估。

一、血流动力学的评价

（一）正常血流速度测值

常规脑血流速度测值包括峰值血流速度（systolic velocity，Vs）、舒张期末血流速度（diastolic velocity，Vd）及平均血流速度（mean velocity，Vm）。当声窗透声不良或血流频谱自动测量非最佳测值时，可通过手动测量 Vs 和 Vd，按照公式 Vm＝（Vs－Vd/3）＋Vd 计算获得 Vm。近年来，常规 TCD 仪器通常都具备自动或直接显示人工测量后检测的流逝测值。

脑动脉血流速度测量目前尚无统一的正常值标准，本书根据国内外文献报告介绍的标准可供大家参考（表 10-3-1、表 10-3-2）。

（二）血流方向

不同的动脉解剖走行不同，相对于探头检测时的血流方向不同。朝向探头的血流为正向，频谱位于基线上方；血流背离探头为负向，频谱位于基线下方。当多普勒取样容积位于血管的分支处或血管弯曲走向时，可以检测到双向血流频谱。

表 10-3-1　颅内动脉 TCD 检测正常值（Aaslid 1982）

检测动脉	声窗	深度（mm）	血流方向	平均血流速度 MV（cm/s）
MCA	颞窗	30～60	正向	55±12
ACA	颞窗	60～85	负向	50±11
PCA	颞窗	60～70	正向、负向	40±10
TICA	颞窗	55～65	正向	39±09
CS	眼窗	60～80	正向、双向、负向	45±15
OA	眼窗	40～60	正向	20±10
VA	枕窗	60～80	负向	38±10
BA	枕窗	80～110	负向	41±10

表 10-3-2　颅内动脉血流速正常值（cm/s）（北京宣武医院参照标准）

| 年龄（岁） | 30～39 | | 40～49 | | 50～59 | | 60～69 | |
血管	Vs	Vd	Vs	Vd	Vs	Vd	Vs	Vd
MCA	97±13	44±7	96±12	44±8	91±12	40±7	90±14	38±6
ACA	84±15	38±9	84±14	39±8	79±15	36±9	78±15	35±10
PCA	58±12	28±7	55±10	27±6	51±12	26±5	51±12	23±6
TICA	101±14	48±9	99±12	46±8	90±15	40±8	87±14	37±6
VA	54±8	26±5	53±6	26±6	51±6	23±5	50±9	21±5
BA	64±9	29±6	63±8	28±7	60±8	26±10	57±9	24±3

表 10-3-1 列出了 TCD 创始人 Aaslid（1982）报道的颅内动脉正常血流方向和平均流速（Vm）测值。当颅内外动脉存在血管病变出现侧支循环通路时，血流方向可能出现改变（详见颅外段颈内动脉狭窄或闭塞的侧支循环鉴别章节）。

（三）血管搏动指数（PI）和血管阻力指数（RI）

PI 和 RI 是评价颅内动脉弹性和血管阻力及脑血流灌注状态的重要功能指标。常规 TCD 检测结果分析以 PI 指数更为准确。通常 PI 和 RI 值可由仪器自动计算或通过公式（PI＝Vs－Vd/Vm、RI＝Vs－Vd）计算获得。正常 PI 范围大致为 0.65～1.10。

（四）血流音频和频谱

正常脑血流音频是柔和的，随心脏收缩与舒张的周期变化出现强弱音频改变。血流频谱内部分布均匀，从周边到基线水平频谱色彩由强到弱分布，并在基线水平形成频窗，见图 10-2-3A。

（五）颈总动脉压迫试验

正常脑动脉检测鉴别或可疑颅外段颈内动脉病变需要对检测动脉进行鉴别时，或评价脑动脉自动调节等功能状态时，CCA 压迫试验是重要的鉴别手段。压迫 CCA 的位置应在锁骨上窝 CCA 近段，注意避开颈动脉分叉（压力、化学感受器位置）以防压迫试验的不规范操作造成患者不良反应。

（六）脑血管舒缩反应

脑血管自身所具有的收缩及舒张调节能力对于维持稳定的脑血流量有重要作用。脑血管的舒缩调节能力即脑血管反应性（cerebrovascular re-activity，CVR）是反映脑血管功能储备的重要指标。在临床上较为简便、易行的是屏气试验，通过屏气试验或过度换气试验前后脑血流 Vm 的变化计算出屏气反应力（breath holding reactvity，BHR）和过度换气反应力（HVR），以反映脑血管舒缩储备能力。通常计算 BHR 和 HVR 的公式为：BHR＝〔（屏气后 Vm－静息状态 Vm）/（静息状态 Vm×100%）；HVR＝（静息状态 Vm－过度换气后 Vm）/静息状态 Vm×100%〕。首都医科大学宣武医院于 2007 年提出了过度换气指数 HVI 在临床的操作与患者的配合方面更为简便易行准确。因为 HVI 增加了时间参数变量，即 HVI＝〔（静息状态 Vm－换气后 Vm）/静息状态 Vm〕×100%/过度换气时间（秒）。

二、脑血流的影响因素

（一）年龄和性别

随年龄的增长，脑动脉血流速度逐渐下降，从青年期（20～30 岁组）到老年期（≥60 岁组），流速下降幅度为 15%～30%，按下降幅度大小排列为 VA＞BA＞PCA＞ACA＞ICA＞MCA。女性脑动脉血流速度略高于男性，但女性的检测难度大于男性。

（二）双侧半球血流速度的对称性

正常脑动脉血流速度存在一定的差异，与血管解剖结构、供血区域的脑供血量、心排血量、脑动脉前后脑循环供血量的不同等因素相关。正常脑动脉血管解剖内径约 3～5mm，颅内动脉血流速度高低排续为：MCA＞ICA$_1$＞ACA＞CS＞PCA$_1$≥BA≥VA＞OA。

正常状态下双侧半球血流速度应该是对称的，不存在具有统计学意义的差异。若双侧半球同名动脉的最高流速相差 30％ 或 20～30cm/s 以内，应考虑生理性变异（最常见的是双侧管径发育不对称型，以 ACA 多见）。若双侧半球同名动脉血流速度测值超过上述范围应视为异常脑血流速度改变，需要进一步检测证实。

（三）PI、RI 与年龄的关系

PI、RI 主要反映血管的弹性或顺应性及脑血管阻力变化的间接指标。随着年龄的增加，脑血管功能及动脉的弹性相对减低，即使无脑血管病的发生，PI、RI 可随年龄增长而增加，检查过程中应注意鉴别分析。（表 10-3-3）

表 10-3-3　常见生理因素对脑血流速度的影响

生理影响因素	血流动力学变化
年龄（随年龄增长）	血流速度逐渐减低
脑脊液压力升高（颅内压升高）	血流速度减低
中心静脉压升高	血流速度减低
动脉血二氧化碳分压升高（$PaCO_2$）	血管扩张血流速度升高
心输出量增加（高血压）	血流速度相对减低（以维持正常 CBF）
血液黏稠度升高	血流速度减低
贫血	血流速度升高
血管扩张药物	血流速度升高
血管收缩药物	血流速度减低

（四）技术熟练程度

TCD 检测结果的准确性与操作者技术的熟练程度密切相关。因为 TCD 是单纯通过多普勒血流频谱的显示，非实时彩色血流成像，因此，检测结果的判定一定要遵循颅内与颅外动脉、双侧半球同名动脉、前后循环相关动脉血流动力学变化结果综合分析。

另外，某些因素对脑血流稳定性的影响应该引起操作者的注意。要结合受检者的临床相关病史、症状、体征、相关影像学资料等认真分析，表 10-3-3 列举了一些常见的影响脑血流速度稳定性的因素。

三、TCD 检测注意事项

（1）注意患者头部位置，根据患者的头围大小不断调整检测深度、声束方向。

（2）检测动脉血流信号的连续性是观察血流动力学正常与否的重要因素。

（3）注意颅内动脉的解剖位置关系。

（4）注意动脉血流频谱方向的改变。

（5）比较双侧半球或同名动脉血流速度和血管搏动指数的对称性。

（6）正确利用颈动脉压迫试验，分析鉴别 TCD 检测结果。

（7）注意不同生理因素对脑血流速度的影响。

（一）颅内动脉血管壁解剖结构

正常颅内中小动脉壁的结构与体循环大动脉基本相同，由内膜（内皮细胞、基底膜、内膜下层和内弹力层）、中膜（平滑肌层）、外膜（疏松结缔组织）构成。颅内静脉与体静脉结构无明显差异，但通常同等口径大小的脑静脉较体静脉壁更薄。

（二）脑血管应用解剖

正常人脑的血液由颈内动脉和椎-基底动脉两大系统供应。以小脑幕为界，幕上部分基本为颈内动脉系统供应，幕下基本为椎-基底动脉系统供应。以顶枕裂为界，大脑半球前部 2/3 和部分间脑为颈内动脉系统供血，椎-基底动脉系统供应大脑半球后 1/3，以及部分间脑、脑干、小脑。了解脑动脉的基本分支是开展 TCD 的重要基础。

1. 颈内动脉系

（1）颈内动脉颅外段　双侧颈内动脉（Internal Carotid Artery，ICA）均由颈总动脉（Common Carotid Artery，CCA）分出。右侧颈总动脉由无名动脉分出，左侧颈总动脉直接起自主动脉弓。双侧颈总动脉走行于胸锁乳突肌的内缘，在甲状软骨上缘或第四颈椎水平分出颈内动脉和颈外动脉（External Carotid Artery，ECA）。颈外动脉向前内侧，颈内动脉向后外侧上行。颈内动脉以颈动脉管入颅孔为界分颅外和颅内段两大部分。

（2）颈内动脉颅内段及其分支　颈内动脉经颈动脉管孔入颅腔，按其走行可分为五段，即岩骨段（C_5）、海绵窦段（C_4）、膝段（C_3）、床突上段（C_2）和终末段（C_1）。海绵窦段、膝段、床突上段合称虹吸部。终末段（C_1）是颈内动脉发出后交通动脉与大脑前动脉、中动脉之间的一段，参加颅底动脉环的组成。

① 大脑中动脉（middle cerebral artery, MCA）　是颈内动脉 C_1 段的直接延续，是颈内动脉的最大分支。它从 ICA 分出后呈水平向外侧走行，进入外侧裂。MCA 不参加 Will's 环的组成。该动脉进入外侧裂不久就分出很多（10 支左右）细小分支，垂直向上至大脑半球，其中主要的分支为 MCA 的中央支，又称豆纹动脉（lenticulostriate artery）。豆纹动脉的侧支循环极少，阻塞后容易发生上述供血区域的脑细胞缺血，产生脑梗死。

② 大脑前动脉（anterior cerebral artery, ACA）　是颈内动脉 C_1 发出的较小终支。ACA 以前交通动脉（anterior communicating artery, ACoA）为界，分为近侧段和远侧段或称交通前段（A_1 段）和交通后段（A_2 段）。

③ 后交通动脉（posterior communicating artery, PCoA）　由 ICA 的 C_1 段的后内侧壁发出，与大脑后动脉前壁连接。它是颈内动脉系统与椎-基底动脉系统的重要交通通路，其血流方向取决于颈内动脉与椎-基底动脉间的压力。在正常情况下，颈内动脉系统和椎基底动脉系统的压力是均衡的，后交通动脉无血流流动。

④ 眼动脉（ophthalmic artery, OA）　是从颈内动脉虹吸弯处发出，与视神经一起经视神经孔出颅腔入眼眶内。

2. 椎-基底动脉系统

椎-基底动脉系统是小脑、脑干，及大脑半球枕部的血液供应系统。由于椎-基底动脉系发自双侧的锁骨下动脉，双椎动脉起始处是动脉硬化的好发部位。另外，它在颈椎横突孔内穿行，颈椎关节的骨质增生，易造成椎动脉的压迫，是后循环脑缺血（posterior circulation ischemic, PCI）的重要原因。

（1）椎动脉（vertebral artery, VA）　双侧 VA 一般起源于双侧锁骨下动脉。在颈部向上穿行于颈椎横突孔，经枕骨大孔入颅，至桥脑下缘汇合成基底动脉，根据椎动脉的解剖行程分为四段：

①颈段（V_1 段）：椎动脉从锁骨下动脉发出至进入第六颈椎横突孔之前的部分。

②椎骨段（椎间隙段，V_2 段）：椎动脉穿行于颈椎横突孔内的部分。颈椎关节的骨质增生，颈部的过度旋转易造成该段血管的受压或损伤，

是引起 PCA 的原因之一。

③枕段（V_3 段）：椎动脉出第 1 颈椎横突孔至进入枕骨大孔前的部分。此段走形弯曲，易受颈部旋转活动的损伤。

④颅内段（V_4 段）：经枕骨大孔进入颅腔至双侧 VA 汇入基底动脉之间的部分。

椎动脉的颅内段主要分支有脑膜支、脊髓前动脉、脊髓后动脉、延髓动脉和小脑后下动脉。其中小脑后下动脉是椎动脉的最大分支，是 TCD 可以检测的动脉。

（2）基底动脉（basilar artery, BA）在桥脑下缘由双侧椎动脉汇合而成，并沿桥脑腹侧正中沟上行，最后在桥脑与中脑交界处分出双侧大脑后动脉。BA 的主要分支有：

①桥脑支　它包括 10 余条细小分支，对脑桥供血。

②小脑前下动脉　是 BA 的中段分支，与小脑下后动脉分支形成吻合。

③内听动脉　有两个终支，一是耳蜗支，一是前庭支，向内耳供血。内听动脉是椎-基底动脉病变的一个信号。当 BA 存在狭窄时，内听动脉发生供血异常，导致感觉、平衡障碍，出现眩晕、恶心、呕吐等临床症状或体征，若耳蜗支因 BA 血流阻断可导致突发听力丧失。

④小脑上动脉　为 BA 中远端分支。与小脑的其他两支动脉间存在吻合支。

⑤大脑后动脉（posterior cerebral artery, PCA）　是 BA 的终末分支。正常情况下，PCA 的血液供应多数来自椎-基底动脉系统，但有 25%～30% 人群通过 ICA 系统供血。双侧 PCA 在桥脑上端自 BA 分出后不久即与双侧 PCoA 吻合。以 PCoA 为界 PCA 可分为近、远侧两段，也可称之为交通前段（P_1 段）和交通后段（P_2 段）。

（三）颅内动脉侧支循环

正常人颅底动脉通过颈内动脉和椎-基动脉系构成一个类似"六边形"的 Willis 环（图 10-3-1），由双侧颈内动脉 C_1 段、ACA 交通前段（A_1）、PCA 交通前段（P_1）和前、后交通动脉组成。由于动脉环的存在，脑血液循环存在广泛的侧支。双侧颈内动脉系之间、双颈内动脉与椎-基底动脉系之间均存在侧支循环通路，即使颈内动脉主干血管阻塞，在一定时期内也可以不出现任

何症状。但是，由于吻合支的正常变异较多，或吻合支本身存在血管病变，将导致侧支循环不能建立，很容易发生脑缺血。通常脑动脉系统比较重要的侧支循环有以下几种形式。

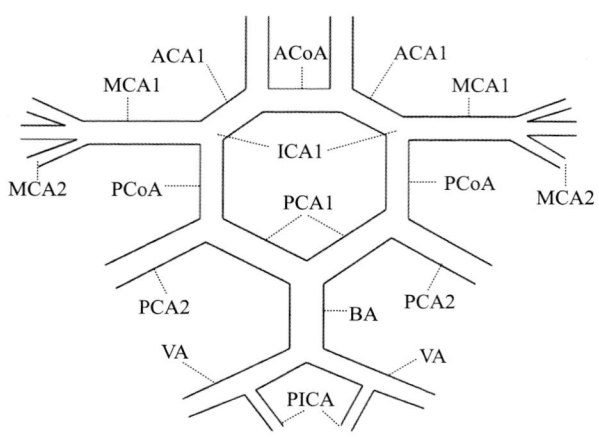

MCA1. 大脑中动脉主干。MCA2. 大脑中动脉一级分支。ICA1. 颈内动脉终末段。ACA1. 大脑前动脉交通前段。ACA2. 大脑前动脉交通后段。ACoA. 前交通动脉。PCoA. 后交通动脉。PCA1. 大脑后动脉交通前段。PCA2. 大后动脉交通后段。VA. 椎动脉。BA. 基底动脉。PICA. 小脑后下动脉

图 10-3-1 正常颈内动脉及椎-基底动脉系解剖结构

脑底动脉环：

（1）动脉间的吻合

①颈内动脉与颈外动脉间的吻合 颈内、外动脉侧支通路主要在眼、耳、鼻周围。眼动脉是颈内动脉的第一分支，它与颈外动脉的分支颞浅动脉、上颌动脉、面动脉的鼻背动脉等分支间有广泛的吻合。另外大脑中动脉与上颌动脉的脑膜中动脉间存在吻合通路。当颈内动脉颅外段发生严重狭窄或闭塞时，颈外动脉通过上述侧支向颈内动脉远端供血。

②椎-基底动脉与颈外动脉间的吻合 基底动脉的内听动脉与颈外动脉的茎突舌骨动脉之间、椎动脉肌支与颈外动脉的枕动脉、腭升动脉、锁骨下动脉的颈深动脉间存在吻合通路。

③皮层动脉间的吻合 大脑皮层及小脑表面的动脉，或称软脑膜动脉，相互间存在着广泛的吻合支。大脑前、中、后动脉的软脑膜支之间有广泛的吻合。颈内动脉海绵窦段脑膜支与脑膜中动脉、眼动脉与脑膜中动脉的眶支、硬脑膜分支与软脑膜动脉之间均存在侧支吻合。

④双侧颈内动脉系之间的交通支 前交通动脉（ACoA）是双侧颈内动脉系之间的重要侧支循环通路（图 10-3-1）。当一侧颈内动脉发生严重狭窄或闭塞时，AcoA 开放，将改善病变侧大脑半球的血流供应。

⑤颈内动脉系与椎-基底动脉系之间的交通支 PCoA（图 10-3-1）是颈内动脉系与椎-基底动脉系之间的交通通路。当颈内动脉系出现血流供应异常时，PcoA 的开放将通过后循环系统向颈内动脉系供血，有效改善患侧半球脑组织血供状态。反之，也可通过颈内动脉系向椎-基底动脉系统供血，改善椎-基底动脉狭窄或闭塞引发的后循环缺血（posterior circulation ischemic，PCI）。

上述动脉间的吻合通路的存在是颈内动脉系或椎-基底动脉系发生严重狭窄或闭塞性病变时脑动脉侧支循环建立的重要基础。TCD 对脑动脉侧支循环建立的检测是一项复杂的脑血流动力学分析过程，只有了解相关的解剖结构、基础的脑动脉、脑底动脉环间的侧支循环途径，才能获得准确的诊断结果，特别是对于一些患者存在先天性脑底动脉环的生理变异，血流动力学的分析相对复杂，熟悉掌握正常颅底动脉的侧支循环途径是提高颅内外动脉病变准确性的关键。

（四）脑底动脉环变异

早在 1963 年 Kameyama 就报道了 Willis 环与基底动脉生理变异者占尸检的 65%，这些血管的变异对于缺血性脑血管病变的发生与发展有重要的临床及病理意义。其中，ACA（20%~30%）或 VA（40%~50%）存在双侧管径生理性不对称，发育不良侧动脉是发生脑梗死的重要结构基础。PCA 直接起源于颈内动脉者也是导致 PCA 动脉病变的重要原因之一。正常人类常见颈内动脉变异类型有：双侧 A_1 段管径不对称、ACA 的 A_1 段双干型、A_2 段三支型、ACoA 狭窄、ACoA 不发育、双支 ACoA 等。单侧或双侧 PCoA 狭窄（管径不足 1 毫米）。单侧或双侧 PCoA 缺如。椎-基底动脉系变异常见类型有：一侧 PCA 狭窄、一侧或双侧 PCA 的 P_1 段缺如（直接由颈内动脉分出 PCA 的 P_2 段）。双侧 VA 解剖管径不对称，45% 为左侧优势供血，21% 为右侧优势供血。双侧管径对称者占 34%。BA 走行向一侧偏移者占 57%。

第四节　颅内动脉狭窄和闭塞

TCD 对各种原因导致的偏身感觉和/或运动障碍；感觉性或运动性语言障碍；头痛、眩晕发作、平衡障碍、晕厥；复视、视物不清、偏盲；吞咽困难、构音障碍等症状体征患者的检测评估，筛查出颅内动脉狭窄或闭塞病变。

一、脑动脉狭窄的检测

对于脑动脉狭窄 TCD 检测结果要通过血流速度、多普勒频谱、血流声频、血流信号的动态变化等综合分析。

（一）血流速度的变化

脑动脉狭窄的典型血流动力学改变是节段性血流速度异常。狭窄段流速升高，狭窄近端流速正常或相对减低，狭窄远端流速减低（通常是动脉管径狭窄＞50％）。对于不同程度脑动脉狭窄的 TCD 诊断标准目前国内外专业领域尚未统一（与国家、人种、机器类型等相关）。在此，仅介绍国内第七届颅脑超声学术会议通过的诊断标准（狭窄＞50％，＞40 岁年龄组）（中华医学超声杂志，2008），表 10-4-1。

表 10-4-1　40 岁以上年龄组脑动脉狭窄＞50％血流速度参考值（cm/s）

血管	临界值		诊断值	
	Vs	Vm	Vs	Vm
MCA	140～160	80～100	＞160	＞100
ACA	100～120	60～80	＞120	＞80
PCA	80～100	50～70	＞100	＞70
CS	100～120	60～80	＞120	＞80
VA、BA	80～100	50～70	＞100	＞70

注：Vs. 峰值流速；Vm. 平均流速

（二）狭窄程度的判断

前文所列数值（表 10-4-1）是对颅动脉狭窄＞50％的初步判断，并未对不同狭窄程度的界定标准进行分类评估，因此，近年来随着颅内动脉狭窄病变的发生率增加及治疗技术段的发展，TCD 对于颅内动脉的检测应根据血流速度，并结合血流频谱、血流音频及狭窄后血流速度变化及临床症状体征等客观信息，对于颅动脉狭窄进行程度的判断分类有利于临床治疗手段的选择及改善患者的预后。但是颅内动脉主干有多支（MCA、ACA、PCA、VA、BA、CS、PICA 等），国际国内尚无统一的标准，表 10-4-2 是近期国内发表的大脑中动脉狭窄程度分类标准，供检测参考。

1. 轻度狭窄

当血管造影显示血管内径减小于 50％ 时，TCD 检测结果显示病变动脉血流速度相对升高，Vs＞140cm/s，Vm＞90cm/s（表 10-4-2）或双侧同名动脉流速不对称大于 30％。对于较长段血管（MCA、BA、VA 及 EICA）随深度增加仔细探查可发现节段性血流速度变化。

2. 中、重度血管狭窄

在轻度狭窄的基础上，以 DSA 为标准，血管内径减小 50％～69％，为中度狭窄，当管径减小大于 70％ 时，为重度狭窄。

当动脉狭窄达到中、重度时，病变动脉的血流速度明显升高。中度狭窄时 Vs≥180cm/s，Vm≥120cm/s。重度狭窄时 Vs 大于 220cm/s，Vm 大于 140cm/s，出现明显的节段性血流速度改变，即狭窄段流速明显升高，狭窄近、远端流速减低，特别是狭窄远段血流速度减低伴相对低搏动性血流频谱改变特征（PI 值明显减低）时，对于重度狭窄的诊断具有较高准确性、特异性。如图 10-4-1A、B、C 为 MCA 重度狭窄的血流速度变化及频谱检测特征，DSA 证实为 MCA 起始段重度狭窄。

表 10-4-2　大脑中动脉狭窄程度分类标准

分类	峰值流速（cm/s）	平均流速（cm/s）	狭窄段/狭窄以远（Vs1/Vs2）
轻度（＜50％）	≥140，＜180	≥90，＜120	—
中度（50％～69％）	≥180，＜220	≥120，＜140	≥2.5，＜3.5
重度（70％～99％）	≥220	≥140	≥3.5

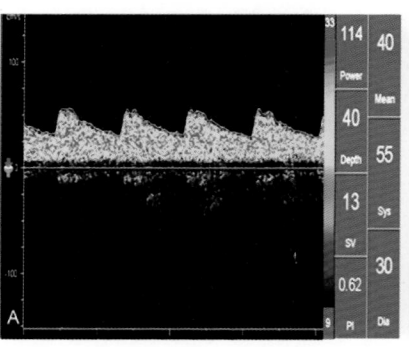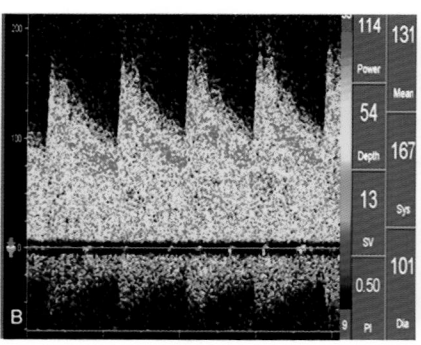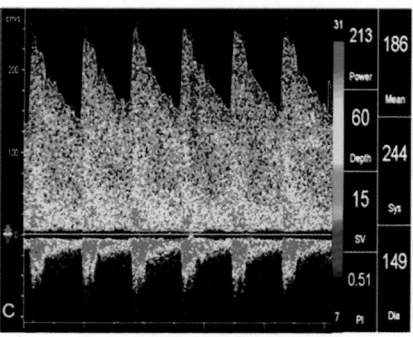

A. MCA 远段流速明显减低（深度 40mm，Vs 55cm/s，Vm 40cm/s，Vd 13cm/s，PI 0.62）。B. MCA 主干血流速度（深度 54mm，Vs 167cm/s，Vm 131cm/s，Vd 13cm/s，PI=0.50）。C. MCA 起始段血流速度（深度 60mm，Vs 244cm/s，Vm 186cm/s，Vd 149cm/s，PI=0.51），收缩期频窗消失，伴随涡流品频谱。狭窄段（54mm 与 60mm 深度）Vs1/Vs2 比值分别为 3.0 与 4.4

图 10-4-1　MCA 狭窄的节段血流速度异常的频谱特征

（三）频谱和音频变化

动脉狭窄导致血流速度异常升高，出现病理性涡流和湍流。涡流信号通常为低频（低振幅）高强度血流信号。湍流信号较涡流振幅升高的紊乱血流信号。无论涡流或湍流均位于频谱的收缩期，沿频谱基线上下方呈对称性分布（图 10-4-2）。由于血管狭窄，血流加速度时间明显延长，收缩峰融合，舒张期 D 峰消失。血流音频高尖而粗糙，其内混杂有低钝的紊乱声频或高调的"血管杂音"。血管杂音特征是位于频谱基线上下方对称分布的索条状高强度信号，与涡流或湍流相混叠。

（四）相邻动脉血流动力学改变

1. 脑膜支代偿血流动力学特征

颅内动脉任何一支主干动脉狭窄（狭窄≥70%）时，不仅病变血管自身出现异常血流动力学改变，同时相邻动脉脑供血出现不均衡状态，引起病变周边脑膜支动脉代偿性扩张（脑膜支侧支循环建立征）。TCD 可以通过相邻动脉血流速度的升高，判断脑膜支侧支循环建立的血流动力学变化。如 MCA 重度狭窄时患侧 ACA、PCA 流速升高，PI 相对减低（与健侧比较）。此时应注意分析 ACA 或 PCA 流速升高的特点，不要误诊为 ACA、PCA 狭窄。

2. 狭窄远段动脉血流动力学分析

对于 VA、BA 狭窄时要注意动脉间血供的相互影响，此处我们以 BA、VA 重度狭窄（≥70%）或闭塞为例分析对 PCA 影响的典型血流动力学变化特征（图 10-4-2）。

（1）BA 重度狭窄时，BA 狭窄段流速明显升高（图 10-4-2A），其远端 PCA 的血流速度、PI 减低，出现低流速、低搏动性血流频谱形态改变（图 10-4-2B、C）。此处应注意的问题是，当判断 BA 重度狭窄导致 PCA 血流动力学异常时，应注意双侧 PCA 血流方向的一致性。当存在一侧 PCoA 不发育时，可以检测到双侧 PCA 流速的不对称性，一侧流速、频谱形态正常，但血流方向

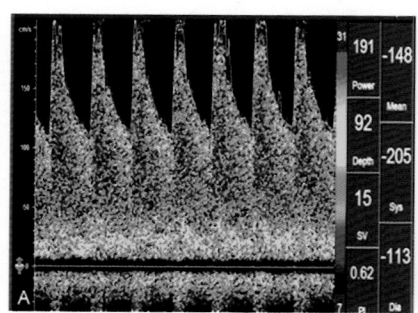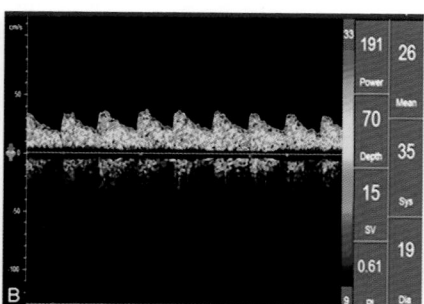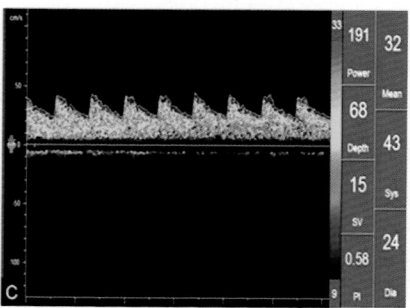

A. 基地动脉（BA）检测深度 92mm，Vs 205cm/s、Vm 148cm/s、Vd 113cm/s、PI 0.62。B. LPCA Vs 35cm/s、Vm 26cm/s、Vd 19cm/s，PI 0.61。C. RPCA Vs 43cm/s、Vm 32cm/s、Vd 24cm/s、PI 0.58

图 10-4-2　患者，男性，71 岁，间断头晕视物不清、复视 6 月余。DSA 证实 BA 重度狭窄

逆转（负向，PCA 起源于 ICA 系统）；另一侧 PCA 流速、PI 值均减低伴血流频谱形态异常（低流速、低搏动性改变），说明 PCA 血流灌注来源于 BA，BA 重度狭窄导致 PCA 供血异常。

（2）若患者同时存在一侧 ICA 颅外段病变时，BA 的重度狭窄产生的 PCA 血流动力学变化将更加复杂，要通过 CCA 压迫试验鉴别 BA 病变程度。

3. 双侧 VA 重度狭窄，或一侧 VA 闭塞，另一侧 VA 重度狭窄时，BA、PCA 均可能出现流速减低、PI 值下降，同样会出现上述 BA 重度狭窄的血流动力学改变，可结合颈动脉超声、相关影像学检查结果、选择 TCD 与 TCCD 联合检测的方法，以获得检测结果的准确性。

二、颅内动脉闭塞检测

TCD 对于颅内动脉闭塞具有一定的诊断特异性。特别是对 MCA 闭塞可靠性较高。不同颅内动脉闭塞的具有不同的血流动力学改变特征。

（一）大脑中动脉（MCA）闭塞

MCA 是颅内动脉粥样硬化性狭窄、闭塞、血栓形成、栓子栓塞的好发部位。根据患者临床发病过程，可分为急性 MCA 闭塞和慢性 MCA 闭塞，其血流动力学特征改变不同。

1. MCA 急性闭塞

患者急性起病，临床症状严重。TCD 检测沿 MCA 主干深度 40～65mm 均未探测到血流信号或仅探及不连续的低速高阻力型或单峰型血流信号。同时通过对侧颞窗交叉探测（深度达 90～100mm）也未获得血流信号，或检测到低速高阻

不连续性血流频谱，病变同侧 ACA、PCA 血流信号可探及，流速与健侧比较基本对称，无明显升高，结合临床发病特征可以基本判断 MCA 急性闭塞。

2. MCA 慢性闭塞

MCA 慢性闭塞通常是在 MCA 中度以上狭窄性病变发展的基础上，病变进展导致血管闭塞。询问患者既往有反复发作的短暂性脑缺血（Transient ischemic attack，TIA）症状与体征。MCA 慢性闭塞性病变与急性闭塞的血流动力学变化有明显不同。

（1）沿 MCA 主干深度 40～65mm 探及低流速低阻力型（PI 值明显减低）、不连续性血流信号，见图 10-4-3A。

（2）与患侧 MCA 相邻的 ACA、PCA 流速明显升高，并且高于健侧 ACA、PCA 流速（20%～30%），伴 PI 减低（血管扩张软脑膜动脉代偿特征），见图 10-4-3B、C。

（3）通过颈动脉压迫试验和相邻动脉的血流速度变化可以判断 MCA 区域血流信号的供血来源。当压迫同侧 CCA 时，低搏动性 MCA 血流信号减低，说明 MCA 由 ACA 软脑膜支供血为主。压迫同侧 CCA 时，MCA 血流信号相对升高或不变，说明以 PCA 软脑膜支供血为主。

3. MCA$_2$ 分枝水平闭塞

当 MCA 闭塞部位位于 MCA$_2$ 分支水平时（即 MCA 由 ICA$_1$ 分出主干之远端闭塞），MCA 主干近端（深度 55～60mm）可以测得低速血流信号，血流频谱为高阻力型，在正常 ICA$_1$ 分叉水平无典型的 ACA/MCA 双向对称性血流频谱，但可检测到具有正向血流信号、流速明显减低、伴 PI 相对升高的血流频谱（ICA$_1$）。这是由于 MCA

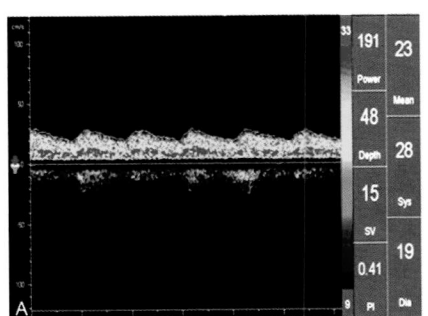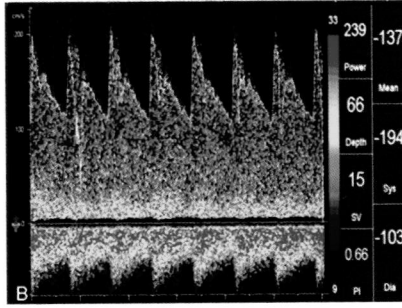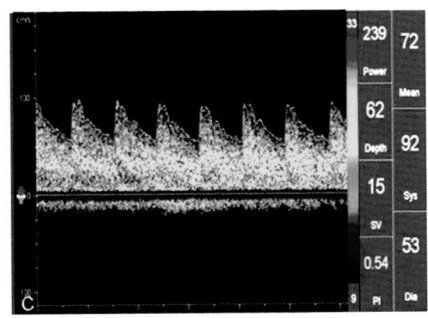

A. 右侧 MCA 主干（48mm 深度）血流速度明显减低，VS 28cm/s，Vd 19cm/s，Vm 23cm/s，PI 0.41。B. 右侧 ACA 血流速度明显升高，Vs 194cm/s，Vd 103cm/s，Vm137cm/s，PI 0.66。C. 右侧 PCA 流速也相对升高（代偿），Vs 92cm/s，Vd 53cm/s，Vm 72cm/s，PI 0.54

图 10-4-3　大脑中动脉慢性闭塞

远端血管闭塞，近端阻力升高。另外，仔细检测 MCA 主干水平，可能检测到低搏动性低流速血流信号（软脑膜支代偿血管），相邻 ACA、PCA 血流速度相对升高。

（二）大脑前动脉闭塞

TCD 对于 ACA 闭塞的判断相对 MCA 难度较大。因为 ACA 存在一些生理性发育不全的情况应仔细鉴别。

1. ACA 生理性不发育

当一侧 ACA 生理性不发育时，TCD 不能检测到 ACA 血流信号，但对侧 ACA 流速相对升高，（一侧 ACA 向双侧 ACA 的 A_2 段供血）。相邻 MCA 的血流速度无明显变化。

2. ACA 急性闭塞

对于 ACA 闭塞的诊断有一定的局限性，需要注意患者的临床症状与体征。当 ACA 急性闭塞时患者通常表现对侧下肢功能异常伴精神症状（与 ACA 脑组织供血异常导致功能改变有关）。TCD 通过患侧及健侧颞窗或眼窗分别检测均不能探测到典型的 MCA/ACA 分叉之血流频谱特征，无 ACA 血流信号。健侧 ACA 血流速度高于 MCA≥30％以上（向患侧 ACA 远端代偿供血）。

（三）颈内动脉终末段闭塞

临床上 ICA_1 闭塞通常以急性发病多见，慢性闭塞者以 Moyamoya 病（烟雾病）多见。急性 ICA_1 闭塞通常由 ICA 颅外段闭塞后血栓形成并向上蔓延所致，或某些心脏病患者如心房纤颤血栓的脱落可造成 ICA_1、MCA、ACA 的 T 型闭塞。ICA_1 闭塞直接影响同侧的 ACA、MCA 供血。TCD 检测可以发现患侧 ICA_1 及 ACA 和 MCA 血流信号均消失（除外颞窗穿透不良），通过健侧颞窗交叉检测，患侧 MCA、ACA 血流信号均未探及。患侧 PCA 流速明显高于健侧（软脑膜支代偿）。

（四）椎动脉闭塞

患侧椎动脉血流信号消失，另一侧椎动脉血流速度相对升高（代偿）。TCD 对于椎动脉闭塞的判断需要检测人员熟练的操作技术和掌握一定的脑血管病变判断的临床理论基础，特别是一些患者的 VA 走行弯曲可能造成误诊或漏诊，应结合椎动脉颅外段彩色多普勒血流影像超声检测结果综合判断鉴别。

（五）基底动脉闭塞

根据患者发病状态可以分为急性或慢性 BA 闭塞。

1. 急性 BA 闭塞　急性 BA 闭塞患者临床症状严重，发病患者往往处于极危重病症状态下，很难实行 TCD 系统检测。若临床考虑患者需要紧急动脉溶栓治疗，通常需要床边 TCD 检查，要求操作人员技术熟练迅速检测评估。典型血流动力学特征变化有：双侧椎动脉流速明显减低伴高阻力型血流频谱改变（PI 升高，与 ICA 系统比较）。沿双椎动脉由浅至深分别连续检测，到达 BA 水平时，血流信号微弱或消失。双侧 PCA 血流方向或流速异常，但 PCA 的血供来源于 ICA 时流速可以正常。TCD 可作为 BA 急性闭塞后溶栓治疗的血流动力学动态监测手段，具有较高的临床价值。

2. 慢性 BA 闭塞　在 BA 重度狭窄的基础上逐渐闭塞，血流动力学特征包括：双侧或单侧 PCA（与 PCA 起源相关）出现流速减低伴低阻力或低搏动性血流频谱特征。若 BA 阶段性闭塞，由于侧支循环的建立，可以发现近段 BA 及双侧 VA 血流速度减低伴 PI 升高改变（若患者闭塞远端有良好的侧支循环通路），远端 BA 的流速减低可能不显著，但是低搏动性（PI 减低）血流频谱特征改变是典型的。若病变位于 BA 中一远端，阶段性闭塞时，远端 BA 血流方向逆转，一侧或双侧 PCA 血流方向改变（PCoA 开放）向 BA 供血。此种情况下，认真检测 BA 远端及 PCA 血流信号的同时应分别进行 CCA 的压迫试验，观察 BA、PCA 的血流动力学变化，以判断 BA 的血供来源。

第五节　颈内动脉狭窄和闭塞

颅外段颈动脉重度狭窄（≥70％）或闭塞时颅内动脉侧支循环建立产生的血流动力学改变进行评价分析。在临床实践中，我们观察到当颈动脉狭窄≥70％时才会出现双侧半球颅内动脉血流灌注的不对称性改变所产生的血流速度、频谱形态、血管搏动指数的异常等特征改变，见图 10-5-1。

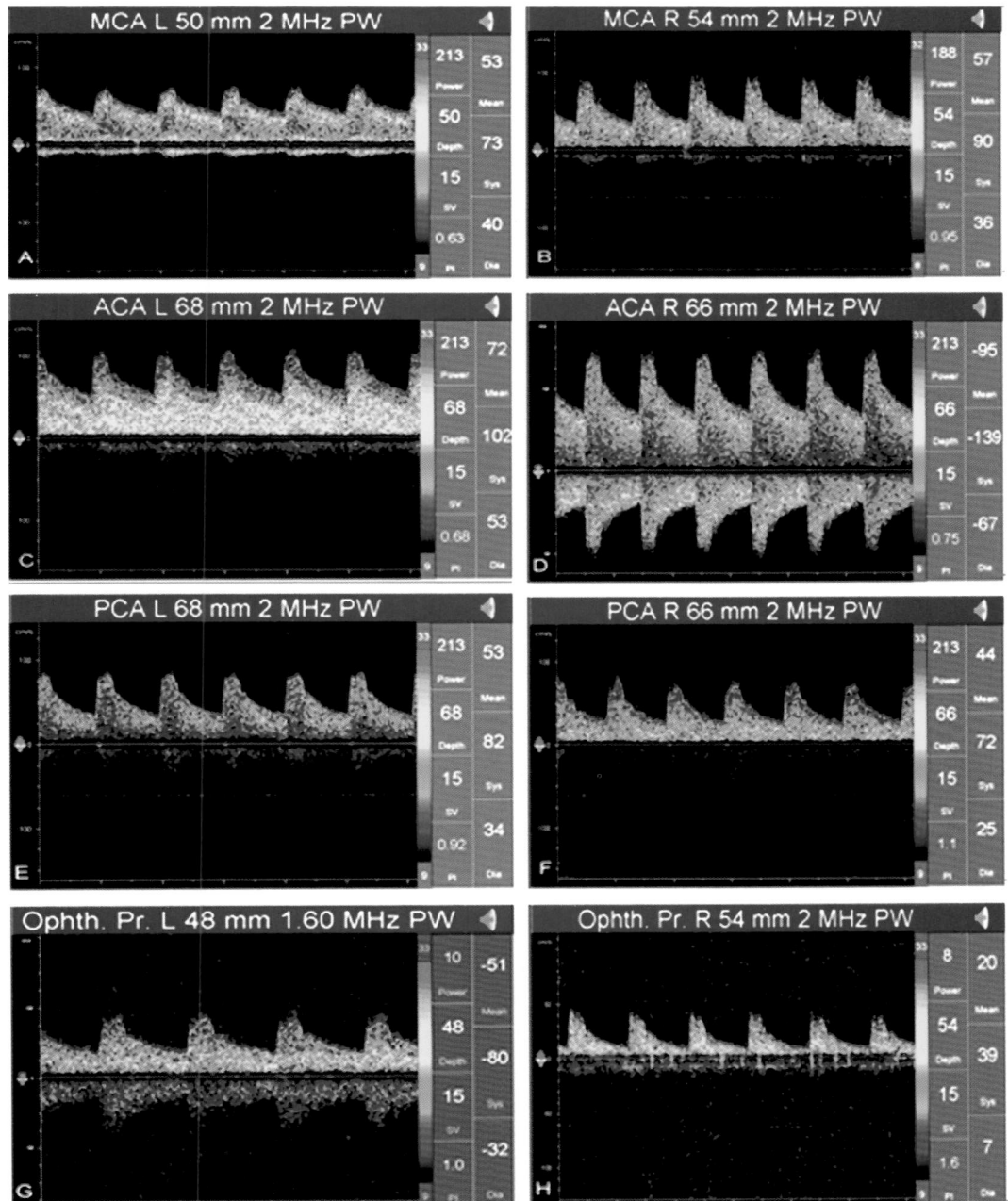

A. LMCA Vs 73cm/s，Vm 53cm/s，Vd 40cm/s，PI 0.63。B. RMCA Vs 90cm/s，Vm 57cm/s，Vd 36cm/s，PI 0.96。C. LACA Vs 102cm/s，Vm 72cm/s，Vd 53cm/s，PI 0.68。D. RACA Vs 139cm/s，Vm 95cm/s，Vd 67cm/s，PI 0.75。E. LPCA Vs 82cm/s，Vm 53cm/s，Vd 34cm/s，PI 0.92。F. RPCA Vs 72cm/s，Vm 44cm/s，Vd 25cm/s，PI 1.10。G.：LOA Vs 80cm/s，Vm 51cm/s，Vd 32cm/s，PI 1.0。H. ROA Vs 39cm/s，Vm 20cm/s，Vd 7cm/s，PI 1.60。LOA（G 图）与 LACA（C 图）血流方向逆转

图 10-5-1　患者，65 岁，男性。左侧颈内动脉重度狭窄，DSA 证实的 TCD 检测结果

一、一侧颈内动脉狭窄

一侧 ICA 狭窄（≥70%）时，患侧颅外段颈内动脉流速阶段性升高伴涡流或湍流频谱，血流音频粗糙。双侧半球动脉血流速度不对称，患侧半球动脉流速明显减低。双侧半球动脉血流频谱形态不一致，患侧血流频谱形态改变，峰钝，峰时延长（血流速度达到最高值的时间）。双侧半球同名动脉血管搏动指数（PI）不对称，患侧明显减低，即低搏动性血流频谱改变，具有典型或不典型颅内动脉侧支循环（Willis 环）建立的血流动力学变化特征（详见侧支循环评价）。

二、一侧颈内动脉闭塞

一侧颈内动脉闭塞，患侧颅外段颈内动脉血流信号消失；患侧颈外动脉、健侧颈内动脉流速相对升高（ACoA 发育正常具有侧支代偿功能时），双侧半球血流速度、频谱形态与 PI 值的变化、颅内、外侧支循环开放特征与颈内动脉重度狭窄的血流动力学变化基本一致，同样存在鉴别评价典型或不典型颅内动脉侧支循环（Willis 环）建立的血流动力学变化特征的问题，在检测中应该注意。

对于颅外段颈内动脉狭窄或闭塞性病变，建议采用 TCD 对颅内动脉侧支循环的系统评估，不建议采用 TCD 技术检测评估颅外段颈内动脉狭窄程度，特别是对闭塞性病变的判断，容易造成漏诊或误诊。应提倡 TCD 与颈动脉彩色多普勒血流成像的联合检测技术模式，综合判断颅外段颈内动脉或颈总动脉存在的狭窄或闭塞性病变。

三、典型侧支循环开放血流动力学特征

（一）前交通动脉（ACoA）开放

1. 患侧 MCA、ACA、ICA₁ 血流速度明显减低，健侧 MCA、ACA、ICA₁ 流速相对升高，以 ACA 升高为著，见图 10-5-1A、B、C、D。
2. 双侧 ACA₁ 血流频谱方向不一致，患侧 ACA 方向逆转，比较 TCD 血流频谱中显示患侧 ACA 血流方向朝向探头（红色箭标）（图 10-5-1C），健侧 ACA 为负向（灰色箭标）（图 10-5-1D）。

3. 压迫健侧 CCA 时，患侧 MCA、ACA 流速进一步下降（图 10-5-2A、B），说明患侧 MCA、ACA 的血流由健侧供应。

（二）后交通动脉（PCoA）开放

1. 双侧 PCA 血流速度不对称，健侧（非颈内动脉狭窄侧）PCA 流速正常，患侧 PCA 流速升高，图 10-5-1E、F。
2. 患侧 PCA 血流频谱形态与健侧不同，PI 值相对减低。
3. 压迫健侧 CCA 时，患侧 PCA 进一步升高，图 10-5-2C。

（三）颈内、外动脉（ICA-ECA）侧支循环开放

1. 患侧 MCA 血流变化　压迫患侧 CCA 时可能有两种血流变化。一种是 MCA 血流速度无变化，说明 ICA-ECA 侧支循环通路未开放或 MCA 是 ACoA 侧支开放供血。一种是 MCA 血流相对减低，说明 ICA-ECA 侧支循环通路开放。
2. 眼动脉血流变化　双侧 OA 流速不对称，患侧相对升高（升高程度与代偿功能状态相关）。双侧 OA 血流频谱形态不一致，健侧高阻力型，患侧低阻力型性，图 10-5-1G、H。双侧 OA 血流方向不一致，患侧 OA 逆转，图 10-5-1G。压迫患侧 CCA 时，OA 血流速度下降。

（四）非典型侧支循环通路开放

TCD 可以检测到颅内动脉典型侧支循环开放的血流动力学变化，同样对于非典型侧支循环途径建立的血流动力学改变，均可以通过上述方法进行鉴别，如单纯 ACoA、单纯 PCoA、单纯 ECA-ICA 开放；ACoA 与 PCoA 开放；ACoA 与 ECA-ICA 开放；PCoA 与 ECA-ICA 开放等，操作者应根据检测结果仔细分析进行鉴别。病变判断的准确性在于技术操作与血流动力学检测结果的综合分析；熟悉掌握典型侧支循环开放的血流动力学变化特征；具有娴熟的准确无误的 CCA 压迫试验实施技巧；良好的 TCD 颅内动脉检测技术；扎实的脑血管解剖、血流动力学理论知识；主动结合脑血管疾病的临床诊断与基本定位等系统诊断理念。

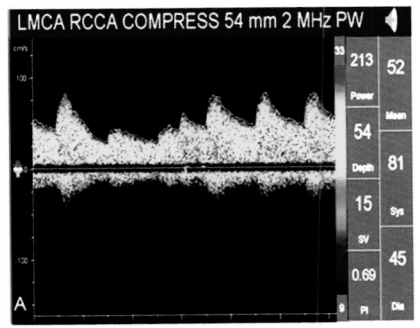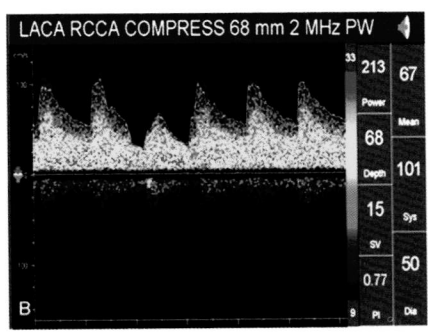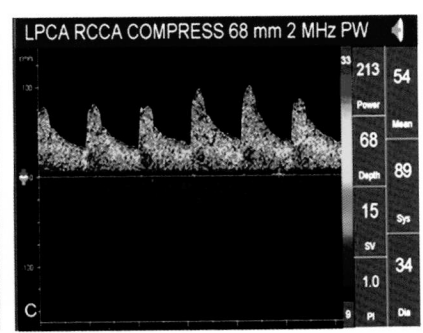

A、B. 压迫 RCCA（健侧）时 LMCA、LACA 血流信号明显减低（证实前交通支开放征，左侧 MCA、ACA 由右侧颈内动脉系统供血）。C. 压迫 RCCA 时 LPCA 流速进一步升高（证实后交通支开放及代偿）

图 10-5-2　同一患者的 TCD 检测结果分析

第六节　脑血管痉挛

临床上常见的脑血管痉挛是蛛网膜下腔出现的严重并发症之一。脑动脉瘤破裂、脑血管畸形、动脉粥样硬化性血管破裂均可能造成蛛网膜下腔出血（subarachnoid hemorrhage，SAH）。无论何种原因导致 SAH 均有可能引发脑血管痉挛（vasospasm，VSP）。严重的 VSP 可能造成严重的脑缺血而危及患者的生命。

TCD 技术对于 SAH 患者的颅内外动脉血流动力学监测，对 VSP 的发生、发展及严重程度、治疗效果的评价等具有重要的临床意义，本文所述的 VSP 是继发于 SAH 后颅内外血流动力学改变，是通过 TCD 动态监测的血流速度变化做出客观的 VSP 诊断，必须注意 VSP 在 TCD 常规检测中"滥用"的现象。

一、检测对象

1. 脑动脉瘤、脑动静脉畸形、脑动脉粥样硬化病变导致血管破裂后的原发性蛛网膜下腔出血患者。

2. 各种原因导致的脑外伤及脑肿瘤等外科手术后导致继发性蛛网膜下腔出血的患者。

二、脑血管痉挛与临床

无论何种原因导致 SAH 后引发的 VSP，是一种迟发的脑动脉平滑肌的收缩，严重者可引起患者迟发性神经功能损害（delayed ischemic neu-rologic deficit，DIND）。当临床明确患者 SAH 诊断后，出现新的无法用其他原因（脑积水、新的出血、脑水肿、败血症、电解质紊乱等）解释的神经功能异常时，就应该考虑与 VSP 相关的 DIND 的发生。因此，早期发现、早期诊断、早期治疗 VSP 是预防 DIND 发生的关键。

三、VSP 血流动力学变化与 TCD 监测

（一）监测血管的选择与检测

TCD 对于颅内动脉 VSP 的监测，通常采用双侧 MCA、双侧颈内动脉颅外段 EICA 作为主要观察动脉。因为，国内外大量文献报道 TCD 评估 VSP 的血流动力学变化特别是对 MCA、椎-基底动脉流速的监测结果与 DSA 显示血管痉挛的程度有很好的一致性。对于 VSP 常规 TCD 检测参数包括：双侧 MCA、EICA、VA 及 BA 的 Vs、Vd、Vm、PI 及 MCA/EICA 的比值。

（二）血流动力学分析

1. 血流速度的变化

通过 TCD 监测可以发现，SAH 后 4～8 天颅内动脉血流速度明显升高，高峰持续时间 1～2 周（病情与治疗效果决定 VSP 持续时间的长短），3～4 周血流速度逐渐恢复正常。通常血流速度升高以 MCA 明显，但是 ACoA 动脉瘤破裂早期可以表现为 ACA 流速升高为著，而基底动脉瘤破裂以 BA 流速异常明显，因此，SAH 诊断明确的患者应尽快进行 TCD 检查，获取患者基础血流参数，动态观察血流速度变化。

根据 TCD 检查 MCA 峰值血流速度（Vs）可

以将 VSP 分类为轻度 VSP（Vs 120～140cm/s）、中度（Vs 140～200cm/s）和重度（Vs＞200cm/s）。重度 VSP 时将导致严重的脑缺血病变，图 10-6-1 为典型 VSP 患者 MCA 血流速度随病程延长的动态变化。

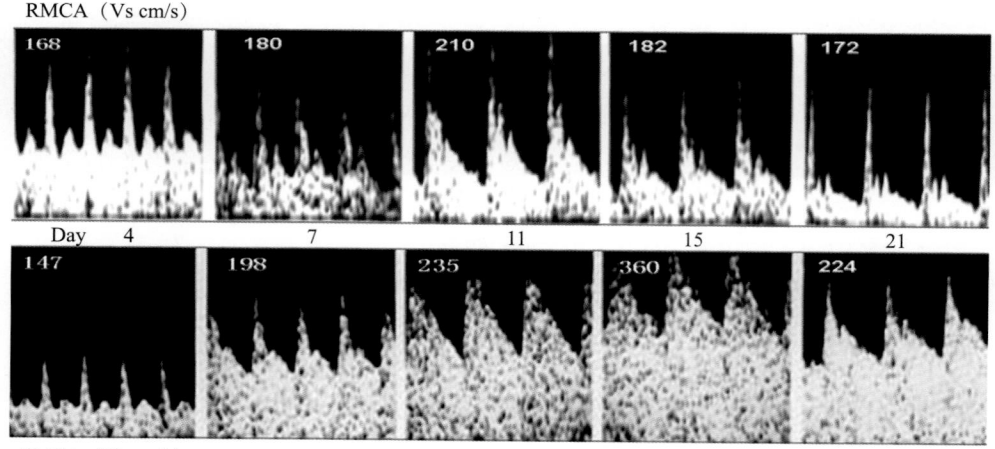

RMCA（Vs cm/s）

LMCA（Vs cm/s）

图 10-6-1 男性，54 岁。SAH 后 4～15 天，双侧 MCA 峰值血流速度逐渐升高，21 天血流速度参数出现下降的趋势

2. 血流频谱变化

多普勒血流频谱呈现收缩峰（S_1 峰）高尖，S_1 与 S_2 峰融合。图 10-6-1 显示 SAH 患者 4 天后双侧 MCA 血流频谱变化特征。随着 VSP 的缓解，S_1 与 S_2 峰逐渐清晰，出现 S_2 峰大于 S_1 峰，波峰圆钝的动脉粥样硬化病变的典型血流频谱改变。另外，随着 VSP 程度的变化可能出现 Vd 升高 PI 相对减低，即充血性 VSP 血流特征变化，图 10-6-1 显示出 SAH 后 11～15 天时血流频谱特征。

通常 SAH 后 MCA 的流速变化对于判断 VSP 具有重要的临床意义，但是 ACA 与 PCA 血流速度的异常同样存在。因此，常规 TCD 对 VSP 的评价不能仅限于 MCA 的血流速度监测，应对双侧半球动脉血流动力学变化进行完整评估。

3. 颅外段 ICA 流速变化

MCA 存在严重 VSP 时，由于颅内动脉血管阻力增大，颅外动脉向颅内供血阻力增加，EICA 流速相对下降，采用 VMCA/VEICA 比值可以判断 VSP 的程度。正常 VMCA/VEICA 比值为 1.2～2.5∶1，当 VMCA/VEICA≥3 即可以考虑 VSP 的形成，当 VMCA/VEICA≥6 为重度 VSP。VMCA/VICA 比值越高 VSP 越严重。

（三）TCD 对 VSP 误诊的原因

当 SAH 后发生 VSP 时，TCD 可以检测到典型的血流动力学改变，但是，对于某些患者 TCD 却未能检测到典型的 VSP 的血流速度改变，其原因可能为：

1. 血管痉挛发生在动脉远端分支，因操作者技术原因未能探查到病变血管。

2. SAH 早期颅内压增高，使颅内灌注压下降，导致脑血流速度相对减低，不能反映出 VSP 的血流动力学变化。

3. 血容量的减低，例如，外伤性脑出血导致脑血流量减少，或平均动脉压减低，使脑动脉血流灌注压明显下降时，即使发生血管痉挛，但血流速度无明显改变。

对于上情况的处理方法是，增加 TCD 检测次数，密切关注患者临床生命体征变化及相关检测指标的改变。

四、临床意义

1. 对于 SAH 后发生 VSP 时，TCD 检测到血流速度变化特征早于临床症状或体征，有助于早期诊断 VSP。

2. VSP 的病情演变有比较明显的规律性，蛛网膜下腔出血后 VSP 发生率为 30%～50%，通常于发病后 3～4 天即可出现，高峰期在 4～8 天，持续时间 1～2 周。采用 TCD 可随诊观察 VSP 发生、发展过程。

3. TCD 可以为临床判断 VSP 的严重程度提供客观信息。通过对 MCA 血流速度的变化进行评估，如果 Vs 较前 1 天检测数值升高超过 25%，提示 VSP 的进展，V_{MCA}/V_{EICA} 大于 6 提示 VSP 进展为重度。

4. 根据 TCD 血流速度变化协助临床手术时机的选择。因为 V_{MCA}/V_{EICA} 比值是判断 VSP 严重程度的重要客观指标。当 $V_{MCA}/V_{EICA}<3.0$ 时，提示无严重的 VSP，可以选择手术治疗，当 V_{MCA}/V_{EICA} 比值达 3~6 时，应结合临床症状与血流速度升高水平决定是否可行手术治疗，当 V_{MCA}/V_{EICA} 比值>6.0 或蛛网膜下腔出血后一周内 V_{MCA}/V_{EICA} 比值持续上升，提示 VSP 为重症，不宜手术。

5. 通过 TCD 随诊观察，根据血流速度及 V_{MCA}/V_{EICA} 比值下降的情况，可以判断 VSP 治疗的有效性。

第七节　脑动静脉畸形

临床脑血管畸形以脑动静脉畸形（AVM）最常见，其他还有毛细血管扩张，海绵状血管扩张，静脉血管畸形（脑静脉曲张、Sturge-Weber 综合征，大脑大静脉畸形）等。各种脑血管畸形中以 AVM 发病率最高占 80%，TCD 主要用于 AVM 的血流动力学检测评估。AVM 是由颅内动、静形成的异常血管团，血管团内的血管直径大小不一，有的极度扩张、扭曲，其管壁薄，血管团小至粟粒，大至 10cm，70% 以上的血管直径大于

2cm。AVM 以顶、颞叶最多见。血管团内动、静脉相互交通。TCD 对直径>2cm 的 AVM 诊断敏感性很高（可达 95%），对<2cm 的 AVM 诊断相对困难。

AVM 的 TCD 检测

1. 血流速度异常

AVM 的病理基础为动-静脉血液的直接相通，血管阻力减低。因此，单位时间内通过畸形血管团的血流量明显增加，供血动脉血流速度异常升高，通常高于正常的 2 倍、3 倍或更多。TCD 检测可以发现收缩期与舒张期流速非对称性升高，以舒张期血流速度相对增加为著，收缩期峰值流速与舒张期流速比值下降，Vs/Vd<2∶1（正常为 Vs/Vd 为 2.0~2.4∶1）（图 10-7-1A）。

2. 血管搏动指数异常

由于 AVM 供血动脉血管阻力非常低，血流速度出现非对称升高，舒张期流速的增加，使平均流速也增加，血管搏动指数（PI）相对减低（PI=Vp−Vd/Vm）。正常脑动脉的 PI 值为 0.65~1.10，AVM 供血动脉的 PI 值通常小于 0.65（图 10-7-1A）。

3. 血流频谱形态异常

AVM 供血动脉的血流频谱失去正常脑动脉类直角三角形血流频谱特征。频带增宽（因舒张期流速升高），舒张期血流频谱呈"毛刺样"改变，频谱内部呈横向、高低强度不均分布，频窗消失，并可探测到涡流或湍流血流频谱，甚至出现索条状高频"乐性"血管杂音信号，分布于基线上下方，从收缩期延续至舒张期（图 10-7-1B）。

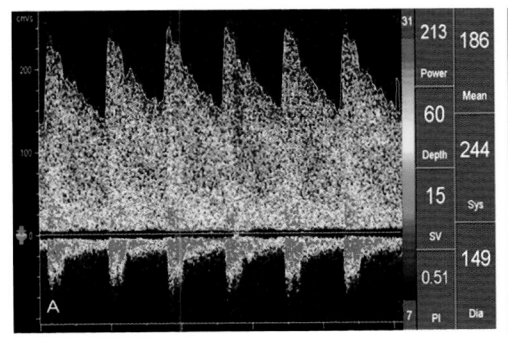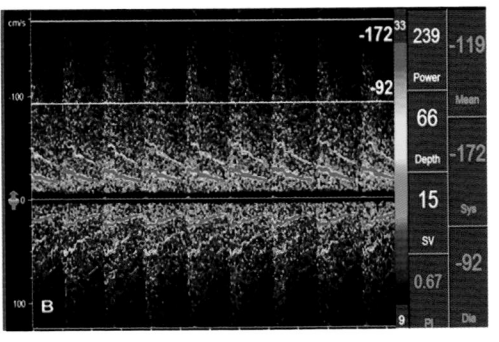

A. MCA 起始段流速异常升高（Vs244cm/s），频带增宽，频窗充填，舒张期血流频谱呈毛刺样"正常为线性光滑下降"。舒张末期流速与峰值流速升高不对称性（Vd 149cm/s），Vs/Vd 1.6，PI 0.51。

B. 频谱基线上下呈线状分布的血流信号为"乐性血管杂音"

图 10-7-1　右侧 MCA 供血区域的 AVM 典型频谱特征

4. 血流声频异常

由于 AVM 为动-静脉血流混合性病变，供血动脉流速异常升高，伴涡流、湍流等异常血流动力学改变，因而，血流声频紊乱粗糙，伴随高调的血管杂音，如同"机器房样"。

5. 颅内盗血征

随 AVM 体积不断增大，供血量不断增加，不仅同侧半球的动脉参与 AVM 供血，对侧半球脑动脉经开放的 ACoA 也参与 AVM 供血。如右侧顶枕叶巨大的 AVM，不仅同侧的 ACA 出现上述血流动力学特征改变，对侧的 ACA 也参与供血，血流方向逆转-即出现颅内盗血征。因此，此类患者因正常额叶脑组织的缺血，出现癫痫症状与体征。另外，AVM 阻力的下降，血流量不断增加，早期病变周围脑组织为了维持有效的脑血流灌注，通过自动调节功能，也会出现因血管扩张灌注压下降等临床特征，随病程的延长病灶体积增大将使脑缺血症状进一步加重。

6. 自动调节功能评估

正常人类血压变化一定范围内脑血流是相对稳定的。稳定的脑血流量与正常脑动脉自动调节功能有关。但是，当颅内某一区域脑组织存在 AVM 时，病变局部血管扩张、血管壁变薄，失去正常的血管弹性。在这种情况下，局部的脑血管自动调节功能减退或消失，脑血流速度将随血压的变化而出现明显的波动变化，特别是供血动脉的流速将随血压的升高而增加，血压减低而下降，这是 AVM 供血动脉典型自动调节功能损害的表现。

TCD 可以通过对 AVM 相关的供血动脉检测，判断 AVM 脑血管自动调节功能状态。检测方法可通过患侧 CCA 压迫试验来完成。通过 CCA 压迫试验前后脑血流速度变化率评估。正常脑血流速度变化在 $20\% \sim 30\%$ 或更高，而 AVM 供血动脉在 CCA 压迫试验前后血流速度变化很小或无明显改变，由此可以说明，AVM 供血动脉的自动调节功能的减退或消失。

7. AVM 供血动脉的舒缩功能评估

血液中 CO_2 浓度的变化可以影响正常人脑血管的舒缩反应功能。血液中 CO_2 浓度在一定范围内升高，可使脑血管扩张，脑血流量增加，血流速度升高。由于 AVM 血管团内动、静脉血液的混流，局部血管内 CO_2 浓度为相对高水平状态，

AVM 的血管舒缩反应能力明显减退或消失，即使进一步增加血液中 CO_2 浓度，其供血动脉的血流速度也无明显改变。TCD 可通过对患者实施屏气（增加 CO_2 浓度）、过度换气（减低 CO_2 浓度）的试验方法，通过对 AVM 供血动脉于屏气或过度换气试验前后血流速度变化，从而客观评估供血动脉舒、缩反应功能。

第八节　颅内高压与脑死亡

颅内压增高的病因有多种，TCD 不能对病因做出准确的诊断，但可以作为动态观察颅内压（intracranial pressure，ICP）进行性增高的监测手段。

一、颅内增高的病因

除生理性颅内压一过性升高外，持续性颅压增加的病因很多。凡是造成颅腔容积的缩小或颅腔内容物体积的扩大的因素，均可导致颅内压的增高。

（一）颅腔内容物体积增加的原因

1. 各种外伤性或非外伤性脑组织缺血缺氧导致脑水肿使脑组织容积相对增加。

2. 各种原因造成阻塞性或交通性脑积水，脑脊液正常循环通路破坏导致脑脊液增多。

3. 颅内血管瘤和脑血管畸形、高血压或各种原因引起的高碳酸症导致脑血管扩张性脑血流量增加。

4. 颅内占位性病变导致脑组织体积的增加

（二）颅腔容积的缩小

各种原因引起的颅腔空间的缩小，使内容物受压，颅内调节能力限制。如狭颅症、颅骨纤维结构发育不良、颅底凹陷症、内生性颅骨骨瘤、广泛性凹陷性颅骨骨折等。

二、脑灌注压与颅内压的相关性

脑灌注压（cerebral perfusion，CPP）是脑动脉正常血流灌注的压力，它近似于平均动脉压（Mean Artery Blood Pressure，MABP）与 ICP 的差值

（CPP＝MABP－ICP）。由于脑血管对颅内压增高具一定的自动调节功能，轻度 ICP 升高会出现一过性脑血流量的增加。其原理与脑血管自动调节功能的作用有关。当颅内压相对升高时（生理调节水平），脑血管阻力增加，机体通过升高动脉压，增加 CPP 维持正常的脑血流量。当 ICP 增高超过正常的 35～45mmH₂O 时，脑血管的自动调节功能丧失，CPP 下降，脑血流量开始减低。当 CPP 下降至零点位时，脑血流停止，通过人工生命体征调节维持心肺功能的患者已进入脑死亡状态。

三、颅内高压的检测

（一）临床一般性检测

传统检测颅内压的方法是通过硬脊膜穿刺测定脑脊液的压力。但这种方法只能是一次性检测结果，不能持续观察颅内压变化，对于颅内高压的患者硬脊膜穿刺测压有导致脑疝的危险。对于已经发生脑疝的患者，颅腔与椎管已不相通，硬脊膜穿刺结果不能反映颅内压真实情况。

临床使用的颅内压检测方法还有连续性脑室压力或硬膜下压力记录法。两种方法都可以动态观察颅内压的变化，判断病情的进展，指导临床的治疗。但是，均为有创性检测手段，要通过脑室内或硬膜下插管完成，不但增加了患者的创伤，而且增加了颅内感染的危险性，当颅内压高于 20mmHg 时，可使脑室内或硬膜下插管发生部分阻塞，影响颅内压的实际测值。

（二）TCD 检测与 CBF 相关

1982 年 Aaslid 等首先报道通过 TCD 监测脑动脉血流动力学的变化，判断颅内压的改变，并从理论上评价了多普勒频谱、血管搏动指数与脑灌注压之间存在良好的相关性。ICP 增加时脑血流量（cerebral blood flow，CBF）下降，TCD 检测脑血流速度明显减低，特别是以舒张期末流速下降为著，PI 值升高。通过双侧 MCA 的 PI 值动态监测发现，当 PI＞3.0 时，CBF＜20％；当 PI＞4.0 时，CBF＜10％。PI 与 CBF 存在线性相关性，当 PI＞2.0 时，CBF＜8ml/100g 脑组织/min，PI＞4.0，CBF＜3ml/100g 脑组织/min。

（三）颅内压与脑血流的动态变化

通过 TCD 监测脑血流速度、血流频谱形态、PI 指数的变化对颅内压升高的血流动力学改变进行综合分析。

1. 血流速度的变化　ICP 的增加，可导致颅内动脉血流速度的减低。在 ICP 升高早期，以舒张期末流速下降为主，平均流速相对减低，随着 ICP 的不断增加，收缩期流速逐渐下降。

2. 血管搏动指数的变化　随 ICP 的升高 PI 值进行性增加。

3. 血流频谱的变化　血流频谱从典型的"三峰形"到收缩峰高尖，S₂ 峰消失，舒张期前切迹加深（图 10-8-1）。

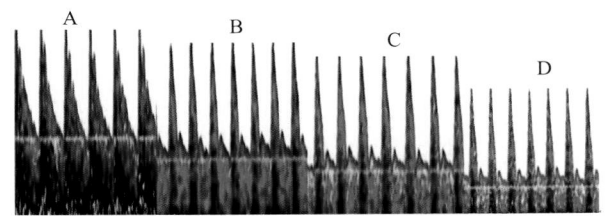

从 A-D 随颅内压的升高，血流速度下降的动态过程

图 10-8-1　颅内压升高血流频谱

四、脑死亡

脑死亡是指脑全部功能丧失，且不可逆转，脑以外的生命功能如心脏搏动、呼吸功能等生命体征用人工机械调节维持。临床检测脑功能相关的神经生理反射、病理反射均消失。

（一）血流动力学检查特征

脑死亡首先是脑的血液循环功能丧失，TCD 监测证实脑血液循环停止的血流动力学变化特征有以下几种（图 10-8-2）：

1. 血流速度变化　收缩期峰值流速＜50cm/s。

2. 血流方向变化　舒张期血流方向逆转，出现"振荡型"血流频谱。

3. 血流方向指数（direction flow index，DFI）变化　DFI 是评估脑死亡的血流动力学特征的重要指数。DFI＝1－R/F（R、F 分别为反向与正向血流速度测值），DFI<0.8提示脑死亡血流改变。

4. 短暂及极低收缩期血流速度，舒张期流速为零，呈现单峰低速频谱特征，称为"钉子波"。

5. 无血流信号，脑血液循环完全停止。

患者从颅内压升高到脑死亡的TCD检测血流频谱具有典型特征变化。图10-8-2是脑血流与收缩、舒张血压之间相关性改变的模式图。

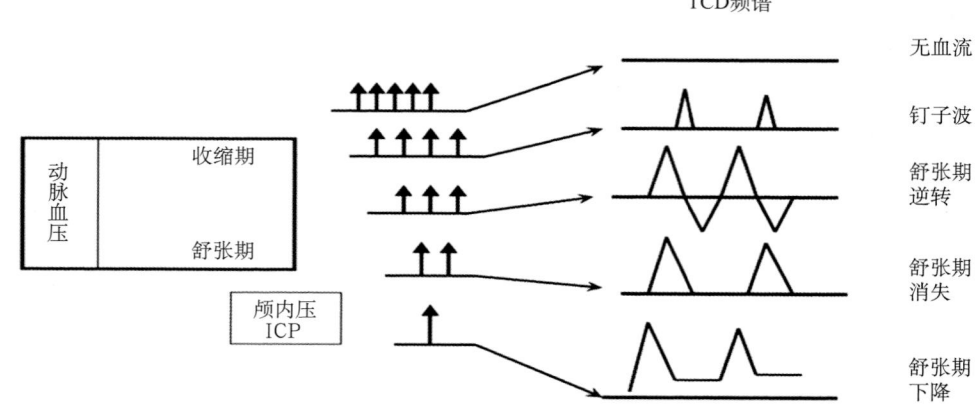

图 10-8-2 颅内高压-脑死亡血流模式图

（二）脑死亡血流动力学判断注意事项

1. 经颞窗未检测到清晰的或完全检测不到血流信号时，必须排除因颞窗透声不良或操作技术造成的假象。对首次被检患者做出无血流信号结论时要非常谨慎，需经各个检测声窗并根据患者双顶径大小适当调整颞窗检测深度，同时经两名医师反复检测才能确认为脑死亡、脑血液循环停止。

2. 在颞窗透声不良时，需通过眼窗（于闭合眼睑上）检测同侧颈内动脉虹吸部各段、对侧MCA和ACA，获得上述典型TCD检测特征。

3. 对于脑死亡患者应重复检测（间隔时间不少于2小时）均获得上述血流频谱改变特征。

4. 脑室引流、开颅减压术和外周动脉收缩压90mmHg等因素均可影响脑死亡之脑血流变化的评估。

五、颅内高压、脑死亡检测临床意义

TCD可以监测颅内压动态变化，协助判断颅内压增高的严重程度及治疗效果，但不能对病因学做出判断。对于SAH后血管痉挛合并颅内压升高时，应该注意ICP对血流速度测值及血管痉挛程度判断的影响。TCD对脑死亡的监测与判断，必须动态观察血流变化，充分考虑上述因素对结果判断的影响，准确判断脑循环停止对于患者、家庭、社会医疗费用的有效利用具有重要的意义。

第九节 术中脑血流及微栓子监测

在手术中及术后患者心跳、呼吸、血压等生理状态恢复过程中，颅内动脉血流动力学的变化直接影响手术的成功与患者的预后。以双侧大脑中动脉作为监测血管，可以客观评估术中双侧半球血液循环及脑功能状态变化，及时发现脑血流动力学异常，预防术中脑功能损害，为临床及时采取必要的治疗措施提供客观评价指标等具有重要的临床实用价值。由于术中脑血流监测在国内专业领域开展较少，本章节不作为TCD检测技术重点介绍内容，仅对监测的常规方法做简单介绍。

一、监测适应证

（一）颈动脉内膜剥脱术（CEA）

TCD对于CEA的评价包括术前颅内动脉侧

支循环建立途径、功能代偿状态；手术实施过程中脑血流的变化、微栓子的数量、麻醉药物对脑血流的影响等；术后脑血流改善状态、侧支循环关闭情况、颈动脉通畅性的间接评估等。

（二）冠状动脉搭桥术（CABG）

对于实施 CABG 的患者主要针对术中心脏体外循环状态下的变化脑血流的变化、微栓子的产生、手术结束时心脏复跳阶段脑血流的变化进行客观评价。

（三）颅外—颅内动脉吻合手术

对于颅内外动脉吻合术，TCD 检测主要观察吻合术后远端脑实质血流的改善情况。

（四）颅内外动脉介入治疗术

对于颅内、外动脉狭窄病变实施介入治疗前后脑血流变化进行综合评价。

（五）术后重症患者的监测

对于重症脑病患者的脑血流监测通过动态评价及时为临床治疗方案的实施提供客观的信息。

二、监测方法

（一）监测探头及血管

选择双通道、双深度或多深度（根据患者接受手术的类型及脑血流监测的需要选择不同方式）具有固定头架的监护探头，频率为 $1.6 \sim 2.0$MHz。经颞窗选择 MCA 作为监测血管，也可以根据术中或临床对脑血流监测的需要，选择 ACA、PCA 等其他脑动脉作为监测血管。在患者麻醉实施后固定监测探头，获得清晰满意的血流信号后，并经 CCA 压迫试验确定所监测血管无误，用固定头架固定探头位置、方向，即可连续监测动脉血流速度、频谱形态、血管搏动指数的变化。

（二）监测参数

TCD 监测脑血流动力学参数包括 Vs、Vd、Vm、PI、Vm 血流速度变化率（Delt%）、血管搏动指数、血流音频信号、微栓子信号等。

因此，TCD 在临床的应用可以是常规检查，也可以作为脑血流动力学动态评估的重要监测手段，它在临床的应用已得到广泛的重视。

（华　扬）

第十一章 颅脑二维超声及彩色多普勒技术

第一节 概述

1982年，Aaslid首先报道了经颅彩色多普勒超声成像技术（TCCS）探查颅内血管的应用，TCCS可以准确地显示颅内血管血流方向及血流速度的变化，发现正常与异常血管，对颅内动脉瘤、动静脉畸形等疾病也具有较好的检测效果。TCCS作为一种无创性检测颅内血管的影像学手段，引起了神经科的重视。但是TCCS检查受颞骨窗及声衰减的影响，成像质量受到限制，很多颞窗透声不佳的患者甚至无法显示颅内血管。对于颅内血管狭窄的患者，TCCS虽然可以直接显示狭窄部位的异常血流，在测量频谱时进行角度校正，但不能分辨颅脑的精细结构，特别是不能显示脑血管的管腔，对血管狭窄程度不能做出客观评价。由于其对探测低速血流不敏感，亦难鉴别血管严重狭窄与闭塞。此外，对直径6mm以下的脑动脉瘤，TCCS检测的分辨力差，易产生假阳性。

术中超声（intra-operative ultrasound，IOUS）早在20世纪60年代起应用于外科手术，从最初的A型超声到70年代后期高频实时B型超声和术中专用探头的应用，术中超声逐渐成为手术中不可缺少的辅助检查手段，广泛应用于普外科、神经外科、心脏外科等领域。由于受颅骨的影响，经颅灰阶超声应用受限，主要用于囟门未闭的新生儿和婴幼儿颅内病变的筛查，开颅后超声显像不受颅骨的影响，这为超声应用提供了可行性。

术中超声具有实时诊断、方便灵活、安全无创、费用低廉、定位准确、可反复检查等特点，越来越引起神经外科医师的重视。术中超声已经成为指导精确手术、协助手术治疗不可缺少的工具。但是，术中灰阶超声对实质性肿瘤的良恶性判断有限，恶性胶质瘤呈浸润性生长边界常不清晰，难以获得肿瘤准确切除界限和范围，造成肿瘤残留，术后易复发等问题。

第二节 脑积水

一、病理与临床概要

脑积水主要指脑脊液在颅内过多蓄积，主要表现为颅内压增高症状。依据积水后颅内压力的高低，分为高颅压脑积水和正常颅压脑积水。其病因主要包括：阻塞脑室系统的肿瘤：如脉络丛乳头状瘤、室管膜瘤、胶质瘤、血管母细胞瘤等；阻塞蛛网膜下腔的病变：如各种脑膜炎，外伤及动脉瘤、动静脉畸形破裂所致的蛛网膜下腔出血等。新生儿、婴幼儿脑积水多由先天畸形（如Dandy-Walker综合征）、产伤、出血和感染导致。重度脑积水的婴儿可见头颅显著增大，脑室扩张、脑组织萎缩变薄。两侧侧脑室多为对称性扩大，第三脑室扩大膨隆如气球状，可下压使蝶鞍扩大，后床突脱钙或变薄。

二、声像图表现

脑积水发生的早期，侧脑室枕角首先扩大，经囟门矢状旁扫查可以观察到枕角的早期扩大，随着积水量的增多，侧脑室前角、中央部、下角及第三脑室也增宽（图11-2-1）。

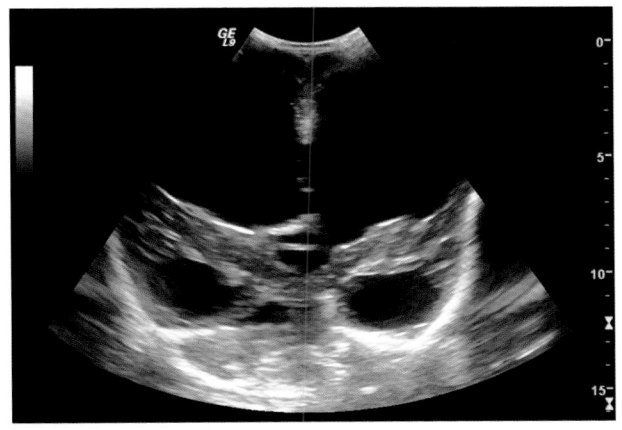

图 11-2-1　重度脑积水冠状位

成人脑积水的超声诊断标准：侧脑室宽径＞25mm，第三脑室宽径＞10mm。

新生儿及婴幼儿脑积水超声诊断标准：正常侧脑室宽度应小于4mm，超过4mm即可确定为侧脑室扩张。侧脑室宽度4～6mm为轻度扩大；侧脑室宽度7～10mm为中度扩大；侧脑室宽度大于10mm为重度扩大。均于侧脑室体部测量侧脑室宽度。

三、临床价值

经颅超声是新生儿及婴幼儿脑积水首选检查方法，其判断脑积水敏感、准确，并可用于随访复查，协助定位，引导穿刺治疗并评价疗效。但超声对脑积水病因的判断不如CT、MRI准确，MRI可准确显示脑室和蛛网膜下腔的形态、大小及是否存在狭窄，显示先天性脑畸形及脑肿瘤的位置，并可区分交通性及非交通性脑积水。术中超声可准确显示脑积水，协助术前定位，并在超

声引导下穿刺抽吸以降低颅内压，增加手术空间。对于颅内肿瘤性病变所致脑室系统阻塞性脑积水术中超声可定位肿瘤，协助手术切除。

第三节　颅内出血

一、病理与临床概要

颅内出血（intracranial hemorrhage）为新生儿期常见颅内病变，其病因有围产期窒息、产伤及出血性疾病等。根据出血部位不同可分为：脑室内出血、硬脑膜下出血、蛛网膜下腔出血以及小脑内出血等类型，其中脑室内出血是新生儿颅内出血最常见的类型，也是经颅超声检查较敏感特异的类型。脑室内出血有多种分级方法，Papile分级法被国际上广泛采用，其将脑室内出血分为4级：

Ⅰ级：单或双侧室管膜下胚胎生发层基质出血。

Ⅱ级：室管膜下出血穿破室管膜进入脑室，但脑室尚未扩张。

Ⅲ级：脑室内出血并脑室扩张。

Ⅳ级：脑室内出血伴脑室周围出血性梗死。

轻度颅内出血可无明显临床症状，中重度颅内出血可表现为昏迷、癫痫、不同程度的神经功能障碍以致死亡。

二、声像图表现

1. 脑室内出血　根据Papile分级法，不同级别的脑室内出血超声表现各不相同。Ⅰ级脑室内出血冠状切面表现为侧脑室前角和体部团片状强回声区；Ⅱ级脑室内出血在Ⅰ级脑室内出血的基础上可见无回声侧脑室内亦呈现高回声出血灶；Ⅲ级脑室内出血在Ⅱ级脑室内出血的基础上合并脑室扩大；Ⅳ级脑室内出血在Ⅲ级脑室内出血基础上可见额叶、顶叶甚至颅脑边缘及枕叶的高回声区，即发生脑室周围出血性梗死。

2. 硬脑膜下出血　经颅超声对硬膜下出血不敏感，只有大量出血才可被探及，典型表现为：位于颅骨内侧的半月形强回声区。

3. 蛛网膜下腔出血　经颅超声对蛛网膜下腔

出血亦不敏感，只有大量出血导致蛛网膜下腔增宽并伴有蛛网膜下腔回声增强时才可诊断。

4. 小脑出血　经颅超声对小脑出血探查较为困难，小脑内异常强回声区及双侧小脑半球不对称性改变有助于诊断。

5. 大脑实质内出血　比较少见，为新生儿颅内出血最严重类型，多见于早产儿，常发生于产后第 1 天。早期超声表现为脑实质内强回声或混合回声团块，较大者可具占位效应引起脑中线移位；可伴发脑室扩张；随时间延长，出血灶回声逐渐减弱，8～10 周出血可完全吸收，形成无回声囊肿，如囊肿与脑室相通则称为穿通性脑囊肿。

三、临床价值

超声检查无创、价廉，可床旁进行，是早期筛查新生儿有无颅内出血的首选检查手段，并可对颅内出血患儿进行随访观察，了解血肿吸收情况，评价有无脑室扩张及囊肿形成等。CT、MRI检查准确性高，对颅内病变的整体结构显示清晰、全面，但具有检查时间长，费用高，需搬运患儿等缺点，仅在超声检查阴性，临床仍怀疑有颅内出血时应用，可发现超声诊断困难的蛛网膜下腔出血、硬脑膜下出血、后颅窝等颅脑边缘部位的出血性病变。

第四节　脑肿瘤

颅内肿瘤是神经外科最常见的疾病之一，其发病率约为 10/10 万人。颅内肿瘤分类较多，其治疗包括手术、立体定向放射、基因、激光等诸多方法。但手术治疗仍然是颅内肿瘤重要和主要的治疗手段，手术原则是在保护神经功能的前提下，尽可能切除病变。但受多种因素影响，手术通常困难多，风险大，尤其是呈浸润性生长的恶性肿瘤大多与正常脑组织无明显分界，手术难以彻底切除，残癌所致术后复发严重影响患者的生存率。如何确定肿瘤与正常脑组织的分界，至今仍是一大难题。此外，随着手术进行，发生的脑组织移位影响术中定位的准确性，尤其是对于深部的微小肿瘤，仅凭术者经验定位不准确是导致

手术失败的主要原因。

术中超声具有实时、方便灵活、安全无创、费用低廉、定位准确、可反复检查等优势，越来越引起神经外科医师的重视，并已成为指导手术、协助手术治疗不可缺少的工具。

一、脑胶质瘤

1. 病理与临床概要　脑胶质瘤（brain gliomas）是最常见的颅内原发性肿瘤，占全部颅脑肿瘤的 40%～50%，包括星形胶质细胞瘤、少突胶质细胞瘤、中枢神经细胞瘤、室管膜瘤和髓母细胞瘤等。脑胶质细胞瘤多呈浸润性生长，无明显边界，肿瘤周围常有不同程度脑水肿。

根据肿瘤的性质和生长部位不同其临床表现各不相同。主要为颅内压增高和局灶症状。颅内压增高典型表现为头痛、呕吐和视乳头水肿（三联征）。

2. 声像图表现　胶质细胞瘤的级别和病理特征不同，其声像图表现亦不同：（1）多表现为不均匀强回声，由于肿瘤浸润性生长，多显示为边界不清晰。（2）恶性程度较高，生长速度较快的胶质瘤常见囊变及坏死，肿瘤生长活跃区可见较丰富血流信号（图 11-4-1）。（3）部分肿瘤周围可见指样水肿带，水肿组织回声较肿瘤组织回声略偏低，且沿脑回向外伸展表现为"手指样"。

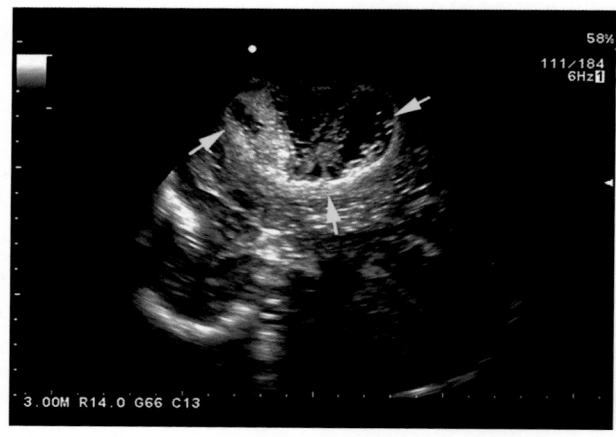

图 11-4-1　胶质母细胞瘤（↑），灰阶超声显示瘤内多发囊变区

3. 临床价值

CT、MRI 可提示脑胶质瘤的类型并准确定

位，是脑胶质瘤首选检查方法。经颅彩色多普勒超声可显示大部分幕上脑肿瘤，对颞窗透声不佳者及幕下肿瘤显示困难，因声衰减明显，经颅彩色多普勒超声对脑肿瘤难以定性，但可作为筛查颅内肿瘤性病变的初步检查手段，尤其是对透声窗佳的小儿患者。

术中超声在脑胶质细胞瘤定位、定性、确定肿瘤边界、引导手术入路、确定残余肿瘤及瘤周血肿方面具有重要作用。是手术中不可缺少的辅助检查手段。

二、脑膜瘤

1. 病理与临床概要

脑膜瘤（meningioma）属颅内常见肿瘤之一，其发生率仅次于胶质瘤，可发生在颅内任何部位，幕上者占 85%，其他部位包括嗅沟、蝶骨嵴、鞍旁、岩骨、小脑幕和后颅窝。但亦可与硬脑膜无关联，如发生在脑室内的脑膜瘤。根据脑膜瘤的病理学特点可将其分为：内皮型、纤维型、血管型、砂砾型、移行型脑膜瘤等多种类型。纤维型脑膜瘤病理显微镜下常见肿瘤细胞呈束状排列，细胞间质中有许多粗大的胶原纤维。

临床表现主要为颅内压增高症状，局部神经功能障碍以及颅骨改变等。颅骨改变可表现为颅骨内板增厚，增厚的颅骨内可含肿瘤组织。也可表现为骨板受压变薄、被破坏，甚至穿破骨板侵蚀至帽状腱膜下，头皮局部可见隆起。

2. 声像图表现

（1）多表现为边界清晰的偏强回声结节，因肿瘤内部出血、坏死、囊变等改变；（2）部分肿瘤内可见不规则无回声及低回声区；（3）纤维型脑膜瘤超声表现为内部回声强、均匀，边界清晰，形态规则，部分可见病灶后方伴条带状声影（图11-4-2）。

3. 临床价值

CT、MRI 可准确定位脑膜瘤并明确诊断，尤其可发现经颅彩色多普勒超声难以显示的嗅沟、蝶骨嵴、鞍旁、岩骨、小脑幕以及后颅窝脑膜瘤，对于颞窗透声不佳患者亦应首选 CT 或 MRI 检查以明确诊断。

术中超声在定位位置较深且直径较小的脑膜瘤，实时引导手术入路发挥着重要作用，可减少手术对周围正常脑组织的损伤并大大缩减手术时

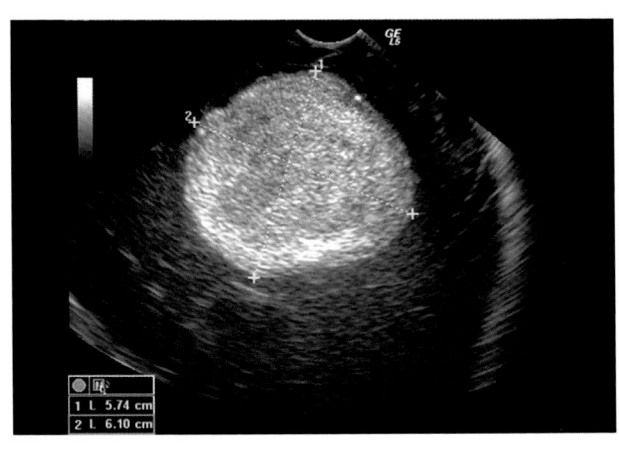

图 11-4-2　纤维型脑膜瘤，灰阶超声示肿瘤边界清晰，形态规则

间。对于多发性脑膜瘤，术中超声可实时定位并不受脑组织漂移的影响。

第五节　颅内血管疾病

颅内血管疾病主要包括颅内动静脉畸形、动脉瘤、海绵状血管瘤、血管母细胞瘤等，主要临床表现包括颅内出血、癫痫和局部神经功能障碍，其中以颅内出血最为常见。颅内血管疾病发病率高、致残率高、死亡率高，严重危害人类健康。

颅内血管性疾病的治疗主要依靠手术切除，术中准确定位病灶，鉴别正常与异常血管，正确评价异常血管内血流动力学特征是减少术中出血，提高手术安全性和成功率的关键。

目前公认对颅内血管性疾病手术有帮助的影像引导技术包括术中脑血管造影、神经导航、术中磁共振功能成像及术中超声。术中脑血管造影可用于显示动静脉畸形切除情况及动脉瘤夹闭后有无动脉瘤残余和主要动脉闭塞，但术中脑血管造影增加手术时间，并且价格昂贵，全世界只有少数医院应用。神经导航技术可在动静脉畸形及动脉瘤手术中设计手术入路，显示病灶与周围重要血管及重要颅内结构的关系，但缺乏实时性，操作复杂，不能评价血流动力学信息，并且随着手术进行，脑组织发生移位，出现神经导航"漂移"现象，甚至导致手术失败。

术中灰阶超声可显示动静脉畸形、动脉瘤、海绵状血管瘤等血管性疾病病灶的位置、大小、

形态，术中彩色多普勒超声可明确畸形血管团的边界，显示病变血管及其周围正常血管的走行、方向以及位置关系，频谱多普勒超声可实时探测血流流速，评价病变血管与正常血管的血流动力学特征，术中超声因其具有高分辨率、图像清晰、实时显示、操作方便等优点，在颅内血管性疾病的手术治疗中已成为指导手术、协助手术治疗不可缺少的工具。

一、颅内动静脉畸形

1. 病理与临床概要

颅内动静脉畸形是血管畸形中最常见的一种类型，是胚胎发育过程中局部脑血管发生变异而形成的。90%以上的动静脉畸形位于幕上，位于幕下者不到10%，颅内动静脉畸形主要病理学特点是在动脉和静脉之间缺乏毛细血管，致使动脉和静脉之间发生短路，产生一系列脑血流动力学的紊乱。其形态学上由供血动脉、畸形血管团和引流静脉三部分组成。供血动脉和引流静脉可以是一支或多支，而且常常明显增粗，甚至迂曲扩张，形成巨大的动脉或静脉瘤。畸形血管团之间夹杂有胶质样变脑组织，及充满含铁血黄素的巨噬细胞，其周围脑组织因缺血而萎缩，表现为胶质增生带，有时伴有陈旧性出血。

颅内动静脉畸形最常见首发临床表现是脑出血、头痛和癫痫发作，20～40岁最常见，其次为10～20岁。颅内动静脉畸形的治疗方法主要有手术切除、血管内介入栓塞治疗、立体定向放射治疗和联合治疗。虽然不同治疗方法各有优势，但目前颅内动静脉畸形的最佳治疗方法仍然是手术切除，因手术切除病灶而杜绝出血的发生；纠正脑盗血现象，改善脑组织的血供，缓解神经功能障碍；减少癫痫发作，提高患者的生活质量。

2. 声像图表现

颅内动静脉畸形术中灰阶超声图像表现为回声不均匀的强回声区，边界欠清晰，相邻脑组织回声稍增强。CDFI表现为五彩镶嵌的血管团，形态不规则，边界清晰（图11-5-1）。其供血动脉较正常动脉明显增粗，走行弯曲，彩色血流信号明亮，流速增加，血流方向指向畸形血管团，多普勒频谱呈高速低阻型，收缩期与舒张期流速均增高，以舒张期增高明显，峰值流速70～315cm/s，

频带增宽，不规整，频窗消失，阻力指数（RI）为0.23～0.42，平均0.34±0.06，较正常血管RI值明显降低；引流静脉粗大，流速增加，血流方向离开畸形血管团，多普勒频谱于收缩期出现类动脉样波峰，波型圆钝。动静脉畸形内动脉和静脉可呈瘤样扩张，灰阶超声显示为圆形或囊袋状无回声区，CDFI可见瘤体内呈红蓝相间的涡流或湍流，频谱多普勒超声可探及毛刺样双向频谱。根据动静脉畸形声像图表现可将其分为完全型和部分型，病变完全为彩色镶嵌血管团占据者为完全型；只有病变中心或边缘为彩色镶嵌血管团占据，其余表现为低回声或强回声者考虑有出血或胶质增生，为部分型。动静脉畸形合并出血时因出血时间不同，其超声表现亦不同，急性出血表现为强回声，慢性出血多表现为低回声；畸形血管团周围因局部脑组织缺血所形成的胶质增生带超声表现为较为均匀的强回声带，需与出血鉴别。

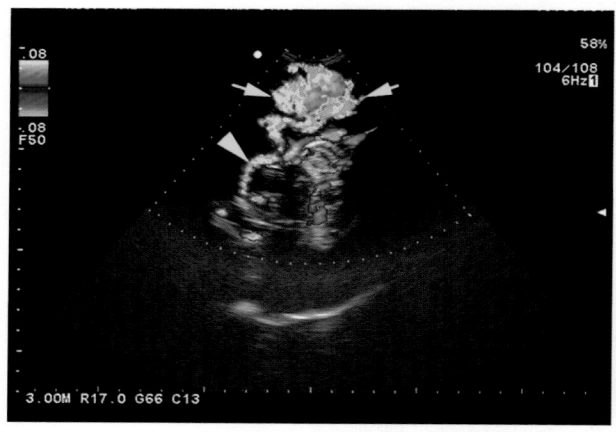

图11-5-1　CDFI示畸形血管团（↑）及供血动脉（▲）

3. 临床价值

术中超声在动静脉畸形切除术中的应用价值主要包括以下几个方面：

（1）确定畸形血管团位置、大小，明确边界

动静脉畸形病灶多位于皮层和皮层下，手术的关键是沿病灶的边界分离，避免误入畸形血管团引起难以控制的大出血。所以对病灶边界的准确判断，可以减少在分离中对周围正常脑组织的损伤并提高手术安全性。灰阶超声显示病灶与周围组织分界欠清晰，在实际操作中多直接应用彩色多普勒超声定位病灶并明确边界。对于颅内动

静脉畸形自发出血患者，急诊手术常缺乏 MRI 或 DSA 影像学资料，残留畸形血管团往往较小且分散，加之颅内血肿的干扰，给手术带来困难。术中彩色多普勒超声可准确定位残存畸形血管团的大小、位置及其与周围血肿的关系，指导术者完整切除残存畸形血管团，避免再次出血。

（2）正确识别动静脉并显示供血动脉、引流静脉的位置、走行

动静脉畸形手术切除的原则是先阻断供血动脉，再处理引流静脉，然后整体切除畸形血管团。因此，术中正确识别动静脉，准确显示供血动脉的位置、走行是手术顺利进行的关键。行术中超声前，超声医师及神经外科医师应共同复习患者的 CT、MRI、DSA 等影像学资料，了解畸形血管团供血动脉、引流静脉的来源及数目，术中扫查时根据血管走行尽量打出供血动脉的长轴切面，并注意旋转探头，沿血管长轴追踪至其起源动脉，当彩色多普勒超声高度怀疑为供血动脉时，应使用频谱多普勒超声证实，供血动脉表现为特征性的高速低阻型动脉血流频谱。引流静脉多较粗大，血流方向远离畸形血管团，频谱多普勒超声可探及动脉化血流频谱，与正常静脉易于区别，但因其显示为动脉化血流频谱有时反而与动脉难以鉴别。

（3）了解畸形血管团切除情况

动静脉畸形术后残留是比较严重的手术并发症，残留的畸形血管团可以发生再出血，术中及时发现残留畸形血管，可以提高手术质量，避免患者二次手术，因此，动静脉畸形切除后应常规行术中超声扫查，及时了解病灶切除情况。术后残腔灌注生理盐水，彩色多普勒超声显示彩色镶嵌血管团消失，供血动脉流速降低，RI 明显升高。由于畸形血管团切除后，脑血流重新分布，部分管径较细的供血动脉术后甚至探测不到血流信号，离断的引流静脉内亦不能探及血流信号。如术后残腔周围发现彩色镶嵌血管团或探及低阻力动脉血流频谱则提示有畸形血管残留，应引导术者再次探查。

二、海绵状血管瘤

1. 病理与临床概要

颅内海绵状血管瘤属于脑血管畸形的一种，

又称海绵状血管畸形（cavernous malformation CA），占中枢神经系统血管畸形的 5％～13％。大多数位于幕上，10％～23％位于后颅窝，常见于脑桥。海绵状血管瘤病因不明，15％的海绵状血管瘤患者有家族史，为常染色体显性遗传，有家族史的海绵状血管瘤患者 70％为多发病灶，而无家族史的患者中多发病灶仅占 10％。与 AVM 不同的是海绵状血管瘤无高流速或扩张的供血动脉和引流静脉，周围脑组织常胶质增生，有含铁血黄素沉着，并可以反复出血。颅内海绵状血管瘤患者最常见的临床表现为癫痫、出血和局部神经功能障碍。

2. 声像图表现

海绵状血管瘤术中超声显示为强回声（图 11-5-2），边界清晰，内部回声不均匀，中心呈蜂窝样改变，部分内见强回声钙化斑，后方伴声影，海绵状血管瘤合并慢性出血时可见不规则低回声区。由于血管窦内血流极为缓慢，肿瘤内部多探测不到血流信号，部分肿瘤周边可见条状血流信号。

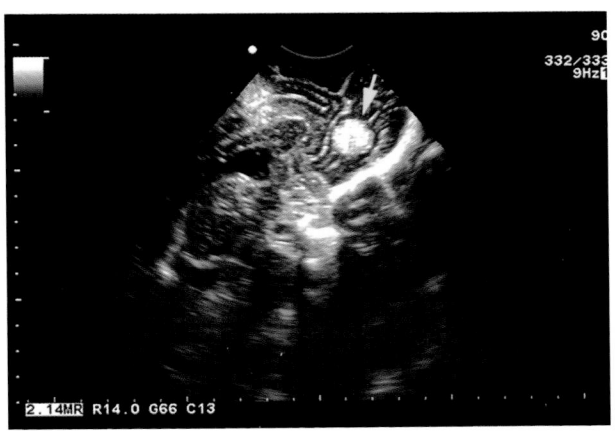

图 11-5-2　灰阶超声示强回声结节，边界清晰，形态规则，病理证实为海绵状血管瘤

3. 临床价值

术中超声在海绵状血管瘤中的应用价值主要表现在以下几个方面：

（1）定位瘤体、引导手术入路：对位于大脑皮层下，体积较小、位置深、累及重要功能区的海绵状血管瘤，手术治疗的原则是在保护神经功能的前提下最大程度切除病灶。术中准确定位瘤体是手术成功的关键，术前定位多采用十字交叉

定位法，并在术中实时引导、调整造瘘方向，直至准确到达病灶。

（2）显示肿瘤周围血管：神经外科医师确定手术入路后，常应用彩色多普勒超声探查手术路径上及肿瘤周围有无较粗大血管，并根据超声探查结果及时调整手术计划，可避免术中误伤正常血管。

（3）显示静脉畸形：少数海绵状血管瘤合并小静脉畸形，术中应用彩色多普勒超声可及时发现并在超声引导下完整切除。

（4）评价肿瘤切除情况：病灶切除术后，残腔灌注生理盐水可应用超声评价病变切除情况，如发现瘤腔周围有强回声组织，且其回声强度与病变切除前相似，则高度提示海绵状血管瘤残留。

三、颅内动脉瘤

1. 病理与临床概要

颅内动脉瘤（intracranial aneurysm）是指颅内动脉壁瘤样异常突起，动脉瘤发生的病理生理学原因仍然存在争论，脑血管壁获得性内弹力层的破坏是囊性动脉瘤形成的必要条件。动脉瘤趋向于生长在载瘤动脉的弯曲处，在它和一个明显的分支的拐角。动脉瘤发生的病因可能包括：先天性因素、动脉粥样硬化和高血压、栓塞性因素（如心房黏液瘤）及感染性因素等。

根据动脉瘤直径不同可将其分为四型：直径小于 0.5cm 者为小型动脉瘤，直径在 0.5～1.5cm 者为一般型动脉瘤，直径在 1.6～2.5cm 者为大型动脉瘤，直径大于 2.5cm 者为巨大型动脉瘤。

颅内动脉瘤患者最常见的临床表现为蛛网膜下腔出血（SAH），可能伴随有脑内出血、脑室内出血及硬膜下出血。

2. 声像图表现　颅内动脉瘤灰阶超声表现为载瘤动脉局限性扩张，呈圆形或囊袋状无回声，病变局部管壁与周围正常管壁连续完整，如瘤腔内有血栓形成时，可见低—强回声充填部分或全部管腔；CDFI 表现为瘤体内呈红蓝相间的涡流或湍流（图 11-5-3），瘤体内血栓形成时，可见彩色血流充盈缺损或消失，彩色血流变细，形态不规则；动脉瘤的频谱形态与瘤体大小密切相关，小的动脉瘤频谱形态接近正常，大的动脉瘤频谱常呈毛刺样改变，血流双向，频带增宽。

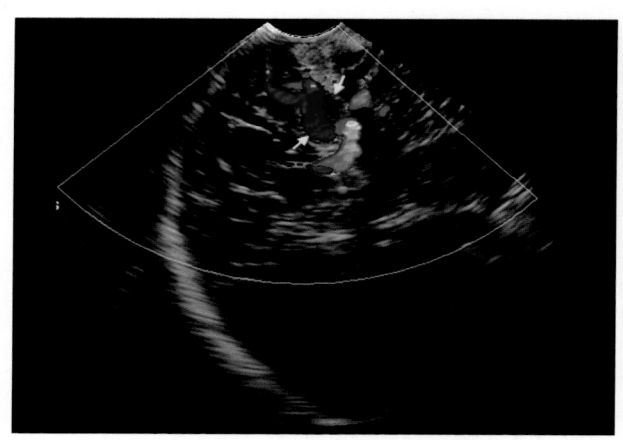

图 11-5-3　术中彩色多普勒超声示动脉瘤内红蓝相间的涡流信号

3. 临床价值

对于大型和巨型动脉瘤术中超声可准确定位，清晰显示动脉瘤内有无血栓及血栓与残余管腔的位置关系。术中超声亦可显示动脉瘤、载瘤动脉与周围大血管的位置关系，并在夹闭动脉瘤后行超声探查，探测有无残余动脉瘤；彩色及频谱多普勒超声可根据有无彩色血流变细，有无异常高速血流判断动脉瘤夹闭后有无载瘤动脉狭窄，从而提示术者及时调整动脉瘤夹的位置。

应用术中超声探查一般型动脉瘤时应注意仔细寻找，超声医师及神经外科医师术前应全面复习 CT、MRI 及 DSA 图像，了解动脉瘤的大小和位置，此外操作者扫查手法和技巧对于一般型动脉瘤的显示至关重要，扫查步骤为先应用灰阶超声寻找无回声囊腔，如灰阶超声显示困难，则应用彩色多普勒超声显示红蓝相间的涡流信号，找到可疑病灶则应用频谱多普勒超声协助诊断，且扫查时应尽可能显示载瘤动脉的长轴切面，在长轴切面上识别圆形或囊袋状扩张的动脉瘤腔则较容易确诊。

四、血管母细胞瘤

1. 病理与临床概要

血管母细胞瘤（Hemangioblastomas，HGB）起源于中胚叶细胞的胚胎残余组织，为颅内真性血管性肿瘤。病理学为良性，可伴有红细胞增多症。肿瘤可为实性或囊性合并一（或多个）瘤结节，结节色红，富含血管；囊液黄色清亮，蛋白含量高，囊壁为受压迫的脑组织。

小脑 HGB 的症状和体征与常见的后颅窝肿瘤相同。如颅内压增高、小脑体征等。对于散发 HGB 患者外科手术可治愈，单个后颅窝病变：囊性病变仅需切除瘤结节，囊壁不必切除。实性 HGB 由于血供丰富，切除困难，禁忌分块切除。多发病变时，注意不要遗漏小的深部结节，否则易复发。

2. 声像图表现

根据肿瘤实性与囊性部分的比例不同血管母细胞瘤声像图可分为三型：实质型、囊结节型、囊实质型。实质型为肿瘤实质部分占 95% 以上，声像图表现为强回声实性结节，边界清晰，呈圆形或椭圆形，结节周边及内部可探及异常丰富血流信号，可根据血管走形及位置区分肿瘤内供血动脉、引流静脉。

囊结节型（图 11-5-4）为肿瘤实质部分占 5% 以下，声像图表现为以囊性病变为主，边界清晰，形态规则或不规则，部分囊腔内可见分隔。囊壁上可见等—强回声小结节，结节内可探及异常丰富血流信号。

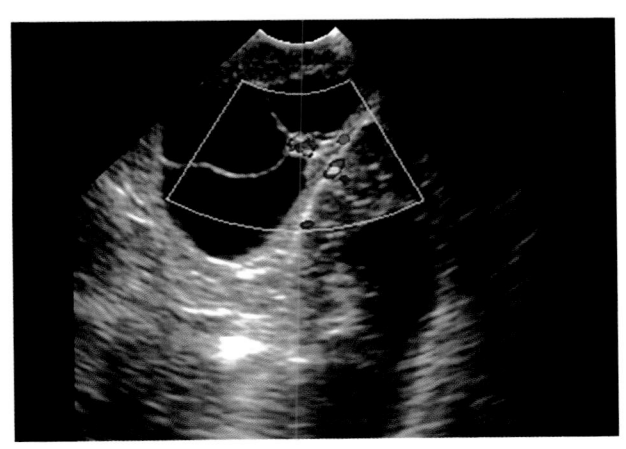

图 11-5-4　术中彩色多普勒超声示肿瘤以囊性病变为主，瘤结节内血供丰富，呈五彩镶嵌样小血管团

3. 临床价值

实质型血管母细胞瘤血供丰富，肿瘤呈蔓状粗大的血管窦而无肌层，一旦破裂则引起大出血。手术原则是先寻找供血动脉予以电凝切断，再处理引流静脉，之后将肿瘤完整切除。但有时术中难以定位供血动脉的起源和走行，引流静脉与供血动脉、血窦、网状纤维包绕混杂而难以识别，术中超声可依据彩色及频谱多普勒超声协助判断供血动脉、引流静脉走行及位置，从而缩短手术时间，降低手术难度，减少对病灶周围脑组织不必要的损伤，提高手术安全性并改善患者预后。

囊结节型肿瘤的手术方式为切开囊腔排出囊液，分离瘤结节并予切除。瘤结节残留是导致术后肿瘤复发的主要原因，术中超声可准确定位血管母细胞瘤瘤体及瘤结节，协助术者完全切除肿瘤。

第六节　颅内感染性疾病

一、病理与临床概要

脑脓肿（brain abscesses）是由于细菌侵入中枢神经系统引起局限性脑内炎症并形成脓腔，以幕上多见，包括颞叶、额叶、枕叶等，小脑少见。脑脓肿的部位和感染源有关，包括耳源性、血源性、鼻源性、外伤性和隐源性脑脓肿。一般分为三期：急性局限性脑炎期、局部化脓期、脓肿壁形成期。临床表现主要为发热、头痛、精神意识改变、癫痫、脑膜刺激征、偏瘫、失语等。

二、声像图表现

脑脓肿不同时期超声表现不同：（1）急性局限性脑炎期，该期炎症为局灶性，无包膜形成，病灶内可见散在坏死灶和点状出血，超声表现为片状强回声区，边界不清晰，形态不规则，内部回声不均匀，病灶内及周边多可探及条状血流信号。（2）局部化脓期，病灶血管增生和病灶中央坏死明显，并在周围形成不完整的包膜，超声可见病灶中心为不规则低回声区，为坏死组织，但周边尚无完整的强回声囊壁。（3）脓肿壁形成期，此期病灶中心部回声偏低，为脓腔内坏死液化组织，完全液化者亦可表现为无回声，病灶周边可见完整的三层脓肿壁结构，脓肿壁通常较厚，且内壁不平整，表现为较厚的环状强回声（图 11-6-1）。彩色多普勒超声于脓肿壁上多可探及条状血流信号。产气荚膜杆菌感染的病灶内术中超声可见到多发气体样强回声，部分后方伴彗星尾征，应注意识别。

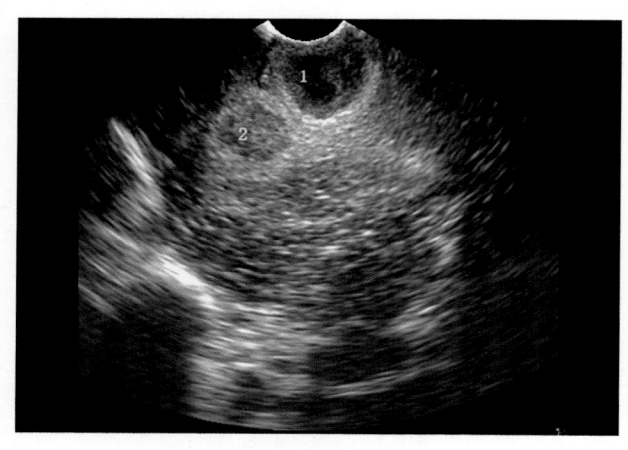

图 11-6-1　术中灰阶超声示两个脓腔形成，脓肿周边为强回声囊壁，中心低回声为组织坏死液化

三、临床价值

　　术中超声可准确定位脑脓肿，尤其对于多发性病灶，可多次定位而无脑组织漂移影响；术中超声亦可准确识别组织坏死与液化，对于液化较为完全者，可先行超声引导下脓液穿刺引流，再将脓肿壁完整分离摘除，而避免因脓液外溢造成切口周围污染。此外，对于骨瓣缺如的患者可直接在超声引导下穿刺抽吸治疗脑脓肿，避免再次手术，从而节省治疗费用，减少手术创伤。

（何　文）

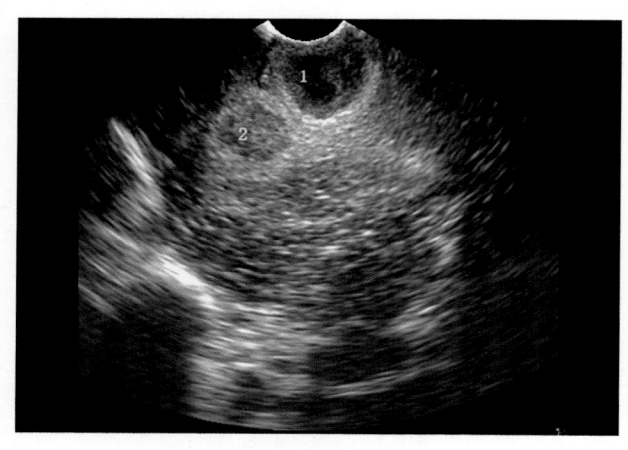

第十二章　颅脑介入超声

颅脑术中超声作为超声医学的一个分支，近年来发展迅速，术中超声可清晰显示颅内结构，精确定位病灶，实时引导手术入路，将手术损伤降到最低，尤其是位于颅脑深部的微小病灶。脑肿瘤术中应用超声判断肿瘤切除情况，对指导手术和术后放疗、化疗有很大帮助；对于颅内动静脉畸形，术中超声可显示供血动脉及引流静脉的位置、走行，并在判断畸形血管残留方面发挥着重要作用，避免二次手术并降低了发生颅内出血的风险。

术中介入性超声即在术中超声监视或引导下完成各种穿刺和实施介入治疗，具有实时监控，引导准确，安全有效，无放射损伤，操作简单，耗时短，费用低廉等优点。对于肝脏、肾脏、胰腺等脏器内占位性病变可行超声引导下经皮穿刺细胞及组织学活检以明确诊断；囊肿、脓肿及积液可在超声引导穿刺抽吸或者注药治疗，可以避免手术达到治愈目的；超声引导下化学消融或热消融肝脏等实体性肿瘤已经取得较好疗效。目前，介入性超声已开始应用于神经外科。

第一节　超声引导脑肿瘤穿刺活检

一、适应证及禁忌证

1. 手术危险性大且后遗症多的脑深部病变，如基底节区、松果体区及脑干等部位者。

2. CT、MRI 等影像学难以确定性质的病变者。

3. 手术治疗指征不明确的颅内病变，如深在浸润性病变而无占位效应者。

4. 脑深部病变全身情况较差者，如老年或有心脏、肺及其他严重疾患者。

5. 颅内多发性病变，不易明确性质者。

一般认为动脉瘤、动静脉畸形等血管性疾病以及脑实质外的脑膜瘤等病变是其禁忌证。而对患有严重高血压者、长期应用激素、抗凝剂及抗血小板制剂者则为其相对禁忌证。

二、器具和术前准备

1. 器具选择　穿刺针多选用尖圆锥形穿刺针，以防止穿破血管。

2. 术前准备　（1）术前常规行 CT 或 MRI 检查，了解病变情况，确定开骨窗位置，穿刺点及进针途径；（2）测定血常规、凝血机制、血型等，年龄大的患者检查心肺功能，糖尿病患者测量血糖等；（3）准备并消毒所需器械，包括引导架、穿刺针、活检枪、探头等；（4）术前签订知情同意书，并消除患者紧张情绪。

三、操作方法

常规开颅去骨瓣，骨瓣直径应大于术中探头

直径。剪开硬膜后应用超声探头检查病灶，确定进针点及穿刺路径后行穿刺活检术。（图12-1-1）

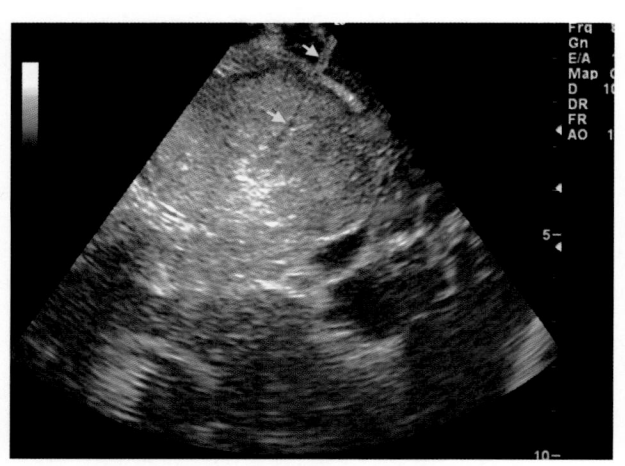

图 12-1-1 穿刺针沿穿刺路径进入脑肿瘤内（箭头示穿刺针）

四、注意事项和并发症

1. 并发症

（1）颅内出血：颅内出血为最常见的并发症。其原因分别为：①穿刺道出血：脑组织血供丰富，选择入路时可避开皮层大的血管走行部位，而深部的小血管难以避开，损伤后引起出血；②取材点出血：脑膜瘤或恶性肿瘤含有丰富的新生毛细血管和异常的血管结构，活检时可损伤瘤内血管而引起出血。因此，在选择进针点时应避开皮层血管，在操作过程中动作轻柔，遇有阻力时随时调整方向，切勿用力过猛等是避免发生大出血的关键。此外，术后应密切观察颅内出血情况，出血量较大时应紧急开颅探查。

（2）脑水肿：术前已有颅内压增高的患者，应先给予降颅内压处理，以防发生意外。

（3）神经功能障碍：脑立体定向活检术后发生神经功能障碍除主要由出血引起外，部分是病变周边水肿所致，究其原因为穿刺针的机械损伤造成。

（4）癫痫：术后可给予抗癫痫药物治疗。

（5）颅内感染：操作时严格执行无菌原则，感染发生时可给予敏感性抗生素治疗。

（6）颅内积气：开颅手术常可导致颅内积气，几天后可自然消失。

（7）其他少见严重并发症，如死亡等。

2. 注意事项

（1）取材部位要根据病变的性质来确定，对实性的、质地较均一的病变，应尽量取病变中心区域组织。

（2）对有包膜的病变，要取包膜内的组织。

（3）对病变边界不清、病变较散在者至少要取 2～3 个点，包括低回声区和高回声区，应尽量避开坏死组织，并将每一点所取的肿瘤组织分别送检，以提高活检诊断的阳性率。

（4）有囊性变的病变应先取得实质性肿瘤或囊壁组织，再抽取囊液作涂片检查。

（5）入颅穿刺通道尽量选择避开脑表面的血管走行部位和脑重要功能区。

（6）由于脑组织不同于其他实质性脏器，要求穿刺针针尖圆钝，以防止穿破血管。

（7）由于脑组织间质成分较多，细胞成分较少，病理学检查往往需要较大组织条以明确诊断，因此建议尽可能使用粗针穿刺活检。何文等对 10 只健康杂种犬进行实验研究，分别用 14G、16G 及 18G 穿刺针活检脑组织，每种型号的穿刺针穿刺 15 次。记录穿出组织的长度、宽度，并应用 1ml 的干燥注射器在针道表面吸取出血量，结果表明，不同型号穿刺针出血量差异无统计学意义。

（8）进针和取材时，操作一定要轻柔，如感觉有阻力或受到牵拉时，应退回穿刺针，重新选择方向和部位，避免发生大出血。

（9）及时探查有无硬膜下血肿。

第二节　超声引导下脑积水、囊肿、脓肿穿刺抽吸

一、脑积水及脑囊肿穿刺

1. 适应证和禁忌证

（1）适应证　颅内占位性病变所形成的囊肿或导水管梗阻等所致的脑积水，在硬膜切开前先穿刺抽吸减压，可以减少病灶的占位效应，增加手术空间，给手术带来方便，减少脑组织损伤。

（2）禁忌证广泛性脑水肿，脑室狭小者。

2. 器具和术前准备　器具可选择脑针或20～

18G PTC 针，患者术前准备同脑肿瘤穿刺活检。

3. 操作方法

（1）对于囊肿较大或脑室扩张显著的患者，可在术中超声对病灶进行定位后，对脑室及脑内囊肿进行盲穿，但该方法不能确认穿刺针在病灶的具体位置，对较小或者较深病灶的穿刺不是很令人满意。

（2）术中超声定位，超声监视下将穿刺针穿入皮下，然后穿刺针继续刺入病灶。穿刺针与超声探头分开，可以随意移动超声探头显示病灶，而且穿刺针可以任意角度进行穿刺，但不易显示穿刺针，需要较多的经验，而且精确性受限。对浅表囊肿或者脑室扩张显著者较为适用（图 12-2-1）。

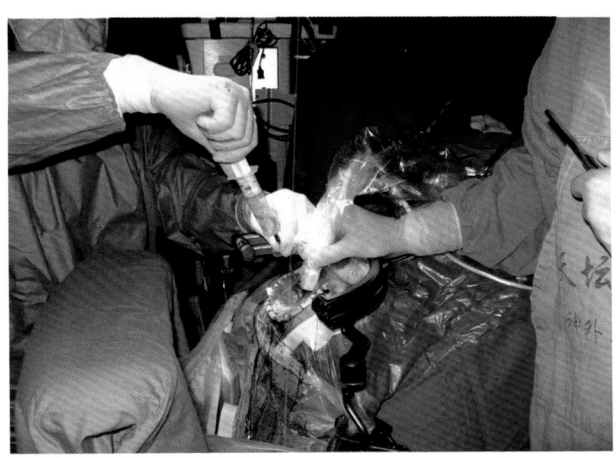

图 12-2-1　超声引导下颅内囊性病变穿刺抽吸

（3）使用引导架联合显示器上的引导线是目前经常采用的穿刺方法。穿刺时将消毒的穿刺引导架安装在探头上，该装置有凹槽或针道以保证穿刺针能够穿过并在穿刺区内保持稳定。显示器上引导线可引导穿刺路径。这种技术使穿刺针沿引导线路径准确地穿入组织，并且能实时监视穿刺过程。

4. 并发症和注意事项

（1）并发症　超声引导下脑室穿刺引流术及脑囊肿穿刺抽吸术安全有效，并发症极少，手术过程中应严格遵守无菌操作，必要时给予抗感染及支持治疗。

（2）注意事项　①放脑脊液时应缓慢进行，一般放至压力正常为止；②对于脑室扩大者，行脑室穿刺放液减压后应放置引流管；③选择最短穿刺途径，脑室最宽处进针，避开大血管及重要功能区并避免损伤脉络丛。

二、脑脓肿穿刺

1. 适应证和禁忌证

（1）适应证　超声能够显示的脑脓肿，对于较大的脓肿在超声引导下可置管引流。

（2）禁忌证　严重心肺功能障碍及出血倾向者；穿刺路径无法避开重要功能区者；不能排除动脉瘤、动静脉畸形等血管源性疾病；恶性肿瘤或血管性病变感染者；脑脓肿显示不清或液化不全者；脑脓肿如靠近脑室者，可因脑室穿刺放液而造成脓肿破入脑室者。

2. 器具和术前准备

一般选用 12G～18G 穿刺针进行穿刺抽吸，当脓腔较大或抽吸后未能治愈者，可作超声引导置管引流，多选用带侧孔的猪尾巴管。术前准备同脑肿瘤穿刺活检。

3. 操作方法

（1）套管法（一步法）：将导管套在穿刺针上，套管针在超声监视下进入脓腔内，拔取针芯，抽出脓液后，继续推进导管至脓腔中央或底部，最后将导管固定。

（2）导丝法（二步法）：即 Seldinger 法插管，先用 14G 或 16G 粗针沿超声引导线方向刺入脓腔，拔出针芯，有脓液流出，即可将导丝从针孔插入脓腔，拔去穿刺针，保留导丝。然后，再将引流导套在导丝上，沿导丝导管插入脓腔，随后缓缓退出导丝，同时再稍推进导管，确认导管通畅后将其固定。

4. 并发症和注意事项

（1）并发症　超声引导下脑脓肿穿刺抽吸、置管引流术常见并发症是出血、感染扩散、局部血肿形成、菌血症等。穿刺术前常规服用广谱抗生素，术后观察生命体征，保持引流管通畅，配合全身抗感染治疗，并给予必要的支持治疗。

（2）注意事项

①穿刺抽吸过程不宜过快，尤其对较大的脓肿，否则因囊内压力瞬间改变致脓腔壁上的小血管破裂，导致出血。

②如脓液较稠厚、引流不畅时可超声引导更换引流管。

③待 2/3 的脓液排出后，即可以等量的抗菌盐水反复冲洗脓腔，直至冲洗液转清。此时，因脓腔内尚存有冲洗液，故可仔细调整引流管在最

佳引流位置，再经头皮刺孔引出颅外并固定之。

④选择最直接、最短穿刺途径，避开大血管及重要功能区。

⑤术后每日或隔日用抗生素及生理盐水溶液冲洗脓腔。全身继续抗菌治疗，定期复查 CT，待脓腔闭合即可拔管。

第三节 超声引导下定位颅内微小病灶

超声引导穿刺钢丝植入法是乳腺微小病灶及隐匿病灶定位方法，此法具有较高的准确性，可更好地引导手术切除。穿刺针常选用 Hodkwire 定位针，此针外套部位做穿刺组织，内芯为带钩的铜丝做定位引导。近年来，国内外学者尝试应用此定位方法切除颅内小病灶，其操作程序和方法同穿刺活检术，不同之处为当穿刺针进入病灶区内即停针置入钢丝，拔出针的外套，将带钩的钢丝滞留在病灶组织内固定（图 12-3-1）。手术时可沿钢丝走行分离脑组织，从而准确到达钢丝固定的病变部位切除肿瘤。

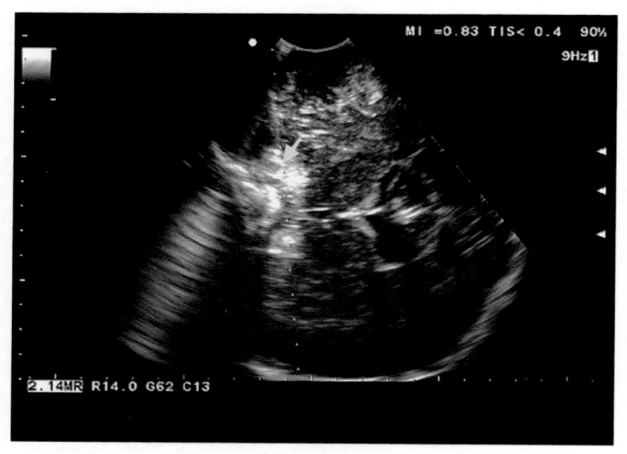

图 12-3-1 超声引导下植入钢丝，定位肿瘤（↑示钢丝）

第四节 超声引导脑肿瘤介入治疗

一、放射粒子置入

对颅内肿瘤当前常用的治疗方法主要有手术治疗、放射治疗和化学治疗。对于肿瘤部位深在或者肿瘤已侵犯重要功能区者，手术相当困难，危险性很大。如果这些肿瘤对放射线敏感，应以放射治疗作为首选；对于手术不能彻底切除的恶性肿瘤，术后配合放射治疗对控制肿瘤复发、延长生命也有重要作用。脑肿瘤内放射治疗发展比较突出的是采用近距离遥控后装机，该机按照预先设计好的计算机放射治疗程序，通过步进马达，将放射性同位素源经立体定向手术预先安放好的导管准确地置入瘤内靶点，既提高了置入放射源的准确性，又可防止放射线对医护人员的危害。目前，对于肿瘤的放射治疗，主要分为外放射和内放射两种方法。内放射治疗较外照射具有靶区剂量高，周围正常组织受损较小等优点。内放射又可分为永久置入法和暂时置入法两种。肿瘤内放射治疗不仅适用于治疗囊性脑肿瘤（如囊性颅咽管瘤和星形细胞瘤等），而且适用于治疗实性肿瘤（如生殖细胞瘤、胶质瘤等）。内放射治疗放射源的置入主要采用 CT、MRI 引导的立体定向技术。立体定向技术对非手术患者置入放射源精度较高，但对于开颅手术患者，和术中导航系统一样也存在术中脑组织移位问题，立体定向技术联合二维或三维超声可以纠正术中脑组织移位，协助将放射源均匀置入瘤体。

二、微波消融

恶性神经系统肿瘤常规放、化疗疗效有限，术后残余肿瘤必须结合病理给予放射治疗、化疗、热疗、基因治疗等综合治疗延长患者生存期。不能切除或不能完全切除的恶性脑肿瘤更缺乏有效治疗。

近年来，应用微波治疗恶性肿瘤已成为一种有效且安全的手段，其对肝癌消融治疗取得了较好疗效，应用于脑肿瘤尚缺乏深入研究。微波消融法是通过特制的针状电极使组织局部快速升温，造成肿瘤细胞蛋白质变性、凝固、坏死。

微波消融法的特点：超声引导定位准确；微创操作，对正常组织损伤小；植入微波电极于瘤体内辐射微波能量，杀死癌细胞，凝固范围可控，凝固形态呈类球形，升温快，可连续动态监测治疗中温度变化；微波阻断肿瘤内血流，提高疗效；高温下抗粘技术保证了治疗的可行性和安全性；

治疗时间短，并发症少。同时，肿瘤局部微波消融后，可以提高患者机体的体液免疫和细胞免疫，更有效地消灭残余肿瘤细胞。

针对部分颅内肿瘤无法切除或无法全切的现状，国内外学者尝试将微波消融应用于治疗颅内肿瘤，取得了一定的疗效。微波消融法适用于脑深部肿瘤，如丘脑、脑干、胼胝体、第三脑室的胶质瘤或转移瘤的治疗。微波消融法治疗颅内肿瘤病例较少，对其温度控制及加热时间还存在一定的争议。胡向东等对 15 只家猫脑组织行微波消融的试验研究结果表明，微波消融功率及消融时间在 20w、30s 至 30w、50s 范围内可获得消融直径为 5.41～9.05mm 的消融灶（图 12-4-1）。

在颅脑病变中，对肿瘤不能切除或不能完全切除，需要术中明确诊断指导术后放疗、化疗的患者，可在超声引导下进行穿刺活检，明确病理学性质。对于囊性颅内病变或脑积水患者，在硬膜切开前先穿刺抽吸减压，可以减少病灶的占位效应，增加手术空间，给手术带来方便，减少组织损伤。对于脑脓肿、蛛网膜囊肿、硬膜外血肿、硬膜下血肿等，超声引导置管引流可达到治疗目

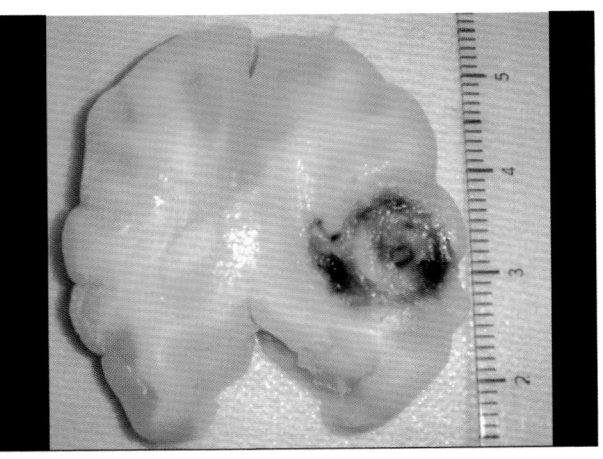

图 12-4-1　微波消融家猫脑组织消融灶切面图

的。由于恶性胶质瘤呈浸润性生长，大多与正常脑组织无明显分界，手术难以做到彻底切除，术后易复发，人们开始探索微波消融治疗颅内恶性肿瘤的可行性。总之，介入性超声在神经外科越来越发挥着重要作用。

（何　文）

第三篇
眼及眼眶

第十三章 眼

（胡士敏 杨文利）

第一节 概述

超声检查应用于眼部至今已有 50 余年的历史。从最初的使用单纯的 A 型超声进行疾病的诊断，到应用 B 型超声观察眼内结构的改变，以致目前使用彩色多普勒血流成像观察眼部的血供情况等，超声检查在眼部的应用取得了突飞猛进的发展。随着技术的发展，既往被判为不治之症的眼病目前也已经有了新的治疗方法；既往只能单纯以眼球摘除为治疗手段的各种肿瘤也有了多种治疗方式；所有的这一切也同样促进了超声诊断在眼科的发展和使用。

目前，眼部超声检查在国内已经相当普及，不仅可以用来对眼部病变的形态特点进行观察，提供明确的诊断依据，为进一步的治疗提供帮助。此外，应用超声检查对正常和异常的眼球结构、血流特征的分析，探讨疾病的发病机制，为相关疾病的诊断和治疗提供依据。

（胡士敏 杨文利）

第二节 局部解剖与生理概要

眼为人体的视觉器官，分为眼球、视路和眼附属器三部分。眼球和视路共同完成视觉功能，眼附属器则起保护、运动等辅助作用。

眼球近于球形，其前后径为 24mm，垂直径为 23mm，水平径为 23.5mm，位于眼眶内。眼球（eye ball）分为眼球壁和眼内容两个部分。眼球壁包括三层膜：外层为纤维膜、中层为色素膜、内层为视网膜。眼内容物包括房水、晶状体和玻璃体。

一、眼球壁

（一）纤维膜

角膜（cornea）和巩膜（sclera）组成眼球外膜，主要由纤维结缔组织构成。

故总称为纤维膜。角膜约占 1/6，完全透明，中央厚度 0.5～0.57mm，周边厚度 1.0mm，中央较周边薄。周边部的角膜嵌入巩膜内，巩膜前层覆盖在角膜上，在此角膜和巩膜移行的部分称为角巩膜缘（limbus）。

（二）色素膜

色素膜又称葡萄膜（uvea），是位于巩膜和视网膜之间富含色素的血管性结构，分虹膜（iris）、睫状体（ciliary body）和脉络膜（choroid）三部分。色素膜又称血管膜，其内血供丰富，脉络膜毛细血管网是全身含血量最丰富的部位，其中脉络膜的血供主要来自睫状后短动脉，虹膜、睫状体的血供主要由睫状后长动脉提供。

色素膜的主要生理功能是营养眼球。睫状体分泌的房水则营养着晶状体和眼前段结构。虹膜的肌肉可以控制瞳孔的大小，调节进入眼内的光线，睫状肌的收缩可以改变晶状体的形态产生调节作用，此外睫状肌的纵行肌附着在巩膜嵴，它的收缩可以影响房水的外流，具有维持眼内压的作用。

1. 虹膜　为色素膜的最前部分，为一圆盘状膜，由睫状体前部伸展到晶状体前面，中央有一圆孔称为瞳孔。瞳孔收缩和开大时，其边缘在晶状体表面来回滑动，得到晶状体支持。

2. 睫状体　位于与视网膜锯齿缘之间，前与虹膜根部相连，向后移行于脉络膜，切面为三角形，顶端向后指向锯齿缘，基底指向虹膜，环绕晶状体赤道部。

3. 脉络膜　由视网膜锯齿缘开始，直到视神经孔，覆盖眼球后部。厚度约 0.25mm，为色素丰富的血管性结构。脉络膜上腔是指脉络膜与巩膜之间的一个潜在的间隙，填有疏松结缔组织，在低眼内压或炎症时可有渗出物和血液存在导致脉络膜和巩膜分离。

脉络膜的最内层为 Bruch 膜，为真正的基底膜，它随年龄的增加而增厚，在儿童期仅 0.2μm，成年人则在 0.2～0.4μm。一般在眼球的周边部较薄而后极部较厚。脉络膜黑色素瘤的超声诊断特点中特殊的形状——蕈状即因为肿瘤生长过程中突破 Bruch 膜的缘故。

脉络膜的血管与其他血管不同，动脉不与静脉伴行。睫状后长动脉在距离视神经约 4mm 处斜行穿巩膜，走行于脉络膜上腔，供应 50% 的眼前段血流，它的损伤可导致脉络膜上腔出血。睫状后短动脉在视神经周围进入巩膜，也走行于脉络膜上腔，供应赤道后的脉络膜。

生理功能 脉络膜有营养视网膜色素上皮和内颗粒层以外的视网膜的功能。此外，还有散热、遮光和暗房的作用。黄斑中心凹的血液供应只来自脉络膜毛细血管。

（三）视网膜

视网膜（retina）前界为锯齿缘，后界为视乳头周围，外为脉络膜，内为玻璃体。后极部可见一直径 1.5mm 边界清晰的淡红色圆盘状结构，称

为视乳头（视盘）（optic papilla，optic disc），为视网膜神经纤维汇集穿过巩膜筛板的部位。其中，有一小凹陷称为视杯（optic cup）或生理凹陷（physiologic excavation）。视乳头有视网膜中央动、静脉通过并分布于视网膜。视乳头无视细胞故无视觉，在视野中形成生理盲点。在视乳头颞侧 3mm 处可见直径约 2mm 的浅漏斗状小凹陷，称为黄斑（macula lutea），其中有一小凹为黄斑中心凹（fovea centralis），为视网膜视觉最敏锐的部位。组织学上视网膜由外至内共分为 10 层，即色素上皮层、杆和圆锥层、外界膜、外核层、外丛状层、内核层、内丛状层、神经节细胞层、神经纤维层、内界膜。由于视网膜为神经外胚叶发育而成，当视泡凹陷形成视杯时，其外层发育为视网膜色素上皮层（retinal pigment epithelium，RPE），内层分化为视网膜内 9 层。两层之间存在一个潜在的间隙，视网膜脱离即色素上皮层和神经上皮层之间的脱离。（图 13-2-1）

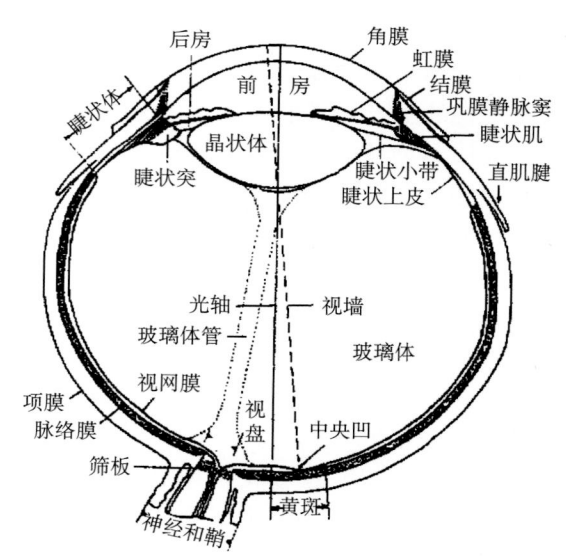

图 13-2-1　眼球水平切面图

二、眼内容

1. 晶状体　晶状体（lens）由晶状体囊和纤维组成，形似双凸镜的透明体，借晶状体悬韧带与睫状体相连，固定在虹膜后、玻璃体前，富有弹性。晶状体直径 9～10mm，厚度 4～5mm，前后两面相接处为晶状体赤道部。晶状体囊为一透

明膜，完整包绕在晶状体外面。晶状体纤维在一生中不断增生，作规则排列。晶状体悬韧带是连接晶状体赤道及睫状体的纤维组织，由透明、坚韧缺少弹性的胶原纤维组成。晶状体悬韧带的主要功能是固定并保持晶状体的正常位置。因先天发育或外伤等原因导致悬韧带断离可引起晶状体脱位。

生理功能　晶状体是眼球屈光间质的重要组成部分，其主要功能为充当双凸镜，使进入眼内的光线折射成像。

2. 玻璃体　玻璃体（vitreous body）为充满眼球后 4/5 空腔内的透明无色胶体，其 99% 为水分，充满在晶状体后，玻璃体内没有血管和神经，在其外层有少量游走细胞。玻璃体组织由玻璃体界膜、玻璃体皮质、中央玻璃体、中央管及玻璃体细胞构成。

玻璃体周围部分密度较高，称为玻璃体界膜。为致密浓缩玻璃体，而非玻璃体膜，除玻璃体基底部的前方和透明管的后端外，其余部分均有界膜存在。依其部位的不同又可分为前界膜和后界膜。

玻璃体皮质（vitreous cortex）是玻璃体外周与睫状体及视网膜相贴部分，致密，由胶原纤维、纤维间隙内的蛋白质和黏多糖积聚而成。以锯齿缘为界将玻璃体皮质分为前皮质和后皮质。其中位于锯齿缘前 2mm 及之后 4mm 的区域为玻璃体与眼球壁结合最紧密的部位，即使受病理或外伤的影响也不致使之脱离，该处的玻璃体称为玻璃体基底部。

玻璃体中央由后向前有一管状透明区，自乳头连向晶状体后极，称 Cloquet 管，为胚胎发育中的原始玻璃体所在部位，又有透明样动脉残留。

生理功能　玻璃体是眼屈光间质之一，除有屈光功能以外，对视网膜和眼球壁有支持作用。玻璃体自身没有血管，代谢缓慢，其营养来自脉络膜和房水。玻璃体不能再生，因为外伤或手术造成玻璃体丢失其空间由房水充填。

3. 房水　房水（aqueous humor）是眼内透明液体，充满眼前房和后房。房水由睫状突无色素上皮细胞分泌产生，主要功能是维持眼内压，营养角膜、晶状体和玻璃体，保护眼结构的完整性和光学透明性。房水与角膜之间的物质交换在角膜正常代谢过程中发挥重要作用。角膜从空气中获得大部分氧，周边角膜则从角巩膜缘的血管获得营养成分，中央区角膜从循环的房水中获得葡萄糖，氨基酸可能通过扩散进入角膜。

正常情况下房水在超声表现下为无回声区，与周边组织之间分界清晰。由于，房水的流动速度在 10 μl 每小时，因此流动的房水不足以引起多普勒效应，在彩色多普勒超声检查时亦无血流信号。

三、眼部血管解剖

1. 动脉系统

（1）眼动脉（Ophthalmic artery，OA）眼动脉是颈动脉的第一分支。它通过视神经管与视神经相伴行进入眼眶。其在眶内的行程可以分为三部分。第一部分：在眶外下方向前走行到视神经，然后在眶中部穿越视神经到其鼻上方（第二部分）；约 85% 的病例，眼动脉在视神经的上方越过；其余在视神经的下方越过。在视神经鼻侧（第三部分）眼动脉分出其末支。眼动脉为彩色超声多普勒检查中眼眶内部能够识别的最粗大血管。

（2）视网膜中央动脉（central retinal artery，CRA）离开眼动脉的第二部分，球后约 12mm 进入视神经下表面，然后在视神经实质中向前行走直到眼球为止。在视神经内，视网膜中央动脉和视网膜中央静脉相伴行，CDFI 检查中，二者在视神经暗区中呈红－蓝相间的血流信号，非常容易识别。

（3）睫状后长动脉（posterior ciliary artey long，PCAl）和睫状后短动脉（posterior ciliary artery short，PCAs）包括 6～8 条短动脉和 2 条长动脉，均在视神经附近从后进入眼内，为脉络膜（睫状后短动脉）以及虹膜和睫状体（睫状后长动脉）提供血供。睫状后短动脉为 2～3 支主干再分为 6～8 支终末支，其主干由眼动脉的第二部分的不同处分出，因此其解剖变异较大，但是在视神经的鼻侧和颞侧至少各有一支短动脉。睫状长动脉在距离视神经稍远一些亦可被识别。因睫状后短动脉在视神经两侧的位置比较固定，行彩色超声多普勒检查时通常选择此部位进行取样。

2. 静脉系统

（1）眼静脉（Ophthalmic vein，OV）眼静脉

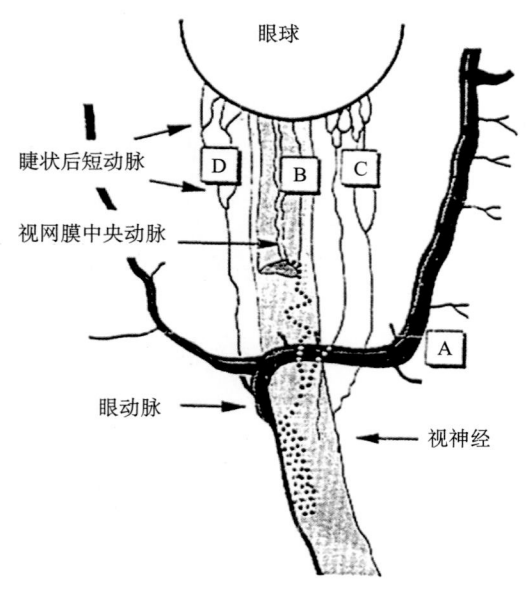

图 13-2-2　眼眶内血管示意图

共两支，即眼上静脉（superior ophthalmic vein，SOV）和眼下静脉。其中，眼上静脉是引流眼球和其附属器的主要血管，直接向后引流至海绵窦。眼下静脉在进入海绵窦之前，发出分支汇入眼上静脉，另一支汇入翼状丛。部分血液也向前经内眦静脉入面静脉引流。这些静脉均无静脉瓣，其血流方向由压力梯度决定。

眼上静脉由二根汇合而成即上根和下根。上根为眶上静脉的延续，从眶缘鼻上方收集血液沿眶顶到提睑肌鼻侧与下根汇合。下根是内眦静脉的延续，穿过眶隔往后上方与上根联合形成眼上静脉的主干，然后向后走行位于上直肌的内侧缘，再至上直肌之下，最后达到上直肌的外侧缘，沿之到眶上裂，进入海绵窦。眼上静脉在正常状态下因解剖位置无固定的取样标志，但当病理状态下如眼上静脉扩张等情况下，在眼眶内可被彩色超声多普勒轻易取样。

（2）涡静脉（vortex vein，VV）涡静脉为引流脉络膜、睫状体和虹膜的主要血管。脉络膜后部的静脉向前集合，赤道前的脉络膜血管则向后集合，在赤道部附近形成 4～5 支涡静脉，它们在上、下直肌两侧赤道后部穿出巩膜，长度 2～5mm。颞上支的涡静脉约在赤道后的 8mm 处穿出巩膜，鼻上支在 7mm，颞下支在 6mm，鼻下支在赤道后 5.5mm。因涡静脉的穿行处与眼球的赤道相垂直，一般不易为彩色超声多普勒所显示。

（3）视网膜中央静脉（central retinal vein，

CRV）其走行在视神经内与视网膜中央动脉完全相同。经眼上静脉或直接回流到海绵窦。（图 13-2-2）

（胡士敏　杨文利）

第三节　检查方法

目前，应用于眼科临床的检查方法主要包括 A 型超声、B 型超声、彩色多普勒超声、超声生物显微镜等。

一、A 型超声

（一）眼的生物测量

1. 眼球轴长测量　眼科专用诊断仪探头频率多为 10MHz。

（1）直接接触检查法：探头接触角膜表面，声波通过角膜前表面中央，经前房、晶状体前极（晶状体前囊中央）、晶状体后极（晶状体后囊中央）、玻璃体直至视网膜的黄斑区中心。这样即可得到角膜后表面与晶状体前极之间的前房深度、晶状体前后极之间的晶状体厚度、晶状体后极与黄斑中心之间的玻璃体腔长度及从角膜至视网膜的眼轴长度。

（2）检查步骤：①结膜囊滴入表面麻醉剂，等待 1～2 分钟；②应用模型眼测定探头准确性；③消毒探头：硬质探头可用 75% 乙醇，软质探头可用过氧化氢或肥皂水，切记检查时探头表面不能残留消毒剂，以免造成角膜化学伤；④眼球状态选择：眼科专用诊断仪器测量模式一般有正常眼、晶状体致密眼、无晶状体眼、假晶状体眼、硅油注入后眼等 5 种，检查前应根据患者眼球状态进行选择以获得准确的生物测量参数；⑤选择检查方式：检查方式包括自动测量和手动测量，通常使用自动测量方式；⑥检查方法：嘱患者注视探头内注视灯，探头轻轻接触角膜，若自动测量，则当操作过程符合仪器内生物模块判决条件的要求时，仪器会发出测量完成提示音并冻结图像显示测量数据。如此重复测量 3～5 次，若多次测量误差小于 0.1mm，则可确定测量结果。手动测量为操作者根据波峰数量、高度是否基本相等（振幅越高，说明入射角越接近 0 度，测量结果越精确）以判断声波方向，然后冻结图像，移动电子门进行测量；⑦测量完毕结膜囊滴入抗生素眼药水。

（3）间接浸润检查法：与直接接触检查法基本相同，只是需要结膜囊内置一眼杯，杯内注入耦合剂（生理盐水、人工泪等），探头在耦合剂内并与角膜保持 5～10mm 距离。

2. 角膜厚度测量　眼科专用诊断仪探头频率多为 20～30MHz。

测量步骤：①结膜囊滴入表面麻醉剂；②消毒探头：可用 75％ 乙醇进行消毒；③测试者用拇、食指分开患者睑裂，避免对眼球加压；④嘱患者注视视标；⑤探头与角膜表面垂直，以先右眼后左眼的顺序测量双眼对称部位各 3 次，取平均值；⑥测量完毕结膜囊滴入抗生素眼药水。

（二）标准化 A 型超声

标准化 A 型超声是超声定帧、定量、定性的一种检查方式，其特点是用特定的 S 型信号处理曲线，提高仪器的灵敏度，扩大回声信号的频率范围，增强正常和异常信号间的区别，最大限度地提高不同组织之间的声学差异，以便进行组织鉴别。

检查步骤：①设定组织敏感度：组织模型的表面波峰与底波峰构成 N 字形的分贝增益即为组织敏感度（T）。目的是确保在不同设备上，同一病变的 A 型超声影像特征相同；②患者头部靠近屏幕；③结膜囊滴入表面麻醉剂；④探头放置眼球表面（不用耦合剂）；⑤进行 8 条子午线（6：00，7：30，9：00，10：30，12：00，1：30，3：00，4：30）扫描，自角巩膜缘向穹窿部滑动，保持声束与眼球壁垂直；⑥根据不同病变采用不同分贝增益，如玻璃体细小混浊用高分贝增益（T＋9 dB 或＋6 dB），检测视网膜脉络膜厚度用低分贝增益（T－24 dB），外伤等需要经眼睑扫描者组织敏感度加 3 分贝增益（T＋3 dB）；⑦检查完毕后，结膜囊滴入抗生素眼药水。

（三）伴随 A 型超声

眼科专用超声诊断仪上一般都有伴随 A 型超声的功能，即在应用 B 型超声显示病变后，再将 A 型超声扫描线放置在感兴趣的 B 型超声图像上以观察病变的 A 型超声特点，为疾病诊断提供依据。

二、B 型超声

目前，眼科 B 型超声诊断仪探头有两种：一种是扇形扫描探头，一种是多晶体线阵探头。扇形扫描对眼内病变显示较好，可以保持声束垂直入射于眼球壁。

（一）眼球检查方法

1. 扫描方法　眼内疾病的 B 型超声检查方法最基本的有 3 种，即横切、纵切和轴位扫描。

（1）横切扫描：指探头标记方向与角巩膜缘平行的扫描图 13-3-1，包括水平横切（探头置于 12：00、6：00 时钟位，标记指向鼻侧）、垂直横切（探头置于 3：00、9：00 时钟位，标记指向上方）、和斜形横切（探头置于 1：30、7：30，4：30、10：30 时钟位，标记指向鼻上或颞上方）三种方法。从角巩膜缘滑向穹窿部，探查对侧眼底后部至周边部（图 13-3-2～图 13-3-4）。

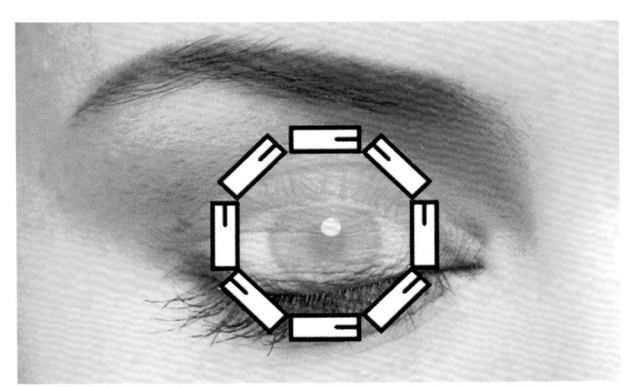

图 13-3-1　横切扫描

（2）纵切扫描：指探头标记方向指向角膜中央并与横切位垂直的扫描（图 13-3-5）。可清晰显示周边及后部眼底，了解病变与视神经关系，显示病变前后边界（图 13-3-6，图 13-3-7）。

（3）轴位扫描：指探头位于角膜中央，声束指向眼轴，晶状体后囊回声与视神经低回声区居中并同时显示的扫描（图 13-3-8）。主要用于后极部病变的显示。

2. 检查步骤

①患者仰卧位，轻闭双眼，眼睑皮肤涂超声耦合剂。若探头置于角膜或球结膜时，需用无刺激的黏弹性药物做耦合剂；②探头置于眼睑表面，

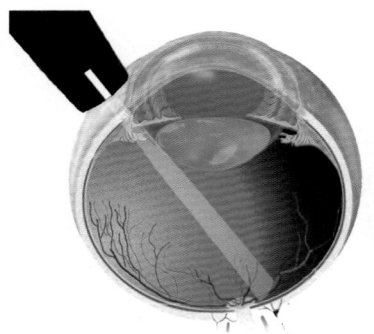
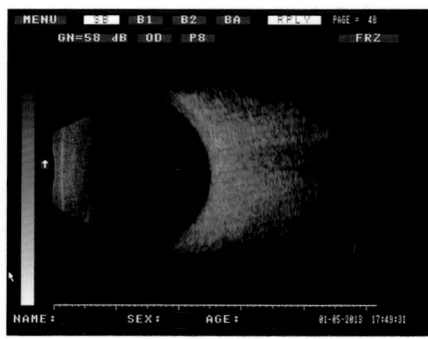

图 13-3-2　探头置于角巩膜缘

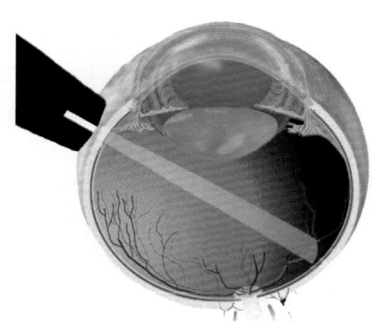
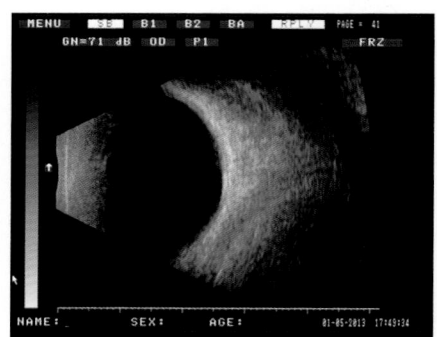

图 13-3-3　探头置于睫状体平坦部

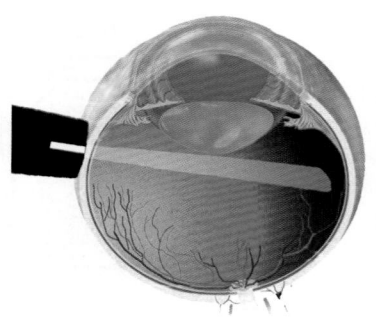
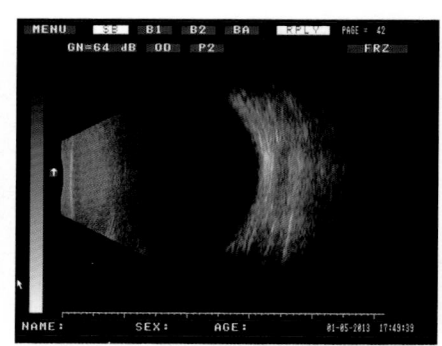

图 13-3-4　探头置于眼球赤道部

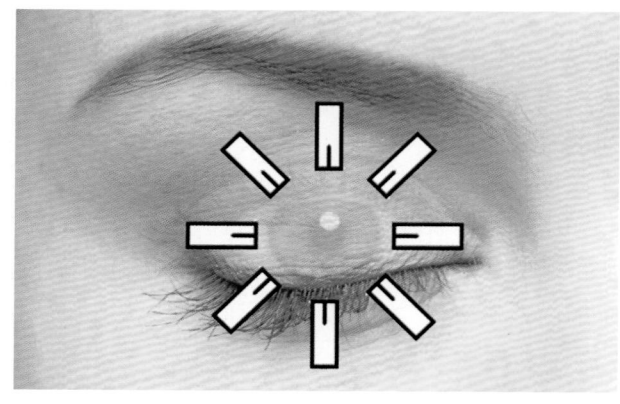

图 13-3-5　纵切扫描

或角膜、球结膜表面，避免对眼球加压。③首先用横切扫描，从角巩膜缘滑向穹窿部。提高增益观察玻璃体是否混浊，降低增益观察眼球壁形态变化，发现病变后加用纵切和轴位扫描，从多切面、多角度探查病变，眼球内病理膜要观察病变的后运动，眼球壁占位性病变要观察其边界、内回声、透声性及与视网膜脉络膜的关系等。

（二）眼眶检查方法

眼眶检查方法见第十四章第三节。

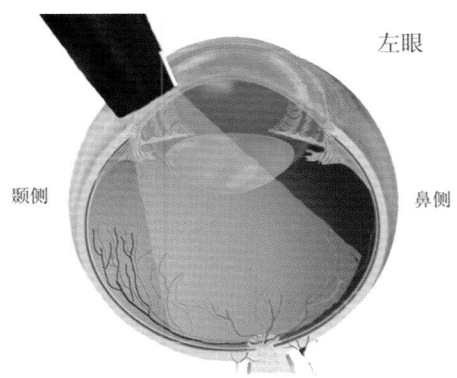
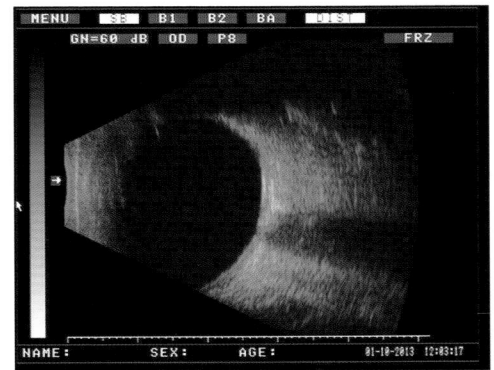

左眼

颞侧　　　　鼻侧

图 13-3-6　探头置于角巩膜缘

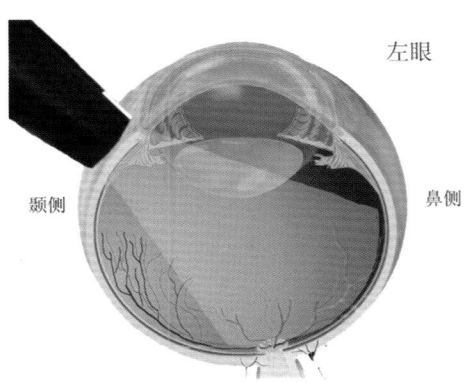
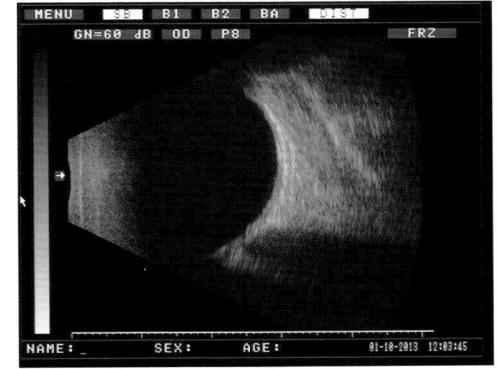

左眼

颞侧　　　　鼻侧

图 13-3-7　探头置于睫状体部

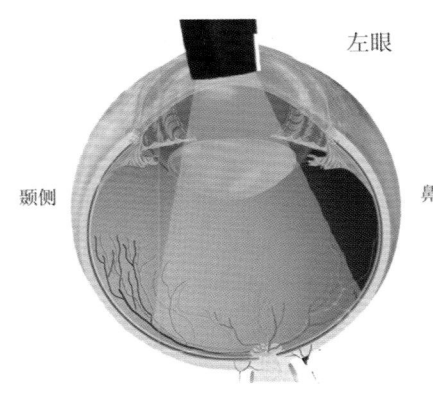
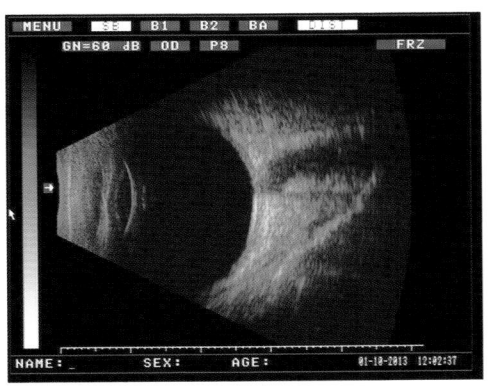

左眼

颞侧　　　　鼻侧

图 13-3-8　轴位扫描

三、彩色多普勒超声

彩色多普勒血流成像（color Doppler flow imaging，CDFI）是在脉冲多普勒技术的基础上发展起来的一项超声诊断技术。1989 年，引入眼科，主要用于眼眶血管及眼眶肿瘤的血流检测、眼球肿瘤、眼球血管性病变及眼内病理膜血流检测。

1. 检查步骤：①设定速度范围：在脉冲多普勒模式下，速度范围用脉冲重复频率（PRF）表示，二者呈线形关系，PRF 值的设定原则是既不能过高也不能过低。一般眼动脉速度范围设定在 12～18cm/s，视网膜中央动脉和睫状后短动脉设定在 5～8cm/s；②调节多普勒增益以消除镜面伪像和过度噪音；③调节取样容积：眼部血管直径多在 1mm 之内，多普勒取样容积应避免过大；④调整多普勒角度：以 0 度最佳，最多不超过 15 度。

2. 检查方法：①患者仰卧位，轻闭双眼，眼睑皮肤涂超声耦合剂，探头置于眼睑表面；②首先用 B 型超声观察眼内及眼眶一般情况，找到检查的病灶后开启彩色多普勒，将血流特征以彩色的形式叠加在 B 型超声图像上，红色表示血流流向探头，背向探头的血流为蓝色。根据检查目的选择观察血管。眼球结构检查方法同 B 型超声。眼眶内血管的检测为：探头水平放置做眼球水平切面，显示眼部 B 型超声图像，必须清晰显示视神经低回声区，然后启动彩色多普勒。眼动脉的取样位置在距眼球后壁 15～25mm 处，视神经一侧。睫状后动脉在距眼球后壁 10～15mm 的视神经两侧取样（睫状后短动脉在 3～8mm 取样）。眼球后 3～8mm 视神经低回声区内红蓝相间的血流信号即视网膜中央动脉和视网膜中央静脉，取样位置多在距眼球壁 2～5mm 处；③检测血流参数：眼部动脉血管一般在血流频谱 3～5 个波动周期条件下进行定量测量。包括收缩期峰值血流速度、舒张末期血流速度、平均血流速度、搏动指数、阻力指数。

四、超声生物显微镜检查方法

超声生物显微镜检查方法见第十五章第三节。

（李舒茵）

参考文献

[1] 李立新编著. 眼部超声诊断图谱. 北京：人民卫生出版社，2003，8-14.

[2] 杨文利，王宁利. 眼超声诊断学. 北京：科学技术文献出版社，2006，24-31，297-298.

[3] 孙丰源，宋国祥. 眼与眼眶疾病超声诊断. 北京：人民卫生出版社，2010，7-10，18-32，374-376.

[4] 史大鹏，李舒茵，石玉发. 眼科影像诊断学. 郑州：河南医科大学出版社，1997，26-30，245-246.

第四节　正常声像图

一、眼科专用超声诊断仪的正常表现

眼科专用超声诊断仪为扇形扫描，所以扫描有一定的角度，根据仪器的不同扫描的角度在 45°～60°，所以它只能显示眼的局部。如果要将眼球完全显示，需要结合探头在不同的角度显示的图像，将图像在检查者的大脑中融合成完整的眼的全貌。

此外，应用超声检查的最主要的优势在于其灵活性，所以检查者对探头的驾驭能力与对疾病的观察力是获得正确诊断的依据。检查者一定要动态的理解每一幅切面为正确的诊断提供基础。

眼球的超声检查

1. 纵切面　纵切面是眼球显示的主要切面，这个切面可以避免晶状体回声对眼球显示的影响，可以清晰地显示前自睫状体后至视神经的眼球壁和相应的玻璃体的情况。正常状态下睫状体部的显示欠清晰，但可以见到点状强回声，不要误认为眼内的异物。睫状体之后的眼球壁光滑呈弧形带状回声。相应的玻璃体表现为无回声区。（图 13-4-1）

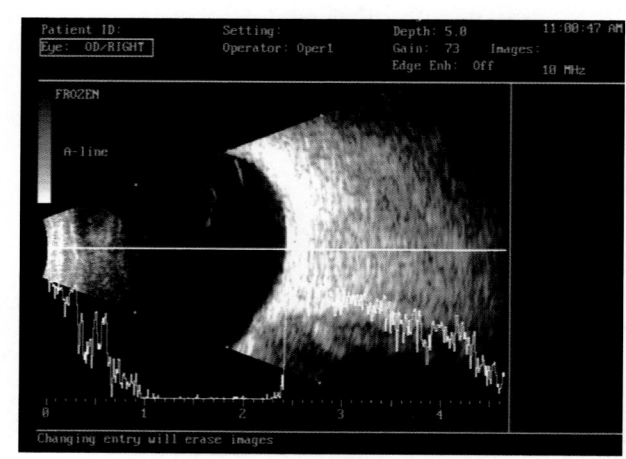

图 13-4-1　眼球纵切面超声图像

2. 横切面　横切面是纵切面检查的重要补充，尤其应用纵切面发现病变后，横切面的检查更是有力的补充。应用横切面可以显示眼球壁和相应的玻璃体情况，配合的患者可以显示虹膜等结构。球壁回声为弧形条带状，回声强度强，玻璃体内无回声区。（图 13-4-2）

3. 轴位面　轴位切面是眼球的后极部检查的良好的显示切面，对视神经和黄斑病变的评估有帮助。如果将仪器的条件调整的合适，可以将眼球自前向后完全地显示。可以显示角膜（欠清晰）；前房（欠清晰）；虹膜为对称的带状回声，

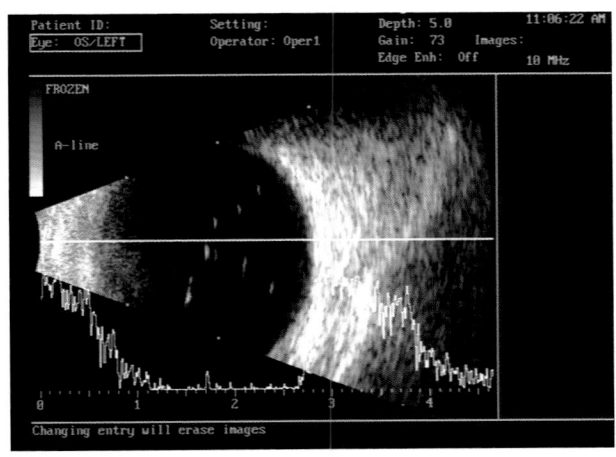

图 13-4-2 眼球横切面超声图像

中央区局限缺如为无回声区；晶状体的前囊显示
的欠清晰，后囊显示为"月牙形"强回声；周边
的玻璃体由于扇形扫描而无法显示，中央和后极
部玻璃体表现为无回声区；后极部的球壁回声为
弧形带状回声，与玻璃体回声形成明显的对比；
黄斑区在超声检查上没有明确的标记，根据视神
经的位置进行确定（图 13-4-3）。

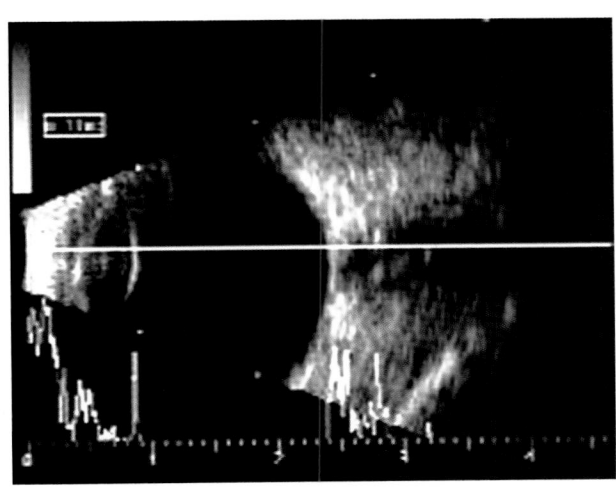

图 13-4-3 眼球轴位切面图像

二、彩色多普勒超声诊断仪的正常表现

（一）眼球的 CDFI 检查

由于线阵探头检查面积较大，一般在一个切
面可以将眼球自周边到后极部完全显示，具体表
现为：

1. 眼球的结构 角膜的带状回声，如果探头

对角膜加压可见角膜形态发生改变，即角膜顶点
的回声局限变平坦。前房为半球形无回声区。虹
膜显示为对称的带状回声，中央区回声局限缺如
为瞳孔区。晶状体的全部均可清晰显示，呈类椭圆
形中强回声。玻璃体表现为无回声区，与眼球壁回
声之间界限清晰。球壁回声为类圆形带状强回声，
与玻璃体回声形成明显的对比（图 13-4-4）。

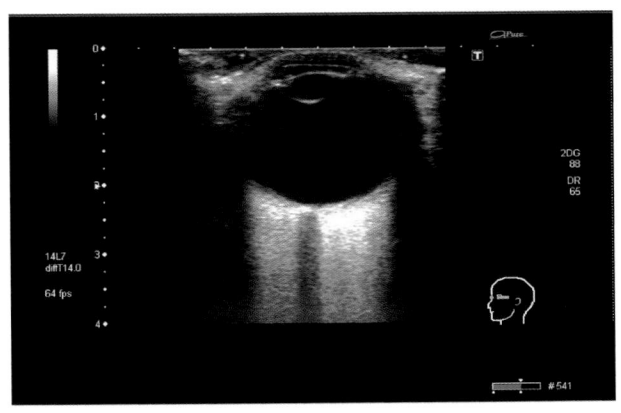

图 13-4-4 线阵探头扫查眼球结构图像

2. 眼球的血管 眼球壁上由于脉络膜和视
网膜上均有血管，所以其上可见血流信号，如果
仪器的血流敏感性比较好，可以将视网膜和脉络
膜的血管均可清晰地显示。玻璃体内没有血管所
以也没有血流信号。在虹膜、睫状体上也有小血
管，根据仪器的条件在部分仪器上可以清晰地显
示。前房和后房内的房水尽管是流动的，但其流
动的速度不足以引发多普勒效应因此没有血流信
号（图 13-4-5）。

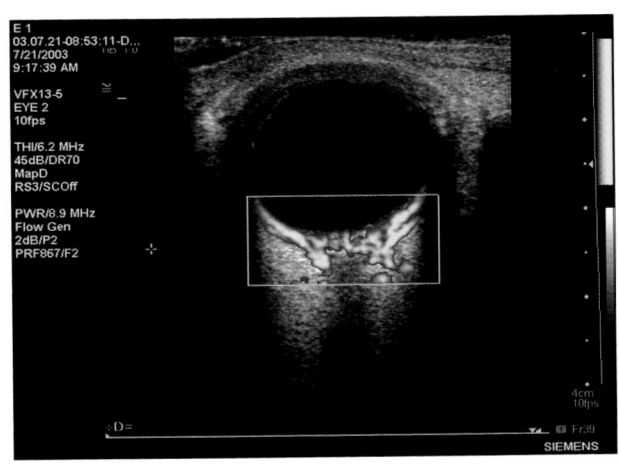

图 13-4-5 眼球血管超声图像

（二）眼眶的 CDFI 检查

1. 泪腺的超声检查　首先应用直接检查法将探头置于眼眶外上方的泪腺区观察泪腺。正常的泪腺为类三角形，内回声为中等强度与周边组织之间界限清晰。应用经球探查法即将探头置于眼球的鼻下方探头方向指向颞上方显示泪腺，如果泪腺正常一般无异常回声显示。正常泪腺内可见点状血流信号，但不丰富。泪腺周边可见点状血流信号（图 13-4-6）。

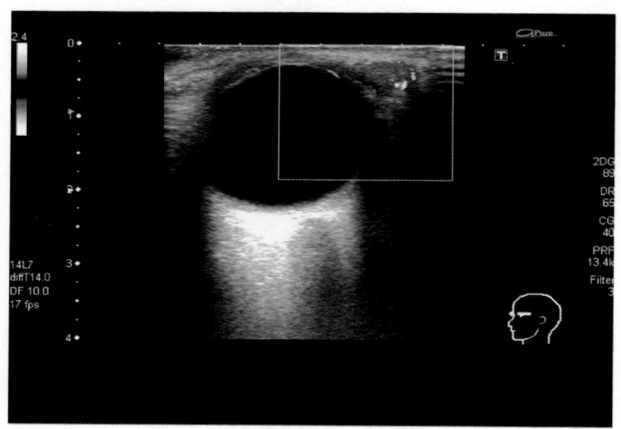

图 13-4-6　正常泪腺超声图像

2. 视神经的超声检查

视神经为眼眶的解剖标志，线状扫描视神经显示为带状低至无回声区，与眶内其他组织之间界限清晰。线阵探头与扇扫探头相比较没有放大效应，可以测量视神经的宽度，但临床意义值得讨论（图 13-4-7）。

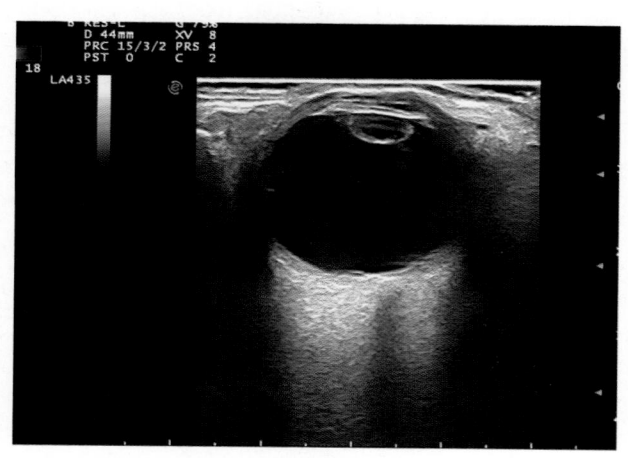

图 13-4-7　视神经超声图像

3. 眼外肌的超声检查　眼外肌的超声检查与扇扫探头一样，只是上直肌的检查比较困难。注意对眼外肌的检查患者一定不能转动眼球，以免影响检查结果的准确性（图 13-4-8）。

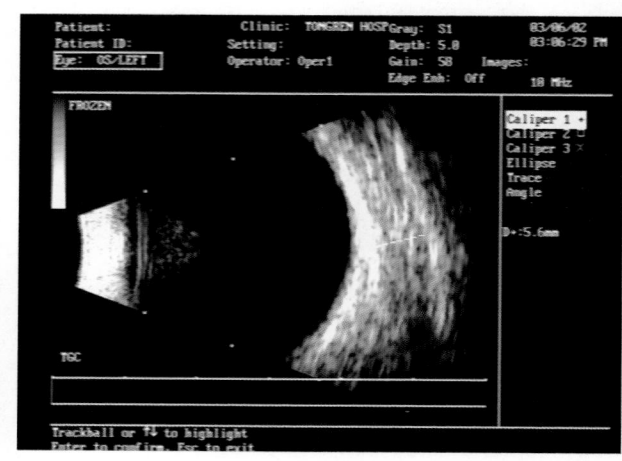

图 13-4-8　外肌的超声图像

4. 眶脂肪的超声检查　脂肪是眼眶的主要组成部分，表现为回声强度一致的中强回声。应用线阵探头可以显示眼球壁后 40～50mm 范围内，较眼科专用机的范围大得多。

5. 眶内的血管　眼眶内的血管根据其解剖及走行一般只检查眼动脉、视网膜中央动脉和睫状后短动脉。

（1）频谱形态：所有的眼局部的动脉血管的频谱与颈内动脉类似为三峰双切迹状，最大的区别在于频谱所显示的血流为湍流所以没有频窗且与心脏的心动周期是完全一致的。

依次称三个收缩峰分别为第一（S1）、第二（S2）、第三（S3）收缩峰。收缩峰的形成与心脏的射血过程是一致的。在心动周期的射血相之快速射血相，心肌的强烈收缩，由心室射入主动脉的血流量很大，流速亦很快，形成 S1 峰。由于动脉内的血流量大，致使动脉血管的管径增粗，在血管自身弹性回复作用下，使血管直径仅能轻度地增加，并将血管回缩产生的动能转变成弹性势能储存。由于，血流速度的下降，导致收缩峰下降，形成第一切迹。血管贮存的弹性势能释放，使血流产生一次轻度加速，形成 S2 峰。此时的血流速度下降，形成第二切迹。由于血管内的血液回流，血液对心脏的瓣膜产生压力，在瓣膜自身回复作用的影响下，使血流产生又一次加速，形成 S3 峰。此后血管内的血流量逐渐减少形成舒张末期血流频谱，直至下一心动周期的开始（图13-4-9）。

眼部的静脉表现为连续有轻度搏动的波形。视网膜中央动脉与视网膜中央静脉相伴行，二者一般同时出现，分别位于 X 轴的上下。这些特点是眼内其他血管所不具备的，因此也是视网膜中央动脉与睫状后短动脉相鉴别的依据。

（2）血流参数：截至目前，有关各血管血流参数的测定，已经有很多相关报道，但是各家测量结果有一定的差异，见表13-4-1。

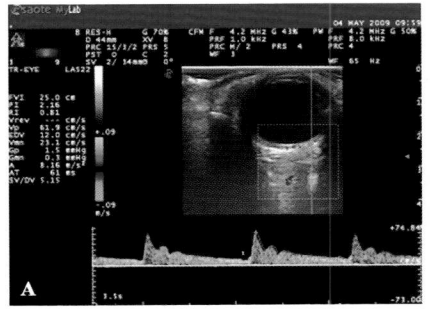 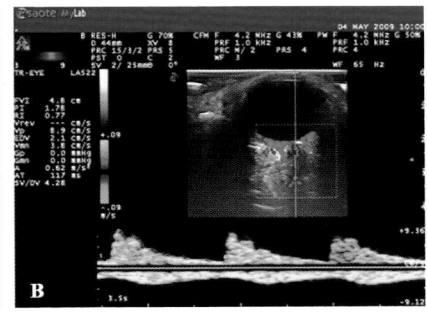 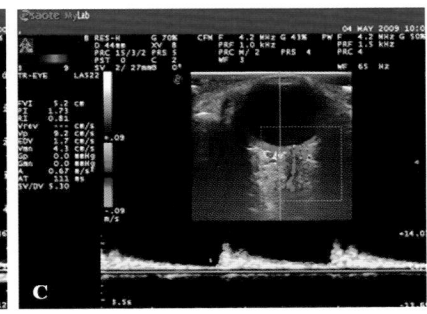

A. 眼动脉；B. 视网膜中央动脉；C. 睫状后短动脉

图 13-4-9　眼部血管的正常频谱图像

表 13-4-1　北京同仁眼科中心正常人眼部血管血流参数值

	PSV	EDV	TAMX	PI	RI	S/D
眼动脉（OA）	31.47±9.63	7.11±2.34	12.44±3.64	2.02±0.71	0.77±0.06	4.60±1.08
视网膜中央动脉（CRA）	10.82±2.97	3.28±1.11	5.50±2.06	1.48±0.49	0.71±0.08	3.93±1.28
睫状后短动脉（PCA）	11.61±3.41	3.34±1.25	5.83±1.91	1.49±0.43	0.70±0.09	4.29±1.82

（杨文利）

第五节　玻璃体疾病

一、玻璃体积血

玻璃体积血为眼外伤或视网膜血管性疾病所致的常见并发症。任何原因所致视网膜、色素膜血管或新生血管破裂，血液流出并积聚于玻璃体腔内均可形成玻璃体积血。

正常人玻璃体内本无血管，但在玻璃体纤维血管组织增生等情况下，玻璃体腔内可出现新生血管。眼外伤和眼底血管性疾病为临床上引起玻璃体积血的常见原因。自发性出血常突然发作，可以为很少量的出血，如果出血量多则形成致密的血块。出血量少患者可能无法察觉，或仅表现为"飞蚊症"；出血量多时，患者诉眼前暗影飘动，或似有红玻璃片遮挡感；反复出血的病例患者可自觉"冒烟"，视力下降明显。眼科检查出血较少可见红细胞聚集于玻璃体凝胶的支架中，呈柠檬色尘状。中等量的新鲜出血可致致密的黑色条状混浊。大量出血致眼底无红光反射，视力可下降至光感。

【超声诊断表现】

B 型超声表现　少量的玻璃体积血表现为玻璃体局部内弱点状回声，大量的玻璃体积血可以充满整个玻璃体，分布一般与出血的位置有关，也可均匀分布在玻璃体内。点状回声不与眼球壁回声紧密相连，运动实验和后运动实验均阳性。玻璃体内积血运动一般无固定规律，为随眼球运动的随意运动。

CDFI 表现：由于玻璃体内的积血有轻微的流动性，但其流动的速度尚不足以引起多普勒效应，所以在玻璃体积血时病变内无异常血流信号发现。

玻璃体积血为导致眼屈光间质混浊的最常见疾病，超声诊断的特点有自己的特点。超声诊断以点状、条状回声为主，与眼球壁之间的固着关系不紧密，运动和后运动实验都为阳性，CDFI 在

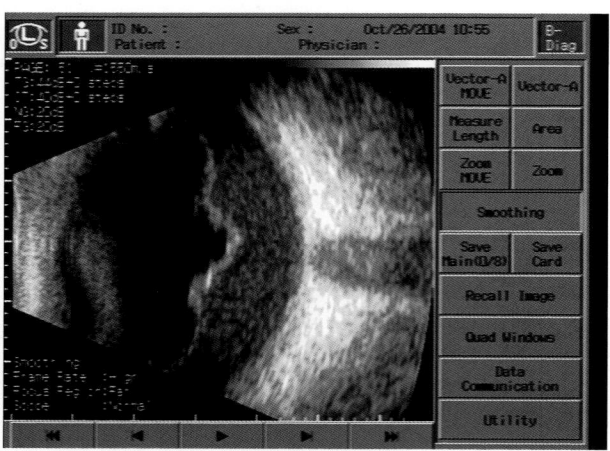

图 13-5-1　玻璃体下积血超声图像

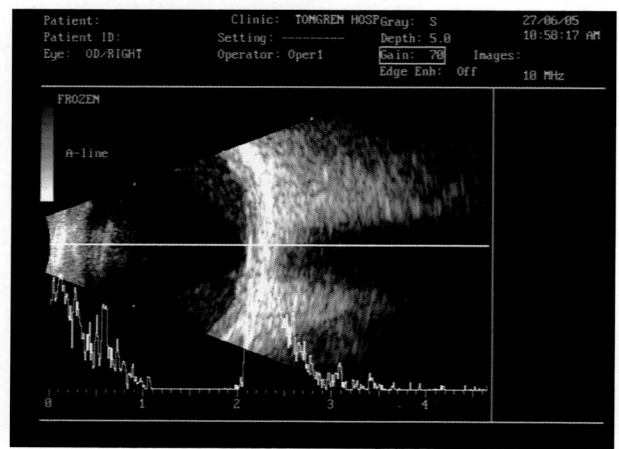

图 13-5-2　玻璃体后积血超声图像

其内未见异常血流信号。结合积血的位置、积血的形态、积血与 Cloquet 管之间的位置关系可以确定玻璃体积血的类型。（图 13-5-1，图 13-5-2）

二、玻璃体后脱离

玻璃体后脱离（posterior vetreous detachment，PVD）是指基底部以后的玻璃体与视网膜相互分离。玻璃体后脱离多为老年变性引起，其发生率随年龄增加而提高，据统计，年龄 50 岁以上有 53％发生玻璃体后脱离，超过 65 岁其发生率可高达 65％。此外，炎症、出血、外伤等也可导致玻璃体后脱离。

玻璃体后脱离起病急，主要症状为飞蚊症和闪光感。客观检查可以观察到玻璃体后脱离现象。眼底镜检查表现为视盘前环形混浊（weiss 环），

即自视盘脱离但仍附着在后玻璃体皮质上的视乳头周围胶质样物质。如果胶原组织纤细可能无法观察到此现象，可结合其他检查方法。有时候玻璃体皮质增厚，发生玻璃体后脱离时玻璃体内可见片状混浊物，患者可经常有眼前黑影飘动的感觉。

玻璃体后脱离时约 12％的病例可以伴发视网膜裂孔，这也是引起玻璃体积血的原因。

【超声诊断表现】

B 型超声表现　根据玻璃体后界膜与球壁回声之间的关系将玻璃体后脱离分为两型即完全型玻璃体后脱离和不完全型玻璃体后脱离。

完全型玻璃体后脱离　玻璃体内连续条带状弱回声，不与后极部眼球壁回声相连，运动和后运动实验均为阳性。玻璃体后界膜脱离的运动有自己的特点，即运动是自眼球一侧向另一侧的波浪状运动。在后极部中央可观察到玻璃体后界膜回声局限增强，可表现为双条带状回声，为 Weiss 环的回声，也是诊断玻璃体后脱离的特征之一。

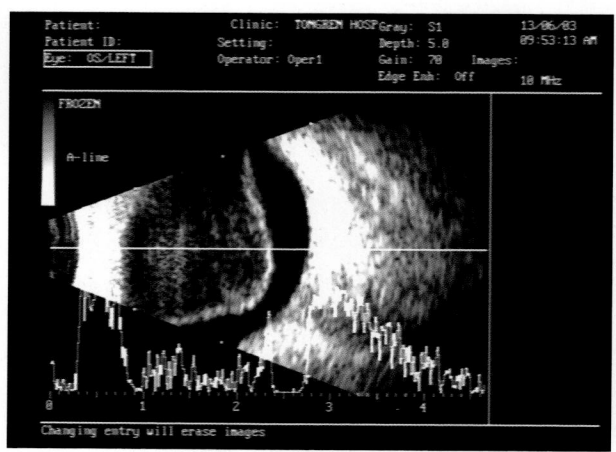

图 13-5-3　完全型玻璃体后脱离超声图像

不完全型玻璃体后脱离　由于玻璃体后界膜与视盘、黄斑等结构之间的连接紧密，所以一部分病例检查时可以扫查到玻璃体后界膜与视盘、黄斑或其他后极部眼球壁回声相固着。运动实验和后运动实验也同样为阳性，只是运动的后界膜为在玻璃体腔内随眼球运动方向摆动，而非波浪状运动。

CDFI 表现　不论是完全型玻璃体后脱离还是不完全型玻璃体后脱离，CDFI 检查在其上均无异

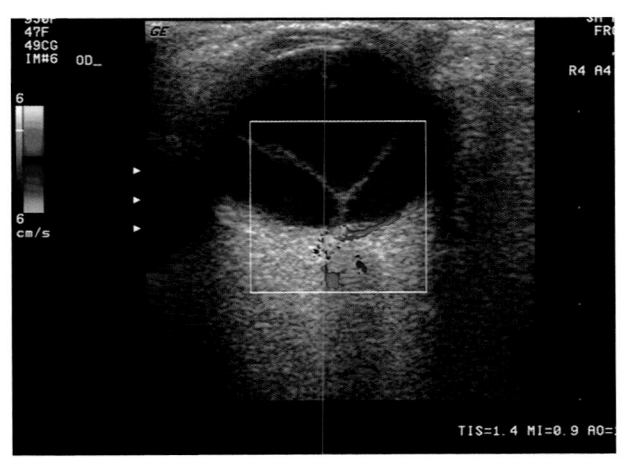

图 13-5-4　不完全型玻璃体后脱离超声图像

常血流信号发现。这也是其与其他膜状回声相鉴别之处。

单纯的玻璃体后脱离一般超声检查不易发现，检查时需要将仪器的增益值增大以免漏诊。如果同时合并玻璃体积血，由于积血沉积在玻璃体后界膜之上，后界膜的回声增强，较单纯的玻璃体后脱离更容易显示。对于完全玻璃体后脱离其典型的运动特点和连续的条带状回声为其诊断的特点。而不完全玻璃体后脱离由于与眼球壁之间有固着关系，尤其与视盘有固着关系时，与视网膜脱离之间很难鉴别。此时，CDFI 对二者的鉴别有帮助。（图 13-5-3，图 13-5-4）

三、玻璃体星状变性

玻璃体星状变性（asteroid hyalosis）为良性玻璃体变性，中老年人好发。80% 为单眼发病，无显著性别差异。组织学检查，玻璃体内变性小球直径 0.01～0.1mm，可能由脂肪酸、磷酸钙盐组成，但不含蛋白成分。有人推测它可能为玻璃体纤维变性所致，小球为脂质液晶体，是介于液体与结晶体之间状态的磷脂液晶体。

临床检查玻璃体混浊虽然明显，但患者通常并无视力障碍表现，多为体检或因其他疾病行眼底检查时偶然发现。眼底检查可见玻璃体内无数乳白色圆球形或圆盘状混浊，玻璃体无明显液化，患者眼球运动时混浊物在原位抖动。

【超声诊断表现】

B 型超声表现　典型病例玻璃体内可扫查到点状强回声，病变前界不规则，后界呈圆弧形与

眼球壁回声之间有显著的界限。在病变与正常眼球壁回声之间通常可扫查到带状正常玻璃体回声区。点状回声的运动特点为以原位为中心的轻度抖动，后运动实验一般不显著。（图 13-5-5）

特殊情况下也可在前玻璃体内扫查到多个点状强回声，或者在玻璃体的中后部扫查到带状强回声，但其运动方式与典型病例基本相同。此外，玻璃体变性可以合并玻璃体后脱离或玻璃体积血等。

CDFI 表现　玻璃体内无异常血流信号发现。

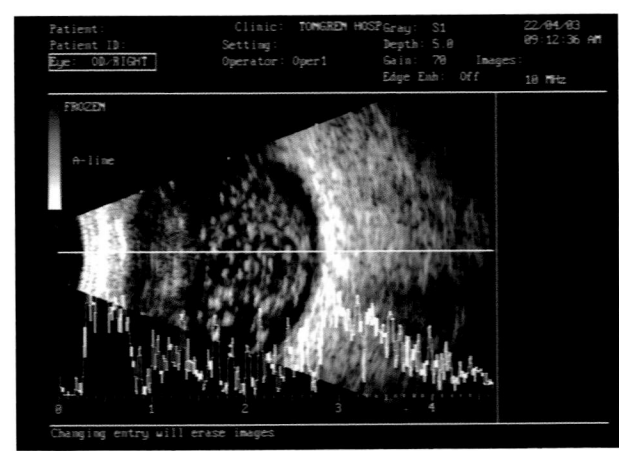

图 13-5-5　玻璃体变性超声图像

四、永存玻璃体动脉

胚胎发育 8 个月左右，原始玻璃体内玻璃体动脉可完全退化消失，如果其未按时退化或退化不完全则形成玻璃体动脉残留。残留的玻璃体动脉除血管系统本身组织外，还包括包围血管的胶质纤维及随动脉长入玻璃体胎基内的中胚叶组织。由于在发育阶段受到影响程度的不同，永存玻璃体动脉可以表现为完全残留和不完全残留两种类型。玻璃体动脉完全残留：自视乳头至晶状体后的玻璃体前界膜条索状、扇形、漏斗形灰白组织，随眼球转动而往返运动，其中的动脉可完全闭塞也可含有血液。

【超声诊断表现】

B 型超声表现：

玻璃体动脉完全残留：玻璃体内可探及带状弱回声，一端与晶状体后相连，另一端与视盘回声相连，与解剖的 Cloquet 管位置完全相同。带

状回声表面光滑，一般不合并增生样改变。由于带状回声分别与晶状体和视盘相连，即两端都被固着，因此运动实验为阴性。

玻璃体动脉不完全残留：与其临床表现相同同样有三型即晶状体后部的残留、视乳头前残留和玻璃体中残留。分别在晶状体后，视盘前和玻璃体内探及条带状回声。晶状体后残留的病例带状回声与晶状体的后囊相连；视盘前残留的病例带状回声与视盘紧密相连；玻璃体中残留表现为玻璃体内带状回声，飘浮在玻璃体中，一般在Cloquet管附近。多数病例同时合并白内障。（图13-5-6）

CDFI表现　玻璃体动脉完全残留病例玻璃体内带状回声上可探及与视网膜中央动脉、静脉相延续的血流信号，频谱为与视网膜中央动脉、静

脉完全相同的动脉、静脉伴行的频谱特征。玻璃体动脉不完全残留的病例依据病变情况而定，如果病变与视盘相连，可能观察到血流信号，而与晶状体相连或飘浮在玻璃体内的病例可能无血流信号发现。

玻璃体动脉残留一般同时合并白内障，且一般因白内障而申请超声检查。检查时，如果受检者为婴幼儿，一定注意让患儿保持安静配合检查，必要时可以行麻醉后再行超声检查。检查时一定注意视盘前、晶状体后的异常回声。建议用线阵探头检查，这样可以将眼前段清晰地显示，以免漏诊。此外，如果儿童白内障合并玻璃体混浊，一定注意引起玻璃体混浊的原因以及玻璃体混浊的位置与Cloquet管之间的关系，以免将不完全玻璃体动脉残留漏诊。

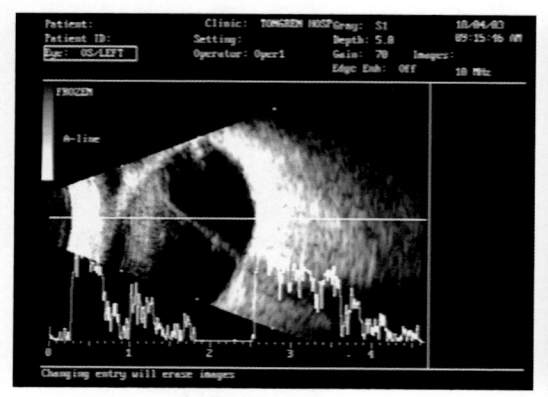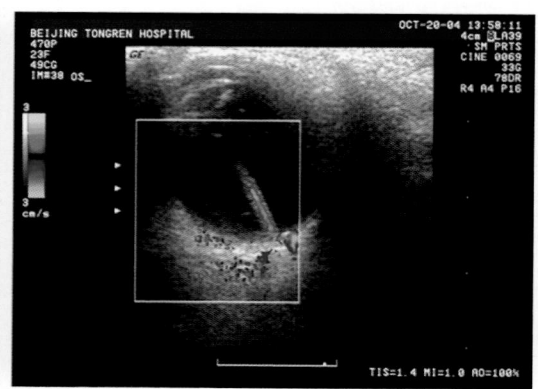

图 13-5-6　玻璃体动脉不全残留超声图像

五、原始玻璃体增生症

本病多见婴幼儿及儿童，90%为单眼发病，为胚胎发育时期的原始玻璃体在晶状体后的纤维增生斑块。纤维斑块与睫状突相连，将睫状突拉向瞳孔，瞳孔散大后可以见到延长的睫状突，为本病的特征性表现。位于晶状体后的纤维血管膜，其血管来自玻璃体动脉和睫状体血管的小分支，与晶状体后囊紧密相贴，且可通过后囊的破裂处进入晶状体内，导致晶状体混浊形成白内障。混浊膨胀的晶状体可使虹膜晶状体膈位置前移，前房变浅，可以继发青光眼。本病对视网膜影响较小，部分病例在锯齿缘处可见视网膜牵拉现象。

临床可见白瞳症，以单眼发生晶状体后白色

纤维血管膜和牵引突起的睫状突为临床特征，需要与其他原因导致的白瞳如视网膜母细胞瘤、新生儿视网膜病变、先天白内障等疾病相鉴别。

【超声诊断表现】

B型超声表现：玻璃体内可探及带状回声，前端包绕晶状体后，如果仪器分辨力高甚至可以窥清前端与晶状体、睫状体之间的关系。带状回声沿Cloquet管向后极部延伸至视盘回声前与视盘回声紧密相连。带状回声表面欠光滑，有弱条带状回声附着。部分病例的玻璃体内可以探及均匀弱点状回声，不与球壁回声相固着，运动实验和后运动实验均为阳性，为玻璃体病变合并玻璃体积血的超声表现。另外，部分病例可以合并视网膜脱离，表现为玻璃体内弧形条带状回声与原始玻璃体动脉的回声相连且连接紧密，运动实验

多为阴性。

CDFI 表现 在原始玻璃体动脉上可以观察到与视网膜中央动脉、静脉相延续的血流信号，血流信号的频谱特点与视网膜中央动脉、静脉完全相同。合并玻璃体积血时，玻璃体积血内无异常血流信号发现（图 13-5-7）。

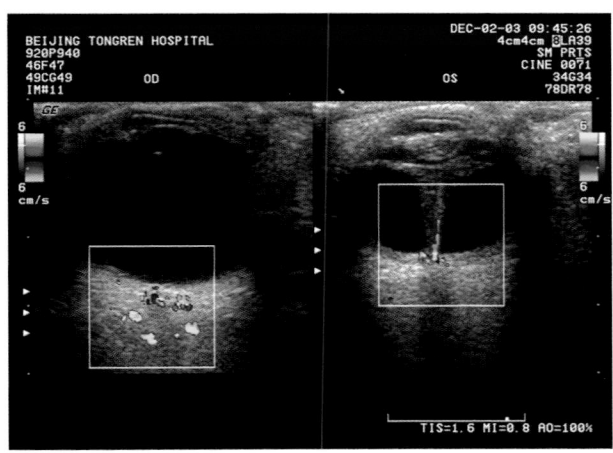

图 13-5-7 原始玻璃体增生症超声图像

原始永存玻璃体增生症多于婴幼儿时期发现，以"白瞳"为主要的临床表现。一般通过临床检查可以得到明确诊断，如果合并白内障或屈光间质欠清晰时，超声检查对诊断有帮助。一般单眼发病，病变为以玻璃体原始动脉为基础的增生样改变，可以合并玻璃体积血、视网膜脱离等。检查时应注意对玻璃体全面的观察，尤其眼前段与晶状体和睫状体之间的关系也要详尽地描述。

六、增生性玻璃体视网膜病变

增生性玻璃体视网膜病变（proliferative vitreoretinopathy，PVR）是孔源性视网膜脱离的常见并发症和手术失败的主要原因。实验和临床研究表明，视网膜表面的细胞增生和收缩是病变的基本病理过程。主要表现为赤道前和玻璃体基底部（前部）和赤道后（后部）的增生性膜及其造成的多种形式的收缩牵拉以及视网膜后膜形成。

1983 年，视网膜协会依据血眼屏障损害、视网膜表面膜和视网膜脱离的位置与程度，将增生性玻璃体视网膜病变分为四级：A 为轻度，此期非增生性玻璃体视网膜病变特有；B 为中度，视网膜表面有皱褶，裂孔卷边，血管扭曲抬高，提

示增生膜存在。C 为明显，表现为全层的视网膜固定皱褶。D 为广泛，指固定皱褶累及 4 个象限，以视盘为中心呈放射状折叠或巨大皱褶累及整个视网膜。脱离呈漏斗状。

【超声诊断表现】

B 型超声表现：玻璃体内形态不规则的条带状、点状回声，表面欠光滑有弱点状、带状回声附着。可以飘浮在玻璃体内也可与眼球壁回声相固着，固着点不一定。其运动实验有否与其和眼球壁的固着关系相关，如果不与眼球壁回声相固着，运动实验十分明显，后运动也明显。如果玻璃体内的增生膜与眼球壁之间有多个点固着，其运动实验可能为阴性。有一个或两个固着点的增生膜其运动实验的强度介于两者之间。

如果玻璃体内的增生膜与眼球壁回声之间连接紧密，注意是否同时合并视网膜脱离（增生膜牵拉所致）。形态特点见视网膜脱离篇。

CDFI 表现：玻璃体增生膜上一般无血流信号发现，如果有新生血管膜产生，可能在新生血管膜上发现点状血流信号，但血流信号不与视网膜中央动脉、静脉的血流信号相延续，且血流频谱不典型。（图 13-5-8）

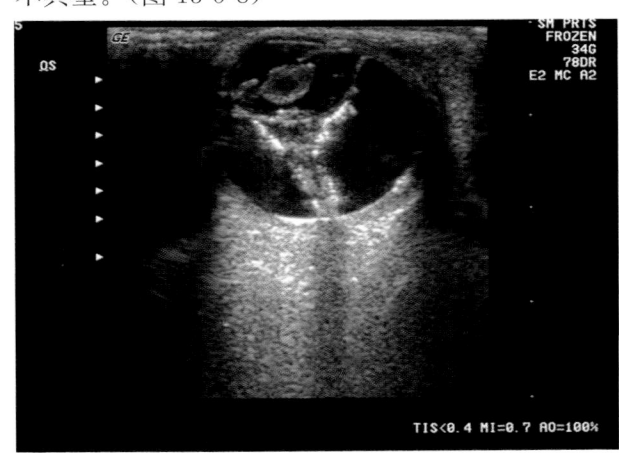

图 13-5-8 增生性玻璃体视网膜病变超声图像

多种疾病均可引起玻璃体增生样改变，以视网膜脱离手术后再脱离、糖尿病视网膜病变等较为常见。检查时注意玻璃体内膜状、条带状回声，与球壁的视网膜回声紧密相连。由于带状回声与眼球壁之间有多个固着点，故运动实验和后运动实验一般均为阴性。由于膜的收缩等可以形成牵拉性视网膜脱离。

值得注意的是，部分病例可以同时合并新生

血管膜。由于增生膜和新生血管膜相互结合，可以形成形态特殊的、与球壁回声之间广泛结合的厚膜状回声。同时，由于新生血管膜的出现，可能出现异常血流信号，这是与视网膜脱离的血流信号相鉴别之处。由于新生血管膜不与视网膜中央动脉之间有确定的联系关系，所以其血流特征亦不与视网膜中央动脉相同，为不规则的血流频谱。为两者的主要鉴别之处。

（杨文利）

第六节　视网膜疾病

一、视网膜脱离

视网膜脱离（retinal detachment）是视网膜色素上皮层与神经上皮层之间的分离。因为视杯的神经外胚叶的外层发育成视网膜的色素上皮层，视杯的神经外胚叶的内层高度分化增厚形成视网膜神经上皮层，两者之间存在一个潜在的间隙。正常情况下两层不分离是由于黏多糖类物质存在于感光细胞与色素上皮之间，而且感光细胞外节插入色素上皮细胞微绒毛之中。此外视网膜的内界膜与玻璃体之间关系密切，玻璃体中的胶原纤维与 Müller 细胞的基底膜粘连在一起，而且它们之间的连接较色素上皮与感光细胞之间的连接更紧密，因此玻璃体与视网膜之间的关系改变对视网膜脱离发生有重要作用。

原发性视网膜脱离多见于近视眼尤其高度近视眼的患者，其中男性多于女性且多为单眼发病，双眼病例 10％～15％。原发性视网膜脱离的发生与玻璃体及视网膜变性有关。由于视网膜变性产生裂孔与玻璃体后脱离相粘连形成牵拉，液化的玻璃体由裂孔积聚于视网膜下导致视网膜脱离。

1. 临床特点

初发时有"飞蚊症"或眼前漂浮物，某一方向有闪光感，眼前阴影遮挡且与脱离的视网膜区域相对应。视网膜脱离累及黄斑区时可表现为显著的视力减退，眼内压多偏低。眼底检查可见脱离的视网膜变为蓝灰色，不透明，视网膜隆起呈波浪状，其上有暗红色的视网膜血管。玻璃体有后脱离及液化，含有烟尘样棕色颗粒。充分散瞳后，应用间接检眼镜、三面镜等检查多可发现裂

孔。部分病例裂孔形成时视网膜血管破裂引起玻璃体积血。

2. 超声诊断特点

B 型超声表现　如果是局限性视网膜脱离，B型超声检查时脱离的视网膜表现为带状强回声且与视盘回声相连，脱离的视网膜与视盘之间呈 15°～30°角，称为视盘斜入现象。完全的视网膜脱离则表现为玻璃体内类似英文字母 V 形的条带状回声，V 形带状回声的尖端与视盘回声相连，两端分别与周边部球壁回声相连。脱离的视网膜回声表面光滑，与球壁回声的弧度基本一致。运动试验一般为阳性，且视网膜的运动方向一般与眼球壁回声相垂直，为以脱离的视网膜为中心的垂直轻微摆动。如果视网膜下液为液化的玻璃体，则两者之间的回声表现为液性暗区；如果视网膜下液黏稠或视网膜下液为血性则视网膜与球壁回声之间可表现为均匀地点状回声，这些点状的视网膜下回声运动试验及后运动均表现为阳性。

CDFI 表现　二维超声表现与 B 型超声检查完全相同，应用线阵探头可以探查到脱离的视网膜全貌，既脱离的视网膜一端与视盘回声相连，另一端与周边球壁回声相连。CDFI 表现为脱离的视网膜上有点状、条带状血流信号，且与视网膜中央动脉（central retinal artery，CRA）的血流信号相延续。脉冲多普勒频谱分析脱离的视网膜上的血流信号表现为与视网膜中央动、静脉血流频谱完全相同的动、静脉伴行的血流频谱，即在频谱的 X 轴上为规律搏动的动脉型（CRA）血流频谱，而位于 X 轴之下的为伴随动脉搏动的静脉型（CRV）血流频谱。

关于视网膜脱离范围的确定：应用超声诊断可以对视网膜脱离的范围做出初步的确定。具体做法如下：首先作眼球 12 点与 6 点的轴位断面，确定有无脱离的视网膜回声，然后顺时针转动探头 180°确定视网膜脱离的范围。如果在探头旋转的过程中出现视网膜脱离的图像特征，表明在相应的时钟方向有视网膜脱离。由于眼球的特殊形态，应用轴位法旋转检查 180°相当于 360°全周的眼球均得到显示，将出现视网膜脱离特征的图像钟点顺序相连即为视网膜脱离的范围。（图 13-6-1）

3. 鉴别诊断

与视网膜脱离形态类似的常见疾病有玻璃体

内机化膜、玻璃体后脱离、脉络膜脱离等。鉴别主要以病变的形态、回声强度、病变与眼球的固着关系、运动情况、后运动情况以及病变内部的血流情况进行鉴别。（表 13-6-1）

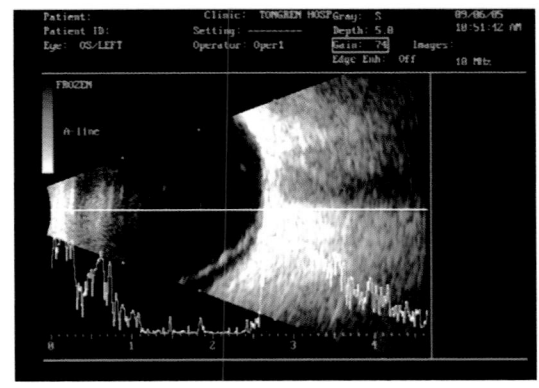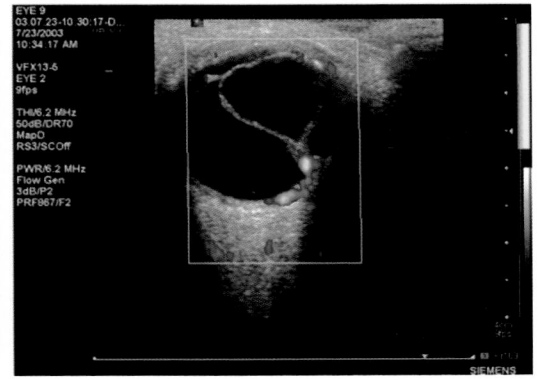

图 13-6-1　视网膜脱离超声图像

表 13-6-1　眼内膜状回声鉴别诊断表

病种	形状	固着点	运动	后运动	血流情况
视网膜脱离	带状，规则，光滑凹面向前"V"	一端与视盘相连，一端与周边球壁相连	（＋）	（－）	与视网膜中央动、静脉相延续频谱特征亦为动静脉伴行型
脉络膜脱离	带状，规则，光滑，多个，凸向玻璃体面	一般在眼赤道部之前，不与视盘回声相连	（＋／－）	（－）	血流信号丰富，血流频谱为低速动脉型血流
玻璃体后脱离	连续带状，光滑弧形	不确定，可与眼球的任意部分相固着	（＋）	（＋）	病变上无血流信号
玻璃体积血	不规则，均匀点状	一般不与球壁回声相连	（＋）	（＋）	病变上无血流信号

二、糖尿病视网膜病变

糖尿病是一种复杂的代谢性疾病，可以引起全身许多组织、器官的广泛损害。糖尿病视网膜病变是一种主要的致盲眼病，一般而言，1/4 左右的糖尿病患者并发视网膜病变，约 5% 有增殖性糖尿病视网膜病变。糖尿病视网膜病变（diabetic retinopathy，DR）的发生和发展，不仅取决于代谢障碍的程度，与糖尿病的发病年龄、病程长短、遗传因素和糖尿病的控制情况有关。

糖尿病视网膜病变初期，一般无自觉症状，随病程发展可表现为不同程度的视力障碍。如果病变累及黄斑视野可见中心暗影，中心视力下降和视物变形等症状。视网膜小血管破裂出血进入玻璃体内，可见眼前黑影，视力急剧下降。合并新生血管或视网膜血管闭塞、增殖性视网膜病变等均可导致视网膜脱离，视力可能丧失。

【超声诊断表现】

B 型超声表现　一般Ⅰ～Ⅲ期的患者超声检查无异常发现。Ⅳ期以上的病例可有相应的改变。依病程将出现玻璃体积血即玻璃体内均匀点状回声，不与球壁回声相固着，运动和后运动试验均阳性等；玻璃体后脱离即玻璃体内连续条带状回声，与球壁回声之间的固着关系不确定，可以无固着关系亦可有 1 至多个固着点；牵拉性视网膜脱离即玻璃体后脱离与球壁回声相连处，如果球壁回声有局限隆起，与牵拉的玻璃体后界膜之间形成类似英文字母 X 形的回声。

CDFI 表现　如果没有合并视网膜脱离，玻璃体内一般无异常血流信号发现。合并牵拉性视网膜脱离时其上可见异常血流信号，与视网膜中央动脉、静脉相延续，频谱特征与视网膜中央动脉、静脉完全一致。如果由于玻璃体机化膜上有新生血管存在，可能在检查过程中发现异常血流信号，需与视网膜的血流信号相鉴别。通过对眼局部的血流参数进行测定，结果表明视网膜中央动脉和睫状后短动脉的血流参数均下降，以收缩期峰值和舒张末期的血流参数下降显著。下降程度与病变分期有关，即Ⅵ期较Ⅴ期、Ⅴ期较Ⅳ期舒张末期的血流参数下降更显著，甚至为0，阻力指数升高，表明视网膜远端血管灌注不良。视网膜中央静脉的血流参数也会发生相应的改变。（图13-6-2）

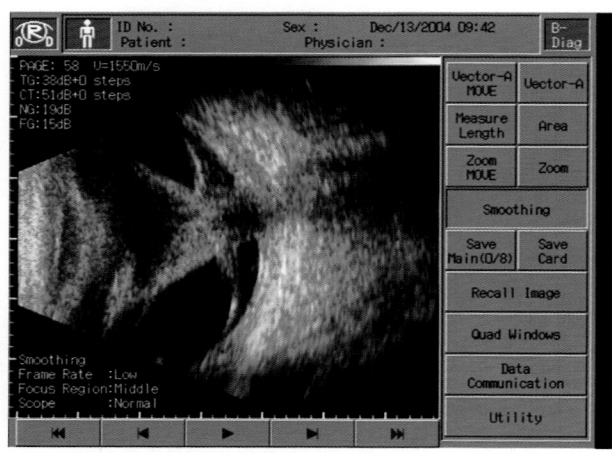

图13-6-2　糖尿病视网膜病变超声图像

糖尿病视网膜病变的超声诊断相对比较复杂，尤其对新生血管膜和牵拉视网膜脱离的诊断更困难。应用CDFI检查技术，对二者的鉴别有一定的帮助。脱离的视网膜上的血流信号与视网膜中央动脉是相延续的，而且血流频谱为与视网膜中央动脉、静脉完全相同的动脉、静脉伴行的血流频谱。新生血管膜上的血流信号与视网膜中央动脉之间无确定的延续关系，频谱无特征甚至无血流频谱发现。

此外，糖尿病视网膜病变的超声诊断有一定的特点，即一般均双眼发病，且玻璃体内病变以眼球的后极部为主，与普通的玻璃体积血、机化膜不同，积累一定的经验后诊断就比较容易。

三、视网膜母细胞瘤

视网膜母细胞瘤（retinoblastoma，RB）为婴幼儿常见的眼内恶性肿瘤，严重危害患儿的生命和视力。视网膜母细胞瘤的发病率在1：23 160，但近年有逐渐增高的趋势。60%～82%为单眼发病，双眼发病在18%～40%。无显著性别差异。平均发病年龄单眼病例为24个月（7岁以上少见），双眼病例在10个月左右（3岁以上少见），有家族史者的发病年龄较单独发生的病例发病年龄早。

视网膜母细胞瘤可分为遗传型和非遗传型两类。约40%的病例为遗传型，其发病为合子前决定，即由患病的父母或基因携带者父母遗传所致，为常染色体显性遗传。约60%的病例为非遗传型，为视网膜母细胞突变所致，不遗传。少数病例（约5%）有体细胞染色体畸变。

【超声诊断表现】

B型超声表现　既往根据肿瘤的形态将其分为肿块型、不规则形和弥漫浸润型。但这种分型与临床及病理均无联系，且比较烦琐，下面将仅根据病变的超声表现进行描述。

形状　肿瘤形状多样，可以为半球形、V形、不规则形等；可以表现为眼球壁的广泛增厚；可以充满整个玻璃体腔；可以为单一病灶，可以为多发病灶。

大小　病变的大小超过1mm即可被仪器所发现，但此时多不具备超声诊断特征，需要结合眼底检查等确定诊断。如果已经有典型的临床改变如黑蒙、白瞳等来就诊一般均可有典型表现。对病变的大小进行测量时，首先确定病变的最大基底所在的位置进行测量，然后旋转探头180°测量此点的病变大小准确记录以利随诊观察。

位置　肿瘤可以位于眼球的任何部位，但以后极部病变居多，位于周边的病变可以累及睫状体。由于黄斑的特殊生理功能，检查时务必注意肿瘤与黄斑区之间位置关系，是否存在黄斑回避现象。

边界　肿瘤边界清晰，与周围组织之间可以准确地鉴别。形态不确定，有的光滑连续，有的表面有凹陷。

内回声　病变的内回声不均匀，约70%～80%的病变内可探及不规则形斑块状强回声，即"钙斑"。钙斑之后可见声影。多数病例为强回声与中强回声相间，部分病例在病变内可探及不规则形无回声区。

继发改变　由于肿瘤为视网膜的肿瘤，因此受肿瘤生长的影响极易出现视网膜脱离。表现为玻璃体内条带状回声，与视盘回声相连，可以与视网膜的肿瘤相延续亦可位于病变的对侧。此外，如果肿瘤蔓延至眶内，可在眶内发现与球内病变相延续且内回声强度一致的病变。如果肿瘤生长过程中破坏了视网膜上的血管，可以并发玻璃体积血。

CDFI表现　病变内可以发现与视网膜中央动脉、静脉相延续的血流信号，呈树枝状广泛地分布在病变内，频谱特点为与视网膜中央动脉、静脉完全一致的动脉与静脉伴行的血流频谱。在钙斑处可以发现较多的血流"信号"（伪像）。如果肿瘤直接蔓延到眼眶内则在眼眶内可发现与病变相延续的血流信号。（图13-6-3）

【鉴别诊断】

本病主要需与其他同样表现为"白瞳"的疾病进行鉴别，如Coats病、原始永存玻璃体增生症、早产儿视网膜病变、先天性白内障、眼内炎等相鉴别，详见表13-6-2。

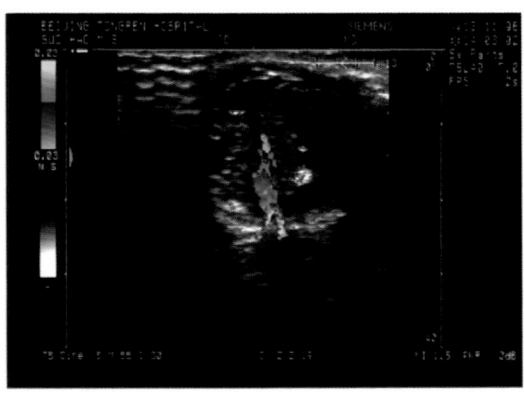

图13-6-3　视网膜母细胞瘤超声图像

表13-6-2　白瞳症鉴别诊断表

病种	发病年龄	患侧	形状	内回声	血流情况
视网膜母细胞瘤	婴幼儿期发病可有家族史	单侧或双侧	球形，不规则形单个或多个病灶	强弱不等，典型病例内可见"钙斑"	病变内呈树枝状分布，与网膜中央动静脉相延续，频谱特征亦为动静脉伴行
Coats病	儿童期多见	单侧或双侧	类V形条带状回声，其下均匀点状回声	典型病例均匀点状有流动性	带状回声上有与视网膜中央动静脉相延续的血流信号，频谱特征亦相同
早产儿视网膜病变	婴幼儿期发病有不足月分娩、吸氧及低体重	双侧	晶状体后花冠状包绕向后与视盘回声相连	均匀，中强回声	病变内可见与视网膜中央动脉相延续的血流信号，频谱特征亦相同
原始玻璃体增生症	各年龄段均可发病，儿童多见	单侧或双侧	圆锥形，自晶状体向后与视盘回声相连	均匀，中强回声	病变内可见与视网膜中央动脉相延续的血流信号，频谱特征亦相同

四、早产儿视网膜病变

早产儿视网膜病变（retinopathy of prematurity，ROP）以往被称为晶状体后纤维增生（retro-lental fibroplasia）。1942年，首先由Terry描述，1951年，Campbell发现与患儿大量吸氧有关。

本病好发出生时低体重的早产儿，尤其合并呼吸障碍综合征者，患儿常有大量吸氧的病史。早产儿出生时视网膜血管尚未到达锯齿缘，该区为无血管区，正在向前发育的血管前端组织尚未分化为毛细血管，因此对氧特别敏感，但吸入高浓度氧气时，脉络膜血液中氧张力增加，提供给视网膜高浓度氧，致视网膜血管收缩和闭塞。当吸氧停止时，氧张力下降，脉络膜血管不能提供足够的氧到视网膜而形成缺血，刺激新生血管形成。

【超声诊断表现】

B型超声表现　4期病变表现为玻璃体内弱条带状回声，起自一侧周边球壁回声且颞侧较鼻侧多见，向后极部球壁回声相延续与视盘回声相连。玻璃体内可见弱点状回声，不与球壁及玻璃体内条带状回声相固着。5期病例表现为玻璃体内晶状体后团状回声与晶状体回声紧密相连并包绕其周围，可向一侧周边球壁回声延伸（颞侧较鼻侧多），合并视网膜脱离时病变类似荷花状，前段膨大的"花体"与晶状体紧密相连并包绕之，向后逐渐变细为"茎部"呈弱条带状回声与视盘相连。手术后的病例，超声检查，玻璃体内可见类似英文字母V形的带状回声，其尖端与视盘回声相连，两端分别与周边球壁回声相连，为开放的视网膜脱离。与手术前相比最大的不同在于晶状体

后和视网膜表面的增生消失，仅保留脱离的视网 膜，但视网膜未完全复位。（图 13-6-4）

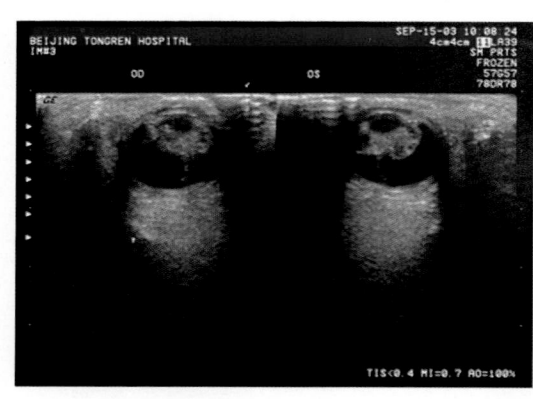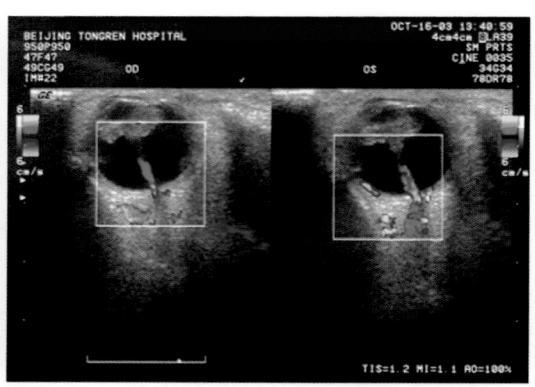

图 13-6-4　早产儿视网膜病变超声图像

CDFI 检查　血流特点表现为如果为单纯晶状体后病变，其内未见异常血流信号；如果合并视网膜脱离在病变的"茎部"可见与视网膜中央动脉－静脉相延续的血流信号，脉冲多普勒频谱分析为动脉－静脉伴行的血流频谱，与视网膜中央动脉－静脉完全相同。

五、Coats 病

Coats 病又称外层渗出性视网膜病变（external exudative retinopathy）或外层出血性视网膜病变（external hemorrhagic retinopathy）。1908 年首先由 Coats 报告而得名。

儿童、青少年多见，平均发病年龄 5.9 岁，绝大多数单眼发病，男性多于女性。早期无自觉症状，由于多为单眼发病，故患者不易察觉。至视力下降或瞳孔出现黄白色反射、眼球外斜方引起注意。眼底检查的典型改变为视网膜渗出和血管异常。病变开始可出现于眼底任何位置，以颞侧尤其围绕视盘、黄斑附近最为常见。渗出为白色或黄白色，位于视网膜深层的视网膜血管后，附近可见点状发亮的胆固醇结晶小体及点状和片状出血。随病情发展，渗出占据整个眼底同时引起球形视网膜脱离。脱离的视网膜隆起至晶状体后出现白色瞳孔。最后视网膜下和视网膜内渗出、机化被瘢痕组织替代。玻璃体由于积血、机化产生增生性玻璃体视网膜病变。晚期病例合并虹膜睫状体炎，并发白内障、继发青光眼最终致眼球萎缩。

【超声诊断表现】

B 型超声表现　玻璃体内可以探及与视盘回声相连的条带状回声，为强回声，表面光滑。其下为均匀点状回声，回声强度不同，内可见点状强回声。带状回声下的点状回声有自运动现象即不需眼球运动点状回声有自上而下的运动。部分病例在后极部玻璃体内可见多个点状强回声相互融合形成斑块状强回声。

CDFI 表现　玻璃体内的条带状回声上可探及与视网膜中央动脉、静脉相延续的血流信号，频谱为动脉、静脉伴行的血流频谱。其下的点状回声由于有自运动现象因此有异常血流信号产生（伪像），但无血流频谱发现。（图 13-6-5）

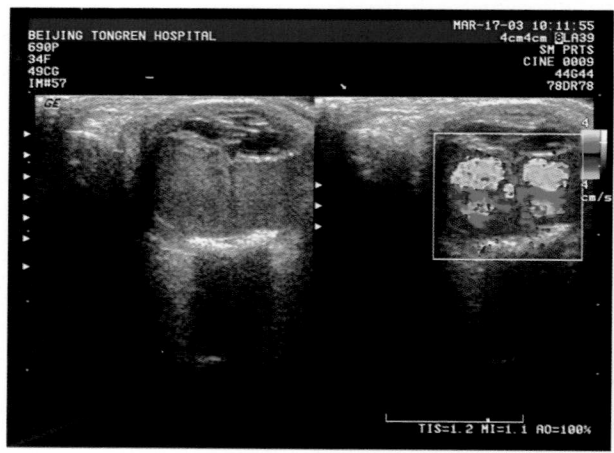

图 13-6-5　Coats 病超声图像

六、视网膜血管瘤

视网膜血管瘤病为少见疾病，多在 20 岁以后发病，约 20％ 的病例有家族显性遗传史。1904年，由德国人 von Hippel 首先描述。1926 年瑞典学者 Lindau 描述视网膜血管瘤合并小脑血管瘤性囊肿的病例称为 von Hippel-Lindau 病。视网膜血管瘤病可以单独存在亦可合并颅内血管瘤。

周边型视网膜血管瘤即通常所述的 von Hippel 病。最初肿物不明显，为小红点或小灰点，类似视网膜微血管瘤。随着毛细血管增生和瘤体的增大，形成动静脉短路造成输入小动脉及输出小静脉的迂曲扩张。在瘤体生长过程中，纤维血管组织突破内界膜进入玻璃体形成玻璃体牵引因素，加之血管瘤的渗液形成视网膜脱离。

近视乳头型毛细血管性血管瘤（juxtapapillary capillary herrmangioma）瘤体位于视乳头表面或附近向球内隆起，遮蔽视盘，瘤体界限清晰，色鲜红，无蒂，表面可见新生血管及纤维增生，可引起视网膜脱离。

【超声诊断表现】

B 型超声表现　玻璃体内椭圆形、圆形病变，内回声均匀为中强回声，边界清晰、光滑。多数病例同时合并视网膜脱离，为脱离的视网膜上的局限病变。

CDFI 表现　病变内可探及红—蓝相间的血流信号，自视网膜一直向病变内延伸，频谱特征与视网膜中央动脉、静脉完全相同。（图 13-6-6）

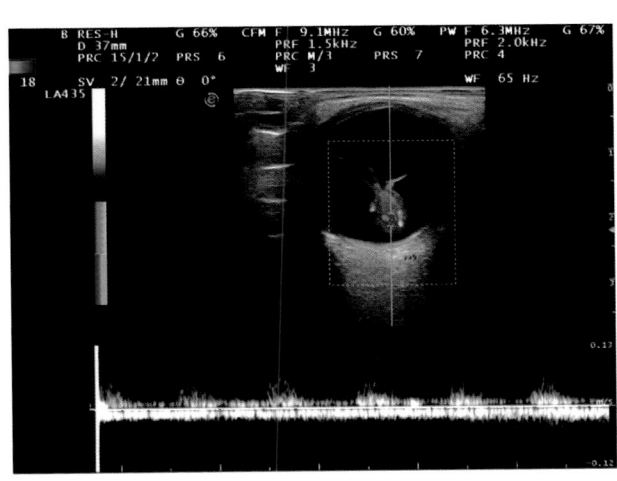

图 13-6-6　视网膜血管瘤超声图像

七、老年黄斑变性

老年黄斑变性（senile macular degeneration）是一种随年龄增加而发病上升导致中心视力下降的疾病，又称为年龄相关黄斑病变（age-related maculopathy，ARM）。人到中年以后，色素上皮胞质中消化不全的残余体脂褐质颗粒逐渐增多，消化残屑不断沉积在玻璃体膜上形成弥漫性的基底线状沉积，导致玻璃膜增厚或局限堆积在玻璃膜上形成玻璃膜疣等症候。由于色素上皮损害程度加重发生一系列病理变化，累及相应的感光细胞及脉络膜毛细血管，继发临近组织的损害和萎缩，出现老年黄斑变性。

老年黄斑变性临床可分为萎缩型和渗出型两型。

【超声诊断表现】

1. 萎缩型老年黄斑变性

B 型超声表现　检测显示黄斑区呈局限扁平梭形实性病变，边缘清晰，内回声为均匀中强回声。部分患者可见形态规则的强回声，并伴有声影。病变高度一般不超过 1.5mm，玻璃体内通常无继发性改变。病变的基底部可见较丰富的血流信号，而病变的内部和表面无异常血流信号。

CDFI 表现　多数干性老年黄斑变性患者 CDFI 检测通常无阳性发现，即黄斑区无上述特点，病变一般经检眼镜检查或荧光素眼底血管造影、相干光断层扫描等发现。白内障、玻璃体积血等屈光间质不清的患者，超声检查可见黄斑部异常回声，如黄斑区眼球壁回声局限隆起，CDFI 在病变的基底部发现集中的血流信号等。经手术证实为干性年龄相关黄斑变性患者。由此提示在行 CDFI 检查时如黄斑区有上述异常回声，应考虑存在黄斑变性的可能。（图 13-6-7）

2. 渗出型老年黄斑变性

B 型超声表现　检测显示黄斑区不规则形实性病变，内回声欠均匀，以中低回声为主间有小的无回声区。病变边缘不光滑，可为波浪状、锯齿状等，部分患者的边缘回声区可探及局限缺如。玻璃体内可探及点状或条带状回声与黄斑区病变相连，运动实验和后运动实验均为阳性。少数患者近球壁处可探及不规则形强回声，并伴有声影。

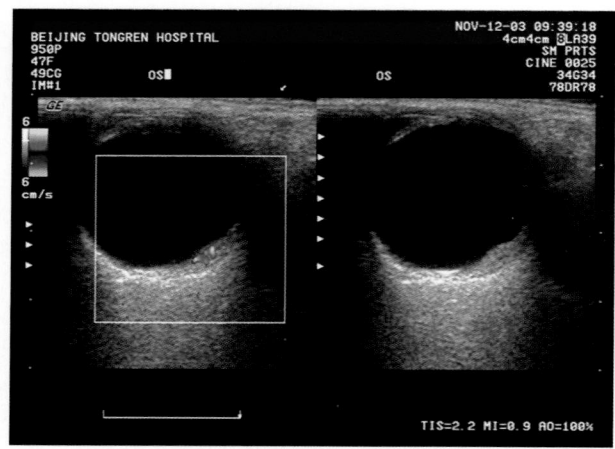

图 13-6-7 干性老年黄斑变性超声图像

此类患者多伴有玻璃体积血，玻璃体后脱离，且病变的隆起度较高。部分连续观察的患者，可见到典型病变的动态变化过程：黄斑区病变隆起度逐渐增高→内回声减低→病变边缘的形态由规则变为不规则→呈局限性变薄、破裂及边缘回声局限缺如或活瓣样改变→玻璃体内由无回声变为均匀点状回声→黄斑区病变隆起度降低→内回声增强→经治疗后玻璃体回声逐渐减少，黄斑区回声逐渐平复。

CDFI 表现 病变基底部和表面均可探及丰富的血流信号，但病变内部未见异常血流信号。基底部的血流信号一般与睫状后动脉相延续；表面的血流信号一般与视网膜中央动、静脉相延续，显示为动、静脉伴行的脉冲血流频谱（图 13-6-8）。

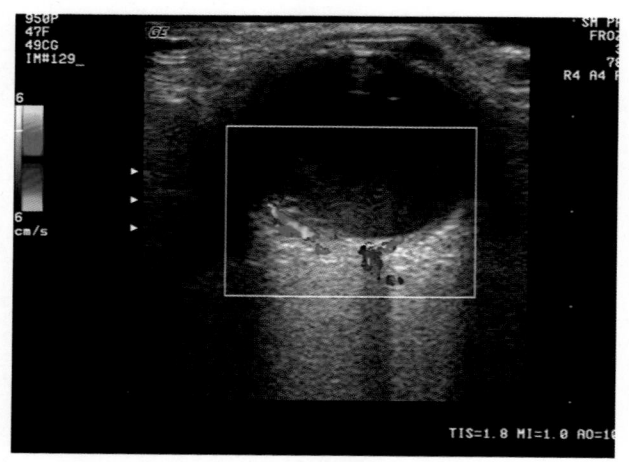

图 13-6-8 湿性老年黄斑变性超声图像

（杨文利）

第七节 色素膜疾病

一、脉络膜脱离

由于脉络膜血管内皮细胞结合疏松，仅靠少量结缔组织和单层内皮细胞的窦腔连接，在外界因素的作用下，血管外压力突然下降导致血浆大量渗出，积聚于脉络膜上腔发生脉络膜脱离（choroidal detachment）。脉络膜脱离多见于外伤性眼病或眼内手术后，也可见于巩膜炎、葡萄膜炎等炎症疾病和眼局部循环障碍性疾病。脉络膜脱离通常在 1～2 周内可以自行消退，且消退后不留痕迹。但如果脉络膜脱离时间长，痊愈后眼底检查可见斑驳状或颗粒状色素改变。

【超声诊断特点】

B 型超声表现 轴位切面上可以探及至少两个条带状回声，一般在眼球的周边部，与眼球赤道附近的球壁回声相连。带状回声的凸面相对，其下为无回声区。类冠状切面上可以探及多个弧形带状回声，有多个点与眼球壁回声相连，形态类似"花瓣"状，即花瓣征阳性。横切面上脱离的脉络膜呈双带状回声，但可能不与球壁回声相连。

CDFI 表现 脱离的脉络膜上有较丰富的血流信号，但血流信号不与视网膜中央动脉的血流信号相延续，血流频谱呈低速动脉型血流频谱，与睫状后短动脉的血流频谱特征相同。但应注意的是在脱离的脉络膜表面有视网膜被覆，由于视网膜上有视网膜中央动脉通过，所以取样时很可能将视网膜中央动脉一同取样，则频谱表现为动脉、静脉伴行的血流频谱（图 13-7-1）。

二、脉络膜黑色素瘤

脉络膜黑色素瘤（choroidal melanoma）由恶性黑色性瘤细胞组成的肿瘤，其组织发生于脉络膜基质内的黑色素细胞。

【临床特点】

临床表现与肿瘤位置和大小有密切关系。位于眼球周边部的肿瘤或体积小的肿瘤早期症状不明显；位于后极部或黄斑区的肿瘤多以视力下降、

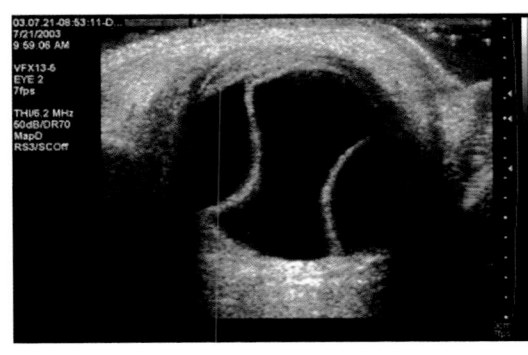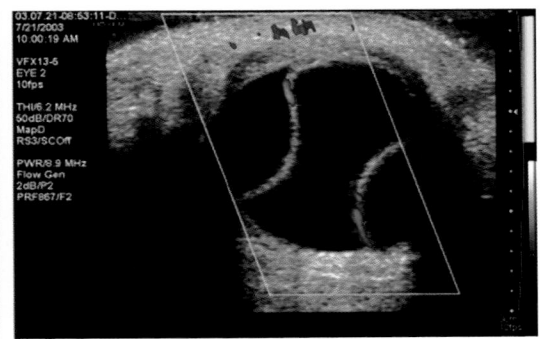

图 13-7-1 脉络膜脱离超声图像

视野缺损和玻璃体内漂浮物为就诊的主要原因。典型病例眼底检查早期为结节状色素性肿物，由于生长在 Bruch 膜下，故生长速度缓慢；如果随瘤体的增大突破 Bruch 膜和视网膜的色素上皮层，则病变沿破裂处向视网膜下生长呈典型的蕈状病变，其表面可见斑块状橘皮样色素沉着，可以引起继发浆液性视网膜脱离。

【超声诊断表现】

B 型超声表现

Ⅰ半球形病变　为肿瘤细胞未穿透 Bruch 膜时病变的形状。病变位于视网膜下，呈半球形平坦状，可见声衰减。可以继发视网膜脱离，一般视网膜在病变的中央与病变连接紧密，周边可见隙状回声。病变的隆起度不高，一般不超过 5mm。

Ⅱ蕈状病变　肿瘤突破 Bruch 膜后所具备的典型表现。一般有如下特征。

形状　病变为典型的蘑菇状，即头膨大，中央有缩窄区，基底较宽大。

边界　病变边界清晰，当肿瘤表面有完整的视网膜时，病变的边缘光滑。在声像图上近场回声强，接近球壁时减弱甚至消失。

内回声　病变内回声不均匀，以中低回声为主。由于肿瘤边缘血管呈窦样扩张，故声像图上前缘回声强，向后回声逐渐减少，接近球壁形成无回声区，即所谓"挖空"（acoustic quiet zone）现象。

脉络膜凹（choroidal exeavation）　肿瘤所在部位的脉络膜被瘤细胞浸润，形成局部脉络膜无回声区，呈盘状凹陷带，一般在病变的基底部可探及此征，约 65% 的患者可发现此征。

声影　因声衰减显著，肿瘤后眼球壁及球后脂肪回声较低或缺乏回声，用低灵敏度检查，声影更易发现。

继发改变　超声可显示玻璃体混浊及继发视网膜脱离。肿瘤穿破巩膜后，可见相邻眶脂肪内出现低或无回声区。

CDFI 表现　肿瘤的内部和肿瘤的表面均可探及丰富的血流信号。肿瘤表面的血流信号为被覆在肿瘤表面的视网膜上的血管所产生，频谱分析表现为动脉－静脉伴行的血流频谱，与视网膜中央动脉、静脉的血流特征完全相同。病变内可探及丰富的血流信号，可以呈树枝状分布在整个瘤体内，血流频谱表现为单纯动脉型血流频谱，与睫状后短动脉的血流特征相同。这均与其病理组织学改变完全相同（图 13-7-2）。

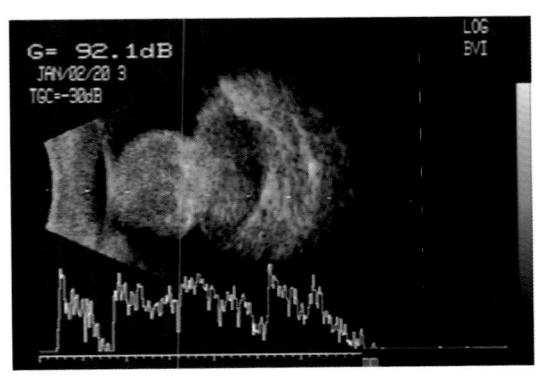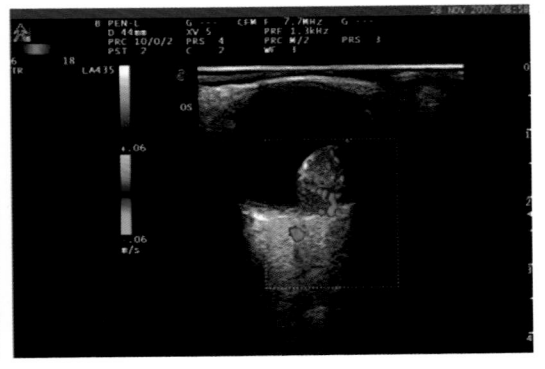

图 13-7-2 脉络膜黑色素瘤超声图像

三、脉络膜血管瘤

脉络膜血管瘤（choroidal hemangioma）为良性、血管性、错构性病变。大多数为海绵状血管瘤，毛细血管型血管瘤极为罕见。临床上将脉络膜血管瘤分为孤立性和弥漫性两类。孤立性脉络膜血管瘤多发生在眼球后极部，边界清晰；弥漫性脉络膜血管瘤无明显界限，一般自锯齿缘延伸至眼球后极部，而且常伴发脑－颜面血管瘤病（Sturge－Weber综合征）。

脉络膜血管瘤发生部位　如果病变发生在黄斑下方，早期可出现视力下降或单眼远视，为瘤体推顶视网膜前移所致。如果肿瘤发生在黄斑区以外的部位且未引起视网膜脱离，可以在相当长的时间内无明显临床症状。

【超声诊断表现】

B型超声表现

孤立型的超声表现为眼球后极部实性病变，

形态以半球形为主，病变边界清晰，内回声均匀，回声强度呈中等程度到强回声。病变与周围组织之间界限清晰，没有显著的声衰减，无挖空征和脉络膜凹陷。部分病例可以同时伴有视网膜脱离、玻璃体积血等的超声表现。

弥漫型的超声表现为眼球壁回声的普遍增厚，在病变的早期，如果不仔细分辨可能会漏诊或者误诊为脉络膜水肿，但是结合临床特点需要仔细鉴别。随着疾病的发展，可以有局限的眼球壁回声增厚，回声强度较正常脉络膜回声强，与正常脉络膜回声之间界限清晰。总体来说，病变隆起度不高，一般在5mm之内。

CDFI表现　在病变的基底部和病变内均可探及十分丰富的血流信号，以基底部分布最为丰富，可以呈"血管池"样表现。频谱为低速动脉型血流频谱，与睫状后短动脉的血流频谱完全相同。但对病变表面的血流信号需要仔细分辨，可能为被覆在肿瘤表面的视网膜血管，因此频谱可以表现为动脉－静脉伴行的血流频谱。（图13-7-3）

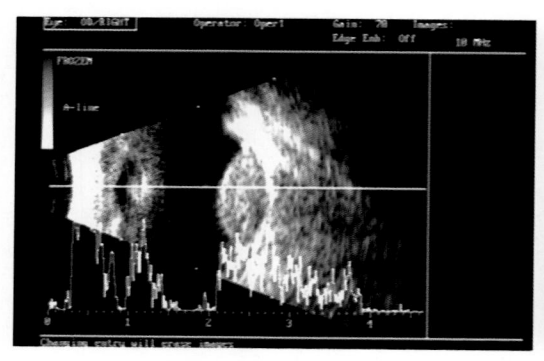
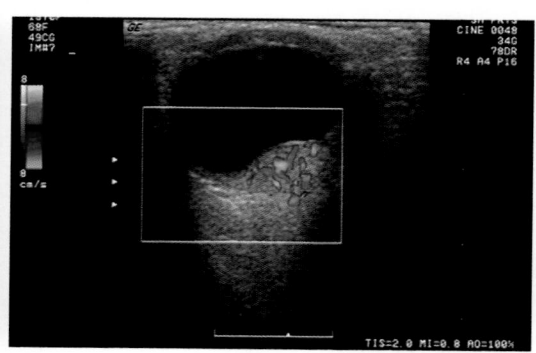

图13-7-3　脉络膜血管瘤超声图像

四、脉络膜转移癌

葡萄膜转移性肿瘤（metastatic tumor of uveal）为身体内其他部位或器官的恶性肿瘤经血液循环扩散转移到葡萄膜的肿瘤性改变。由于葡萄膜血流丰富且血流速度缓慢，而眼球内组织不存在淋巴管，因此体内其他器官的肿瘤一般经过血行转移到眼内且种植在葡萄膜内。视网膜或视神经的转移癌十分少见。葡萄膜转移性肿物中主要为癌瘤，肉瘤罕见。

视力下降和继发青光眼为葡萄膜转移性肿瘤的主要症状。转移癌多发在后极部脉络膜，发生在虹膜和睫状体较少见。睫状体转移癌很难早期发现。虹膜转移癌多发于虹膜表面，表现为无色素弥漫性肿物，生长速度快。常伴有前葡萄膜炎或继发青光眼的症状，病变可单眼发病亦可双眼发病。

【超声诊断表现】

B型超声表现　一般为眼球后极部扁平实性病变，内回声均匀，但回声强度较脉络膜血管瘤低。边界清晰但不光滑，表面呈波浪状或表面有切迹。大多数病例可以同时伴有视网膜脱离且脱离的视网膜一般不与病变相连。

CDFI表现　病变内可发现较丰富的血流信号，频谱表现为低速动脉型血流频谱。如果病变隆起度低，发现血流可能会比较困难。（图13-7-4）

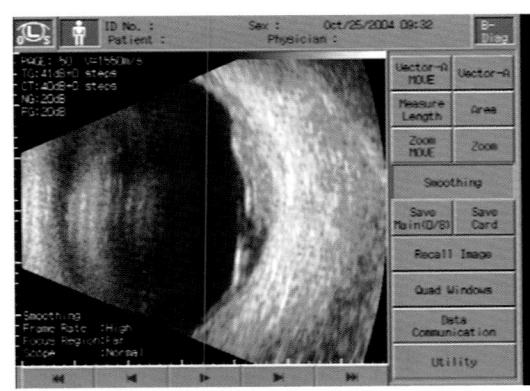
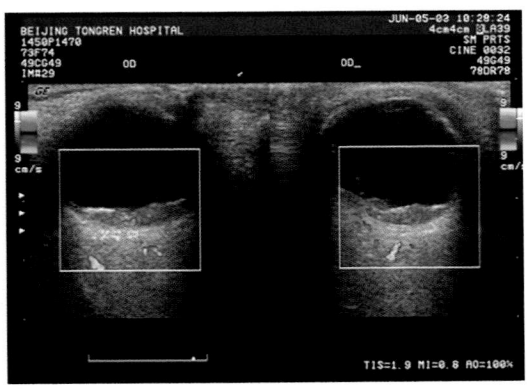

图 13-7-4 脉络膜转移癌超声图像

五、脉络膜骨瘤

脉络膜骨瘤（choroidal osteoma）为成熟骨组织构成的一种良性肿瘤。发生机制尚不明确，多数学者认为其为骨性迷离瘤（choristoma），即胚胎性骨组织遗留在脉络膜内，出生后发展为骨瘤。与其他眼病引起的眼内组织骨化或钙化不同，患者不存在任何诱发脉络膜骨化的病史，除眼底改变外无其他眼部病变。

【临床特点】

脉络膜骨瘤青年女性好发，多为单眼发病，双眼发病的病例少见。主要表现为视力减退、视物变形和与肿瘤部位相应的视野暗点。病变以眼球后极部视乳头旁多见，可累及黄斑部。眼底检查瘤体为黄白色椭圆形轻度隆起，其周边多为橙红色，瘤体表面可见不均匀的色素沉着。可以继发浆液性视网膜脱离。

脉络膜骨瘤一般呈扁平状，厚度在 0.5 ～ 2.5mm 之间，镜下肿瘤由分化成熟的骨小梁结构和少量血管组成，其间可见骨细胞、骨母细胞和破骨细胞等。瘤体表面的脉络膜毛细血管层可变窄或闭塞。肿瘤顶部的色素上皮细胞可见萎缩、破坏暴露下方的骨组织，眼底镜检查瘤体为黄白色。肿瘤累及黄斑区可引起视网膜变性、视网膜下新生血管形成和出血，最终视力丧失。

【超声诊断表现】

B 型超声表现　眼球后壁局限不规则形实性病变，内回声均匀为强回声，病变隆起度低，一般不超过 3mm。病变与周围组织之间界限清晰，病变后为声衰减。降低仪器增益值，病变不随增

益值的下降而下降，始终为眼内的强回声。部分病例可以并发玻璃体内积血，表现为玻璃体内点状回声，不与球壁回声紧密相连，动度和后运动均阳性。（图 13-7-5）

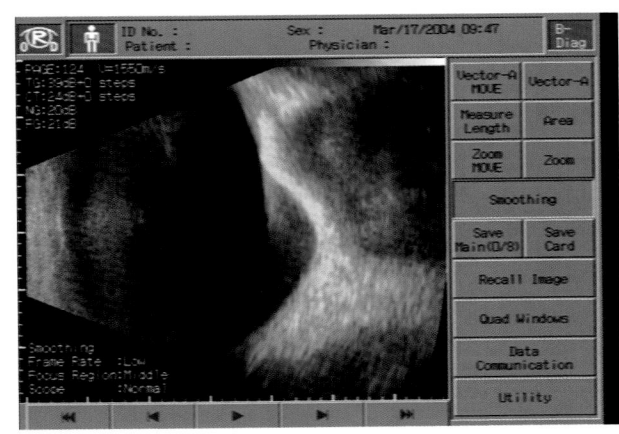

图 13-7-5 脉络膜骨瘤超声图像

CDFI 表现　病变内无异常血流信号发现。

六、爆发性脉络膜出血

脉络膜出血的原因很多，脉络膜新生血管为主要原因。主要见于老年黄斑变性和高度近视黄斑病变。此外中心性渗出性脉络膜视网膜病变、急性脉络膜炎、视乳头水肿等，以及全身疾病如高血压、动脉硬化、血液病、糖尿病等均可发生脉络膜出血。

爆发性脉络膜出血（expulsive choroidal hemorrhage）为严重的脉络膜出血，为眼内手术罕见的并发症。由于眼球壁的完整性遭到破坏，眼内

压突然下降，脉络膜血管积聚扩张引起血管破裂造成爆发性脉络膜出血。由于出血量大，可将脉络膜和视网膜推向眼球中轴，脉络膜内积聚大量血液，形成出血性脱离。

【超声诊断表现】

B型超声表现　单纯的脉络膜出血可以局限在眼球的某一象限，表现为玻璃体内条带状回声，两端分别与球壁回声相连，其下为均匀点状回声，无运动。如果是爆发性脉络膜出血在轴位切面上玻璃体内可探及双带状强回声，弧面相对，与球壁回声相连，但一般不与视乳头相连。类冠状切面可见多个带状弧形回声，分别与周边球壁回声相连，一般固着点为涡静脉穿行处。横切面玻璃体内可见双带状回声，可以不与球壁回声相连。带状回声之下可以探及点状、斑块状中强至低回声，不与眼球壁回声相固着，动度与病程及病情相关。应当注意的是脉络膜下的点状回声或斑块状回声随病程的改变有相应的变化。在疾病的早期，一般为均匀的点状回声；随病程的发展，在病程的中期一般在均匀点状回声内有斑块状中强回声；在病程的晚期，可以又恢复至均匀点状回声甚至为无回声区。即脉络膜下积血由液态到部分凝固再到液化的过程。通过对这一过程的观察，可以指导手术的时机和手术方式，为改善和恢复患者的视功能提供帮助。（图13-7-6）

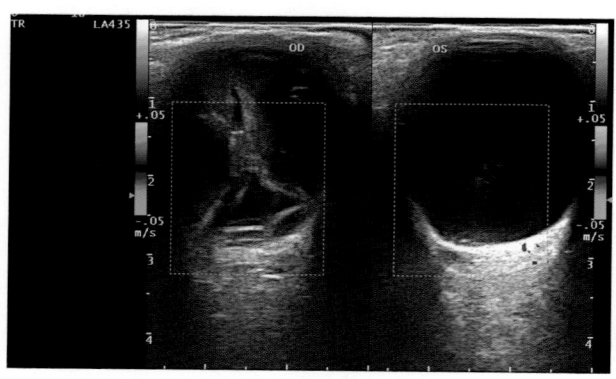

图13-7-6　爆发性脉络膜出血超声图像

CDFI表现　玻璃体内大的带状回声上可见较丰富的血流信号，但不与视网膜中央动脉、静脉相延续，脉冲多普勒频谱表现为以单纯动脉型血流为主的血流特征，与睫状后短动脉的血流特征相同。其下的点状、斑块状回声内无异常血流信号发现。眼动脉的血流参数一般无异常改变，但是视网膜中央动脉和睫状后短动脉的血流速度较正常显著下降，以视网膜中央动脉的血流参数下降显著。但是在治疗成功的病例，其视网膜中央动脉、睫状后短动脉的血流参数可较治疗前有大幅度地提升，甚至可以接近正常水平，同时患者的视功能也有显著改善。

（杨文利　胡士敏）

第八节　眼外伤

一、异物

眼部异物是眼外伤中较常见、最严重的一类疾病，它既可以直接损害眼球，又可因异物存留在眼内或眶内造成感染或化学性损伤。

异物因与眼内组织存在较大声阻差异，所以均与眼组织构成强反射界面，因眼内异物常伴有玻璃体出血、视网膜脱离、白内障、眼球壁穿孔等，在超声探查时常降低增益，使眼部正常结构模糊或并发症不明显，异物回声更加清晰可见。眼内异物中金属或接近眼球壁的异物可见后方声影，球形或形状规则界面整齐的异物常见后方"彗星征"。

（一）眼内异物

金属或砂石显示为强回声光斑、光点，塑料、玻璃、木材等因声阻小于金属异物表现为较强回声斑点。晶状体内异物缺乏后运动，玻璃体内异物后运动存在且常位于弱回声的玻璃体混浊物之中。（图13-8-1～图13-8-4）

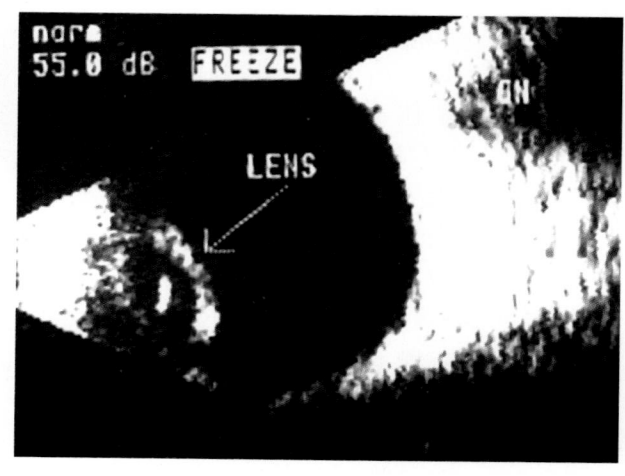

图13-8-1　眼内异物

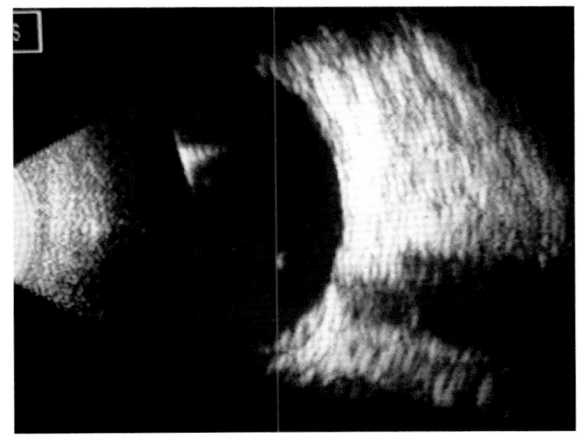

图 13-8-2 眼内异物

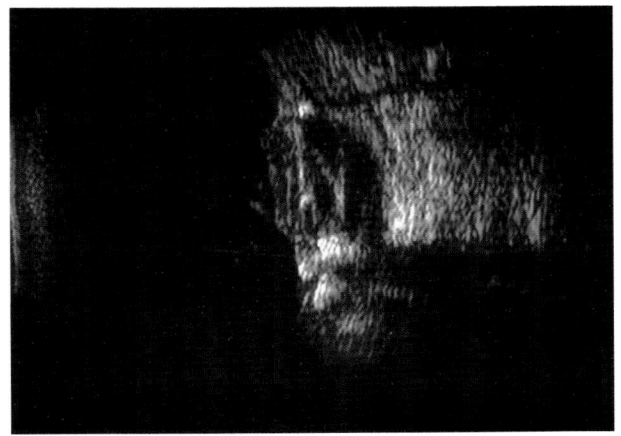

图 13-8-3 眼内异物

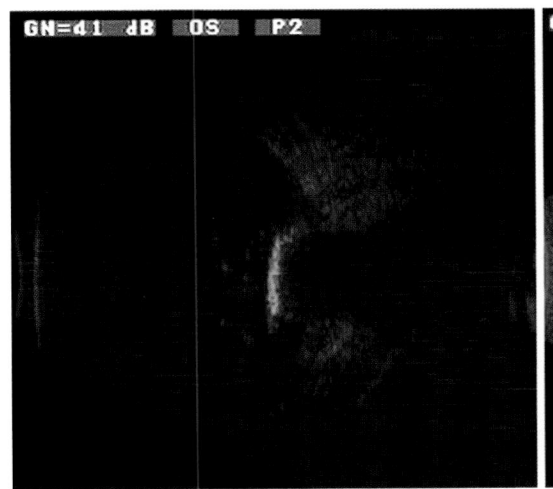

图 13-8-4 眼内异物

（二）眼球壁异物

当异物嵌顿于眼球壁时，异物光斑缺乏后运动，且后方声影明显，在受伤早期，异物周围常有出血、水肿，声像图上异物周围为弱回声裂隙环绕。附近玻璃体内可见因积血表现出的弱或中等回声混浊。降低增益可分辨异物位置（位于球内壁，球壁内或球外壁）。（图 13-8-5～图 13-8-7）

（三）眶内异物

眶内异物由于与眶脂肪均为强回声，较小异物难以发现。当异物导致眶内炎症、脓肿形成时，声像图上可显示为眶脂肪内不规则形弱回声区，其中见异物的强回声光斑或光团。（图 13-8-8）

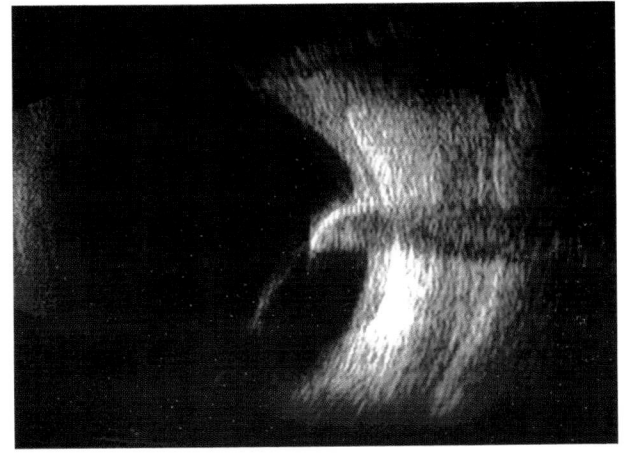

图 13-8-5 眼球壁异物

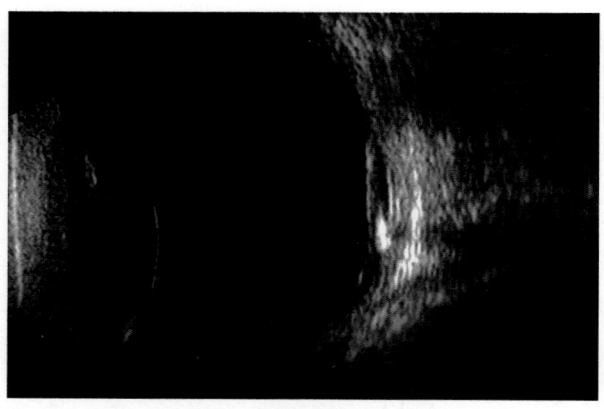

图 13-8-6　眼球壁异物

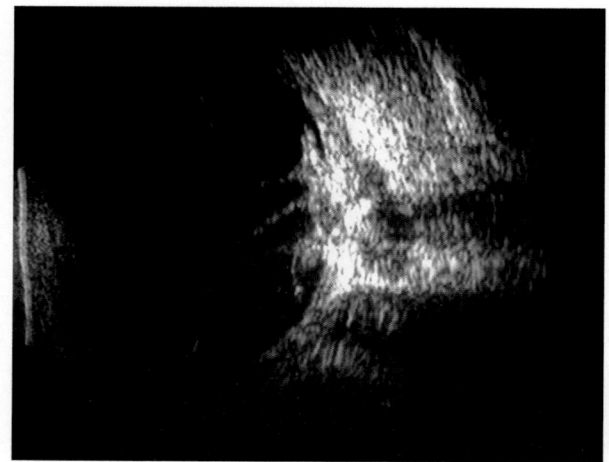

图 13-8-7　眼球壁异物

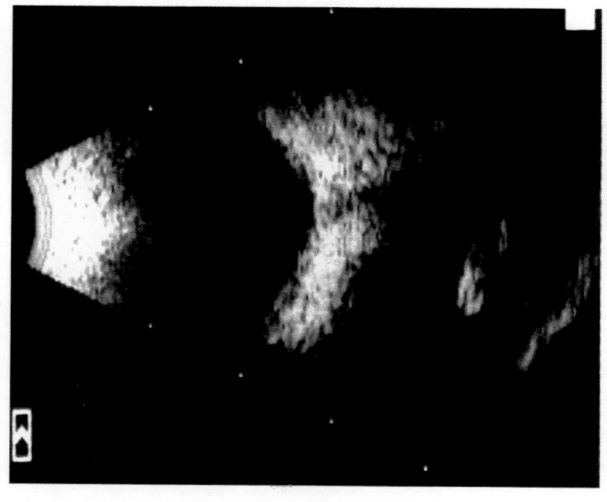

图 13-8-8　眶内异物

二、巩膜裂伤

巩膜与角膜共同构成眼球完整封闭的外壁，起到保护眼内组织，维持眼球形态的作用。钝物撞击眼球时，作用力通过液压作用向眼球壁传递，当作用力超过巩膜的承受力时，则发生受伤部位以外的间接性巩膜破裂，致眼内组织撕裂、脱出，葡萄膜大量出血，视网膜脱离等。颞上及鼻上象限是钝伤性巩膜破裂伤最多发的部位。因伤口隐匿，球结膜完整且结膜下大量出血，光学检查很难直接看到巩膜裂口，常需要超声诊断。超声检查时切记要轻巧，以防造成医源性眼内容物脱出。

（一）新鲜巩膜破裂伤

眼球壁强回声弧形光带断裂，玻璃体内大量弱回声光斑点，附近筋膜囊呈带状低回声或带状低回声区不规则增宽及眶脂肪内片状低回声，两者在断裂眼球壁处相连（图 13-8-9，图 13-8-10）

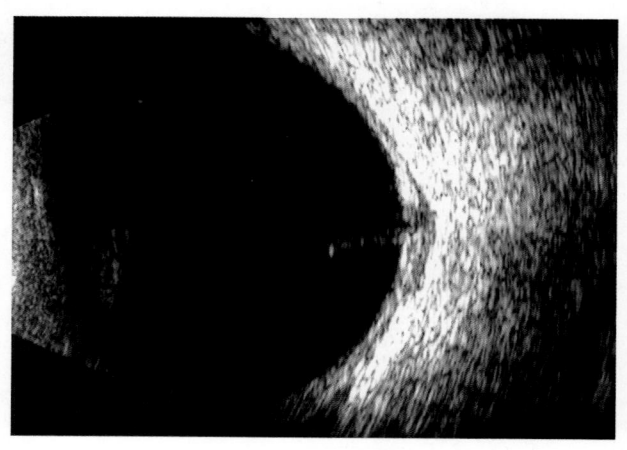

图 13-8-9　新鲜巩膜破裂伤

若巩膜裂口大，因眼内大量出血，眼内容物脱出多，同时伴有视网膜脉络膜脱离，致眼球变小，眼球壁形态失常，表现为眼内结构紊乱，眼球壁弧形光带断裂缘不甚明显，而表现为不规则中低回声区。

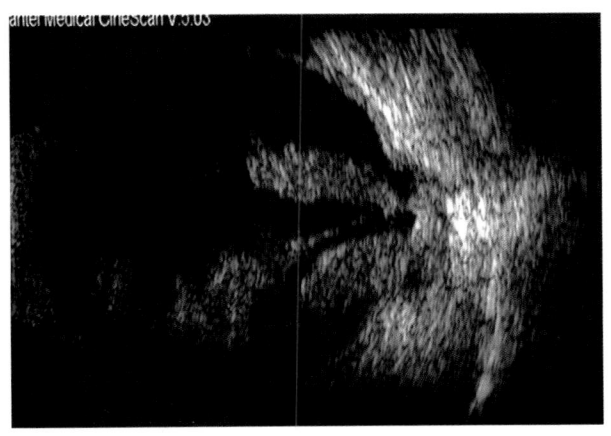

图 13-8-10　新鲜巩膜破裂伤

（二）巩膜破裂伤后视网膜脱离

巩膜破裂伤口处理不当，造成眼内增殖膜形成并牵拉视网膜，引起视网膜脱离。表现为巩膜破裂处眼球壁不均匀增厚且回声强度不均，脱离视网膜后连视盘边缘，前与不规则增厚眼球壁相连（图 13-8-11）。

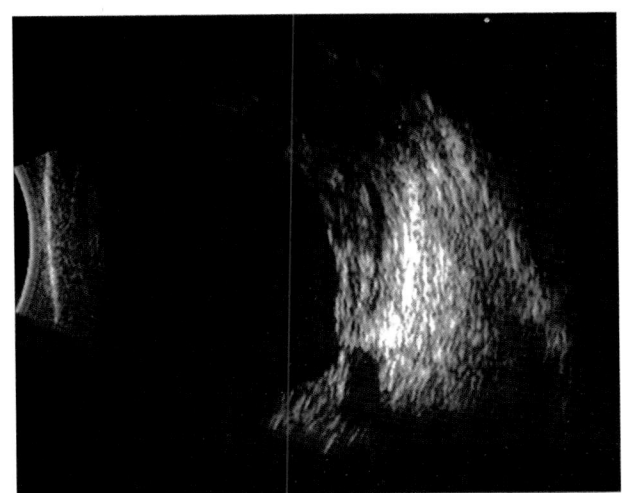

图 13-8-11　巩膜破裂伤后视网膜脱离

三、晶状体脱位

晶状体由晶状体囊和纤维组成，为形似双凸透镜的透明体，直径 9～10mm，厚 4～5mm（前后极之间），位于虹膜之后，玻璃体之前，其轴与视轴几乎一致，借助多组晶状体悬韧带与睫状体相连。其中悬韧带的睫状环后囊纤维起始于锯齿

缘，终止于晶状体后囊；睫状冠后囊纤维起始于睫状突，终止于睫状环后囊纤维附着部的前方，睫状环前囊纤维绝大部分起始于锯齿缘前 1.5mm 的睫状环处，终止于晶状体的前囊。这些纤维的完整保证了晶状体的位置正常。

眼外伤尤其是眼球钝挫伤是晶状体脱位的最常见原因。眼球突然遭受钝挫伤后，压力迫使眼球变形，眼球中间段的水平直径扩大，房水冲击晶状体，随后，由于反弹力的作用，玻璃体回跳冲击晶状体，如此晶状体前后部反复震动，将晶状体悬韧带扯断，若部分断裂则晶状体向一侧移位，即晶状体半脱位，全部断裂时掉入玻璃体或进入前房即晶状体全脱位。

晶状体轻度半脱位及前脱位目前眼科专用 10MHz 超声诊断仪难以探查清楚。超声生物显微镜可明确诊断。

（一）晶状体不全后脱位

晶状体位置未见强回声碟形光斑，前段玻璃体内出现与眼球壁相连的晶状体大小的椭圆形强回声光环，因常发生晶状体混浊，所以环内见中高回声斑点。（图 13-8-12）

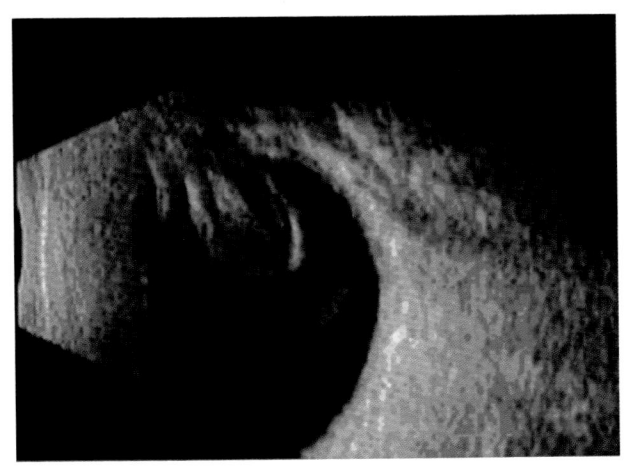

图 13-8-12　晶状体不全后脱位

（二）晶状体完全后脱位

晶状体位置未见强回声碟形光斑，玻璃体内出现椭圆形强回声光环，环内无回声，当继发白内障时环内可见回声斑点，并因晶状体肿胀使光环变大；光环常随眼球转动而向低位移动；长期后脱位的晶状体可与眼球壁紧密相连或造成视网

膜脱离（图 13-8-13、图 13-8-14）。

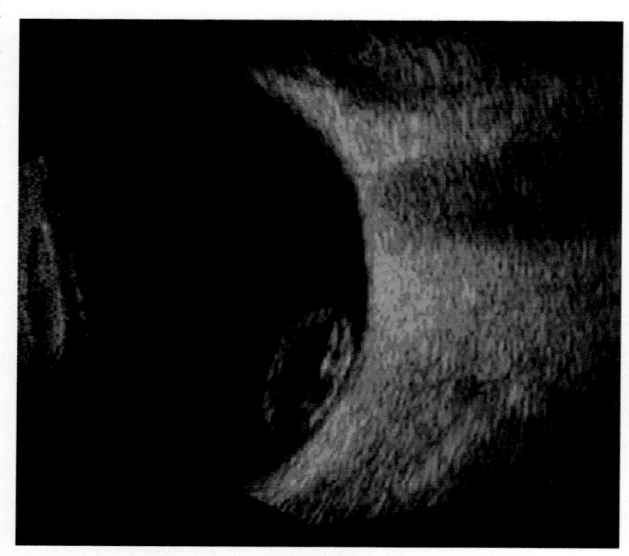

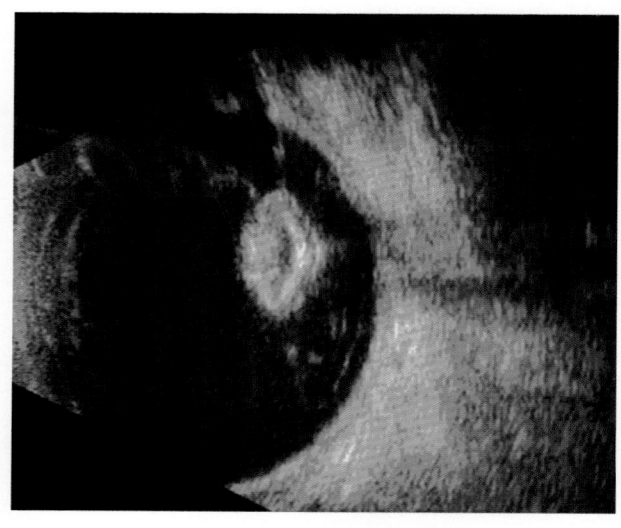

图 13-8-14　晶状体完全后脱位

图 13-8-13　晶状体完全后脱位

（李舒茵）

第十四章　眼眶

第一节　概述

　　眼眶为人体颅面部两个骨腔样结构，其内包含眼球及眼附属器，位置表浅，超声检查可以清晰地显示眶内眼球结构及眶内眼球后各软组织正常结构，对于眶内肿瘤、炎症、畸形、出血、水肿等也均有相应的显示，可以为临床医师提供诊断参考。由于超声具有操作简便、无创、价格低廉、易于多次重复检查，活体实时观察等独特的优势，在实际应用中多由临床医生自己执行检查，检查结果与疾病诊断、治疗结果观察等结合紧密，已成为眼眶医师临床不可缺少的检查方法。随着近年来科学技术的不断发展，新的彩色多普勒超声技术以及超声造影技术的应用，不断提高超声检查技术的临床应用价值，受到临床医师的青睐。

（肖利华　鲁小中）

第二节　眼眶局部解剖

　　眼眶　由上、下、内、外四个眶骨壁组成的骨腔，左右各一，两侧对称。（图14-2-1）

一、眼眶壁

　　眶壁是由额骨、蝶骨、颧骨、上颌骨、颚骨、

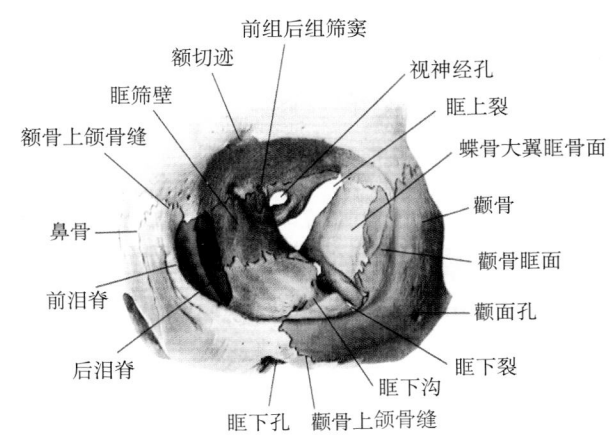

图 14-2-1　眶骨及眶的孔裂示意图

泪骨和筛骨7块骨构成。眼眶的形状前方开口为眶缘，略呈四边形，到眶后部过渡为三棱锥形，最深部为眶尖，有视神经孔、眶上裂及眶下裂与颅腔相通，眶前部鼻内下方上颌骨内有一骨管为骨性鼻泪管，自泪囊窝向下通至下鼻道前缘。眼球位于眶腔之前，眶内容包括眶内肌肉、血管、神经、泪腺、筋膜和眶脂肪。在超声上眶腔内各软组织结构均可显示，眶骨壁只能显示骨壁的前界面，骨壁内情况及眶骨的孔、裂等正常情况下不能显示。

二、眶内肌肉

　　眶内肌肉　包括眼外肌、提上睑肌和平滑肌。
　　1. 眼外肌　司眼球运动，功能障碍时出现眼

球固定。总共有6条：上直肌、下直肌、内直肌、外直肌、上斜肌和下斜肌。四条直肌均起自眶尖的总腱环，肌腹呈放射状向前，止于相应方位的巩膜上肌止点。上斜肌起自视神经孔内上方的蝶骨体，分为两幅，第一幅沿眶内壁的上方向前至眶前部内上角的滑车，第二幅通过滑车向后、外折返，止于眼球赤道部后方。下斜肌起自眶底的前内侧的泪后脊，向后外行，在下直肌下方交叉后，止于眼球后外部。

2. 提上睑肌　司上睑睁眼动作，功能障碍时出现上睑下垂。起自眶尖肌腱环的上方，在上直肌上方前行，肌腹薄。至眶隔后变为扇形腱膜，大部分纤维止于睑板前面的皮肤及睑板下1/3。

3. 眶内平滑肌　不发达，正常情况下超声不显示。

三、眶脂肪

眶脂肪充填于眶内重要结构之间，其多少直接影响眼球的突出度。眶脂肪内是发生炎症、肿瘤等病变的常见部位，脂肪本身也可出现各种病变。

四、泪器

泪器包括泪腺和泪道两部分，泪腺分为主泪腺和副泪腺。副泪腺位置表浅，眶内部分为主泪腺，位于眶外上方前端泪腺窝内。泪腺是炎症、肿瘤的好发部位，由于位置表浅，超声检查泪腺前端结构常显示欠清，需要注意观察。

五、血管、神经

1. 血管　眼动脉是眶内结构主要供血血管，是颈动脉发出的第一个分支，通过视神经孔由颅内进入眼眶，先走形于视神经下方，然后向外、向上、向内绕过视神经，走形于视神经内上方。眼动脉入眶后依次分出视网膜中央动脉、泪腺动脉、后睫状动脉、肌支、筛前动脉、筛后动脉和眶上动脉。视网膜中央动脉是视网膜唯一的供血血管，发生病变或栓塞后，可引起不可逆的视力丧失。眶内静脉主要有眼上静脉及眼下静脉，眼上静脉走行于上直肌和视神经之间，向后经眶上

裂进入海绵窦，正常情况下超声显示不清，发生海绵窦动静脉瘘时可高度扩张，并搏动，静脉血内出现动脉频谱。眼下静脉走行于下直肌和视神经之间，主干与眼上静脉汇合或单独经眶下裂入海绵窦，分支经过眶下裂与翼状静脉丛联系。

2. 神经　包括视神经及运动神经、感觉神经和自主神经，另外还有睫状神经节和其分出的睫状短神经。在超声上一般只能显示视神经。视神经分为眼内段、眼眶段、管内段和颅内段。超声可显示前两段。眼内段是视神经通过眼球壁的一段，长0.7~1mm，前方是视乳头。眼眶段位于眶内肌圆锥中，起自眼球后极至视神经管，长25~30mm，横径3~4mm，走形略弯曲，呈"S"形，此段在B型超声检查时显示为视神经暗区。

（肖利华　鲁小中）

第三节　检查方法

一、仪器条件

1. 彩色多普勒超声仪　探头频率：眼浅表部位用10~20MHz，眼球部位用7.5~10MHz，球后眶内部位用7.5MHz，对球后及眶内肿瘤的检查穿透力强，但生成的图像分辨率稍差。

2. 眼科专用超声仪　探头频率10~20MHz，兼有A、B型显示，眼科A型显示超声用于生物学测量，具有方便，精确的特点。另外在眼眶科常用的还有一种特殊的标准化A型超声，最早由Ossoinig发明并使用，它采用非聚焦8MHz探头，配有标准的组织模块，参考其标准分贝设定一个标准的组织灵敏度，使每一位检查者在检查同一类型的组织时，能获得相同的图像，方便于不同组织、病变及肿瘤的鉴别诊断。B型超声随着超声频率的升高，检查的深度逐渐降低，其对球后及眶内肿瘤的检查穿透力逐渐变差，但生成图像的分辨率会逐渐升高。现眼科有50MHz的超声显微镜，用于眼前节的检查，对角膜、虹膜、前房角等能更清晰和动态的观察。

二、检查方法

（一）常规检查法

超声检查多用直接实时扫查法。患者可以仰

卧位或背对超声检查仪半坐位，头部靠近超声检查仪，检查者面对患者和屏幕，适当调整位置，使检查者在检查时，可以同时观察显示屏和患者的眼球位置。可令其轻闭双眼，将探头上涂以耦合剂，放置在被检查者的眼睑上，再令非检查眼睁开，直视前方，这样很容易扫查到眼球轴位像。也可嘱患者注视一个固定视标，通过移动视标，得到不同的眼球检查位置。临床上多将探头涂抹耦合剂后直接接触眼睑检查，在特殊需要时，也可使用专用水囊、水凝胶块放置于眼睑上再行超声检查或将角膜表面麻醉后，直接将超声探头放置于角膜前检查。

（二）眼用B超检查方法

眼科专用B超均为扇形扫描，探头部设有扫描方向标记，眼内扫描有两种基本方法，经轴位扫描和不经过轴位扫描，经轴位扫描探头置于眼睑中部，超声束通过眼睑从角膜表面中心通过前方、瞳孔、晶体、玻璃体、球壁至球后视神经，图像显示一定有角膜、晶体、视神经，球后肌圆锥呈等腰三角形；不经过轴位扫描又称为非轴位扫查，其图像偏离眼的正中，声像图中无晶体，又可分为横扫描（探头标记与角膜缘平行）、纵扫描（探头标记与角膜缘垂直）、赤道扫查（眼球尽量向下方看，探头声束与眼球赤道部平行）等。眼眶超声检查与眼内检查类似，但分为两个检查途径：经眼扫描（即扫描声束经过眼球）和眼旁扫描（扫描声束不经眼球）。经眼扫描主要用于眼眶后部的病变，而眼旁扫描用于眼球周围浅层的眼眶病变（常在眶周围可触及肿块，如鼻窦和泪腺等）。

1. 经眼轴位扫描　探头放置于患者闭合的眼睑中央或直接放置于表面麻醉后的角膜中央，令患者健眼向前固视，声束经过眼球和视神经，此方法易了解病变与眼球和视神经的关系。轴位扫描也分水平轴位和垂直轴位，水平轴位时，探头标志向患者鼻侧，垂直轴位时，探头标志向上，斜行扫描标志也向上。

2. 经眼横扫描　探头放置于患者闭合的眼睑上，探头标志方向与角膜缘平行，扇形声束沿角膜缘平行扫描，经过眼球横扫对侧眼眶，可以显示探头对侧眶后部病变，可显示病变不准确的左右径。当探头沿角膜缘水平横扫时，标志向鼻侧，

垂直和其他位置横扫时，标志都向上。基本位置与眼内扫描方法相同。（图14-3-1）

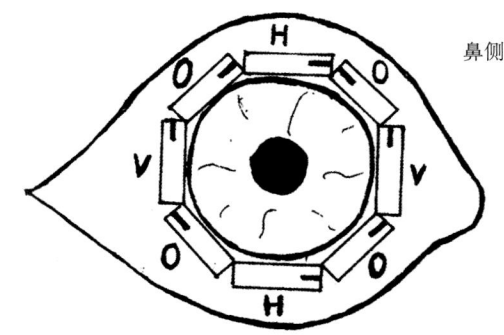

鼻侧

探头标志方向与角膜缘平行，H＝水平方向探头位置，O＝斜行探头位置，V＝垂直探头位置，垂直和斜行扫描探头标准始终向上

图 14-3-1　经眼横扫描示意图

3. 经眼纵扫描　探头放置于患者闭合的眼睑上，探头标志方向始终垂直于角膜缘或朝向角膜中央，声束经过眼球横扫对侧眼眶，可以显示探头对侧眶后部病变，可显示病变的前后径，并可保证球后部眶内观察对象始终显示在屏幕上方。（图14-3-2）

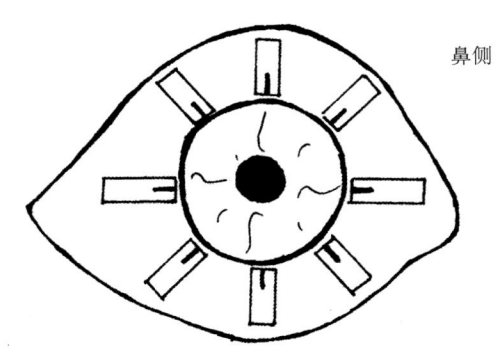

鼻侧

探头标志方向始终朝向角膜中央

图 14-3-2　经眼纵扫描示意图

4. 眼旁扫描　指扫描声束不经过眼球，可显示眶前部病变与眼球和眶壁的关系，也可分横扫描和纵扫描。眼旁横扫描：探头置于患者闭合的眼睑上、眼球和眶骨缘之间，探头标记平行于眶骨缘，原则同经眼横扫描。眼旁纵扫描：探头置于患者闭合的眼睑上、眼球和眶骨缘之间，探头标记垂直于眶骨缘，原则与经眼纵扫描略有不同：扫描上半部眼眶时，探头标记朝向眶缘，扫描下

半部眼眶时，探头标记朝向眼球。这样可以使得所有病变在屏幕上均显示在适当的解剖位置即眼球上方病变显示在眼球上方，眼球下方病变显示在眼球下方。（图 14-3-3、图 14-3-4）

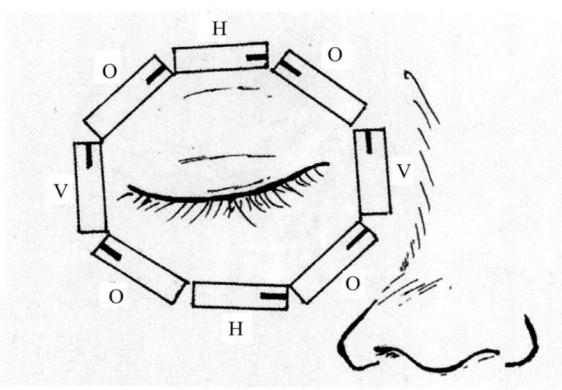

探头标记平行于眶骨缘。H＝水平方向探头位置，O＝斜行探头位置，V＝垂直探头位置，垂直和斜行扫描探头标准始终向上

图 14-3-3　眼旁横扫描示意图

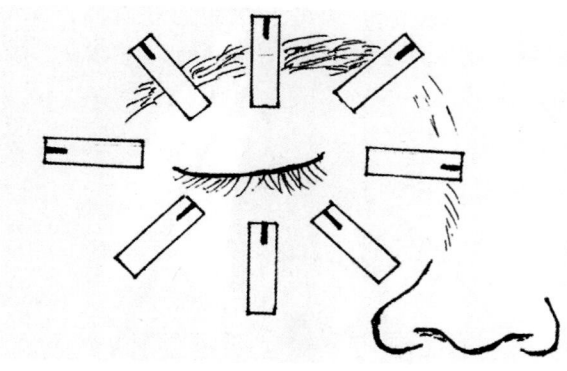

扫描上方及水平部位时，探头标记朝向眶缘，扫描下方部位时，探头标记朝向眼球。这样可以使得所有病变在屏幕上均显示在适当的解剖位置

图 14-3-4　眼旁纵扫描示意图

（三）标准化 A 超检查方法

检查前先使用标准组织模块设定组织灵敏度，由于 A 超探头体积小，为了减少眼睑皮肤对声能的衰减，提高检查效果，可给予患者角膜表面麻醉，将 A 超探头直接放置于患者角膜表面进行检查。眶内 A 超检查也分为经眼检查法和眼旁检查法。发现病变后应记录病变的大小、边界、病变内波峰高度，是否整齐，声衰减等情况，检查过程中，应注意双侧对比检查，以发现异常。对于

标准化 A 超检查方法不熟悉的临床医师更要注意与 B 型超声检查位置结合对比，否则可能出现对检查结果不能解释的问题。

（四）动态超声检查

超声可以实时，动态的观察病变内情况，可观察病变或病变内的活动性，辅助诊断。这是超声优于 CT 和核磁等静态检查方法的一点，具体应用有：

1. 使用探头压迫眼球，可以观察病变的活动程度和软硬度。

2. 使患者转动眼球、改变体位或向某方向注视，观察病变与肌肉和视神经相对关系或观察病变的被动运动，例如血管畸形的体位性增大、囊肿内液体的活动等。

3. 观察一些特殊病变的自发活动，例如寄生虫病、动静脉畸形的自发搏动等。

4. 注射超声造影剂后，观察病变内造影剂的分布形态和浓度变化。

（肖利华　鲁小中）

第四节　眼眶正常声像图

一、标准化 A 型超声

眼眶内病变检查常使用标准化 A 型超声，与眼科 A 超相似，标准化 A 型超声只显示一维像，即一个方向的界面图像。在超声传导方向上，每遇到一个组织界面，其回声在超声仪屏幕上显示一个波峰，波峰的高度代表回声强度，回声强则波峰高，波峰的形状代表界面状况，界面整齐平滑，则波峰规则单一，界面不规则，则波峰表现为复波或丛状波。波峰在基线上的位置表示距离，病变波峰距离初始波越远，表示病变所在位置距离皮肤越深，一般基线下有标尺测距可以指示距离的具体数值。

正常眼眶 A 型超声是一个包含多个单峰波的系列波峰图像。在检查图像上，基线始端的多个饱和、高衰减波峰为始波，这是探头与皮肤接触产生的回声，一般在 5～8mm。有意义的波峰在始波之后，采用经眼检查法时，始波后为眼球回声；采用眼旁检查法时，始波后回声为眶内脂肪

或病变的回声。经眼检查法：始波后 8~20mm 出现一规则高波峰，是晶状体后囊与玻璃体界面产生的回声，因界面规则，两侧声阻差异较大，故回声波幅高而单一。晶体之后为玻璃体，缺乏声阻界面，无波峰出现，称为玻璃体平段，宽约 15mm。平段后出现一规则高波峰，略呈距离较近的高双峰顶，是视网膜和巩膜的复合回声波。之后为高低不等、杂乱的单波峰，距离越远，衰减越多，波峰高度逐渐降低，直到消失，总体宽度 15~18mm，是球后脂肪的界面回声。当超声束经过眼外肌、视神经等结构时，在脂肪的高回声中，可见到一小段的中低回声区，其出现的位置和波峰宽度与操作有关。（图 14-4-1）

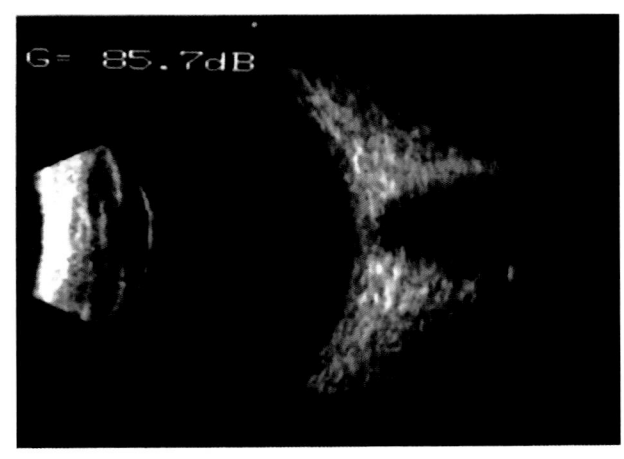

图 14-4-2　正常眼眶经眼轴位扫描法 B 型超声示意图

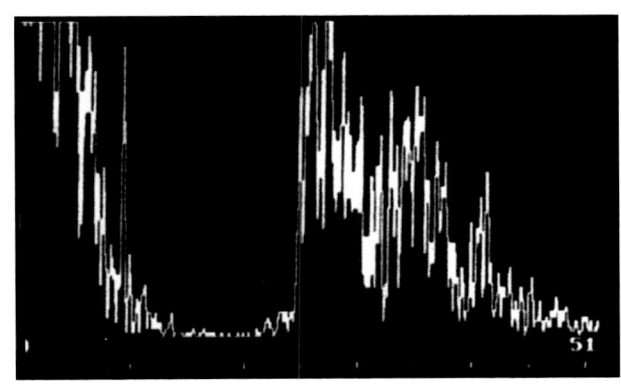

图 14-4-1　正常眼眶标准化 A 型超声示意图

二、B 型超声

（一）经眼轴位扫描法

检查图像呈扇形，前方不规则的弧形带状回声为盲区，紧随其后有一带状的无回声区，临床无意义。其后可见一弯向眼球方向的弧形回声带，为晶体后囊的界面回声，晶体后为大片暗区，为玻璃体腔，其内介质均匀，正常情况下无声阻抗界面。玻璃体腔的后端是一条连接扇形图像左右两边的大弧形回声带，为眼球后壁（包括视网膜、脉络膜和巩膜）的回声。球壁后为大片状均匀分布的中高回声，中间有一个水平方向的略呈尖部朝向眼球的三角形暗区，使整个回声光团呈"W"形状，为球后脂肪回声。三角形低回声区为视神经。（图 14-4-2）

正常成人视神经宽度（眶内段）3.8~4.2mm。

（二）非轴位扫描法

图像整体与轴位扫描法类似，但前方眼球内无晶体回声。根据不同位置，球后脂肪后可显示眶骨壁的回声界面，为一光滑的弧形回声带，其后无回声。球后脂肪内可显示各眼外肌及视神经的回声。经眼横扫描显示眼外肌、视神经断面回声，表现为类椭圆形暗区，经眼纵扫描时显示眼外肌、视神经纵切面，表现为长条形暗区。眶前部可显示泪腺结构，其内回声中低，泪腺前界常显示不清。正常情况下眼上静脉不能显示。

正常成人眼肌厚度：外直肌、上直肌、下直肌 1.0~3mm，内直肌 2.0~4.0mm。

（三）眼旁扫描

图像内无眼球结构。根据不同部位，显示相对应的眶内组织回声。

（肖利华　鲁小中）

第五节　海绵状血管瘤

海绵状血管瘤（cavernous hemangioma）因标本切面如同海绵而得名，是眼眶内最常见的肿瘤，发生于成年人，女多于男。多发生于一侧眼眶，偶见两侧眶，或一侧眶内多个肿瘤。

1. 临床概述　典型的临床表现为一侧眼缓慢、渐进性眼球突出（图 14-5-1）。早期缺乏症状和体征，患者本人多未察觉。就诊原因多为眼球突出，肿瘤多位于肌肉圆锥内，眼球轴向突出。

位于眶尖部小肿瘤早期压迫视神经，视力减退，原发性视神经萎缩，肿瘤直径小于 1cm 可不引起眼球突出。此类型肿瘤有误诊为球后视神经炎或原发性视神经萎缩的报道，应引起注意。当肿瘤压迫眼球后极，使眼轴变短出现远视与散光，也可以影响眼球的血液循环，出现脉络膜、视网膜皱褶和水肿，视力下降。位于眶中段的肿瘤，初期视力保持正常，位于眶前部的肿瘤常引起眼睑隆起，皮肤或结膜透见紫蓝色肿物。海绵状血管瘤早期不影响眼球运动神经，晚期因机械性阻碍可使眼球转动受限。肿瘤以细小血管与体循环相连，肿瘤内血液流动缓慢，眼球突出度多不受体位影响。此点可与毛细血管瘤和静脉性血管瘤相鉴别，后两种肿瘤低头时体积增大，眼球突出增加。海绵状血管瘤的治疗以手术摘除为主，位于眶尖的小肿瘤，为避免手术损伤视力的风险，可行放射治疗，如伽马刀治疗。

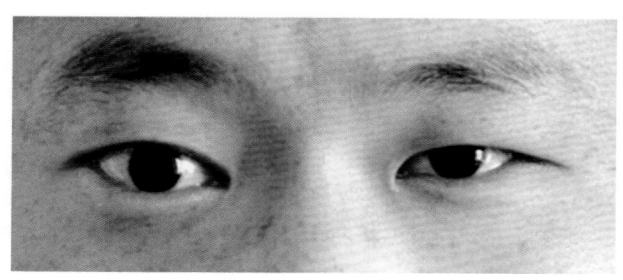

图 14-5-1 眼眶海绵状血管瘤外观，右眼轴性眼球突出

2. 超声表现 海绵状血管瘤具有完整包膜，瘤内由充满血液的静脉窦腔和纤维结缔组织构成，血液至窦壁是一强反射界面，在眼眶内脂肪强反射的衬托下，可清晰地显示肿瘤位置，大小，以及与周围重要结构的关系。由于眼科专用超声仪探查深度的限制，眶深部小肿瘤显示不清楚。

（1）A 型超声：海绵状血管瘤由血管窦和窦间纤维结缔组织构成，窦内饱含血液，窦壁是一层光滑整齐的内皮细胞，窦内的血液和窦壁组织声阻差异较大，超声在其界面形成强反射，A 型超声探查表现为高波峰，波峰高度 60%～95%，平均内反射值可达 85%，是眶内肿瘤中反射性最强的一种（图 14-5-2）。血管窦内的血液衰减声能很少，但窦间的纤维结缔组织可吸收大量超声。海绵状血管瘤的声衰减可多可少，视纤维间隔多少厚薄而定，纤维组织多者，肿瘤内峰顶连线与

基线之间的夹角（衰减角，Kappa 角）大于 45°，一般海绵状血管瘤的衰减角呈 45°（图 14-5-3）。

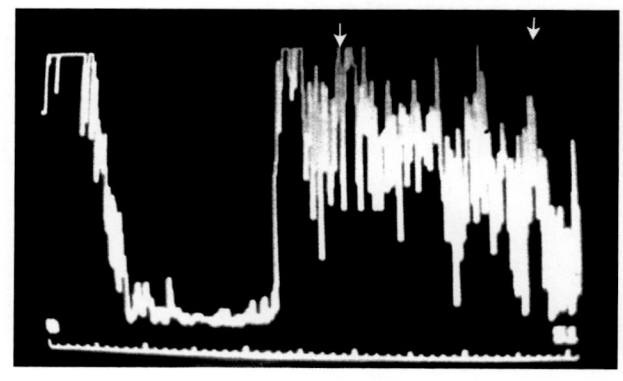

肿瘤（箭头间）内高波峰
图 14-5-2 眼眶海绵状血管瘤 A 型超声

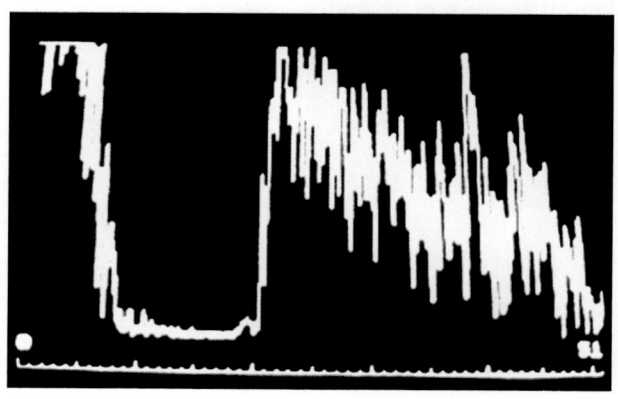

衰减角 45°
图 14-5-3 眼眶海绵状血管瘤 A 型超声

（2）B 型超声：海绵状血管瘤具有独特的声像图，这是由肿瘤本身的组织结构所决定的。肿瘤多呈类圆形，表面有与瘤体内窦间隔相联系的包膜，包膜完整光滑，内部由窦状静脉和纤维结缔组织构成，二者分布比较均匀（图 14-5-4A，B）。B 型超声显示肿瘤多位于肌肉圆锥内，类圆形，边界清楚，常常在肿瘤表面环绕一低回声环，称为肿瘤晕；由于静脉窦腔内充满血液，超声在每个窦壁和腔内的血液界面均形成强反射，在回声图上形成强而均匀的点状回声（图 14-5-5）。海绵状血管瘤属于中等度声衰减肿瘤（图 14-5-6）。由于瘤体内充满多量血液，当探头压迫眼球时，可见肿瘤轴径变短，光点密集，称为可压缩性。与眼球壁接触的肿瘤，压迫眼环，使局部变平或向玻璃体腔扁平隆起。

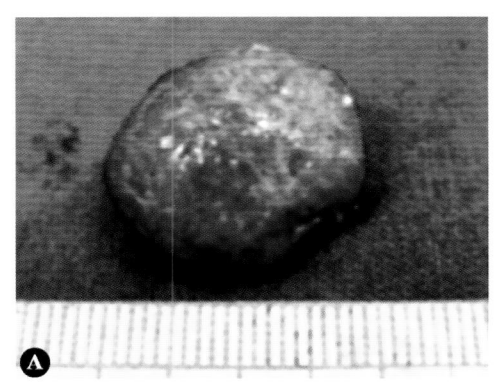 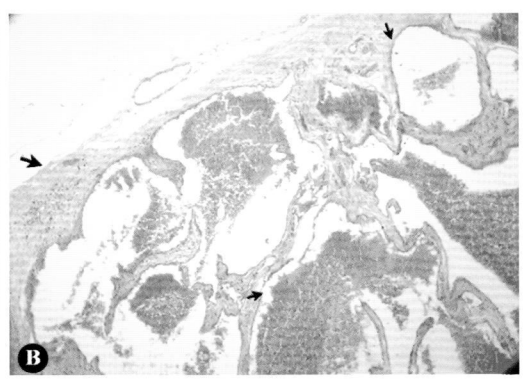

A. 标本：肿瘤呈类圆形；B. 病理组织：窦状静脉（小箭头）及纤维间隔。包膜光滑完整（大箭头）

图 14-5-4　眼眶海绵状血管瘤标本及病理组织

回声，侧面可了解肿瘤与视神经的立体关系，较 B 型超声图像更为直观。

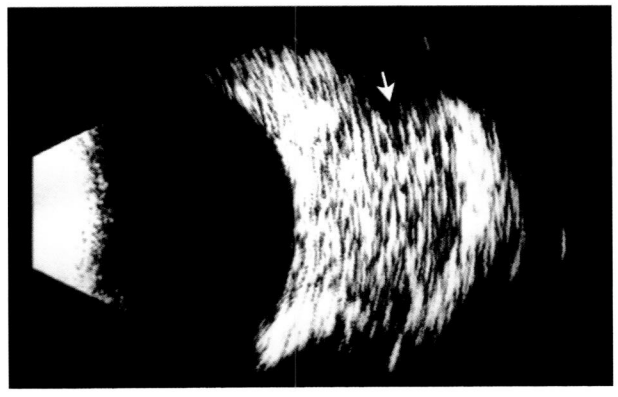

内回声强，分布均匀（箭头）

图 14-5-5　眼眶海绵状血管瘤 B 型超声

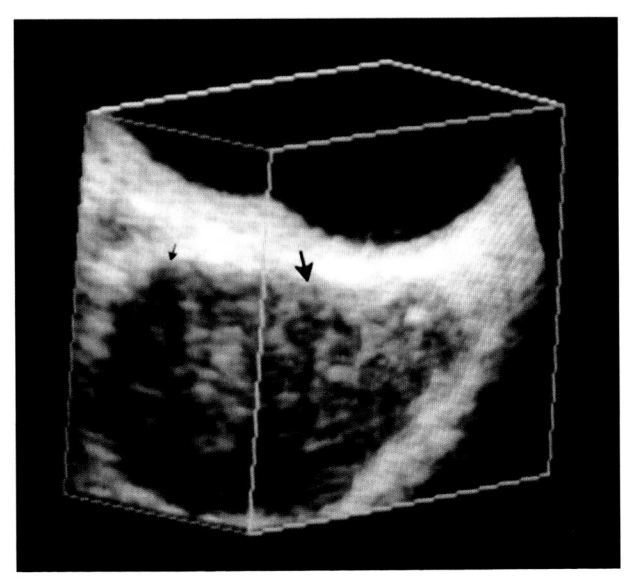

正面示肿瘤立体像（大箭头），侧面示二维像，可见视神经（小箭头）与肿瘤立体关系

图 14-5-7　眼眶海绵状血管瘤三维超声

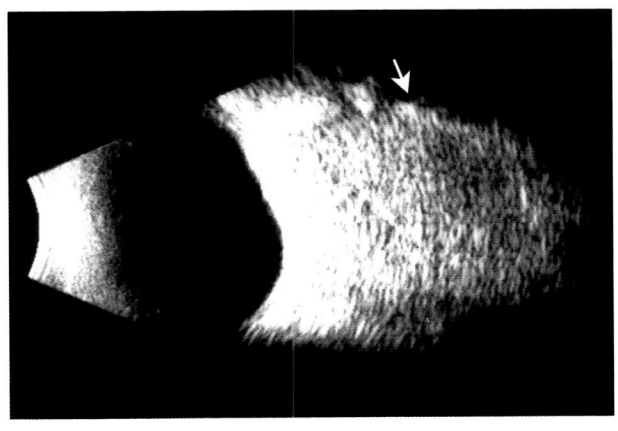

肿瘤内回声前部较强，向后渐弱，属中等衰减（箭头）

图 14-5-6　眼眶海绵状血管瘤 B 型超声

（3）三维超声：三维超声可以从各方向、各角度观察肿瘤的立体形态，并可从任意位置切割一维和二维图像，了解肿瘤内部结构，对海绵状血管瘤诊断和观察疗效有较大帮助。图 14-5-7 对肿瘤的垂直两面做二维切割，正面观察肿瘤的内

（4）彩色多普勒超声：眼眶海绵状血管瘤是一种特殊构造的血管畸形。纤细的供血动脉在肿物内直接与窦状静脉连接，血流自细小的动脉至宽大的静脉内，流动甚为缓慢，这一事实被以下临床影像所证实：①在强化 CT，注射强化剂后 25 秒摄像，只有一、二或三个少数强化点，而后逐渐扩大，在笔者病例中，最快经过 3 分钟后才能达到全肿瘤均一强化。Rootman 用 MRI 钆加强成像，从斑点到均匀强化需经 20～60 分钟；②手术时拖出肿瘤，多数病例不引起出血；③检查肿

瘤标本发现只有细小的血管束与肿瘤相连（图14-5-8）。由于肿瘤内血流缓慢，有时彩色多普勒血流显像检查缺乏血流信号。笔者回顾204例海绵状血管瘤血流显像及能量显像图片，只有66例（32.4%）发现血流或/和能量信号（图14-5-9～图14-5-12）。59例彩色信号为斑点状，7例除点状信号外还发现条状信号。脉冲多普勒检查虽然可以找到动脉血流，但比较困难，且多为低速高阻血流频谱。

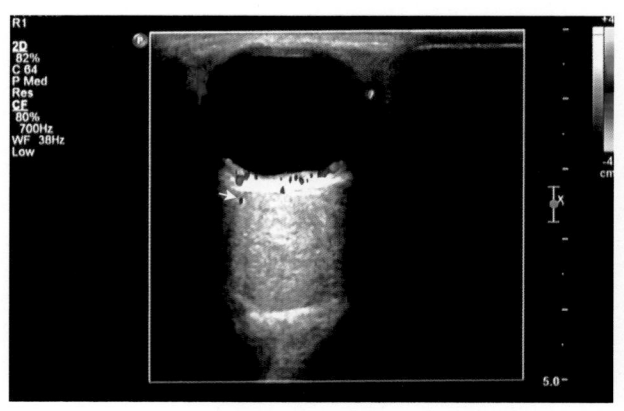

增益已达80%，肿瘤体层内只有一个点状血流信号（箭头）

图14-5-10　眼眶海绵状血管瘤血流显像

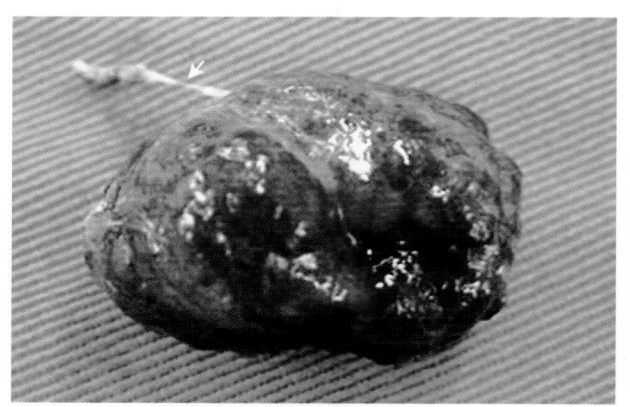

可见纤细的动静脉血管束（箭头）

图14-5-8　眼眶海绵状血管瘤标本

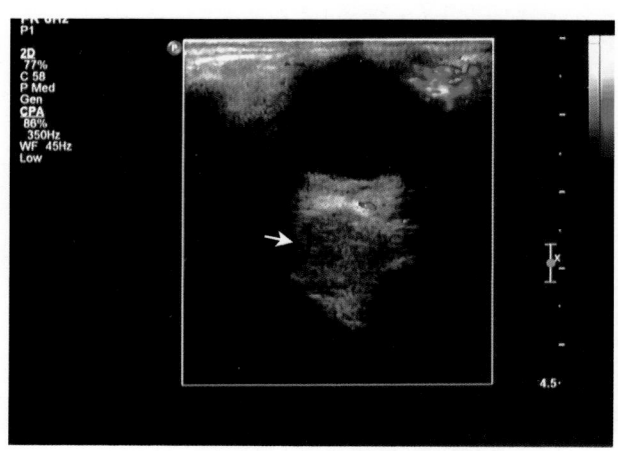

增益已达86%，肿瘤（箭头）内仍无能量信号出现

图14-5-11　眼眶海绵状血管瘤能量显像

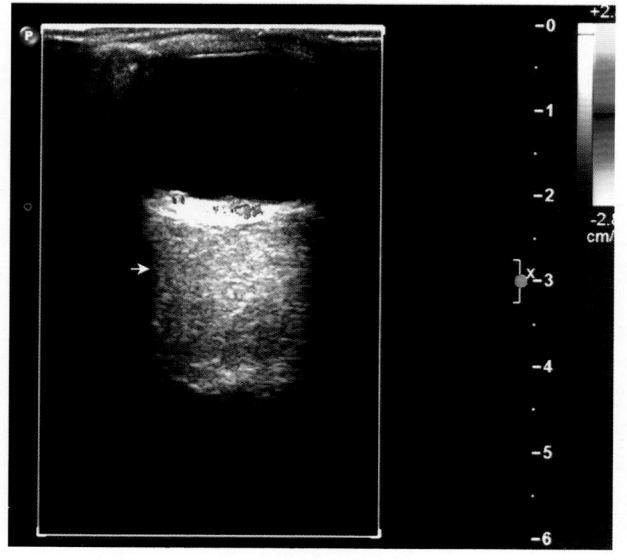

肿瘤（箭头）内无血流信号

图14-5-9　眼眶海绵状血管瘤血流显像

（5）彩色多普勒动力学检查：首先利用B型超声观察肿瘤的位置、形状、边界、和声学特征，对肿瘤进行初步判断。然后启动彩色多普勒超声，

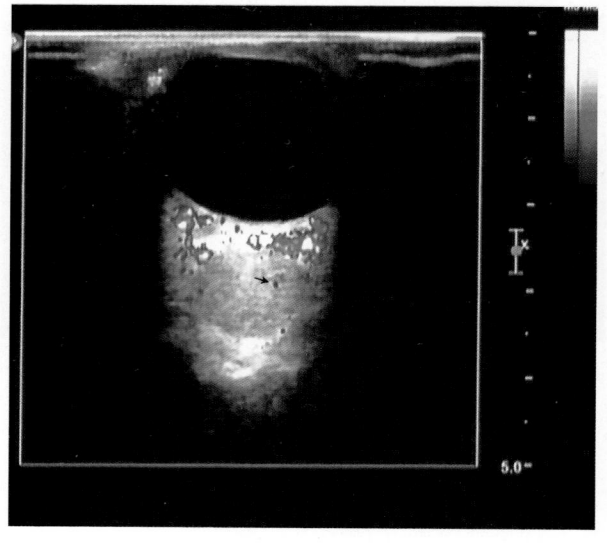

肿瘤内可见点状信号（箭头）

图14-5-12　眼眶海绵状血管瘤能量显像

海绵状血管瘤多缺乏红蓝血流信号。首先用探头缓缓压迫眼球，使压力传递至肿瘤区，肿瘤受到压迫，内部血流速度加快，出现红蓝血流信号（图 14-5-13A）。而后停止加压，保持恒定压力，此时血流信号消失，表示血液流动停止或流动缓慢，未达到彩色显示阈（图 14-5-13B）。再后逐渐解除压力，在减压过程，红蓝血流信号在原位再次出现，但颜色与加压时相反，原来的红色血流变为蓝色，说明从静脉窦流出的血液反流而回（图 14-5-13C）。在彩色血流信号出现时，行脉冲多普勒超声检查，为静脉血流频谱，但随着压力大小，血液流速加快或减慢（图 14-5-13D）。

3. 鉴别诊断　海绵状血管瘤超声特征具有特异性，诊断不困难。需要鉴别的几种常见肿瘤包括神经鞘瘤，泪腺多形性腺瘤，血管外皮瘤等。

（1）神经鞘瘤：肿瘤多位于眶上部，B超图内回声少而弱，透声性强，部分病例肿瘤内有液性无回声区。CT扫描发现特殊形状的高密度块影，如长条状、葫芦状、串珠状，或经眶上裂向颅内蔓延，以致眶上裂扩大，外沿后翘，以及肿瘤内有低密度区，均可作为诊断根据。

（2）泪腺多形性腺瘤：位于泪腺窝内，B超显示肿瘤内回声中等，肿瘤压迫眼球使之变形。CT发现泪腺区肿物呈类圆形，均质，一致性增强，有骨凹陷。

（3）血管外皮瘤：B超显示肿瘤内回声多而强，类似海绵状血管瘤，但不可压缩，彩色多普勒超声显示瘤体内丰富的红蓝血流信号，条带状，而海绵状血管瘤多缺乏血流。

彩色多普勒血流显像或/和能量显像，以及血流频谱对于鉴别诊断有较大帮助。海绵状血管瘤大多缺乏红蓝血流，或仅显示少数细小的星点状血流信号，且多为静脉血流频谱。赵红等所报告的彩色多普勒动力学检查对于诊断有更大价值，该报告曾对泪腺良性多形性腺瘤、神经鞘瘤、泪腺腺样囊性癌、淋巴瘤等实体性肿物，以及静脉曲张，囊性肿物等，进行彩色多普勒血流显像动力学检查，只有海绵状血管瘤在进行性加压过程出现红蓝血流信号，减压时显示流向相反的血流信号，可作为鉴别诊断根据。

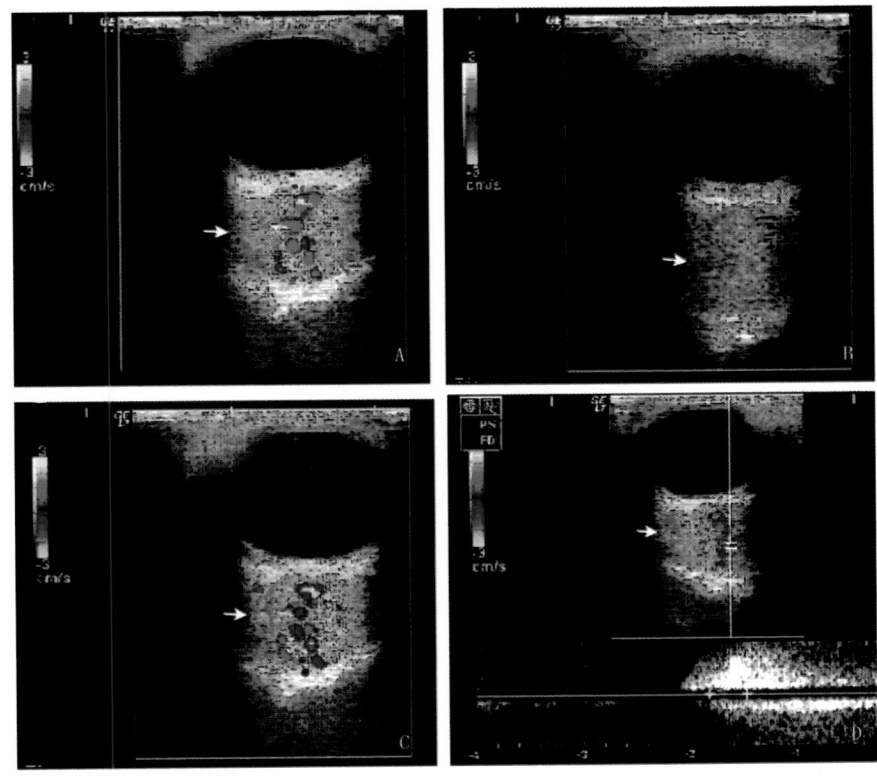

A. 加压过程肿瘤内出现丰富的红蓝血流信号；B. 保持稳定的压力红蓝血流信号消失（血流停止）；C. 缓慢减压过程肿瘤内又出现红蓝血流信号，颜色（流向）与加压时（A图）相反，原为红色血流改为蓝色；D. 血流频谱，频谱高低（流动速度）取决于压力大小。压迫及减压过程肿瘤（箭头）内的血流变化

图 14-5-13　眼眶海绵状血管瘤彩色多普勒超声动力学检查

参考文献

[1] Rootman J. Vascular malformations of the orbit: hemodynamic concepts. Orbit，2003，22（2）：103-120.

[2] 王毅，杨新吉，黑砚，等. 应用标准化 A 超诊断眼眶肿瘤. 中华医学超声杂志，2005，2（5）：280-281.

[3] 颜建华，韩姬，吴中耀，等. 眼眶海绵状血管瘤的 CT 和彩色多普勒超声诊断分析. 中国实用眼科杂志，2003，21（10）：787-789.

[4] 赵红，宋国祥，高建民，等. 眼眶肿瘤的彩色多普勒超声动力学检查及海绵状血管瘤的血流成像特征. 中华医学超声杂志，2007，4（5）：273-275.

（孙丰源）

第六节　神经鞘瘤

神经鞘瘤（neurilemoma）是神经鞘膜细胞增殖形成的一种良性肿瘤。鞘膜细胞又名雪旺细胞（Schwann cell），所以又称雪旺细胞瘤（Schwannoma）。神经鞘瘤是一种周围神经的良性肿瘤，多见于颅神经及周围神经根部、四肢及头颈部，发生于眶内者比较常见，约占眶内肿瘤的 6.4%。

1. 临床概述　神经鞘瘤发病年龄多见于 20～70 岁，无明显的性别差异。临床表现同一般良性肿瘤，隐匿而又无痛，早期很少有特征性的症状出现。来自眶内感觉神经，偶可引起自发疼痛，侵犯Ⅲ、Ⅳ、Ⅵ颅神经分支时易引起复视。发生在眶尖者，早期可出现视力减退，而误诊为球后视神经炎或原发性视神经萎缩者偶见报告。肿瘤增长可致眼球突出，呈慢性进展性突出。因肿瘤常发生于眶上部的额神经及其分支，故伴有眼球向下移位（图 14-6-1）。眼底可表现为视乳头水肿或视乳头原发萎缩，脉络膜及视网膜皱褶或水肿。眶内神经鞘瘤 10%～15% 伴有神经纤维瘤病，故可伴有皮肤咖啡色斑。

2. 超声检查

（1）A 型超声：神经鞘瘤多发生在肌锥与上眶壁之间，从眶缘向后延长至眶尖。A 型超声探头较小，操作灵活，显示这一间隙的肿瘤较为方便。神经鞘瘤的组织结构虽然可分为 antoniA 型和 antoniB 型两类，但肿瘤的反射界面其两侧声阻差异均较小，总体上属于低或中等回声性、少

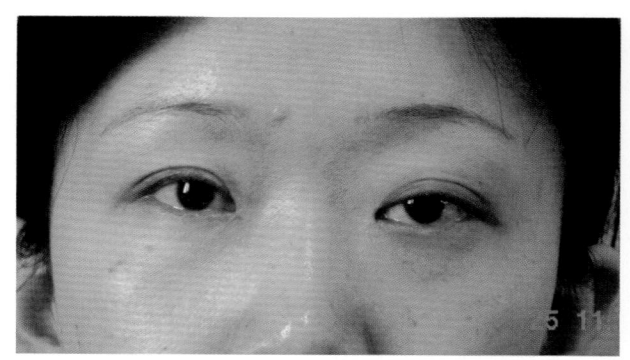

左侧眼球突出

图 14-6-1　眶内神经鞘瘤眼部外观

衰减的声学特征，偶见囊性者（图 14-6-2）。A 型超声显示入和出肿瘤波为高波峰，内有低至中等反射，可有无反射性囊腔（图 14-6-3）。

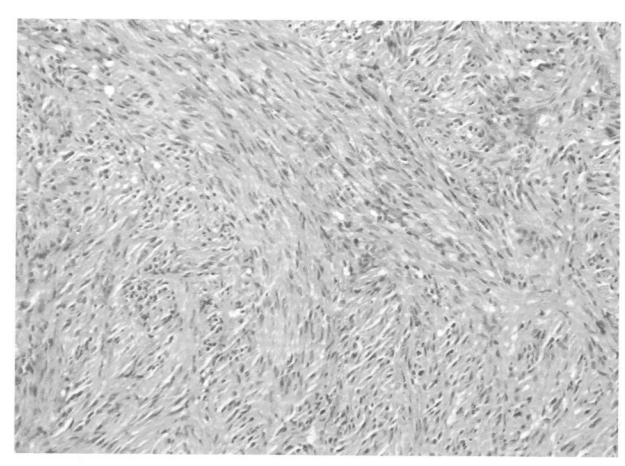

组织界面较少

图 14-6-2　眼眶神经鞘瘤镜下观

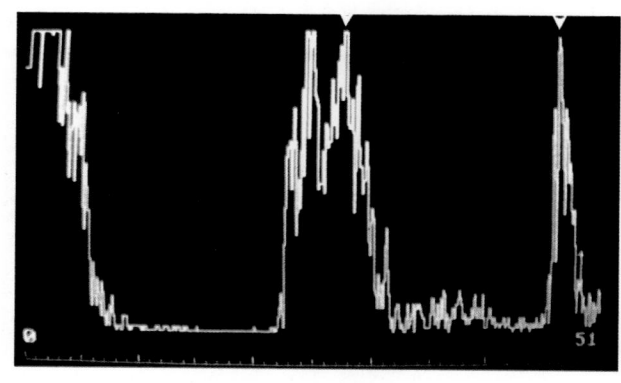

入和出肿瘤为高波峰（箭头），肿瘤内低波峰

图 14-6-3　眼眶神经鞘瘤 A 型超声

（2）B 型超声：在二维像上分析肿瘤形状

对鉴别诊断有一定意义。神经鞘瘤的形状因所在部位不同而有一定区别，发生在额神经、眶上神经和滑车上神经的肿瘤，大多数沿神经干向后发展，形状呈不规则的长条状、长椭圆形或串珠状，边界清楚，内回声少而弱（图 14-6-4A、B）。肌肉圆锥内的神经鞘瘤，多发生在感觉神经的末端，肿瘤扩张性增长，B 型超声显示类圆形、椭圆形或锥形，边缘清楚、光滑，可见肿瘤晕，肿瘤内部低或中等回声，偶见强回声（图 14-6-5）。眶内神经鞘瘤常有大小不等形状各异的液化腔形成，B 型超声显示在实体区内可见液性暗区，该瘤声衰减较少，有轻度可压缩性（图 14-6-6）。

（3）彩色多普勒超声：可显示肿瘤内有彩色血流，神经鞘瘤内血流可多可少，笔者回顾 44 例眶内神经鞘瘤彩色多普勒超声检查资料，其中发现红蓝血流信号者 35 例（79.5%），多数位于肿瘤前部，呈斑点状或条状与斑点混杂的红蓝血流信号，一个体层的血流信号数量多数病例小于 6个（图 14-6-7）。脉冲多普勒检查多为高速高阻动脉血流（图 14-6-8）。

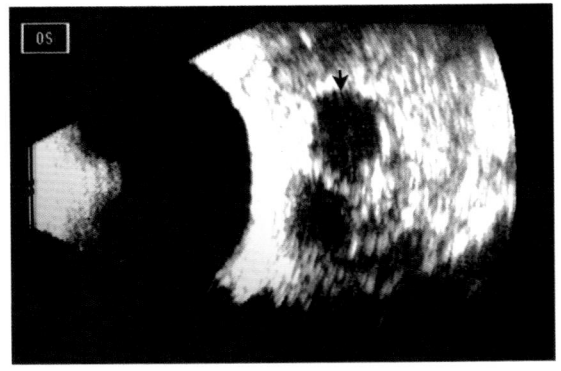
实体性病变内有液性无回声区（箭头）和间隔
图 14-6-6 眼眶神经鞘瘤 B 型超声

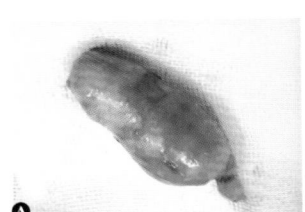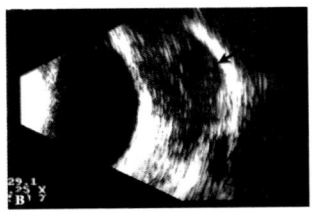
A. 标本；B. B 型超声。肿瘤长椭圆形，低回声（箭头）
图 14-6-4 眼眶神经鞘瘤标本及 B 型超声

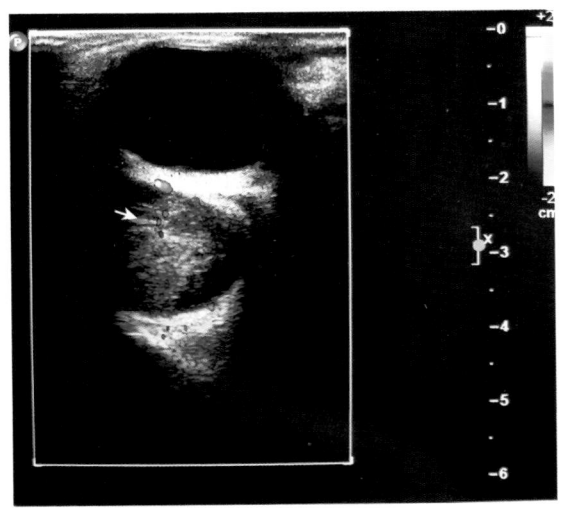
可见肿瘤内有红色血流信号（箭头）
图 14-6-7 眼眶神经鞘瘤彩色多普勒血流显像

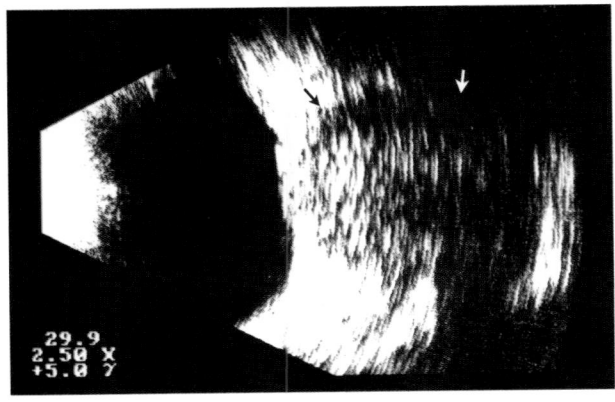
肿瘤呈类圆形，中等内回声（箭头）
图 14-6-5 眼眶神经鞘瘤 B 型超声

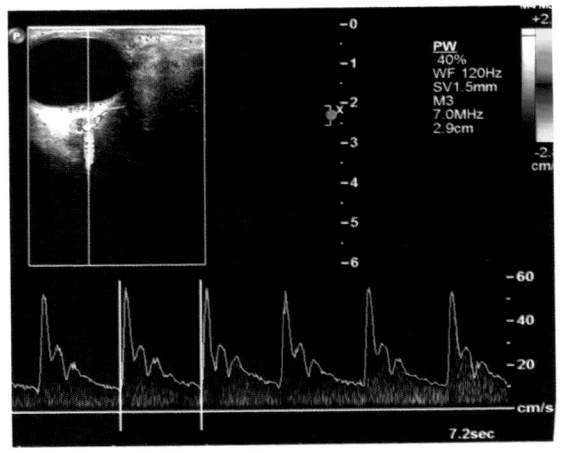
高速高阻动脉血流
图 14-6-8 眼眶神经鞘瘤血流频谱

（孙丰源）

参考文献

Song Guo-Xiang. Orbital lesios：Enlightenment from 1012 orbital operations. Asian Hospital，1988，73：832—834.

第七节　神经胶质瘤

视神经胶质瘤（optic nerve glioma）是儿童主要的眶内肿瘤，占眼眶原发性肿瘤的 1.5%～3.5%。本病可伴神经纤维瘤病。

1. 临床概述　视神经胶质瘤多发于学龄前儿童，发生在 10 岁以内的占 75%。视神经胶质瘤的临床表现包括无痛性、渐进性视力下降、眼球突出和视乳头水肿或萎缩，其他表现如斜视、眶深部肿物、眼球运动障碍，皮肤棕色素斑也常见到（图 14-7-1）。儿童视神经胶质瘤与神经纤维瘤病有一定关系，二者合伴的病例可达 29%。

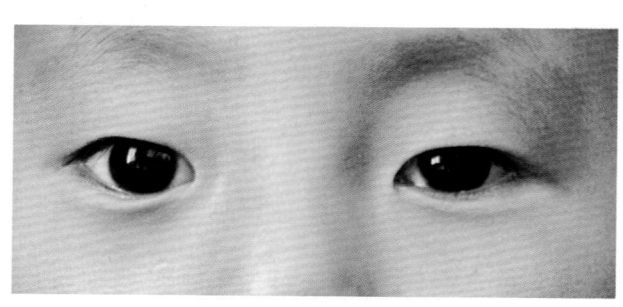

右眼轻度向前突出
图 14-7-1　视神经胶质瘤外观

2. 超声表现

（1）A 型超声：轴位 A 型扫描，入肿瘤波高，内回声少，波峰较低，而波峰连线与基线呈锐角，说明肿瘤衰减较少（图 14-7-2）。视神经胶质瘤低反射，而脑膜瘤中反射，以此可以鉴别。

（2）B 型超声：①根据肿瘤形状，视神经呈梭形增粗，前角变钝，边界清楚，内回声较少，前部稍多后部较少，这是由于超声声束与瘤细胞间隔接近平行所致（图 14-7-3A，图 14-7-3B），如有液化腔可见无回声区，加压不变形，有时可见视神经呈扭曲状态；②如有视乳头水肿显示视乳头光斑向前移位，声束与肿瘤内反射界面近于垂直，内回声增多，且强弱不等（图 14-7-4）；③移动探头位置，并转换入射角度，多方向检查可看到突出的视乳头光斑与球后视神经肿瘤连为一体（图 14-7-5）；

④嘱患者眼球转动，可见肿瘤前端逆眼球方向运动，即眼球向上注视，肿瘤前端向下移位；⑤眼球后极部被肿瘤压迫变平（图 14-7-6）。

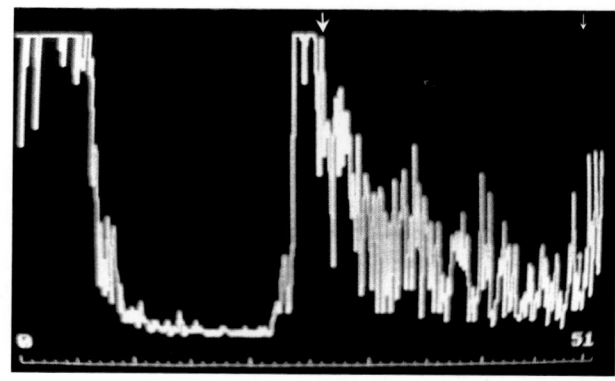

入肿瘤高波峰（大箭头），出肿瘤为中波峰（小箭头），肿瘤内低中波峰
图 14-7-2　视神经胶质瘤 A 型超声

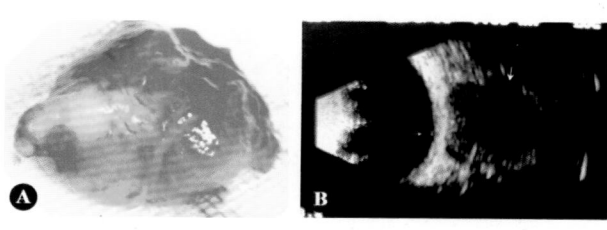

A. 标本。B. 型超声。视神经梭形肿大，内回声甚少（箭头）
图 14-7-3　视神经胶质瘤标本和 B 型超声

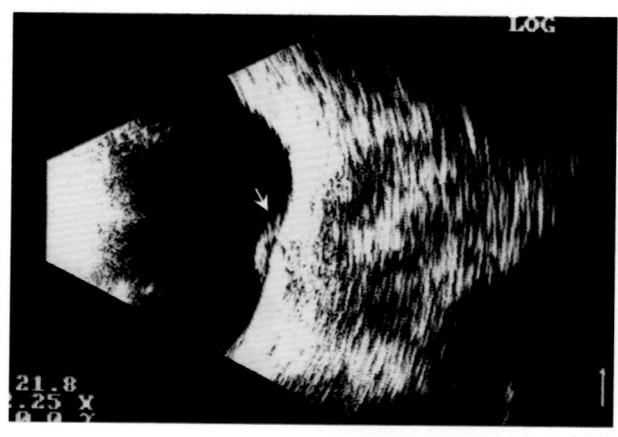

视乳头光斑向前突出（箭头）
图 14-7-4　视神经胶质瘤 B 型超声

（3）彩色多普勒：视神经胶质瘤血流不丰富，彩色多普勒显像可显示肿瘤内无或有少量彩色血流信号，脉冲多普勒检测多为动脉血流（图 14-7-7A，B）。

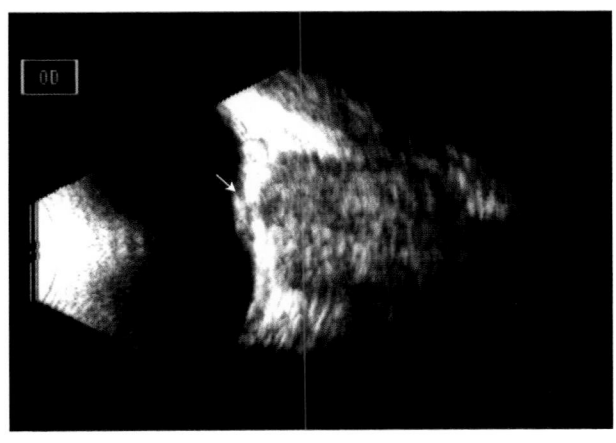

肿瘤与水肿的视乳头相连（箭头）

图 14-7-5　视神经胶质瘤 B 型超声

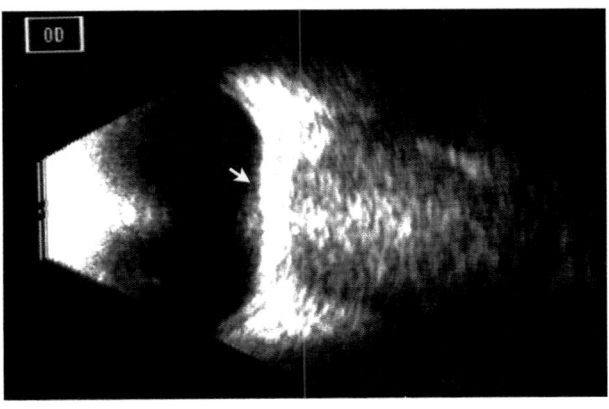

眼球后极部被肿瘤压平（箭头）

图 14-7-6　视神经胶质瘤 B 型超声

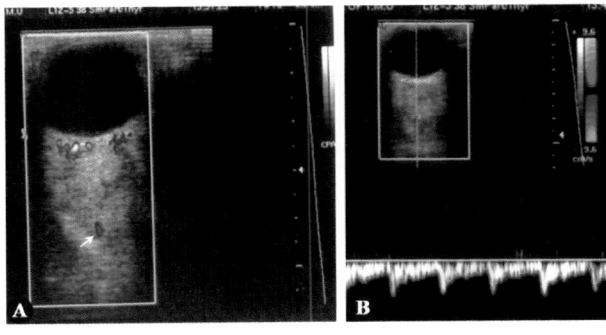

A. 能量显像　仅一个能量信号（箭头）；B. 血流频谱　向后流动的动脉血流

图 14-7-7　视神经胶质瘤彩色多普勒超声

3. 鉴别诊断：视神经胶质瘤有明显的年龄倾向，多发生于儿童时期。如有神经纤维瘤病症或家族史，对于诊断更有帮助，典型的症状和体征及特征性的影像表现，诊断并不困难。儿童时期

发现视神经管扩大者还可见于视网膜母细胞瘤和神经纤维瘤的颅内蔓延。视网膜母细胞瘤发生视神经管扩大时眼部征象已很明显，临床上如白瞳孔，眼内黄白色肿物，有利于视网膜母细胞瘤的诊断。神经纤维瘤病有虹膜结节和皮肤棕色色素斑，软性肿物等，神经胶质瘤虽可伴有神经纤维瘤病，但很少有眼睑严重改变。

（孙丰源）

参考文献

［1］　宋国祥. 视神经胶质瘤. 中华眼科杂志，1980，16：229.

［2］　Zimmerman CF，et al. Magnetic resonance imaging of optic nerve meningiomas. Ophthalmology，1990，97：585.

［3］　Gans ms，Byrne SF，Glaser JS. Standardized A－scan echography in optic nerve disease. Arch Ophthalmol，1987 Sep，105（9）：1232-1236.

第八节　脑膜瘤

眶内脑膜瘤（meningioma）原发于眶内或由颅内蔓延而来，本文所述属于前者。原发于眶内的脑膜瘤是发生于视神经鞘蛛网细胞的良性肿瘤，占眼眶原发性肿瘤的 5%～10%，国外统计少于1%，占视神经原发性肿瘤的 33%。

1. 临床概述　脑膜瘤多发生于中年女性，男女之比为 1：2～2：3。临床表现眼球突出，视力下降，慢性视乳头水肿或萎缩及视睫状静脉被称为视神经鞘脑膜瘤"四联征"。眼球突出是最常见和较早出现的体征，眼球突出的方向一般沿眼轴向前发展（图 14-8-1）；视力严重减退也是发生较早的症状之一。早期可误诊为球后视神经炎。眼底改变也是视神经脑膜瘤常见的重要体征：眼底镜所见与炎症后的继发萎缩不同，视乳头边界不清，色调灰白污秽，且向前轻度隆起，30% 患者视乳头表面出现视神经睫状静脉（图 14-8-2）。后极部向前扁平隆起及脉络膜视网膜皱褶。

2. 超声表现　超声检查对眶内肿瘤鉴别诊断有重要意义。

（1）A 型超声：脑膜瘤属于低或中回声性肿瘤，如肿瘤高波峰之后，即为高低不等的低波峰，出肿瘤波峰也较低（图 14-8-3）。

（2）B 型超声

①视神经管状增粗：在肿瘤早期管状视神经

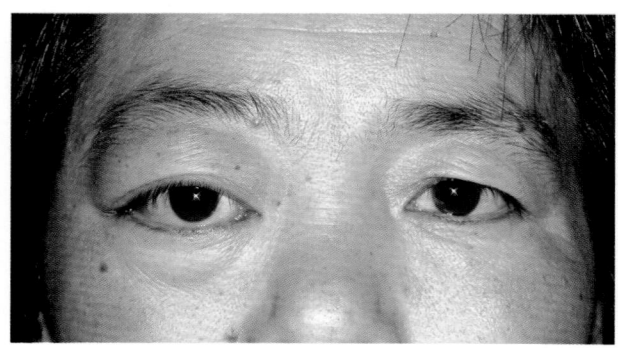

右侧眼睑浮肿，眼球突出

图 14-8-1　眼眶脑膜瘤患者外观

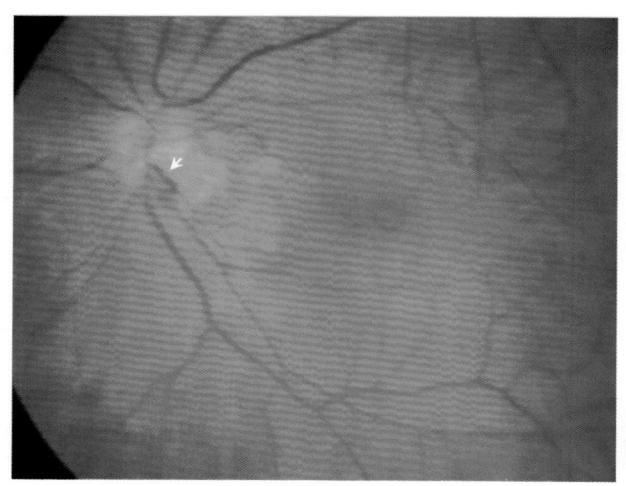

继发视乳头萎缩，5 点钟有一视睫状静脉（箭头）

图 14-8-2　视神经鞘脑膜瘤眼底

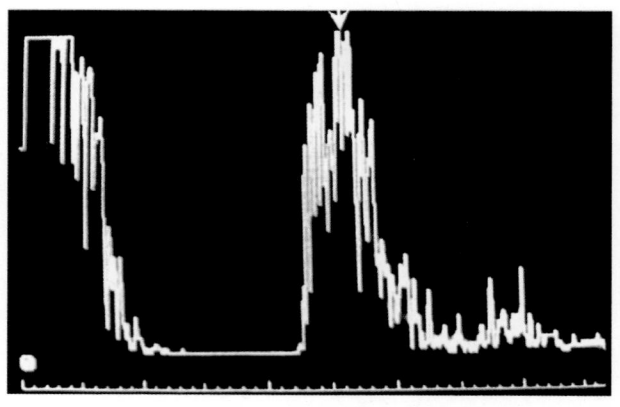

入肿瘤波（箭头）后为低波峰

图 14-8-3　视神经鞘脑膜瘤 A 型超声

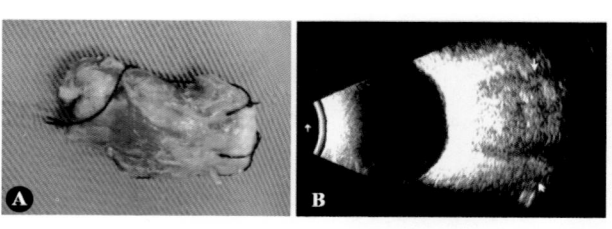

A. 标本；B. 视神经管状增粗（箭头），前部强回声光斑

图 14-8-4　视神经鞘脑膜瘤标本及 B 型超声

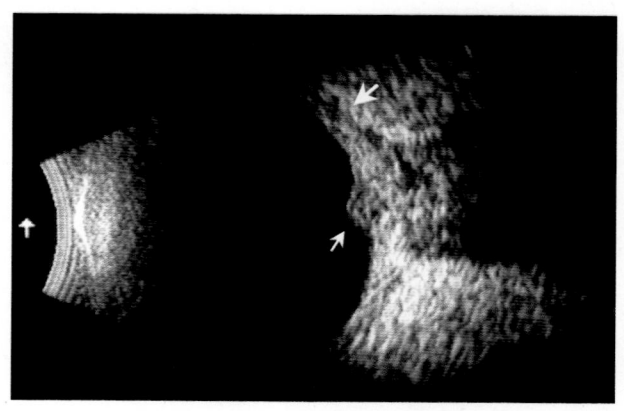

视神经管状增粗，视乳头前突（小箭头），眼球筋膜水肿（大箭头）

图 14-8-5　视神经鞘脑膜瘤 B 型超声

增粗较为多见，表示瘤细胞沿蛛网膜和硬脑膜向前、向后蔓延，硬脑膜尚未被穿破，视神经纤维及其周围的肿瘤呈不规则的管状（图 14-8-4A）。B 型扫描图像显示视神经前端角度加宽，视神经增粗，前端可见强回声光斑，有时两侧有重复的点线状回声，肿瘤内为弱回声（图 14-8-4B）。肿瘤边界清楚，声衰减明显，后界常常不能显示或回声微弱。前端压迫眼球，使后极部变平，视乳头光斑突入玻璃体腔，表示视乳头水肿或长期水肿后视神经萎缩，有时肿瘤引起眼球筋膜水肿，B 型超声显示后部眼球周围有一低或无回声带，或与视神经及其周围肿瘤组成"T"型无回声区（图 14-8-5）。

②视神经梭形或锥形肿大：肿瘤细胞早期穿破其周围的硬脑膜，围绕视神经纤维及其鞘膜增长，B 型超声显示肿瘤呈梭形、椭圆形或锥形（图 14-8-6）。各种形状的肿瘤增大，受到眶骨壁

的限制，最终也形成锥形肿物。

③视神经一侧块状弱或重回声区：肿瘤细胞早期穿破局部硬脑膜，向一侧增长，B 型超声检查显示视神经，在其一侧有块状低回声区，形状不规则，边界清楚，内回声分布较均匀，其中可见强回声光斑（图 14-8-7）

④扁平状肿物：发生于眼眶骨膜内异位脑膜细胞的肿瘤，沿骨壁表面增生，B 型超声显示为

局部骨膜扁平增厚，回声强弱不等。在含有眼外肌的体层，可见肌肉和骨壁之间有较厚的扁平状异常回声，眼外肌向对侧移位（图 14-8-8）。正常眼眶，眼外肌与眶壁之间仅有一窄条强回声，这是眼眶周围间隙内脂肪和骨面形成的回声。

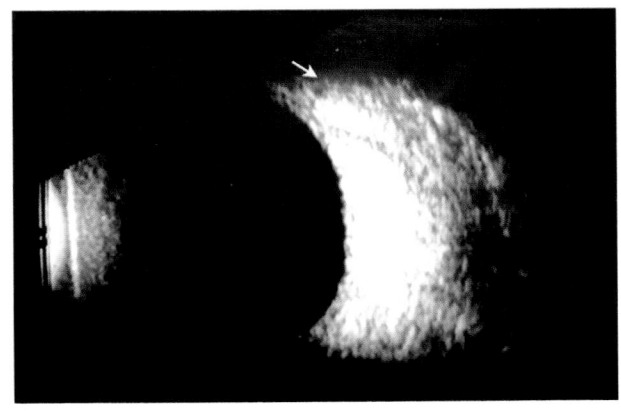

上直肌上侧点状回声明显增多，呈扁平状（箭头）

图 14-8-8　眶骨膜脑膜瘤 B 型超声

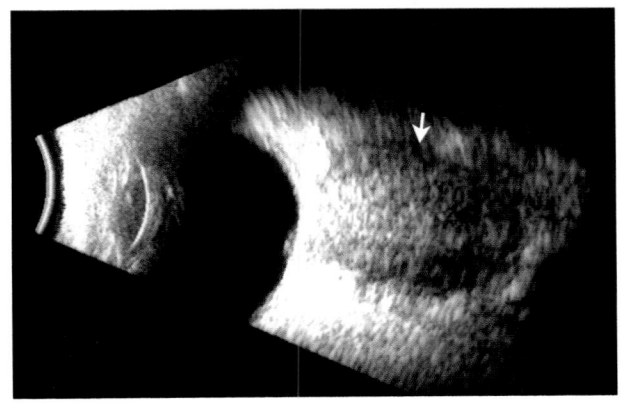

视神经梭性增大（箭头）

图 14-8-6　视神经鞘脑膜瘤 B 型超声

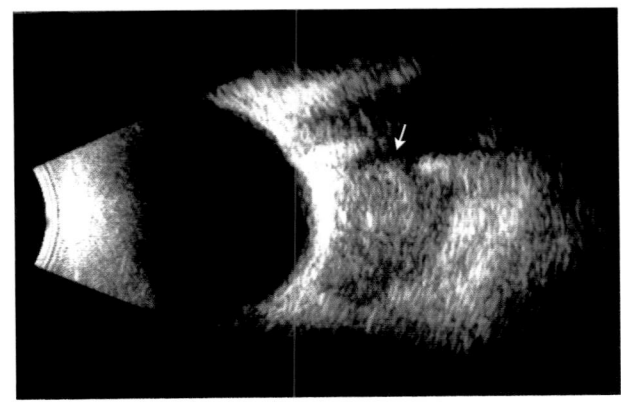

视神经一侧块状低回声区，并通向视神经鞘内（箭头）

图 14-8-7　视神经鞘脑膜瘤 B 型超声

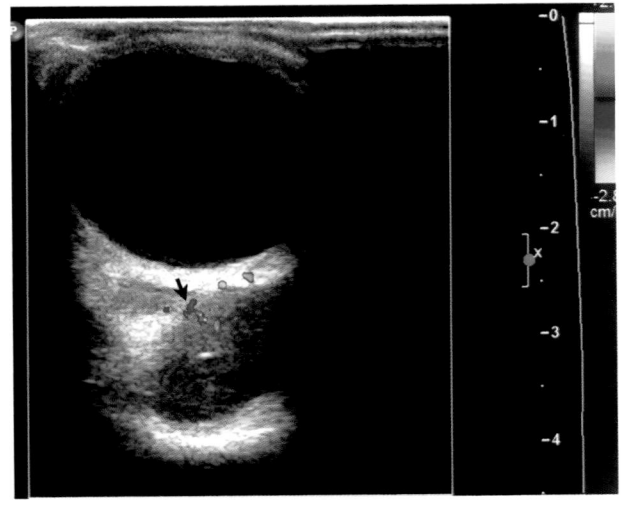

肿瘤前 1/3 丰富的红蓝血流信号（箭头）

图 14-8-9　视神经鞘脑膜瘤血流显像

（3）彩色多普勒超声：尽管视神经鞘脑膜瘤的血管较原发于颅内的脑膜瘤少得多，但与眶内其他肿瘤比较还是供血较丰富的。笔者回顾视神经鞘脑膜瘤彩色多普勒超声图片 45 例，其中 34 例（75.6%）查出彩色血流信号，信号多数位于肿瘤的前 1/3，呈斑点状，仅 3 例显示分叉状血流信号（图 14-8-9）。脉冲多普勒超声检测，多为高流低阻动脉血流（图 14-8-10）。有报告称视神经鞘脑膜瘤视网膜中央动脉流速较慢，视网膜中央静脉间歇流动。

3. 鉴别诊断：成年女性，伴有疼痛及眼睑水

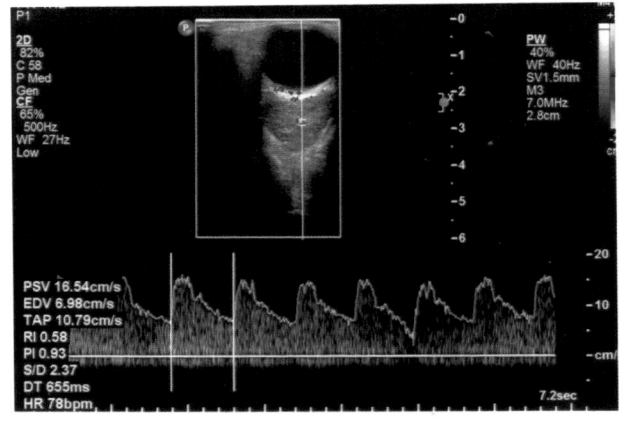

高流低阻动脉血流

图 14-8-10　视神经鞘脑膜瘤血流频谱

肿，一侧性眼球突出，视力丧失，以及特征性的

视乳头萎缩和视睫状静脉，对诊断均有较大帮助。

视神经鞘脑膜瘤需与视神经胶质瘤、视神经鞘炎性假瘤相鉴别。视神经胶质瘤常发生于学龄前儿童，呈梭形或不对称形肿大，CT 无"车轨样"改变，肿瘤内无钙化灶，可有液化腔。视神经鞘炎性假瘤的临床表现、眼底检查及超声等影像学检查易于与视神经鞘脑膜瘤混淆，但视神经鞘炎性假瘤 CT 表现眼球后极部增粗明显，至眶尖部变细，且对皮质类固醇治疗有显效，这些都有助于鉴别诊断。

（孙丰源）

参考文献

[1] Shield JA, et al. Diagnosis and Management of Orbital Tumors. Philodelphia：Saunders，1989，180-191，157-159.

[2] 陈晓宇，魏锐利，刘新华，等. 眼眶内肿瘤超声诊断及临床意义. 中国超声医学杂志，2003，19（9）：651-655.

[3] Jacquemin C，Bosley T，Mullaney P. Orbital color Doppler imaging of optic nerve tumors. Int Ophthalmol，1999，23（1）：11-15.

第九节 泪腺混合瘤

泪腺分为主泪腺和副泪腺，泪腺疾病主要发生在主泪腺。主泪腺被提上睑肌腱膜相隔，又分为睑叶和眶叶。睑叶较小，位于上睑的外上部；眶叶较大，位于眶顶的泪腺窝内，形如杏核，横径 17～22mm，前后径 11～15mm，厚 4～6mm，体积相当于睑叶的 2～3 倍，泪腺疾病多发生于主泪腺的眶叶。由于主泪腺的特殊位置，超声检查方法既不同于眼球，也不同于眼眶。泪腺显示有经皮肤直接检查和经眼球检查两种方法，前者将探头置于眼球和眶外上缘之间，垂直接触皮肤，并稍向上、向内倾斜，声束经眼睑后显示泪腺及其病变。后者是将探头置于眼眶的内下象限，相当于下睑内侧，并向下、向内倾斜，使声束指向泪腺窝，经下睑和眼球，到达泪腺。经眼球检查更能显示泪腺病变的声学特征，获得较多的诊断信息。

一、良性多形性腺瘤

泪腺良性多形性腺瘤（benign pleomorphic adenoma of lacrimal gland）是发生于泪腺上皮的

良性肿瘤，因肿瘤组织中含有中胚叶间质成分和外胚叶上皮成分，形态多样，故又称泪腺良性混合瘤（benign mixed tumor）。比较多见，在眼眶肿瘤中居第 6 位，眼眶病变居第 9 位。肿瘤呈分叶状，表面有多个结节，被附有包膜。显微镜下基本病变由泪腺导管和间质成分构成，但不同病例或同一病例的不同部位，组织结构变化很大。

1. 临床概述 泪腺多形性腺瘤多发生于成年女性。肿瘤慢性增长，病程长。主要表现眼球突出并向下移位（图 14-9-1）。外上方眶区可触及硬性肿物，表面光滑，无压痛，不能推动。部分患者伴有视力下降，原因为眼球受压变形，眼球屈光改变而引起视力减退。眼球向上运动受限。

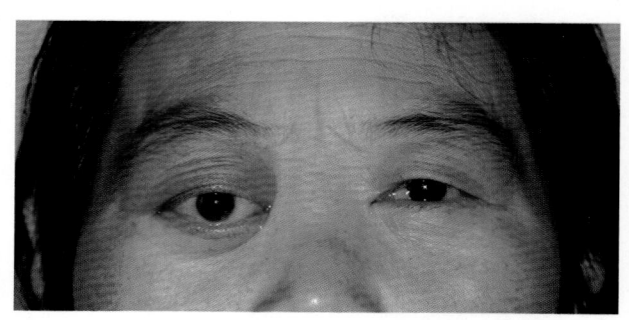

右侧眼球突出，向下移位

图 14-9-1 泪腺多形性腺瘤外观

2. 超声检查 超声检查泪腺及其病变，可将探头置于眼球与眶外上缘之间，经皮肤直接进行探查；也可将探头置于眼眶的内下象限，探头向内下方倾斜，指向同侧泪腺窝，使声束经过眼球显示泪腺病变。经眼球检查，可以获得更多、更典型的诊断信息，是检查泪腺病变的主要方法。

（1）A 型超声：经眼球检查，显示泪腺区占位病变，入肿瘤波为高波峰，内回声呈整齐的中等波峰，波峰高度相当于出眼球波的 40%～60%，声衰不著，出肿瘤波峰较高（图 14-9-2）。利用标准化 A 型超声肿瘤前 1/2 波峰较高，后 1/2 陡峭下降，为中低波峰，测量平均内反射百分比值为 16%。

（2）B 型超声：原发的泪腺多形性腺瘤，外有完整的薄膜，B 型超声显示典型的肿瘤图像。该肿瘤手术局部切除后常见复发，肿瘤外缺乏完整的包膜，所显示的图像与原发者有一定区别。

①原发的泪腺良性多形性腺瘤：经眼球检查，泪腺区类圆形占位病变，边界清楚，有时可见肿

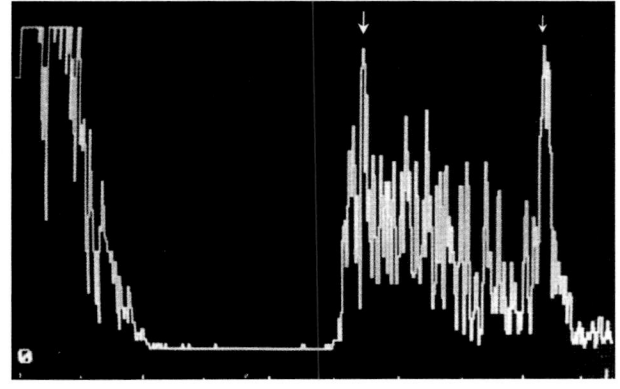

入肿瘤波（大箭头）和出波（小箭头）为高波峰，肿瘤内中波峰

图 14-9-2　泪腺多形性腺瘤 A 型超声

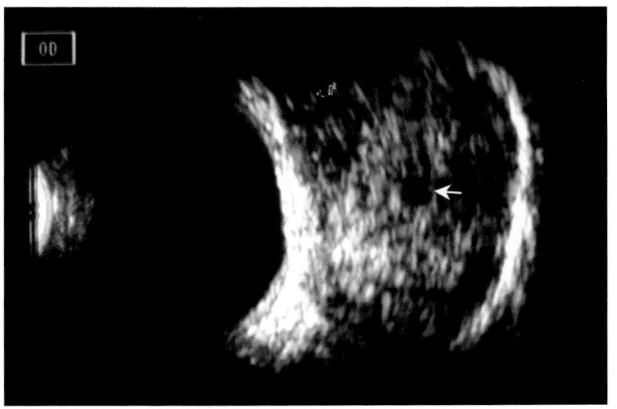

肿瘤内多个小片透声区（箭头）

图 14-9-4　泪腺多形性腺瘤 B 型超声

瘤晕，内回声中等，主要分布在前部。声衰减中等，后界可清楚显示，探头压迫眼球时肿瘤形状无改变（图 14-9-3）。肿瘤囊样变较多时，可探及肿瘤内小片有小片状无回声区（图 14-9-4）。肿瘤有结节状肿瘤芽突出时，可见肿瘤边缘不整齐。在眼眶外上方，眼球-眶壁间隙狭窄，肿瘤较大时，压迫眼球壁，使眼环局部变平或向玻璃体腔扁平突起（图 14-9-5A，B）。有时内回声较多，分布较均匀，类似于海绵状血管瘤，但病变位于泪腺凹内，压迫眼球变形，病变不可压缩，可予以鉴别。经眼睑皮肤直接探查，肿瘤多呈类圆形，内回声中等，后界显示清楚（图 14-9-6）。

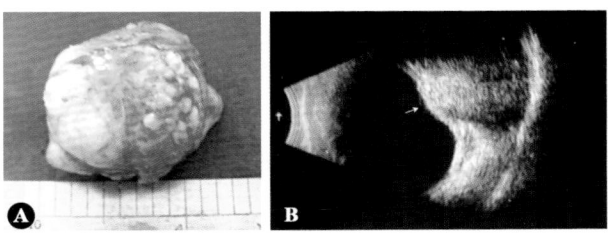

A. 肿瘤标本；B. B 型超声肿瘤压迫眼球。眼球壁向前隆起（箭头）

图 14-9-5　泪腺多形性腺瘤标本和 B 型超声

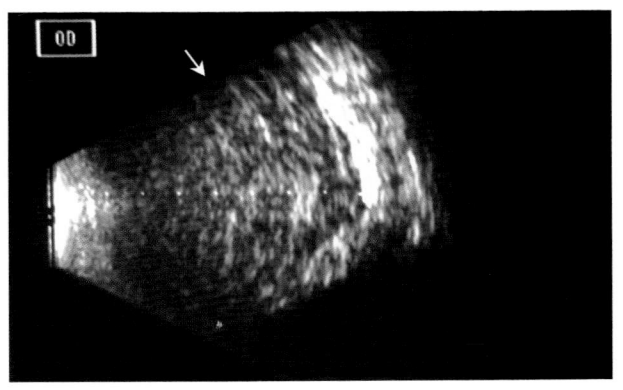

类圆形中回声肿瘤（箭头）

图 14-9-6　泪腺多形性腺瘤 B 型超声直接探查

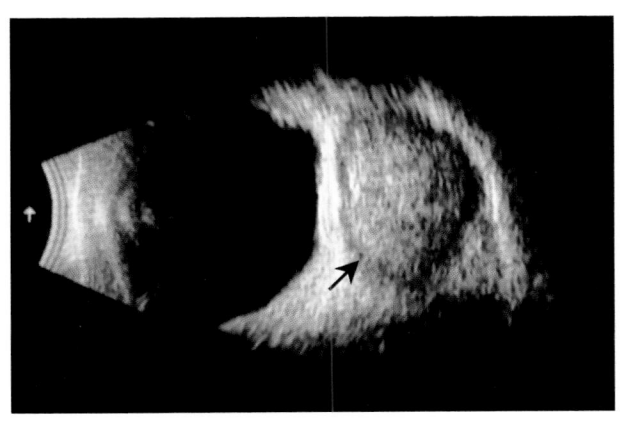

眼环后类圆形占位病变，有肿瘤晕（箭头）

图 14-9-3　泪腺多形性腺瘤 B 型超声

②复发性泪腺良性多形性腺瘤：泪腺良性多形性腺瘤切除后常有复发，笔者随访 42 例，术后复发 8 例（19％）。复发性肿瘤常为多发，形状不规则，包膜不完整，B 型超声相应的图像（图 14-9-7）。

（3）彩色多普勒超声　泪腺良性多形性腺瘤血供不丰富，一般彩色多普勒血流显像，病变内不显示异常血流信号。但笔者利用彩色多普勒显像仪检查泪腺良性多形性腺瘤 61 例，发现 39 例（63.9％）有红蓝血流信号，但不丰富，多为星点状或短带状（图 14-9-8A）。另外，病例应用能量显像，也未发现异常信号。脉冲多普勒检测血流参数，属于高流高阻动脉血流（图 14-9-8B）。

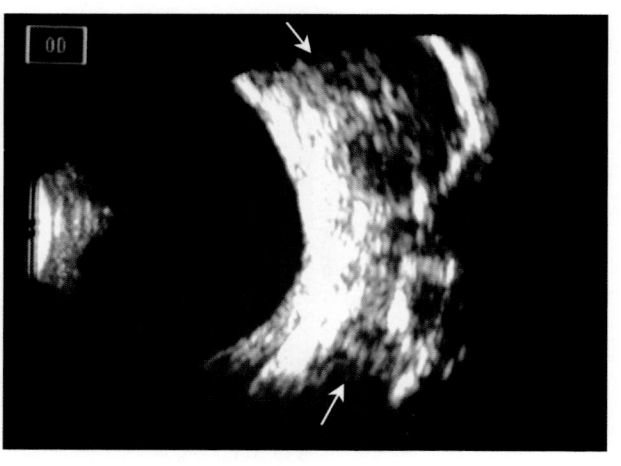

两个形状不规则肿瘤（箭头）

图 14-9-7　复发性泪腺多形性腺瘤 B 型超声

3. 鉴别诊断　泪腺窝区好发肿瘤包括良性多形腺瘤、腺样囊性癌、恶性淋巴瘤和皮样囊肿，CT

和 MRI 对于鉴别诊断有很大帮助。良性多形腺瘤水平扫描见眶外上方泪腺窝处类圆形高密度块影，边界清楚，均质，局部眶壁压迫凹陷，骨壁变薄，眼球向内下方移位（图 14-9-9A）。冠状扫描见肿瘤位于眶外上方，扁椭圆形或类圆形，肿瘤内侧可达眶中线以内，外侧达外眦水平（图 14-9-9B）。眼球向前下移位，泪腺区骨壁向上隆起变薄，肿瘤较大时，可见眶骨压迫吸收，局部骨缺失，但边界整齐，圆滑。肿瘤可轻度被造影剂强化。对于复发性肿瘤，CT 显示不规则软组织肿物，眶壁多处凹陷及骨嵴（图 14-9-10）。MRI 检查显示位置和形状与 CT 相同。由于肿瘤组成成分不同，肿瘤在 T_1WI 为低或中信号强度，如果囊腔较多，或黏液较多时，信号偏低，而肿瘤腺体细胞成分多，则呈中信号，T_2WI 为高信号强度，肿瘤外囊膜为低信号。注射顺磁剂肿瘤信号可被中等增强。

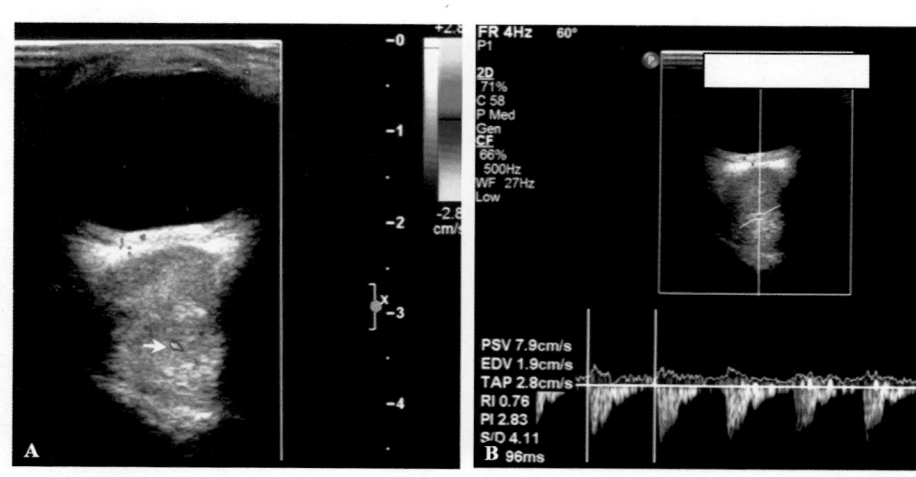

A. 彩色多普勒血流显像；B. 脉冲多普勒示中速高阻动脉血流频谱。短带状血流信号（箭头）

图 14-9-8　泪腺多形性腺瘤彩色多普勒超声

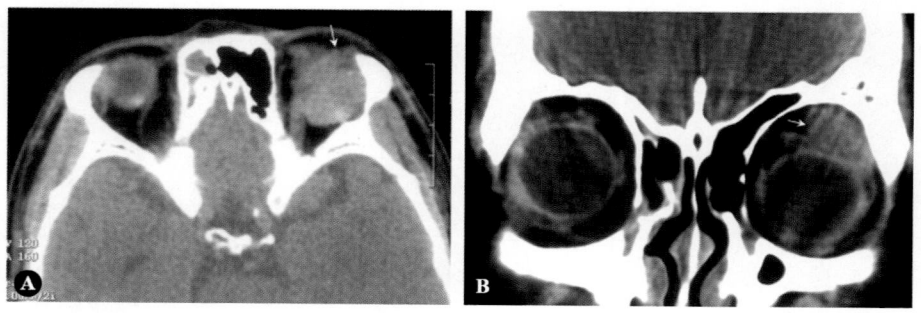

A. 水平 CT；B. 冠状 CT。泪腺窝类圆形肿物（箭头），眼球向内下移位，眶壁扁平凹陷

图 14-9-9　泪腺多形性腺瘤 CT

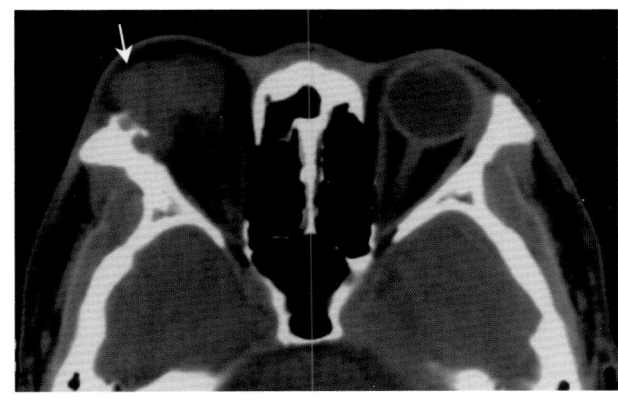

肿物形状不规则（箭头），邻近眶壁骨嵴

图 14-9-10　泪腺良性多形性腺瘤复发 CT

（1）泪腺腺样囊性癌：为泪腺上皮性恶性肿瘤最多见者。此病临床表现眼球突出，可伴有疼痛及上睑下垂。检查时触及肿瘤有压痛，此点与泪腺混合瘤鉴别非常重要。B 型超声探查内回声分布不均，声衰减中等。CT 扫描见肿瘤多呈扁平型，沿眶外壁生长，骨改变为破坏性骨缺失，边缘不整齐。

（2）泪腺炎型炎性假瘤：临床表现多有眼睑水肿，结膜水肿，病情反复，药物治疗有效。B 型超声显示病变内回声少，声衰减不明显。CT 扫描显示泪腺肿大为中度，仍为杏仁状，并且无骨改变，常伴有眶内其他组织受炎症累及表现。

（3）泪腺区恶性淋巴瘤：临床表现有眼睑肿胀，眼球突出并移位。检查时可触及硬性肿物。超声探查显示为形状不规则病变，边界清，内回声少，后界清楚。CT 显示眶外上方病变，形状不规则，边界清楚，与眼球呈铸造形，泪腺受累不明显时，可见部分正常泪腺被挤压突向前。

（4）皮样囊肿：发生于泪腺窝的皮样囊肿多在骨膜之外，检查时可扪及病变前缘，感觉与多形性腺瘤相似。但超声显示内回声不规则，CT 发现内密度不均，有负值区，骨壁凹陷，边缘有骨嵴，鉴别并不困难。

4. 评述　对于泪腺良性多形性腺瘤的诊断，详细了解病史和临床检查甚为重要，一侧慢性渐进性眼球向前下方突出，泪腺窝前缘扪及硬性肿物，提示本病的可能性。超声作为辅助技术，对诊断有一定价值。本病诊断的最佳方法是 CT 扫描，不但显示肿瘤本身，而且揭示骨骼和眼球改变。MRI 虽然可显示肿瘤，但表现眶骨壁改变不如 CT。

二、恶性多形性腺瘤

1. 临床概述　恶性泪腺混合瘤（malignent pleomorphic adenoma of lacrimal gland）临床表现与良性泪腺混合瘤相似。多由良性混合瘤手术后复发恶变而来，患者常有泪腺混合瘤手术治疗数年或反复发作的过程。组织病理学改变：在良性混合瘤病变中有局灶性恶变的上皮组织。恶变区常表现为腺癌、鳞癌、腺样囊样癌等。肿瘤呈浸润型生长，眼睑水肿，眶缘可扪及硬性肿物，伴有局部压痛（图 14-9-11）。恶性泪腺混合瘤治疗以眶内容切除为首选，但复发率高，预后不好。

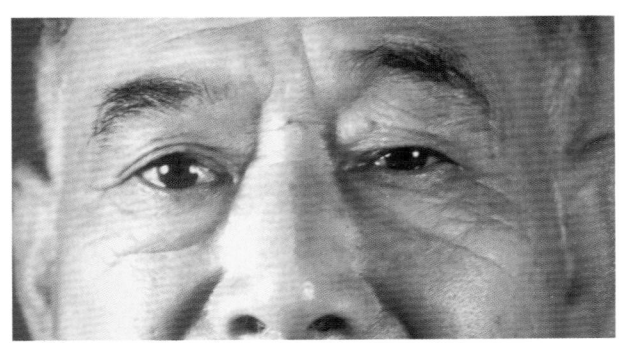

右侧眼睑轻度肿胀，眼球突出，向下移位

图 14-9-11　泪腺恶性多形性腺瘤外观

2. 超声表现

（1）A 型超声：恶性多形性腺瘤属于低反射性肿瘤，显示入肿瘤为高波峰，肿瘤内波峰较少较低，肿瘤后界波峰较高，峰顶连线略呈"M"形（图 14-9-12）。

（2）B 型超声：显示肿瘤位于泪腺区，类圆形或形状不规则，边界清，内回声多少不等或缺乏回声，分布不均，声衰减较著，压迫肿瘤不变形，而肿瘤压迫眼球变形（图 14-9-13）。

（3）彩色多普勒血流显像：恶性多形性腺瘤血供较为充分，彩色多普勒显示肿瘤内有较为丰富的红蓝血流信号，多位于肿瘤的中部，星点状，彩色多普勒能量显像，也显示类似图像（图 14-9-14）。

3. 鉴别诊断　泪腺恶性多形性腺瘤多由良性多形性腺瘤而来，二者可通过超声鉴别。前者形状不规则，边界不整齐，内回声分布不均匀，后者类圆形，边界圆滑，内回声分布均匀或前部较

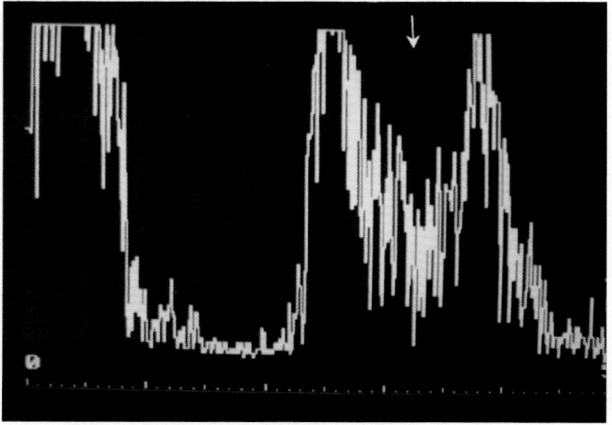

肿瘤低回声性（箭头）峰顶连线略呈"M"形

图 14-9-12　恶性多形性腺瘤 A 型超声

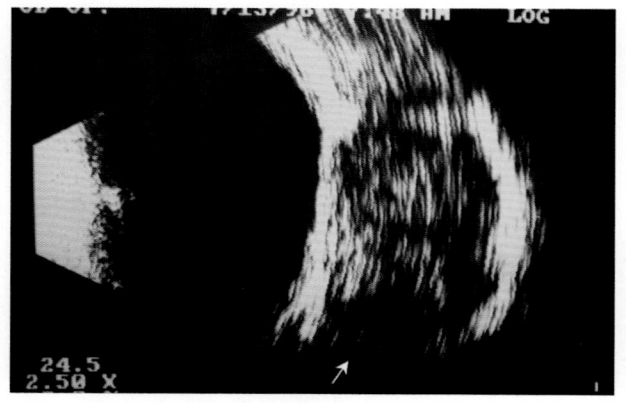

肿瘤形状不规则，边界不圆滑，内回声分布不均（箭头）

图 14-9-13　恶性多形性腺瘤 B 型超声

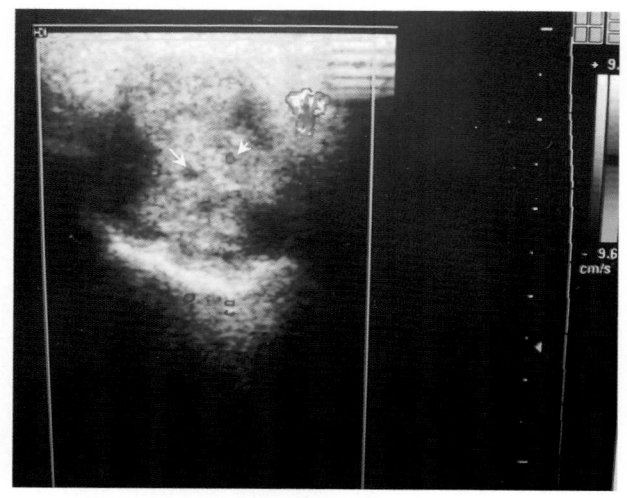

肿瘤内有较丰富的红蓝血流信号（箭头）

图 14-9-14　恶性多形性腺瘤彩色多普勒血流显像

多向后逐渐减少，缺乏血流信号或血流不丰富。

另外，CT 显示泪腺窝部有高密度块影，肿瘤较大，形状不规则或类圆形，边界清，密度不均，肿瘤向眶内生长，可侵及提上睑肌、上直肌、外直肌等眶内结构，冠状扫描显示更清楚。邻近眶骨有破坏，肿瘤向颅内或颞窝蔓延，其范围及边界强化 CT 显示清楚（图 14-9-15）。肿瘤向颅内和颞窝蔓延，MRI 显示更为清楚（图 14-9-16）。

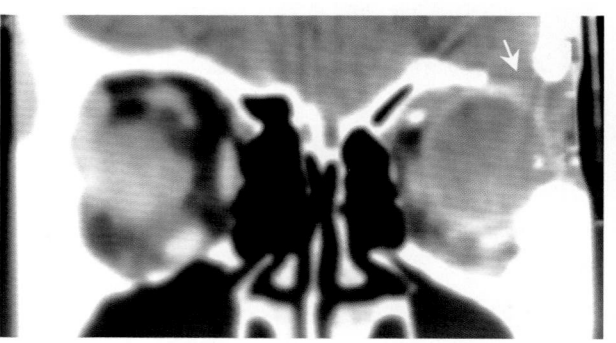

泪腺窝骨破坏（箭头）

图 14-9-15　恶性多形性腺瘤 CT

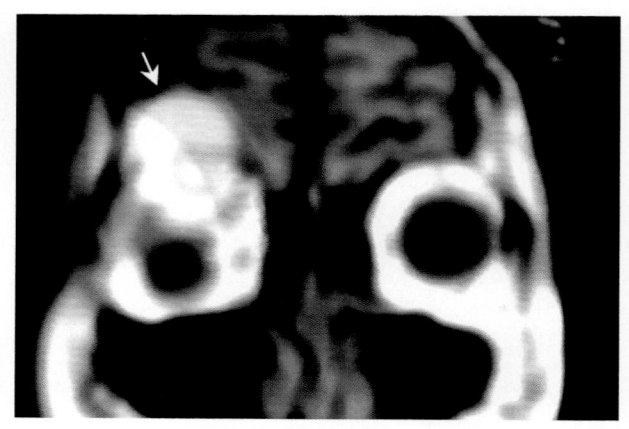

肿瘤向颅内蔓延（箭头）

图 14-9-16　恶性多形性腺瘤 MRI

（孙丰源）

第十节　特发性眼眶炎性假瘤

1. 临床概要

特发性眼眶炎性假瘤是常见的眼眶疾病，好发于中青年，常为单眼，也可双眼发病，发病机制不明，可能是自身免疫性疾病。炎症可发生眼眶内的单一组织，如眼外肌、泪腺、巩膜、视神经和眼眶脂肪等，也可眶内多种组织同时受累。根据临床表现分为急性、亚急性、慢性和复发性4期。根据侵犯的部位可分为眼肌炎型、泪腺炎型、巩膜周围炎或视神经炎型、弥漫性眼眶炎症型以及炎症肿块型等五型。根据病理组织表现可分为淋巴细胞浸润型、纤维硬化型或混合型。

2. 超声检查所见

超声能可靠地揭示眼外肌、泪腺、视神经、Tenon 囊以及局限性或弥漫性眼眶炎性病变。这些不同的炎症超声类型可单独出现或联合出现。

（1）眼肌炎型：超声可显示一条或多条眼外肌肿大（图 14-10-1），其典型特点为肌腱和肌腹均肿大。如果炎症同时侵犯肌肉周围的眶脂肪，可使眼肌边缘不清楚或不规则。

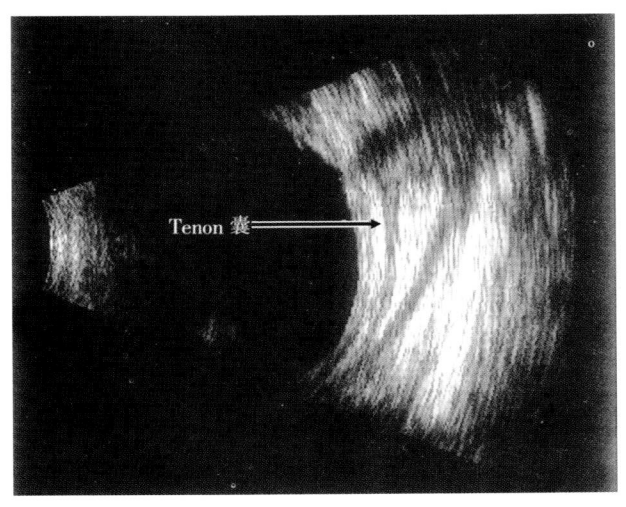

图 14-10-2　巩膜周围炎型

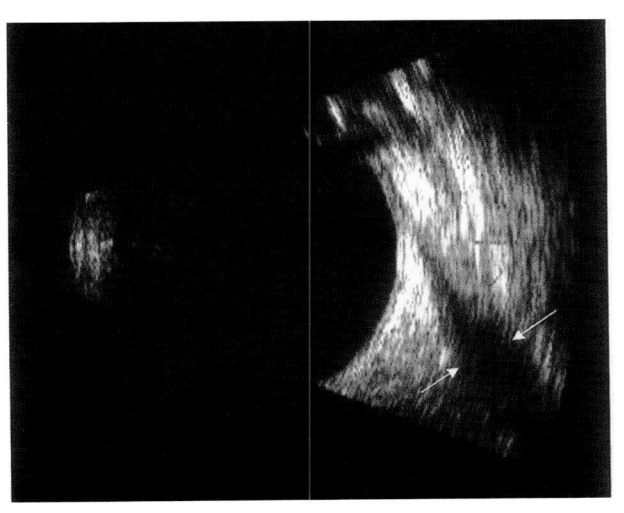

图 14-10-1　眼肌炎型

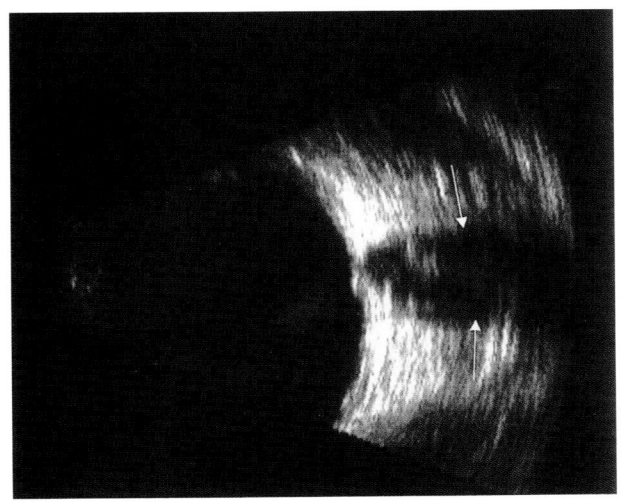

图 14-10-3　视神经炎型

（2）泪腺炎型：炎症可累及泪腺，也可与眶内其他组织炎症同时存在，超声可显示泪腺弥漫性肿大。

（3）巩膜周围炎型或视神经炎型：巩膜周围的筋膜或 Tenon 囊发生炎症表现为巩膜周围炎，超声可显示眼球周围的 Tenon 囊的炎性水肿，呈无回声区（图 14-10-2），若眼球壁受累巩膜增厚则显示眼球壁强回声增厚。若炎症累及到视神经鞘膜就表现为视神经炎。超声可显示视神经轮廓线变为双层或为超声重影（图 14-10-3），内部产生多种不规则回声。

（4）弥漫性眼眶炎症型：炎症主要累及眼眶脂肪，也可累及眼外肌和视神经等。超声可显示眼眶脂肪内有中等声影的炎症影像，筋膜囊与视神经鞘内的水肿可形成"T"征，或眼外肌肿大等。

（5）炎症肿块型：表现为眼眶内占位性病变，超声检查显示眼眶内不规则实性肿物，内回声少或中等，声衰减中等，超声能显示眼眶邻近组织的炎性水肿提示肿块炎性特点。彩色多普勒超声显示眼眶内不规则肿物，肿物内有丰富的血流（图 14-10-4）。

3. 诊断思维与评价

眼眶特发性眼眶炎性假瘤超声表现并不是特征性，需要结合临床甚至病理才能做出正确的诊断。如眼肌炎型超声表现为眼外肌肿大，而眼外肌肿大可发生于甲状腺相关眼病、颈动脉海绵窦瘘等常见疾病，超声难以区别。视神经炎型超声

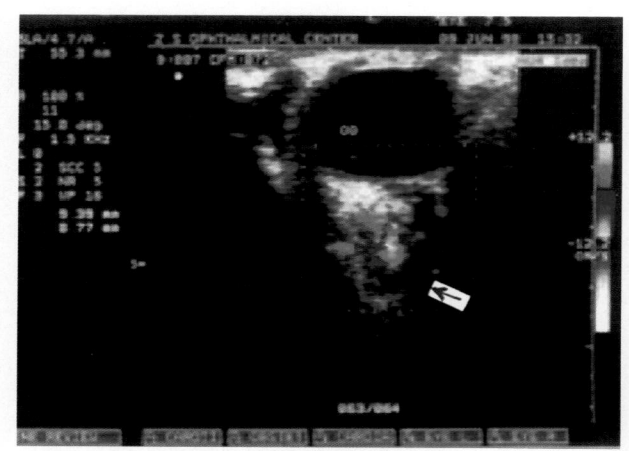

图 14-10-4　炎症肿块型

显示视神经炎性水肿，但视神经炎性水肿可继发于甲状腺相关眼病、颈动脉海绵窦瘘等其他疾病累及视神经引起。炎性肿块型超声显示的眼眶不规则肿物，与其他实性不规则肿瘤如淋巴增生性疾病、转移癌等相近似，难以鉴别，很容易被误诊。但当超声能同时显示眼眶邻近组织的炎性水肿如眼外肌、视神经或 Tenon 囊间隙等炎性水肿变化时则提示炎性肿块的特点。所以当超声发现眼眶不规则肿物时，一定要寻找眼肌炎、巩膜筋膜炎或视神经炎的体征，对眼眶特发性眼眶炎性假瘤的诊断有帮助。

（杨华胜）

第十一节　颈动脉海绵窦瘘

1. 临床概要

颈动脉海绵窦瘘可分为外伤性及自发性，根据瘘管的血流量又可分为高流瘘和低流瘘。临床表现为眼睑和结膜水肿、结膜下血管呈螺旋状迂曲扩张，眼球突出，眼底视网膜血管迂曲扩张以及继发性青光眼和眼球运动障碍等。临床表现的严重程度与瘘管口的大小和流入眼部的血流量有关。

2. 超声检查所见

（1）A 型超声：在球后脂肪垫区可发现眼上静脉处有一微波平段。

（2）B 型超声：在眶内后显示一弯曲的管状无回声暗区，并与心搏同步搏动（图 14-11-1）。对眼外肌检查可发现是否有眼外肌肥大。

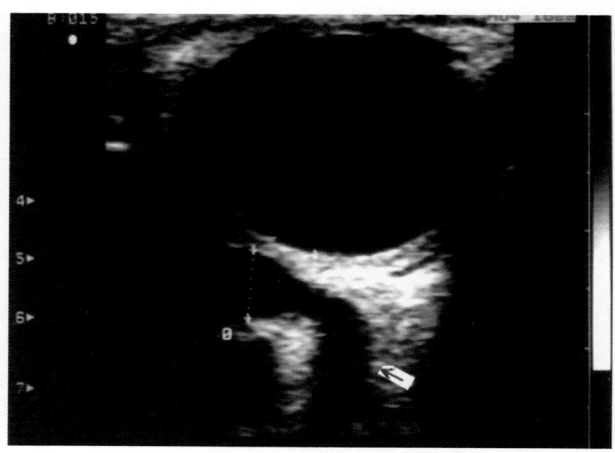

图 14-11-1　颈动脉海绵窦瘘

（3）彩色多普勒超声：在 B 型超声图像基础上叠加血流信号，粗大的眼上静脉显示为离心的红色血流，其中混有蓝色血流伴有与心搏同步的搏动（图 14-11-2），多普勒频谱显示为动脉频谱血流（图 14-11-3）。根据扩大的眼上静脉血柱直径和流速，可计算每秒钟的血流量，并判断高流量或低流量动静脉瘘。眼上静脉频谱表明眼上静脉属于高速低阻血流。

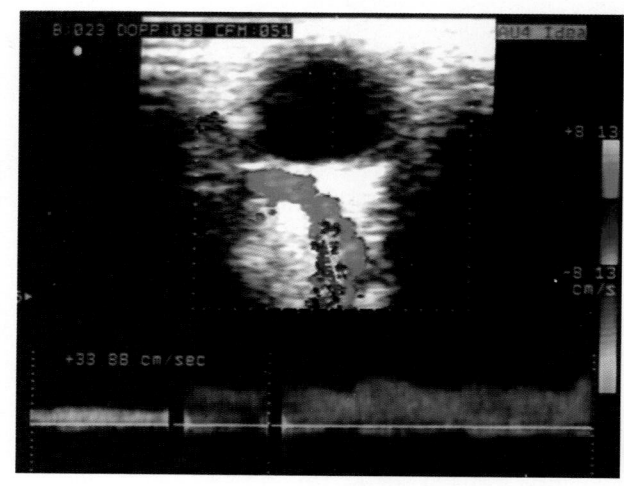

图 14-11-2　颈动脉海绵窦瘘

3. 诊断思维与评价

眼上静脉扩张可见于多种疾病如眼上静脉血栓形成、甲状腺相关眼病、弥漫型炎性假瘤等。B超检查发现眼上静脉扩张需要鉴别。当 B 超显示眼上静脉扩张同时伴有与心跳一致的搏动，可提示眼上静脉内的血流为动脉血流对颈动脉海绵窦

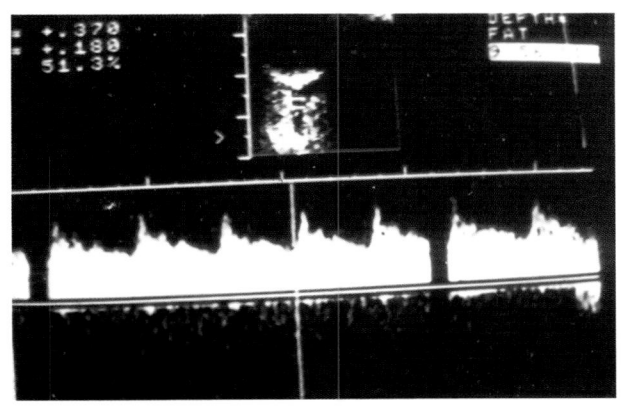

图 14-11-3　颈动脉海绵窦瘘

瘘有诊断价值。彩色多普勒超声由于能直接显示眼上静脉内的血流性质对于临床诊断和鉴别颈动脉海绵窦瘘有重要价值。

（杨华胜）

第十二节　眼眶静脉曲张

1. 临床概要

眼眶静脉曲张最典型的临床表现是一侧体位性眼球突出。常常在头低垂至胸部或以下时即发生眼球突出。若在低头时压迫同侧颈内静脉，眼球突出发生更快，眼突程度更明显。亦有患者向一侧卧位时眼球突出者。眼球突出严重者，眶区胀痛、恶心呕吐、眼睑不能睁开、眼运动障碍、一时性视力丧失。病程较长者，直立时眼球内陷明显，影响美容外观。静脉曲张也可引起眶内自发出血，急性眶压升高、持续眼球突出、疼痛、充血，甚至完全丧失视力。

2. 超声检查所见

（1）A 型超声：患者平卧检查时多为正常波形或球后脂肪垫回声缩短，颈部加压后颈内静脉压升高，眶内异常血管充血扩张，眼球后波段出现平段，表示血管内积血，缺回声界面。

（2）B 型超声：B 超检查平卧时多为正常所见或脂肪垫区缩小，压迫颈静脉，可见眼球突出的同时在球后脂肪内出现各种管状的无回声区。若用探头压迫眼球，压力超过颈内静脉压时，无回声区消失。

（3）彩色多普勒超声：按 B 超扫描显示的眶内异常血管位置使探头声速指向病变区，同时压迫同侧颈内静脉，在眶内畸形血管充血时，可见片状红色血流，直至充血完全彩色消失（图 14-12-1）；当除去颈内静脉压力时，可见成片蓝色血流（图 14-12-2），最早出现红色血流和最后蓝色血流消失位置就是畸形静脉与体循环沟通的导血管。

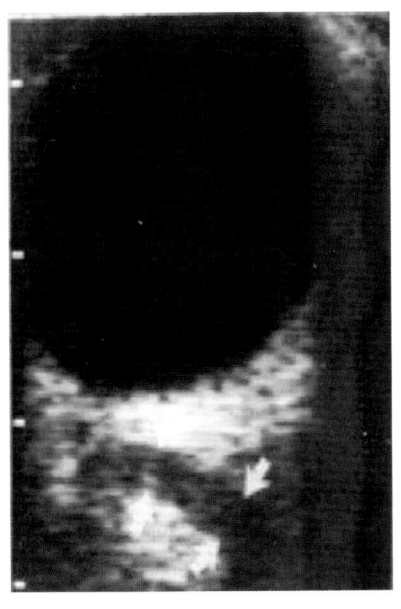

图 14-12-1　眼眶静脉曲张

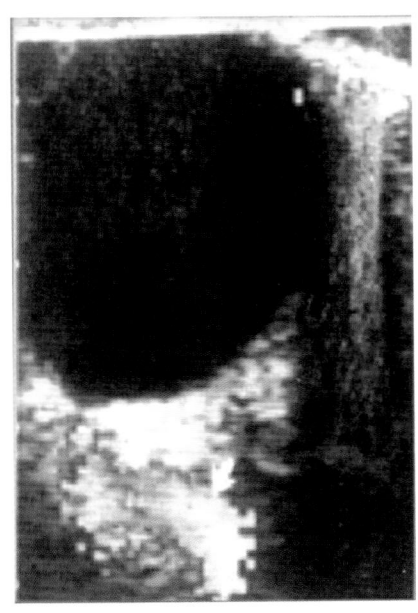

图 14-12-2　眼眶静脉曲张

3. 诊断思维与评价

眼眶静脉曲张具有典型的体位性眼球突出的

临床特征，超声对其诊断无特别的价值。

（杨华胜）

第十三节　甲状腺相关眼病

1. 临床概要

甲状腺相关眼病是最常见的眼眶病之一，患者全身可表现为甲状腺功能亢进，甲状腺弥漫性增大，基础代谢增高，出现各系统代谢紊乱及功能障碍，一部分患者无甲状腺功能亢进，但促甲状腺激素（TSH）或促甲状腺激素受体抗体（TRAb）试验异常，眼部体征主要有：①眼睑改变：眼睑退缩，上睑迟落。②眼外肌梭形肥大，可致复视，眼球运动障碍。③眼球突出，眶内软组织水肿，炎性细胞浸润，脂肪增厚，重者可致暴露性角膜炎、继发感染。④压迫性视神经病变，视力下降，甚至失明。⑤其他：结膜充血泪阜水肿，泪腺增大。

2. 超声检查所见

（1）A 型超声：能显示和测量眼外肌厚度。

（2）B 型超声：多条眼外肌肥厚是此病的典型表现，肥厚部位表现为肌腹部为主的梭形肥大，内回声较少（图 14-13-1）。急性期患者眼球筋膜水肿时显示沿眼球壁与视神经相连的条状低回声与视神经的条状低回声共同形成"T"字形特殊的低或无回声图。对于眼眶压增高的或者超声可检查到眼上静脉扩张，彩色多普勒超声显示眼上静脉扩张为静脉血流。

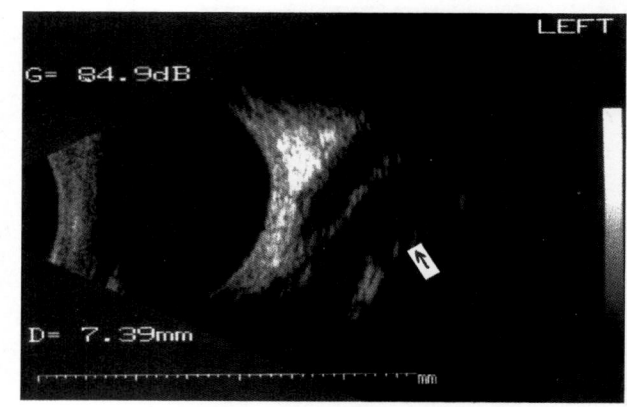

图 14-13-1　甲状腺相关眼病

3. 诊断思维与评价

超声能显示甲状腺相关眼病眼外肌肥大，但不能与其他引起眼外肌肥大的疾病如炎性假瘤、颈动脉海绵窦瘘等相鉴别。

（杨华胜）

第十五章 超声生物显微镜检查

第一节 发展简史

超声生物显微镜（Ultrasound biomicroscopy，UBM）是一种高分辨力的超声检查技术，20世纪80年代末期由加拿大多伦多大学的Dr. Pavlin，Sherar 和 Foster 等共同研究成功。应用 UBM 这种高频超声诊断技术对眼前段结构成像可以在活体上得到类似显微镜的图像。UBM 可以准确提供结膜、角膜、前部巩膜、前房、前房角、脉络膜和睫状体的全部组成部分、晶状体前表面、悬韧带和前玻璃体。UBM 和眼科专用超声诊断仪之间存在几个重要的不同之处。

第二节 基本原理

在临床应用的超声诊断仪（如 B 超、彩超）采用的超声频率在 2～15MHz，但超声生物显微镜要采用 40～100MHz 的超声波，才具有足够高的分辨力，以便能清晰地在活体状态下检查眼前段结构。目前，UBM 的最大分辨力可达 $50\mu m$，与光学显微镜的分辨水平相当。它可以在无创条件下获取眼前段结构的二维图像，能在活体状态下清晰地显示虹膜、睫状体、晶状体赤道部和悬韧带、后房、周边玻璃体、眼外肌止端等结构，

弥补了眼科其他检查方法（如裂隙灯显微镜、前层角镜以及普通超声波检查）的不足。

第三节 操作方法

超声生物显微镜检查是一种超高频、无损伤的超声检查方法。UBM 检查与其他类型的二维超声检查有许多类似之处，检查时需将探头放置在检查区域，通过机械扫描获得相应部位的二维断层切面图；其最大的不同之处在于 UBM 的探头扫描部分的表面没有被膜覆盖，因此水浴检查法是获得理想图像的最佳检查方法。

一、患者的准备

检查前应向患者解释清楚以消除其恐惧心理。首先对受检眼施行表面麻醉，可选择丁卡因、利多卡因、倍诺喜等以降低角膜、结膜的敏感性将眼杯顺利装入。

年幼的儿童或过于敏感而不能很好配合检查的患者，可于检查前给予适量镇静剂，如口服水合氯醛、肌内注射异丙嗪等，必要时可给予全身麻醉。若患者为角膜疾患，如角膜裂伤、角膜穿孔等，必须行 UBM 检查时，可先加戴角膜接触镜，然后再加眼杯进行检查。

检查时患者通常取仰卧位，双目向上注视天

花板；检查者可位于患者的头部上方或一侧。患者和检查者均保持舒适的体位，使探头能够在受检区域任意移动。

二、仪器的准备

UBM 探头的体积较一般的超声探头要大得多，故用支撑臂将探头完全托起，通过两个活动节点控制探头的活动，保证检查者能够任意操纵探头，顺利地进行检查。

目前，常用轨迹球和光笔配合检查，用脚闸控制探头的运动、冻结以及图像的存储。操作者在检查的过程中需用手控制探头的位置和探头与角膜的距离，眼睛注视荧光屏观察病变，脚控制探头以掌握何时冻结及存储。

一般荧光屏应放在操作者容易观察的位置和高度，可在患者的头侧或左侧。轨迹球应置于操作者容易触及的位置，以便在检查的过程中能够随时修改各项检查参数和条件。通常用右手控制探头，左手固定眼杯或控制轨迹球。脚闸应置于检查者脚下合适的位置，使检查者在检查的过程中能够轻易地触及，保证检查的顺利进行。

三、检查方法

嘱患者保持仰卧位，眼睛注视天花板，将眼杯置于眼睑内，注入耦合剂，并将气泡排出。检查探头的支撑臂是否稳定、是否移动、是否升降自如。为避免探头突然下降造成角膜的损伤，检查过程中注意用手臂将探头托起，而肘关节可以支撑在检查床上。如需修改仪器的参数，应将探头置入眼杯内，这样可以及时地观察参数改变对成像的影响，从而获得最佳的图像。

检查者通常坐在患者的头部上方，一只手固定眼杯，另一只手控制探头。在探头的一侧有一个椭圆形的凹陷，通常检查者将大拇指放在凹陷内，其余四指握住探头，这样可以将探头稳稳地握住，以免由于操作者的原因使探头失控突然下降造成眼球的损伤。

1. 放射状检查法　自 12 点开始顺时针转动探头 1 周，此过程中注意探头与角膜缘始终保持垂直。这种检查方法对于眼前段疾病的观察十分有帮助，尤其对前房角及睫状体的病变观察更具优势。

2. 水平检查法　在一些特殊情况下，可以用探头与角膜缘平行的水平探查方法更详尽地了解睫状体病变，如计算每一显示范围的睫状突数量、睫状体与巩膜的附着情况等，但检查的过程中应注意仔细分辨图像，以免误诊。

四、测量技术

应用 UBM 可以获得清晰的眼前段结构图像，为测量各部分组织结构的相关参数提供条件。测量方法大多参照 Pavlin 所设计的方法。但在实际应用过程中，可以根据不同的研究内容对所测量的内容进行修改，但根本的原则是测量方法的准确性和测量结果的可重复性。测量的标志一定要易于识别。下面介绍 Pavlin 所设计的测量方法及相关的参数以及北京同仁医院重复此方法所获得的测量结果（表 15-3-1，图 15-3-1）。

表 15-3-1　北京同仁医院测量正常人眼前段结构的主要参数

测量部位	$\bar{x}\pm s$	测量部位	$\bar{x}\pm s$
眼轴长度（mm）	23.52±1.00	虹膜厚度 1（μm）	390.88±88.27
前房深度（μm）	2 926.37±372.24	虹膜厚度 2（μm）	481.17±57.70
晶状体厚度（mm）	3.89±0.36	虹膜厚度 3（μm）	800.42±84.92
小梁睫状体距离（μm）	1 210.43±233.00	小梁虹膜夹角（°）	33.43±8.58
虹膜睫状体距离（μm）	62.41±134.25	虹膜晶状体夹角（°）	17.22±5.24
虹膜悬韧带距离（μm）	939.95±406.20	巩膜外侧面虹膜长轴夹角（°）	37.44±5.28
虹膜晶状体接触距离（μm）	978.13±207.16	巩膜外侧面睫状突夹角（°）	71.63±13.87

正常人眼前段结构的测量方法

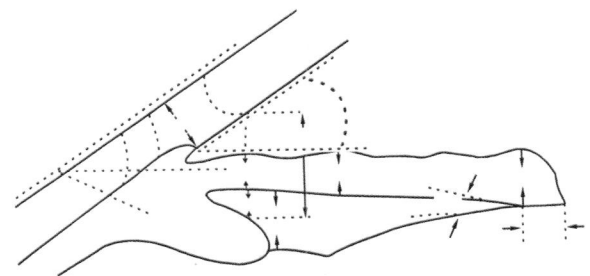

图 15-3-1　正常人眼前段结构测量方法图

测量完全根据 Pavlin 所设计的方法进行。首先自巩膜突向上 $500\mu m$ 确定 1 个点，通过虹膜向睫状体作一垂直线，此两点间距离称小梁睫状体距离（trabecular ciliary process distance，TCPD）。此处的虹膜厚度为虹膜厚度 1（iris thickness，IT_1），此垂直线自虹膜内表面至睫状体距离为虹膜睫状体距离（iris-ciliary process distance，ICPD）。距离虹膜根部向瞳孔方向 2mm 处测得虹膜厚度 2（IT_2），近瞳孔缘处测得虹膜厚度 3（IT_3）。自虹膜内表面至睫状突与悬韧带的连接点作一垂直线，此距离为虹膜悬韧带距离（iris zonule distance，IZD）。虹膜内表面与晶状体前表面的夹角为 θ_2，此点至瞳孔缘的距离为虹膜晶状体接触面（iris-lens contact distance，ILCD），巩膜外侧面与虹膜长轴的夹角为 θ_3，与睫状突的夹角为 θ_4。巩膜厚度的测量选择在巩膜突处（scleral thickness，SD）。角膜与虹膜的夹角可用 $\theta1$ 表示。

第四节　正常表现

一、前房

前房内充满房水，房水不仅可以为角膜等结构提供营养物质，亦是维持正常眼内压的重要因素之一。UBM 检查前房为无回声区，其周围的结构依组织结构的不同而表现为不同的回声强度，因此前房的界限极易确定。正常成人的前房中轴深度为 $2.73\sim2.97mm$。

前房角（angle of anterior chamber）是前房的周边部分，其前壁为角巩膜交界处，后壁为虹膜，介于前壁与后壁之间为前房角的顶部，称为房角隐窝，为睫状体的底部所构成。前房角是房水排出的主要通路，因此房角结构的改变可能导致房水循环障碍，继而出现房水代谢的异常，引发病理性改变。

二、虹膜

UBM 检查可以将虹膜的形态与结构完整地显示。正常虹膜自根部至瞳孔缘均为均匀的中强回声，但厚度不同，UBM 可将其定量地测量。位于虹膜表面的隐窝在 UBM 检查下亦可清晰地显示。虹膜与晶状体之间的接触距离可以定量地测量。

三、睫状体

睫状体（ciliary body）为葡萄膜的中间部分，前接虹膜根部，后以锯齿缘为界移行于脉络膜。外与巩膜毗邻，内环绕晶状体赤道部，面向后房及玻璃体。UBM 检查中，可以清晰地观察自虹膜根部睫状突至睫状体平坦部的整个睫状体。正常情况下，睫状体的纵切面为类三角形，为均匀的中低回声，与巩膜、虹膜以及玻璃体之间界限清晰。水平切面睫状突为梳样条带状回声，与眼球壁紧密相连，其数目可以计算，睫状体平坦部与球壁间无明显界限。（图 15-4-1，图 15-4-2）

四、晶状体和悬韧带

晶状体（lens）为富有弹性的透明体，形似双凸透镜，位于虹膜之后玻璃体之前。晶状体分为前后两面，两面相接触的边缘为赤道。晶状体借助悬韧带与睫状体连接以固定其位置。

晶状体悬韧带（zonules）由透明、无弹性的纤维所组成。起始于锯齿缘的悬韧带纤维与玻璃体前界膜相接触，止于晶状体赤道的后囊。起始于睫状体平坦部的悬韧带纤维，在向前伸展过程中，与部分睫状突相接触，然后轻度弯转，与起自睫状突的纤维交叉，而附着于晶状体赤道部的前囊。起始于睫状突间凹的悬韧带纤维，数目最多，在向后延伸的过程中，附着到晶状体赤道部的后囊。

由于仪器条件的限制，一般条件下可以将晶

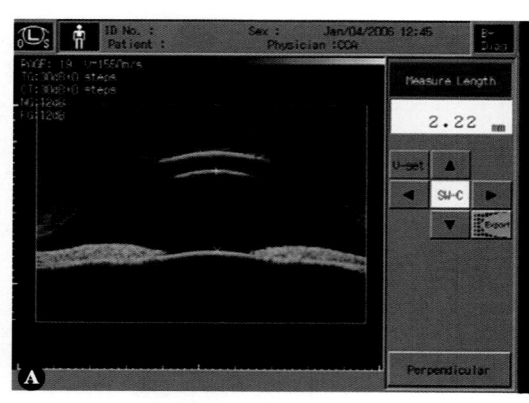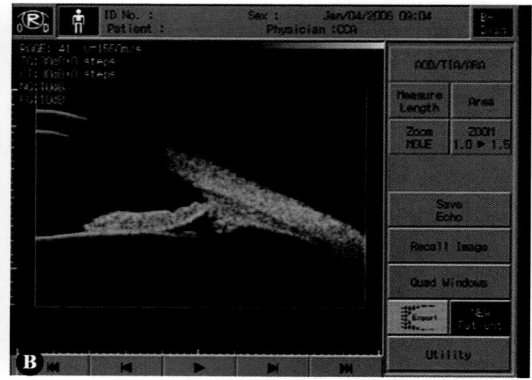

A. 中央前房，B. 前房角和周边前房

图 15-4-1 正常前房和前房角 UBM 图像

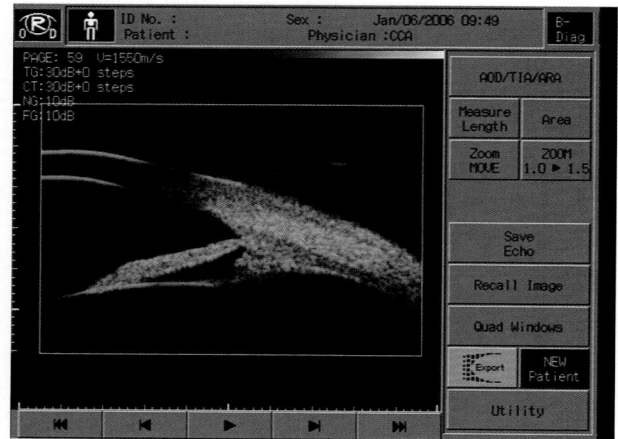

图 15-4-2 正常睫状体 UBM 图像

状体的前囊、赤道部清晰地显示，而晶状体的后囊则无法探查清晰。正常情况下晶状体的囊为强回声，而晶状体皮质和核为无回声的暗区。晶状体悬韧带可以清晰地显示。正常情况下为晶状体赤道与睫状突之间的条状中强回声。

第五节　青光眼

青光眼（glaucoma）是一组以特征性视神经萎缩和视野缺损为共同特征的疾病，病理性眼压增高是其主要危险因素之一。最典型的表现是视神经乳头的凹陷性萎缩和视野的特征性缩小，如不及时治疗视野可以全部丧失甚至失明。流行病学资料表明，青光眼在全球是仅次于白内障的导致视力丧失的主要疾病。因此青光眼的预防与治疗尤为重要。由于青光眼性失明就目前的治疗手段而言是无法逆转和恢复的，对于青光眼必须强调早期发现、早期诊断和早期治疗。

根据病因学、解剖学和发病机制等，青光眼有多种分类方法，临床上通常将青光眼分为原发性、继发性和发育性三大类。

一、原发闭角型性青光眼

原发性青光眼（primary glaucoma）是青光眼的主要类型，一般双侧发病，但双眼的发病时间可以先后不同，病变的病理损害程度也可不同。根据解剖结构的不同和发病机制的不同，一般将原发性青光眼分为闭角型青光眼和开角型青光眼，这里只介绍闭角型青光眼。

1. 临床特点

闭角型青光眼的临床表现比较复杂，根据临床发展规律与病理发展过程相结合，有急性和慢性两种类型的临床表现。

（1）急性闭角型青光眼（acute angle-closure glaucoma，AACG）临床上以虹膜膨隆明显的窄房角眼多见，房角可以表现为全或无式关闭。由于房角关闭的突然且范围较大，可以导致眼内压显著升高。根据临床发展规律可以分为临床前期、发作期、间歇缓解期和慢性进展期四个阶段。

（2）慢性闭角型青光眼（chronic angle-closure glaucoma，CACG）与急性闭角型青光眼相比，临床上没有眼内压急剧升高的相应症状，主要表现在视神经盘由于高眼内压的持续作用所形成的凹陷性萎缩，视野也随之发生进行性损害。一般为常规眼科检查或病程晚期有视野缺损时才被发现，具有潜在的危险性。

2. UBM 表现

通过用 UBM 系统地观察原发性闭角型青光眼发生和发展过程，现已初步发现原发性闭角型青光眼房角关闭机制存在以下几种形式：单纯性瞳孔阻滞型、单纯性非瞳孔阻滞型和多种机制共存型。各种不同类型房角关闭的发生与其解剖结构有密切关系。

（1）单纯性瞳孔阻滞型：此型患者的前房很浅，晶状体位置靠前，瞳孔缘相对位置靠前，中央前房深度较单纯性非瞳孔阻滞型及多种机制共存型浅，为瞳孔阻滞强度的增加提供了解剖学和力学基础。Mapstone 和 Kondo 通过力学分析提出 PBF＝（D＋E）cosα＋Scos（图 15-5-1）。

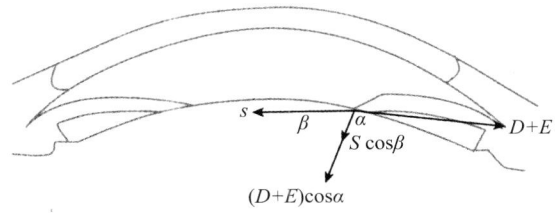

图 15-5-1　相对瞳孔阻滞力（PBF）测量示意图

PBF＝（D＋E）cosα＋Scos（其中 PBF 为瞳孔阻滞力；D 为瞳孔开大肌力；E 为虹膜张力；S 为瞳孔括约肌力；角为（D＋E）向量所指的方向和瞳孔缘到晶状体前曲率半径中心连线的夹角；角为向量 S 所指的方向和上述连线的夹角）

从图中可见，当瞳孔缘相对位置靠前时则瞳孔阻滞强度增加（即瞳孔阻滞力增加）。当瞳孔阻滞力大于后房房水压力，限制房水从瞳孔进入前房时，则造成后房压力增加，导致周边虹膜向前膨隆，在此组患者中均发现有显著的周边虹膜膨隆，由于膨隆的周边虹膜导致房角狭窄甚至关闭。另外，此类患者的平均虹膜厚度较单纯性非瞳孔阻滞型及多种机制共存型患者的平均虹膜厚度薄，偏相关分析证实在相同的瞳孔阻滞力下，平均虹膜厚度越小，虹膜后表面曲率半径越小，也就是周边虹膜更容易向前膨隆。此类患者在行周边虹膜切除术后，后房房水通过周边虹膜切除口形成的"短路"到达前房，前后房压力达到平衡，周边虹膜变平坦，房角开放或增宽。通过对与房角相关解剖结构的半定量研究发现，此类患者的虹膜根部附着靠后，睫状体位置靠后，周边虹膜厚度较小，房角关闭与睫状体位置及周边虹膜形态

无关，完全是由于瞳孔阻滞因素引起。临床上患者表现为急性或亚急性发作，行周边虹膜切除术或激光虹膜切开术疗效较好。（图 15-5-2）

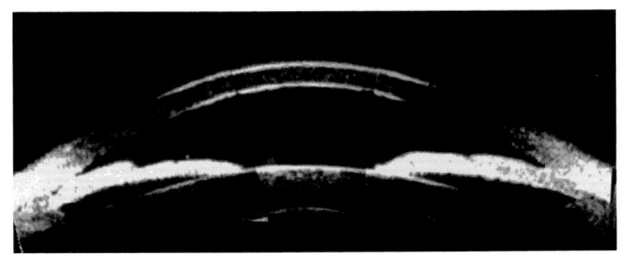

图 15-5-2a　瞳孔缘相对位置靠前时则瞳孔阻滞强度增加（即瞳孔阻滞力增加）。当瞳孔阻滞力大于后房房水压力，限制房水从瞳孔进入前房时，则造成后房压力增加，导致周边虹膜向前膨隆，由于膨隆的周边虹膜导致房角狭窄甚至关闭

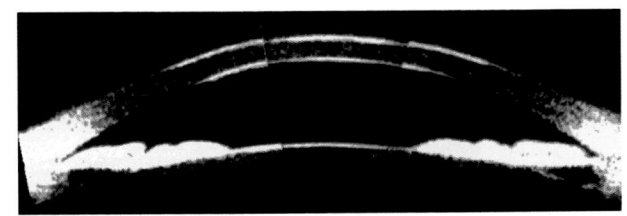

图 15-5-2b　行周边虹膜切除术后，后房房水通过周边虹膜切除口形成的"短路"到达前房，前后房压力达到平衡，周边虹膜变平坦，房角开放或增宽

（2）单纯性非瞳孔阻滞型：与瞳孔阻滞型相反，此类患者瞳孔缘相对位置靠后，或与虹膜根部附着点在同一水平。此型患者常有相对深的中央前房，且晶状体位置较后。根据 Mapstone 和 Kondo 提供的瞳孔阻滞力推算公式计算，当瞳孔缘相对位置接近或到达虹膜根部附着点水平时，瞳孔阻滞强度减少，甚至消失。这类患者的 UBM 图像显示其周边虹膜平坦（无向前膨隆征象），但在房角入口处急转形成狭窄甚至关闭的房角。相对靠后的瞳孔缘位置及周边虹膜无向前膨隆的征象均提示此类患者的房角关闭与瞳孔阻滞无关。临床上此型患者多表现为慢性经过。以往许多学者根据这类青光眼的虹膜形态将此类青光眼称为"高褶虹膜综合征"（plateau iris），认为构成这类患者房角狭窄或关闭的原因是由于睫状体位置靠前，将周边虹膜顶向房角的结果。通过 UBM 观

察显示裂隙灯及房角镜下检查表现为"高褶虹膜综合征"的非瞳孔阻滞型原发性闭角型青光眼中，仅有部分患者证实有睫状体前位现象，而其余患者狭窄的房角完全是由于周边虹膜的特殊形态造成。对与房角结构相关解剖结构的半定量测量发现，单纯性非瞳孔阻滞型原发性闭角型青光眼，UBM 图像无睫状体前位特征的患者，其周边虹膜厚度均在Ⅱ级、Ⅲ级（中等度肥厚）以上，其中 3/4 的患者周边虹膜厚度在Ⅲ级水平。由于在 UBM 图像上未能发现睫状体前位的特征（此类患者睫状体位置均为中间型或靠后型），所以可认为

此类患者的房角狭窄或关闭与睫状体无关。UBM 图像分析显示这类患者具有肥厚的周边虹膜，其周边虹膜根部附着点靠前（均为Ⅰ级，靠前型），虹膜根部在房角入口处呈梯形，形成一急转的狭窄房角，由于以上解剖特征，当瞳孔轻度或中度散大时，肥厚且前位附着的周边虹膜向房角处堆积造成房角狭窄或关闭，当有强光照射或使用缩瞳剂后，由于瞳孔缩小，虹膜拉长变薄，房角增宽开放。所以将此类患者称为单纯性非瞳孔阻滞型原发性闭角型青光眼-周边虹膜肥厚型。（图 15-5-3）

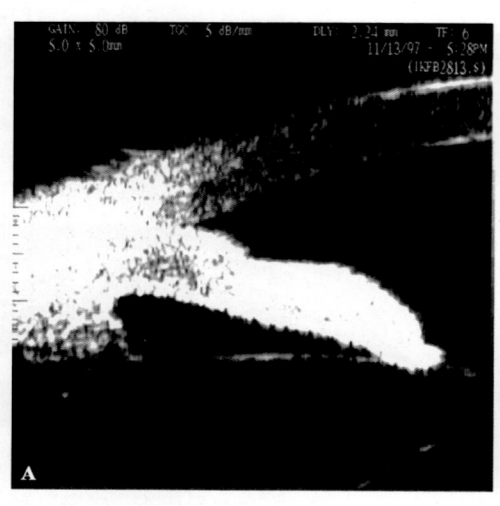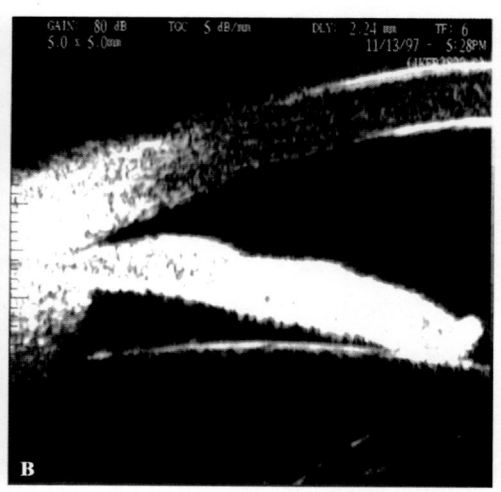

A. 肥厚的周边虹膜，其周边虹膜根部附着点靠前；B. 当有强光照射或使用缩瞳剂后，由于瞳孔缩小，虹膜拉长变薄，房角增宽开放

图 15-5-3　周边虹膜肥厚型

另外，在单纯性非瞳孔阻滞型患者中，半数以上的病例 UBM 检查确实发现有明显前位的睫状体，这类患者睫状体位置大多数在Ⅰ级（前位型）水平，UBM 图像显示前位的睫状体，将周边虹膜顶向房角，造成狭窄或关闭的房角。周边虹膜切除术前、术后 UBM 图像分析发现，周边虹膜切除术后周边虹膜、房角形态均无明显变化，仍然可见前位的睫状体将周边虹膜顶向房角，造成房角狭窄或关闭的特征。对这一类型的闭角型青光眼，使用缩瞳剂后，虽然虹膜拉长变薄，但由于前位的睫状体将周边虹膜顶向房角，房角仍狭窄。通过上述分析，可以认为此类患者房角关闭的原因是由于前位的睫状体造成，所以将此类原发性闭角型青光眼称为单纯性非瞳孔阻滞型原发性闭角型青光眼-睫状体前位型。（图 15-5-4）

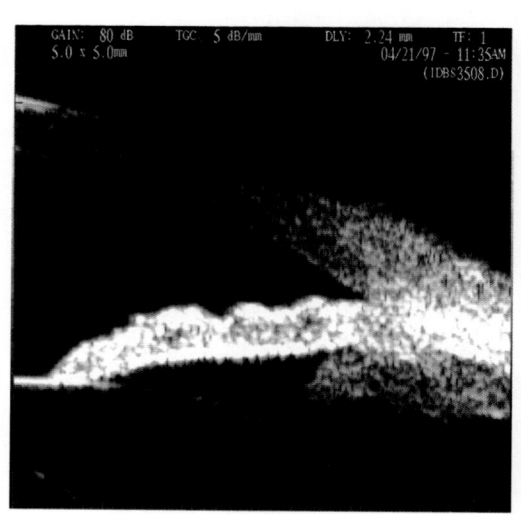

图 15-5-4　睫状体前位型

3. 多种机制共存型　此型患者也具有浅前

房、晶状体位置前移及虹膜膨隆的解剖特征，故用周边虹膜切除术或激光虹膜切开术解除瞳孔阻滞因素的影响前难以将该型与其他类型闭角型青光眼相鉴别。UBM检查可发现其解剖上差异，这类患者与单纯性瞳孔阻滞型有相似之处，患者的眼前段图像均显示瞳孔缘相对位置靠前，虹膜后表面前曲膨隆。经过UBM眼前段图像半定量测量分析发现，这类患者虹膜根部附着点大多数为靠前型，少部分为中间型。由于虹膜根部附着点靠前，无论是周边虹膜轻度膨隆，还是周边虹膜向房角方向堆积或睫状体轻度前移，都容易导致房角关闭。当有这种解剖特征时，可能会导致以下结果：由于晶状体前移，瞳孔阻滞力升高；或由于瞳孔散大，虹膜堆积在房角；或由于前移睫状体推压虹膜到房角。这些改变均将导致虹膜根部最靠前的象限发生关闭房角。如这些改变逐渐发展，房角关闭就呈慢性进行性过程，表现为从房角隐窝开始爬行向前粘连到巩膜嵴，然后爬行到小梁网致房角粘连关闭。这类房角关闭多表现为从房角深部开始逐渐向前发展的渐进性、爬行性房角关闭的特征。UBM图像分析可见周边虹膜切除术后，尽管这类患者的周边虹膜变平坦，但房角仍狭窄或关闭，由于这时已解除了瞳孔阻滞因素，其造成房角狭窄或关闭的非瞳孔阻滞因素在UBM图像上则显突出来，其共存非瞳孔阻滞因素或为睫状体前位，或为周边虹膜堆积，或两者兼而有之。

多种机制共存型原发性闭角型青光眼是我国原发性闭角型青光眼的主要类型，而传统的诊断标准未能对非瞳孔阻滞机制清楚地加以阐述，故常导致这一类型的原发性闭角型青光眼误诊，以致未能针对非瞳孔阻滞因素做出相应的有效治疗。将多种机制共存型原发性闭角型青光眼与其他类型予以区别，对原发性闭角型青光眼的诊断和治疗十分重要。（图15-5-5）

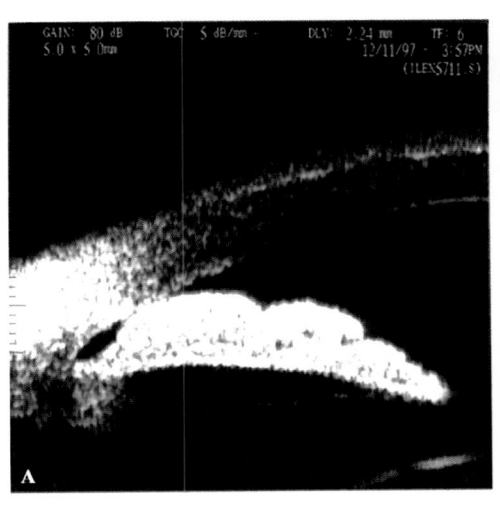
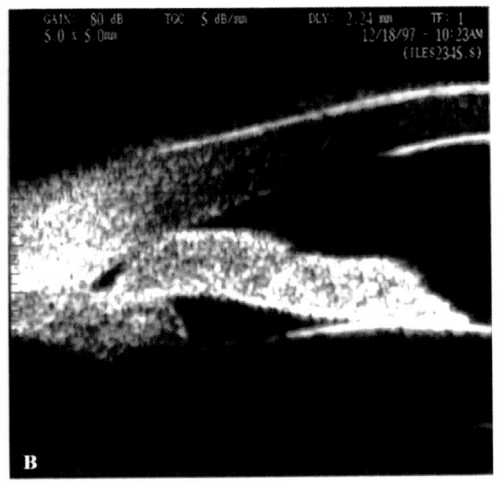

A. 瞳孔阻滞＋周边虹膜肥厚堆积；B. 周切术后，周边虹膜变平坦，肥厚周边虹膜向房角处堆积造成房角狭窄

图15-5-5　多种机制共存型

二、特殊类型青光眼

特殊类型的青光眼有其独特之处，与原发性青光眼不同，但也属于原发性青光眼的研究范畴。

（一）恶性青光眼

恶性青光眼（malignant glaucoma）指闭角型青光眼患者行抗青光眼手术后眼内压没有下降反而升高，导致病情加重的一组病例。也称为睫状环阻滞性青光眼（ciliary-block glaucoma）。为多因素难治性青光眼，可以是原发性的，也可以是继发性的。以手术后多见，此外，由于使用缩瞳剂等药物也可引起自发性病例。

1. UBM表现

（1）晶状体虹膜隔前移，虹膜从根部至瞳孔缘部与角膜内皮完全相贴，前移的晶状体使中央前房浅或消失。（图15-5-6）

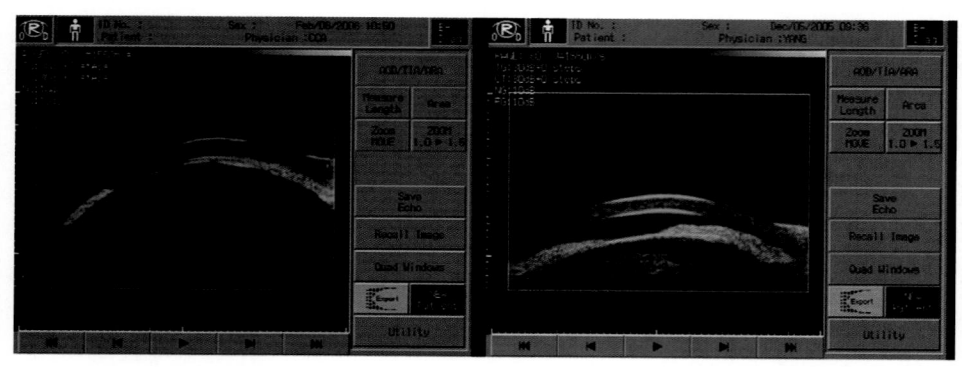

A.前房消失   B.前房变浅

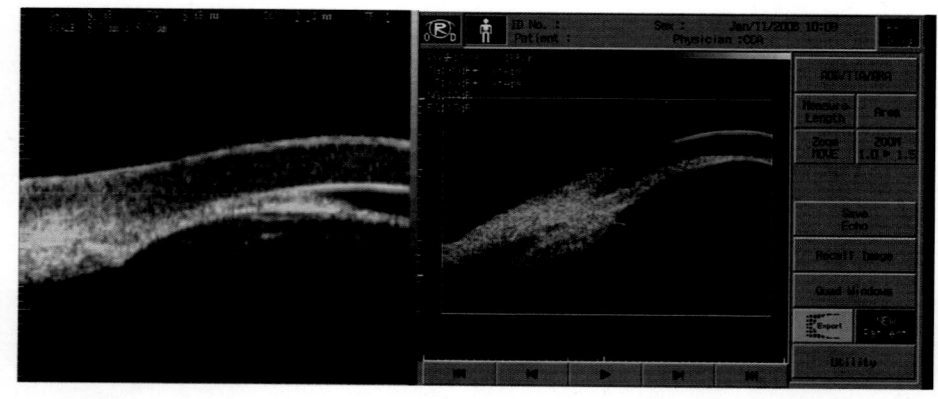

A.前房消失   B.前房变浅

图 15-5-6　恶性青光眼发作时虹膜与晶状体完全相贴

（2）睫状体增厚，肿胀的睫状突前旋，抵于虹膜根部，堆积在虹膜根部和向前移动了的晶状体赤道部之间的间隙中。

（3）睫状突与晶状体完全相贴无间隙或十分接近，在后房可见玻璃体前突，玻璃体前界膜与睫状体平齐，后房消失。

（4）虹膜与晶状体相贴，虹膜、晶状体接触范围加大。

（5）部分病例可见睫状体上腔液存在，超声生物显微镜检查表现为 360°范围内睫状体上腔有少量液体，睫状体环形浅脱离。

2. 恶性青光眼的分类

王宁利等根据自己的检查结果对恶性青光眼的发病机制有自己的认识即恶性青光眼的发生至少存在两种机制，其中一种为传统的睫状环阻滞机制，另一种为非睫状环阻滞型。睫状环阻滞机制引起的恶性青光眼的发生和它们的眼解剖特征有着密切的关系，这类患者睫状体肥大、水肿，睫状体紧紧挤压于晶状体赤道部，后房基本消失，

同时也证实对侧眼具有同样的解剖特征。特别是狭小的睫状环，为睫状环阻滞提供了解剖学基础。在这一基础上任何导致晶状体-虹膜隔前移（缩瞳、滤过手术、炎症、外伤等），睫状肌痉挛，都可能诱发恶性青光眼。这一发现从活体实时观察的方面证实了以前有关恶性青光眼睫状环阻滞机制的假说。（图 15-5-7）

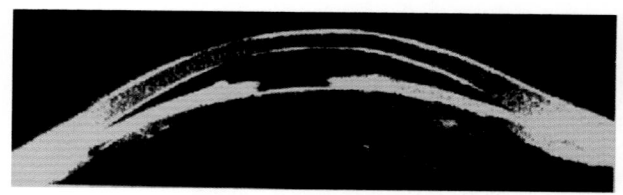

用缩瞳剂后，前房变浅，后房基本消失，睫状体紧紧挤压在晶状体赤道部——睫状环阻滞

图 15-5-7　恶性青光眼

任何原因只要导致晶状体虹膜隔极度前移，将可能导致从开始的瞳孔阻滞转变为虹膜晶状体阻滞，后房消失，结果将导致房水向前排出障碍，

被迫逆流进入玻璃体腔并在玻璃体腔内积聚，使玻璃体容积增大，导致晶状体虹膜隔进一步前移而形成恶性循环。这类恶性青光眼的发生均发生在滤过手术后，滤过手术早期过量的滤过所导致的晶状体虹膜隔的前移可能是这类恶性青光眼的始动因素，但也不能排除是否这类患者晶状体悬韧带的松弛程度和正常人相比较松弛，所以更容易发生晶状体虹膜隔移位尚待进一步的观察研究。因此恶性青光眼至少存在两种类型，一类为原发性恶性青光眼，这类恶性青光眼的发生多是由于睫状环阻滞所致。另一类型则为继发性恶性青光眼，这类恶性青光眼的发生机制则可能是由于睫状环阻滞以外的因素所致，例如虹膜晶状体阻滞等。此研究为建立以发病机制为基础的分类提供了依据。根据以往和目前的观察结果，可根据恶青的发病机理，将其分为睫状环阻滞型恶性青光眼和非睫状环阻滞型恶性青光眼两种类型。这一分类对恶青的诊断及治疗有指导意义。（图 15-5-8）

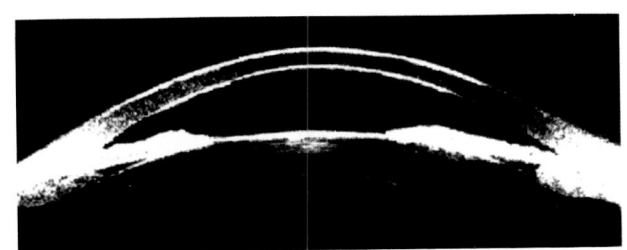

已行周边虹膜切除术，术后周边虹膜平坦，但可见睫状体肥大，挤压靠近晶状体赤道部

图 15-5-8 与图 15-5-7 同一患者的对侧眼

（二）色素播散综合征

色素播散综合征（pigment dispersion syndrome，PDS）是由于中周部虹膜后凹并与晶状体悬韧带和/或睫状突相接触、摩擦导致虹膜后表面色素颗粒脱失并沉积在眼前段所表现出的一组临床综合征。多见于年轻、男性患者，并常见于近视眼患者。（图 15-5-9）

UBM 表现：

1. 超声生物显微镜检查可见虹膜向后凹陷，与晶状体表面及悬韧带广泛接触，发生摩擦。

2. 虹膜中周部变薄。

3. 虹膜周边切除术后或使用缩瞳剂后虹膜变平直。

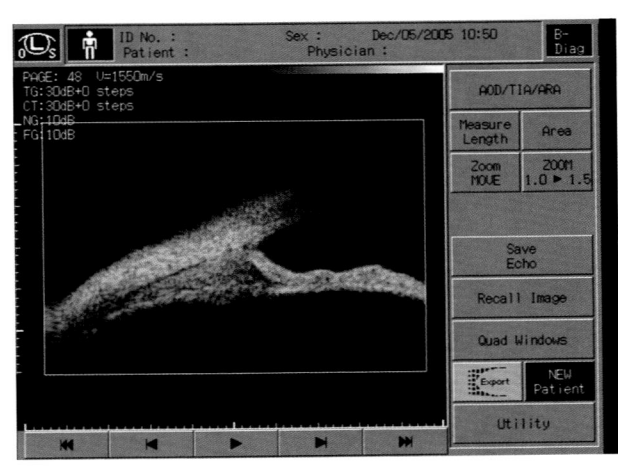

UBM 图像表现为中周部虹膜向后凹陷

图 15-5-9 色素性青光眼

三、发育性青光眼

发育性青光眼（developmental glaucoma）也称先天性青光眼（congenital glaucoma），是指由于胚胎发育异常，房角结构先天异常而致房水排出障碍所引起的青光眼。本节仅对原发性婴幼儿型青光眼进行讨论。近百年来，许多学者对患眼房角结构进行组织病理学研究，对其发病机制存在着许多争议。由于方法的限制，对其活体结构缺乏了解。应用超声生物显微镜可以不受角膜水肿和混浊的影响，观察先天性青光眼患儿活体眼前段结构的改变，与组织病理学检查结果对照，探讨其发病机制，为临床诊断治疗提供理论依据。

UBM 表现：

前房角的改变表现在以下几个方面。

1. 巩膜突位置与房角顶点相对位置发生变化 大多数病例巩膜突位于房角顶点的外方或下方，少例病例巩膜突与虹膜根部附着处平行，房角不同部位表现可能不一致。说明先天性青光眼巩膜嵴发育不良或虹膜附着靠前。

2. 房角隐窝消失。

3. 房角为宽角，但房角开放距离 500 却显著小于正常。

4. 少数病例可见睫状肌纵行纤维附着于小梁网上，巩膜突向外侧移位。（图 15-5-10）

5. 虹膜 与正常婴儿比较先天性青光眼患者虹膜变薄，虹膜晶状体接触距离增大，虹膜晶状体夹角减小。

6. 睫状突 先天性青光眼睫状突长度、厚度

均大于同龄正常儿童，且向前向内移位，部分与　　虹膜相贴。

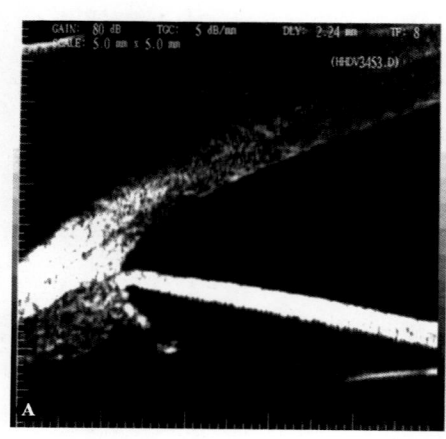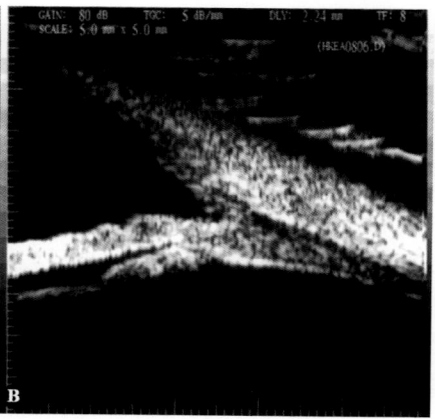

图 15-5-10　先天性青光眼睫状体纵行肌附着于小梁网上

四、在青光眼手术效果评价中的应用

观察周边虹膜切除术前、术后前后房形态的变化，周边虹膜形态、房角的变化，对青光眼发病的机制、分类的确定、治疗效果的评价有着重要的作用。采用这一技术可清楚地显示上述指标的变化，并可做治疗前后对比。另外也可用于激光周边虹膜成形手术后的观察，观察比较术后房角是否增宽，评价房角是否还有再关闭的可能。

（一）小梁切除手术

采用此技术可对小梁切除术后滤过通道进行任意切面观察，从而为分析滤过手术失败的原因提供了工具。（图 15-5-11～图 15-5-12）

另外，采用 UBM 可观察房水引流物植入术后的房水引流管内部情况，特别是观察前房以外巩膜瓣下的引流管位置及是否通畅，在鉴别这类手术失败原因方面也具有一定作用。（图 15-5-13）

脉络膜渗漏及睫状体脱离是青光眼手术后最常见的并发症之一。对于许多较靠后的脉络膜脱离采用一般眼科用超声诊断仪即可做出诊断，但对于单纯睫状体脱离或靠前的脉络膜脱离则很难做出诊断，因而容易漏诊。在 UBM 检查时可发现睫状体脱离区和脉络膜脱离区内有一低回声区域。

（二）非穿透小梁手术

该手术是近年来在欧洲开始流行的一种新型抗青光眼手术，由于这一手术无论是在手术设计

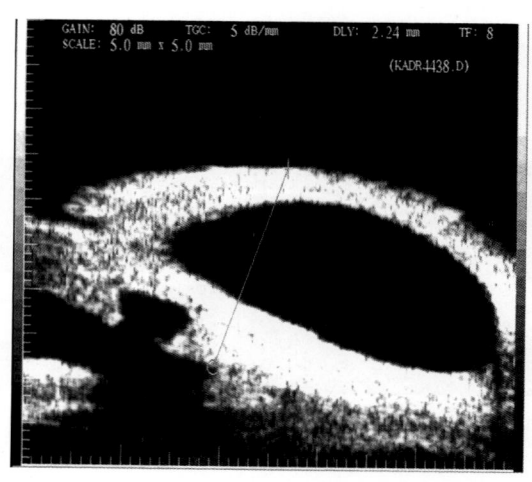

滤过泡边缘的结膜与巩膜表层严重瘢痕化粘连呈高回声
图 15-5-11　包裹性囊状滤过泡

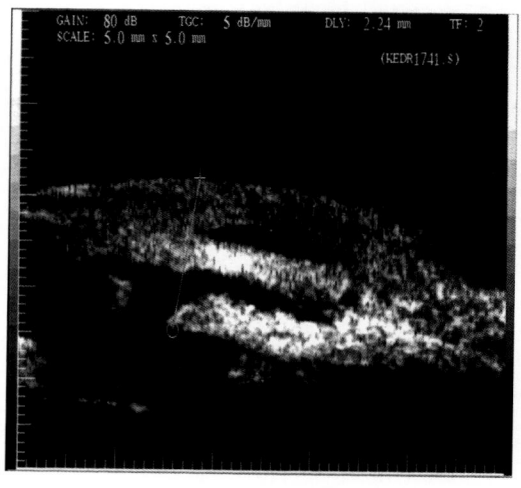

图 15-5-12　功能性滤过泡，滤过通道通畅

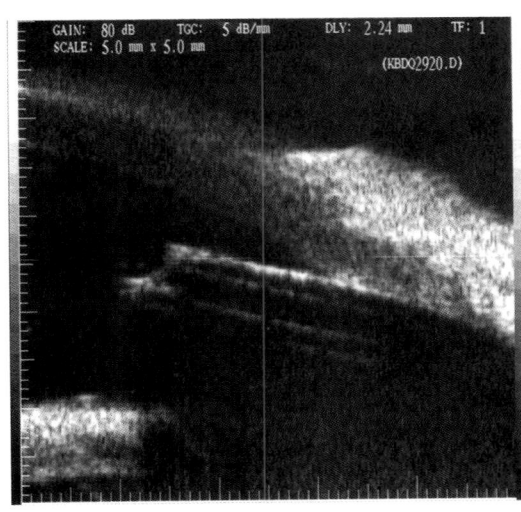

房水引流物植入术后的房水引流管通畅，管壁呈高
回声，管内液体呈低回声

图 15-5-13　房水引流植入术

和手术操作方面均不同于传统的小梁切除术，所以在术中和术后早期可能发生一些与此种手术设计特点相关的并发症。

非穿透小梁手术降低了与滤过过量相关及与手术创伤相关的并发症，如浅前房和前房积血等的发生率和严重程度，提高了滤过手术的安全性，而其早中期疗效与小梁切除术相当，但仍需对其长期疗效和晚期并发症继续进行追踪随访。非穿透小梁手术难度相对比小梁切除术大，对手术者的技术要求较高，在刚开展非穿透小梁手术时可发生与手术熟练程度有关的并发症。手术者应有熟练的传统小梁切除术的操作技术基础，手术当中要精确切除深层巩膜组织、Schlemm's 管及邻管组织。如发生并发症，对其进行正确处理后仍可获得良好疗效。（图 15-5-14～图 15-5-16）

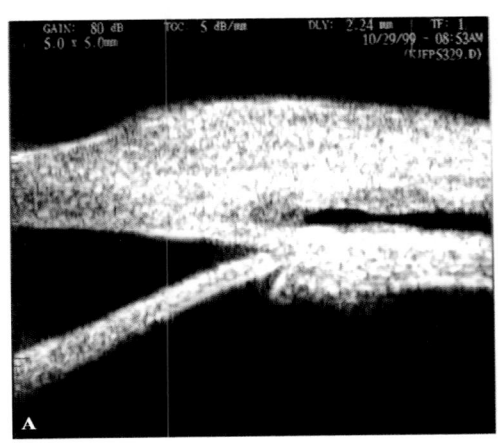
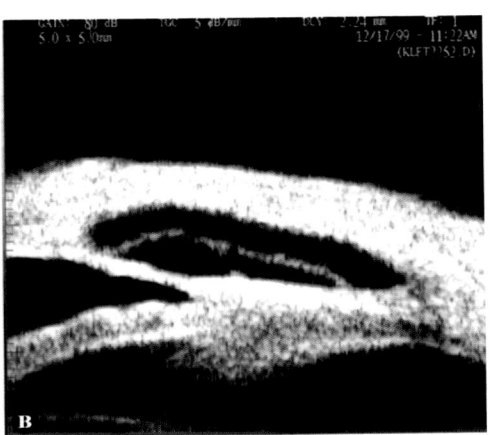

A. 非穿透小梁手术的手术区小梁网组织残留过多；B. 再次手术将过厚的手术区小梁网削薄

图 15-5-14　非穿透性小梁切除术并发症 1

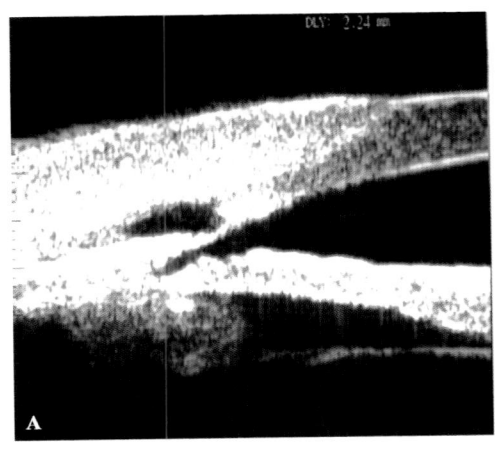
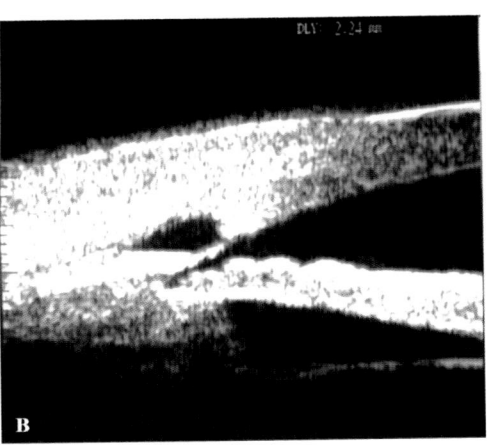

A. 非穿透小梁手术的手术区小梁网组织残留过多；B. 用 YAG 激光将残留的 Descemet's 膜击穿后，
UBM 检查可见击穿处有一个 0.05mm 大小的穿孔

图 15-5-15　非穿透性小梁切除术并发症 2

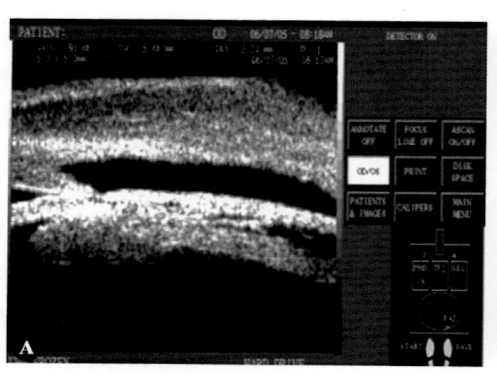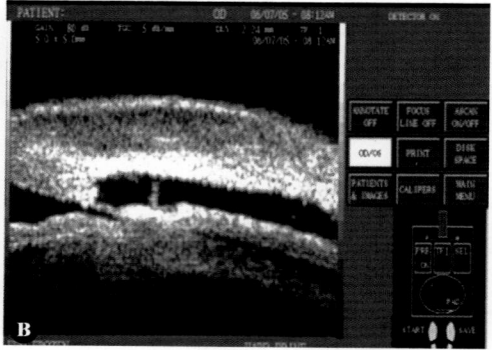

A. 术后未用匹罗卡品缩瞳，周边虹膜前移堵塞手术区小梁网；B. 用匹罗卡品缩瞳后，虹膜拉平，房角重新开放

图 15-5-16　非穿透性小梁切除术并发症-周边虹膜堆积堵塞滤过区小梁网

第六节　眼外伤

一、前房积血

眼部外伤极易引起前房积血（hyphema），约占挫伤中的 25%，大量血液充满前房，新鲜者呈红色，由于眼球内的压力和血管壁的收缩，出血多能自行停止。大量出血或积血迟迟不能吸收时可引起继发青光眼，角膜血染等并发症。

【UBM 表现】正常前房为无回声区，前房积血时根据出血时间、程度的不同呈不同的表现。

新近发生的出血，前房内为均匀的点状回声，由于患者为仰卧位检查，出血一般在虹膜的前表面，可随体位的改变而改变。出血较多时，不均匀的点状回声可以充满整个前房。

如果出血在一段时间内未被完全吸收，则行UBM 检查可以探查到位于虹膜表面的膜状中强回声，且该膜状回声是否遮挡房角亦可清晰地观察到。

UBM 检查在观察前房积血的同时，亦可同时观察到被积血遮挡的其他眼前段改变，如房角后退，睫状肌撕裂，睫状体离断，晶状体脱位等。

前房内可探及点状回声与角膜回声连接紧密，由于为仰卧位检查，受重力的影响下方回声强度较上方强，为血细胞堆积所致。角膜上皮回声较正常增厚。（图 15-6-1）

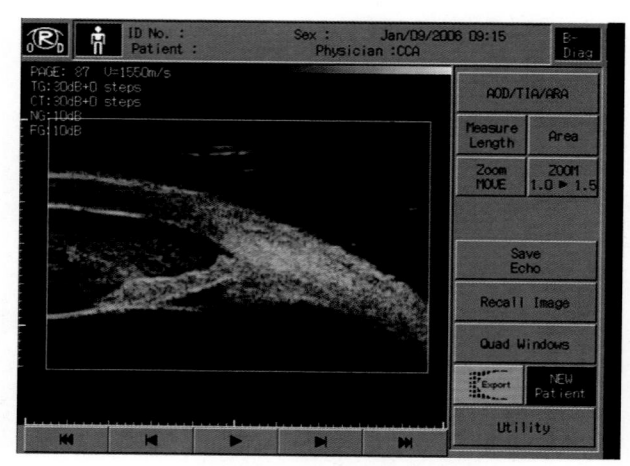

图 15-6-1　前房积血 UBM 图像

二、虹膜根部断离

虹膜是具有弹性的组织，虹膜根部断离（iridodialysis）是指虹膜根部与睫状体相连处分离。虹膜根部与睫状体共同构成前房角，该处虹膜最薄，常因眼球受挫伤和震荡而发生断离。

【UBM 表现】

正常的虹膜根部与睫状体及巩膜三者共同构成三角形锐角，虹膜的根部与睫状体和巩膜完全相连。由于各种原因导致虹膜根部离断，UBM 检查可以探查到虹膜与睫状体、巩膜之间的位置关系发生改变。一般表现为虹膜与巩膜、睫状体完全分离，而睫状体与巩膜则完全粘连在一起。离断的虹膜由于有晶状体的支撑仍保持正常形态。如果为完全的虹膜缺失，UBM 检查在整个前房内均无法探查到虹膜回声，仅见类三角形的睫状突与巩膜相贴。部分病例由于顿挫伤的原因可以同时合并晶状体不全和/或晶状体完全脱位、睫状体脱离等。（图15-6-2）

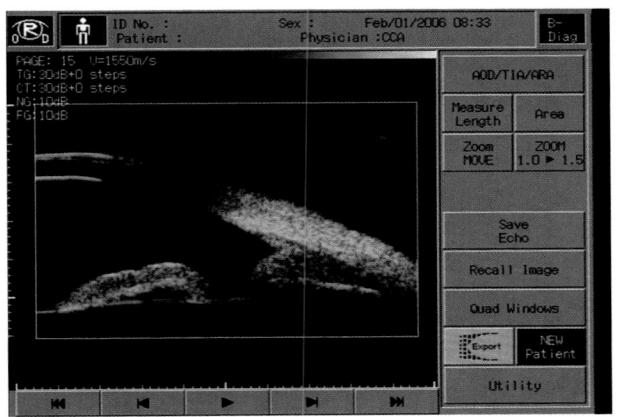

虹膜与巩膜间可探及无回声区，虹膜局限缺如，而角膜，巩膜，睫状体和晶状体的回声未见异常

图15-6-2　虹膜根部离断 UBM 图像

三、房角后退

正面作用于眼球的钝力可引起组织变形，房水向周边挤压的液体动力学与房角组织对抗的相互作用的结果导致房角及眼内组织的各种损伤。钝挫伤后的房角改变主要为房角后退（angle-recession）或撕裂，即睫状体的环形肌与纵形肌的纤维分离，环形肌纤维撕裂，而纵形肌纤维仍附着于巩膜突上。

在屈光间质透明的情况下，既往诊断房角后退的唯一方法是前房角镜检查，而 UBM 不受屈光介质影响，可以精确地测量出房角后退的程度。在角膜混浊及前房积血的情况下尤为适用。

【UBM 表现】

正常房角为角巩膜与睫状体前部组成的锐角，房角镜下只能观察到一部分形态学上的改变，而 UBM 为我们显示了在活体上观察眼前段结构的高清晰度的成像。杨文利应用 UBM 对正常人及眼前段病变的形态进行了大量的临床观察，测量出前房深度为 $2\,926.37\pm372.24\mu m$，小梁虹膜夹角为 33.43 ± 8.58 度等一系列数据。当睫状体发生撕裂时，睫状体与巩膜间仍联系紧密，UBM 显示睫状肌内出现裂隙状无回声区。这在前房角镜下是观察不到的。睫状体环形肌与纵形肌撕裂的结果造成房角后退，使前房加深、房角增宽加大，UBM 显示房角呈圆钝状，小梁虹膜夹角角度增大。（图15-6-3）

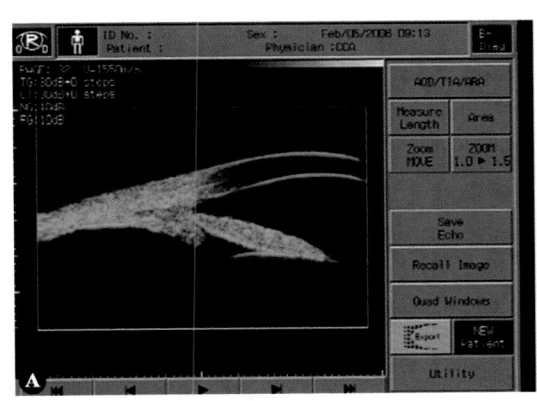
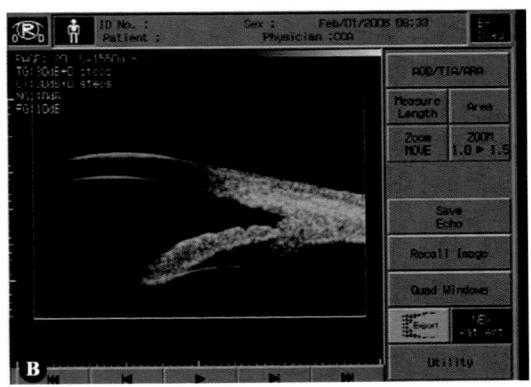

A. 中度房角后退 UBM 检查可见不仅虹膜与巩膜突脱离附着关系，睫状肌之间可见无回声的暗区即睫状肌撕裂，房角狭长圆顿；

B. 重度房角后退 UBM 检查虹膜、睫状体与巩膜突完全分离，房角圆顿，睫状突水肿增厚，巩膜突被完全暴露，小梁虹膜夹角增大，房角呈圆钝状

图15-6-3　房角后退的 UBM 图像

四、睫状体脱离

眼球在遭受钝性外力的瞬间，角膜急剧变形，房水猛烈向后冲击，造成房角结构损害，严重者可导致睫状体前缘与巩膜突解离，脱离的睫状体与巩膜之间形成一裂隙，房水自此裂隙直接引流入脉络膜上腔，导致持续性低眼内压，这种情况

也可发生于内眼手术后。

【UBM 表现】

1. 检查方法 所有患者双眼对照检查，自 12 点钟开始顺时针方向对眼球进行全周检查，检查时注意观察睫状体与虹膜、睫状体与巩膜之间的关系，注意探头与睫状体始终保持垂直，以利于对前房—睫状体上腔断离口的观察。发现断离口后，将病变的范围按照时钟表示法准确记录。

2. 所有睫状体脱离患者均表现为 360°全周脱离，而非某一象限的脱离。这是由于睫状体上腔内无瓣膜，一旦有液体存留即可遍布整个睫状体上腔。睫状体脱离眼可见巩膜与睫状体脉络膜上腔之间出现与房水相同的无回声区。若在某一断离区域探查到睫状体根部与巩膜突完全脱离，形成前房与睫状体上腔之间的直接沟通，即睫状体断离。此瘘口与前房角镜下检查所见一致。UBM

还可显示出小梁睫状突距离缩短，即睫状突位置前移、前旋，与虹膜根部距离缩短，这些均是导致前房变浅的原因。（图 15-6-4）

3. 分类和分型

根据睫状体与巩膜突之间的附着位置关系将睫状体脱离分为睫状体离断和睫状体上腔渗漏两类。

如果巩膜突与睫状突之间附着紧密，尽管 360°全周均可探及睫状体与巩膜之间可探及无回声区，称之为睫状体上腔渗漏。

如果巩膜突与睫状体在某一范围内附着点相互分离或解剖位置发生改变，或者前房与睫状体上腔之间完全交通，称为睫状体离断。

根据睫状体离断时的交通情况即如果前房与睫状体上腔相交通则称之为前离断；如果后房与睫状体上腔相交通则称之为后交通。（图 15-6-5）

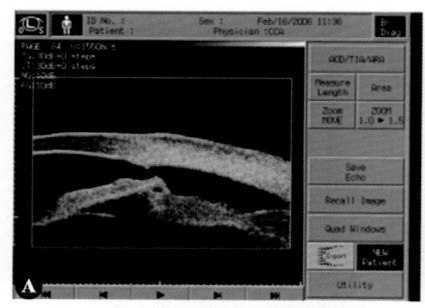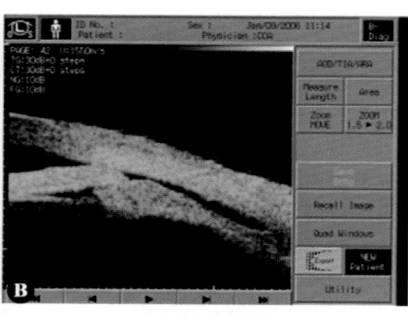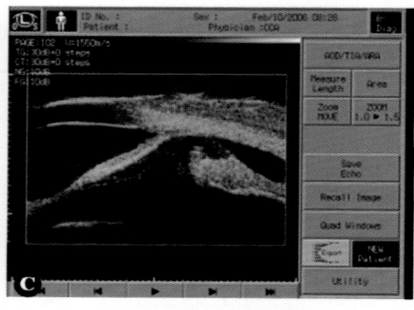

A. 睫状体与巩膜间可探及无回声区，睫状体上腔与前房完全沟通（即睫状体离断的离断口），睫状体回声较正常增厚，睫状突前移前旋推顶根部虹膜；

B. 睫状体与巩膜完全分离，虹膜根部与巩膜仍相连，但偏离正常的解剖位置向后移位，虹膜中后段与巩膜突相连，睫状突回声增厚且旋转移位推顶根部虹膜；

C. 虹膜与巩膜之间仍为正常的解剖关系，但虹膜与睫状体及睫状体与巩膜之间完全分离，睫状体上腔与后房完全沟通

图 15-6-4 睫状体脱离 UBM 图

五、异物

眼前段异物的诊断：对于受伤眼的病史询问非常重要，受伤时的工作状态，致伤物等对诊断很有价值。有时病史不明确，发现眼部有细小穿通伤痕，更应进一步详查。在屈光间质透明时，可以借助裂隙灯及检眼镜直接发现异物所在部位，根据异物的形态，外观来推测异物的性质。穿通伤合并前房积脓或眼内炎者，多有异物存在。铁质及铜质沉着症的出现是眼内铁和铜异物存在的

佐证。铁锈沉着于角膜及晶状体前囊时，由于血流的影响，绝大多数异物滞留在睫状体附近。自 UBM 进入临床使用以来，在其他影像学检查不能肯定的异物，而又高度怀疑眼前段异物存在时，如角膜、虹膜穿孔伤，晶状体限局性混浊、晶状体前囊铁质沉着症，使用 UBM 检查的确诊率几乎为百分之百。

【UBM 表现】

正常情况下巩膜表现为眼前段各组织中的最强回声，而进入球内的异物不论其为何种物质，其组织的密度均高于巩膜，因此应用 UBM 检查

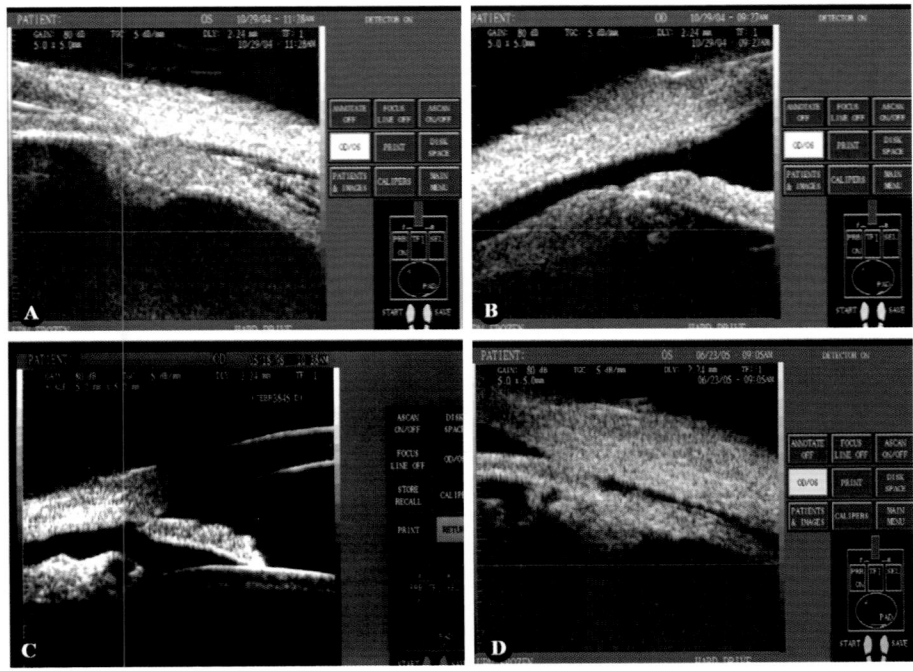

A. 睫状体与巩膜附着紧密,如果360°全周均为同样表现即无离断口,称为睫状体上腔渗漏。

B. 睫状体与巩膜完全分离,一般在眼球某一象限可发现此征而非眼球全周,称为睫状体离断。由于前房与睫状体上腔相交通故为前离断型。

C. 睫状体与巩膜完全分离,且睫状体与虹膜完全分离,一般在眼球某一象限可发现此征而非眼球全周,称为睫状体离断。由于后房与睫状体上腔相交通故为后离断型。

D. 睫状体与巩膜相固着,但睫状体偏离正常的解剖位置向后移位,为睫状体离断后离断型的特殊表现

图 15-6-5 睫状体脱离的分类图

球内异物表现为高于巩膜的眼内最强回声。异物形态不规则,边界清晰,与周围组织间界限清晰,无尾随声影。位于角膜深层的异物,应用 UBM 检查可以准确地测量异物是否穿透角膜后弹力层而侵入前房。位于房角的异物可以通过 UBM 检查探查到异物与房角、虹膜、晶状体等的位置关系。位于睫状体的异物,应用时钟定位法对异物的位置进行定位,通过测量异物距离巩膜突、肌肉止端等更精确地确定异物在眼内的位置。(图 15-6-6)

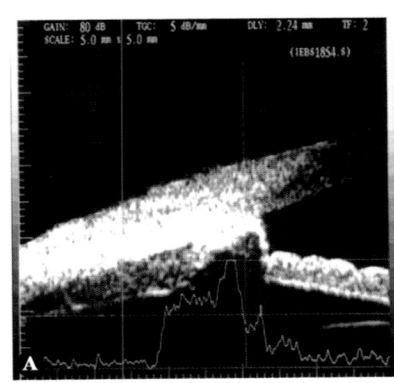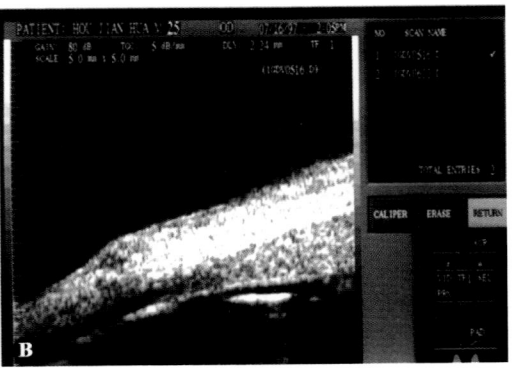

A. 房角异物,房角内可探及强回声,与巩膜突紧密相连;B. 周边玻璃体内异物,睫状体平部下方的周边玻璃体内可探及片状强回声,不与睫状体平部相连

图 15-6-6 眼前段异物 UBM 图

第七节　眼前段肿瘤

一、虹膜囊肿

【临床概述】虹膜基质囊肿多发于儿童或青少年，一般无外伤史或眼内炎症。病变史，为先天性疾病，比较少见。囊肿可位于虹膜基质内或虹膜表面，灰黑色半透明，囊内含有透明液体，有生长倾向，手术切除后易复发。少数病例可继发青光眼。

【UBM表现】虹膜表面或虹膜基质内可探及圆形、椭圆形囊样无回声区，囊壁薄，回声强度均匀，与虹膜组织回声间有明确界限。囊肿大小不一，与周围组织间关系不定。大囊肿的囊壁可与角膜相接触。依病变所在位置，囊肿可遮挡部分房角结构，这是部分患者继发青光眼的原因之一。（图15-7-1）

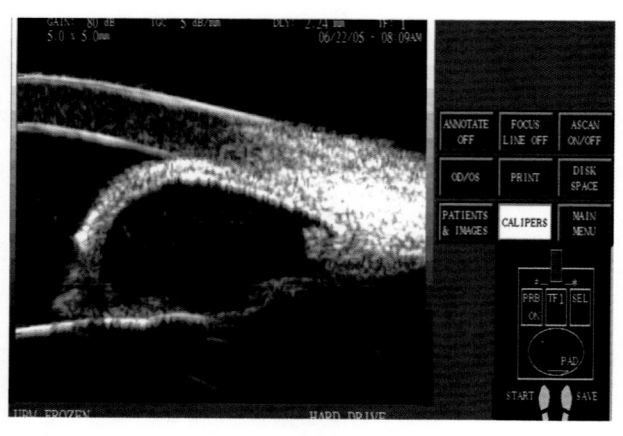

图 15-7-1　虹膜囊肿 UBM 图像

二、虹膜色素痣

虹膜色素痣为一种错构性病变，为具有良性细胞学形态的黑色素细胞组成的肿瘤性团块。一般位于虹膜浅基质层，稳定无明显生长倾向。

【UBM表现】

UBM检查在虹膜前表面可探及限局实性隆起，内回声不均匀，前界回声强，后界回声弱，可见声衰减。病变可位于虹膜的各个位置，可在瞳孔缘，虹膜中部或虹膜根部。病变与周围组织间界限清晰，可准确地测量病变的大小。大多数病例的边缘整齐，部分病例病变的前表面不规则，可伴有凹陷及不规则隆起。（图15-7-2）

三、虹膜黑色素瘤

虹膜黑色素瘤（iris melanoma）是一类发生在虹膜基质内黑色素细胞的恶性黑色素肿瘤。临床分为局限性和弥漫性黑色素瘤两种，但后者极为罕见。局限性黑色素瘤病变境界清晰，形状不规则的黑色素性肿物，直径一般大于3mm，厚度超过1mm。瘤体内色素分布不均。

【UBM表现】

虹膜黑色素瘤可侵及整个虹膜基质，表现为病变虹膜基质完全增厚，病变边界清晰，形态不规则，内回声均匀，为中低回声，声衰减不明显。病变前表面不整齐，可伴有限局的凹陷。病变内无血管的腔隙样无回声区。部分病例可伴有前房出血或在病变的边缘可探及囊样无回声区。发生

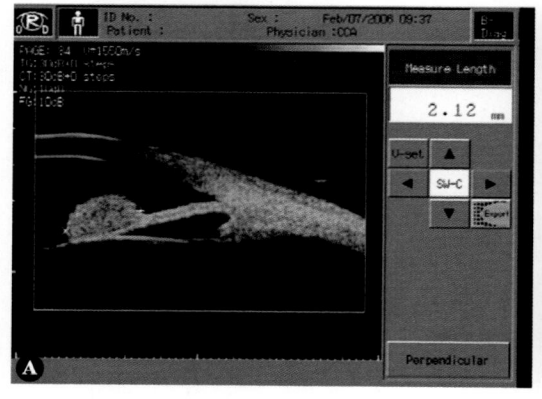
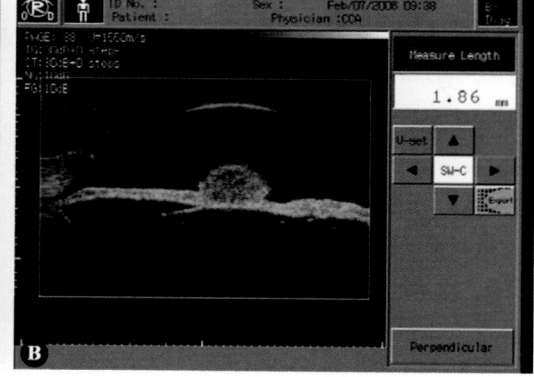

A. 放射状扫查；B. 冠状扫查

图 15-7-2　虹膜色素痣 UBM 图像

在虹膜根部的病变由于病变隆起遮挡巩膜突，可能是继发青光眼的原因之一。（图 15-7-3）

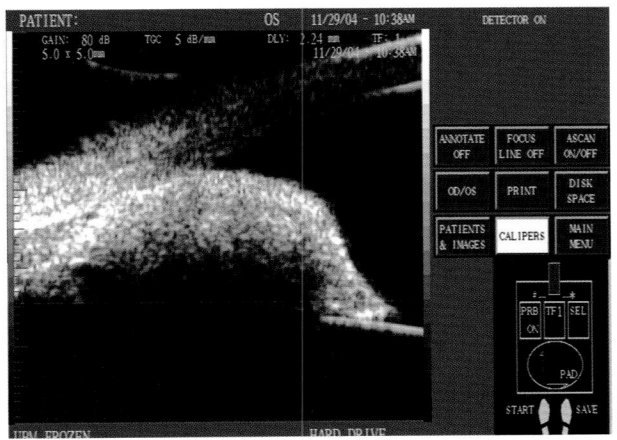

图 15-7-3 虹膜黑色素瘤 UBM 图像

四、睫状体黑色素瘤

睫状体黑色素瘤（ciliary body melanoma）指恶性黑色素瘤细胞组成的睫状体区黑色素性肿物，其组织发生于睫状体基质内的黑色素细胞。

位于睫状体的病变早期由于部位隐蔽且肿瘤体积小一般无明显临床症状，故早期诊断比较困难。多数病例由于虹膜形态发生改变经充分散瞳后，可在睫状体区发现黑色素性肿物，并可突向虹膜根部或前房内。少数睫状体黑色素瘤呈弥漫性生长，表现为整个睫状体区弥漫性不规则增厚。肿瘤相应部位表层巩膜血管扩张和灶状色素沉着通常是睫状体黑色素瘤的重要体征。

由于位于睫状体的肿瘤体积不断增大，可以引起晶状体悬韧带松弛，导致晶状体脱位或屈光状态的改变。此外，由于瘤体对晶状体赤道的压迫，可引起晶状体形状的轻度变化，导致晶状体性散光和局限性晶状体混浊。因此临床上对于原因不明的晶状体性散光应注意排除睫状体肿瘤。

睫状体肿瘤早期可以累及睫状体上皮，引起色素上皮与无色素上皮分离或崩解，导致房水分泌功能下降。故临床上常出现患眼较健眼眼压偏低的现象。但是随着肿瘤体积的增大，推挤虹膜根部向前或直接侵及小梁组织，反而导致眼压升高，引起继发性青光眼。

个别病例由于肿瘤侵及前房角，引起虹膜大环血管破裂或由于瘤体内血管自发破裂引起前房出血。

【UBM 表现】

睫状体肿瘤 UBM 检查可发现睫状体限局实性隆起，边缘清晰，内回声均匀为中低回声。病变的基底部可探及圆形、椭圆形无回声暗区，为病变内血管的回声。病变自睫状体向玻璃体内生长，玻璃体内的病变边缘可因病变的隆起度过高而无法探查到，低隆起的病变边缘可清晰地观察到，回声强度一般较病变内回声高，连续欠光滑。少数病例可向前蔓延侵犯房角和虹膜或向后蔓延到脉络膜。侵及房角的病变可完全遮挡巩膜突，为本病继发青光眼的形态改变依据。部分病例在病变的边缘可探及圆形囊样无回声病变，为伴发的虹膜囊肿。较大的睫状体肿瘤可以继发睫状体上腔渗漏或视网膜脱离。表现为睫状体与巩膜或视网膜与脉络膜之间的无回声区。（图 15-7-4）

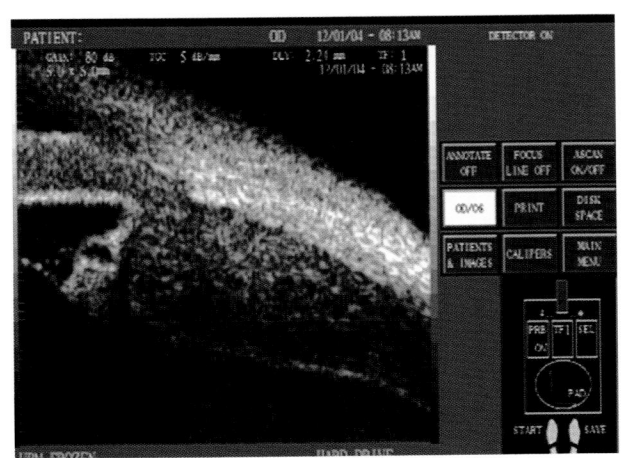

图 15-7-4 睫状体黑色素瘤超声图像

（王宁利 杨文利）

第四篇

浅表器官及周围血管、肌肉、肌腱与软组织

第十六章　涎腺

第一节　涎腺超声诊断历史、现状及临床价值

一、历史

自 1972 年 Macridis 将超声应用于涎腺疾病检查以来，已有许多学者对涎腺的声像图作了探讨。灰阶超声检查，主要用于涎腺疾病占位性病变的诊断，并常作为占位性改变的首选检查。

二、现状

近年来，7.5～10MHz 乃至 18MHz 的高频探头已被用于涎腺的检查，因其分辨力高，图像的质量有了显著的提高，灰阶超声检查主要包括涎腺腺体的大小、形态、内部回声强弱及分布情况、有无占位性病变，如有占位性病变则可以观察肿块的大小、境界、形态、有无包膜、内部回声强弱及均匀程度、后方回声、肿块与周围组织之间的关系。而彩色多普勒显像（CDFI）的应用，为涎腺疾病的检查提供了更有效的手段，可以观察涎腺腺体内部的血流情况，如有占位性病变还可以进行其血流强度及分布的观察，并用脉冲多普勒分析其频谱，测量收缩期峰值速度、平均速度、舒张末期流速、搏动指数、阻力指数及加速度等。目前高频超声能清楚显示涎腺内及周边异常占位性病变，提示病变的物理性质，并对部分特殊涎腺疾病如舍格伦综合征已总结出其特征性的超声表现。而近年来出现了弹性成像技术，它是以各种组织间弹性系数不同（硬度不同）为基础，靠增加微小外力交变振动，用自相关综合分析，再以灰阶或彩色编码成像，此技术在鉴别涎腺良恶性肿块方面有一定价值。涎腺的超声造影是一项全新的组织血流灌注技术，但目前临床应用还非常少。

三、临床价值

超声诊断涎腺内占位性病变是较有价值的，它能对肿块进行腺内外和浅深叶的定位，囊实性的鉴别，肿块边界和内部结构的判断。对于舍格伦综合征、急性涎腺炎、涎腺结石的诊断非常有效。涎腺的 CDFI 则能显示舍格伦综合征的特殊血流变化，提高了对舍格伦综合征的诊断，它也可通过血管分布形式使混合瘤与其他肿瘤的鉴别成为可能，并丰富了恶性肿瘤的诊断标准。在一些涎腺疾病中不能行涎腺造影，如阻塞性腮腺炎，导管完全阻塞造影不能进入，及注入甲紫后主导管闭塞不能行造影检查，为观察腺体的形态变化就可以借助于超声检查。该检查的优点无痛、无创、无害，可重复进行检查。

第二节　涎腺局部解剖

涎腺组织由左右对称的三对大涎腺，即腮腺、颌下腺和舌下腺，以及遍布于唇、颊、舌等处黏膜下的黏液腺构成。各有导管开口于口腔（图16-2-1）。

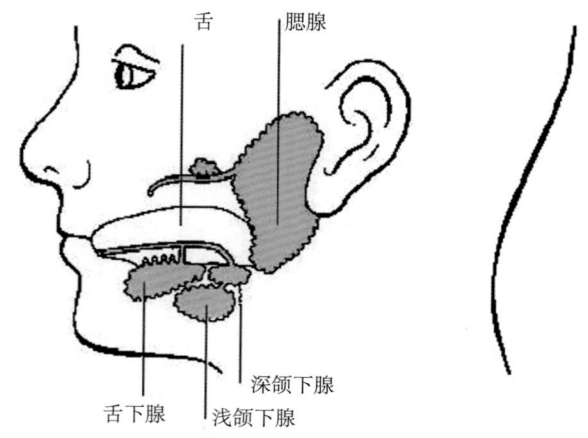

图 16-2-1　三对大涎腺体表位置

涎腺分泌的涎液为无色而黏稠的液体，进入口腔内则称为唾液；它有润湿口腔，软化食物的作用。唾液内还含有淀粉酶和溶菌酶，具有消化食物和抑制致病菌活动的作用。

一、腮腺 (parotid)

（1）腮腺是人体最大的一对涎腺，位于两侧耳垂前下方和颌后窝内，其分泌液主要为浆液。外形呈楔状，浅面为皮肤及皮下脂肪覆盖；深面与咬肌、下颌支及咽侧壁相邻；后面紧贴胸锁乳突肌茎突和二腹肌后腹；上极达颧弓，居外耳道和颞下颌关节之间；下极到下颌角下缘。

腮腺实质内有面神经分支穿过，在面神经浅部（叶），位于耳前下方咬肌浅面；在神经深面者称深部（叶），可经颌后窝突向咽旁间隙。

腮腺被致密的腮腺咬肌筋膜包裹，并被来自颈深筋膜浅层所形成的腮腺鞘分成多数小叶，筋膜在上方和深面咽旁区多不完整，时有缺如。由于这些解剖特点，脓肿穿破多向筋膜弱区外耳道和咽旁区扩散。故当腮腺感染化脓时，脓肿多分散，且疼痛较剧。

（2）腮腺内主要血管及淋巴结：腮腺内有颈外动脉及其终支颞浅动脉和上颌动脉、下颌后静脉及其属支颞浅静脉及上颌静脉等穿行，下 1/3 交界处进入腮腺，位于下颌静脉的前内侧。

（3）腮腺区的淋巴结：有 3 组。第 1 组是浅表的淋巴结，有 1～4 个，位于腮腺包膜浅面、耳屏前及胸锁乳头肌前。第 2 组是腮腺内淋巴结，位于腮腺组织内，紧邻腮腺筋膜。腮腺内淋巴结收纳腮腺和与腮腺相应的面部皮肤、眼睑外侧结膜、外耳道、咽鼓管和鼓室黏膜的淋巴。第 3 组是深层腺内淋巴结，有 4～10 个，位于峡部深叶或面后静脉附近，汇入颈浅、颈深淋巴结。

（4）腮腺导管：腮腺导管长 5～6cm 管腔直径约 2cm，从腮腺浅叶前缘穿出后约在颧弓下 1cm 的水平向前行进，然后穿过颊肌开口于右上第 2 磨牙所对的颊部。

（5）副腮腺：副腮腺只发生在少部分人身上。它有一蒂与腮腺浅叶相连，多位于腮腺前缘与嚼肌前缘之间，腮腺导管的上方，多数近于导管的近侧端。副腮腺大小不一，周围有致密的带状回声包绕，炎症及肿瘤也常累及副腮腺，易被误认为颊部占位。

二、颌下腺 (submandibular gland)

颌下腺呈三角形或类圆形，大小约 2.0cm × 3.4cm，大部分位于颌下三角内，小部分位于下颌舌骨肌游离缘的后上方，二腹肌前、后腹之间。颌下腺分为深、浅两部分，腺体大部分属浅层，位于下颌舌骨肌的浅面，深部绕过下颌舌骨肌后缘，并在下颌舌骨肌之间进入舌下间隙与舌下腺相连接。整个腺体被颈深筋膜浅层包绕，浅层筋膜较致密，深层筋膜疏松。

颌下腺导管长约 5cm，直径 3～4mm。导管起于浅部数支经深部绕过下颌舌骨肌后缘在舌骨舌肌之间向前行走并开口于口底的舌下肉阜（图16-2-2）。

三、舌下腺 (sublinguand gland)

颌下腺位于口底舌下，为最小的一对涎腺。分泌液主要为黏液，含有少量浆液。其小导管甚

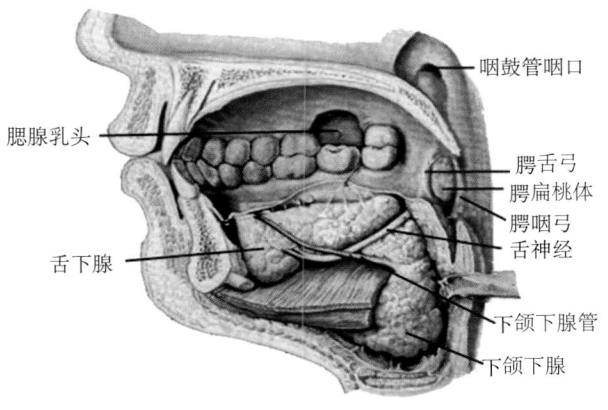

图 16-2-2　颌下腺

咽鼓管咽口
腭舌弓
腭扁桃体
腭咽弓
舌神经
下颌下腺管
下颌下腺
腮腺乳头
舌下腺

多，有的直接开口于口底，有的与颌下腺导管相通（图 16-2-3）。

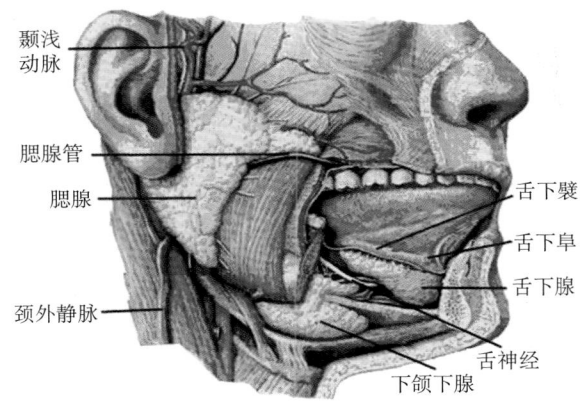

图 16-2-3　舌下腺

颞浅动脉
腮腺管
腮腺
颈外静脉
舌下襞
舌下阜
舌下腺
舌神经
下颌下腺

第三节　检查方法

一、使用的超声探头

采用线阵高频探头，最好选择 10MHz 以上的频率线阵高频探头，在病变大的情况下，为了显示整个病灶可用频率低的探头检查。观察腺体内血流可采用涎腺刺激试验，采用口含柠檬片或维生素 C 来进行，观察腺体的导管和血管的动态变化。腮腺病变时可以观察颈外动脉血流动力学变化，颌下腺测量面动脉血流，看是否发生变化。

二、超声检查方法

腮腺检查时患者取仰卧位或头转向健侧颈向后伸展，尽量使所要检查的部位充分暴露。对检查部位从上到下横切和从左右纵切，扫查时要显示出所有的腺体组织，对颌下腺和舌下腺需要纵横斜切扫查，有病变时要扫查周围淋巴结，获得清楚的二维灰阶图像后，进行彩色多普勒检查，看腺体组织血流有无变化，并采用脉冲多普勒测量血流速度，尽可能使声束与血流的夹角要小。

第四节　涎腺炎性疾病

一、急性化脓性腮腺炎（acute pyogenic parotitis）

（一）病理及临床概要

急性化脓性腮腺炎多是慢性腮腺炎基础上的急性发作或邻近组织急性炎症的扩散，主要是金黄色葡萄球菌，其次是链球菌。这些细菌通常存在口腔内，当出现严重性全身性疾病时，患者机体抵抗力及口腔生物学免疫力降低，易发生逆行性感染，腮腺区损伤及邻近组织急性炎症扩散也可引起急性腮腺炎。

多为单侧受累，炎症早期腮腺区轻微疼痛、肿大、压痛。炎症进一步发展，呈持续性疼痛或跳痛。皮肤发红、水肿。发热等全身中毒症状。

（二）检查方法

对病变的腮腺进行纵横切，看炎症范围，血流变化，有无肿大淋巴结，与对侧进行比较。

（三）超声检查所见

（1）腮腺呈弥漫性肿大，回声减低，欠均匀（图 16-4-1）；（2）可显示边缘不光滑液性暗区（图 16-4-2）；（3）腮腺导管扩张（图 16-4-3）；（4）腮腺周围淋巴结肿大（图 16-4-4）；（5）彩色多普勒显示内部血流供应较丰富，肿大淋巴结血流供应较丰富（图 16-4-5、图 16-4-6）；（6）血流速度明显加快，阻力指数较低（图 16-4-7）。

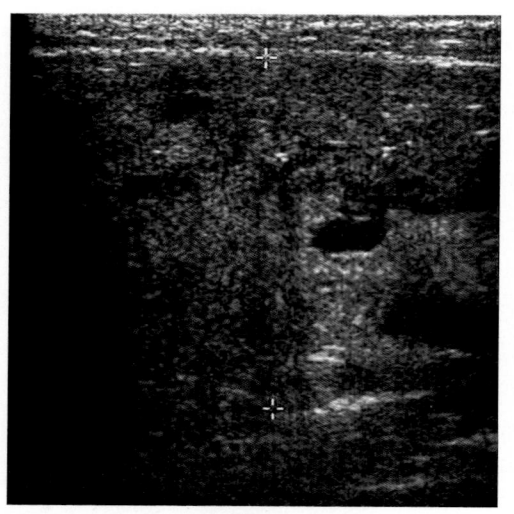

图 16-4-1　急性化脓性腮腺炎：腮腺呈弥漫性肿大，回声减低，欠均匀

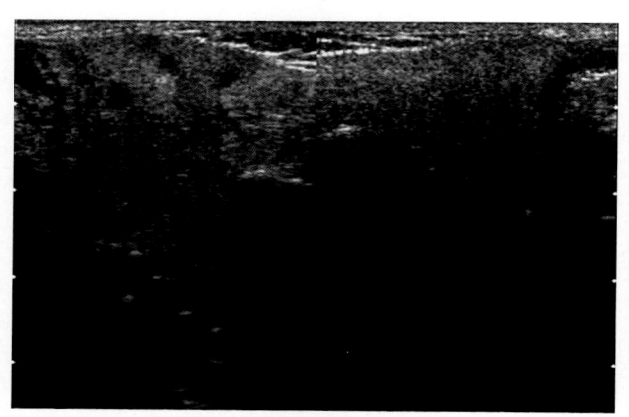

图 16-4-2　急性化脓性腮腺炎：边缘不光滑液性暗区

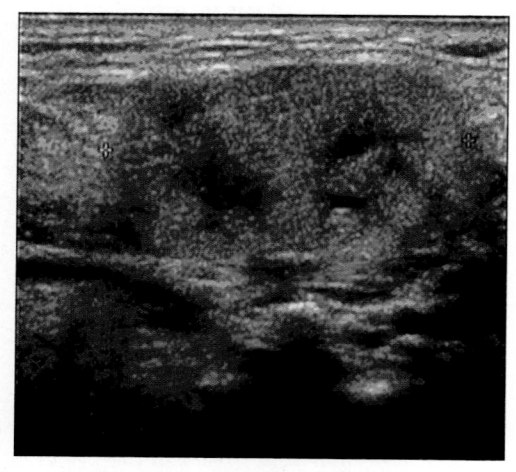

图 16-4-3　急性化脓性腮腺炎：腮腺导管扩张

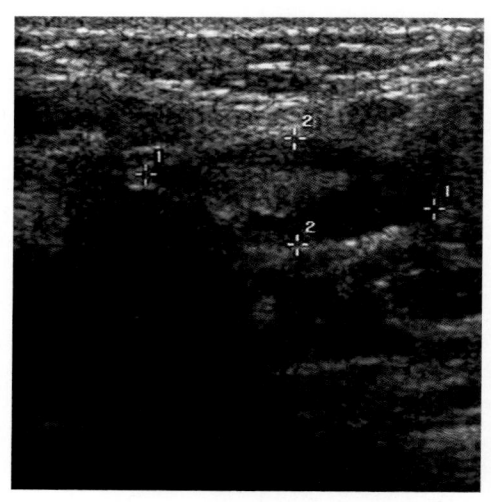

图 16-4-4　急性化脓性腮腺炎：腮腺周围淋巴结肿大

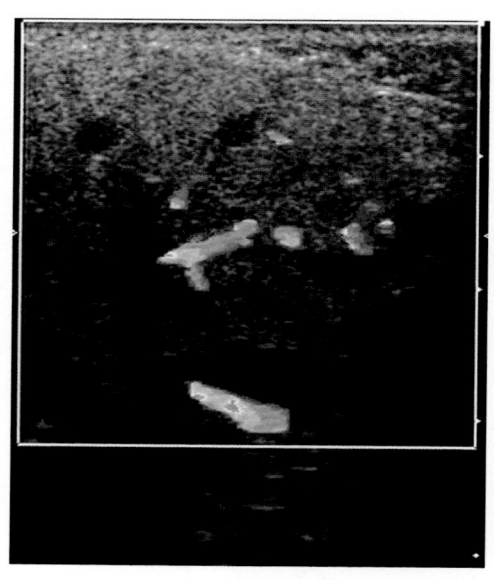

图 16-4-5　急性化脓性腮腺炎：彩色多普勒显示内部血流供应较丰富

（四）诊断思维及临床价值

急性化脓性腮腺炎需与流行性腮腺炎鉴别，后者与前者不同之处，流行性腮腺炎大多数发生于儿童，有明显的传染接触史，常双侧腮腺同时或先后发生，而前者多为单侧。超声检查能为本病作出诊断，为临床及时治疗提供可靠依据。

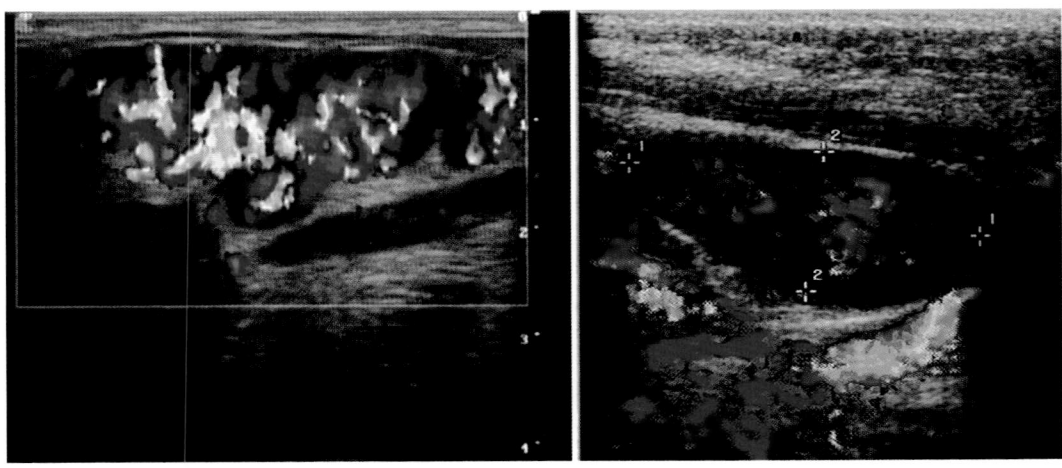

图 16-4-6　急性化脓性腮腺炎：肿大淋巴结血流供应较丰富

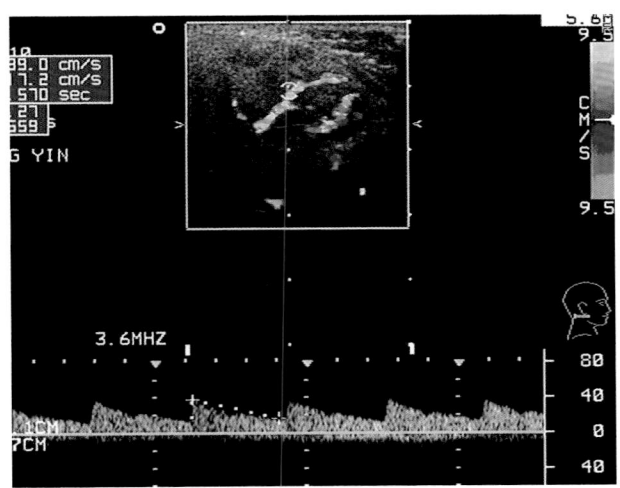

图 16-4-7　急性化脓性腮腺炎：血流速度明显加快，阻力指数较低

二、慢性复发性腮腺炎（chronic recurrent parotitis）

（一）病理及临床概要

慢性复发性腮腺炎多为腮腺先天性结构异常或免疫缺陷所致。细菌易通过腮腺导管逆行感染，可发生于任何期，但以 5 岁左右最多常见，男性多于女性。可突发，也可逐渐发病。腮腺出现肿胀，不适，皮肤可有潮红，少数有脓肿形成。间隔数周数月发作，年龄越小，间隔时间越短，越易复发。成人复发性腮腺炎为儿童复发性腮腺炎延期痊愈而来。发病间隙较长，持续时间短。

（二）检查方法

首先在有病变的腮腺进行探查，观察病变范围，回声特征，血流供应情况，周围有无肿大淋巴结，双侧对比。

（三）超声检查所见

（1）腮腺一侧或双侧均匀性增大，内出现大小不等低回声区，呈圆形或类圆形（图 16-4-8），也可较大呈片状边缘不整齐低回声区，后方回声增强（图 16-4-9）。

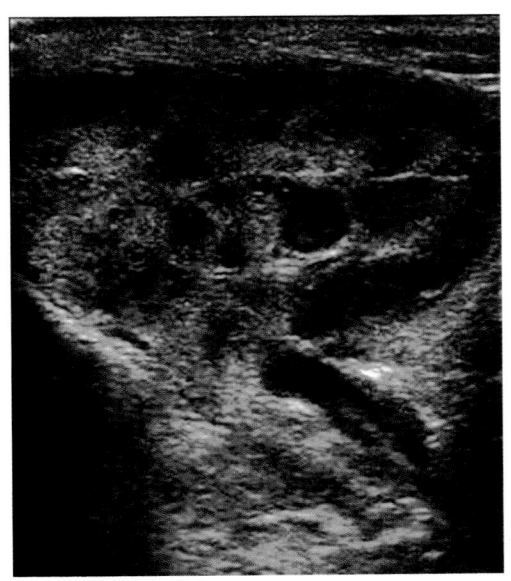

图 16-4-8　慢性复发性腮腺炎：腮腺一侧或双侧均匀性增大，内出现大小不等低回声区，呈圆形或类圆形

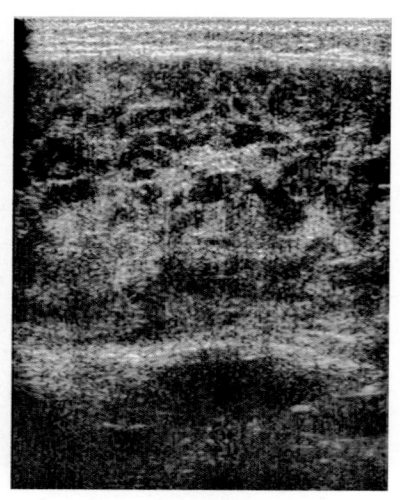

图 16-4-9　慢性复发性腮腺炎：也可较大呈片状边缘不整齐低回声区，后方回声增强

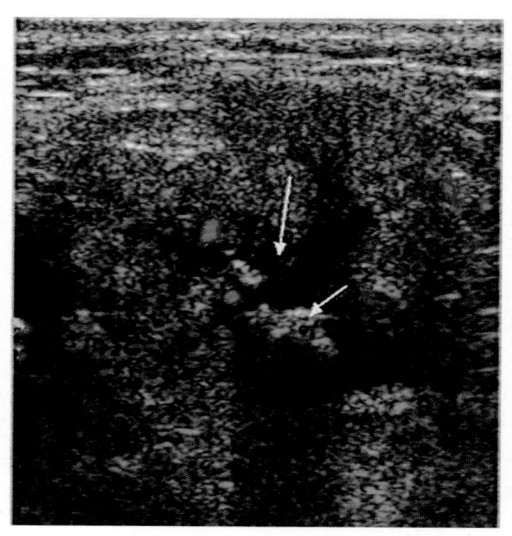

图 16-4-11　慢性复发性腮腺炎：彩色多普勒血流示导显像表现为炎症部位血流较丰富，呈低速血流频谱

（2）导管型患者显示导管主干及分支扩张，扩张的导管内常出现气体回声，多伴有导管内结石（图 16-4-10）。

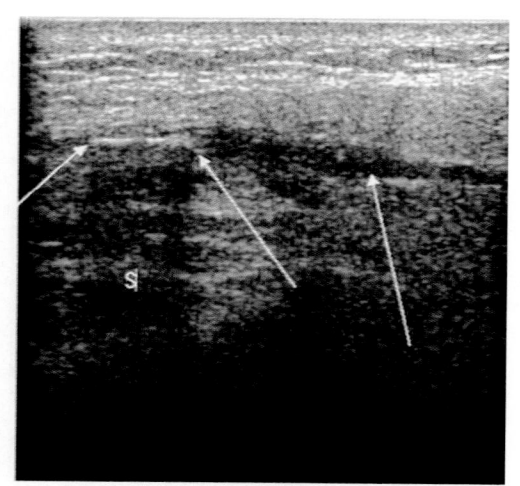

图 16-4-10　慢性复发性腮腺炎：导管型患者显管主干及分支扩张，扩张的导管内常出现气体回声，多伴有导管内结石

（3）彩色多普勒血流显像表现为炎症部位血流较丰富，呈低速血流频谱（图 16-4-11）。

（四）诊断思维及临床价值

注意与腮腺内良恶性肿瘤鉴别，良性肿瘤有包膜，内部血流不丰富，恶性肿瘤无包膜，呈分叶状或不规则形，血流丰富呈高阻力型。超声检查目前是诊断本病最简便有效的方法，可直接做出诊断。

三、慢性硬化性涎腺炎（chronic sclerosing sialadenit）

（一）病理及临床概要

该病是唾液内电解质成分异常引起，主要发生在颌下腺，男性多于女性，主要发生中年人，可双侧发病。初起症状较轻，逐步出现颌下腺区有不适或轻度疼痛，有相当一部分患者伴有涎石，随着病情发展，颌下腺明显肿大、疼痛、触压痛，质地慢慢变硬。

（二）检查方法

采用高频探头对病变部位的颌下腺进行探查，观察回声特点，有无涎石回声等。

（三）超声检查所见

（1）颌下腺多为弥漫性肿大，边界清楚。

（2）内部回声普遍降低不均，出现许多低回声区域，类似慢性血吸虫肝病（图 16-4-12）。

（3）有些患者出现导管内结石及导管扩张（图 16-4-13）。

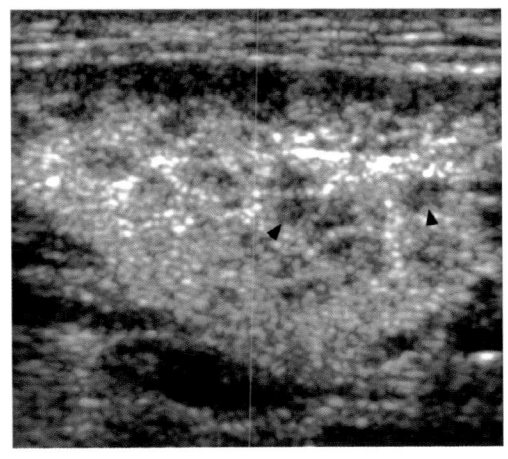

图 16-4-12　慢性硬化性涎腺炎：内部回声普遍降低不均，出现许多低回声区域，类似慢性血吸虫肝病

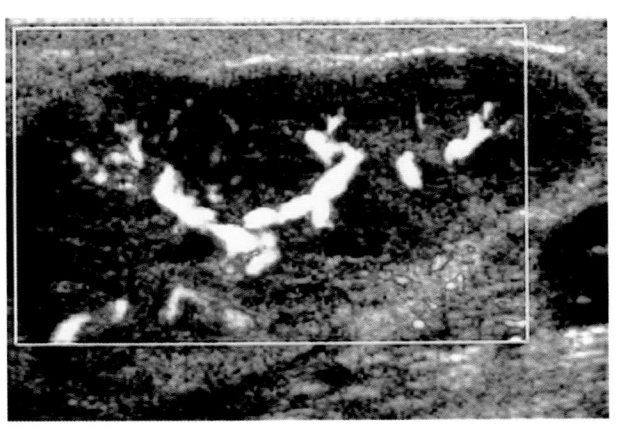

图 16-4-14　慢性硬化性涎腺炎：彩色多普勒血流显像腺体内血供明显增加

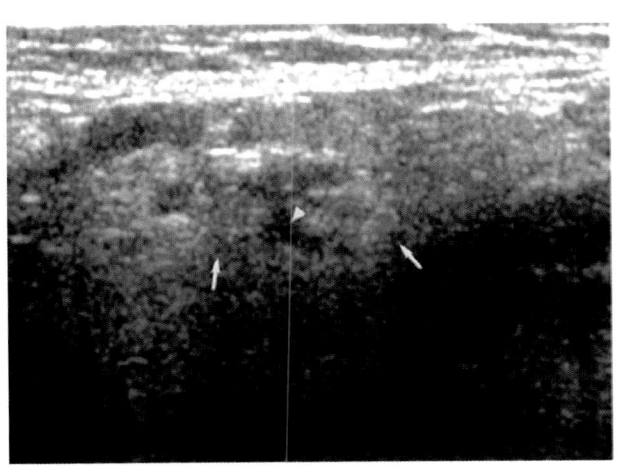

图 16-4-13　慢性硬化性涎腺炎：导管扩张

（4）少数患者挤压扩张的导管内可出现流动液体。

（5）彩色多普勒血流显像腺体内血供明显增加（图 16-4-14）。

（四）诊断思维及临床价值

慢性硬化性颌下腺炎与肿瘤不同之处，炎症范围呈片状，没有立体感，内部血流不丰富，如果诊断时认真结合病史一般能作出诊断。需要强调作超声诊断时一定要结合临床表现。

四、慢性阻塞性腮腺炎（chornic obstructive parotitis）

（一）病理及临床概要

本病多是由于智齿萌出时，导管口黏膜被咬伤，瘢痕愈合后引起导管口狭窄。也可有导管结石或异物引起。腮腺导管较细长，易于唾液淤滞，所以易造成阻塞性腮腺炎。多数发生中年，一般单侧受累，腮腺区反复肿胀，多数平均每月发作，伴有轻度疼痛。

（二）检查方法

超声检查时探查腮腺大小，观察腺管有无扩张，内有无涎石等回声。

（三）超声检查所见

（1）腮腺肿大，显示出扩张的导管，急性发作时腮腺回声降低以导管周围明显。

（2）导管出口处狭窄显示出主导管及分支扩张，内呈无回声区或出现密集细小光点，后方回声增强（图 16-4-15）。

（3）结石阻塞引起者能显示强回声后方出现明显声影（图 16-4-16）。

（4）病程长者，显示导管壁增厚增强，腮腺回声不均匀（图 16-4-17）。

（四）诊断思维及临床价值

本病需慢性复发性腮腺炎和慢性硬化性涎腺炎鉴别，后者不会出现主导管、叶间、小叶间导

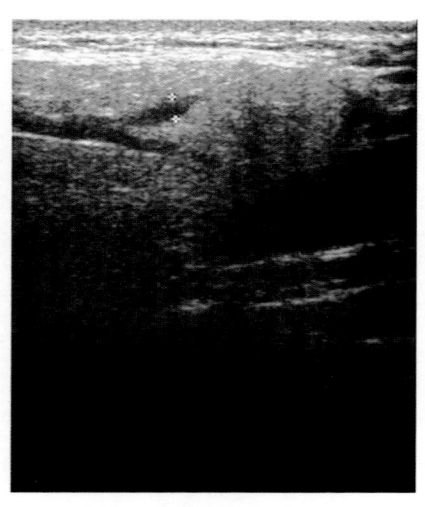

图 16-4-15　慢性阻塞性腮腺炎：导管出口处狭窄显示出主导管及分支扩张，内呈无回声区或出现密集细小光点，后方回声增强

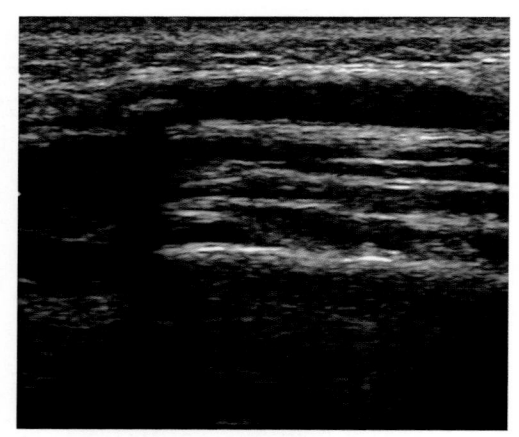

图 16-4-16　慢性阻塞性腮腺炎：结石阻塞引起者能显示强回声后方出现明显声影

管不整扩张。该病腺体内不出现血吸虫肝表现。超声检查能明确腺管阻塞，能为本病诊断提供可靠依据。

五、涎石病 (sialolithiasis)

（一）病理及临床概要

涎石多见于颌下腺，与下列因素有关：（1）颌下腺是混合性腺体，分泌的唾液富含黏蛋白，较腮腺分泌液黏滞，钙的含量也高出 2 倍，钙盐容易沉积；（2）颌下腺导管自下向上走行，腺体分泌逆重力方向流动；（3）导管长，在口底后部有一个弯曲部，导管全程较曲折。本病可发生在任何年龄，以

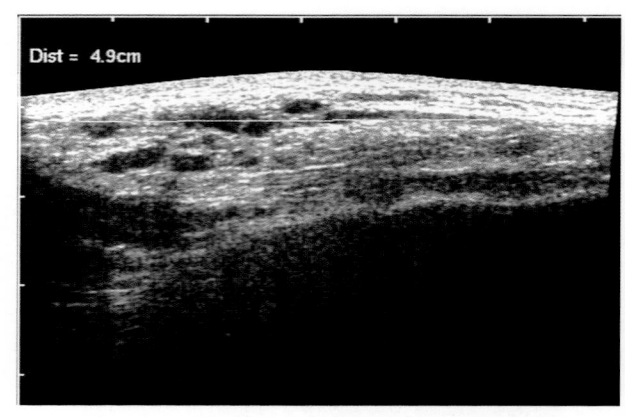

图 16-4-17　慢性阻塞性腮腺炎：病程长者，显示导管壁增厚增强，腮腺回声不均匀

中青年多见。患者进食时自觉胀痛，停止进食后不久疼痛亦随之消失，严重阻塞反复肿胀，没有及时治疗病情时间较长。

（二）检查方法

超声检查时沿着腺管长径方向探查，寻找涎石位置，测量其大小。

（三）超声检查所见

（1）腺体内显示一个或多个强回声团块后伴声影，腺体导管扩张（图 16-4-18）。

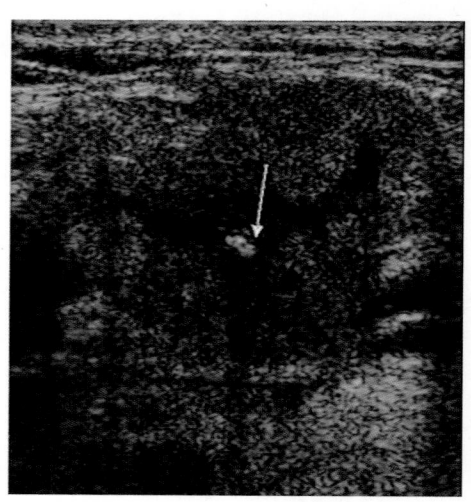

图 16-4-18　涎石病：腺体内显示一个或多个强回声团块后伴声影，腺体导管扩张

（2）腺体回声不均匀，扩张的导管内可显示可移动的点状或絮状回声（图 16-4-19）。

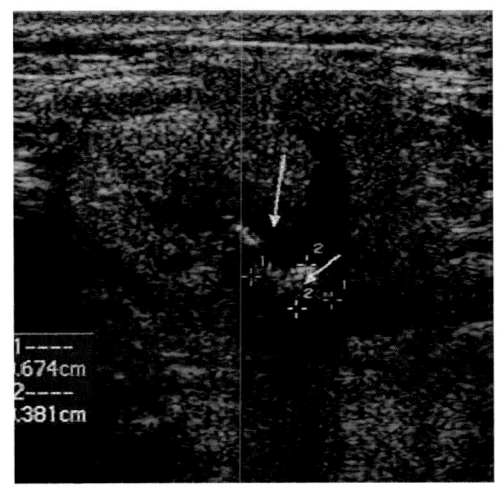

图 16-4-19 涎石病：腺体回声不均匀，扩张的导管内可显示可移动的点状或絮状回声

（3）腺体肿大，如果长期反复炎症腺体回声不均匀增强并缩小（图 16-4-20）。

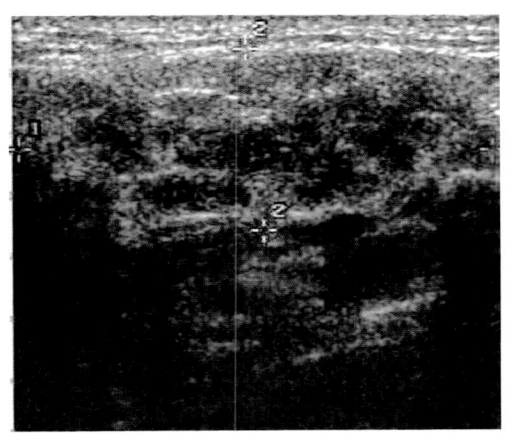

图 16-4-20 涎石病：腺体肿大，如果长期反复炎症腺体回声不均匀增强并腺体缩小

（四）诊断思维及临床价值

涎腺结石超声检查呈强回声，后方有明显的声影。能清楚显示出结石大小及部位，导管扩张程度，可做出肯定性诊断。

第五节 涎腺良性肿块

一、涎腺囊肿

（一）病理及临床概要

先天性囊肿是由于胚胎发育时期遗留于深部组织内的上皮成分发展而成。后天性囊肿一般是由于涎腺导管炎症或结石阻塞使腺体分泌物滞留所引起。临床上除发现肿块外，可无任何临床表现。

（二）检查方法

二维超声显示包块大小、壁厚度、是否光滑，彩色多普勒看其血流显示。

（三）超声检查所见

（1）腺体内出现圆形或类圆形液性无回声包块，后方回声增强，囊壁光滑（图 16-5-1），伴感染时囊壁增厚毛糙。（图 16-5-2）。

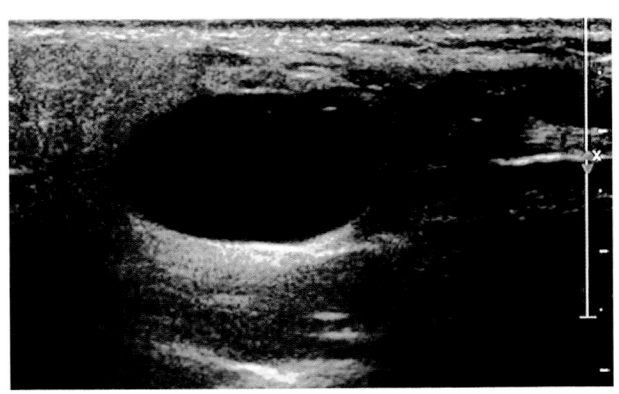

图 16-5-1 涎腺囊肿：腺体内出现圆形或类圆形液性无回声包块，后方回声增强，囊壁光滑

（2）囊肿内出现密集细小光点，探头挤压后可见光点漂浮（图 16-5-3），有的囊内较多强回声闪光点（图 16-5-4），少数可出现结石伴声影。

（3）舌下腺囊肿多较大形态不规则（图 16-5-5）。

（4）腮腺后天性囊肿可显示导管扩张并囊肿，囊液出现细小光点（图 16-5-6）。

（四）诊断思维及临床价值

颌下腺囊肿需与舌骨囊肿区别：两者位置不

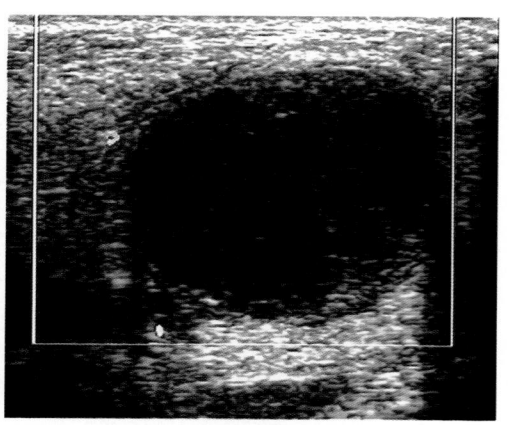

图 16-5-2　涎腺囊肿：伴感染时囊壁增厚毛糙

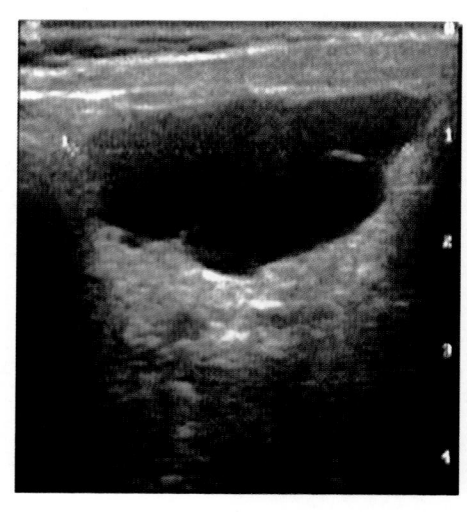

图 16-5-5　涎腺囊肿：舌下腺囊肿多较大形态不规则

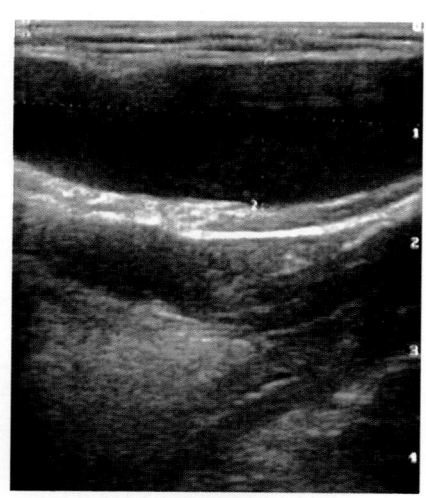

图 16-5-3　涎腺囊肿：囊肿内出现密集细小光点，探头挤压后可见光点漂浮

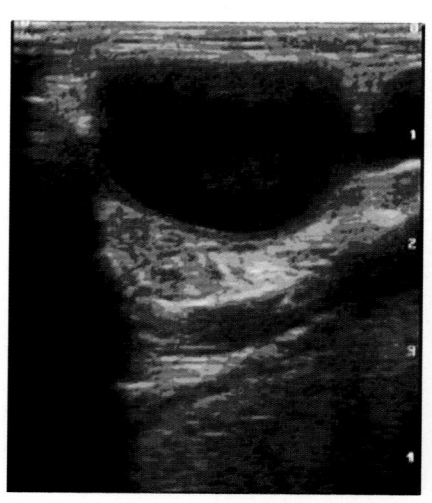

图 16-5-6　涎腺囊肿：腮腺后天性囊肿可显示导管扩张并囊肿，囊液出现细小光点

一样，前者探头放在颌下超声能确定包块部位、性质，为临床医生决定治疗方案起到了重要作用。

二、涎腺淋巴上皮病

（一）病理及临床概要

良性淋巴上皮病又称 Mikulicz 病，属于自身免疫性疫病，涎腺内出现淋巴组织增生，淋巴细胞浸润涎腺小叶，可形成淋巴滤泡，小叶内导管增生扩张可引成囊腔，小叶内导管上皮增生也可形成肌上皮岛。本病初期为涎腺及泪腺肿大伴轻度不适，也可有疼痛及口干，随病情发展症状加

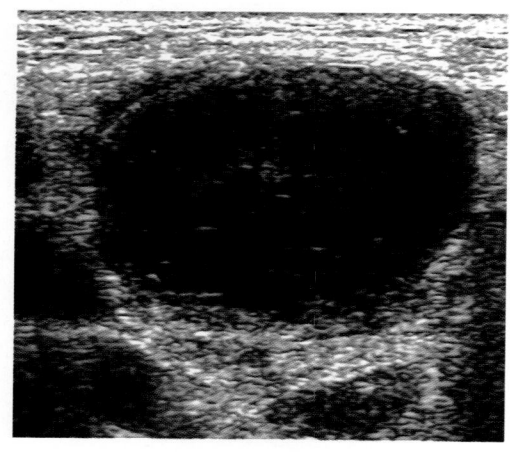

图 16-5-4　涎腺囊肿：有的囊内较多强回声闪光点

重，上述症状如同时伴有明显的口、眼、咽、鼻的干燥，唾液分泌显著减少，并有全身性结缔组织疾病（主要为类风湿关节炎、红斑狼疮等）则称为 Sjogren 综合征（Sjogren syndrome），或称干燥综合征。

（二）检查方法

超声检查采用各种切面，从二维、彩色多普勒观察腺体的变化。

（三）超声检查所见

1. 腺体增大，内部超声表现可分四型。分为弥漫型、结节型、类肿瘤型和萎缩型。

（1）弥漫型：腺体增大，内部表现不均匀，显示许多低回声区呈蜂窝状、大小不一（图 16-5-7），这种图像表现颌下腺最明显（图 16-5-8）。

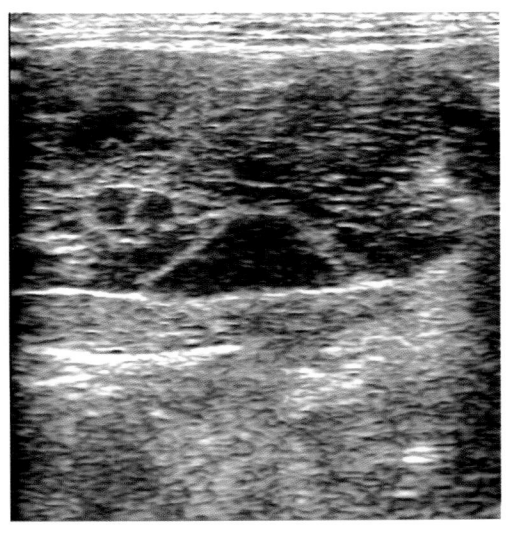

图 16-5-8 涎腺淋巴上皮病：颌下腺表现最明显

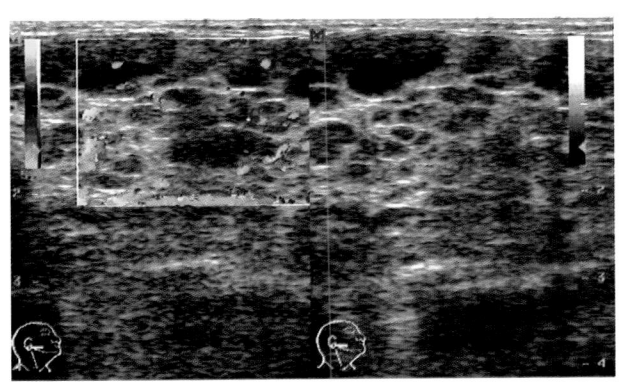

图 16-5-7 涎腺淋巴上皮病：弥漫型：腺体增大，内部表现不均匀，显示许多低回声区呈蜂窝状、大小不一

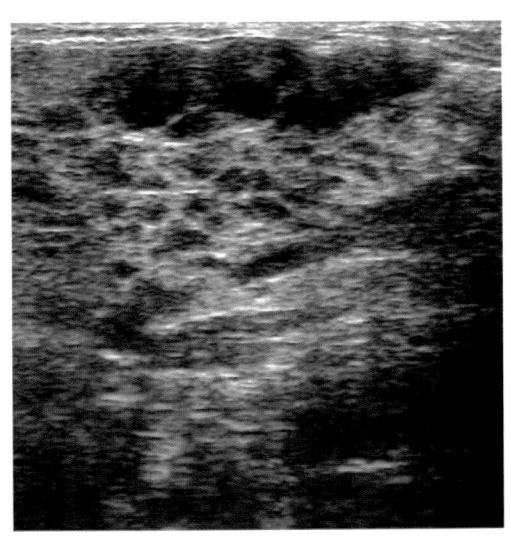

图 16-5-9 涎腺淋巴上皮病：结节型

（2）结节型：腺体内出现大小不等呈圆形或不规则形低回声区或无回声区，直径一般在 6～20cm。可散在分布，亦有融合成团，边界较清（图 16-5-9）。

（3）类肿瘤型：腺体内显示较大的低回声区，直径一般大于 20cm，常为单发，边界欠清，内有条状高回声带分隔，肿块周围有小的低回声区（图 16-5-10）。

（4）萎缩型：该期为病变后期，整个腺体缩小，内部回声增强，出现散在的强回声光带及光点，可显示出彗星尾征。双侧腺体内可出现多发囊肿。

2. 彩色多普勒血流显像腺体血流增多（图

16-5-11），以低回声区血流丰富（图 16-5-12）。

3. 本病通常累及腮腺、颌下腺和泪腺，这三个腺体有相似的声像图表现。

（四）诊断思维及临床价值

本病作诊断时需同时探查腮腺、颌下腺和泪腺，观察是否是多腺体病变，从超声显像特征和临床表现易与腮腺炎、腮腺良性肥大和嗜酸性淋巴肉芽肿鉴别。

三、嗜酸性粒细胞增生性淋巴肉芽肿

（一）病理及临床概要

嗜酸性粒细胞增生性淋巴肉芽肿又称血管

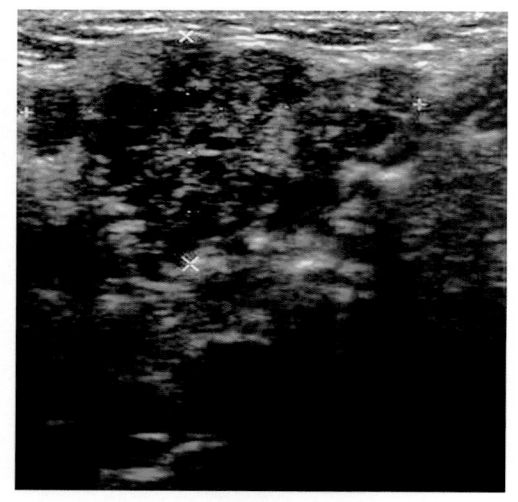

图 16-5-10　涎腺淋巴上皮病：类肿瘤型

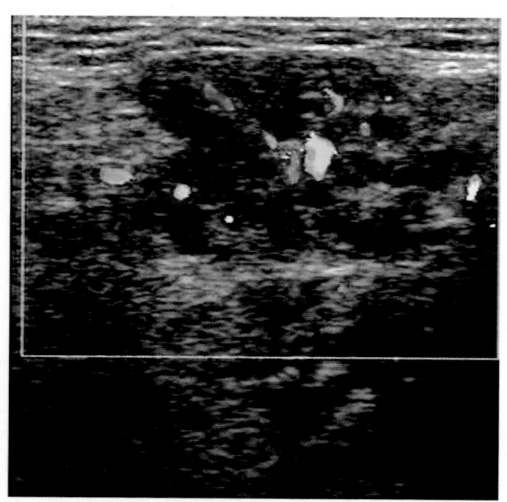

图 16-5-11　涎腺淋巴上皮病：彩色多普勒
血流显像腺体血流增多

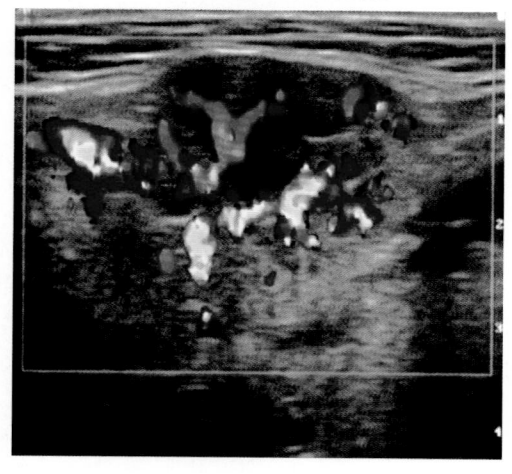

图 16-5-12　涎腺淋巴上皮病：以低回声区血流丰富

淋巴样增生伴嗜酸性粒细胞增多症或木村病

（Kimura disease，KD），本病较少见，多见于中青年男性，发病慢，病程较长，一侧或双侧腮腺可同时发病。本病发病机理不明，可能与血清 IgE 增加有关，增生的淋巴滤泡内有 IgE 沉积，受累组织中有肥大细胞和血液中有抗白色念珠菌抗体，属于变态反应性疾病。镜下表现为肉芽肿结构，见嗜酸性粒细胞和淋巴细胞灶性或弥漫性浸润，并见病变血管增生，随着病变发展，血管壁增厚可出现呈洋葱样外观，病变后期纤维组织明显增生，炎症细胞减少。临床表现出现腮腺区反复无痛性肿大，皮肤瘙痒和色素沉着。

（二）检查方法

超声探查双侧腮腺，观察回声特点，血流供应情况。

（三）超声检查所见

1. 一侧或双侧腮腺增大，回声增强。

2. 肿块内可出现小的液性暗区，边界清楚，后方回声增强。

3. 少数患者腮腺内出现多个低回声肿块，边界清楚，形态欠规则，肿块内有多条弯曲较强回声光带（图 16-5-13）。

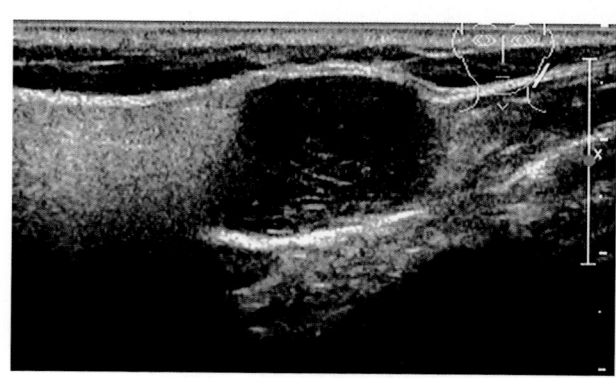

图 16-5-13　嗜酸性粒细胞增生性淋巴肉芽肿：低回声肿块，边界清楚，形态欠规则，肿块内有多条弯曲较强回声光带

4. 彩色多普勒检查显示肿块内血流极丰富（图 16-5-14）。

（四）诊断思维及临床价值

本病反复发作病程长，超声诊断时应结合临

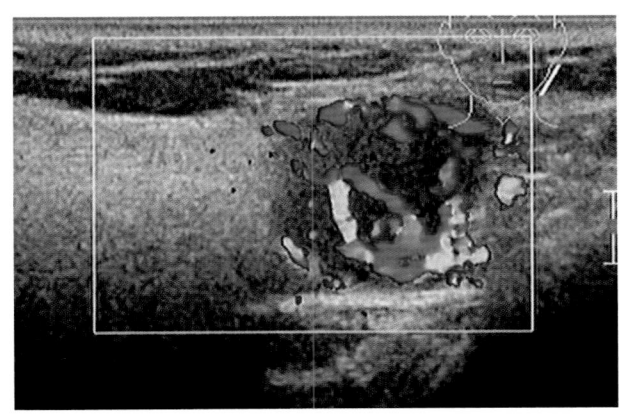

图 16-5-14　嗜酸性粒细胞增生性淋巴肉芽肿：彩色多普勒检查显示肿块内血流极丰富

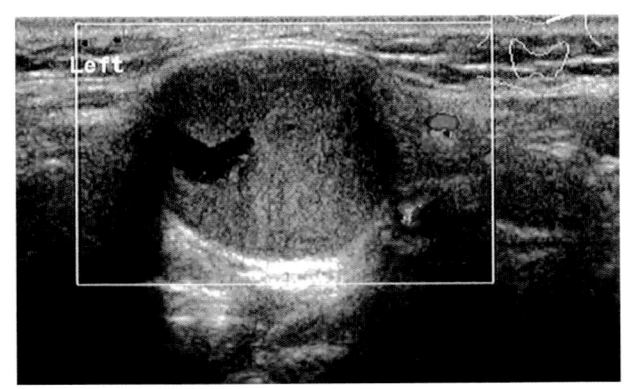

图 16-5-15　混合瘤：呈类圆形

床表现，特别外周血化验看嗜酸性细胞是否增高。

四、混合瘤

（一）病理及临床概要

混合瘤（mixed tumor）也叫多形性肿瘤，是涎腺最常见的良性肿瘤，85% 发生在腮腺内，约 8% 位于颌下腺，舌下腺罕见。常发生在 30～60 岁。多为单发，术后复发者常为多发。病理检查具有多形性特点，由上皮及黏液样组织和软骨样区构成。表面光滑，质地不一，较大的肿瘤可出现囊性变或肿瘤内出血。除发现肿块外，多无自觉症状，一旦发现肿块生长较快或突然快速增大，出现持续性疼痛，面部麻木或面瘫等症状时，应要想到有恶变可能。

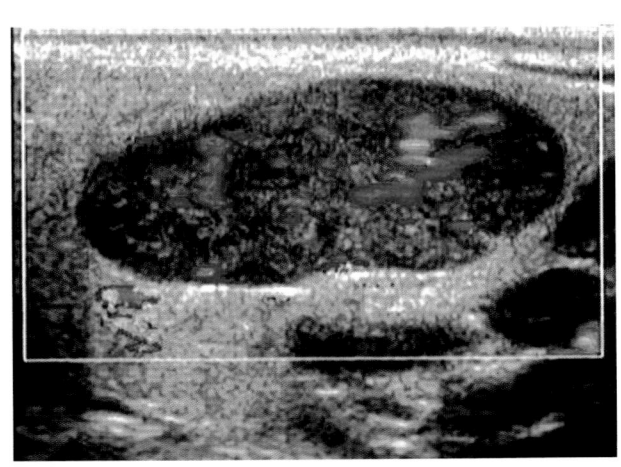

图 16-5-16　混合瘤：或呈椭圆形

（二）检查方法

超声检查时认真观察内部回声，包膜是否光滑，内部血流供应特点。

（三）超声检查所见

1. 肿瘤呈类圆形（图 16-5-15）或椭圆形（图 16-5-16），少数呈轻度分叶状（图 16-5-17）。多数边界清楚，有包膜回声。

2. 肿瘤内部欠均匀低回声，有的肿瘤可出现囊性区，后方回声增强（图 16-5-18）。

3. 彩色多普勒检查少部分难以显示血流信号（图 16-5-19），多数显示较丰富血流信号（图 16-5-20），多数呈边缘篮边状包绕型（图 16-5-21）。

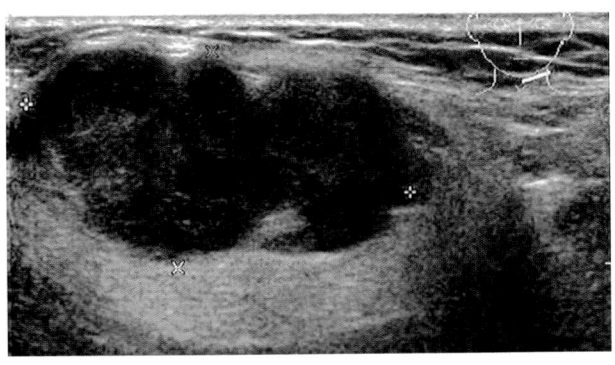

图 16-5-17　混合瘤：少数呈轻度分叶状

频谱多普勒收缩期峰值速度一般较低，常小于 50cm/s，呈高阻力型血流频谱（图 16-5-22）。

（四）诊断思维及临床价值

本病应与腺淋巴瘤鉴别：后者形状规则，内部回声极低，回声很均匀，后方明显增强，常见部分囊性变。血流一般较混合瘤丰富。

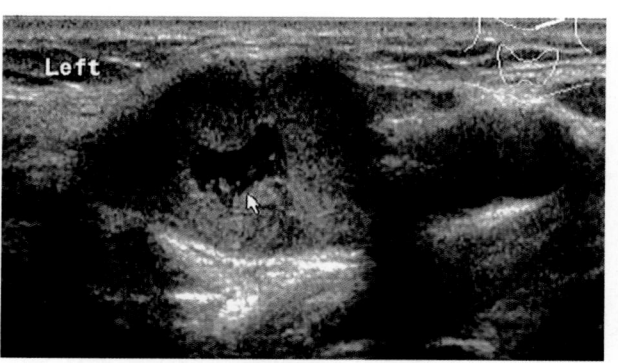

图 16-5-18　混合瘤：肿瘤内部欠均匀低回声，有的肿瘤可出现囊性区，后方回声增强

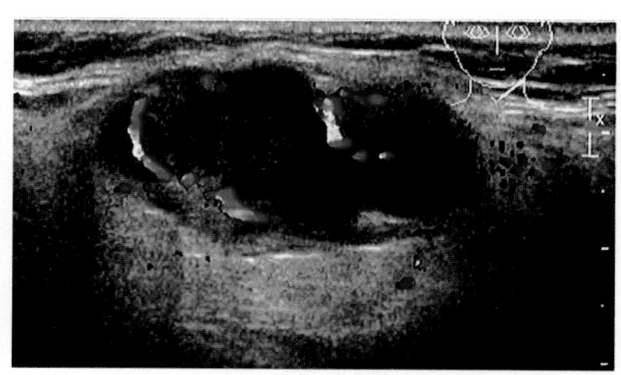

图 16-5-21　混合瘤：多数呈边缘篮边状包绕型

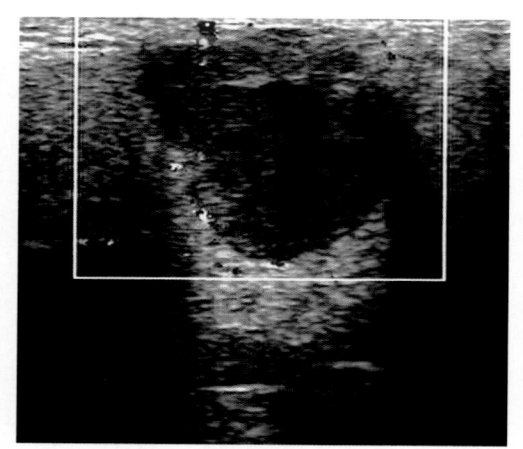

图 16-5-19　混合瘤：彩色多普勒检查少部分难以显示血流信号

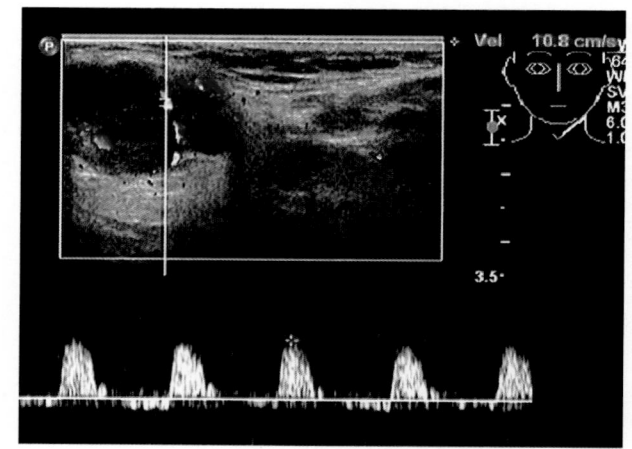

图 16-5-22　混合瘤：频谱多普勒收缩期峰值速度一般较低，常小于 50cm/s，呈高阻力型血流频谱

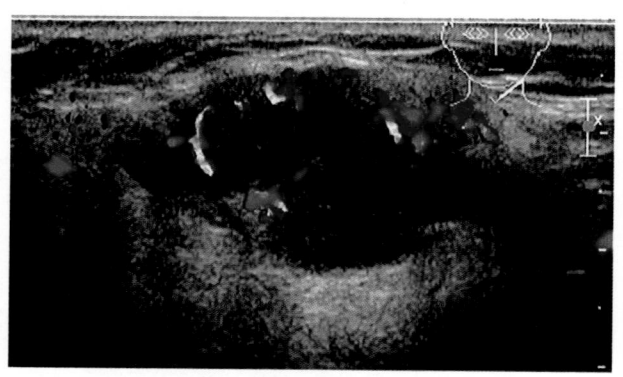

图 16-5-20　混合瘤：多数显示较丰富血流信号

瘤的 6%～10%，绝大多数位于腮腺浅部下极，多见中老年男性。多为单侧也可双侧。腺淋巴瘤的组织发生与淋巴结有关。在胚胎发育时期，腮腺和腮腺内的淋巴组织同时发育，腺体组织可以迷走到淋巴组织中。这种迷走的腺体组织发生肿瘤变，叫腺淋巴瘤。肿瘤表面光滑，形状规则，质软，可活动。镜下观察，肿瘤由上皮和淋巴样组织组成。临床上无明显不适，只发现肿块到医院看病。

五、腺淋巴瘤

（一）病理及临床概要

腺淋巴瘤又称淋巴乳头状囊腺瘤或 Warthin 瘤，该瘤主要发生在腮腺，发病率占所有腮腺肿

（二）检查方法

采用高频探头观察肿块大小、形状，内部回声特点血流供应情况。

（三）超声检查所见

1. 肿块呈圆形或卵圆形，表面光滑，形状规则，呈极低回声，后方回声增强（图 16-5-23）。

2. 肿块较大时内可出现不规则片状无回声区（图 16-5-24）。

3. 瘤内多显示丰富血流信号（图 16-5-25），血流频谱多呈高速低阻型（图 16-5-26）。少数呈高阻力型（图 16-5-27）。

（四）诊断思维及临床价值

本病与恶性肿瘤鉴别：后者边缘不规则，无包膜，阻力指数极高，一般无舒张期血频谱。诊断时需要结合病史及临床表现进行分析。

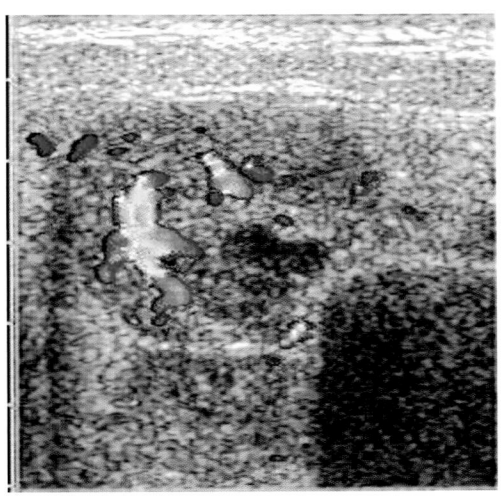

图 16-5-25　腺淋巴瘤：瘤内多显示丰富血流信号

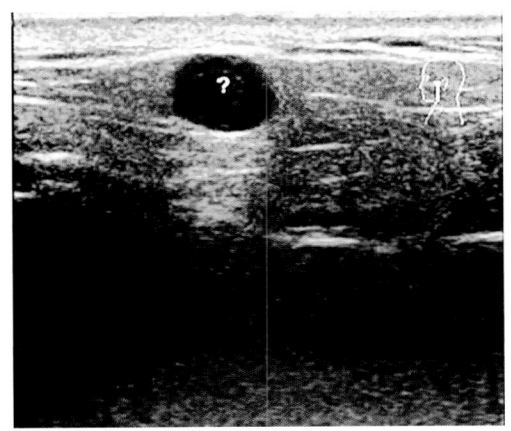

图 16-5-23　腺淋巴瘤：肿块呈圆形或卵圆形，表面光滑，形状规则，呈极低回声，后方回声增强

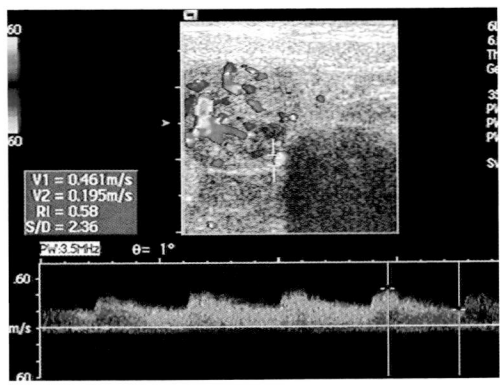

图 16-5-26　腺淋巴瘤：血流频谱多呈高速低阻型

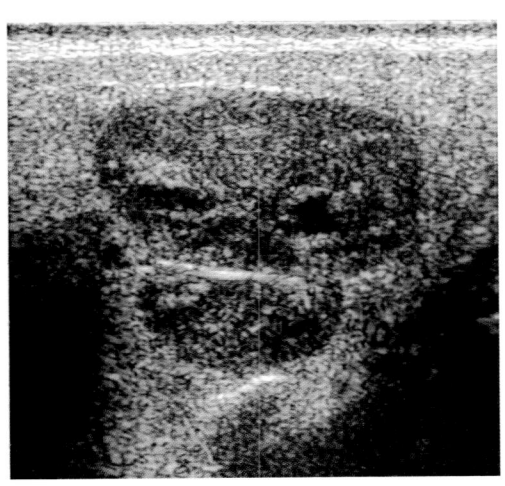

图 16-5-24　腺淋巴瘤：肿块较大时内可出现不规则片状无回声区

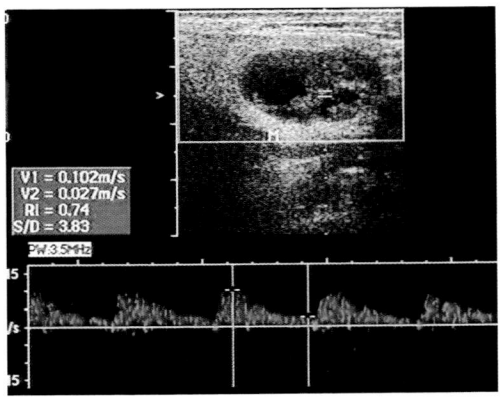

图 16-5-27　腺淋巴瘤：少数呈高阻力型

六、基底细胞腺瘤

（一）病理及临床概要

基底细胞腺瘤为涎腺上皮性良性肿瘤，占涎腺肿瘤的 2% 左右，多见于男性，50～60 岁发病最多，肿瘤生长缓慢，病程较长。

基底细胞腺瘤来自涎腺闰管的储备细胞。肿瘤表面光滑，边界清晰，多有完整包膜，瘤内多有囊性变，内有大小不等的囊腔。临床上可无自觉症状多以无痛性肿块就诊。

（二）检查方法

采用高频探头观察肿块内部回声，有无包膜，血流供应情况。

（三）超声检查所见

1. 肿块呈均匀低回声，边界清楚，形态规则，多有包膜，后方回声多增强（图 16-5-28）。
2. 肿瘤大时常出现囊性暗区（图 16-5-29）。

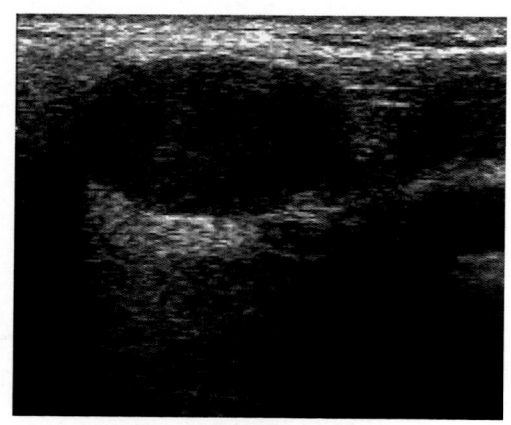

图 16-5-28　基底细胞腺瘤：肿块呈均匀低回声，边界清楚，形态规则，多有包膜，后方回声多增强

3. 肿瘤内可出现较丰富的血流信号（图 16-5-30），阻力指数一般较高。

（四）诊断思维及临床价值

该肿瘤注意与混合瘤鉴别：内部回声比混合瘤更均匀，形状更规则，容易出现囊性变，血流供应丰富，阻力指数一般较高。

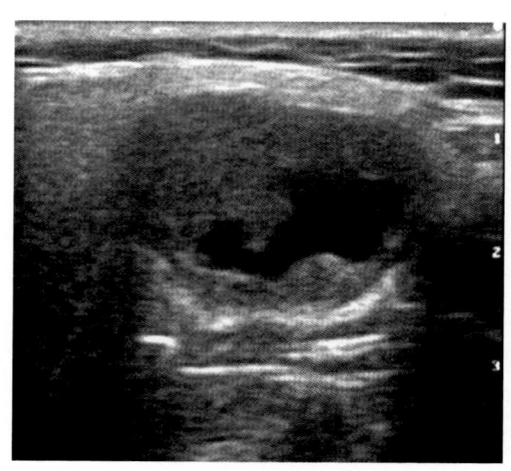

图 16-5-29　基底细胞腺瘤：肿瘤大时常出现囊性暗区

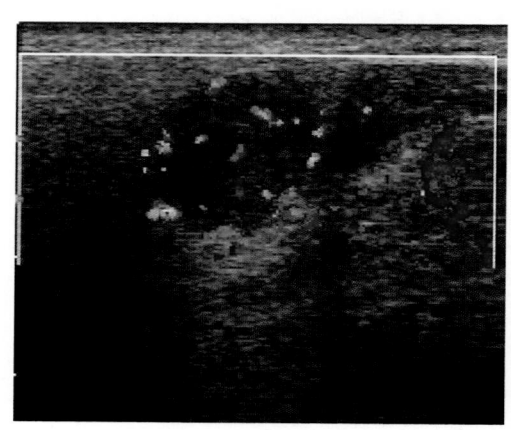

图 16-5-30　基底细胞腺瘤：肿瘤内可出现较丰富的血流信号

七、肌上皮瘤

（一）病理及临床概要

肌上皮瘤来自闰管细胞或闰管储备细胞。肉眼观察肿瘤多为单个类圆形或结节状包块，边界清楚有包膜。电镜观察有典型肌上皮细胞超微结构。该病发病率低，几乎不到全部肿瘤的 1%，年龄多为 14～86 岁。临床上发现肿瘤生长缓慢，无任何不适，肿块活动度好。

（二）检查方法

采用高频探头观察图像特征，彩色多普勒看血流供应情况。

（三）超声检查所见

1. 肿块位于腺体内，一般呈椭圆形，形状规则，边界清楚（图16-5-31）。

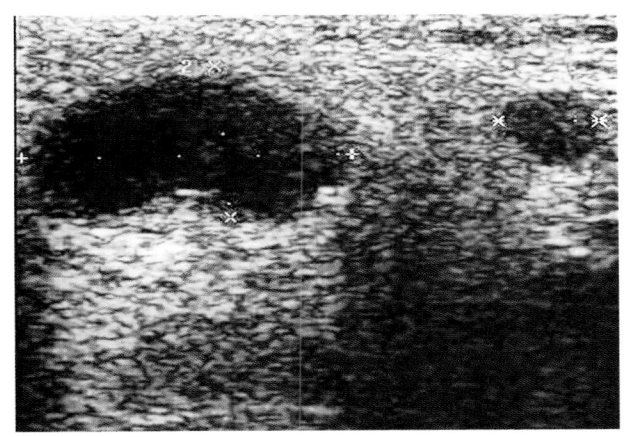

图16-5-31　肌上皮瘤：肿块位于腺体内，一般呈椭圆形，形状规则，边界清楚

2. 内部呈均匀低回声，后方回声多增强（图16-5-32）。

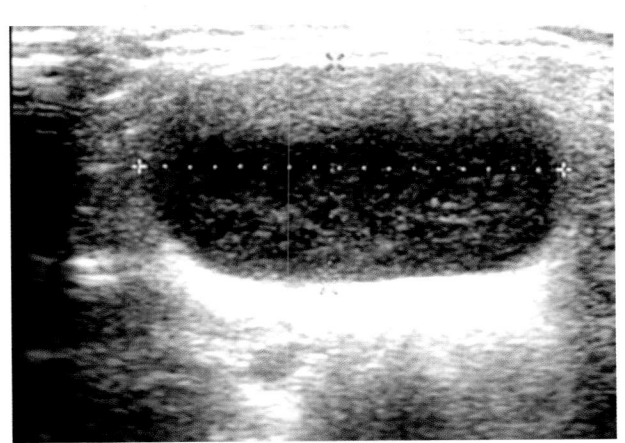

图16-5-32　肌上皮瘤：内部呈均匀低回声，后方回声多增强

3. 瘤内显示较丰富血流信号。

（四）诊断思维及临床价值

本病与混合瘤很相似，有完整包膜。最主要的是均匀低回声，内无囊性变，血流供应较丰富。

八、血管瘤

（一）病理及临床概要

血管瘤各种类型的基本特点是内皮细胞增生聚集，比正常组织的内皮细胞更易生长，被

纤维组织分隔成巢状，瘤细胞呈扁平状或梭形，核呈圆形而胞质较少。常见的血管瘤分为四类：（1）毛细血管瘤：无包膜，由密集血管网组成；（2）海绵状血管瘤：主要由充满血液的静脉窦所组成，多数血管组织增生，囊性扩张并汇集成团，可伴有血栓形成、机化或钙化，瘤体无明显包膜；（3）混合型血管瘤：由海绵状血管瘤和毛细血管瘤混杂而成的混合型血管瘤，同时具备两者各自的特征；（4）蔓状血管瘤：由扭曲状血管群构成，血管壁较厚而腔径相对较大，瘤体滋养血管丰富，瘤内小动—静脉可互相沟通形成动静脉瘘。本病婴儿和儿童多见，临床上发现低头时肿块增大。

（二）检查方法

采用高频探头观察肿块内部及边缘回声，主要看内部血流显示，探头挤压血流变化。

（三）超声检查所见

1. 血管瘤分三种超声表现不一样　（1）毛细血管瘤呈细网状，回声稍增强，而婴儿期呈低回声。边缘欠规则，边界一般清楚（图16-5-33）；（2）海绵状血管瘤内呈蜂窝状，内可显示机化血栓（图16-5-34）；（3）蔓状血管瘤显示扩张搏动的血管，内显示稀疏点状回声流动。

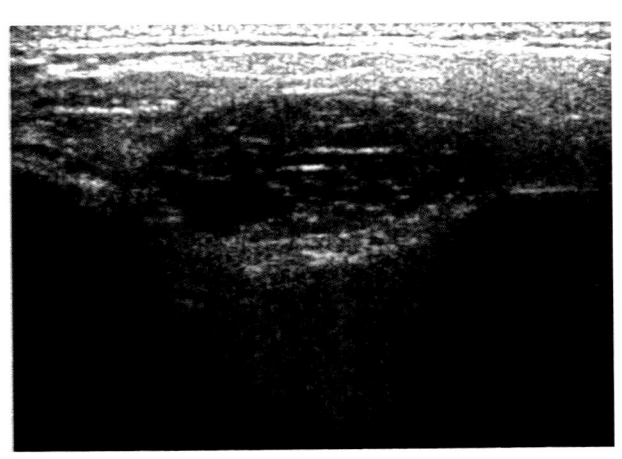

图16-5-33　毛细血管瘤：呈细网状，回声稍增强

2. 毛细血管瘤在婴儿和儿童期血流　可以很丰富，挤压后有压缩感并血流发生变化。成人毛细血管瘤回声增强，内有等号状血管回声（图16-5-35），血流显示不丰富。海绵状血管瘤彩色多普

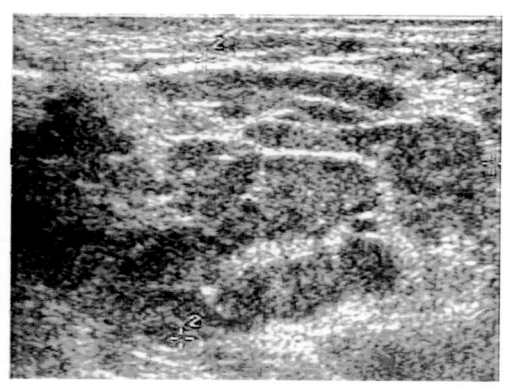

图 16-5-34　海绵状血管瘤：内呈蜂窝状，
可显示机化血栓

勒检查肿块内充满红蓝色血流信号（图 16-5-36），
探测为静脉血流频谱。蔓状血管瘤显示动静脉瘘
高速低阻型血流频谱。（图 16-5-37）

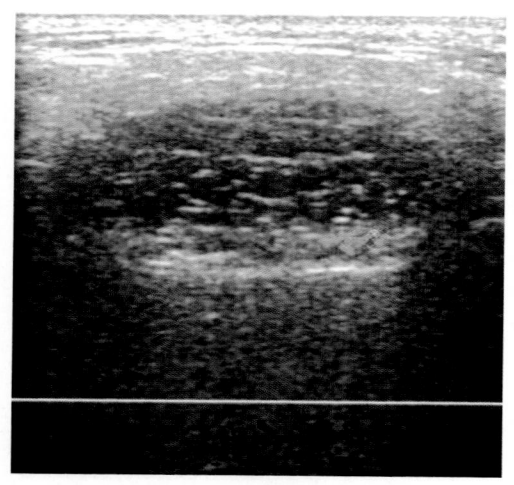

图 16-5-35　成人毛细血管瘤：回声增强，
内有等号状血管回声

3. 低头试验及口腔鼓气试验肿瘤明显增大，
血流增多。

（四）诊断思维及临床价值

涎腺血管瘤需要与腺淋巴瘤和恶性肿瘤区别，
血管瘤生长缓慢，肿块内显示出网状扩张血管，
质软，挤压后变形，低头试验明显增大，血流增
多。而其他肿瘤无这种变化。结合临床表现易作
出诊断。

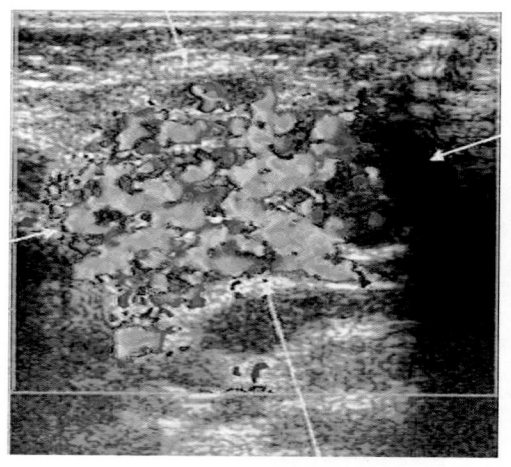

图 16-5-36　海绵状血管瘤彩色多普勒检查
肿块内充满红蓝色血流信号

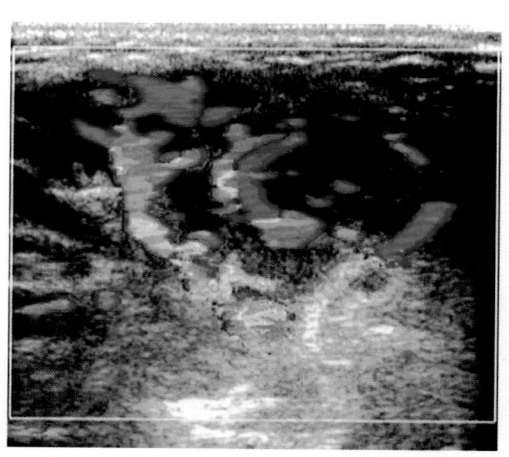

图 16-5-37　蔓状血管瘤显示动静脉瘘高速
低阻型血流频谱

第六节　涎腺恶性肿瘤

一、黏液表皮样癌

（一）病理及临床概要

黏液表皮样癌（mucoepidermoid carcinoma）
来源于腺管（黏膜）上皮，是由表皮样细胞、黏
液细胞和中间型细胞组成。发生腮腺居多，其次
为腭部和颌下腺等。本病是涎腺常见恶性肿瘤，
成人女性多见，分高分化和低分化两种，高分化
者常为无痛性肿块，生长缓慢。肿瘤边界清，质
地中等偏硬，表面可呈结节状。肿瘤呈浸润性生
长，与周围组织出现粘连，常出现疼痛，侵犯到
面神经时，可出现面瘫症状。易出现颈部淋巴结

转移，且可出现血行转移。

（二）检查方法

仔细观察有无完整包膜，内部回声是否均匀，血流供应情况。

（三）超声检查所见

1. 低度恶性黏液表皮样癌　境界尚清，有不完整包膜回声，形状多规则，内部呈低回声，均匀或欠均匀（图 16-6-1A，B），一般无转移淋巴结。故易误诊为良性肿瘤。

2. 高度恶性黏液表皮样癌　肿瘤边界欠清楚，形状不规则，呈实性低回声，内部回声不均匀（图 16-6-2）。同侧颈深部有肿大淋巴结（图16-6-3）。

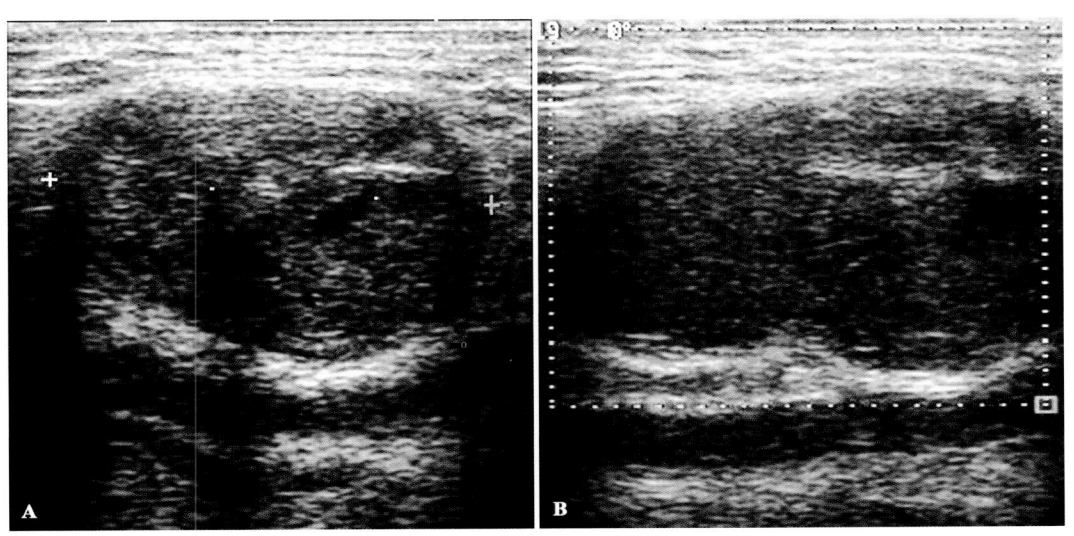

图 16-6-1　A、B 低度恶性黏液表皮样癌：境界尚清，有不完整包膜回声，形状多规则，内部呈低回声，均匀或欠均匀

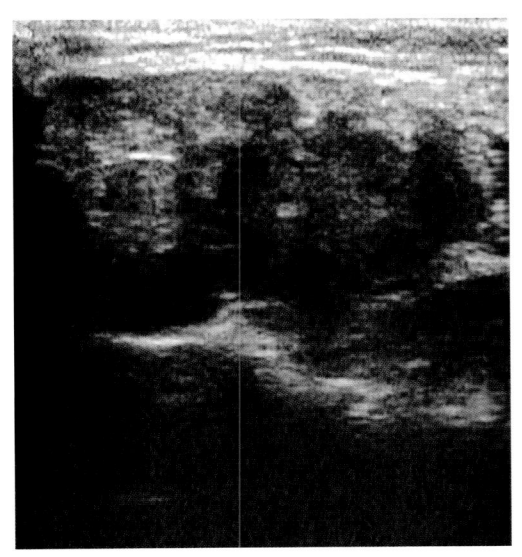

图 16-6-2　高度恶性黏液表皮样癌：肿瘤边界欠清，形状不规则，呈实性低回声，内部回声不均匀

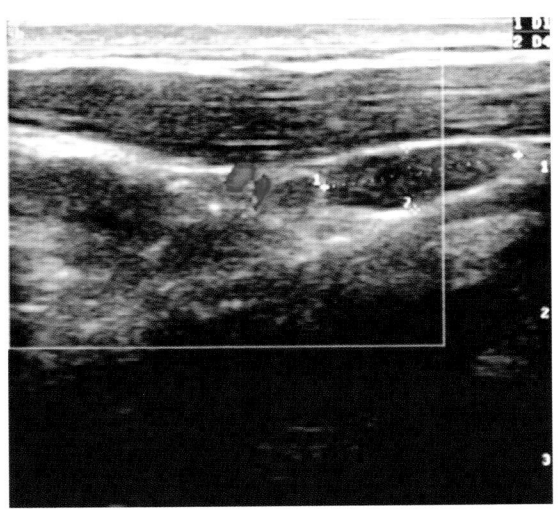

图 16-6-3　高度恶性黏液表皮样癌：同侧颈深部有肿大淋巴结

3. 中度恶性黏液表皮样癌：肿瘤边界较清楚，形状欠规则，呈实性低回声，内部回声欠均匀（图 16-6-4）。声像图表现介于高度恶性和低度恶性黏液表皮样癌之间。

4. 肿瘤血流显示较丰富，呈高速高阻型血流频谱，可出现舒张期反向血流（图 16-6-5A，B）。

（四）诊断思维及临床价值

涎腺黏液表皮样癌超声表现有较大差异。低度恶性黏液表皮样癌超声检查易误诊为混合瘤，回声特点两者无明显差异。高度恶性黏液表皮样癌，多表现肿瘤境界不清，形态不规则，内部回声不均匀，质硬，活动度差，同侧颈深部可见肿大淋巴结。彩色多普勒检查显示肿瘤内较丰富血

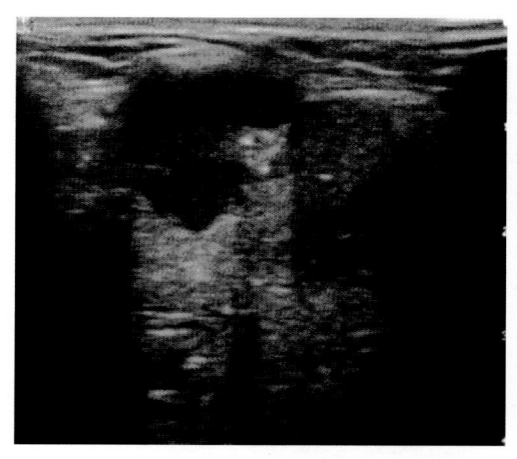

图 16-6-4　中度恶性黏液表皮样癌：肿瘤边界较清楚，形状欠规则，呈实性低回声，内部回声欠均匀

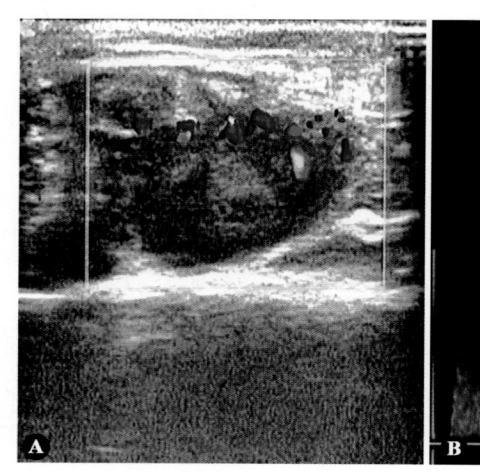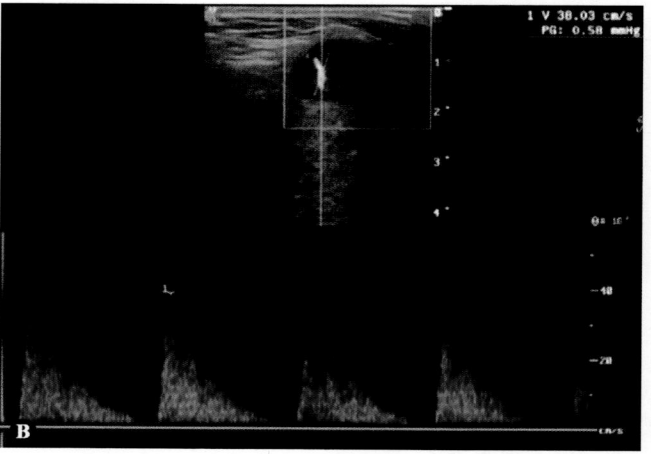

图 16-6-5　A、B 黏液表皮样癌：肿瘤血流显示较丰富，呈高速高阻型血流频谱

流信号，呈短条状或树枝状。中度恶性黏液表皮样癌常介高度恶性和低度恶性超声表现之间。超声检查时只要认真分析图像特点，结合临床表现易区别出良恶性。

二、腺样囊性癌

（一）病理及临床概要

腺样囊性癌是由腺上皮细胞和肌上皮细胞组成。肉眼观此瘤为圆形或结节状，平均直径 3cm，质稍硬，无包膜，常浸润邻近组织，光镜下由导管细胞及肌上皮细胞共同构成，瘤细胞小，核深染，较为一致，胞质少，周界不清，与基底细胞相似，根据瘤细胞排列方式的不同，分为三型：筛状型、小条索、小团块、小管型和实体型。本病占涎腺恶

性肿瘤的 22.9%，女性多见。临床上表现为缓慢生长的包块，但该瘤易早期浸润神经，引起感觉异常、麻木和疼痛，发生腮腺者，可导致面瘫。

（二）检查方法

采用高频探头探查病变部位观察内部回声及血流供应情况。

（三）超声检查所见

1. 肿瘤为椭圆形，边界光整，多较规则，无包膜（图 16-6-6）。

2. 内部多为实性较均匀的低回声（图 16-6-7），部分内部可呈强弱不均回声（图 16-6-8）。肿瘤较大时内部可出现局灶性液性暗区，后方回声增强。

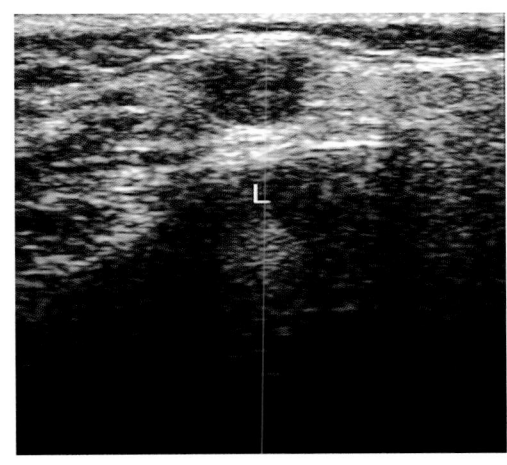

图 16-6-6　腺样囊性癌：肿瘤为椭圆形，边界光整，多较规则，无包膜

3. 血流供应不十分丰富，瘤内显示少量血流信号（图 16-6-9）。

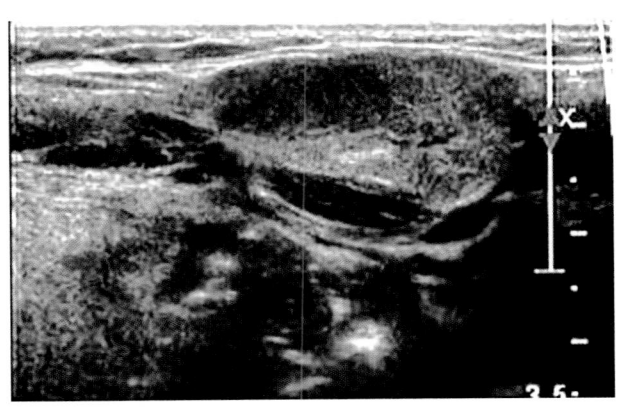

图 16-6-7　腺样囊性癌：内部多为实性较均匀的低回声

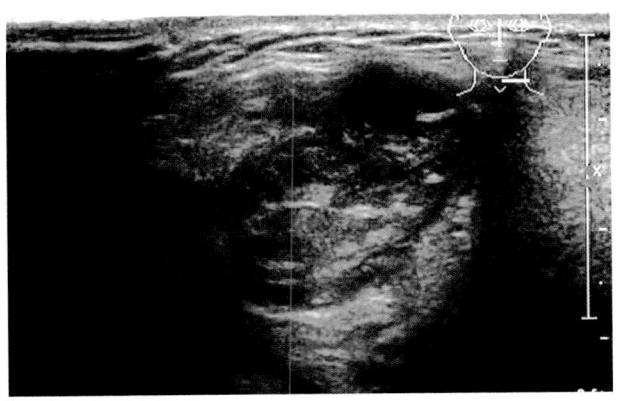

图 16-6-8　腺样囊性癌：部分内部可呈强弱不均回声

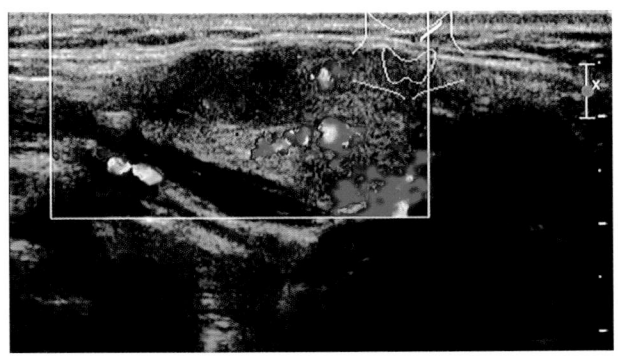

图 16-6-9　腺样囊性癌：血流供应不十分丰富，瘤内显示少量血流信号

（四）诊断思维及临床价值

从大量的临床、超声检查和病理对照使我认识到，对涎腺部位的肿块超声诊断需要结合病史、临床表现，特别是颌下腺的肿块尤其重要。腺样囊腺癌无包膜为实性低回声，而涎腺内良性肿瘤有光滑包膜。本病易浸润到神经，出现神经性症状。

三、腺泡细胞癌

（一）病理及临床概要

腺泡细胞癌（acinic cell carcinoma）是一种来源于闰管上皮细胞的低度恶性肿瘤。有不完整包膜，镜下见该瘤呈浸润性生长，组织结构及细胞形态变化都较大，最具有特征性的细胞为浆液性腺泡样细胞，有丰富的嗜碱性颗粒状胞质，细胞呈圆形或多边形，大小一致。本病多发于腮腺，多见于男性，临床表现为缓慢生长的包块，有时出现疼痛。

（二）检查方法

采用高频探头观察肿块回声特点及血流供应情况。

（三）超声检查所见

1. 肿瘤多不规则（图 16-6-10），边界清晰，内部回声欠均匀或不均匀（图 16-6-11），后方回声增强或衰减，也可无变化。

2. 多为实性低回声，可出现小片状液性暗区（图 16-6-12）。

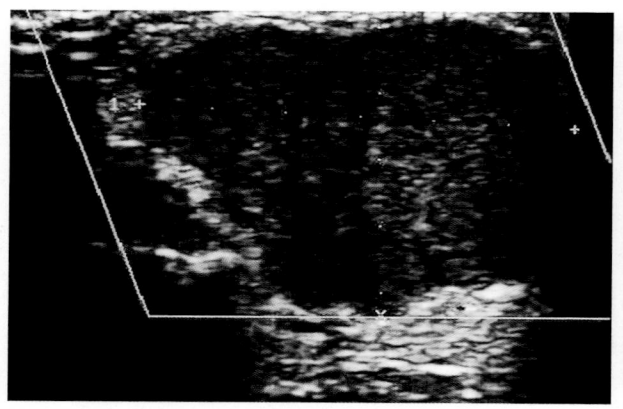

图 16-6-10　腺泡细胞癌：肿瘤多不规则

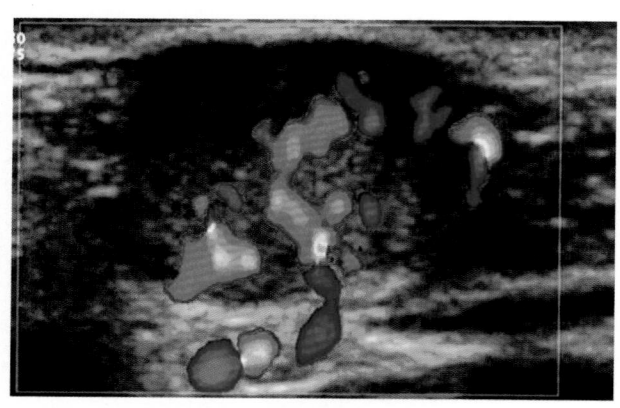

图 16-6-11　腺泡细胞癌：边界清晰，内部回声欠均匀或不均匀

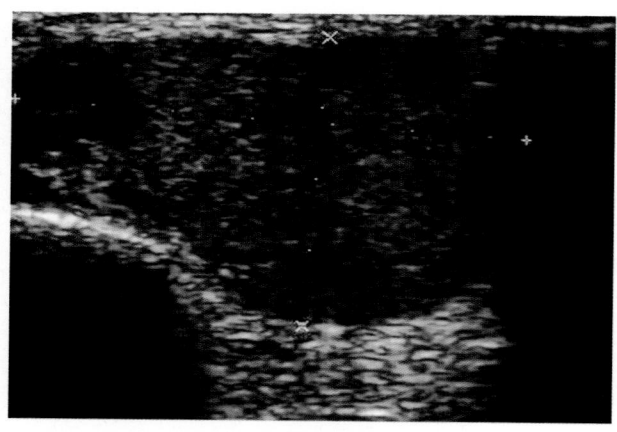

图 16-6-12　腺泡细胞癌：多为实性低回声，可出现小片状液性暗区

3. 肿瘤内一般能显示出快速血流信号，多为高阻力血流频谱（图 16-6-13）。

4. 可探及颈深部转移淋巴结回声。

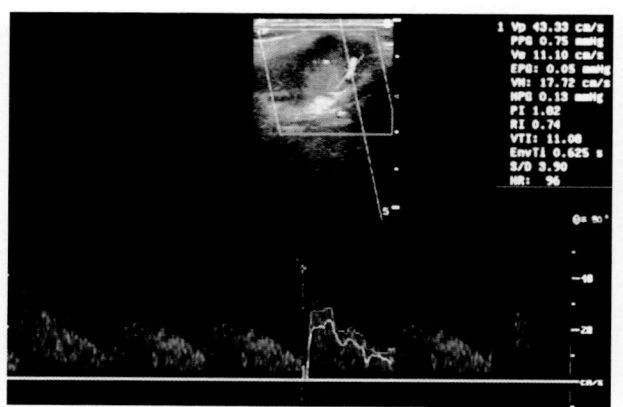

图 16-6-13　腺泡细胞癌：肿瘤内一般能显示出快速血流信号，多为高阻力血流频谱（Vp：43cm/s，RI：0.74）

（四）诊断思维及临床价值

要抓住良恶性在形状、包膜、内部回声、血流显像、阻力指数等方面的不同特点进行鉴别。本肿瘤形状不规则，内部回声不均是主要特点。

四、恶性混合瘤

（一）病理及临床概要

恶性混合瘤（malignant mixed turmor）来源于涎腺闰管或闰管储备细胞。肉眼观瘤体大，包膜不完整或无包膜，切面常见出血、坏死区。光镜下癌在多形性腺瘤中的良性多形性腺瘤区域可大可小，另一区域表现为癌，上皮细胞成分丰富，细胞异形性大，核分裂易见，可有大片的坏死，肿瘤浸润周围组织、血管、神经等，最可靠的恶性证据是浸润破坏性生长及核分裂数增加。癌的类型主要为腺癌和未分化癌，其次为黏液表皮样癌、鳞状细胞癌、腺样囊性癌、多形性低度恶性腺癌。临床上该瘤发病的平均年龄比多形性腺瘤大 10～15 岁，多数患者病程长，只在近期内有明显的增大，出现疼痛、麻木、面瘫等症状。

（二）检查方法

采用高频探头观察肿瘤边缘内部回声血流供应特点。

（三）超声检查所见

1. 肿瘤一般为不规则形（图 16-6-14），可呈分叶状（图 16-6-15），无包膜或包膜不完整，后方回声可增强。

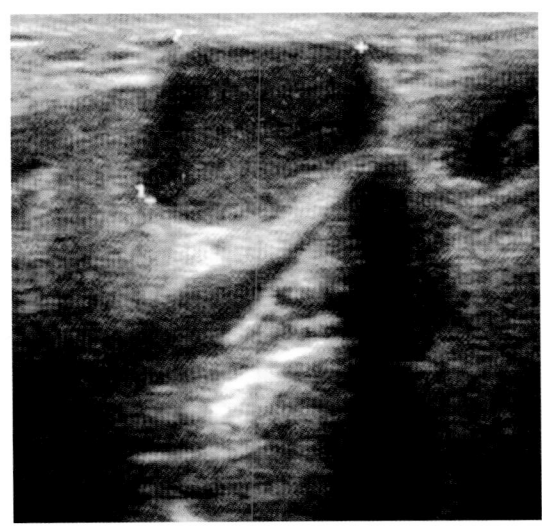

图 16-6-14　恶性混合瘤：肿瘤一般为不规则形

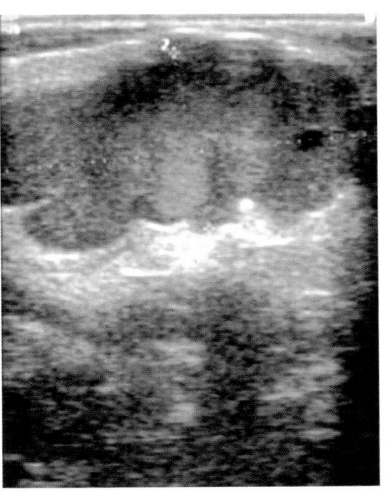

图16-6-15　恶性混合瘤：可呈分叶状

2. 内呈不均匀低回声，局部可出现无回声区（图 16-6-16）。

3. 内部血流供应较丰富，血管弯曲，速度增快，阻力指数高（图 16-6-17A，B）。

4. 肿瘤边缘可探到转移性肿大淋巴结。

（四）诊断思维及临床价值

诊断本病应从临床表现和图像特征结合起来分析。腮腺恶性混合瘤形态多不规则，无明显包膜，边缘不整齐，内部血流供应丰富。结合短期

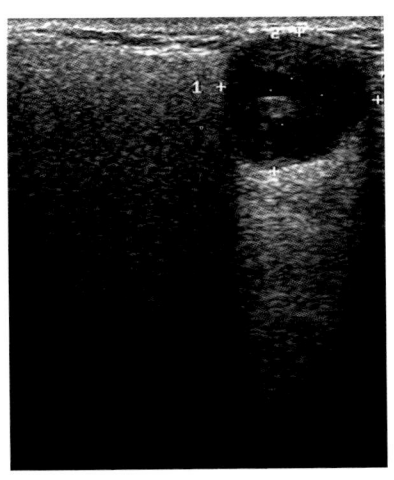

图 16-6-16　恶性混合瘤：内呈不均匀低回声，局部可出现无回声区

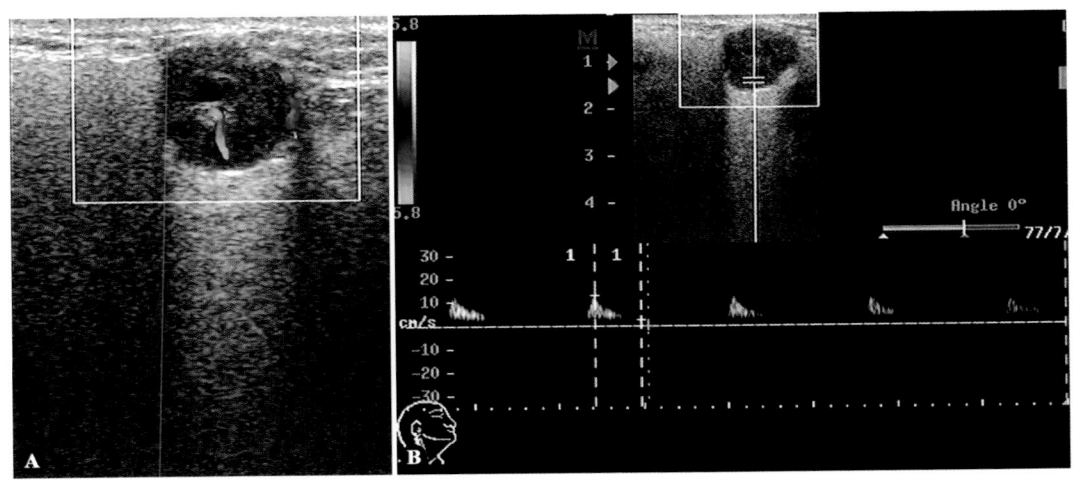

图 16-6-17　A、B 恶性混合瘤：内部血流供应较丰富，血管弯曲，速度增快，阻力指数高

内生长快，出现疼痛、麻木等症状可以做出恶性混合瘤诊断。

五、恶性淋巴瘤

（一）病理及临床概要

恶性淋巴瘤（malignant lymphomas）通常发生于有自身免疫性疾病的患者，多见舍格伦综合征和风湿性关节炎。霍奇金淋巴瘤约占涎腺恶性肿瘤的15%，淋巴细胞为主型及结节硬化型比预后较差的淋巴细胞消减型更常见。本病以青壮年多见，常在一侧腮腺或颌下腺出现较硬淋巴结，无压痛，活动度较差。

（二）检查方法

采用高频探头观察腮腺和颌下腺，仔细探查病变内部回声，边缘情况，血流供应特点，推压肿块看活动度。

（三）超声检查所见

1. 涎腺区出现低回声肿大淋巴结，常多发，边界清楚，内部回声不均匀（图16-6-18）。

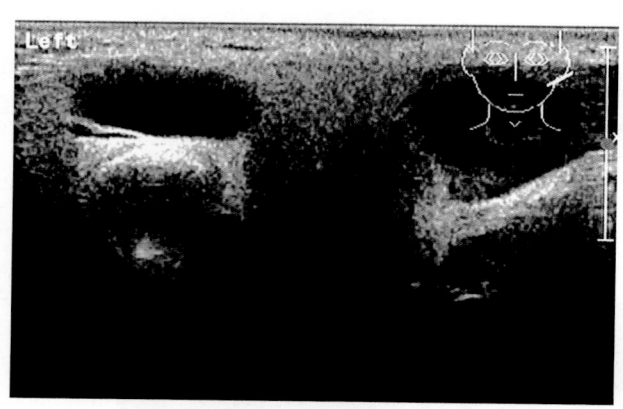

图 16-6-18　恶性淋巴瘤：涎腺区出现低回声肿大淋巴结，常多发，边界清楚，内部回声不均匀

2. 继发性的腮腺和颌下腺淋巴瘤一般为多发性形态不规则，内部呈低回声欠均匀肿块，可多个融合在一起（图16-6-19）。

3. 肿瘤较大时可出现无回声暗区，后方回声增强（图16-6-20）。

4. 内部血流供应丰富（图16-6-21），多呈高阻力指数（图16-6-22）。

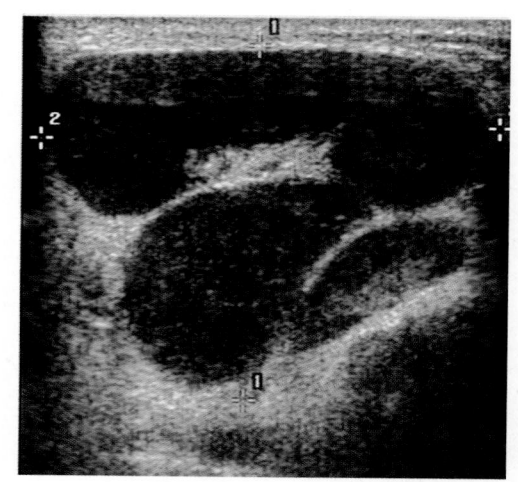

图 16-6-19　恶性淋巴瘤：继发性的腮腺和颌下腺淋巴瘤一般为多发性形态不规则，内部呈低回声欠均匀肿块，可多个融合在一起

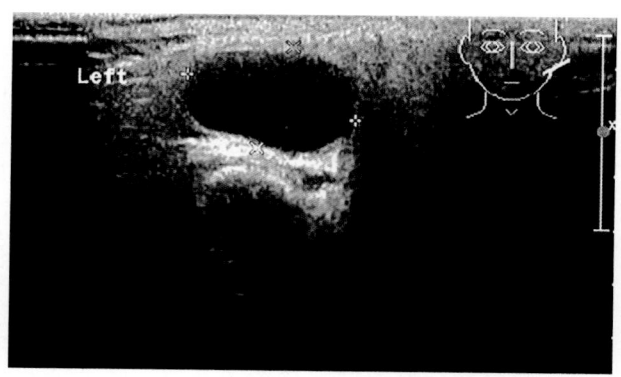

图 16-6-20　恶性淋巴瘤：肿瘤较大时可出现无回声暗区，后方回声增强

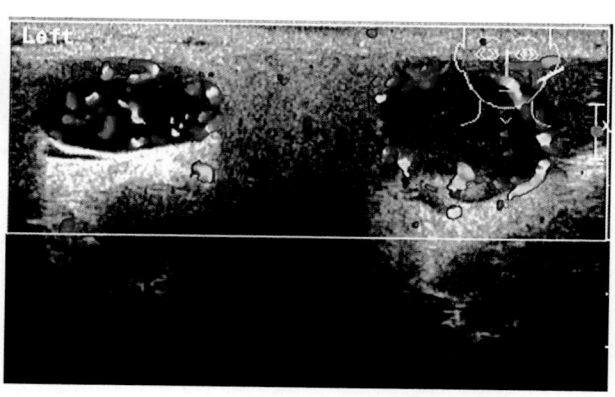

图 16-6-21　恶性淋巴瘤：内部血流供应丰富

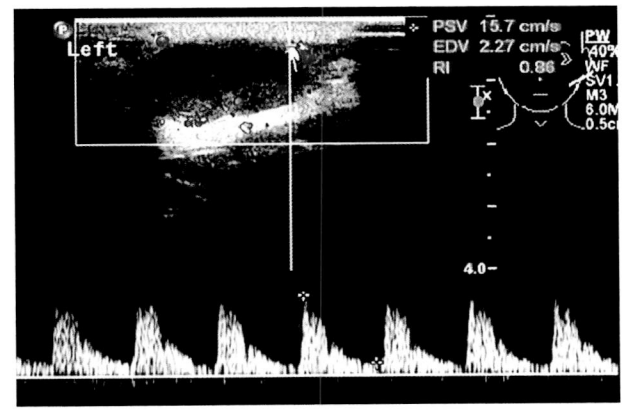

图 16-6-22　恶性淋巴瘤：多呈高阻力指数

（四）诊断思维及临床价值

肿大的淋巴结要鉴别良恶性主要看内部结构、边缘及血流供应的变化。超声显像中恶性淋巴瘤淋巴门显示不清楚或变窄，形态不规则，内部回声多欠均匀，纵径与横径之比接近1或等于1甚至大于1。肿瘤内血流供应丰富，血管弯曲杂乱，显示不出正常淋巴门部血流。近期内发现，不断增大增多，出现疼痛麻木等症状。

（李泉水）

第十七章 颌面颈部

第一节 颌面颈部解剖

颌面部一般分为 12 个解剖区域，包括眶部、腮腺部、颏部、颌下部等。这些区域的解剖层次大致相同，由浅入深为皮肤、皮下组织、肌层（或器官组织）和骨组织，但不同区域各层组织的厚度不同。

颈部上界为下颌下缘、下颌角、乳突尖、上项线和枕外隆凸的连线，与头面部分界，下界则以胸骨颈静脉切迹、胸锁关节、锁骨上缘和肩峰至第 7 颈椎棘突的连线与胸部、上肢、背部分界。颈部解剖层次由浅入深分别为皮肤、浅筋膜、颈筋膜及肌肉，各层间有疏松结缔组织填充形成颈部间隙，其中颈筋膜可分为浅、中、深三层，其间包绕气管颈段、食管颈段及颈部大血管、甲状腺、颌下腺、腮腺等。

皮肤分为表皮和真皮层，超声声像图上可表现为条状高回声。皮下组织主要有脂肪组成，其超声表现为低回声，内有高回声带。

颈部肌肉组成较复杂，其中胸锁乳突肌在颈部超声检查中是很重要的标记，它起于胸骨柄及锁骨上缘前 1/3，止于乳突，肌束较大，此肌束由后上方到前下方逐渐增宽。肩胛舌骨肌在胸锁乳突肌深面，与其交叉的细长带状肌，分为上、下腹和中间腱，在颈部三角的划分中有标志作用。

第二节 检查方法与仪器调节

一、仪器

采用彩色多普勒超声诊断仪，选用高频探头，一般以 10MHz 或 12MHz 为宜，直接显示病变部位，病变较大、部位较深时可结合低频凸阵探头扫查。

二、检查方法

患者的体位根据不同部位的肿块而异，以采取病变部位显示最为清晰的体位为原则。对肿块作纵横切面的扫查，观察肿块的部位、大小、形态、边界、有无包膜、内部回声、后方回声及肿块与周围组织之间的关系。必要时应采用深呼吸、改变体位、探头加压来确定肿块质地，注意与对侧的对比观察。在获得理想的灰阶声像图后，应用彩色多普勒观察内部血流的分布及分级，脉冲多普勒检测血流频谱形态，尽可能使声束与血管的夹角减小，记录 PSV、EDV、PI、RI 等。

上皮所产生角化物的增多而减低。

第三节 颌面颈部囊性占位病变

一、鳃裂囊肿 (branchial cleft cyst)

(一) 临床概述

鳃裂囊肿属先天性疾病，系胚胎发育过程中鳃弓和鳃裂未能正常融合或闭锁不全所致，可发生于任何年龄，常见于20~50岁，常为单侧，表现为无痛性肿块，质软，有波动感，压之不变形，生长慢，继发感染时局部可有红、肿、热、痛，癌变率极低。

根据鳃裂来源位置可将鳃裂囊肿分为上、中、下三组，上组位于腮腺区和下颌角以上，来自第一鳃裂；中组位于颈中上部，即位于颌下腺后方、颈血管鞘浅面、胸锁乳突肌前缘舌骨水平或其上下，为第二鳃裂囊肿经典位置；下组则多位于颈根区，来自三、四鳃裂，其中第一、二鳃裂囊肿临床较多见。

病理上鳃裂囊肿壁厚薄不等，外层多为纤维结缔组织，内层为复层鳞状上皮或假复层纤毛柱状上皮，含有淋巴样组织；囊内为黄色或棕色、清亮、含或不含胆固醇的液体，囊肿溃破、继发感染时，内容物则较混浊，甚至可呈豆腐渣样，囊液可流向颈部间隙。

(二) 声像图表现及其成像病理基础

1. 常为单发，形态呈椭圆形或不规则形。
2. 边界清楚，囊壁较薄，一般不易察觉，少数囊壁可较厚，甚至近囊壁的部位可见实性低回声，这主要是炎症和细胞的残屑所致。
3. 肿块后方回声多增强。
4. 内部多数为单腔，少数可有带状回声分隔，很少为完全液性，当囊壁为柱状上皮时，其内容物为透明黏液或浆液，液性暗区清晰，少数无回声内伴均匀点状回声 (图 17-3-1)；囊壁为鳞状上皮时，其内容物为不透明的混浊液或乳状液，呈不均质、内部有间隔的类似实质性回声，主要是由囊肿的细胞成分、胆固醇结晶、角蛋白所致，用探头挤压囊肿时，内部的点状回声可见移动 (图 17-3-2)，可鉴别于实质性肿块；如上述两种形态上皮同时存在，其液性暗区清晰度将随鳞状

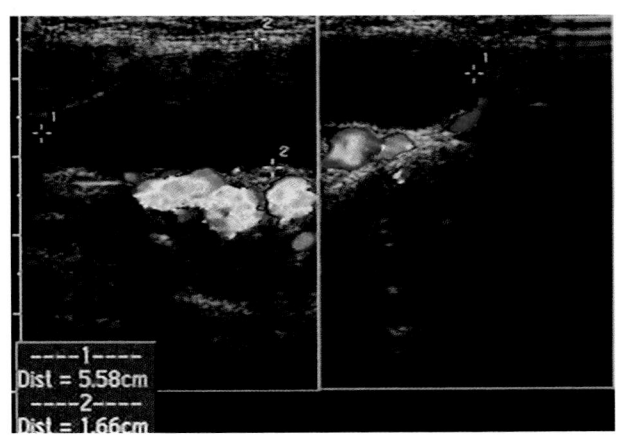

图 17-3-1 腮裂囊肿，颌下腺后方、颈血管鞘浅面、胸锁乳突肌前缘舌骨水平，呈椭圆形，边界清楚，内为一致性暗区，后方回声增强

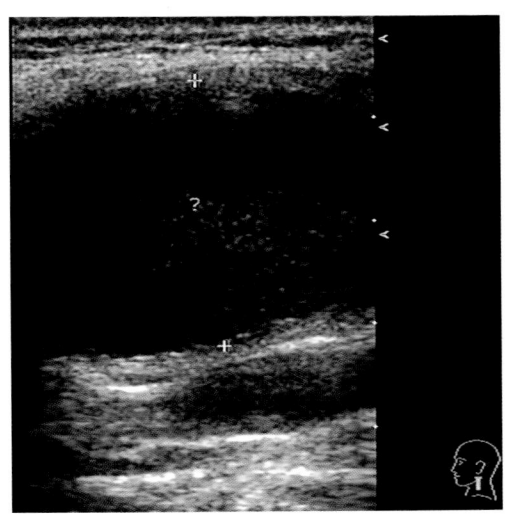

图 17-3-2 腮裂囊肿，肿块内可见密集点状回声，挤压探头可见点状回声移动

5. CDFI 肿块内部无血流信号，周边包膜处可有少许条状血流信号；
6. 囊肿破溃、合并感染时，肿块边界不清，内部回声杂乱，囊液可流向颈部组织间隙，局部组织有炎症改变 (图 17-3-3)，CDFI 显示相应部位血流丰富 (图 17-3-4)。

(三) 鉴别诊断

鳃裂囊肿是先天性病变，病程较长，为颈部无痛性、有波动感、质软肿块，超声表现为囊性

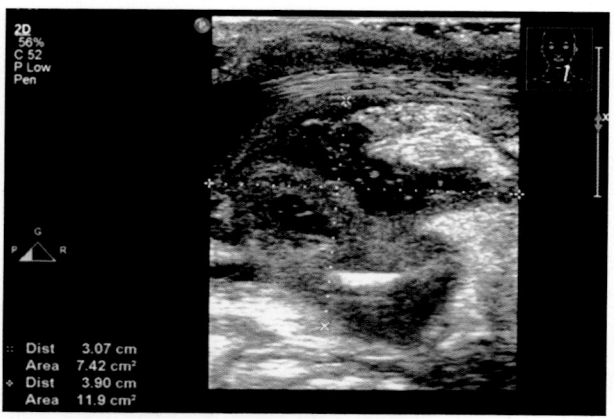

图 17-3-3　腮裂囊肿破溃合并感染，肿块边界不清，内部回声杂乱，囊液可流向颈部组织间隙，局部组织有炎症改变

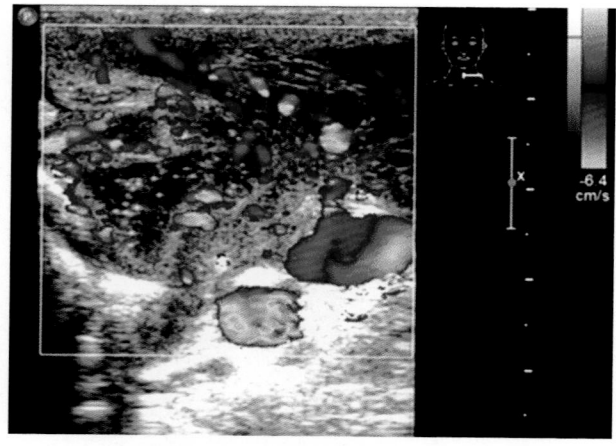

图 17-3-4　腮裂囊肿破溃合并感染，CDFI 显示血流丰富

包块，内透声欠佳，其内光点回声有浮动感，可区别于实质性肿块。

1. 与腺淋巴瘤、腮腺混合瘤鉴别

后两者均呈实质低回声肿物，且内部可见彩色血流信号。潴留性鳃裂囊肿与腮腺混合瘤囊性变鉴别困难时，可在超声指引下穿刺活检。

2. 与颈淋巴管瘤鉴别

颈淋巴管瘤内可见粗细不一的淋巴管。

二、皮样囊肿和表皮样囊肿 (Dermoid cyst & Epidermoid cyst)

（一）临床概述

皮样囊肿是胚胎发育时期遗留于组织的上皮发展形成的囊肿，可发生在身体各部位，常位于皮下，偶可见于黏膜或体内脏器，以头皮、面部、颈部、背部、臀部、阴囊、骶部多见。多单发，少数多发。囊肿表面光滑，与皮肤无粘连，多无自觉症状。皮样囊肿壁较厚，由皮肤及皮肤附件（如汗腺、毛囊等）组成，囊腔内有脱落的上皮细胞、皮脂腺、汗腺和毛发等结构。

表皮样囊肿可分为先天性和获得性两种，先天性为胚胎发育时期遗留于组织中的上皮发展形成的囊肿，较少见，常发生在中耳。获得性多由于皮肤因外伤而破裂时，一些表皮组织碎屑随外力或异物穿刺带入深部组织内形成，好发于易受外伤、磨损的部位，如臀部、肘部，部分发生于手术切口处，亦可见于脑脊膜、睾丸等部位。以 20～40 岁多见，临床多无症状，肿块较大者可有轻微疼痛不适。表皮样囊肿表面覆以非常薄的包膜，带有白色光泽，囊壁为角化性鳞状上皮，囊内充满白色干酪状表皮角质物，并混有脱落破碎的表皮细胞。囊肿破裂伴感染时，囊内角质上皮、坏死鳞状上皮呈紊乱分布，并有纤维化、钙化等多种病理改变，压之有疼痛感。

（二）声像图表现及其成像病理基础

1. 肿块呈圆形、椭圆形或不规则形。

2. 边界清楚，壁完整，表皮样囊肿往往壁薄，皮样囊肿壁较厚。

3. 后方回声增强。

4. 彩色多普勒显示肿块内部无血流信号。

5. 囊肿内部回声可因组织成熟度不同、内容物及其含量的多寡有所差异，由于表皮样囊肿内部成分相对单一，皮样囊肿内部成分相对较多，所以一般来说声像图上表皮样囊肿内部较清晰，皮样囊肿内部较浑浊，可分以下几种：

（1）内部呈一致性液性暗区（图 17-3-5），病理表现囊内为均匀的液体；

（2）内部伴强弱不一的密集散在点状回声，探头加压可见翻滚，部分甚至表现为"脂液分层"结构（图 17-3-6）；

（3）内部见毛发样强回声团块，后伴声影（图 17-3-7），是皮样囊肿的超声特征性表现；

（4）内部呈类实性回声，后方回声增强不明显（图 17-3-8）；

（5）内部呈强弱相间的蜂窝状结构（图 17-3-9）

（6）囊肿破裂伴感染时，肿块形态可不规则，包膜不清，内部回声不均匀（图 17-3-10）。

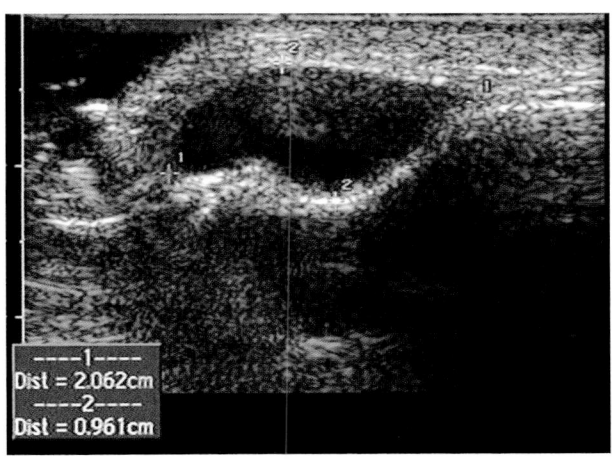

图 17-3-5　皮样囊肿　内部呈一致性暗区

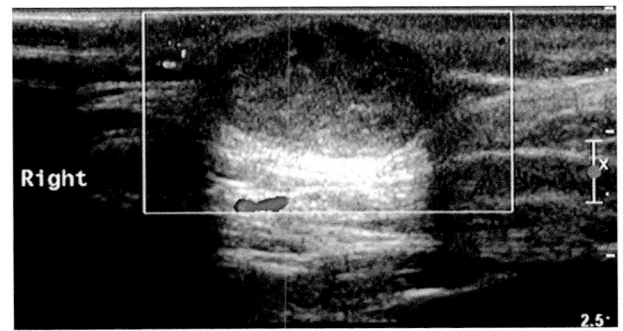

图 17-3-6　表皮样囊肿　内部伴强弱不一的密集散在点状回声

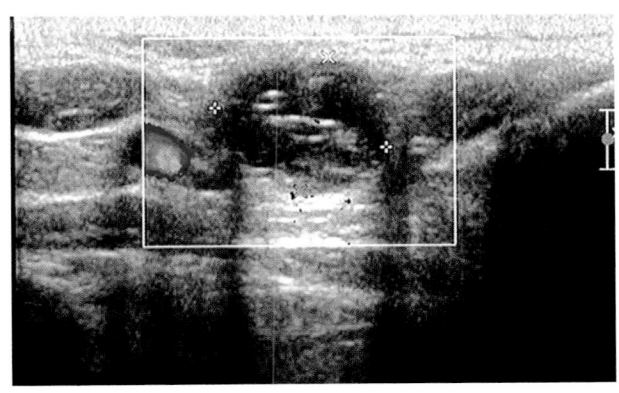

图 17-3-7　皮样囊肿　内部见毛发样强回声团块，后伴声影

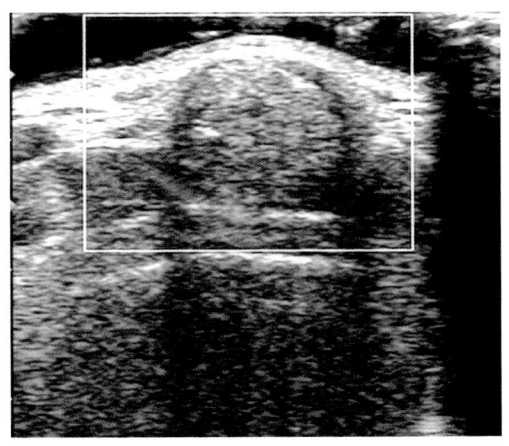

图 17-3-8　表皮样囊肿　内部呈类实性回声，后方回声增强不明显

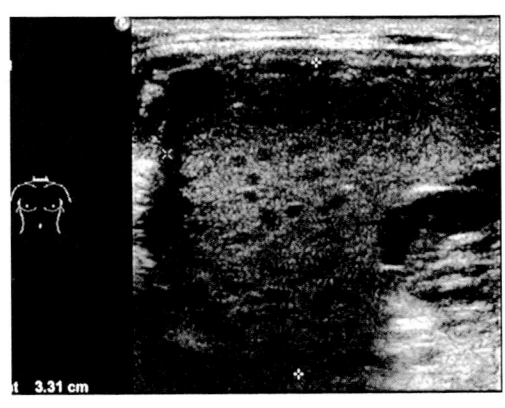

图 17-3-9　表皮样囊肿　内部呈强弱相间蜂窝状结构

当并发炎症时，两者均呈混浊状，程度取决于病程长短、炎症细胞、角蛋白及脂质的多少，囊肿内部回声不遵循皮样囊肿较混浊、表皮样囊肿较清晰的一般规律。

2. 与脂肪瘤、神经来源的肿瘤鉴别

这两者大多位于脂肪层和肌层之间，内部及周边可见少许血流信号。

3. 与血肿和感染性肿块鉴别

病史是重要的鉴别诊断依据，血肿有外伤病史，感染灶有疼痛和局部发热等病史，而表皮样囊肿合并感染时不易与感染灶区别，局部肿块病史有助于鉴别。

（三）鉴别诊断

1. 皮样囊肿与表皮样囊肿的鉴别（表 17-3-1）

表 17-3-1　皮样囊肿与表皮样囊肿的鉴别诊断

	皮样囊肿	表皮样囊肿
囊壁	较厚，由皮肤及皮肤附件（如汗腺、毛囊等）组成	薄，内衬鳞状上皮
囊内容物	脱落的上皮细胞、皮脂腺、汗腺和毛发等结构	白色干酪状表皮角质物，并混有脱落破碎的表皮细胞
声像图表现	壁较厚，边界清晰，可见包膜，内部多呈低回声、混浊，见较多散在分布、强弱不等的光点，甚至可见光点翻滚，部分囊内见毛发的强回声团块及声影	壁薄，内部可为无回声、低回声，回声多均匀
彩色多普勒	无血流信号	无血流信号

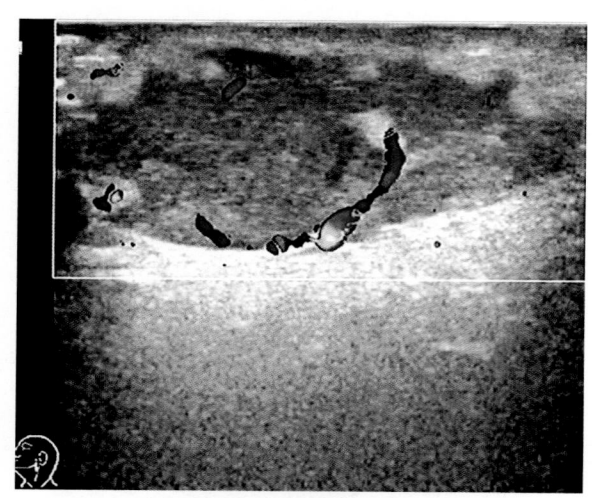

图 17-3-10　表皮样囊肿破裂伴感染　形态可不规则，包膜不清，内部回声不均匀

三、皮脂腺囊肿

（一）临床概述

皮脂腺囊肿俗称"粉瘤"，又称为皮脂腺瘤，是皮脂腺管口闭塞或者狭窄引起的皮脂淤积而形成的囊肿，并非真正的肿瘤，是最为多见的一种皮肤良性肿瘤，可发生于任何年龄，但以青年时期多见，好发于头皮和颜面部，其次是躯干部。多为单发，偶见多发，形状为圆形，硬度中等或有弹性，无波动感，高出皮面，边界清晰，表面光滑，推动时感到与表面相连但与基底无粘连。囊肿感染时在皮肤破溃处可流出带臭味的分泌物，或可挤出像灰白色粉渣样物。

病理上可见皮脂腺发生囊性变，囊内充满白色粉膏状皮脂腺分泌物和破碎的皮脂腺细胞及大量胆固醇结晶，有恶臭味，囊壁外层为纤维结缔组织，内层为上皮细胞构成。囊肿破裂时，周围可出现异物巨细胞。

（二）声像图表现及其成像病理基础

（1）皮下软组织内圆形或椭圆形肿块；

（2）边界清楚，有包膜；

（3）内部呈密集点状低回声（图 17-3-11）；

（4）CDFI 肿块内无血流信号（图 17-3-12）；

（5）探头挤压可见囊肿变形；

（6）合并感染时，肿块内部表现为不规则极低回声，周边可见较丰富血流信号，破溃形成窦道时，可见皮肤窦道裂隙回声。

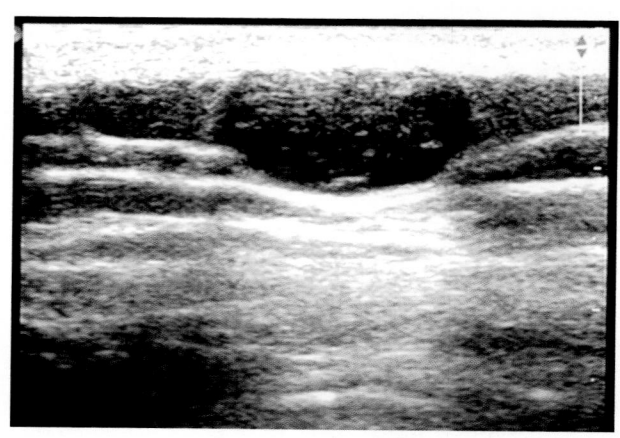

图 17-3-11　皮脂腺囊肿　皮下类圆形肿块，边界清楚，内部呈细密低回声

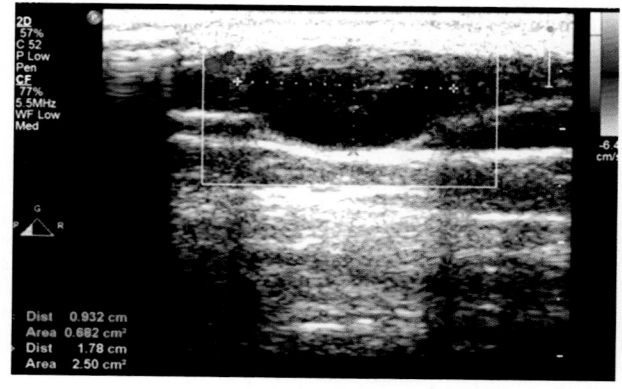

图 17-3-12　皮脂腺囊肿　CDFI 显示肿块内无血流信号

（三）鉴别诊断

1. 与皮样囊肿和表皮样囊肿鉴别

表皮样囊肿多因外伤（尤其刺伤）将表皮植入真皮而成，囊肿壁由表皮组成，囊内容物为角化鳞屑。皮样囊肿壁较厚，内部多不均匀，部分囊内见强回声团块及声影。

2. 与神经鞘瘤鉴别

神经鞘瘤瘤体两端与神经干相连，探头加压无变形。

3. 与皮下脂肪瘤鉴别

普通脂肪瘤内部可见线状光带，血管脂肪瘤多呈高回声。

四、颌面颈部血管瘤（Angioma）

（一）临床概述

血管瘤是一种起源于残余胚胎成血管细胞的先天性良性肿瘤或血管畸形，以小儿多见，多位于浅表软组织，头颈部多见，其次为四肢、躯干。根据血管瘤深度、部位、临床及组织病理学表现，一般将其分为毛细血管瘤、海绵状血管瘤和蔓状血管瘤三种。其中海绵状血管瘤最常见，由衬有单层内皮细胞的无数血窦所组成，其间是菲薄的结缔组织隔，形态、质地像海绵，因而称为海绵状血管瘤，有时窦内血液凝固成血栓并可钙化成静脉石。毛细血管瘤多发生在婴儿期，由成片的血管内皮细胞和毛细血管腔构成，缺乏包膜，呈浸润性发展。蔓状血管瘤临床较少见，是一种动脉和静脉直接交通的脉管畸形，病变区皮下血管扩张呈蔓状迂曲，有明显压缩性和膨胀性，可触及搏动和震颤。

血管瘤的临床症状与病理分型及发生部位有关，部位相对较浅者，表面皮肤常呈蓝色或紫蓝色，临床可触及柔软肿块，有压缩感，压迫后可明显缩小，压力解除后又迅速恢复原状，局部穿刺时可抽出暗红色血液。

（二）声像图表现及其成像病理基础

1. 海绵状血管瘤

（1）形状不规则、边界清楚的囊实性肿块（图17-3-13）；

（2）少部分可表现为类实性肿块，内部回声

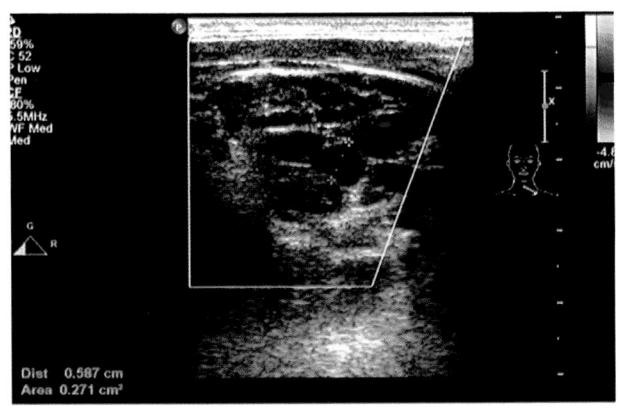

图 17-3-13　海绵状血管瘤　形状不规则、边界清楚的囊实性肿块

不均，其内由多条光带交织成网状或蜂窝状的暗区（图 17-3-14），也可呈囊状扩张及管道样回声，无明显包膜。

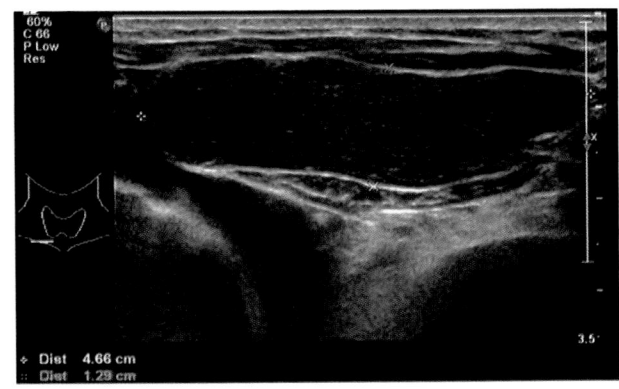

图 17-3-14　海绵状血管瘤　类实性肿块，内部回声不均，其内由多条光带交织成蜂窝状的暗区

（3）部分瘤体内可见血液凝固成血栓，并可见血栓钙化后的强光团，后方伴声影，为静脉石（图 17-3-15）。

（4）肿瘤有可压缩性，做低头位检查时瘤体因充血而增大。

（5）彩色多普勒显示较丰富的低速静脉血流信号，探头加压实验时，彩色血流可出现红、蓝色交替现象（图 17-3-16）。

2. 毛细血管瘤

（1）皮下软组织内低回声肿块，边界清楚，形态规则或不规则，内部回声不均，偶可见小的液性暗区，有轻微压缩性。

（2）彩色多普勒显示瘤体内血流信号丰富

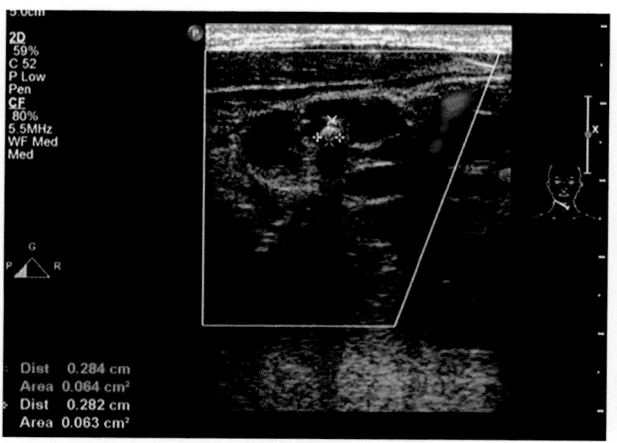

图 17-3-15 海绵状血管瘤　瘤体内可见血栓钙化后的强光团，后方伴声影

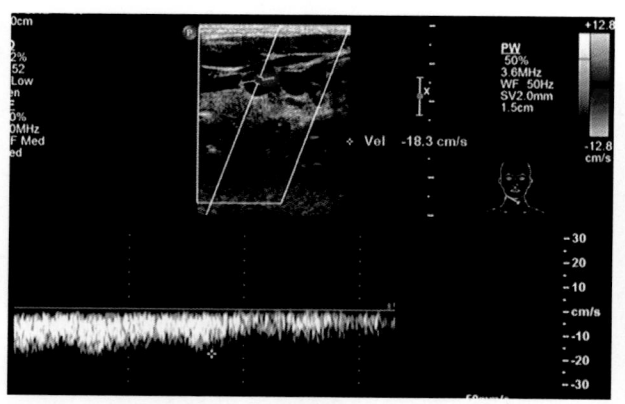

图 17-3-16 海绵状血管瘤　彩色多普勒显示较丰富的低速静脉血流信号

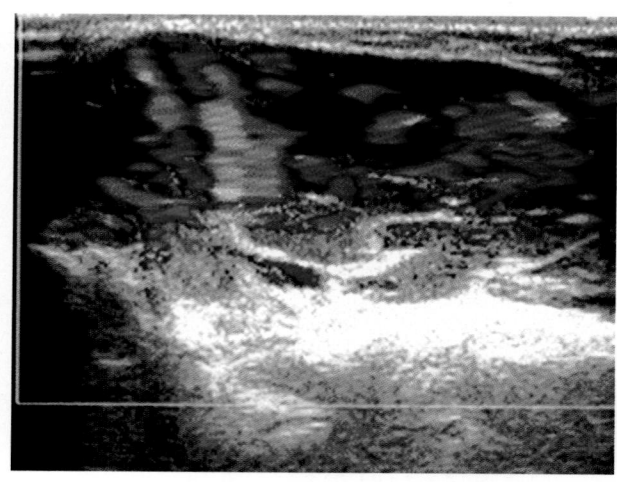

图 17-3-17 毛细血管瘤　边界清楚、形态欠规则、内部回声不均的低回声肿块，彩色多普勒显示瘤体内血流信号丰富

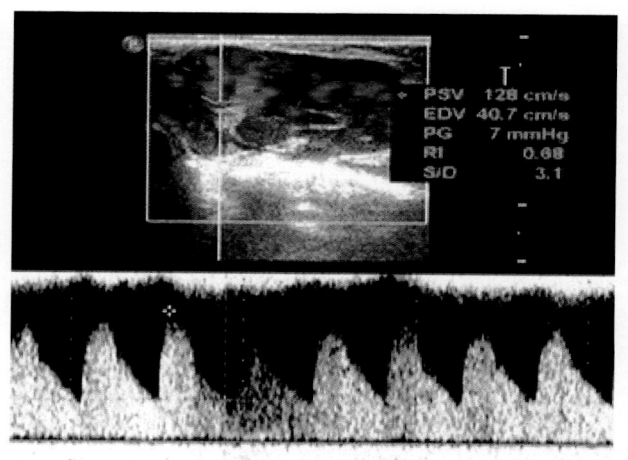

图 17-3-18 毛细血管瘤　探及高速动脉血流频谱信号

（图 17-3-17），频谱多普勒探及高速动脉和静脉血流信号（图 17-3-18）。

3. 蔓状血管瘤

（1）形态不规则、边界清楚、多房囊性包块，血管扩张明显，从深处向表皮及远处延伸，迂回弯曲（图 17-3-19），加压试验阳性；

（2）在多囊性暗区内可见稀疏点状回声在流动，有明显搏动，有时可找到其供血的大血管。彩色多普勒显示红蓝色血流信号（图 17-3-20），频谱多普勒不仅可检测到静脉血流信号，而且有动脉血流信号或动静脉瘘频谱（图 17-3-21）。

（三）鉴别诊断

主要与颈部囊性肿块相鉴别，如囊性淋巴管瘤。

血管瘤探头挤压后可出现红蓝交替的彩色血

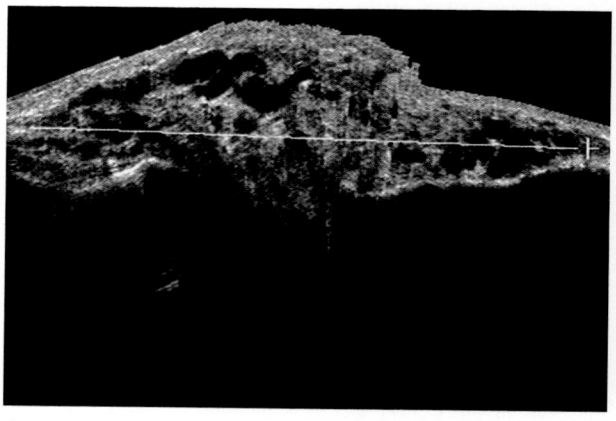

图 17-3-19 蔓状血管瘤　形态不规则、边界清楚、多房囊性包块，从深处向表皮及远处延伸

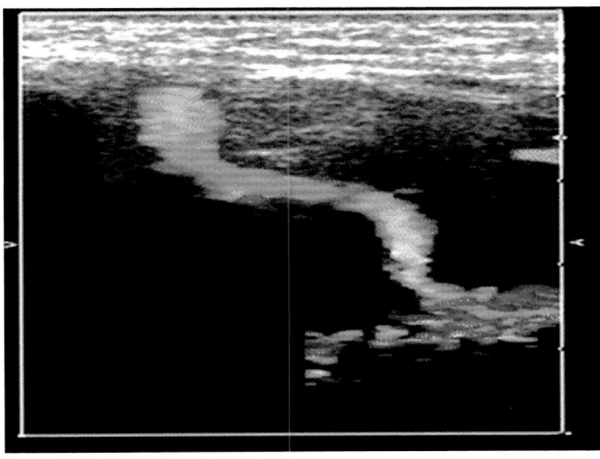

图 17-3-20 蔓状血管瘤 彩色多普勒探及从深处向表皮及远处延伸的血流信号

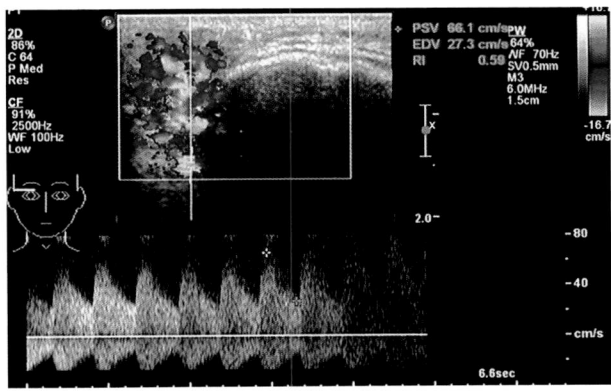

图 17-3-21 蔓状血管瘤 频谱多普勒探及动静脉瘘血流频谱

流信号是其较特征性的表现，但囊性淋巴管瘤同样具有可挤压性，部分淋巴管瘤挤压后也可探及红蓝彩色信号，分析原因可能为混有血管瘤成分，或内部淋巴液挤压后造成的流动，因此必要时可由超声引导下穿刺抽吸活检明确诊断。

五、颌面颈部淋巴管瘤（Lymphangioma）

（一）临床概述

淋巴管瘤是淋巴管发育畸形所形成的一种良性肿瘤，由扩张的淋巴管和结缔组织共同构成，内含淋巴液、淋巴细胞或混有血液，常见于儿童及青少年，好发于舌、唇、颊及颈部，为生长缓慢、边界不明显、质地柔软的无痛性肿块。根据组成的淋巴管腔隙大小不同，病理上分为毛细管型、海绵状及囊性淋巴管瘤三种类型。

（1）毛细管型淋巴管瘤由毛细淋巴管密集成球组成，常如黄豆大小，色淡黄透明，破损时有黏液样液流出，未破损淋巴管瘤表面光滑柔软，具有压缩性。

（2）海绵状淋巴管瘤最常见，淋巴管扩张呈多个囊腔状。表皮颜色多无变化，有压缩性，多房性囊腔彼此相通，结构如海绵。

（3）囊性淋巴管瘤是一种来源于胚胎的迷走淋巴组织，由扩张更加严重的淋巴管构成，形成多房性较大囊腔，囊壁较厚，内含单层扁平细胞，周围绕以胶原纤维和厚薄不均的少量平滑肌，囊腔内充满淋巴液，故又称囊性水瘤，常于胎儿期超声筛查发现。好发于颈部后三角区，可延伸至锁骨后、腋下及纵隔等多部位。与皮肤无粘连，肿物表面皮肤无变化，质地柔软，透光试验阳性，有轻微压缩性。穿刺可抽出草黄色透明液体，很快凝固，与淋巴液性质相似。容易并发感染或发生囊内出血，并具有向四周蔓延生长的特点，目前还没有淋巴管瘤恶变的报道。

（二）声像图表现及其成像病理基础

1. 毛细管型淋巴管瘤

声像图表现并不典型，表现为皮下软组织局部一边界欠清、内部可见网状细带分隔的低回声区。

2. 海绵状淋巴管瘤

（1）形态不规则、边界清楚的多房性或蜂窝状囊性包块，囊腔彼此相通；

（2）多无包膜，表面覆有增厚的强回声结构，常浸润周围脂肪、肌肉组织甚至骨组织。

（3）少数海绵状淋巴管瘤可能含有淋巴结结构或血管瘤组织成分，因此囊肿内部可见实质性回声。

（4）彩色多普勒显示囊肿内部无血流信号，管壁上可见点片状血流信号，如伴海绵状血管瘤，则部分管腔内可见红蓝血流信号，加压减压时明显。

3. 囊性淋巴管瘤

（1）常位于颈部后三角区，超声表现为大小不等、形态多样、可压缩的薄壁囊性肿块；

（2）边界清楚，囊壁呈完整光滑的线状回声，囊肿容易被压缩变形，内为无回声，透声一般较好，可呈单房性（图 17-3-22）；

（3）囊内也可有多条纤细的强回声带状分隔，囊腔相通（图 17-3-23）。

（4）若囊性淋巴管瘤发生囊内血管破裂出血或感染使淋巴管阻塞时，囊肿可于短时间内迅速增大，囊壁毛糙不规则、压缩性减低，内部出现密集的细点状回声，类似实质性回声。

（5）CDFI 显示囊肿内及周边无血流信号（图 17-3-24），若分隔或囊内混有血管瘤成分时，CDFI 可探及少许短棒状或斑点状动静脉血流信号，多为低速动脉血流频谱（图 17-3-25）。

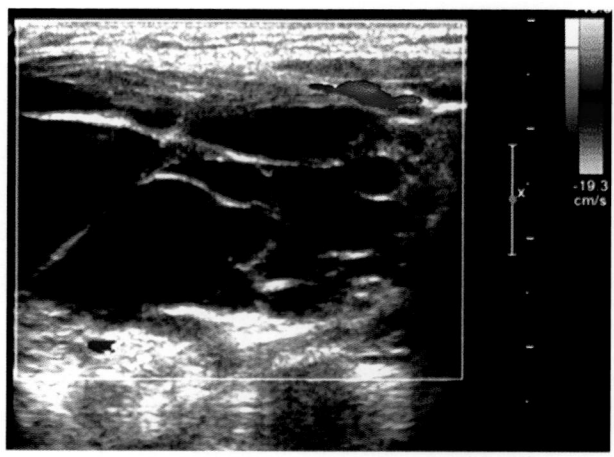

图 17-3-24　囊性淋巴管瘤　CDFI 显示囊肿内部无血流信号

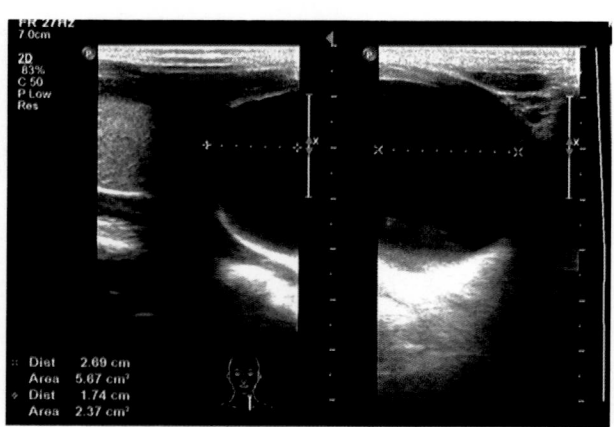

图 17-3-22　囊性淋巴管瘤　边界清楚，壁光滑完整，内呈单房性

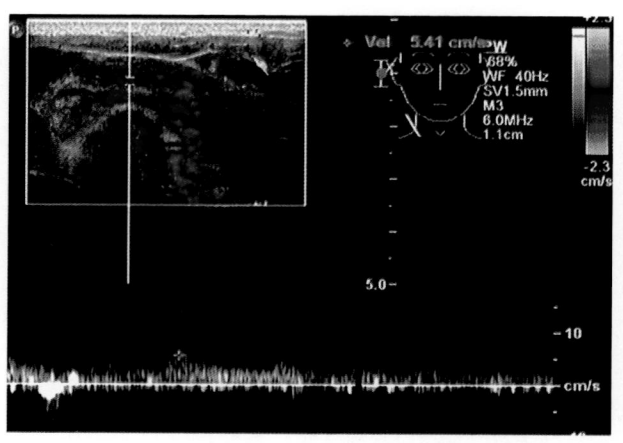

图 17-3-25　囊性淋巴管瘤　CDFI 探及少许短棒状低速动脉血流频谱

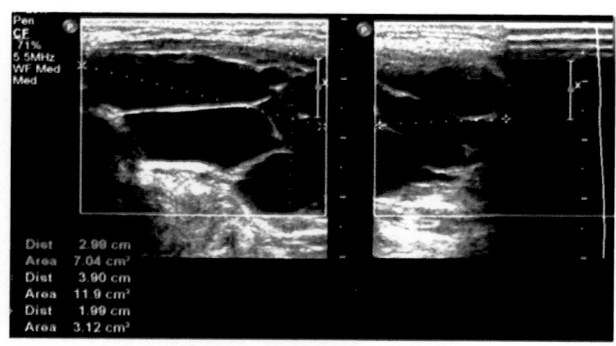

图 17-3-23　囊性淋巴管瘤　边界清楚，内呈多房性

（三）鉴别诊断

因体表淋巴管瘤声像图的多样性，使超声诊断及其鉴别诊断造成一定困难，需与体表囊性包块相鉴别。

1. 与血管瘤鉴别

血管瘤内可探及红蓝交替的血流信号，并可探及动静脉血流频谱，而淋巴管瘤内及周边多无明显血流信号。淋巴管瘤与血管瘤混合生长时，病理上称为淋巴血管瘤，难以与血管瘤鉴别。

2. 与鳃裂囊肿鉴别

鳃裂囊肿多发生于颈内三角、胸锁乳突肌前缘及颌下，与胸锁乳突肌密切相邻，而淋巴管瘤多发生于颈外三角，临床多靠其发生部位予以鉴别。

3. 与甲状舌管囊肿鉴别

甲状舌管囊肿是儿童及成人最常见的颈部囊性病变，囊肿可位于颈正中线自舌根盲孔至甲状腺峡部之间的任何部位，显著的特点是位于颈正中线、与舌骨关系密切，特别是当囊肿部分延伸至舌骨后。

4. 与单纯囊肿鉴别

单纯囊肿多有外伤史，囊壁光滑，与单纯性

淋巴管瘤难于鉴别，但后者多发生在淋巴管汇集区。

5. 当淋巴管瘤合并感染出血时与皮脂腺囊肿难于鉴别，皮脂腺囊肿体积多较淋巴管瘤小，呈偏低回声团，壁厚，局部突出于体表，合并感染时通过腺导管向体表排脓。

第四节　颌面颈部实性肿瘤

一、神经纤维瘤 (neurofibroma)

（一）临床及病理概述

神经纤维瘤是较为常见的一种外周神经鞘膜肿瘤，成年发病较多。单发者多见于上颈段神经的分布区，主要表现为皮下沿神经干分布的圆形或梭形瘤性结节，质韧、光滑、可活动，有自发疼痛或触压引起相应神经分布区的麻木感及传导痛。多发者称神经纤维瘤病，皮肤表面多伴有咖啡斑，与常染色体显性遗传有关，恶变率约3%～6%。

神经纤维瘤发源于神经鞘细胞及间叶组织的神经内外衣的支持结缔组织，在神经中心的间隙沿神经走行，呈浸润性生长，瘤组织内有神经组织各种成分的增生，与神经鞘瘤的不同处在于无完整的被膜及瘤细胞不作栅栏状排列，手术切除要牺牲神经干。病理上一般分结节型、蔓丛型及弥漫型3种类型。

（1）结节型神经纤维瘤：最为常见，多数为良性，可发生于大的神经干，也可发生于小的皮神经，多数为卵圆形，没有明确包膜，肿瘤多为实性，出血和囊性变少见；

（2）蔓丛型神经纤维瘤：好发于躯干部及上肢，常累及较大神经干的大段范围并蔓延至其分支，形成大量沿神经走行、大小不一、不规则的梭形膨大结节；

（3）弥漫型神经纤维瘤：以头颈部多见，表现为神经组织在皮肤及皮下软组织内沿结缔组织间隔弥漫性生长并包裹正常结构，同时，病变内常见大量扩张的血管，较难与血管瘤进行鉴别，多数弥漫型神经纤维瘤的瘤体表面皮肤为棕褐色而非血管瘤的紫红色，此临床特点有助于两者的鉴别诊断。

（二）声像图表现及其病理成像基础

1. 结节型神经纤维瘤

（1）可单发或多发，多呈类圆形或梭形；

（2）因肿瘤无明显包膜，且呈浸润性生长，所以超声显示瘤体边缘不规整，与周围组织界限欠清晰，部分神经纤维瘤可压迫神经形成假包膜，使其边界相对较清（图17-4-1）。

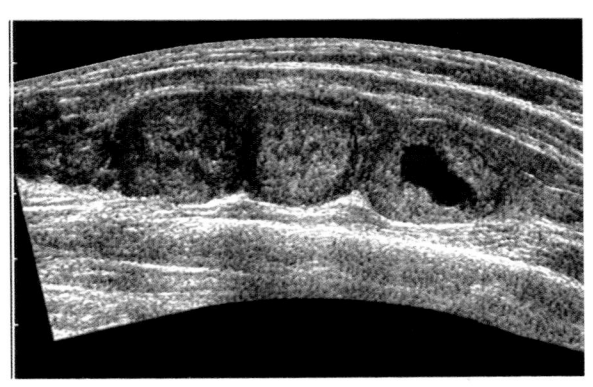

图 17-4-1　神经纤维瘤　多发结节状，呈类圆形，边界清楚，周边有假包膜

（3）内部呈偏低回声为主的混合性回声，横切面部分呈典型"靶征"样结构，即中央回声偏高，边缘呈低回声环，这种声像图改变可能与病理中间质疏松细胞呈游涡样排列有关；

（4）发生出血及囊样变时，内部可见液性无回声区，但较为少见（图17-4-2）；

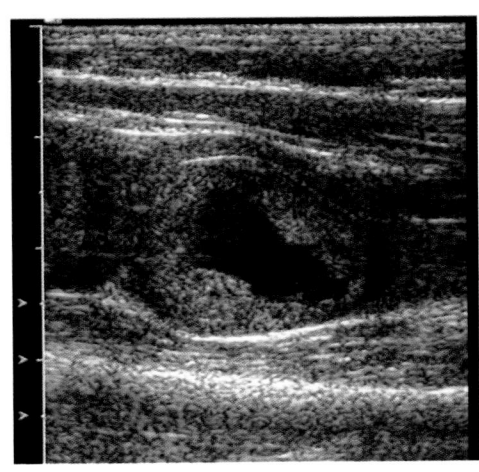

图 17-4-2　神经纤维瘤　瘤体内部分囊性变

（5）神经纤维瘤与神经的连接方式具有特征

性，较典型的表现为梭形低回声肿块中心有神经通过，近端和远端逐渐变细延续至正常神经组织，呈尾状结构，即"鼠尾征"（图 17-4-3）；

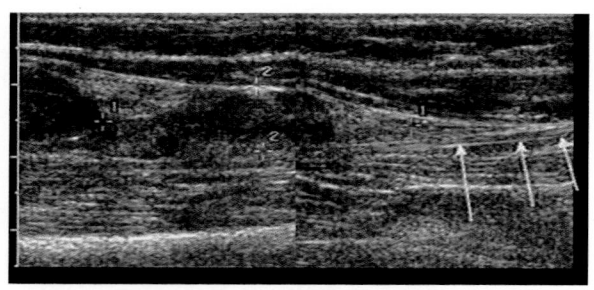

图 17-4-3 神经纤维瘤 鼠尾征（→所示）

（6）CDFI 显示瘤体血供可较丰富或欠丰富（图 17-4-4），频谱呈高阻型改变（图 17-4-5）。

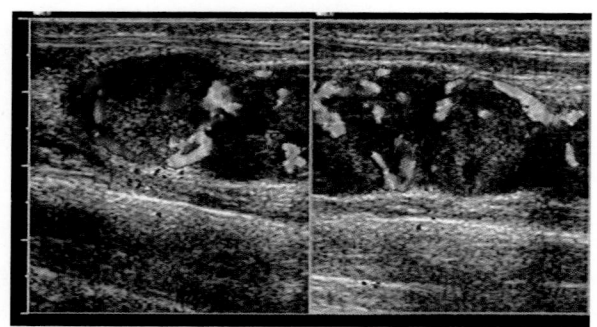

图 17-4-4 神经纤维瘤 彩色多普勒显示瘤体内血流较丰富

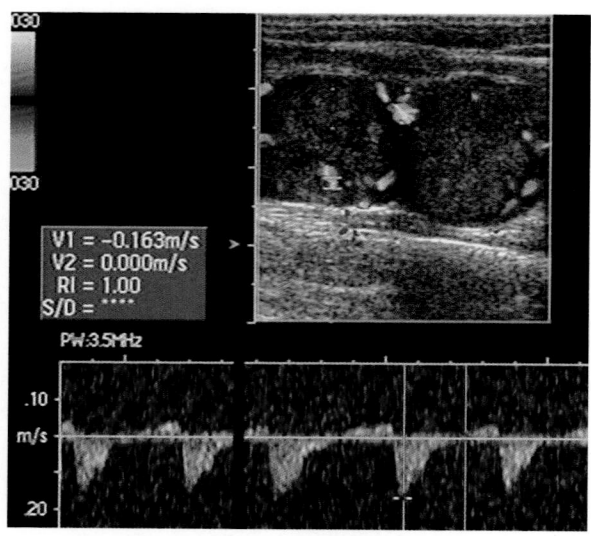

V1 = -0.163m/s
V2 = 0.000m/s
RI = 1.00
S/D = ****

PW:3.5MHz

图 17-4-5 神经纤维瘤 频谱多普勒显示高阻型血流频谱

2. 蔓丛型神经纤维瘤

（1）较为少见，表现为病变区单发或多发结节；

（2）结节周围及之间有条带状低回声与之相连，此特点应视为蔓丛型神经纤维瘤的特征性表现，有助于与其他软组织肿瘤，尤其是多发肿大淋巴结进行鉴别。

3. 弥漫型神经纤维瘤

（1）较为少见，表现为病变区皮下软组织弥漫性回声增强，内分布有数量不等的条带状及结节状的低回声（图 17-4-6）。呈强回声表现的可能是被肿瘤组织分隔的原正常皮下脂肪组织，而穿行其中的低回声则为弥漫增生的神经肿瘤组织，这种在强回声背景下伴小低回声区穿插分布的特点有助于其与脂肪瘤进行鉴别；

（2）部分病变内血流信号较丰富（图 17-4-7），可探及低速动脉血流频谱（图 17-4-8）。

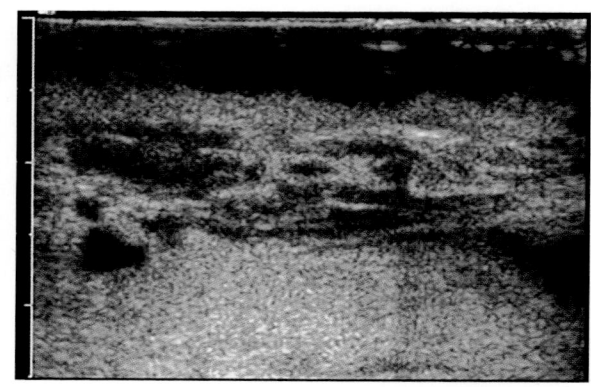

图 17-4-6 弥漫型神经纤维瘤 皮下软组织弥漫性回声增强，内分布有数量不等的条带状及结节状的低回声

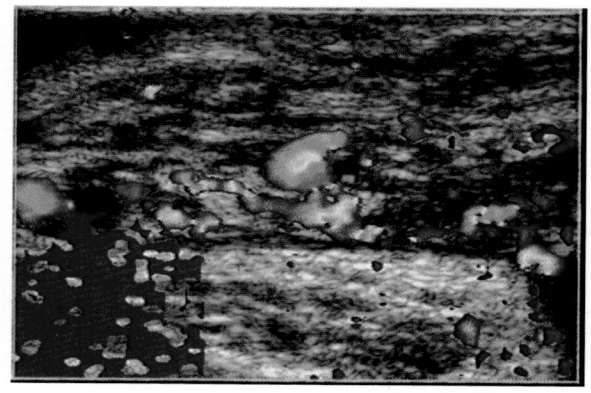

图 17-4-7 弥漫型神经纤维瘤 病灶内血流信号较丰富

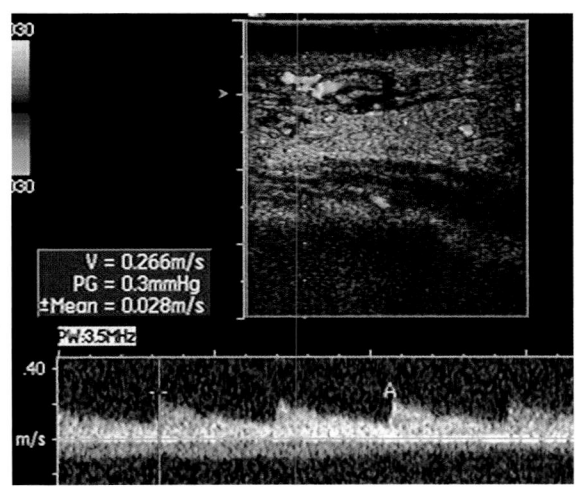

图 17-4-8　弥漫型神经纤维瘤　病灶内探及低速动脉血流频谱信号

时很容易完整切除肿瘤而不损伤神经干。临床表现随肿瘤大小与部位而异，小肿瘤可无症状，较大肿瘤或四肢部位肿瘤因神经受压而引起麻木或疼痛症状，叩击或按压肿物，可有剧烈疼痛或放射性感觉异常（Tinel 征阳性），这是区别于肢体其他非神经源性软组织肿物的显著特征。颈动脉三角区的肿块、颈动脉移位及神经功能障碍是临床上诊断头颈部神经鞘瘤的经典标准。本病恶变罕见。

病理上神经鞘瘤有完整的包膜，大小不一，质实，呈圆形或结节状，当瘤体较大时，可出现坏死、液化、钙化、出血及透明样变等退行性病变。

（三）鉴别诊断

主要与神经鞘瘤鉴别，见表 17-4-1

二、神经鞘瘤 （Neurolemmoma）

（一）临床及病理概述

神经鞘瘤是来源于神经鞘细胞（雪旺细胞）的良性肿瘤，又称雪旺氏瘤（Schwannoma），可发生在周围神经及脑神经，多见于青壮年，无性别差异，约 25%～45% 发生于头颈部。神经鞘瘤生长缓慢，呈偏心生长，压迫但不浸润神经，触诊时肿块的活动方向与神经干相垂直，外科手术

（二）声像图表现及其病理成像基础

1. 多为单发，呈椭圆形、葫芦形或纺锤形，部分可呈分叶状，偶有多发肿块，可排列成串珠状；

2. 境界清晰，多数包膜完整；

3. 肿块后方回声可增强；

4. 内部回声可分为 3 型：

（1）Ⅰ型表现为实质性回声，最多见，内部以低回声为主，伴有粗密散在强光点，分布不均匀，后方回声无改变或稍增强（图 17-4-9）；

（2）Ⅱ型为实质性回声为主，兼有无回声暗区，肿瘤体积一般较大，部分伴有点状钙化、出血或囊性变，表现为肿块内不规则片状无回声区及散在强光团及光点，肿块内部出现液性暗区可作为神经鞘瘤声像图表现的特征之一（图 17-4-10、图 17-4-11）；

表 17-4-1　神经鞘瘤与神经纤维瘤病理及声像图鉴别点

	神经纤维瘤	神经鞘瘤
病理表现		
起源	神经内膜	外周神经鞘细胞
生长方式	在神经中心的间隙沿神经走形，与神经关系密切不能分辨	偏心性生长，与神经可分离
对神经的影响	浸润生长，引起神经的肿大，但不破坏神经纤维	压迫神经
手术方式	没有包膜，手术切除要牺牲神经干	有包膜，肿瘤可完整切除而不损伤神经干
声像图表现		
数量	单发，也可多发	多为单发
与神经的位置关系	肿瘤中心有神经通过	偏心生长
形态	梭形	椭圆形
内部回声	低回声，囊性变少见	低回声或无回声，出血、囊性变较多见
边界	欠清晰	清晰
包膜	无	有
后方回声	增强	增强
鼠尾征	有	有
血流信号	不丰富	可较丰富
探头加压	易变形	可变性

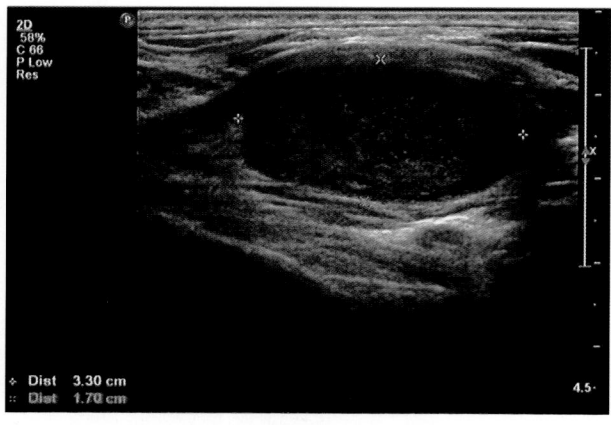

图 17-4-9 神经鞘瘤 实性低回声肿块，呈椭圆形，境界清晰，包膜完整，内部回声不均匀，后方回声稍增强

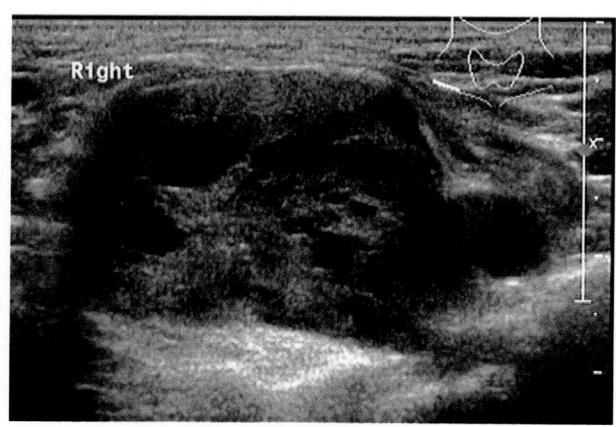

图 17-4-10 神经鞘瘤 实性低回声肿块，形态欠规则，内有不规则片状无回声区

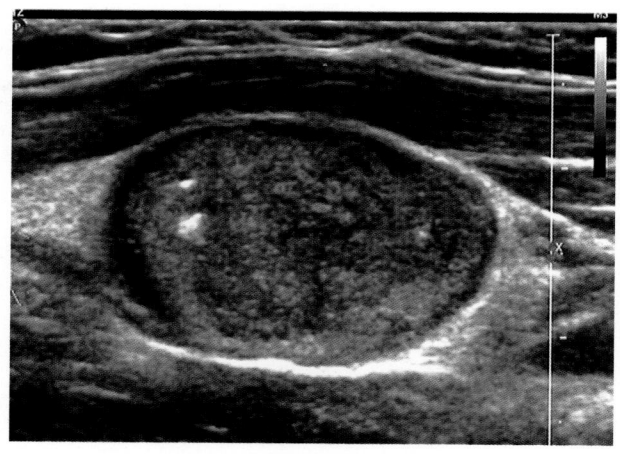

图 17-4-11 神经鞘瘤 实性低回声肿块，呈椭圆形，内有强光斑

（3）Ⅲ型以无回声暗区为主，周边可见实质

性回声，肿瘤为圆形、囊壁光滑的无回声区，内部可见少量细弱光点回声，其后壁伴有增强效应（图 17-4-12）。

5. 多数可在肿瘤长轴的一端或两端边缘找到与之相连的神经干细尾状低回声，称"鼠尾征"（图 17-4-13）。

6. 彩色多普勒血流显像显示多数肿瘤内无或见少许血流信号，仅少数肿瘤可见较丰富血流信号（图 17-4-14）。

7. 神经鞘瘤恶变时内部回声多不均匀，边界不清，无包膜或包膜不完整，质地硬，瘤体不移动（图 17-4-15），可伴有周围淋巴结肿大，肿瘤内血流信号丰富（图 17-4-16）。

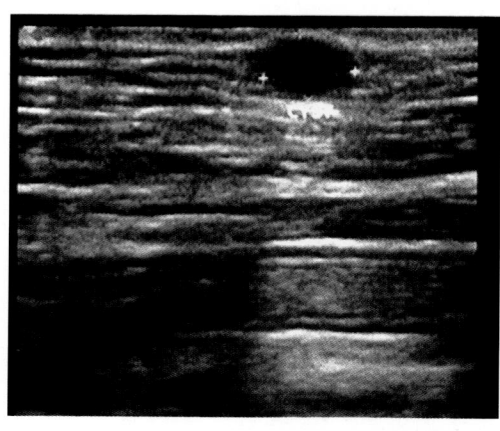

图 17-4-12 神经鞘瘤 呈圆形，内以无回声暗区为主，周边可见少许实质性回声，后方回声增强

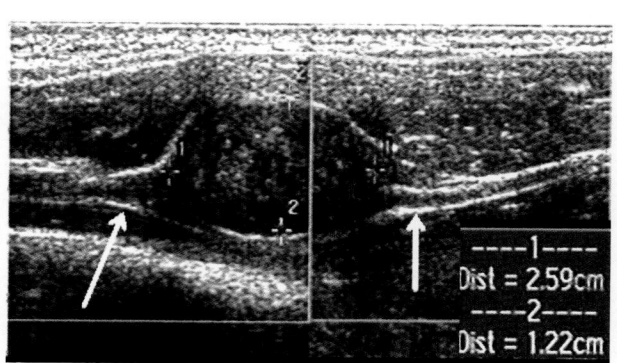

图 17-4-13 神经鞘瘤 肿瘤长轴的两端边缘可见与之相连的神经干细尾状低回声，为"鼠尾征"（箭头所示）

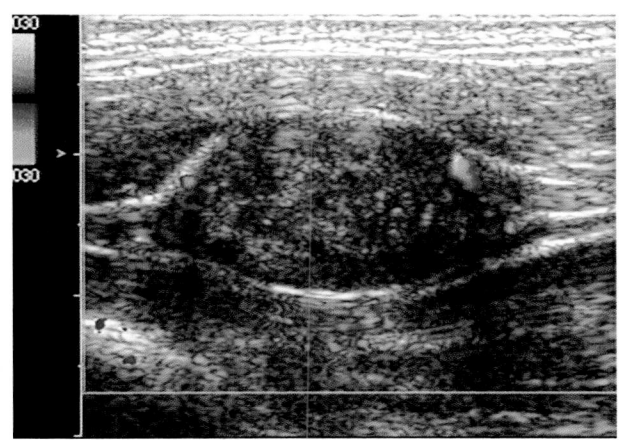

图 17-4-14　神经鞘瘤　彩色多普勒显示肿瘤内少量血流信号

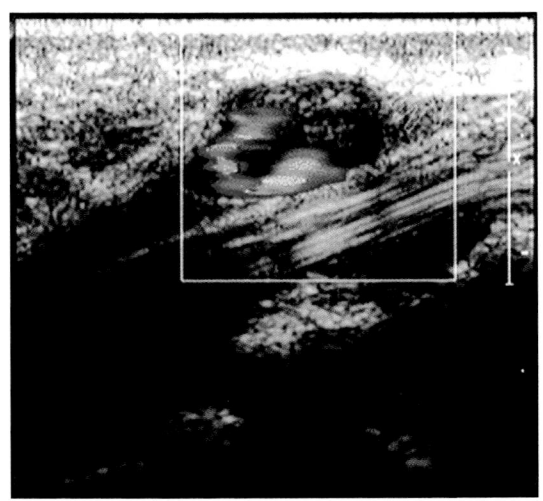

图 17-4-16　恶性神经鞘瘤　肿瘤内血流信号丰富

肿大的良性淋巴结混淆，神经鞘瘤常为单发、单侧、椭圆形，而淋巴结（特别是淋巴瘤）常为多发、双侧、圆形。超声能显示淋巴门结构，血流呈树枝状，以此可与神经鞘瘤相鉴别。

4. 与纤维肉瘤鉴别

纤维肉瘤是成纤维细胞为主的恶性肿瘤，肿瘤边缘回声清楚，内部呈较均匀低回声，但其多侵犯肌肉，可深达骨骼。

5. 与颈动脉体瘤鉴别

颈动脉体瘤常常将颈内、外动脉往两侧推移，两者的间距增大，彩色血流成像常能显示肿瘤包绕颈动脉，此特征对两者的鉴别有很大帮助，但是当颈动脉体瘤没有产生以上的征象时两者容易混淆。

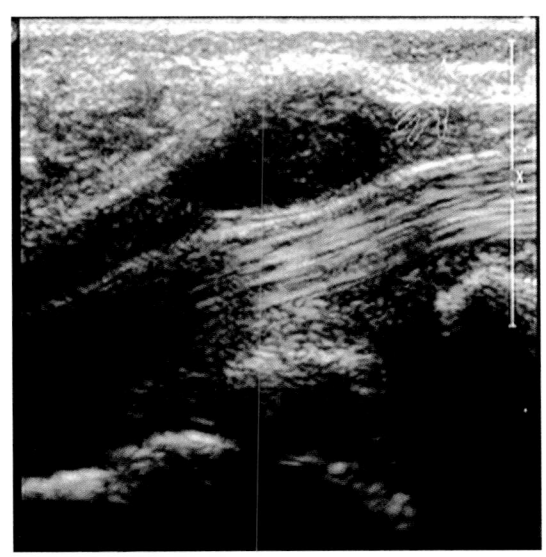

图 17-4-15　恶性神经鞘瘤　内部回声不均匀，边界尚清，质地硬，瘤体不移动

（三）鉴别诊断

1. 主要与神经纤维瘤鉴别

二者均属于神经鞘类肿瘤，临床症状为轻压、叩击肿块时 Tinel 征阳性，超声检查在神经走行上探测到低回声的肿物，它们在病理和超声声像图上有许多异同之处，见表 17-4-1。

2. 与皮脂腺囊肿鉴别

皮脂腺囊肿合并感染且沿神经干走行方向生长时需要鉴别，囊肿内为细点状稍高回声，囊内无血流信号，探头加压可变形，有助于鉴别。

3. 与肿大淋巴结鉴别

颈部均匀低回声型神经鞘瘤往往不大，易与

三、颈动脉体瘤（Carotid body tumor）

（一）临床及病理概述

正常颈动脉体是一个细小的卵圆形或不规则形粉红色组织，平均体积约 6mm×4mm×2mm，为人体内最大的副神经节，位于颈总动脉分叉处的外鞘内，其血供主要来自颈外动脉。颈动脉体瘤是一种较为少见的化学感受器肿瘤，属良性肿瘤，生长缓慢，质地中等，少数可发生恶变。典型颈动脉体瘤位于颈前三角区，甲状软骨上缘，舌骨水平，相当于颈总动脉分叉处后方的动脉外膜层内，因颈动脉体瘤附着于动脉鞘，故可向侧方移动，但垂直方向活动受限，部分肿块可扪及搏动和闻及血管杂音。除颈部肿块外，大多无任何症状，女性稍多于男性，以 30～50 岁为主。多为单发，双侧发病者占 5%～20%，也可为多中心源性。

目前认为，颈动脉体瘤的发病原因是慢性缺氧导致体内血液成分改变，刺激颈动脉体，使其代偿性增生，最终形成肿瘤。病理显示成群的肿瘤细胞排列及丰富的血管及神经基质成分。

（二）声像图表现及其病理成像基础

1. 肿块位于颈前三角区，甲状软骨上缘，舌骨水平，相当于颈总动脉分叉处后方的动脉外膜层内，与颈动脉关系密切，可局限于颈总动脉分叉处，或包绕颈动脉生长；

2. 颈内动脉与颈外动脉的夹角与间距增宽，颈外动脉向内、向前移位，颈内动脉向外、向后移位，部分可见瘤体包绕颈动脉分叉部或颈内、外动脉图（图 17-4-17）；

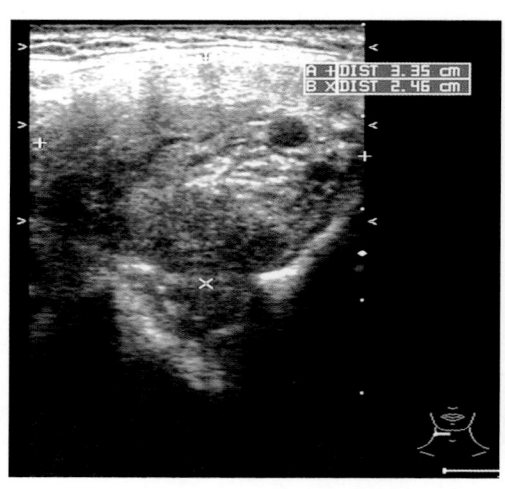

图 17-4-18　颈动脉体瘤　右侧甲状软骨上缘，舌骨水平单发实性中等回声肿块，边界清晰，呈类圆形，内部回声不均匀，具有完整包膜

6. 频谱多普勒显示肿瘤内血流频谱为低阻型或高阻型。

7. 当怀疑为恶性颈动脉体瘤时，应对局部区域的淋巴结进行扫查，根据其是否有局部淋巴结转移等排除恶性可能。

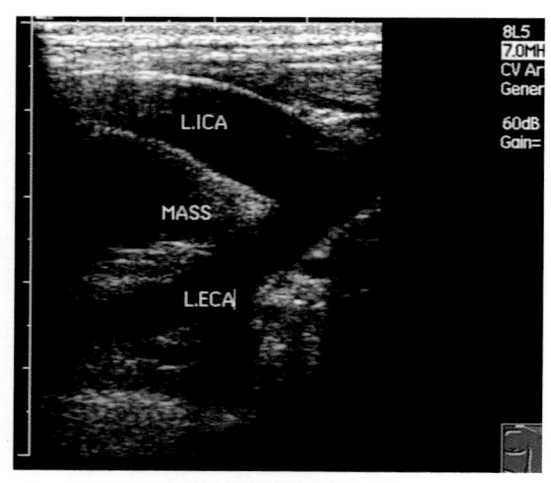

图 17-4-17　颈动脉体瘤　颈内、外动脉夹角与间距增宽，颈外动脉向内、向前移位，颈内动脉向外、向后移位

3. 一般为单发，具有完整包膜，边界清晰，呈圆形或分叶状；

4. 肿块内部为实性中、低回声，均匀或不均匀（图 17-4-18），有时可在瘤体内见囊状无回声区及不规则的无回声管状结构，改变探头方向，可见管道互相连通，为血管腔。

5. 肿瘤内部有较丰富的血流信号，多数由颈外动脉分支供血，血流方向与颈动脉血流方向相同（图 17-4-19）；

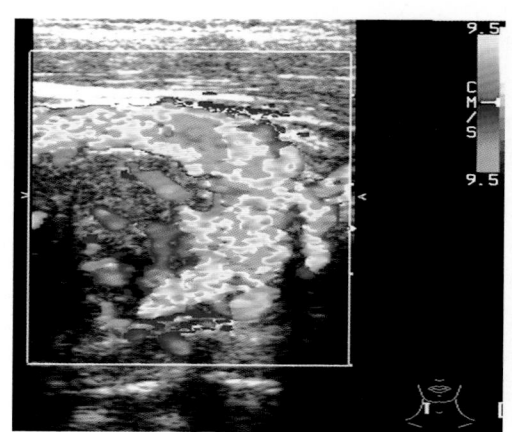

图 17-4-19　颈动脉体瘤　肿瘤内部血流信号较丰富，由颈外动脉分支供血

（三）鉴别诊断

1. 与来源于迷走神经的神经鞘瘤鉴别　二者位置相似，鉴别诊断见表 17-4-2。

表 17-4-2　颈动脉体瘤余神经鞘瘤病理及声像图鉴别点

	颈动脉体瘤	神经鞘瘤
部位	大多数位于颈动脉分叉处	颈动脉鞘深面多见
内部回声	低回声、欠均匀	低回声，内可有散在小无回声区
与颈部血管的关系	大多数包绕颈动脉	颈部血管旁
质地	质地一般具海绵感	坚韧或较硬
颈总动脉分叉处角度	增大	无改变
CDFI	丰富或一般	少量血流信号

2. 与肿大淋巴结鉴别　淋巴结肿大常为多发，很少包绕血管生长，有时可见淋巴结门及皮髓质。

3. 与假性动脉瘤鉴别　假性动脉瘤表现为血管腔旁的局限性厚壁血肿，与血管腔相通。

四、脂肪瘤（Lipoma）

（一）临床及病理概述

脂肪瘤是一种最常见的良性间胚叶组织肿瘤，可发生于任何有脂肪组织存在的部位，一般位于皮下脂肪层内，还可发生在肌间隔、肌肉深层等部位。其生长缓慢，病程较长，患者多无自觉症状，常无意中或体检时发现。除普通类型的脂肪瘤外，还有一些特殊的亚型或变型，包括血管脂肪瘤、血管平滑肌脂肪瘤、脂肪母细胞瘤、髓性脂肪瘤、冬眠瘤、非典型性脂肪瘤等，本节主要阐述普通型脂肪瘤和血管脂肪瘤。

普通型脂肪瘤大多为单发，少数可多发，触诊质软，病理大体标本呈结节状、分叶状，有或无包膜，镜下主要由增生的成熟脂肪细胞构成，被少量的纤维基质分隔，与正常脂肪组织的主要区别在于有包膜和纤维间隔；血管脂肪瘤是脂肪瘤的一种亚型，有家族史，几乎总是位于皮下，50％以上呈多发性，最常见于成年人，男性占绝大多数。触诊质地较硬，边界不太清楚，不易移动，病理表现为除含有成熟脂肪细胞外，还可见较多量增生的毛细血管和纤维组织交织，小血管内有纤维素血栓，而普通脂肪瘤瘤体内无明显的血管增生，没有纤维素血栓。

（二）声像图表现及其病理成像基础

1. 普通型脂肪瘤

（1）位于皮下软组织内，多为单发，少数多发，多数体积较大，质地柔软，肿块具有可压缩性；

（2）绝大多数边界清楚，有包膜，但也有因包膜极其纤薄而表现为无明显境界；

（3）内部为低回声或中等回声实质性肿块，形态呈椭圆形或分叶状，长轴与皮肤平行；

（4）肿块内部呈条纹状、鳞片状或交织状分隔光带，并与皮肤平行，是普通脂肪瘤的主要特征性表现（图 17-4-20），病理表现为由增生的成熟脂肪细胞构成，被少量的纤维基质分隔（图 17-4-21）；

（5）肿块后方回声无明显改变；

（6）彩色多普勒显示肿块内基本无血流信号，仅有少数肿瘤内可探及少许点、线状血流信号（图 17-4-22）。

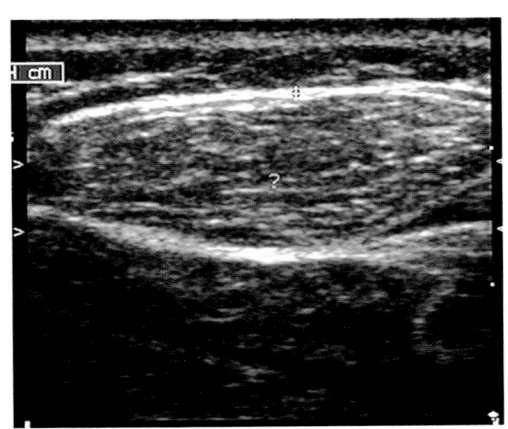

图 17-4-20　普通型脂肪瘤　皮下椭圆形实性肿块，边界清楚，有包膜，长轴与皮肤平行，内部见与皮肤平行的条纹状分隔光带，后方回声无明显改变

2. 血管脂肪瘤

（1）位于皮下脂肪层内，多为多发，少数单发，一般体积较小，触诊较硬，挤压探头无压缩性；

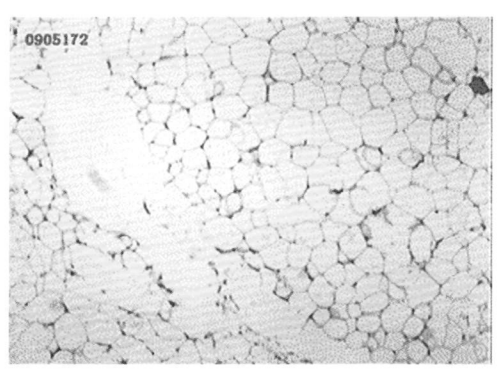

图 17-4-21　肿瘤由增生的成熟脂肪细胞构成，被少量的纤维基质分隔（H-E 染色，×400）

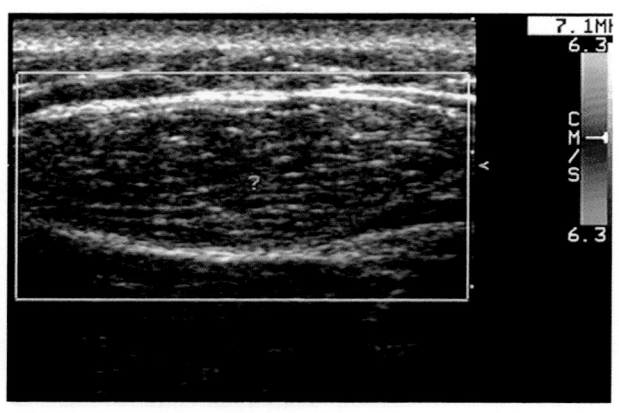

图 17-4-22　彩色多普勒显示肿块内无血流信号

（2）形态呈圆形或类圆形，界限清楚，但无包膜回声；

（3）肿块内部回声均匀或欠均匀，高于周边脂肪组织回声，后方回声无变化（图 17-4-23），病理表现为除成熟的脂肪细胞外，还可见较多量的毛细血管和纤维组织（图 17-4-24）；

（4）彩色多普勒显示内无明显血流信号。

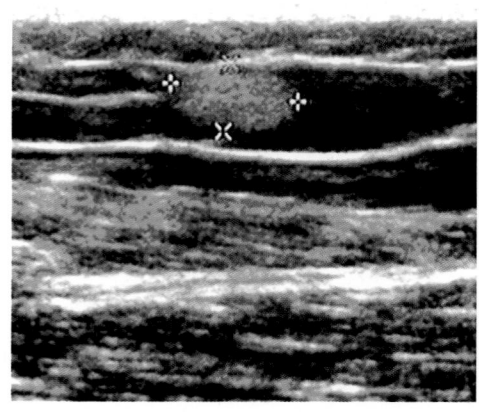

图 17-4-23　血管脂肪瘤　皮下脂肪层内高回声肿块，边界清楚，无包膜，后方回声无变化

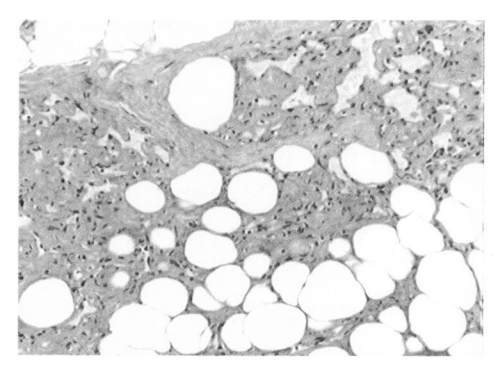

图 17-4-24　血管脂肪瘤　肿瘤由脂肪细胞及较多量的毛细血管及纤维组织组成（H-E 染色，×400）

（三）鉴别诊断

普通型脂肪瘤与血管脂肪瘤的鉴别，见表 17-4-3。

表 17-4-3　普通型脂肪瘤与血管脂肪瘤病理及声像图鉴别点

	普通脂肪瘤	血管脂肪瘤
家族史	无	有
病理成分	较多量成熟脂肪细胞及少量的纤维	脂肪细胞及较多量的毛细血管及纤维组织
数量	多为单发	多发多见
体积	较大	较小
质地	柔软	较硬
可压缩性	有	无
形状	椭圆形	类圆形
内部回声	低回声或中等回声	高回声
内部条纹状分隔光带	有	无
血流信号	无，少数有少量血流信号	无

（熊华花）

第十八章　甲状腺与甲状旁腺

第一节　甲状腺超声诊断历史、现状及临床价值

一、历史

自 20 世纪 50 年代，国外开始应用 A 型超声进行甲状腺探测。1962 年，日本藤本用 B 型超声对 103 例甲状腺肿瘤进行了分析。1975 年，kossoff 等用 B 型超声进行一系列研究。而国内从 20 世纪 70 年代开始用 A 型超声诊断甲状腺疾病。80 年代实时超声的出现能动态观察甲状腺的活动和颈血管的搏动对甲状腺本身疾病还是颈部其他疾病的鉴别已能完成，对甲状腺本身疾病诊断敏感性达 60%～80%。

二、现状

90 年代以来，超声仪器采用了先进计算机技术现代图像处理方法，特别是高频探头的改进，超宽频率连续动态聚焦的出现，使浅层器官和组织的分辨率和图像质量有了新的飞跃，加之介入性超声和彩色脉冲多普勒技术在甲状腺上的应用，使甲状腺超声诊断提高到一个新的水平。现在二维灰阶超声检查能清楚地显示出 1cm 低回声结节，如仪器分辨力高，医师经验丰富，对 0.5cm 的甲状腺癌也能做出诊断。彩色多普勒能显示甲状腺内血流情况，频谱多普勒可测量血流速度及阻力指数等指标。近年来出现了弹性成像技术，它是以各种组织间弹性系数不同（硬度不同）为基础，靠增加微小外力交变振动，用自相关综合分析，再以灰阶或彩色编码成像，此技术在鉴别甲状腺良恶性肿块方面有一定价值。甲状腺的超声造影是一项全新的组织血流灌注技术，研究表明周边环状增强是良性甲状腺结节最重要的特征，而恶性甲状腺结节的重要特征表现为低—等—低的增强过程。近几年又出现了容积成像及实时三维成像，使得三维技术越来越广泛的应用于临床。但是三维成像提高了组织空间分辨率的同时降低了密度分辨率，因此国外应用三维技术进行实性器官特别是甲状腺的诊断很少。研究表明三维超声成像中"球体感"及"抱球样"血流这两个指标在甲状腺结节/肿块诊断中有一定意义，对诊断肿瘤/非肿瘤性病变有很高的特异性。

三、临床价值

甲状腺癌为常见的恶性肿瘤之一，发病率逐年上升，目前尚无明确的预防措施和控制手段，它的预后与对其早发现、早治疗密切相关。由于甲状腺癌无明显临床症状，目前有的人还不重视甲状腺的超声检查，没有列入体检项目，只是外

科医生发现甲状腺增大或触及结节时才考虑做甲状腺超声检查。早期发现对甲状腺癌患者的生存率尤其重要，如何提高对甲状腺癌早期及隐形癌检出率并对结节良恶性加以鉴别是超声学科当前研究重点，有必要对甲状腺癌的超声现象特点进行更深的研究，总结出一套对甲状腺癌早期诊断行之有效的方法，对提高甲状腺癌早期诊断及隐形甲状腺癌的检出率具有重大意义。自从20世纪90年代以来，超声高频探头，彩色多普勒超声成像技术的临床应用，对甲状腺内1cm以下的微小甲状腺癌能显示出特征图像改变，进行快速准确诊断，已成为临床医师可信赖首选的诊断手段。而超声弹性成像、超声造影及三维超声在甲状腺的应用为超声诊断尤其是实性占位的诊断提供了新的思路。

第二节 甲状腺解剖及生理概要

甲状腺（thyroid gland）是人体最大的内分泌腺体，分左右两叶，由峡部连着，呈"H"形或蝶形横跨于气管上段。甲状腺两叶多不对称，一般右叶稍大于左叶。峡部位于第二和第三气管软骨环之前，厚度因人而异，有的人峡部不发达，只见结缔组织（图18-2-1），约有8%～14%峡部缺如。

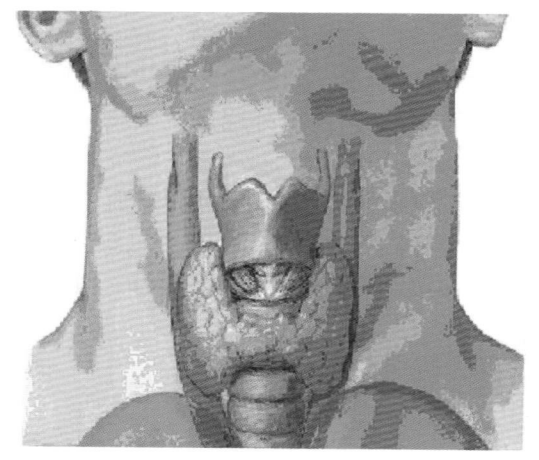

图18-2-1　甲状腺形态及其解剖位置

成年人甲状腺重12～20g，每侧叶长3～6cm，宽2～3cm，厚1～2cm；峡部高宽各约2cm，厚0.2cm。每叶又分为上下两极、内外两面和前后两缘，呈下宽上尖的锥体形。甲状腺的形态和大小差异较大，有些人峡部有一垂直向下的锥体叶，长短不一，长者可达到舌骨，为胎生初期甲状腺舌管的残余物，随年龄增加而萎缩。

甲状腺血管分为动脉和静脉，上、下动脉与静脉伴行。甲状腺的血流供应非常丰富，是人体血液供应最丰富的器官，其每分钟每克组织的血流量达4～6ml，约等于肾血流量的3倍。主要来自两侧的甲状腺上动脉和甲状腺下动脉，甲状腺上动脉是颈外动脉第一分支，沿喉侧下行，到达甲状腺两叶上极时，分成前后支进入腺体的前、背面（图18-2-2）。

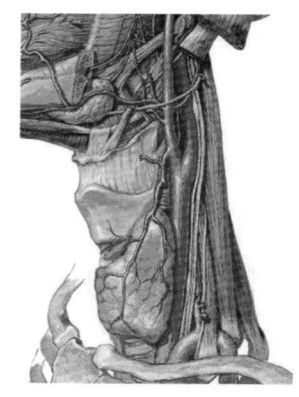

图18-2-2　甲状腺上动脉解剖示意图

甲状腺下动脉起自锁骨下动脉，有极少数发自头臂干或主动脉弓。甲状腺下动脉呈弓形横过颈总动脉后方，再分支进入甲状腺两叶的背面（图18-2-3）。有的人可有一不对称的甲状腺下动脉，起自头臂干或主动脉弓，在气管前面上行至甲状腺峡部或一叶下极。甲状腺共有三对静脉，即甲状腺上静脉、中静脉和下静脉。甲状腺上静脉自甲状腺上部发出，与甲状腺上动脉并行，并注入颈内静脉，或在颈总动脉分支处注入面总静脉。甲状腺中静脉有的缺如，有的很粗，常自甲状腺侧叶的中下三分之一交界处走出，向外直注颈内静脉。甲状腺下静脉自甲状腺下方走出，分别注入左右无名静脉。

甲状腺周围的神经有迷走神经、喉上神经、喉返神经。在气管和食管间两侧的沟内有喉返神经通过。喉返神经起自迷走神经，上行至甲状腺两叶的背面交错于甲状腺下动脉之间，喉返神经

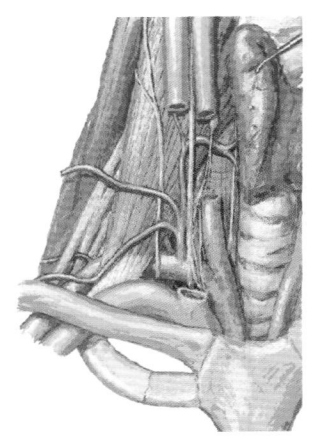

图 18-2-3　甲状腺下动脉示意图

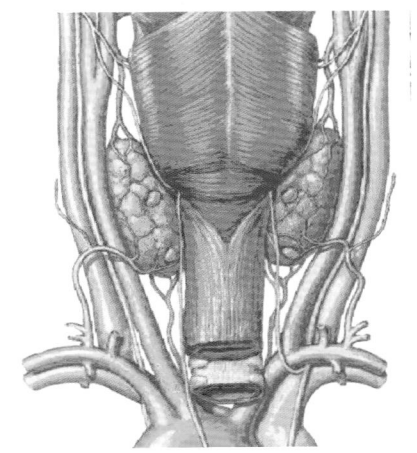

图 18-2-4　甲状旁腺形态及位置

支配声带以下的喉黏膜感觉及全部喉内肌肉，控制和调节声带运动，如单侧喉返神经损伤，出现患侧声带麻痹，声音嘶哑；双侧损伤引起永久性的发音障碍，呼吸困难，严重时可致窒息。喉上神经亦起自迷走神经，分内、外两支，内支为感觉支，经甲状舌骨膜而进入喉内，分布在喉的黏膜上；外支为运动支，下行分布至环甲肌，与甲状腺上动脉贴近，该神经如损伤，可因环甲肌麻痹而松弛，引起发音减弱易出现疲劳。

甲状腺的淋巴管网极为丰富，引流的淋巴结较多，汇合流入沿颈内静脉排列的颈深淋巴结。气管前、甲状腺峡上方的淋巴结和气管旁、喉返神经周围淋巴结也收集来自甲状腺的淋巴。

甲状旁腺位于甲状腺两侧叶背面内侧，数目不定，一般有四枚。腺体呈圆形或卵圆形，扁平，长 5～6mm，宽 3～4mm，厚约 2mm，重 30～45mg，黄褐色，质软。上甲状旁腺的位置较固定，约位于甲状腺两侧背面上 1/3 与中 1/3 交界处，相当环状软骨下缘的平面。下甲状旁腺的位置不定，通常位于两叶背面，在下极下方约一横指处（图 18-2-4）。

甲状腺功能主要分泌甲状腺激素和降钙素。由食物中摄入的无机碘化物经胃肠道吸收进入血液，迅速被甲状腺摄取浓集。然后即借过氧化酶作用由无机碘化物释放出高活性游离碘；继借碘化酶作用，又迅速与酪氨酸结合成一碘酪氨酸（T_1）和二碘酪氨酸（T_2）。一个分子的 T_1 和 T_2 耦联成三甲状腺原氨酸（T_3）；二个分子的 T_2 耦联成四碘甲状腺原氨酸（T_4）。T_3 和 T_4 都是甲状腺激素，并与甲状腺球蛋白密切结合，储存在甲状腺滤泡内的胶体中。甲状腺球蛋白的分子较大（分子量约为 680 000），不能透过毛细血管壁，必须经蛋白水解酶作用，甲状腺激素才能与甲状腺球蛋白解离，释放入血液。血液中甲状腺激素 99.5% 以上与血清蛋白结合，其中 90% 为 T_4，10% 为 T_3。T_3 的量虽远较 T_4 为少，但 T_3 与蛋白结合较松，易于分离，且其活性强而迅速，因而其生理作用较 T_4 高 4～5 倍。

甲状腺激素能加速一切细胞的氧化率，全面增高人体的代谢，促进蛋白质、糖和脂肪的分解。如果甲状腺激素增多，会引起人体尿氮排出增加，肝内糖原降低，储蓄脂肪减少，使氧的消耗或热量的放出增加。另外促进尿量排出增多。但甲状腺功能减退时，就会引起人体代谢降低以及体内水的蓄积，临床上出无力、心悸、头昏、浮肿等表现。

第三节　甲状腺超声检查方法

一、体位

患者一般采取仰卧位，颈后垫上枕头，使头略向后仰转向对侧，充分暴露颈前区。

二、仪器

甲状腺超声检查一般采用高频探头，直接对甲状腺进行探测，最好使用彩色多普勒超声诊断仪。对小的病变进行局部放大观察，尽量利用仪器所具有的功能使图像显示得最清晰，得到更多有利于诊断的信息。

三、检查方法

检查甲状腺需嘱患者平静呼吸，先从上向下横切扫查，取最大的横切面测量左右甲状腺的前后径；再作左右两侧叶纵切扫查，取最大长径测量上下径。从上向下扫查峡部，显示峡部最厚处测量厚度。需反复从不同的角度对甲状腺进行纵切和横切，仔细观察甲状腺形态、边界、内部回声以及有无结节。对甲状腺内显示异常回声要描述其部位、大小或范围、形状、边界、内部回声、有无钙化及钙化类型等。

甲状腺上动脉的彩色多普勒超声探测：通过颈动脉纵切和横切，显示颈外动脉第一分支即为甲状腺上动脉。

甲状腺下动脉彩色多普勒超声探测：取甲状腺的横切面，在充分暴露甲状腺峡部情况下，在甲状腺外侧颈总动脉深部有一条横向走行的动脉为甲状腺下动脉，然后纵切追踪观察其近端和远端。近端与甲状颈干连接，远端在甲状腺下极背侧分为上下两支。

彩色多普勒超声显示甲状腺内的血流供应程度，频谱多普勒测量甲状腺上、下动脉的血流速度、阻力指数等。甲状腺出现结节时要仔细观察内外血流供应情况，对鉴别良恶性有重要价值。

第四节　甲状腺正常声像图

一、甲状腺正常声像图

（一）甲状腺比邻结构

甲状腺包膜光滑、整齐、境界清晰。两侧叶前方显示的低回声为胸骨舌骨肌及胸骨甲状肌，外前方为胸锁乳突肌，两侧叶后方相对称的低回声为颈长肌，左侧叶颈长肌前方、甲状腺内后缘为食道，颈总动脉位于甲状腺后外方，颈内静脉在颈总动脉外前方。峡部的后方为气管，呈弧形强回声带，后方逐渐衰减呈无回声区。

（二）甲状腺被膜及实质

甲状腺横切呈蝶形，左右对称，纵切呈锥体状，上极尖小，下极较平整。甲状腺被膜为一高回声带，实质为细小密集均匀分布的中等回声。

（三）甲状腺血管

甲状腺上动脉位置表浅，为颈外动脉第一分支，向内下方行走到达甲状腺上极后分为前、后、内三支。甲状腺下动脉起自锁骨下动脉分支甲状颈干，到达甲状腺下极背侧分为上、下两支。甲状腺上、下动脉的平均内径约2mm，收缩期峰值流速为20～30cm/s（图18-4-1）。

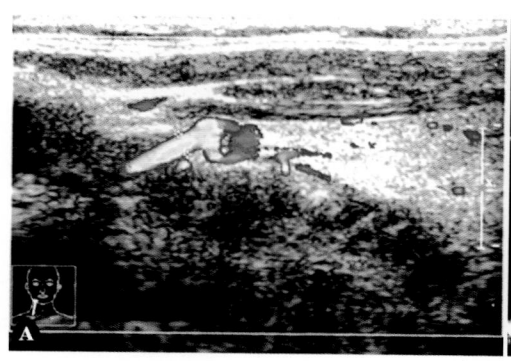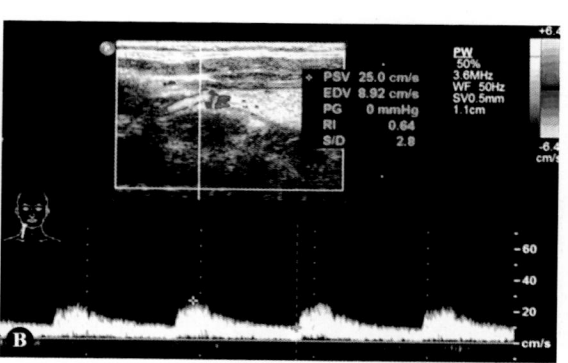

图18-4-1　正常甲状腺上动脉超声频谱

甲状腺静脉三对。甲状腺上静脉与甲状腺上动脉伴行，甲状腺中静脉无动脉伴行，有的人可缺如不能显示。甲状腺下静脉从甲状腺侧叶下极穿出，经气管前面下行，与头臂静脉相连。高频彩色多普勒超声检查显示甲状腺内血流分布稀疏呈点状、条状血流信号。

二、甲状腺正常值

甲状腺测量的三个径线中，意义最大的是前后径，其次是左右径，上下径意义最小，一般不需测量上下径。正常甲状腺侧叶上下径约为 4～6cm，前后径约为 1.5～2.0cm，左右径约为2.0～2.5cm，峡部的前后径约为 0.2～0.6cm，左右径约为 1.2～2.0cm，上下径约为 1.5～2.0cm，正常人甲状腺大小变异较大，高瘦者侧叶长径可达 7～8cm，而矮胖者侧叶长径可小于 5cm。侧叶前后径和左右径一般成年人不能超过 2cm（图 18-4-2）。

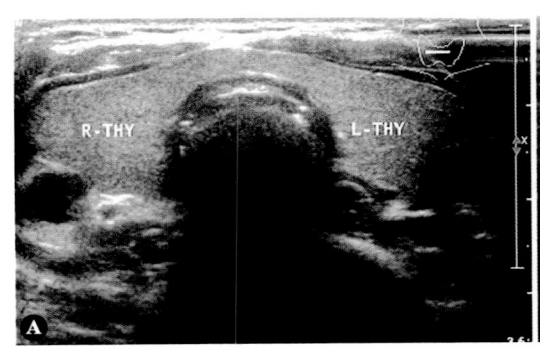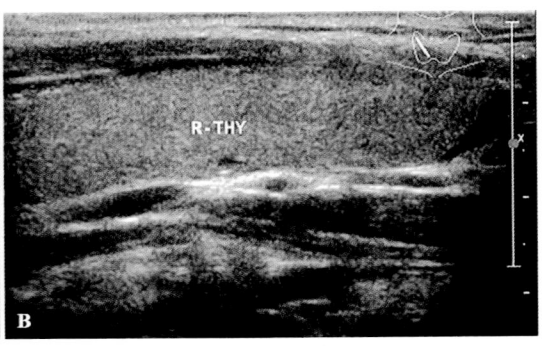

A. 甲状腺两侧叶横切二维声像图；B. 甲状腺右侧叶纵切彩色多普勒声像图

图 18-4-2　正常甲状腺声像图

第五节　甲状腺疾病的超声表现

一、甲状腺先天性发育异常

甲状腺先天性发育异常（thyroid congenital abnormality）主要是指甲状腺不发育或发育不良，异位甲状腺，甲状腺缺如及甲状腺舌管囊肿。

（一）甲状腺不发育或发育不良

甲状腺不发育或发育不全（thyroid no development or dysplasia）：造成合成甲状腺激素的一些酶缺乏，导致甲状腺激素的合成发生障碍，临床表现是智力低下，生长发育迟缓和基础代谢低下。T_3 和 T_4 减低，TSH升高和血清甲状腺球蛋白缺乏。甲状腺不发育的超声表现：在甲状腺部位探查不到甲状腺组织。甲状腺发育不良超声显示甲状腺明显小于正常大小，而结构无明显异常，常合并异位甲状腺。

（二）异位甲状腺

异位甲状腺（ectopic thyroid）是一种胚胎发育异常的疾病，女性是男性的 4 倍，异位甲状腺可正常也可发育不全，产生甲状腺功能减退，同时，异位甲状腺也可发生各种疾病。

声像图表现：（1）甲状腺正常部位探查不到甲状腺组织，或显示甲状腺明显小于正常。（2）可在舌颈部、纵隔、胸骨后缘，心包旁、主动脉旁，以及卵巢和腹股沟区探查到异位甲状腺，但异位甲状腺 90％位于舌根部。（3）异位甲状腺超声表现与正常甲状腺回声相同，为均匀密集中等回声，边界清楚，显示丰富血流信号。（4）异位甲状腺发生各种病变时，声像表现类似正常部位甲状腺各种疾病超声图像。

（三）甲状腺舌管囊肿

1. 甲状腺舌管囊肿（cyst of thyroglossal duct）因在胚胎的第3至第4周开始形成甲状腺，在咽底部（相当于舌盲孔处）的内胚胎层增生，当形成甲状舌管后下降到正常甲状腺处，发育成甲状腺峡部和左右叶，而甲状舌管在胚胎5～6周时，即开始退化、闭锁、消失。一旦甲状舌管退化停滞，可在出生后有不同程度保留，部分扩张成甲状舌管囊肿。

2. 声像图表现

（1）在甲状腺上缘正中或左右侧，显示一个无回声区，包膜完整，内可显示细小浮动光点，部分患者暗区内显示出强回声光点（图 18-5-1）。

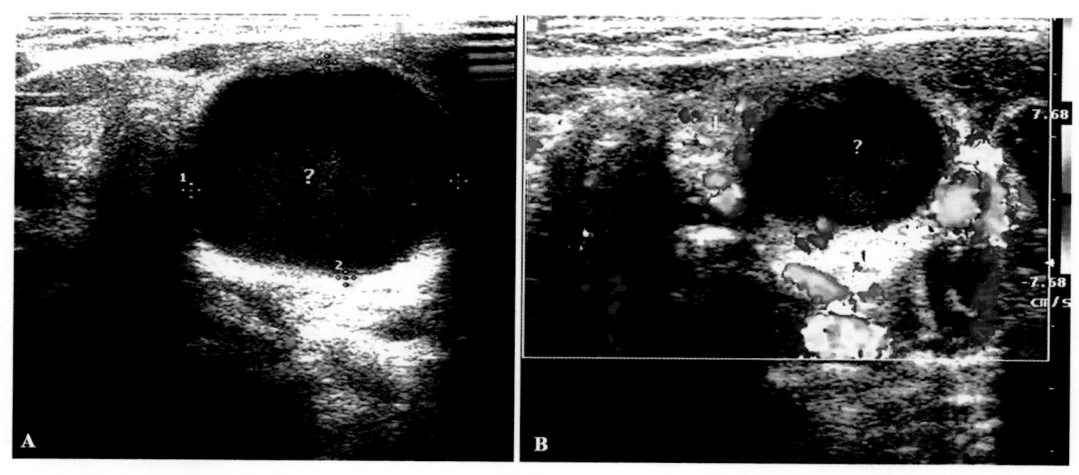

A. 甲状舌骨管囊肿二维声像图：无回声区，完整包膜；B. 甲状舌管囊肿 CDFI：内无血流信号

图 18-5-1　甲状舌管囊肿声像图

（2）囊肿可圆形，也可不规则形（图 18-5-2）。

（3）囊肿内有残留的甲状腺组织时，其内可显示正常甲状腺组织结构。

（4）当囊肿合并感染时，内显示大小不等的强光点（图 18-5-3）。

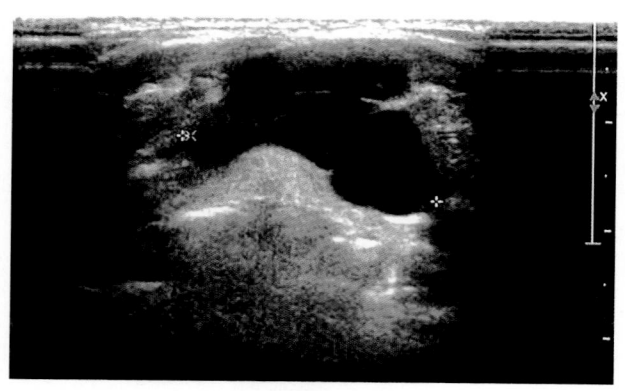

图 18-5-2　甲状舌管囊肿：形状可以不规则

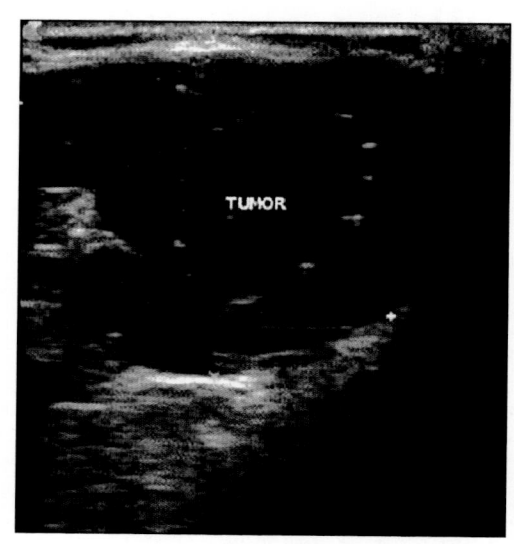

图 18-5-3　甲状腺舌骨囊肿：合并感染时显示囊内强光点

二、单纯性甲状腺肿

（一）病理及临床概要

单纯性甲状腺肿（simple goiter）亦称地方性甲状腺肿或胶样甲状腺肿，在我国山区农村较多。是由于碘的缺乏使垂体前叶促甲状腺激素分泌增加，刺激甲状腺使工作过度紧张，因而发生代偿性增生性肿大。在离海较远的山区的水和食物，所含碘量不足，造成较多人患此病。特别在青春期、妊娠期、哺乳期和绝经期，身体代谢旺盛，甲状腺激素的需要量增加，碘供应跟不上，使促甲状腺激素分泌增多，促使甲状腺肿大。部分单纯性甲状腺肿大也可由于甲状腺激素生物合成和分泌过程中某一环节的障碍，使甲状腺物质中的过氯酸盐、硫氰酸盐、硝酸盐等妨碍甲状腺摄取无机碘化物，磺胺类药、硫脲类药及含有硫脲的蔬菜（萝卜、白菜）能阻止甲状腺激素生物合成，增强了垂体前叶促甲状腺激素的分泌，促使甲状腺肿大。有的单纯性甲状腺肿是由于隐性遗传有关，先天性缺陷过氧化酶或蛋白水解酶，造成甲状腺激素生物合成或分泌的障碍。单纯性甲状腺肿主要病理改变是甲状腺滤泡高度扩张，充满大量胶体，滤泡壁细胞变为扁平，显示出了甲状腺

功能不足表现。单纯甲状腺肿一般是整个甲状腺无痛性弥漫性肿大，质软，表面光滑。

（二）检查方法

患者取仰卧位，颈后垫上枕头，头向后仰，充分暴露颈部，先从上向下进行横切，取最大的横切面测量甲状腺的前后径，取最大的纵切面测量上下径，从上到下横切检查峡部，显示峡部最厚处测量厚度，从不同切面充分显示甲状腺，观察有无病变。

（三）超声检查所见

1. 双侧甲状腺呈对称性弥漫性增大，可增大到 3～5 倍，甚至到 10 倍以上，表面光滑。

2. 轻度单纯性甲状腺肿内部回声均匀，病情较长或病变较重者，内部普遍回声不均匀，回声光点增强增粗（见图 18-5-4）。

3. 彩色多普勒表现：双侧甲状腺血流显像无明显改变（图 18-5-5）。

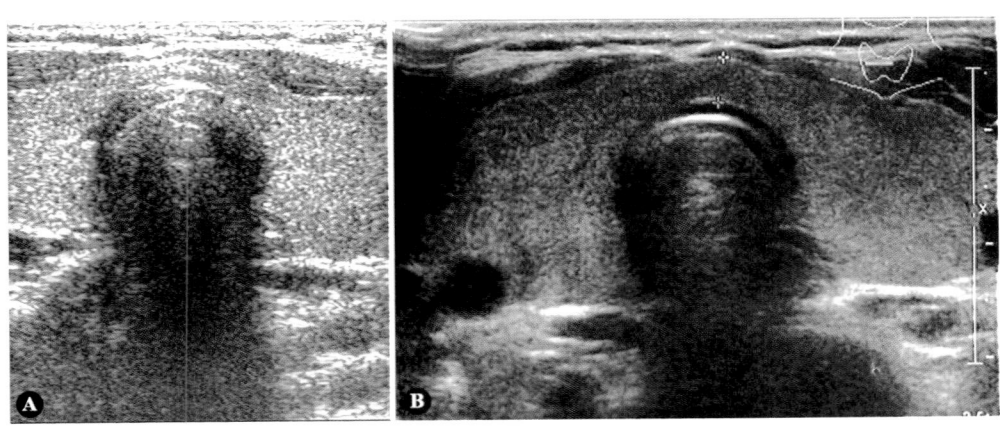

图 18-5-4　轻度单纯性甲状腺肿：弥漫性增大，回声均匀

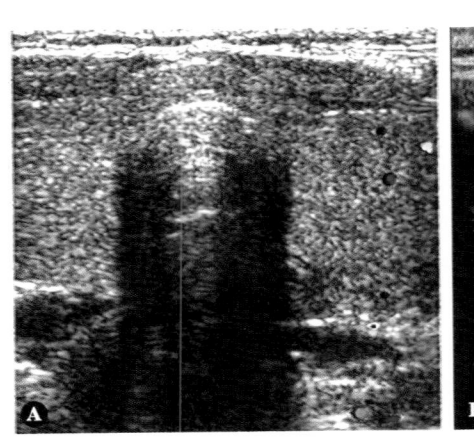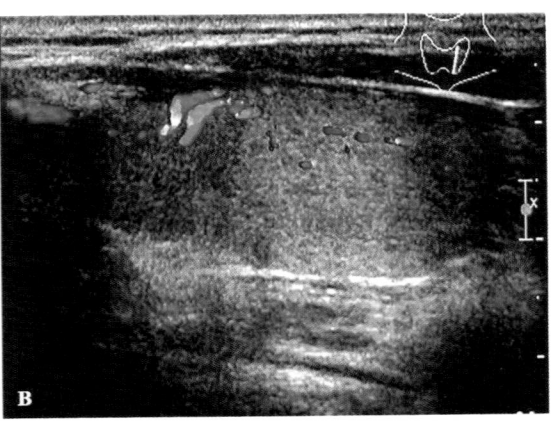

图 18-5-5　单纯性甲状腺肿 CDFI：血流显像无明显改变

4. 甲状腺上下动脉血流速度、频谱形态无异常。

（四）诊断思维及临床价值

1. 与桥本甲状腺炎鉴别

两者均为弥漫性肿大，桥本甲状腺炎回声不均匀，呈网状回声，多以峡部增厚明显。

2. 与毒性甲状腺肿鉴别

毒性甲状腺肿有明显临床表现，彩色多普勒显示内部血流丰富，呈"火海"状，血流速度增快，而单纯性甲状腺肿无这些表现。

三、结节性甲状腺肿

（一）病理及临床概要

结节性甲状腺（nodular goiter）是由于长期

缺碘促甲状腺激素（TSH）的长期刺激甲状腺组织，引起反复甲状腺增生与不均匀复原反应交替进行，从而导致甲状腺肿大甚至变形，结节与纤维组织形成，因所处的病情阶段不同，少数腺上皮增生可形成乳头状结构，结节周围或结节间表现各不相同，结节内部可出血、囊性变、纤维组织增生、钙化、坏死等。临床表现主要是甲状腺两侧叶不对称增大，一般多结节，大小不等，质地不等，结节太大可有压迫症状。

（二）检查方法

超声检查观察每个结节大小，内部回声，边缘有无包膜，钙化点大小，位置及内部血供情况。

（三）超声检查所见

两侧甲状腺呈不对称性增大，表面不光滑，腺体内部回声多增粗，内可见一个或多个大小不等结节，分布不均匀。结节内部回声多种多样，可呈低回声，等回声及稍高回声。可能与腺泡数量及其内部的胶质含量以及纤维组织所占比例有关。结节也可呈囊性，囊实性，实性，内部可出血（突然明显增大）（图18-5-6）。边缘和内部可有弧形或颗粒状、斑状钙化伴声影（图18-5-7，图18-5-8）。少数腺上皮增生可形成乳头状结构（图18-5-9）。

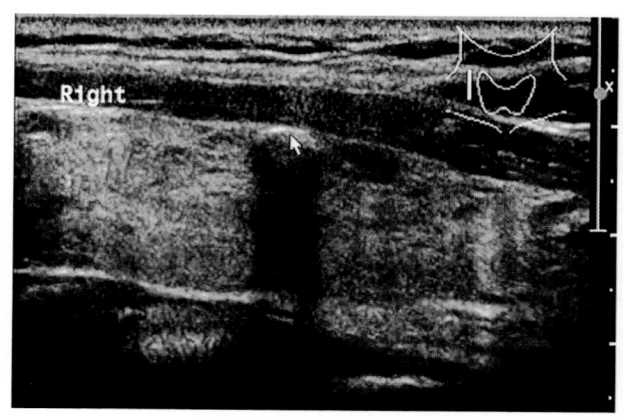

图18-5-7 结节性甲状腺肿：结节内弧形钙化

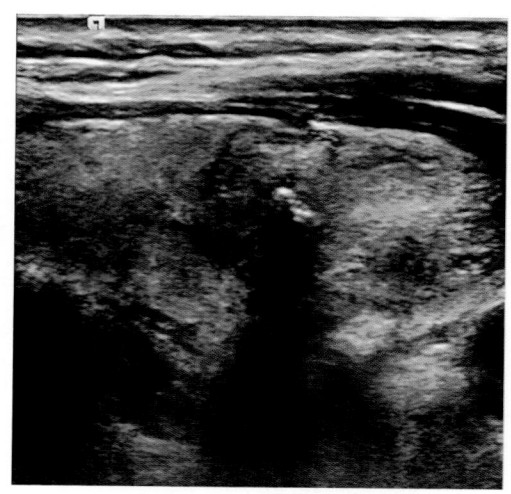

图18-5-8 结节性甲状腺肿：结节内强光斑

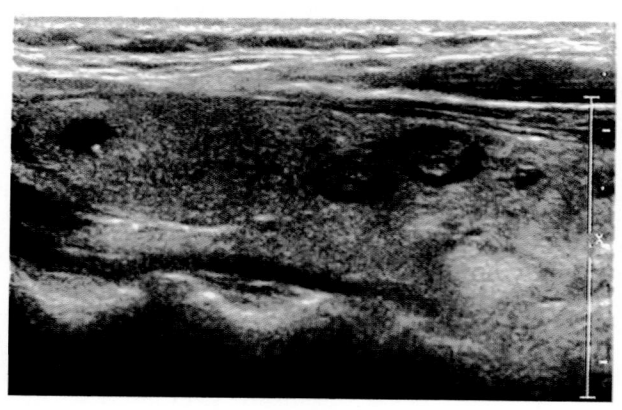

图18-5-6 结节性甲状腺肿大：甲状腺内结节回声强弱不等

1. 结节边界清晰，有不完整的包膜。
2. 结节以外的甲状腺组织可均匀，尚均匀或不均匀，或者显示散在的点状或条状的高回声。
3. 结节周围可显示环绕血管，以增生为主的结节内部可见轻度或明显的血流信号，但结节周

边血流多于内部血流信号，呈彩球状超声表现；若结节以退化为主，超声图像为囊状，囊实状，结节内多无血流信号或少许血流信号，只显示结节周边血流环绕。结节周边和内部血流速度多数无变化（图18-5-10），少数患者可稍增快，阻力指数增高，尤其周边更可出现高阻力型血流频谱，主要原因是肿大的滤泡、增生纤维组织等压迫小的血管所致（图18-5-11）。

（四）诊断思维及临床价值

结节性甲状腺肿须与甲状腺腺瘤、甲状腺癌进行鉴别 。

结节性甲状腺肿与甲状腺腺瘤鉴别（见腺瘤章节）。

结节性甲状腺肿与甲状腺癌鉴别（见甲状腺癌章节）。

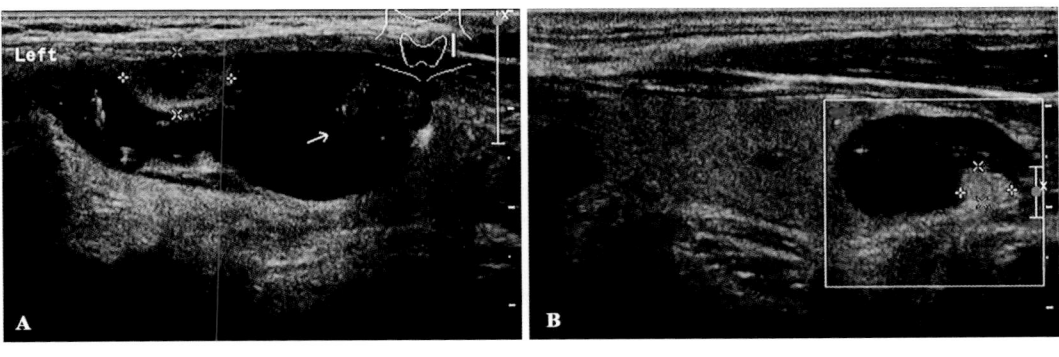

图 18-5-9 结节性甲状腺肿：结节内乳头状结构

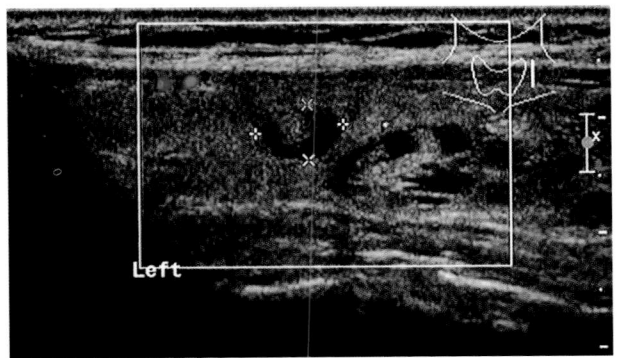

图 18-5-10 结节性甲状腺肿：结节周边及内部血流多无变化

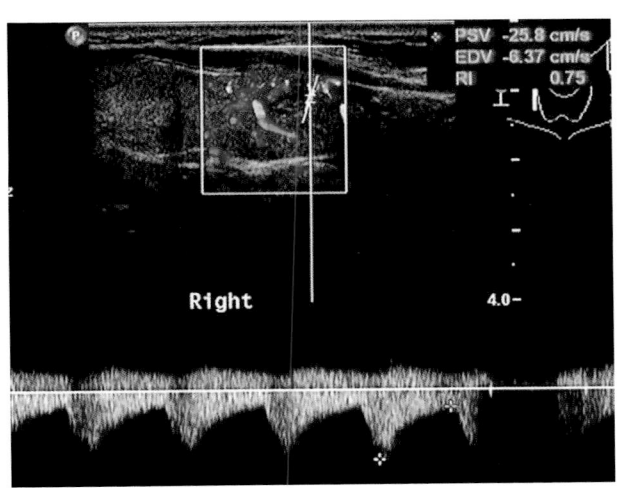

图 18-5-11 结节性甲状腺肿：结节周边高阻力频谱

特别要强调的是有相当一部分人的结节可出现钙化，需与甲状腺癌的钙化鉴别。增生结节的钙化是由于结节出血或纤维化、类胶质浓缩所致滤泡内钙化以及草酸钙结晶、纤维化区萎缩的滤泡发生钙化、血管壁的小钙化。结节的钙化一般呈弧形、环状、斑块状、粗大点状，有些钙化后

方出现彗声尾征，对小钙化要高度引起注意，需结合其他超声图像特征进行分析，认真除外甲状腺癌。

四、甲状腺腺瘤

（一）病理及临床概要

甲状腺腺瘤（adenoma）起源于甲状腺滤泡上皮组织，病因不十分清楚。甲状腺腺瘤分三种主要类型：乳头状、滤泡状和 Hurthle 细胞性。根据滤泡大小又将分成巨滤泡性或胶质性，胎儿性或小滤泡性及胚胎性，还有非典型性腺瘤。乳头状瘤较少见，多呈囊性，又称为乳头状囊腺瘤。滤泡性腺瘤最常见，组织高度分化接近正常组织。少部分病例可发生功能性甲状腺瘤（毒性腺瘤），出现甲亢症状，约有 10% 的腺瘤可以癌变。甲状腺腺瘤为甲状腺良性肿瘤，以女性多见，可发生在任何年龄，以中青年为多发。腺瘤生长缓慢，一般无自觉症状，多偶然发现，部分患者在体检时被医师发现。腺瘤可突然出血，引起肿物迅速增大。

（二）检查方法

检查时认真观察肿块边缘有无包膜，是否多发，内外部血流供应情况等。

（三）超声检查所见

1. 肿块呈圆形或椭圆形肿块，有完整包膜，边界光整，一般单发、极少多发（图 18-5-12）。

2. 滤泡状腺瘤内可显示均质的低回声。但多为等回声或高回声，周边有声晕（图 18-5-13）。

3. 腺瘤出现囊性变时显示囊实回声或囊性回声，实性部分可低回声、等回声、高回声、不均匀回声（图 18-5-14）。

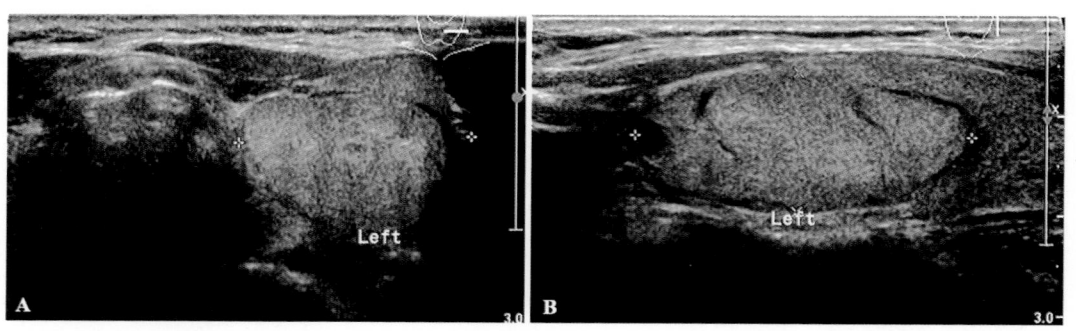

图 18-5-12　甲状腺腺瘤：单发，圆形，有较完整包膜

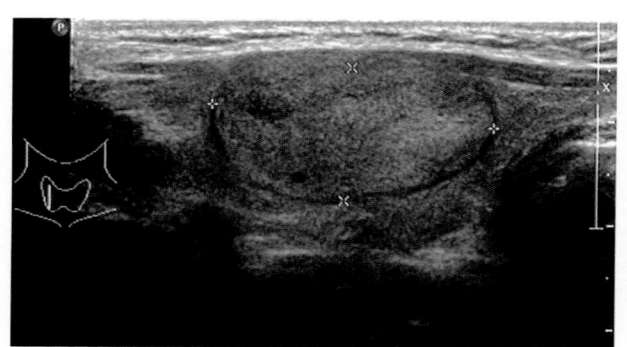

图 18-5-13　甲状腺腺瘤：等回声，周边有声晕

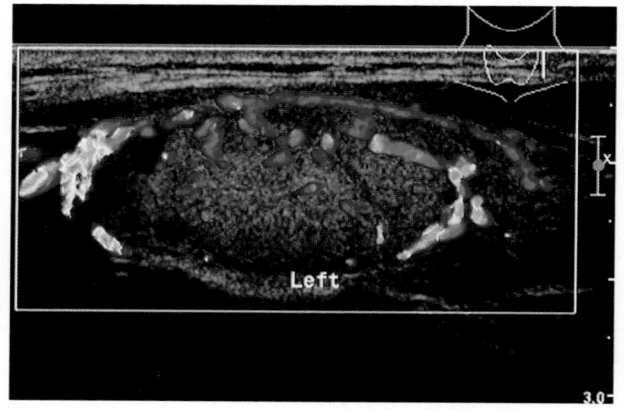

图 18-5-15　甲状腺腺瘤：CDFI 周边环绕血流信号

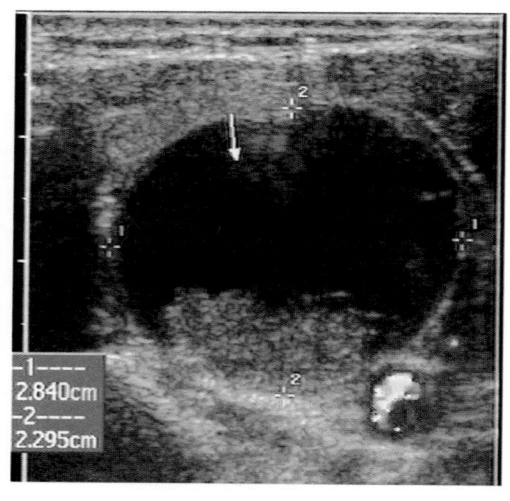

图 18-5-14　甲状腺腺瘤：囊性变时，边界
清，见包膜回声

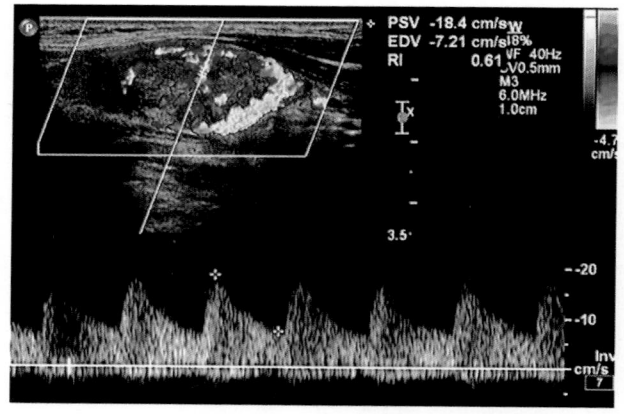

图 18-5-16　A甲状腺腺瘤：腺瘤周边内部频谱多普勒
声像图

4. 后方回声可增强或无变化，出现粗大钙化时后方出现衰减。

5. 彩色多普勒显示周边呈环绕血流，一般大于1/2圈，外周血流供应多于内部（图18-5-15）。

6. 脉冲多普勒探测周边血流速度大于内部，周边和内部一般呈低阻力频谱，内部血流峰值一般呈后移（图18-5-16A、B）。

（四）诊断思维及临床价值

1. 与结节性甲状腺肿相鉴别（见结节性甲状腺肿章节）。甲状腺腺瘤瘤以外甲状腺组织回声均匀，一般为单发性结节，有包膜，周边和内部血流频谱多呈低阻力型。

2. 与甲状腺癌鉴别：后者无包膜，边界模

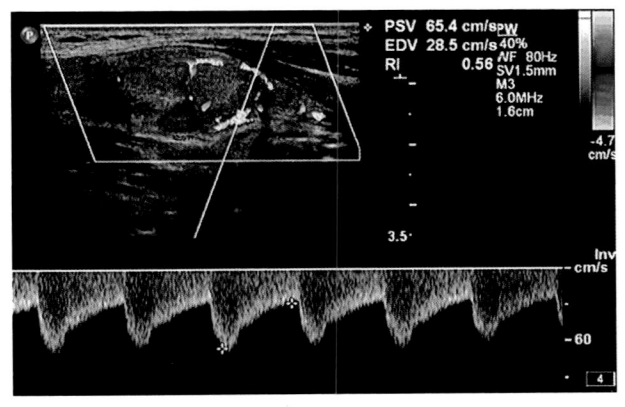

图 18-5-16 B 甲状腺腺瘤：腺瘤周边血流频谱多普勒
声像图

糊、不整齐、呈锯齿状，内部呈低回声，一般可
显示微小钙化，后方回声多衰减。内部血流显示
多于周边，血管形态不规则、杂乱呈高阻力型血
流频谱。癌肿较大出现动静脉瘘时，同时可探测
到高速低阻血流频谱。

3. 与滤泡状甲状腺癌鉴别：两者均有包膜鉴
别主要看边缘是光滑如果不光整，内部血流多于
外周血流，阻力指数高，要考虑滤泡状癌。触诊
了解肿块质硬度和活动度有助于诊断，最好进行
超声穿刺活检。

五、毒性弥漫性甲状腺

（一）病理及临床概要

毒性弥漫性甲状腺肿（graves 或 baseow 病）
为自身免疫疾病，研究证明：本病是在遗传的基
础上，因感染、精神创伤等因素而诱发，属于抑
制性 T 淋巴细胞功能缺陷所致的一种器官特异性
自身免疫病。发病机制现未完全阐明。

本病多见于 20～40 岁青年女性，男女比例约
1:5。甲状腺体积弥漫性、对称性肿大，为正常
甲状腺 2～3 倍，质软，随吞咽上下移动，少数可
出现甲状腺不对称肿大，由于甲状腺的血流量增
加，上下外侧可闻及血管杂音和扪及震颤，尤以
腺体上部较明显。食欲增多但消瘦，乏力和易疲
劳，脾气急躁，易生气，常失眠，双手常有细微
而有节律的振抖，心动过速，心慌，怕热，易出
汗。眼球突出，眼裂开大，皮肤温暖而潮湿，手
掌出汗，常为红色。血清 T_3、T_4 水平增高，促
甲状腺素降低，甲状腺吸[131]I 率增高，血清甲状腺

刺激性抗体阳性。

（二）检查方法

超声检查观察甲状腺大小，内部回声，血流
供应情况，特别要测量甲状腺内部和双侧上动脉
血流速度。

（三）超声检查所见

1. 双侧甲状腺呈对称性、均匀性肿大。

2. 两侧甲状腺边缘相对不规则，可出现分叶
状，包膜欠光滑，边界欠清晰。

3. 甲状腺内可呈分叶状回声，上、下甲状腺
动脉增粗，甲状腺内部血管显示扩张。

4. 病情较长患者甲状腺可显示散在、局灶性
低及高回声（图 18-5-17）。

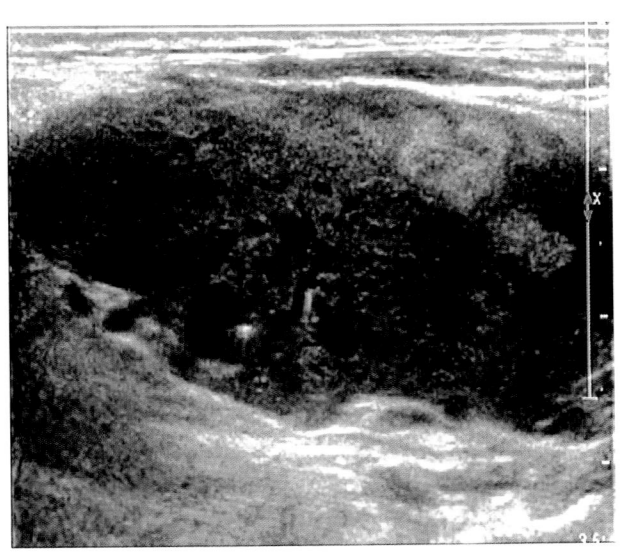

图 18-5-17 毒性弥漫性甲状腺肿：甲状腺内散在、局
灶性低回声及高回声

5. 经治疗反复发作患者，甲状腺内可出现强
回声光带，及呈网络状、蜂窝状回声，有的患者
类似桥本甲状腺炎回声（图 18-5-18）。

6. 彩色多普勒表现整个甲状腺血液供应明显
增多，呈"火海征"，甲状腺包膜周围出现彩色血
流包绕（图 18-5-19）。

7. 甲状腺上、下动脉流速明显加快，阻力减
低，甲状腺内动脉的血流速度增快，呈低阻力血
流频谱（图 18-5-20A、B）。

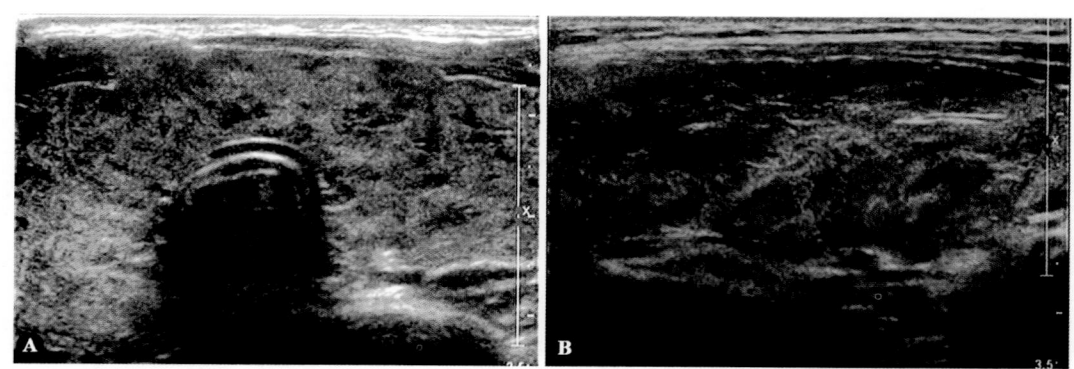

图 18-5-18　毒性弥漫性甲状腺肿：甲状腺内增强光带类似桥本甲状腺炎

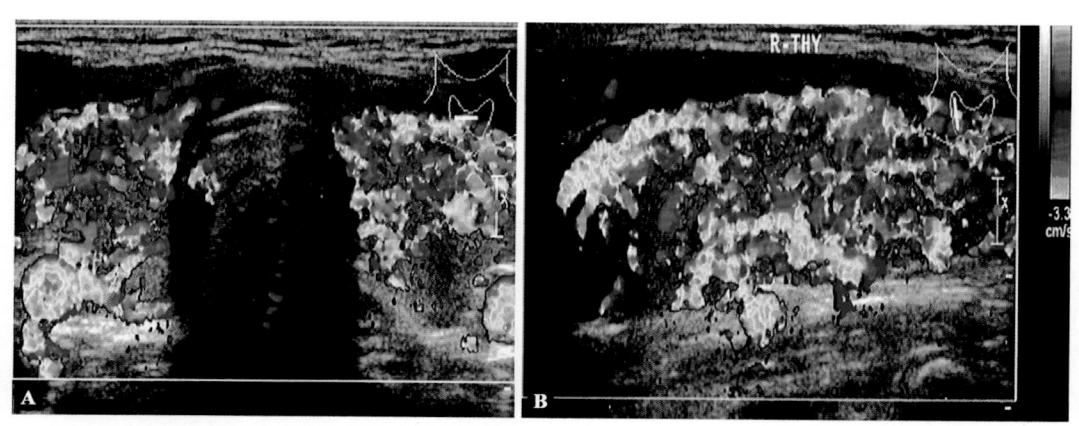

图 18-5-19　毒性弥漫性甲状腺肿：甲状腺血液供应明显增多，呈"火海征"

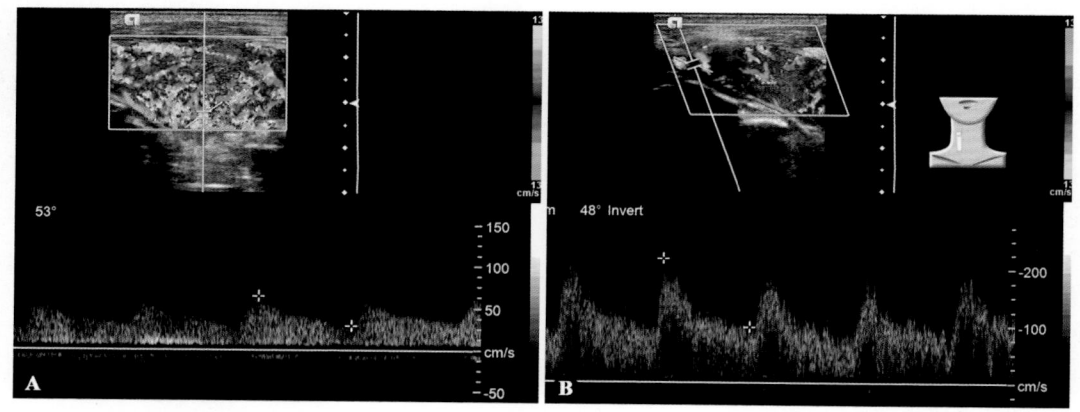

图 18-5-20　毒性弥漫性甲状腺肿：A. 甲状腺内动脉血流频谱多普勒声像图，Vp＝43cm/s，RI＝0.46；B. 甲状腺上动脉血流频谱多普勒声像图，Vp＝59cm/s，RI＝0.57

（四）诊断思维及临床价值

1. 与桥本甲状腺炎鉴别

见表 18-5-3 毒性弥漫性甲状腺肿与桥本氏甲状腺炎的鉴别诊断。

2. 与亚急性甲状腺炎鉴别（见亚急性甲状腺炎章节）

（1）亚急性甲状腺炎只出现炎症区局部增大。

（2）显示增大部呈片状低回声，边界较模糊。

（3）彩色多普勒显示整个甲状腺血流供应无增加或病灶区轻度增加。

（4）甲状腺上动脉流速正常或轻度增快。

（5）探头挤压痛明显。

六、亚急性甲状腺肿炎

（一）病理及临床概要

亚急性甲状腺炎（subacute thyroiditis）又称 dequervain 甲状腺炎，肉芽肿性甲状腺炎，巨细胞性甲状腺炎。本病的真正病因尚未完全阐明，一般认为与病毒感染有关。主要理由：1. 发病前常有上呼吸道感染史，发病率在夏季最高，与肠道病毒的感染发病的高峰有相关性。2. 患者血中存在病毒抗体。病理切片见到透明胶质，其中有散在的灰色病灶，显示胶质有不同程度消失。显微镜下见病灶部出现肉芽组织，有大量炎症细胞、组织细胞和多形巨细胞。患者多为女性，年龄多在 20～50 岁，临床表现：本病初期表现为咽痛，出现无力，不同程度发热，甲状腺局部肿痛，压痛明显，开始局限甲状腺某一部位，后来累及一侧或对侧，早期血沉明显增快，甲状腺摄[131]I 率明显降低，白细胞上升，血清 T3、T4、AST、ALT、CRP、TSH、Y 球蛋白等指标有不同程度增高，发病 7 天内达到高峰，随后出现 TSH 降低。病情一般持续 2～3 个月，可自行缓解消失。

（二）检查方法

观察甲状腺内部回声有无改变，探头放在甲状腺部位检查时有无挤压痛。

（三）超声检查所见

1. 病变侧甲状腺肿大，甲状腺与颈前肌之间的间隙模糊或消失。

2. 甲状腺内显示低回声区，形状不规则，呈片状，边界较模糊，探头挤压疼痛（图 18-5-21）。

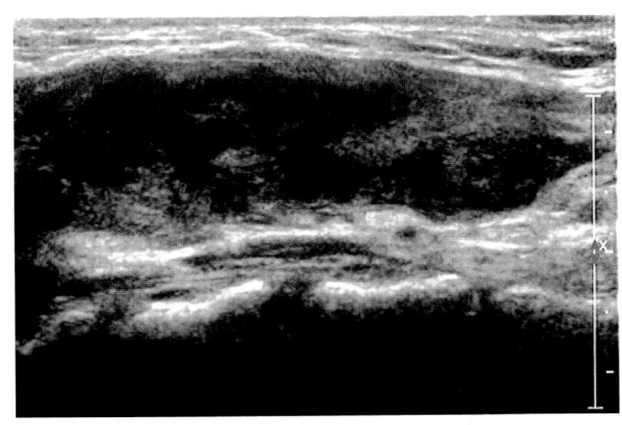

图 18-5-21　亚急性甲状腺炎：病灶边界模糊，不规则呈片状

3. 甲状腺内低回声可单发或多发，也可相互融合，低回声区被称为"冲洗过"征（"washout"sign），可从一侧蔓延到另一侧甲状腺（图 18-5-22）。

4. 彩色多普勒显示病灶内血流轻度增多或无明显改变（图 18-5-23）。

（四）诊断思维及临床价值

1. 与结节性甲状腺肿鉴别（见结节性甲状腺肿章节）。结节性甲状腺肿可出现低回声结节，但边界清楚，边界回声增强，而本病边界模糊。结节性甲状腺彩色多普勒能显示周边血流供应多于内部，无挤压痛。

2. 与甲状腺癌鉴别（见甲状腺癌章节）。甲状腺癌为低回声，呈圆形或椭圆形，内多有微小

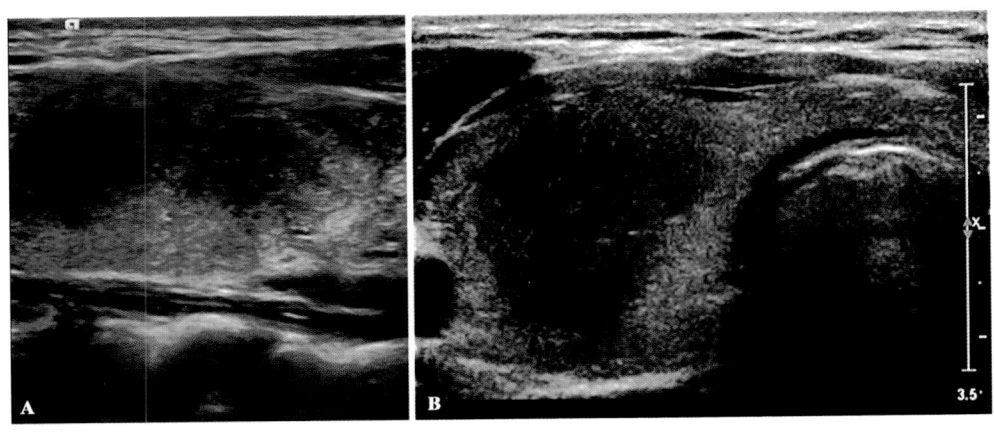

图 18-5-22　亚急性甲状腺炎："冲洗过"征

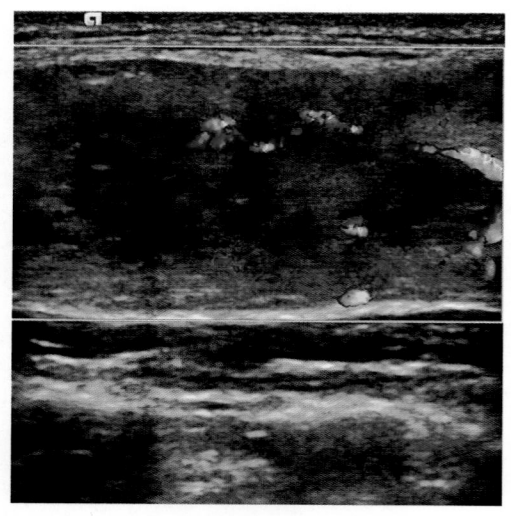

图 18-5-23　亚急性甲状腺炎：病灶内血流
无明显改变

钙化，内血流丰富，阻力指数增高。

七、桥本甲状腺炎

（一）病理及临床概要

桥本甲状腺炎（Hashimoto's thyroiditis）是慢性自身免疫性甲状腺炎，又称慢性淋巴细胞性甲状腺炎、淋巴瘤样甲状腺肿等。1912 年，由日本桥本（Hashimoto）首次报道，故命名桥本甲状腺炎。本病为一种自身免疫性疾病，多发生于中青年妇女，男性少见，男女甲状腺自身免疫反

应始发于甲状腺抗原特异性 T 辅助细胞激活，激活的 T 细胞诱导 B 细胞分泌甲状腺抗体，其中最常见的是抗甲状腺过氧化物酶抗体（TPoAb），抗甲状腺球蛋白抗体（TgAb）和抗 TSH 受体抗体（TRAb）。这些抗体对甲状腺有直接的细胞毒害作用。甲状腺细胞的凋亡性破坏使激素合成受阻，碘化物的有机结合出现缺陷。甲减发生前约有 90%的甲状腺遭到破坏，细胞溶解使甲状腺球蛋白的释放增加。甲状腺内淋巴细胞浸润，血循环中甲状腺自身抗体，与其他自身免疫性疾病的重叠出现。本病初期大多没有自觉症状，出现甲状腺肿大时可出现颈部压迫症状，部分患者因抗体刺激导致的激素过量释放，出现甲状腺功能亢进症状，但程度一般较轻。甲状腺出现弥漫性肿大，质硬如橡皮，表面光滑，边界清楚。

（二）检查方法

观察双侧甲状腺是否以前后径增大为主，注意回声特点，血流供应情况。

（三）超声检查所见

1. 双侧甲状腺呈弥漫性不均匀性增大，以前后径增大明显（图 18-5-24），可呈分叶状。峡部一般明显增厚，少数患者峡部可不增大（图 18-5-25）。病变后期可表现甲状腺缩小，出现回声增强不均匀（图 18-5-26）。

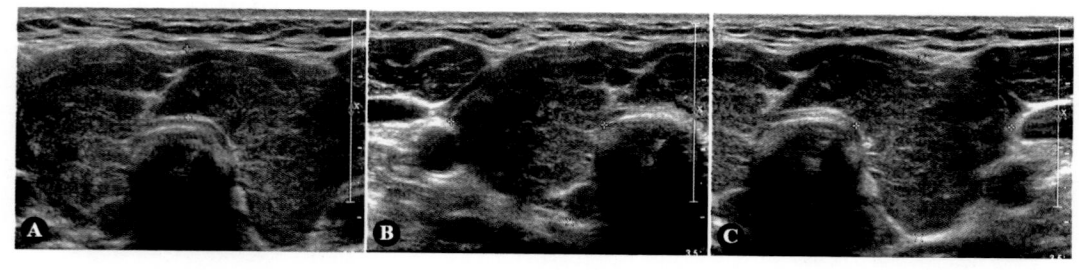

图 18-5-24　桥本甲状腺炎：双侧甲状腺增大以前后径明显

2. 甲状腺多呈弥漫性减低，不均，内有条状高回声分隔，显示网格状，回声特点大约可分成四种类型：

（1）弥漫性低回声型：整个甲状腺呈低回声为主，内夹杂点状、条状高回声（图 18-5-27）。

（2）网格状回声型：整个或局部甲状腺呈低回声，内出现网格样改变（图 18-5-28）。

（3）弥漫性小结型：显示大量小的低回声结节，形态不规则，类"地图样"改变，无包膜，边界清（图 18-5-29）。

（4）散在结节型：实质部分点状回声增强增粗，内显示出大小不等结节，结节回声可高可低，结节可实性型、囊性变型、钙化型（图 18-5-30～图 18-5-32）。

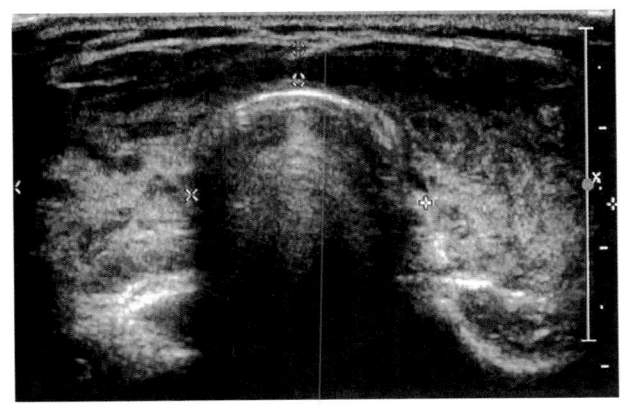

图 18-5-25　桥本甲状腺炎：少数患者峡部不大

3. 彩色多普勒超声显示：在病变早期，腺内血流信号弥漫性增多，病程后期由于腺体纤维化，腺体内血流供应仅轻度增加或无明显增加。甲状腺上动脉血流速度增快，但明显低于甲亢血流速度（图 18-5-33A、B）。

（四）诊断思维及临床价值

1. 与甲亢鉴别（见甲亢章节）。

2. 与结节性甲状腺肿鉴别结节性甲状腺肿峡部肿大不明显，内部回声不均，显示出结节，血流供应正常或轻度增加，流速不增快（见结节性甲状腺肿章节）。

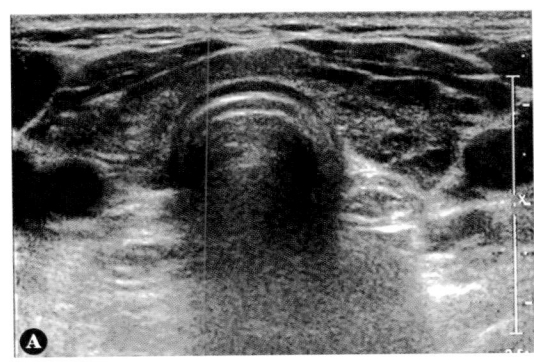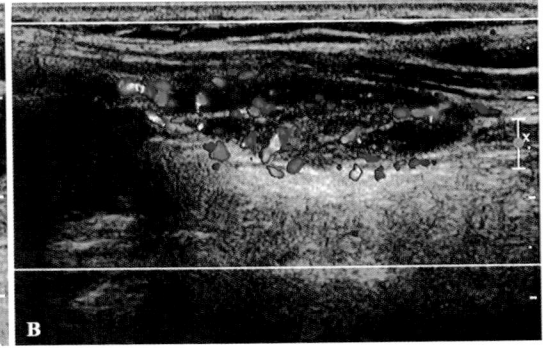

图 18-5-26　桥本甲状腺炎：病变后期甲状腺缩小

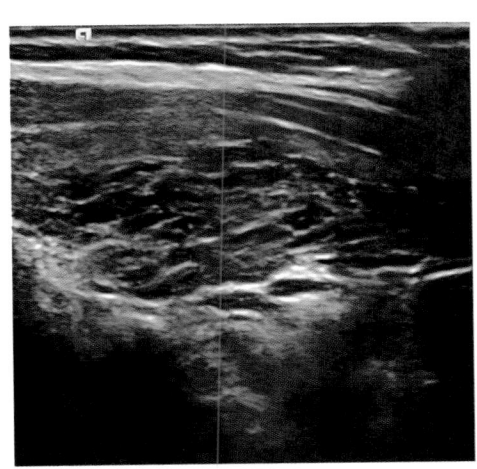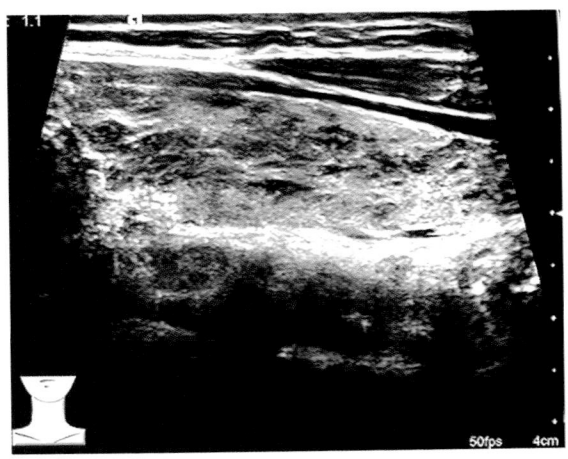

图 18-5-27　桥本氏甲状腺炎：低回声为　　　　图 18-5-28　桥本氏甲状腺炎：低回声内有网格状
　　　　　　主，内有线状高回声　　　　　　　　　　　　　高回声

3. 与甲状腺癌鉴别桥本甲状腺炎散在结节型因无包膜，低回声从二维图像上易误诊为甲状腺癌，与甲状腺癌不同之处，内无微小钙化，内部血供不丰富，阻力指数低。一旦发现桥本甲状腺

炎内出现低回声结节或微小钙化时，需与甲状腺癌进行鉴别。

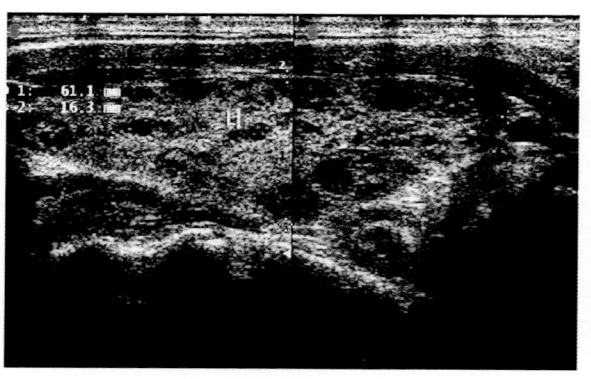

图 18-5-29　桥本氏甲状腺炎：小的低回声结节呈弥漫性分布

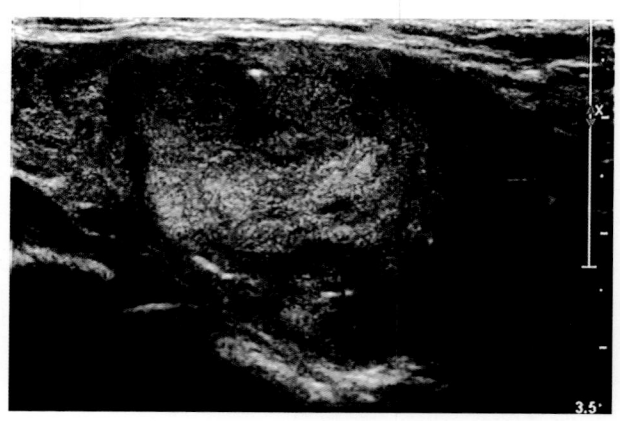

图 18-5-32　桥本氏甲状腺炎：结节钙化

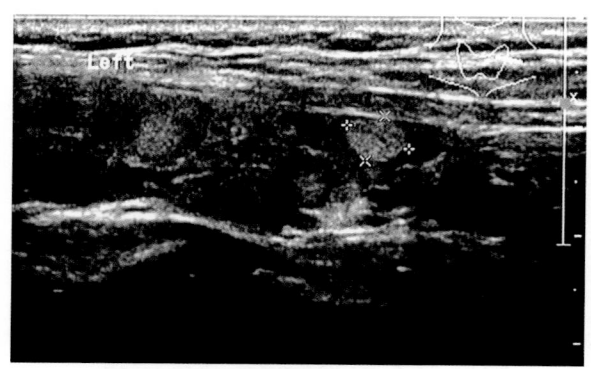

图 18-5-30　桥本氏甲状腺炎：散在稍高回声结节

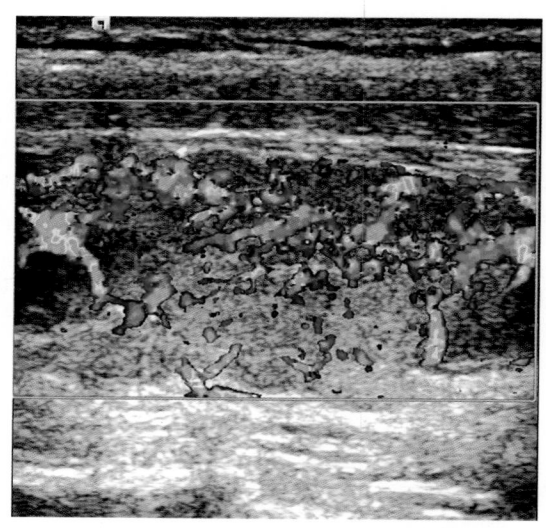

图 18-5-33A　桥本氏甲状腺炎：早期血流弥漫性增多

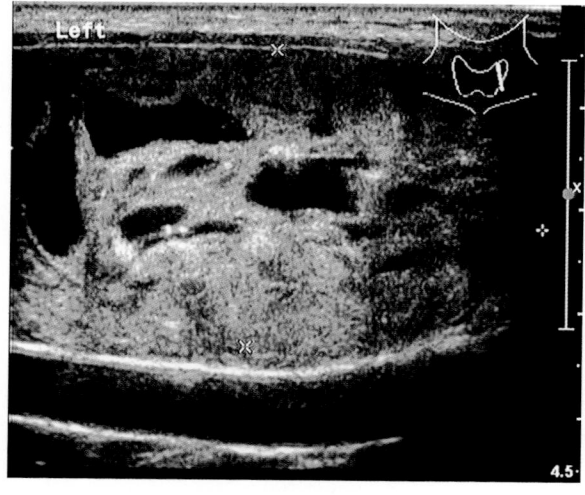

图 18-5-31　桥本氏甲状腺炎：结节囊性变

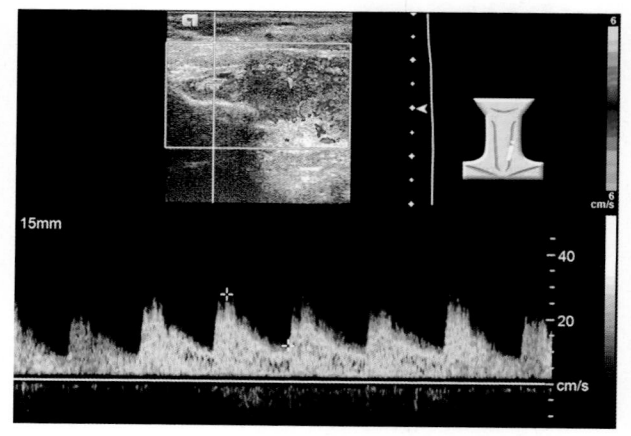

图 18-5-33B　桥本氏甲状腺炎：甲状腺上动脉血流速度增快，但不如甲亢增快明显（与 A 为同一患者）

八、急性化脓性甲状腺炎

（一）病理及临床概要

急性化脓性甲状炎（acute suppurative thyroiditis）是由细菌或真菌感染引起的，儿童多见，本病极少见。

常见的病因有：甲状舌管末闭、鳃裂囊肿及食管异物刺伤等。小孩患急性化脓性甲状炎多是梨状隐窝窦道所引起，90%位于左边。病变多呈局限性分布，初期大量多形细胞和淋巴细胞浸润，出现组织坏死和脓肿形成。病变部位剧烈疼痛，畏寒，发热，吞咽时颈痛加重。

（二）检查方法

注意观察甲状腺内侧后面有无低或无回声区及异物回声。患者做吞咽动作和探头挤压时有无液体、气体流动。

（三）超声检查所见

1. 病变多位于甲状腺内侧中上部，呈不规则低回声、混合回声或无回声肿块，后方回声增强，边缘不清晰，多模糊，壁增厚。气管和周围组织受压（图 18-5-34）。

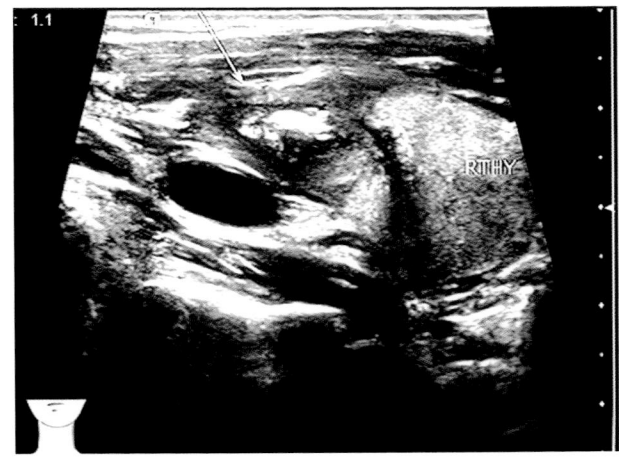

图 18-5-35　甲状腺脓肿：脓肿内部显示气体回声

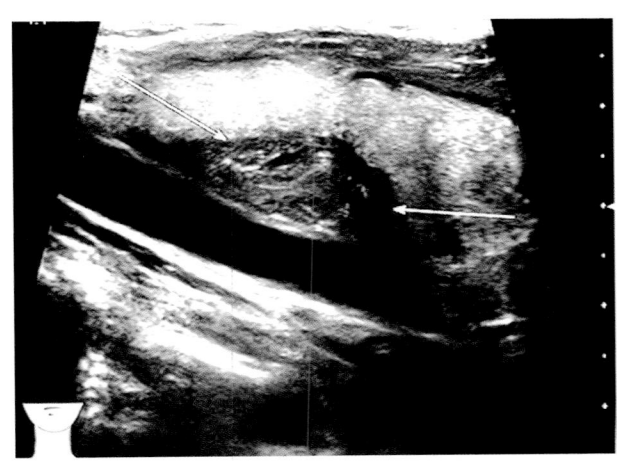

图 18-5-34　甲状腺脓肿：肿大甲状腺内不规则混合回声，边缘模糊，壁增厚

2. 梨状隐窝窦道和食管异物刺伤引起患者，在甲状腺上部内侧组织内出现脓肿并向下延伸，内部显示气体回声（图 18-5-35）。

3. 脓肿液化后显示脓液挤压后流动。

4. 脓肿早期内部血流增多，中后期血流减少及消失，血流阻力可较高（图 18-5-36）。

（四）诊断思维及临床价值

急性化脓性甲状腺炎诊断要结合病史，因是

化脓性病变，畏寒、发热、疼痛特别明显。需与亚甲炎鉴别，亚甲炎一般不发热，炎症部位血流多轻度增多，内部不出现液化，甲状腺周围组织不会出现低回声或无回声肿块。

九、甲状腺功能减退症

（一）病理及临床概要

甲状腺功能减退症（hypothyroidism），简称甲减，是指组织的甲状腺激素作用不足或缺如的一种病理状态。女性发病多于男性，发病率随年龄增加而增高，在年龄大于 65 岁的人群中，显性甲状腺功能减退的患病率为 2%~5%。

1. 呆小病（克汀病）有地方性和散发性两种。

（1）地方性呆小病：因母体缺碘，供应胎儿碘不足，以致甲状腺发育不全和激素合成不足。

（2）散在性呆小病：见于各地，病因不明，母体无缺碘又无甲状腺肿等异常。

2. 幼年甲状腺功能减退症病因与成人患者病因相同。

3. 成年甲状腺功能减退症病因可分甲状腺激素缺乏和促甲状腺激素缺乏两种。

4. 从病理上划分，甲减又分为两类。

（1）原发性者：甲状腺萎缩，腺泡大部分被纤维组织所代替，腺泡上皮矮小，泡内胶质含量极少。

（2）继发性者：长期缺碘、经手术甲状腺切除后、放射线治疗后或药物治疗后（抑制甲状腺素分泌）以及下丘脑-垂体病变时因促甲状腺激素

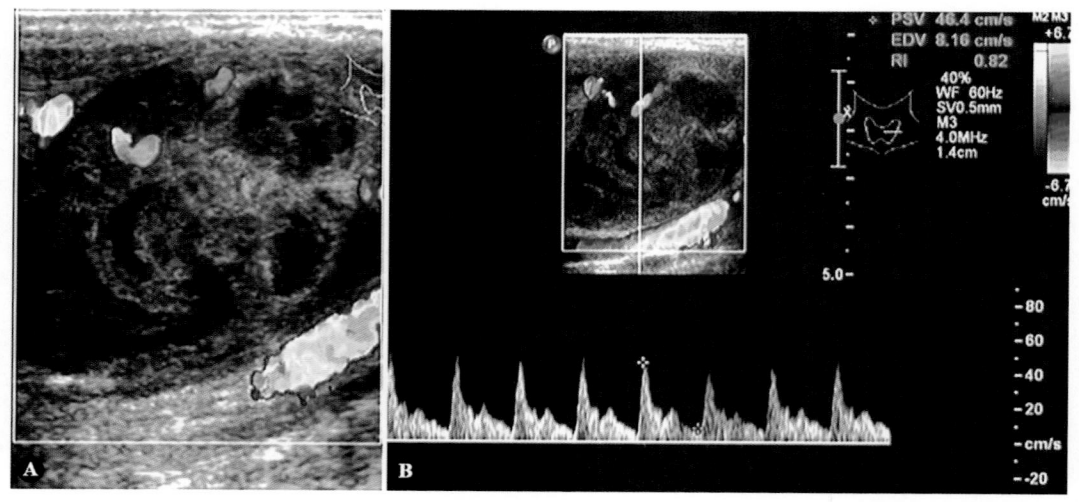

图 18-5-36　甲状腺脓肿：脓肿中后期周边血流，血流阻力可较高

不足，使甲状腺生成甲状腺激素的功能减低。继发性甲减病理解剖上出现腺体缩小，滤泡萎缩，上皮细胞扁平，滤泡腔充满胶质。

甲减发生在胎儿和婴儿时，引起身材矮小和智力低下，多为不可逆性。成年型甲减多数起病隐匿，发展缓慢。可表现一系列低代谢的表现：浑身软弱无力，易疲劳，爱睡觉，怕冷，工作提不起精神，注意力不集中，记忆力下降，智力减退，食欲欠佳，腹胀便秘，心率减慢，严重时出现心包积液，黏液性水肿等。

（二）检查方法

超声检查观察甲状腺大小、形态、内部回声及血流供应情况，对甲状腺增大不明显，而甲状腺内部血流供应丰富，而临床无甲亢症状，需认真测量甲状腺内部和上动脉血流速度，甲减血流速度增快不明显。

（三）超声检查所见

1. 甲状腺大小和体积改变。甲状腺的大小因不同的病因而有所不同，先天性甲状腺发育不良者甲状腺体积明显缩小（图 18-5-37）；缺碘或药物所致者因垂体分泌促甲状腺激素增多，甲状腺呈代偿性弥漫性肿大（图 18-5-38）；桥本氏甲状腺炎引起者，早期因淋巴细胞浸润，甲状腺肿大（图 18-5-39），后期滤泡破坏，纤维组织增生，体积缩小，表面不光滑（图 18-5-40）；甲状腺功能亢进经[131]碘治疗后可导致甲状腺缩小，腺泡萎缩，回声不均增强。（图 18-5-41）。

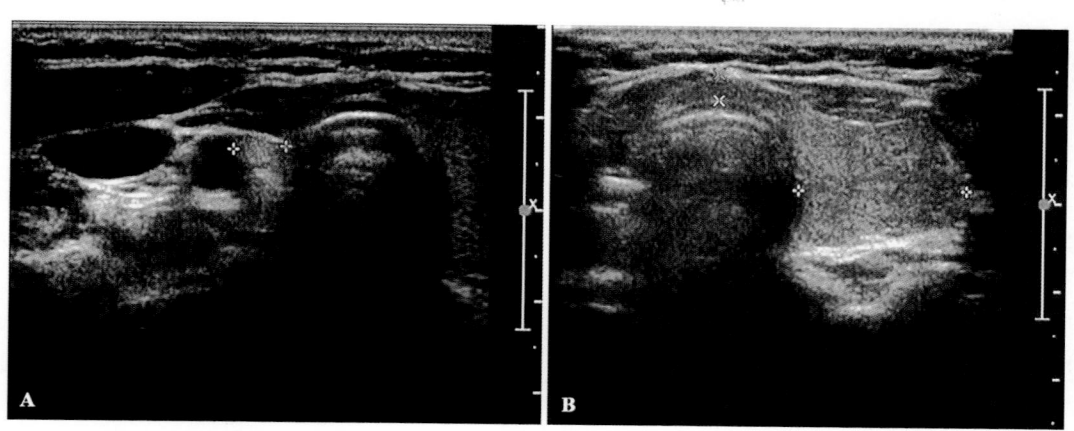

图 18-5-37　甲状腺功能减退症：先天性甲状腺发育不良

2. 甲状腺位置异常：甲状腺可位于舌、舌下或舌骨与甲状软骨之间的喉前等部位。

3. 边缘欠清晰，不光滑。

4. 桥本甲状腺炎引起甲减：内部回声降低，网络状改变（图 18-5-42），可出现单发或多发小结节，多数结节边界清晰，形态规则。

5. 双侧甲状腺血流供应可增多、无变化或减少。有的甲减甲状腺内血流分布较丰富，部分病例可呈"火海征"，易误为甲亢（图 18-5-43A、B）。这种血流增多认为是因 TSH 分泌增加，导致甲状腺内腺体和血管代偿性增生所致。甲状腺上、下动脉血流速度无明显增快，不会出现甲状腺边缘被彩色血流包绕。后期血流供应明显减少。

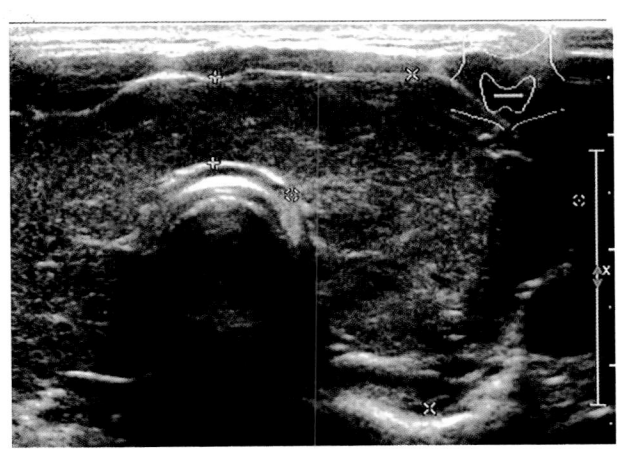

图 18-5-38　甲状腺功能减退症：缺碘或药物所致者甲状腺呈代偿性弥漫性肿大

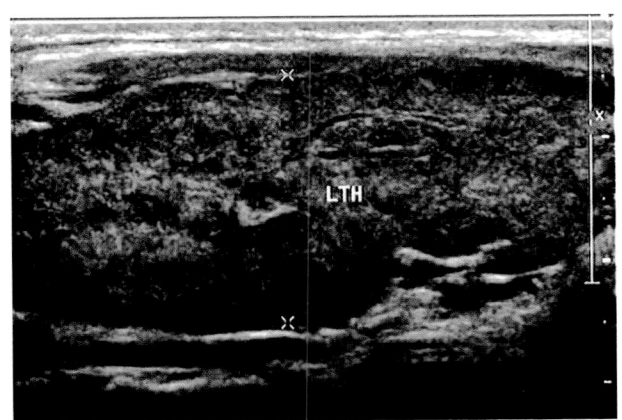

图 18-5-39　甲状腺功能减退症：桥本氏甲状腺炎早期引起甲状腺肿大

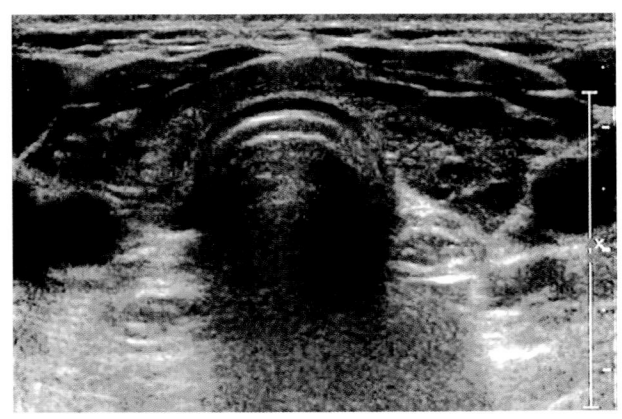

图 18-5-40　甲状腺功能减退症：桥本氏甲状腺炎后期所致甲状腺体积缩小

（四）诊断思维及临床价值

1. 与甲亢鉴别。甲亢时甲状腺明显增大，血供呈"火海征"，甲状腺上动脉血流速度明显增快（图 18-5-44）。而亚甲减也可出现"甲状腺火海征"但甲状腺上动脉血流速度一般小于 100cm/s。

2. 单纯性甲状腺肿鉴别。单纯性甲状腺肿增大明显，血流供应无变化，无临床症状。

十、甲状腺癌

（一）病理及临床概况

甲状腺癌（thyroid cancer）是人体内分泌系统最常见的恶性肿瘤，占人体所有恶性肿瘤的 1%。女性多见，可发生任何年龄，20 岁以下并不少见。有的学者认为，10%～40% 的普通人群患有甲状腺结节，其中 5.0%～6.5% 为恶性，单发性结节有 20%～25% 为甲状腺癌，多发性结节合并甲状腺癌占 4%～10%。癌结节≤1cm 时称为甲状腺微小癌，因其病灶小不易触及，发病隐匿，又称为隐匿性甲状腺癌。

甲状腺癌其病理类型分为以下几种：

1. 乳头状癌（papillary adenoid cancer）是甲状腺癌中最常见的类型，占 75.5%～87.3%，发生于各年龄段，青少年、女性多见，为低度恶性，生长慢，恶性程度低，愈后较好。局部淋巴转移较早。肿瘤切面呈灰白色，实性，中心部分可纤维化，大肿瘤可见囊性结构。光镜：乳头分枝状，乳头中心有纤维血管间质，40%～50% 的乳头癌

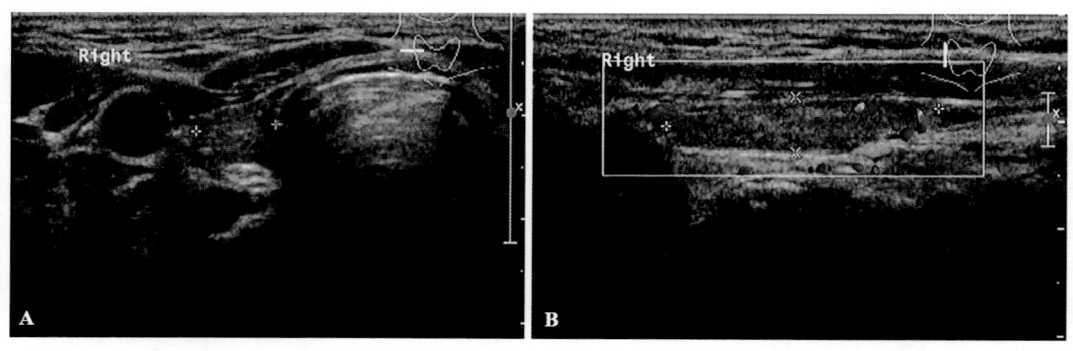

图 18-5-41　甲状腺功能减退症：甲状腺功能亢进经131碘治疗后可导致甲状腺缩小

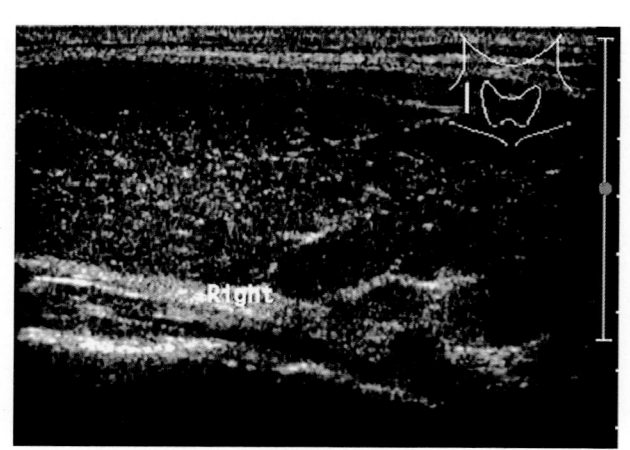

图 18-5-42　甲状腺功能减退症：桥本甲状腺炎引起甲减甲状腺内部回声降低，网络状改变

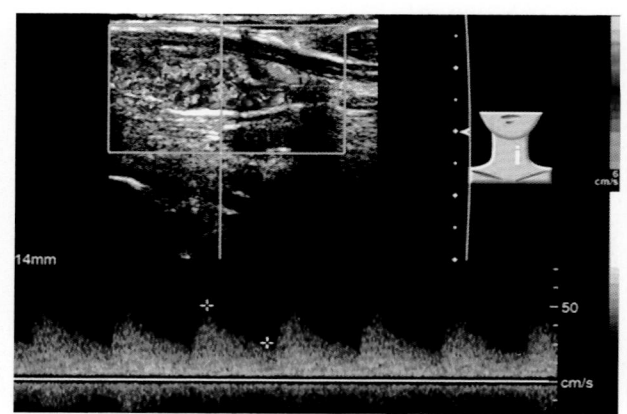

图 18-5-44　甲状腺功能减退症：甲亢与之比较，上动脉血流速度明显增快

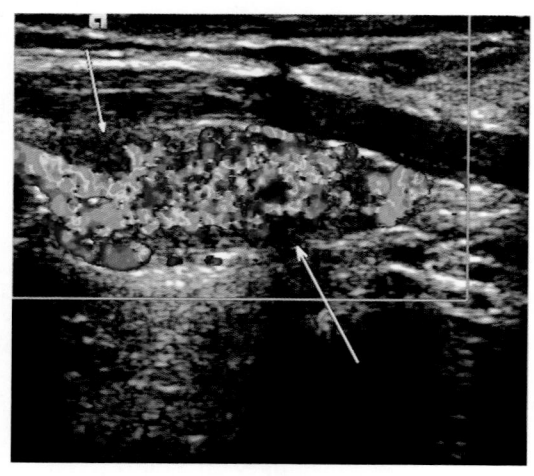

图 18-5-43　A、B甲状腺功能减退症：部分甲减表现为"火海"征

间质内见到呈同心圆状的钙化小体，即砂砾体。根据不同的组织学特点，乳头状癌可分为几种亚型：包括滤泡型、弥漫硬化型、柱状细胞癌、高细胞、嗜酸性细胞乳头癌、Warthin 瘤样肿瘤、

伴有结节性筋膜炎样间质的乳头状癌、筛状乳头状癌及辐射引起的儿童甲状腺癌。乳头上皮可单层或多层，癌细胞可分化程度不一，核常呈透明或毛玻璃状，无核仁（图 18-5-45A、B）。

2. 滤泡状癌（follicular adenoid cancer）的发病率居甲状腺癌的第二位，占 9.9％～16.9％，多见于中老年，女性发病高于男性，多见 40 岁以上女性，本病恶性程度较乳头状癌高，趋向于经血流转移，故多见远处转移，而颈部淋巴结转移不多见。镜下：可见不同分化程度的滤泡，分化好的与腺瘤难区别，分化差的呈实性巢片状，癌细胞异型性明显，滤泡少而不完整。滤泡状癌可有出血、坏死、囊性变、纤维化和钙化。少数病例由嗜酸性癌细胞构成，称为嗜酸性细胞癌（图18-5-46A、B）。

3. 髓样癌（medullary cancer）起源于甲状腺组织内的 C 细胞，见于各年龄段（5～80 岁），40～60 岁为高发期。占甲状腺癌的 2.8％～3.3％，90％的肿瘤分泌降钙素，产生严重腹泻和低血钙

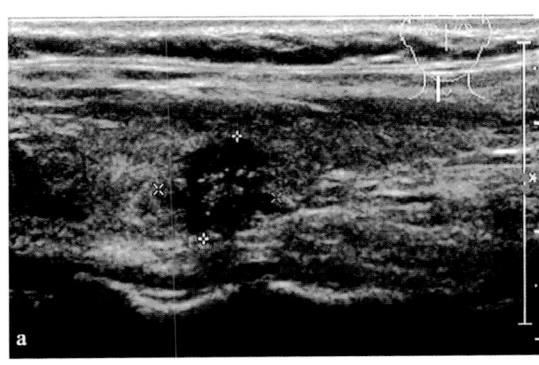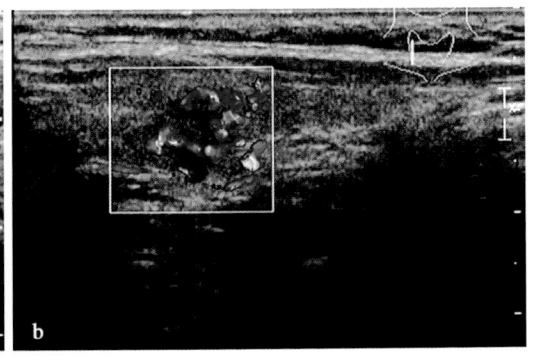

a. 二维声像图；b. 彩色多普勒声像图

图 18-5-45A 甲状腺乳头状癌

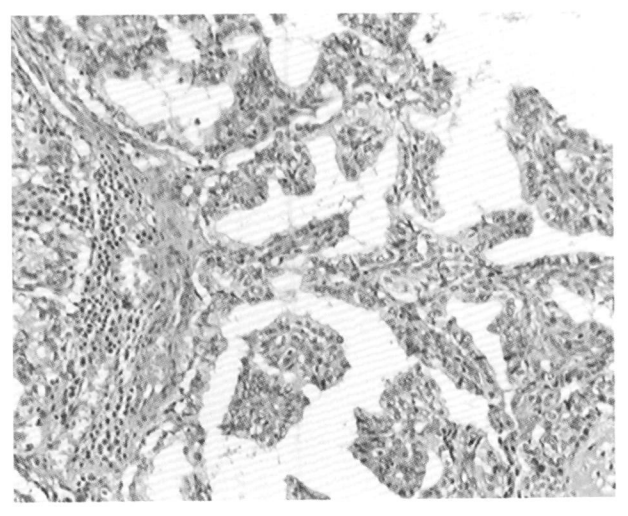

图 18-5-45B 甲状腺乳头癌病理图

症，还可同时分泌其他多种激素和物质。多数位于甲状腺上半部，包膜可有可无，切面灰白，质地实性，可有砂砾感。光镜：瘤细胞圆形或多角形、梭形，核圆或卵圆，核仁不明显。瘤细胞呈实体片巢状或乳头状、滤泡状排列，间质内常有淀粉样物质沉着。电镜：胞质内有大小较一致的神经分泌颗粒（图 18-5-47A、B）。

4. 未分化癌（undifferentiated cancer）较少见，占甲状腺癌的 1.6%，50～60 岁之后发病率上升，女性多于男性。广泛浸润性生长，生长快，早期浸润周围软组织，无包膜，质坚硬，呈灰红色或暗红色，易出血坏死。恶性程度高、预后差。镜下：癌细胞大小、形态、染色深浅不一，核分裂象多，镜下见到一部分或全部由未分化细胞组成。（图 18-5-48A、B）。

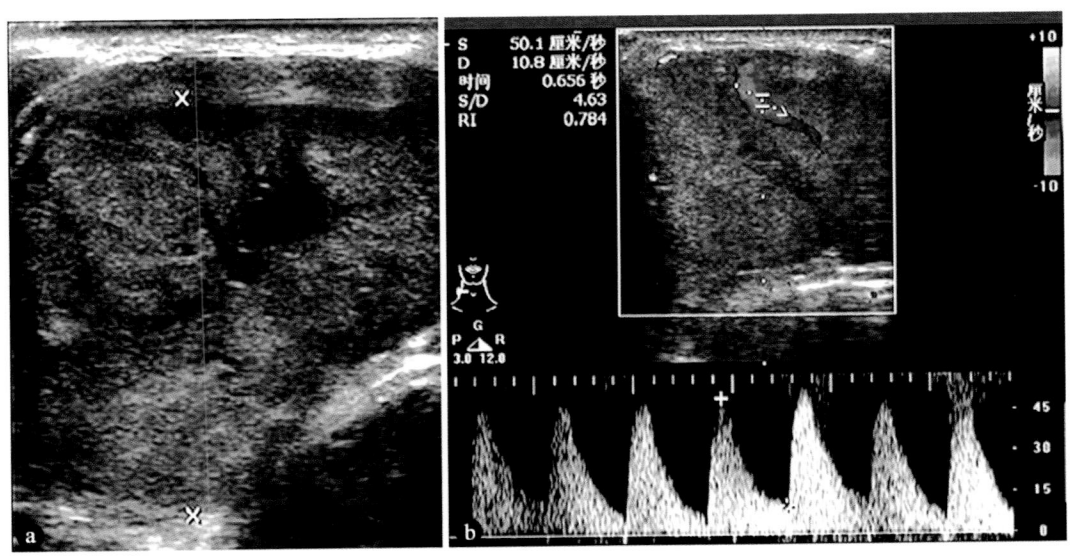

a. 二维声像图；b. 彩色多普勒声像图

图 18-5-46A 甲状腺滤泡状癌

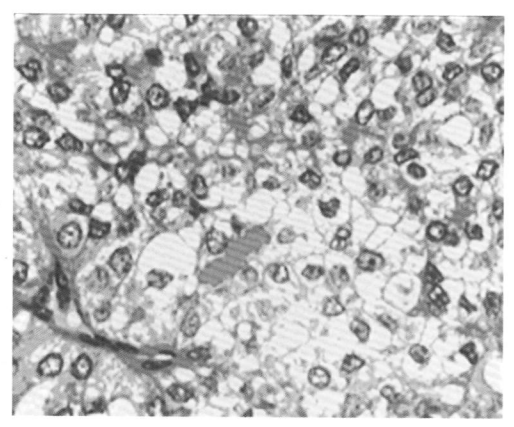

图 18-5-46B　甲状腺滤泡状癌病理图

甲状腺癌病理类型不同，其临床表现各异。乳头状癌分化较好，生长缓慢，可多年无症状。一般后期发现肿块到医院就诊，有的出现颈部肿大淋巴结看病。恶性程度高的髓样癌和未分化癌，肿瘤发展快，易出现上呼吸道和消化道压迫症状。

（二）检查方法

采取横切纵切观察甲状腺内部回声，发现肿块，认真看内部回声特点，有无钙化，边缘有无包膜，形状改变，内外血流供应特点，检查双侧颈部有无转移性肿块。

（三）超声检查所见

1. 实质性低回声或不均质回声　显示为低回声不均质肿块。甲状腺微小癌为极低回声（图18-5-49）。这种超声征象有其病理基础，甲状腺癌细胞大而重叠，间质少，很少有引起强烈反射的界面，故病灶以低回声型多见。如果一个 1cm 肿块出现有囊性改变或出现较强回声一般应考虑良性结节。而肿块内部不均匀低回声是恶性肿瘤的重要特征，肿瘤越大回声不均越明显（图18-5-50）。

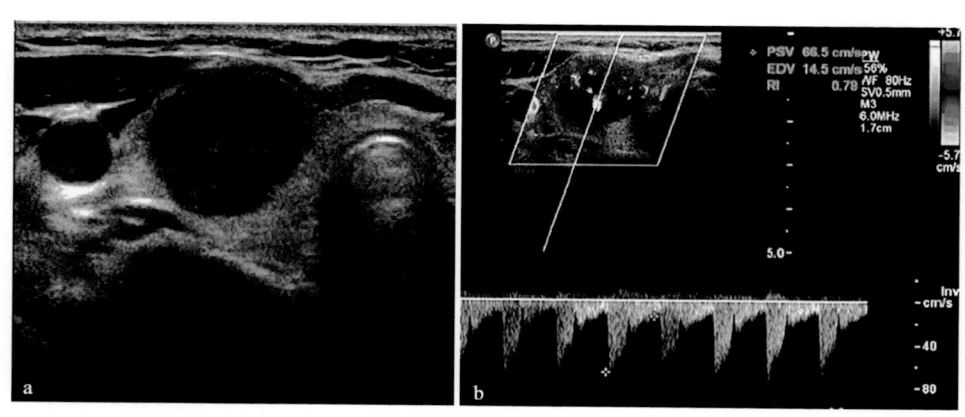

a. 二维声像图；b. 彩色多普勒声像图

图 18-5-47A　甲状腺髓样癌

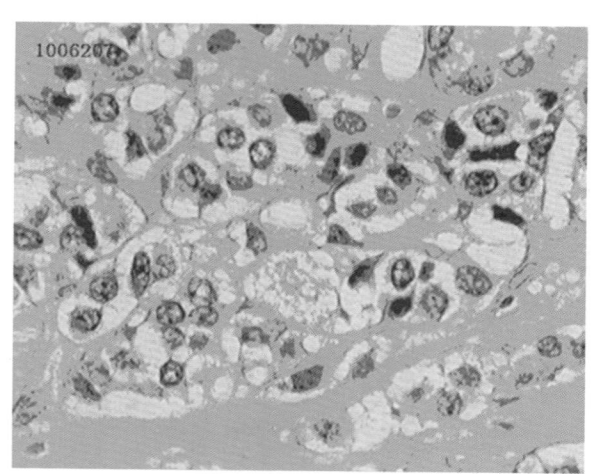

图 18-5-47B　甲状腺髓样癌病理图

2. 形态多类圆形或不规则形　良性结节一般是椭圆形、扁形、类圆形。部分甲状腺滤泡癌及甲状腺乳头状癌形态也可有类似表现。

3. 纵横比大于或等于1　甲状腺微小癌为圆形或类圆形，肿块的前后径与左右径的比值（纵横比）大于或等于1（图18-5-51），这与甲状腺癌早期细胞以前后分裂为主，左右和上下方向相对处于静止状态。边缘较光滑扁形的结节多为良性结节。

4. 边界多模糊　肿块无包膜，肿块越大，边界越模糊（图18-5-52）。而甲状腺髓样癌边界清楚。小于 1cm 的微小甲状腺癌边界可清楚。一旦发现肿块局部有增强多为良性结节。

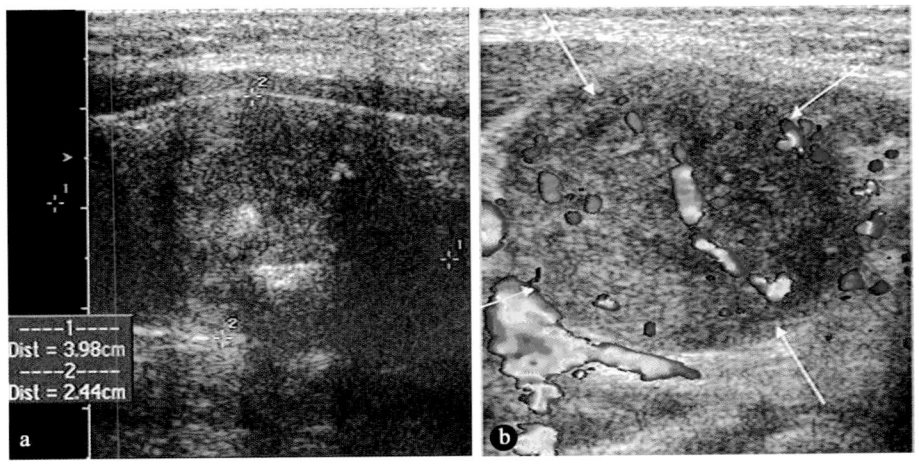

a. 二维声像图；b. 彩色多普勒声像图

图 18-5-48A　甲状腺未分化癌

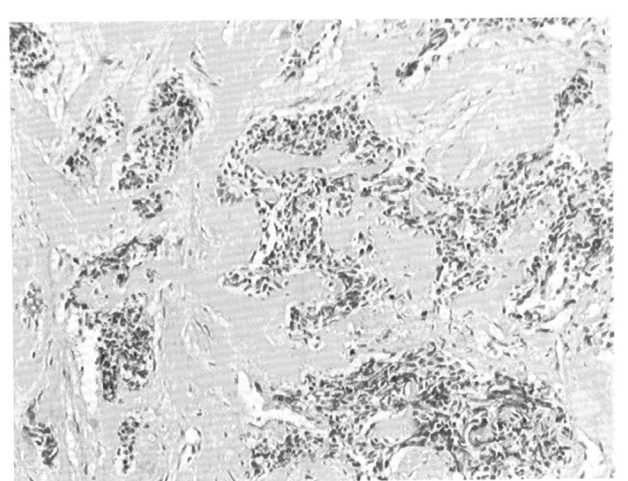

图 18-5-48B　甲状腺未分化癌病理图

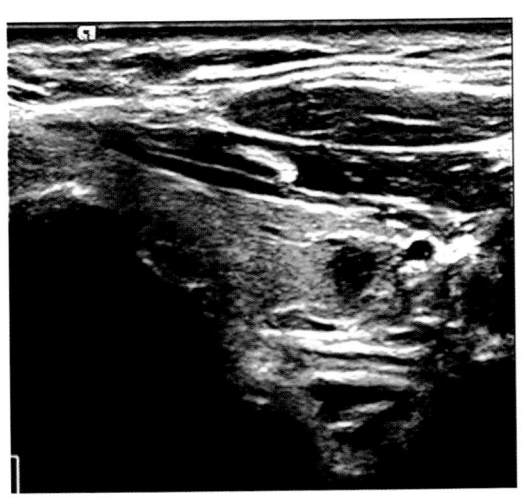

图 18-5-49　甲状腺微小癌为极低回声

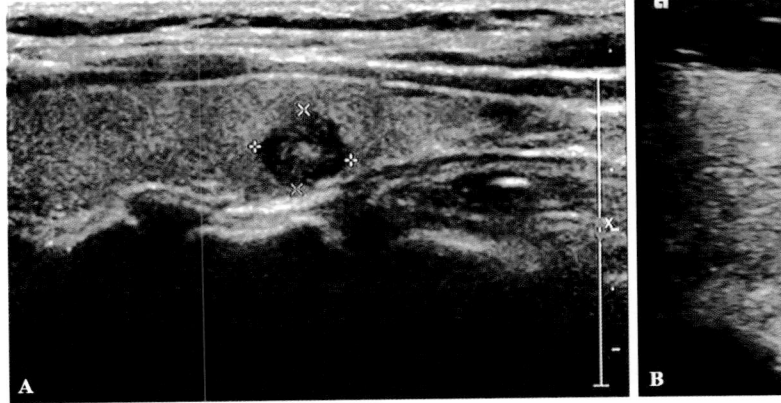

图 18-5-50　甲状腺癌：内部回声不均是恶性肿瘤一条特征，肿瘤越大回声不均越明显

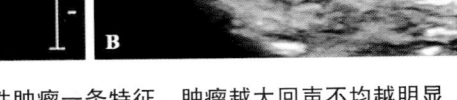

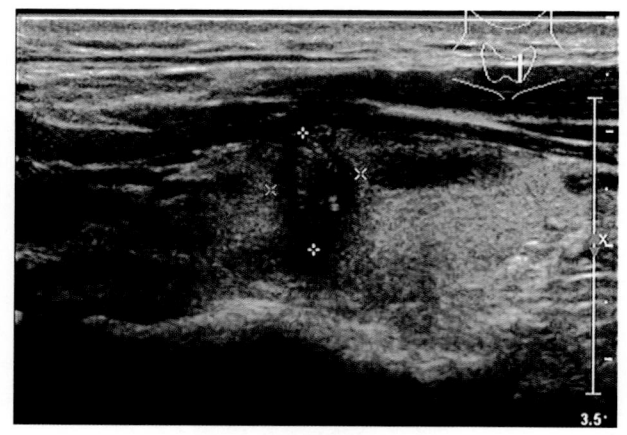

图 18-5-51　甲状腺微小癌为圆形或类圆形，肿瘤的前
后径与纵横径的比值大于等于 1

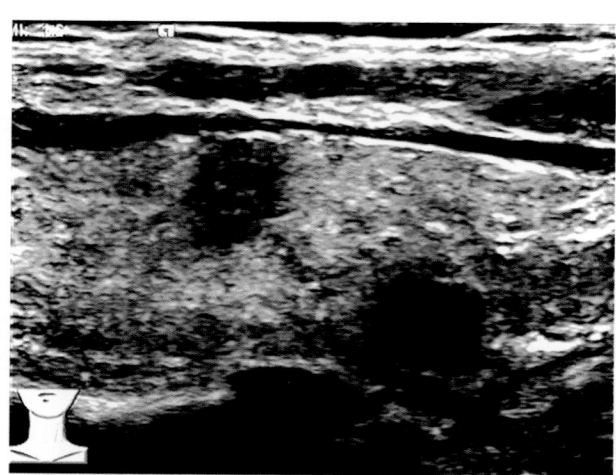

图 18-5-52　甲状腺癌：肿块呈不均质低回声，边界模
糊无包膜

5. 边缘不规则　癌肿越大越明显（图 18-5-53）。癌肿由于浸润性生长可导致边缘呈蟹足样改变（图 18-5-54），较大的甲状腺癌明显。

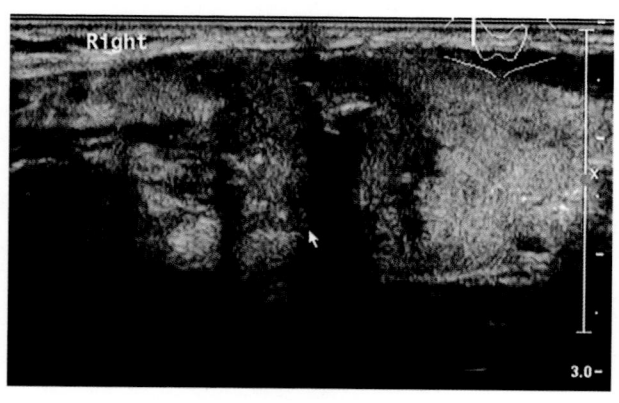

图 18-5-53　形态不规则肿瘤越大，越明显

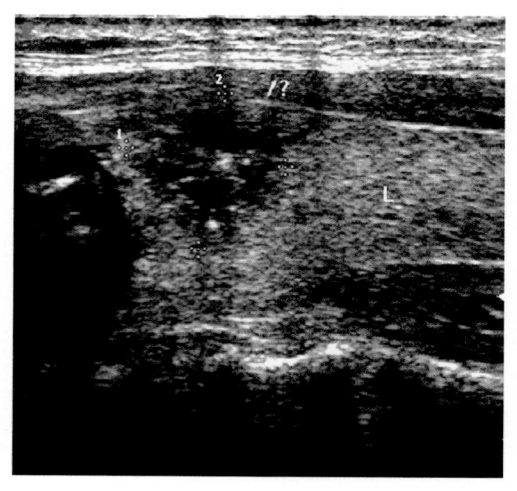

图 18-5-54　甲状腺癌：癌肿边缘呈蟹足样
改变，较大的甲状腺癌明显

6. 晕环　部分甲状腺癌可显示不规则、不完整、较厚声晕，声晕是指环绕于结节周围的带状低回声。目前，认为甲状腺癌出现的声晕可能与周边水肿，黏液变性等因素有关（图 18-5-55）。

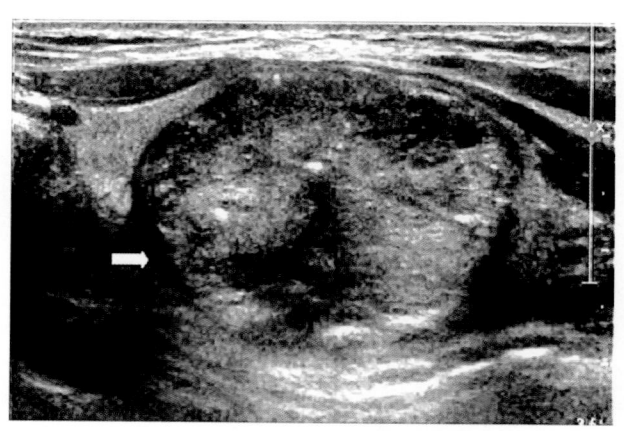

图 18-5-55　晕环　部分甲状腺癌可显示厚薄不均的声
晕，声晕是指环绕于结节周围的带状低回
声或无回声

7. 癌肿后方回声多衰减　一般癌肿内间质成分大于癌细胞成分，纤维化、钙化较多时或易出现衰减。癌细胞成分大于间质成分后方可呈增强，两种成分相等时癌肿后方无改变（图 18-5-56A、B）。

8. 微钙化　肿块内显示出针尖样钙化（图 18-5-57），多为 1～2mm 的点状强回声，后方无声影，可堆积在一起或散在分布（图 18-5-58）。弥漫性硬化型甲状腺乳头状癌微钙化出现在甲状腺一侧叶或两侧叶，分三种类型：①均匀型，只

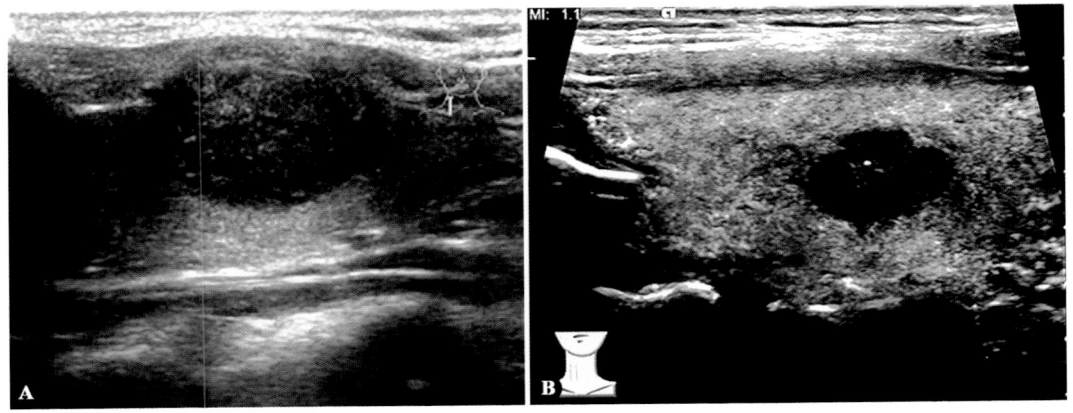

图 18-5-56　A、B 癌肿内癌细胞成份大于癌肿内癌细胞成分与间质，间质成分较少情况下，后方可呈增强或不变，成分相等的情况下，后方回声无变化

有弥漫性微钙化，无癌结节；②结节型，甲状腺内出现弥漫性微钙化并能找到含微钙化癌结节；③囊肿型，弥漫性微钙化甲状腺内能找到多个囊肿样结节。乳头状癌 30％～42％ 显示微钙化，4％～28％ 显示粗钙化（图 18-5-59），1.6％～2％ 显示边缘钙化。病理研究显示，微钙化多为砂砾体所致，也可由细胞供血不足导致组织退变、坏死而使钙盐结晶沉积所致，但滤泡状癌内多无钙化。大量病例中发现甲状腺癌除出现微钙化外，可出现粗大钙化，堆积钙化，环状钙化等。

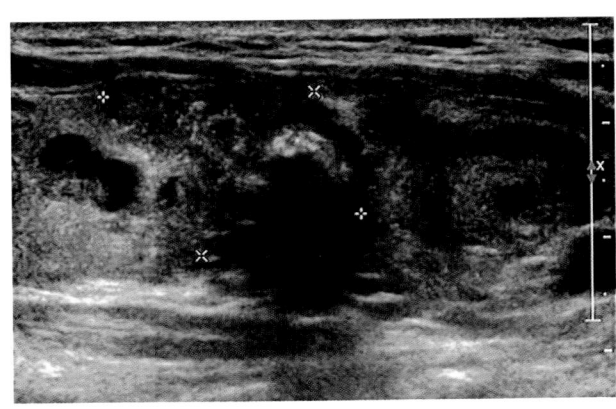

图 18-5-58　甲状腺癌：堆积在一起或散在分布，肿块内钙化多，肿块后方出现衰减

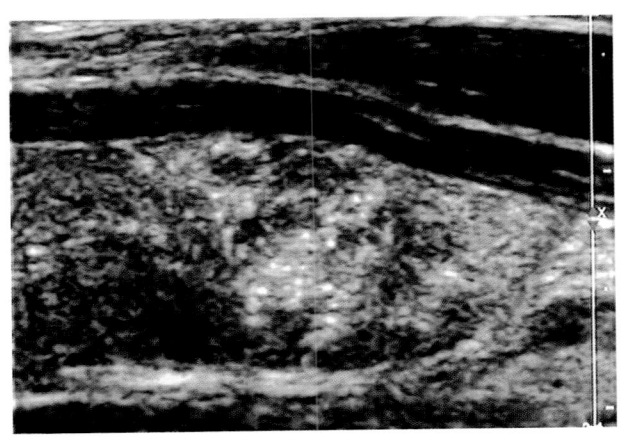

图 18-5-57　甲状腺癌：肿块内针尖样钙化后无声影

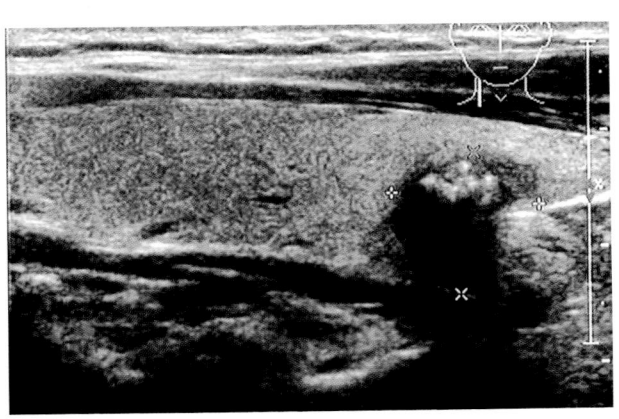

图 18-5-59　甲状腺癌：粗钙化

9. 彩色多普勒显示癌肿内血流供应丰富，明显多于周边，且癌肿越大内部血流越丰富；血管形态不规则，分布杂乱（图 18-5-60），阻力指数增高，呈高阻力血流频谱，上升陡直，峰值前移（图 18-5-61）。癌肿较大者可出现动静脉瘘血流频谱，呈高速低阻频谱，同时也可探测高阻力型血流频谱，需多探测几条血管（图 18-5-62A、B）。

10. 甲状腺滤泡状癌超声表现类似甲状腺腺瘤，单从二维图像上诊断有一定困难。甲状腺滤泡状癌边界显示清楚，有包膜回声，但边缘轻微呈分叶状或不规则，内部多数呈等回声或较高回声（图 18-5-63），少数呈低回声，多无钙化，图像表现类似于正常睾丸回声。癌肿内部血流丰富，显示高速血流穿入肿瘤内，阻力指数高（图 18-5-

64），周边的声晕不完全是包绕的血管。而甲状腺瘤周围的声晕是环绕的血流，内部血流少于周边（图 18-5-65）。

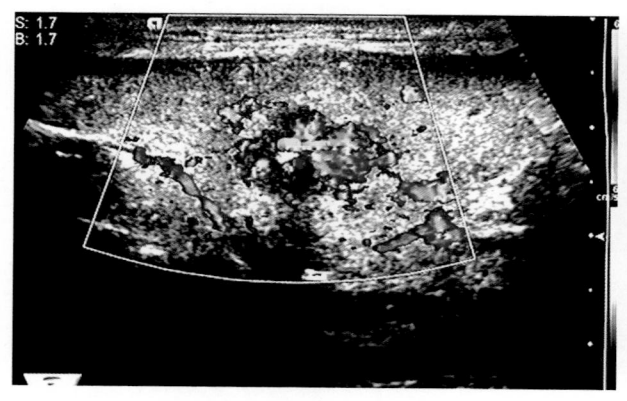

图 18-5-60　甲状腺癌：肿瘤越大内部血流越丰富；血管形态不规则，分布杂乱

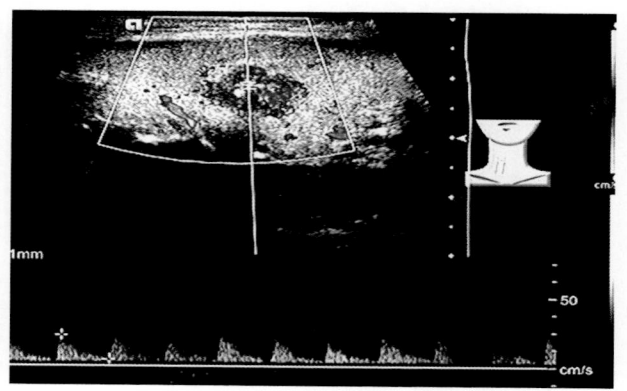

图 18-5-61　甲状腺癌：阻力指数增高，呈高阻力血流频谱，上升陡直，峰值前移

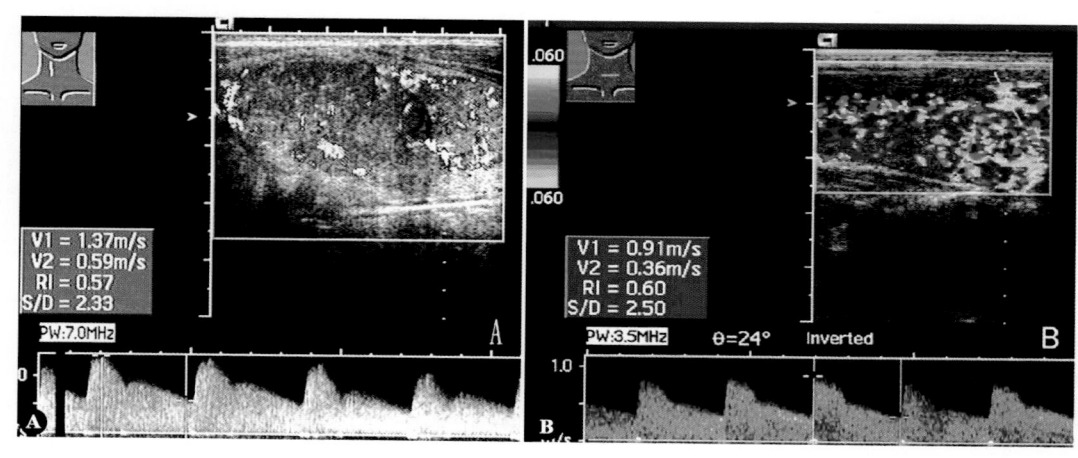

A. 高速低阻，B. 高阻
图 18-5-62　甲状腺癌：癌肿内动静脉瘘

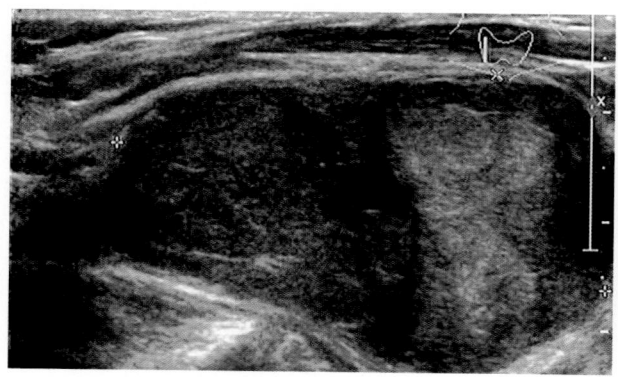

图 18-5-63　甲状腺滤泡状癌：边缘显示清楚，有包膜回声，但边缘轻微呈分叶状或不规则，内部多数呈等回声较高回声

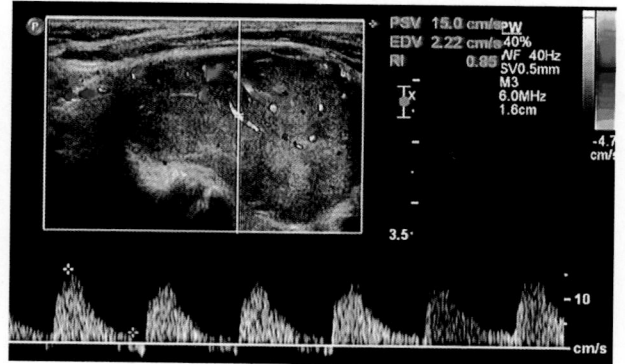

图 18-5-64　甲状腺滤泡状癌：肿瘤内部血流丰富，显示高速血流穿入肿瘤内，阻力指数高

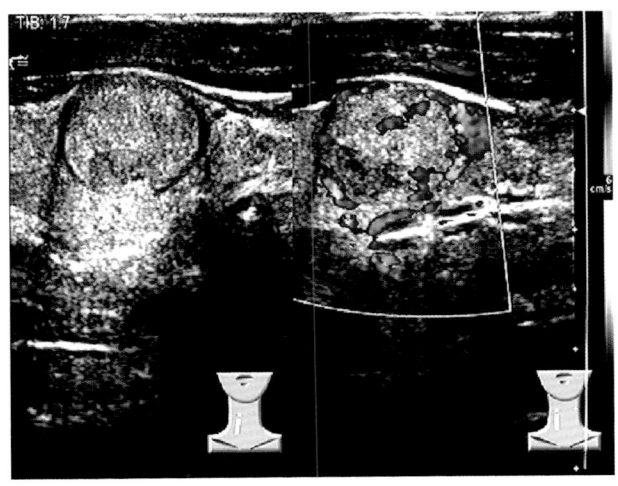

图 18-5-65　甲状腺腺瘤以周边血流供应为主

11. 颈部转移淋巴结出现微钙化　甲状腺癌一般出现同侧颈部淋巴结转移，颈内静脉周围多发，淋巴结内可出现微小钙化（图 18-5-66），肿大淋巴结长径与短径之比小于 1.5～2，外形呈圆球形，近球形，形状不规则。皮质呈向心性增厚，髓质回声变形，变窄，偏心以致完全消失，较大的淋巴结内可出现囊性变（图 18-5-67），转移淋巴结血流较丰富。

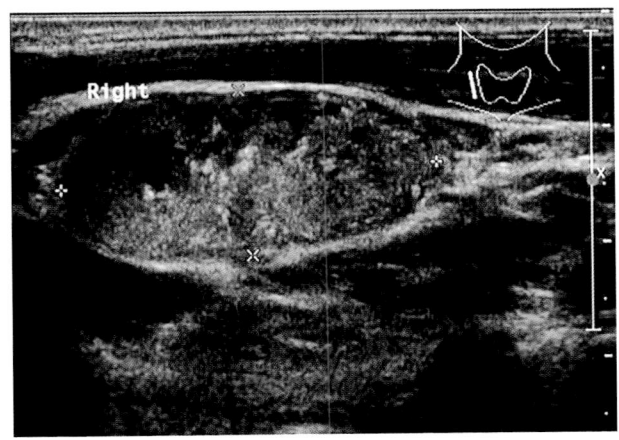

图 18-5-66　甲状腺癌转移淋巴结内微钙化

（四）诊断思维及临床价值

1. 与结节性甲状腺肿鉴别

结节性甲状腺肿有 4%～17% 的病例合并甲状腺癌。当两者并存时，千万不要只注意到大的增生结节，而忽略了癌结节，须观察每个结节超声显像特点，增生结节有不完整包膜，钙化较粗

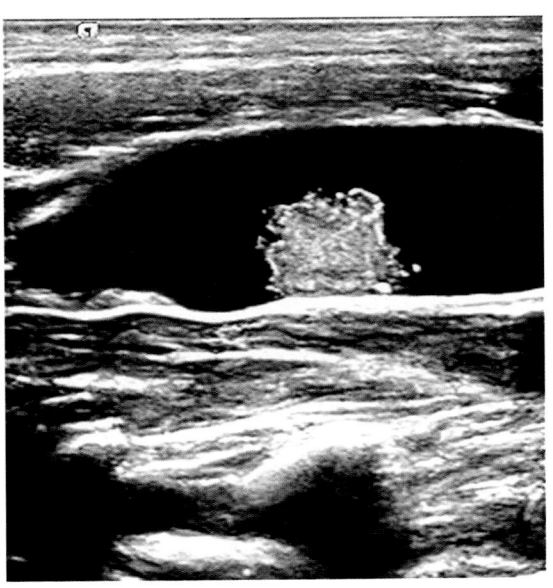

图 18-5-67　甲状腺癌转移淋巴结内囊性变

大，血流供应周边多于内部，内部血流频谱一般为低阻力，一旦发现结节性甲状腺肿中出现低回声结节，应注意与甲状腺癌鉴别。

2. 与桥本性甲状腺炎鉴别

桥本甲状腺炎可出现低回声结节，也可合并甲状腺癌。超声检查时要观察结节有无包膜，内有无微小钙化，血流供应丰富程度。

3. 与甲状腺腺瘤鉴别（见甲状腺腺瘤章节）

值得注意的是，在甲状腺癌的超声诊断中，各种病变的超声征象可存在交叉或并存造成诊断困难，如结节性甲状腺肿合并甲状腺癌时，结节性甲状腺肿内的良性结节均可表现为低回声，这时须认真分析符合甲状腺癌超声显像特征具备几条，如果符合 4 条以上就要高度怀疑甲状腺癌。甲状腺腺瘤和甲状腺癌结节内均可探及高速血流，不同之处良性结节周边有血流环绕，周边血流多于内部血流，只要诊断时抓住甲状腺癌超声表现的主要特点，就能提高甲状腺癌诊断的准确性。甲状腺癌可一侧或双侧多发（图 18-5-68）。超声检查时要认真探查每个结节，分析其图像特点。

（李泉水）

参考文献

[1] 李泉水 . 浅表器官超声　超声医师培训丛书. 北京：人民军医出版社，2009：6.

[2] 郑宗英，林新霖，柯晓刚，等 . 桥本病及其合并症的超声

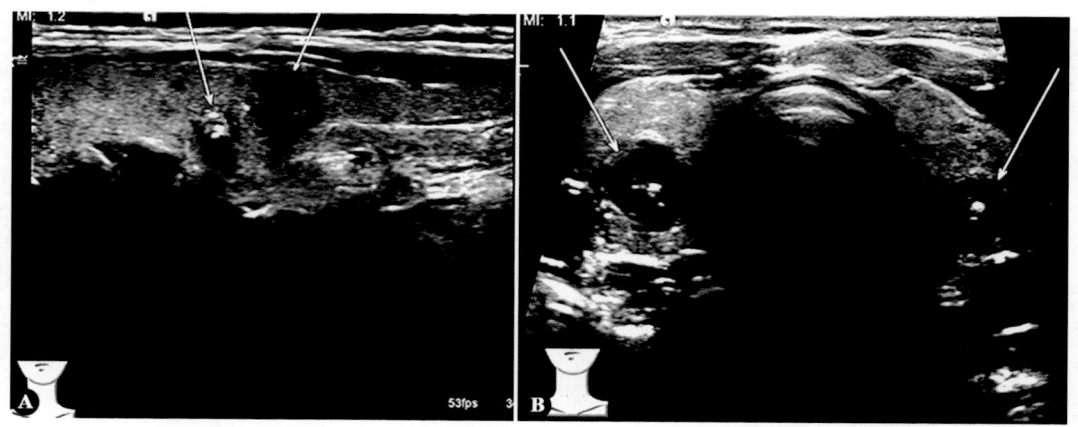

图 18-5-68　甲状腺癌可一侧或双侧多发

表现 . 中华超声影像学杂志，2002，11（3）：157-160.

[3]　冯蕾，温建萍，舒虹，等 . 结节性甲状腺肿大超声图像与病理对照分析 . 中国超声诊断杂志，2005，6（8）：569-571.

[4]　吕珂，姜玉新，张缙熙，等 . 甲状腺结节的超声诊断研究. 中华超声影像学杂志，2003，12（5）：285-288.

[5]　陈文，张斌，林发俭，等 . 二维及彩色多普勒超声在亚急性甲状腺炎诊断及疗效判断中的作用 . 中国超声医学杂志，1998，14（6）：52-54.

[6]　范梅贞，冯宝香，丁福祥 . 亚急性甲状腺炎二维及彩色多普勒超声诊断临床应用 . 中国地方病防治杂志，2005，20（6）：378-379.

[7]　李艳宁，李智贤，杨红，等 . 二维及彩色多普勒超声对亚急性甲状腺炎急性期的诊断价值 . 中国超声医学杂志，2005，21（7）：544-545.

[8]　金蓉，李彦敏，李力，等 . 彩色血管能量成像检测甲状腺癌血流及其与凋亡抑制因子的关系 . 中国超声医学杂志，2007，23（12）：897-899.

[9]　Kuijuk A，Kupesic S，Anic T，et al. Three-dimensional ultrasound and power Dopper improve the diagnosis of ovarian lesions. Gynecol Oncol，2000，76（1）：28-32.

[10]　Ku JH，Kwak L，Lee Hs，et al. Expression of survivin, a novel inhibitor of apoptosis in superficial transitional cell carcinoma of the bladder. Jurol，2004，171（2）：631-635.

[11]　许春梅，韦海明，梁中骁，等 . 原发性甲状腺功能亢进的甲状腺超声表现与病理对照 . 中国超声医学杂志，2007，23（9）：658-660.

[12]　张缙熙，姜玉新 . 浅表器官及组织超声诊断学 . 北京：科学技术文献出版社，2000，8：47-65.

[13]　Solbiatil，Ostiv，Coval，et al. Ultrasound of thyroid glands and neek lymph nodes，Eur Radiol，2001，11：2411-2424.

[14]　Saller B，Moeller L，Corges R，et al. Role of conventional ultrasound and color Dopper Sonography in the diagnosis of medullary thyroid Carcinoma. Expclin Endocrinol Diabetes，2002，110：403-407.

[15]　Frates MC，Benson CB，Doubilet PM，et al. Can color Dopper Sonography aid in the prediction of malignancy of thyroid nodules? J ultrasound Med，2003，22：127-131.

[16]　吴阶平，裘法祖 . 黄家驷外科学 . 第 6 版 . 北京：人民工业出版社，2005，2：809-825.

[17]　李泉水，张家庭，田平，等 . 甲状腺癌的声像图特征研究. 中国医学影像技术，2006，22（4）：554-556.

[18]　Ji ZB，Zhang H，Yu Q，et al. Cray-Scal and Color Doppler flow imaging in diagnosis of thyroid carcinoma（J），Chin J Med Imaging Technol，2002，18（7）：654-656.

[19]　Zhu XL，Li XY，Zhu Y，et al. Ultrasonographic diagnosis and misdiagnosis of thyroid carcinoma［J］. Chin Ultrasonogr，2003，12（7）：434-436.

[20]　Wu BY，Zheng ZY，Zou LQ. Sonographic diagnosis and analysis of misdiagnosis of thyroid carcinona［J］. Chinese J ultrasound Med，1997，13（1）：51-53.

[21]　Rago T，Vitti P，Chiovato L，et al. Rol of conrentional ultrasonography and color flow Dopper Sonography in predicting malignancy in "cold" thyroid nodules［J］Eur J，Endocrinol，1998，138（1）：41-46.

[22]　Ren CC，Ling LS，Zou Q，et al. Ultrasonography of thyroid calcific nodules and carcinoma［J］. Chin J Med Imaging Techunol，1998，14（6）：445-446.

[23]　朱晓琳，李秀英，朱鹰，等 . 甲状腺癌超声诊断及误诊分析［J］. 中华超声影像学杂志，2003，12（7）：434-436.

[24]　Park SY，Kin EK，Kim MJ，et al. ultrasonographyic characteristics of Subacute cranulomatous thyroiditis，Korean Radiol，2006，7（4）：229-234.

[25]　郭国强，李泉水，许晓华，等 . 亚急性甲状腺炎二维及彩色多普勒血流显像特征及误诊原因分析 . 临床超声医学杂志，2008，10（3）：178-181.

[26]　李泉水，姜健，张家庭，等 . 超声显像与甲状腺癌病理类型的关系及良恶性结节并在的鉴别诊断 . 中华医学超声杂志（电子版），2009，6（4）：690-693.

[27]　李泉水，张家庭，邹霞，等 . 甲状腺微小癌超声显像特征的研究 . 中国超声医学杂志，2009，12（10）：940-943.

[28] 李泉水，郭国强，张家庭，等．超声显像对桥本甲状腺炎的诊断价值．中国超声医学杂志，2009，12（3）：233-235.
[29] 李泉水，陈胜华，熊华花，等．乳头状甲状腺癌超声表现特征．中国超声医学杂志，2009，12（4）：354-357.

第六节　甲状旁腺疾病超声表现

高频超声是甲状旁腺功能亢进患者诊疗公认的无创影像学检查方法，主要用于术前定位诊断，也可用于引导活检及甲状旁腺腺瘤酒精硬化治疗。

一、局部解剖

甲状旁腺位于甲状腺背侧，紧贴甲状腺被膜，在胚胎发育期由第三和第四对鳃囊与咽部分离下降而成。胚胎8～9mm大时，第三鳃囊与咽分离，形成下甲状旁腺和胸腺叶的二叶复合体，并随胚胎心脏降入胸腔而下降。胚胎18mm大时，下甲状旁腺与胸腺分离，位于甲状腺下极旁。偶尔，下甲状旁腺未与胸腺分离，继续下降，位于下颈部、前纵隔，甚至心包。下甲状旁腺如果与胸腺分离过早，位置则较高，可位于甲状腺和上甲状旁腺的上方。下甲状旁腺分布范围广，常位于甲状腺下极的下、后或侧方（61%），甲状胸腺韧带或颈部胸腺内（26%），也可低至纵隔，或位于颈动脉分叉处或颈动脉鞘内，甚至可以高于甲状腺上极（极少见）。上甲状旁腺由第四鳃囊发育而来，胚胎期和甲状腺形成二叶复合体，甲状腺两侧叶融合时，上甲状旁腺与甲状腺分离，可位于甲状腺背侧上极至下极的任何部位，甚至高过甲状腺上极（0.8%），但绝大多数（80%）位于甲状腺下动脉和喉返神经交角处上方1cm、方圆2cm处（即甲状腺背侧上1/3），位置相对恒定。异位多见于气管食管沟、食管后、后纵隔等。

甲状旁腺多为卵圆形、蚕豆形、球形（83%），也可为杆形、分叶状及树叶形等。甲状旁腺数目2～8个，一般为4个，上下两对。80%的上甲状旁腺位置左右对称；70%的下甲状旁腺位置左右对称；4个甲状旁腺均位于左右对称位置的占60%。甲状旁腺数目超过4个者占2%～

13%，是因为一个或多个腺体多次分裂或始基甲状旁腺的存在。多出的腺体常较小或呈裂开状，一般位于甲状腺下极、胸腺或甲状胸腺韧带附近。少于4个者不到3%。腺体数目超过4个，为甲旁亢的诊断和治疗带来困难，是术后持续性甲旁亢的原因之一。

下甲状旁腺的血供来自甲状腺下动脉的主要分支；上甲状旁腺血供一般也来自甲状腺下动脉的主要分支，少数来自甲状腺上动脉；异位甲状旁腺主要由甲状腺下动脉或纵隔动脉（乳内动脉或胸腺动脉）供血。静脉回流由成对的甲状腺上、中、下静脉完成，甲状腺下静脉汇入无名静脉，甲状腺上、中静脉汇入颈内静脉。异位甲状旁腺静脉回流至甲状腺下静脉、乳内静脉、胸腺静脉或奇静脉。

二、病理及临床概要

（一）甲状旁腺功能亢进症

有原发性甲状旁腺功能亢进症、继发性甲状旁腺功能亢进症、三发性甲状旁腺功能亢进症和假性甲状旁腺功能亢进症。

原发性甲状旁腺功能亢进症是甲状旁腺分泌过多的甲状旁腺素（PTH）引起的钙、磷和骨代谢紊乱的一种全身性疾病，表现为骨吸收增加的骨骼病变、肾结石、高钙血症和低磷血症等。其病理有腺瘤、增生和腺癌3种。腺瘤占78%～90%，大多单个受累，少数为2个或2个以上腺瘤。增生占15%～20%，一般4个腺体都增生肥大，也可以一个腺体增大为主。腺癌占0.5%～4%，比腺瘤大，生长速度较一般癌症慢，有包膜和血管的浸润，局部淋巴结和远处转移肺部最常见，其次为肝和骨骼，切除后可复发。

继发性甲状旁腺功能亢进症是由于各种原因导致的低钙血症，刺激甲状旁腺，使之增生肥大，分泌过多的PTH，见于肾功能不全、骨质软化症和小肠吸收不良等。

三发性甲状旁腺功能亢进症是在继发性甲状旁腺功能亢进症的基础上，由于腺体受到持久和强烈的刺激，部分增生组织转变为腺瘤，自主地分泌过多的PTH，见于肾移植术后。

假性甲状旁腺功能亢进症是由于某些器官，如肺、肾和卵巢等的恶性肿瘤，分泌类似甲状旁腺素多肽物质，致血钙增高。

（二）多发性内分泌肿瘤

多发性内分泌肿瘤（简称 MEN）是累及多个内分泌腺体的一种遗传综合征，常侵犯甲状旁腺，以甲状旁腺增生最为常见，少数形成腺瘤。由于受累内分泌腺不同，可分为三型。MEN I 型主要累及甲状旁腺、胰腺及垂体；MEN II 型和 MEN III 型主要为甲状腺髓样癌、肾上腺嗜铬细胞瘤，前者合并甲状旁腺增生。

三、检查方法

患者取仰卧位，头后仰。选用高频探头（5～12MHz），颈部横切和纵切，上起下颌角，下至锁骨，两侧达颈内静脉，仔细观察甲状腺左右侧叶后缘与颈长肌之间、气管与颈总动脉之间有无异常回声区。异位甲状旁腺常见于气管后、纵隔、甲状腺内、颈动脉鞘等。对异位于气管后的病变，检查时患者头偏向对侧，探头向内侧倾斜，可以减少气管内气体声影的干扰，便于观察气管后组织。对异位于纵隔内的病变，检查时患者颈部尽量后仰，探头在锁骨上窝向后及足侧倾斜，可显示至头臂静脉水平，必要时使用 3.5～5MHz 探头。

四、超声临床检查所见

（一）正常声像图

正常甲状旁腺体积小，平均为 5mm×3mm×1mm，回声与邻近组织相似，超声难以显示。超声偶尔可以显示年轻人正常的甲状旁腺，多为卵圆形边界清楚的均匀低回声，超声诊断甲状旁腺增大的标准是甲状旁腺厚径超过 2mm。

（二）甲状旁腺腺瘤超声表现

腺瘤多单发，平均直径 1～2cm（0.5～8cm）。在声像图上多为卵圆形、长椭圆形，偶见三角形、多边形、球形、分叶状等。边界清晰，部分可有包膜。因为腺瘤细胞数量丰富而且大小一致，超声反射界面少，所以内部多为均匀低回声（图 18-6-1a），可有囊性变，但很少有钙化。腺瘤周边常见源于甲状腺下动脉的绕行血管，并可见多条动脉分支进入瘤体内，内部血供丰富（图 18-6-1b）。

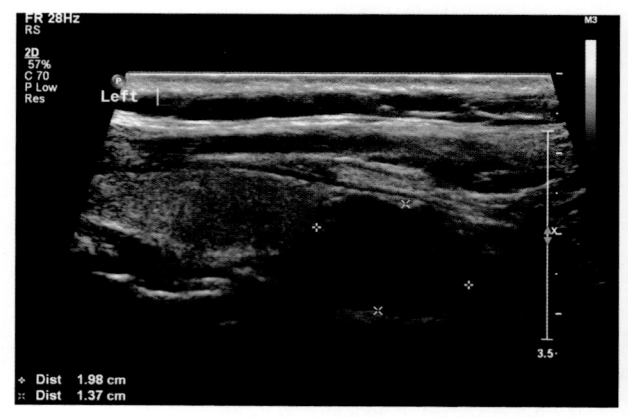

图 18-6-1a　左下甲状旁腺腺瘤，2.0×1.4cm，边界清，呈均匀低回声

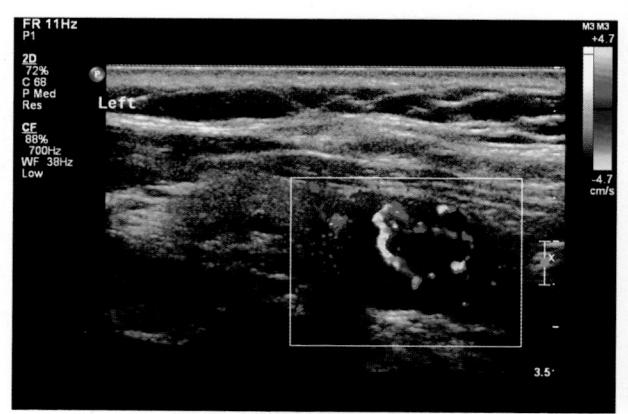

图 18-6-1b　左下甲状旁腺腺瘤，血流丰富

（三）甲状旁腺增生超声表现

增生常多发，四个腺体均有不同程度的增大，也可以一个腺体增大为主。增生较腺瘤相对小，声像图上二者难以鉴别（图 18-6-2），必须结合临床考虑。长期及继发性甲状旁腺增生者可见钙化。

（四）甲状旁腺癌超声表现

癌体积多超过 2cm，分叶状，低回声或等回声，内部回声不均，可有囊性变、钙化（图 18-6-3）。这些表现也见于体积大的甲状旁腺腺瘤，侵犯周围组织，如血管、神经等是甲状旁腺癌的特异性表现。

（五）甲状旁腺囊肿超声表现

甲状旁腺囊肿有两类。一类是单纯囊肿，由胚

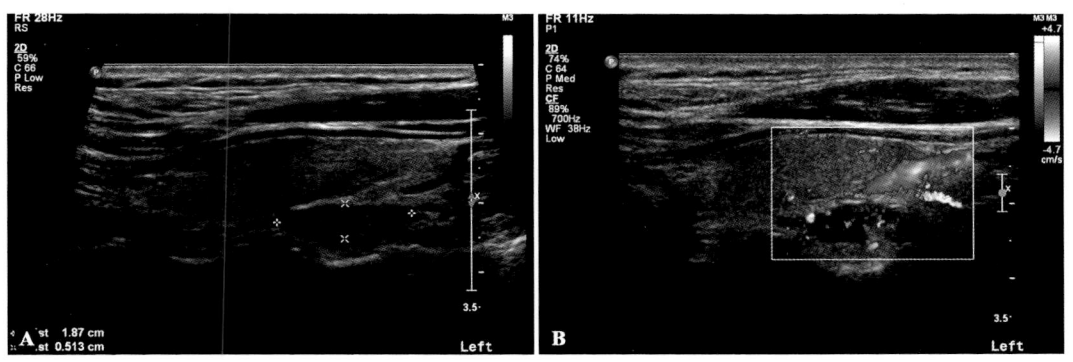

图 18-6-2　左下甲状旁腺增生，血流丰富

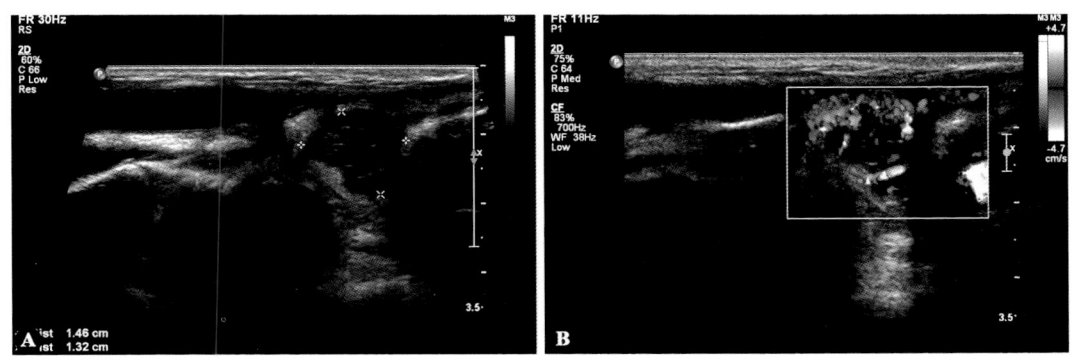

图 18-6-3　右甲状旁腺癌，分叶状，低回声，
内部回声不均，血流丰富

胎期第三、四腮囊残留物或甲状旁腺内胶质储留形成。另一类是甲状旁腺腺瘤囊性变性、坏死所致。这两类囊肿因囊内含有高水平的甲状旁腺素，均可引起高钙血症。超声表现与其他部位囊肿相同。

五、诊断思维及临床价值

高频超声可以显示 5mm 左右的甲状旁腺病灶，诊断敏感性达 90% 以上，已成为引起甲状旁腺功能亢进的肿物术前定位的首选检查方法。超声对异位、体积小、伴发结甲者敏感性降低，容易漏诊，需辅以核素显像、CT 等。超声发现肿物后，需与淋巴结、甲状腺后突结节、血管、颈长肌、食管等进行鉴别。

（李泉水）

第十九章　浅表淋巴结疾病

淋巴系统是人体脉管系统的重要组成部分，其内有无色透明的淋巴（液）经淋巴管向心流动，并经淋巴结滤过后汇入静脉。人体患病时，细菌、毒素、癌细胞等可沿淋巴管进入局部的淋巴结，淋巴结即产生淋巴细胞和浆细胞参与机体的免疫过程，并对之清除、阻截，此时的淋巴结即增生、肿大，若未能将这些有害物消灭，病变则会沿淋巴途径继续向远处蔓延。淋巴结分为浅、深两部分，本章主要介绍浅表淋巴结疾病的超声诊断。

第一节　解剖和生理概要

一、解剖

（一）浅淋巴结的部位和形态

1. 部位　淋巴结多成群聚集，以深筋膜为界，分为浅、深两部分。浅淋巴结分布于全身各部位，通常以其所在部位及附近血管而命名。

（1）头部淋巴结　在头颈交界处，收纳头面部的浅层淋巴并汇入颈外侧深淋巴结。自前向后依次有颏下淋巴结、颌下淋巴结、腮腺淋巴结、乳突淋巴结及枕淋巴结。

（2）颈部淋巴结　分为颈前及颈外侧两组。此两组又均分有浅、深两群。颈前组位于舌骨下方、喉、甲状腺及气管等器官的前方并收纳上述器官淋巴，其输出管注入颈外侧深淋巴结；颈外侧组包括沿浅静脉排列的颈外侧浅淋巴结，其输出管注入颈外侧深淋巴结。

（3）胸壁淋巴结　包括胸骨旁淋巴结及肋间淋巴结，收纳胸部浅层淋巴液，输出管注入纵隔前淋巴结。

（4）腹壁淋巴结　脐水平线以上前腹壁淋巴管注入腋窝淋巴结，脐水平线以下前腹壁淋巴管注入腹股沟浅淋巴结。

（5）上肢淋巴结　有肘淋巴结和腋窝淋巴结两组。肘淋巴结位于肘窝和肱骨内上髁附近（亦称滑车上淋巴结），主收纳手和前臂的淋巴管，输出管注入腋窝淋巴结；腋窝淋巴结位于腋窝内腋血管及其分支周围，主收纳上肢、乳房、胸壁和腹壁上部等处的淋巴管，输出管汇成锁骨下干，左侧注入胸导管，右侧注入右淋巴导管。按其位置分为五群：①外侧淋巴结，②胸肌淋巴结，③肩胛下淋巴结，④中央淋巴结，⑤尖淋巴结。

（6）下肢淋巴结　包括腘淋巴结和腹股沟浅淋巴结两组。腘淋巴结位于腘窝，主收纳小腿后外侧部淋巴管，注入腹股沟深淋巴结；腹股沟浅淋巴结分上下两组，上组沿腹股沟韧带排列，下组在大隐静脉末端周围，收纳腹前壁下部、臀部、会阴、外生殖器、下肢大部分浅淋巴管，其输出管大部注入腹股沟深淋巴结。

2. 形态
浅淋巴结与深淋巴结皆为扁椭圆形器官，形状更似肾脏，但其外形不如肾脏规整，一侧隆凸，另有一侧稍凹陷为淋巴结门，门部可正对向凸面，抑或偏于一端。该门部有小动脉进入，小静脉及淋巴管输出。浅淋巴结直径约 0.1～2.5cm 之间。

（二）浅淋巴结的结构

与深淋巴结的结构相同（图 19-1-1）。

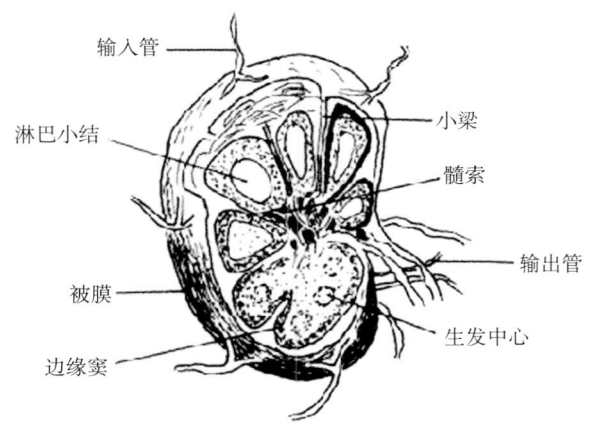

图 19-1-1　淋巴结结构图

1. 被膜　被膜由一层致密的结缔组织构成，并伸入实质形成许多小梁相互吻合构成淋巴结的支架。在凸侧被膜中有多条输入的淋巴管穿入并进入被膜下方的淋巴窦，另一侧结缔组织增厚并凹陷形成淋巴结门。门区有 1～2 条输出淋巴管和血管、神经出入。

2. 实质

（1）皮质　由淋巴小结和淋巴组织以及淋巴窦组成。在被膜内侧有诸多球形的淋巴小结，其周围有密集的小淋巴细胞；中央部分为大、中淋巴细胞，称生发中心，其中含有巨噬细胞。在淋巴小结及皮髓质间为弥散的淋巴组织，主由胸腺迁来的 T 淋巴细胞构成，称胸腺依赖区或副皮质区。在被膜、小梁与淋巴小结间，有不规则的网状空隙，是为淋巴窦（亦称皮窦），窦内有来自输入管的淋巴液。

（2）髓质　位于淋巴结的深部，由淋巴索和淋巴窦构成。淋巴索又称髓索，由密集的淋巴组织形成的条索状结构，内含有 B 淋巴细胞、浆细胞和巨噬细胞。在髓索与髓索间、髓索与小梁间的空隙称为髓窦。髓窦与皮质相通。

（3）淋巴窦及淋巴的循环途径　淋巴液自多条输入管进入皮窦，再流入髓窦，最后由 1～2 条

输出管自淋巴门外出，汇集到近心端的淋巴管或再流入下一群淋巴结。

（三）浅淋巴结的血液循环

小动脉自淋巴结门进入，一部分进入髓质淋巴索；一部分分支循小梁进入皮质，到淋巴小结处分支成毛细血管。其后在副皮质区汇合成毛细血管后微静脉，最后汇合成小静脉，与小动脉并行出淋巴结门。

二、生理

（一）淋巴细胞再循环

淋巴细胞自输出淋巴管流出后，循淋巴管经胸导管或右淋巴管进入血液循环，其中的淋巴细胞又经动脉进入淋巴结。血循环中的淋巴细胞能穿过毛细血管壁进入结缔组织内，而结缔组织中的淋巴细胞又可进入毛细淋巴管内，循输入淋巴管回流到淋巴结，再经淋巴管入血循环，此种反复循环称为淋巴细胞再循环。

（二）滤过淋巴液

由于淋巴液在迂曲的淋巴液窦内缓慢流动，其窦内、外大量的巨噬细胞可将淋巴液内的细菌等吞噬、清除。

（三）产生淋巴细胞和浆细胞

淋巴小结和髓索内的 B 淋巴细胞，在抗原的刺激下分裂增生形成浆细胞；副皮质区则产生 T 淋巴细胞。这些淋巴细胞均参与体液与细胞免疫反应。

第二节　仪器和探测方法

一、仪器

使用高分辨率的彩色多普勒超声仪，探头频率选用 6～10MHz 或更高些为宜。

二、方法

依据需要对浅淋巴结所在部位进行广泛扫查，

观察检出的淋巴结形态、大小、包膜、皮质和髓质回声以及与周围组织关系，以彩色多普勒（CDFI）及彩色能量图（CDE）观察其内部及周边血流分布情况，尽量寻找到淋巴结门区的入门小动脉，以脉冲多普勒（PW）测定收缩期最大峰值流速（Vmax）、舒张期末最小血流速度（Vmin）、计测阻力指数（RI）。

第三节　浅淋巴结疾病声像图、血流特点及血流频谱测值

一、浅淋巴结的大小

最常引起浅淋巴结肿大的病因有感染和肿瘤两类。此两类共同的特点是均导致浅淋巴结肿大。由病毒、细菌和结核杆菌感染的浅淋巴结肿大程度与急性期或慢性期以及治疗前后有关，急性期在头部、腋窝及腹股沟区肿大的浅淋巴结最大直径约 1.0～2.0cm，治疗后缩小甚至难以显示，但常因治疗不及时或反复感染而形成慢性增生，此时的浅淋巴结大小约为 1.5cm×0.5cm 左右；肿瘤所致的浅淋巴结肿大与原发淋巴结的恶性肿瘤或淋巴结转移癌以及治疗前后有关，恶性淋巴瘤其浅淋巴结的大小不等，最大直径可自 1.0～5.0cm，治疗后缩小，浅淋巴结转移癌可单个存在或群集，最大直径可达 5.0cm，甚至更大。

二、浅淋巴结疾病声像图及血流特点

（一）急性淋巴结炎

急性淋巴结炎是化脓菌侵入感染病灶或损伤处并沿淋巴管进入淋巴结所致。多见于头、颈、腋窝及腹股沟部。轻者局部淋巴结肿大，微痛，可自愈。重者淋巴结肿大有明显疼痛。若炎症浸及淋巴结周围组织，多个淋巴结相互融合粘连，甚至坏死形成脓肿，患者有畏寒、发热等全身症状。

声像图及血流特点

1. 圆形或椭圆形。边界清楚，表面光滑。
2. 被膜呈较高而细的回声带。
3. 内部皮、髓质分界欠清，回声极低。
4. CDFI 可见小点状血流信号，淋巴结门血

流信号偶可显示（图 19-3-1）。

    PW：收缩期最大峰值流速（Vmax）：范围 7.9～22.8cm/s。

        舒张期末最小血流速度（Vmin）：范围 3.6～13.0cm/s。

        阻力指数（RI）：范围 0.43～0.55。

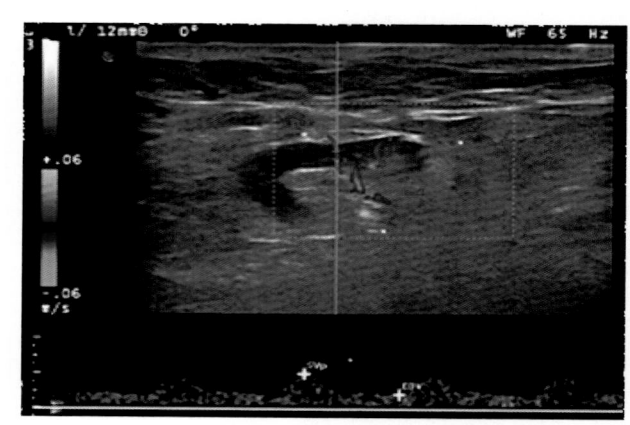

图 19-3-1　急性淋巴结炎彩色多普勒血流图

（二）淋巴结增生

各种损伤和刺激常引起淋巴结内的淋巴细胞和组织细胞反应性增生，使淋巴结肿大。当急性淋巴结炎经治疗后肿痛一时消失，但因感染并未消除致使淋巴结重复感染而形成硬结。

声像图及血流特点

1. 椭圆形。边界清楚，表面欠光滑。
2. 被膜回声不清。皮、髓质分界清或不清，回声欠均匀，髓质区回声增高或减低。
3. CDFI 周边及皮、髓质交界区可见点状血流信号，淋巴结门小动脉可见（图 19-3-2）。

    PW：收缩期最大峰值流速（Vmax）：范围 4.4～6.7cm/s。

        舒张期末最小血流速度（Vmin）：范围 2.2～4.3cm/s。

        阻力指数（RI）：范围 0.40～0.53。

（三）淋巴结结核

淋巴结结核最常见于颈部。儿童、青年发病者较多。结核杆菌通过上呼吸道、口腔、鼻咽部以及最常见扁桃体引起的原发病灶，感染沿淋巴管到达颈部、颌下、颏下等部位淋巴结。淋巴结常成群受累，继续发展而形成干酪样坏死，其坏

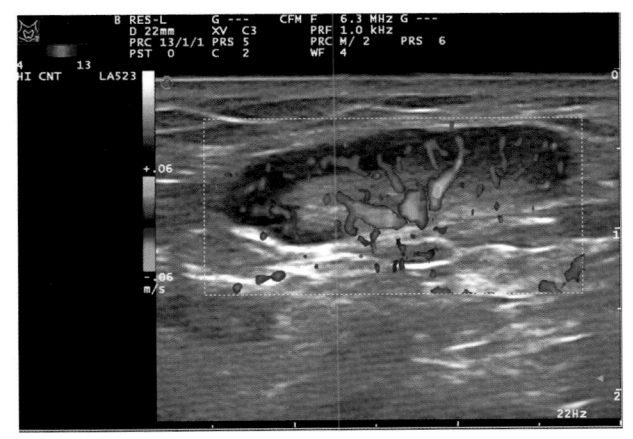

图 19-3-2　淋巴结反应性增生彩色多普勒血流图

死物液化后可穿破皮肤形成久治不愈的窦道，若干酪样坏死物全部排出，伤口可渐渐愈合。淋巴结结核愈合后可有硬结、钙化。

声像图及血流特点

1. 椭圆形或圆形，可群集成堆，边界清楚，欠规整。

2. 被膜回声消失。

3. 皮、髓质分界不清，内部回声低而不均，可见钙化斑之强点状回声（图 19-3-3），干酪样坏死时可见不规则液性暗区。

4. CDFI　血流信号明显减少，多无血流信号显示。有的仅显示散在小点状彩色血流。淋巴结门小动脉难以显示。

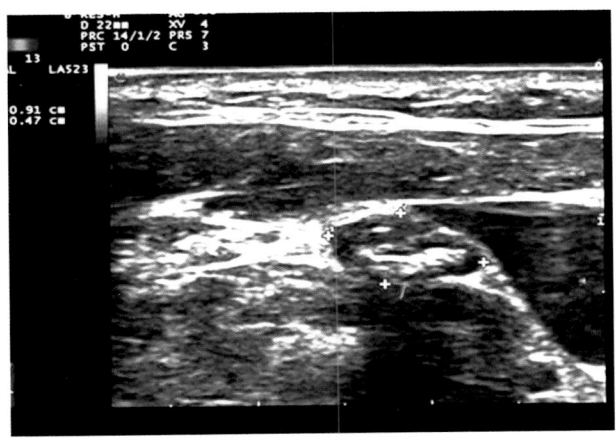

结内多发钙斑
图 19-3-3　淋巴结结核声像图

（四）恶性淋巴瘤

恶性淋巴瘤是原发于淋巴结和淋巴结以外淋巴组织的恶性肿瘤，我国恶性淋巴瘤的发病率在各种肿瘤中居第十一位。儿童和青年中所占比例较高。依据瘤细胞特点，将恶性淋巴瘤分为霍奇金病（Hodgkin's Disease，HD）和非霍奇金淋巴瘤（Non-Hodgkin Lymphoma，NHL）两大类，其主要特点均为无痛性、进行性淋巴组织增生。中国医科院肿瘤医院顾大中统计 1958～1994 年在该院 5101 例中 HD 仅占 10%，而 NHL 占 90%。

1. 霍奇金病（HD）

霍奇金病是恶性淋巴瘤的一个独特类型，是以淋巴结为原发病的一类疾病，约 90% 侵及浅淋巴结，并以颈中部多见。发病原因不明，可能与 EB 病毒感染有关。HD 与其他恶性淋巴瘤不同，病变常原发于单一淋巴结，后转移到临近淋巴区域，原发于淋巴结外的淋巴组织较少。瘤组织成分多样，但都有一种独特的瘤巨细胞即 RS 细胞，近年来经分子生物学研究证明，RS 细胞来源于 B 淋巴细胞，发生于生发中心细胞或生发中心后细胞。瘤组织内还常有多量各种炎细胞浸润，但瘤细胞占明显优势，常使淋巴结的正常结构完全消失。本病在欧美各国发病率较高，在我国发病率较低。是青年人最常见的恶性肿瘤之一，病程进展较慢，预后较好。

声像图及血流特点：

（1）椭圆形，边界清楚、整齐，表面较光滑。

（2）被膜隐现，细而回声较高。

（3）内部皮、髓质分界不清，回声极低。

（4）CDFI　血流信号极丰富，清楚显示淋巴结门之小动脉内径增大进入结内并向结周放射（图 19-3-4）。

PW：淋巴结门小动脉

收缩期最大峰值流速（Vmax）：范围 2.1～13.9cm/s。

舒张期末最小血流速度（Vmin）：范围 3.28～3.72cm/s。

阻力指数（RI）：范围 0.69～0.77。

2. 非霍奇金淋巴瘤（NHL）

非霍奇金淋巴瘤是一组疾病，其发病原因涉及诸多因素，经常是因为细胞基因的改变所致。本病多发生于浅表淋巴结，以颈部最多见，其次为腋下和腹股沟淋巴结，可累及纵隔、肠系膜及腹膜后等深部淋巴结。约 1/3 发生于淋巴结外的淋巴组织。NHL 与霍奇金病不

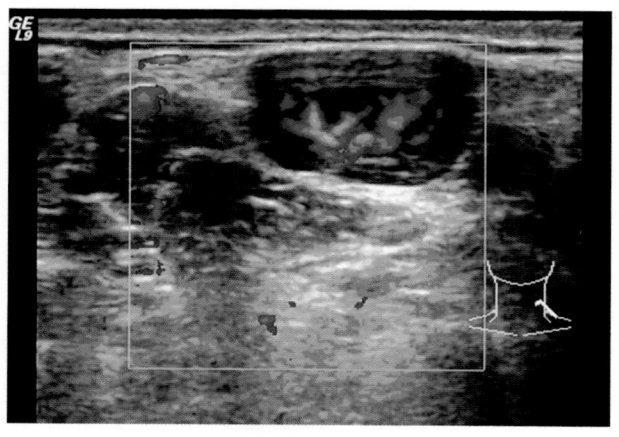

回声极低，血流信号极丰富，淋巴结门之小动脉内径增大进入
结内并向结周放射

图 19-3-4　霍奇金病彩色多普勒血流图

同，其瘤组织成分单一，以一种细胞类型为
主，常使淋巴结正常结构消失，甚至侵及淋巴
结包膜。欧美国家的发病率高于我国。我国沿
海地区和中部的发病率和死亡率均高于内地。
发病率高峰在 40 岁左右。病程除低度恶性外，
中、高度恶性进展均较快。

声像图及血流特点：

（1）淋巴结呈椭圆形或类似肾形，边界清楚、
整齐、表面较光滑。

（2）被膜可见回声稍高。

（3）周边皮质回声低，中心髓质回声高，淋
巴结门小动脉进入结内呈"爪样"伸入至结周，
其"爪尖"可达被膜区（图 19-3-5）。

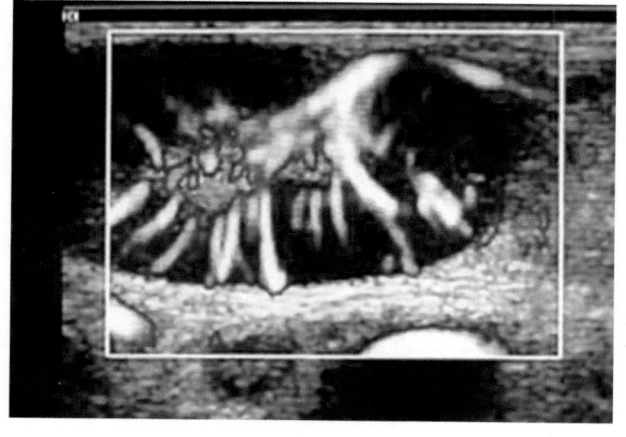

皮质回声低，淋巴结门小动脉进入结内呈"爪样"伸入至结
周，血流信号极丰富

图 19-3-5　非霍奇金淋巴瘤彩色多普勒血流图

（4）CDFI　血流信号极丰富。

PW：淋巴结门小动脉可清晰显示。

收缩期最大峰值流速（Vmax）：范围
12.1～31.5cm/s。

舒张期末最小血流速度（Vmin）：范围
2.2～8.5cm/s。

阻力指数（RI）：范围 0.71～0.86。

3. 淋巴瘤治疗前后声像图变化

超声可观察淋巴瘤治疗前后声像图变化并评
价疗效。作者选择观察组织病理检查确诊为淋巴
瘤的患者 46 例，追踪观察肿大淋巴结 108 枚，于
化疗前及末次化疗后 4 周进行超声检查。共有 32
例 77 枚残留淋巴结。根据淋巴结 CDFI 血流情
况，将残留淋巴结的血供类型分 4 型：无血流型：
用 CDFI 未探及血流信号；中心型：淋巴结门处
可见短线状或棒状血流信号；中心丰富型：血流
自淋巴结门进入，呈根枝样分布，几乎充满整个
淋巴结；周边型：只在淋巴结的周边可见细线样
或星点样血流信号。结果显示有肿瘤残余淋巴结
与无肿瘤残余淋巴结特点不同：有肿瘤残余淋巴
结 L/S 小，血流速度（Vmax，Vmin）快，血供
丰富，以中心型和中心丰富型为主，占 79.5%。
（图 19-3-6）无肿瘤残余组淋巴结血流信号不丰
富，无血流型为主，所占比例为 55.9%。（图 19-
3-7）两组淋巴结血供类型分布差异有统计学意义
（表 19-3-1）。

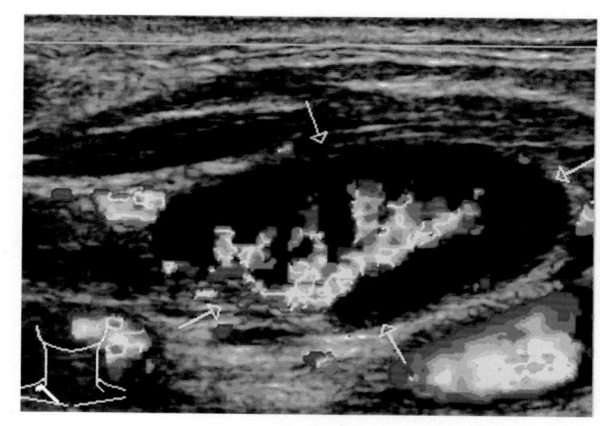

血供丰富，为中心丰富型

图 19-3-6　非霍奇金淋巴瘤治疗后有肿瘤残余

（五）淋巴结转移癌

瘤细胞侵入淋巴管并随淋巴到达区域淋巴结

表 19-3-1 残留淋巴结中有肿瘤残余组与无肿瘤残余组间血供类型比较（个）

组别	无血流型	中心型	中心丰富型	周边型	合计
有肿瘤残余组	4 (9.3%)	22 (51.1%)	12 (27.9%)	5 (11.7%)	43 (100%)
无肿瘤残余组	19 (55.9%)	7 (20.6%)	3 (8.8%)	5 (14.7%)	34 (100%)

注：两组比较 $\chi^2=66.861$，$P<0.0001$。括号内为构成比

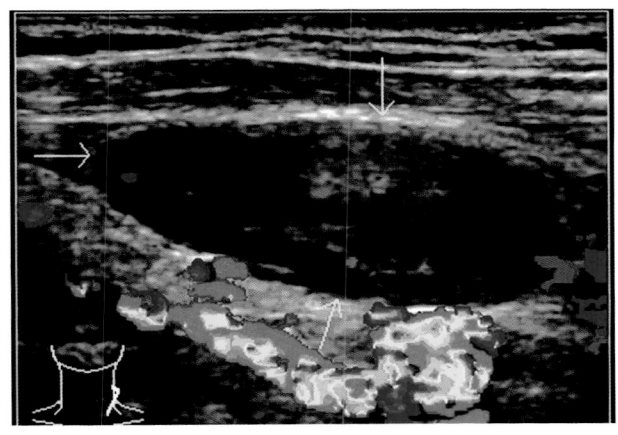

血流信号不丰富，无血流型

图 19-3-7 非霍奇金淋巴瘤治疗后无肿瘤残余

形成淋巴道的转移。如发生在乳腺外上象限的癌，首先转移到同侧的腋窝淋巴结；鼻咽癌常向双侧颈部淋巴结引流，口腔癌可转移到颌下或颏下淋巴结。瘤细胞首先聚集于边窦，渐生长繁殖累及整个淋巴结，使淋巴结肿大、变硬。瘤组织亦可侵出被膜相互融合成团。局部淋巴结发生转移后，可继续转移至下一站的淋巴结，最后可经胸导管进入血流而继发血行播散。

声像图及血流特点：

（1）单个或多个群集，多圆形、不规整，边界不光滑。

（2）被膜断续可见。

（3）皮、髓质分界不清且回声均较低。有的可见回声较高的被膜及小梁回声，皮质增大、回声极低、内见细小、均匀的弱点状回声散在，髓质回声较高，血流信号散在，门区小动脉可显示

（图 19-3-8）。

（4）CDFI 皮、髓质区血流信号极丰富，门区小动脉可见。

PW：收缩期最大峰值流速（Vmax）：范围 8.72~31.5cm/s。

舒张期末最小血流速度（Vmin）：范围 3.30~8.5cm/s。

阻力指数（RI）：范围 0.63~0.73。

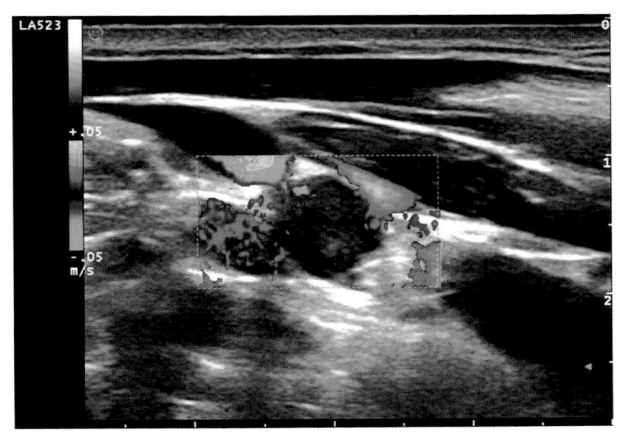

圆形，皮、髓质分界不清且回声均较低

图 19-3-8 淋巴结转移癌彩色多普勒血流图

三、浅淋巴结疾病的鉴别诊断

笔者所检经组织病理学证实的 300 枚肿大浅淋巴结疾病的声像图及血流特点的鉴别要点见表 19-3-2；292 枚肿大浅淋巴结血流频谱测值鉴别点见表 19-3-3。

表 19-3-2 300 枚肿大淋巴结声像图及血流特点的鉴别要点

最后诊断	淋巴结枚数	声像图特点	血流特点
急性淋巴结炎	36	多呈圆形，边界较整齐内呈较均质弱点状回声	淋巴结门小动脉难以显示，结内见小点状血流信号
慢性淋巴结增生	31	椭圆形，表面欠光滑内回声欠均匀，髓质区回声明显增高	淋巴结门区小动脉可以显示，结内见散在血流信号
淋巴结结核	8	椭圆形，边界欠规整，内回声较低而不均质，可见散在钙化强点状回声，干酪样坏死时呈不规则液性暗区	较小淋巴结血流信号难显示

续表

最后诊断	淋巴结枚数	声像图特点	血流特点
霍奇金病	29	椭圆形，边界尚光滑整齐，包膜欠清，皮质区回声低而均，髓质区回声稍高	淋巴结门进入之小动脉分支向结周放射，支尖多未达包膜区
非霍奇金淋巴瘤	100	椭圆形，边界较光滑整齐偶见包膜，皮质区回声极低但质均，中心髓质区回声高	小动脉自淋巴结门进入向四周呈"爪样"放射，其"爪尖"多达包膜区
淋巴结转移癌	96	近圆形不规整，边界欠光滑，皮质及髓质区回声均较低	血流信号周边及中心均丰富，门区小动脉可见

表 19-3-3　292 枚肿大淋巴结血流频谱测值（$\bar{x}\pm s$）鉴别点

编号	最后诊断	淋巴结枚数	Vmax	Vmin	RI
1	急性淋巴结炎	36	8.1 ± 0.29	3.8 ± 0.17	0.52 ± 0.03
2	慢性淋巴结增生	31	4.2 ± 0.21	2.3 ± 0.13	0.50 ± 0.03
3	霍奇金病	29	13.0 ± 0.90	3.5 ± 0.22	0.73 ± 0.04
4	非霍奇金淋巴瘤	100	13.1 ± 1.02	2.6 ± 0.40	0.80 ± 0.03
5	淋巴结转移癌	96	9.0 ± 0.28	3.1 ± 0.22	0.66 ± 0.03

注：将第 1、2 组比较，$P<0.05$，其余每两组比较，$P<0.000\,5$

第四节　存在的问题与展望

一、存在问题

（一）超声诊断正常淋巴结的问题

文献记载正常淋巴结直径介于 $0.1\sim2.5\,cm$ 间，说明其大小差别甚大，临床上甚难分辨所触及之淋巴结是否正常，且一旦触及常视为异常。为明确超声是否可检出正常淋巴结的问题，作者分别将 70 名健康志愿者分为 7 组（10 岁以下、$11\sim20$、$21\sim30$、$31\sim40$、$41\sim50$、$51\sim60$ 岁及 61 岁及以上），每组 10 人，对其头、颈、腋窝及腹股沟等部位进行了超声扫查，仅于颌下检出 8 枚，声像图均表现周边皮质区回声稍低，中心髓质区回声较高或低，血流信号极不丰富，符合淋巴结增生图像，其中 $0.8\,cm\times0.4\,cm$ 一枚作了针吸细胞学检查，镜下可见浆细胞及中性粒细胞符合淋巴结慢性增生。另 1 例为偶然发现颈左侧一小硬结而行超声检查，硬结 $0.7\,cm\times0.5\,cm$ 大小，回声及血流表现与上述 8 枚淋巴结基本相同，但于针吸后找到癌细胞，考虑原发病变于鼻咽部。此外，对 16 名女性及两名男性，分别于锁骨上、腹股沟区及大腿内上侧触及如黄豆及枣核大小的淋巴结做了检查，其声像图表现雷同，均呈椭圆形，皮质区回声低，髓质区回声高，血流信号散在，经针吸细胞学检查均符合淋巴结增生表现。

因此，以超声检出的浅淋巴结，若未经组织细胞学证实，切勿做出正常淋巴结的诊断。

（二）L/T 值对淋巴结良、恶性的鉴别

正常淋巴结是椭圆形或豆形，即长径（L）大于横径（T）。近年来国内外有不少学者以 L/T 比值作为良、恶性淋巴结的鉴别。大多提出 $L/T\geq2$ 多为良性，L/T 比值 <2 多为恶性。但笔者所检 36 枚急性淋巴结炎的 L/T 比值中，23 枚 <2；在恶性淋巴瘤的 129 枚浅淋巴结中，124 枚 L/T 比值 >2；然而在 96 枚浅淋巴结转移癌中，90 枚 L/T 比值 <2。因此，L/T 比值在良、恶性之间有较大的交叉现象，此与病种及病程以及治疗与否均有一定关系，仅以 L/T 比值作为良、恶性的重点鉴别要点，值得推敲。

（三）淋巴结的血流参数对良、恶性的鉴别

近年来国内外学者对淋巴结血流阻力指数（RI）均给予了极大的关注，各家报道不一，Chang 等提出以 $RI\leq0.6$ 为恶性淋巴瘤的诊断标准，Steinkamp 等报道增生性淋巴结 $RI<0.8$，转移癌 $RI>0.8$，侯新燕等报道转移淋巴结肿的 RI 一般较高（$\chi=0.76$），恶性淋巴结肿 RI 通常较低（$\chi=0.66$）。而笔者所测 Vmax 及 RI 值为非霍奇金淋巴瘤＞霍奇金病＞淋巴结转移癌＞急性淋巴结炎＞慢性淋巴结增生，并且均有统计学意义。其血流动力学良性呈相对低速低阻表现，恶性呈

相对高速高阻表现，良性 RI<0.6、恶性 RI≥
0.6。因此，RI 以 0.8 为界似为过高，而以 0.6
作为良、恶性的参考界值，是比较适宜的。

（四）淋巴结门的问题

众所周知淋巴结门为动静脉的入出及淋巴管
的输出处，因此无论在何种病变时淋巴结门均不
会消失，仅可因病变的挤压显示不清。如若由血
管、淋巴管构成的门部结构消失，该淋巴结则无
法存活。

（五）淋巴结病种的明确诊断问题

常见的淋巴结病变其声像图虽有一定的特点，
但确诊仍有困难，特别对 HD 与 NHL 两病的鉴
别，声像图及血流特点均有相似之处，故最后诊
断仍需依靠组织病理学的结果。

二、超声造影在浅淋巴结疾病应用及展望

（一）应用

使用第二代低机械指数型 SonoVue 超声造影
剂，可较准确显示出淋巴结的血流灌注状态，进
行淋巴结的血管相、实质相分析，进一步提供了
淋巴结微循环灌注的信息。作者对以下淋巴结进
行了造影分析。

1. 正常淋巴结　周围静脉团注造影剂后，10
～15 秒为动脉相，淋巴门部血管开始增强，充盈
均匀，血管分支规则，走性自然。15～25 秒为实
质相，皮质均匀性增强。40～45 秒开始廓清，多
数 60～90 秒廓清结束。

2. 良性反应性淋巴结肿大　整个淋巴结形态
完整，动脉相为由淋巴门处血管至皮质的显著而
均匀增强，淋巴门部血管结构及分支显示完整。
实质相为皮质灌注均匀增强，造影剂灌注强度差
值 SImax-SImin 变化不大，多小于 28%。总体特
点为中央灌注为主，表现为由门部中央自内向外
开始的均匀高增强之"离心"型灌注模式。（图
19-4-1、图 19-4-2）

3. 淋巴结转移瘤　造影剂注入后显示皮质区
被膜下血管首先增强，随后自周边向内显示扭曲
变形的血管，淋巴门难以显示。15～25 秒后实质
相增强但不均匀，可见低或无灌注区，为血管分
布不均、肿瘤浸润或局灶性坏死造成的低增强或

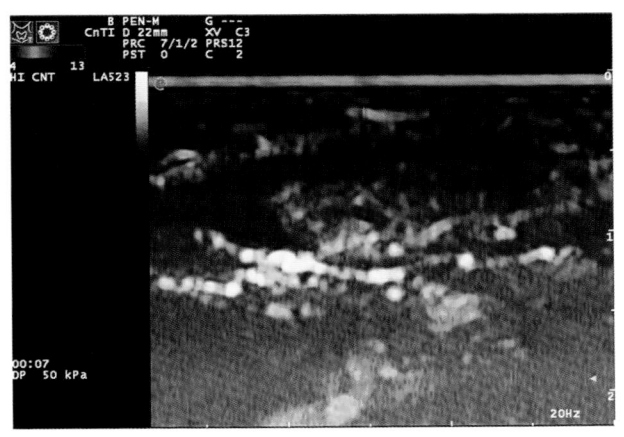

动脉相门部血管结构及分支显示完整

图 19-4-1　良性反应性淋巴结肿大造影图

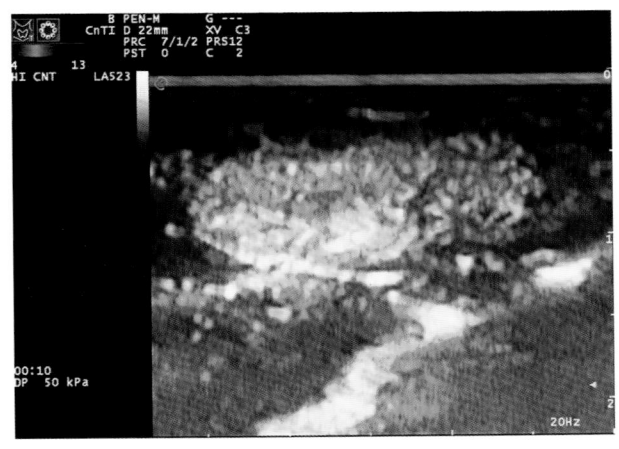

实质相均匀增强

图 19-4-2　良性反应性淋巴结肿大造影图

充盈缺损所致。造影剂灌注强度差值 SImax-
SImin 增大，多大于 28%。后期增强区多表现为
快速非均匀性廓清。总体特点为由周边自外向内
开始的非均匀性高增强之"向心"型灌注模式。
（图 19-4-3～图 19-4-5）

作者研究分析显示：对比病理诊断金标准，
以造影剂"离心"型灌注为良性，"向心"型灌注
为恶性判定标准，其诊断准确率达 83.7%。当以
灌注强度差值 SImax-SImin=28% 为区分淋巴结
良、恶性的截断值时，其对应的敏感性与特异性
之和最高。以 SImax-SImin<28% 为良性，SI-
max-SImin>28% 为恶性判定标准，其诊断准确
率高达 90.7%。

4. 淋巴瘤　动脉相淋巴结门不易显示，血管
显示不良，表现为结内无数散在的强回声斑点。
实质相似较强的"雪花"点状强回声弥漫增强开

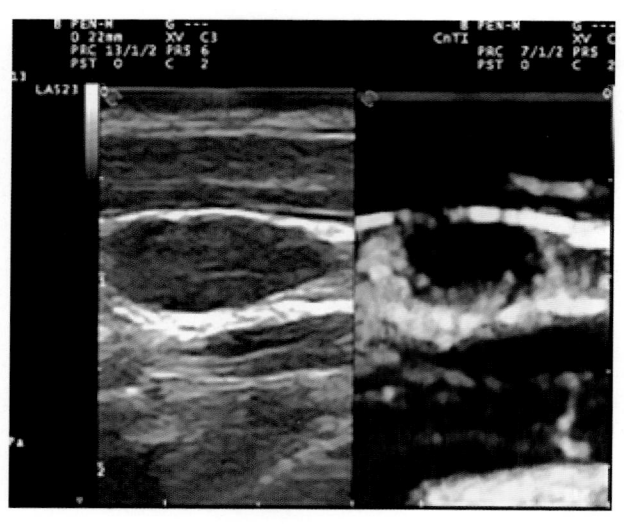

动脉相被膜下血管首先增强

图 19-4-3　淋巴结转移瘤造影图

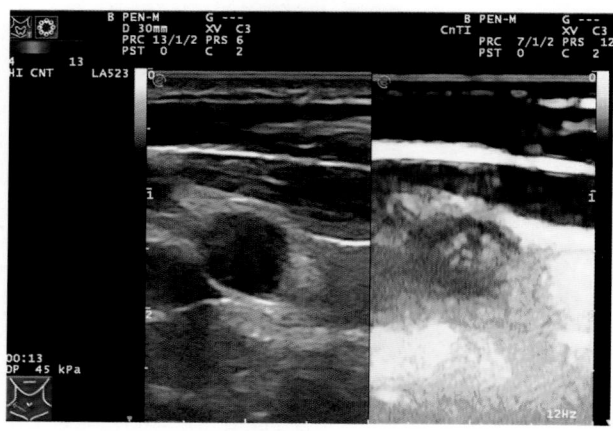

实质相增强不均，可见低或无灌注区

图 19-4-4　淋巴结转移瘤造影图

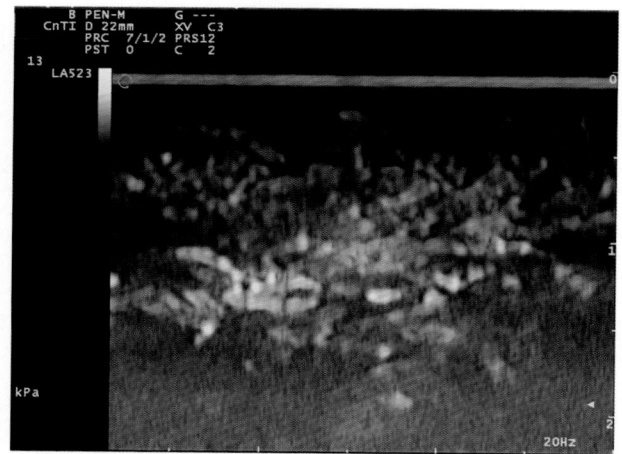

图 19-4-5　淋巴瘤

始，随即相互融合，同时可见扭曲的结内血管。后期廓清相对缓慢，呈蜂窝样弥漫改变。总体特点为实质弥漫性雪花点样增强，随即融合成高增强。（图 19-4-5）

（二）展望

近年来有学者在动物实验中用组织内注射超声造影剂探测淋巴管和前哨淋巴结。将超声造影剂注射到组织间隙，通过淋巴内皮细胞间隙或细胞的出胞入胞作用，造影剂进入毛细淋巴管，回流到淋巴结，使淋巴管和淋巴结显像。注射在不同部位，可显示不同淋巴引流途径，在相应淋巴引流区域探及到增强的淋巴结。如在肿瘤组织内注射超声造影剂，则可观察淋巴液流向，探测淋巴管走行和前哨淋巴结。此方法使正确跟踪和识别前哨淋巴结，诊断和鉴别诊断淋巴结转移，引导组织病理活检成为可能。相信应用先进的超声诊断仪以及超声造影技术日趋成熟，对淋巴结病变的深入研究及临床应用将会有广阔前景。

（刘明瑜　杨　漪）

参考文献

[1]　于频．系统解剖学．第 4 版．北京：人民卫生出版社，1998：230.

[2]　吴瑞琪．组织胚胎学．第 2 版．北京：人民卫生出版社，1993：63.

[3]　陈建荣，聂月娟，吕国兴．超声在浅淋巴结病变检查中的应用价值．中国超声医学杂志，2000，16（8）：631-633.

[4]　Vassallo P，Wernecke K，Roos N，et al. Differentiation of benign from malignant superficial lymphadenopathy：The role of high-resolution US. Radiology，1992：183-215.

[5]　Chang DB. Differentiation of benign and malignant cervical lymph nodes with color Doppler sonography. AJR，1994，162：965.

[6]　Steinkamp HJ. Differential diagnosis of cervical lymphadenopathy with color duplex sonography（ab）. Radiology，1994，193：263.

[7]　侯新燕综述，张武审校．超声在淋巴结病变检查中的应用．中国超声医学杂志，1997，3：64-66.

[8]　武忠弼．病理学．第 4 版．北京：人民卫生出版社，1997：311.

[9]　刘明瑜，等．浅淋巴结病变的超声诊断．中国超声医学杂志，2002，18（6）：462.

[10]　殷蔚伯．谷铣之．肿瘤放射治疗学．第 3 版．北京：中国协和医科大学出版社，2002：684.

[11]　刘学明．静脉超声造影彩色多普勒检查淋巴结的初步体会.

中华超声影像学杂志，2004，13（2）：148.

［12］ Rubaltelli K，Khadivi Y，Tregnaghi A，et al. Evaluation of lymph node perfusion using continuous mode harmonic ultrasonography with a second-generation contrast agent. J Ultrasound Med，2004，23（6）：829.

［13］ Goldberg BB，Merton DA，Liu JB，et al. Contrast-enhanced sonographic imaging of lymphatic channels and sentinel lymph nodes. J Ultrasound Med，2005，24（7）：953.

第二十章 颈部淋巴结

第一节 概述

自1984年Bruneton等率先使用高频超声探测颈部浅表淋巴结转移癌以来，国内、外学者对超声这一无创性诊断手段在浅表淋巴结病变的应用研究已经进行了20余年，并取得一系列的研究进展。目前，超声对浅表淋巴结的评估手段已经得到很大程度的扩展，这些评估手段包括灰阶超声、彩色/能量多普勒超声、频谱多普勒超声、超声造影及超声弹性成像等，这些手段的综合使用显著促进了超声对浅表淋巴结疾病诊断的发展。

第二节 局部解剖

一、淋巴结的组织结构

淋巴结（lymphonodus）形态呈圆形或豆形，大小不一，常聚集成群，在四肢的近端、颈部、盆腔、纵隔、胸系膜和肺门处较多。其表面粗糙，有许多淋巴输入管穿入，在结的另一侧向内凹陷，该处结缔组织较多，有血管、神经穿入，并有淋巴输出管穿出（图20-2-1）。

淋巴结的表面包有结缔组织的被膜，内部的实质分为皮质和髓质。被膜由致密的纤维性结缔

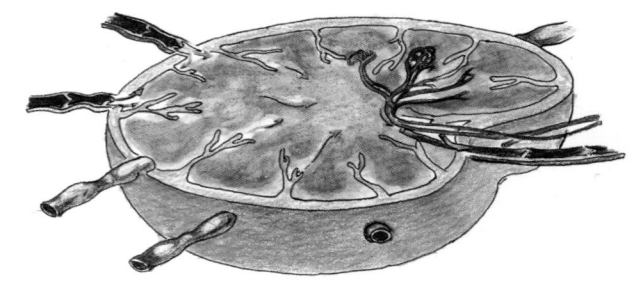

图20-2-1　正常淋巴结解剖图

组织和少量散在的平滑肌组成，被膜的纤维伸入结内，形成网状的支架，称为小梁。皮质位于被膜下面，为淋巴结实质的周围部分，由密集的淋巴小结组成。髓质在皮质的深部，为淋巴结的中心部分。淋巴细胞密集成索、并且彼此相成网状，称为髓索。在髓索的周围有淋巴窦（Lymphosinus）围绕，将髓索与小梁分开。髓质内的小梁很不规则，也交织成网，其中有血管通行，故髓质是由髓索、小梁和淋巴窦三种结构共同组成。淋巴窦为淋巴管腔在结内扩大而成的结构，位于淋巴小结周围、被膜之下的为边缘窦或皮窦，位于髓质部髓索之间的为髓窦。

正常淋巴结由一支或两支淋巴门动脉供血，管径平均0.14mm，其在淋巴门分支出微动脉，通过淋巴结髓质并在其内分支。通过小梁到达皮质的微动脉较少。一些分支最后到达包膜下皮质的毛细动脉弓。静脉血流始于副皮质区的后微静

脉，这些微静脉组成较大的微静脉，向心性汇入淋巴门的静脉主干，管径平均 0.14mm。动脉和静脉通常相互平行（图 20-2-2）。

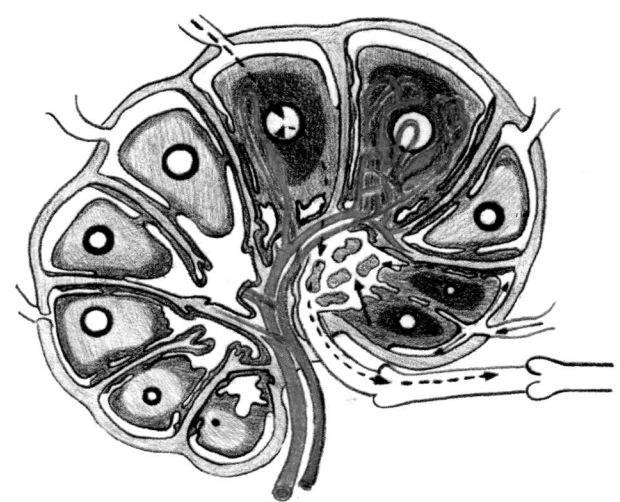

图 20-2-2　正常淋巴结血供解剖图

淋巴结的一切构造，都可因不同的生理或病理情况而有所改变，而且机体内不同部位的淋巴结，其构造亦不尽相同。

二、颈部淋巴结的区域解剖

目前，在国际外科学和肿瘤学上被普遍应用的颈部淋巴结分组法是美国癌症联合委员会（AJCC）的分组。依据颈部淋巴结被肿瘤转移累及的范围和水平，AJCC 将颈部的淋巴结分为七个水平，或称为七个组：水平Ⅰ为颏下和下颌下淋巴结；水平Ⅱ为上颈内静脉淋巴结；水平Ⅲ为中颈内静脉淋巴结；水平Ⅳ为下颈内静脉淋巴结；水平Ⅴ为副神经淋巴结和颈横淋巴结；水平Ⅵ为颈前淋巴结；水平Ⅶ为上纵隔淋巴结。水平Ⅱ、Ⅲ、Ⅳ三组淋巴结的分界线在舌骨和甲状软骨下缘（图 20-2-3）。

尽管 AJCC 分组现已广泛应用于确定颈部淋巴结的位置，但有一些重要的淋巴结，如腮腺和咽后淋巴结没被纳入分组。因而在 1986 年 Hajek 制订了简单易行的颈部淋巴结超声检查分组。根据淋巴结的位置该方法将颈部淋巴结分为八个组：第一组为颏下淋巴结；第二组为下颌下淋巴结；第三组为腮腺淋巴结；第四组为颈上淋巴结（位于舌骨水平以上）；第五组为颈中淋巴结（在舌骨

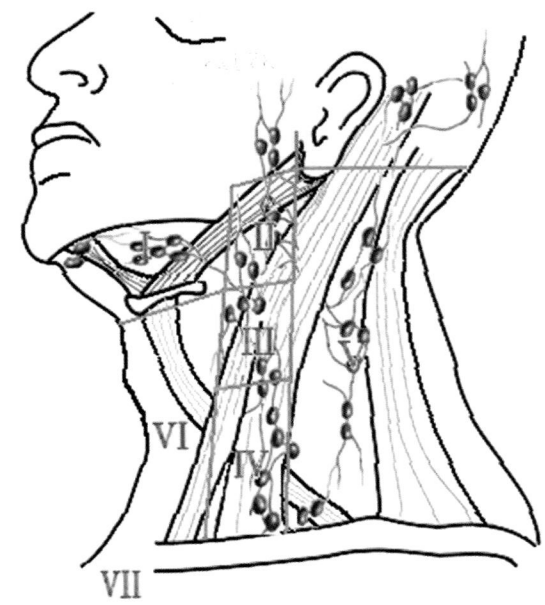

图 20-2-3　颈部淋巴结 AJCC 分组法

和环状软骨之间）；第六组为颈下淋巴结（位于环状软骨下方）；第七组为锁骨上窝；第八组为颈后三角。需指出的是这个分组法并不反映建立在 AJCC 分组法上的肿瘤分期，而只是为超声检查者提供一个简单易行的分区，提供一个系统性的颈部淋巴结扫描步骤，避免遗漏病变。但该分区未将喉前、气管前及气管旁等颈前淋巴结包括在内，因而有进一步完善的需要。

第三节　检查方法

一、检查仪器

超声仪器最好具备良好空间分辨力和时间分辨力，彩色/能量多普勒具有良好的血流敏感性。如具备灰阶超声造影功能、弹性成像功能则更有助于淋巴结的评估。用 7.5MHz 以上的线阵探头，极为表浅的淋巴结可选用高至 20MHz 的探头。

二、仪器调节

（一）灰阶超声

图像的调节应做到因人、因需而异。可根据需要来改变探头频率，皮下脂肪较厚者需适当调低，同一患者，目标区域距探头较近用较高频

率，较远则可调低。除改变探头频率外，还可通过改变聚焦区域的位置和数量、增益以及帧频来改善图像质量。单个聚焦虽可提高帧频，使图像更接近实时，但是淋巴结组织受呼吸移动较小，故宜采用多点聚焦以提高分辨率。高增益的二维图像可抑制血流信息，低增益的二维图像则相反。

（二）多普勒超声

多普勒超声检查应包括彩色和频谱分析，合理的参数调节将获得良好的多普勒显示效果。因为淋巴结血流速度偏低，多普勒脉冲重复频率通常调至低值，对于炎症、淋巴瘤等病变时可适当调高；同样为了避免低速血流信号的丢失，壁滤波设置也应调到较低的程度；对于增益调节，通常上调到尚未出现噪声程度；彩色取样框的大小在保证取样框涵盖目标区域的前提下，应尽量减小其大小，以迅速捕捉目标血流信息。脉冲多普勒取样容积的大小实际中很难实现正好包括目标血管的整个管腔；θ角度的调整应使声束与血流方向尽量平行，如无法判断其血流方向时，θ角度调整为零度。

（三）超声造影

超声造影技术只要管腔内有血液的流动或位移，就能清楚显示血流灌注充盈情况，合理调节各项参数以获得良好的显示效果，不同的超声仪器所带的造影成像技术虽然不同的，都需调低机械指数以稳定微泡，保证成像的时间，不同的超声仪器的调节略有所不同，例如 ESAOTE 设置为0.06～0.10；适当调整探头频率，获得足够的组织抑制并保持合适的穿透深度；图像的聚焦点通常调整到所需观察的水平稍下方；增益方面需要适当调低，不能过高，过大的背景噪音会影响观察造影剂的填充显示效果。

（四）弹性成像

弹性成像时，调节取样框大小，将病灶和周围组织包含在内，通常取样框的范围大于病灶的2倍或以上，如病灶过大时，可将病灶的一部分置于取样框内。手动加压式超声弹性成像时手持探头在病灶部位垂直施压作微小振动，频率为2次/秒左右，解压施压深度约1～2mm；使用心脏

的舒缩运动、血管的搏动和呼吸运动等内部力学作用进行弹性成像的仪器，只需将探头置于目标病灶处既可实现弹性成像。仪器内部具有感受振动压力和频率的装置，当压力和频率综合指数达到理想范围时，仪器会给予相应的提示，过大或过小均可使组织硬度的评估产生偏差，在理想的压力和频率振动下，取得较为稳定的图像方可进行弹性评估。

三、检测方法

患者取仰卧位，扫查颈部淋巴结时需颈下或肩下垫枕以充分暴露颈部，检查一侧颈部时嘱患者将头转向对侧以方便扫查。

在颈部检查时为使检查全面而有系统性，可按照 Hajek 制订的颈部淋巴结超声分组顺序扫查（图20-3-1）。但尚需补充颈前区的淋巴结扫查。首先，将探头先置于下颌体下方扫查颏下和下颌下淋巴结，一般用横切，移动、侧动探头以全面扫查，向上侧动探头时需尽量使声束朝颅骨方向倾斜以显示被下颌体掩盖的一些下颌下淋巴结，可配合使用斜切和纵切；而后沿下颌支横切和纵切显示腮腺淋巴结；从腮腺下方开始，沿颈内静脉和颈总动脉自上而下横切，直至颈内静脉和锁骨下静脉的汇合处，依次显示颈内静脉淋巴链的颈上、颈中和颈下淋巴结，配合使用纵切和斜切，精确地评估任何一处的淋巴结与颈总动脉和颈内静脉之间的关系；探头向后侧移，横切锁骨上淋巴结；在胸锁乳突肌和斜方肌间，即沿副神经走行方向自下而上横切，直至乳突，显示颈后三角淋巴结。位于甲状腺下极尾部和深面的淋巴结检查常需作吞咽试验，应用这种声像图的动态观察法有助于淋巴结的检出及鉴别诊断。

四、观察内容

对扫查过程中发现的可疑淋巴结，应先评估其灰阶超声表现，包括解剖位置、形态、大小、边缘规则与否、边界清晰度、皮质回声、淋巴门结构等，随后进行彩色/能量多普勒血流显示，并进行频谱多普勒取样。如进行灰阶超声造影检查或超声弹性成像检查，则遵循相应的检查规则与方法。（图20-3-1）

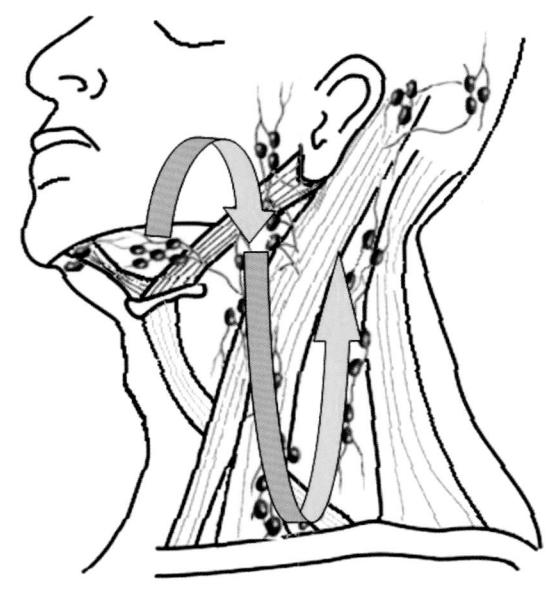

图 20-3-1 颈部淋巴结超声扫查程序示意图

（一）灰阶超声

1. 解剖区域 （Anatomy area）

正常淋巴结常见于下颌下、腮腺、上颈部、颈后三角、腋窝、腹股沟区域。对于已知有原发肿瘤的病例，转移性淋巴结的分布有助于肿瘤分期。而对于未能确定原发灶的病例，已证实的转移性淋巴结可能为原发肿瘤的确定提供线索。

2. 淋巴结大小 （Lymphonodus' Size）

淋巴结长轴切面的纵、横径值。在同一切面测量淋巴结的最大纵径 L 和横径 T（图 20-3-2）。横径的长短较纵径有价值。

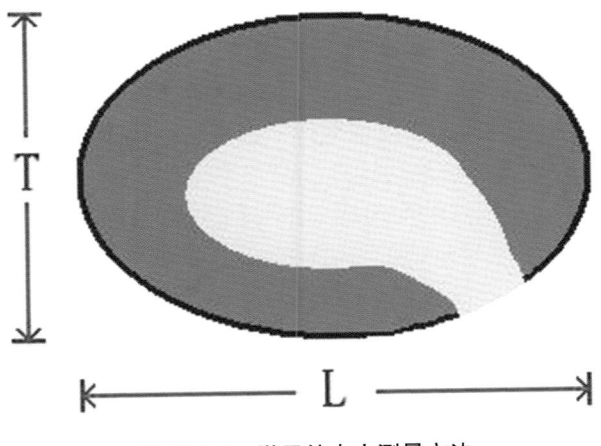

图 20-3-2 淋巴结大小测量方法

3. 纵横比 （L/T）

在长轴切面上淋巴结的纵径（L）除以横径（T），它是声像图鉴别肿大淋巴结的最重要的指标。

4. 淋巴结边界 （Nodal Border）

边界指淋巴结和围绕淋巴结的组织之间的交界面，可分为边界清晰和模糊两种类型。

5. 淋巴门结构 （Nodal Hilus）

淋巴门结构是淋巴结疾病鉴别诊断的重要线索。淋巴门可分为三种类型的结构：①宽阔型，淋巴门在长轴切面上呈椭圆形。②狭窄型，淋巴门结构呈裂缝样。③缺失型，淋巴结中心的高回声带消失。正常情况下，85%～90%的淋巴结有宽阔的淋巴门。

6. 淋巴结皮质 （Lymphonodus' Cortex）

在淋巴门回声可见的基础上，皮质结构也可分为三种类型：①狭窄型，长轴切面上，最宽处的皮质厚度小于淋巴门直径的 1/2。②向心性宽阔型，皮质厚度大于淋巴门直径的 1/2。③偏心性宽阔型，当皮质局限性增厚至少 100%，即最厚处皮质至少是最薄处的两倍时。

7. 内部回声 （Internal echo）

淋巴结回声水平一般与毗邻肌肉相比较而定义。回声强度有高低之分，而分布情况有均匀和不均匀之分。正常淋巴结与毗邻肌肉比较呈显著的低回声。

8. 辅助特征 （Ancillary feature）

除了以上淋巴结本身的改变外，还应观察淋巴结毗邻软组织有无水肿以及淋巴结之间有无相互融合。此外还需观察淋巴结与邻近血管的关系，如周围血管有无受压，血管壁回声有无异常。

（二）多普勒超声

1. 淋巴结血流形式 （Vascular pattern）

主要观察淋巴结内彩色血流信号的分布形式，对淋巴结疾病的鉴别有重要价值。综合各种文献报道的分类法，笔者将淋巴结血流分布分为以下四种类型：

1）淋巴门型血供（图 20-3-3）——在淋巴门高回声显示的前提下，血流信号沿淋巴门分布；不能显示淋巴门的情况下，血流信号从相当于淋巴门的位置放射状分出。

2）中央型血供（图 20-3-4）——血流信号位

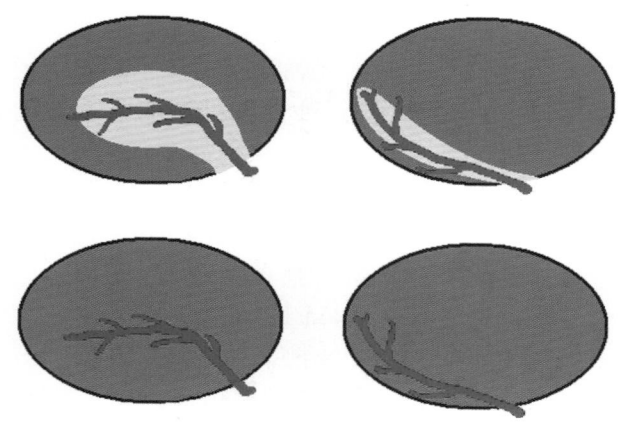

图 20-3-3　淋巴门型血供模式图

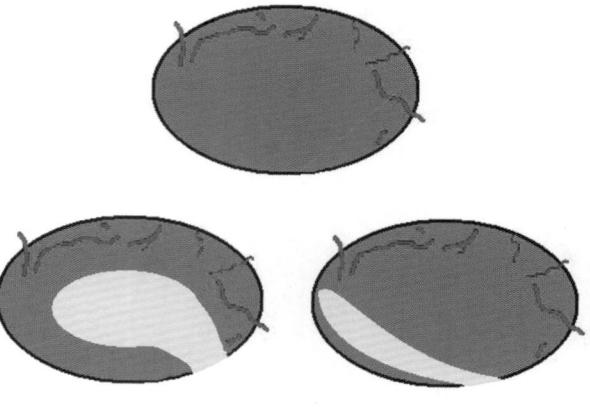

图 20-3-5　边缘型血供模式图

于淋巴结中央，多切面追踪均证实该血流信号不是来源于淋巴门。

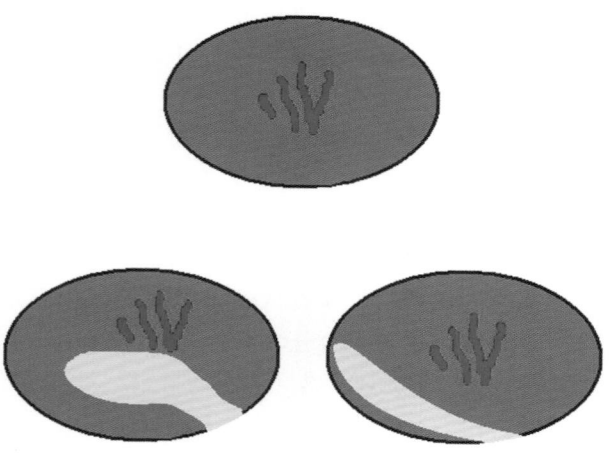

图 20-3-4　中央型血供模式图

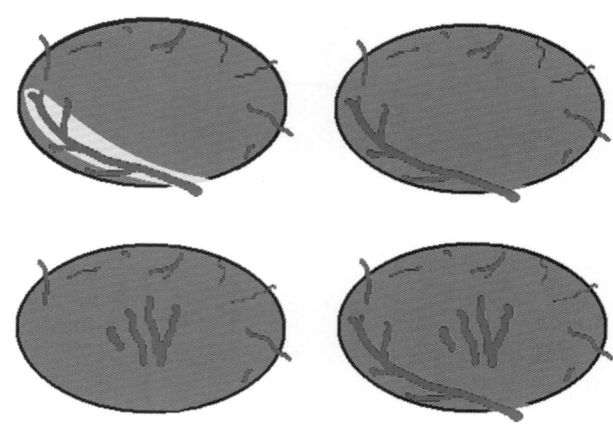

图 20-3-6　混合型血供模式图

3）边缘型血供（图 20-3-5）——血流信号位于淋巴结边缘，多切面追踪均证实该血流信号不是来源于淋巴门，而来源于淋巴结外周血管，穿过包膜进入淋巴结，但也有可能无法显示来源。

4）混合型血供（图 20-3-6）——同时显示上述类型血流的两种或三种。

2. 血管阻力（Vascular resistance）

尽管目前尚有一些争议，但多数观点认为 RI 和 PI 值对淋巴结疾病的鉴别有一定意义，值得注意的是 RI 和 PI 的测量一般需在同一根血管多次取样、不同部位多次取样（3～8 处）等，然后取所得参数的平均值，或最高值，或最低值进行分析。

（三）超声造影

1. 浅表淋巴结的微循环灌注形态学

1）淋巴门灌注血管：将灌注时淋巴结内显示条索状增强区定义为淋巴门血管（图 20-3-7），分为显示淋巴门和不显示淋巴门灌注血管。

2）灌注模式：淋巴结灌注的模式分为 3 型：整体灌注型，即淋巴结的整体同时出现灌注；中央—边缘型（图 20-3-8），即淋巴结中央先出现灌注，随后在边缘出现灌注；边缘—中央型（图 20-3-9），即淋巴结边缘灌注早于中央。

3）灌注的均匀性：主要是观察有灌注区域增强的回声分布是否均匀一致。

4）灌注缺损（图 20-3-10）：定义为同一淋巴结内出现局部无灌注的区域。

2. 浅表淋巴结的微循环灌注血流动力学

微循环灌注动力学的指标包括造影的显影时间、达峰时间、降半时间及峰值强度等。

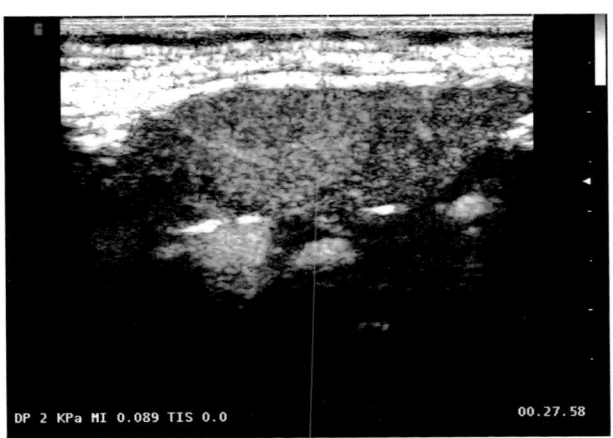

图 20-3-7　淋巴门血管造影表现为从淋巴结边缘
向中央延伸的条索状高回声

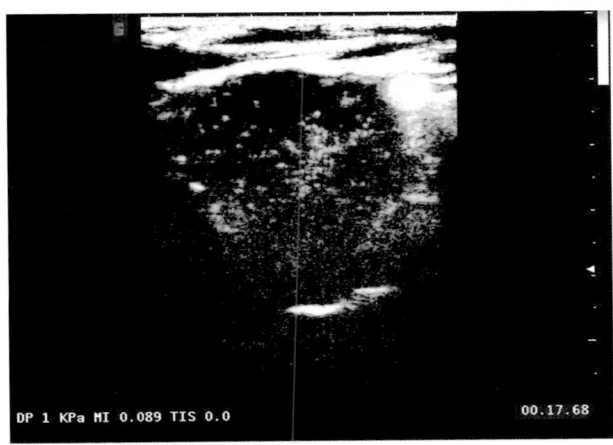

图 20-3-8　中央－边缘型灌注淋巴结中央先出现灌注，
随后边缘出现灌注

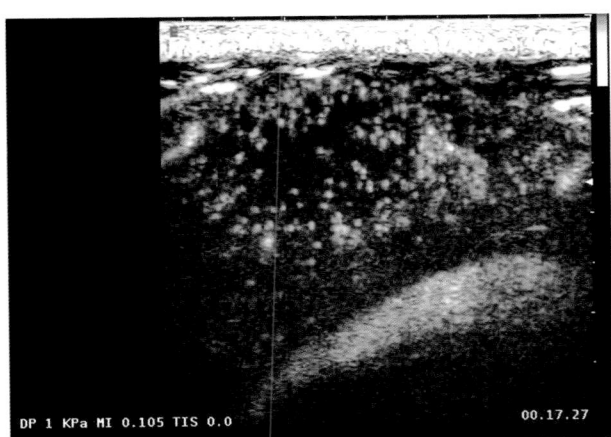

图 20-3-9　边缘－中央型灌注淋巴结边缘先出现灌注，
逐步向中央充填

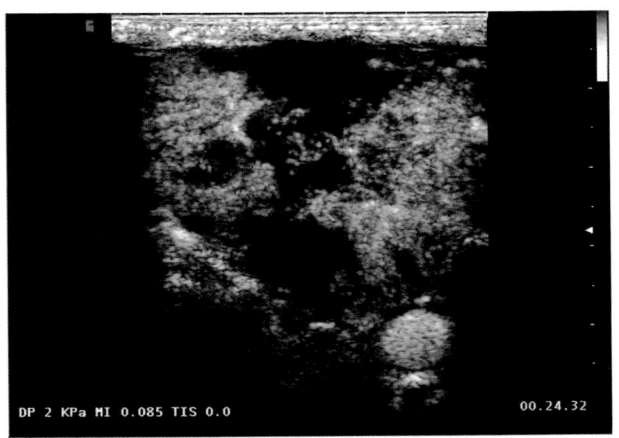

图 20-3-10　灌注缺损淋巴结内出现斑片状无灌注区

1）达峰时间：时间强度曲线开始出现上升支到曲线达到峰值所需的时间，即曲线的上升支所占的时间；达峰时间可反映造影时间强度曲线灌注的速率，达峰时间越长意味着灌注受到的阻力越大。

2）降半时间：从曲线峰值下降到峰值和基础值之和一半所需的时间。

3）显影时间：从注射造影剂即刻到时间强度曲线开始出现上升支的时间；

4）峰值强度：曲线峰值时回声强度的灰阶值，理论上其分布的范围为 0～255。

（四）淋巴结弹性图

1. 淋巴结弹性图分级

根据不同颜色（即不同相对硬度）将弹性图分为Ⅰ～Ⅳ级（图 20-3-11）。Ⅰ级：病灶区与周围组织呈均匀的绿色；Ⅱ级：病灶区以绿色为主（绿色区域面积 50～90%）；Ⅲ级：病灶区呈杂乱的蓝绿相间或病灶区以蓝色为主（蓝色区域面积 50%～90%）；Ⅳ级：病灶区几乎为蓝色（蓝色区域面积＞90%）；以≥Ⅲ级作为判断淋巴结良恶性的重要参考指标。

2. 应变指数（Strain index）

通过测量肌肉－淋巴应变比（Muscle-to-lymph node strain ratio），即应变指数，可获得最佳的诊断准确性，尽管不同仪器计算所得数值有所不同，但对于鉴别转移性淋巴结和良性淋巴结，其平均应变指数的总体趋势仍有显著差异。

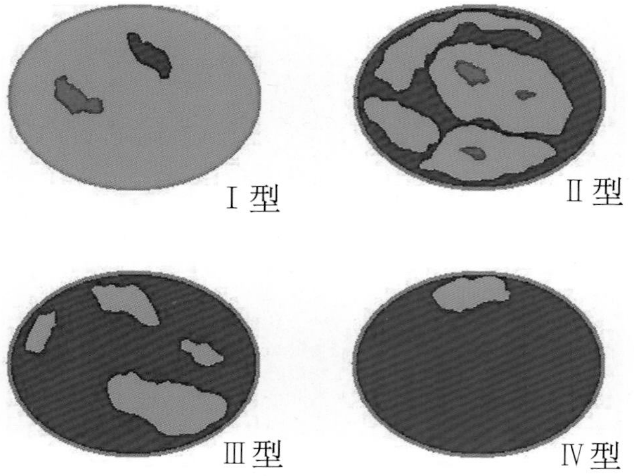

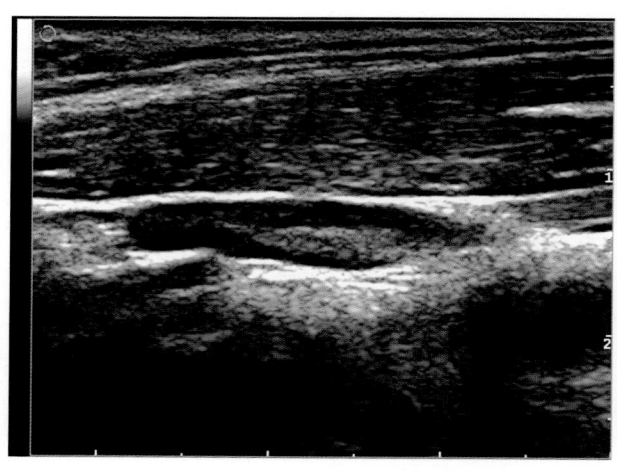

图 20-3-11　淋巴结弹性成像分型模式图

淋巴结较扁长，淋巴门纤细

图 20-4-1　正常颈部淋巴结灰阶超声表现

第四节　正常淋巴结的超声表现

正常淋巴结（Normal Lymphodus）超声上类似肾脏，呈"靶样"结构，其灰阶超声表现如下：①淋巴结的外形呈长条状或卵圆形。②淋巴结包膜呈中高回声，位于淋巴门的一侧凹陷，对侧膨凸。③淋巴结边缘的低回声为皮质，皮质主要是实质性组织，组织学证实是由淋巴小结所构成，只有很少的淋巴窦，这种组织学上的均匀性可以解释淋巴结皮质呈低回声。④淋巴结中央可见一高回声结构，与周围软组织相连续。这一高回声结构由髓窦、结缔组织、脂肪及出入淋巴结门的动静脉所形成，在淋巴结超声学上，统称这一高回声结构为淋巴门（echogenic hilus）。⑤淋巴结的血管结构正常情况下灰阶超声难以显示，但高分辨率超声可能显示腹股沟较大淋巴结的血管结构。

在不同的解剖区域，正常浅表淋巴结的形态和内部结构有较大差异。一般颈部淋巴结较为细长，淋巴门较细小，呈细线状或条索状（图 20-4-1），也可缺如。但颈部的下颌下淋巴结外形较为饱满，部分淋巴结趋向于圆形，淋巴门较为饱满、宽阔（图 20-4-2）。

彩色多普勒超声上正常淋巴结动脉血供显示为门部纵行的、对称放射状分布的结构，而不显示边缘血供（图 20-4-3）。这和淋巴结的上述血供

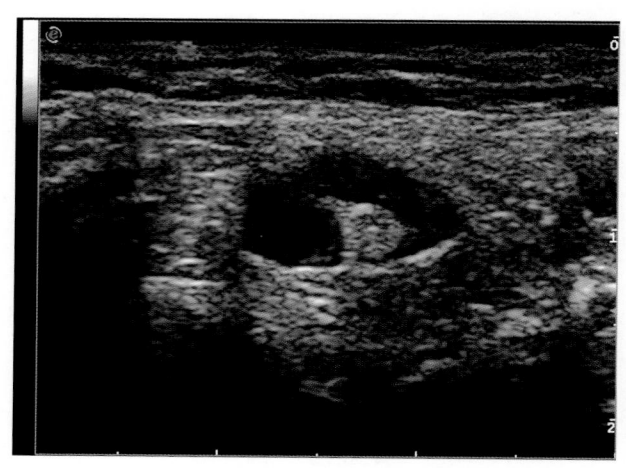

淋巴结较饱满，淋巴门相对较大

图 20-4-2　正常下颌下淋巴结灰阶超声表现

结构是对应的。淋巴门动脉多为一支，偶可见两支。多普勒超声显示血管内血流信号不仅与流速有关还与管径有关，因而其可以显示淋巴门血管或是淋巴门血管的第一级分支。淋巴结静脉的显示率要低于动脉，这与其流速较低有关。在正常淋巴结，多普勒超声一般无法非常清楚显示淋巴结血管的空间分布，但当淋巴结发生炎症，其血管扩张则血管结构就易于被多普勒超声显示。

目前淋巴结血流速度测量的临床意义存在争议。据报道正常淋巴结的 PI 小于 1.6，RI 小于 0.8（图 20-4-4）。

正常淋巴结的超声造影通常表现为淋巴门血管型灌注，灌注模式为均匀性的整体灌注型。正常淋巴结的淋巴结弹性图分级为 I～II 级，应变指数不同仪器所得数值有所不同。

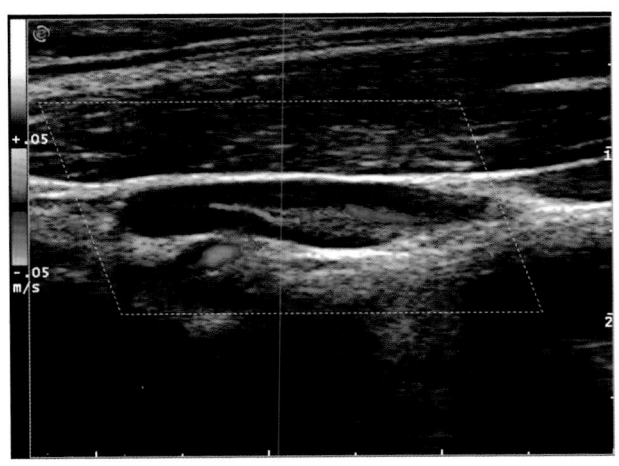

图 20-4-3　彩色多普勒探及正常淋巴结的淋巴门处血流

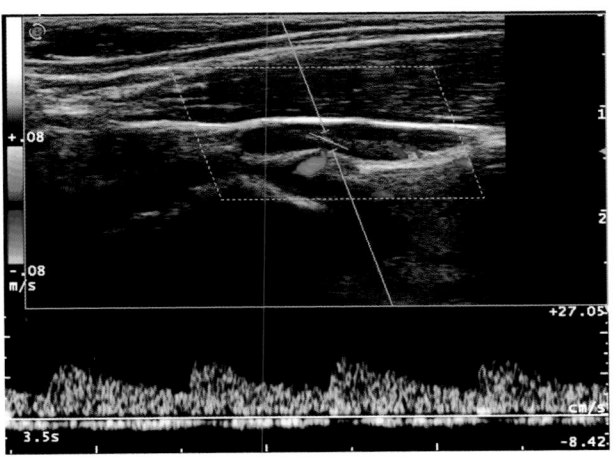

图 20-4-4　正常淋巴结的动脉血流频谱多普勒

第五节　淋巴结反应性增生

一、临床概论

各种损伤和刺激常引起淋巴结内的淋巴细胞和组织细胞反应性增生，使淋巴结肿大，称为淋巴结反应性增生（reactive hyperplasia of lymph node）。细菌、病毒、毒物、变应性组织成分及异物等引发的炎症皆可引起所属部位的淋巴结反应性增生。临床上十分多见，可发生在任何年龄段。化脓性扁桃体炎、牙龈炎等可引起颈部淋巴结反应性肿大。

初期淋巴结柔软、有压痛、表面光滑、无粘连，肿大到一定程度可停止，常有局部红肿热等炎症表现。慢性期淋巴结较韧、能推动，患者可偶然发现。

外周血常规白细胞总数及分类对淋巴结反应性增生的原因判断有一定参考价值。对于淋巴结反应性增生的确诊需要进行淋巴结穿刺活检。急性期可给予抗炎治疗；慢性期则无特殊治疗，注意定期随访。

二、超声表现

（一）灰阶超声

1. 淋巴结部位与数目

淋巴结反应性增生在颈部常位于上颈部区域，主要分布在颏下区、下颌下区和腮腺区。一般仅累及一个解剖区域，如果为全身性疾病引起的淋巴结反应性增生，可累及数个区域，甚至全身浅表淋巴结均可肿大。累及的淋巴结数目从一个到数个不等，可视感染的程度和病程而定。

2. 淋巴结的大小和形态

反应性增生的淋巴结呈长圆形、椭圆形均匀性肿大，长径＞5mm，通常为 10mm 左右，85% 的淋巴结 L/T＞2。以 L/T＞2 为标准区别正常反应性淋巴结和病理性淋巴结，其敏感性约 81%～95%，特异性 67%～96%。但在有些部位如下颌下及腮腺区，肿大的淋巴结可趋圆形，L/T≤2。根据受累区域的解剖特点不同，同种病因引起的反应性增生的淋巴结，其表现的大小和形态也不完全相同，如在颈前区和下颌下区，其大小和形态就存在差异。

3. 淋巴结的边界和周围组织

淋巴结反应性增生周边有完整的高回声包膜，若出现严重的反应性改变，则由于其周围的软组织感染水肿，使得淋巴结的边界变模糊，出现包膜破坏，周边组织和淋巴结出现粘连。

4. 淋巴结内部回声和皮质结构

淋巴结的内部皮质回声强度低于毗邻肌肉回声，呈 C 型实质性低回声围绕髓质。感染性因子经过输入淋巴管到达淋巴结，早期就到达整个淋巴结，在淋巴结的各个部分同时导致反应性改变，故回声分布较均匀。有时部分淋巴结可有液性无回声区，通常无钙化的强回声。病原体诱导淋巴滤泡内的淋巴细胞增生、淋巴窦扩张和巨噬细胞浸润,这些病理改变导致淋巴结皮质增厚。

5. 淋巴门

通常情况下,反应性增生的淋巴结的淋巴门结构是正常的(图 20-5-1),仅 8% 的患者淋巴门回声消失,常出现于颈部及颌下区(图 20-5-2)。因早期感染性因子首先累及皮质,后来则蔓延至淋巴门。如果感染持续,在淋巴门将形成新的生发中心,组成新的淋巴滤泡。这些可能解释超声上淋巴门回声的改变。

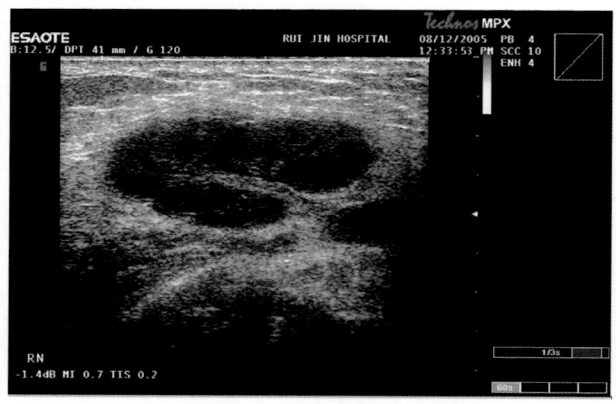

颈部受累淋巴结呈低回声,淋巴门正常可见

图 20-5-1 反应性淋巴结

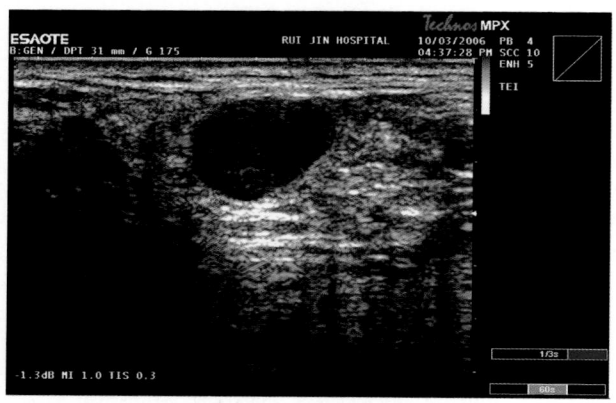

颈部受累淋巴结呈低回声,分布均匀,淋巴门消失

图 20-5-2 反应性淋巴结

(二) 多普勒超声

1. 彩色多普勒

反应性淋巴结淋巴门血流的显示较佳,可探及血管进入淋巴结的正常入口,可见到放射性对称的淋巴门型血供,淋巴门血管不发生移位(图 20-5-3)。有报道 96% 的反应性淋巴结可见淋巴门

血供。在反应性淋巴结中,弥漫性的病理过程特征保存了淋巴结的正常血管结构,在组织学上显示有完整的淋巴结结构、血管沿淋巴门分布。有 4% 反应性淋巴结表现为混合型血供(即同时出现淋巴门血供和边缘血供),出现边缘血流可能是炎症导致周围相连组织血供增加,淋巴结包膜正常微动脉扩张或正常微动脉的末梢分支增生,这些边缘血流可能被误判为恶性病变的血流。也有报道指出部分良性淋巴结表现为无血流信号,这可能是由于组织的退行性变导致低灌注所致。

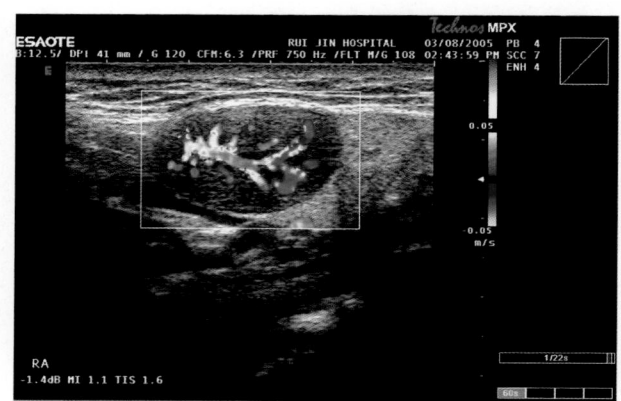

图 20-5-3 反应性淋巴结颈部受累淋巴结出现典型淋巴门型血管模式

一般而言,急性反应性淋巴结,血流速度加快,血管径增宽,超声显示的血供就增加;在慢性淋巴结炎,结节内纤维化导致血管阻力增加,血流减少,超声显示的血流也就减少。淋巴结的血管密度和淋巴结的大小呈正相关,可代表炎性反应的强度。

如以无血流型和淋巴门血流型作为良性病变特征,以混合血流型、点状血流型和边缘血流型作为恶性病变特征,将转移性淋巴结与良性反应性淋巴结病鉴别的准确率为 88%,敏感性为 89%,特异性为 87%。

2. 频谱多普勒

反应性淋巴结的血流阻力较低,PI 约 0.85～1.10,RI 约 0.57～0.66,根据上海瑞金医院资料,反应性淋巴结 PI 在 1.05±0.74,RI 约 0.59±0.13。由此可见,反应性淋巴结的血管一般呈低阻力状态,这是由于水肿和血管舒张导致毛细血管网的血流明显地增加。

（三）超声造影

对反应性淋巴结进行超声造影，由于其的正常结构尚完整，显示灌注模式同正常淋巴结。可见淋巴门血管显示，淋巴结整体均匀灌注。

（四）超声弹性

超声弹性单独在反应性增生淋巴结中的应用还比较少，其主要研究是在区分良、恶性淋巴结上。Lyshchik 在其研究过程中发现，多数的良性淋巴结和周围肌肉结构的硬度相似，弹性特征差异微小，因而在以灰阶方式显示时有相似的亮度，在弹性图上出现 67% 淋巴结不能清晰显示的现象。良性淋巴结的平均张力系数为 0.8±0.5。98% 的良性淋巴结的小于 1.5，而 85% 的转移淋巴结的大于 1.5。

国内史国红等研究发现，弹性成像最大的优势就在于它的高度特异性。良性的反应性淋巴结的弹性分级多在 Ⅰ～Ⅱ 级，国内谭荣等的报道也阐述了弹性应变指数在良、恶性组淋巴结中的差异有统计学意义；另外还指出，单独使用弹性成像技术会造成一定数量的假阳性和假阴性，如果只根据弹性成像彩色评分图分型或者只采用测量弹性应变指数，误诊和漏诊的现象就更加明显。

三、超声对于诊断淋巴结反应性增生的临床价值

淋巴结反应性增生应用高额超声能够实时、多切面地观察淋巴结结构及其血供情况，再加上超声造影及超声弹性技术，可与恶性淋巴结病变进行鉴别（图 20-5-4）。超声还可提示最佳的穿刺部位，为进一步明确淋巴结细胞学诊断提供依据。

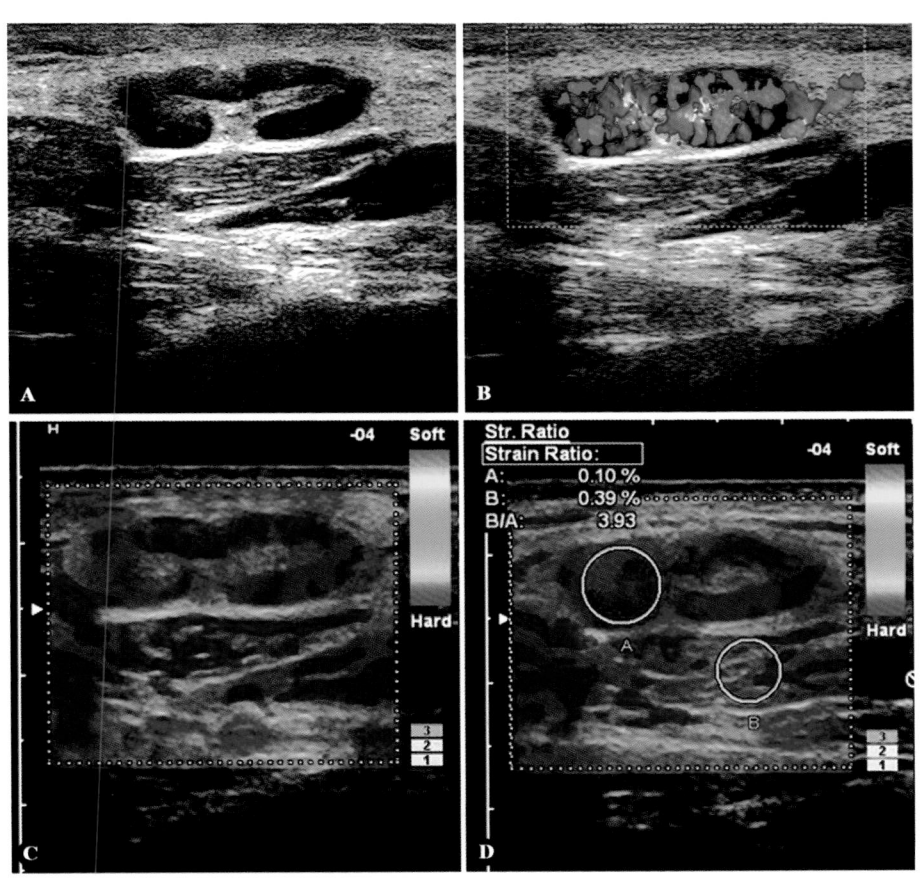

A. 左颈部异常淋巴结，椭圆，呈较均匀低回声，淋巴门明显可见；B. 彩色多普勒超声显示丰富淋巴门血管；C. 超声弹性图上显示淋巴结内蓝绿相间；D. 淋巴结应变指数 3.93

图 20-5-4　颈部急性反应性淋巴结

第六节 组织细胞坏死性淋巴结炎

一、临床概述

组织细胞坏死性淋巴结炎（histocytic necrotizing lymphadenitis，HNL）是一种良性的、自限性的疾病，1972年由日本学者Kikuchi和Fujimoto首先报道，故又称Kikuchi-Fujimoto病（Kikuchi-Fujimoto disease，KFD）、Kicuchi病（Kicuchi disease，KD）。亚洲是该病的高发区，好发于年轻人，女性多见。其病因及发病机制尚不明确，可能与多种病毒和微生物感染及免疫异常有关，尤其是EB病毒，多有受冷、劳累、生活不规律等诱因。国外有学者提出肠兰伯鞭毛虫感染可能成为本病的诱发因素之一。

组织病理学主要表现为副皮质区片状或融合的坏死灶，有大量的核碎片，有淋巴网状内皮细胞浸润，但不出现粒细胞浸润现象。Kuo等根据病理形态的不同特点分为三种类型：增生性（proliferative）、坏死性（necrotizing）、黄色瘤样性（xanthomatous）。后两种病变一般易于确诊，而增生性病变易误诊为恶性淋巴瘤。

临床上大多表现为颈部淋巴结肿痛、发热、咽痛、口腔溃疡、肌痛、皮疹、肝脾大等，病程常呈自限性（可自愈）。很多Kikuchi病患者全身症状易被局部的感染症状所掩盖，常见合并心肌损害及肺部病变，也可继发于传染性单核细胞增多症、结核、系统性红斑狼疮（SLE）并发亚急性坏死性淋巴结炎、合并脑炎等，多由感染导致免疫力下降所引起。实验室检查常发现血沉加速，血清转氨酶升高，淋巴细胞正常，有时外周血中可查见非典型淋巴细胞，细菌学检查阴性。最后的确诊还是需要对肿大淋巴结活检。

临床治疗目前主要为对症及支持治疗。对发热及淋巴结肿痛明显的患者给予非甾体抗炎药或肾上腺皮质激素治疗；对复发的患者可直接给予肾上腺皮质激素治疗，同时可加用细胞免疫调节剂。

二、超声表现

（一）灰阶超声

1. 淋巴结部位与数目

病变多发生在颈部，常为单侧累及，少数为双侧受累，文献报道以上颈部、颈后三角淋巴结异常多见。颈部同一解剖区域淋巴结常多发受累。台湾学者Lo等报道本病多发于颈部Ⅱ、Ⅲ、Ⅴ区，其中Ⅴ区占40.3%。

2. 淋巴结大小与形态

HNL淋巴结的体积明显增大，外形稍趋圆。根据上海瑞金医院的资料，HNL淋巴结横径平均（12.7±3.6）mm，纵径平均（21.0±10.7）mm，T/L平均0.66±0.1。Lo等的研究中，淋巴结横径平均（6.5±2.3）mm，纵径平均（13.4±5.1）mm，T/L平均0.5±0.2。因而有恶性淋巴结病变的外形特征。但是，恶性淋巴结的体积更大，形态更为趋圆，而HNL淋巴横径很少超过3cm，多数淋巴结T/L大于0.5。

3. 淋巴结边界及周边组织

根据多数文献报道，超声上，大部分HNL淋巴结的边界较模糊，淋巴结周边组织出现环形、较厚的高回声带。组织学上，这些改变与淋巴结周围炎性反应带相对应，其内可见淋巴细胞和组织细胞浸润。淋巴结边界模糊还多见于淋巴结结核及恶性淋巴结（尤其是转移性淋巴结），通常被认为与周围炎症及邻近组织水肿有关。

而在上海瑞金医院的研究中，6例HNL淋巴结周围软组织声像图无明显改变，淋巴结相互之间未见融合征象，组织病理学显示这些淋巴结皆有完整而较薄的包膜结构，说明该组HNL病变基本局限于淋巴结内。淋巴结边界回声皆锐利、清晰，这和组织病理学显示淋巴结具备完整而较薄的包膜结构有关。

4. 淋巴结内部回声与淋巴门结构

在回声方面，病变淋巴结一般表现为均匀性的低回声，淋巴结皮质厚度增加。淋巴结皮质内通常无法观察到液化坏死区，这说明受累淋巴结内坏死造成的声学界面的改变尚不能为目前的灰阶超声技术所显示，这一点可以与转移性淋巴结或淋巴结结核相鉴别。

多数淋巴结可见淋巴门高回声（图20-6-1），

组织病理学上可见这些淋巴结有正常的淋巴门结构，说明 HNL 病变性质并不对淋巴门结构造成破坏。

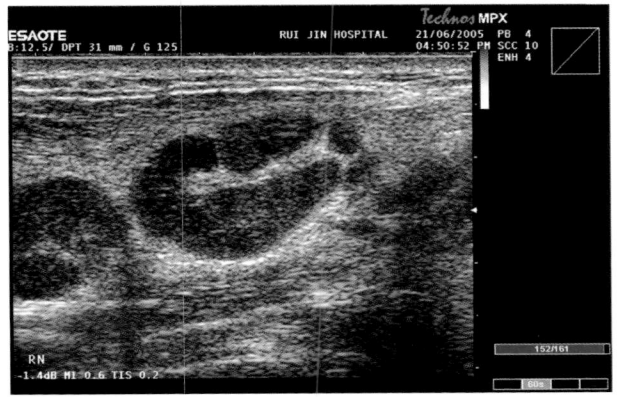

颈部受累淋巴结边缘规则，边界清晰，内部呈低回声，淋巴门可见

图 20-6-1　组织细胞坏死性淋巴结炎

（二）多普勒超声

1. 彩色多普勒

目前国内外关于 HNL 淋巴结彩色及频谱多普勒特征的报道均较少。根据上海瑞金医院的资料，HNL 多显示为丰富淋巴门型血供模式（图 20-6-2）。在组织病理学研究中，病变淋巴结的血管结构多正常，淋巴门部位可见较宽的血管结构，未见血管受压、管腔闭塞等征象，这说明 HNL 淋巴结血管结构基本未受影响，而炎症过程可导致血管的扩张，故彩色多普勒上 HNL 淋巴结的血供模式与反应性淋巴结、淋巴瘤淋巴结的血管模式相似。

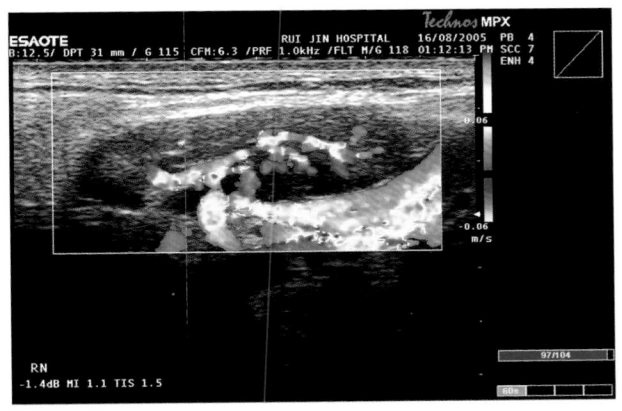

淋巴结呈淋巴门型血管模式

图 20-6-2　组织细胞坏死性淋巴结炎

2. 频谱多普勒

HNL 淋巴结的 RI、PI 值而低于淋巴瘤及转移性淋巴结，与反应性淋巴结相似，这是由于它和反应性淋巴结一样，都属于炎性病理过程，炎症可导致血管扩张而造成血流阻力下降。根据上海瑞金医院资料，HNL 淋巴结血管的 RI 平均 0.59 ± 0.05，PI 平均 0.91 ± 0.11。

（三）超声造影

上海瑞金医院研究发现，HNL 淋巴结增强动力学模式上表现为离心型和整体型增强。可能地解释是由于淋巴结的血管系统未受破坏，位于淋巴结中央的淋巴门血管首先出现灌注，随后分级灌注至各分支，这一动态过程就表现为离心型增强；整体型增强则可能是由于炎症导致血管扩张而使流速增快，以至淋巴门血管与其分支几乎同时出现灌注。Rubaltelli 等的研究发现反应性淋巴结表现为高强度增强，上海瑞金医院周春等研究了 6 个 HNL 淋巴结也表现为高强度增强，可能是因为两种病变都是炎性的病理过程而导致血供增加所致。其中 1 个淋巴结出现增强缺损区，且在有灌注区域出现增强不均的现象，作者认为 HNL 淋巴结是否出现增强缺损可能与坏死灶内是否残留血管、坏死程度以及范围有关，而与坏死灶的大小无明显关系。至于多发小灶性坏死是否是淋巴结出现增强不均的原因，尚有待积累更多的病例进一步研究。

三、超声对组织细胞坏死性淋巴结炎的诊断价值

HNL 的临床表现和辅助检查均缺乏特异性，且临床对于本病的认知度较低，很可能将其误诊为恶性淋巴结、淋巴结反应性增生等其他疾病。CT 上，HNL 表现较多样，与恶性淋巴瘤鉴别时缺乏特异性，且分辨率较低。高频超声检查对于淋巴结（尤其是颈部淋巴结）的检出和鉴别有一定的优势，不仅能明确受累淋巴结的位置、数目，还能通过淋巴结的大小、形态、边界、内部回声特点等对淋巴结的性质进行鉴别，同时结合彩色及能量多普勒，观察淋巴结的血供情况，再加上超声造影，可增加超声医生对本病的诊断信心。但 HNL 淋巴结由于缺乏特征性超声表现，其在外形上和恶性淋巴结相似，在血管模式上和反应

性淋巴结、淋巴瘤淋巴结不易区分，在血流阻力上类似反应性淋巴结。Lo等研究提示，较之于淋巴瘤，HNL淋巴结体积较小，外形趋椭圆，淋巴结内部微结节或网状结果显示率较低，而边界模糊和皮质增厚更常见。当然，对于性质不能明确的肿大淋巴结，应进行细胞学或组织学检查，此时超声可起引导作用，提示最佳的穿刺活检部位。

第七节 结核性淋巴结炎

一、临床概论

淋巴结结核多见于儿童和青年人。颈部淋巴结最常受累，另可累及支气管、肠系膜淋巴结，结核杆菌大多经扁桃体、龋齿入侵，另继发于肺或支气管的结核病变，但只有在人体抗病能力低下时，才能引起发病。

患者可有低热、盗汗、食欲不振、消瘦等全身中毒症状，局部可触及多个大小不等的肿大淋巴结。初期，肿大的淋巴结质地较硬，无痛，可推动；病变继续发展，可发生淋巴结周围炎，使之与皮肤、周围组织发生粘连，各个淋巴结也可互相粘连、融合成团，不易推动；后期，淋巴结发生干酪样坏死，形成脓肿，皮肤破溃后流出豆渣样或稀米汤样脓液，形成一经久不愈的窦道或慢性溃疡，溃疡边缘皮肤暗红，潜行的肉芽组织苍白、水肿。结核菌素试验（PPD）或/和结核抗体阳性。诊断明确后给予抗结核治疗。

二、超声表现

（一）灰阶超声

1. 位置与数目

结核可累及颈部整个解剖区域及相邻解剖区域的多个淋巴结，可成串分布。在颈部，结核性淋巴结炎较常发生于颈上组、颈中组、颈下组和锁骨上窝组，另外颌下、颈后三角区也为多见。

2. 形态与大小

结核性淋巴结炎的肿大程度较非特异性淋巴结炎为重，外形也通常呈圆形（图 20-7-1），L/T<2，平均约1.16。

3. 边界与周边组织

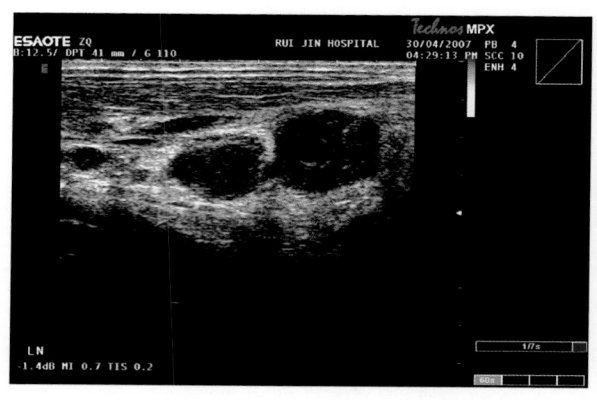

颈部受累淋巴结外形趋圆，边界尚清晰

图 20-7-1 结核性淋巴结

由于淋巴结周围软组织受感染水肿（图 20-7-2），使得淋巴结的边界通常较模糊，淋巴结之间或淋巴结与周围毗邻软组织之间相互融合是结核性淋巴结的常见特征（图 20-7-3）。

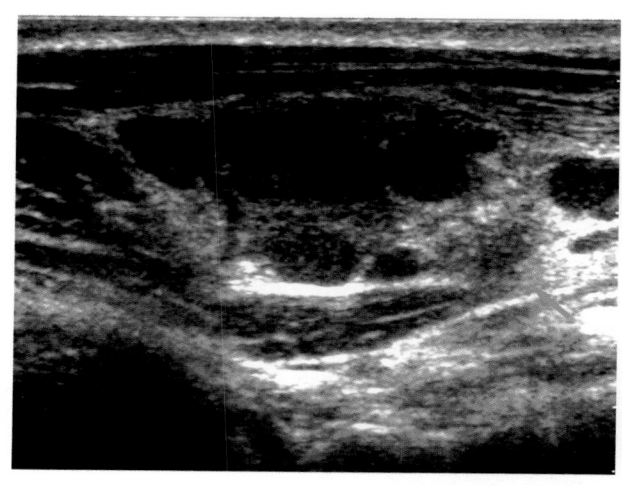

注意毗邻边界不清的低回声区（箭头），这和毗邻软组织水肿，腺周围炎相符合

图 20-7-2 结核性淋巴结

4. 淋巴门、皮质结构

淋巴门结构可消失，但在早期，髓窦还没有被完全破坏时也可显示淋巴门回声（图 20-7-4）；其淋巴结可因肉芽肿的形成呈偏心性宽阔型的皮质。

5. 淋巴结内部回声

淋巴结内部回声多不均匀（图 20-7-5），与毗邻肌肉比较呈显著的低回声，并随病程的进展而多变，可见囊性无回声、斑片状或团状强回声。

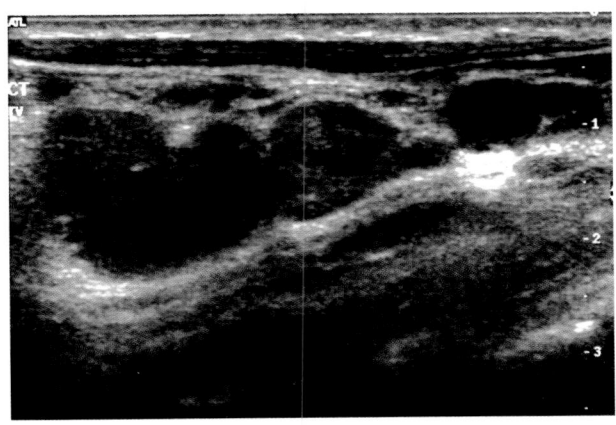

是结核性淋巴结的普遍特征

图 20-7-3　淋巴结相互融合

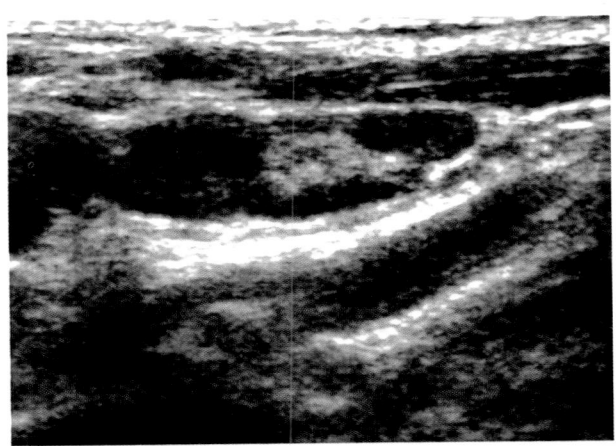

淋巴门回声依然存在，但已变形

图 20-7-4　结核性淋巴结炎的早期阶段

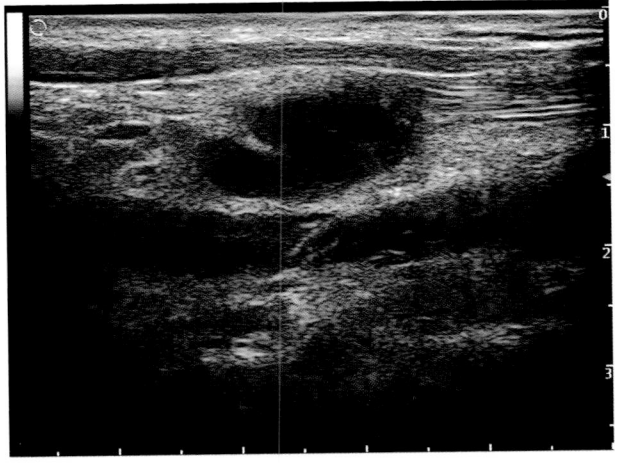

结内回声不均

图 20-7-5　边界不清的结核性淋巴结

（二）多普勒超声

结核性淋巴结炎的多普勒血流形式和转移性淋巴结的特征相似，可表现为淋巴门血管移位、混合型血供、无血供区和边缘血供。组织学提示结核性淋巴结炎和恶性淋巴结的微动脉无区别。结核破坏淋巴结组织时，先前存在的淋巴结血管可能增生，结果导致淋巴结中央形成迷行血管。结核破坏淋巴门血流供应系统，结果导致其从先前存在的淋巴结边缘血管或淋巴结周围相连组织的血管获得血液供应。在结核性淋巴结炎的淋巴结边缘实质和包膜处可观察到微动脉。彩色血流图上有时可见从淋巴结边缘发出向心性迷行血流信号，这种征象支持上述推论。

12%～24%只显示边缘血管而中央部位血管缺失（图 20-7-6）。41%～50%的结核性淋巴结炎表现为只有淋巴门血供，淋巴门血管多数偏心移位（注意源自淋巴门的偏心变形血管可与边缘型血管相似）（图 20-7-7）。76%显示异常的淋巴结中央血管（变形放射状或迷行的多灶血管）。19%～76%的结核性淋巴结炎显示混合型血供，即同时有边缘血管和中央或淋巴门血管（图 20-7-8）。6%～41%的结核性淋巴结炎不能探及血流信号，无血供区可能是由于肉芽肿性坏死，肉芽肿性坏死可能导致淋巴结内血管的消失。无血供区可能也反映了疾病的后期阶段，当治疗开始，纤维变性和透明样变性可压迫和闭塞结节内血管。其中的88%可见淋巴结内大面积囊性坏死（横切面上＞50%的面积囊性坏死）。和结节内坏死相关联的淋巴结内无血供有助于将结核性淋巴结同恶性淋巴结、反应性淋巴结相鉴别。

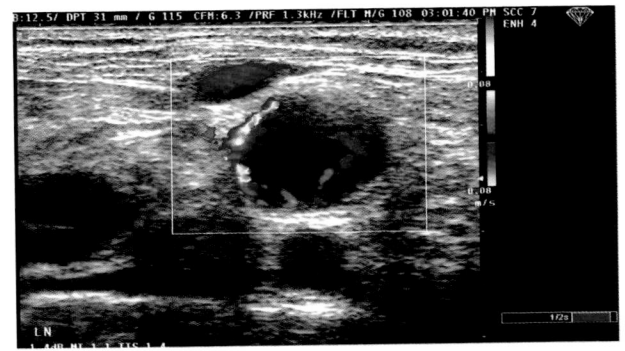

淋巴结只显示边缘血管，而中央部位血管缺失

图 20-7-6　结核性淋巴结

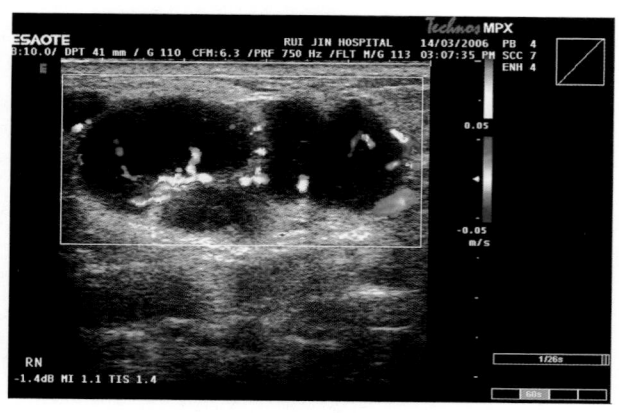

淋巴门血管受压移位，注意和边缘血管相鉴别

图 20-7-7　结核性淋巴结

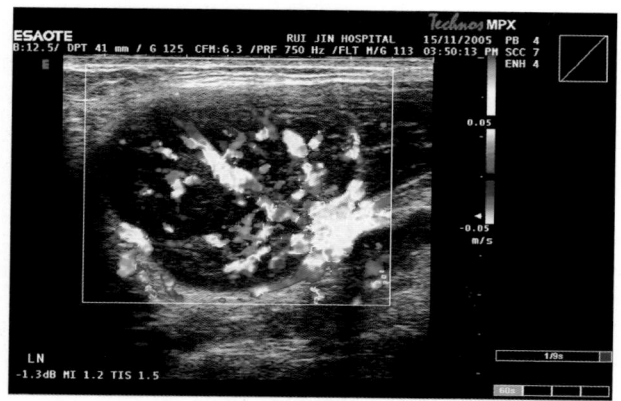

淋巴结呈混合型血管模式，同时可见边缘血管、中央血管和淋巴门血管

图 20-7-8　结核性淋巴结

频谱的测量上，由于感染导致血管舒张，结核性淋巴结炎 RI 约 $0.64 \sim 0.71 \pm 0.4$，通常 < 0.8，PI $1.03 \sim 1.34$，低于转移性淋巴结。

（三）超声造影

利用超声造影技术能更好地了解结核性淋巴结炎的血供分布，有学者研究后将之分为 3 型：Ⅰ型（均匀增强型）病灶内的所有区域较均一的弥漫增强；Ⅱ型（不均匀增强型）病灶内各增强区分布不均，强度不一致，又可细分为边缘增强表现为病灶的周边出现增强信号；蜂窝样增强表现为病灶内出现多个无增强区；分隔样增强表现为病灶内出现条状增强区域；结节样增强表现为病灶内见团状增强区；Ⅲ型（无增强型）病灶回声与造影前基本相同。

（四）超声弹性成像

超声弹性技术在对结核性淋巴结炎的应用中，学者们发现大部分的弹性成像分级较低，部分自愈或经药物治疗后伴有钙化的淋巴结可分级至 Ⅳ级，余早期、伴干酪样坏死的淋巴结显示弹性系数多较低，弹性分级多为 Ⅰ 到 Ⅱ 级。但是，淋巴结结核的临床特点有同一病例内多个淋巴结可处于不同病理阶段，故相应的同一患者的不同淋巴结也可表现为不同的声像和弹性表现。故结核性病变内部多为炎性坏死物质，尽管有些钙化灶，总体分级不高。

三、结核性淋巴结炎的超声分型

依据病程的进展和病理的改变，结核杆菌在进入机体后被巨噬细胞吞噬，经过 2～4 周产生细胞介导的免疫反应和迟发型的变态反应，前者主要使淋巴细胞致敏，巨噬细胞增生，病变局限并产生特征性结核性肉芽肿；后者则引起细胞干酪样坏死，造成组织细胞破坏。病理上表现为渗出、增生及干酪样坏死，由此我们考虑把淋巴结的声像图分为四型：

（一）匀质型

本病的初期，病变淋巴结以炎性渗出为主，故包膜光整，内部结构无明显破坏，淋巴门结构清晰，皮髓质分界清，皮质相对增厚，内部回声减低，分布均匀。

（二）混合型

随着病变的发展，淋巴结组织增生形成结核性肉芽肿，故淋巴门消失或被挤压到边缘，呈偏心窄带状或树枝状高回声，而皮质回声增粗，分布不均，淋巴结内发生干酪样变性坏死后出现囊性无回声区，淋巴结内可形成回声增粗、增强、强弱相间呈"网"状结构。76%～78%的淋巴结由于髓质的破坏，淋巴门消失。23%的结核性淋巴结炎伴有后方回声增强，这也归因于结内的囊性坏死，且坏死面积较大（图 20-7-9）。

（三）周围侵犯型

炎症不再局限于淋巴结内，侵犯周围软组织结构，淋巴结边界模糊，与周围组织相互融合，

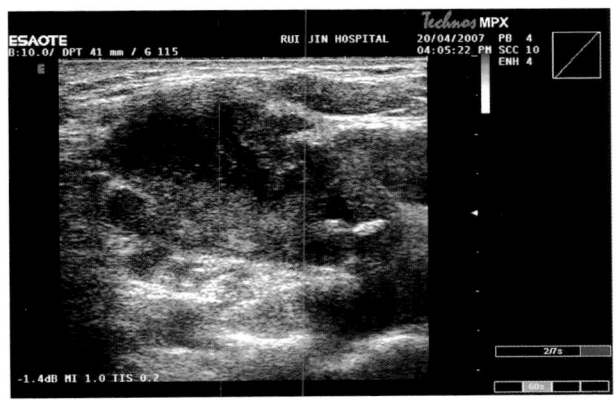

颈部受累淋巴结外形不规则，边界模糊，内部可见大片液化坏死区及斑片状钙化强回声区

图 20-7-9　结核性淋巴结

淋巴结内部结构消失，可形成软组织脓肿、窦道结构，表现为低回声或无回声（图 20-7-10）。

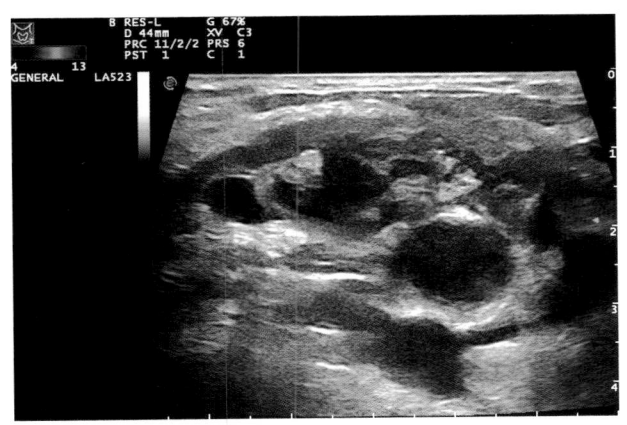

颈部受累淋巴结相互融合，淋巴结包膜不完整，向周围软组织蔓延形成不规则团块状结构

图 20-7-10　结核性淋巴结

（四）愈后钙化型

晚期或抗结核治疗后，淋巴结内凝固性坏死及纤维化可形成粗糙的高回声区，形成斑片状或团状强回声的钙化（图 20-7-11）。

四、超声对于诊断结核性淋巴结炎的意义

从淋巴结的分布、外形、大小和内部结构这些特征上，超声尚不能将结核性淋巴结炎与转移性淋巴结相鉴别。但是，如果超声上发现毗邻软组织水肿和淋巴结融合，则是结核性淋巴结的常

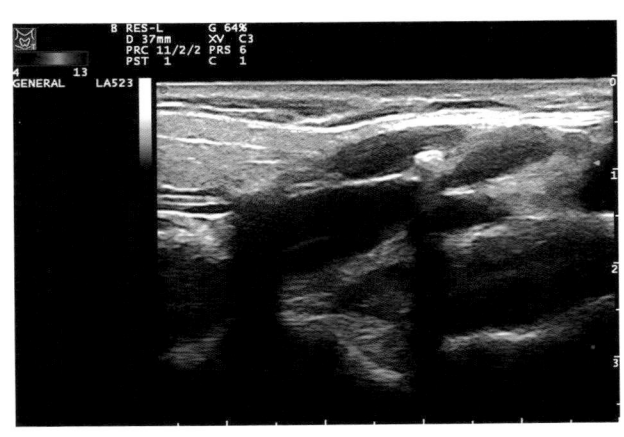

淋巴结内可见斑状强回声伴声影

图 20-7-11　结核性淋巴结

见特征，约半数结核性淋巴结伴软组织水肿，约60％发生融合，干酪样坏死物穿破淋巴结至周围软组织内形成脓肿或窦道，这也是其在超声上的特有表现。这些在转移性淋巴结和淋巴瘤相对少见，但必须注意以前接受过颈部放疗的患者也可有软组织水肿的改变。

81％的结核性淋巴结炎有明显的占位效应和淋巴门血管移位，而在反应性淋巴结不见此征象。在所有的病例，由于局灶性坏死区这些血管发生移位，在灰阶超声上，这些坏死区可以显示。因此，淋巴门血管移位又是一个和转移性淋巴结鉴别的特征。

第八节　猫抓病性淋巴结炎

一、临床概论

猫抓病（cat-scratch disease），是一种被猫抓伤、咬伤或密切接触后引起的以邻近浅表淋巴结肿大为主要特征的一种疾病。这是一种良性急性的自限性疾病。猫抓病的病原体为汉赛氏巴尔通体，属于革兰阴性菌。此病好发于儿童和青少年，温暖季节较多见。随着生活水平的不断提高，饲养宠物的人群日益增加，人一旦被携带病菌的动物抓伤、咬伤或密切接触后可能会被感染，防治工作需要引起临床的相对重视。

猫抓病性淋巴结炎的组织病理学改变是淋巴结皮质、副皮质区出现特征性肉芽肿，病变分为三期：早期为组织细胞和淋巴细胞增生，中期为

肉芽肿性病变,晚期微脓肿形成。用 Warthin-Starry 银染色显示淋巴窦内及微脓肿周围的巨噬细胞质的黑色颗粒状或杆状细菌,这对于诊断至关重要。

人被抓伤约 2 周后,在抓伤的皮肤周围可出现红色丘疹。约 4 周后,在抓伤部位的近端出现淋巴结肿大,约 1/3 的患者出现多个部位的淋巴结受累,淋巴结肿大最常见的部位是颈前、腋窝、腹股沟、股部和关节周围。大约 4~8 周后消失。同时临床上还可表现为发热、周身不适、局部压痛等症状。猫抓病血沉检查增快,一般>20mm/h;汉格-罗斯皮内试验阳性。确诊仍需依靠淋巴结穿刺活检。

目前对于猫爪病性淋巴结炎尚无特效治疗,以对症治疗为主,可用退热镇痛药退热及止痛;淋巴结化脓时可穿刺抽脓,以减轻发热及全身中毒症状;但不宜切开引流,以免形成瘘管;有继发感染时可用抗生素。预防该病应避免被猫抓伤及咬伤,若发生抓、咬伤时,可局部涂抹碘酒及酒精。

二、超声表现

(一)灰阶超声

1. 淋巴结部位与数目

受累淋巴结主要位于颈部、耳后、肘部、腋下及腹股沟等部位,这主要与手臂、脚部及头颈部裸露机会比较多有关;如果颈部受累,肿大淋巴结可出现于颈中、颈上、颈后三角、颈前区、颌下区及腮腺区。尤其当肘关节附近发现肿大淋巴结时,更加应该仔细询问有无猫抓伤或接触史,从而给临床提供一定的参考依据。当肘关节附近发现猫抓病性淋巴结炎的时候,还要往上探查至腋窝为止,因为猫抓病的受累浅表淋巴结是呈串珠样排列的,从肘关节到腋窝的淋巴结越往上越小,约三分之一的患者有多个部位淋巴结的受累。据 Ridder 等报道,86% 的患者表现为单个淋巴结肿大,但 García 等发现 91% 的患者呈多发淋巴结肿大,这与前者有较大的差异。国内也有报道在大的淋巴结周围可出现小的淋巴结形成卫星灶。

2. 淋巴结大小与形态

受累的淋巴结表现为大小不一,可从数毫米至数厘米不等,小的淋巴结多在大的淋巴结周围形成卫星分布;形态多成椭圆形或类圆形,据 Ridder 等报道,受累淋巴结 56% T/L≥0.5,国内学者报道受累淋巴结 L/T>2。一般情况下淋巴结形态多成规则形,当发生化脓时,淋巴结常发生融合,此时淋巴结形态多不规则,此时需要结合病史与其他类型淋巴结相鉴别。

3. 淋巴结边界及周边组织

受累的淋巴结多表现为边界清晰,包膜完整;当淋巴结发生融合时则出现边界模糊,包膜破坏,此种现象多发生在淋巴结化脓时。据 Ridder 等报道,97% 的患者受累的淋巴结周围软组织正常;但 García 等发现 100% 的受累淋巴结周围软组织回声增强,这和前者的报道有相当大的差异。国内也有学者报道,受累的淋巴结周围组织表现正常。笔者认为这可能与观察的时期不同有关,疾病早期受累淋巴结周围出现反应性改变,而在晚期这种改变逐渐消退。

4. 淋巴结内部回声与淋巴门结构

受累的淋巴结多数淋巴门结构存在,且为宽阔型淋巴门;淋巴结髓质部分即淋巴门回声均匀性增强,皮质部分回声均匀性减低(图 20-8-1)。据 Ridder 等和 García 等报道,受累淋巴结皮质部分 100% 为低回声,Ridder 等报道,59% 的淋巴结内部回声均匀,25% 的淋巴门结构存在。当受累淋巴结化脓时,淋巴结内部可出现液性坏死区;小脓肿往往在超声上难以显示,仅表现为皮髓质回声增强增厚,较大的脓肿在超声上表现为淋巴结内透声极差的液性坏死区。Ridder 等报道,20% 的受累淋巴结可出现囊性坏死。此类特征需要与结核性淋巴结炎及一些恶性淋巴结相鉴别。

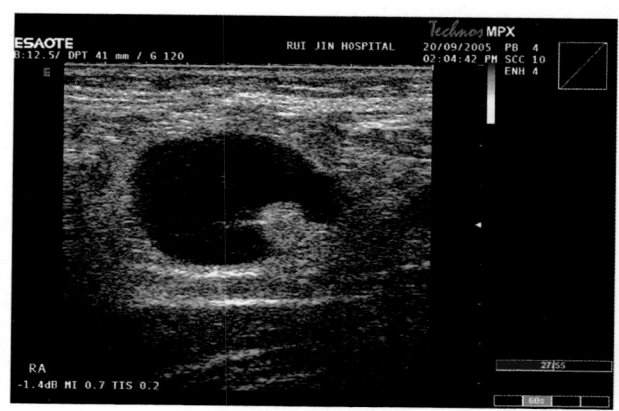

腋窝受累淋巴结边缘规则,边界清晰,内部呈低回声,淋巴门可见,后方伴增强效应

图 20-8-1 猫抓病

（二）多普勒超声

1. 彩色多普勒

据 Ridder 等报道，在彩色和能量多普勒超声上，多数的猫抓病淋巴结不能显示内部血供，这可能是由于猫抓病淋巴结的病理特征所决定，因为在病变发展过程中，淋巴结内先后出现微脓肿和脓肿，因此，只有在病变的早期阶段才有可能探及血流信号（图 20-8-2）。但 García 等则得出截然不同的结论，该研究者发现 100% 的淋巴结出现血流信号，并指出这是由于巴尔通体感染导致淋巴结内新生血管形成所致。国内有报道59.78%～70%受累淋巴结内可显示彩色血流信号且较丰富，这可能与淋巴结内因炎性细胞浸润有关，血管走行规则而无扭曲，多数呈树枝状从淋巴门进入淋巴结。

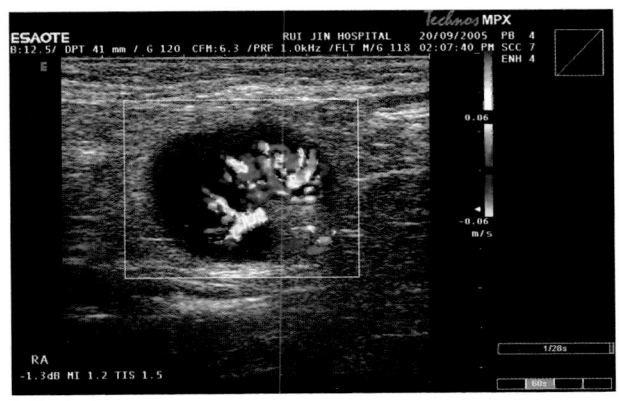

淋巴结呈淋巴门型血管模式

图 20-8-2　猫抓病

2. 频谱多普勒

作为一种炎性病理过程，猫抓病性淋巴结的血流阻力较低，与常见的其他炎症淋巴结动脉血流阻力参数相似；据报道其 RI 平均<0.6，PSV<26cm/s。

三、超声对于诊断猫抓病的临床价值

超声能清晰显示肿大淋巴结的形态、大小、内部回声及血流情况。当怀疑为猫抓病时应行超声检查，如有特征性的超声表现，再结合患者有无动物抓伤或接触史，尤其是猫，此可为临床诊断提供一种简便、无创、廉价、有力的辅助性检查方法。

第九节　转移性淋巴结

一、临床概论

转移性淋巴结约占颈部肿块的 3/4，在颈部肿块中的发病率仅次于慢性淋巴结炎和甲状腺疾病。转移性淋巴结的原发灶绝大多数在颈部，以鼻咽癌和甲状腺癌的转移最为多见。锁骨上窝的原发灶多在胸腹部，可为肺、胃肠道、胰腺肿瘤、乳腺、泌尿生殖系统等。在颈部，60% 以上位于锁骨上区的肿大淋巴结为恶性淋巴结。

转移性淋巴结的临床表现为颈部或锁骨上窝出现质硬的肿大淋巴结。初起常为单发、无痛，可被推动，以后很快出现多个淋巴结，并侵及周围组织。此时，肿块呈结节状、固定，有局部或放射性疼痛。晚期，肿瘤可放射坏死，以致溃破、感染、出血，外观呈菜花样，分泌物带有恶臭。

二、超声表现

（一）灰阶超声

1. 淋巴结的部位和数目

转移性淋巴结可见于颈部的不同分区，多数累及一个分区，少数见多区域淋巴结肿大，与原发灶密切相关，如舌癌多累及 I 区，鼻咽癌易转移到 II 区，甲状腺癌则可在 VI、IV、III 区见到转移性淋巴结。转移的淋巴结数目可有一个至数个。

2. 淋巴结大小和形态

转移性淋巴结纵径常达 10mm 或以上，因为肿瘤细胞侵入淋巴结生长繁殖，导致受累淋巴结体积增大。据 Leboulleux 等报道，分别以淋巴结纵径 5mm、10mm 为界值，后者诊断转移的敏感度要高于前者。据 Rosario 等报道，在颈部 II 区以淋巴结横径 7mm 为界值，颈部其余区域以6mm 为界值，超声诊断转移的敏感度 93%，特异度 83%，准确性 88.5%，然而根据我们的体会，由于 VI 区的转移性淋巴结通常较小，以上大小标准会导致对 VI 区转移性淋巴结的检出敏感度严重下降。

转移性淋巴结可不规则局限性增厚，导致淋巴结外形失常。其外形趋向于圆形或不规则形，85％纵横比（L/T）<2。

3. 淋巴结边界

77％～100％转移性淋巴结边界清晰，这归因于淋巴结内肿瘤浸润和脂肪沉积的减少，增大了淋巴结和周围组织的声阻抗差。多个淋巴结转移一般不相互融合（图20-9-1）。如有包膜外浸润，造成软组织水肿，则表现为边界模糊，与周围组织无明确分界。但边界清晰度的评判容易受主观因素的影响，需引起注意。

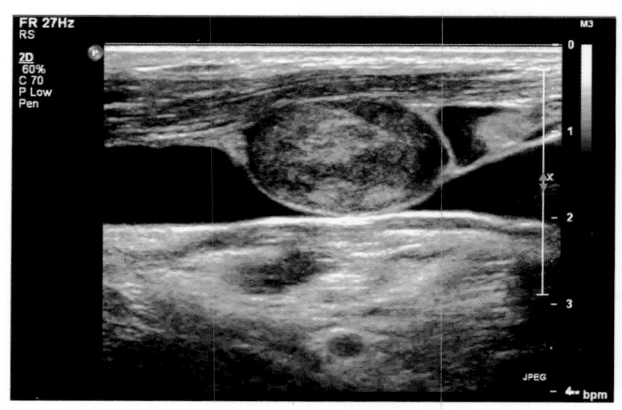

肺鳞癌颈部淋巴结转移，淋巴结内部回声不均，淋巴门消失

图 20-9-2　转移性淋巴结

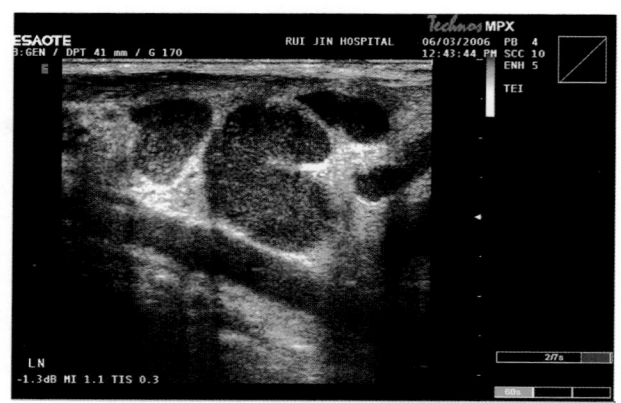

肺腺癌颈部淋巴结转移，淋巴结边界清晰，相互紧贴但未融合

图 20-9-1　转移性淋巴结

4. 淋巴门

在淋巴结转移早期，髓质淋巴窦还没有被完全破坏而消失，淋巴门回声尚存在，此时的淋巴门多呈狭窄型（裂隙样改变）、偏心、结构紊乱、形态不规则。后期69％～95％转移性淋巴结内，肿瘤细胞破坏髓质淋巴窦，其高回声淋巴门缺失。应区别于淋巴结内发生钙化、凝固性坏死后类似于淋巴门的高回声表现。淋巴门缺失诊断转移性淋巴结的敏感度88％～100％，特异度文献报道差异较大。

5. 淋巴结内部回声

转移性淋巴结的皮质回声较正常高，但与邻近肌肉回声相比仍为低回声。转移性淋巴结内部回声分布不均（图20-9-2），这常为凝固性或液化性坏死所致。但对于甲状腺乳头状癌转移性淋巴结71％～87.5％和周围肌肉组织相比呈高回声，其敏感度86％，特异度95.5％，准确度90％，而髓样癌的转移淋巴结则倾向于低回声。

6. 淋巴结钙化

淋巴结内强回声灶在组织学上证实为局灶性钙质沉着，周围为淀粉样蛋白。46％～68.7％甲状腺癌转移性淋巴结可见细点状钙化，这些钙化多位于淋巴结边缘部位（图20-9-3），组织学上和乳头状癌的砂砾体相对应。75％甲状腺髓样癌患者转移性淋巴结内亦可见点状钙化强回声。其他肿瘤的淋巴结转移很少出现点状钙化，因此对诊断甲状腺癌转移具有高度特异性。

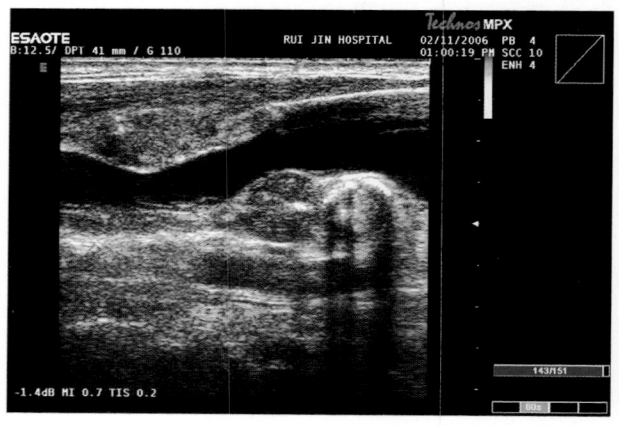

甲状腺乳头状癌颈部多发淋巴结转移，淋巴结内见微钙化及粗钙化强回声

图 20-9-3　转移性淋巴结

7. 淋巴结囊性变

转移性淋巴结的另一特征是囊性变，可分为完全囊性变或部分囊性变，前者指淋巴结囊壁薄，囊内呈均匀无回声，占6.2％，后者指淋巴结出现较厚囊壁、内部分隔或钙化。

此特征在甲状腺乳头状癌转移淋巴结上多见，在病理上74.5%乳头状癌颈部淋巴结转移可见囊性灶，但仅24.5%较为明显，超声上11%～70%的甲状腺癌淋巴结转移患者可探及囊性变，使用囊性变作为诊断甲状腺癌淋巴结转移的证据，诊断的特异度可达100%，准确性达55%～90%。好发于年轻患者，因为年轻患者的肿瘤侵袭性较大，导致广泛的液化坏死和胶样产物形成。14.9%的甲状腺乳头状癌患者会因颈部出现囊性结节而就诊。

鳞状细胞癌转移性淋巴结亦会发生囊性变，如鼻咽癌，这是因为鳞癌生长快，发展到一定程度会角化、中心缺血坏死形成（图20-9-4）。

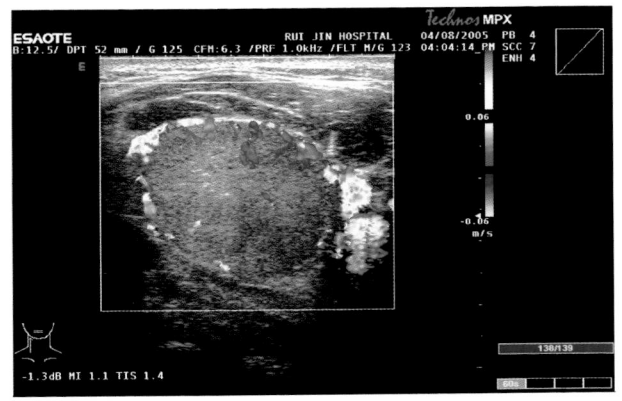

甲状腺乳头状癌颈部淋巴结转移，显示典型的边缘血管
图 20-9-5　转移性淋巴结

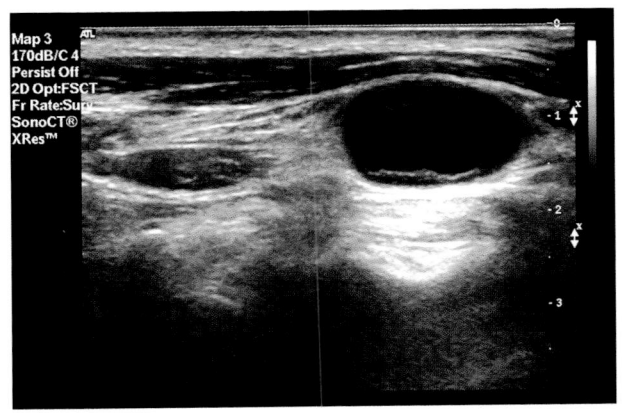

鼻咽癌颈部淋巴结转移伴囊变
图 20-9-4　转移性淋巴结

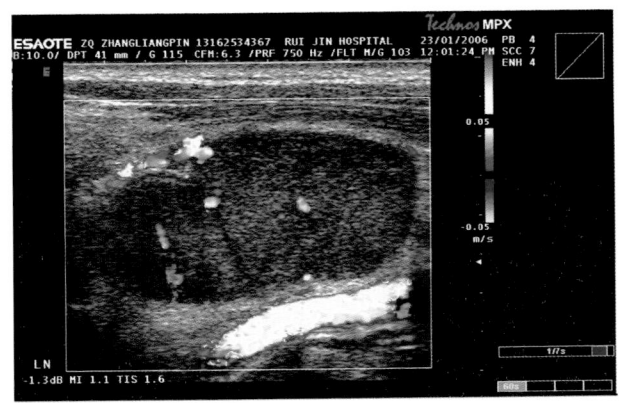

鼻咽癌颈部淋巴结转移，表现为混合型血管模式，可同时见到边缘血管和中央血管
图 20-9-6　转移性淋巴结

（二）多普勒超声

1. 彩色多普勒

转移性淋巴结特征性的表现为边缘型血供（图20-9-5）或混合型血供（图20-9-6），淋巴门血管消失或偏心。

据Ahuja等研究，76%的甲状腺乳头状癌的颈部淋巴结转移显示对诊断恶性淋巴结较有特异性边缘血管，24%只显示淋巴门血管，但是与颈部其他转移性淋巴结相比，其淋巴门血供的百分比较高。据上海瑞金医院的资料，有血供的转移性淋巴结100%出现边缘血管，57.8%出现淋巴结中央血管，44.4%出现淋巴门血管。与反应性淋巴结相比，转移性淋巴结的血管往往粗细不均，血管外形扭曲，走行不规则，有受压移位现象，其放射状分支往往不对称。这些征象与淋巴结血管的空间结构受破坏有关。

彩色血流显像上转移性淋巴结的上述血流特点是有其病理学基础的。在肿瘤微小浸润的早期阶段，淋巴结结构破坏较少，故可以表现为正常淋巴门血管。随着癌细胞的浸润，肿瘤细胞产生血管生成因子，诱导在肿瘤间隙的边缘、在肿瘤间隙内形成肿瘤血管，在超声上即表现为边缘血管。边缘区血供增多的另一个原因是晚期肿瘤浸润将破坏淋巴门血流供应系统，结果导致从先前存在的淋巴结边缘血管或淋巴结周围相连组织的血管获得血液供应。当肿瘤巢取代淋巴结组织时，先前存在的淋巴结血管也可能增生，在淋巴结中央形成与淋巴门无明确联系的中央血管，大部分中央血管来源于肿瘤巢间隔的动脉和静脉。淋巴结血管系统破坏也导致超声无法显示淋巴门血管。

2. 频谱多普勒

多数研究认为转移性淋巴结的血流阻力比良性

淋巴结高（图 20-9-7）。以 RI 0.7～0.8 为界值，其诊断敏感性为 47%～80%，特异性为 94%～100%；以 PI 1.5～1.6 为界值，其敏感性 55%～94%，特异性 97%～100%。转移性淋巴结的高血流阻力可能是因为肿瘤组织压迫、浸润和包裹血管。通过比较可以发现，可能由于在淋巴结包膜的限制下，肿瘤组织易对门部血管压迫，在淋巴门探及最高阻力血管的机会增加；而在淋巴结内部实质内探及最小血流阻力血管的机会较大，这是因为该区域的肿瘤新生血管形成过程或是对局部免疫反应的血管舒张反应导致血管阻力下降。组织学发现低血流阻力和高血流阻力的转移性淋巴结的微动脉结构无区别。以上提示是肿瘤血管形成和肿瘤压迫影响了转移性淋巴结的血管阻力。转移性淋巴结血管密度与血管最低阻力指数呈负相关，这可能也是血管舒张反应所导致。

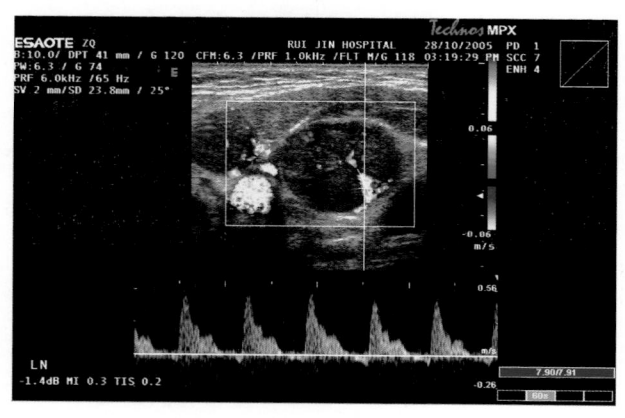

鼻咽癌颈部淋巴结转移，血管阻力明显增高，舒张末期出现反向血流

图 20-9-7　转移性淋巴结

多普勒血流频谱取决于肿瘤新生血管的生物学性质，比如肿瘤细胞的组织学类型、新生血管的动静脉系统和淋巴结的受侵程度等诸多因素都可影响肿瘤新生血管的生物学性质。因此，不同恶性疾病的转移性淋巴结可能表现不同，而相同恶性疾病的转移性淋巴结的不同部位可能显示不同的血流特征。由于组织学类型的不同，转移性淋巴结的 PI 和 RI 值也有差异。和其他部位来源的转移性淋巴结相比，甲状腺乳头状癌的淋巴结转移 PI 和 RI 较低。转移性淋巴结的血流阻力还有一个特点，即在同一结节内，通过分析最高和最低血流阻力值，可发现血流阻力差异较良性淋

巴结的明显较大。至于淋巴结血流的速度，普遍的共识是其对于诊断和鉴别诊断的价值都不大。

（三）超声造影

从理论上讲，转移性淋巴结能破坏淋巴结的正常淋巴门血管供应系统，使淋巴结的血液供应从周围的其他血管系统获得，故可能先出现边缘灌注，再中央充盈。

据 Rubaltelli 等研究表明 78% 转移性淋巴结表现为从周边开始显著增强，但分布不均，内可见低或无灌注区，22% 转移性淋巴结表现为低或无灌注。据上海瑞金医院研究显示，转移性淋巴结有 2.2% 表现为完全无灌注，导致这种情况的原因包括淋巴结血管阻塞造成淋巴结梗死、化脓性炎症导致淋巴结完全液化坏死、放化疗造成淋巴结内部完全坏死。淋巴结的灌注模式对于鉴别良恶性淋巴结病变有一定的价值。与之前二维彩色超声技术诊断相比，鉴别诊断良恶性淋巴结的敏感性从约 80% 提高到约 92%，特异性从约 76% 提高到约 93%，准确性从约 78% 提高到约 93%。

转移性淋巴结病变对正常淋巴门血管系统的扭曲和破坏使超声造影发现淋巴门血流显示率较低的现象。经过放化疗，转移性淋巴结造影时淋巴门血管的显示率会降低，是由于肿瘤床内中小动脉的血管内膜炎和血管周围炎，管腔狭窄或闭塞，使得淋巴门血管显示率下降。

我们的研究显示 82.2% 转移性淋巴结的灌注不均，且有较高的灌注缺损发生率（57.8%），这和 Rubaltelli 等研究结论相似。这可能是因为转移性淋巴结的肿瘤细胞对淋巴结各个部位浸润的程度和对微血管系统的破坏不一，加之淋巴结内肿瘤浸润发生坏死所造成的。而当坏死灶较大时，超声造影则可显示为灌注缺损。放化疗破坏肿瘤的血管后，可以导致该血管的局部供血区域发生凝固性坏死和缺血性坏死，造成灌注缺损。

达峰时间可反映造影时间强度曲线灌注的速率，达峰时间越长意味着造影剂灌注的速率越慢，造影剂灌注受到的阻力越大。我们的初步研究发现达峰时间是可鉴别不同淋巴结病变的有效指标。降半时间在转移性淋巴结和淋巴瘤淋巴结虽然有显著性差异，但是经过 ROC 曲线分析发现其用于鉴别转移性淋巴结和淋巴瘤淋巴结无显著性意义。上述的达峰时间的差异或可从淋巴结血管的病理

学解释，转移性淋巴结破坏了先前的淋巴结血管结构，为了获取营养肿瘤诱导肿瘤巢内形成窦状新生血管，这些肿瘤巢内小的窦状新生血管因为管径小、流速低，因此换句话说，肿瘤新生血管的功能低下，在任何时间点，有血流通行的血管百分比较低，另外，肿瘤组织还会压迫和包裹血管，这些改变无疑加大了淋巴结的血流灌注阻力，因而造影剂灌注的达峰时间延长。

（四）超声弹性成像

日本学者 Lyshchik、Furukawa 等研究发现颈部转移性淋巴结多数硬度明显高于周围肌肉组织，部分硬度轻度高于周围肌肉组织，或相同、低于颈部肌肉组织。研究者发现 94.1% 转移性淋巴结表现为 III～IV 级弹性图，100% 良性淋巴结为 I～II 级。转移性淋巴结和良性淋巴结的平均应变指数有显著差异，转移性淋巴结为 4.4±3.6，良性者为 0.8±0.5，以 1.5 作为界值，可以取得

鉴别转移性淋巴结和良性淋巴结最佳效果，诊断的灵敏度为 85%，特异度为 98%，阳性预测值 96%，阴性预测值 92%，准确性 92%。

据瑞金医院的初步研究也发现转移可导致淋巴结的硬度增加，转移性淋巴结的应变指数高于淋巴瘤淋巴结和反应性淋巴结，转移性淋巴结内转移灶的应变指数也大于残余正常淋巴组织（图 20-9-8、图 20-9-9），但应变指数的具体值和 Lyshchik 等的数据有相当大的差异，这可能是所采用的仪器的不同所导致。

据 Lyshchik 等的研究，转移性淋巴结的 93% 显示良好，这可能是由于和周围肌肉和其他结构相比，转移性淋巴结相对较硬，弹性特征差异较大。另外，和良性淋巴结相比，弹性图上转移性淋巴结 65% 边缘不规则，52% 边界模糊，这可能反映了转移性淋巴结和周围组织的弹性特征的巨大差异，或是纤维形成反应导致在转移性淋巴结周围形成僵硬的环。

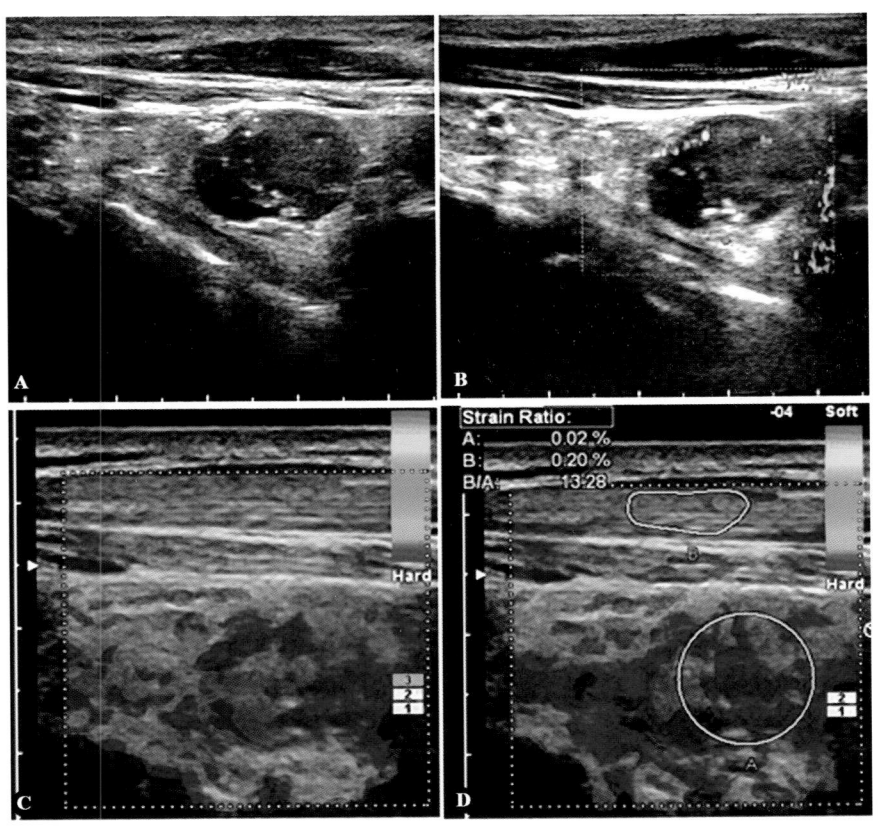

A. 左侧颈部异常淋巴结，内可见微钙化灶；B. 能量多普勒超声显示淋巴结边缘型血管，分布紊乱；C. 超声弹性图上淋巴结以蓝色为主；D. 淋巴结应变指数高达 13.28

图 20-9-8　纵隔神经内分泌癌颈部淋巴结转移

三、颈部转移性淋巴结与肿瘤原发灶的关系

（一）淋巴结分区与原发灶的关系

甲状腺癌通常只累及同侧颈部淋巴结，但12.2%～23.5%乳头状癌可累及双侧颈部。根据手术病理结果，甲状腺乳头状癌患者中，64.1%Ⅵ区（中央区）出现淋巴结转移，44.5%颈侧区淋巴结累及，Ⅵ区最常见累及的部位是气管旁淋巴结（50.4%），颈侧区最常累及的部位是Ⅲ区（37.0%）。在颈侧区出现淋巴结转移的乳头状癌患者，Lee等发现Ⅱ区淋巴结转移的发生率为60%，Ⅲ区的发生率为82%，Ⅳ区的发生率为75%，Ⅴ区的发生率为20%。Roh等的研究则提示75.9%Ⅳ区淋巴结累及，Ⅱ区和Ⅲ区皆为72.2%。Ⅰ区为3.7%，Ⅴ区为16.7%。

尽管不同的研究颈部各区域淋巴结转移的发生率略有差异，但显然，甲状腺乳头状癌的转移最常见的部位是Ⅵ区淋巴结，其中又以气管旁淋

巴结最常受累。肿瘤一般先转移至中央区淋巴结，然后累及颈侧区，但4.2%～6%的患者可发生跳跃转移（仅出现颈侧区淋巴结转移而中央区淋巴结正常）。虽然颈部Ⅵ区是甲状腺乳头状癌淋巴结转移发生率最高的部位，但目前超声检出的转移性淋巴结基本位于颈侧区，对Ⅵ区转移性淋巴结的识别能力非常有限。有研究报道发现Ⅵ区转移性淋巴结的敏感性和特异性为30%和86.8%，而发现Ⅱ区至Ⅴ区的敏感性和特异性为93.8%，和80.0%。（图20-9-9）

Ⅱ区是鼻咽癌淋巴引流的第一站，是最容易发生转移。据Sham等前瞻性分析了鼻咽癌患者颈淋巴结转移的分布规律，284例颈部淋巴结转移中271例位于Ⅱ区。Mukherji等研究80例存在淋巴结转移的病例中，病灶同侧该区受累及率为82%。孙颖等研究的328例转移性淋巴结病例，Ⅰ、Ⅱ、Ⅲ、Ⅳ、Ⅴ、Ⅵ和咽后区的转移率分别为3.0%、97.9%、46.0%、9.5%、13.7%、0和74.4%。

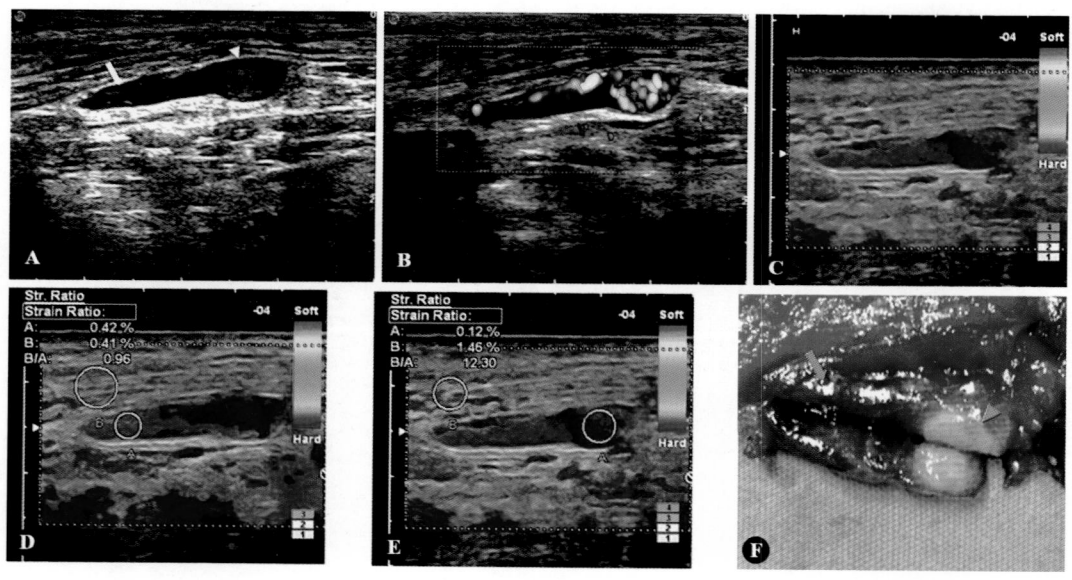

A. 左侧颈部异常淋巴结，淋巴结下极见局部高回声区，为局灶性转移灶（三角所指），上极残余淋巴结呈均匀低回声；B. 能量多普勒超声显示转移灶内血流信号明显增多，分布紊乱；C. 超声弹性图上转移灶以蓝色为主，淋巴结残余正常部分以绿色为主；D. 淋巴结残余正常部分的应变指数为0.96；E. 淋巴结内转移灶应变指数为12.3；F. 手术标本显示转移灶呈黄白色（三角所指），残余正常淋巴结呈紫黑色（箭头所指）

图20-9-9　甲状腺乳头状癌颈部淋巴结转移

锁骨上淋巴结引流区域广泛，许多部位的癌可经淋巴管转移至锁骨上。右胸壁、右肺和左肺下半部的淋巴液引流至右锁骨上；左锁骨上引流

区域更广泛，包括左胸壁、左上肺、腹腔器官等。因此，锁骨上淋巴结转移癌的原发部位可为肺、消化道、乳腺、泌尿生殖系统等全身各处。锁骨

上转移癌原发部位的广泛性，还与锁骨上输出管与胸导管、右淋巴导管之间无瓣膜结构有关，运行于淋巴管干支内的癌细胞可逆流至锁骨上。据杨晶等研究发现锁骨上淋巴结转移的原发部位以肺为首，胃次之，接下来为乳腺、食管和肝，病理学上以转移性腺癌最多，约占3/5，其次为转移性鳞癌次之，约1/5，第3位为转移性未分化癌，绝大多数（约95%）来自肺。

（二）不同原发灶转移性淋巴结的超声特征

甲状腺癌转移性淋巴结常表现为圆形或类圆形，内部呈团状或弥漫性高回声，细点状钙化和囊性变是特征性表现。

甲状腺癌Ⅵ区的转移性淋巴结与其他区域淋巴结不同，主要表现为回声减低，淋巴门消失，体积较小，极少出现钙化或液化，有时与良性淋巴结难鉴别。

鼻咽癌转移性淋巴结主要表现为淋巴结内不均匀低回声，可伴有部分或全部液化，1cm以上淋巴结边界常较模糊，且易发生融合。彩色多普勒显示血流分布主要是边缘型和无血流型，是由淋巴结中心部位或整个淋巴结发生坏死或角化引起的。

锁骨上转移性淋巴结大多形态趋圆，可发生相互融合。淋巴结内部呈不均匀低回声团，正常淋巴门及髓质部稍高回声区消失，彩色可见周边及内部血流信号丰富。超声引导下穿刺检查是发现其来源的有效手段。

（三）淋巴结转移与原发灶超声特征的关系

瑞金医院周萍等对甲状腺癌原发灶与转移性淋巴结的关系做过深入的研究，发现癌结节的大小、边界和甲状腺被膜的关系及癌结节内钙化类型与颈淋巴结转移密切相关。这与Nephtali等提出的甲状腺癌大小及钙化存在于颈部淋巴结转移相关的结论相符。肿瘤的发生、发展过程，其实就是肿瘤细胞不断增殖、浸润的过程，肿瘤的大小实际上反映了肿瘤的病期，肿瘤越大。病期越长，则组织浸润程度越深，越易引起淋巴结转移。当肿瘤细胞侵犯甲状腺被膜，且甲状腺被膜侵犯的面积越大，发生淋巴结转移可能越大。随着肿

瘤的不断增殖，位于中央的肿瘤组织因缺乏营养而坏死，肿瘤的体积越大，发生坏死的组织越多，癌结节内出现钙化的概率就越高，同时组织过度增生容易出现钙盐沉积，从而导致钙化产生，这可能是癌结节内钙化越多，淋巴结转移的可能越大的原因。

多普勒超声上，与颈部淋巴结转移有关的超声特征主要有癌结节的血供程度及RI差值。徐钢等对VEGF表达进行研究，发现VEGF的表达与颈部淋巴结转移相关。在肿瘤细胞不断增殖的过程中，VEGF的过度表达与肿瘤血管生成，促进肿瘤细胞生长、浸润和转移有关，从而造成肿瘤发生淋巴结转移。李泉水等研究发现，动静脉瘘与甲状腺乳头状癌的大小有关。癌肿越大，血流越丰富，越容易出现动静脉瘘。因乳头状癌的颈部淋巴结转移与癌结节的大小和血供程度有关，因而间接推断其可能与动静脉瘘的多少也有关。

灰阶超声造影显示，与甲状腺癌颈部淋巴结转移有关的超声特征主要是灌注动力学和造影TIC的始增时间（T0）、峰值时间（TP）及始增时间差。研究发现，对比剂进入肿瘤晚于甲状腺实质，发生淋巴结转移的可能性较大。主要是因为癌结节增大至一定程度后，癌结节内易形成癌栓，使对比剂进入癌结节内的速度减慢（颈部淋巴结转移组的T0大于颈部淋巴结未转移组的T0）。而癌结节越大，越易发生颈部淋巴结转移，癌栓的存在改变了癌结节的灌注动力学。另外，随着乳头状癌的增大，形成的新生血管出现大量血管狭窄、闭塞，致癌结节内小动脉的阻力指数增高，使对比剂到达癌结节的时间延长，新生血管的狭窄和闭塞改变了癌结节的灌注形式。

四、超声对于评估转移性淋巴结的临床价值

（一）诊断与鉴别诊断

颈部淋巴结转移的早期发现具有重要临床意义，可进行更有效的手术和进一步治疗。由于所处的解剖位置，一些肿大的淋巴结不容易触及，特别当淋巴结较小或位于胸锁乳突肌后方、深在气管旁或位于颈动脉或颈静脉后方时，在这种情况下，超声检查无疑可起到非常重要的作用。通过颈部超声检查可改变或改进半数以上患者的术前和术中处理，为肿瘤的完全切除提供便利，为

提高术前诊断和明确术后治疗方案提供依据，实现更加接近个性化的医疗。在肿瘤术后随访中，例如探测甲状腺癌术后淋巴结复发上，超声的敏感度达 96%，特异度为 83%；超声结合重组人类 TSH（recombinat human TSH，rhTSH）刺激后血清甲状腺球蛋白测定，则诊断甲状腺癌复发的敏感度可达 96.3%，阴性预测值达 99.5%。

目前超声引导下细针穿刺技术日趋成熟，具有灵活方便、操作快捷、准确率高等优点，对于淋巴结转移癌的早期诊断具有很大价值，穿刺成功率近 100%，一次穿刺成功率也可达 93%，恶性病变诊断的灵敏度为 94.6%，特异度为 94.1%。

从淋巴结的分布、外形、大小和内部结构这些特征上，超声较难将结核性淋巴结炎与转移性淋巴结相鉴别。结核性淋巴结炎在超声上有毗邻软组织水肿、淋巴结融合和形成脓肿或窦道的常见特征，这在转移性淋巴结和淋巴瘤相对少见，但必须注意转移性淋巴结经放疗后也可有软组织水肿的改变。而结核性淋巴结炎有明显的占位效应和淋巴门血管移位，这又是和转移性淋巴结鉴别开的特征。

（二）疗效评估和预测

超声可进行放化疗的疗效评估，因为放化疗治疗对转移性淋巴结的超声特征也会造成一定影响。据上海瑞金医院的资料，未经放化疗的转移性淋巴结与经过放化疗的转移性淋巴结在体积上无显著性差异。未经过放化疗的转移性淋巴结大多边界清晰，边缘规则，淋巴结间不出现融合；经过放化疗淋巴结则趋向于边界模糊，边缘不规则，约 50% 出现相互融合，淋巴门消失的比例更高，回声更为不均匀。边界模糊可能是由于放化疗造成的慢性炎细胞浸润所致，而放化疗后瘤床内纤维组织增生或局限性瘢痕形成而导致的牵拉可能造成病变淋巴结边缘不规则。经过放化疗和未经过放化疗的转移性淋巴结的淋巴门结构特征、皮质回声、回声的均匀性均无显著性差异，这说明尽管经过了放化疗，但淋巴结的恶性特征依然存在。

超声可同时用来预测疗效，廖思海等对 138 例首程放疗的鼻咽癌伴颈部淋巴结转移的患者颈部转移灶放疗前、中、后行彩色多普勒超声检查，结果显示，血供与淋巴结消退率呈正相关系，血供越丰富，颈转移淋巴结消退率越高。另外，小的转移灶由于体积小，乏氧细胞相对较少，放疗后病灶消退较快，所以近期疗效好；较大颈部淋巴结转移灶乏氧细胞相对较多，对放疗相对抗拒，病灶退缩亦相对较慢，因此疗效较差。

（三）存在不足

尽管一些研究对颈部淋巴结转移超声评估得到较满意的结果，然而仍存在有些淋巴结的病变特征结构尚不明显，特别是在转移早期阶段，其诊断效果差强人意。另外，根据我们的实践，超声对Ⅵ区（中央区）转移性淋巴结的识别能力非常有限。因此，转移性淋巴结的超声评估研究尚有待进一步深入。

第十节　淋巴瘤

一、临床概论

淋巴瘤是一组起源于淋巴结或其他结外淋巴组织的恶性肿瘤，可分为霍奇金病（简称 HD）和非霍奇金淋巴瘤（简称 NHL）两大类，组织学可见淋巴细胞和（或）组织细胞的肿瘤性增生。在我国恶性淋巴瘤虽相对少见，但近年来新发病例逐年上升，每年至少超过 25000 例，而在欧洲、美洲和澳大利亚等西方国家的发病率可高达 11/10 万～18/10 万，略高于各类白血病的总和。

淋巴瘤的典型淋巴结病理学特征有：①正常滤泡性结构为大量异常淋巴细胞或组织细胞所破坏；②被膜周围组织同样有上述大量细胞浸润；③被膜及被膜下窦也被破坏。霍奇金病目前被认为是一种独立的类型，在多形性、炎症浸润性背景下找到里－斯细胞为特征。非霍奇金淋巴瘤1966 年 Rappaport 根据病理组分布将 NHL 分为结节型（或称滤泡型）和弥漫型两大类，并再按肿瘤细胞类型分为几种亚型。淋巴瘤的细胞形态极其复杂，2008 年 WHO 淋巴瘤新分类中，有 80 个亚型。

霍奇金病多见于青年，非霍奇金淋巴瘤可见于各种年龄组，但随年龄增长而发病增多。临床以无痛性淋巴结肿大最为典型，淋巴结大小不一，中等硬度，坚韧，均匀，丰满。一般与皮肤无粘连，在初期和中期互不融合，可活动。到了后期淋巴结可互相融合。可伴肝脾肿大，晚期有恶病质、发热及贫血。由于病变部位和范围不尽相同，临床表现很不一致，原发部位可在淋巴结，也可在结外的淋巴组织，后者多见于 NHL。

组织学类型和临床分期对治疗方法和预后都有密切关系，淋巴结或结外相关组织穿刺、活检尤为重要。由于联合化疗的积极推广和放射疗法的合理应用，淋巴瘤的疗效有较快提高，尤以 HD 明显，大多早期病例都能长期无病存活。NHL 的疗效虽较 HD 差，但长期缓解或存活者也逐渐增多。

二、超声表现

（一）灰阶超声

1. 位置与数目

颈部淋巴结最易被累及，主要发生于颈后三角、上颈部和下颌下三角。可以累及整个解剖区域，甚至相邻解剖区域。在所有淋巴结疾病中，淋巴瘤淋巴结的受累数目是最多的。

2. 形态与大小

由于淋巴结呈膨胀性生长，故淋巴结形态趋向于圆形，淋巴结 L/T 比值 <2.0 或 L/T<1.8 多为恶性淋巴结，有学者提出 L/T 比值在良、恶性间有较大的交叉现象，且低度恶性组与良性者交叉更多。因此不应单纯根据 L/T 比值判断良恶性。此外，L/T 的准确性在小淋巴结更低，因为正常情况下它们本身形态就趋圆。

各种淋巴结疾病中，属淋巴瘤的体积最大，平均约为 3cm³，较大者可 ≥5cm³，最小横径可达 10mm 或更大，但单从淋巴结的大小来讲是没有一个确切的标准将淋巴瘤与正常淋巴结或其他病理性肿大淋巴结区分开来的。已证实淋巴结的大小并不是一个十分可靠的病理学诊断的独立标准。但是淋巴结体积的增大和明显缩小在表明有效治疗方面则是一个有用的参数。

3. 边界与周边组织

淋巴瘤趋向于有锐利边界，这归因于淋巴结内肿瘤浸润和脂肪沉积的减少，这种改变增大了淋巴结和周围组织的声阻抗差。

毗邻软组织水肿和淋巴结相互融合在淋巴瘤中相对少见。

4. 淋巴门和皮质结构

尽管淋巴瘤大多数可导致淋巴门消失（图 20-10-1），但淋巴门回声存在主要见于疾病的早期，髓质淋巴窦还没有被完全破坏而消失，此时的淋巴门就可被显示（图 20-10-2），多呈不规则偏心狭窄型。

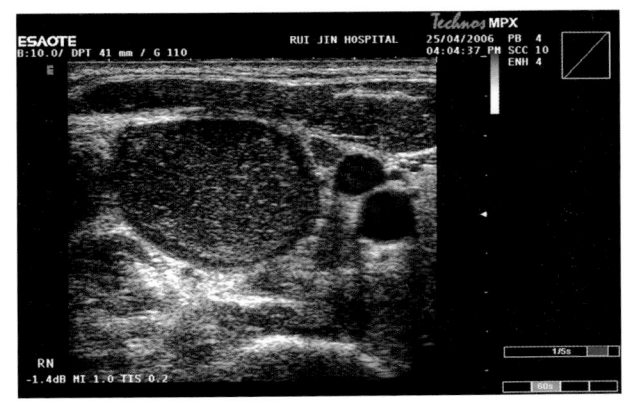

颈部淋巴结肿大，淋巴结趋向于呈圆形，边界清晰，淋巴门消失

图 20-10-1　非霍奇金淋巴瘤淋巴结

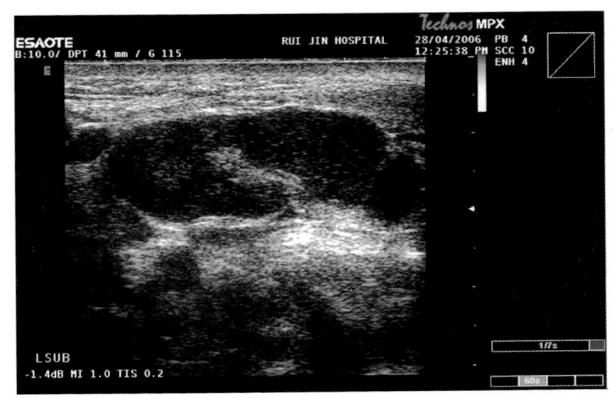

颈部淋巴结肿大，淋巴门结构尚存在

图 20-10-2　非霍奇金淋巴瘤淋巴结

淋巴瘤淋巴结皮质绝大多数为偏心性宽阔型，因淋巴瘤可先起源于淋巴结的局部，故皮质呈不规则增厚，有时也可因皮质内的肉芽肿或局灶性的滤泡增生所致。

5. 淋巴结内部回声

淋巴瘤与毗邻肌肉比较呈显著低回声，以往的研究表明，假囊性和后方回声增强是淋巴瘤淋巴结的特征性表现（图 20-10-3），特别是在非霍奇金淋巴瘤中。由于临床常见的 NHL 的病理改变主要是单一成分肿瘤细胞克隆性增生、浸润，瘤细胞间质稀少，这使得超声波易传导，从而产生低回声及后方回声的增强（67%～90%）。但随着超声分辨力的提高，淋巴瘤常表现为淋巴结内出现微小结节灶（网状结构）（图 20-10-4）。淋巴瘤的回声强度常因化疗后纤维化而增强。

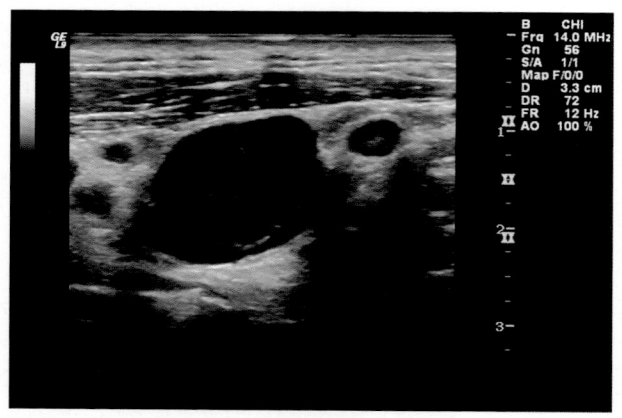

淋巴结回声减低，后方回声增强

图 20-10-3　非霍奇金淋巴瘤淋巴结

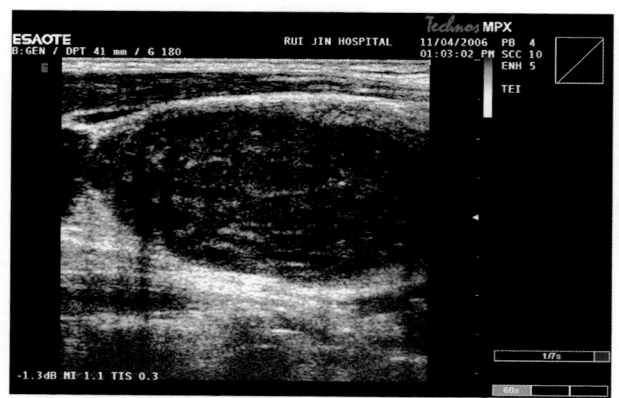

颈部淋巴结肿大，淋巴结内可见呈微小结节图像

图 20-10-4　霍奇金淋巴瘤淋巴结

　　除非患者已接受过放化疗或有更进一步的疾病，淋巴瘤淋巴结少见囊性坏死，约 5%～8%，中央坏死是中心母细胞/中心细胞性淋巴瘤的特征性表现。

　　同样，淋巴结内钙化在淋巴瘤中也不常见。但是，在治疗后的淋巴瘤淋巴结中可能会出现钙化，且这些淋巴结中的钙化通常是密集的、后方伴声影的。

（二）多普勒超声

1. 彩色多普勒

　　淋巴瘤是所有淋巴结疾病中血流最丰富的。由于其具有淋巴门型血供和高灌注血供的特点，不易发生结节内坏死，这一点与转移性淋巴结不同。淋巴瘤仅有 5%～8% 发生结节内坏死，而在 29% 的鼻咽癌转移性淋巴结可见结节内坏死。

　　大部分淋巴瘤存在淋巴门血供（图 20-10-5）和/或边缘血供（62%～90%）。大约 79% 的淋巴瘤表现为混合性血供（图 20-10-6）。与转移性淋巴结不同，边缘血供单独出现在淋巴瘤淋巴结中不常见（5%）。由于淋巴瘤为恶性病变，肿瘤细胞的压迫、浸润使其的血管形态学具有恶性病变的基本特征。淋巴结彩色多普勒血流形态及分布对淋巴瘤的分化程度有一定的提示作用。

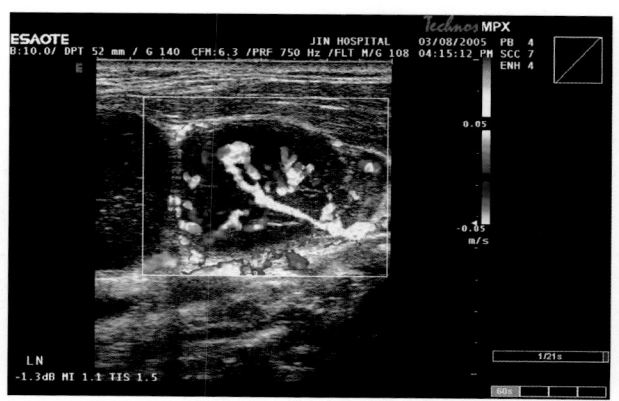

颈部受累淋巴结显示典型淋巴门血管

图 20-10-5　霍奇金淋巴瘤淋巴结

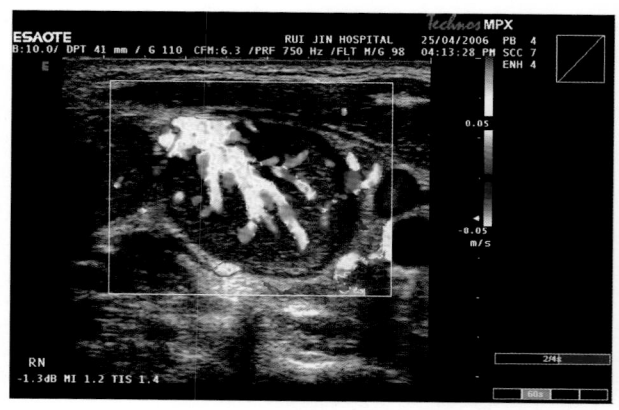

颈部受累淋巴结同时显示典型淋巴门血管和边缘血管

图 20-10-6　霍奇金淋巴瘤淋巴结

2. 频谱多普勒

据报道，淋巴瘤淋巴结的 RI 和 PI 分别为 0.64～0.84 和 1.2～2.2。普遍认为，淋巴瘤淋巴结的 RI 和 PI 高于反应性、结核性和正常淋巴结，而低于转移性淋巴结。这可能是由于淋巴瘤能较好地诱导结节内新生血管形成，因而阻力稍低于转移性淋巴结。有学者研究发现中高度恶性组 RI 和 PI 较低（图 20-10-7），提示组织外周血管密度大，灌注良好。这也从肿瘤学角度提示，RI 及 PI 可以反映淋巴瘤的恶性程度。

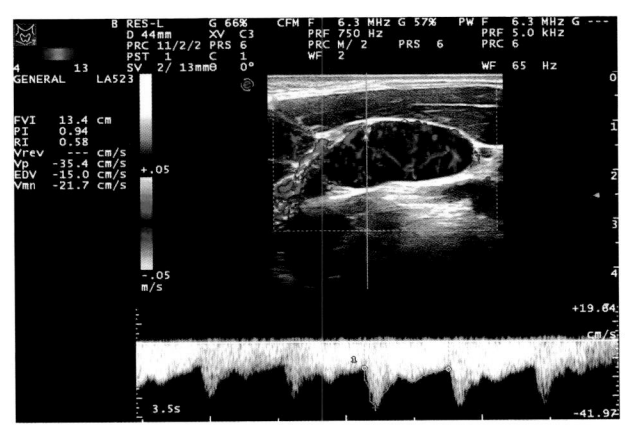

受累淋巴结 RI 和 PI 较低

图 20-10-7　非霍奇金淋巴瘤淋巴结

（三）超声造影

大多数淋巴结的灌注模式为整体灌注型。Rubaltelli 等报道淋巴瘤灰阶超声造影表现为实质增强开始阶段呈弥漫分布的亮点（"雪花样"外观），随后这些亮点互相融合，形成均匀增强。这些亮点与肿瘤组织内扩张的小动脉有关。

约 9.7% 的淋巴瘤表现为完全无灌注，导致这种情况的原因包括淋巴结血管阻塞造成淋巴结梗死、放化疗造成淋巴结内部完全坏死、化脓性炎症导致淋巴结完全液化坏死。

淋巴瘤淋巴结对血管系统的影响与反应性良性淋巴结病变相比有相似之处，使其在灰阶超声造影中有相对较高的淋巴门血流显示率。

淋巴结在注射造影剂后时间-强度曲线的形态变化可以反映血流灌注状态。在洪玉蓉等人的研究中，良性组和淋巴瘤组淋巴结曲线到达顶峰时先快速下降，随后缓慢下降，转移性组淋巴结曲线到达顶峰时持续缓慢下降，这可能与转移性淋

巴结中肿瘤组织静脉回流障碍有关。他们还发现淋巴瘤的 AT（造影剂到达时间，注射造影剂后感兴趣区的信号强度增强到超过其基础强度的 10% 时所需要的时间）、TTP（峰值时间，注射造影后感兴趣区内增强强度达最大时所需要的时间）和 PI（峰值强度，注射造影剂后感兴趣区内所能达到的最大增强强度）值均大于良性淋巴结和转移性淋巴结，说明淋巴瘤的开放血管数目、灌注量大于良性淋巴结和转移性淋巴结，为鉴别诊断提供了新的参考指标。

（四）超声弹性成像

淋巴瘤的淋巴结弹性分级通常较低。淋巴瘤淋巴结的应变指数低于转移性淋巴结，和反应性淋巴结相仿（图 20-10-8）。

超声弹性图像的分型标准采用 Furukawa 等分型和诊断标准，淋巴瘤的淋巴结弹性分级≤Ⅱ级者占 76.19%。部分处于疾病后期阶段的淋巴瘤，其内部可能因为坏死或化疗后发生纤维化或钙化而出现组织偏硬，因此会有部分弹性分级较高。但大部分淋巴瘤较难与反应性淋巴结进行鉴别。

三、超声对淋巴瘤的疗效评估

淋巴瘤通过放疗和（或）化疗等治疗手段可达到较高的治愈率，其中 HD 的长期存活率高达 90%，而对于高分化 NHL 可达 50%。研究发现，使用常规影像学检查可在无症状患者中发现淋巴瘤复发比例达 5.4%～13%，且淋巴瘤治疗后常有淋巴结残留，这些淋巴结可能有残留的肿瘤组织，也可能是治疗后的炎症反应或纤维组织增生，因此，对于残留淋巴结性质的判断将直接影响下一步的治疗决策。

（一）灰阶超声

放化疗可以对淋巴瘤淋巴结的结构造成影响，淋巴结出现边界不清晰、内部回声不均匀及相互融合的现象比例增高，甚至出现钙化。

淋巴瘤淋巴结横径的变化是化疗前后的主要变化指标。化疗前肿大的淋巴结多为圆形，化疗后恢复正常的淋巴结多为椭圆形。淋巴瘤淋巴结内淋巴细胞恶性增殖，非均匀性浸润性生长，堆

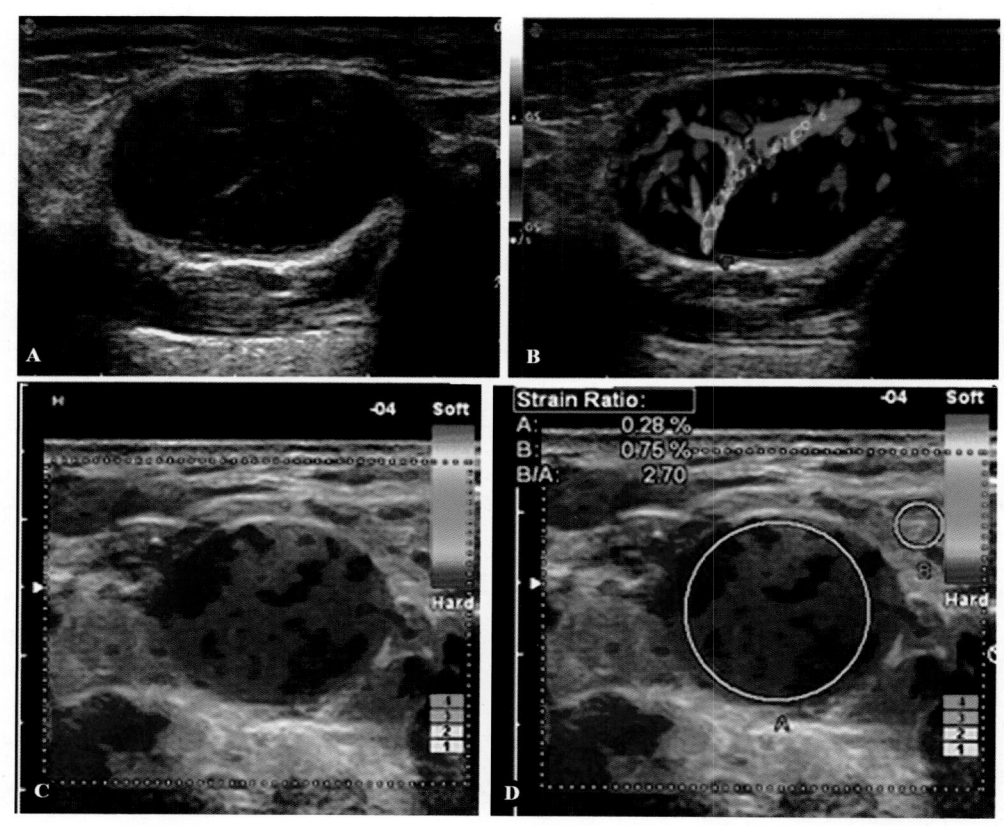

A. 颌下异常淋巴结，较圆，呈较均匀低回声；B. 彩色多普勒超声显示淋巴门血管及边缘血管；C. 超声弹性图上淋巴结显示绿色为主；D. 淋巴结应变指数2.7

图 20-10-8 颈部非霍奇金淋巴瘤

积在淋巴结皮质窦和髓窦内，造成淋巴结快速肿大，致淋巴结 L/T 较小，化疗药物作用于病变淋巴结后，抑制淋巴细胞的恶性增殖速度，进而使化疗后的淋巴结组与化疗前比较，L/T 变大。

（二）多普勒超声

1. 彩色多普勒

多普勒超声评估在监测淋巴瘤淋巴结对治疗的反应方面是有价值的。在彩色多普勒超声中，淋巴结血供迅速减少是产生积极治疗反应的一个敏感标志，有助于预测患者的预后情况。程红等研究发现，化疗后淋巴结以无血流型为主（占85.42%），7 个能检测到血流的淋巴结均为边缘型，即边缘型血流在化疗前后有交叉，无明显差异（P>0.05）；他们还发现淋巴结内血供减少较淋巴结缩小在先，这可能与化疗直接作用于血管内皮细胞有关。血供减少的速率似乎也很重要，淋巴结血供迅速减少的患者倾向于持续缓解，而化疗后淋巴结仍长期有血供的患者往往化疗后易复发。

2. 频谱多普勒

化疗前，淋巴瘤动脉频谱中有较高的舒张期血流，化疗后，在能检测到血流的淋巴结中舒张末期血流速度明显下降（P>0.01），而收缩期血流速度在化疗前后无明显差异（P>0.05），从而导致 RI 值升高，可能与化疗直接作用于血管内皮细胞引起肿瘤血管变细或闭塞有关。淋巴结内舒张期血流下降，RI 值升高同样是化疗疗效敏感的指标。也有学者持相反观点，认为 RI 和 PI 与对化疗的反应无显著相关性，血管阻力对评价化疗后淋巴瘤淋巴结的预后价值有限。

（三）超声造影

放化疗可以破坏肿瘤的血管，导致局部供血区域发生凝固性坏死和缺血性坏死，因而经过放化疗的淋巴结灌注不均、灌注缺损及完全性无灌注的发生率增高，淋巴门血管显示率下降。

Lee YY 等和 Ahuja AT 等人的研究表明治疗

后对比增强的峰值延迟。这种增强峰的延迟可能是由于治疗后小动脉收缩，毛细血管阻力增加，毛细血管密度减少造成的。动态对比度增强，为淋巴结病理学的评估提供了一个新的随时间变化的维度，并对灰阶和多普勒提供的形态学信息进行了补充。

四、超声对于诊断淋巴瘤淋巴结的意义

淋巴瘤浅表肿大淋巴结声像图有特征性改变，超声检查可提供较高的诊断价值。但其又与反应性及转移性淋巴结声像图之间存在不同程度的交叉，故必须在综合灰阶、多普勒及造影等多种成像方法的基础上，密切结合病史、全面了解病情，对不同病理状态进行鉴别、分析后做出的诊断。当遇到诊断困难时，超声引导下穿刺或超声定位选择活检淋巴结可使淋巴结活检准确率提高。另一方面，超声检查在淋巴瘤治疗后残留淋巴结性质判定上，准确率较高，且简便无创，有重要临床实用价值，可作为淋巴瘤治疗后残留淋巴结的常规检查手段。但目前此方面研究仍较少，需待进一步深入研究。

第十一节　介入性超声在浅表淋巴结疾病中的应用

1967 年，Marglis 提出了"介入性放射学"（Interventional Radiology）之后，"介入"这一概念在医学界得到了广泛应用。1972 年 Goldberg 等首先分别报道应用超声引导下经皮细针穿刺抽吸细胞学（Ultrasound guide fine needle puncture aspiration cytology；US-FNPAC）检查，我国 80 年代初董宝玮教授等开始开展 B 型超声引导下经皮穿刺活检术，使得这一技术在国内得到了普及和推广。介入性超声（Interventional US）是指主要依靠穿刺针、导丝和导管等，在超声引导下经皮穿刺抽吸、活检、引流和药物的注入等介入技术，实现对病灶的诊断和治疗目的。目前，浅表淋巴结的介入性超声主要包括浅表淋巴结超声引导下经皮细针穿刺抽吸细胞学检查和超声引导下经皮穿刺组织学活检术等。

一、介入性超声的应用基础

（一）淋巴结穿刺的仪器与设备

为了提高介入性超声的精确程度，和减少并发症的发生，在穿刺过程中使用与超声仪器配套的导向装置。这些装置一般可分为两类：一类是为介入性超声专门设计的探头，即穿刺探头；另一类是与通用探头配套组合使用的穿刺导向器，即穿刺架，可以和高频探头配套使用。由于淋巴结位置表浅，大多采用的是高频线阵超声探头徒手操作（Freehand）引导穿刺，虽然要比使用专用穿刺导向装置进行操作技术要求高，但是允许操作者自行选择探头放置的最佳位置，并可随意调整穿刺针和探头的方向，可使穿刺针与声束成很大的夹角，能更清楚地监视穿刺针的进入路径。为了满足临床介入性超声的不同需要，现在临床使用的针具有多种类型，超声引导下抽吸淋巴结细胞学检查（US-AC）主要用一次性细针，因为注射器用于抽吸方便易行，我们采用注射器替代细针，可以达到同样的效果，穿刺抽吸细胞学检查通常选用 20-22G（国产型号：7～9 号）活检针；一般选用 10ml 注射器，也有使有 5ml、20ml 的。超声引导下经皮淋巴结穿刺组织学活检以往一般采用 Chiba 针、Tru-cut 针、Sure-cut 针及 Turner 针等，其尖端有取材的针槽，目前我们采用巴德自动化活检枪，弹射距离可调（22/15mm）；采用一次性切割式活检针，日本八光 14-20GSONOPSY-C1 负压抽吸切割针。穿刺针可按穿刺路径的长短选用不同长度为 4～10cm。一般采用 14～16G 切割针，特殊情况如靠近大血管或有较严重出血征象时可使用 18～20G 针替代。

（二）淋巴结穿刺的适应证及禁忌证

需要明确组织病理学诊断的淋巴结病变，而且其部位能被超声显示者，原则上均为超声引导穿刺组织学活检的适应证。常见的情况主要有：淋巴瘤、淋巴结的反应性增生、淋巴结核、组织坏死性淋巴结炎、转移癌等。

细针抽吸细胞学检查的禁忌证极少。主要禁忌是对有凝血功能障碍的患者或可疑动脉瘤者。相对禁忌证诸如严重心或肺功能不全、患者不能合作等。

（三）淋巴结穿刺的术前准备及术后留观

介入性超声医生必须明确施行介入性超声的原因和所要达到预期效果，操作者应清楚以前的超声及其他影像学检查资料和实验室检查的资料，对每一位拟行浅表淋巴结介入性操作的患者，都应在穿刺前再次亲自进行超声检查，了解其病灶的详情和解剖结构；应了解患者有无出血性疾患，及手术后或拔牙后异常出血史等，了解患者是否服用影响凝血功能的药物（如阿司匹林等）。超声引导下抽吸淋巴结细胞学检查（US-AC）疼痛轻，与肌内注射相当，一般情况下可以不进行麻醉的优点，必要时可口服镇静药物或局部麻醉，超声引导下经皮淋巴结穿刺组织学活检可采用局部皮下组织麻醉。介入性操作前一定要征得患者的同意，患者有知情权，并以书面形式签订同意书，对患者详细解释操作过程，包括可能发生的危险和并发症，使患者了解操作所需的时间以及在操作过程中可能会出现的不适。超声术后短期对患者进行留观，了解患者对治疗的反应，有利于及时发现并发症，并总结经验。临床经验证明，约60％的术后并发症发生于术后最初的 2 小时内，80％发生于 4 小时。所以，手术后要注意血压和脉搏的变化，一旦出现并发症，马上予以处理或请相关科室进行会诊。

二、介入性超声的穿刺技术

1969 年 Kratochwill 首先用一维超声引导进行穿刺活检，随后 Holm 等首先引用二维超声的静态和动态图像监视下行穿刺活检。近年来，由于超声引导穿刺活检快速、方便、经济，无须术前准备和术后观察，而且操作过程始终在屏幕监视下同步进行，其安全性和准确性较高，目前已广泛应用于临床。介入性超声的操作方法有二种：使用导向器穿刺及徒手穿刺。1）使用导向器穿刺，是根据超声设备和病灶情况来选取合适的导向器，其原则是既能清楚显示靶目标，又能选择距离近而又安全的径路。2）徒手穿刺，是在超声引导下进行徒手操作方便、灵活，可按操作医生的意图自由调整穿刺针或超声探头，比较适合淋巴结或甲状腺、乳腺等这类比较浅表的器官和组织的穿刺。而目前淋巴结介入常用穿刺的方法包括超声引导下细针抽吸细胞学及超声引导粗针穿刺组织切割活检。

（一）淋巴结超声引导细针抽吸细胞学

1987 年，在以"细针抽吸细胞学在病理诊断中的应用"为主题的全国病理学术会议上，我国将"Fine Needle Aspiration Cytology"正式定名为细针抽吸细胞学（FNAC），在许多文献中，还有将其称为细针抽吸活检术（Fine Needle Aspiration Biopsy；FNAB），二者意思相同。目前，FNAC，尤其超声引导下细针抽吸细胞学检查（Ultrasound-guided Fine Needle Aspiration Cytology，US-FNAC）已成为一种微创性诊断新技术，在临床获得了广泛应用。

当使用细针抽吸细胞学检查时，首先利用超声扫描显示目标淋巴结病灶，观察病灶的位置、大小及形态，锁定穿刺靶目标。

患者取舒适而便于操作的体位，初步确定进针部位和径路，必要时用记号笔标记穿刺点；常规消毒穿刺部位，铺巾后，换用穿刺探头显示穿刺靶病灶。调整探头位置将结节置于声像图正中位置，再次确定穿刺点、穿刺径路。测量穿刺路径的长度，确定进针深度，以防在针尖显示不清而穿刺过深；当目标病灶显示清晰时，嘱患者屏气，在实时超声引导和监视下进针，直至进入预定的穿刺目标内，确认穿刺针进入靶目标后嘱患者恢复平静呼吸；锋利的针尖使组织细胞分离并进入针腔，接上 5 或 10ml 注射器在保持负压的情况下，然后，减除负压后，穿刺针连同针管一起拔出，注意不要让标本进到注射器内，以避免细胞破裂；立即将针腔内吸取的组织置于载玻片上，均匀涂片，并用 95％的酒精或 10％甲醛溶液固定。好的涂片应至少含有 6 组以上质量好的细胞群；每群细胞至少有 10 个以上细胞。

（二）淋巴结超声引导穿刺组织切割活检

超声引导经皮穿刺组织活检的操作基本方法与抽吸细胞学检查相似。细针组织活检主要使用 Sure-cut 针，粗针组织活检主要使用 Tru-cut 槽针。粗针穿刺时，可用尖头手术刀在皮肤上作 2mm 左右小切口；细针穿刺时，一般可以直接刺入，而皮肤不用切小口。针尖进入皮下后，患者应做短暂屏气，在超声监视下将活检针推至病灶内或病灶边缘，确认针尖进入靶目标后停止进针，先将带组织槽的针芯推入病灶，然后再推进针鞘切割组织。完成后在屏气状态下拔出穿刺针，整个活检操作要求准确熟练，动作应在数秒钟内连续快速完成。小心取出组织条，按病理检查目的处理标本。有时可根据需要重复穿刺2~3针，直至取得满意组织标本。切取的标本要根据组织病理学检查内容的不同要求固定处理，如光镜、电镜、免疫组织化学、基因诊断等。需要的药物和标本处理技术应由病理医师提供，在特殊情况下，应由相关医师现场处理。

（三）淋巴结取材部位的选择

淋巴结的病变多种多样，在整个淋巴结中也不全是均匀分布。肿瘤组织转移到淋巴结时，通常先侵入包膜下的输入淋巴管和包膜下窦；随后相继出现于小梁旁窦和髓窦，并逐渐侵入淋巴结实质内，在实质内形成大小不等的肿瘤岛，继而侵犯整个淋巴结，并可破坏包膜，向外浸润，与相邻淋巴结融合生长。由此可知，在转移早期、淋巴结内肿瘤组织局部浸润时，只有穿刺到位，才能做出准确判断。

1. 灰阶超声

灰阶超声对于介入性超声是最基本的引导方式。对于超声能清晰分辨皮、髓质的淋巴结，我们采取中心和周边取材结合的方法，尽量全面反映整个淋巴结的全貌；对于皮、髓质分界不清者，也应多角度全面取材。对于较大淋巴结，避免中心坏死液化区域的取材，而应着重周边实性低回声区域（皮质）取材；淋巴结呈囊性时，采用细针吸取囊壁少许瘤组织，尽量避免假阴性结果。即使穿刺获得了目标组织，不同病变的诊断价值是有差异的。如果细针穿刺提示反应性增生时，要充分结合粗针活检及临床与淋巴结核及淋巴瘤相鉴别。

2. 彩色多普勒超声

彩色多普勒对介入性超声有重要价值。首先，若是颈部淋巴结穿刺可以通过彩色多普勒鉴别颈部动脉瘤和动静脉瘘，同时明确颈部大血管与病灶的位置关系，可有效地避免损伤大血管的严重并发症发生，而且能够显著增加术者的信心。其次，肿瘤细胞生长旺盛的地方往往血供丰富，最

能体现病变的本质特性，而彩色多普勒能够敏感地显示肿瘤内部的血供情况，对实质性肿块中血流信号丰富的区域，能显著提高穿刺活检的有效性和诊断的准确性。再次，在不能显示穿刺针时，可通过抽动针芯时或提插针体时，彩色多普勒可能显示穿刺针运动的彩色多普勒信号或伪像，从而判定穿刺针位置，但并不总是有效。

3. 造影超声

灰阶超声及彩色多普勒超声由于分辨力有限、血流敏感性低，对于一些转移早期淋巴结内的肿瘤组织难以鉴别，给穿刺活检取材带来了一定的困难。超声造影可以显示淋巴结内的血流信号及血供特征，其介入性穿刺中作用主要表现为注入超声造影剂后，超声可以很快显示呈圆形或椭圆形增强的淋巴结根据超声造影时淋巴结内部灌注情况，在超声引导下在合适的穿刺区域取材，以提高取材成功率和诊断准确率。对均匀增强型的淋巴结，我们按常规操作即能成功取材，而某些转移性淋巴结在超声造影上常表现为从周边向内部的灌注模式，内见低灌注区（肿瘤组织区域）和无灌注区（坏死组织），或整个淋巴结呈微弱灌注以及淋巴组织与周围组织微弱灌注混合成片等表现，则取材时注意避开坏死区域。同时超声造影对于前哨淋巴结的诊断价值尤其明显，淋巴管显示为从注射部位发出的线性强回声跟随它发现第一个增强的淋巴结即是，定位精确，便于穿刺活检。

（四）注意事项

1. 穿刺前应先让患者进行屏气练习，以避免在穿刺中发生咳嗽或急剧运动，影响穿刺准确性，甚至引起并发症。

2. 穿刺点和穿刺径路的选择应以穿刺病灶距体表最近，同时穿刺角度尽量大，而且要避开周围大血管为原则。

3. 淋巴结较大时，应选择其周边实质部分取材。每次取材应在不同的区域。避免在中央坏死或液化区取材。

4. 使用弹射活检枪时必须注意射程内的组织结构，并要留有余地。因为启动弹射枪时，穿刺针向深部有2~2.5cm的位移，其射入方向上绝对不可以有血管等重要脏器，同时采用彩色多普勒显像监视是避免损伤血管最有效的方法。

三、介入性超声在浅表淋巴结疾病中的应用价值

明确浅表肿大淋巴结的病理可以指导临床治疗和预后的判断，淋巴结手术活检是病理组织学诊断的金标准，穿刺活检相对活检手术创伤较小，而且术前检查和术后恢复时间短，减轻了患者的痛苦，由此目前彩色多普勒超声引导下穿刺活检被公认为非手术条件下获取明确病理组织学诊断的最佳方法。

经皮穿刺取材的命中率与其目标大小、距离相关，病灶越大，距离越浅，穿刺结果的确切性就越高。关于穿刺针具型号的选择与取材满意率间，研究提示无明显的统计学差异。对于伴有坏死的淋巴结，超声引导选点穿刺有助于提高阳性率。细针穿刺有创伤小的优点，但遇到细胞学难以诊断的病例，尽可能结合粗针组织学活检或手术活检。

既往对超声引导下淋巴结穿刺活检价值的研究主要关注的是良恶性的鉴别诊断，由于恶性肿瘤病理组织特征明显，因此，只要穿刺取到肿瘤组织，就可获得明确诊断。因此对于某些可疑恶性肿瘤淋巴转移者，超声引导下穿刺活检可替代手术摘除活检。但对于淋巴结核及淋巴瘤则可能有漏诊或误诊的存在。由于淋巴结核病理表现得不典型性和动态性，小标本往往不如大标本容易获得病理诊断。其假阴性主要诊断为反应性增生，淋巴结的反应性增生是淋巴组织对各种感染性病变的积极反应，实际上不具有特异性。虽然，有应用穿刺活检诊断淋巴瘤取得良好效果的报道，但由于淋巴瘤病理表现的复杂性及非特异性，仍有一部分淋巴瘤与反应性增生难以鉴别，特别是一些初发的淋巴瘤患者。所以，病理学医师仍强调在可能的情况下，尽量取完整淋巴结用于初发的淋巴瘤诊断。穿刺活检宜用在诊断淋巴瘤的复发、评价病情进展及疗效或是难以手术摘取淋巴结时。

（詹维伟　周建桥）

参考文献

[1] Fretzayas A，Papadopoulos NG，Moustaki M，et al. Unsuspected extralymphocutaneous dissemination in febrile cat scratch disease [J]. Scand J Infect Dis，2001，33（8）：599-603.

[2] Saracevic E，Sabanovic S，Selimovice A. Cat-scratch disease [J]. Med Arh，2000，54（5-6）：321-322.

[3] 赵伦华，杜兴贵，王珏. 猫抓病性淋巴结炎38例临床病理分析 [J]. 临床血液学杂志，2003，16（4）：171-173.

[4] Kahr A，Kerbl R，Gschwandtner K，et al. Visceral manifestation of cat scratch disease in children. A consequence of altered immunological state [J]. Infection，2000，28（2）：116-118.

[5] Marston EL，Finkel B，Regnery RL，et al. Prevalence of Bartonella henselae and Bartoneiia clarridgeiae in an urban Indonesian cat popuiation [J]. Clin Diagn Lab Immunol，1999，6（1）：41-44.

[6] Song AT，Gory M，Roussi J. et al. Familial occurrence of cat-scratch disease，with varying clinical expression [J]. Scand J Infect Dis，2007，39：728-730.

[7] Akpede GO，Akenzua GI. Management of children with prolonged fever of unknown origin and difficulties in the management of fever of unknown origin in children in developing countries [J]. Paediatric Drugs，2001，3（4）：247-262.

[8] Ridder GJ，Richter B，Disko U，et al. Gray-scale sonographic evaluation of cervical lymphadenopathy in cat-scratch disease [J]. J Clin Ultrasound，2001，29（3）：140-145.

[9] Danon O，Duval AM，Osman Z，et al. Hepatic and splenic involvement in cat-scratch disease: imaging features [J]. Abdom-Imaging，2000，25（2）：182-183.

[10] Garcia FU.，Wojta J，Broadley K. N，et al. Bartonella bacilliformis stimulates endothelial cells in vitro and is angiogenic in vivo [J]. Am J Pathol，1990，136（5）：1125-1135.

[11] 贺庆，蔡春儒，李凤桐，等. 猫抓病诊断中浅表淋巴结病变的超声图像分析. 中国医学影像技术，2005，21（5）：721-723.

[12] Holm HH，Gammelgaard J. Ultrasonically guided precise needle placement in the prostate and the seminal vesicles [J]. J Urol，1981，125（3）：385-387.

[13] Nicholas J. Screaton. Head and neck lymphadenopathy: evaluation with US-guided cutting-needle biopsy. Radiol，2002，224：75-81.

[14] 房月明，李德才. 超声引导下浅表淋巴结穿刺诊断130例 [J]. 临床超声医学杂志，2006，8（7）：433-434.

[15] Bonnema J，et al. Ultrasound-guided aspiration biopsy for detection of nonpalpable axillary node metastases in breast cancer patients: new diagnostic method. World J. Surg，1997，21（3）：270-274.

[16] Kim KH，Son EJ，Kim EK，et al. The safety ans efficiency of the ultrasound guided large needle core biopsy of axilla lymph nodes. Yonsei Med J，2008，49（2）：249-254.

[17] Ahuja AT，Ying M，Ho SY，et al. Ultrasound of malig-

nant cervical lymph nodes. Cancer Imaging，2008，8：48-56.

[18] 李佳，杨漪，刘明瑜，等. 高频超声在非霍奇金淋巴瘤浅表淋巴结病变中的应用价值. 中国超声医学杂志，2008，24（4）：336-338.

[19] Gul Esen . Ultrasound of superficial lymph nodes. European Journal of Radiology，2006，58：345-359.

[20] Ahuja A，Ying M. An overview of neck node sonography. Invest Radiol，2002，37：333.

[21] Chan JM，Shin LK，Jeffrey RB. Ultrasonography of Abnormal Neck Lymph Nodes. Ultrasound Q，2007，23（1）：47-54.

[22] Ho SS，Ahuja AT，Yeo W，et al. Longitudinal colour Doppler study of superficial lymph nodes in non-Hodgkin's lymphoma patients on chemotherapy. Clin Radiol，2000，55：110.

[23] Ahuja A，Ying M，Yang WT，et al. The use of sonography in differentiating cervical lymphomatous lymph nodes from cervical metastatic lymph nodes. Clin Radiol，1996，51：186.

[24] Ahuja A，Ying M，King W，et al. A practical approach to ultrasound of cervical lymph nodes. J Laryngol Otol，1997，111：245.

[25] Ahuja A，Ying M，Yuen HY，et al. "Pseudocystic": appearance of non-Hodgkin's lymphomatous nodes：an infrequent finding with high-resolution transducers. Clin Radiol，2001，56：111.

[26] Ying MTC. Power Doppler sonography of normal and abnormal cervical lymph nodes. The Hong Kong Polytechnic University，2002：236.

[27] Dragoni F，Cartoni C，Pescarmona E，et al. The role of high resolution pulsed and color Doppler ultrasound in the differential. Cancer，1999，85（11）：2485-90.

[28] Na DG，Lim HK，Byun HS，et al. Differential diagnosis of cervical lymphadenopathy：usefulness of color Doppler sonography. Am J Roentgenol，1997，168：1311.

[29] van Heerde P，Meijer CJLM，Noorduyn LA，et al. Malignant Lymphomas -Cytology，Histopathology and Immunochemistry（an Atlas and Textbook）. London：Harvey Miller Publishers，1996：25-36.

[30] Tschammler A，Hahn D. Multivariate Analysis of the Ajustment of the Colour Duplex Unit for the Differential Diagnosis of Lymph Node Alterations. Eur Radiol，1999，9：1445-1450.

[31] Radford JA，Eardley A，Woodman C，et al. Follow up policy after treatment for Hodgkin's disease：too many clinic visits and routine tests? A review of hospital records. BMJ，1997，314：343-346.

[32] 任新平，詹维伟，周萍，等. 实时超声弹性成像在淋巴结疾病诊断中的应用. 华西医学，2010，25（2）：294-297.

[33] Partin AW，Mangold LA，Lamm DM，et al. Contemporary update of prostate cancer staging nomograms（Partin Tables）for the new millennium. Urology，2001，58：843-848.

[34] 程红，金伟杰. 彩色多普勒超声对恶性淋巴瘤化疗前后的观察. 中国超声医学杂志，2001，17（12）：937-939.

[35] 李佳. 超声对淋巴瘤治疗后残留浅淋巴结的诊断价值. 临床超声医学杂志，2010，12（5）：346-348.

[36] Lee YY，Antonio GE，Ho SSY，et al. Serial dynamic sonographic contrast enhancement changes in cervical lymph nodes：before and after treatment for lymphoma. International & 9th national head and neck cancer conference. Urumqi，China，2007：7-11.

第二十一章　乳腺

第一节　概述

乳腺是超声影像首先应用的器官之一，最早于 1958 年由上海第六人民医院采用由我国江南造船厂生产、频率为 2.5MHz 的江南 I 型工业探伤仪（A 型超声波）开展乳腺超声检查，揭开了中国超声诊断的历史。上海江南造船厂专门设计了塑料的 0.5cm 直径的 5MHz 和 0.3cm 直径 7.5MHz 的小探头，这是我国最早的用于浅表器官的超声探头。1959 年 4 月正式成立了上海市超声波医学诊断研究小组，这是我国最早的超声医学研究组织，同年 6 月由中国科学院组织在武汉市召开了第一届全国超声学术会议，"上海小组"把自 1958 年 12 月至 1959 年 4 月的 2500 例探查经验以"超声波临床诊断研究的初步报告"为题进行了报告，又在同年天津召开的第一次全国肿瘤学术座谈会上交流报告（1959 年全国肿瘤学术座谈会资料汇编，北京：人民卫生出版社，1960，787-793），认为用 A 超探测乳腺，对有无肿块、肿块囊实性及部分良恶性肿块的鉴别具有明显的作用。1960 年"上海小组"把含有乳腺超声内容的"超声波临床诊断应用的初步报告"发表在《中华医学杂志》1960 年第一期第 48～53 页上，当时杂志社编辑特写了按语"这是我国第一篇有关超声波诊断应用的系统性科学论文"。1959 年

上海第一医学院仪器修配厂与上海肿瘤医院合作研制超声显像仪，1960 年 3 月研制成功，定名为 601-ABP 型超声显像仪，通过对乳腺等疾病的检查所获得的经验，加上应用 A 型探伤仪的经验编成我国第一部《超声诊断学》。为了扩大超声在全国的应用，"上海小组"于 1960 年开始举办超声诊断培训班，全国许多省市自治区派人学习，回到当地后首先开展了超声诊断工作。所以，上海是我国乳腺超声开展的发祥地。

1974 年我国开始开展实时超声显像法，20 世纪 70 年代晚期许多医院引进这种技术和设备，A 型超声诊断法逐渐被取代。早期应用机械方形扫查法对乳腺等浅表器官采用间接扫查，即在探头和皮肤之间放一个水囊，高频和超高频探头出现后，便采用了直接扫查，即探头与皮肤直接接触检查。1980 年开始我国相关杂志逐渐出现探讨 B 型超声在乳腺应用方面的文章。

20 世纪 80 年代以后，实时灰阶超声在我国蓬勃发展，有许多作者踊跃投稿，发表自己的超声工作经验。美国销售超声机的数量也首次超过了 X 光机，结束了 X 光机统治医学影像界的百年历史。1983 年 11 月日本首先成功研制出世界第一台彩超，随后美国等地也相继推出彩色多普勒超声诊断仪，80 年代后期和 90 年代初期我国逐渐引进该种设备，1993 年我国开始发表乳腺疾病彩色多普勒血流显像的论文。同时加强了与国外的技术交流和学习，特别是 1985—1996 年共召开

了 10 次中日友好超声学术交流，12 年来，日方相继派来专家 84 名，我国参加的总人数达 3000 余人，这在国际科技交流史上堪称壮举，包括乳腺等器官在内的许多内容得到了讨论，派到日本留学的 14 名各地学者回国后绝大部分成为我国超声领域的骨干，大大促进了我国的超声影像事业。

随着计算机、电子工程、材料和图像处理等技术的进一步发展，诸多超声新技术由实验阶段过渡到实用阶段，如超声造影、三维超声、弹性成像等技术于 20 世纪 90 年代末期和 21 世纪初期在我国用于临床乳腺检查，2000 年以后，这些新技术的应用论文逐渐开始报道，部分技术应用成果发表在国外，大大促进了我国乳腺超声影像技术应用与国际同行的学术交流水平。

（李俊来）

第二节　局部解剖

乳腺实质起源于外胚层上皮芽，向间质组织内生长，出生后，乳芽开始发育成以乳头为中心呈辐射的网状分支状乳管；月经前 3～5 年乳腺开始发育，乳管延长和增生，成熟小叶形成；随后的几年，结缔组织逐渐生长和脂肪组织缓慢增加；青春期乳腺发育快，至月经初潮发育成熟，乳腺、乳晕、乳头相继增大，乳腺受雌激素和孕激素刺激开始出现正常周期性变化，其特征是月经前腺叶腺泡细胞和基质成分发生变化，乳腺水肿和血管充血，1 年以后在乳头下可扪及盘状物，少数由单侧开始；妊娠期，激素引起乳腺导管和腺叶组织特征性增生。正常情况下，随着年龄的增长，乳腺组织发生不同程度的退化，这种退化多发生在绝经前期，并以导管和腺叶的萎缩为主要特征。

一、乳腺的位置和形态

成年女性的乳房边界在外形上难以准确划定，但基部位置较固定。乳房的形状、大小和功能随种族、遗传、年龄、营养和机体的生长发育、妊娠而发生较大的变异。就成年女性来讲，未生育者乳腺呈圆锥形，两侧大小相似，但非一定对称；已哺乳的乳房常趋于下垂而稍扁平；老年妇女的乳房因腺体萎缩，其体积变小而松软。正常成年

女性的乳房位于前胸壁两侧，在胸前第 2～6 肋软骨之间、胸大肌的浅面，内至胸骨内缘，外起自腋前线或腋中线，内侧 2/3 位于胸大肌之前，外侧 1/3 位于前锯肌表面，但有的乳房组织的掩盖范围可能更大，有时薄层的乳腺组织可上达锁骨，下达腹直肌前鞘，内及胸骨中线，外侧达背阔肌前缘，95% 的乳房其外上部分有一狭长的乳腺组织延伸到腋窝，称为乳腺的腋尾部（图 21-2-1），该部和胸肌的淋巴结相邻近。

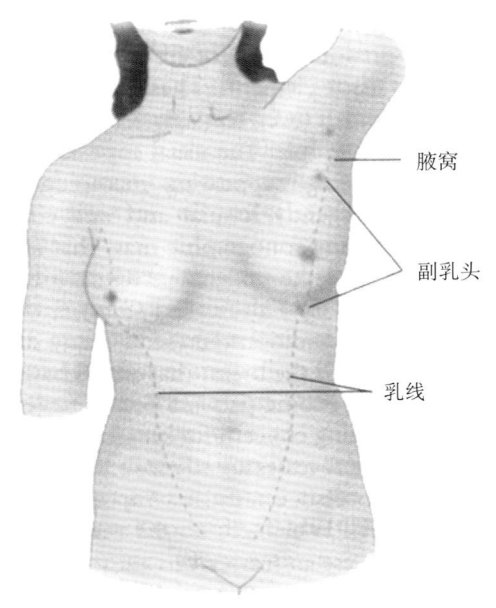

图 21-2-1　乳腺位置大体解剖图

乳头位于乳腺的中心，呈杵状突起，直径 0.8～1.5cm。周围由色素沉着较深的乳晕包绕，直径 3cm 左右，乳晕区有许多呈小圆形凸起的乳晕腺，乳头和乳晕表面为角化的复层扁平上皮，即表皮，其深面的真皮深嵌于表皮基底面的凹陷中，因含有丰富的毛细血管与皮肤表面接近，在肤色较浅的年轻妇女，其乳头和乳晕呈粉红色；肤色较深呈淡褐色，妊娠期间乳晕面积扩大。乳头双侧对称，通常青年女性乳头一般正对第 4 肋间或第五肋骨水平，略指向外下方，双侧乳头间距为 22～26cm。乳头表面有许多小窝，窝内为输乳管开口，称输乳孔，直径约 0.5mm，是哺乳时乳汁排泌的出口。正常乳房内，每侧包含 15～20 个腺叶，每个腺叶又分成许多小叶，每个腺叶由 10～15 个腺泡组成。腺叶之间由脂肪及结缔组织分隔，每个腺叶有一根单独的腺管，由乳头皮肤开口部起始向四周辐射，在乳

晕深部输乳管扩大，形成直径约 5～8mm 的输乳窦，在乳头基底部为较窄的短乳管，而后为膨大的乳管壶腹，其后为大乳管，再分支为中小乳管，最后为末端乳管与腺泡相通（图 21-2-2）。腺叶间的纤维束连接腺体和皮肤，使其得到支撑称乳房悬韧带（Cooper's Ligament）。

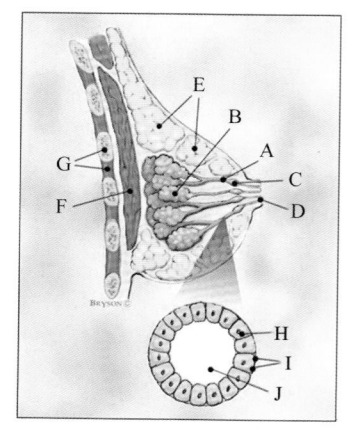

A：输乳管　B：乳腺小叶　C：输乳管窦　D：乳头　E：脂肪组织　F：胸大肌　G：肋骨　腺体放大示意图：H：正常腺体细胞　I：基底细胞膜　J：腺体中央

图 21-2-2　乳腺内部解剖结构示意图

成年乳房包括皮肤、皮下组织与乳腺组织三种结构，乳腺组织位于皮下浅筋膜的深、浅两层之间，由实质和间质组成，实质由管道系统构成，乳房各部的腺实质与间质含量不一，在上部和中央部，实质占优势，以外上部最多。由乳腺浅层至深层，依次为皮肤、皮下脂肪、浅筋膜浅层、乳腺腺体（包括腺管和结缔组织）、浅筋膜深层、胸大肌及肋骨等。

二、乳腺血管

乳腺动脉　供应乳腺的动脉有胸廓内动脉的穿支、第 3～7 肋间动脉前穿支及腋动脉的分支（图 21-2-3），这些动脉血管的分布有许多个体差异，在同一个体也非双侧对称。

乳腺静脉　乳腺的静脉分深、浅两组，浅组皮下静脉位于浅筋膜浅层，分横走型和纵走型两种。横走型的静脉向胸骨旁走行，在中线两侧有吻合，纵走型的静脉向锁骨上窝走行，注入颈下部的浅静脉，而后注入颈浅静脉。

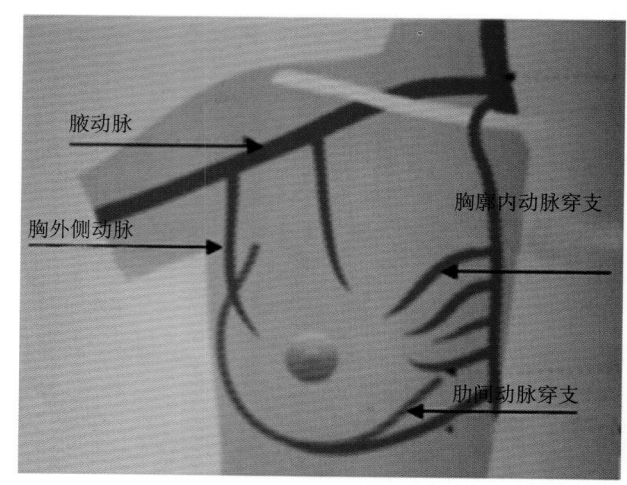

图 21-2-3　乳房动脉解剖示意图

三、与乳腺疾病有关的淋巴结、淋巴引流方向和途径

乳腺的淋巴系由皮肤和乳腺小叶间的浅深两层淋巴管网和淋巴管丛所组成。浅层向乳头、乳晕下集中，而后再经毛细淋巴管注入深层淋巴管网；在胸前壁和外侧壁呈扇形分布，集中走向腋窝，并注入腋淋巴结；乳腺外侧部的集合淋巴管向内侧走行，穿过胸大肌和第 1～5 肋间隙注入胸骨旁淋巴结；乳腺底部的集合淋巴管，穿过胸大肌，经过胸肌间淋巴结或直接沿胸小肌上缘注入腋淋巴结尖群，亦可沿胸小肌下缘注入腋淋巴结中央群（图 21-2-4）。

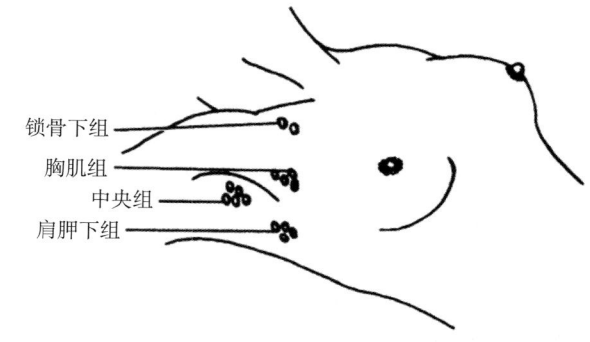

图 21-2-4　乳腺淋巴引流图

乳腺上部的部分集合淋巴管有时可穿过胸大肌，向上直接注入锁骨上淋巴结。乳腺各部淋巴引流并无恒定的界限，乳腺任何部位的淋巴液均可引流到腋窝淋巴结。一般认为，腋窝淋巴结接

受乳腺淋巴引流的 75%，胸骨旁淋巴结接受 20%～25%。

前哨淋巴结是接受肿瘤区淋巴引流的第一个淋巴结，该淋巴结是肿瘤淋巴转移的第一站，如果肿瘤仅发生于前哨淋巴结，无须清扫淋巴链第一站以外的淋巴结群。一般认为，瘤细胞播散按淋巴回流顺序进展，跳跃式的转移罕见，其发生率低于 2%。探查前哨淋巴结目前主要有三种方法：第一，术前淋巴闪烁摄影；第二，术前肿瘤注射蓝色染料；第三，用示踪剂与探头检测放射活性。晚近已有学者开展以逆转录-聚合酶链反应（RT-PCR）技术为基础的前哨淋巴结病理检查。2007 年，我国有报道采用超声造影剂经皮注射观察乳腺癌前哨淋巴结。

（李俊来）

第三节 检查方法

乳腺超声检查看似简单，实则不然，它需要良好的检查技术及仪器设备。对于许多妇女，鉴别正常组织及病变有一定困难，因此操作者的经验、对乳腺解剖及超声影像的理解十分重要。

一、灰阶和彩色多普勒超声

对于超声成像，最佳的影像质量和对影像的解释技能是保证获得最高诊断准确率的关键，有作者对不同机构的超声检查进行了回顾性分析，发现有 60.5% 没有按照美国放射协会指导原则实施超声检查（如探头的使用、聚焦点的放置、增益的设置、成像的视野、病灶最大径的测量、图像的标记等）。

1. 检查前准备

做乳房超声检查时，要注意受检者的隐私和心理反应，操作者态度要端庄，尤其男性操作者，避免引起不必要的误会。检查前要问清主要病史及必要的触诊。受检者一般无须特殊准备。首先嘱患者充分暴露乳房，同侧手臂置于头部上方，这样由于臂的伸展而抬高乳房（尤其是乳房外侧），能避免乳房下垂和褶皱形成而影响检查，但不能举得太高，否则乳房向上牵拉会影响病灶的确切位置。如果乳腺较大，可在检查侧的肩膀下垫一枕头，使其稍偏向健侧；另外，还可充分暴露腋窝以便观察副乳和肿大淋巴结。检查腋窝时，上肢应尽量外展；检查锁骨上窝时，应将枕头放在患者的肩膀下面，使其头部仰向下后方，达到充分暴露锁骨上窝及颈根部。

2. 体位

患者的体位要尽量使乳腺组织保持最薄，以使高频探头能足够穿透。

（1）仰卧位 为常规采用的体位，把同侧的手臂放在头的上方，这种体位有利于乳腺的固定，有助于外科医师重新定位触诊不清的病变。适用于乳房体积较小、乳房肿块定位、乳房紧张度较好的病人。

（2）侧卧位 如病人的乳房较松弛、患者乳房较大、病变位于外侧，仰卧位时不便于超声检查，可采用此体位。对于乳房外象限的探测，左侧卧位用于探测右侧乳房，右侧卧位用于探测左侧乳房；相反，对于乳房内象限的探测，可嘱患者侧向检查侧。

（3）坐位 如果肿块只有在直立姿势容易摸出，可以采用坐位接受检查。

3. 探头选择

常规使用线阵探头，常用探头的频率为 7～13MHz。如病变较表浅、乳房较小或深度在 2.0cm 以内的病灶，频率可选 10～13MHz 或更高；对于乳腺体积较大、病变位置较深，可适当选用较低频率，如 7～8MHz。如所用超声检查仪配有宽频、变频探头，更有利于检查。

4. 仪器调节

按仪器使用说明书进行调节，以图像清晰、层次分明为标准。

（1）设定检查条件，选择仪器内预设的小器官或浅表组织条件，最好是乳房检查条件。

（2）在进行二维灰阶超声检查时，适当提高对比度（contrast）、降低增益（gain），根据声像图中图像的深度情况调节时间增益补偿（TGC），使不同深度的声感范围处于最佳状态，否则可能把实性病灶当作囊肿或把囊肿当作实性病灶，调整的方法是以皮下脂肪为准，使其呈现中等灰色。深度（depth）根据观察重点随时调节，以恰好包括整个乳腺或病变为宜，聚焦点（focus）应置于病变的深面并包括病变区域；成像的范围应能够看到胸肌、肋骨及胸膜线；对于体积较小的病灶可选择局部放大（zoom）以观察其内部与其周边的细节，如果病灶较大，可选用宽景成像。组织谐波成像有利于减少近场和侧方伪像，使病灶显示更明显，消除囊肿内伪像；对图像要进行乳腺的左右、病变的位置标记。

（3）进行彩色多普勒超声检查时，注意取样的大小和位置，大小以包括目标区稍大即可，尽量将观察目标显示在中央；滤波尽可能调低，适当提高彩色多普勒增益（color gain），以不出现彩色杂波为宜。

（4）进行脉冲多普勒检查时，多普勒取样在血流最明显处，取样容积（gate）尽量小，一般1.5～2mm。脉冲重复频率（PRF）或量程的调节，以便于频谱形态的观察、参数的测量为标准，如果基线（baseline）过分靠上，频谱在基线下方，可采用反转（invert）进行调节。适度调节壁滤波，以不出现血管壁等活动的噪音，又能保留基线附近的信息为标准。尽量在不同部位取样。由于血流速度受超声声束和血流方向夹角θ的影响，所以对选择为条状走行的血流须进行θ角的校正（angle correct），使θ角≤60°；肿块内呈点状的血流方向不能确定，则θ角可选择为0°。肿块内的动脉血流，主要测量血流速度和RI，如果肿块内部探测到不止一处血流，可记录速度最高者。

目前的中高档超声诊断仪根据不同的检查部位、器官，可自动对能量输出、壁滤波的阈值、帧频等做出相应的调整，故一般并不需要去刻意调整或微调即可。

5. 扫查方法

（1）检查方式根据探头与乳房接触方式分间接法和直接法。

①间接法　用水囊或硅胶衬垫进行间接探测。这种方法，可改善声束近场的图像质量。随着超声仪器特别是高频探头技术的发展，这种方法很少应用。

②直接法　用高频线阵探头直接放在乳房表面进行扫查。除进行横切扫查外，还可采用纵切、斜切扫查，并与健侧乳腺进行对比观察。本方法灵活、方便，但近场图像质量与间接法相比稍差。

常用的扫查方法有纵切法、横切法、斜切法、放射状扫查法和旋转扫查法（图21-3-1）。

纵切法　从腋中线或腋前线乳腺侧缘至胸骨旁，沿着乳房依次纵切扫查。

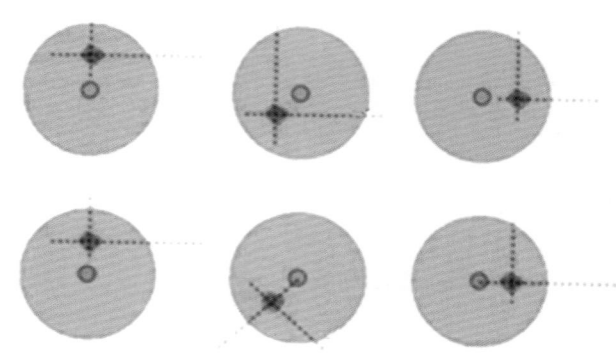

图 21-3-1　乳腺超声扫查方法示意图

横切法　从乳房上象限的外周上缘至乳房下皱折，沿着乳房依次横切扫查。

放射状扫查法　沿着乳晕连续做放射状切面，可较好地显示乳房导管，这是 1988 年 Teboul 提出的"乳管声像图"检查法，推荐这种检查法，是因为它遵循乳腺的正常解剖结构，并且使检查者能够从整体上观察乳腺的小叶及乳管。

旋转扫查法　当发现病变或可疑异常时，沿所查部位做旋转扫查，以便判断有无病变，该方法能较好地判定是脂肪还是结节、观察肿块的形态和对周围组织的压迫、浸润情况，测量肿块的大小和纵横比。

斜切扫查　主要用于检查乳头和乳头后方病变。

扫查范围包括双侧乳腺和腋窝。

（2）检查方法　乳腺超声检查宜放足量的耦合剂，尤其是乳头附近。全乳腺超声检查时，将探头放于 12 点的位置开始检查，轻轻从左到右倾斜探头并朝着腺体的周边部移动探头，直到没有乳腺组织显示为止，全过程探头始终不能离开此位置的轴线。然后移动探头到 1 点的位置重复以上步骤，随后围绕乳腺顺时针方向移动探头，直到彻底检查完整个乳腺为止。探头不可太用力，否则一些细小病灶变得不明显、将病灶推挤到扫查切面以外、改变聚集区域漏掉表浅的病灶或血流信号不易显示；但也不可太轻，否则在探头与皮肤之间容易造成阴影；有时需要探头加压，用于帮助消除 Cooper 韧带形成的临界角而产生的声影、评估病变组织的压缩性、用以固定穿刺操作时的病灶。超声扫查时，各扫查断面相互覆盖，不要有遗漏区域，我们推荐复合扫查式，即上述扫查方式联合应用的方式，对可疑病灶，须二个垂直的切面或更多的切面予以显示，使其具有可重复性，也就是说，在观察肿物边缘或"包膜"回声时二个切面是不够的，应从多个切面仔细评估其完整性。在检查乳头及乳晕后部位时，可采用适当加压、增加耦合剂和将探头放于乳头旁，使超声束以锐角进入乳晕后区，检查者可以使用

另一只手在探头的对面推压，以使图像显示更佳。怀疑导管扩张时，应沿导管长轴断面检查。有时在检查快要结束时，再快速全面复查一遍是必要的，尤其要仔细观察 Cooper 韧带的走行，有时可以通过韧带走行的中断来识别微小肿瘤。

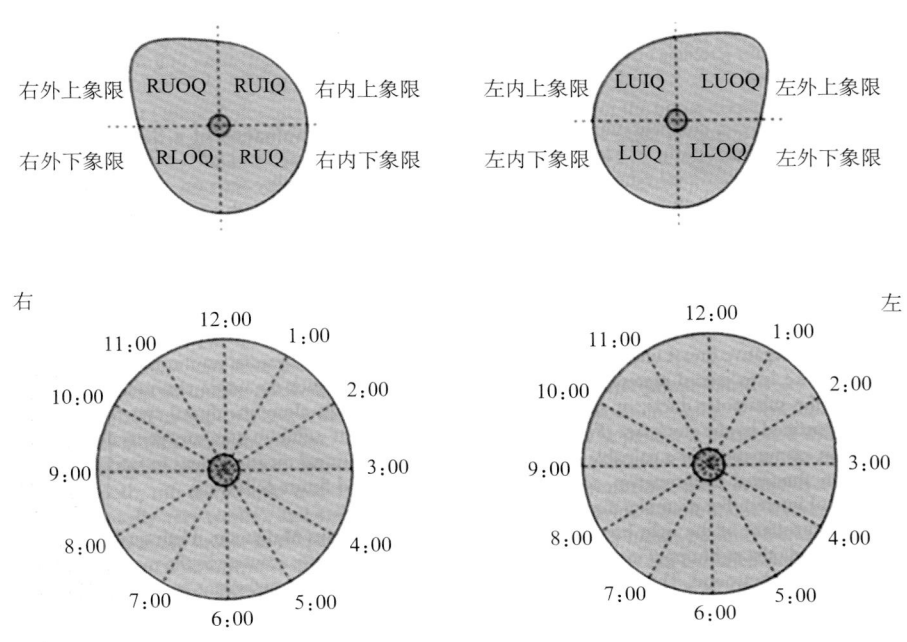

图 21-3-2　乳腺超声定位象限法与钟表法

（3）测量　肿块测量包括最长径、与之垂直断面的短径和旋转探头 90° 后的第三个径线，如果肿块边缘有强回声晕，测量应包括强回声晕的外缘；乳腺导管的测量可于导管长轴断面进行。

6. 乳腺病变的超声定位方法

（1）解剖层次定位：大多数乳房部位的病变来自腺体层，少数来自皮肤、皮下脂肪层或胸壁层。在超声检查时，应描述病变所在的解剖层次。乳腺病变的超声定位首先是层次定位，病变在乳房的哪一层，是在腺体层还是脂肪层。这对于病变性质的判定，有很大的帮助，对于临床诊断和治疗方案的选择有很大的指导意义。

（2）象限定位法：以乳头为中心，经过乳头的水平线和垂直线将乳房分为外上、外下、内上和内下四个象限，乳头和乳晕所在区域为中央区。象限定位法适用于可触及的较大肿块的定位。乳腺腺体层厚度的测量可选择在外上象限。

（3）时钟定位法：以乳头为中心，以 12 时制钟点和病变距乳头的距离描述肿块的位置。一般

为顺时针方向定位。是目前最常用的描述乳腺病变位置的方法，多用于肿块较小特别是临床上扪诊阴性的小肿块的定位（图 21-3-2）。

7. 乳腺肿块超声的判读征象

肿块为占位性病变，应为二个相互垂直的断面或更多的断面观察到。

（1）肿瘤的形状

肿瘤的形状可分为圆形、椭圆形、不规则形（图 21-3-3～图 21-3-6）。圆形指前后径与横径相同；椭圆形指扁圆或卵圆形，可呈现轻微的波浪状或大分叶；既不是圆形又不是椭圆形为不规则形。形状为椭圆形时，大部分为良性肿瘤；而不规则形多见于恶性肿瘤。对于明确呈分叶状的肿块，注意分叶的大小、形态和数目，通常可分为大叶状及微小叶状，大叶状弧度通常不大，呈轻微叶状，常见于良性肿瘤，但分叶太多时，要注意恶性的可能；微小叶状常用来形容肿瘤的边缘，为恶性肿瘤的一个特征。

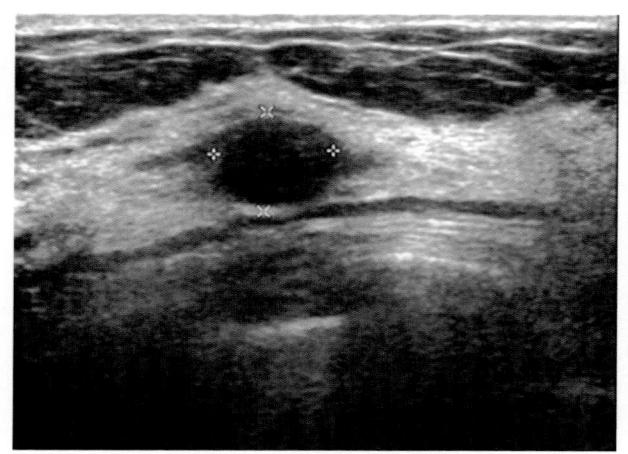

图 21-3-3　肿瘤形状为圆形

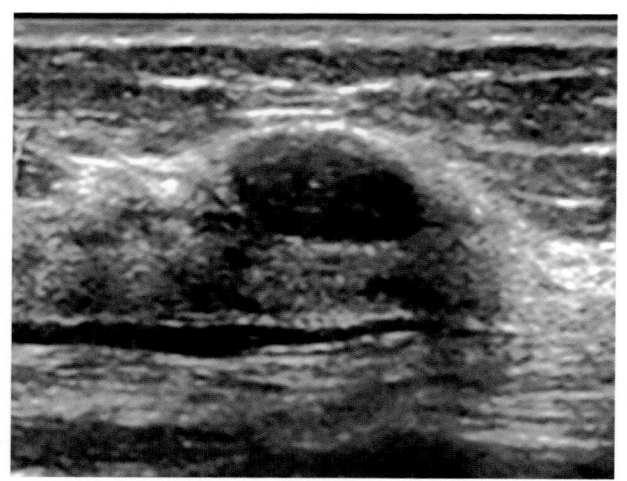

图 21-3-4　肿瘤形状为椭圆形

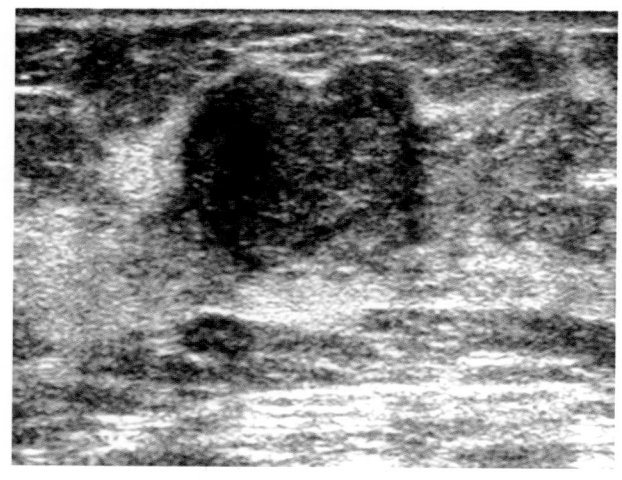

图 21-3-5　肿瘤形状为大分叶状

（2）肿瘤的边缘

主要是分辨肿瘤与周围组织的分界是否清楚

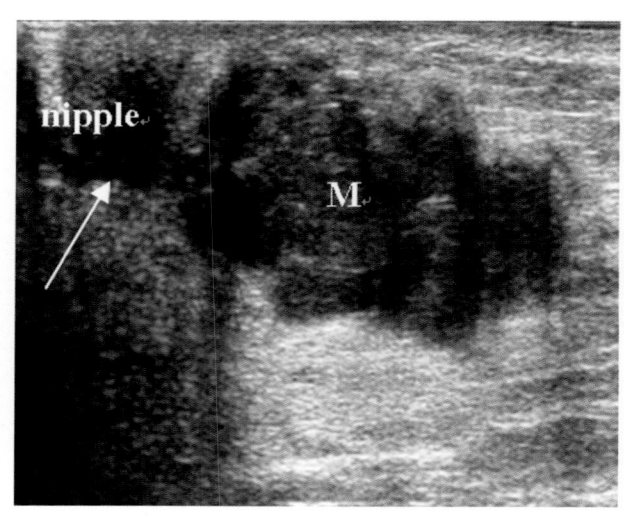

图 21-3-6　肿瘤形状为小分叶状

或规则。常以清楚的、平滑的、不清楚的、微小叶状、角状或毛刺状来描述肿瘤的边缘（图 21-3-7）。有时肿瘤的边缘不是单一的表现，可用两种形容词来描述，如不清楚但平滑的、清楚但呈微小叶状等。如果边缘既不清楚又不规则，或呈角状、毛刺状，则肿瘤为恶性的可能性较大。

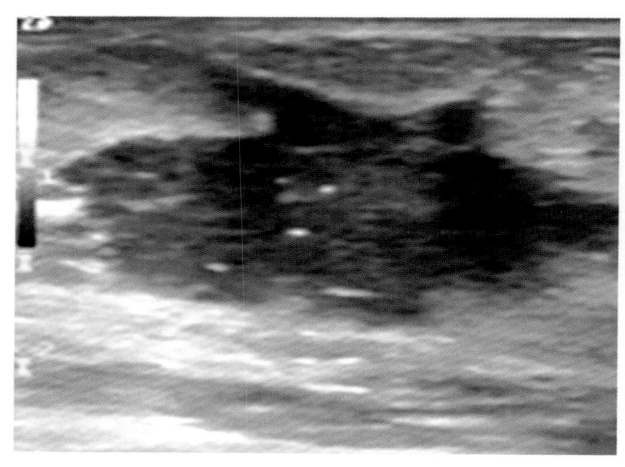

图 21-3-7　角状边缘或针状突起

（3）肿瘤的边界

指病变与周围组织之间的过渡部分。根据边界线的有无和完整性分锋利边界和高回声晕。锋利界面指的是肿瘤与周围组织界定完整，以光滑的、清晰的等术语来描述；高回声晕指的是肿物与周围组织之间没有清晰的边界，或以高回声带相连接（图 21-3-8）。前者常是良性征象，后者常是恶性特点。

（4）肿瘤的内部回声

肿瘤的回声特点：可分为无回声、低回声、等回声、高回声和混合回声（图21-3-9～图21-3-12）。回声的高低，一般是指与脂肪层的回声相

比，两者相同即为等回声，低于后者即为低回声，高于后者即为高回声。也可与邻近组织（也就是脂肪或乳房的腺体组织）的回声比较而得，既有囊性又有实性成分为混合回声。

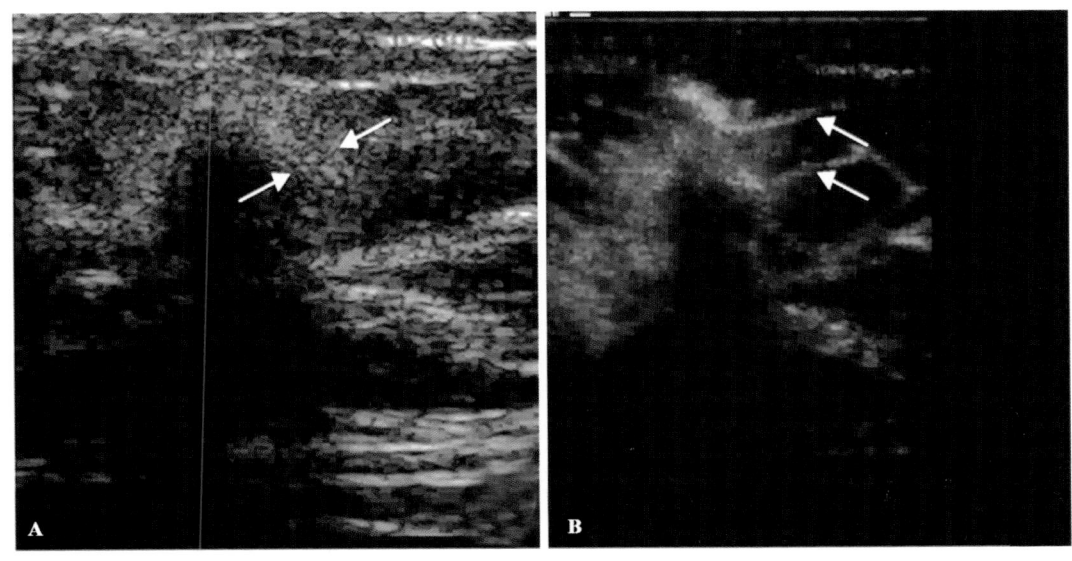

A. 箭头为超声造影后增强；B. 箭头为向外线状增强

图 21-3-8　高回声晕

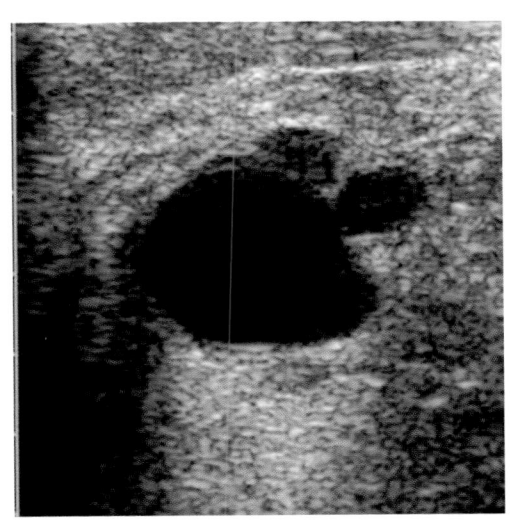

图 21-3-9　肿瘤内部呈无回声

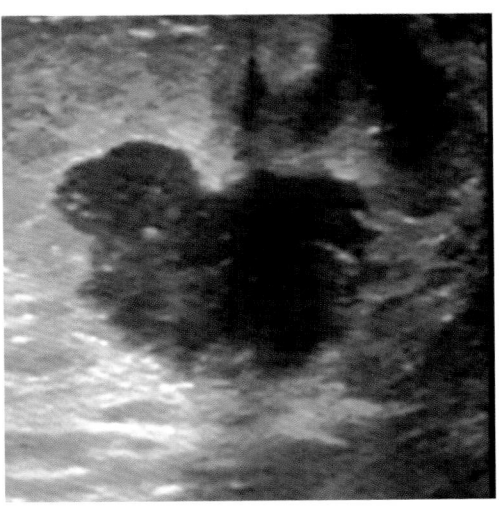

图 21-3-10　肿瘤内部呈低回声

肿瘤内部回声的均匀性：可分为均匀性、非均匀性。均匀性呈现均匀的回声分布；非均匀性是指肿瘤内部回声呈现不均匀性的回声分布。一般而言，均匀的（或均质的）肿瘤内部回声通常见于良性肿瘤，如纤维腺瘤、囊肿等。恶性肿瘤的肿瘤内部回声通常为不均匀。

（5）肿瘤的后方回声

肿瘤后方回声可分为衰减、增强或无变化（图21-3-13）。如果衰减是在肿瘤后方，乳房病灶很可能为恶性肿瘤；当肿瘤后方呈现明显且较宽的单侧边衰减时，乳房病灶很可能为恶性肿瘤；两侧边衰减通常见于良性肿瘤。在某些不是恶性肿瘤的情况下，也会看到肿瘤后方回声衰减，如库伯韧带、瘢痕、钙化、纤维组织、异物等，应

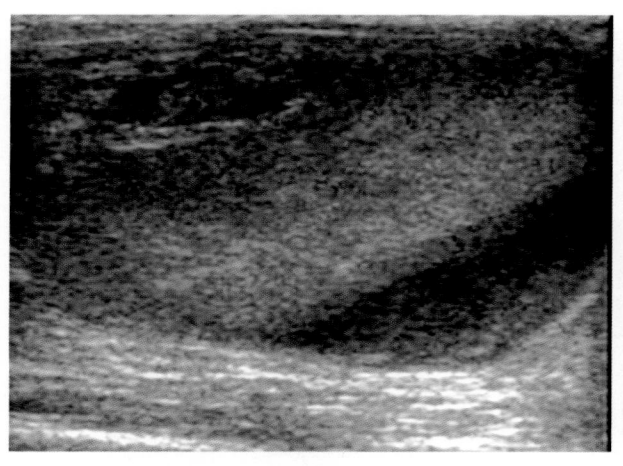

图 21-3-11 肿瘤内部呈等回声

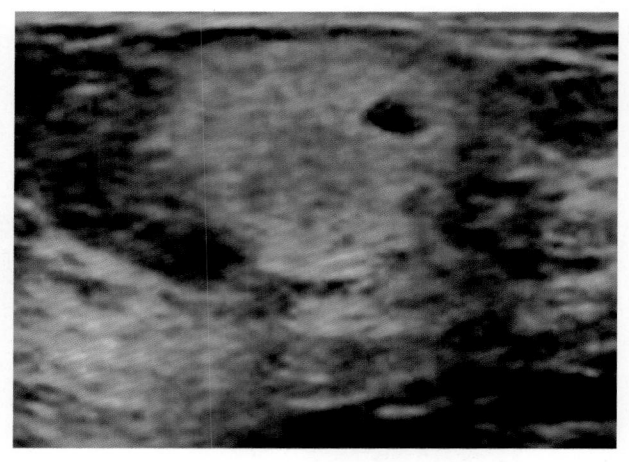

图 21-3-12 肿瘤内部呈高回声

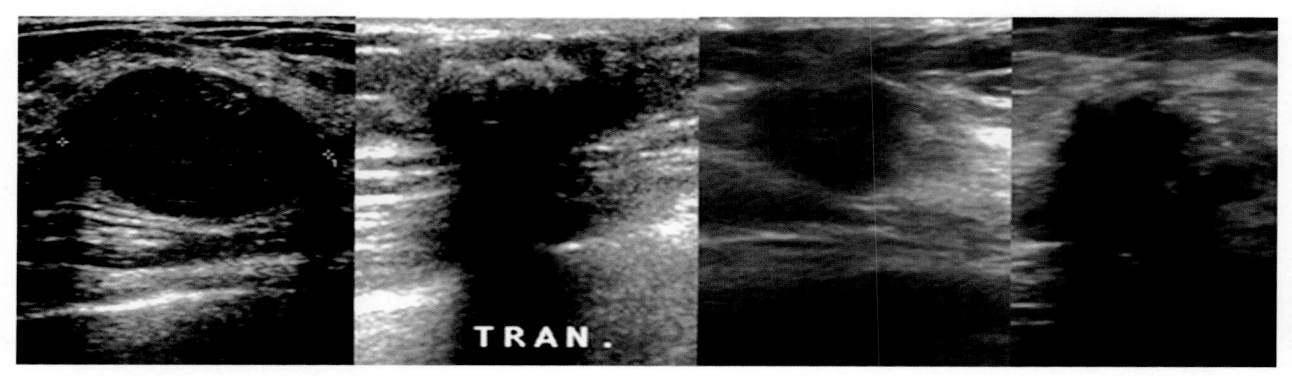

依次为增强、衰减、无变化、衰减

图 21-3-13 肿瘤后方回声

加以注意。

库伯韧带的顶端部之下常有声影，这种阴影须与肿瘤后阴影相鉴别。通常加以压力或改变探头方向，这种阴影会消失。另外，此类阴影从库伯韧带与浅层筋膜交界处向下延伸，也可作为与肿瘤后阴影区分的依据。

（6）肿瘤的压迫性

肿瘤受压迫时，以二维超声观察压力对肿瘤形状及肿瘤内部回声的影响，以此判定肿瘤的良恶性。

大部分良性肿瘤的形状会随着压力而改变，但也有相当比例的良性肿瘤因位置较深或有较多的纤维成分，其形状不会随着压力而改变；如果肿瘤形状不会随着压力而改变时，应注意恶性的可能，但不能以此断言肿瘤为恶性；如果肿瘤内部回声因受到压力而表现为更均匀时，则肿瘤很可能为良性。肿瘤内部的弹性特征在良恶性鉴别中价值将在另外章节中介绍。

（7）肿瘤内钙化

钙化有大小、形态和分布之分，长径小于0.5mm的钙化称为微钙化，灰阶超声微钙化常表现为斑点状强回声，高度提示乳腺癌，分布特点常为细线状、分支状、簇状、节段状或密集点状（图 21-3-14、图 21-3-15）；良性钙化的特点为杆状（如导管扩张）、爆米花样（如纤维腺瘤）、蛋壳样（如囊肿）和散在分布（图 21-3-16～21-3-19），乳腺纤维腺瘤也可为粗大棒状钙化（图 21-3-20）。多数学者认为点状钙化（即 X 线针状钙化）是肿瘤影响局部钙磷代谢异常而形成的，可以位于肿块内，也可位于肿块周围结缔组织内；块状或粗颗粒状钙化在良恶性肿瘤内均可见到，被认为是一种退行性病变，可能是良性肿瘤细胞的坏死、脱屑和钙盐沉积造成的。

钙化点较大时，在其下方（后方）会有声影，但较小的钙化因为小于声波的宽度，所以不会有声影。应该引起注意的是，不是所有的点状强回

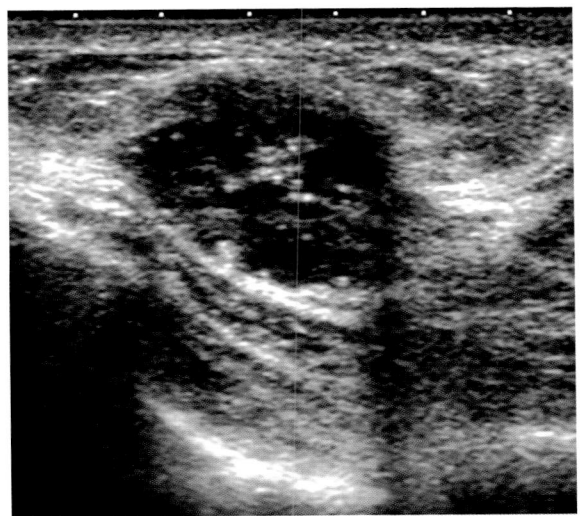

图 21-3-14　浸润性导管癌微小簇状钙化

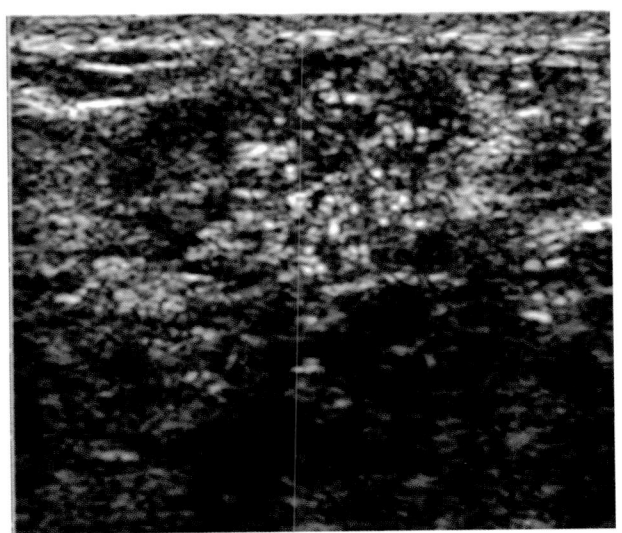

图 21-3-15　浸润性导管癌密集点状钙化

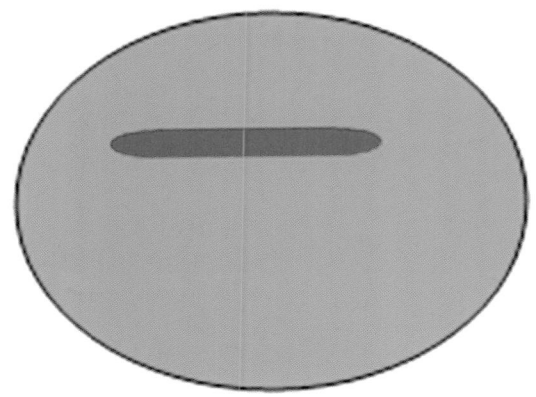

图 21-3-16　杆状钙化

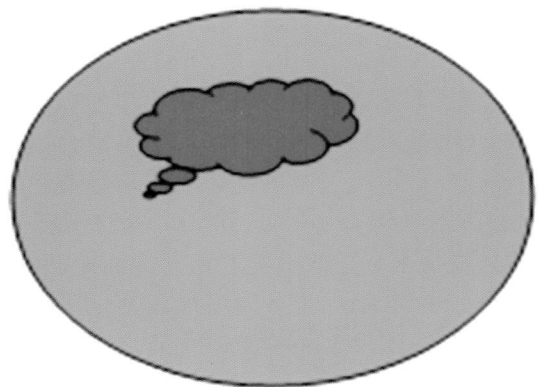

图 21-3-17　爆米花样钙化

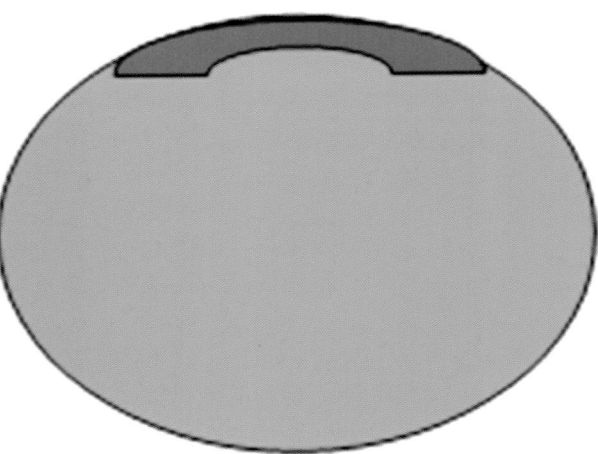

图 21-3-18　蛋壳样钙化

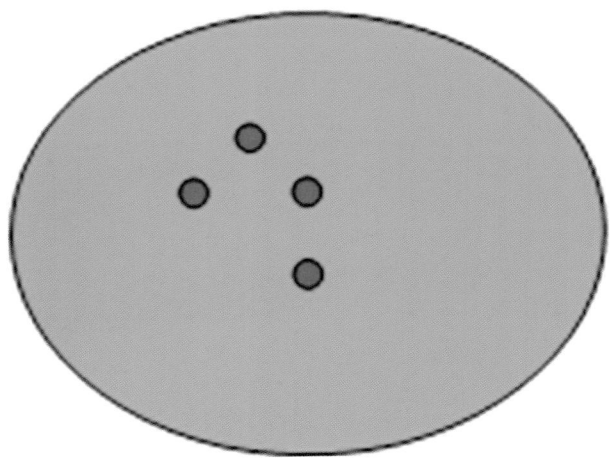

图 21-3-19　散在点状钙化

声都是钙化，应结合临床和声像图综合判断。超声发现钙化点时，以浸润性导管癌和导管乳头状癌多见。

8MHz、10MHz 线阵探头的纵向分辨率分别为 0.094mm 和 0.075mm，乳腺微小钙化灶的大小一般为 0.02～1.6mm，平均 0.29mm，因此高频超声理论上具有很高的微钙化检出能力，但其对微钙化的显示除受乳腺肿物回声特点、操作者个人经验外，还受仪器条件、微钙化位置和体积的影响。近来出现的 MicroPure 辅助诊断技术（称萤火虫技术）是通过提取孤立高回声微结构、弱化斑点、平滑组织连接以增加微钙化可视度的影像方式，在图像上显示为微小亮点，亮点存在数目、大小、均匀度及分布的差异，微小亮点密集程度越高、分布越不一致恶性可能性越大（图 21-3-21），有望提高普通超声 BI-RADS 分级 3～4 级患者的倾向性比率。

（8）肿瘤纵横比

肿瘤前后径与横径的比值有时可作为判断肿瘤良恶性的参考。大多学者认为当肿瘤的纵横比大于 1，肿瘤可能为恶性；反之，当肿瘤的纵横比小于 1 时，肿瘤可能为良性（图 21-3-22），但其价值需结合其他征象。

（9）周围组织改变

管径的异常或分支、皮肤凹陷、皮肤增厚、局部水肿、局部结构扭曲、Cooper 韧带走形异常或中断等。结节伴有导管扩张，可能为导管内乳头状瘤，术后放疗可出现局部皮肤增厚、软组织水肿（图 21-3-23），其余征象要注意恶性的可能（图 21-3-24）。

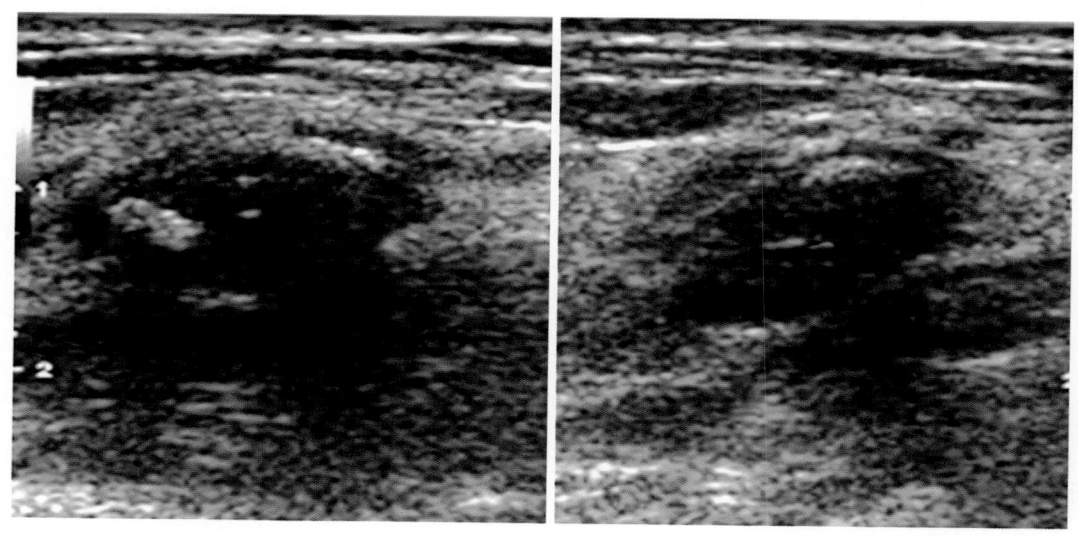

图 21-3-20　纤维腺瘤粗大棒状钙化

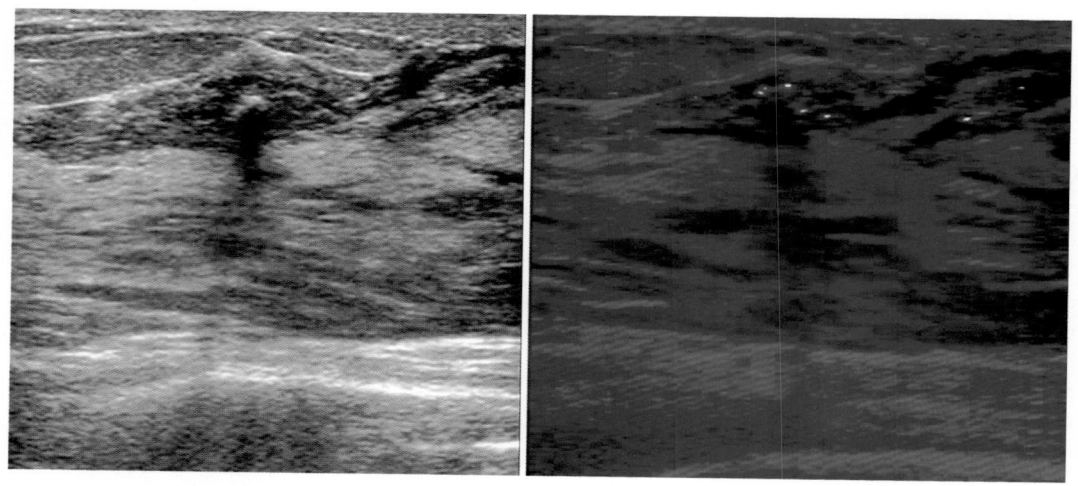

左图灰阶图像　低回声灶内见强回声后伴声影，右图 MicroPure 图像　低回声灶内见许多亮点

图 21-3-21　浸润性导管癌

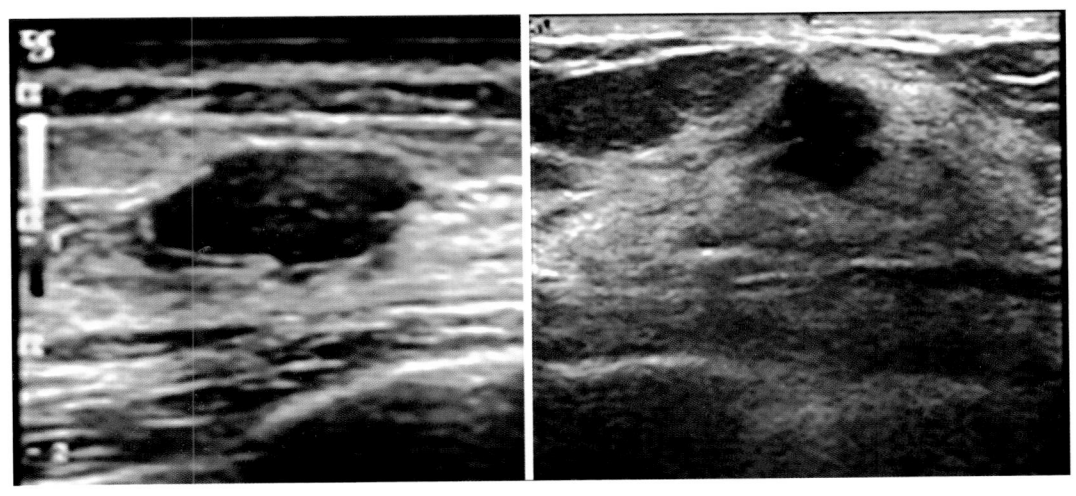

图 21-3-22　左图纤维腺瘤纵横比小于 1，右图乳腺癌纵横比大于 1

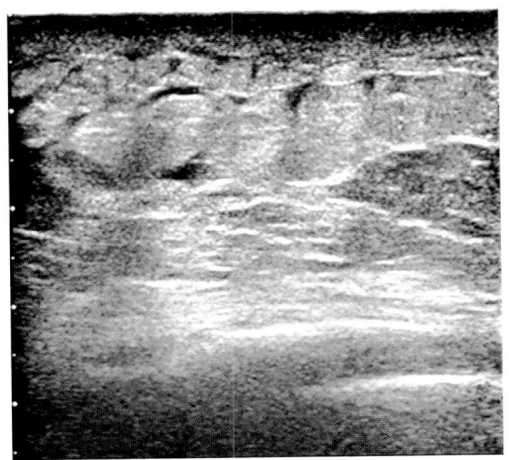

图 21-3-23　乳房皮肤增厚

（10）肿瘤的血流情况

多数结果显示：乳腺癌血流信号检出率明显多于良性，尤其当肿块小于 1cm 时，良恶性肿瘤之间差别更明显，随着肿瘤的增大，血流检出率有增高的趋势，尤以良性肿块明显。在良性病变中，纤维腺瘤的血流检出率较高，乳腺增生则很少发现血流信号。

Alder 等根据血流信号的丰富程度提出半定量标准，将乳腺病灶内（包括增生结节、炎性肿块、肿瘤等）的血流信号分为 4 级。0 级：肿块内无血流信号；Ⅰ级：少量血流信号，即肿块内见点状血流信号，或一条棒状血流信号，长度小于肿块长径的 1/2；Ⅱ级：中量血流信号，即可见一条主要血管，长度大于肿块长径的 1/2，或见 2～3 条小血管；Ⅲ级：血流丰富，即可见肿块内 4 条以上血管，或血管之间相互连通，交织成网（图 21-3-25～图 21-3-28）。恶性肿瘤以Ⅱ-Ⅲ级多见，良性肿瘤以 0-Ⅰ级多见，有作者认为这种差异在最大径 2cm 以下的肿块较为明显，较大的纤维腺瘤和局灶性炎性包块也可以出现丰富的血流信号，表现为Ⅱ级或Ⅲ级。

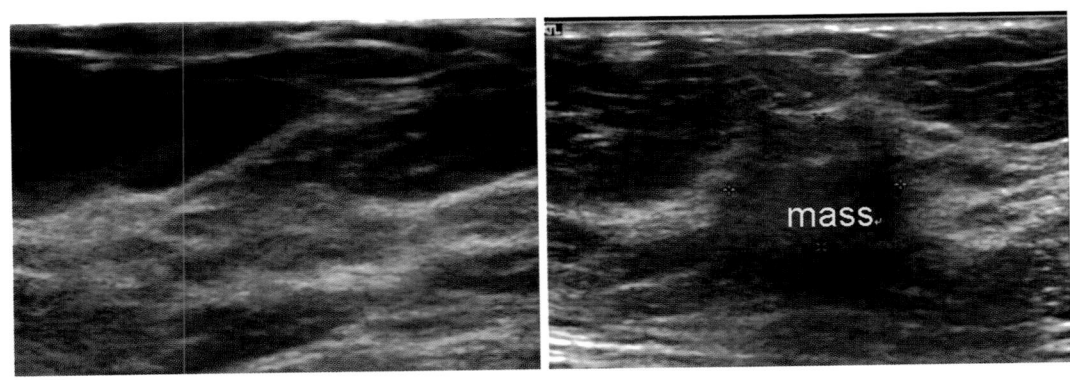

图 21-3-24　左图为正常 cooper's 韧带；右图为中断的 cooper's 韧带

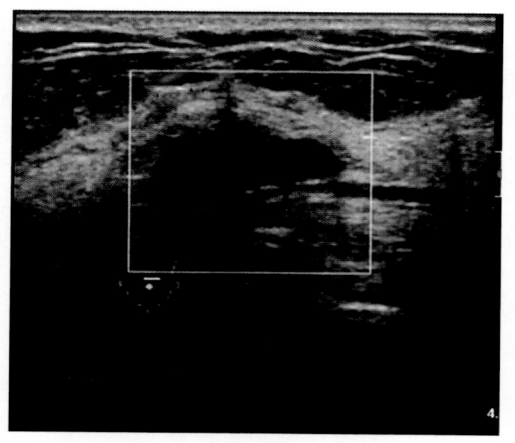

图 21-3-25　血流丰富程度 0 级

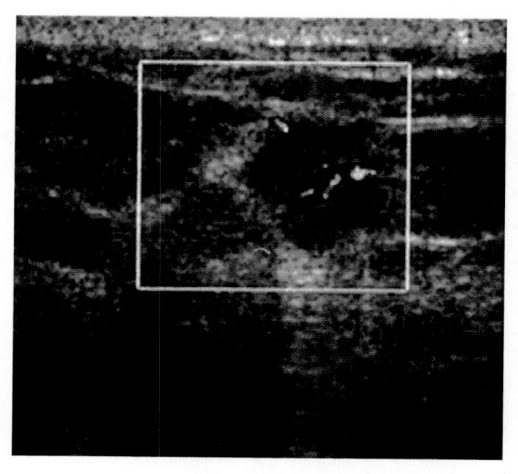

图 21-3-27　血流丰富程度 Ⅱ 级

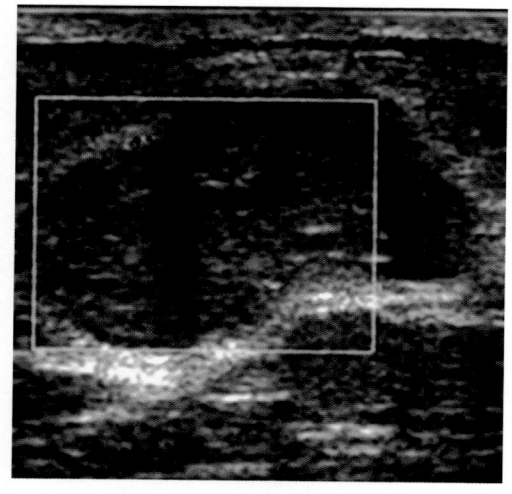

图 21-3-26　血流丰富程度 Ⅰ 级

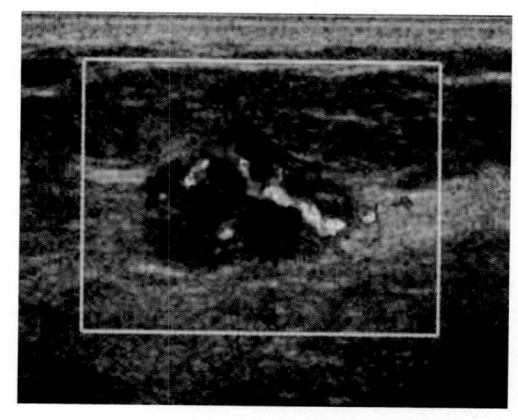

图 21-3-28　血流丰富程度 Ⅲ 级

有些学者根据血流的起源、部位及走行特点把血流分为以下 4 型：Ⅰ 型：单支血管到达肿块边缘；Ⅱ 型：血流于肿块表面包绕行走；Ⅲ 型：单支血管到达肿块内，分支或不分支；Ⅳ 型：两条以上的血管辐射状向肿块内走行，分支或不分支（图 21-3-29）。恶性肿瘤血流分布多为 Ⅲ 型或 Ⅳ 型；良性肿瘤多为 Ⅰ 型。

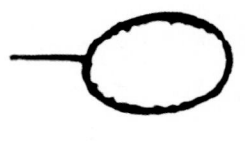
Ⅰ型

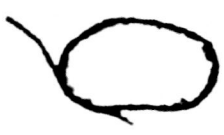
Ⅱ型

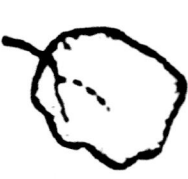
Ⅲ型

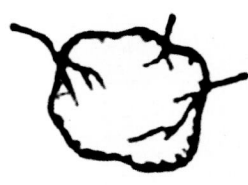
Ⅳ型

图 21-3-29　血流分型示意图

大多数学者认为，恶性肿瘤的收缩期最高血流速度大于良性肿瘤，且将速度为 20cm/s 作为良恶性鉴别的分界值。将阻力指数 RI≥0.70 作为恶性肿瘤的阳性指标之一。

8. 乳腺超声结果的判读

乳腺超声检查的目的是发现乳腺内有无占位性病变，占位性病变是囊性还是实性，是良性还是恶性，依据超声的特性、其他影像技术的结果和与临床容易沟通，可以采用乳腺影像检查报告及数据系统（breast imaging reporting and data system；简称 BI-RADS），来说明超声检查的结果（表 21-3-1），此分类与 X 线摄影及 MRI 检查结果的 BI-RADS 分类系统相平行，依据此分类系统对乳腺病灶决定是否或做何种下一步的处理。

表 21-3-1 BI-RADS 乳腺超声结果评估

分类	说明
0 级	评价不完全（临床有体征，超声检查不满意，需要其他影像技术检查）
1 级	阴性（未发现病灶，常规随访如 12 个月）
2 级	良性表现（无恶性特征，如囊肿、无变化的纤维腺瘤等，6～12 月后复查）
3 级	良性可能（恶性概率<3%，如年龄超过 25 岁的纤维腺瘤和复杂囊肿等，3～6 月后随访）
4 级	病变有恶性可能，分 A、B、C 三个亚类
	4A-恶性可能性较低（3%～8%，如导管内包块、可疑脓肿、有症状复杂囊肿，抽吸或活检）
	4B-恶性可能性中等（9%～49%，如含有 1 项恶性征象，活检）
	4C-恶性可能性较高（50%～94%，如含有 2 项恶性征象，活检）
5 级	高度可疑恶性（95% 以上，活检）
6 级	已证实恶性（治疗前或治疗效果评价）

二、超声造影检查

乳腺超声造影是通过向静脉推注超声造影剂在声像图上观察乳腺和病灶血管走行、分布和微小血管血流灌注特点的影像方法。

1. 仪器 使用仪器为彩色多普勒超声诊断仪，配备有对比脉冲序列（CPS）造影成像技术和时间-强度分析软件：Axius 自动跟踪对比量化（Axius™ auto tracking contrast quantidication，ACQ）软件，使用高频线阵探头，探头频率 7～14MHz，造影使用频率可为 7.0MHz。

2. 造影剂 目前临床应用的乳腺超声造影剂是从国外进口，早期使用的是第一代超声造影剂 Levovist（SHU 508A），主要用来增强来自血管的多普勒信号，并非灌注成像。2005 年以前的文献报道大多采用以 Levovist 为代表的第一代超声造影剂，剂量为 2～10ml，推注速度 2ml/sec。多采用高机械指数间歇成像，使气泡在高声能下破坏，之后采用低帧频间歇成像让微气泡重新充填到血管中显像。新一代造影剂即氟化气体型微泡造影剂，以 SonoVue、Optison 为代表，国内常用的 SonoVue 造影剂微泡为磷脂微囊的六氟化硫（SF_6），微泡直径平均 2.5μm，pH4.5～

7.5，可以安全通过肺循环和左心室，最后经肺部呼吸排出体外。近年的文献中已有不少采用新一代造影剂进行乳腺超声造影研究，所用剂量为 Sonovue 2.4～5ml，Option 0.5～1ml；使用前注入生理盐水 5ml，震荡混匀后经肘正中静脉团注。

新一代造影剂与第一代造影剂相比，微泡稳定性及持久性更佳，弥补了第一代造影剂在体内不够稳定，血液循环中存活时间不够长的缺点。采用低机械指数（MI 0.1～0.3）并结合脉冲反向谐波等技术可以延缓微泡的爆破并突出微气泡的谐波回声成分，实时获得气泡在肿瘤微循环中的分布，使肿瘤新生血管的全貌得以显示，借此研究肿瘤微血管灌注。但文献中造影剂量不同，其原因与使用仪器所配置的造影软件不同有关。

3. 超声造影检查 检查时患者一般取平卧位，对乳房肥大、肿块位置不固定者，可取侧卧位。先用常规灰阶超声（基波）扫查，同时建立肘正中静脉给药通道（图 21-3-30），采用造影剂药盒内自带的套管针，并连接三通以便给药。造影剂使用前一般以冻干粉状封存于药瓶中，使用时以 5ml 生理盐水注入冻干粉剂药瓶中，冻干粉剂全部溶解至溶液呈现出均匀的乳白色。超声发现病灶后记录其灰阶征象及血流情况，尽量选取血流显示较丰富、同时肿块显示清楚便与周围腺体对照的切面作为观察切面，保持探头不动。然后切换仪器条件至 CPS samllpart，调节相关参数至图像质量于最佳状态。机械指数（mechanical index，MI）一般小于 0.2。将混匀的 5ml 造影剂溶液经肘正中静脉在 2 秒内快速团注，尾随立即注入生理盐水 5ml。注射造影剂同时启动超声仪内置计时器，实时不间断地观察病灶的灌注变化，同时将增强过程记录在超声仪硬盘内，观察时间大于 3 分钟。造影结束后回放记录的影像资料，使用 ACQ 软件分析图像，手动勾画全病灶作为感兴趣区（Region on interest，ROC），并勾画病灶旁乳腺组织作为对照感兴趣区，选择对照感兴趣区时避开乳腺血管。仪器自动绘制时间-强度曲线（time-intensity，即 Wash-in/Wash-out）（图 21-3-31），分析并获取病灶定量指标峰值强度（曲线尖端即峰值最大强度）。

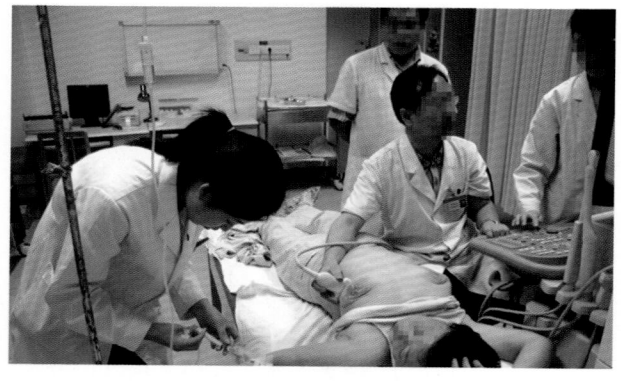

图 21-3-30　超声造影建立肘正中静脉给药通道

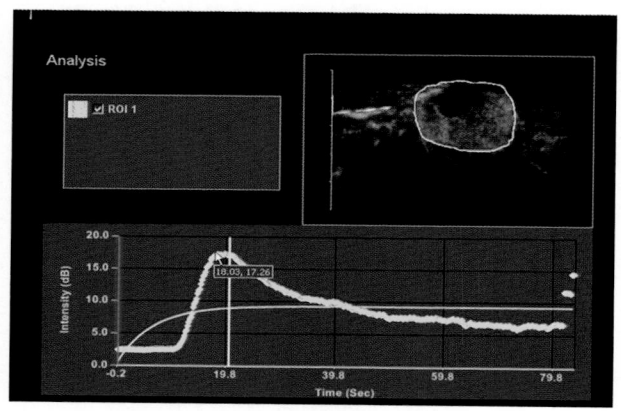

图 21-3-31　超声造影曲线分析图

三、弹性成像检查

超声弹性成像是对组织施加一个激励，在弹性力学或生物力学物理规律作用下，组织将产生位移、应变或速度分布的响应，利用超声成像结合数字信号处理或数字图像处理技术，估计出组织内部的位移、应变等参数，从而间接或直接地反映弹性模量等力学属性的差异。乳腺弹性成像检查就是将乳腺内不同组织或病灶的硬度通过超声仪弹性成像的方法显示出来。

1. 仪器　彩色多普勒超声诊断仪，配备有实时组织弹性成像技术软件，探头频率为 12～5MHz。

2. 加压方法　获得组织弹性的前提是对组织"施压"，Taylor 等根据超声弹性成像技术的不同检查方法将其分为三种：压迫性弹性成像、间歇性弹性成像和振动性弹性成像。压迫性弹性成像是操作者用手法对组织施加一定的压力，通过比较组织受压前后的变化而得到的一幅相关的压力图；间歇性弹性成像是采用一个低频率的间歇振动，用组织反射回来的超声波发现组织的移动位置；振动性弹性成像是用一个低频率的振动作用于组织，产生一个振动图像。所以，根据操作形式，对组织施压有两种方法，即手加压法和声触诊法（声压法）。

手加压法存在人为影响因素，施压大小不同，产生的应变和位移不同，压、放频率快慢不同，结果也可能不同。所以在仪器的显示屏上，设置了代表压力与压放频率适宜的参考指标或压力曲线，指导操作者获得满意的弹性成像图（图 21-3-32）；声触诊大大减小了手压的主观影响，在感兴趣区（ROC）保持探头稳定，即可获得弹性成像图（图 21-3-33）。

3. 操作步骤　先行乳腺常规超声检查，对乳腺病灶的声像图征象和血流特征进行详细记录，找到需要进行弹性成像的切面后，切换至弹性成像模式。如果是手压法，通过超声探头对病灶及其周围组织进行连续垂直加压-放松检查，获得满意的弹性图像后，可根据颜色变化或采用评分法、弹性比率值等进行分析（图 21-3-32）；如果是声触诊法，平缓移动探头，不施压，找到靶目标后选取感兴趣区静置 3 秒钟，图像稳定后，定帧、存图，根据所获得的数据进行量化分析（图 21-3-33）。

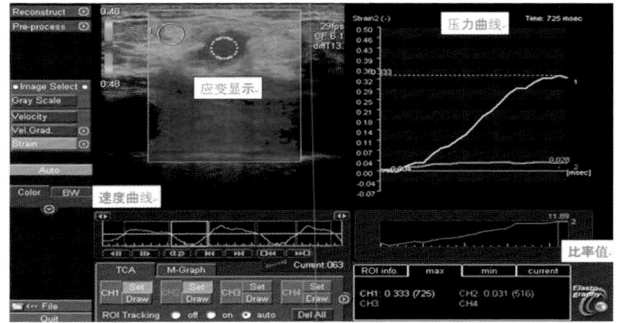

图 21-3-32　手压式弹性成像界面

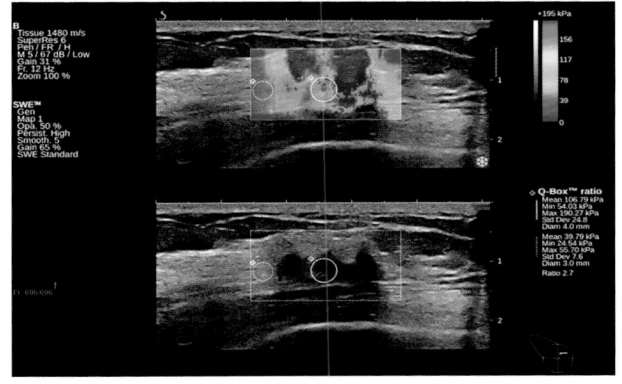

弹性数值显示在右侧弹性彩色标码的下方

图 21-3-33　声压式弹性成像图

　　4. 图像分析　不同的设备可有各自不同的分析方法。但目前多数设备通常以红色到蓝色表示病变区组织从"软"到"硬"（图 21-3-34、图 21-3-35），以绿色表示 ROC 中的平均硬度。评分以 1～5 分代表从"软"到"硬"，具体如下：

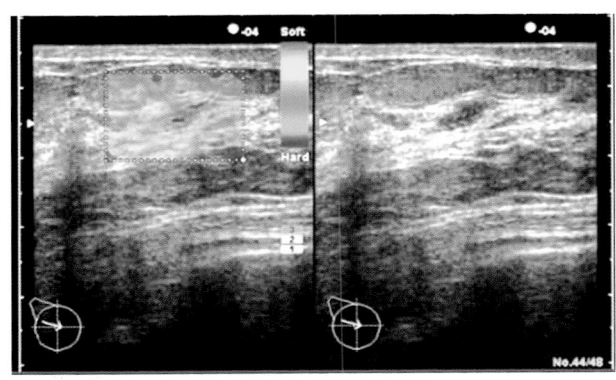

图 21-3-34　乳腺病灶完全为绿色覆盖，代表病灶较软

　　1 分-病变区与周围组织完全为绿色覆盖；
　　2 分-病变区内蓝绿混杂，以绿色为主；
　　3 分-病变区以蓝色为主，周边见部分绿色；

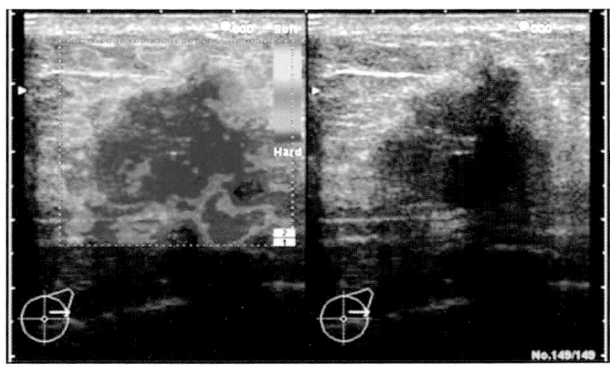

图 21-3-35　乳腺病灶完全为蓝色覆盖，代表病灶较硬

　　4 分-病变区完全为蓝色覆盖；
　　5 分-病变区完全为蓝色覆盖，且病变周围的少部分也为蓝色。

　　目前，临床上多以实时组织弹性成像评分 4 分以上考虑为恶性，3 分以下考虑为良性。

　　根据乳腺肿瘤质地坚硬度不一、内部成分多样化的特点，有的设备可设计两种评价方法：（1）整体弹性比率值：即病灶的整体组织弹性与正常腺体组织弹性进行比较获得两者的弹性比值，用于评价病灶质地的坚硬程度（图 21-3-36、图 21-3-37）；（2）局部弹性比率值：即（病灶内局部（1cm²）最高组织弹性值-病灶内局部最低组织弹性值）/正常腺体组织弹性值，获得两者的差值评价病灶组织质地的均匀程度（图 21-3-38、图 21-3-39）。

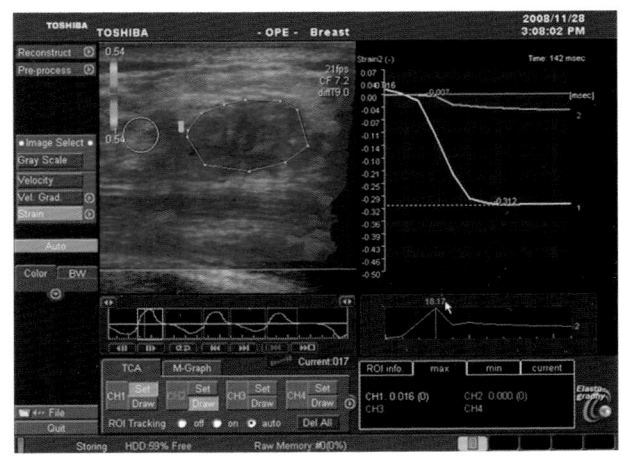

图 21-3-36　整体弹性比率值，本图病灶质地坚硬

　　近期通过发射声脉冲辐射力成像技术（acoustic radiation force impulse，ARFI），也称为声触诊组织量化技术（virtual tough tissue

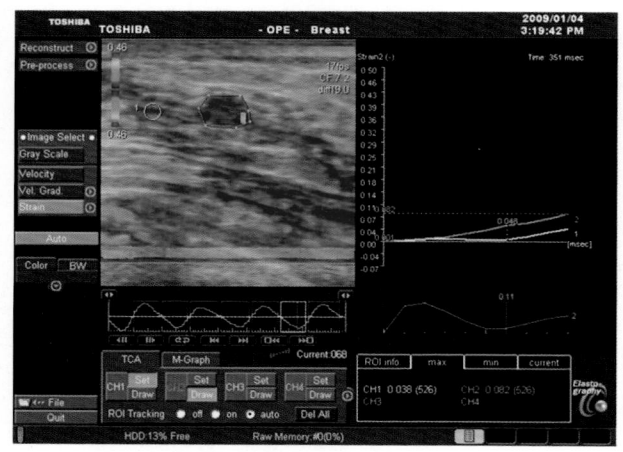

图 21-3-37　整体弹性比率值，本图病灶质地软

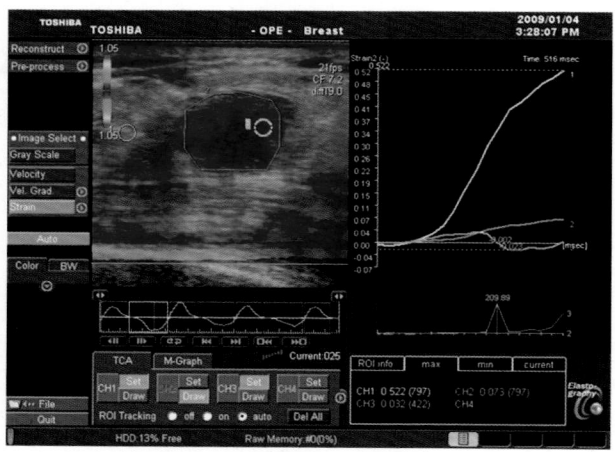

图 21-3-38　局部弹性比率值，本病灶质地不均匀

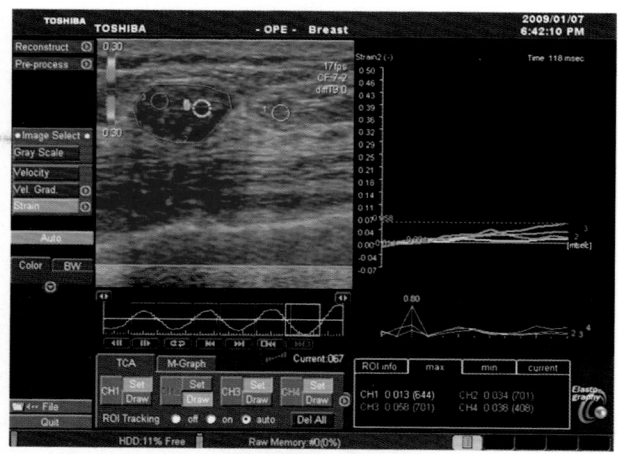

图 21-3-39　局部弹性比率值，本病灶质地均匀

quantification，VTQ），是用剪切波的传播速度来间接反映组织的硬度。

近来出现的实时剪切波弹性直接量化成像技术（SWE），是使用一种连续的单频振动向体内发射脉冲波，在多波技术平台上产生足量的剪切波在组织的不同深度连续聚焦，汇集成马赫锥形，以每秒数千帧的速度传导，计算出每帧图像的所有扫描线，通过实时监视剪切波在切面图中的传播细节，以帧频高达 20 000 帧/s 的超快速成像系统记录剪切波传播所引起组织的细小位移，并用组织多普勒技术通过互相关算法定量剪切波引起斑点的运动速度，弹性图像便直接显示在最终的速度图上，较硬的组织显示红色，较软的组织显示蓝色，并显示出弹性最大值、平均值和最小值，单位是千帕（kPa），所以本技术不仅实现了声波下的触诊，同时获得了组织弹性的绝对值（图 21-3-33），达到组织定征的目的。

四、三维成像检查

三维超声技术是采用数字化波束形成技术，通过数据采集、数据储存、数据分析与显示等过程而完成的成像技术。具有直观、立体显示人体器官的三维空间结构，在一定程度上弥补了二维超声空间显像不足的弱点，拓展了超声技术的空间显像功能，不但能够提供二维超声所无法显示的第三面特征，而且能够直观，多角度、多切面观察病灶立体形态及与周围组织的关系，精确测量结构参数，准确定位病变组织。

三维彩色血管能量成像 3D-CPA（Three dimensional color power angiography）是三维超声技术与 CPA 相结合的新型多普勒技术。它以脏器血管形态为基础，血流能量显示为条件，不仅具有 CPA 对细小血管显示的敏感性，而且能立体、直观地显示肿瘤的血管分布、走行、血流丰富程度及肿瘤局部与周围组织血流的改变。

1. 仪器：彩色多普勒超声诊断仪配置三维成像功能，线阵高频探头、容积高频探头，探头频率 5～12MHz，具有 VOCAL（virtual organ computer-aid analysis）软件。

2. 超声扫查方式：获取三维超声图像，须进行超声束的二维（X、Y 方向）扫查，两个扫查方向中 X 方向是采用 B 型超声的扫查模式；Y 方向有 3 种扫查方式：手动式、机械扇扫和电子扫查式。手动式可直接使用常规的 B 超探头，成像速度慢，空间扫查不均匀；机械扇扫是常规 B 超探头加一个 Y 方向的机械扇扫驱动装置，这两种实现实时三维成像比较困难；电子扫查是采用二维阵列（矩阵）的电子探头，成像速度快，可实现实时成像，制作难度大。第一种方式可以使用常规 B 超探头，后两种须使用专用的三维成像探头（图 21-3-40）。

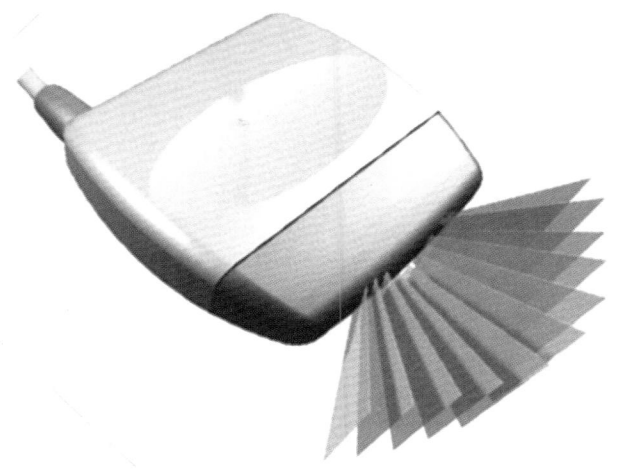

图 21-3-40　三维超声探头

3. 三维检查步骤：（1）自动容积扫查：首先进行实时二维定位，确定检查区的位置和范围，扫查有平行移动、扇角摆动和旋转扫描 3 种方法；（2）多平面容积分析：在容积盒（检查区）内通过 3 个自由移动的正交扫查平面进行定位分析（图 21-3-41）；（3）三维重建（容积显示）：三维重建的容积显示可以是透明模式、表面模式或彩色模式。

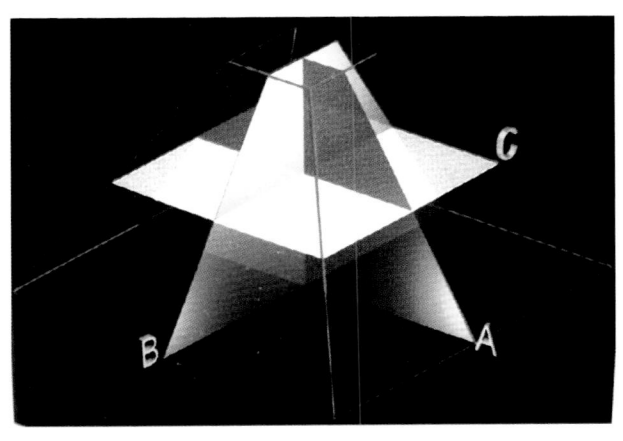

图 21-3-41　三维超声平面

4. 三维检查方法：先进行常规二维灰阶超声

检查，选择感兴趣区在灰阶状态下及 CPA 状态下分别启动 3D/4D 键，进入三维超声预备采集容积数据状态，根据肿块大小调节取样框的大小及选择适宜的扫描角度，保持探头稳定，嘱患者平静呼吸，按下 FEEZE 键进行自动数据采集，获得矢状面、横断面及冠状面三个不同方向的灰阶或能量多普勒图像。数据资料存入硬盘。

5. 观察内容：（1）除二维超声所观测的项目外，着重观察冠状面的超声特征：肿块周围是否有纠集征、肿块边缘是否清晰，肿块边缘轮廓是否规则（图 21-3-42）；（2）血管立体走形和空间分布特征（图 21-3-43）；（3）肿块体积和三维血流参数。

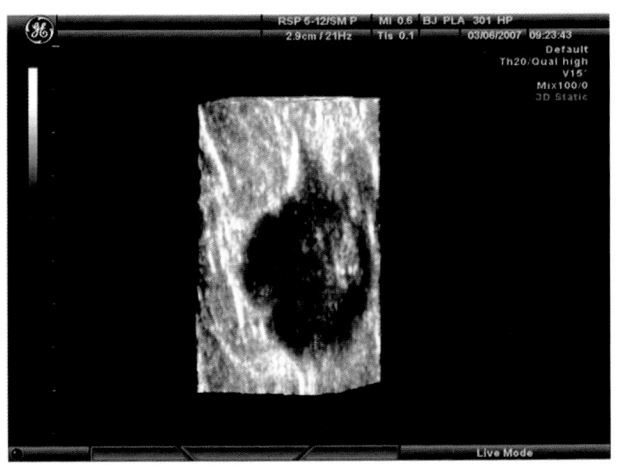

图 21-3-42　乳腺癌三维冠状面纠集征

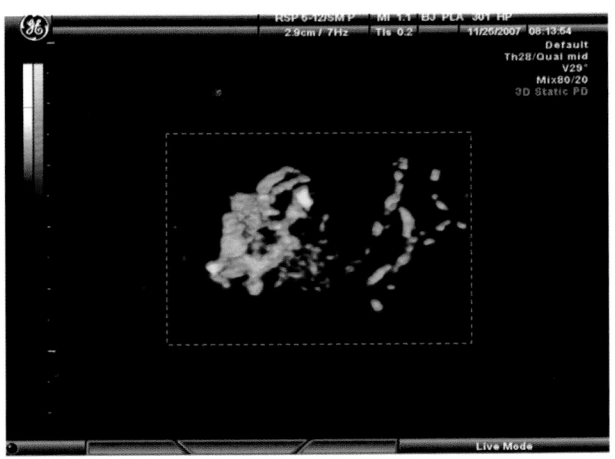

图 21-3-43　乳腺肿块三维血管空间分布

6. 三维分析：（1）数据分析：通过获取乳腺的额面、矢状面和冠状面，对其容积数据进行分析，在同一画面上，可以显示三个正交平面和一个帮助定位的椎体图；（2）容积旋转：将三个正交平面的交点置于检查目标区的中心，并相应分别旋转三个正交平面，以获取所需的解剖切面。（3）容积移位：平移三个平面，使中心点置于诊断区域的中央，帮助辨认某些组织结构。

肿块冠状断面纠集征指在冠状断面上观察到呈放射状向肿物聚集的中强回声，可出现在几个、多个甚至全部冠状断面上。肿物冠状面边缘轮廓及边缘分类定义同二维超声。

血管分型：根据 3D-CPA 血流信号在肿块中的分布特征将血管可分为：环绕型、抱球型、穿入型和不规则型。环绕型：血流沿肿块的边缘走行；抱球型：肿块外周血流丰富、包绕肿块；穿入型：血流从肿块的外部穿入内部，见有分支；不规则型：血流在肿块内分布不规则，或局部异常丰富，可见血流迂曲、中断现象。

血流分级：对乳腺肿块三维血管立体图进行分析，根据肿块血管的数目、粗细、弯曲程度，将血流分为三型：Ⅰ型-肿瘤周边少量短棒状血管，肿瘤内部无血管分布；Ⅱ型-除周边血管外肿瘤内部有少量分支简单的血管；Ⅲ型-肿瘤内部有丰富的血管树和血管网，血管走行迂曲，并见周边血管。

3D-CPA 定量分析：选用 VOCAL 手动模式，旋转角度可设置为 6°，选用 A 平面作为参考平面，手动模式勾画绘出每一角度下肿瘤的面积，旋转 360°后，仪器将利用三维体积自动测量技术自动算出肿瘤的体积及能量直方图。选择三维能量直方图进行分析，对感兴趣区内总彩色百分比和血流的振幅加权得到下列参数：血管形成指数（vascularization index，VI）、血流指数（flow index）、血管形成-血流指数（vascularization-flow index，VFI）（图 21-3-44）。

（李俊来）

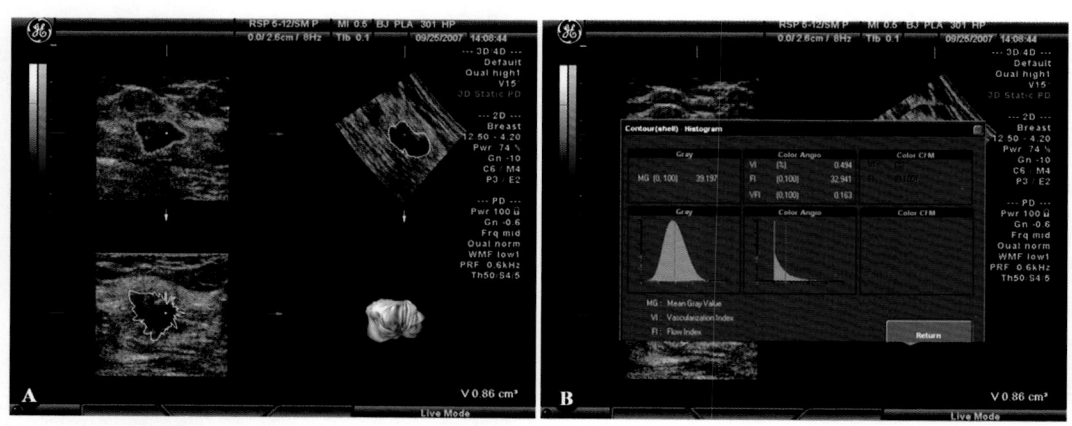

图 21-3-44　肿瘤三维图行体积测量（A），彩色血管能量直方图获得血管参数（B）

第四节　正常声像图

正常乳腺声像图由皮肤、皮下脂肪层、腺体层、乳腺后间隙和胸壁组成（图 21-4-1）。不同生理状态下声像图表现有所不同，主要表现在皮下脂肪的厚度和腺体层回声的差异。

1. 皮肤表现为两层强回声带之间的均匀低回声，两层强回声分别代表探头与皮肤之间的界面和皮肤与皮下组织之间的界面，厚度约 2mm，光滑、整齐。乳头大小因年龄、发育及经产情况而异。年轻、乳房发育良好及未生育者，乳头较小，回声较低；哺乳后乳头增大，回声逐渐增强，边界清楚，形态规则。乳头后方常可看到阴影，称为乳头阴影，主要是由于声波穿过乳头内的致密结缔组织及输乳管周边的结缔组织吸收效应引起，如果探头加压或侧动探头，回声阴影会消失。不分泌乳汁时输乳管通常不明显，但在乳头下能看到扩大的输乳管，为输乳窦，放射状扫查时容易看到输乳管由乳头向周边的分支状态。

2. 皮下脂肪层介于皮肤和腺体层之间，除乳头外，腺体层均被脂肪组织覆盖。皮下脂肪厚度因年龄和肥胖程度不同而差异较大，通常随年龄增加皮下脂肪增厚。皮下脂肪呈等回声。穿行于其间的线状或隔膜状回声为 Cooper 韧带，一端连

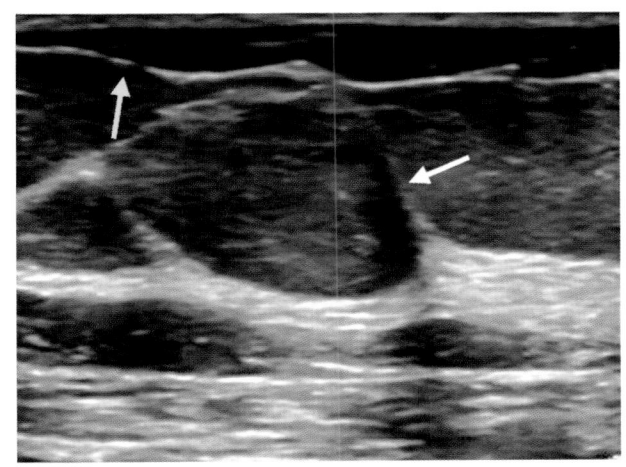

图 21-4-1　正常乳腺声像图白色箭头为 Cooper 韧带，黄色箭头为浅层的浅层筋膜

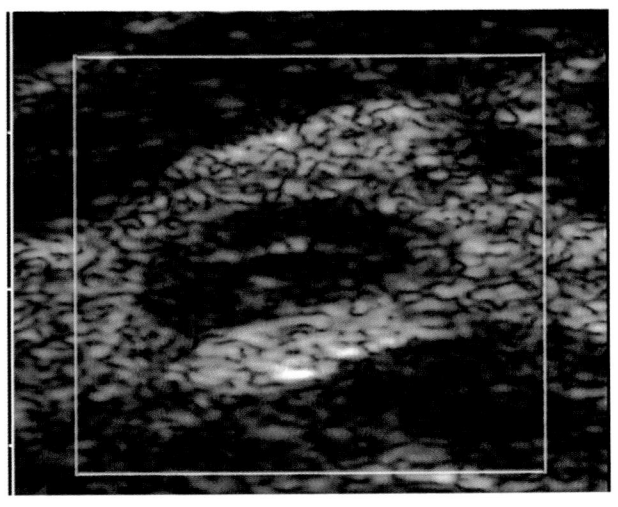

图 21-4-3　腺体内脂肪声像图

于皮肤和浅筋膜浅层，一端连于浅筋膜深层，在韧带顶端之下常有阴影，酷似肿瘤后方的阴影（图 21-4-2），韧带下阴影通过加压或改变探头角度，这种阴影就会消失，另外，这种阴影从韧带与浅层筋膜交接处向下延伸，也是其特点。Cooper 韧带将皮下脂肪分隔为结节样等回声结构。Cooper 韧带通常在老年女性容易显示；青春期由于皮下脂肪菲薄而不易显示。部分女性的皮下脂肪呈条状或团块状深入腺体内，腺体内可以见到局限性脂肪团。转动探头，多数腺体内脂肪可与皮下脂肪层相连接，腺体内局限性脂肪团不与皮下脂肪相连通（图 21-4-3），应注意与肿瘤相鉴别。

3. 腺体层由导管系统与间质组成，含有纤维腺体组织和脂肪组织，腺体层回声高低与所含纤维腺体组织和脂肪组织的比例密切相关，而其比例因年龄、经产状态、怀孕、哺乳及停经与否而异。腺体组织包括导管和小叶，为等回声，小叶和小叶之间致密的纤维组织为高回声，而其内的脂肪组织为等回声。

哺乳后腺体层回声逐渐增强，大多呈强弱相间，分布较均匀。随年龄增加腺体回声逐渐增强变薄，老年女性腺体层萎缩变薄呈强回声。

4. 正常乳腺导管在非哺乳期处于闭合状态，小的线状等回声的乳管可以在乳腺实质中分辨出来，绝大多数女性乳腺不显示导管的管壁，正常情况下乳管的直径为 1～4mm，在妊娠晚期和哺乳期可见到扩张的乳腺导管呈管状暗区，管壁呈细的双线样高回声，乳腺外带在哺乳期通常也不显示导管的管状暗区。

正常情况下，腺体内血流信号稀少，可见稀疏点状或节段性细条状红、蓝血流信号，有时取样框内见不到血流信号。条状血流信号多见于 Cooper 韧带周围（图 21-4-4）。

5. 乳腺后间隙在超声切面中呈线状或条状中等偏低回声，大多数女性的乳腺后间隙菲薄，两层筋膜相距较近，甚至相贴。老年妇女尤其是脂肪较厚的乳腺后间隙境界清晰。

6. 胸壁肌层呈中等回声，显示与解剖结构一致的肌纤维纹理，排列整齐。肌筋膜为线状较强回声，连续光滑。

7. 肋骨为薄片状强回声，后方回声衰减；肋

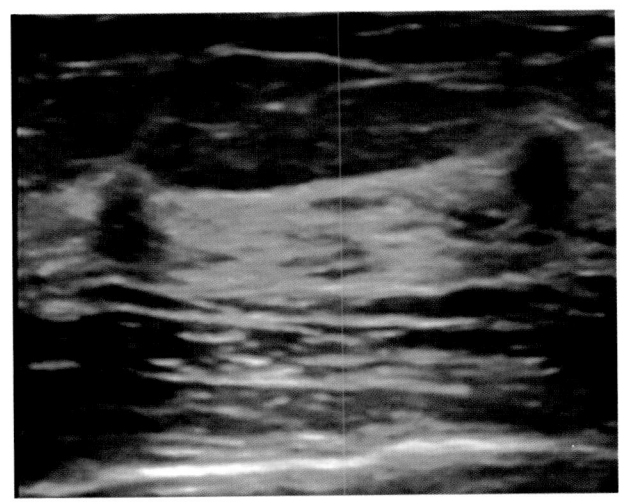

图 21-4-2　Cooper 韧带顶端之下阴影，酷似肿瘤后方的阴影

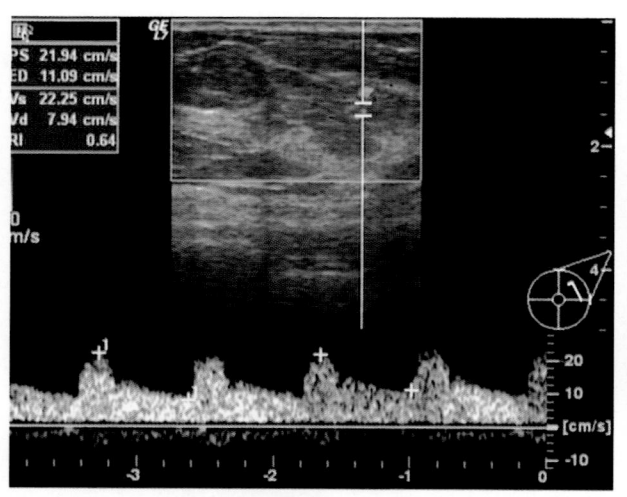

图 21-4-4　Cooper 韧带周围血流信号

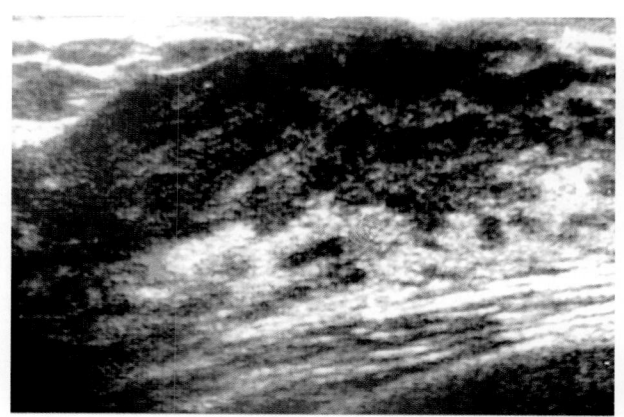

图 21-4-5　青春期乳腺中央区声像图

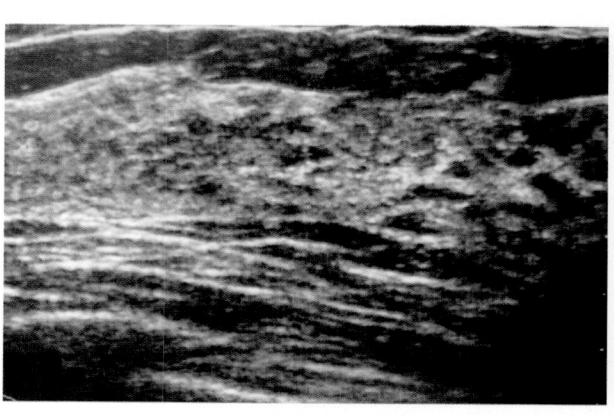

图 21-4-6　青春期乳腺外周区声像图

软骨显示为低回声，短轴呈球形或椭圆形，边界清楚，形态规则，后方回声衰减可与囊肿和纤维腺瘤鉴别；肋软骨钙化表现为低回声中心出现斑片状强回声。

8. 区域淋巴结

正常腋窝淋巴结仔细扫查时多数可显示，高频探头可显示长度为 5～10mm，甚至更长的正常腋窝淋巴结。纵断面呈卵圆形，淋巴结皮质表现为位于被膜下的低回声，淋巴结髓质表现为中心较强回声，皮质低回声与髓质较强回声界面清楚。正常淋巴结血流信号稀少。胸骨旁淋巴结和胸肌间淋巴结通常不易显示。

9. 不同生理时期正常乳腺的超声表现

（1）青春期和青年未生育妇女

大多数双侧乳腺发育基本对称，青春期主要乳房结构是腺体层，皮下脂肪菲薄，Cooper 韧带不易显示。中央区回声比外带腺体回声相对较低（图 21-4-5、图 21-4-6），导管可不显示，随年龄增加，中央区中等偏低回声范围逐渐减小。大多数青春期乳腺中央区表现为粗大的强弱相间或表现为致密的回声，外带表现为相对细密的强弱相间（图 21-4-7）。较厚的腺体层因较不成熟，回声较低，随着腺体组织的成熟，回声会加强，部分区域呈现蜂窝的图像。年轻女性的乳腺组织主要由纤维腺体组织构成，脂肪只占小部分或看不到（图 21-4-8），随年龄的增长，乳腺所含脂肪的比例也随着增加。

（2）已生育妇女

生育后妇女乳腺腺体层厚度和回声个体差异较大。通常已生育妇女腺体回声逐渐增强，大多数表现为强弱相间，各象限分布均匀。随年龄增加，皮下脂肪逐渐增厚，腺体回声逐渐增高，腺体厚度逐渐减小（图 21-4-9）。

（3）妊娠期和哺乳期

由于腺泡和导管显著增生，腺体层明显增厚。哺乳期中央区可见扩张的乳腺导管，内径约 2～4mm，甚至更宽呈囊肿状，管壁薄而光滑，管腔内为无回声，显示清楚（图 21-4-10），有些管壁仍显示不清，外周部分导管不扩张（图 21-4-11）。腺体组织回声可与皮下组织回声相同或稍高，部分区域回声可呈现高低混合。乳腺血管增多、增粗，血流速度加快。终止哺乳后，发生退化性改变，腺体层较哺乳期变薄，回声增强或强弱相间。

（4）绝经期及老年期

腺体层萎缩变薄，回声致密、增强，两层界面清晰（图 21-4-12），看不出输乳管，可见到较多的皮下脂肪及腺体后脂肪，韧带容易显示（图 21-4-13）。乳头下（或乳头后）有明显的回声阴

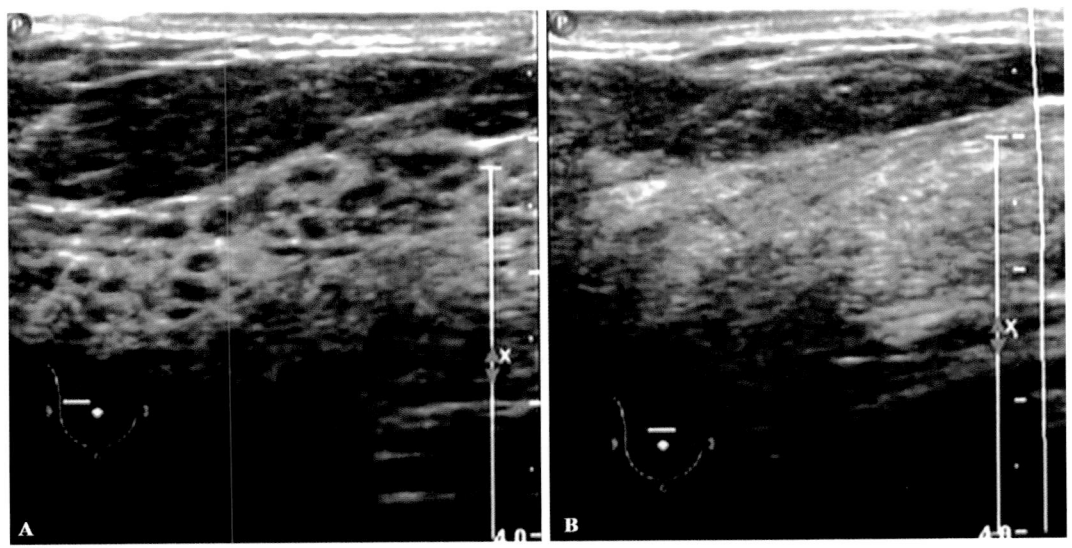

图 21-4-7　青春期乳头稍上方回声致密（A），外上方蜂窝状图像（B）

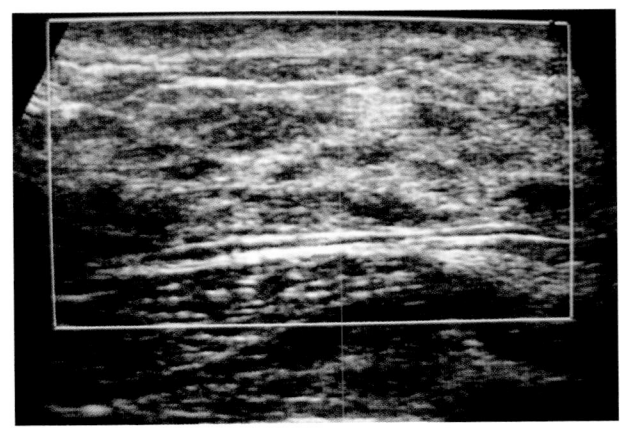

图 21-4-8　年轻女性脂肪层薄，腺体层厚

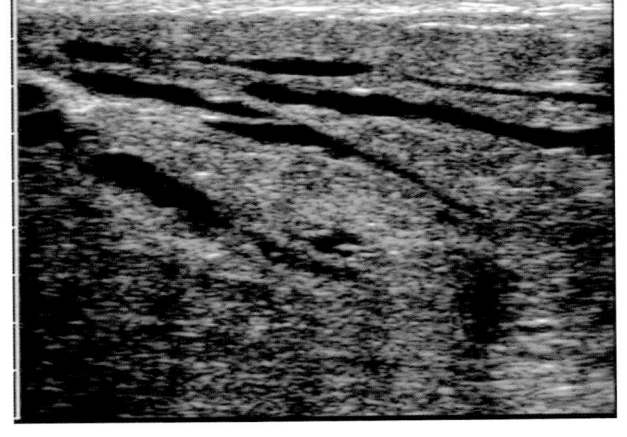

图 21-4-10　哺乳期，乳腺中央区导管扩张

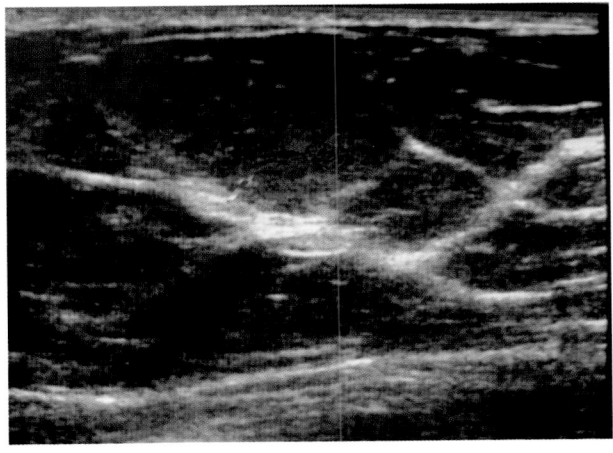

图 21-4-9　中年乳房丰满，脂肪厚，腺体薄

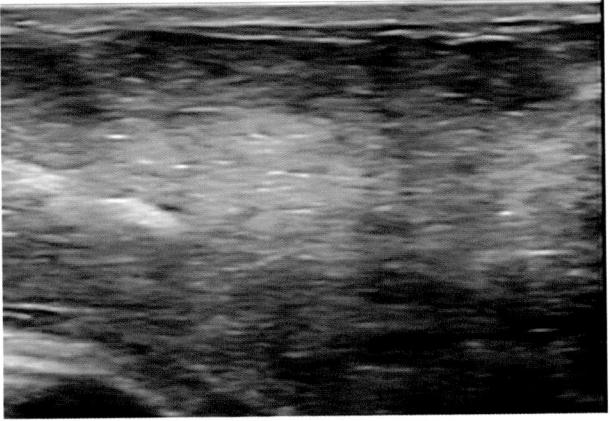

图 21-4-11　哺乳期，外周腺体增厚明显，导管不扩张

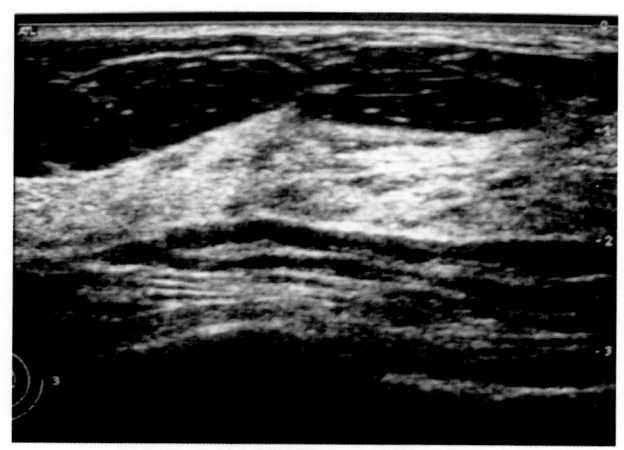

影，加大探头角度，大部分阴影消失。

图 21-4-12　绝经期，腺体回声强

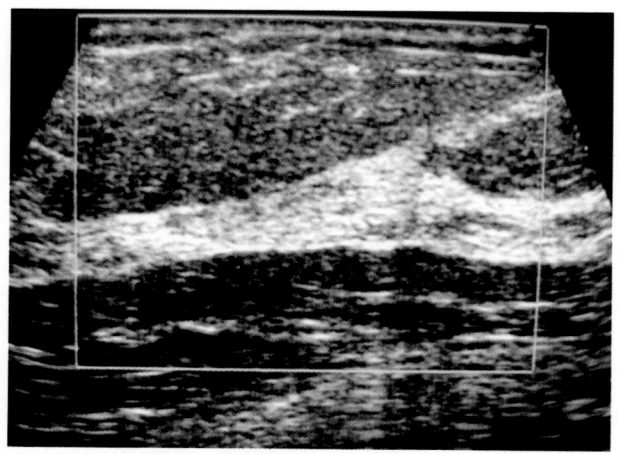

图 21-4-13　老年，腺体变薄，回声致密增强

（李俊来）

第五节　乳腺炎

一、病理及临床概要

本病多发生于产后哺乳的最初 6 周、断奶期间和产后 3～4 周，以初产妇为多。乳头及周围的破损，使细菌沿淋巴管侵入蔓延至乳管，乳汁淤积有利于入侵细菌的生长繁殖。继而炎症扩散至乳腺间质引起感染。其致病菌以金黄色葡萄球菌、链球菌为常见。乳腺炎也可发生在未哺乳的乳房。乳头过小或内陷、乳管本身的炎症、肿瘤及外在压迫，造成的乳管不通、排空不完全等是乳腺炎

发生的常见病因。

急性单纯性乳腺炎　初期主要是乳房胀痛，皮温高，压痛，乳房某一部位出现边界不清的肿块。

急性化脓性乳腺炎　局部皮肤红、肿、热、痛，出现较明显的硬结，触痛明显，同时患者出现寒战、高热、无力、脉快等全身症状。另外腋下可出现肿大、有触痛的淋巴结。化验室检查发现白细胞计数升高。

脓肿形成　由于治疗措施不得力和病情的进一步加重，局部组织发生坏死、液化，大小不等的感染灶相互融合形成脓肿。脓肿可为单发也可为多房性。

乳腺导管瘘　较易发生在乳晕区域，导管与皮肤之间形成交通。常见于非哺乳期脓肿引流、炎性肿块自发性溢液、乳腺导管扩张活检等术后，患者常常有反复的脓肿形成和开口处溢脓。

二、检查方法

患者取平卧位或侧卧位，首先行二维灰阶超声检查，在对乳腺行全面扫查的基础上，重点在疼痛部位及其周围观察有无异常回声区或脓肿形成，通过探头适度加压或振动的方式观察局部疼痛是否加重、内部回声是否出现由此而引起流动或漂动的现象，这种现象是脓肿形成的超声征象。行彩色多普勒超声检查时，重点观察异常回声区及周围有无异常血流信号。同时观察腋窝有无肿大的淋巴结。

三、超声临床检查所见

急性期：病变区域皮肤层增厚，皮下脂肪层回声增强，腺体呈不规则低回声结节状，边界不清，边缘回声可增强，内部回声分布不均，容易探及血流信号，多为Ⅱ～Ⅲ级，血管走行尚规则、自然。探头挤压时，局部有压痛。

脓肿形成期：肿块内部呈一个或数个不均质的无回声区，但边界增厚且不光滑（图 21-5-1）。脓液稠厚时无回声的腔内呈现星点状或云雾状弱回声发射，肿块内部也可呈多房性改变，脓肿边缘处可见血流信号（图 21-5-2），呈低速低阻型频谱。

临床超声医学

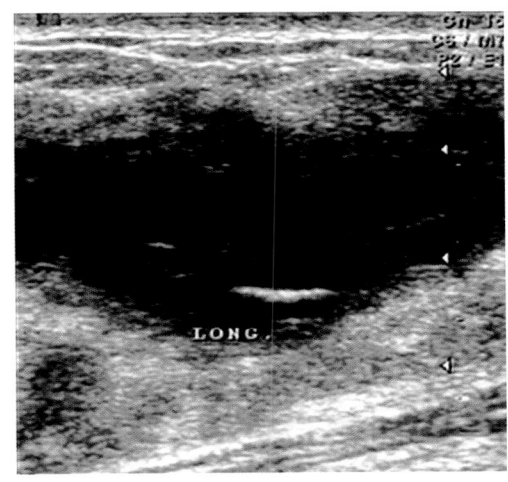

图 21-5-1　乳腺脓肿，以液性暗区为主，内可见条索状强回声

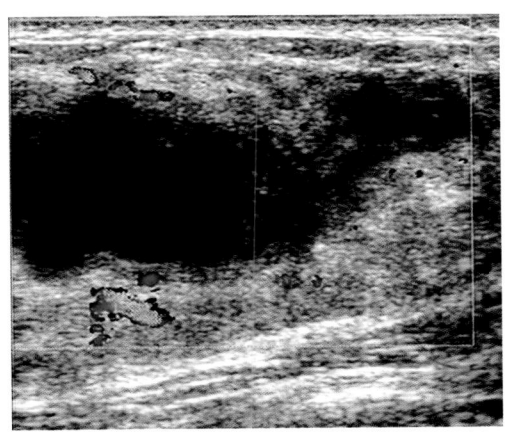

图 21-5-2　乳腺脓肿 CDFI 病灶周边血流信号较多

乳腺导管瘘：病变处可见条形管状结构，上端与皮肤层相通，下端与扩张的导管相通，管状结构壁增厚、毛糙，腔内透声差。

慢性炎症或脓肿液化不全时，内部可呈现不均质的点状或团状回声。

四、诊断思维及临床价值

检查前注意询问病史，尤其哺乳史，在患者主诉疼痛处做必要的触诊，超声检查时在全面乳腺扫查的基础上，重点观察患者疼痛处和异常回声区，对于异常回声区注意与以下疾病相鉴别：

1. 急性期与乳腺癌相鉴别　乳腺炎多发生于哺乳期或产后的初产妇，35 岁以下多见，而乳腺癌多见于 40 岁以上；乳腺炎常有典型的炎性症状，而常见的乳腺癌一般无此症状；乳腺炎血流信号常

规则自然，而乳腺癌血流信号粗细不一、走行不规则；乳腺炎白细胞计数增高，而乳腺癌正常。

2. 脓肿应与乳腺囊肿相鉴别　当乳腺炎形成脓肿时，内部不均质的无回声区，但囊肿边界光滑、壁薄，内部呈均质的无回声区。即使囊肿感染，通常不会有明显的感染症状，周围常有低回声环，有时可见病灶与导管相连。

在结合临床表现的基础上，超声对乳腺炎具有较高的诊断准确率，是乳腺炎临床检查的主要影像工具。非哺乳期乳腺炎需超声仔细判断，常需超声引导下穿刺活检方可诊断，详见第八节。

（李俊来）

第六节　乳腺增生

一、病理及临床概要

乳腺良性增生性病变的病名尚未统一。最早于 1945 年由 Geschickter 在其专著中首次提出乳腺结构不良症的命名，随后 WHO 也采用了这一命名，只是在其分类中含有增生的内容。国内目前将本病俗称乳腺增生症。

该病的发生、发展与卵巢内分泌状态密切相关。当卵巢内分泌失调、雌激素分泌过多，而孕酮相对减少时，不仅刺激乳腺小叶单位增生，而且使末梢导管上皮增生，分泌物增加、潴留，引起导管扩张和囊肿形成，也因失去孕酮对雌激素的抑制而导致间质结缔组织过度增生与胶原化及淋巴细胞浸润。

临床上主要表现为双侧乳腺胀痛和乳房肿块。患者的共同特点可表现为疼痛的周期性，即疼痛始于月经前期，经期及经后一段时间明显减轻。有的疼痛呈弥漫性钝痛或为局限性刺痛，触动和颠簸加重，并向双上肢放射，重者可致双上肢上举受限；有的并无症状。两侧乳房同时或先后发生多个大小不等的结节，结节可为单一结节、多个结节或区段性结节。结节与周围组织界限不甚清楚，但与皮肤或胸大肌不粘连。触诊呈片状或结节状，大小不一、质地不硬和周围组织边界不清，可推动。肿块大小随月经周期变化，经期增大、变硬，经后缩小、变软。部分患者伴有乳头溢液。该病可不治自愈。尤其结婚后妊娠及哺乳

时症状自行消失，但时有重复；绝经后能自愈。不典型增生存在恶变危险，被视为癌前病变。

根据乳腺增生症病理基础的不同阶段出现不同的形态变化，可分为如下三型：

1. 单纯小叶性增生

为育龄妇女常见病，常在经前乳房胀痛、隐刺痛，其程度与月经周期有关。扪诊乳腺组织质地坚韧，肿块呈颗粒状、片状或结节状，界限不清。因为常常有疼痛症状，也有称为乳痛症，可属于生理变化的范围。

2. 囊性增生

即乳腺囊性增生症。多发于中年妇女，可有经前期乳房胀痛及月经紊乱。扪诊有坚韧的小结节，境界较清但不光滑，可有压痛，活动度好。

3. 乳腺腺病

由单纯性小叶增生和乳腺囊性增生的继续发展而来，小叶内腺泡及纤维结缔组织的中度增生或重度增生，小叶增大、多个小叶融合成块，呈肿瘤状。

二、检查方法

患者取平卧位或侧卧位，灰阶超声检查时应全面细致，重点观察有无肿块和导管是否扩张，尤其在临床有体征部位通过旋转或侧动探头仔细观察，如果发现囊性结构，要注意其与导管是否相通；如果发现实性病灶，通过灰阶征象和彩色血流表现认真加以鉴别。

三、超声临床检查所见

1. 单纯小叶性增生

乳腺组织增厚、变粗，小叶间纤维组织结构紊乱，回声分布失常（图21-6-1），典型时腺体层的表现过去有作者称为"豹纹"征或"斑马"征，实际上可能并无特征性超声表现，末梢导管可有轻度扩张。该型超声不易明确诊断。

2. 囊性增生

受累腺体内可见大小不一的、数毫米到数厘米的圆形、椭圆形或分叶状无回声区，如果囊壁光滑完整，囊腔内透声较好，形成单纯性囊肿（图21-6-2）；如果囊壁光滑且与导管相连，形成导管囊性扩张（图21-6-3）；如囊液浑浊，内部透声差，超

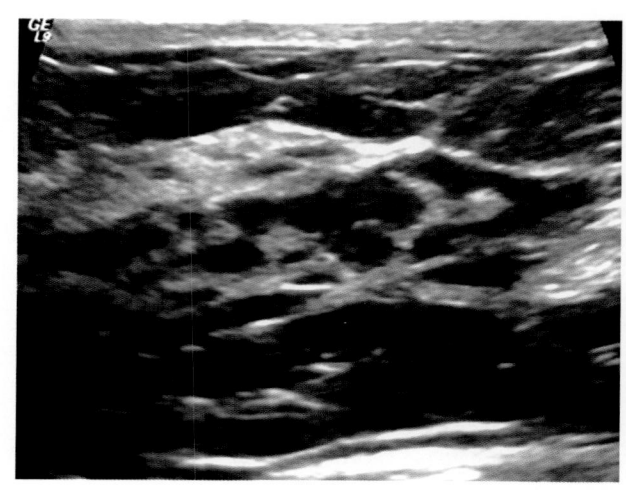

图 21-6-1　乳腺单纯小叶性增生声像图

声表现似低回声结节；囊肿与其周边较强回声组织相间隔，构成"叠瓦"征；如果囊肿时间较长，部分后方可伴有声影。部分导管不同程度扩张。

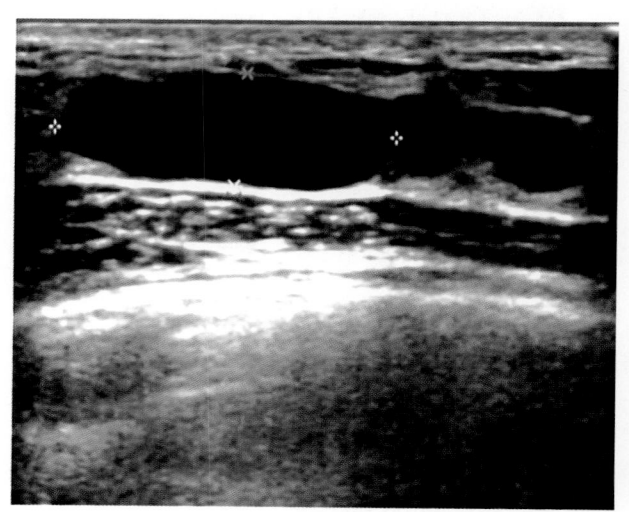

图 21-6-2　乳腺囊性增生声像图

3. 乳腺腺病

腺体层增厚或不厚，组织结构紊乱，回声强弱不一，导管可轻度扩张（图21-6-4）；腺体内可见一个或多个回声强度不等的瘤样结节，形态多不规则，内部回声不均匀或欠均匀，边界清晰或欠清晰（图21-6-5、图21-6-6）；血流信号无或少（图21-6-7）。

彩色多普勒超声：以上三型病变腺体内均无异常血流信号。有时乳腺腺体层内及结节内可探及少许血流信号，频谱为低速低阻型，阻力指数小于0.70。

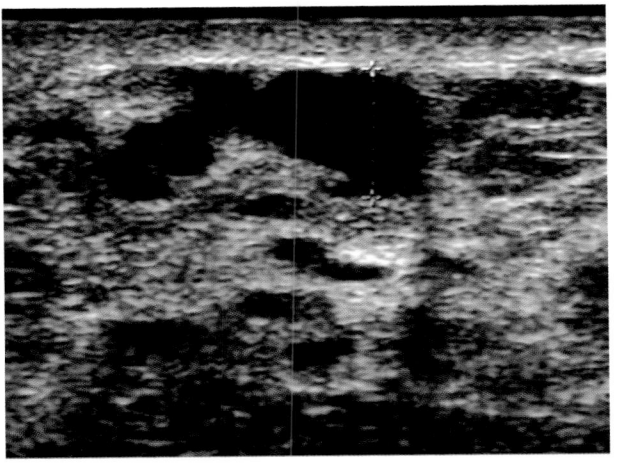

图 21-6-3　乳腺囊性增生声像图

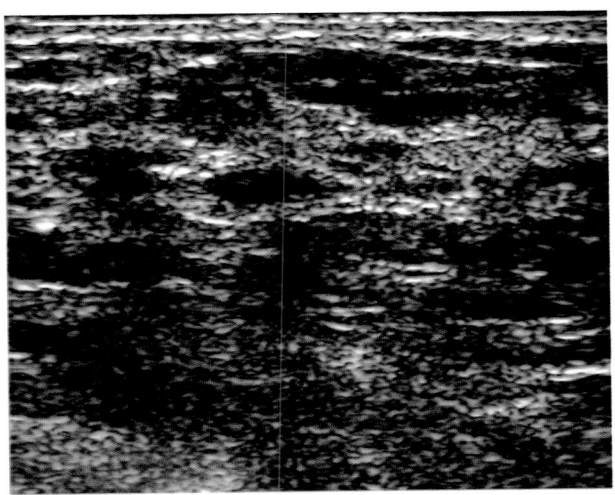

图 21-6-4　乳腺腺病，腺体层增厚，回声不均匀，导管
　　　　　扩张

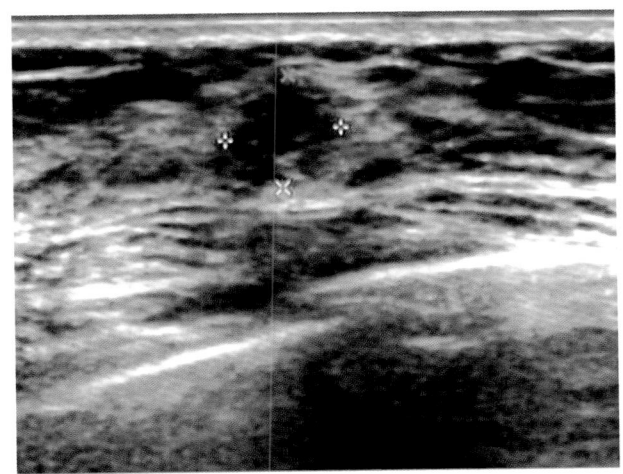

图 21-6-5　乳腺腺病，增生呈肿瘤样

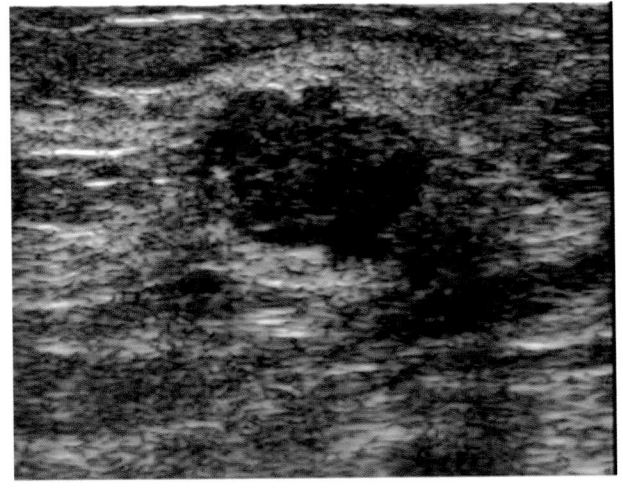

图 21-6-6　乳腺腺病，增生呈肿瘤样

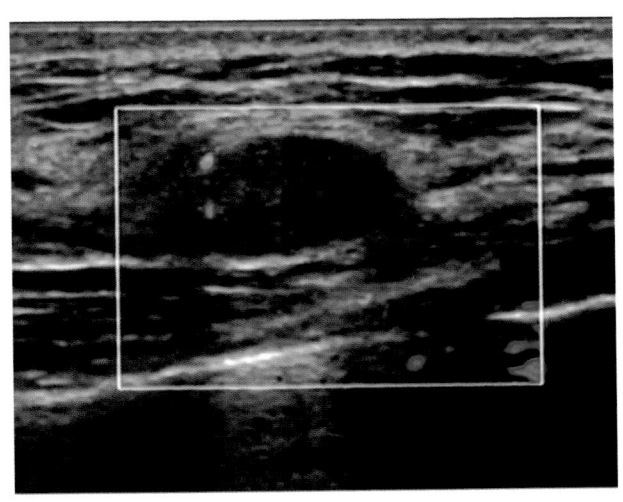

图 21-6-7　乳腺腺病，增生呈肿瘤样，仅周边可见血流
　　　　　信号

四、诊断思维及临床价值

超声检查前注意询问病史，结合年龄询问月经史，因患者往往有乳房不适或疼痛症状或触及结节表现，所以可做必要的触诊，体会乳房的质地及结节的形状、韧性和活动度，超声检查时不要有遗留部位，如果发现有结节，注意与以下疾病鉴别：

1. 本病应与乳腺癌相鉴别　有些乳腺癌可有类似增生症的表现，但肿块固定不变，且有生长趋势，在月经周期变化中可表现增大，而无缩小趋势，肿块形态明显不规则，边缘成角或微小分叶状，周边有毛刺征等浸润性改变，内部可见微钙化点，发生转移可见淋巴结肿大。对两者难以鉴别，可行超声引导下穿刺活检。

2. 本病应与乳腺脂肪坏死相鉴别 后者好发于外伤后、体质肥胖的妇女，其肿块较表浅，位于脂肪层内，未深入乳腺腺体，肿块不随月经周期改变。

3. 本病应与乳腺囊肿相鉴别 乳腺囊肿典型的超声表现为腺体层内见局限性无回声区，薄膜完整、光滑，后方回声增强，两侧可见侧壁声影；对于复杂性囊肿，主要从囊壁和其内的分隔特点加以区分。

超声检查首先要做到是否有占位性病变，占位性病变是囊性还是实性。一般囊性增生超声容易诊断，乳腺腺病呈瘤样表现时要仔细观察各种超声征象，如果病灶良恶性征象有交叉，不易进行区分，推荐超声报告诊断为 BI-RADS 4 级。

（李俊来）

第七节 乳腺囊肿

一、病理及临床概要

乳腺囊肿分为单纯性囊肿、积乳囊肿、复合性囊肿（非典型性囊肿）三种。

1. 乳腺单纯性囊肿

乳腺单纯性囊肿为卵巢功能失调所致，主要在增多的雌激素作用下，乳腺腺泡与终末小导管上皮增生、局限性扩张，腺泡融合，不能维持分泌与再吸收的平衡，分泌物积聚，使终末小导管内压升高，管壁血运障碍，最终囊肿形成。囊肿壁内有一层扁平上皮，无增生表现，壁薄内含清亮液体。乳腺单纯性囊肿于 30～50 岁多见。病变较小时，无症状，大者多以乳房肿块就诊。触诊肿块为圆形或椭圆形，表面光滑，边界清楚。囊内张力高，触之有弹性感或光滑而较硬。

2. 积乳囊肿

积乳囊肿又称乳汁淤积症，常在哺乳期或之后发现，是哺乳期因一个腺叶的乳汁排出不畅，致使乳汁在乳内积存而成。引起积乳囊肿的原因很多，但临床上较常见的是乳腺结构不良、炎症、肿瘤的压迫所造成。囊肿可继发感染导致急性乳腺炎或乳腺脓肿，如不继发感染可长期存在，囊

内容物变稠，随时间的延长可使囊内水分被吸收而使囊肿变硬。囊肿壁由薄层纤维组织构成，内面覆以很薄的上皮细胞层，有些地方甚至脱落，囊内为淡红色无定型结构物质及吞噬乳汁的泡沫样细胞，囊肿周围间质内可见多量的单核细胞、类上皮细胞、多核巨细胞、淋巴细胞和浆细胞浸润，还可见小导管扩张及哺乳期腺小叶组织。

乳腺肿物为初始症状，单侧多见，肿物多位于乳晕区以外的乳腺周边部位。呈圆形或椭圆形，边界清楚，表面光滑，稍活动，触之囊性感，有轻度触痛，直径常在 1～3cm。腋下淋巴结一般不大。

3. 非典型性囊肿

非典型性囊肿也叫复合性囊肿。

二、检查方法

患者取平卧位或侧卧位，常规超声检查发现囊肿后，仔细观察囊肿形态、大小，囊壁的厚度、完整性和有无实性乳头样回声，囊内回声特点，后方超声表现，囊肿与导管的关系，囊肿的数量，通过彩色多普勒超声明确血流信号的有无。

三、超声临床检查所见

1. 乳腺单纯性囊肿

乳腺腺体层内见无回声区，单发或多发。无回声区呈圆形、椭圆形或叶状，囊肿可大可小（图 21-7-1、图 21-7-2），外有完整、光滑的包膜或看不出包膜。无回声区后方回声显著增强，有的侧方声影明显，有的囊肿后方并无增强（图 21-7-3），有时单纯性囊肿内部的前缘出现与皮肤平行的反射回声（reverberation echoes），或在囊肿内部的后方有少许斑絮状的杂乱回声（clutter echoes），囊肿合并感染时，囊壁增厚、回声毛糙、囊内透声差，可出现分层现象（图 21-7-4）。

2. 积乳囊肿

乳腺腺体层见囊性肿块，绝大多数单发，多数位于乳晕区以外。囊性肿块有完整包膜，较薄，完整光滑，后方回声无明显增强；乳汁未完全浓缩，内部回声不均匀，可见密集的点状回声（图21-7-5）；乳汁完全浓缩，内部呈偏强回声，且后方可有轻度声衰减；有时可出现水-脂分离现象；

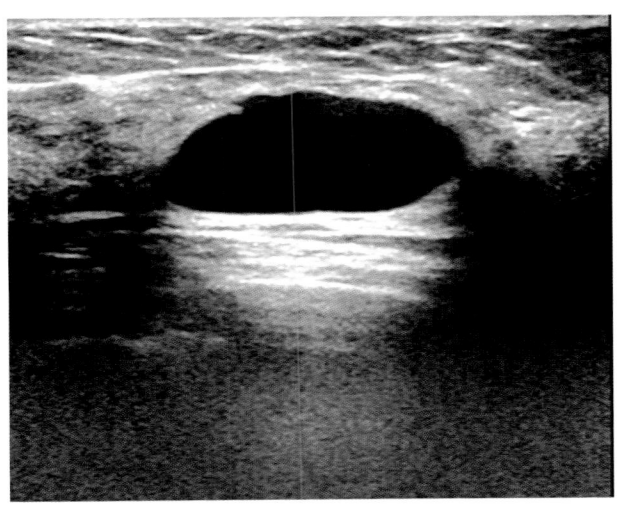

图 21-7-1 乳腺单纯性囊肿，后方回声显著增强

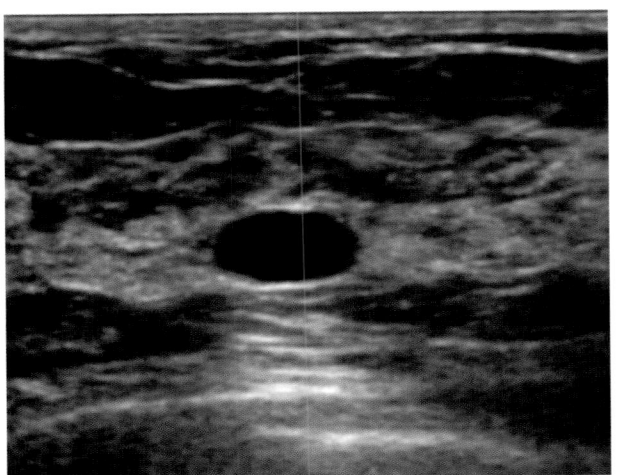

图 21-7-2 乳腺单纯性囊肿，后方回声轻度增强

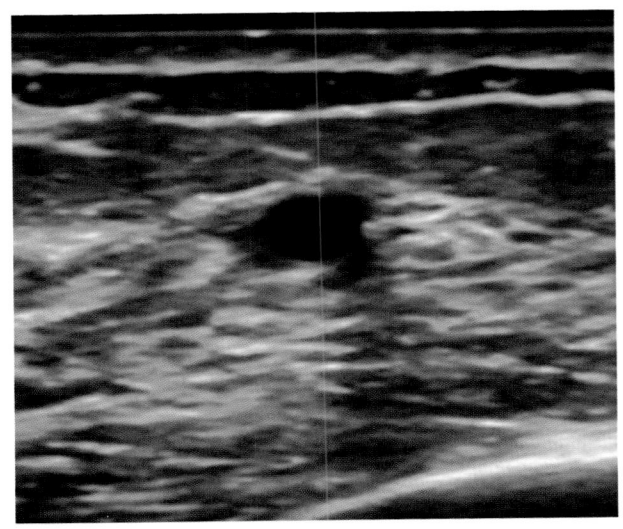

图 21-7-3 乳腺小囊肿，后方回声无增强

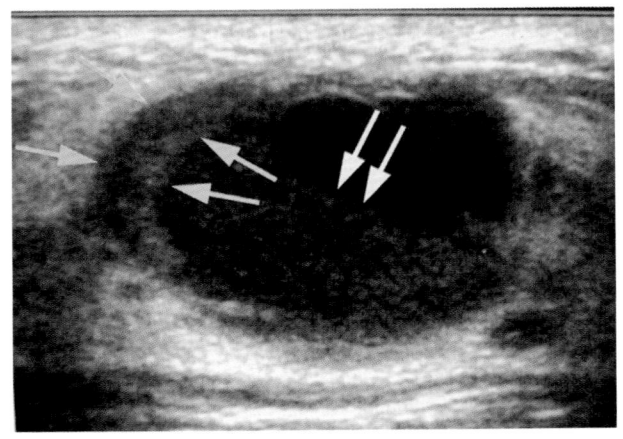

图 21-7-4 囊液与碎片间界面（白色箭头），周边低回声带（黄色箭头），抽出黄白色浑浊液体

少数可见囊性肿块与乳腺导管相连通。腋窝淋巴结一般不大。

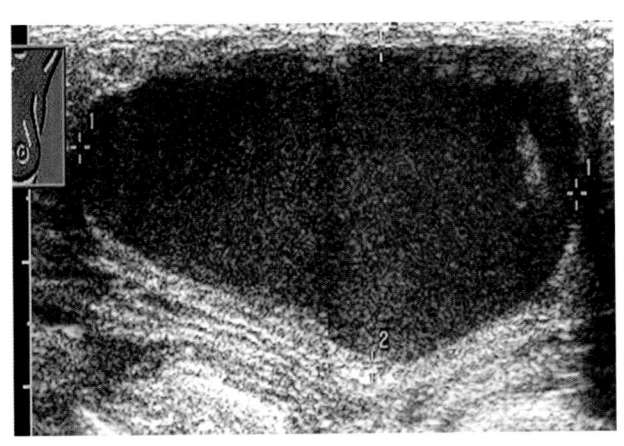

图 21-7-5 积乳囊肿声像图，内透声差，可见漂浮的点状中等回声

3. 非典型囊肿

超声表现比较复杂，圆形、椭圆形、分叶状或不规则形囊性肿块，单发或多发，边缘平滑、清楚或模糊，囊壁较厚或不规则，内部具有回声、隔膜（图 21-7-6）、结节状隆起，囊肿内可出现液体与碎片间界面，后方回声轻度增强或出现衰减表现。

彩色多普勒：乳腺囊肿内无血流信号，囊肿壁上偶见点状或棒状血流，为 0～Ⅰ级。

四、诊断思维及临床价值

超声检查前可做必要的触诊，超声检查发现

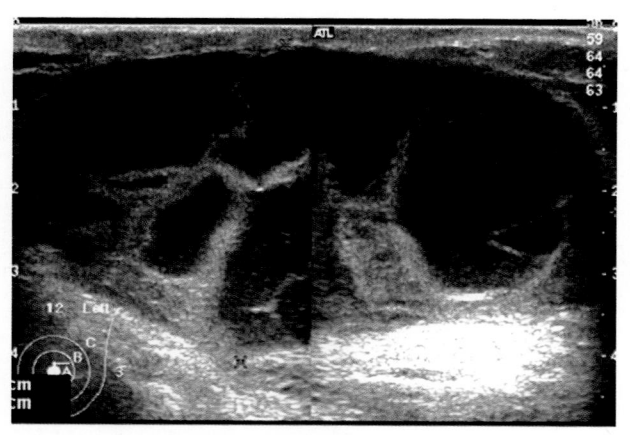

图 21-7-6 复合囊肿，囊壁增厚，内见分隔

囊肿后，首先观察囊肿壁是否完整、有无增厚或乳头状突起；注意观察囊肿与导管的关系；内部是否有回声，若有均匀的细点状回声，可采取探头加压和振动的方法，观察回声点是否有漂动。囊肿应与以下疾病相鉴别：

1. 本病应与乳腺脓肿相鉴别 后者常有典型的病史和临床表现，声像图为边界不整，壁增厚，内为不均匀的暗区，腋下淋巴结可大。

2. 本病应与乳腺囊性增生病相鉴别 后者常多发，不呈圆形，壁薄，双侧乳腺增大，与月经周期有关。如果囊肿与乳腺导管相通，可视为导管囊性扩张。

3. 应与其他乳腺低回声结节相鉴别 积乳囊肿和复合囊肿，当受压时形状会发生一定的改变。存在油液界面的囊肿在体位或外在因素的作用下，其内部回声会发生变化，变得混浊，透声差。

囊肿典型时超声诊断的准确性很高，超声是临床最主要的诊断工具，对于复杂性囊肿，应建议进一步检查或动态观察。

（李俊来）

第八节 非哺乳期乳腺炎

一、病理及临床概要

非哺乳期乳腺炎是与哺乳期乳腺炎相对而言的一组成人乳腺炎性疾病，主要包括导管周围乳腺炎（periductal mastitis，PDM）、乳腺导管扩张症（Mammary duct ectasia，MDE）、特发性肉芽

肿性小叶乳腺炎（idiopathic granulomatous mastitis，IGM）。该病近年发病率呈上升趋势，是仅次于乳腺癌的难诊治乳房疾病，确切的病因迄今尚未十分清楚。有学者认为乳腺导管阻塞和扩张是引起本病的重要原因之一，既往有哺乳期乳腺炎、乳头内陷或畸形、卵巢功能减退所致乳腺导管萎缩、外伤性脂肪坏死、细菌感染尤其是厌氧菌的特殊感染、自身免疫反应等可能是重要病因。由于多种因素导致乳腺分泌物在导管内瘀滞，使正常时仅覆盖于导管开口处的鳞状上皮向扩张的乳管内壁延伸，其角化碎屑和脂质分泌物阻塞管腔，刺激管壁发生炎症反应，使管壁纤维组织增生，甚至破坏管壁进入间质，引起导管周围无菌性炎症反应，病变起始于乳晕区的大导管，尔后累及中央导管。PDM 和 MDE 的病理特征是以大量的浆细胞浸润为其特征。IGM 则为位于乳腺小叶的非干酪性肉芽肿，叶内有多种炎细胞浸润，以嗜中性白细胞为主，病变局部常有微脓肿。非哺乳期乳腺炎的发病原因难以确定，局部体征明显而全身症状轻，常被误诊为乳腺癌，治疗上往往经久不愈。目前的资料表明，PDM 与 MDE 可能是两种独立的疾病，或同一种疾病在不同病理阶段的表现。PDM 的临床特征为伴有或不伴有肿块相关的乳晕旁炎症，乳晕周围脓肿，乳腺导管瘘，可有乳头排液和乳头凹陷。MDE 为乳晕下导管扩张、乳头溢液。PDM 多为年轻女性，而 MDE 的患者多为老年人。IGM 病变好发于生育年龄经产的妇女，病变多在乳晕区外的乳腺其他部位，均以乳腺肿块就诊，肿块质地硬韧，边界不清，部分病例同时伴有腋窝淋巴结肿大，乳头溢液并不常见，触诊和 X 线片上均易误诊为乳腺癌。

二、检查方法

患者取平卧位或侧卧位，扫查时沿纵轴方向和横轴方向，采用上下左右、放射状和反放射状、有规律、连续性、拉网式扫查有助于避免出现扫查死角或盲区。在全面扫查基础上，重点在触及的肿块、疼痛部位、乳头下方和乳晕周围观察有无异常回声区，探头适当加压或抖动观察局部疼痛是否加重，异常回声内是否有流动感，此种现象是炎性肿块的超声征象。多个病灶通过连续追

踪扫查看病灶间是否互相联通、是否为窦道或乳腺导管瘘形成，行彩色多普勒超声检查时，重点观察异常回声区及周围有无异常血流信号，同时观察腋窝有无肿大的淋巴结。

三、超声临床检查所见

急性期：以实块型为主要表现（图 21-8-1），急性炎症超声图像上多表现为形态不规则、边界尚清的低回声区，内部血供丰富，多为Ⅱ～Ⅲ级，血管走行规则。动脉频谱呈低阻型，这是由于急性炎症时液体大量渗出致病灶区透声良好，炎性细胞浸润致使血管开放、扩张，通透性升高，回声减低，动脉扩张使阻力下降。

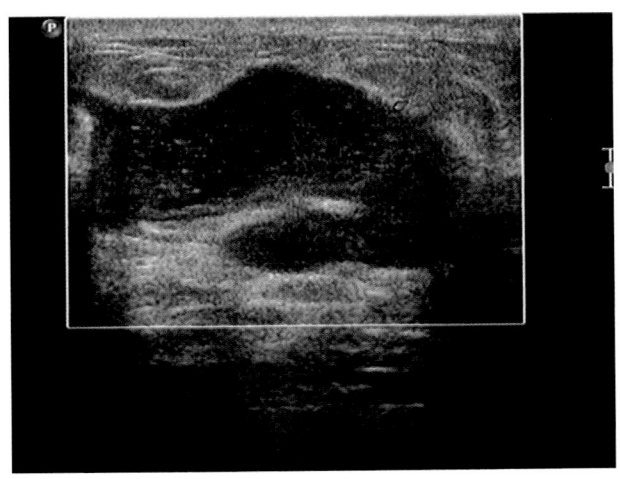

图 21-8-2　非哺乳期乳腺炎亚急性期脓肿型

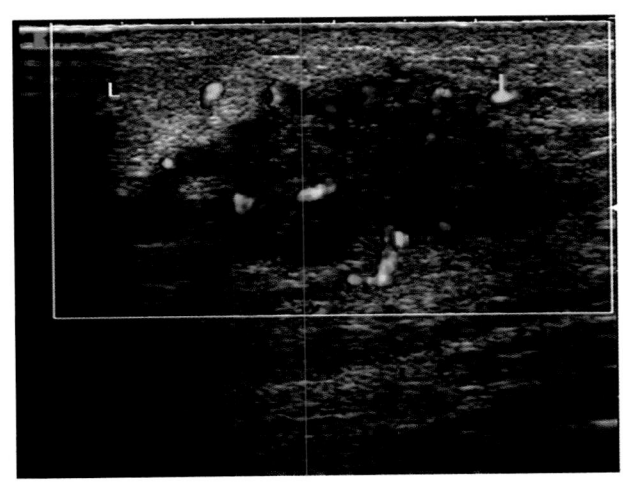

图 21-8-1　非哺乳期乳腺炎急性期实块型

亚急性期：以混合型、脓肿型为主要表现（图 21-8-2），超声图像特点为病灶中出现无回声区，边界较清，若有坏死组织时其中可见飘浮或沉淀的光点、光团；若液化不全时可见多个较小暗区，血流信号位于无回声区的周边，动脉频谱多为低阻型，RI＜0.70。炎症伴坏死所致脓肿的脓液是极好的透声介质，因而呈无回声区，未液化区仍呈一般急性炎症的表现，超声图像较准确地反映了这一变化。

慢性期：以弥散型、溃疡窦道型为主要表现（图 21-8-3），慢性炎症特征性的超声图像为：炎症病灶区弥漫不规则或呈条索窦道样改变，边界不清或尚清，形态、回声多样，强、弱不均，掺杂成片，缺少实体感，无血流或仅能检出分布零

星的直条状血流，RI＜0.70。慢性炎症在病理上虽有渗出，但以组织增生、修复为主，这使它在超声图像上的表现与恶性肿瘤的异常增生相比缺少占位感，缺乏血流，零星条状血流分布决定了动脉的低阻力。

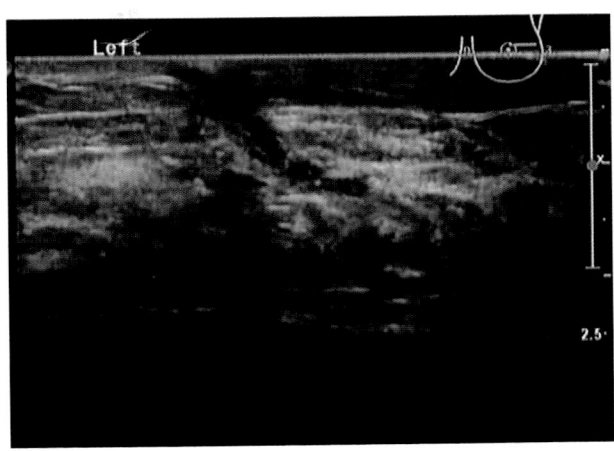

图 21-8-3　非哺乳期乳腺炎慢性期溃疡窦道型

三种类型的非哺乳期乳腺炎声像图表现

1. 导管周围乳腺炎

（1）结节部位均在乳晕附近或凹陷的乳头边缘（图 21-8-4）。

（2）早期不均质低回声结节边界欠清，如低回声结节演变成乳晕周围脓肿则回声更低有暗区，如形成乳腺导管瘘则为不规则的管状低回声。

（3）早期结节内有丰富的点条状血流（图 21-8-5），如形成脓肿暗区无血流，如形成瘘道管状低回声边缘有少许点状血流。

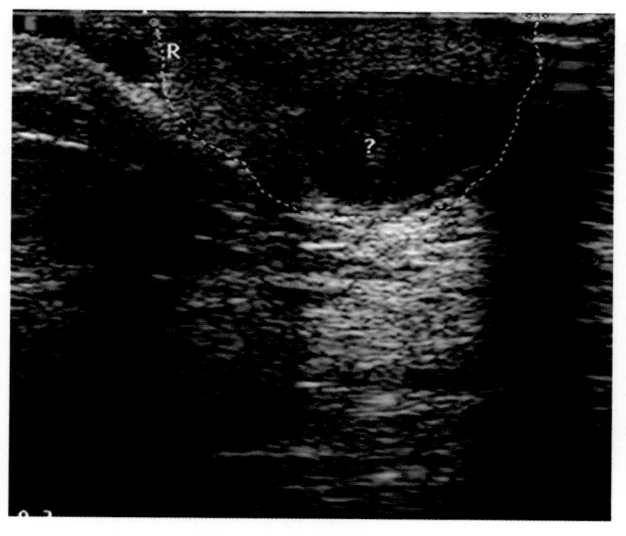

图 21-8-4 导管周围乳腺炎，结节部位在凹陷的乳头边缘，（?）所指为结节

（4）多普勒频谱低速低阻。

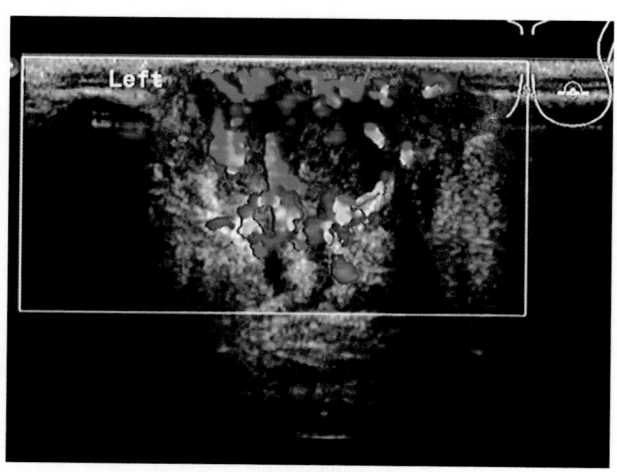

图 21-8-5 导管周围乳腺炎，早期结节内有丰富的点条状血流

2. 乳腺导管扩张症

（1）早期主要表现是单纯导管扩张，病变部位位于乳头或乳晕下区，或乳晕周围，导管内分泌物积聚引起局部导管迂曲扩张，扩张的导管＞0.3cm，粗细不均，长短不一，管壁尚光滑，呈"树枝"状或"蜂窝"状（图 21-8-6），内有少许弱回声光点。CDFI 显示，内无明显血流信号。

（2）当导管内聚集分泌物浸蚀穿破管壁，引起导管周围炎性细胞浸润和纤维组织增生时，单纯导管扩张演变成不均质低回声肿块，在乳晕区及其周围可见形态不规则、界限不清、实质不均

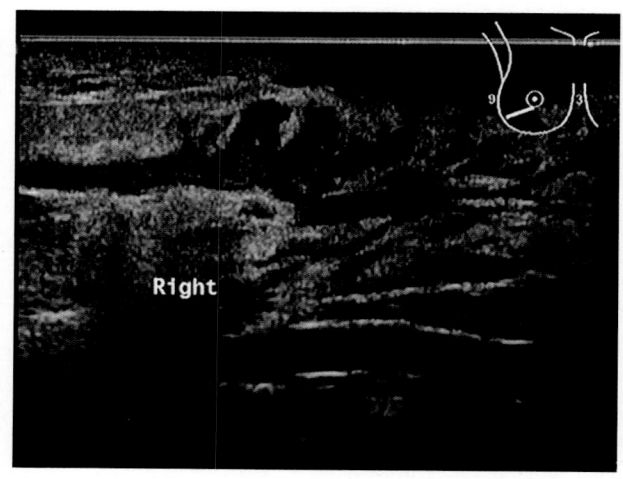

图 21-8-6 乳腺导管扩张症，呈"树枝"状

质低回声肿块，肿块内可见星点状或短棒状血流信号，多普勒频谱血流阻力较低。

（3）病变发展至脂肪坏死液化及小型化脓性肉芽肿形成，或合并细菌感染形成脓肿时，则主要表现为囊实混合型和囊性包块型改变，囊实混合型是实质性低回声包块内出现形态不规则的无回声区或小囊腔，以实性为主，实质部分内可见点条状血流信号。囊性包块型表现为形态大小不一、壁厚不均的囊性结构或类似于蜂窝状结构，内有弱回声光点，周边有较丰富的点条状血流信号。

（4）同侧腋窝淋巴结可肿大。

3. 特发性肉芽肿性小叶乳腺炎

（1）病变多在乳晕区外的乳腺其他部位。

（2）病变形状不规则，在不同的临床分期分别呈片状、结节状和弥散状。

（3）病变边界欠清或者模糊，增生的结缔组织表现为周围的高回声。

（4）病变内为不均质低回声，肉芽肿相互融合致小叶结构破坏表现为片状低回声，病变中有囊状、管状结构的极低回声区（图 21-8-7），为小叶内融合坏死、液化的脓腔，表现为混合回声，有时可见细弱流动感，则可考虑肉芽肿性乳腺炎。

（5）CDFI 显示，病变内坏死、液化的脓腔无血流信号，低回声和病变周围可见较多点条状血流信号，RI＜0.70。

（6）同侧腋窝淋巴结可肿大。

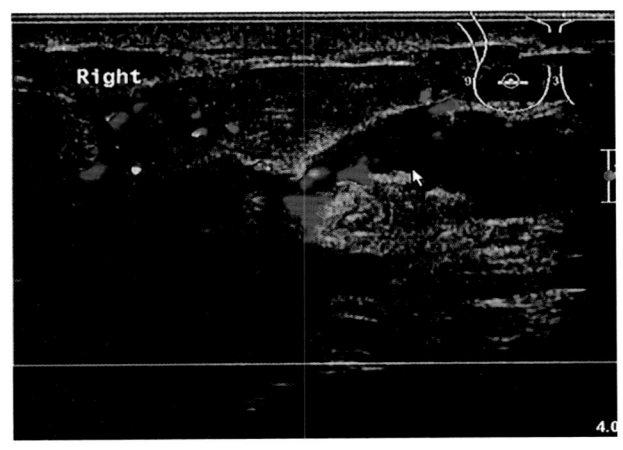

图 21-8-7　特发性肉芽肿性小叶乳腺炎，病变中有囊状、管状结构的极低回声区

四、诊断思维及临床价值

非哺乳期乳腺炎声像图表现多样，在不同的临床分期有不同的超声改变，超声动态观察，具有明显的同病异像、同像异病的特点，在超声检查前应详细询问病史，了解病情，超声检出不均质异常低回声区，内有无血流显示的极低回声，探头加压疼痛抖动有流动感，则应考虑非哺乳期乳腺炎，针对超声发现的病变特点，应注意与以下疾病鉴别和三类非哺乳期乳腺炎之间的鉴别。应该强调的是，非哺乳期乳腺炎的穿刺活检非常重要，诊断应从病理上鉴别和排除乳腺癌，并能为治疗方法的选择提供有力依据。

1. 与乳腺癌相鉴别　非哺乳期乳腺炎尤其是特发性肉芽肿性小叶乳腺炎易误诊为乳腺癌，鉴别要点：（1）肿块内部回声　前者内部有散在分布的小囊状、管状液性暗区，常多灶，极少有微钙化；后者内部出现液性暗区极少见，且多单发，约 50% 有微钙化。（2）肿块边缘　前者边缘相对整齐，周围有 4~9mm 较厚的高回声环；后者边缘毛糙、毛刺、有伪足，少有高回声环，有也较薄，厚仅为 2~4mm。（3）肿块内血流　前者多为边缘性血流，血管分布正常，走行自然规则，多为低阻力型，一般 RI<0.70；后者多为穿入性血流，具有分布杂乱，走行不规则，粗细不一的特点，多为高阻力型，多数 RI>0.70。

2. 与急性哺乳期乳腺炎相鉴别　鉴别要点：（1）临床特征：前者发生在非哺乳期，局部体征明显，也可有红、肿、热、痛，但相对后者要轻，全身症状不明显，通常发病原因难以确定；后者多发生产后哺乳期，初产妇多见，局部红、肿、热、痛，全身寒战、高热症状明显，通常由金黄色葡萄球菌引起。（2）肿块内部回声：前者内部为不均质低回声，或有散在分布暗区的混合回声；后者为不均匀低回声夹杂有高回声反射，或脓肿液化呈大片无回声区。（3）肿块边缘：前者边缘相对整齐，或周围有较厚的高回声环；后者边缘增厚不整齐，有明显的厚壁。

3. 与积乳囊肿相鉴别　非哺乳期乳腺炎声像图表现多样，积乳囊肿内容物为乳汁，因存在时间和水分吸收程度不一，积乳囊肿超声表现也很复杂，鉴别要点：（1）与哺乳期关系：前者发生在非哺乳期；后者多见于哺乳期或哺乳后妇女。（2）肿块内血流：前者内有血流信号；后者无血流显示。

4. 三类非哺乳期乳腺炎之间鉴别　导管周围乳腺炎、导管扩张症和特发性肉芽肿性小叶乳腺炎并非同一种疾病，治疗上并不完全相同。目前国内常常对此三种疾病未作区分，均作为"浆细胞性乳腺炎"治疗，这并不是合理的选择，三种疾病的相互鉴别对指导治疗非常重要（表 21-8-1）。

表 21-8-1　三种非哺乳期乳腺炎的特征比较

临床与超声	PDM	MDE	IGM
发病年龄	19~48 岁	42~85 岁	22~44 岁
可能病因	吸烟	老年性退化	自身免疫
病变部位	乳晕旁	乳晕下导管	多在乳晕区外
病理特征	导管内皮鳞状化生细胞碎片	浆细胞浸润	非干酪性肉芽肿
声像图特征	乳晕处低回声结节	导管扩张和囊实性肿块	低回声内有极低回声
预后	易复发	易复发	易复发

（张家庭）

第九节 乳腺纤维腺瘤

一、病理及临床概要

一般认为本病发生与以下因素有关：性激素水平失衡，如雌激素水平相对或绝对升高，雌激素的过度刺激可导致乳腺导管上皮和间质成分异常增生，形成肿瘤；乳腺局部组织对雌激素过度敏感；饮食因素如高脂、高糖饮食；遗传倾向等是其易发原因。可发生在乳腺的任何部位，一般乳腺上方较下方多见，外侧较内侧多见。多为无意中发现，往往是在洗澡时自己触及乳房内有无痛性肿块，亦可为多发性肿块，或在双侧乳腺内同时或先后生长，但以单发者多见，肿瘤边界光滑，呈圆或椭圆形，活动度大，质地坚硬，触诊有滑动感，无触压痛，肿瘤表面皮肤无改变，腋窝淋巴结不大。肿瘤一般生长缓慢，怀孕期及哺乳期生长较快。

乳腺纤维腺瘤的发病率在乳腺良性肿瘤中居首位，约占乳腺肿瘤的 10%。乳腺纤维腺瘤可发生于任何年龄的妇女，好发年龄 18～25 岁，月经初潮前及绝经后妇女少见。乳腺纤维腺瘤是良性肿瘤，罕见恶变，绝经期和绝经后期妇女恶变危险性提高。

二、检查方法

患者常规平卧或侧卧位，先行二维灰阶超声扫查，在二个以上切面确定占位性病变，仔细观察病灶的各种超声征象，如果肿块位置表浅，可行探头加压，观察是否具有可压缩性，再行彩色多普勒血流检测，观察血流信号的丰富程度，在血流信号处行脉冲多普勒超声取样，对动脉频谱行血流动力学参数测定。

三、超声临床检查所见

1. 椭圆形、纺锤形或轻微的分叶（图 21-9-1），有的可呈圆形；
2. 边界光滑，完整，有时边缘为很薄的较强回声包膜，较光滑；

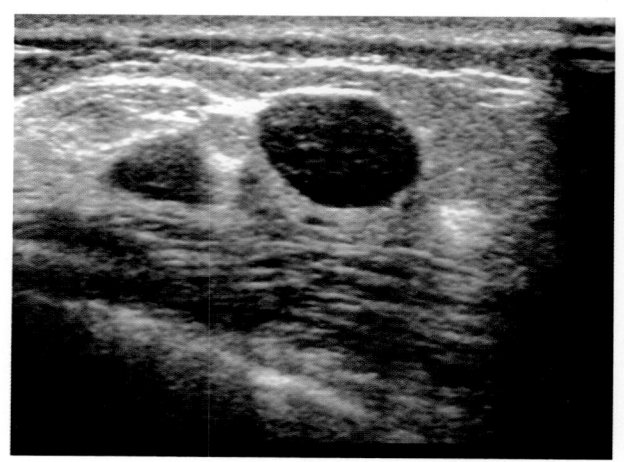

图 21-9-1 乳腺纤维腺瘤，椭圆形，有包膜，内部回声均匀

3. 内部多为等回声或稍低回声，分布均匀。少数纤维腺瘤内可见无回声区、粗颗粒状或棒状钙化等（21-9-2），部分纤维腺瘤内有横向的条状较强回声；

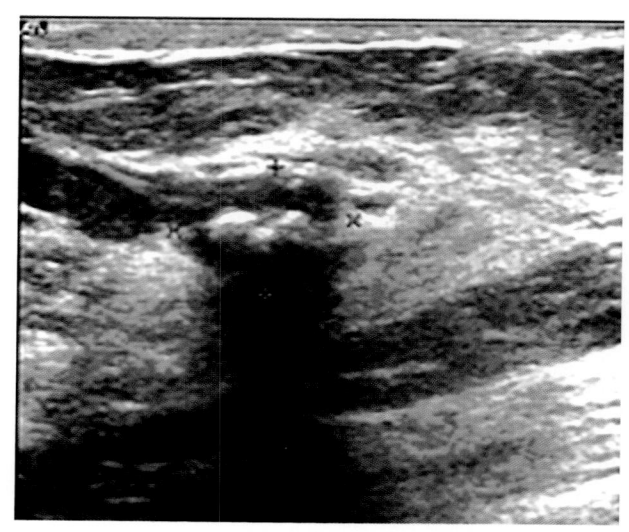

图 21-9-2 乳腺纤维腺瘤，内见粗大钙化灶

4. 部分纤维腺瘤后方有回声增强现象；
5. 纤维腺瘤常平行生长，横轴长度大于前后轴长度；
6. 大多纤维腺瘤声像图存在双侧边阴影；
7. 探头压迫时，部分纤维腺瘤会改变其形状；
8. 彩色多普勒超声：体积较小的乳腺纤维腺瘤多无血流或少许血流（0～Ⅰ级），为点状或棒状；体积较大的纤维腺瘤内部血流信号可较丰富

（图 21-9-3）；纤维腺瘤内部血流多为低速低阻型，血流速度据报道多在 20cm/s 以下，阻力指数一般小于 0.70。

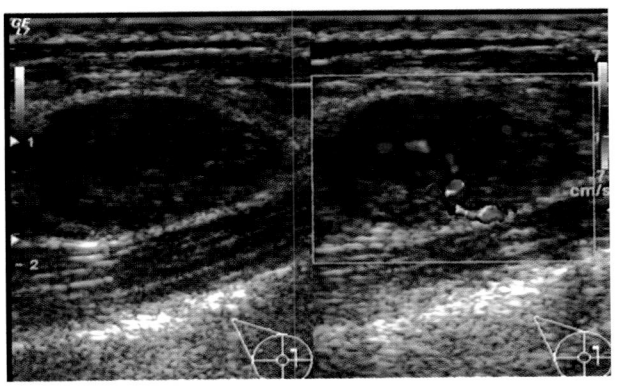

左图形态规则，右图示其内血流信号丰富，走行规则

图 21-9-3　乳腺纤维腺瘤

四、诊断思维与临床价值

大部分纤维腺瘤具有较为特征的超声征象，结合患者年龄和临床表现容易做出诊断，但图像不典型时需与以下疾病相鉴别。

1. 本病应与乳腺癌相鉴别　后者边界不整，不光滑，内部钙化呈点状，有浸润现象。

2. 本病应与乳腺囊肿相鉴别　后者为无回声区，后壁回声增强明显。较小的纤维腺瘤（如小于 1cm），会表现为圆形的肿瘤，需要与复合囊肿相鉴别。当复合囊肿内部回声为分布均匀的等回声或低回声时，这种囊肿与圆形的纤维腺瘤很难区别，复合囊肿通常内部常有清楚的多条分隔。

3. 本病应与乳腺增生结节相鉴别　后者常边界不清、无包膜，部分边界较清者常不完整，结节后方回声无改变，增生区域即使较大，内部常无血流信号，疼痛常与月经周期相关，双乳可多发。

（李俊来）

第十节　叶状良性肿瘤

一、病理及临床概要

乳腺叶状肿瘤（phyllodes tumors）是由乳腺纤维结缔组织和上皮组成的纤维上皮性肿瘤。其发生率占所有乳腺肿瘤的 0.3%～1.0%。目前认为叶状肿瘤是一组具有不同临床表现和病理组织学特点的肿瘤。2003 年 WHO 将乳腺叶状肿瘤分为良性叶状肿瘤、交界性叶状肿瘤和恶性叶状肿瘤。主要分类依据包括：肿瘤边界、间质细胞增生程度、细胞异形性、核分裂数目。

乳腺叶状肿瘤可发生于任何年龄，但主要发生在 35～55 岁的女性，平均年龄约为 40 岁，青少年罕见。通常只累及一侧乳腺。乳腺良性叶状肿瘤表现与纤维腺瘤类似。主要临床表现是无痛性肿块，质韧，边界清，活动度好。多数进展缓慢，少数可见短期内迅速增长。肿块过大可出现皮肤变薄、静脉曲张，但皮肤溃疡、乳头内陷罕见。90%的叶状肿瘤呈良性过程，但容易局部复发。首选治疗方式为局部广泛切除。手术切缘未净是肿瘤复发的主要原因。

二、超声临床检查所见

1. 肿块通常体积较大，平均直径 3cm 以上，分叶状。

2. 边界清晰，部分可见完整包膜。

3. 多为低回声，回声不均匀，可有散在裂隙样无回声区。肿物内的裂隙样无回声是叶状肿瘤的特征性表现，相当于大体病理上所见的叶状肿瘤的分叶状裂隙，诊断特异性好（图 21-10-1）。需要特别指出的是：该无回声形态和肿瘤出血、坏死形成的不规则无回声区不同。当裂隙较小时可仅表现为平行小等号样中强回声。

4. 后方回声增强，少部分肿瘤可出现后方回声衰减。

5. 少有钙化，相对于其他乳腺导管癌，叶状肿瘤的钙化较少见。

6. 纵横比接近 1。

7. 彩色多普勒血流显像时可出现较丰富的血

流信号。

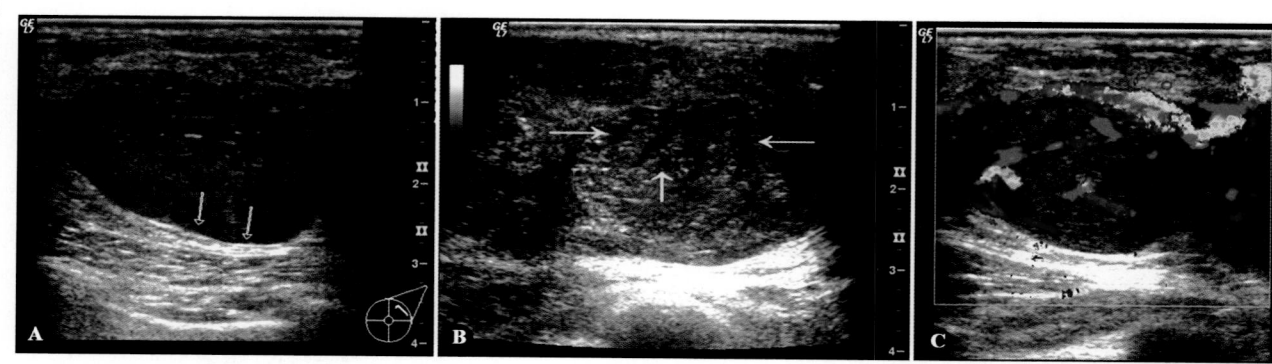

女性，41岁，左乳肿物1年，迅速增大3个月。超声：左乳外上象限低回声6.3×5.5×2.8cm，为多结节融合而成。A. 病灶边界清晰，部分可见包膜（黄色空心箭头所示）。B. 病灶内回声不均匀，可有散在裂隙样无回声区（黄色箭头所示）。C. 彩色多普勒血流显像病灶周边及内部见较丰富的血流信号，走行尚规则。手术切除后大体检查：肿瘤表面大部被包膜，尚光滑，切面灰粉实性质韧，部分区似呈胶冻状。病理诊断为良性叶状肿瘤

图 21-10-1　乳腺良性叶状肿瘤

三、诊断思维及临床价值

良性叶状肿瘤应与纤维腺瘤鉴别。诊断时应从下列方面考虑：①患者年龄：叶状肿瘤患者的年龄较大。②病变大小：叶状肿瘤通常病变较大。③声像图特点：叶状肿瘤病灶的前后径大，更倾向于类圆形，病灶越大该趋势越明显；病变内部裂隙样无回声结构是其特征，对诊断叶状肿瘤有较大价值；病灶血流丰富。典型纤维腺瘤的声像图表现为扁椭圆形，边界清晰，可见完整包膜，CDFI：周边见少许环绕血流。部分纤维腺瘤病变较大，最大径可超过3cm，但是前后径仍较小，保持其扁椭圆的外形。因此，肿瘤的形态对鉴别诊断有很大价值。

尽管如此，叶状肿瘤和纤维腺瘤的声像图仍有很大重叠，有时鉴别困难。由于叶状肿瘤是包含良性、交界性和恶性在内的一系列的肿瘤，即使良性叶状肿瘤也是潜在恶性肿瘤，因此对可疑病例应积极进行活检。

（朱庆莉　姜玉新）

第十一节　导管内乳头状瘤

一、病理与临床概要

导管内乳头状瘤又称大导管乳头状瘤、囊内乳头状瘤等，是起源于大导管上皮的良性肿瘤，极少数发生癌变。多发生于乳头及乳晕区。本病与机体内分泌功能有关。多见于40～45岁的经产妇女，挤压肿块常见乳头有浆液或血性分泌物溢出。大体形态为乳晕下大导管扩张，腔内有淡黄色或为混浊的血性液体。导管壁有乳头状新生物突入腔内，乳头大小、形态不一。乳头细而尖者质脆易出血，有恶变可能。来自中心导管的乳头状瘤常伴增生。肿瘤常为单发，少数亦可累及几个大导管。

二、检查方法

患者常规体位，超声检查时探头不要过分加压，注意仔细扫查导管，沿导管走行方向做纵横切面检查，尤其乳头下方和乳晕周围。如果在导管内发现结节，应注意观察结节与导管壁的关系及其形态，结节内有无点状强回声，其内有无血流信号；如果乳腺导管不扩张，仔细观察结节的前后壁回声特点；另外，乳腺扫查要全面，以容易发现多发结节。

三、超声临床检查所见

1. 导管内乳头状瘤在病变早期超声难以发现，或仅见乳晕区导管扩张。病程较长者，导管扩张明显，可发现在导管内壁有实性的乳头状物

向腔内突起（21-11-1）。

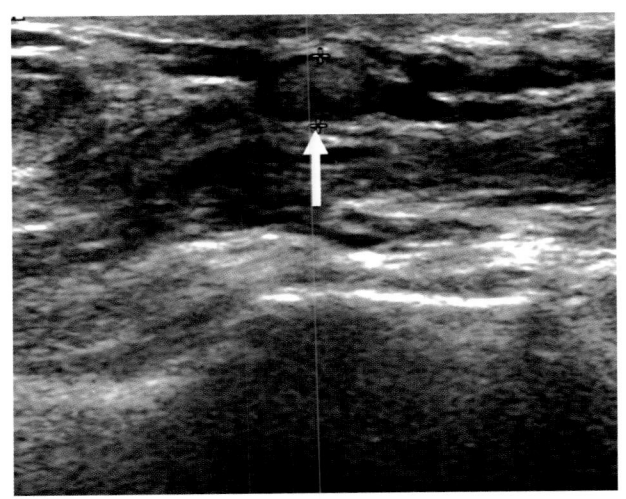

图 21-11-1　导管内有实性的乳头状物

2. 扩张的乳腺导管大多表现为囊状扩张。内壁连续性好，无中断或被侵蚀的征象。

3. 乳头状物一般为低回声或中强回声，形态尚规则，边界较清楚。

4. 多普勒超声　瘤体较小时内部一般无血流信号，较大时可探及点状或棒状血流信号；脉冲多普勒常为低速低阻型。

四、诊断思维与临床价值

该类患者常有乳头溢液病史，所以对乳头溢液者要重视乳腺导管的超声检查，尤其对血性溢液，要先从发病率较高的乳头和乳晕周围开始扫查，如果发现导管扩张，超声对其内的实性结节有较高的检出能力；如果导管无明显扩张，可从导管走行位置和结节本身的回声特点加以诊断，本病应与下列疾病相鉴别：

1. 应与乳腺囊肿相鉴别　后者为内部为无回声区，包膜较薄，无囊实性改变；

2. 应与乳头状癌相鉴别　两者均有乳头溢液，扩张的导管内见中等回声肿块。后者一般体积较前者大，形态不规则，肿块附着处导管壁较前者增厚、不规则，回声减低、不均匀，多有明确的动脉血流信号。

（李俊来）

第十二节　乳腺错构瘤

一、病理与临床概要

乳腺错构瘤是一种残留的胚芽在出生后异常发育所形成的畸形生长物，由混合着不同数量的纤维、脂肪组织及乳腺导管和小叶组成。此瘤少见，多发生于 30 岁以上，国内也有报道 1 岁 8 个月发现的。此病常无意中发现，大小在 2～8cm，在瘤体密度减低的背景下出现密度不均匀是本病的 X 线征象。

二、检查方法

患者取常规平卧或侧卧位，先行二维灰阶超声检查，在二个或以上切面确定病灶后，仔细观察病灶内部和周边回声表现，并与周围组织回声对比，在进行彩色多普勒超声检查时，注意彩色敏感度的调节。

三、超声临床检查所见

该病超声表现多样，通常为椭圆形或圆形，少数为分叶状。大部分表现为内部回声较均匀，也可为不均匀，高与低回声混杂存在（图 21-12-1），内部回声强弱和分布决定于肿瘤内各种成分的不同比例，纤维成分越多，呈现越多的高回声。可压缩性是该瘤的另一特征，其程度决定于肿瘤内脂肪成分的多少。大部分较大肿瘤周有细薄的包膜样回声，后方回声没有特点。多数肿瘤内部无明显血流信号。

四、诊断思维与临床价值

该病发病率较低，在声像图上无特征性表现，难以明确诊断，但多数图像可以判读为 BI-RADS 3 级，注意与以下疾病进行鉴别：

1. 脂肪瘤　发病部位常在皮下脂肪，回声以高回声为主，形态规则，边界光滑，血流信号无或较少；

2. 纤维腺瘤　发病年龄较小，常为偏低回声，内部可有较大粗大钙化；

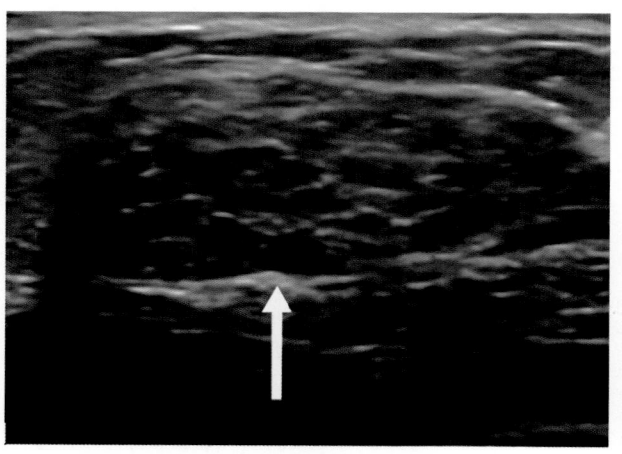

包块内回声强弱相间（箭头所示）

图 21-12-1 乳腺错构瘤

3. 乳腺癌　常形态不规则，边缘呈毛刺或边界呈高回声晕，内部回声减低，可有微钙化，内部可探及较丰富的血流信号；

4. 叶状肿瘤　形态呈分叶状，回声较低，容易复发是其特点。

（李俊来）

第十三节　乳腺脂肪瘤

一、病理与临床概要

脂肪瘤多位于皮下脂肪层内，多为单侧单发，也有两侧多发者，边界清楚，质软有弹性，病程发展缓慢，无临床不适。

二、检查方法

患者取平卧位或侧卧位，灰阶超声检查时涂放足量的耦合剂，探头不要过分加压，扫查范围要全面，除仔细检查腺体层外，注意观察乳房内的脂肪组织，脂肪组织内发现肿物后，记录其内部、边界及周围组织超声征象，探头加压后观察肿物是否具有可压缩性，然后行彩色和脉冲多普勒超声检查。

三、超声临床检查所见

常在皮下脂肪层内，表现为高回声结节，边

界多数清楚，内部回声均匀（图 21-13-1），也可呈现中等回声结节，使得超声不易分辨，通过占位效应加以识别，可具有可压缩性。内部不易探及血流信号。

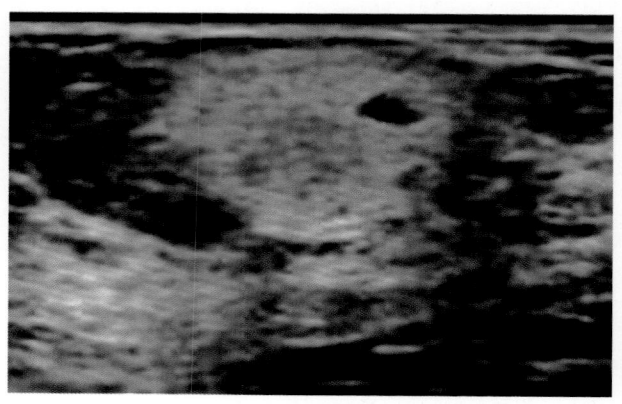

图 21-13-1　乳腺脂肪瘤，呈高回声

四、诊断思维与临床价值

在皮下脂肪层内发现结节，以脂肪瘤最常见，超声根据发病部位和超声征象容易做出诊断，较深在的脂肪瘤如果形体较大且生长较快时，需与脂肪肉瘤鉴别，鉴别须经活检或手术病理确诊。

（李俊来）

第十四节　乳腺脂肪坏死

一、病理及临床概要

乳腺脂肪坏死是手术或非医源性外伤引起的一种良性疾病，病变通常位于一侧乳房的皮下，形成紧靠皮肤的硬结。临床表现与乳腺癌相似。根据病变部位可分为皮下型和腺体型二种。

二、检查方法

患者取平卧位，灰阶超声仔细检查乳房各个部位，尤其患者主诉处或伤口瘢痕处，发现异常回声区后，认真观察病灶及周围的回声表现；在进行彩色多普勒超声检查时，尽量调高彩色增益。

三、超声临床检查所见

常表现为低或无回声结节，有时呈现极低回声内结节或可见带状高回声区，形态不规则，边界不光滑，后方回声有或无增强（图21-14-1），内部无血流信号。

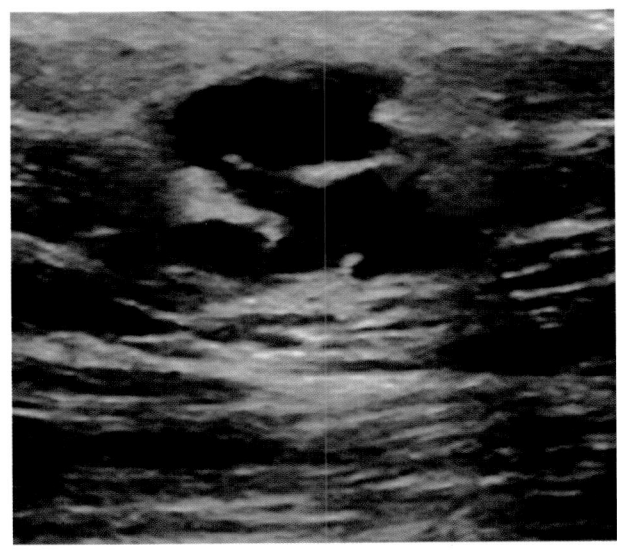

图 21-14-1　脂肪坏死，极低回声，形态不规则

四、诊断思维及临床价值

本病发病率不高，通过病史和超声表现，应想到脂肪坏死的可能性，超声诊断时，充分注意异常回声的发病部位，主要与乳腺癌进行区别，原发乳腺癌无外伤史，肿物不断增大或近来生长迅速。

（李俊来）

第十五节　副乳

一、病理及临床概要

副乳是胚胎时期沿乳线走行的非乳腺部位所形成的乳腺组织，常位于腋前线，多为单侧，副乳大小不等，外观腋下隆起（图21-15-1），组织松软，有时触及肿块样，与周围脂肪界限不清，

少数可见到副乳头，但较正常乳头小。可有疼痛和发胀感，也可发生增生、腺病、纤维腺瘤甚至癌变，但不多见。

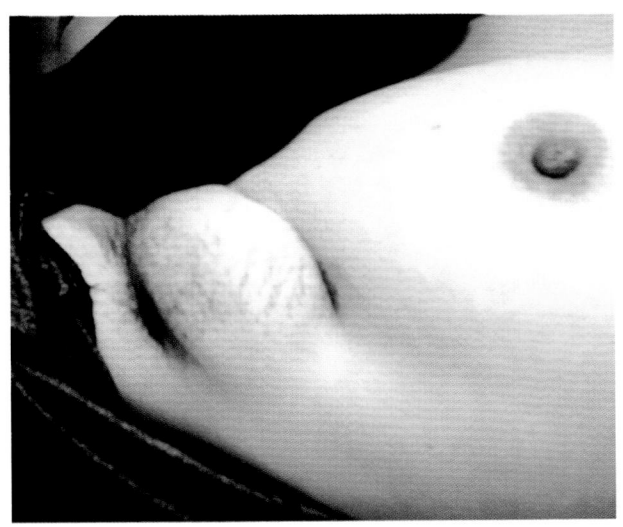

图 21-15-1　右侧腋窝副乳

二、检查方法

患者检查侧上肢上举、外展，以充分暴露腋窝为宜，宜涂放足量耦合剂，采用连续移动探头扫查不同的切面，同时结合探头部位的扇形扫查。灰阶超声检查时注意腋窝范围要全面，包括腋窝的各个分区，扫查时探头不宜过快，仔细辨认淋巴结结构；在皮肤隆起处探头轻压，通过不同扫查方式仔细寻找是否有乳腺腺体组织样回声、是否有结节，通过彩色多普勒超声探查有无异常血流表现。

三、超声临床检查所见

常在腋下等非乳腺部位探及乳腺腺体样回声，周围脂肪组织增多、增厚，常为片状或三角形分布，如果伴发增生，可见到类似乳腺增生的声像图改变（图21-15-2）。

四、诊断思维及临床价值

因副乳常表现为腋下隆起，操作者在超声检查前先行触诊，了解有无质硬的肿块或结节，有的副乳随月经周期有类似乳腺表现的临床症状，

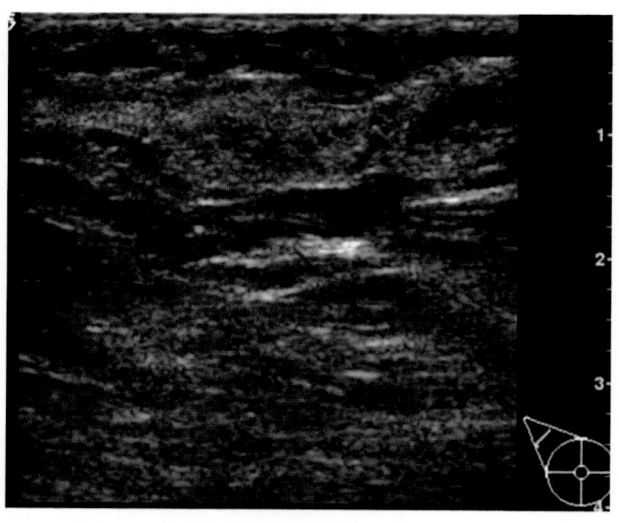

图 21-15-2 副乳增生

所以超声一旦发现腋下有腺体样回声，即可作出副乳的诊断。如果腺体含量太少，有时超声不易明确。但超声检查的主要任务是区分腋下隆起处有无肿大淋巴结或其他囊性或实性包块，根据各自特点较易做出鉴别，有明确肿块，不能明确性质者，建议行超声引导下穿刺活检。

（李俊来）

第十六节　脂膜炎

一、病理及临床概要

脂膜炎可能是一动态的炎性过程，多发生于中老年乳房较大者。病变部位在皮下脂肪层内，而腺体正常。由中性粒细胞、淋巴细胞导致脂肪组织细胞炎症，最后纤维化，萎缩性结疤。脂肪组织细胞浸润期脂膜炎也可呈肉芽肿性。脂膜炎随临床特点、关联的疾病、病理改变不同而可分为不同亚型。因亚型不同，其临床表现也不尽相同。发生于乳腺的脂膜炎，皮下结节是本病的主要特征。起始于皮下的部分结节向上发展，皮面可轻度隆起，呈现红斑和水肿；部分则有潜于皮下，表面皮肤呈正常皮色，常与皮肤粘连，活动度小，疼痛和触痛明显。结节常成批发生，对称分布。经数周或数月后结节自行消退，消退处局部皮肤凹陷并有色素沉着。结节每隔数周或数月反复发作。

二、检查方法

因本病浅表，超声检查时尽可能选用较高频率的探头，将聚焦点调到表浅位置，灰阶超声检查时切勿用力，发现异常回声区后，仔细观察内部及周边回声特点；同时将聚集点和深度调到适当位置，对乳腺进行全面超声检查。

三、超声临床检查所见

常于真皮层下见偏强回声区，形态不规则，后方略有回声衰减，内部回声欠均匀，可见点状或条状强回声，如脂肪液化，可于偏强回声区内见片状无回声（图 21-16-1）。乳腺腺体层无改变。

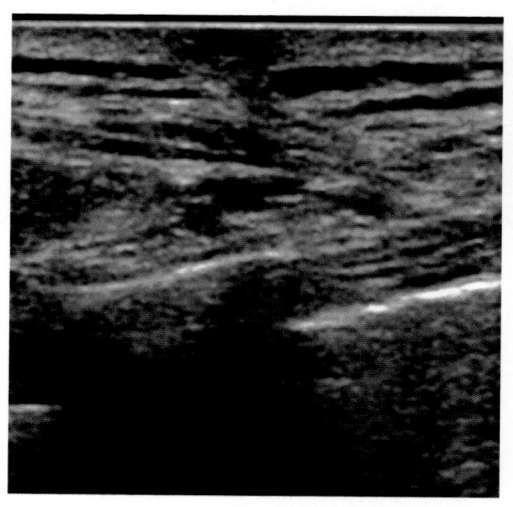

图 21-16-1 脂膜炎，偏强回声区内见片状无回声

四、诊断思维及临床价值

本病很少见，诊断时注意结合病史，应与下列疾病进行鉴别：

1. 本病与乳腺癌相鉴别　前者多有明确的外伤史，病变位置较表浅，肿块内部呈中高回声，较少形成囊肿，皮肤与肿块界限不清，与深部组织界限清晰；乳腺癌病变主要在腺体层内，边界不规整，界限多不清晰，内部多呈低回声，可与皮肤、深部组织界限不清。

2. 本病应与表皮样囊肿相鉴别　后者可位于皮肤层内，或部分位于皮肤内部分位于皮下脂肪内，或完全位于皮下脂肪内，它为圆形或椭圆形

无回声区，包膜完整光滑，部分表皮样囊肿内部
回声为偏强回声。

（李俊来）

第十七节　乳腺内异物

一、病理及临床概要

乳房受到枪弹伤或弹片伤，可以留弹片等，
乳腺手术过程中手术器械的遗留，隆乳手术后隆
乳材料的破溃或泄漏，这些物质进入乳房的腺体
层或脂肪层内，均为异物。

二、检查方法

患者取适当体位，灰阶超声在对乳腺行全面
扫查的基础上，重点对患者主诉或外因所致处进
行检查，仔细辨认和寻找异常回声结构，辅以探
头加压，有利于发现异物与乳腺组织的相对位置
变化，通过彩色多普勒超声的伪像也有助于部分
硬质或金属异物的判定。

三、超声临床检查所见

1. 如为金属，异物显示为点状、团状或环状
回声强回声，其后方有彗星尾征。异物的超声图
像与异物的形状相近。异物周围可见条状无回声
区包绕（图 21-17-1）；

2. 如为非金属，异物的超声图像与异物的形状
相近。回声中等，异物周围可见条状无回声区包绕；

3. 如为硅化物（又称硅胶）等，在超声图像
中表现为乳腺组织的后方或腺体层内、脂肪层内见
无回声区或极低回声区（图 21-17-2、图 21-17-3）。

四、诊断思维与临床价值

本病有明确病史，超声发现异常后容易诊断，
需与下列疾病相鉴别：

1. 较强回声异物应与库伯氏韧带相鉴别　库
伯氏韧带连接与浅筋膜的深浅两面，与乳腺腺体
层一般为近似垂直走向，角度较固定，另外旋转
探头可显示全貌及与周围组织关系。异物一般长

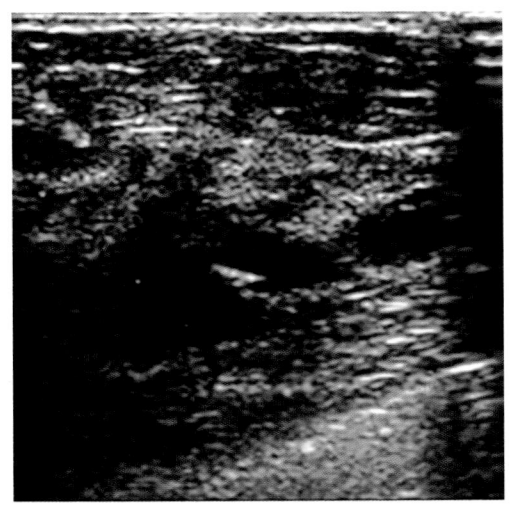

图 21-17-1　金属异物强回声

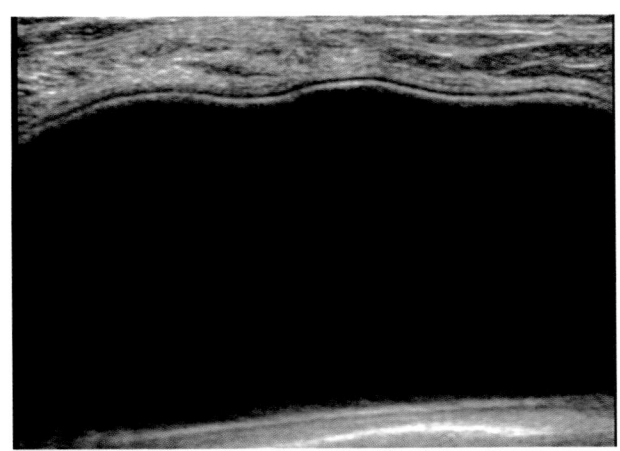

图 21-17-2　乳腺隆乳术后声像图

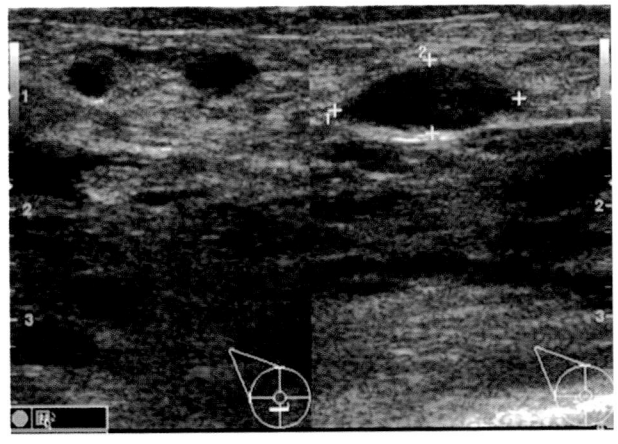

图 21-17-3　乳腺隆乳术后假体渗漏

度较短，周围见条状无回声区，另可见其与皮肤

破口与其的位置关系。

2. 较强回声异物应与钙化灶鉴别　一般钙化多与一些乳腺疾病伴发，钙化性病灶多在乳腺肿块内。

3. 低回声、极低回声或无回声异物应与乳腺囊性增生鉴别　乳腺囊性增生时病变发生在腺体组织内，多位于双侧乳腺的外上象限或外下象限，它一般有明确的病史和症状。而前者有明确的隆乳史或外伤史，腺体层后方见无回声区，一般透声差，振动探头时可见破裂的包膜在无回声区内移动，腺体内的低回声、极低回声或无回声区与腺体后方的无回声区相连通。

（李俊来）

第十八节　乳腺结核

一、病理及临床概要

原发于乳腺的结核很少见，最常见的发病年龄在 20～40 岁的妇女，多数已婚并生育。病程进展缓慢，可由肺或肠系膜淋巴结结核经血行传播所引起，或是由于邻近的结核病灶经淋巴循环逆行播散或直接蔓延而引起。初期乳内硬结表面光滑、边界不清，可推动。随着病变的进展，硬结相互融合成更大的肿块，此时切开肿块可见中心坏死（干酪样坏死）。有的液化形成脓腔，数个脓腔相互沟通，形成多发脓肿。如果穿透皮肤便形成经久不愈的窦道，流出结核性脓液，乳腺组织发生广泛性破坏。中年妇女的乳腺结核，多半易发展为硬化性病变，肿物切面可见纤维组织增生，但中心坏死区不大。同侧腋下淋巴结肿大。

二、检查方法

患者取平卧或侧卧位，灰阶超声通过不同切面全面对乳腺进行扫查，发现异常回声区后，记录其各种超声征象，通过彩色多普勒超声观察血流信号的丰富程度和分布情况。同时检查腋窝。

三、超声临床检查所见

1. 早期乳腺腺体层内见低回声病灶，病灶形态不规则，边界较清或欠清，内部回声较均匀

（图 21-18-1、图 21-18-2）。

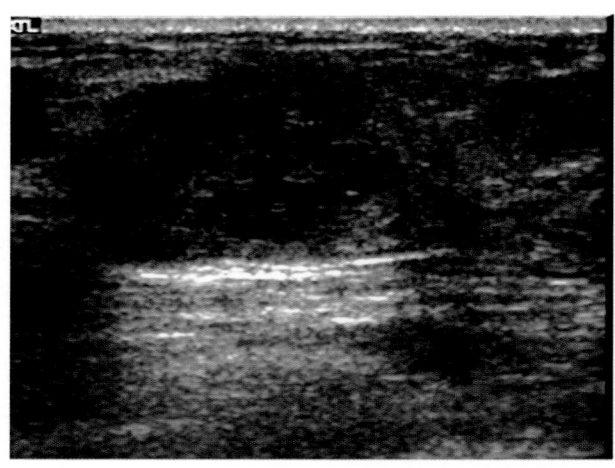

图 21-18-1　乳腺结核，边界不清，形态不规则，内可见透声区

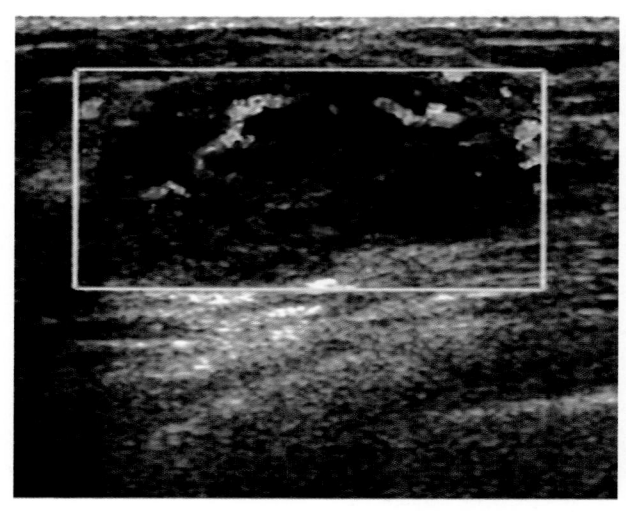

图 21-18-2　乳腺结核病灶内血流信号丰富

2. 病程较长者病灶内可见斑状强回声钙化灶，其后方声影可不明显。

3. 病变晚期病灶可呈无回声区，形态不规则，边界不清，内部回声尚均匀；液化不完全的病灶，内部回声不均匀，可见实性回声与无回声、强回声钙化斑混合分布，部分病灶破坏局部皮肤、脂肪层等，引起它们坏死和溃疡外，还常有窦道与表皮相连通。

四、诊断思维与临床价值

本病目前已经少见，声像图并无特异性，早

期似肿瘤图像，不易与乳癌相鉴别。其鉴别点为除乳腺肿块以外，乳腺结核患者常出现其他结核病灶，最常见的是肋骨结核、胸膜结核和肺门淋巴结结核，此外，颈部及腋窝的淋巴结结核也较常见，身体其他部位的结核如肺、骨、肾结核亦非罕见；乳腺结核除肿块以外，即使其表面皮肤已经粘连并形成溃疡，也很少有水肿，乳腺结核发展较慢且病程长，确诊有赖于病理证实。

结核形成脓肿时，又似囊肿或肿瘤坏死液化的改变，诊断与鉴别需结合临床资料。

（李俊来）

第十九节 男性乳腺发育

一、病理及临床概要

男性乳腺发育是指男性在各个年龄阶段因不同原因出现单侧或双侧乳腺发育。本病多见于青春期及老年期，多为单侧，少数为双侧。表现为一侧或双侧乳房增大，中央区隆起。原发性男性乳腺发育可见于新生儿、青春期及老年期。青春期男性乳腺发育一般为双侧对称性，大多可自行消退。老年男性乳腺发育者，常为不明原因出现单侧乳房增大，少数者呈单侧乳房增大，无明显肿块，形如青春发育期的乳房，虽然乳房发育明显，但乳头仍呈男性型。常在 1～2 年内自行消失。

继发性男性乳腺发育可见于先天性无睾丸、Kline 女性、elter 综合征（一种小睾丸疾病）、睾丸女性化、Reifenstein 综合征（一种不完全男性假两性畸形）、真两性畸形、病毒性睾丸炎、创伤后引起的睾丸萎缩、特殊类型的睾丸肿瘤、肾上腺肿瘤、甲亢、重症性肝炎和肝硬化或 B 族维生素缺乏症、性腺功能减退和因前列腺癌、前列腺增生症或变性手术而长期服用雌激素者。

二、检查方法

患者取平卧位，仪器注意深度和聚焦点的合理调节，在乳头及其周围行灰阶超声检查，探头尽量轻压，仔细观察乳腺组织的有无和厚度，并两侧对照检查，如果发现有乳腺腺体样回声，注意回声的强弱和分布，有无占位性病变。

三、超声临床检查所见

一般男性乳腺内不易看到乳腺腺体组织，过度发育时，患病侧乳头周围局部软组织增厚，可见乳腺组织回声，薄厚不一，有的可见乳腺导管结构，如果腺体出现明显增生时，可见类似女性乳腺增生的图像，有时在乳头、乳晕深面可见盘状低回声肿块（图 21-19-1）。

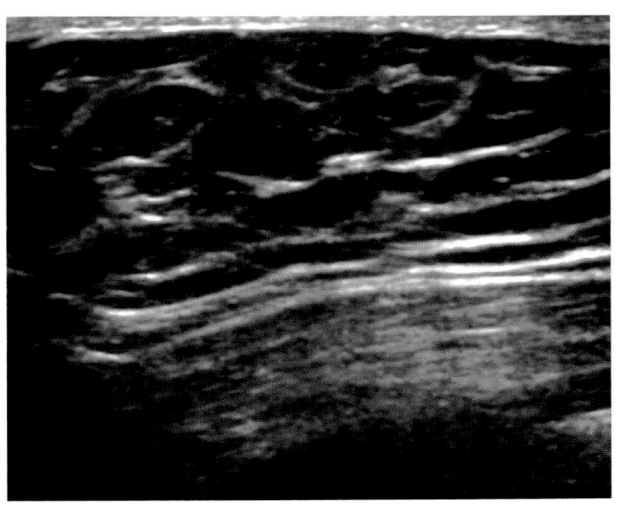

图 21-19-1 男性乳腺发育，脂肪组织增多，夹以少许腺体回声

四、诊断思维与临床价值

本病因有乳房隆起的临床表现，超声根据声像图表现容易做出诊断，应与下列情况进行鉴别：

1. 本病应与男性乳房皮下脂肪增厚鉴别：后者男性的乳房皮下脂肪增多，呈对称性肥大隆起，并与乳房周围的脂肪组织相延续，无腺体层增厚。

2. 本病应与男性乳腺癌相鉴别：男性乳腺癌有明确的肿块，多为单侧肿块，肿块多呈偏心性、肿块压迫性差。必要时行超声引导下穿刺活检。

（李俊来）

第二十节　乳腺癌

一、病理及临床概要

乳腺癌是从乳腺导管上皮及末梢导管上皮发生的恶性肿瘤。病因尚未完全明了。相关危险因素包括40岁以上年龄、导管上皮或小叶不典型增生、青少年乳头状瘤病、乳腺癌家族史、胸部大剂量放疗史、初潮早、绝经晚、初次妊娠晚、未产妇、绝经后肥胖、激素替代治疗等。淋巴结转移情况是最重要的预后因素，对腋窝淋巴结的评价，现前哨淋巴结活检技术越来越多地替代了腋窝淋巴结清扫，肿瘤大小和转移和预后相关，雌激素受体 ER 阴性患者复发和死亡率较高且较快，孕激素受体 PR 与预后和治疗有关，但在复发和相关死亡方面是一个较弱的预测指标，p53阳性提示预后不良，人类表皮生长因子 HER2过度表达提示预后不良。据我国统计，乳腺癌已成为妇女恶性肿瘤的第一位。男性也偶见患乳腺癌患者。早期无任何症状，最初表现为一侧乳房无痛性肿块，质硬，边界不清，多为单发，可以被推动。癌瘤逐渐长大时，可浸润筋膜或库伯韧带，肿块处皮肤出现凹陷，侵及皮肤造成淋巴系统堵塞时皮肤可有橘皮样改变，累及乳头可出现乳头凹陷。乳头 Paget 病一般由乳管内癌所致。早期乳腺癌也可以侵犯同侧腋窝淋巴结及锁骨下淋巴结，通过血液循环转移，侵犯肝、肺及骨骼。

二、检查方法

患者取平卧或侧卧位，首先行灰阶超声检查，检查时要全面细致，结合患者乳房大小和病灶情况随时调节仪器的各个功能键，使图像质量保持在最佳状态，发现肿块后，多切面观察肿块的各种声像图征象，结合多普勒超声表现做出合理的诊断评估。详细检查方法及内容参见本章第三节。

三、超声临床检查所见

1. 乳腺癌较小时，形态可规则或不规则（图

21-20-1）；体积较大时，形态多不规则，呈小分叶状。

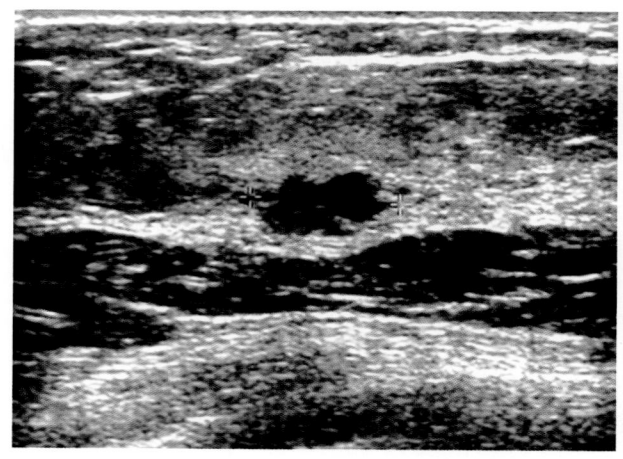

图 21-20-1　乳腺癌，形态不规则，呈小分叶状，低回声，不均匀

2. 乳腺癌边界多不整，无包膜，边缘呈毛刺、锯齿或蟹足状，界限往往不清，有时可见较强回声晕（图 21-20-2）。

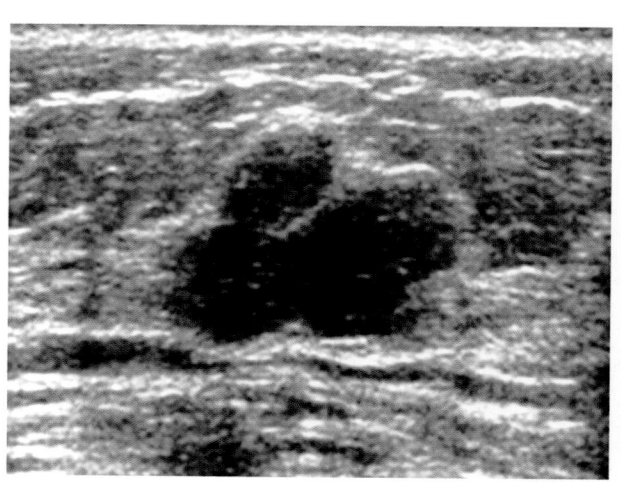

图 21-20-2　乳腺癌，形态不规则，周有强回声晕

3. 肿块内部多呈实性低回声，分布不均，微小点状、密集或簇状分布的强回声钙化是其特征性表现（图 21-20-3）。

4. 癌瘤后壁回声及后方组织回声减低或消失。髓样癌后方回声可轻度增强。

5. 癌瘤纵横比大于1。

6. 多数情况下，肿块内部没有无回声区。少数癌瘤中心发生液化坏死时，可见低回声或无回

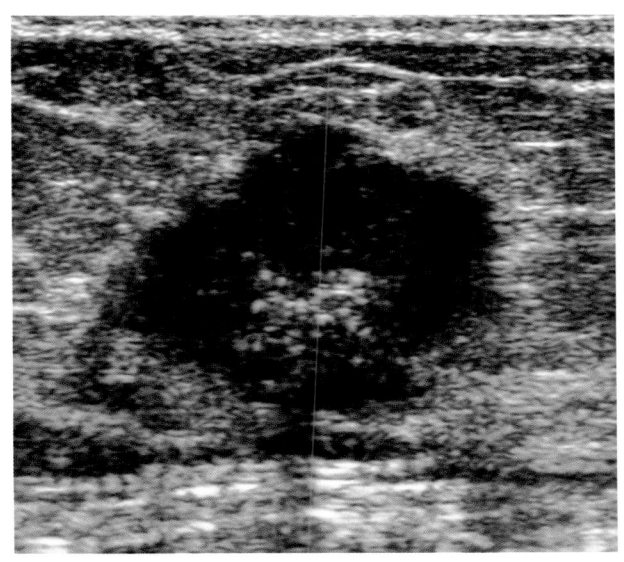

图 21-20-3　乳腺癌，肿块不规则，内见簇状钙化
声暗区。

　　7. 癌瘤压迫或浸润库伯氏韧带造成移位或中断。

　　8. 癌瘤发生转移，腋窝或锁骨上窝淋巴结肿大，也可经血行转移至肺、肝、骨等器官。

　　9. 彩色多普勒超声　绝大多数肿块内或边缘血流信号增多，有棒状、条状或紊乱表现，多有穿入型或中心型血流，一部分肿块内可见动静脉瘘出现。血流丰富程度为Ⅱ～Ⅲ级（图 21-20-4、图 21-20-5）。

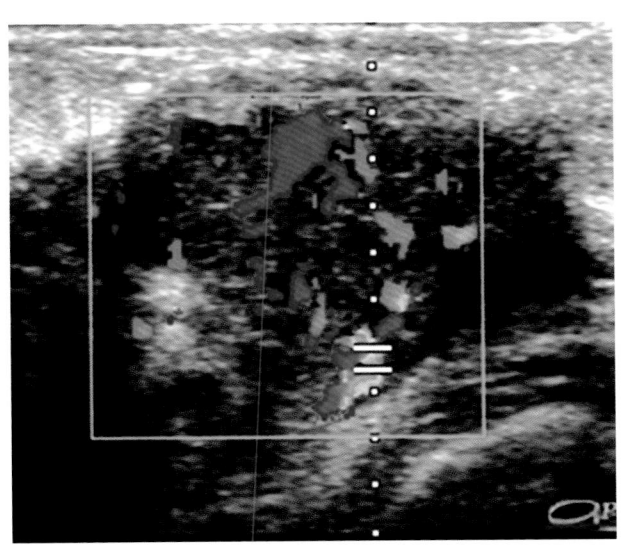

图 21-20-4　乳腺癌，内部血流紊乱，呈Ⅲ级

　　脉冲多普勒：血流速度较高，呈高阻型，峰

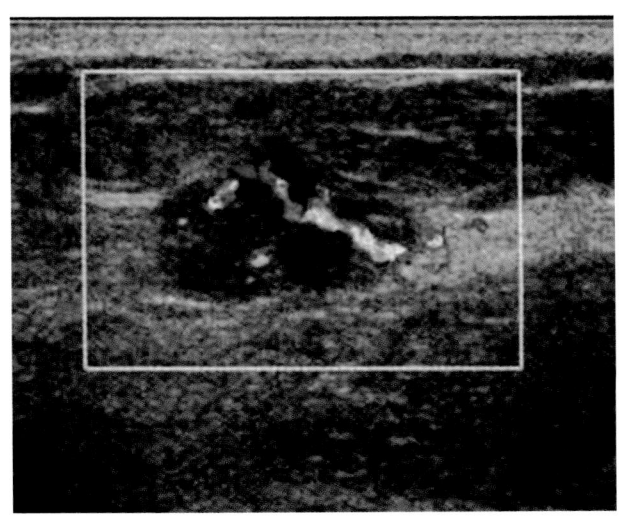

图 21-20-5　乳腺癌，内部血流呈条状，Ⅲ级

值流速大于 20cm/s，阻力指数高达 0.7，甚至更高。

　　各种类型乳腺癌的声像图表现

　　1. 髓样癌：一般体积较大，直径可达 4～6cm，圆球形，界限清晰，内部回声与脂肪层回声相近或部分为无回声，多位于乳腺腺体层的深面。多有同侧腋下淋巴结肿大，后期肿块可与皮肤界限不清。

　　2. 乳腺硬癌：一般体积不大，形态不规则，边界不整，界限不清，内部回声呈低回声或极低回声，肿块后方回声衰减。肿块可压迫性差。

　　3. 乳头状导管癌：常位于较大的导管内，肿块呈中等回声或低回声，形态不规则，部分边界呈蟹足状，肿块后方有回声衰减现象。

　　4. 黏液癌：肿块形态规则，呈圆形或椭圆形，边缘清楚，边界光滑，内部回声可均匀，回声酷似纤维腺瘤。

四、诊断思维与临床价值

　　我国乳腺癌发病高峰在 40～50 岁之间，常无意中触及肿块，超声常作为首选或筛选的影像检查工具，诊断准确率在 80％左右，某些肿块存在良恶性超声征象的交叉，如果肿块具有 1～2 项恶性征象，建议诊断为 BI-RADS 4 级，如果具有 3 项以上的恶性征象，建议诊断为 BI-RADS 5 级，具体良恶性超声征象见下表（表 21-20-1）。

　　（李俊来）

表 21-20-1　乳腺良、恶性病变超声征象

	良性	恶性
形态	椭圆形　浅分叶	不规则　多个小分叶
边缘	清楚	模糊　成角　毛刺
边界	光滑　连续	高回声晕
内部	无或均匀回声	结构扭曲
钙化	粗大钙化	微钙化
方位	平行生长（纵横比<1）	不平行生长（纵横比>1）
后壁回声	整齐　增强　清晰　侧方声影	不整　减弱、不清
肿物后回声	增强或无变化	衰减
皮肤累及	无	增厚/水肿
血流	0-1 级 PSV<20cm/s RI<0.7	2～3 级 PSV>20cm/s RI>0.7

第二十一节　乳腺黑色素瘤

一、病理及临床概论

黑色素瘤是一种高度浸润的恶性肿瘤，来源于表皮及真皮交界处的黑色素细胞。分为结节性黑色素瘤和浅表性黑色素瘤。前者占 15％～30％，为垂直生长，侵袭性强，预后差，预后往往与肿瘤厚度有关。后者占 70％左右，它易早期发现，中等厚度的与结节性黑色素瘤相比预后较好。黑色素瘤可以发生于正常皮肤、先天或后天性小痣。病变开始表现为色斑，以后逐渐高出皮肤，并不断扩大。黑色素瘤的厚度与患者的存活率有密切的关系。

二、检查方法

患者平卧位，尽量选用较高频率的探头，调节深度和聚焦点于合适位置，于病变处涂放较多耦合剂，灰阶超声仔细观察病灶的范围和厚度，检查期间随时调节增益，认真辨认病灶的累及深度，彩色多普勒超声观察其血流信号的丰富程度。

三、超声临床检查所见

1. 呈低回声结节，能清楚地与高回声的真皮相区别（图 21-21-1）；
2. 大多数病例两侧边缘不光滑，而基底部界限一般可以分辨；

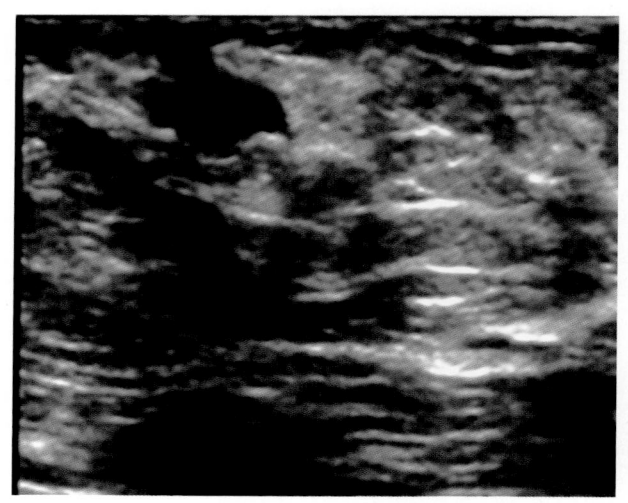

图 21-21-1　黑色素瘤，呈低回声，不规则

3. 溃疡型或疣状型的黑色素瘤，可见入射回声中断，后缘轮廓不清；
4. 通过与正常皮肤比较，可见其内有增多的血流信号。

四、诊断思维与临床价值

本病少见，通过临床表现结合超声所见较易做出诊断，本病需与脂肪坏死鉴别。

（李俊来）

参考文献

[1] 周永昌，郭万学. 超声医学. 第 3 版. 北京：科学技术文献出版社，1999.
[2] 李建初，袁光华. 血管和浅表器官彩色多普勒超声诊断学. 北京：北京医科大学 中国协和医科大学联合出版社，1999.

[3]　彭玉兰．乳腺高频超声图谱．北京：人民卫生出版
　　　社，2004.
[4]　张缙熙，姜玉新．浅表器官及组织超声诊断学．北京：科
　　　学技术文献出版社，2000.
[5]　燕山，詹维伟．浅表器官超声诊断学．南京：东南大学出
　　　版社，2005.
[6]　赵子杰．实用乳腺超声波技术、判读、鉴别诊断．北京：
　　　人民军医出版社，2005.
[7]　唐杰，董宝玮．腹部和外周血管彩色多普勒诊断学．第2
　　　版．北京：人民卫生出版社，1999.
[8]　李俊来，鲁媛媛，王国昌，等．提高乳腺钙化灶超声显示
　　　率的临床研究．中华超声影像学杂志，2011，20（3）：
　　　234-236.
[9]　傅先水，吕珂．阻力指数和搏动指数测定在乳腺肿瘤鉴别
　　　诊断中的应用．中国医学科学院学报，1998，20（6）：
　　　454-458.
[10]　李俊来，黄炎，王知力，等．乳腺实时剪切波弹性成像的
　　　组织定征研究．中华医学超声杂志（电子版），2011，8
　　　（4）：68-71.
[11]　Gian Marco Giuseppetti, Silvia Baldassarre, Elisabetta
　　　Marconi.. Color Doppler sonography. European Journal of
　　　Radiology, 1998, 5（27）：254-258.
[12]　Omori LM，Hisa N，Ohkuma K，et al. Breast masses with
　　　mixed cystic solid sonographic apperance. J C U, 1993, 21：
　　　489-490.
[13]　Alder DO，et al. Doppler ultrasound color flow imagining in
　　　the study of breast cancer preliminary finding. Ultrasound
　　　Med Biol, 1990, 16（1）：553-557.

第二十二节　特殊型乳腺癌

一、髓样癌

（一）病理及临床概要

髓样癌是一种特殊类型的乳腺癌，其形态学特点为肿瘤边界清晰，瘤细胞分化程度低，呈大片块状分布，无腺管结构，缺乏间质，并伴有大量淋巴细胞浸润。髓样癌占全部乳腺癌的1%～7%，患者平均年龄在45～52岁。髓样癌是乳腺癌中较好的组织学类型，被认为有相对较好的预后，10年生存率在50%～90%。髓样癌常见腋窝淋巴结转移，但通常数目少，局限于腋窝下组。即使已有腋窝淋巴结转移，其预后仍好于普通型浸润性导管癌。髓样癌肿瘤中位大小为2～2.9cm。与乳腺癌常见类型相比，髓样癌在乳房各象限的分布无统计学差异，同时或异时双侧乳腺原发的髓样癌较为罕见。由于髓样癌患者的年龄

往往较轻，肿瘤质地较软，并有明确的边界，临床及影像学检查均易与纤维腺瘤相混淆。

（二）超声检查所见

1. 灰阶超声
（1）肿块大小：肿块中位大小为2～2.9cm。
（2）肿块形态：大多数肿块呈椭圆形，少数呈圆形或不规则形。
（3）肿块边缘：大多数肿块边缘光整，因为肿瘤呈膨胀性生长挤压周围组织形成假包膜；少数肿块边缘模糊，因为肿瘤边缘部分区域癌细胞向周围组织扩散；部分肿块边缘呈微小分叶，这是由于肿瘤生长速度不完全一致而形成的边缘改变。
（4）肿块内部回声：内部回声分布不均匀，在致密的低回声中常可见无回声（图21-22-1）。这是由于髓样癌中癌细胞聚积较紧密，缺乏间质，癌巢中部常有出血、坏死（图21-22-2）和/或发生囊性变（图21-22-3）所致。钙化灶少见。
（5）肿块后方回声：大部分肿块后方回声增强。这是由于髓样癌癌细胞极其丰富，间质少，所以声衰减少；再加上出血、坏死灶的形成，并可发生囊性变所致。
（6）淋巴结：可出现同侧腋窝淋巴结肿大。
2. 彩色多普勒超声　肿块血流信号以Ⅱ级多见，肿块内部血管大都走行不规则，粗细不一（图21-22-4）。
3. 弹性成像　超声弹性成像评分以3分多见（图21-22-5），假阴性率较高。

（三）诊断思维及临床价值

髓样癌在病理巨检上多以边界清晰改变为常见，又称实质性边界清晰癌，在影像表现上常易与发生在年轻妇女中的良性肿瘤—纤维腺瘤混淆。有些学者认为，从乳腺X线检查得出髓样癌的诊断是不可靠的，仅有17%的髓样癌通过进行乳腺X线检查被发现。超声检查在灰阶超声及彩色多普勒超声方面具有一定的特异性，阳性率较高。而超声弹性成像假阴性率较高，主要原因在于髓样癌中瘤细胞占2/3以上，间质成分少，且多有出血、坏死，部分肿瘤还可发生囊性变，因此髓样癌质地较软，致使弹性成像评分偏低而漏诊。

髓样癌与纤维腺瘤的超声鉴别要点：

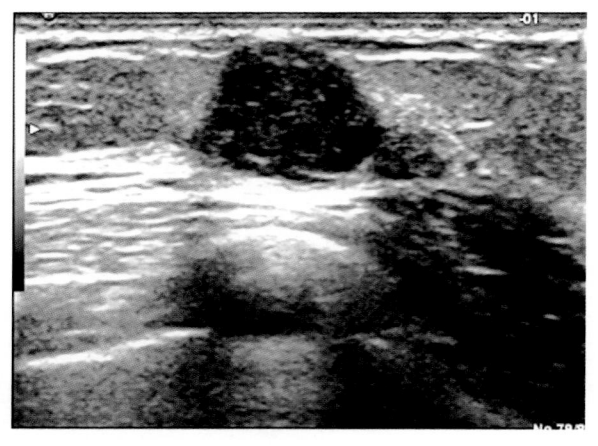

肿块内部回声分布不均匀，在致密的低回声中见多处无回声声像图

图 21-22-1　髓样癌灰阶图

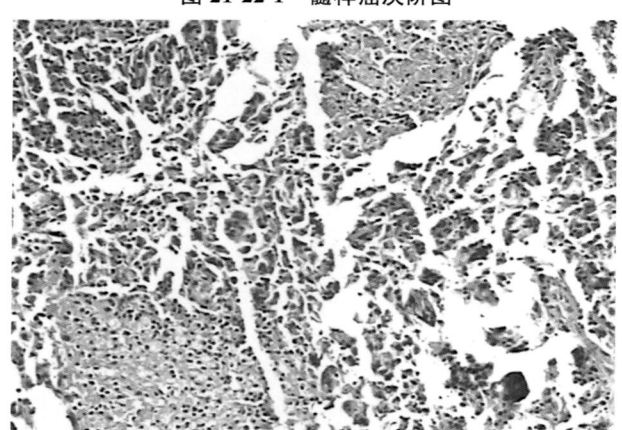

癌细胞呈大片块状分布，聚积较紧密，内部见出血、坏死灶

图 21-22-2　髓样癌病理 1.5cm×1.2cm×0.6cm，
HE 染色　×100

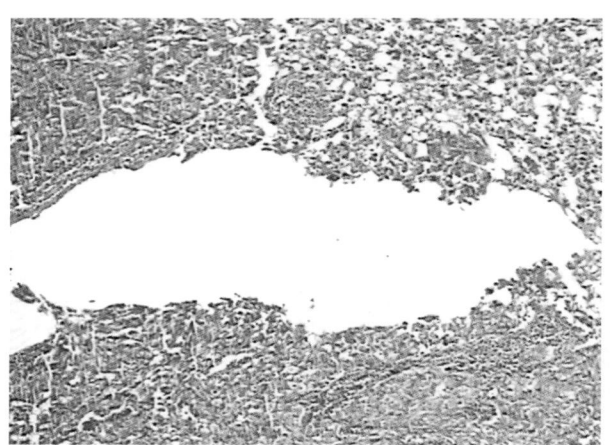

肿瘤内部囊性变，形成癌性囊腔，囊腔周边癌细胞可见碎屑样坏死

图 21-22-3　髓样癌病理 1.5cm×1.2cm×0.6cm，
HE 染色×40

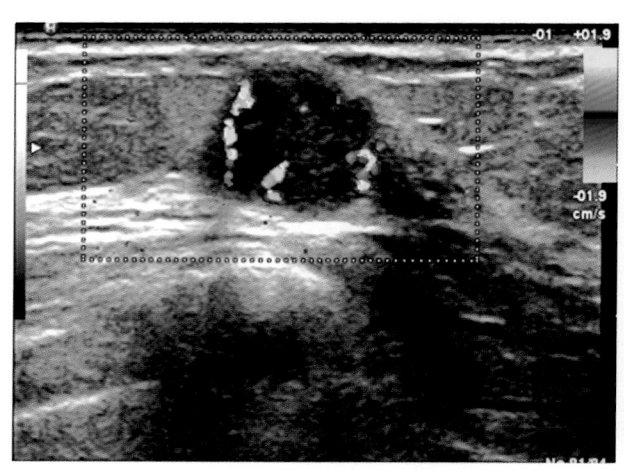

血流信号Ⅱ级，血管走行不规则，粗细不一声像图

图 21-22-4　髓样癌彩超图

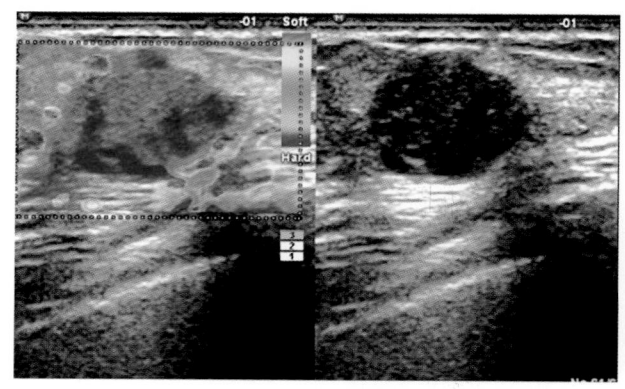

图 21-22-5　髓样癌超声弹性成像评分 3 分
（改良 5 分评分标准）

1. 发病年龄　髓样癌患者平均年龄在 45～52
岁；而纤维腺瘤最常发生于育龄期妇女，尤其是
30 岁以下妇女。

2. 肿块边缘

（1）边缘光整：大多数髓样癌边缘光整，肿
块呈膨胀性生长挤压周围组织形成假包膜，但假
包膜具有粗细不一的特点；而大多数纤维腺瘤可
见纤细、光滑、均匀的包膜回声。

（2）边缘不光整：部分髓样癌由于肿瘤生长
速度不完全一致形成了微小分叶状边缘改变，少
数髓样癌部分区域癌细胞向周围组织扩散出现边
缘模糊；而大多数纤维腺瘤边缘光整。

3. 无回声　髓样癌内部回声分布不均匀，在
致密的低回声中常可见无回声。这是由于髓样癌

中癌细胞呈大片块状分布，聚积较紧密，常有出

血，癌巢中部常见大片坏死，部分肿瘤还可发生囊性变，形成癌性囊腔所致；而乳腺纤维腺瘤内部回声分布多较均匀，较少出现无回声。

4.血流信号　髓样癌血流信号以Ⅱ级多见；而纤维腺瘤血流信号以0级～Ⅰ级多见。髓样癌肿块内部血管大都走行不规则，粗细不一；而纤维腺瘤肿块内部血管大都走行自然、规则。

5.淋巴结　髓样癌可出现同侧腋窝淋巴结肿大；而纤维腺瘤无腋窝淋巴结肿大。

二、黏液癌

（一）病理及临床概要

黏液癌又称黏液样癌或胶样癌，是乳腺癌中的罕见类型。其特征是细胞外含有大量黏液，而细胞内不含黏液。产生黏液的细胞小、大小均匀，排列成簇状漂浮在黏液中。黏液癌被分为纯型和混合型两种类型。纯型黏液癌的主要成分必须是黏液。当肿瘤成分中，存在着另一种癌成分时（大多是浸润性导管癌）即为混合型黏液癌。纯型黏液癌占全部乳腺癌的2%。黏液癌的一个重要特征是通常发生在绝经期妇女，多见于55岁以上的患者，比常见的浸润性导管癌患者年龄大。纯型黏液癌很少出现局部和远处复发，5年无病生存率几乎为100%，10年无病生存率为80%～100%。混合型黏液癌的预后较差，淋巴结转移率也较纯型黏液癌更高。纯型黏液癌也可出现迟发性远处转移。黏液癌肿瘤直径变化较大，自1～20cm不等。黏液癌无特殊好发部位，乳房各象限无差异。通常表现为可触及的肿块。纯型黏液癌质地较软，活动性好。黏液癌影像学特征与乳腺良性病变相似，常表现为边界清晰的分叶状肿块影。黏液癌细胞外黏液越多，其影像学表现越趋向良性，因为其边缘越清晰。体积小的黏液癌肿块分叶更明显。

（二）超声检查所见

1.纯型黏液癌灰阶超声

（1）肿块大小：肿块直径变化较大，自1～20cm不等。

（2）肿块形态：大多数肿块呈椭圆形，少数呈不规则形。

（3）肿块边缘：大多数肿块边缘光整，癌巢周

边被推挤的纤维结缔组织形成假包膜。少数肿块边缘模糊，因为肿瘤边缘部分区域癌细胞向周围组织扩散。部分肿块呈微小分叶状边缘改变，这是由于肿瘤生长速度不完全一致而形成的边缘改变。

（4）肿块内部回声：内部回声分布不均匀，无回声与低回声交错排列（图21-22-6），低回声常呈多岛状。肿块内部回声与黏液湖范围及肿瘤细胞的多少密切相关（图21-22-7）。钙化灶少见。

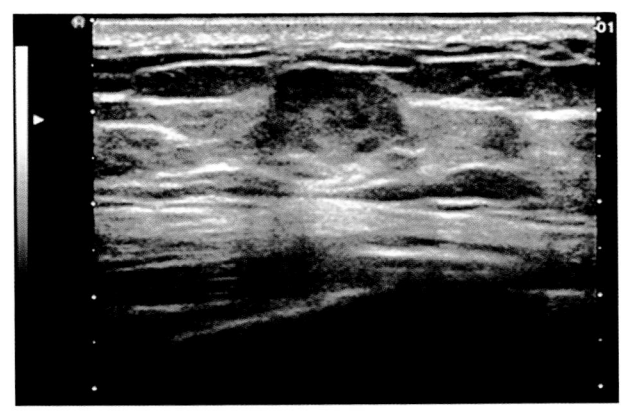

肿块内部回声分布不均匀，无回声与低回声交错排列声像图

图21-22-6　黏液癌灰阶图

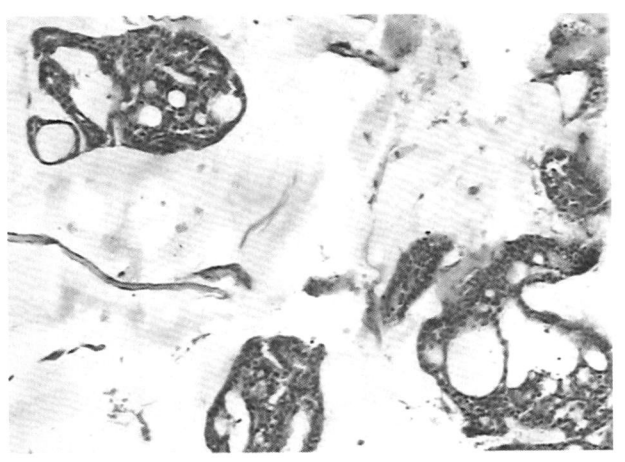

肿瘤细胞呈小团块状，漂浮在黏液"海洋中"，黏液组织超过1/3

图21-22-7　黏液癌病理 1.5cm×1.5cm×1.0cm，HE染色　×100

（5）肿块后方回声：大部分肿块后方回声增强，因为纯型黏液癌的主要成分是黏液。

（6）淋巴结：可出现同侧腋窝淋巴结肿大。

2.混合型黏液癌灰阶超声

（1）肿块大小：肿块直径变化较大，自1～20cm不等。

（2）肿块形态：最多见的形态为不规则形，部分肿块呈非平行位。

（3）肿块边缘：大部分肿块边缘不光整，可出现模糊、成角、微小分叶或毛刺。

（4）肿块内部回声：肿块内部呈低回声，分布不均匀。组织出血、坏死和/或发生囊性变时可出现无回声。部分肿块可见微钙化灶，呈沙粒状或簇状分布。

（5）肿块后方回声：肿块后方回声可表现为衰减、不衰减、增强及侧方声影等几种形式。这主要是由于肿块内的组织结构、声阻抗差和组织对声波吸收的程度不同所致。在细胞恶变过程中产生的胶原纤维组织＞75%时，表现明显的回声衰减；反之不衰减。癌组织出血、坏死和/或发生囊性变时，后方回声增强。侧方声影是由于肿块边界产生的多界面的介质与声波穿过时产生的折射和散射效应。

（6）淋巴结：可出现同侧腋窝淋巴结肿大。

3. 彩色多普勒超声　肿块血流信号以Ⅱ级多见，肿块内部血管大都走行不规则，粗细不一（图21-22-8）。

4. 弹性成像　超声弹性成像评分以3分和4分多见（图21-22-9），假阴性率较高。

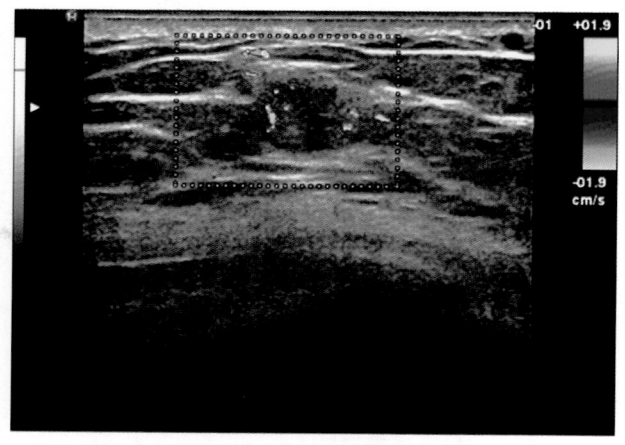

血流信号Ⅱ级，血管走行不规则，粗细不一声像图

图 21-22-8　黏液癌彩超图

（三）诊断思维及临床价值

纯型黏液癌黏液含量高，黏液湖可使癌细胞不直接接触周围间质而起到屏障作用，阻止癌细胞扩散，肿瘤生长缓慢，质地较软。再加上胶冻样物有一定的张力，压迫肿瘤组织向周围膨胀，使肿瘤边

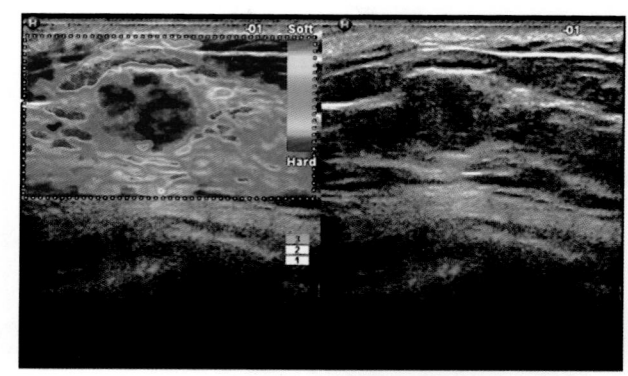

图 21-22-9　黏液癌超声弹性成像评分3分
（改良5分评分标准）

界比较清晰，临床及影像学检查均易与纤维腺瘤相混淆。超声检查在灰阶超声及彩色多普勒超声方面具有一定的特异性，阳性率较高。而超声弹性成像假阴性率较高，主要原因在于肿瘤中存在大量的细胞外黏液，因此黏液癌质地较软。

纯型黏液癌与纤维腺瘤的超声鉴别要点：

1. 发病年龄　纯型黏液癌通常发生在绝经期妇女，多见于55岁以上的患者；而纤维腺瘤大多数发生在育龄期妇女，尤其是30岁以下的妇女。

2. 肿块边缘

（1）边缘光整：大多数纯型黏液癌边缘光整，癌巢周边被推挤的纤维结缔组织形成假包膜，粗细不一；而大多数纤维腺瘤可见纤细、光滑、均匀的包膜回声。

（2）边缘不光整：部分纯型黏液癌由于肿瘤生长速度不完全一致形成了微小分叶状边缘改变，少数纯型黏液癌部分区域癌细胞向周围组织扩散出现边缘模糊；而纤维腺瘤无此改变。

3. 内部回声　纯型黏液癌内部回声分布不均匀，无回声与低回声交错排列，这与黏液湖范围及肿瘤细胞的多少密切相关；而大多数纤维腺瘤内部回声分布均匀，较少出现无回声。

4. 血流信号　纯型黏液癌血流信号以Ⅱ级多见；而纤维腺瘤血流信号以0级～Ⅰ级多见。纯型黏液癌内部血管大都走行不规则，粗细不一；而纤维腺瘤内部血管大都走行自然、规则。

5. 淋巴结　纯型黏液癌可出现同侧腋窝淋巴结肿大；而纤维腺瘤无腋窝淋巴结肿大。

混合型黏液癌在肿瘤成分中同时存在着黏液癌和浸润性导管癌。镜下细胞外黏液量减少，癌细胞和纤维间质有不同比例的增多，形成明显的浸润性生长的特点，发生淋巴结转移的可能性及预后与浸润性导管癌无明显区别。声像图表现同浸润性导管癌，容易与乳腺良性病变鉴别。

三、浸润性乳头状癌

（一）病理及临床概要

浸润性乳头状癌是指一种表现为乳头状结构的浸润癌，乳头有纤维血管轴心。在乳腺癌患者中乳头状癌较为少见，绝大部分为原位癌。乳头状癌的浸润成分包括乳头状癌的成分，但更为常见的是浸润性导管癌的成分。但乳头状癌浸润成分的细胞学特征与原位乳头状癌颇为相似。浸润性乳头状癌在浸润性乳腺癌中所占比例为 $1\%\sim2\%$。患者年龄 $41\sim86$ 岁（中位年龄 73 岁），多见于绝经后妇女。浸润性乳头状癌的预后依赖于分型和浸润的程度，但由于后者多为微小浸润，故总体来讲，均有相对较好的预后。绝大多数患者以乳房肿块为首发症状就诊。少部分患者因乳头回缩或乳头溢液就诊。Fisher 等发现许多浸润性乳头状癌患者临床表现提示腋窝淋巴结转移，但病理学检查为良性反应性改变。浸润性乳头状癌的乳腺 X 线呈结节阴影，密度多样化，且常为分叶状。

（二）超声检查所见

1. 灰阶超声

（1）肿块形态：肿块可为不规则形、圆形或椭圆形，多呈分叶状。

（2）肿块边缘：部分肿块边缘光整，因为肿瘤呈膨胀性生长；部分肿块边缘模糊，因为肿瘤部分区域癌细胞浸润管壁。

（3）肿块内部回声：内部回声分布不均匀，表现多样化，主要有以下三种表现：①以无回声为主，内部见多个不规则低回声乳头状突起。这是由于肿瘤呈不规则乳头状，瘤体内或瘤体外见出血、坏死灶及分泌物所致。②以低回声为主，内部见数个小无回声（图 21-22-10）。这是因为肿瘤呈膨胀性生长，几乎充填整个导管腔，瘤体内见出血、坏死灶所致（图 21-22-11）。③实性低回声，内部回声分布不均匀。这是因为肿瘤呈膨胀性生长，几乎充填整个导管腔所致。部分肿块内部可见钙化灶。

（4）肿块后方回声：部分肿块后方回声增强。

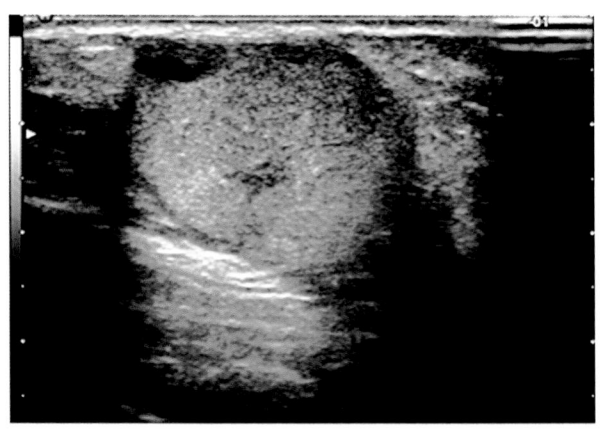

肿块内部回声分布不均匀，以低回声为主，见数个小无回声声像图

图 21-22-10 浸润性乳头状癌灰阶图

这是由于部分肿瘤瘤体内或瘤体外见出血、坏死灶和/或分泌物所致。

（5）肿块内侧乳导管：大多数肿块内侧乳导管迂曲扩张，透声差，可出现增厚的管壁（图 21-22-10），因为 75% 以上的病例存在导管原位癌，扩张乳导管的管壁上衬覆原位癌细胞（图 21-22-12），癌巢的中心部可出现出血、坏死灶和/或脱落的癌细胞。

2. 彩色多普勒超声 肿块血流信号以Ⅱ级多见，肿块内部血管大都走行不规则，粗细不一（图 21-22-13）。

3. 弹性成像 超声弹性成像评分以 4 分和 5 分多见（图 21-22-14），部分也可表现为 2 分和 3 分，存在一定的假阴性。

（三）诊断思维及临床价值

大多数浸润性乳头状癌的超声检查在灰阶超声、彩色多普勒超声及弹性成像方面具有一定的特异性，诊断乳腺癌阳性率较高。但超声对囊内乳头状癌、囊内乳头状癌伴浸润和浸润性乳头状癌进行鉴别存在一定困难。部分浸润性乳头状癌由于瘤体内或瘤体外见大片出血、坏死灶及分泌物，肿瘤质地较软，致使弹性成像评分偏低而出现假阴性。

部分浸润性乳头状癌易误诊为导管内乳头状瘤，超声鉴别要点：

1. 肿瘤大小 浸润性乳头状癌通常病变较大，临床可触及肿块；而导管内乳头状瘤大小虽可从几个毫米到 $3\sim4$ 厘米不等，但多数小于 1 厘

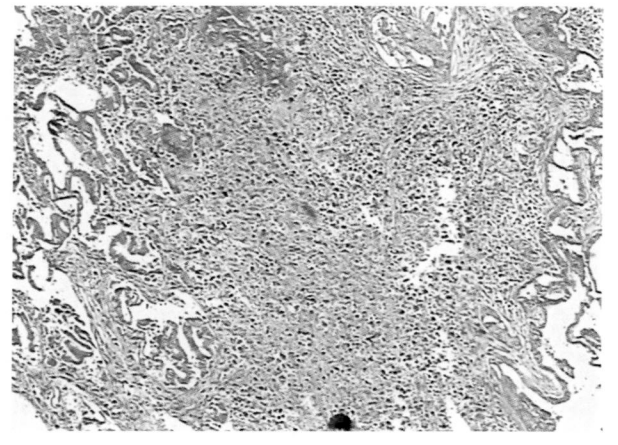

肿瘤呈膨胀性生长，几乎充填整个导管腔，瘤体内见出血、坏死灶

图 21-22-11　浸润性乳头状癌病理 3.0cm×2.0cm× 1.0cm，HE 染色×40

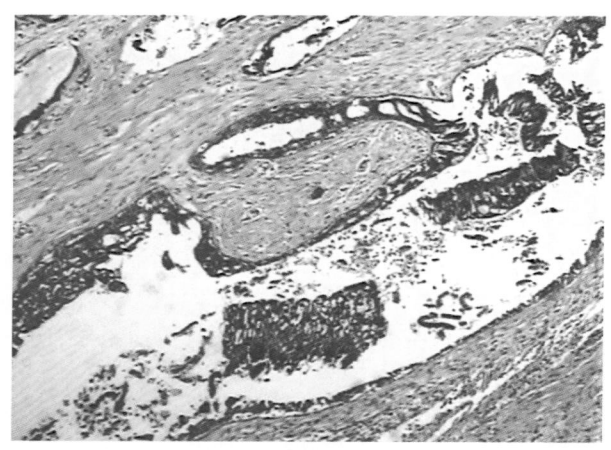

肿瘤外周见扩张的乳导管，管壁上衬覆原位癌细胞

图 21-22-12　浸润性乳头状癌病理 3.0cm×2.0cm× 1.0cm，HE 染色　×100

米，临床一般难以触及肿块。

2. 瘤体　浸润性乳头状癌一般为不规则乳头状突起，部分肿块边缘模糊，内部回声分布不均匀；而导管内乳头状瘤多呈圆形或椭圆形，表面光滑，边缘光整，内部回声分布均匀。

3. 导管　大多数浸润性乳头状癌内侧乳导管迂曲扩张，透声差，可出现增厚的管壁，因为75%以上的病例存在导管原位癌；而导管内乳头状瘤导管壁纤细、光滑，透声好。

4. 瘤体血流信号　浸润性乳头状癌血流信号以Ⅱ级多见；而导管内乳头状瘤血流信号以 0 级~Ⅰ级多见。浸润性乳头状癌肿块内部血管大都走行不规则，粗细不一；而导管内乳头状瘤肿块内部

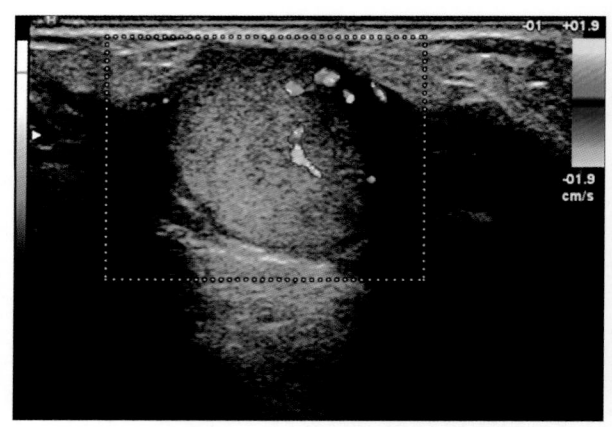

血流信号Ⅱ级，血管走行不规则，粗细不一声像图

图 21-22-13　浸润性乳头状癌彩超图

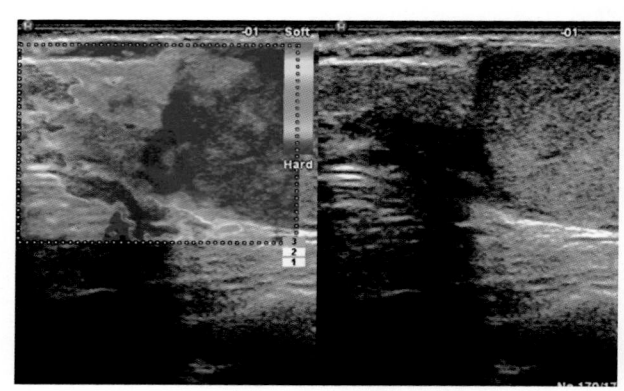

图 21-22-14　浸润性乳头状癌超声弹性成像评分 4 分 （改良 5 分评分标准）

血管大都走行自然、规则。

5. 导管壁血流信号　浸润性乳头状癌在增厚的导管壁上常可见到较丰富的血流信号；而导管内乳头状瘤导管壁血流信号多为 0 级。

四、炎症样癌

（一）病理及临床概要

炎症样癌是指具有明显临床表现的一类特殊乳腺癌，由于原有浸润性癌引起淋巴管阻塞，而导致绝大多数病例真皮淋巴管内有明显的癌细胞浸润。组织学上，炎症样癌并无特殊的形态学特点，多表现为组织学Ⅲ级的非特殊型导管癌特征。炎症样癌属于晚期乳腺癌，临床分期为 T4d。原发性乳腺癌中炎症样癌的发病率为 1%~10%。炎症样癌的发病年龄与非特殊型导管癌和其他乳腺癌类似。在采用全身性系统治疗前，炎症样癌

的预后非常差，即使行乳房切除，5年生存率仍然在5%以下。采用全身性系统治疗后，使5年生存率提高到25%～50%。其临床特点为乳房迅速增大，至少有三分之一的乳房皮肤受累变为红色甚至紫色，皮肤水肿变厚呈橘皮样变，可伴有酒窝征，皮温升高而且在硬化皮肤的边缘可触及隆起。炎症样癌还可有其他特征，包括散在的红斑、胸壁小结节、乳房疼痛和瘀斑；50%的患者乳腺不能触及明显肿块。患侧腋窝通常可扪及质硬的淋巴结。炎症样癌临床及影像学检查均容易与急性乳腺炎混淆，这两种性质截然不同的疾病误诊率高达50%以上。

（二）超声检查所见

1. 灰阶超声

（1）皮肤、皮下淋巴管：患侧皮肤层增厚＞3mm；皮下淋巴管扩张（图21-22-15），部分病例可观察到扩张淋巴管内的癌栓，呈高回声结节（图21-22-16、图21-22-17）。

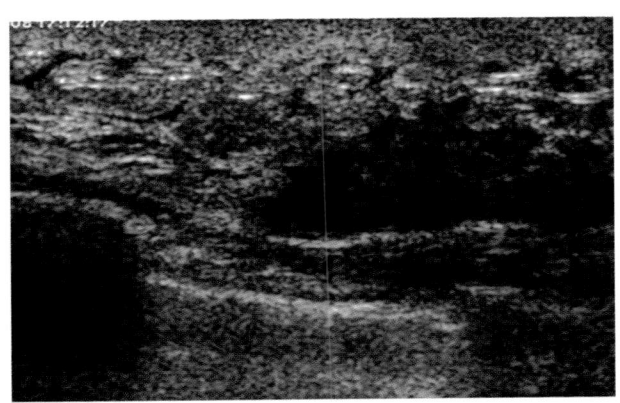

右侧乳房皮肤层增厚，皮下淋巴管扩张声像图

图21-22-15　炎症样癌灰阶图

（2）肿块形态：最多见的形态为不规则形，部分肿块呈非平行位。

（3）肿块边缘：大部分肿块边缘不光整，可出现模糊、成角、微小分叶或毛刺。

（4）肿块内部回声：肿块内部呈低回声，分布不均匀。组织出血、坏死和/或发生囊性变时可出现无回声。可见沙粒状或簇状分布的微钙化灶。

（5）肿块后方回声：肿块后方回声可表现为衰减、不衰减、增强及侧方声影等几种形式。这主要是由于肿块内的组织结构、声阻抗差和组织对声波吸收的程度不同所致。

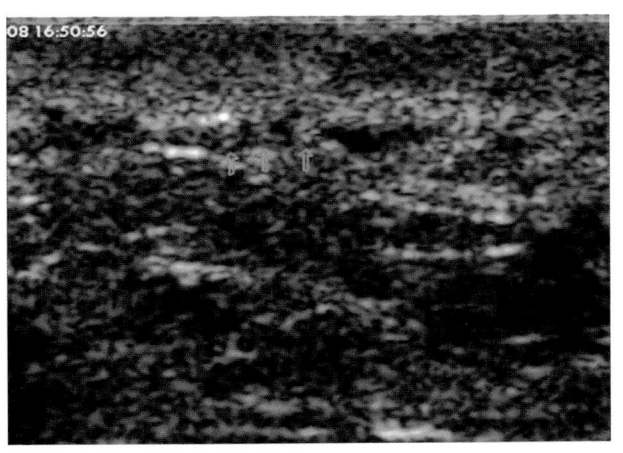

右侧乳房皮下淋巴管扩张，其内见3个相邻的高回声结节

图21-22-16　炎症样癌灰阶图

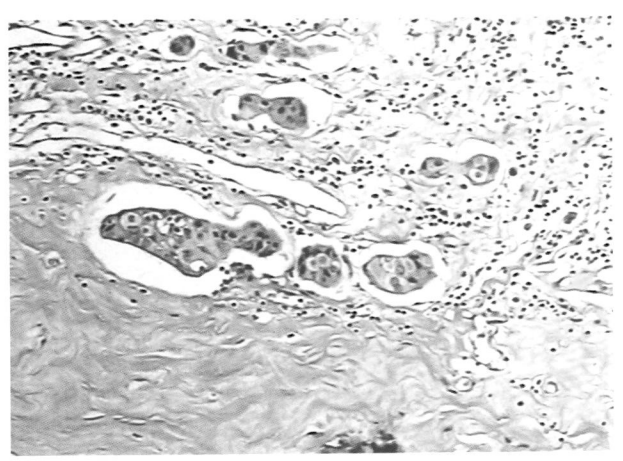

癌细胞侵犯淋巴管

图21-22-17　炎症样癌病理，HE染色　×200

（6）淋巴结：常见同侧腋窝淋巴结肿大。

2. 彩色多普勒超声　血流信号异常丰富，呈"火海"征，CDFI血流信号Ⅲ级（图21-22-18）。肿块内部血管大都走行不规则，粗细不一。血流速度和阻力指数显著增高，Vmax＞30cm/s，RI＞0.78（图21-22-19）。

3. 弹性成像　超声弹性成像评分以4分和5分多见。

（三）诊断思维及临床价值

炎症样癌的临床表现酷似急性乳腺炎，这两种性质截然不同的疾病误诊率高达50%以上，以往仅能依靠穿刺细胞学检查或切取病理组织明确诊断。超声检查在灰阶超声、彩色多普勒超声及超声弹性成像方面均有较强的特异性，诊断炎症

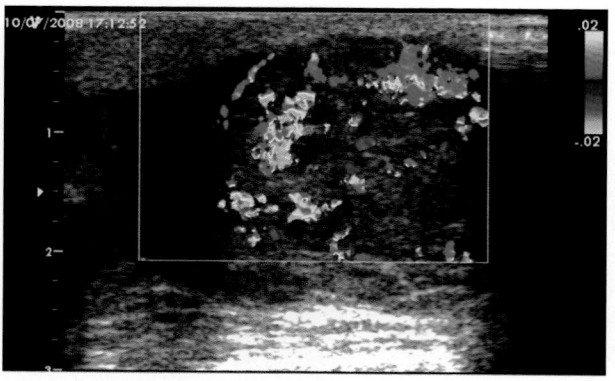

血流信号Ⅲ级，血管走行不规则，粗细不一声像图
图 21-22-18　炎症样癌彩超图

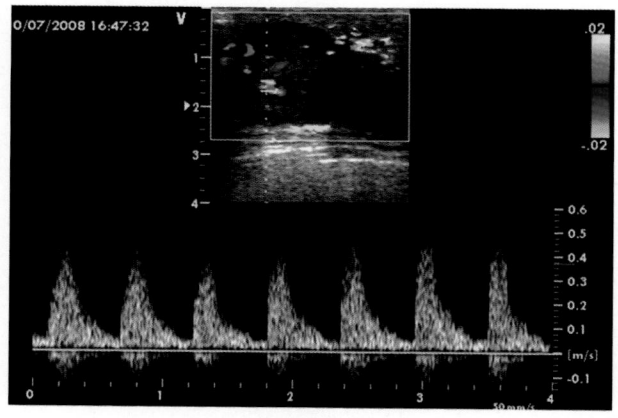

PSV：47.6cm/s，RI：0.91
图 21-22-19　炎症样癌 PW 图

样癌阳性率较高。

炎症样癌系局部晚期乳腺癌中预后最差的一类。是否能进行手术治疗，有赖于确定皮肤淋巴管是否受到侵犯，以往仅能依靠皮肤活检予以证实。彩超检查可显示皮下淋巴管是否扩张及有无癌栓形成，对治疗方案的选择具有重要意义。

炎症样癌与急性乳腺炎的超声鉴别要点：

1. **皮下淋巴管扩张**　是诊断炎症样癌的可靠依据，这主要是由于癌肿侵及皮下淋巴管，至淋巴管回流障碍，乳腺皮下淋巴组织液淤积所致；急性乳腺炎未见皮下淋巴管扩张。

2. **肿块大小比值**　超声测得的肿块大小较临床上触及的肿块小，这是诊断炎症样癌的另一可靠依据，因为触诊所及肿块的大小往往包括癌肿周围的水肿、炎性浸润及纤维化部分；一般急性乳腺炎超声测值与临床触诊的大小基本相符。

3. CDFI 比较　炎症样癌和急性乳腺炎均具有

血流丰富及高速高阻的特点，但仔细观察仍可发现两者间的差异，这可能与病理生理学机制有关。乳腺癌可分泌一种"肿瘤血管生成因子"，它使肿瘤部位形成丰富的血管网。癌血管排列不规则，壁薄，分支不规则，形成袋状盲端及动静脉瘘。所以乳腺癌肿块内部血管大都具有走行不规则、粗细不一的特点；乳腺炎可刺激细胞释放组胺，它作用于微循环的 H1 受体，引起血管扩张，原来闭合的毛细血管床开放，血供增加。所以急性乳腺炎肿块内部血管具有走行规则、自然的特点。炎症样癌兼具乳腺癌和急性乳腺炎的双重病理生理学特征，所以才会出现异常丰富的血流信号"火海"征及显著增高的血流速度和阻力指数，成为炎症样癌诊断的重要指标。

五、隐性乳腺癌

（一）病理及临床概要

隐性乳腺癌是指以腋淋巴结转移为首发症状，而乳房触诊或影像学检查却检测不到原发灶存在的乳腺癌。隐性乳腺癌占全部乳腺癌的 0.3%～1.0%，发病年龄多在 40～60 岁。一般认为，隐性乳腺癌比有乳腺肿块并腋窝淋巴结转移的乳腺癌预后为好，多数报道 5 年存活率在 70% 左右。患者因发现腋窝肿块前来就诊。临床触诊淋巴结肿大，呈单发或多发，或相互粘连、固定，质地硬。淋巴结在累及腋部神经时可有疼痛；若压迫腋静脉，患肢可有水肿。乳房切除后，乳腺隐匿灶的病理检出率为 45%～100%，多>50%。乳腺查不出肿块。其原因可能是由于乳房肥胖、瘤体微小、位置深在或癌灶呈片状生长等原因所致，故男性隐性乳腺癌极为少见。隐性乳腺癌的乳腺原发瘤大小自仅镜下可见至直径 0.5cm，多<1.0cm。而腋窝及远处转移瘤一般直径为 2.0～5.0cm。此种原发瘤小而转移瘤大的现象可能是两者的差异性生长所致。可能是在有些癌瘤的初期发展阶段，宿主的免疫能力有效地控制了它的生长，与此同时，癌瘤循淋巴道转移出去并在区域淋巴结内获得生长。理论上讲，原发瘤的抗原性强者，能引起机体强有力的免疫反应，该免疫反应控制了原发灶的生长，而控制不住转移灶的生长。这可能与癌瘤的抗原性在转移癌内发生了改变有关。因此由原发瘤唤起的免疫反应，对转

移瘤不起作用。

（二）超声检查所见

1. 灰阶超声：

（1）腋窝淋巴结大小：腋窝淋巴结转移癌一般直径为 2.0～5.0cm。

（2）淋巴结形态：淋巴结形态异常，常表现为椭圆形、圆形或不规则形，短径增大，长径/短径≤2。

（3）淋巴结边缘：大多数淋巴结转移癌边缘光整，见纤细、光滑的被膜回声（图 21-22-20）。少部分淋巴结转移癌边缘不光整，提示肿瘤向被膜外浸润，此时肿瘤治疗后局部复发和远处转移的概率增大。

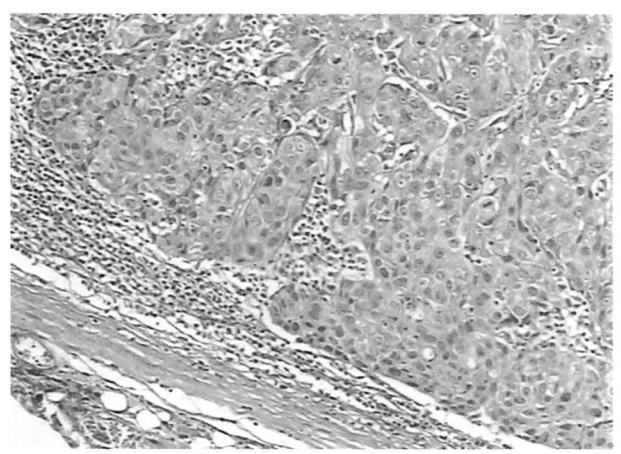

淋巴结结构破坏，大量瘤细胞呈巢团状、片状浸润，细胞核大、异型

图 21-22-21　淋巴结转移癌病理 5.0cm×4.0cm×3.0cm，HE 染色　×100

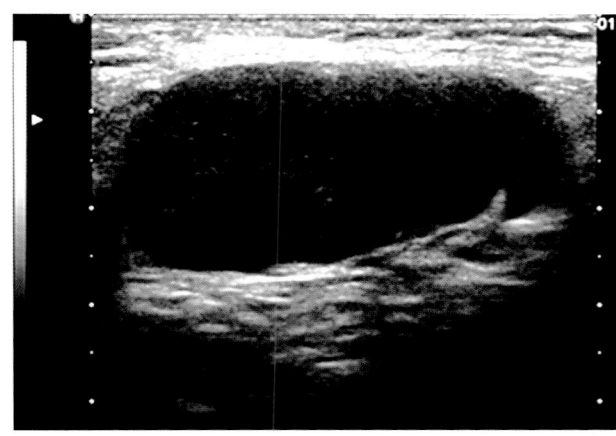

淋巴结肿大，边缘光整，淋巴结门明显偏移，髓质回声消失

图 21-22-20　淋巴结转移癌灰阶图

（4）淋巴结内部回声：部分淋巴结皮质非均匀性增宽，最厚处的厚度至少为最薄处的两倍，皮质局部可向外突出大于 2mm；部分淋巴结髓质回声消失，淋巴结内部回声减低，分布不均匀。这种回声改变是因为淋巴结内大量异型的瘤细胞呈巢团状、片状浸润所致（图 21-22-21）。部分淋巴结内部有液化或钙化。

（5）淋巴结门：淋巴结转移癌早期可显示淋巴结门，当瘤细胞弥漫性浸润淋巴结时，髓质常移位至淋巴结边缘或消失而导致超声难以辨认淋巴结门，故淋巴结门存在与否是良、恶性淋巴结的重要区别之一。

（6）中晚期时淋巴结多融合。

2. 彩色多普勒超声：淋巴结转移癌血流信号丰富，以周边型血流分布为主，门部血流显示率

偏低，血管大都走行不规则，粗细不一（图 21-22-22）。

3. 弹性成像：超声弹性成像评分以 4 分和 5 分多见（图 21-22-23）。

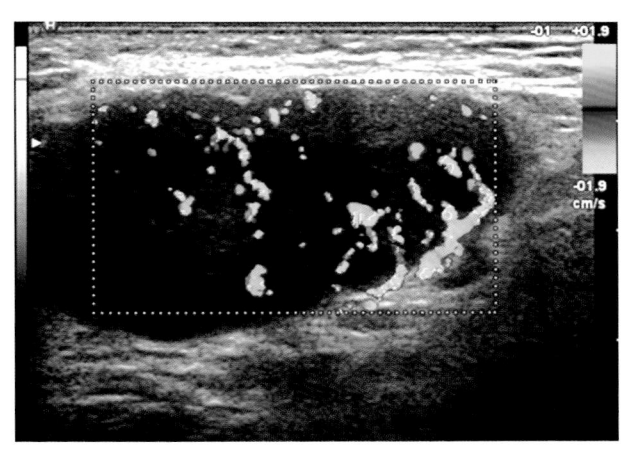

血流信号丰富，血管走行不规则，粗细不一声像图

图 21-22-22　淋巴结转移癌彩超图

（三）诊断思维及临床价值

在腋窝淋巴结肿大的病例中，多数为良性病变，约占 76.4%。当触诊淋巴结肿大且质硬、无痛、位置固定，超声检查淋巴结形态异常、淋巴结门偏移，髓质回声消失，血流信号丰富、血管走行紊乱时，要考虑恶性病变。而在恶性病变中，可由原发肿瘤与转移肿瘤两种原因引起。但在女性患者中，发生于腋窝淋巴结的恶性病变以乳腺癌转移为

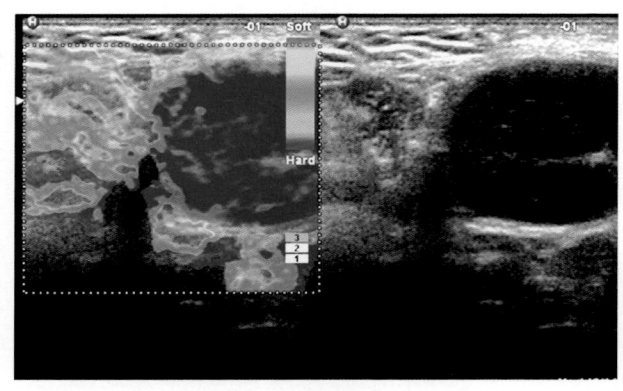

图 21-22-23　淋巴结转移癌超声弹性成像评分 4 分
（改良 5 分评分标准）

多见。腋窝淋巴结转移癌在无任何原发灶征象的女性患者中，绝大多数原发灶位于乳腺的结论得到了公认。部分隐性乳腺癌检不出原发灶，一般认为多系癌灶过小，病检遗漏所致。此外，若术前应用化疗，可能有少数敏感病例其癌细胞明显变性，在病理切片上不易辨认。此时若病理已确诊为隐性乳腺癌，仍应按乳腺癌的治疗原则处理。

六、双侧乳腺原发癌

（一）病理及临床概要

双侧乳腺原发癌是指双侧乳腺同时或非同时发生的原发性癌。虽然所报道的时间间隔有差异，但通常认为同时性双侧乳腺原发癌是指在第一个原发肿瘤被发现 3 个月内另一侧乳腺新发现的乳腺癌。异时性双侧乳腺癌是指发生间隔大于 3 个月的双侧乳腺癌。然而，从流行病学角度而言，以 12 个月为界似乎很合理。双侧乳腺原发癌国外报道的发生率为 5%～15%，国内报道的为 1.7%～6%。这种差异的原因是由于国内主要靠临床触诊发现，而国外则常在无症状或体征时，经影像学检查甚至切片做病理检查发现。单侧及双侧乳腺癌者发病年龄没有差别，但年轻是一个预后不良的因素。理论上两侧乳腺原发癌患者要比一侧乳腺癌患者的预后差，生存概率小，而同时性双侧乳腺原发癌患者比异时性双侧乳腺原发癌患者预后更差。有些学者则认为三者的整体生存率差异无统计学意义。

（二）超声检查所见

1. 灰阶超声

（1）肿块部位：双侧乳腺原发癌在双侧乳房腺体层内可见肿块（图 21-22-24～图 21-22-27）。

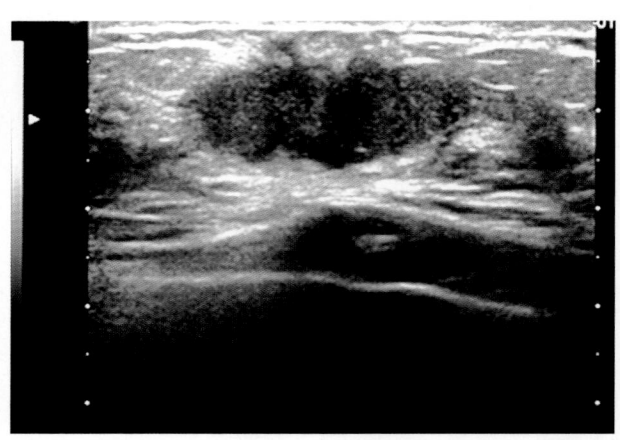

右侧乳房腺体层内肿块形态不规则，边缘不光整，内部呈低回声，分布不均匀

图 21-22-24　右侧乳腺浸润性导管癌灰阶图

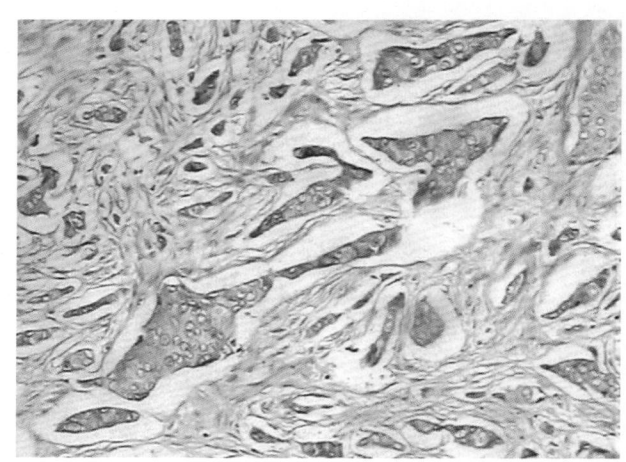

右侧乳房肿瘤术后病理结果：右侧乳腺浸润性导管癌，组织学Ⅱ级，化疗反应 2 级

图 21-22-25　右侧乳腺浸润性导管癌病理 1.5cm×1.2cm×1.2cm，HE 染色　×200

（2）肿块形态：肿块最多见的形态为不规则形，部分肿块呈非平行位。

（3）肿块边缘：大部分肿块边缘不光整，可出现模糊、成角、微小分叶或毛刺。

（4）肿块内部回声：内部呈低回声，分布不均匀。组织出血、坏死或发生囊性变时可出现无回声。可见微钙化灶，呈沙粒状或簇状分布。

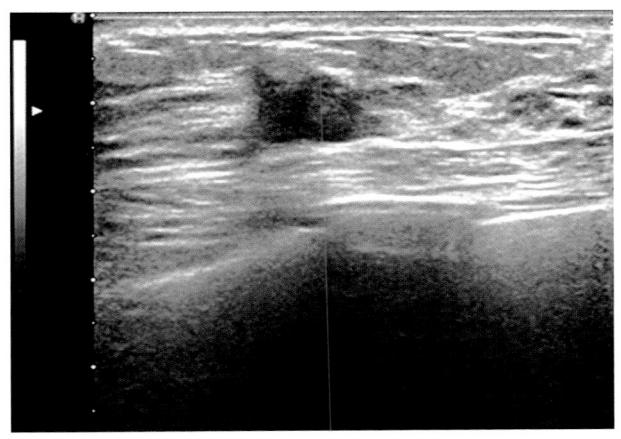

左侧乳房腺体层内肿块形态不规则，边缘不光整，内部呈低回声，分布不均匀

图 21-22-26 左侧乳腺浸润性导管癌灰阶图

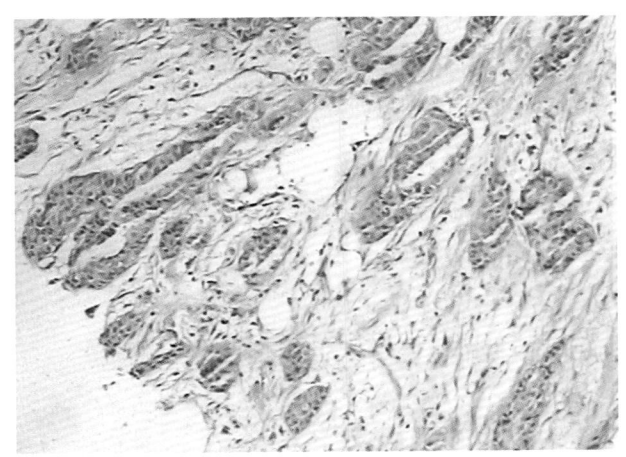

左侧乳房肿瘤穿刺活检病理结果：左侧乳腺浸润性导管癌

图 21-22-27 左侧乳腺浸润性导管癌病理，
HE 染色×100

（5）肿块后方回声：肿块后方回声可表现为衰减、不衰减、增强及侧方声影等几种形式。这主要是由于肿块内的组织结构、声阻抗差和组织对声波吸收的程度不同所致。

（6）淋巴结：可出现同侧腋窝淋巴结肿大。

2. 彩色多普勒超声：双侧乳房腺体层内肿块血流信号以Ⅱ级多见，肿块内部血管大都走行不规则，粗细不一（图 21-22-28、图 21-22-29）。

3. 弹性成像：超声弹性成像评分以 4 分和 5 分多见（图 21-22-30、图 21-22-31）。

（三）诊断思维及临床价值

由于双侧乳腺原发癌与复发、转移性乳腺癌在治疗和预后等方面都有明显的不同，因此提高

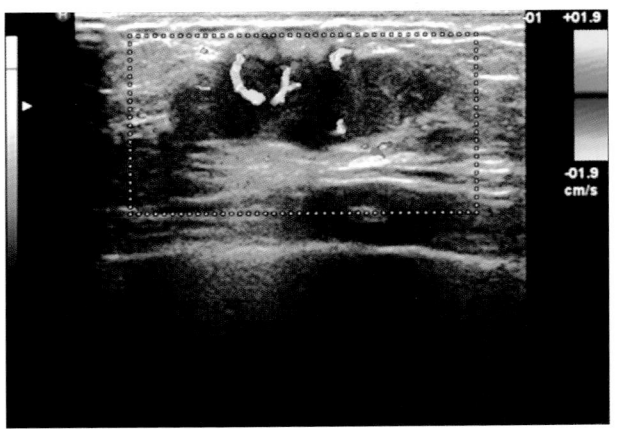

血流信号Ⅱ级，血管走行不规则，粗细不一声像图

图 21-22-28 右侧乳腺浸润性导管癌彩超图

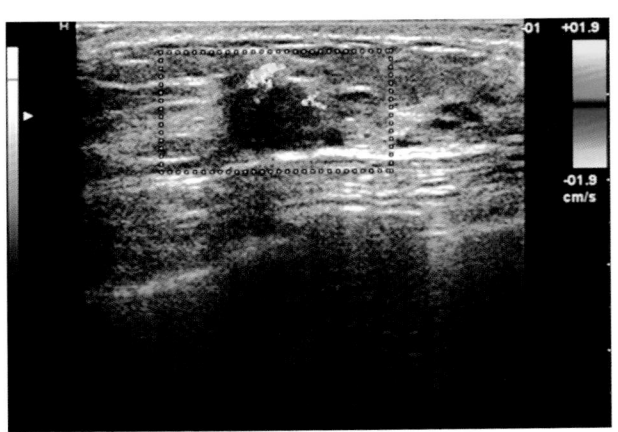

血流信号Ⅱ级，血管走行不规则，粗细不一声像图

图 21-22-29 左侧乳腺浸润性导管癌彩超图

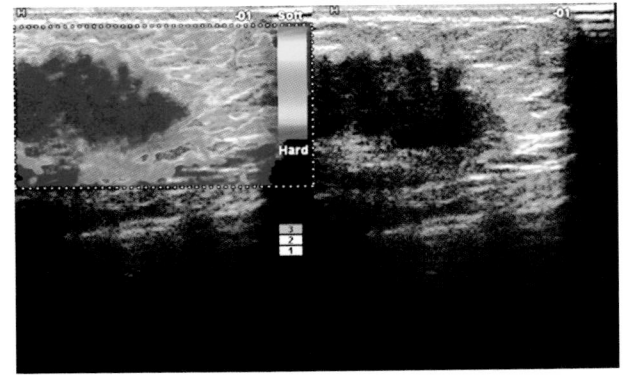

图 21-22-30 右侧乳腺浸润性导管癌超声弹性成像评分
4 分（改良 5 分评分标准）

对它的认识水平，正确予以诊断甚为重要。避免漏诊和误诊应注意以下几个方面：

1. 加强对双侧乳腺原发癌的警惕性 在单侧乳腺癌患者的诊治全过程中（包括初诊及随诊过

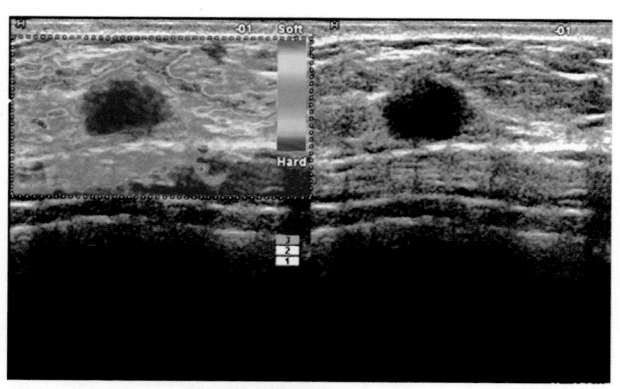

图 21-22-31 左侧乳腺浸润性导管癌超声弹性成像评分 4 分（改良 5 分评分标准）

程），应始终注意检查对侧乳腺。

2. 注意原发和转移癌的鉴别　原发癌多位于对侧乳腺外上象限的实质内，呈浸润性生长，有毛刺，多单发；而转移癌多位于中线附近或乳腺尾部的皮下脂肪内，呈膨胀性生长，边界较清，常多发。另外应避免"想当然"的思维方式。对于一侧乳腺癌出现与第一癌矛盾的浅表淋巴结转移，也应考虑有双侧乳腺原发癌的可能。

3. 加强对乳腺癌患者的随诊工作　鉴于乳腺癌妇女发生对侧乳腺癌的几率，为其他妇女初发乳腺癌几率的 2～6 倍，对每例乳腺癌治疗后患者，建议每半年检查一次。

七、乳头派杰病

（一）病理及临床概要

乳头派杰病的特点是乳头的鳞状上皮内出现恶性腺上皮细胞（派杰细胞），病变可蔓延至乳晕及其周围皮肤。常与乳腺癌伴发，最多见的是非特殊型高级别浸润性癌（53％～60％）和导管原位癌（24％～43％），伴发癌可为中央型、周围型或多中心型。不伴发癌的乳头派杰病少见，占所有乳头派杰病病例的 1.4％～13％。乳头派杰病占全部乳腺恶性肿瘤的 1.0％～4.0％。可双侧发生，男女均可发病。发病年龄 27～88 岁（平均 54～63 岁）。20％～30％的患者为绝经前妇女。乳头派杰病的预后取决于是否伴发癌以及肿瘤的分期。乳头派杰病最初的表现为红斑、轻度湿疹结痂，乳房皮肤片状改变。若不加以治疗，将进展为结硬皮、皮肤破坏、溃疡形成，伴渗出或乳头溢液。有时可伴刺痒感、瘙痒感、过敏、烧灼

感或疼痛。皮肤改变通常始发于乳头并进一步蔓延至乳晕。若导管系统与乳晕直接连接，则派杰病可能会局限于乳晕，酷似湿疹。如果在病变乳头下方可触及明显肿块，此时其下方的肿瘤 90％以上是浸润性癌。相反，如果触不到明显肿块，则 66％的病例局限于导管内。

（二）超声检查所见

1. 灰阶超声

（1）乳头形态及大小：病变乳头（图 21-22-32）与正常乳头（图 21-22-33）相比较，病变乳头形态不规则，体积增大。

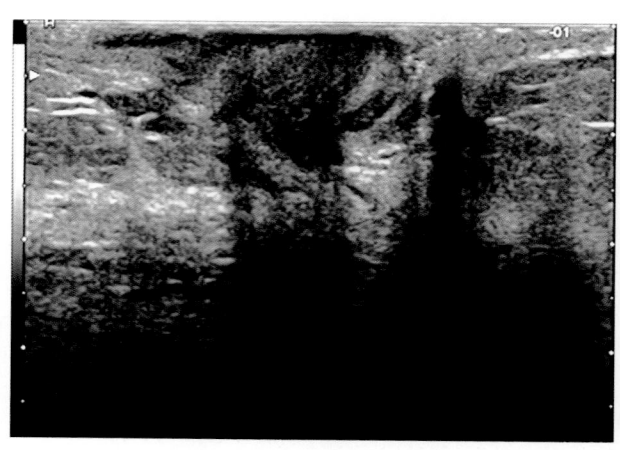

左侧乳头形态不规则，体积增大，边缘不光整，内部回声分布不均匀

图 21-22-32 乳头派杰病灰阶图

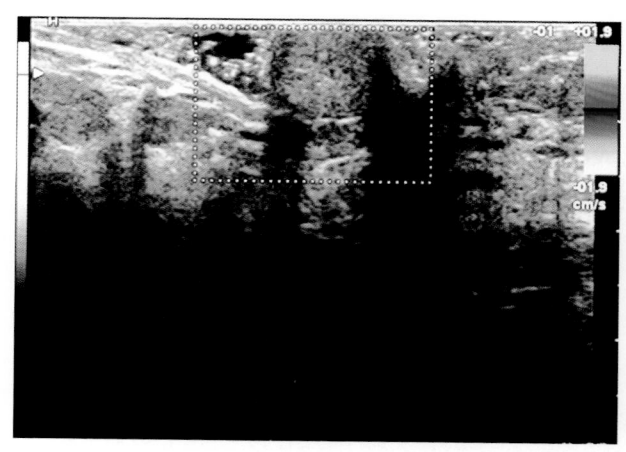

右侧乳头形态规则，大小正常，边缘光整，内部回声分布均匀，血流信号不丰富

图 21-22-33 正常乳头声像图

（2）病变乳头边缘：乳头边缘不光整，这是

由于乳头表皮不完整，上皮破坏脱落，部分区域上皮细胞被 Paget 细胞替代所致。

（3）病变乳头内部回声：乳头内部回声分布不均匀，部分病例可见乳头内部输乳管扩张，少部分病例乳头内部见微钙化灶。因为乳头部分区域上皮细胞被 Paget 细胞替代，其下方有充血扩张的血管及大量炎性细胞；乳头输乳管内衬覆原位癌细胞，癌巢的中心部可出现坏死区及微钙化。

（4）病变乳头深部乳腺组织：当乳头深部乳腺组织内出现导管原位癌或浸润性导管癌时，超声多表现出相应的声像图特征，最为多见的是乳头下方乳导管扩张（图 21-22-34），导管壁增厚、毛糙，导管内见无回声区，并可见沿导管方向分布的微钙化灶。

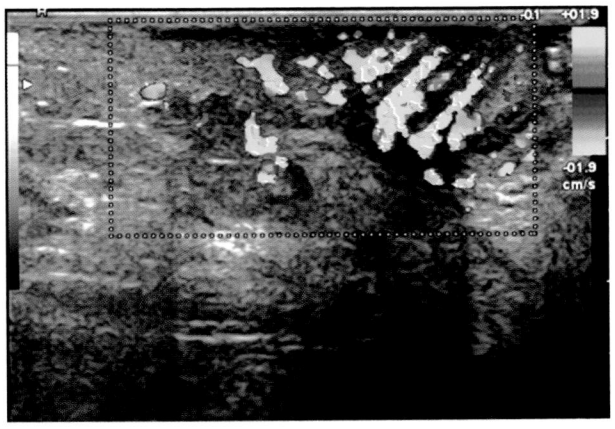

左侧乳头血流信号Ⅲ级，乳头下方病变导管区血流信号Ⅱ级，血管走行不规则，粗细不一声像图

图 21-22-35 乳头派杰病彩超图

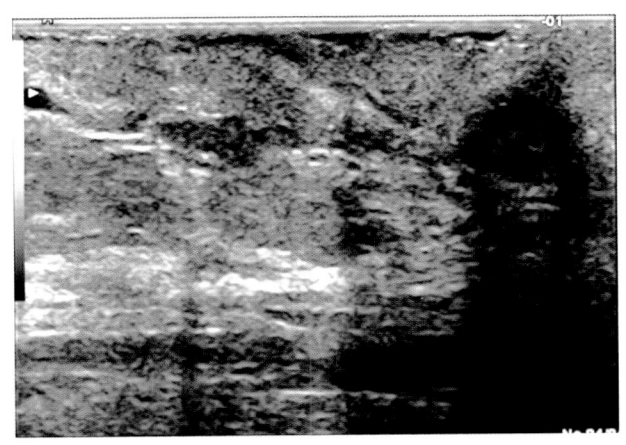

左侧乳头下方乳导管扩张，管壁增厚、毛糙，导管内见无回声区，并可见微钙化灶

图 21-22-34 乳头派杰病乳头深部导管原位癌灰阶图

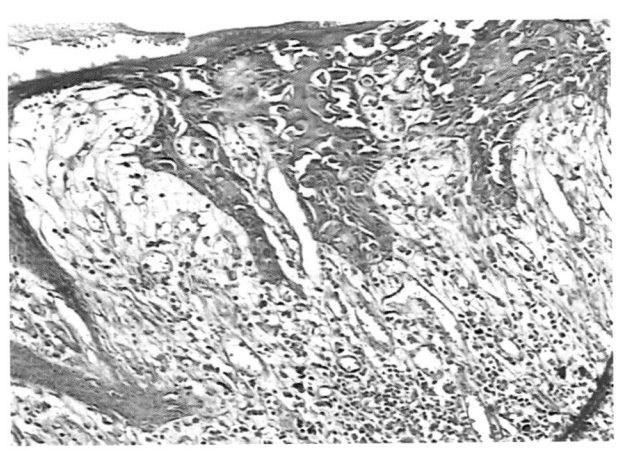

乳头表皮上部区见 Paget 细胞，其下方见充血扩张的血管及大量炎性细胞

图 21-22-36 乳头派杰病病理，HE 染色×100

2. 彩色多普勒超声 病变乳头血流信号比对侧丰富（图 21-22-35），这与乳头部炎性细胞浸润、血管扩张以及肿瘤新生血管的形成（图 21-22-36）有关。

3. 弹性成像 超声弹性成像评分以 4 分和 5 分多见（图 21-22-37）。

（三）诊断思维及临床价值

乳头派杰病比较少见，临床表现以乳头、乳晕皮疹开始，初起多为乳头部过敏、瘙痒或烧灼感，或发现内衣被乳头分泌物所污染，可见皮色呈深红色，颗粒状，颇似湿疹样变化，极易误诊为皮肤湿疹而延误治疗。鉴别要点：皮肤湿疹多见于中青年妇女，有奇痒，皮肤不厚，皮损较轻，

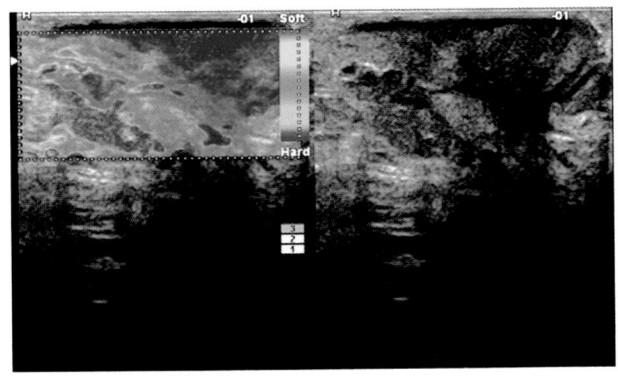

图 21-22-37 乳头派杰病超声弹性成像评分 4 分
（改良 5 分评分标准）

渗出液为淡黄色液，按皮肤湿疹治疗，很快奏效；而乳头派杰病多见于中老年妇女，皮肤变厚，皮

损较重，易出血，无奇痒，按皮肤湿疹治疗无效，或反复发作。当乳头糜烂经局部治疗无效时多应考虑派杰病。

乳头派杰病还应与晚期乳腺癌侵犯乳头相鉴别。鉴别要点：

1. 临床表现　乳头派杰病临床表现以乳头红斑和温和的湿疹样改变开始，可发展为结痂、皮肤侵蚀和溃疡、渗出。病变乳头下方腺体内一般很难触及肿块。少数能触及较小的肿块，一般不会出现乳头固定、内陷；而晚期乳腺癌乳房内常可触及大而硬的肿块，侵犯乳头时才表现为乳头的发红、溃烂，并可出现乳头固定、内陷。

2. 超声表现　乳头派杰病的乳头与下方的腺体分界清晰。乳头深部乳腺组织可表现为导管原位癌，也可表现为浸润性导管癌的声像图改变；晚期乳腺癌侵犯乳头时乳头与下方的乳腺肿块分界线消失。乳腺肿块表现为浸润性癌的声像图改变。

3. 淋巴结　乳头派杰病较少出现同侧腋窝淋巴结肿大；而晚期乳腺癌侵犯乳头时常见同侧腋窝淋巴结肿大。

（严松莉）

参考文献

[1] Pedersen L, Zedeler K, Holck S, et al. Medullary carcinoma of the breast. Prevalence and prognostic importance of classical risk factors in breast cancer. Eur J Cancer, 1995 Dec, 31A (13-14): 2289-2295.

[2] Liberman L, LaTrenta LR, Samli B, et al. Overdiagnosis of medullary carcinoma: a mammographic-pathologic correlative study. Radiology, 1996 Nov, 201 (2): 443-6.

[3] Rapin V, Contesso G, Mouriesse H, et al. Medullary breast carcinoma. A reevaluation of 95 cases of breast cancer with inflammatory stroma. Cancer, 1988 Jun, 61 (12): 2503-10.

[4] Ridolfi RL, Rosen PP, Port A, et al. Medullary carcinoma of the breast: a clinicopathologic study with 10 year follow-up. Cancer, 1977 Oct, 40 (4): 1365-85.

[5] Wargotz ES, Silverberg SG. Medullary carcinoma of the breast: a clinicopathologic study with appraisal of current diagnostic criteria. Hum Pathol, 1988 Nov, 19 (11): 1340-6.

[6] Wong SL, Chao C, Edwards MJ, et al. Frequency of sentinel lymph node metastases in patients with favorable breast cancer histologic subtypes. Am J Surg, 2002 Dec, 184 (6): 492-8.

[7] 苏莉，梁萍，董宝玮，等. 乳腺髓样癌的超声诊断及其病理基础. 中华超声影像学杂志, 2001, 10 (6): 362-364.

[8] 顾雅佳，陈彤箴，王玖华，等. 乳腺髓样癌的X线表现--与病理对照并与纤维腺瘤鉴别. 临床放射性杂志, 2004, 23 (4): 292-296.

[9] Newcomer LM. Newcomer LM, Newcomb PA, Trentham-Dietz A, et al. Detection method and breast carcinoma histology. Cancer, 2002 Aug 1, 95 (3): 470-7.

[10] Gaffey MJ, Mills SE, Frierson HF Jr, et al. Medullary carcinoma of the breast: interobserver variability in histopathologic diagnosis. Mod Pathol, 1995 Jan, 8 (1): 31-38.

[11] Scopsi L, Andreola S, Pilotti S, Bufalino R, et al. Mucinous carcinoma of the breast. A clinicopathologic, histochemical, and immunocytochemical study with special reference to neuro-endocrine differentiation. Am J Surg Pathol, 1994 Jul, 18 (7): 702-711.

[12] Clayton F. Pure mucinous carcinomas of breast: morphologic features and prognostic correlates. Hum Pathol, 1986 Jan, 17 (1): 34-8.

[13] Toikkanen S, Kujari H. Pure and mixed mucinous carcinomas of the breast: a clinicopathologic analysis of 61 cases with long-term follow-up. Hum Pathol, 1989 Aug, 20 (8): 758-64.

[14] Fentiman IS, Millis RR, Smith P, et al. Mucoid breast carcinomas: histology and prognosis. Br J Cancer, 1997, 75 (7): 1061-1065.

[15] Safe SH. Xenoestrogens and breast cancer. N Engl J Med, 1997 Oct 30, 337 (18): 1303-1304.

[16] Anan K, Mitsuyama S, Tamae K, et al. Pathological features of mucinous carcinoma of the breast are favourable for breast-conserving therapy. Eur J Surg Oncol, 2001 Aug, 27 (5): 459-463.

[17] Tavassoli FA, Devilee P. World Health Organization classification of tumors. Pathology and Genetics of Tumours of the Breast and Female Genital Organs. Lyon: IARC Press, 2003: 30-32.

[18] Conant EF, Dillon RL, Palazzo J, et al. Imaging findings in mucin-containing carcinomas of the breast: correlation with pathologic features. AJR Am J Roentgenol, 1994 Oct, 163 (4): 821-4.

[19] Memis A, Ozdemir N, Parildar M, et al. Mucinous (colloid) breast cancer: mammographic and US features with histologic correlation. Eur J Radiol, 2000 Jul, 35 (1): 39-43.

[20] 严松莉. 乳腺超声与病理. 北京: 人民卫生出版社, 2009: 65.

[21] Schneider JA. Invasive papillary breast carcinoma: mammographic and sonographic appearance. Radiology, 1989 May, 171 (2): 377-379.

[22] Fisher ER, Palekar AS, Redmond C, et al. Pathologic findings from the National Surgical Adjuvant Breast Project

(protocol no. 4). VI. Invasive papillary cancer. Am J Clin Pathol, 1980 Mar, 73 (3): 313-322.

[23] Mitnick JS, Vazquez MF, Harris MN, et al. Invasive papillary carcinoma of the breast: mammographic appearance. Radiology, 1990 Dec, 177 (3): 803-806.

[24] 付丽, 傅西林. 乳腺肿瘤病理学. 北京: 人民卫生出版社, 2008: 67.

[25] McCulloch GL, Evans AJ, Yeoman L, et al. Radiological features of papillary carcinoma of the breast. Clin Radiol, 1997 Nov, 52 (11): 865-8.

[26] 严松莉. 乳腺超声与病理. 北京: 人民卫生出版社, 2009: 78.

[27] Veyret C, Levy C, Chollet P, et al. Inflammatory breast cancer outcome with epirubicin-based induction and maintenance chemotherapy: ten-year results from the French Adjuvant Study Group GETIS 02 Trial. Cancer, 2006 Dec 1, 107 (11): 2535-2544.

[28] Smoot RL, Koch CA, Degnim AC, et al. A single-center experience with inflammatory breast cancer, 1985-2003. Arch Surg, 2006 Jun, 141 (6): 567-572.

[29] Carlson RW, Favret AM. Multidisciplinary Management of Locally Advanced Breast Cancer. Breast J, 1999 Sep, 5 (5): 303-307.

[30] Tardivon AA, Viala J, Corvellec Rudelli A, et al. Mammographic patterns of inflammatory breast carcinoma: a retrospective study of 92 cases. Eur J Radiol, 1997 Feb, 24 (2): 124-30.

[31] 李树玲. 乳腺肿瘤学. 第2版. 北京: 科学技术文献出版社, 2007: 509.

[32] 严松莉, 曹亚丽. 炎性乳腺癌彩超显像的探讨. 中国超声医学杂志, 2004, 20 (5): 337-339.

[33] Baron PL, Moore MP, Kinne DW, et al. Occult breast cancer presenting with axillary metastases. Arch Surg, 1990 Feb, 125 (2): 210-214.

[34] 石松魁. 乳腺癌的激素疗法. 实用外科杂志, 1993, 13: 268.

[35] Feuerman L, Attie JN, Rosenberg B. Carcinoma in axillary lymph nodes as an indicator of breast cancer. Surg Gynecol Obstet, 1962 Jan, 114: 5-8.

[36] Skowronek J, Piotrowski T. Bilateral breast cancer. Neoplasma, 2002, 49 (1): 49-54.

[37] 张毅, 姜军, 封传悦, 等. 双侧乳腺原发癌雌激素与孕激素受体表达及病理分析. 第三军医大学学报, 2003, 25 (23): 2080-2082.

[38] Gollamudi SV, Gelman RS, Peiro G, et al. Breast-conserving therapy for stage I-II synchronous bilateral breast carcinoma. Cancer, 1997 Apr 1, 79 (7): 1362-1369.

[39] Gustafsson A, Tartter PI, Brower ST, et al. Prognosis of patients with bilateral carcinoma of the breast. J Am Coll Surg, 1994 Feb, 178 (2): 111-116.

[40] Takahashi H, Watanabe K, Takahashi M, et al. The impact of bilateral breast cancer on the prognosis of breast cancer: a comparative study with unilateral breast cancer. Breast Cancer, 2005, 12 (3): 196-202.

[41] Fu W, Mittel VK, Young SC. Paget disease of the breast: analysis of 41 patients. Am J Clin Oncol, 2001 Aug, 24 (4): 397-400.

[42] van der Putte SC, Toonstra J, Hennipman A. Mammary Paget's disease confined to the areola and associated with multifocal Toker cell hyperplasia. Am J Dermatopathol, 1995 Oct, 17 (5): 487-93.

[43] Ashikari R, Park K, Huvos AG, Urban JA. Paget's disease of the breast. Cancer, 1970 Sep, 26 (3): 680-685.

第二十三节 乳腺恶性淋巴瘤

一、病理及临床概要

乳腺恶性淋巴瘤可为原发性或继发性, 但两者都少见。对于区分原发性或继发性淋巴瘤缺乏形态学标准。原发性恶性淋巴瘤诊断标准如下:

1. 足够充分的组织取材。

2. 在乳腺组织内或邻近乳腺的组织中, 存在淋巴瘤浸润。

3. 除累及患侧腋窝淋巴结, 无同时发生的淋巴结淋巴瘤。

4. 不存在其他器官和组织的淋巴瘤病史。

这些标准似乎过于严格, 未给较高临床分期的原发性淋巴瘤留下余地。因此, 一些学者将乳腺作为首发或主要发病器官, 甚至累及远处淋巴结或骨髓转移的病例也归为原发性乳腺恶性淋巴瘤。原发性乳腺恶性淋巴瘤占同期乳腺恶性肿瘤的0.04%~0.53%, 可在任何年龄发病, 但大部分为绝经后妇女。男性发病极为罕见。原发性和继发性乳腺恶性淋巴瘤的肿块大小不一, 最大直径可达20cm以上。统计资料显示发生于右侧较左侧为多, 即使双侧乳腺受累其首发瘤也多在右侧乳腺。肿瘤单侧者多, 近10%的肿瘤发生在双侧。临床特点与乳腺癌通常难以区分, 肿瘤生长较快, 病期较短, 一般发病至就诊时间为1~12个月不等, 平均6个月。肿瘤多位于外上象限或乳腺中央部, 不伴乳头凹陷或溢液, 无疼痛。肿瘤多为圆形或椭圆形, 境界清楚, 一般不与皮肤、胸壁粘连, 可推动, 无橘皮样改变。肿块上方皮肤常呈青紫色为其特征性表现。肿块巨大时表面皮肤菲薄，血管显露，皮温较高。肿块破溃时，可呈菜花状或出现溃疡及脓性分泌物。腋窝淋巴结肿大多见。原发性乳腺恶性淋巴瘤的 X 线表现缺乏特异性，无毛刺、钙化或漏斗征及皮肤凹陷征等乳腺癌典型 X 线征象，确诊依靠病理。

二、超声检查所见

（一）灰阶超声

1. 肿块大小　肿块大小不一，最大直径可达 20cm 以上。

2. 肿块部位　病变可以位于腺体层，也可位于皮下脂肪层。部分肿块可发生在双侧乳房。

3. 肿块形态　肿块可为椭圆形、圆形或不规则形。肿块可以呈单结节状，也可以呈多结节状。

4. 肿块边缘　大多数肿块边缘光整（图 21-23-1），因为肿瘤周边被推挤的纤维结缔组织形成假包膜（图 21-23-2）。少数肿块边缘不光整。

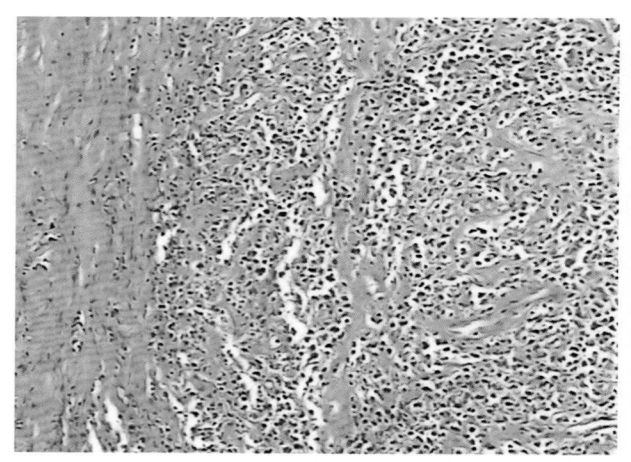

肿瘤边界清晰，周边可见被推挤的纤维结缔组织。肿瘤内部弥漫大量异型增生的淋巴样细胞及少许纤维结缔组织

图 21-23-2　乳腺恶性淋巴瘤病理 4.0cm×2.5cm× 2.0cm，HE 染色×100

（三）弹性成像

超声弹性成像评分以 4 分和 5 分多见。

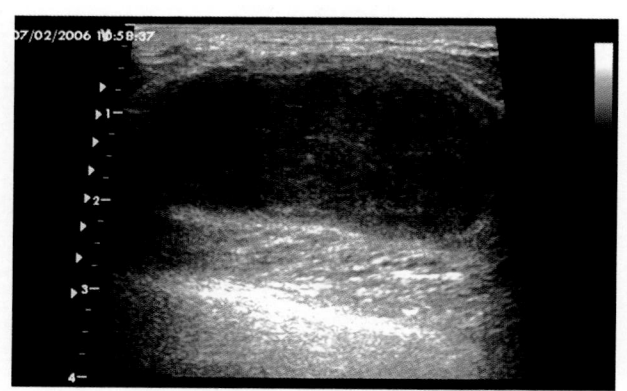

肿块形态规则，边缘光整，见假包膜回声，内部回声分布欠均匀

图 21-23-1　乳腺恶性淋巴瘤灰阶图

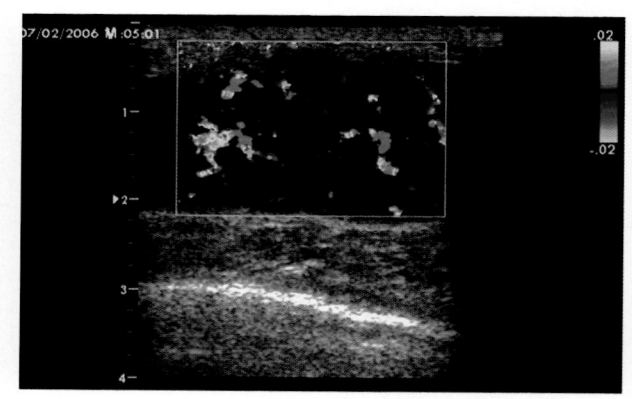

血流信号Ⅱ级，血管走行不规则，粗细不一

图 21-23-3　乳腺恶性淋巴瘤彩超图

5. 肿块内部回声　肿块内部呈低回声，分布欠均匀，无钙化灶。因为肿瘤主要由大量异型增生的淋巴样细胞及少许纤维结缔组织构成。

6. 肿块后方回声　后方回声无衰减。

7. 淋巴结　常可见同侧腋窝淋巴结肿大。

（二）彩色多普勒超声

肿块血流信号以Ⅱ级～Ⅲ级多见，肿块内部血管大都走行不规则，粗细不一（图 21-23-3）。

三、诊断思维及临床价值

乳腺恶性淋巴瘤临床及 X 线检查均缺乏特异性，当其边界不清时易误诊为乳腺癌，当其边缘光滑时易误诊为纤维腺瘤。超声检查在乳腺恶性淋巴瘤与纤维腺瘤的鉴别诊断方面具有一定的特异性，而在乳腺恶性淋巴瘤与乳腺癌的鉴别诊断方面存在一定困难。

乳腺恶性淋巴瘤与纤维腺瘤超声鉴别要点：

1. 发病年龄　乳腺恶性淋巴瘤大多数发生在

绝经期妇女；而纤维腺瘤大多数发生在育龄期妇女，尤其是 30 岁以下的妇女。

2. 边缘　大多数乳腺恶性淋巴瘤边缘光整，肿瘤周边被推挤的纤维结缔组织形成假包膜，粗细不一；而大多数纤维腺瘤可见纤细、光滑、均匀的包膜回声。少数乳腺恶性淋巴瘤边缘不光整；而纤维腺瘤边缘光整。

3. 内部回声　乳腺恶性淋巴瘤内部回声分布欠均匀；而大多数纤维腺瘤内部回声分布均匀。

4. 血流信号　乳腺恶性淋巴瘤血流信号以Ⅱ级～Ⅲ级多见；而纤维腺瘤血流信号以 0 级～Ⅰ级多见。乳腺恶性淋巴瘤内部血管大都走行不规则、粗细不一；而纤维腺瘤内部血管大都走行自然、规则。

5. 淋巴结　乳腺恶性淋巴瘤常见同侧腋窝淋巴结肿大；而纤维腺瘤无腋窝淋巴结肿大。

乳腺恶性淋巴瘤与乳腺癌超声鉴别要点：

1. 皮肤颜色　乳腺恶性淋巴瘤肿块上方皮肤常呈青紫色，无橘皮样改变；而乳腺癌皮肤无青紫色，晚期乳腺癌可出现橘皮样改变。

2. 临床触诊　乳腺恶性淋巴瘤境界清楚，一般不与皮肤、胸壁粘连，可推动；而大多数乳腺癌境界不清，可与皮肤、胸壁粘连。

3. 超声检查　大多数乳腺恶性淋巴瘤边缘光整，内部无钙化灶；而大多数乳腺癌边缘不光整，内部常可见微钙化灶。

（严松莉）

参考文献

[1]　Arber DA, Simpson JF, Weiss LM, et al. Non-Hodgkin's lymphoma involving the breast. Am J Surg Pathol, 1994 Mar, 18 (3): 288-295.

[2]　Mattia AR, Ferry JA, Harris NL. Breast lymphoma. A B-cell spectrum including the low grade B-cell lymphoma of mucosa associated lymphoid tissue. Am J Surg Pathol, 1993 Jun, 17 (6): 574-587.

[3]　Hugh JC, Jackson FI, Hanson J, et al. Primary breast lymphoma. An immunohistologic study of 20 new cases. Cancer, 1990 Dec 15, 66 (12): 2602-2611.

[4]　付丽. 乳腺疾病彩色图谱. 北京：人民卫生出版社，2001：132-133.

[5]　Sashiyama H, Abe Y, Miyazawa Y, et al. Primary Non-Hodgkin's Lymphoma of the Male Breast: A Case Report. Breast Cancer, 1999 Jan 25, 6 (1): 55-58.

[6]　刘佩芳，尹璐，牛昀，等. 原发性乳腺淋巴瘤 X 线表现及病理相关性探讨. 中华放射学杂志，2005，39（1）：46-49.

[7]　严松莉. 乳腺超声与病理. 北京：人民卫生出版社，2009：163.

第二十四节　恶性叶状肿瘤

一、病理及临床概要

叶状肿瘤是一组类似于纤维腺瘤的局限性双向性肿瘤。其组织学特征为：裂隙状分布的双层上皮被过度生长的富于细胞的间叶成分围绕，形成典型的叶状结构。1938 年由 Johannes Muller 首先报道并命名为叶状囊肉瘤，但强调此瘤为良性。有此瘤可发生转移的报道后，才提出了恶性叶状囊肉瘤的名称。有人注意到有些肿瘤仅有局部复发，但不发生转移，后又提出交界性叶状囊肉瘤的名称。根据 1981 年 WHO 的乳腺肿瘤分类中阐述的观点，以及依据其组织学特征所预示的生物学行为，推荐使用中性概念"叶状肿瘤"。根据间质细胞的丰富程度、核分裂像、细胞异型性、间质过度生长及肿瘤边界或边缘的性质等组织学特征，叶状肿瘤分为良性、交界性和恶性。大多数叶状肿瘤是良性的。叶状肿瘤具有酷似细胞性纤维腺瘤到纯粹的间质肉瘤之间的形态学谱系，具体取决于其间质成分是温和的还是明显肉瘤样的。

叶状肿瘤占全部乳腺原发性肿瘤的 0.3%～1%。好发于中年妇女，发病年龄平均 40～50 岁，较纤维腺瘤的发病年龄约晚 15～20 岁。叶状肿瘤很少见于青春期少女。恶性叶状肿瘤较良性叶状肿瘤年长 2～5 岁。高度恶性的叶状肿瘤可发生远处转移。但幸运的是这种转移很少发生，少于 5% 的叶状肿瘤可发生远处转移。如发生转移可转移至几乎所有的内脏器官，但肺和骨骼是最常见的转移部位，多为血行转移。腋窝淋巴结转移罕见。良、恶性叶状肿瘤均可复发。局部复发多于诊断后 2～3 年内发生，而死亡多发生于 5～8 年内。肿瘤有时还直接侵犯胸壁，造成纵隔受压。全部叶状肿瘤的平均复发率为 21%，其中良性、交界性和恶性叶状肿瘤的局部复发率分别为 10%～17%、14%～25% 和 23%～30%。术后局部复发与边缘切除宽度密切相关。

叶状肿瘤通常为单侧、质硬、无痛性的乳腺包块，许多患者的乳腺肿瘤持续迅速生长，也有些患者长期稳定的乳腺结节突然急剧增大。大的肿瘤＞10cm，可造成皮肤紧绷伴浅表静脉曲张，但溃疡少见。借助影像学检查，2～3cm 大小的叶状肿瘤越来越多的被检测出来，但叶状肿瘤的平均大小为 4～5cm。由于肿瘤自发梗死而致的乳头血性溢液也有报道。多灶性或双侧病变很少见。影像学检查通常为圆形、边界清晰、含裂隙或囊腔的包块，有时伴粗糙的钙化灶。

二、超声检查所见

（一）灰阶超声

1. 肿块大小　肿块的平均大小为 4～5cm。

2. 肿块表面皮肤　肿块表面皮肤变薄。因为肿块过大时可使表面的皮肤因受压而变薄。

3. 肿块形态　肿块最多见的形态为不规则形，呈分叶状。

4. 肿块边缘　肿块边缘不光整（图 21-24-1），因为恶性叶状肿瘤呈浸润性生长（图 21-24-2）；肿块部分区域边缘与周围组织有清晰分界，因为肿瘤部分区域被致密、受压的正常腺体形成的假包膜包绕。

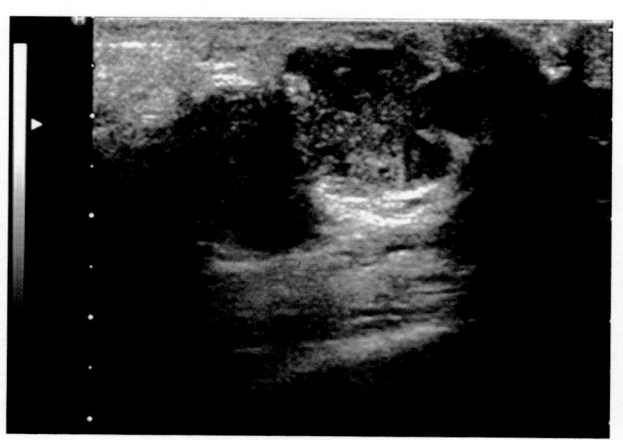

肿块形态不规则，呈分叶状，边缘不光整，内部回声分布不均匀，见多个大小不等的囊性无回声

图 21-24-1　恶性叶状肿瘤灰阶图

5. 肿块内部回声　肿块内部回声分布不均匀，常见多个大小不等的囊性无回声区。因为肿瘤内出现囊性变是叶状肿瘤的特点，囊内含清亮液、血性液或胶冻状物。肿块内部有时可见钙

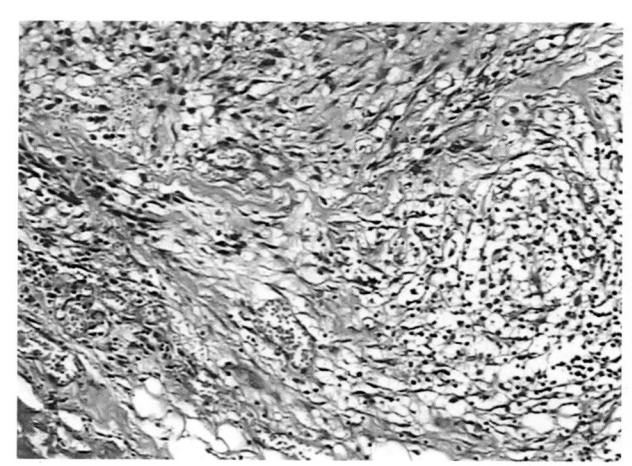

肿瘤部分区域向脂肪组织浸润

图 21-24-2　恶性叶状肿瘤病理 3.0cm × 2.0cm × 2.0cm，HE 染色×100

化灶。

6. 肿块后方回声　大部分肿块后方回声增强。

（二）彩色多普勒超声

肿块血流信号以Ⅱ级～Ⅲ级多见，肿块内部血管大都走行不规则，粗细不一（图 21-24-3）。肿块内部静脉曲张，静脉血流信号丰富。

（三）弹性成像

超声弹性成像评分以 4 分和 3 分多见（图 21-24-4），存在一定的假阴性。

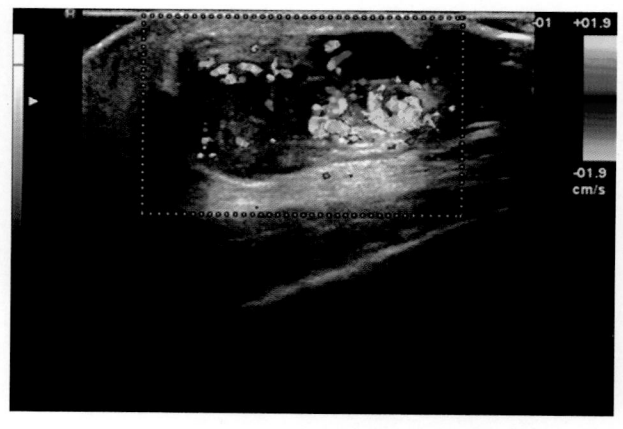

血流信号Ⅱ级，血管走行不规则，粗细不一声像图

图 21-24-3　恶性叶状肿瘤彩超图

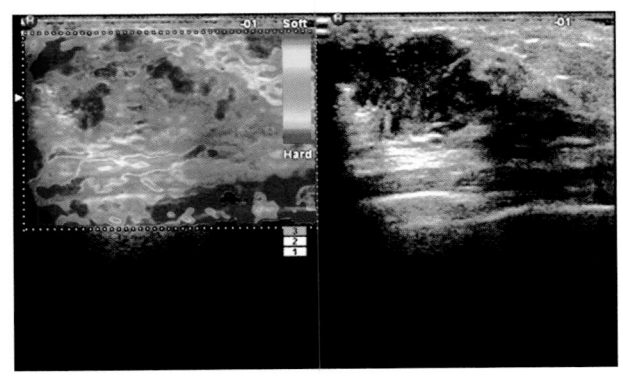

图 21-24-4 恶性叶状肿瘤超声弹性成像评分 3 分
（改良 5 分评分标准）

三、诊断思维及临床价值

文献报道叶状肿瘤的生物学行为难以预测，组织学分类与临床过程及影像学表现具有非相关性，术前诊断率低，临床、影像检查及细针穿刺细胞学检查都很难鉴别良、恶性叶状肿瘤或与纤维腺瘤区别，有相当多患者的肿块切除包含着诊断性活检的意图。

超声检查在灰阶超声及彩色多普勒超声方面具有一定的特异性，皮肤变薄、肿块内部囊性无回声区及肿块内部静脉曲张是乳腺叶状肿瘤诊断的重要指标，不仅能提高乳腺叶状肿瘤的诊断准确性，而且对治疗方案的选择具有重要指导意义。

超声检查在弹性成像方面存在一定的假阴性，主要原因在于肿块内出现囊性变是叶状肿瘤的特点，囊肿内含清亮液、血性液或胶冻状物，肿瘤硬度偏低，致使弹性成像评分偏低而漏诊。

超声检查很难鉴别良性、交界性和恶性叶状肿瘤，但恶性叶状肿瘤与良性、交界性叶状肿瘤相比较，更容易出现边缘不光整，因为恶性叶状肿瘤呈浸润性生长，而不是向周围组织挤压性生长。恶性叶状肿瘤与纤维腺瘤超声鉴别要点：

1. 发病年龄　叶状肿瘤好发于中年妇女，发病年龄平均 40～50 岁，较纤维腺瘤的发病年龄约晚 15～20 岁。

2. 生长速度　恶性叶状肿瘤生长可以较为迅速；而纤维腺瘤生长较为缓慢。

3. 皮肤　叶状肿瘤过大可使表面的皮肤因受

压而变薄，病期较晚的叶状肿瘤患者可出现皮肤的溃疡和迁延不愈的伤口；而纤维腺瘤无此改变。

4. 肿块边缘　恶性叶状肿瘤边缘不光整，因为肿瘤呈浸润性生长。肿块部分区域边缘与周围组织有清晰分界，因为肿瘤部分区域被致密、受压的正常腺体形成的假包膜包绕；而大多数纤维腺瘤边缘光整，可见纤细、光滑、均匀的包膜回声。

5. 肿块内部小囊性无回声区　Yilmaz 等报道肿块内出现囊性变是叶状肿瘤的特点，囊内含清亮液、血性液或胶冻状物；而纤维腺瘤内部很少出现囊性无回声区。

6. 肿块内部静脉曲张　恶性叶状肿瘤有短期迅速长大的特点，常对周围组织造成挤压。静脉壁薄容易出现管腔狭窄，引起静脉回流障碍，肿瘤内部静脉曲张；而纤维腺瘤无此改变。

7. 血流信号　恶性叶状肿瘤血流信号以 Ⅱ 级～Ⅲ 级多见；而纤维腺瘤血流信号以 0 级～Ⅰ 级多见。恶性叶状肿瘤内部血管大都走行不规则，粗细不一；而纤维腺瘤内部血管大都走行自然、规则。

（严松莉）

参考文献

[1] Guerrero MA, Ballard BR, Grau AM. Malignant phyllodes tumor of the breast: review of the literature and case report of stromal overgrowth. Surg Oncol, 2003 Jul, 12（1）: 27-37.

[2] Elsheikh A, Keramopoulos A, Lazaris D, et al. Breast tumors during adolescence. Eur J Gynaecol Oncol, 2000, 21（4）: 408-10.

[3] Chaney AW, Pollack A, McNeese MD, et al. Primary treatment of cystosarcoma phyllodes of the breast. Cancer, 2000 Oct 1, 89（7）: 1502-11.

[4] Barth RJ Jr. Histologic features predict local recurrence after breast conserving therapy of phyllodes tumors. Breast Cancer Res Treat, 1999 Oct, 57（3）: 291-5.

[5] Bartoli C, Zurrida S, Veronesi P, et al. Small sized phyllodes tumor of the breast. Eur J Surg Oncol, 1990 Jun, 16（3）: 215-219.

[6] Millar EK, Beretov J, Marr P, et al. Malignant phyllodes tumours of the breast display increased stromal p53 protein expression. Histopathology, 1999 Jun, 34（6）: 491-496.

[7] Reinfuss M, Mitus J, Duda K, et al. The treatment and prognosis of patients with phyllodes tumor of the breast: an analysis of 170 cases. Cancer, 1996 Mar 1, 77（5）:

[8] Chua CL, Thomas A, Ng BK. Cystosarcoma phyllodes: a review of surgical options. Surgery, 1989 Feb, 105 (2 Pt 1): 141-147.

[9] Liberman L, Bonaccio E, Hamele-Bena D, et al. Benign and malignant phyllodes tumors: mammographic and sonographic findings. Radiology, 1996 Jan, 198 (1): 121-124.

[10] Jorge Blanco A, Vargas Serrano B, Rodríguez Romero R, et al. Phyllodes tumors of the breast. Eur Radiol, 1999, 9 (2): 356-360.

[11] Reinfuss M, Mitus J, Smolak K, et al. Malignant phyllodes tumours of the breast. A clinical and pathological analysis of 55 cases. Eur J Cancer, 1993, 29A (9): 1252-1256.

[12] 严松莉, 唐旭平, 曹亚丽. 超声在乳腺叶状肿瘤和纤维腺瘤鉴别诊断中的价值. 中华超声影像学杂志, 2006, 15 (3): 202-204.

[13] Chao TC, Lo YF, Chen SC, et al. Sonographic features of phyllodes tumors of the breast. Ultrasound Obstet Gynecol, 2002 Jul, 20 (1): 64-71.

[14] Yilmaz E, Sal S, Lebe B. Differentiation of phyllodes tumors versus fibroadenomas. Acta Radiol, 2002 Jan, 43 (1): 34-39.

第二十五节 乳腺肉瘤

一、乳腺血管肉瘤

(一) 病理及临床概要

乳腺血管肉瘤是由具有血管内皮细胞特征的肿瘤细胞构成的恶性肿瘤。乳腺血管肉瘤可分为以下亚型:

1. 乳腺主质内原发性血管肉瘤。

2. 患侧乳腺根治术并发淋巴水肿后,上肢皮肤和软组织的继发性血管肉瘤——S—T综合征。

3. 乳腺根治术并局部放疗后,胸壁和皮肤的继发性血管肉瘤。

4. 乳腺保守治疗并放疗后,皮肤或乳腺主质或两者均继发血管肉瘤。

乳腺原发性血管肉瘤罕见,但却是乳腺第二常见的恶性间叶性肿瘤,仅次于高级别/恶性叶状肿瘤,其发病率约占所有原发性乳腺恶性肿瘤的0.05%。

乳腺继发性血管肉瘤的发病率自20世纪80年代末以来显著增加,反映出乳腺癌保乳手术加术后放疗治疗的流行趋势。血管肉瘤是乳腺最常见的放射相关性肉瘤。

乳腺实质的原发性血管肉瘤几乎均发生于15~75岁(中位年龄40岁)的女性,仅极少数发生于男性。肿块多位于乳房深部,常延伸至皮肤,但极少累及胸大肌。通常表现为无痛性肿块。约12%的患者表现为乳房弥漫性增大。当肿瘤累及被覆皮肤时,皮肤颜色变为红蓝相间。少数病例为双侧发病。文献报道影像学检查对诊断无明显帮助。除高分化血管肉瘤(Ⅰ级)外,大多数乳腺血管肉瘤是致死性的。血管肉瘤主要转移至肺、皮肤、骨和肝脏,腋窝淋巴结极少转移,放疗和化疗效果不佳。

(二) 超声检查所见

1. 灰阶超声

(1) 肿块大小:肿块大小1~25cm不等,平均5cm。

(2) 肿块位置:肿块多位于乳房深部,常延伸至皮肤,但极少累及胸大肌。

(3) 肿块形态:大多数肿块呈不规则形,部分肿块呈非平行位。

(4) 肿块边缘:肿块边缘不光整。肿块部分区域边缘模糊,因为少许瘤细胞向周围组织扩散;肿块部分区域边缘与周围组织有清晰分界,因为肿瘤引发了周围的纤维组织反应。

(5) 肿块内部回声:内部回声分布不均匀,可见弥漫分布的众多大小不等的无回声(图21-25-1)。因为肿瘤由互相沟通的血管构成(图21-25-2),血管腔大,充满红细胞,瘤体内可见出血、坏死灶(图21-25-3)。

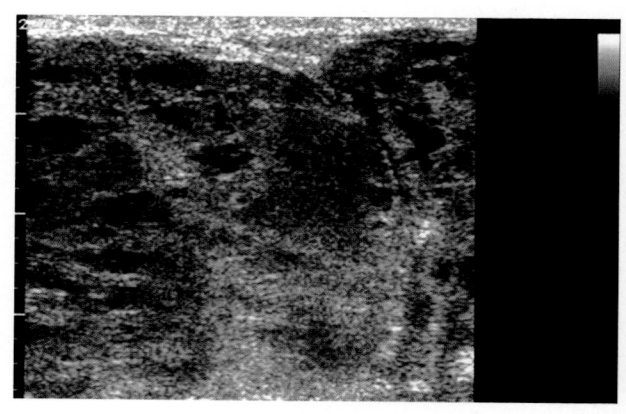

肿块形态不规则,呈分叶状,内部回声分布不均匀,见众多大小不等的无回声

图21-25-1 乳腺血管肉瘤灰阶图

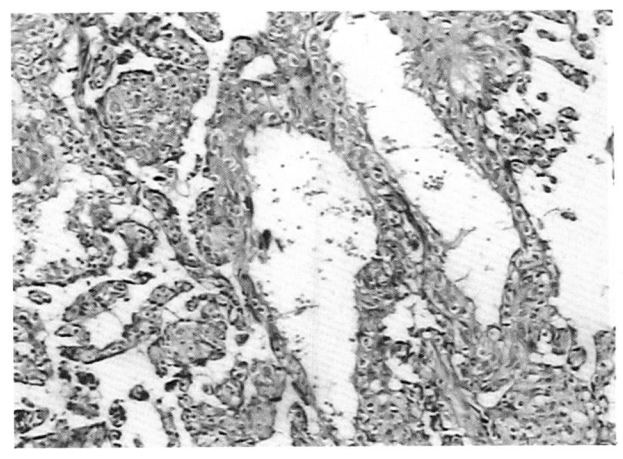

肿瘤由互相沟通的血管构成

图 21-25-2　乳腺血管肉瘤病理 11cm×10cm×4.0cm，HE 染色　×100

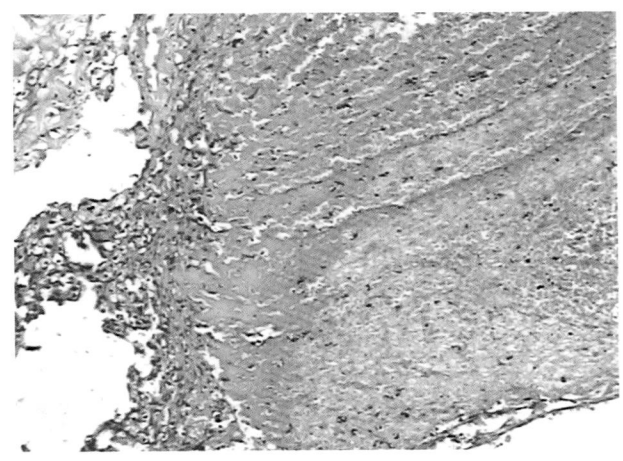

瘤体内大片出血，并可见局灶性坏死区

图 21-25-3　乳腺血管肉瘤病理，11cm×10cm×4.0cm，HE 染色×100

（6）肿块后方回声：后方回声增强。

2. 彩色多普勒超声　肿块血流信号以Ⅱ级～Ⅲ级多见，肿块内部血管大都走行不规则，粗细不一（图 21-25-4）。

3. 弹性成像　超声弹性成像评分以 3 分多见，存在一定的假阴性。

（三）诊断思维及临床价值

超声检查在灰阶超声及彩色多普勒超声方面具有一定的特异性。病灶内部弥漫分布的众多大小不等的无回声区，以及丰富、紊乱的血流信号成为超声诊断乳腺血管肉瘤的重要特征。

但超声检查在弹性成像方面存在一定的假阴

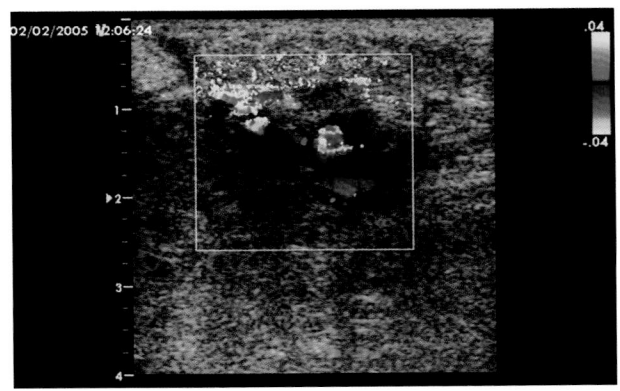

血流信号Ⅱ级，血管走行不规则，粗细不一声像图

图 21-25-4　乳腺血管肉瘤彩超图

性，主要原因在于乳腺血管肉瘤由互相吻合的血管构成，血管腔大，充满红细胞，瘤体内有出血及坏死。肿瘤质软，致使弹性成像评分偏低而漏诊。

二、乳腺脂肪肉瘤

（一）病理及临床概要

脂肪肉瘤是一种显示单纯脂肪细胞分化的软组织恶性肿瘤。乳腺原发性脂肪肉瘤非常罕见。较常见的是恶性叶状肿瘤中出现异源性的脂肪肉瘤分化。文献报道的脂肪肉瘤约占乳腺所有肉瘤的 5%～10%。乳腺脂肪肉瘤主要发生于 19～76 岁的女性（平均 47 岁），极少见于男性，罕见双侧发病。乳腺癌放疗后发生脂肪肉瘤的病例也有报道。乳腺脂肪肉瘤可复发、转移，未见腋窝淋巴结转移的报道。文献报道 24% 死亡，6% 复发，70% 无复发。乳腺脂肪肉瘤通常境界清楚，约 1/3 具有浸润性边界。具最大宗病例研究报道，单纯性脂肪肉瘤的平均大小为 8cm（范围 3～19cm）。患者最常见的表现为缓慢增大的肿块，有时伴有疼痛，一般无皮肤改变及腋窝淋巴结肿大。

（二）超声检查所见

1. 灰阶超声

（1）肿块大小：肿块平均大小为 8cm（范围 3～19cm）。

（2）肿块形态：大多数肿块呈椭圆形。

（3）肿块边缘：肿块边缘模糊，因为肿瘤部分区域有浸润性边缘。

（4）肿块内部回声：内部回声分布不均匀，以高回声为主，可见少许无回声（图 21-25-5），因为肿瘤内部可出现出血、坏死，并可发生囊性变（图 21-25-6）。

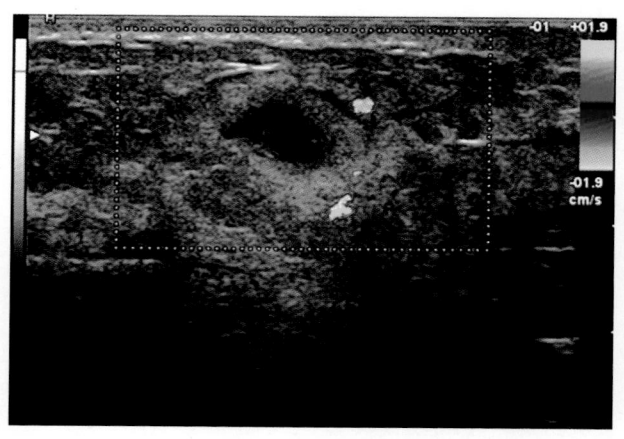

血流信号Ⅱ级，血管走行不规则，粗细不一声像图

图 21-25-7　乳腺脂肪肉瘤彩超图

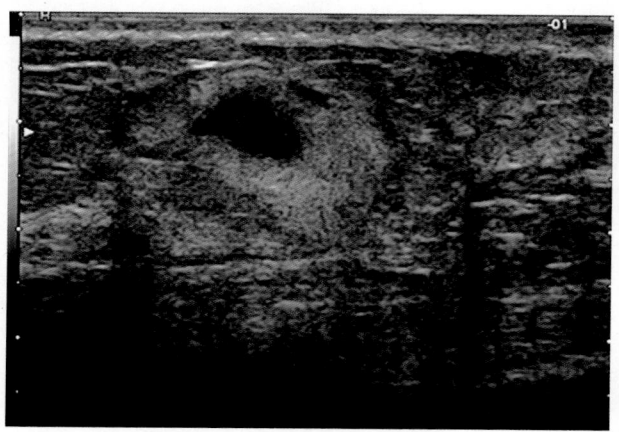

肿块形态规则，边缘模糊，内部回声分布不均匀，以高回声为主，可见少许无回声

图 21-25-5　乳腺脂肪肉瘤灰阶图

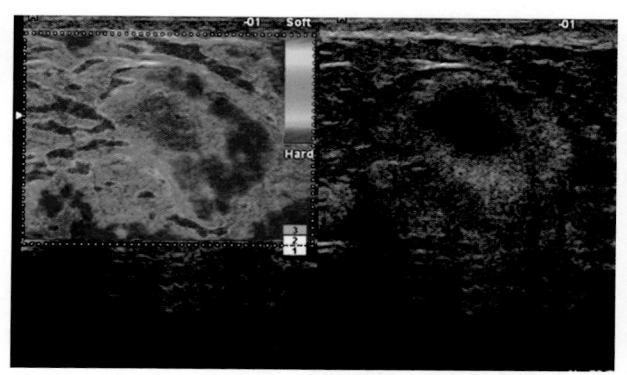

图 21-25-8　乳腺脂肪肉瘤超声弹性成像评分 3 分
（改良 5 分评分标准）

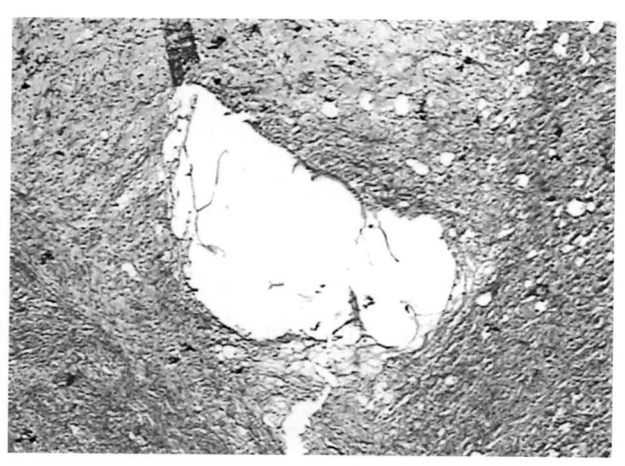

肿瘤内部囊性变

图 21-25-6　乳腺脂肪肉瘤病理 1.5cm × 1.2cm × 1.0cm，HE 染色×40

（5）肿块后方回声：肿块后方回声增强。

2. 彩色多普勒超声　肿块血流信号以Ⅱ级多见，肿块内部血管大都走行不规则，粗细不一（图 21-25-7）。

3. 弹性成像　超声弹性成像评分以 3 分多见，存在一定的假阴性（图 21-25-8）。

（三）诊断思维及临床价值

乳腺脂肪肉瘤最常表现为缓慢增大的肿块，有时伴有疼痛，质较软，境界清晰，临床及影像学检查诊断率均较低。超声检查在灰阶超声及彩色多普勒超声方面具有一定的特异性。但在弹性成像方面存在一定的假阴性，主要原因在于乳腺脂肪肉瘤质较软，并可出现出血、坏死和/或囊性变，致使弹性成像评分偏低而漏诊。

乳腺脂肪肉瘤易与脂肪瘤混淆，超声鉴别要点：

1. 大小　乳腺脂肪肉瘤平均大小为 8cm（范围 3~19cm）；而脂肪瘤通常小于 5cm。

2. 边缘　乳腺脂肪肉瘤边缘模糊，因为肿瘤部分区域有浸润性边缘；而脂肪瘤边缘光整，有纤细、光滑、均匀的包膜回声。

3. 内部回声　乳腺脂肪肉瘤内部回声分布不均匀，以高回声为主，可见少许无回声；而大多数脂肪瘤内部回声分布均匀，呈高回声。少数脂肪瘤内部回声分布不均匀，在等回声中见带状高回声，但不会出现无回声。

4. 血流信号　乳腺脂肪肉瘤血流信号以Ⅱ级多见；而脂肪瘤血流信号以0级～Ⅰ级多见。乳腺脂肪肉瘤内部血管大都走行不规则，粗细不一；而脂肪瘤内部血管大都走行自然、规则。

（严松莉）

参考文献

[1] Cozen W，Bernstein L，Wang F，et al. The risk of angiosarcoma following primary breast cancer. Br J Cancer, 1999 Oct，81（3）：532-536.

[2] Liberman L，Dershaw DD，Kaufman RJ，et al. Angiosarcoma of the breast. Radiology，1992 Jun，183（3）：649-654.

[3] Cancellieri A，Eusebi V，Mambelli V，et al. Well-differentiated angiosarcoma of the skin following radiotherapy. Report of two cases. Pathol Res Pract，1991 Mar，187（2-3）：301-306.

[4] Marchal C，Weber B，de Lafontan B，et al. Nine breast angiosarcomas after conservative treatment for breast carcinoma：a survey from French comprehensive Cancer Centers. Int J Radiat Oncol Biol Phys，1999 Apr 1，44（1）：113-119.

[5] Sloane JP，Mayersmm. Carcinoma and atypical hyperplasia in radial scars and complex sclerosing lesions：importance of lesion size and patient age. Histopathology，1993 Sep，23（3）：225-231.

[6] Arbabi L，Warhol MJ. Pleomorphic liposarcoma following radiotherapy for breast carcinoma. Cancer，1982 Mar 1，49（5）：878-80.

[7] Austin RM，Dupree WB. Liposarcoma of the breast：a clinicopathologic study of 20 cases. Hum Pathol，1986 Sep，17（9）：906-13.

[8] Vivian JB，Tan EG，Frayne JR，Waters ED. Bilateral liposarcoma of the breast. Aust N Z J Surg，1993 Aug，63（8）：658-9.

第二十六节　男性乳腺癌

一、病理及临床概要

男性乳腺癌是一种罕见的恶性上皮肿瘤，形态学上与女性乳腺癌相同。原位癌和浸润性癌均可发生，比例大约为1：25。男性乳腺癌大约占所有乳腺癌患者的1％，女、男乳腺癌的比例大约为100：1。男性乳腺癌发病年龄在8～92岁，中位年龄为67岁，很少见于30岁以下。男性乳腺癌的发病年龄一般比女性乳腺癌晚10年。由于患者及医师警惕性低，男性乳腺癌的诊断常被延误，诊断时往往病期较晚。一般认为，男性乳腺癌的预后比女性差。男性乳腺癌每年的死亡率占因癌症死亡率的不到1％。大多数男性乳腺体位于乳晕区，因此男性乳腺癌典型表现为乳晕区无痛性肿块，乳房外上象限是第二个易发部位。男性乳腺癌多发生于左侧乳房，双侧男性乳腺癌非常少见（＜1％）。乳头溢液不常见，而血性溢液与男性乳腺癌有关。其他的临床表现还有乳头回缩，乳头或皮肤溃疡，肿块与皮肤或肌肉固定，腋窝淋巴结肿大和少见的乳头派杰病等。

二、超声检查所见

（一）灰阶超声

1. 肿块位置　肿块多发生于左侧乳房。大多数肿块位于乳晕区，乳房外上象限是第二个易发部位。

2. 肿块形态　最多见的形态为不规则形，部分肿块呈非平行位。

3. 肿块边缘　大部分肿块边缘不光整，可出现模糊、成角（图21-26-1、图21-26-2）、微小分叶或毛刺。

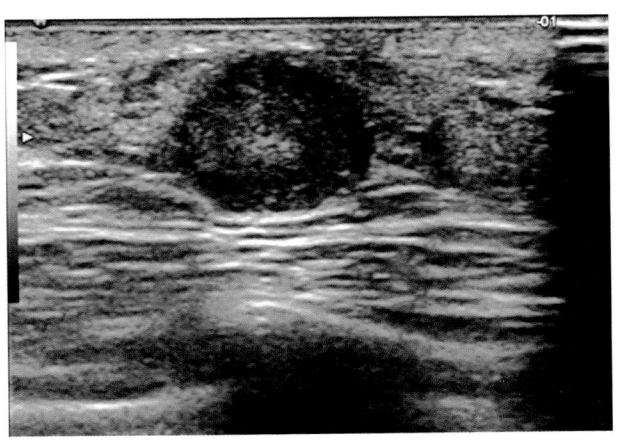

肿块形态不规则边缘模糊，成角内部呈低回声，分布不均匀，见无回声

图21-26-1　男性乳腺癌灰阶图

4. 肿块内部回声　肿块内部呈低回声，分布不均匀。组织出血、坏死和/或发生囊性变时可出

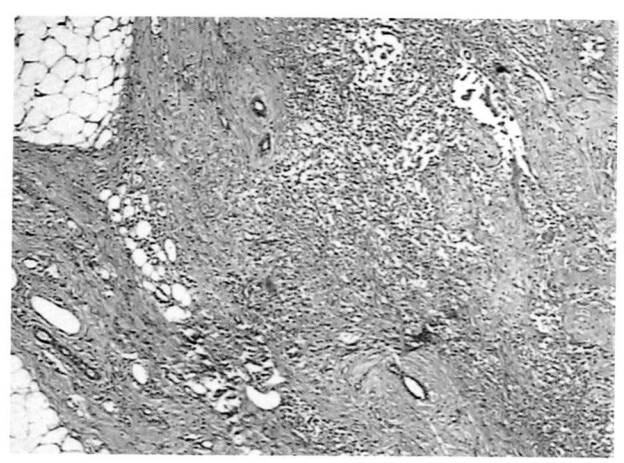

肿瘤少部分区域边界不清，癌细胞呈蟹足样向周围组织扩散

图 21-26-2 男性乳腺癌病理 3.0cm×2.0cm×1.0cm, HE 染色 ×40

现无回声。可见微钙化灶，呈沙粒状或簇状分布。

5.肿块后方回声 肿块后方回声可表现为衰减、不衰减、增强及侧方声影等几种形式。这主要是由于肿块内的组织结构、声阻抗差和组织对声波吸收的程度不同所致。

6.淋巴结 可出现同侧腋窝淋巴结肿大。

（二）彩色多普勒超声

肿块血流信号以Ⅱ级～Ⅲ级多见，肿块内部血管大都走行不规则，粗细不一（图21-26-3）。

（三）弹性成像

超声弹性成像评分以4分和5分多见（图21-26-4）。

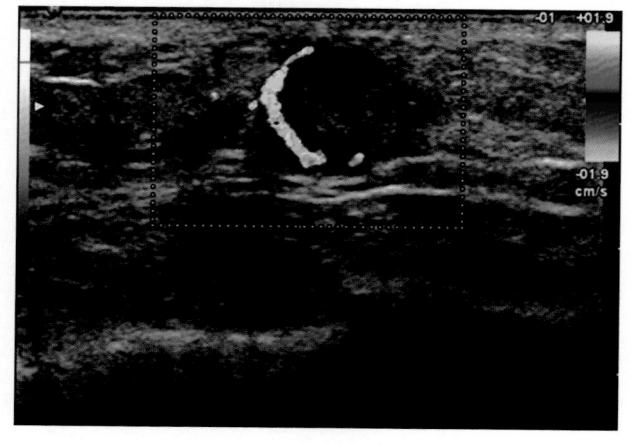

血流信号Ⅲ级，血管走行不规则，粗细不一声像图

图 21-26-3 男性乳腺癌彩超图

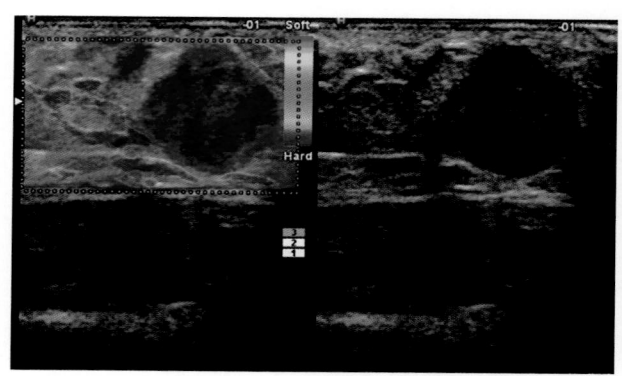

图 21-26-4 男性乳腺癌超声弹性成像评分4分（改良5分评分标准）

三、诊断思维及临床价值

男性乳腺癌患者因乳腺组织较少，乳腺癌与乳头和皮肤密切接近，肿瘤很容易在皮肤、淋巴管播散，故提高对男性乳腺癌的认识及诊断水平至关重要。凡中老年男性乳腺出现肿块，质地硬，边界不清，或伴有乳头回缩、糜烂，乳房皮肤改变，不管有无腋窝淋巴结肿大，均应排除癌的可能性。

男性乳腺癌应与乳房良性肿瘤鉴别。男性良性肿瘤甚少见，主要是生长于该部位的脂肪瘤、表皮样囊肿、纤维腺瘤等。鉴别要点：

1.临床触诊 男性良性肿瘤质地软或中等，边界清晰，活动性好；而乳腺癌触诊质地偏硬，边界不清，活动性差。

2.超声检查 男性良性肿瘤边缘光整，多可见纤细、光滑、均匀的包膜回声，血流信号多为0级～Ⅰ级，无腋窝淋巴结肿大；而大多数乳腺癌边缘不光整，可出现模糊、成角、微小分叶或毛刺，血流信号多为Ⅱ级～Ⅲ级，可出现腋窝淋巴结肿大。

男性乳腺癌容易与男性乳腺发育混淆，超声鉴别要点：

1.临床触诊 男性乳腺发育质地软，边界清晰，活动性好；而乳腺癌触诊质地偏硬，边界不清，活动性差。

2.超声检查 男性乳腺发育在乳房区见腺体回声，一般不会出现低回声结节，血流信号不丰富，无腋窝淋巴结肿大；而乳腺癌会出现边缘不光整的低回声结节，血流信号多较丰富，可出现腋窝淋巴结肿大。

（严松莉）

参考文献

[1] Donegan WL, Redlich PN, Lang PJ, Gall MT. Carcinoma of the breast in males: a multiinstitutional survey. Cancer, 1998 Aug 1, 83 (3): 498-509.

[2] Donegan WL, Redlich PN. Breast cancer in men. Surg Clin North Am, 1996 Apr, 76 (2): 343-63.

[3] 严松莉. 乳腺超声与病理. 北京: 人民卫生出版社, 2009: 105.

第二十七节 乳腺癌前病变及乳腺癌的早期诊断

一、病理及临床概要

随着超声和X线影像学检查的普遍开展，越来越多的无症状的乳腺病变被发现，其中相当一部分病变临床医生触诊也无法发现。在该类触诊不清乳腺病变中，约有9%～42%是乳腺癌。和传统的触诊发现的乳腺癌相比，该类乳腺癌病变直径更小，0期、Ⅰ期乳腺癌的比例明显升高可接近80%，同时导管原位癌的比例明显增高，可达30%～42%。因此，通过超声和X线影像学检查，可发现更多的早期浸润性癌及非浸润性癌，从而达到早期治疗、改善预后的目的。

导管内增生性病变是发生于终末导管小叶单位的一组增生病变。可分为3类：普通型导管增生，非典型导管增生和导管原位癌。导管内增生性病变发生浸润癌的危险性增大，但是其相关程度有很大差异。普通型导管增生通常不认为是癌前病变，但是长期随访提示有轻度发生浸润癌的危险性；非典型导管增生具有发生浸润性乳腺癌的中度危险性；导管原位癌发生浸润性乳腺癌的危险性明显增高至8～11倍。

小叶瘤变（lobular neoplasia），又称小叶原位癌，指发生于终末导管小叶单位的上皮异型增生的总称。小叶瘤变是随后发生浸润癌的危险因素和前驱病变，其相对危险性是无小叶瘤变的6.9～12倍。目前提倡对小叶瘤变患者进行终生随访。

随着X线和超声检查的广泛应用，越来越多的非典型增生和低级别导管原位癌被发现。临床证据显示，导管原位癌本身并不是威胁生命的疾病，局部完整切除可达到满意的治疗效果。其死亡主要是最初诊断时没有发现浸润癌，或残留的导管原位癌发展成浸润癌，或乳腺其他部位发生浸润癌。因此，为避免临床过度治疗，WHO工作小组一些成员建议，用导管内上皮瘤变（DIN）替代传统术语，保留"癌"用来指代浸润性肿瘤。

二、超声临床检查所见

根据超声声像图表现可将乳腺癌分成两大类：肿块型及非肿块型。

1. 肿块型 肿块是最常见的乳腺癌典型超声表现。在这些病灶中，"形态不规则"是最为常见的表现，对检出乳腺癌价值最大。但是应该注意的是：这种形态改变从轻微到典型，呈现为一连续变化的谱，良恶性病变在形态上有重叠。尤其是对一些早期乳腺癌来说，形态改变不显著，必须进行多角度观察，努力寻找病灶潜在的各种恶性声像图征象加以分析诊断。而其他征象，包括肿块边界、回声、纵横比等，在早期乳腺癌中出现频率并不高，诊断乳腺癌的敏感性较差。因此必须注重肿块的形态改变，并强调多种征象联合应用，以提高早期乳腺癌的检查率。通常，一个乳腺癌病灶会同时具备3～5项不同的恶性声像图征象。

部分良性病变也可出现肿块形态不规则、边界不清、后方回声衰减或纵横比大于1的征象，而被可疑恶性（图21-27-1）。这些良性病变既可包括部分癌病变，也包括常见的良性病变，如纤维腺瘤、导管内乳头状瘤、慢性炎症等。对于鉴别诊断困难的病例，应积极活检。

2. 非肿块型 该类型的乳腺癌没有明显占位效应，常见的表现包括导管扩张和局部腺体结构紊乱。结构紊乱指病灶所在区域正常的导管小叶结构消失，病灶沿导管方向生长，回声与周围组织回声相近，内多伴有点状强回声（钙化灶）（图21-27-2）。该类型的乳腺癌最常见于导管内癌尤其是低分化的导管原位癌（粉刺癌）。当邻近组织合并有良性增生性病变时，超声更容易漏诊或低估病变。通过采取沿导管长轴的放射状切面扫查，可以更好地观察扩张导管的形态、内部有无不规则的微小钙化，对可疑患者应进一步行 X 线乳房检查以避免漏诊。

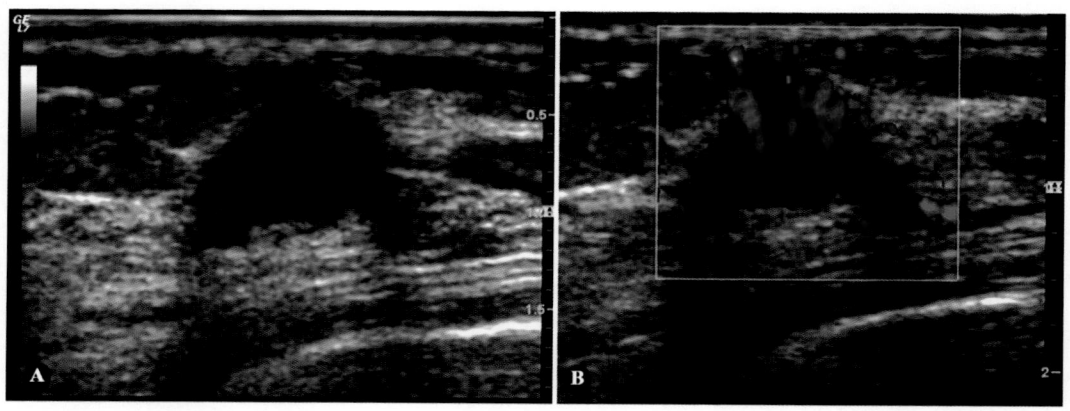

女性，31 岁，超声查体发现左乳外下象限实性结节。A. 肿块形态不规则、边界模糊、纵横比大于 1。B. 彩色多普勒血流显像显示不规则血流穿入病灶内部。术前超声诊断：左乳外下象限实性结节，恶性不除外（BI-RADS 4 级）。术后病理诊断：乳腺腺病及导管内乳头状瘤，导管上皮增生

图 21-27-1　乳腺腺病及导管内乳头状瘤，导管上皮增生

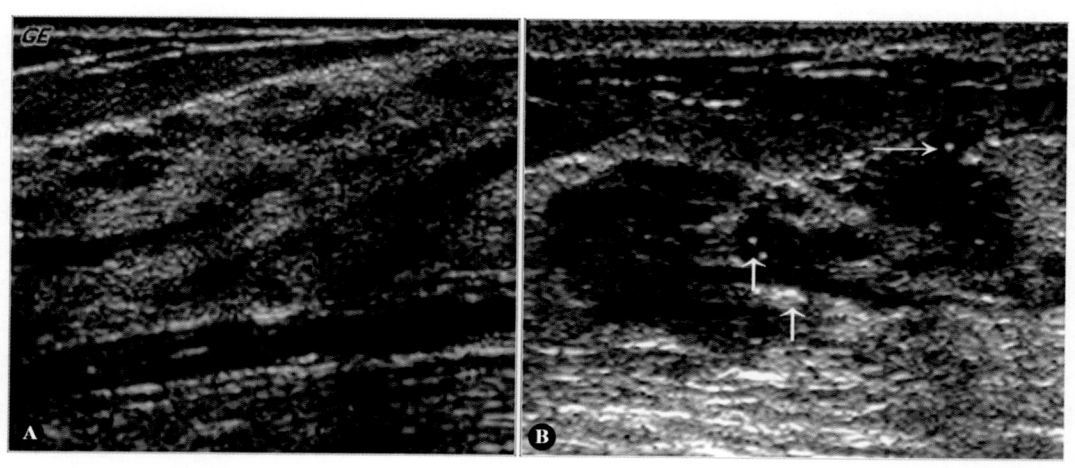

A. 正常乳腺。可见正常走行的低回声导管、小叶结构。B. 超声显示病灶所在区域正常的导管小叶结构消失，回声与周围组织回声相近，内有多数点状钙化灶（白色箭头所示）

图 21-27-2　导管原位癌

在导管原位癌中，尤其是中高级别的导管原位癌往往有导管内坏死，在此基础上形成钙化。X 线可敏感地识别钙化，恶性钙化包括簇状微小钙化、线状或分支状等。由于钙化有时是早期癌的唯一表现，乳腺 X 线检查是发现导管原位癌的最重要方式。在开展乳腺 X 线筛查的国家，绝大多数的导管原位癌（＞85%）是影像学诊断的，仅有约 10% 的患者有临床症状，5% 因其他病变而偶然发现。

由于超声识别钙化的能力较差，当钙化位于肿块内部时容易识别。如果肿瘤未形成局限性的肿块，而仅表现为局灶点状强回声时，超声容易漏诊。因此，对于乳腺癌的高危人群，尤其是围绝经期的妇女应该强调联合应用 X 线和超声，以减少漏诊。

三、诊断思维及临床价值

1. 早期乳腺癌的超声声像图有特殊性

以往强调的经典的乳腺癌表现为形态不规则、伴有毛刺、后方衰减的肿块，但是这仅是一部分

浸润性乳腺癌的表现，相当一部分早期乳腺癌的超声表现与之不同。这主要与早期乳腺癌的病理构成和病灶较小有关。早期乳腺癌中导管原位癌所占比例高，部分研究中导管原位癌的比例可高达40%。导管原位癌的超声主要表现为肿块型或导管结构紊乱型。由于导管原位癌尚未发生浸润，因此肿块不会出现毛刺、强回声晕等浸润的边界特征，多表现为小分叶状的肿块、导管扩张伴钙化或局部结构紊乱。早期乳腺癌中"形态不规则"是最为常见的表现，但是边界特征差异较大，边界模糊、成角、小分叶、毛刺的出现比例类似，因而敏感性欠佳；同时部分早期浸润性癌病灶较小彩色多普勒血流显像往往不能显示血流，或仅显示少量血流。

2. 标准化的乳腺病变超声诊断和处理原则

2004年北美放射学会提出的第4版的乳腺影像报告和数据系统（breast imaging reporting and data system，BI-RADS），为乳腺病变的诊断标准化提供了一个很好的思路，值得借鉴。在该标准中，根据乳腺病灶声像图的表现，将最终超声诊断分类为以下：

①BI-RADS 0级：超声检查不足以做出诊断，需要其他影像学检查进一步评价。多数情况，超声检查可明确诊断。但是有时可能需要其他影像学进一步检查，如乳腺癌局部切除、放疗术后鉴别瘢痕和复发癌，如超声和X线均无特异性表现，需要MRI。如需与既往结果对比才能诊断，可归为此类。

②BI-RADS 1级阴性：超声检查未见异常表现。

③BI-RADS 2级（良性）：单纯性囊肿、脂肪瘤、淋巴结结构。这类病变有特征性的声像图表现，超声检查可以确定诊断，不必切除活检。

④BI-RADS 3级（良性可能性大）：具备典型良性征象的病灶，包括：圆形或椭圆形、边界清晰的实性肿块（最可能是纤维腺瘤），复杂性囊肿（complicated cysts）和成簇微囊肿（clustered microcysts）。这组患者乳腺癌的发生率小于2%，由于乳腺癌的实际发生率很低，可采取随访的方式代替有创的活检。通常采用的随访方式是：6个月、12个月、18个月和24月，若病灶无明显变化，则该病灶可归为BI-RADS 2级，同时患者归为常规检查人群，每1年检查乳腺一次。

⑤BI-RADS 4级（恶性不除外）：不具备纤维腺瘤全部征象的实性肿块，或者具备恶性征象的实性肿块可归为此级。这一级病灶中，癌症可能性为中等程度，为3%～94%，需要活检。

⑥BI-RADS 5级（恶性可能性大）：几乎可以肯定的恶性，该类的病变恶性可能性可达95%甚至更高，因此应予立即治疗。

⑦BI-RADS 6级（经穿刺证实的恶性肿瘤）：已通过穿刺活检，病理组织学诊断为恶性的病变。

（朱庆莉　姜玉新）

第二十八节　弹性成像在乳腺良恶性疾病诊断与鉴别诊断中的价值

自1991年Ophir等人提出超声弹性成像（ultrasounic elastography，UE）概念以来，超声弹性成像技术得到了迅猛发展并为临床医师广泛关注，已成为医学超声成像的一个研究热点，尤其在乳腺疾病良恶性鉴别诊断中提供了有价值的诊断信息。

一、超声弹性成像基本原理

详见本书第八章第二节。

二、乳腺超声弹性成像检查方法

详见本书第八章第三节。

三、超声弹性成像在乳腺良恶性疾病诊断与鉴别诊断中的价值

1998年，Krouskop等报道乳腺内不同组织的弹性系数各不相同，从大到小为浸润性导管癌＞非浸润性导管癌＞乳腺纤维化＞乳腺腺体＞脂肪组织，从而奠定了乳腺超声弹性成像的应用基础。

日本Itoh等首先将应变超声弹性成像技术应

用于乳腺疾病的鉴别诊断，提出了超声弹性成像乳腺组织硬度分级 5 分法，并采用超声弹性成像评分≥4 分诊断为恶性，≤3 分诊断为良性，通过对 59 例良性和 52 例恶性乳腺肿块的超声弹性成像研究，其诊断恶性病变的敏感性、特异性和准确性分别为 86.5%、89.8% 和 88.3%。Raza 等应用同样的技术评价 175 例患者的 188 个乳腺病灶，其中 61 个恶性病灶、127 个良性病灶，超声弹性成像诊断恶性病变的敏感性、特异性分别为 92.7%、85.8%。Wojcinski 等组织 3 个研究中心（柏林、比勒费尔德和汉堡/萨尔），采用 HITA-CHI 实时组织弹性成像技术，对 779 个乳腺病灶（全部获组织病理学证实）进行检查。超声弹性成像能将乳腺病变诊断的特异性由常规超声的 76.1% 提高到 89.5%，阳性预测值由常规超声的 77.2% 提高到 86.8%，特别是致密型乳腺中乳腺病变的超声弹性成像诊断特异性能达到 92.8%。Barr 等组织 6 个研究中心采用实时组织弹性成像技术对 578 个女性共 635 个乳腺病灶（其中 222 个恶性或交界性病变，413 个良性病变）进行了检查，分别测量同一切面弹性图像（EI）和 B 型图像（B）上病灶的最大直径，并比较其测值。以 EI/B>1 判断为恶性，以组织活检为诊断金标准。数据显示：222 个恶性病变中 219 个 EI/B>1，413 个良性病变中 361 个 EI/B 比值小于 1。以 EI/B>1 判断为恶性，总体敏感性为 98.6%，特异性为 87.4%。各中心的敏感性为 96.7%～100%，特异性 66.7%～95.4%。结果表明，弹性成像对乳腺恶性肿瘤具有较高的敏感性。各中心超声弹性成像检查的特异性之间的差异可能是由于弹性成像和测量病变的个体技术差异。因此，有必要在技术规范化方面深入研究。中山大学孙逸仙纪念医院 Zhi 等对 370 例患者共 401 个最大直径≤2cm 的病灶（其中良性病灶 246 个，恶性病灶 155 个）进行常规超声和实时组织弹性成像检查，研究表明，常规超声诊断的敏感性（90.3%）高于超声弹性成像（72.3%），但超声弹性成像诊断特异性（91.9%）高于常规超声（68.3%），差异均有统计学意义（$P<0.05$）。二者联合应用诊断的敏感性和特异性分别为 83.9% 和 87.8%，诊断效能优于单独 BI-RADS-US。罗葆明等通过大量临床实践，在日本 Tsukuba 大学提出的超声弹性成像乳腺组织硬度分级 5 分法基础上，提出了改良 5 分法，并对 512 例患者共 672 个病灶的超声弹性成像进行了对照研究，分别采用日本 Tsukuba 大学 5 分法和改良 5 分法对每个病灶进行评价，结果显示采用 Tsukuba 大学 5 分法诊断乳腺恶性病灶的敏感性、特异性和准确性分别为 72.6%、94.9% 和 89.0%；而采用改良 5 分法诊断乳腺恶性病灶的敏感性、特异性和准确性分别为 87.2%、94.1% 和 92.7%。研究表明，改良 5 分法能更全面评价乳腺病灶的超声弹性成像图表现，提高恶性病变诊断的敏感性和准确性。

虽然改良评分标准更方便于临床医生的使用，但毕竟仍属于医生主观判断。由于检查医生的经验不一，有时会出现不同的医生对同一幅超声弹性成像图给出不同的评分，从而导致诊断结果的偏差。近年来推出的应变率比值测定技术使客观评价病灶硬度成为可能。中山大学孙逸仙纪念医院研究表明，以病灶同层乳腺组织作为对照进行应变率比值测定可以较好地反应病灶的相对硬度，并通过对 559 个乳腺病灶的研究表明，良恶性病变弹性应变率比值差异具有统计学意义，以应变率比值 3.05 为 ROC 曲线上的最佳临界点，依此诊断乳腺癌的敏感性为 92.4%（133/144），特异性为 91.1（378/415），准确性为 91.4%（511/559）。对改良 5 分法评分为 3 分病灶，应变率比值测定法诊断准确性较评分法提高了 8.7%，4 分病灶提高了 4.8%；所有评分为 3 分和 4 分的病灶评分法的诊断准确性为 74.7%，比值法的诊断准确性为 80.5%，二者之间的差异有统计学意义。提示对于改良 5 分法评分为 3 分或 4 分的病灶，进一步用应变率比值测定法评价可提高诊断的准确性。

Au 等对 112 名妇女 123 肿块活检前行常规二维灰阶超声和剪切波弹性成像检查，目的是评价剪切波弹性成像定量检测乳腺肿块的诊断效能和确定最佳判别参数。结果显示，79 个良性肿块的平均弹性模量、最大弹性模量和弹性系数分别为 24.8 kPa、30.3 kPa 和 1.90，44 个恶性肿瘤的平均弹性模量、最大弹性模量和弹性系数分别为 130.7 kPa、154.9 kPa 和 11.52（$P<0.001$）。平均弹性模量、最大弹性模量和弹性系数的最佳诊断截点分别为 42.5 kPa、46.7 kPa 和 3.56。剪切波弹性成像参数 AUC 均高于常规超声（$P<0.001$），其中弹性系数的 AUC 值（0.943）

最高。

尽管弹性成像诊断乳腺癌的准确性较高，但由于不同组织间的弹性系数存在一定重叠，因此存在一定的误诊率。如髓样癌内实质成分占了2/3以上，间质成分少，且多有坏死出血，质地较软；恶性病灶内部出现坏死液化也致使弹性成像评分偏低而漏诊。而良性病变内并发的钙化、胶原化、玻璃样变和丰富的间质细胞也是造成弹性成像假阳性的主要原因。

四、超声弹性成像影响因素及对策

（一）超声弹性成像评分标准

目前在临床上大多应用日本筑波大学植野教授所介绍的5分法进行UE评分。但由于乳腺彩色弹性图表现的多样性与复杂性，该5分法尚不能包含所有乳腺病灶的超声弹性成像表现，如肿瘤病灶显示为绿色与蓝色相间且绿色和蓝色所占比例相近；有些图像表现为肿瘤病灶范围为蓝色但内有少许绿色；有些病变表现为肿瘤病灶显示

为绿色和蓝色相间，以蓝色为主，且周边的组织显示为蓝色。由于超声弹性成像5分评分标准中缺乏对这些图像表现的描述分类，无法归于该5分法中的某一类，致使这部分病例发生了较大程度的误诊或漏诊。中山大学孙逸仙纪念医院等通过多中心研究，在原有5分法的基础上提出改良5分评分标准，即：1分：病灶整体显示为绿色；2分：病灶大部分显示为绿色；3分：病灶范围内显示为绿色和蓝色所占比例相近（图21-28-1）；4分：病灶整体为蓝色或内部伴有少许绿色（图21-28-2）；5分：病灶及周边组织均显示为蓝色，内部伴有或不伴有绿色显示（图21-28-3）。通过对1194个乳腺病灶的研究表明，采用新、旧评分标准对乳腺良恶性鉴别诊断的准确性差异有统计学意义，使部分采用旧评分标准误诊的病例在采用新评分标准后得到正确诊断，且改良评分标准全面包含了乳腺病变的超声弹性成像图像表现，分类更加合理，使评分标准的临床应用更为简便、准确，减少了检查医生对原评分标准归类不典型的困惑。

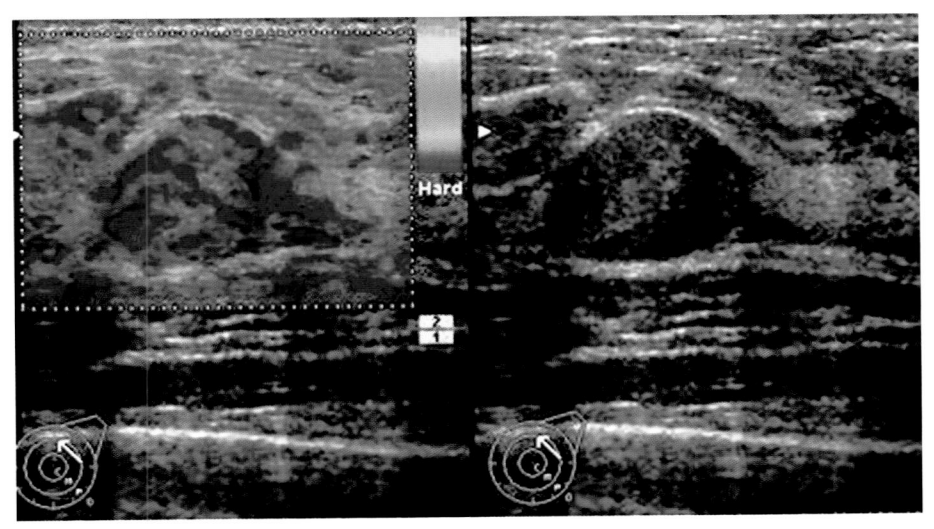

左为超声弹性成像图，肿瘤病灶显示为绿色和蓝色所占比例相近（箭头所指），参照日本筑波大学弹性成像评分5分法则无法归类，而改良超声弹性成像评分评为3分，病理为纤维腺瘤

图 21-28-1　改良超声弹性成像评分 3 分

尽管改良评分标准更方便于临床医生的使用，但毕竟仍属于医生主观判断。由于检查医生的经验不一，有时会出现对同一幅超声弹性成像图，不同的医生会给出不同的评分，从而导致诊断结果的偏差。近年来推出的应变率比值测定技术使客观评价病灶硬度成为可能。

应变率比值测定是基于自相关技术，通过比较2个感兴趣区域的弹性成像图，计算二者的应变率比值。前期试验研究表明：应变率比值测定与弹性比有很好的相关性。由于病灶弹性与其病理存在一定的相关性，因此，应变率比值测定可能用于鉴别病灶的良恶性。中山大学孙逸仙纪念

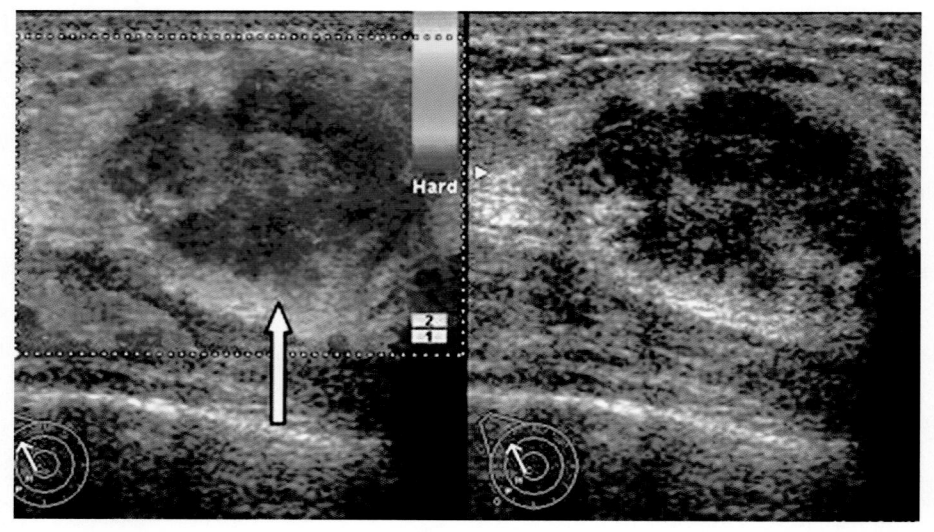

左为超声弹性成像图，表现为肿瘤病灶范围为蓝色，内有少许绿色（箭头所指），参照日本筑波大学弹性成像评分5分法则无法归类，而改良超声弹性成像评分评为4分，病理为浸润性导管癌

图 21-28-2　改良超声弹性成像评分 4 分

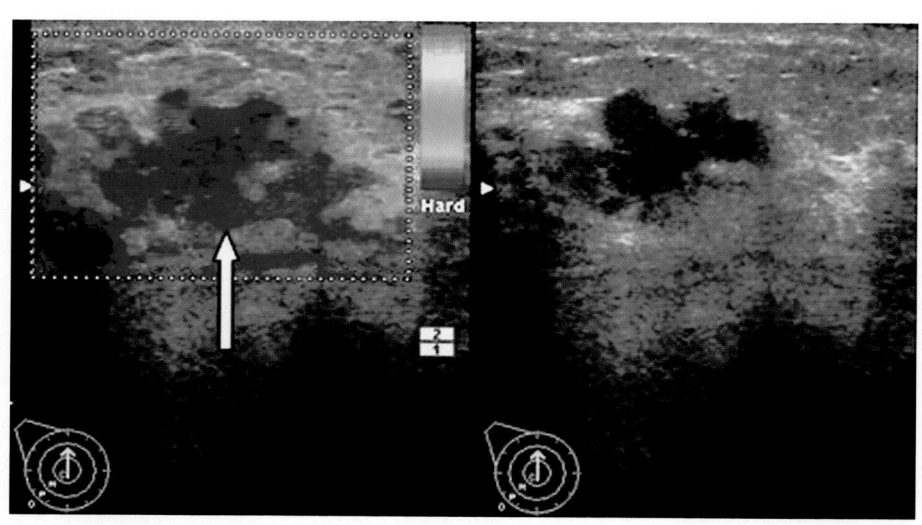

左为超声弹性成像图，肿瘤病灶显示为绿色和蓝色相间，以蓝色为主，且周边的组织显示为蓝色（箭头所指），参照日本筑波大学弹性成像评分5分法则无法归类，而改良超声弹性成像评分评为5分，病理为浸润性导管癌

图 21-28-3　改良超声弹性成像评分 5 分

医院研究表明，以病灶同层乳腺组织作为对照进行应变率比值测定可以较好地反应病灶的相对硬度，并通过对559个乳腺病灶的研究表明，良恶性病变弹性应变率比值差异具有统计学意义，以应变率比值3.05为ROC曲线上的最佳临界点，依此诊断乳腺癌的敏感性为92.4（133/144），特异性为91.1（378/415），准确性为91.4（511/559）。对改良5分法评分为3分病灶，应变率比值测定法诊断准确性较评分法提高了8.7%，4分病灶提高了4.8%；所有评分为3分和4分的病灶评分法的诊断准确性为74.7%，比值法的诊断准确性为80.5%，二者之间的差异有统计学意义。提示对于改良5分法评分为3分或4分的病灶，进一步用应变率比值测定法评价可提高诊断的准确性。

（二）病灶大小的影响

Giuseppetti 等研究显示，超声弹性成像对于 2cm 的病灶检出敏感性、特异性分别达 86％、100％。Yamamawa 等运用超声弹性成像不但能将＜5mm 的非浸润性导管癌清晰显示出来，而且研究中还发现超声弹性成像对小于 3cm 的恶性病变检出率较高，而对于直径较大的肿瘤良恶性鉴别上能力有限。这可能与设置感兴趣区的大小有关（病灶太大时不利于将感兴趣区调节至病变区面积的 2 倍以上）。欧冰等比较了经手术病理证实的直径≤10 mm 的 142 个乳腺病灶（Ⅰ组）和直径＞10 mm 的 421 个乳腺病灶（Ⅱ组）的超声弹性成像检查结果，发现Ⅰ组超声弹性成像诊断乳腺恶性病变的敏感性、特异性和准确性分别为 90.9％、99.2％ 和 98.6％；Ⅱ组分别为 82.5％、97.6％ 和 93.1％，两组相比差异有显著性。

（三）病灶位置的影响

从理论上讲，相同硬度的组织，在相同外力压迫下产生的位移量（变形）位置浅的要比位置深的大。然而，在进行乳腺超声弹性成像检查时，比较的并不是不同深度的不同组织的相对硬度，而是比较同一深度的病灶和周围相对正常的组织在一定外力压迫下所产生的变形是否相同，从而了解病灶与周围组织的相对硬度，并对病灶性质做出相应的判断。中山大学附属第二医院对 681 例患者共 885 个乳腺病灶进行了超声弹性成像检查，根据病灶底部距体表的距离（D）分为 3 组（Ⅰ组：D＜1cm；Ⅱ组：1cm≤D＜2cm；Ⅲ组：D＞2cm），UE 评分采用改良 5 分法，≤3 分判为良性，≥4 分判为恶性。结果表明 3 组患者超声弹性成像诊断恶性病变的敏感性、特异性、准确性无显著差异。但对于非常表浅的病灶（距体表＜3mm）进行超声弹性成像检查时，由于感兴趣区难以涵盖整个病灶以及受力不均等影响，有可能会影响到此类病灶诊断的准确性，故对于距体表＜3mm 的病灶不推荐超声弹性成像检查。

（四）肿瘤病理、物理性质的影响

尽管超声弹性成像诊断乳腺癌的准确性较高，但仍存在一定的误诊率，这可能是由于不同组织间的弹性系数存在一定重叠。如髓样癌内实质成分占了 2/3 以上，间质成分少，且多有坏死出血，质地较软；叶状囊肉瘤由于其内富含癌细胞，而纤维及胶原组织少，癌肿组织硬度较低，致使其弹性成像评分偏低而漏诊（图 21-28-4）。而良性病变内并发的钙化、胶原化、玻璃样变和丰富的间质细胞也是造成弹性成像假阳性的主要原因（图 21-28-5）。

沈建红等通过对手术病理证实的 475 个乳腺病灶的二维超声、彩色多普勒超声、超声弹性成像特征进行多因素回归分析，建立 Logistic 回归模型，筛选出了 7 个危险因素，并得出各项特征对诊断的影响方向为：随着病灶的弹性评分增高、边缘越不光滑、微小钙化的出现、血流信号越丰富、后方回声衰减，病灶为恶性的可能性越大。利用该回归模型预报 475 个乳腺病灶，以回归值 $P > 0.5$ 预报为恶性，$P \leq 0.5$ 预报为良性，则预报正确率高达 94.74％。说明在诊断乳腺良恶性病灶方面，应在常规二维灰阶超声的基础上，结合彩色多普勒及超声弹性成像，提高乳腺疾病诊断的准确性。

然而，超声弹性成像仍只能较客观地评估乳腺肿块的硬度，为乳腺良恶性肿瘤的鉴别诊断提供有用的信息，并不能直接判断乳腺肿瘤的病理性质。因此，应当正确认识超声弹性成像原理及正确掌握超声弹性成像检查方法，避免或减少主观因素造成误诊；进一步研究超声弹性成像表现的相应病理基础；在常规二维灰阶超声的基础上，结合彩色多普勒及超声弹性成像，提高乳腺疾病诊断的准确性。对于超声检查不典型的乳腺病灶仍有必要行穿刺活检以明确诊断。

（罗葆明）

参考文献

[1] Ophir J, Cespedes I, Ponnekanti H, et al. Elastography: a quantitative method for imaging the elasticity of biological tissues. Ultrasonic Imaging, 1991, 13（2）: 111-134.

[2] Itoh A, Ueno E, Tohno E, et al. Breast disease: clinical application of US elastography for diagnosis. Radiology, 2006, 239（2）: 341-350.

[3] Shiina T, Nightingale KR, Palmeri ML, et al. WFUMB guidelines and recommendations for clinical use of ultrasound elastography: Part 1: basic principles and terminology [J]. Ultrasound Med Biol, 2015, 41（5）: 1126-1147.

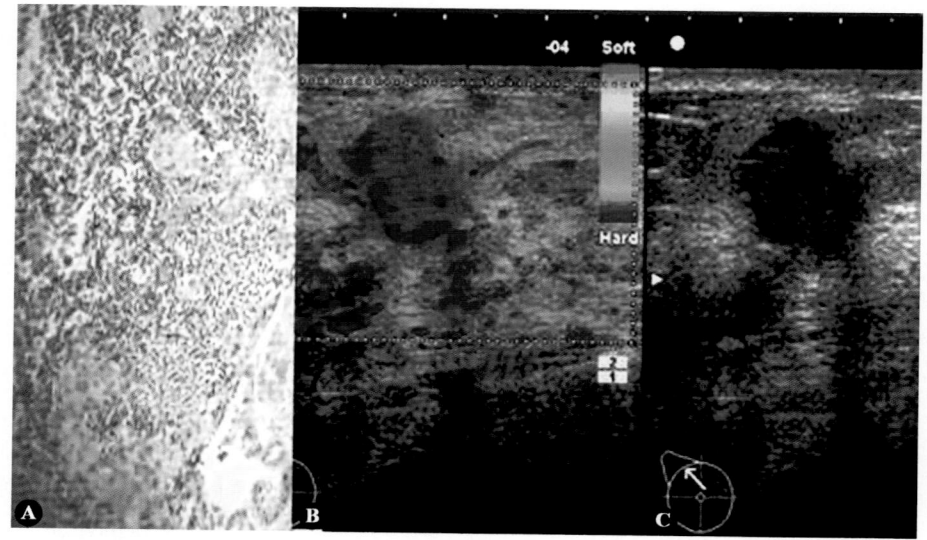

叶状囊肉瘤患者组织切片光镜下所见（HE染色），肿瘤富含癌细胞（A）；改良超声弹性成像
评分1分（B），误诊为良性；常规二维超声病灶边界不规则，纵/横＞1，提示病灶为恶性（C）

图 21-28-4　叶状囊肉瘤组织病理及超声弹性成像图

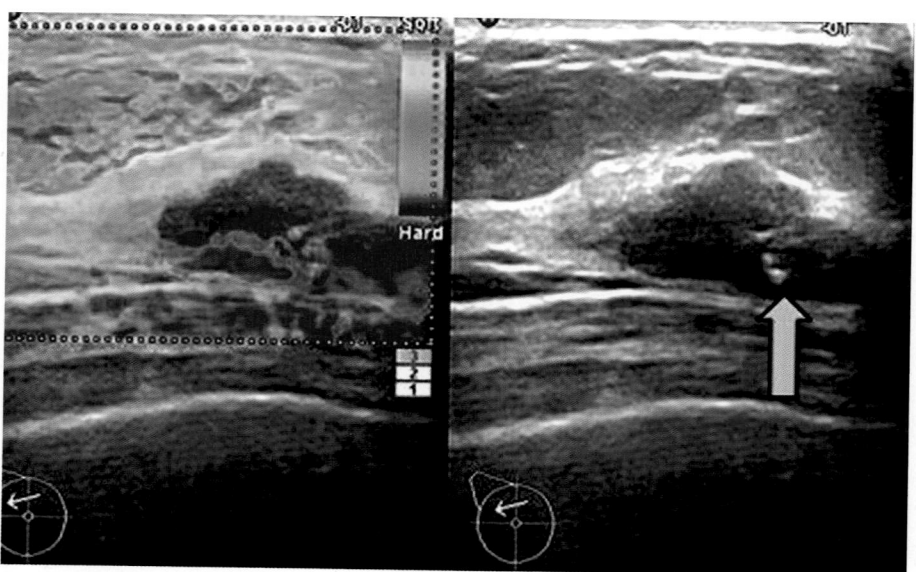

右图为二维灰阶超声图，病灶内见强回声光斑（箭头所指）；左图为超声弹性成像图，改良超
声弹性成像评分4分，误诊为恶性。病理检查为纤维瘤合并钙化

图 21-28-5　纤维腺瘤合并钙化超声弹性成像图

［4］ Barr RG，Nakashima K，Amy D，et al. WFUMB guidelines and recommendations for clinical use of ultrasound elastography：Part 2：breast ［J］. Ultrasound Med Biol, 2015, 41 (5)：1148-1160.

［5］ Barr RG，Destounis S，Lackey LB 2nd，et al. Evaluation of breast lesions using sonographic elasticity imaging：a multicenter trial ［J］. J Ultrasound Med, 2012, 31 (2)：281-287.

［6］ Zhi H，Xiao XY，Ou B，et al. Could ultrasonic elastography help the diagnosis of small (<∕=2 cm) breast cancer with the usage of sonographic BI-RADS classification? ［J］. Eur J Radiol, 2012, 81 (11)：3216-3221.

［7］ Wojcinski S，Farrokh A，Weber S，et al. Multicenter study of ultrasound real-time tissue elastography in 779 cases for the assessment of breast lesions：improved diagnostic performance by combining the BI-RADS (R) -US classification system with sonoelastography ［J］. Ultraschall Med, 2010, 31 (5)：484-491.

［8］ Au FW，Ghai S，Moshonov H，et al. Diagnostic performance of quantitative shear wave elastography in the evaluation of solid breast masses: determination of the most discriminatory parameter [J]. AJR Am J Roentgenol, 2014, 203 (3): W328-336.

[9] Lee SH, Chang JM, Kim WH, et al. Added value of shear-wave elastography for evaluation of breast masses detected with screening US imaging [J]. Radiology, 2014, 273 (1): 61-69.

[10] Krouskop TA, Wheeler TM, Kallel F, et al. Elastic moduli of breast and prostate tissues under compression. Ultrason Imaging, 1998, 20 (4): 260-274.

[11] 罗葆明, 欧冰, 冯霞, 等. 乳腺疾病实时组织弹性成像与病理对照的初步探讨. 中国超声医学杂志, 2005, 21 (9): 662-664.

[12] 罗葆明, 欧冰, 智慧, 等. 乳腺肿块超声弹性成像误诊原因分析及对策. 中国超声医学杂志, 2007, 23 (4): 259-261.

[13] 罗葆明, 欧冰, 智慧, 等. 改良超声弹性成像评分标准在乳腺肿块鉴别诊断中的价值. 现代临床医学生物工程学杂志, 2006, 12 (5): 396-398.

[14] 罗葆明, 曾婕, 欧冰, 等. 乳腺超声弹性成像检查感兴趣区域大小对诊断结果影响. 中国医学影像技术, 2007, 23 (9): 1330-1332.

[15] 罗葆明, 曾婕, 智慧, 等. 乳腺超声弹性成像检查压力与压放频率对诊断结果影响. 中国医学影像技术, 2007, 23 (8): 1152-1154.

[16] 罗葆明, 曾婕, 欧冰, 等. 病灶位置对乳腺超声弹性成像检查结果的影响. 中国临床实用医学, 2008, 2 (2): 4-5.

第二十九节 超声造影在乳腺疾病中的应用

一、超声造影基本原理

超声造影（contrast-enhanced ultrasonography, CEUS）是利用造影剂使后散射回声增强, 明显提高超声诊断的分辨力、敏感性和特异性的技术。随着仪器性能的改进和新型声学造影剂的出现, 超声造影已能有效地增强人体多个实质性器官的二维超声影像和血流多普勒信号, 反映和观察正常组织和病变组织的血流灌注情况。它被看作是继二维超声、多普勒和彩色血流成像之后的第三次革命。

（一）超声造影原理

血细胞的散射回声强度比软组织低 1000～10 000 倍, 在二维图表现为"无回声", 超声造影是通过造影剂来增强血液的背向散射, 使血流清楚显示, 从而达到对某些疾病进行鉴别诊断目的的一种技术。由于在血液中的造影剂回声更均匀, 而且造影剂是随血液流动的, 不易产生伪像。

超声造影剂作为血管内血池示踪剂, 能够提高低流量、低流速血流信号的检出, 并通过正常组织和异常组织的灌注差异, 提高超声诊断的敏感性和特异性。对于不同的应用, 需要选用不同的造影剂。造影剂的分代是依据微泡内包裹气体的种类来划分的。第一代造影剂微泡内含空气, 第二代造影剂微泡内含惰性气体。

以德国先灵（Schering）利声显（Levovist）为代表的第一代微气泡声学造影剂, 其包裹空气的壳厚、易破, 谐振能力差, 而且不够稳定。当气泡不破裂时, 谐波很弱, 而气泡破裂时谐波很丰富。所以通常采用爆破微泡的方式进行成像。它利用爆破的瞬间产生强度较高的谐波。

以意大利博莱科（Bracco）声诺维（SonoVue）为代表的第二代微气泡造影剂, 其内含高密度的惰性气体六氟化硫, 稳定性好, 造影剂有薄而柔软的外膜, 在低声压的作用下, 微气泡也具有好的谐振特性, 振而不破, 能产生较强的谐波信号, 可以获取较低噪声的实时谐波图像, 这种低 MI 的声束能有效地保存脏器内的微泡, 而不被击破, 有利于有较长时间扫描各个切面。由于新一代造影剂的发展, 使得实时灰阶灌注成像成为可能。

（二）超声造影技术

超声造影技术包括谐波成像、间歇谐波成像、闪烁成像、反向脉冲谐波成像、三脉冲序列反向脉冲成像、实时谐波成像、声波激发成像、次谐波成像和微血管成像等。目前主要运用的技术有两种:

1. 造影剂爆破成像法 使用第一代造影剂时, 为了观察造影剂在血管脏器和组织中的分布信息, 通常采用爆破微泡的方式, 以获取丰富的谐波。

2. 低机械指数成像 当采用发射的超声, 其机械指数（MI）低于 0.15 时, 称为低机械指数。采用这种低于微泡被击破时的能量的超声波进行的造影称为低机械指数造影。这种方法可以实现血流连续谐波成像, 也能减少组织谐波的干扰。该技术使用第二代造影剂。

二、乳腺超声造影检查方法

1. 患者取平卧位，双手上举，进行整个乳腺的扫查，确定实性病灶的数目和位置，观察其二维基本特点（包括病灶大小、形态、内部回声、边界、后方回声等），并进行彩色/能量多普勒和频谱多普勒检查，根据常规超声检查的初步结果，确定需要进行声学造影检查的乳腺病灶。

2. 启动造影模式，选定病灶进行造影时需要观察的切面（可以是病灶的最大切面、血供最丰富的切面或是形态不规则的切面），通常选择病灶的最大切面，这有利于测量造影剂增强前后的病灶范围。使用双幅显示方法，聚焦点位于病灶的后缘，设定机械指数（不同设备 MI 设置也不相同，以 PHILIPS iU22 为例，MI 设置为 0.06），通过肘前静脉注入微泡造影剂（目前在国内唯一能在临床使用的超声造影剂为 SonoVue），用量暂没有统一标准，2.4ml、4.8ml 均有使用（以注射4.8ml 为多），随后推注 5～10ml 的生理盐水。造影剂推注同时开始计时，并对整个造影过程进行存贮记录，一般记录 2 分钟。而后再进行分析。造影过程中，检查者需保证探头位置固定，不要对乳腺肿物加压，同时让患者保持安静和平静呼吸。

三、超声造影在乳腺疾病诊断与鉴别诊断中的应用

虽然早期研究表明，注入造影剂后可明显提高彩色多普勒的敏感性和特异性，并借此为乳腺肿物良恶性鉴别、术后疤痕和肿瘤复发的鉴别以及腋窝反应性淋巴结与转移性淋巴结的鉴别提供诊断信息。但该方法对毛细血管级的血流显示仍不理想，且有研究表明多普勒血流参数和组织病理学分析的微血管密度间的相关性不强，因而认为多普勒超声只能显示病灶的宏观血管构造，而对病灶微观血管构造的了解需要借助新的影像学方法。

随着第二代造影剂（以 SonoVue 为代表）的临床应用，以及造影技术的发展，实时灰阶超声造影因不依赖于多普勒技术。且 SonoVue 直径小，稳定性强，是真正的血池造影剂，因此可以

真实地反映肿瘤新生血管床的情况。目前，乳腺实时灰阶超声造影研究主要有以下两个方面：

1. 时间—强度曲线

通过仪器内置的软件，对于乳腺肿物增强的情况进行分析，绘出时间—强度曲线。研究分析的指标包括：曲线上升支的斜率、达峰时间（反应造影剂进入肿物时间的快慢），峰值（反应造影剂在肿物内的聚集情况），下降支斜率（反应造影剂消退的快慢），下降支形态，曲线下面积等（图21-29-1）。对于时间—强度曲线的分析方法，主要有两种：一是直接分析良恶性肿物的时间—强度曲线差异（图 21-29-2），另一是通过分析良性肿物与周围正常乳腺的时间—强度曲线差异，恶性肿物与周围正常乳腺的时间—强度曲线差异，然后再进行比较（图 21-29-3、图 21-29-4）。与前一种分析方式相比，后一种方式较为客观。主要是由于，造影剂进入乳腺病灶的时间，除了受到乳腺本身血供的影响之外，还与患者的血液循环，体重，心功能以及造影剂推注的方式和速度相关。如进行乳腺病灶与周围正常乳腺组织的比较，则摒除了上述因素的影响。大多数研究表明：与良性肿瘤相比，恶性肿瘤上升支的斜率大，达峰时间短，峰值高，下降缓慢并且出现多态性，曲线下面积大。还有研究者对时间—强度曲线的形态进行了大致的分类，概括为 2 种形态："速升缓降型"和"缓升速降型"，良性肿瘤多为"缓升速

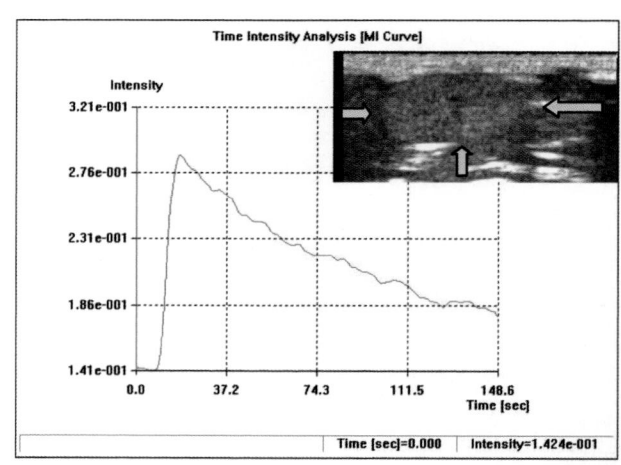

小图为注入 SonoVue 后病灶呈均匀增强曲线（箭头所指）。大图为随机分析软件获得的超声造影时间—强度曲线（DU8，ESAOTE），可分析上升支的斜率、达峰时间、峰值强度、下降支斜率和曲线下面积

图 21-29-1　乳腺纤维腺瘤超声造影时间—强度曲线

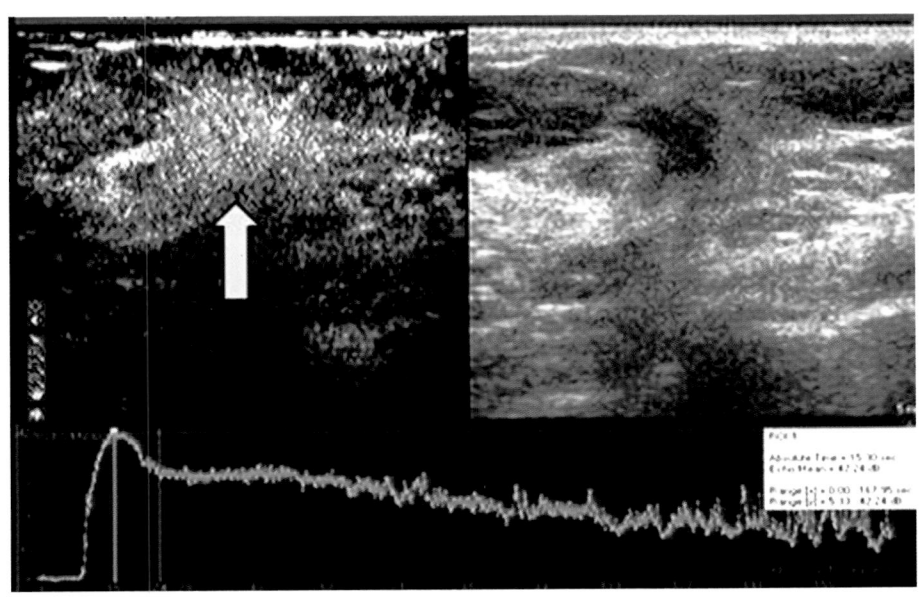

通过在病灶内部选择一感兴趣区域（图中绿色框，箭头所指）可获得病灶内部超声造影时间－强度曲线，并进行分析（曲线右上方白色小框内数据为测值。iU22，PHILIPS）

图 21-29-2　乳腺癌超声造影时间－强度曲线

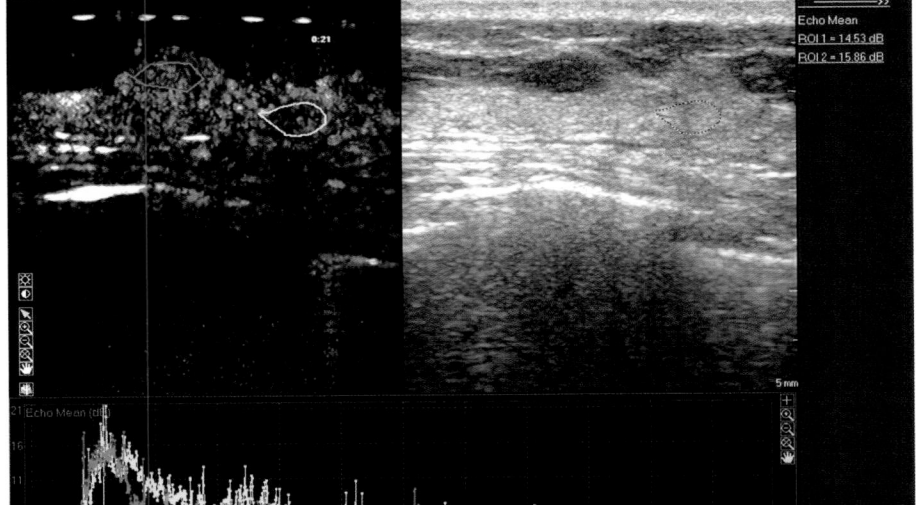

红色曲线为乳腺纤维腺瘤病灶时间－强度曲线，黄色为周围组织时间－强度曲线，二条曲线形态相似（iU22，PHILIPS）

图 21-29-3　乳腺纤维腺瘤与周围组织超声造影时间－强度曲线

降型"而恶性肿瘤多为"速升缓降型"。两者之间的差别有统计学意义。亦有研究者将曲线形态分为尖峰状和圆钝山峰状，良性病灶多呈圆钝山峰状，起始段平缓，上升支缓慢或较陡直，维持一个短暂平台后再缓慢下降，下降较平缓，呈单相；而恶性病灶灌注曲线呈尖峰状，起始段成角，上升支陡直，下降支较平缓，单相斜形向下或多转折，呈多峰即造影剂清除相为多相。对于时间－强度曲线形态的分类，实际上是对乳腺肿物微血管灌注情况的一种直观反映，其基础仍然是曲线参数的比较。

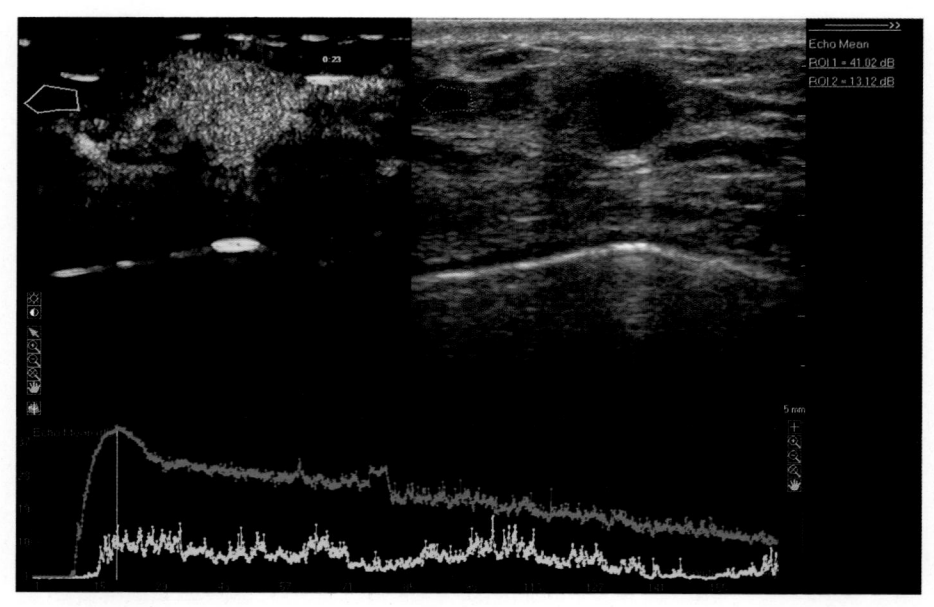

红色曲线为乳腺癌病灶时间-强度曲线，黄色为周围组织时间-强度曲线，二条曲线形态差异大（iU22，PHILIPS）

图 21-29-4　乳腺癌与周围组织超声造影时间-强度曲线

2. 造影增强模式

通过对乳腺实时灰阶超声造影进行记录，而后进行病灶增强模式的分析，从而做出良恶性的判断。主要的观察指标包括：

①乳腺肿物增强模式：根据肿物增强模式，可以分为没有增强，均匀增强，不均匀增强（包括：病灶部分增强，病灶周边增强）；②乳腺肿物增强开始时间：肿物增强的时间，分为增强早于周边乳腺组织，增强与周边乳腺组织同步，增强晚于周边乳腺组织；③乳腺肿物增强范围：在乳腺肿物增强范围最大时，对肿物的范围进行测量，并与在二维模式下测量的肿物范围进行比较。可以分为：造影时肿物增强范围大于二维模式下测量的范围，造影测得肿物增强范围等于二维模式下测量的范围；④乳腺肿物造影剂开始消退时间：包括消退早于周边乳腺组织，与周边乳腺组织同步消退，消退晚于周边乳腺组织。

经过近几年国内外对造影增强模式的研究，良恶性肿瘤主要的鉴别要点有：良性肿瘤多为均匀增强（图 21-29-5），恶性肿瘤多为不均匀增强（图 21-29-6）。研究表明，在乳腺恶性肿瘤早期，肿瘤可诱发大量新生血管，这些新生血管的形成往往早于肿瘤形态学上的变化。微血管密度（MVD）被认为是评价肿瘤血管生成的金标准，也是恶性肿瘤发生发展及预测肿瘤复发转移的重要因素。乳腺恶性病灶的 MVD 水平表现为数目多、边缘区域高于中间区域，对于有不均匀增强及中央缺损存在的病灶考虑恶性可能性大。然而，也有研究认为，仅周围增强提示病灶为恶性，而其他增强模式，如均匀增强，不均匀增强，局部增强等并不提供有意义的鉴别诊断信息；造影前后测量范围出现差异较多出现在恶性肿瘤（图 21-29-7）。乳腺癌病灶增强后径线增大有可能是超声造影的重要特征，与肿瘤新生血管丰富，向周围浸润，造成造影后视觉轮廓增大有关。恶性肿瘤造影时边界欠清晰，而良性肿瘤常有完整清晰的轮廓；恶性肿瘤周边常出现放射性增强（图 21-29-8），纤维腺瘤多出现外周环状的灌注（图 21-29-9）；良恶性肿瘤在造影初期，均出现明显增强，但到了延迟相，恶性病灶仍有中等程度弥漫性的造影剂聚集，即消退比较晚，但良性病灶这种现象少见。

微血管成像（micro vascular imaging，MVI）技术是利用特殊软件，通过跟踪造影微泡的轨迹，对图像间的差异进行逐帧比较，明显提高了微血管显示率，有利于显示小血管即特别低速的血流。通过该技术分析乳腺肿物的微血管结构，并对病灶的良恶性做出鉴别。国内有研究人员进行了相关的研究，他们将乳腺肿物增强时表现出的微血管结构大致归为三类：树枝状、发根状、蟹爪样；乳腺良性肿瘤的微血管结构大多为树枝状，恶性

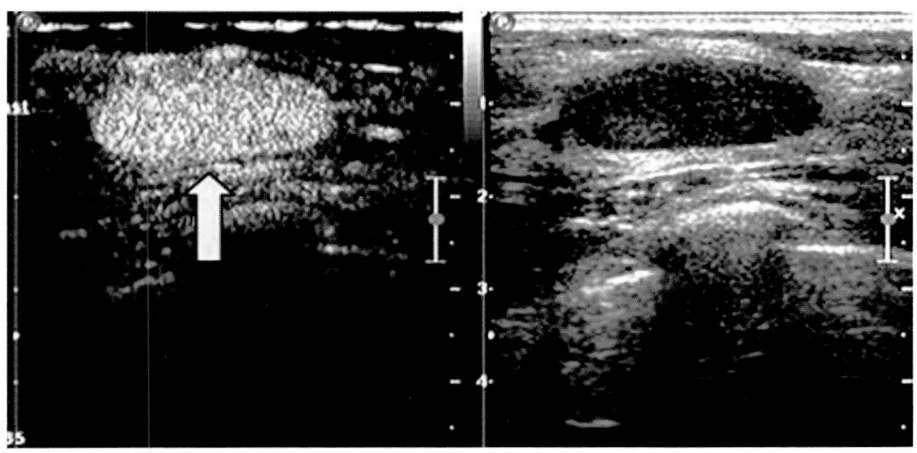

乳腺纤维瘤病灶超声造影表现为均匀增强（箭头所指）

图 21-29-5　乳腺纤维腺瘤超声造影图

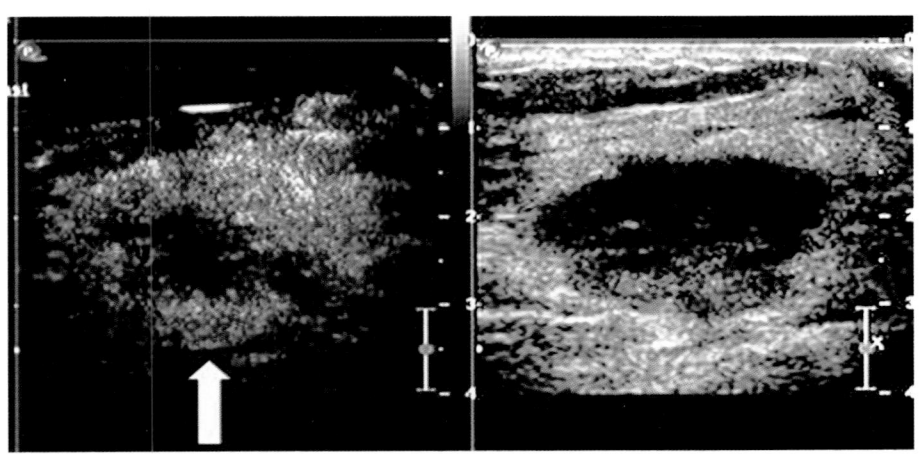

乳腺癌病灶超声造影表现为不均匀增强（箭头所指）

图 21-29-6　乳腺癌超声造影图

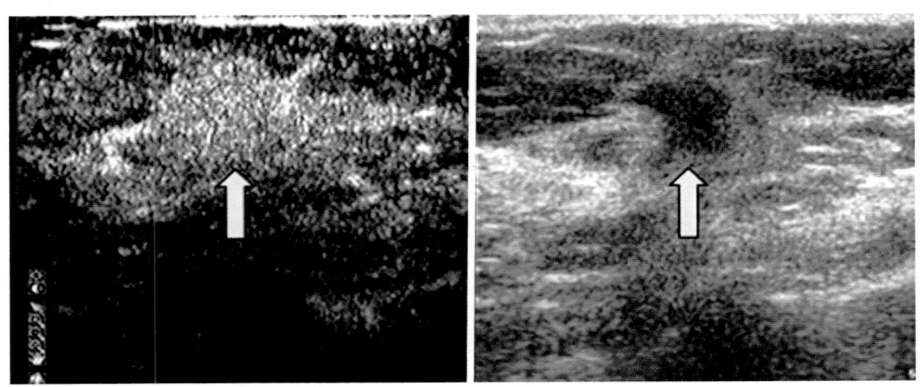

通过随机软件，在二维灰阶超声图上沿病灶边界勾画出病灶大小（右图箭头所指红色框），在
灰阶超声造影图上会同步出现同样大小形态的红色框以指示相应病灶大小位置（左图箭头所指
红色框），并根据造影前后测量范围出现差异判断病灶的良恶性

图 21-29-7　乳腺癌超声造影图

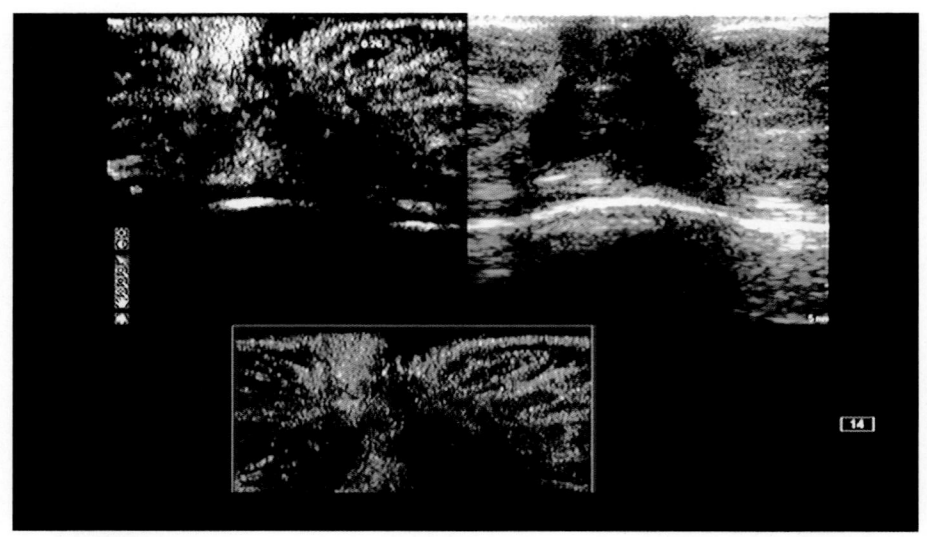

乳腺癌超声造影病灶周边表现为放射性增强

图 21-29-8　乳腺癌超声造影图

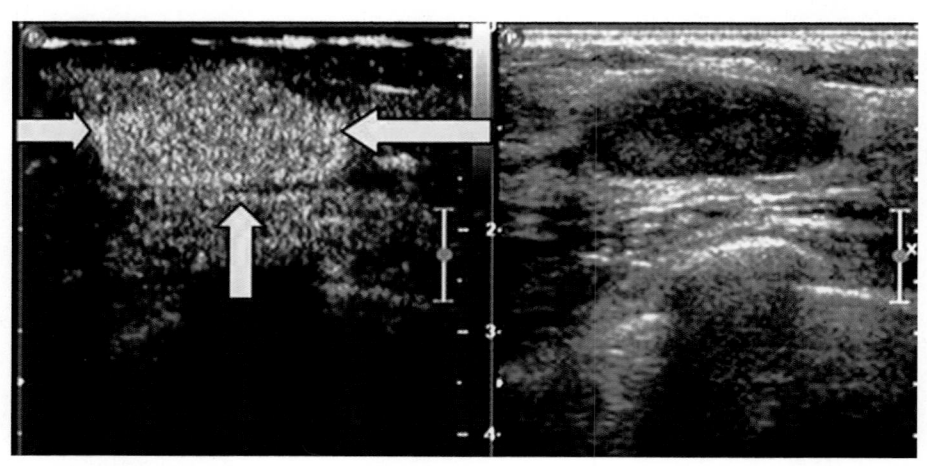

乳腺纤维腺瘤超声造影外周可见环状增强（箭头所指）

图 21-29-9　纤维腺瘤超声造影图

肿瘤的大多为蟹爪样，而发根状的微血管结构在良恶性病灶中，都可以观察到。研究表明，乳腺良恶性肿瘤的微血管结构间的差异有统计学意义，可用于乳腺肿物的鉴别诊断。

此外，三维超声与超声造影相结合的诊断模式，也受到了关注。与二维相比，三维超声能够更加立体观察病灶，与超声造影相结合，能够从不同角度更好地观察病灶的血流灌注情况，有利于鉴别诊断。Forsberg 等对 55 例乳腺病灶进行二维、三维以及增强二维、三维超声检查，以组织病理为金标准，绘制上述检查方法的 ROC 曲线，结果表明三维超声造影对乳腺病灶的鉴别诊断准确率最高，而钼靶检查与三维超声造影结合后ROC 曲线下面积从 0.86 增加到 0.90。经组织病理学证实，病灶的良恶性与三维超声造影评估的血管密度有一定的相关性。

常规超声鉴别乳腺癌术后疤痕与复发尤为困难。BAZ 等应用超声造影技术对 38 名乳腺癌术后患者疤痕的良恶性进行研究，发现常规二维超声下疤痕转移灶可表现为无血流或少血流信号，当造影后出现血管数、增强程度、血管分布情况中任两项改变或病灶边缘增强情况时，提示疤痕出现恶性转移，有效地提高了乳腺癌术后疤痕复发的检出率和准确性。

有学者通过超声造影时间强度曲线分析，探讨了浸润性乳腺癌患者的超声造影时间强度曲线的灌注参数和临床病理因素之间的关系，研究表明，雌激素受体阴性肿瘤灌注参数值显著大于雌激素受体阳性肿瘤（峰值强度，$P=0.0002$；上升斜率，$P=0.006$；面积下的曲线下，$P=0.0006$）。Ki-67 峰值强度的变化与所有肿瘤（$r=0.54$，$P<0.0001$）、luminal 肿瘤（$r=0.43$，$P=0.0002$）、人表皮生长因子受体 2 阳性（$r=0.47$，$P=0.047$）以及三阴性肿瘤（$r=0.55$，$P=0.043$）显著相关。提示超声造影灌注参数可以为高级别恶性肿瘤提供良好的预测价值，并有助于确定合适的治疗策略。

乳腺癌的新辅助化疗作为乳腺癌术前控制病灶进展，术后延长患者生存期的新方法，已逐渐被人们接受，但对于对化疗药物耐药的病灶，术前化疗不仅无法使患者获益，还会造成手术时机的延误，因此，对其早期疗效的监测意义重大。目前对乳腺癌新辅助化疗后疗效监测多采用触诊、磁共振成像、二维超声等方法，对病灶大小及血供粗略测量，病灶体积的减小虽然是一种阳性指标，但是其灵敏度较低，磁共振成像效果虽好，但价格高，不适合普及推广。研究表明，超声造影有助于新辅助化疗疗效监测，新辅助化疗者治疗前后病灶增强方式有明显改变，表现为造影剂增强强度减低、灌注区域减小，表明治疗后肿瘤病灶内微血管灌注程度减低。如病灶在治疗后超声造影表现为无增强，可认为新辅助化疗后完全缓解。新辅助化疗前后超声造影时间-强度曲线分析表明峰值强度与病灶 MVD 呈正相关，可通过对其分析初步评估肿瘤微血管的丰富程度，间接评价化疗疗效。如造影治疗后病灶时间-强度曲线表现为上升时间延长、峰值强度减低、曲线下面积减小，表明化疗后，进入肿瘤病灶微血管的微泡流速减慢、流量减少、总量减低，即肿瘤内及周围血管数量减少，其评估效能与磁共振成像相当。因此，超声造影在评价新辅助化疗疗效方面有较高的潜在价值。

乳腺的前哨淋巴结是指最先接受整个乳房淋巴引流，最早发生转移的淋巴结。术前对淋巴结转移状况的正确评估，可决定手术是否清扫腋窝淋巴结，对患者的术后并发症如腋窝持续水肿、患侧手臂淋巴水肿、上臂感觉缺损、神经病变及肩膀僵硬等的形成及术后生活质量具有重大影响。常规超声检查对前哨淋巴结的定位及判断是否有

前哨淋巴结转移作用非常有限。有研究表明，在乳腺肿块周围皮下注射或乳晕旁皮下注射超声造影剂后，造影剂可通过毛细淋巴管管壁渗透进入淋巴管进而流至淋巴结，表现为从注射部位发出条状增强回声，进而达到较高的前哨淋巴结显影效果，其定位效能与美蓝相当。通过肘正中静脉注射造影剂，则良性淋巴结表现为均匀性增强，转移淋巴结表现为向心性不均匀增强或无增强，且造影后有径线扩大及病灶边缘放射状血管排列增强表现，与通过乳晕外侧皮下注射造影剂后得出的结果类似。考虑原因是转移的肿瘤细胞定植于淋巴结皮质的淋巴窦及小淋巴管内，随着肿瘤的增殖，逐渐压迫淋巴管，阻塞淋巴道所致。当淋巴管完全受压时，造影剂无法通过，转移性淋巴结可表现为不增强。

四、乳腺超声造影存在的问题

尽管初步研究表明，超声造影在乳腺肿物的鉴别诊断方面有一定的优势。然而，乳腺超声造影仅能观察二维超声可以探查到的乳腺病灶，二维超声观察不到的病灶，仅靠造影剂增强的短暂时间，很难对整个乳房进行扫查，从而发现病灶。而且，乳腺良恶性肿瘤之间，在造影增强模式上存在一定程度的重叠，如乳腺癌和富血供的纤维腺瘤、乳腺炎症等。因而，仍然需要进一步的研究。目前，从造影剂剂型的选用，到剂量的选定，以及最后的诊断指标，仍有待深入研究。

由此可见，乳腺超声造影作为一项新兴的超声检查技术，在乳腺肿物的鉴别诊断方面具有潜在的应用前景。然而，缺乏统一的诊断标准和应用指南是目前限制其应用的主要因素，有必要通过大范围的多中心研究，制定完整的诊断规范，促进超声造影在乳腺肿物鉴别诊断中的应用，与二维超声和彩色多普勒超声相结合，进一步提高超声诊断乳腺肿物的准确率。同时，通过计算机辅助软件的开发，避免在造影评估过程中的主观性，更好地提高其诊断效能。

（罗葆明）

参考文献

[1]　Piscaglia F，Nolsoe C，Dietrich CF，et al. The EFSUMB Guidelines and Recommendations on the Clinical Practice of

Contrast Enhanced Ultrasound（CEUS）：update 2011 on non-hepatic applications. Ultraschall Med，2012，33（1）：33-59.

[2] Hu Q，Wang XY，Zhu SY，et al. Meta-analysis of contrast-enhanced ultrasound for the differentiation of benign and malignant breast lesions. Acta Radiol，2015，56（1）：25-33.

[3] Masumoto N，Kadoya T，Amioka A，et al. Evaluation of Malignancy Grade of Breast Cancer Using Perflubutane-Enhanced Ultrasonography. Ultrasound Med Biol，2016，42（5）：1049-1057.

[4] Ahmed M，Purushotham AD，Douek M. Novel techniques for sentinel lymph node biopsy in breast cancer：a systematic review. Lancet Oncol，2014，15（8）：351-362.

[5] Siegel R，et al. Cancer statistics，2011：the impact of eliminating socioeconomic and racial disparities on premature cancer deaths. CA Cancer J Clin，2011，61（4）：212-236.

[6] Hoang JK，et al. Imaging of thyroid carcinoma with CT and MRI：approaches to common scenarios. Cancer Imaging，2013，13：128-139.

[7] Wan CF，et al. Enhancement patterns and parameters of breast cancers at contrast-enhanced US：correlation with prognostic factors. Radiology，2012，262（2）：450-459.

[8] Wenhua D，et al. The clinical significance of real-time contrast-enhanced ultrasonography in the differential diagnosis of breast tumor. Cell Biochem Biophys，2012，63（2）：117-120.

[9] Saracco A，et al. Differentiation between benign and malignant breast tumors using kinetic features of real-time harmonic contrast-enhanced ultrasound. Acta Radiol，2012，53（4）：382-388.

[10] Wang X，et al. Contrast-enhanced ultrasonographic findings of different histopathologic types of breast cancer. Acta Radiol，2011，52（3）：248-255.

[11] Soran A，et al. The importance of detection of subclinical lymphedema for the prevention of breast cancer-related clinical lymphedema after axillary lymph node dissection：a prospective observational study. Lymphat Res Biol，2014，12（4）：289-294.

[12] Marinovich ML，et al. Meta-analysis of magnetic resonance imaging in detecting residual breast cancer after neoadjuvant therapy. J Natl Cancer Inst，2013，105（5）：321-33.

[13] 肖晓云，等.造影时间-强度曲线分析在乳腺肿物鉴别诊断的应用.中国超声医学杂志，2010，26（3）：217-220.

[14] 罗葆明，肖祎炜，郭庆禄，等.乳腺肿块超声造影及时间-强度曲线分析再探讨.中国超声医学杂志，2008，24（3）：216-218.

[15] Du J，Li FH，Fang H，et al. Microvascular architecture of breast lesions：evaluation with contrast-enhanced ultrasonographic micro flow imaging. J Ultrasound Med，2008，27（6）：833-842.

[16] 曹小丽，等.乳腺癌患者超声造影表现及其与微血管密度

的关系.中华医学超声杂志，2013，10（7）：590-595.

[17] 罗佳，等.CEUS定量分析鉴别诊断乳腺肿瘤的价值及其与微血管密度的相关性分析.中国医学影像技术，2015，31（10）：1545-1548.

[18] 安绍宇，等.常规超声联合超声造影鉴别诊断乳腺良恶性肿瘤.中国医学影像技术，2013，29（11）：1774-1777.

[19] 樊云清，丁永宁，黄选东.皮下注射超声造影剂与美蓝定位乳腺癌前哨淋巴结的比较.临床超声医学杂志，2013，15（11）：797-799.

[20] 安绍宇，等.超声造影预测乳腺癌腋窝淋巴结转移的多因素分析.中国医学影像技术，2012，28（5）：934-938.

[21] 张茂春，顾鹏.超声造影判定乳腺癌前哨淋巴结的性质.中国医学影像技术，2012，28（3）：516-519.

[22] 张萌璐，马步云.乳腺癌新辅助化疗前后超声造影表现.中国介入影像与治疗学，2015，12（1）：52-55.

[23] 张林，等.乳腺超声造影、彩色多普勒超声及磁共振灌注成像在评估乳腺癌新辅助化疗疗效中的对比研究.华中科技大学学报，2014，43（4）：449-452.

第三十节 三维超声在乳腺良恶性肿块鉴别中的应用

由于乳腺超声检查安全、无辐射，可以显示 X 线探测不清的乳腺肿块，目前已成为乳腺钼靶的有力补充手段。但传统手持式超声（handheld ultrasonography，HHUS）操作者依赖性强、可重复性差，没有标准化的数字图像资料，操作者的临床经验、操作技巧、扫查切面是否全面标准等都会影响其诊断的准确性。1961 年 Baun 和 Greewood 在采集一系列平行的人体器官二维超声截面的基础上，用叠加的方法得到了人体器官的三维图像。随后，很多学者进行了这方面的研究工作，近年来，三维超声尤其是自动乳腺全容积扫查（automated breast volume scanner，ABVS）可对整个乳腺进行自动三维重建，并标准化储存图像数据的成像系统，因此无操作者依赖性、可重复性好，在一定程度上弥补了传统手持式超声的不足，因此在乳腺肿物诊治中得到了越来越广泛的应用。

一、三维的超声成像原理

计算机辅助超声三维成像是通过超声诊断仪，从人体某一部位的几个不同位置和角度按一定规律采集二维图像信息，然后将这些二维图像以及

它们之间的位置和角度信息输入计算机，由计算机进行处理后，重建三维图像，从而出现该部位或器官的立体影像，描绘出脏器的三维形态。

1. 立体几何构成法及表面轮廓提取法　三维超声成像早期曾采用立体几何构成法或表面轮廓提取法。立体几何构成法是将人体脏器假设为多个不同形态的几何体组合，需要大量的几何原型，因而对于描述人体复杂结构的三维形态并不完全适合；表面轮廓提取法是将三维超声空间中一系列坐标点相互连接，形成若干简单直线来描述脏器的轮廓，该技术因所需计算机内存少又速度快曾用于心脏表面的三维重建，但由于不具灰阶特征而难以显示解剖细节、受操作者主观因素影响较大等缺点，已很少应用。

2. 体元模型法（voxel mode）　是目前最具临床使用价值的新技术，它可对结构的所有组织及血流信息进行重建。在体元模型法中，三维物体被划分成依次排列的小立方体，一个小立方体就是一个体元。任一体元（v）可用中心坐标（x，y，z）确定，这里 x，y，z 分别被假定为区间 [1，Nv] 中的整数。二维图像中最小单元为像素，三维图像中则为体元，体元可以认为是像素在三维空间的延伸。与平面概念不同，体元空间模型表示的是容积概念，与每个体元相对应的数 V（v）叫做"体元值"，一定数目的体元按相应的空间位置排列即可构成三维立体图像，描述一个复杂的人体结构所需的体元数目很大，而体元数目的多少（即体元空间分辨率）决定了模型的复杂程度，因此体元空间模型法需要高精度和高速度的计算机系统。

二、三维超声检查方法

三维超声成像的基本步骤是原始图像采集、图像数据处理、三维图像显示。

（一）图像采集

高质量采集二维图像是三维重建至关重要的第一步。目前图像的采集主要通过以下几种完成：

1. 机械驱动扫查　探头固定于机械臂上，由计算机控制电动步进马达，按选择的角度和速度做规定形式的运动。常见的有平行扫查法、旋转扫查法及扇形扫查法。①平行扫查法：探头由电动步进电机驱动以预定的速度和预定的间隔运动采集图像，获得一系列相互平行等距的二维断面图像。②旋转扫查法：将探头固定于某一透声窗，探头围绕某一轴心旋转取图像，获得一系列相互均匀成角且中心轴相互均匀成角的二维断面图像。③扇形扫查法：探头固定于某一位置，以手动装置或计算机控制的电动驱动，做扇形运动获取图像，其扫查间隔角度可调。可获得一系列相互均匀成角的二维断面图像。在机械驱动扫查中，探头按预先设定的逻辑轨迹运动，计算机容易对所获得的二维图像进行空间定位，数据处理及三维成像速度快，图像重建准确可靠。

2. 自由臂扫查技术　将一个位置感应器固定在常规超声探头上，测定换能器在采样操作时的空间位置的变化。系统将这种带有空间和方位信息的二维图像转换成数字化信息并存入电脑，继而对其进行三维重建。最常用的是磁场定位扫查方式。该技术主要依靠一套磁声空间定位系统，由电磁场发生器、空间位置感测器和微处理器组成。由微处理器控制电磁场发生器向空间发射电磁场。空间位置感测器被固定在探头上，操作者如同常规超声检查一样，手持带有空间位置感测器的探头进行随意扫查时，计算机即可感知探头在三维空间内的运动轨迹，从而获得每帧二维图像的空间坐标及图像方位，带有空间坐标信息和方位信息的自由度参数的数字化图像被储存在计算机中，即可对所扫查结构进行三维重建。操作方便灵活，扫查时间和范围可调。适用于作一次性较大范围复合形式的扫查采样。此方法的缺点在于每一次使用时都必须对系统进行精确校正，扫查过程必须均匀缓慢，受人为因素影响较大。

3. 三维容积探头　又称"一体化探头"，即将一个二维探头和一个摆动机构封装在一起，操作者只要将其固定于体表并指向所需扫测部位，系统自动采集三维数据，且不需要后处理即可获得三维立体数据库，并能立刻显像。此方式采样方便可靠，但其扫查范围较小，对于较大的病灶不能获得病灶的整体立体图像。该采集方法图像采集间隔越小，则填充像素点越少，图像灰度失真度越低，不同图像采集方式经处理可形成不同几何形状的立体图像数据集，从任何角度对立体数据库进行任意平面的剖切均能显示灰阶丰富，层次均匀的二维超声图像。

4.ABVS 系统　由主机、5～14 MHz 宽频自由臂探头及工作站构成。扫描探头长 154mm，一次扫描距离为 168mm，最大扫描深度为 60mm，因此每次扫查可获得最大为 168mm×154mm×60mm 的容积数据。扫描所获图像数据自动保存并传输到工作站进行实时三维重建。诊断医师可随时根据需要从多个方位对重建后的图像进行动态观察。

传统手持三维超声乳腺扫查方法一般为：患者平卧位，双上肢上举自然放平，充分暴露乳房，先行二维超声检查，常规扫查双侧乳腺，了解乳腺病变情况，在获取病灶优质二维图像后，启动三维超声检查，根据情况调节扫查范围及扫查角度，采集图像时要求采集范围应包括整个肿瘤及肿瘤周边部分正常乳腺组织。对于机械驱动扫查及自由臂扫查，要求能匀速扫查；而容积探头扫查则要求探头固定不动。

ABVS 扫描时患者采取仰卧位，检查者根据患者乳房的大小选择机器的最佳预设扫描条件，系统自动调整深度、增益、聚焦范围等以获得最佳图像质量。目前文献报道较多的是采用三次扫描方法，即每侧乳房常规完成正中位、内侧位和外侧位三个方位的扫描，乳房较大时另加上方位和下方位，每次扫描都包含乳头在内。也有学者提出四次扫描是最好的扫描方式，即对乳腺进行四个方位的扫查（包括外上位、外下位、内上位和内下位）。每个方位的扫查时间约 55～65 s，采集图像的层间距为 0.5 mm。每例患者（两侧乳腺）平均扫查时间约 8～10 min（两次扫描法）、10～15 min（三次或四次扫描法），图像评估时间依诊断医师临床经验不同而异，约需 5～15 min。

（二）三维图像重建

通过超声诊断系统从人体某一部位（脏器）的几个不同位置获取若干数量的二维图像，扫描获得的二维图像信息暂时储存在计算机内存中，计算机对按照某一规律采集的一系列分立二维图像进行空间定位及数字化处理，并对相邻切面之间的空隙进行像素插补（被插补像素的灰度值为其相邻像素灰阶的均值）平滑后，形成一个三维立体数据库。图像重建是一个很关键的步骤，直接关系到成像的成败和质量。

（三）三维图像的显示

1. 表面成像　表面轮廓提取法的显示形式，早期包括网格型和薄壳型成像法，随着计算机技术的提高，轮廓成像的质量明显提高，图像越来越细腻，较广泛地用于含液性结构、被液体环绕结构及胎儿的三维成像；在乳腺疾病中，应用表面成像可以通过周边的液性回声更好的衬托出囊肿或导管内乳头状瘤等病灶的轮廓。

2. 透明成像　即总体显示，为体元模型法的显示形式，显示组织结构中所有的灰阶信息，采用透明算法，淡化软组织结构的灰阶信息，使之呈透明状态，既可显示脏器内部回声较强的结构，又部分保留周围组织的灰阶信息，使重建结构具有透明感和立体感，调节透明度可以突出希望清晰显示的部位和结构，有三种模式：①最大回声模式：显示三维数据库内每条声束上的最强回声的结构。②最小回声模式：显示三维数据库内每条声束上的最低回声的结构。③ X 线模式示：三维数据库内每条声束上的灰阶平均值，重建类似于 X 线检查的图像。对于乳腺的透明成像，可以提供可信的导管解剖、导管分支情况以及导管内病理结构信息、空间关系。透明成像还可以很好的显示活检穿刺针的位置。

3. 截面显像模式　在同一个图像上同时显示从三维显像中获得的互相垂直的横、纵及冠状面截面图像。在这种显示模式上，我们可以同时获得三维图像中的多个信息，对病灶有了一个较全面的基本认识。

4. 反向模式　是以与灰阶显示颜色相反的模式显示病灶。这种显示模式成像感兴趣区必须包括了整个病灶，弱回声的乳腺病灶应用这种显像模式可以清楚地显示出病灶的形态。

5. 超声断层显像（tomographic ultrasound imaging，TUI）　如 CT 断层显像一样，TUI 可以选择不同层厚显示横、纵或冠状三个不同切面的各个断层图像信息，可以对病灶有全面的认识。

6. 三维彩色多普勒血流成像（CDFI）、多普勒能量成像（CDI）　能立体多切面显示病灶内部及病灶周围血管的空间分布、数量。应用一种特殊的透明模式（glass body rendering），只显示病灶的 CDFI 或 CDI 血流情况，能很好地显示病灶内外的整个血管结构情况。

三、乳腺三维超声良恶性肿块的鉴别

在与二维超声相比，三维超声可更清晰地显示出病变的肿块内部结构与周边临近组织的立体关系、浸润层次以及肿块内部血管分布、走行情况，还能显示二维超声无法看到的肿物整体观。

（一）乳腺三维超声灰阶显像在乳腺疾病中的表现

1. 乳腺癌　二维超声显示肿块边界不规则，内部回声不均匀，部分肿块内可见强回声钙化点，无包膜。三维超声通过三个断面显示：肿块边界模糊不整齐，呈菜花状、分叶状，凹凸不平，内部呈低回声，光点分布不均匀，常可见到砂粒状

钙化等特点，周围组织呈蟹足样浸润或呈毛刺征（图 21-30-1、图 21-30-2）。

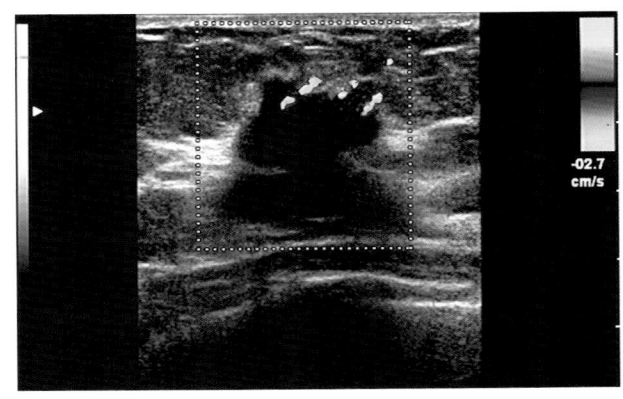

二维超声显示肿块边界不规则，无包膜，后方回声轻度衰减

图 21-30-1　乳腺癌二维超声图

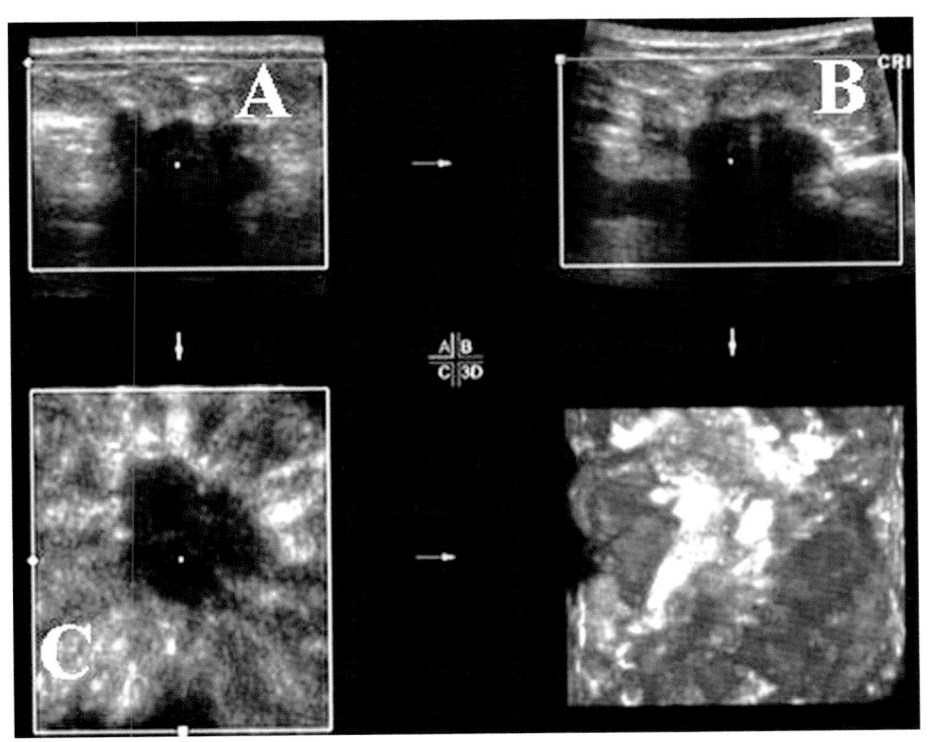

与图 21-30-1 为同一患者。三维超声图横切面（A）、纵切面（B）和冠状切面（C）均显示病灶边界不整齐，呈分叶状，凹凸不平

图 21-30-2　乳腺癌三维超声图

2. 乳腺纤维腺瘤　二维超声显示肿块呈低回声，形态规整，纵径小于横径（图 21-30-3）；三维超声显示肿块常有完整的包膜，边界清晰，表面光滑，内部呈均质实质回声，与周围组织形成完整界面，肿块周围腺体回声正常（图 21-30-4）。

3. 乳腺乳头状导管癌　二维超声显示乳腺导管扩张，内有斑块状或条索状肿块，三维超声显示肿块边缘不规则，可见斑块状条梭状肿物，管壁浸润明显，利用三维超声旋转肿瘤呈菜花状改变，导管扩张。

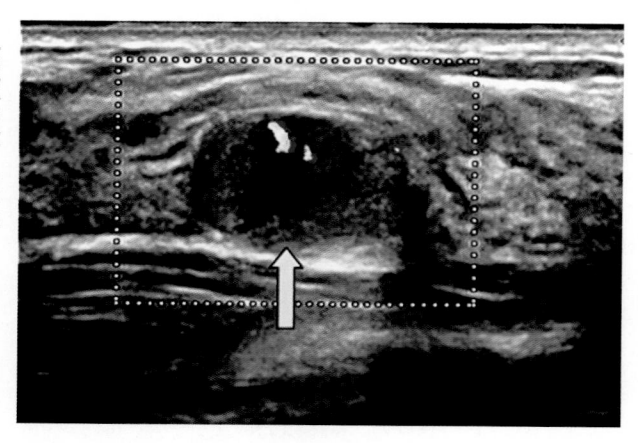

乳腺纤维腺瘤二维超声显示肿块呈低回声，形态规整，纵径小
于横径

图 21-30-3　乳腺纤维腺瘤二维超声图

4. 乳腺导管内乳头状瘤　二维超声显示导管扩张，内壁上见有乳头状肿物，三维超声可显示管壁上乳头状肿物更清晰，肿物边界清晰，周围腺体组织无浸润。

5. 乳腺囊性增生肿块　二维超声显示双乳房内可见多个大小不等囊实性肿块，后壁回声增强，三维超声显示肿块无包膜，形态不规则，呈片状低回声区，可与周边乳腺导管相互延伸（图 21-30-5）。

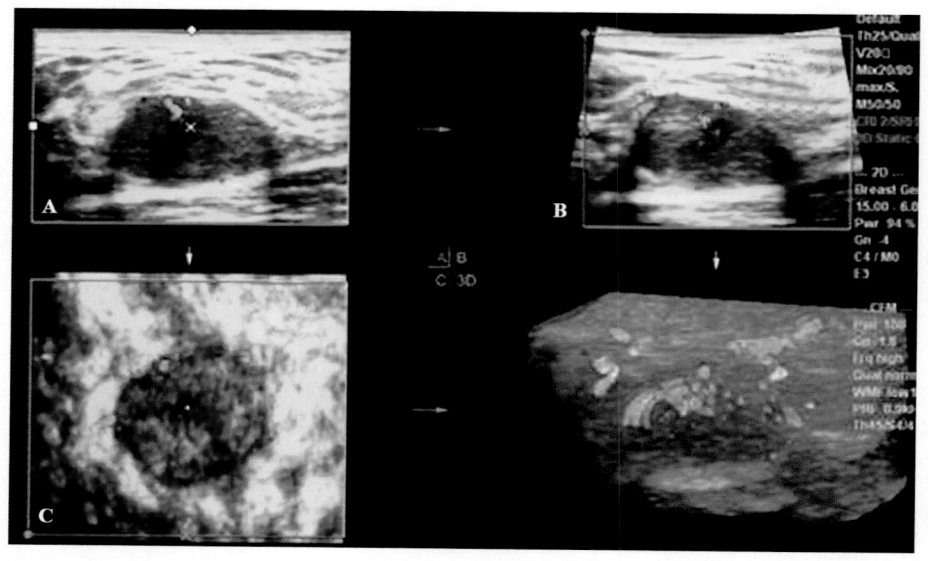

乳腺纤维腺瘤三维超声图横切面（A）、纵切面（B）和冠状切面（C）均显示病灶与周围组织
有完整界面，边界清晰，内部呈均质实质回声，病灶周围腺体回声正常

图 21-30-4　乳腺纤维腺瘤三维超声图

6. 乳腺单纯性囊肿　二维超声显示囊肿呈圆形或椭圆形，内部透声好，后壁回声增强（图 21-30-6）；三维超声显示囊壁光滑，边界清晰，内部透声好，有包膜，后方伴有明显增强效应（图 21-30-7）。

（二）三维超声在乳腺良恶性肿块鉴别中作用

三维超声在可以很好显示病灶立体情况的同时，还可以显示出在二维超声无法观察到的冠状切面信息。乳腺癌中，冠状切面上可观察到不同程度的强回声汇聚征，而良性肿物罕有此征像。

此征象对乳腺恶性肿物的诊断具有较高的特异性。

"汇聚征"可以分为典型和不典型两种。典型的"汇聚征"表现为：肿块的周边可观察到比较完整的中等或高回声环包绕肿块；肿块自身形态可以规则或不规则，而在周边可见条索状的中等或高回声向外放射伸展；可见肿块周围正常组织不规则的扭曲、纠集（图 21-30-8）。不典型的"汇聚征"表现为：肿块的周边没有较为完整的高回声环包绕，甚至没有边界；肿块形态多不规则，肿块周边可见"伪足"、"毛刺"等征象，条索状的中等或高回声与之相互交错并向四周放射伸展；

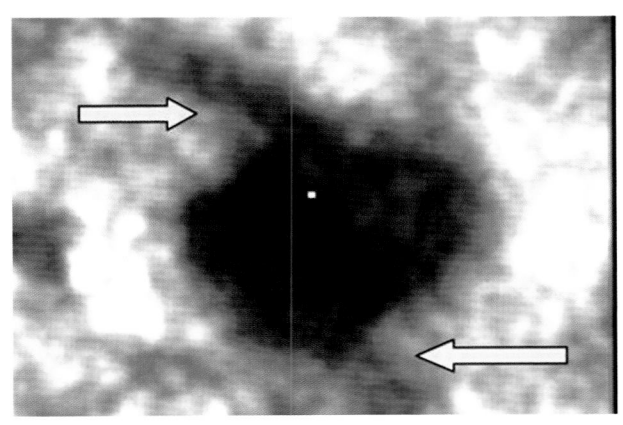

三维超声显示肿块无包膜，形态不规则，呈片状低回声区，与周边乳腺导管相互延伸（箭头所指）

图 21-30-5　乳腺囊性增生肿块三维超声冠状切面图

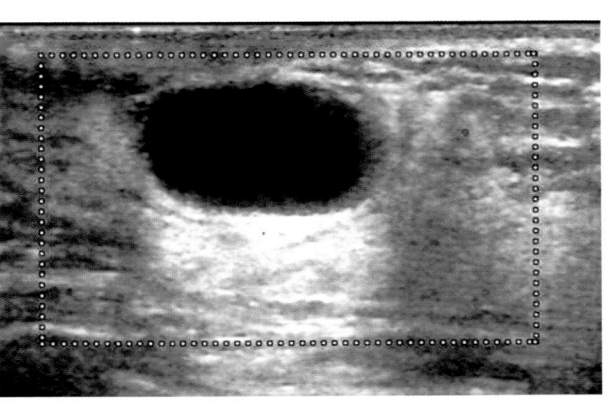

二维超声显示囊肿呈椭圆形，内部透声好，后壁回声增强

图 21-30-6　乳腺囊肿二维超声图

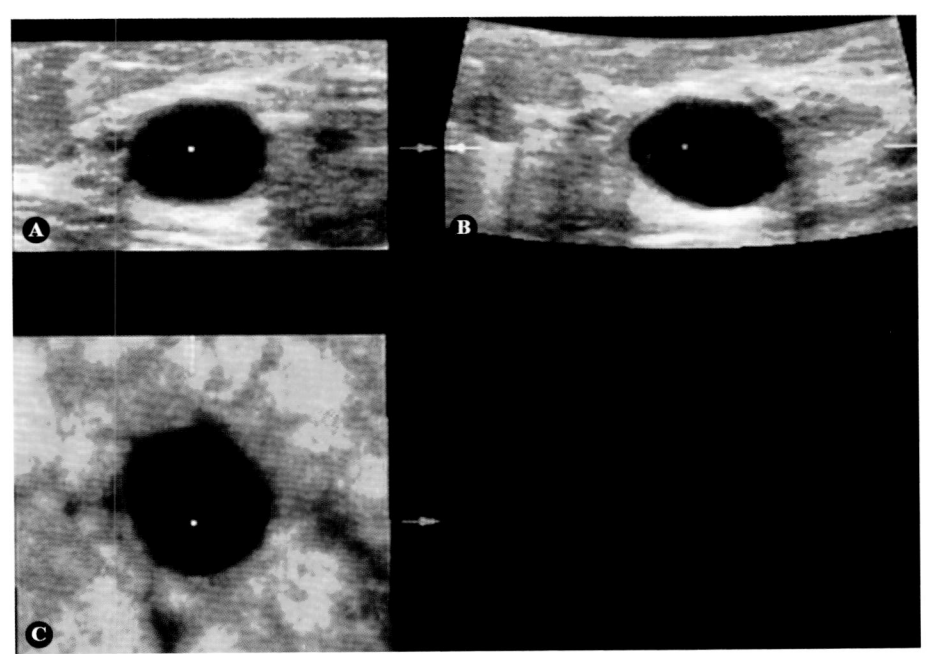

与图 21-30-6 为同一患者。三维超声图横切面（A）、纵切面（B）和冠状切面（C）均显示乳腺囊肿的囊壁光滑，边界清晰，内部透声好

图 21-30-7　乳腺囊肿三维超声图

可见肿块周围正常组织不规则的扭曲、纠集（图 21-30-9）。据现有资料"汇聚征"在浸润性导管癌及浸润性小叶癌等具有浸润性的癌肿中发现比例比较高。乳腺的腺叶组织呈"放射状"排列，对于那些上皮源性的恶性肿瘤，当其浸润性生长时，冠状断面的观察可以在最大限度上提供肿块与周围正常腺叶组织以及间质相互关系的信息。这种关系在矢状断面及横断面上比较难以进行完全的观察，因而浸润性恶性肿块在三维超声中出现"汇聚征"频率较高，而在二维平面上多数仅为"恶性晕"，甚至没有表现。这对于早期明确诊断恶性肿瘤具有重要的意义。（表 21-30-1）

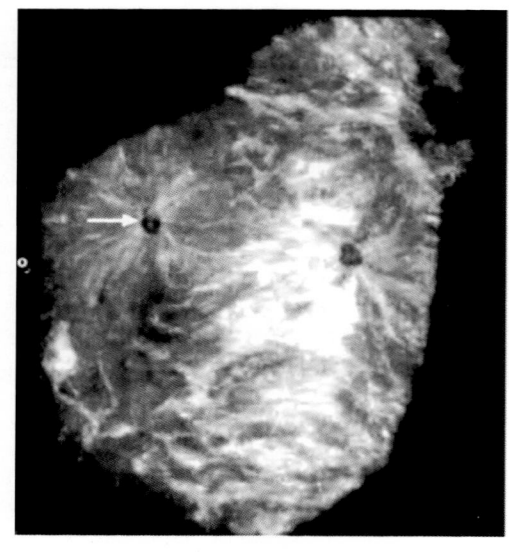

肿块形态不规则,周边可见完整的高回声环包绕,周边可见条索状的中等及高回声向外放射伸展

图 21-30-8　乳腺癌冠状切面典型汇聚征

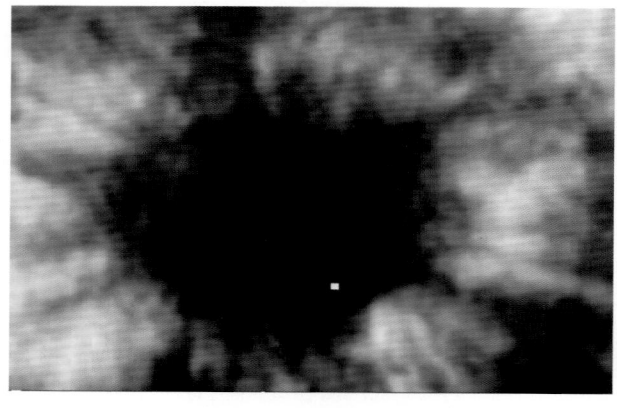

肿块的周边没有完整的高回声环包绕,周边可见"毛刺征"以及条索状高回声向四周放射伸展

图 21-30-9　乳腺癌冠状切面不典型汇聚征

表 21-30-1　汇聚征在良恶性肿瘤鉴别诊断中的敏感性及特异性

	敏感性	特异性	准确率	阳性预测值	阴性预测值
WaterMANN	54.7%	94.6%	71.8%		
Rotten	91.4%	93.8%		96.9%	96.0%
顾继英	66.7%	93.3%			
白志勇	52.8%	94.3%		90.4%	74.6%
周世崇	78.38%	94.94%	86.93%		

自 ABVS 应用于临床以来,使乳腺三维超声真正具有了临床实用价值。有研究表明,同时采用 ABVS 和 HHUS 检查,ABVS 发现的病灶数多于 HHUS。对于小于 1cm 病灶,由于 HHUS 操作者依赖性,当病变较小、患者乳房较大时,经验不足的医生因扫查过快或扫查不彻底而易漏诊。而 ABVS 工作站可重复动态慢速回放重建图像从而避免漏诊小病灶。此外,ABVS 可以探测到不同象限所有乳腺病灶,包括乳头下及腋窝的病灶。在病灶大小评估方面,ABVS 术前评估病灶的大小与组织病理学评估结果差异无统计学意义,优于 HHUS。对乳腺癌的诊断 ABVS 具有较高的敏感性,但特异性相对稍低,准确性与 HHUS 相当。也有学者通过比较 ABVS 与常规超声对乳腺微钙化的诊断价值,结果表明,ABVS 能提高超声对微钙化的检出率,特别是无肿块的微钙化。ABVS 的冠状面能直观显示微钙化分布范围,可提高超声对导管内癌的鉴别诊断能力。

新辅助化疗已广泛应用于乳腺癌临床治疗中,如何评价新辅助化疗的疗效就显得尤为重要。目前临床上评价化疗疗效的影像学检查方法主要包括乳腺 X 线摄影、PET/CT、MRI 及超声等。虽然 X 线摄影对病灶内微钙化显示较佳,但研究表明新辅助化疗后病灶内钙化无明确改变,且钙化形式与病理完全缓解没有相关性,而乳腺癌侵袭性生长的特点及致密型乳腺使 X 线对肿块大小的评估较差,因此,乳腺 X 线摄影对新辅助化疗疗效评价的价值不大。MRI 软组织分辨率高,对病灶大小的评估更准确,但其费用昂贵。常规超声检查因其经济、安全、简便,已广泛应用于新辅助化疗的疗效评价。然而,常规超声对病灶大小及疗效评价的准确性低于 MRI,且可重复性较差,易受检查医师主观因素影响。ABVS 不但克服了传统超声可重复性差及操作者依赖的缺点,而且具有三维成像的优势,可以分别在横轴位、冠状位及矢状位测量肿块最大直径,从而有望对病灶大小进行更准确的评估。且 ABVS 通过测量病灶体积变化可以更准确评估疗效。

（三）三维彩色多普勒血流成像及能量多普勒成像在乳腺良恶性肿瘤鉴别

三维彩色多普勒血流成像及能量多普勒成像能立体、完整反映肿块的血供情况,从而有助于乳腺良恶性肿瘤鉴别诊断。利用三维重建后的肿瘤可任意角度任意平面进行切割,并且可以根据需要切割肿瘤的外壳而保留肿瘤内部的血管血流情况，可见到肿瘤内部的整支血流情况，及其在肿瘤内部的位置，可更为直观准确地反映肿瘤内部血供多少、是否有穿入血管、中心动脉等重要情况。

良性肿块的血管稀疏，多为肿瘤周边弧形、短条状血管或肿瘤内部稀疏的血管（图 21-30-10），血管走行自然，管径粗细匀称，分支清晰，分布均匀。恶性肿块内部多可见丰富的血管，血管分布无规律，管径走行僵直，粗细不均匀（图

21-30-11），有突然变细或主干较粗、分支呈须根样分布状，有整个肿块无明显主干而呈礼花样分布，有的可见血管从周围组织穿入肿瘤内部并穿过或到达肿瘤中心的肿瘤穿支血流。三维血流成像的另一优点是通过三维图像的观察，使肿瘤内、外血流的区分更为分明清楚，尤其对鉴别肿瘤边缘部位的血流归属有重要的帮助作用。（表 21-30-2）

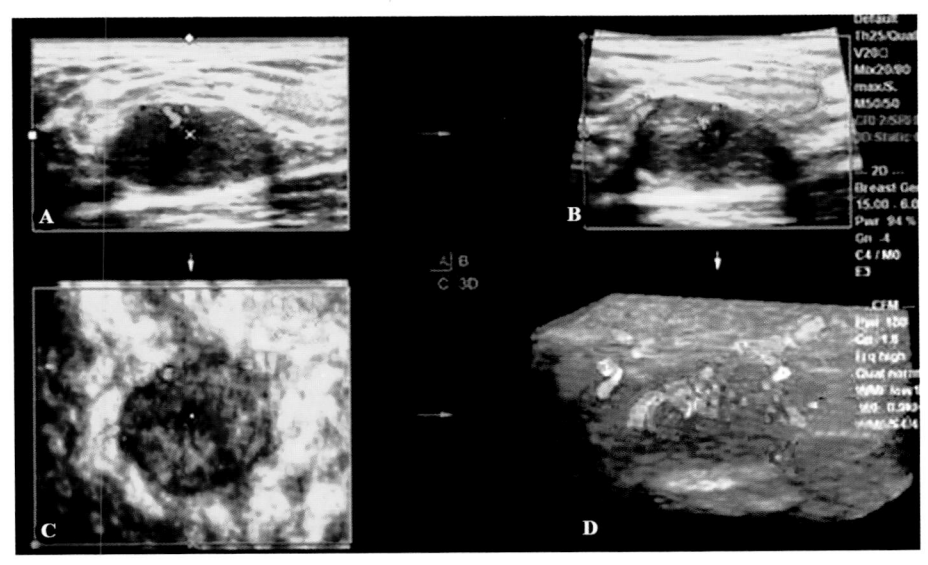

乳腺纤维腺瘤三维彩色多普勒血流成像图横切面（A）、纵切面（B）和冠状切面（C）均显示病灶周边部见少许点状血流，三维重建于肿块周边见弧形、短条状血管，肿块内部血管稀疏（D）

图 21-30-10　乳腺纤维腺瘤三维彩色多普勒血流成像图

表 21-30-2　乳腺良恶性肿瘤的三维超声鉴别诊断

	良性乳腺肿瘤	恶性乳腺肿瘤
形态	规则	不规则
边缘	清晰	模糊，边缘不整
内部回声	均匀	不均匀，可见钙化
病灶周围组织	与周围组织形成完整界面，肿块周围腺体回声正常	与周围组织形成界面完整或不完整，周围正常组织不规则的扭曲、纠集
汇聚征	少见	多见
血流情况	肿瘤内部稀疏的血管，血管走行自然，管径粗细匀称，分支清晰，分布均匀	肿瘤内部血管丰富，走行僵直，管径粗细不均，分支多样，可见穿支血流

四、小结

乳腺肿块的超声诊断应以常规二维超声基础，同时密切结合肿块中血流特征综合分析。而结合

三维超声成像，则在一定程度上弥补了二维超声的不足，能提供更加丰富的三维空间信息，同时突破了传统超声对于冠状断面的扫查困难，可提供更加完整和准确的信息，有助于进一步提高超声鉴别诊断能力。尤其 ABVS 可标准化储存图像

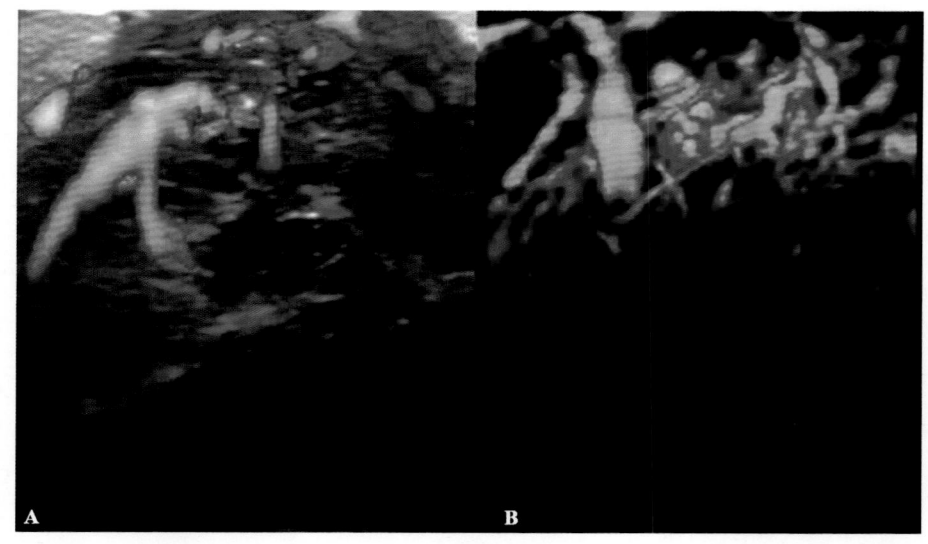

三维能量多普勒血流图（B）较二维能量多普勒血流图（A）所显示的病灶内血流明显增多，且血管分布无规律，管径走行僵直，粗细不均匀

图 21-30-11　恶性淋巴瘤二维和三维能量多普勒血流图

数据，无操作者依赖性、可重复性好。可进行全乳动态扫描，直观全面地显示乳房解剖结构，能准确显示病灶位置和特征，尤其是冠状面上的一些特征性改变，因此 ABVS 可提供比 HHUS 更多的诊断信息，从而提高医师的诊断信心。由于 ABVS 对病灶检出率较高，对恶性病变敏感而不易漏诊，有望成为一种很好的筛查方法。此外，ABVS 有望在手术方案的制定中发挥重要作用，具有评价乳腺癌新辅助化疗疗效的巨大潜能。因此，可依据患者的具体情况、病灶特征及检查目的选用或联合应用三维超声，以更好地服务临床，造福患者。

（罗葆明）

参考文献

[1] Halshtok-Neiman O, Shalmon A, Rundstein A, et al. Use of automated breast volumetric sonography as a second-look tool for findings in breast magnetic resonance imaging. Isr Med Assoc J, 2015, 17 (7): 410-3.

[2] Chang JM, Cha JH, Park JS, et al. Automated breast ultrasound system (ABUS): reproducibility of masslocalization, size measurement, and characterization on serialexaminations. Acta Radiol, 2015, 56 (10): 1163-1170.

[3] Watermann DO, Foldi M, Hanjalic-beck A. Three-dimensional ultrasound for the assessment of breast lesions. Ultrasound Obstet Gynecol, 2005, 25 (6): 592-598.

[4] Chen L, Chen Y, Diao XH, et al. Comparative study of automated breast 3-D ultrasound and handheld B-mode ultrasound for differentiation of benign and malignant breast masses. J Ultrasound Med Biol, 2013, 39 (10): 1735-1742.

[5] Wohrle NK, Hellerhoff K, Notohamiprodjo M, et al. Automated-breast-volume-scaner (ABVS): a new approach for breast imaging. Radilology, 2010, 50 (11): 973-981.

[6] Zhang J, Lai XJ, Zhu QL, et al. Analysis of eighty-one cases with breast lesions using automated breast volume scanner and comparison with handheld uh rasound. Eur J Radiol, 2012, 81 (5): 873-878.

[7] Wang HY, Jiang YX, Zhu QL, et al. Differentiation of benign and malignant breast lesions: a comparison between automatically generated breast volume scans and handheld ultrasound examinations [J]. Eur J Radiol, 2012, 81 (11): 3190-3200.

[8] Golatta M, Franz D, Harcos A, et al. Interobserver reliability of automated breast volume scanner (ABVS) interpretation and agreement of ABVS findings with hand held breast ultrasound (HHUS), mammography and pathology results [J]. Eur J Radio, 2013, 82 (8): e332-336.

[9] Kim YW, Kim SK, Youn HJ, et al. The clinical utility of automated breast volume scanner: a pilot study of 139 cases [J]. J Breast Cancer, 2013, 16 (3): 329-334.

[10] Rotten D, Levaillant JM, Zerat L. Analysis of nomal breast tissue and of solid breast masses using three-dimensional ultrasound mammography. Ultrasound Obstet Gynecol, 1999, 14: 114 - 124.

[11] 顾继英, 苏一巾, 杜联芳. 三维超声成像对乳腺肿块诊断价值的初步探讨. 中国超声医学杂志, 2007, 23 (1):

67-69.

[12] 陈林，陈悦，庞芸，等．超声自动全乳容积扫描在乳腺占位病变中的初步应用．中国医学影像技术，2011，27（7）：1378-1382.

[13] 郑逢洋，黄备建，严丽霞，等．乳腺癌冠状面汇聚征和生物学行为指标间的相关性研究．中华超声影像学杂志，2016，25（6）：496-501.

[14] 包凌云，朱罗茜，孔凡雷，等．自动乳腺全容积成像和常规超声对乳腺微钙化诊断的对比研究．中华超声影像学杂志，2012，21（3）：220-223.

[15] 周玉清，张青萍．静态结构三维超声成像方法学研究进展．引进国外医药技术与设备，1998，4（4）：95-99.

[16] 刘志聪，滕淑琴，蔡洁，等．三维超声成像在乳腺疾病中临床应用研究．中国超声诊断杂志，2003，4（10）：751-753.

[17] 石富文，黄红梅，张超，等．三维彩色血管能量成像鉴别乳腺肿块良恶性的价值．中国超声诊断杂志，2005，6（1）：3-5.

[18] Weismann CF，Datz L. Diagnostic algorithm：How to make use of new 2D，3D and 4D ultrasound technologies in breast imaging. Eur J Radiol，2007，64（2）：250-257.

[19] Cho N，Moon WK，Cha JH，et al. Differentiating benign from malignant solid breast masses：comparison of two-dimensional and three-dimensional US. Radiology，2006，240（1）：26-32.

[20] Weismann CF. Role of colour Doppler ultrasound in breast imaging. European Joruanl of Cancer，2006，suppl 4（2）：41.

[21] Weismann CF. Recent advances in multidimensional 3D/4D breast imaging. In Ueno E，Shiina T，Kubota M，et al. Research and Development in Breast Ultrasound. Tokyo：Springer，2005：146-150.

第三十一节 超声在乳腺癌术前术中和术后的监测作用

一、超声在乳腺癌术前治疗过程中的监测作用

超声在乳腺癌术前治疗过程中的监测作用是指超声在乳腺癌术前新辅助化疗中对乳腺癌病灶和腋窝转移性淋巴结的检查和评估。超声检查在乳腺癌新辅助化疗疗效评估中，其准确性优于临床体检，同时也略优于钼靶摄片，随着医学影像诊断技术的进步，CT、RMI 和 PET 等也开始应用于乳腺癌病灶的评估，初步临床试验发现 MRI 和 PET 在对乳腺癌病灶的评估方面有更大的准确

性，但目前其高昂的价格限制了这些新技术的应用。因超声受人为因素和仪器性能的影响较大，中国抗癌协会乳腺癌诊治指南与规范（2007 版）附录Ⅳ药物治疗的疗效评价方法中，并不推荐使用 B 超检查，但指明浅表淋巴结或皮下病灶可用 B 超代替体检，或通过 B 超确认浅表病灶的 CR。Forouhi 等通过对比超声、钼靶与临床触诊 3 种方法测量肿瘤大小并与术后病理标本大小进行对照，发现超声是最准确实用的评估方法。超声可重复性强，并且绝大多数医院都能进行超声检查，建议在对乳腺癌新辅助化疗时，在无远处转移灶的情况下，提倡常规应用超声检查进行乳腺癌病灶的评估。

1. 乳腺癌新辅助化疗的概念、意义和疗效评估

1982 年 Frei 提出了新辅助化疗的概念，是指在施行局部治疗（手术或放疗）之前应用的全身性化疗，也称为术前化疗、诱导化疗或初始化疗。目前，新辅助化疗已成为局部晚期乳腺癌治疗的标准治疗方案之一，疗程 3～4 个周期，因化疗方案不同则每个周期天数不一，多数方案每个周期为 21 天。目前认为新辅助化疗较术后辅助化疗有不同的作用机制，新辅助化疗的意义在于：（1）新辅助化疗是局部晚期乳腺癌或炎性乳腺癌的规范疗法，可以使肿瘤降期以利手术，或变不可手术为可手术；（2）新辅助化疗是可靠的体内药敏试验，为术后辅助化疗提供指导；（3）若能达到病理完全缓解，可能提高远期生存率。1979 年 WHO 制定了双径线测量的疗效标准，并不断修改完善，从 1994 年起欧洲癌症研究所及治疗组织、美国国家癌症研究院及加拿大国家癌症研究院等，在回顾 WHO 疗效评价基础上，经过充分交流与讨论，改变了 WHO 双径测量方法，采用单径测量的数据，制定了实体瘤疗效评价标准（Response evaluation criteria in solid tumors，RECIST）。RECIST 将疗效评估对象分为两类病灶，目标病灶：将能重复准确测量的病灶作为目标病灶，目标病灶治疗前后的大小变化是评估疗效的重要依据；非目标病灶：构成有两个内容，一是超过 10 个以上所有可测量病灶，全部归入非目标病灶，其次是所有的不可测量病灶都只能列为非目标病灶，对非目标病灶不要求测量，但在基线及随访时，都应记录每一个非目标病灶是否存在或消失。

在疗效的参数及评估中，将所有目标病灶

（不仅仅是乳腺癌病灶，还包括肺、肝、淋巴结及皮下等转移灶）的最长直径（longest diameter，LD）以厘米为单位相加，即成基线总和LD，基线总和LD是描述目标病灶疗效的唯一参数。完全缓解（complete response，CR）：所有目标病灶消失。部分缓解（partial response，PR）：以基线总和LD为参照，治疗后目标病灶LD总和缩小≥30%（以整个治疗过程中的最小总和LD，代表该患者在该方案中的疗效等级）。进展（progressive disease，PD）：如果治疗开始后，肿瘤曾经缩小，则以所能达到的最小总和LD为参照；如治疗开始以来，LD总和从未缩小过，则仍以基线总和LD为参照，只要目标病灶的LD总和增大≥20%，或出现新的病灶即为PD。稳定（stable disease，SD）：目标病灶的LD总和缩小未达PR，或增大不足PD。

非目标病灶的疗效评价标准中，CR：所有非目标病灶完全消失及肿瘤标志物水平降至正常。PR：非目标病灶不评PR。SD（又称非CR）：一个或多个非目标病灶持续存在，和/或肿瘤标志物水平高于正常。PD：出现一个或多个新病灶，和/或现有的非目标病灶明显进展。

2. 超声在乳腺癌新辅助化疗中的监测作用与遵循的原则

超声在乳腺癌新辅助化疗疗效评估中的监测主要是治疗前精确测量乳腺原发灶和腋窝淋巴结的最长径（多个肿块时取它们的最长径之和）以及目标病灶和非目标病灶治疗中的动态变化，为临床提供准确的测量数据，其疗效等级的评估由临床综合评定得出，为避免超声监测主观性太强客观性欠佳的不足，超声监测应遵循如下原则：（1）超声监测中坚持五同的原则，即从治疗前的超声基线检查开始坚持同一个超声医生检查、使用同一台检查仪器、采用同一种仪器条件、对同一目标病灶用同一测量断面，确保测量数据的可靠性和可重复性，使超声监测数据得到临床的认同；（2）超声监测复查的时机应在每个周期的最后一天进行，因肿瘤病灶在化疗中有可能先缩小而后增大，没有每个周期的动态观察，会因不同的复查监测时间而导致疗效等级的评估发生偏差；（3）新辅助化疗的疗效评价，临床、影像学和病理学3种方法缺一不可，而将三者结果有机地结合起来进行综合分析，对指导临床治疗才具有重要价值。化疗后，肿瘤细胞变性、坏死，肉芽形成，或瘤床区纤维组织增生、胶原化，由瘢痕组织替代，这种情况下，临床检查可触及肿块，超声监测可显示有病灶，但镜下可能无肿瘤病灶存在。在有远处转移灶的情况下，超声不可能脱离临床和其他影像检查进行独立的疗效评估，在无远处转移灶的情况下，超声监测数据是临床疗效评估的重要影像学依据，但仍然要结合临床与病理。超声监测报告应注明监测周期、乳腺和腋窝目标病灶的最长直径LD以及每一个非目标病灶是否存在或消失，以及是否发现新病灶。

3. 超声在乳腺癌新辅助化疗中的监测方法与病灶声像图变化

超声监测中采用相同的超声成像条件，使用同一台仪器测量原发灶的面积和体积，选取平行于乳腺腺体平面的最大径作为长径，与长径垂直的平行于乳腺腺体平面的最大径为宽径，与长径垂直的垂直于乳腺腺体平面的最大径为厚径，测量长、宽、厚3条径线，选取其中最大径作为该肿瘤的最大直径，超声测量原发灶面积（长×宽）、体积（长×宽×厚）。依据Adler等血流分级标准对原发灶内血流进行评价对比。观测内容包括：新辅助化疗前后原发灶面积、体积改变及二维声像图变化；化疗前后原发灶内的血流分级变化；血流动力学方面测量最高流速（Vmax）和阻力指数（RI）；腋窝淋巴结大小及内部血流变化情况。

（1）新辅助化疗后乳腺肿瘤原发灶的二维声像图变化：对化疗药物敏感的肿瘤，新辅助化疗前后原发灶肿瘤面积和体积变化是二维声像图最主要的改变，随着化疗的进行，肿瘤细胞逐渐被杀伤破坏，病理形态学可见肿瘤细胞的变性坏死、数量减少、肉芽组织伸入癌巢、间质纤维组织增生增多及纤维化，致使肿瘤形态变得更不规则，内部回声增多不均质，毛刺逐渐变短甚至消失，边界逐渐清晰，最终导致肿块变软，面积和体积逐渐缩小（图21-31-1），甚至由瘢痕组织代替原癌组织坏死区，声像图上的改变可因药物发挥作用的程度及进展不同而有相应的变化。

（2）新辅助化疗后原发灶内血流分级及血流动力学变化：化疗有效的另一个显著变化就是原发病灶内部血流的改变，化疗后肿瘤变性坏死，内部血管萎缩、塌陷、闭塞，肿瘤细胞增殖减慢，对肿瘤血管的外压减小，进而CDFI可观察到肿瘤内血流

信号明显减少或消失，RI 亦降低（图 21-31-2）。肿瘤供血不足，进一步促进肿瘤变性坏死，因此病灶

内血流信号的减少或消失以及 Vmax、RI 值变化，对疗效判断及预后具有重要参考价值。

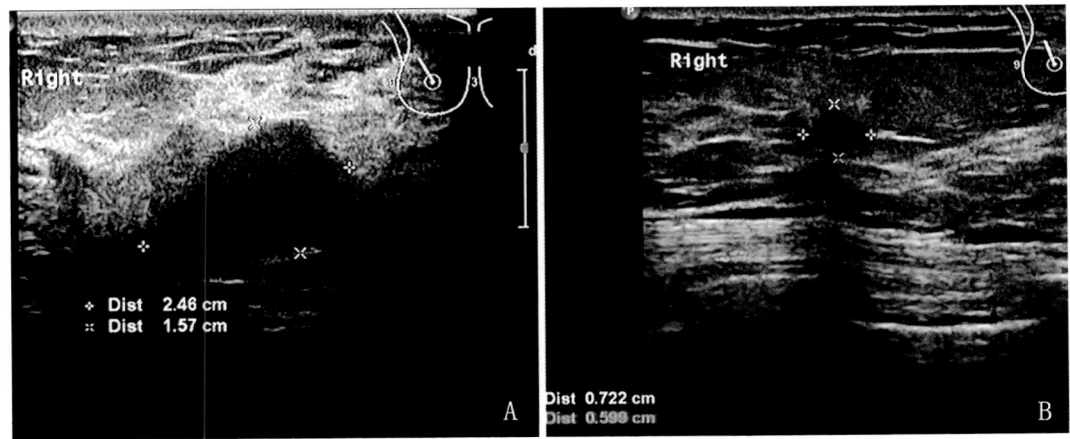

A 图化疗前，B 图化疗后
图 21-31-1　新辅助化疗后乳腺肿瘤原发灶明显缩小

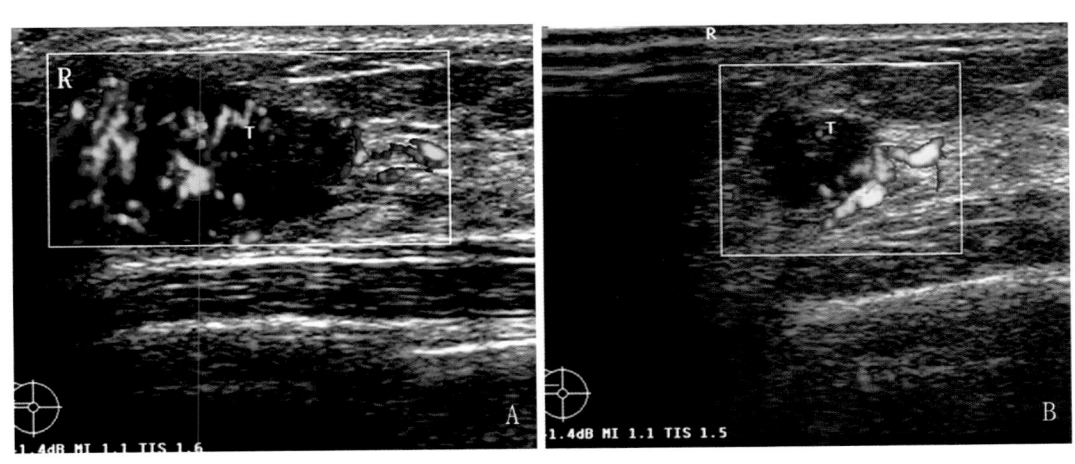

A 图化疗前，B 图化疗后
图 21-31-2　新辅助化疗后乳腺肿瘤原发灶内血流信号明显减少

（3）新辅助化疗后腋下淋巴结的变化：化疗后转移淋巴结体积缩小或消失，其内可有髓质强回声，血流丰富程度减低或消失（图 21-31-3）。而化疗后转移淋巴结的持续浸润是乳腺癌预后不良的一个重要指标，因此对腋下淋巴结的观测可作为评价新辅助化疗疗效的重要参考指标。

二、超声在乳腺癌手术过程的监测作用

超声在乳腺癌手术过程的监测作用主要体现在术前体表定位，术中在开放的切口术中定位；术后对切出的标本即刻超声检查，这一方法主要

应用在临床触诊阴性的小乳癌患者。对保乳手术该方法定位准确，对切出的新鲜标本超声即刻检查除能明确判断肿块是否被完整切除外（图 21-31-4），还能评估肿块到周围切缘的安全范围供临床参考。

三、超声在乳腺癌术后的监测作用

随着早期诊断、早期治疗以及乳腺癌辅助治疗的不断完善，乳腺癌术后无病生存率和总体生存率都有了显著提升，但乳腺癌是一种全身性疾病，其术后复发转移问题尚未得到很好的解决，

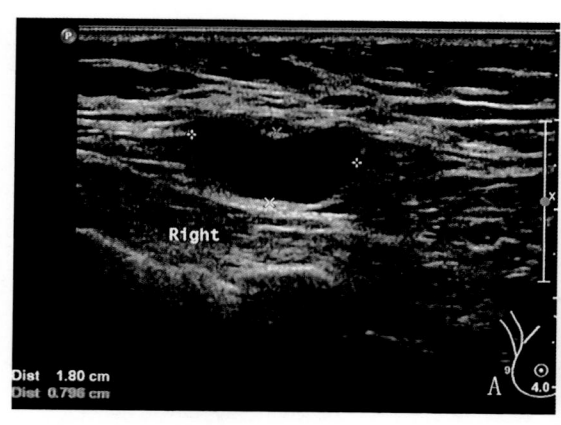
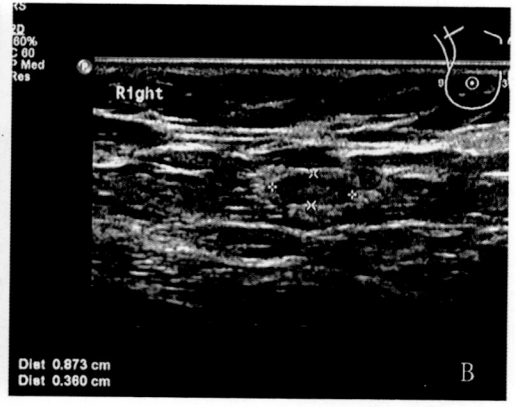

A图化疗前，B图化疗后

图 21-31-3　新辅助化疗后腋下淋巴结缩小

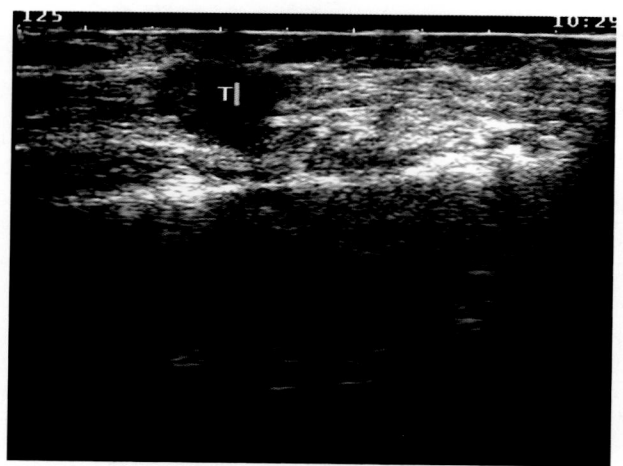

图 21-31-4　新鲜标本超声即刻检查肿块（T）被完整切除，病理浸润性导管癌

术后复发和转移仍然是导致乳腺癌患者死亡的重要原因，因此，应用超声加强术后监测，提高复发和转移的早期诊断具有重要的现实意义。

1. 乳腺癌术后复发转移的发病情况

局部复发是指原发恶性肿瘤经局部切除及腋窝淋巴结清扫后，再次发生于同侧乳腺、胸壁和腋窝的肿瘤，多在术后 2~7 年间发生。既可能是疾病进展的局部表现，亦可能是发生远处转移的新的播散源，文献报道乳腺癌根治术后局部复发率为 10%~30%，局部复发致死率可达 15%，而胸壁复发占所有局部复发的 50% 以上，复发率依次为胸壁、锁骨上窝、腋窝。肿瘤转移一般认为是肿瘤细胞从原发病灶扩散到继发部位，并在该处形成继发瘤（转移灶）称之为转移。有研究认为局部复发与远处转移存在明显的相关性。术后

局部复发可能是全身转移播散的前兆。术后复发者发生远处转移的危险是术后未复发者的 3 倍。人体任何器官和组织均可发生转移，但以骨转移最常见，占 49%~60%，其他依次为肺、胸膜、软组织、肝和脑。

2. 乳腺癌术后复发转移的超声诊断

影像检查是乳腺癌复发转移的主要监测手段，放射性核素全身骨显像被公认为是早期发现骨转移灶最灵敏、最准确的方法。肺转移的检查主要是胸部 X 线摄影和胸部 CT 检查。而超声则能容易发现胸壁、锁骨上窝、腋下、肝脏等部位的复发病灶和转移灶，也可作为术后内分泌治疗过程是否诱发子宫内膜病变的有效监测手段。

（1）胸壁复发病灶：使用高频超声能检出患者患侧皮下组织和胸壁肌层内低回声结节，结节边界欠清，形态不规则，内部回声欠均质，彩色显像结节内可见点、条血流信号，多普勒频谱阻力增高（图 21-31-5）。

（2）区域淋巴结转移：腋下和锁骨上窝转移性淋巴结肿大，直径≥7mm，长短径比<2，呈短椭圆形或有融合，边缘不规则、包膜可有切迹；内部结构皮质增宽，髓质变形、移位、变窄甚至消失；淋巴门缺失、偏心；呈混合型或周边型血流信号；频谱阻力指数多>0.65。

（3）肝转移：转移癌体积一般较小，常多发、散在分布，内部回声低，分布尚均匀，边界清楚，周边有特征性低回声晕环，呈牛眼征（图 21-31-6）。

3. 乳腺癌术后超声随访监测

乳腺癌术后复发转移主要集中在近期，术后 2 年以内是乳腺癌复发转移高峰期，应重点进行

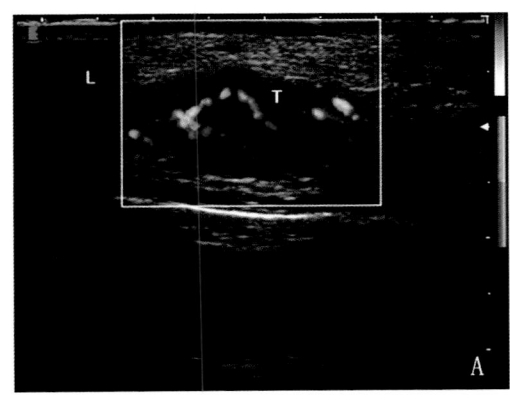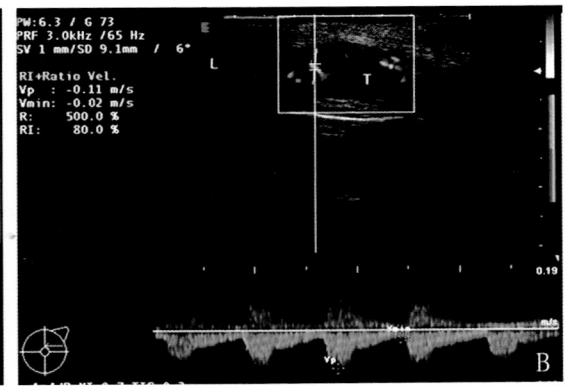

A 图病灶内血流较丰富，B 图病灶内血流阻力高

图 21-31-5 乳腺癌术后胸壁复发病灶

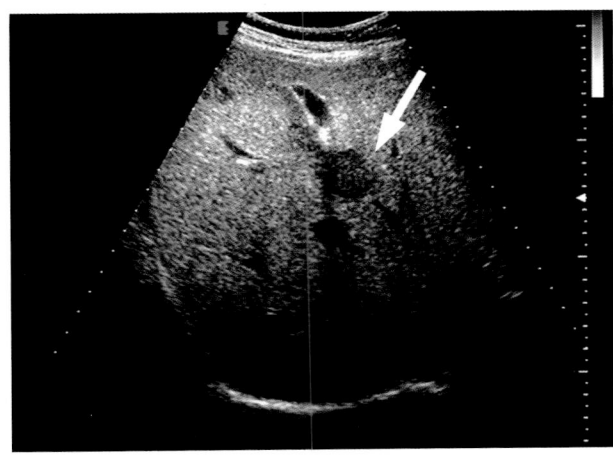

图 21-31-6 乳腺癌术后肝内转移病灶（↑）

复查、加强预防。乳腺癌患者术后及放、化疗后必须做密切的随访观察。超声 2 年内每 3 个月检查 1 次，3～5 年每 6 个月检查 1 次，5 年后可每年检查 1 次。超声主要是对乳腺、胸壁、腋窝、锁骨上窝、肝及腹腔腹膜后探查有无复发和转移，对内分泌治疗患者还要对子宫进行监测检查，重点观察子宫内膜厚度，排除月经周期对内膜厚度的影响，如内膜厚度（正常上限 5mm）＞5～8mm，应建议作内膜活检。

（张家庭）

参考文献

[1] 李树玲．乳腺肿瘤学．第 2 版．北京：科学技术文献出版社，2007.

[2] 田富国．乳腺癌现代非手术治疗．北京：科学技术文献出版社，2008.

[3] 刘佩芳．乳腺影像诊断必读．北京：人民军医出版社，2007.

[4] 李泉水．浅表器官超声．北京：人民军医出版社，2009.

[5] 严松莉．乳腺超声与病理．北京：人民卫生出版社，2009.

[6] 刘鹏熙．几种容易复发的非哺乳期乳腺炎．中华乳腺病杂志（电子版），2010，4（4）：57-60.

[7] 李晓琴，徐敏，顾成章，等．慢性肉芽肿性乳腺炎的高频超声表现．医学影像学杂志，2009，19（2）：244-245.

[8] 孟方，李征毅，乔军，等．彩色多普勒超声在乳腺癌新辅助化疗疗效评价中的应用．中国超声医学杂志，2010，26（7）：612-615.

[9] Kessler E，Wolloch Y. Granulomatous mastitis: a lesion clinically simulating carcinoma. Am J Clin Pathol，1972，58（6）：642-646.

[10] Forouhi P，Walsh J S，Anderson T J，et al. Ult rasonography as a method of measuring breast tumour size and monitoring response toprimary systemic treatment. Br J Surg，1994，81（2）：223-225.

第二十二章 颈部血管疾病

第一节 概述

脑卒中是人类健康的重大危险因素，2008 年公布的我国居民第三次死因抽样调查结果显示，脑血管病已成为我国国民第一位的死亡原因，具有高发病率、高致残率、高复发率和高死亡率特征。世界卫生组织的 MONICA 研究表明，我国脑卒中发生率正以每年 8.7% 的速率上升，发病者约 30% 死亡，生存者 70% 存在肢体或语言等运动或感觉性功能障碍，严重危害着患者的生命健康和生活质量，给患者及其家庭和社会带来沉重的负担，防控形势十分严峻。脑卒中可分类为缺血性（70%～80%）、出血性（15%～25%）和混合性（5%）。二十世纪中叶以来，颈动脉狭窄或闭塞性病变已经成为缺血性脑血管病（cerebraovascular disease，CVD）的重要原因之一。20 世纪 80 年代初期，随着脑血管造影技术的应用，临床医学研究领域逐渐对颈动脉狭窄闭塞性病变深入的了解，提出采用外科手段可以减少因颈动脉狭窄或闭塞性病变的脑卒中发病率。1950 年，C. M Fisher 最先报道了采用颈动脉内膜剥脱术（carotid endarterectomy，CEA）的方法治疗颈动脉狭窄，特别是经过多中心外科临床试验研究，充分说明了 CEA 对颈动脉狭窄的治疗效果。近年来，随着微创技术的发展，颈动脉支架介入治疗颈动脉狭窄性病变已经在临床得到广泛应用。如今，国人生活水平的不断提高，人口的老龄化，颈动脉与冠状动脉粥样硬化性病变的发病率也呈上升的趋势，早期发现、早期治疗有望减少颈动脉粥样硬化性缺血性 CVD 的发病率。颈动脉超声具有无创性、简便、经济、可重复性优势，可以作为颈动脉狭窄闭塞性病变的一种常规筛查手段。

第二节 局部解剖

正常脑动脉血液供应分为两大系统，即颈动脉和椎-基底动脉系统。颈动脉系统包括颈总动脉（common carotid artery，CCA）、颈外动脉（external carotid artery，ECA）、颈内动脉（internal carotid artery，ICA）及其颅内动脉分支。颈动脉系统负责 2/3 的脑血流供应。椎-基底动脉系统由无名动脉（innominate artery，INA）、双侧锁骨下动脉（Subclavian artery，SA）、椎动脉（vertebral artery，VA）、基地动脉（basilar artery，BA）供血。颈部动脉包括上述 2 个系统供血动脉。对于超声检查技术人员，了解颈部动脉的基本结构是开展颈部动脉超声检查的重要基础。

一、颈总动脉

正常人右侧 CCA 起源于头臂干动脉，即

INA；左侧 CCA 直接由主动脉弓分出。双侧 CCA 走行于胸锁乳突肌内缘，在甲状软骨上缘或第 4 颈椎椎体水平，分支为 ICA 和 ECA。

正常人 CCA 分出 ICA 与 ECA 解剖位置存在一定的差异性，平甲状软骨上缘分叉者占 $26.87 \pm 2.08\%$；高于甲状软骨上缘占 $63.87 \pm 2.25\%$；低于甲状软骨上缘占 $9.26 \pm 1.36\%$。ICA 近段管径相对增宽，称为颈内动脉球部。正常人脑血流供应 70% 来源于颈总动脉，30% 为椎动脉。颈总动脉分支后，其中 70% 的血液上行向 ICA 供血，30% 分流入 ECA。因此，ICA 的管径大于 ECA。正常 ICA 的颅外段解剖结构无分支，从颈总动脉分出向后外侧上行经颈动脉管进入颅内。

二、颈外动脉

自 CCA 分出后，位于 ICA 的前内侧，在颈动脉三角内上升至下颌下区进入腮腺。两侧 ECA 之间有丰富的吻合。ECA 的重要分支有：甲状腺上动脉、舌动脉、面动脉、枕动脉、咽升动脉、颞浅动脉、上颌动脉、脑膜中动脉，其中上颌动脉和颞浅动脉是 ECA 的终末分支。

三、颈内动脉

在甲状软骨上缘自 CCA 分出，上行经颈动脉管到达颅内，管径约 0.5cm。入颅后 ICA 沿蝶鞍外侧通过海绵窦上行，在颅底部走行弯曲形成虹吸部，可分为 4 段：岩骨段（C5 段）、海绵窦段（C4 段）、床突上段（C2 段）、颅底段（终末段，或 C1 段）。眼动脉是 ICA 的第 1 大分支，ICA 狭窄或闭塞是造成缺血性眼病的重要原因。

四、椎动脉

双侧椎动脉分别发自于左右侧锁骨下动脉。椎动脉自锁骨下动脉分出至枕骨大孔入颅前，按照其解剖结构走行分为 4 段。颈段（V1 段）：从锁骨下动脉分出至进入椎间隙横突孔之前段。椎间隙段（V2 段）：沿颈椎横突孔上行段。枕段（V3 段）：出横突孔进入枕骨大孔之前段。椎动脉

均有直接起源于主动脉弓者，称之为起源异常。双侧椎动脉多数起自锁骨下动脉的后上壁，也有起自于锁骨下动脉的下壁、后下壁等部位，这种解剖变异称之为椎动脉起点异常。

五、锁骨下动脉

正常右侧锁骨下动脉自无名动脉分出，左侧锁骨下动脉直接起源于主动脉弓，双侧锁骨下动脉是后循环动脉系统重要的血供来源。生理状态下，锁骨下动脉也存在起源异常，如右侧直接起源于主动脉弓。

六、无名动脉

无名动脉直接发自主动脉弓，在胸锁关节水平分出右锁骨下和颈总动脉。无名动脉同样存在生理性不发育的情况，即右侧锁骨下、颈总动脉直接起源于主动脉弓。

第三节　检查方法

颈动脉超声常规检测的动脉包括：双侧 CCA、ICA、ECA、VA 和 SA 和 INA。常规测量记录的参数包括：颈动脉血管内径、内-中膜厚度（intimal midia thikeness，IMT）和收缩期峰值流速（peak systolic velocity，SPV）、舒张期末流速（end diastolic velocity，EDV）、血管搏动指数（pulsatility index，PI）及血管阻力指数（resistence index，RI）等血流动力学参数。

一、检查体位

正常体位，患者仰卧，头枕保留，颈部伸展放松，头稍转向检查对侧（以患者感觉无不适状态为宜）。不应采用去枕头向对侧过多，以防颈部肌肉紧张，老年人可能诱发颈性眩晕发作等不利于检查的情况发生。

二、探头选择

既往颈部血管超声检测常规选择高频线阵探

头（5.0～12MHz或5.0～10MHz）。但是，近年来随着颈动脉病变的复杂性、多支血管病变的共存、患者颈部检测条件的限制等，高频线阵探头的检查深度、范围均受到限制，临床检测中宽频线阵探头（4.0～8.0MHz、3.0～9.0MHz、3.0～11MHz等）的应用，对于病变的检出率、准确率明显高于变频线阵探头。对于复杂血管病变、椎动脉及锁骨下动脉起始端位置较深的血管，无论高频或低频线阵均相对困难时，可以采用凸阵探头（1.0～5.0MHz、2.0～5.0MHz等）检测，可以明显提高深部血管或某些肥胖患者颈动脉病变的检出率。

三、检测方法

（一）颈总动脉、颈内动脉、颈外动脉检测

首先以横断切面从CCA近心端向远端（头侧）连续性扫查，观察CCA至ICA、ECA分支水平上下1～2cm范围内的血管壁、管腔结构，观察有无异常回声（斑块或血栓在血管腔内的位置及厚度）。然后，以纵断切面从CCA近心端向远心端动态连续扫查，观察CCA、ICA与ECA分叉形成的典型"Y"字形结构（图22-3-1A）特征，在高频线阵探头对ICA、ECA结构检查显像不满意的情况下，可转换低频凸阵探头尽可能探测到颅外段颈内动脉全程

管腔（图22-3-1B）。

另外，某些正常人群，CCA分叉之解剖结构由于受ICA走行的影响，并非标准"Y"字型特征，ICA的解剖走行是位于胸锁乳突肌深方向颈部后外侧上行，ECA为前外侧，检查时应注意探头声束方向的调节。

（二）椎动脉检测

正常椎动脉颅外段（V1段～V3段）检测可通过2种路径完成。首先采用线阵探头在完成CCA二维显像的基础上，探头声束垂直前后位稍向后倾斜，可获得VA二维显像，管腔显示呈节段性（受颈椎横突骨质对声波穿透的影响）（图22-3-2A）；沿C1～C2椎间隙依次向下扫查至V1段起始段。其次，可通过凸阵探头，使V2段椎动脉显示范围增加（图22-3-2B）。

（三）锁骨下动脉检测

右侧SA自INA分支，位置较浅采用线阵探头于右锁骨上窝沿血管解剖走行检测，可以获得正常SA与RCCA起始段及INA所特有的"Y"字形血管成像特征。左侧SA位置较深，检测难度大于右侧，右侧SA位置较低，从INA分支后向下呈"袢"弯曲时，同样影响检测的准确性。因此，无论左右侧SA的检查，均可采用凸阵探头，利于血管结构观察及病变的判断（图22-3-3）。

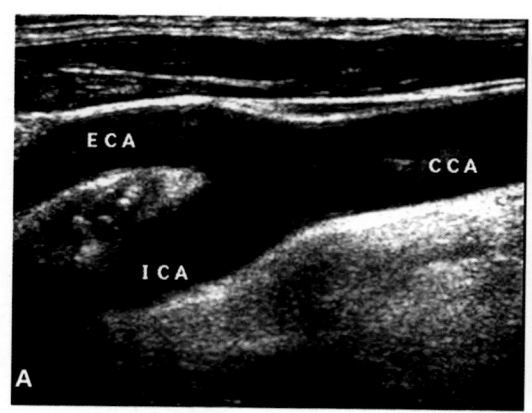
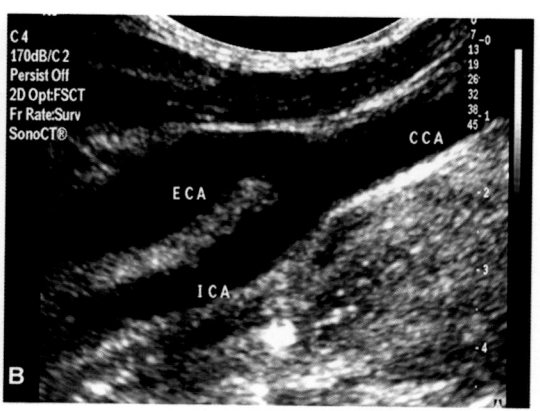

A. 高频线阵探头检测的颈总动脉分叉处，二维显像范围较短。B. 低频凸阵探头检测的颈总动脉分叉显像的范围较高频线阵探头明显延伸。CCA：颈总动脉。ECA：颈外动脉。ICA：颈内动脉

图22-3-1　正常颈动脉超声二维显像

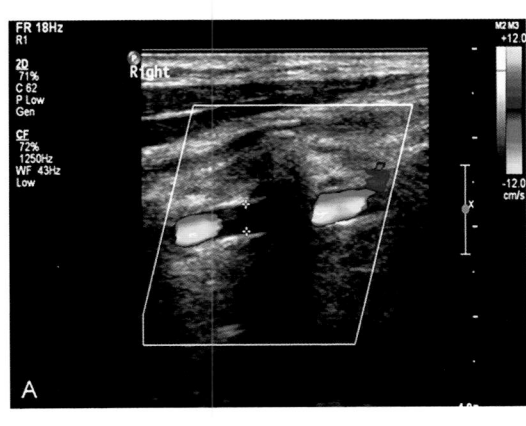
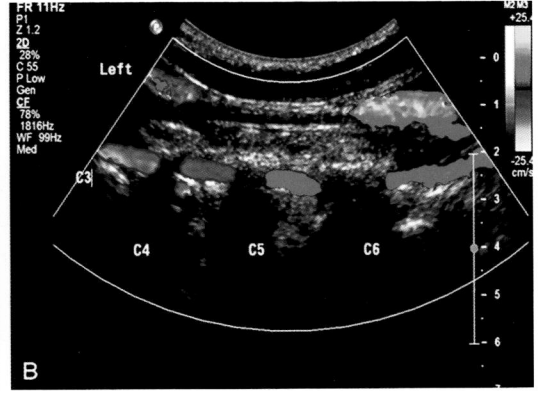

A. 线阵探头检测 VA 显示 V2 段 2 个比邻的椎间隙段。B. 凸阵探头检测显示 VA 的 4 个比邻的椎间隙段

图 22-3-2　正常椎动脉 V2 段超声显像

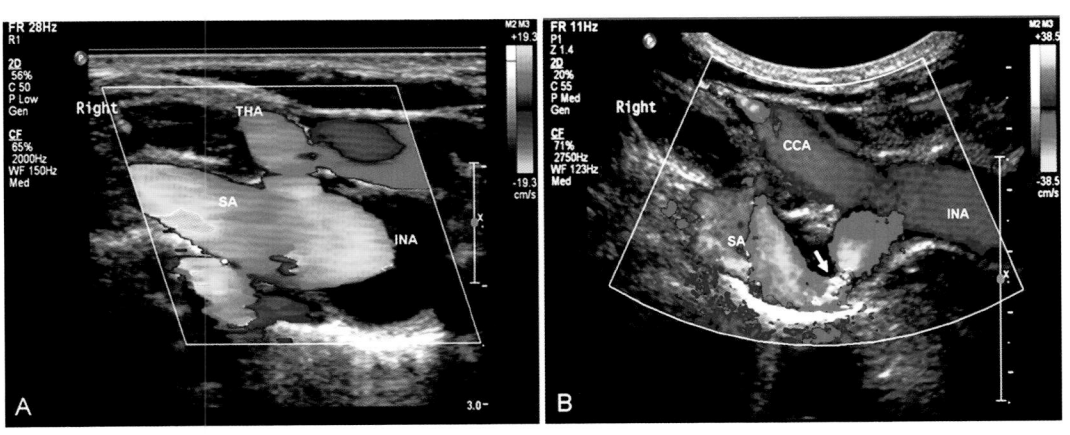

A. 线阵探头检测右侧 SA 及 INA。SA 近端与 INA 之间解剖结构显示范围较小，不能判断 SA 病变程度。图中 THA 为甲状颈干。B. 凸阵探头显示 INA-SA 与 CCA 之间形成的"Y"字形结构特征，SA 狭窄病变显示清晰（箭头所示）

图 22-3-3　锁骨下动脉与无名动脉超声检测成像

第四节　正常声像图

一、正常颈动脉二维成像

正常颈动脉血管壁超声成像包括内膜、中膜、外膜三层结构。内膜层由血管内皮构成，声像图显示为细线样连续光滑的等回声带。中膜层为低回声暗带，由平滑肌及弹性结缔组织构成。外膜层为疏松结缔组织层，超声表现为较内膜清晰而明亮的强回声带。当探头检测至 ICA 与 ECA 分叉水平上方时，血管壁内膜结构不如 CCA 显示清晰，要尽可能调整检测角度，分别观察颈动脉球部和 ICA 近、中段的血管壁结构。

二、颈动脉彩色多普勒血流成像

在常规颈动脉二维显像的基础上，通过彩色血流或能量多普勒超声显像，可以进一步观察颈动脉各段的解剖结构，包括 CCA 近、远段；颈动脉球部；颈内、外动脉分叉和颈内动脉颅外段全程（近、中、远段）结构。此处特别指出的是，如何观察到 ICA 中、远段血管腔内血流分布状态，狭窄病变累及的长度，避免检测深度影响检测动脉的深度及长度，造成 ICA 中、远段病变的遗漏，是颈动脉超声检测工作中应注意的问题。图 22-4-1A、B 分别采用不同频率探头所获得的颈内动脉狭窄长度及比邻血管显示的显像差异。

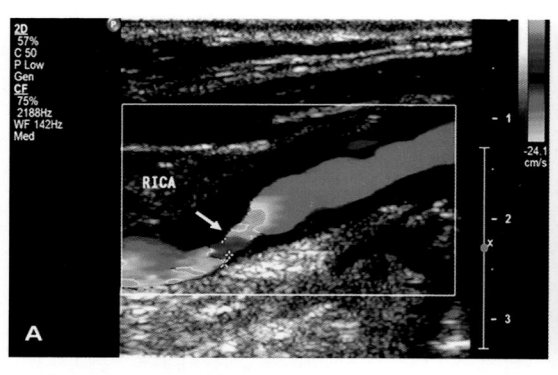
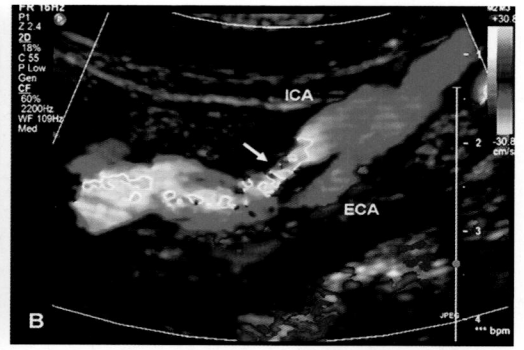

A. ICA 近端狭窄，狭窄以远段及 CCA 分叉结构显示不全。B. ICA 狭窄段、CCA 分叉、狭窄以远段 ICA 及 ECA 的结构显示清晰

图 22-4-1 病变累及长度显像的差异

三、颈动脉内-中膜厚度的测量

颈动脉内-中膜厚度的测量对应于上述血管内径的测量部位。IMT 是在纵断切面上测量颈动脉后壁内膜上缘与中膜的垂直距离，称之为内-中膜厚度（intima-media thickness，IMT）。正常 IMT ＜1.0mm，图 22-4-2A 是 IMT 的测量。

四、颈动脉内径的测量

颈动脉内径的检测是通过纵断切面测量前、后壁内膜缘之间的垂直距离即为血管内径。常规测量内径包括颈总动脉远段（颈动脉分叉下方 1～1.5cm 范围的血管内径）、颈动脉球部（颈动脉膨大处）和颈内动脉近段（颈动脉分叉上方 1～1.5cm 范围的血管内径）（图 22-4-2B）。正常颈总动脉内径为 0.65～0.8cm，颈内动脉管径为 0.45～0.65cm，球部（膨大处）内径 0.6～1.1cm。

五、血流动力学参数的检测

常规多普勒超声技术检测颈动脉的血流动力学参数包括：峰值流速（PSV）、舒张期末流速（EDV）、血管阻力指数（RI）。常规测量血流动力学参数的部位包括：颈总动脉远段；颈动脉球部；颈内动脉近段、颈外动脉、椎动脉（V2 段）和锁骨下动脉。对于颈动脉病变的测量，除常规测量上述位置外，要根据病变的部位、累及的长度范围进行检测评估。

六、正常颈部动脉血流频谱

正常颈总动脉和颈内、外动脉、椎动脉由于解剖结构和血流供应分布的不同，多普勒频谱形态即血管阻力存在一定差异，根据 RI 值的高低排序为 ECA＞CCA＞ICA（图 22-4-3A、B、C）。颈总动脉血流在此处分流进入 ICA 和 ECA，颈内动脉近端局部血管相对扩张，形成颈动脉球部，此处血流相对减低并形成低频涡流血流信号。

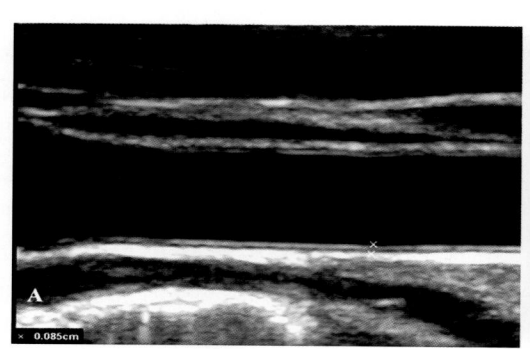
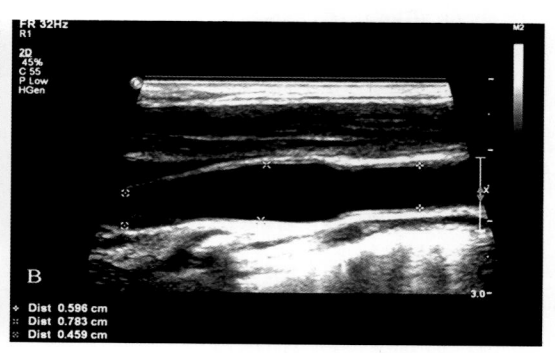

A. CCA 的 IMT 测量值为 0.085cm。B. CCA、BULB（颈动脉球部）、ICA 内径的测量分别为 0.596cm、0.783cm、0.459cm

图 22-4-2 颈动脉内径及 IMT 的测量

正常椎动脉的血流阻力与 ICA 无明显差异（图 22-4-3D）。从血流频谱形态的特征可以观察到 ICA 与 VA 基本一致，为相对低阻力型，CCA 介于 ICA 与 ECA 之间，ECA 的血管阻力指数最高。SA 向上肢供血，特征，具有三相或四相性外周动脉血流频谱特征（图 22-4-4A）。

七、颈内、外动脉检测鉴别

对于 ICA 与 ECA 的鉴别判断，是颈动脉超声检测评估血管病变准确性的关键，表 22-4-1 列出了 ICA 与 ECA 的检测鉴别的方法与内容，包括血管解剖结构、多普勒频谱特征、颞浅动脉震颤压迫叩击试验等。当颈内动脉闭塞时，颈外动脉代偿性扩张，出现颈外动脉"颈内动脉化"血流频谱特征时，容易将扩张的 ECA 主干及其分支误判正常颈内、外动脉分支。图 22-4-4B 采用同侧颞浅动脉叩击试验，观察到 ECA 多普勒频谱于舒张期出现与叩击试验节奏相一致的叠加性血流信号（箭头所示）。（表 22-4-1）

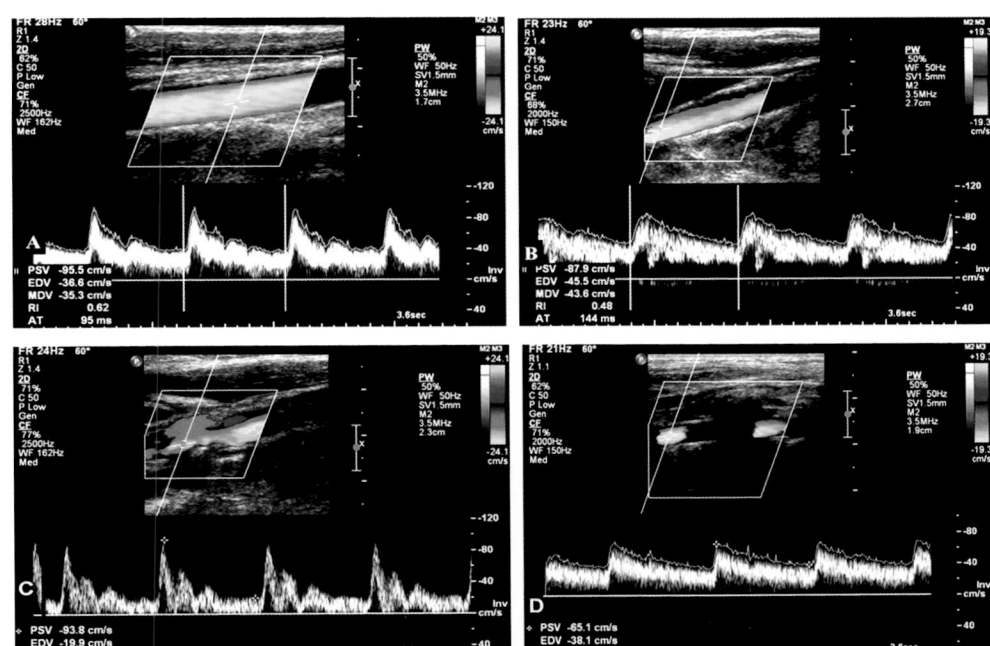

A. 颈总动脉（CCA），相对高阻力型（RI 0.62）。B. 颈内动脉（ICA），低阻力型（RI 0.48）。C. 颈外动脉（ECA），高阻力型（RI 0.79）。D. 椎动脉（VA）低阻力型（RI 0.41）

图 22-4-3　正常颈动脉多普勒血流频谱

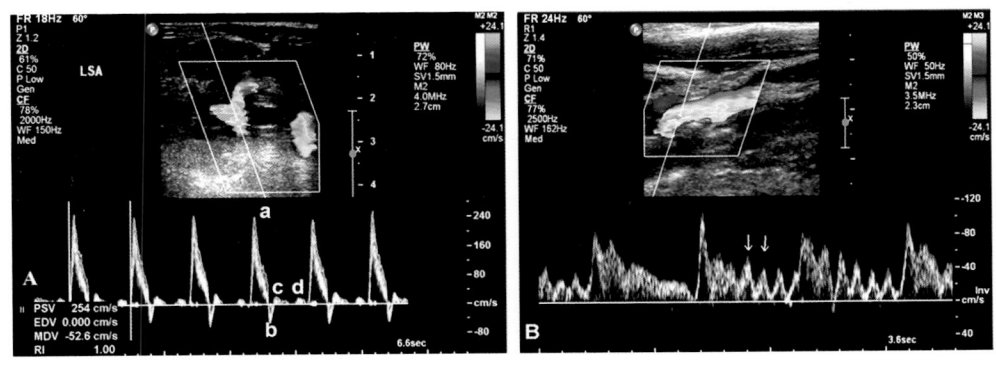

A. 正常 SA 血流频谱为外周动脉型，具有 a 峰（收缩期）、b 波（舒张早期负向波）、c 波、d 波（舒张中晚期波峰）。B. 于 ECA 舒张期频谱中出现与叩击试验节奏一致的震颤式叠加频谱特征（箭头所示）

图 22-4-4　锁骨下动脉与颈内、外动脉震颤叩击试验频谱特征

表 22-4-1　颈内、外动脉检测鉴别

项目/血管	颈内动脉	颈外动脉
解剖特征	无分支	多个分支
检测位置	后外侧，探头朝向脊柱	前内侧，探头朝向颜面
频谱形态	低阻力型	高阻力型
颞浅动脉压迫试验	无变化	传导性震颤型血流波形

第五节　颈动脉粥样硬化病变

一、颈动脉内膜病变检测

颈动脉硬化性内膜病变

1. 局限性血管内膜病变

颈动脉硬化早期，病变局限于内膜层。超声检测发现内膜层粗糙，伴阶段性增厚，回声不均匀，不连续改变。IMT≥1.0mm。

2. 弥漫性血管内-中膜病变

在内膜不均匀增厚的基础上，病变累及中膜平滑肌层。表现为内膜回声不均匀，内-中膜融合，IMT 进一步增厚，并向管腔内突出，但 IMT 的增加尚未达到斑块形成的厚度，通常为 $1.0 < IMT < 1.5mm$

二、颈动脉粥样硬化性斑块检测

当动脉内膜损害进一步加重，血液中的脂质沉积于内膜下，血细胞的聚集，使动脉内膜明显增厚，当 IMT≥1.5mm，凸出于血管腔内，或局限性内膜增厚高于周边 IMT 厚度 50%，即可定义为动脉粥样硬化斑块形成（图 22-5-1A）。斑块的显微组织结构包括：表面致密的纤维帽与深层的平滑肌细胞融合，核心部分为脂质和碎片状坏死的组织。斑块内细胞的主要成分是单核细胞、巨噬细胞、平滑肌细胞和 T 淋巴细胞、泡沫细胞。由于斑块形成的时间及病理组织结构不同，斑块的形态学、声波特性不同，易损性不同，通常分类为易损性与非易损性斑块。

（一）斑块的形态学检测分类

1. 规则形斑块

二维显像显示斑块形态规则，以扁平形多见，表面相对光滑，纤维帽结构完整（图 22-5-1A），属非易损性斑块。

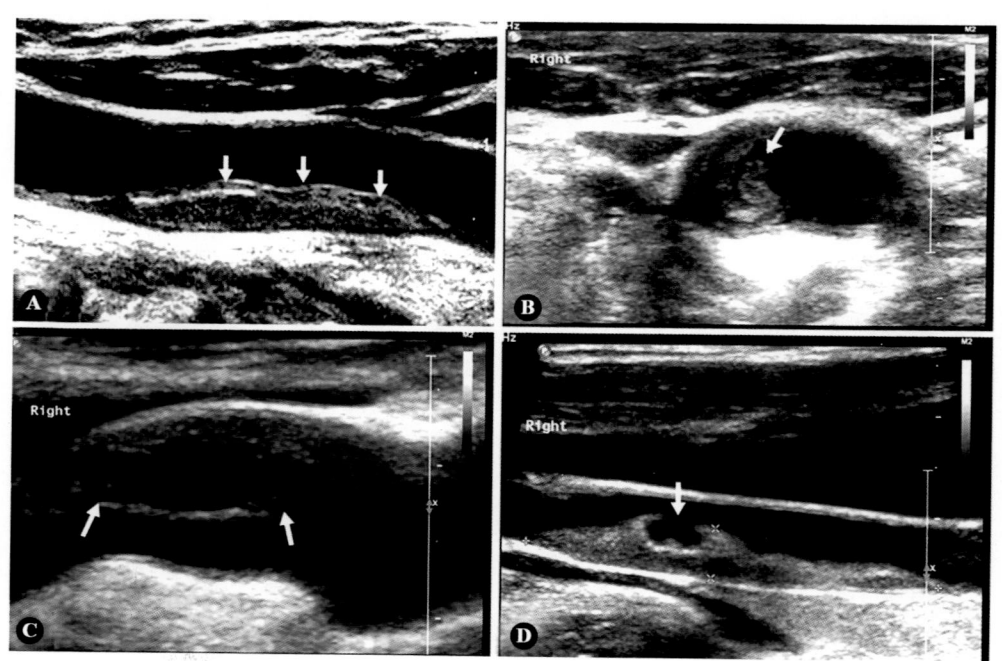

A. 规则形斑块，表面纤维帽连线，结构显示清晰（箭头所示）。B. 不规则形斑块横断面显示斑块肩部断裂（箭头所示）。C. 规则型斑块内无回声，上下肩部纤维帽断裂（箭头所示）。D. 典型溃疡性斑块之"火山口"征（箭头所示）

图 22-5-1　不同类型斑块超声特征

2. 不规则形斑块

二维声像表现为斑块的形态不规则，表面不光滑，纤维帽不完整。彩色影像图表现为斑块的表面血流向内灌注（图22-5-1B）。

3. 溃疡性斑块

表面纤维帽破裂不完整，斑块表面脱落形成"火山口"征，彩色血流影像图表现为血流向斑块内部充填特征（图22-5-1C）。溃疡性斑块的形成，容易使血液中的脂质沉积或血细胞聚集形成新的血栓，血栓脱落后进入颅内，易形成颅内动脉的栓塞。同时，由于斑块表面缺损的修复，可使斑块体积快速增大，使血管狭窄率增加，导致血流灌注异常明显减低，出现脑缺血症状或体征。

4. 斑块内出血

斑块内出血的原因可以为纤维帽破裂或基底部小血管破裂。前者可探及纤维帽不连续（断裂征）血流来自管腔向斑块内的灌注，二维成像显示斑块内无回声（图22-5-1D）；后者表现为斑块内无回声，但斑块表明无纤维帽破裂征。对于斑块内出血的判断应注意仪器检测条件的调节，减少病变的漏诊或误诊。

（二）斑块回声特征检测分类

由于斑块内组织结构不同，对声波的吸收及反射不同，斑块的回声显像表现也不相同。

1. 均质性回声

二维声像图表现为斑块内部回声均匀一致。根据斑块回声强弱表现分类为：

（1）低回声斑块：斑块内部回声相对低于血管壁及周围组织。此类斑块结构多以脂质为主、少量纤维组织构成的脂质性斑块。

（2）中等回声斑块：以胶原组织为主构成的纤维性斑块。其回声与血管壁周围组织的声波特性差异不明显。病理机制研究表明此类斑块的形成多与高血压病导致动脉血管壁中层平滑肌细胞的增生相关。

（3）强回声斑块：斑块内出现组织钙化，回声增强，斑块后方因声波能量衰减形成声影。在彩色血流显像条件下，声影的存在可能造成血流假性中断现象。此时应注意调整探测角度或转换低频率探头进一步检测，发现声影内部可能存在的重度血管狭窄。

2. 不均质性回声斑块

声像图表现为斑块内部可以是强、中、低回声的混合，不均回声斑块的界定是内部回声＞20%不一致。不均质回声斑块的组成决定了此类型斑块的易损性，随斑块体积的增加，不仅造成管腔的狭窄，同时在血流切应力的作用下，斑块纤维帽表面容易断裂形成溃疡，易于血栓的形成，血栓脱落随血流进入颅内易造成远端动脉的反复栓塞。

（三）斑块的易损性评估

斑块的形态、声波特性、纤维帽的完整性与斑块的易损性有着密切相关性。均质性回声斑块中以形态规则、纤维帽连续的中等水平回声或强回声特征的斑块是非易损性斑块，而低回声或不均质回声、形态不规则形斑块是易损性斑块。评估斑块的稳定性或易损性一定要综合观察，不能单纯以所谓的"软斑块"或"硬斑块"告知临床或患者是"稳定性"或"不稳定性"斑块，这是比较片面的评估结论。

三、颈动脉狭窄和闭塞

颈动脉狭窄和闭塞是颈动脉粥样硬化性病变的严重阶段。对于颈动脉狭窄的治疗方法有药物和外科手术或介入治疗。早期发现颈动脉狭窄，使患者及时得到有效的治疗，是减少颈动脉缺血性脑血管病发病率和死亡率的关键。颈动脉超声对管腔狭窄率的测量方法不同，对血管狭窄评价的准确率存在一定的影响。

（一）颈动脉狭窄程度评估

1. 血管内径和面积测量法

颈动脉狭窄程度的准确评价，是关系到狭窄病变患者选择进一步有效诊治手段的关键。通常颈动脉超声对于血管狭窄率的计算可通过颈动脉长轴（纵断面扫查）管径测量法和短轴（横断面扫查）面积法测量。管径测量一般采用北美症状性颈动脉内膜剥脱术实验法［（NASCET）：狭窄率＝（1－狭窄处残余管径/正常颈总动脉管径）×100%］、欧洲颈动脉外科实验法［（ECST）：狭窄率＝（1－狭窄处残余管径/狭窄处原始管径）×100%］、颈总动脉法［（CC）：狭窄率＝（1－

狭窄处残余管径/狭窄远段正常管径）×100%]和颈动脉指数测量法［（CSI）：狭窄率＝1－（狭窄远段正常管径×1.2－狭窄处残余管径）/狭窄远段正常管径×1.2×100%]。［面积测量法狭窄率＝（1－狭窄处最小管腔截面积/原始管腔截面积）×100%]。

上述四种管径测量的检测评价，具有一定的差异。对于颈动脉狭窄率的评估，我们建议采用管径法与面积法相结合的方法。需要指出的是单纯依靠管径或面积测定的血管狭窄率是不准确的，应充分结合血流动力学参数的变化，提高检测准确率。

随着颈动脉病变治疗手段的发展（非内科治疗），对于颈动脉病变的评估不能仅局限于内膜病变、斑块形成的检测，更重要的是对于血管狭窄程度的准确评价。对于颈动脉狭窄的程度评估国际上采用的是2003北美放射年会超声会议通过的分级标准（国内超声医师分会2009年也颁布了同样评估标准），这一标准明确颈动脉狭窄诊断标准是血流动力学参数，并非血管内径、面积测量结果，国人专业技术人员应更新既往的诊断理念。

根据2003年标准颈动脉狭窄性病变程度分类为4级（表22-5-1）：Ⅰ级 0～49%（轻度）；Ⅱ级 50%～69%（中度）；Ⅲ级 70%～99%（重度）；Ⅳ级 血管闭塞。

2. 血流速度评价标准

选择何种血流动力学参数标准，是关系到评价血管狭窄程度的准确性。从国内近年来发表的相关颈动脉病变狭窄程度评估标准的文献报道分析，多数选择国外80年代末、90年代初的标准，标准的敏感性高，特异性差，不适合颈动脉狭窄病变患者的筛选标准，应采用国际上相对统一的标准进行评估（表22-5-1）。但是，任何标准的出台均需要临床的超强应用验证，即使2003年的标准对于50%～69%与70%～99%狭窄率的评估同样存在一定的交叉性。本文作者在实践中综合国内外标准，并结合本临床检测统计结果，结合国际最新标准，与血管造影（DSA）比较研究，总结发表了评估颈动脉狭窄的血流动力学标准，细化了50%～69%狭窄率评估的参数标准（表22-5-2），与DSA符合率在90%以上，特别是对于70%～99%狭窄程度的评估，采用狭窄段PSV1与狭窄远段PSV2的比值≥4∶1的明显高于PSV1与CCA远段PSV比值的准确率表（表22-5-2）。

表 22-5-1　美国颈动脉狭窄程度判断标准 （2003）

狭窄程度	PSV（cm/s）	EDV（cm/s）	PSV_{ICA}/PSV_{CCA}
正常或＜50%	＜125	＜40	＜2.0
50%～69%	≥125，＜230	≥40，＜100	≥2.0，＜4.0
70%～99%	≥230	≥100	≥4.0
闭塞	无血流信号	无血流信号	无血流信号

表 22-5-2　颈动脉病变狭窄程度判断标准 （2006）

病变程度%	SPV（cm/s）	EDV（cm/s）	SPV_{ICA1}/SPV_{ICA2}
0～49	＜155	＜60	＜2.5
50～69	≥155，＜170	≥75，＜100	≥2.5，＜4.0
70～99	≥170	≥100	≥4.0
闭塞	无血流	无血流	无血流

注：首都医科大学宣武医院（2006）

（二）颈动脉粥样硬化性狭窄、闭塞

1. 轻度狭窄（Ⅰ级）

血管狭窄率＜50%。二维灰阶显像示局部斑块形成，管径相对减小，血流速度无明显变化或稍高于正常，血流频谱显示清晰，无频窗充填（图22-5-2）。

2. 中度狭窄（Ⅱ级）

血管狭窄率为50%～69%。狭窄段血流速度相对升高，狭窄远端血流速度下降不明显，无典型低搏动性血流动力学改变（图22-5-3）。

3. 重度狭窄（Ⅲ级）

血管狭窄率为70%～99%。狭窄段流速明显升高，狭窄以近段流速相对减低伴血管阻力增加。狭窄以远段出现涡流和湍流混杂的血流信号，CDFI 显示紊乱影像，狭窄远端出现低灌注性血流动力学改变的特征，RI 值明显下降（图22-5-4）。

4. 血管闭塞

管腔内充填动脉粥样硬化斑块，或低回声，或不均回声血栓形成的声像图特征，彩色血流或能量多普勒显像提示血流信号消失（图 22-5-5）

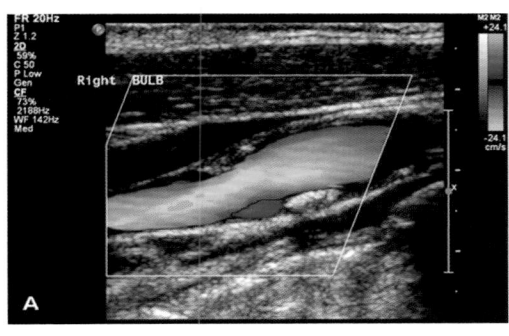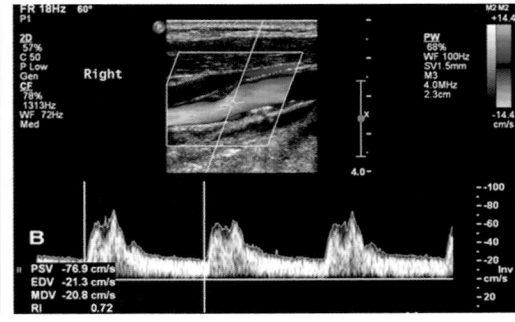

A. 颈内动脉球部前后壁不规则不均质回声斑块，局部 CDFI 成像显示血流周边充盈不全。B. 血流速度检测 PSV 76.9cm/s，EDV 21.3cm/s，为<50%狭窄

图 22-5-2　轻度颈内动脉狭窄

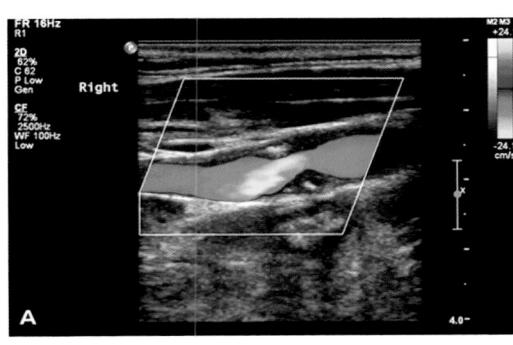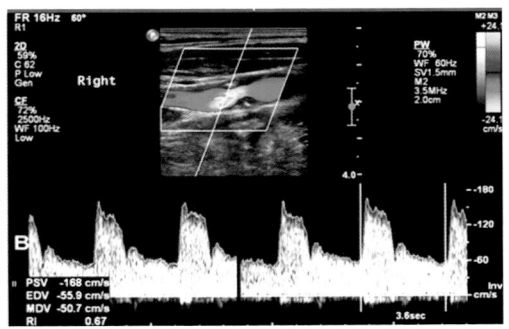

A. 颈内动脉球部前外侧壁与后内侧壁分别探及不规则不均质回声斑块，局部 CDFI 成像显示血流周边充盈不全。B. 血流速度检测 PSV 168cm/s，EDV 55.9cm/s，为 50%～69%狭窄

图 22-5-3　中度颈内动脉狭窄

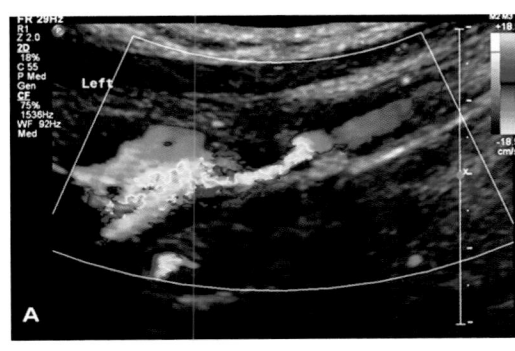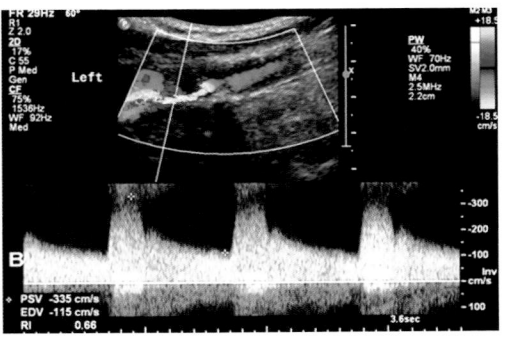

A. 颈内动脉球部前外侧壁探及不规则不均质回声斑块，CDFI 成像显示血流充盈不全，管径减小，血流紊乱（混叠征），狭窄以远管腔相对扩张。B. 狭窄段血流速度 PSV 335cm/s，EDV 115cm/s，为 70%～99%狭窄

图 22-5-4　重度颈内动脉狭窄

（1）完全性与不全性颈内动脉闭塞　对于颈动脉完全性闭塞与99%狭窄的超声检测与鉴别，直接

关系到临床对病变侧颈动脉治疗方法的选择。在常规的颈动脉超声检测工作中，由于仪器条件的调整

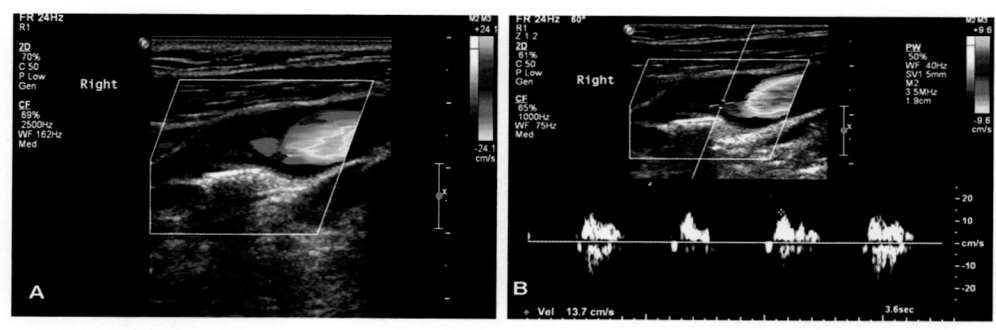

A. 颈内动脉球部彩色血流信号中断。B. 闭塞以近 PW 检测到低速（PSV 13.7cm/s）单峰血流频谱

图 22-5-5　颈内动脉闭塞

不当，操作手法不到位，检查血管深度不够，可能误将 99％ 的狭窄判断为闭塞，应通过线阵与凸阵探头的联合检测、降低彩色血流速度量程（PRF 阈值）提高 CDFI 的敏感性，减少不全闭塞病变的漏诊率。

（2）颈内动脉远端闭塞　当血管病变位于颈内动脉远端时（颅内段 ICA 重度血管狭窄），颈动脉超声表现通常为：ICA 近端血管腔内无异常回声，但彩色血流显像无典型正常层流血流所特有的中心亮带特征，出现单色低弱的血流显像。根据 ICA 远端闭塞位置与眼动脉分支间的关系，ICA 闭塞侧的颈动脉（CCA、ICA）具有两种不同的血流动力学特征。

①当 ICA 远端闭塞水平位于眼动脉分支之后，则患侧 ICA 近段血流速度减低，以舒张期明显，血管阻力指数升高，血流频谱形态与健侧比较出现为高阻力性特征。

②当 ICA 远端闭塞位于眼动脉分支之前，患侧 ICA 彩色血流显像明显低于 ECA 及健侧 ICA，患侧 CCA 舒张期流速明显减低，舒张期末瞬间折返血流征（双向低速单峰频谱）。

第六节　颈动脉大动脉炎性病变

颈动脉大动脉炎性病变在临床检出率有增加的趋势。颈动脉超声通过二维结构、彩色成像、PW 多普勒频谱特征及颈部侧支循环的检查，对颈动脉大动脉炎性病变做出客观地评估。

一、大动脉炎性病变临床分类

大动脉炎又称无脉症、动脉炎综合征或缩窄性主动脉炎等，是一种好发于青年女性的动脉非特异性炎性病变，主要累及主动脉及其分支。根据病变累及的部位，临床上大动脉炎有 4 种分型。

（1）Ⅰ型（头臂干动脉型；上肢无脉型）。病变累及主动脉及其分支。由于颈动脉或锁骨下动脉受累，患者出现脑缺血或上肢动脉缺血的症状。

（2）Ⅱ型（胸腹主动脉型；下肢无脉型）。病变累及胸主动脉或腹主动脉，导致胸、腹主动脉缩窄或闭塞。临床表现为上下肢动脉血压的明显异常，上肢动脉血压升高，下肢动脉血压、皮肤温度减低及伴随缺血性临床病理生理改变。患者经常感到搏动型头痛，高血压病变药物治疗不能有效控制。严重者可引起出血性脑血管病变。

（3）Ⅲ型（肾动脉型）。病变多位于肾动脉主干开口处或累及肾内小动脉，继发肾性高血压。

（4）Ⅳ型（混合型）。上述三种病变类型的不同组合。

二、颈动脉血管壁特征变化

1. 血管壁增厚　颈动脉内膜从近段至远段相对均匀性向心性增厚，血管内壁形成"被褥征"，内膜不光滑，中层平滑肌明显增生，外膜回声增强，导致血管壁增厚，血管壁结构分界不清（图 22-6-1A）。

2. 血管狭窄　由于血管壁增厚，血管腔减小，导致血管腔向心性狭窄，但无典型加速度特征，血流频谱形态异常（图 22-6-1B）。

3. 血管闭塞　大动脉炎性病变造成的血管闭塞，声像图表现与动脉粥样硬化性病变或血栓形成引起的血管闭塞不同。动脉炎性病变患者颈动脉管壁均匀性增厚（被褥征），导致管腔均匀性狭

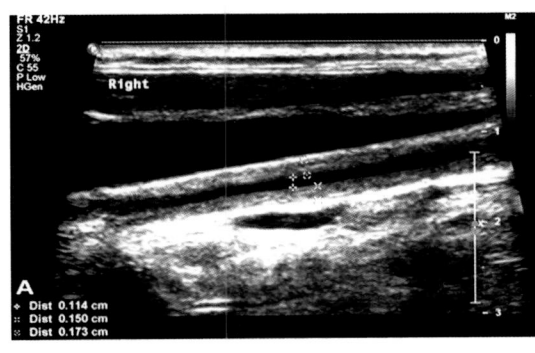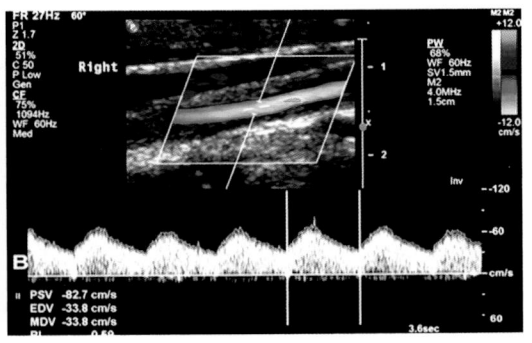

A. 颈总动脉血管向心性增厚（0.114～0.173cm），管径相对均匀性狭窄，残余管径 0.15cm。B. 狭窄管腔内检测无加速度特征（PSV 82.7cm/s，EDV 33.8cm/s），血流频谱形态异常

图 22-6-1　颈总动脉大动脉炎性病变

窄至完全闭塞，按照导致血栓致血管闭塞，血流信号消失。

第七节　颈动脉夹层

动脉夹层的基本病变为中层平滑肌囊性坏死。由于动脉中层弹性纤维有局部断裂或坏死，基质有黏液样变性或囊肿形成，在血压升高等血流动力学剪切力的作用下，引起动脉血管壁内膜或中膜的破裂，血流进入内膜下或中膜下，导致内膜层与中膜层撕脱，形成动脉夹层。颈动脉夹层多数是由于主动脉夹层累及的分支动脉，夹层可以沿主动脉顺行撕裂，也可以逆行撕裂，还可以同时向两个方向撕裂。撕裂可以发生在裂口形成后的数秒内，还可以发生在血压波动无法控制的情况下。

一、颈动脉夹层基本病理分类

1. Ⅰ类（典型的动脉夹层），夹层发病的特征病理改变是动脉内中膜撕裂（通常撕裂起于中外膜之间），所形成的隔膜将动脉管腔分为真假两腔。

2. Ⅱ类（动脉中膜变性，内膜下出血并继发血肿）：由于动脉内外膜弹力系数的不同，加之动脉中层平滑肌变性等因素，易造成动脉壁内的滋养动脉破裂出血，并继发血肿。

3. Ⅲ类（微夹层继发血栓形成）：指微小动脉内膜破损且有附壁血栓形成。

4. Ⅳ类（动脉斑块破裂形成动脉壁溃疡）：主要局限于胸降主动脉和腹主动脉，一般不累及动脉的分支，溃疡病变持续发展可导致主动脉破裂、假性动脉瘤或主动脉夹层形成。

5. Ⅴ类（创伤性主动脉夹层）：由于位于固定与不固定交界处的动脉内膜、中膜在瞬间外力的冲击下发生扭曲断裂，血液进入形成夹层动脉瘤。

二、颈动脉夹层超声检测

（一）双腔型

假腔破裂口（入口）、出口与真腔相通，二维显像显示真、假双腔（图 22-7-1A），动态观察撕脱的内-中膜随动脉搏动漂浮于血管腔内。若入口位于近心端时，假腔内的血流方向与真腔一致。若入口位于远心端，假腔内血流方向与真腔相反（图 22-7-1B）。真、假腔内血流频谱及血流速度测值存在明显差异，真腔内流速相对升高（图 22-7-1C、D）。

（二）壁内血栓型

颈动脉夹层为单一破裂口（入口），病变早期可探及双腔结构，假腔内单向收缩期低速血流信号。若假腔内血栓形成，膜状结构消失，真腔管径减小，出现血管狭窄及对应的血流动力学改变（图 22-7-2）。若假腔内血栓形成迅速可导致完全性闭塞。

三、夹层动脉瘤

动脉夹层假腔内血流灌注压力，导致血管壁向外膜层突出形成动脉瘤样改变，超声检测真腔明显减小，假腔增大，内科探及涡流血流信号。

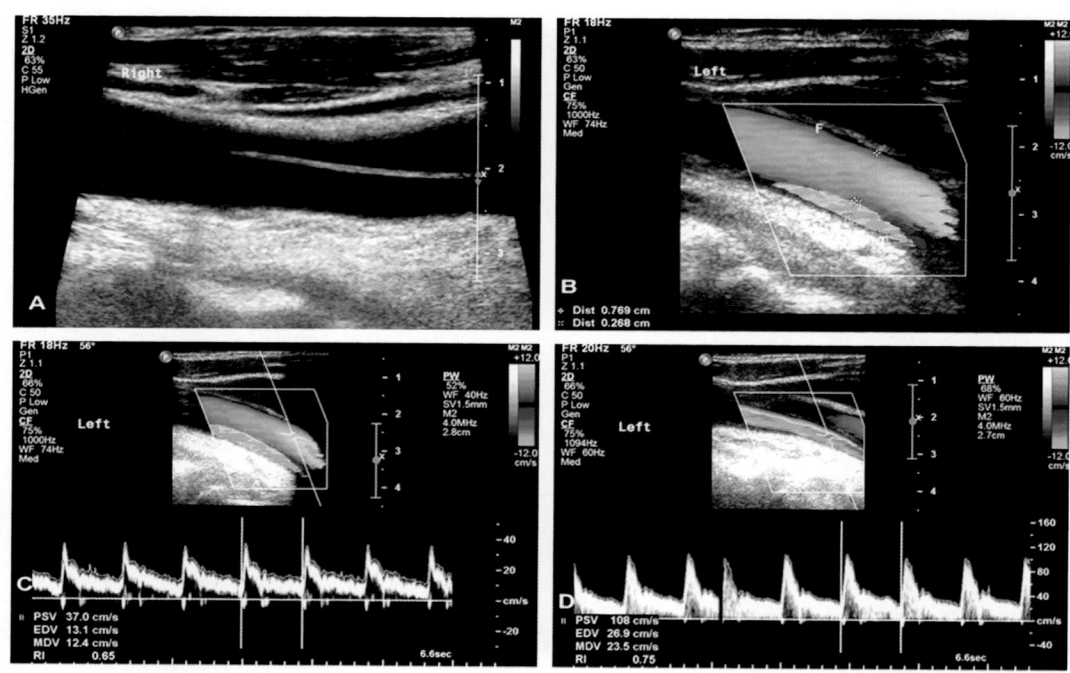

A. 颈总动脉双腔结构，腔内可见线状等回声，为撕脱的内膜。B. CDFI 显像显示双腔结构，前方较宽者为假腔，后方细小狭窄者为真腔，真、假腔血流方向不一致。C. 假腔内血流速度 PSV 37cm/s，EDV 13.1cm/s。D. 真腔内血流速度 PSV 108cm/s，EDV 26.9cm/s

图 22-7-1　颈动脉夹层声像图特征

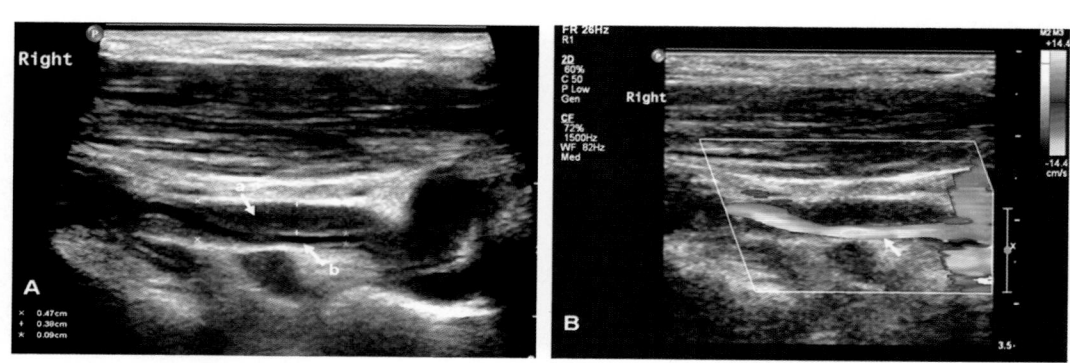

A. 椎动脉 V1 段管腔增宽（0.47cm），中间见线状中等回声，其与外膜之间可见中低回声形成的假腔（假腔内血栓形成）前后径 0.38cm（a 箭头）。VA 真腔内径明显减小，内径 0.09cm（b 箭头）。B. CDFI 显示真腔血流束减小

图 22-7-2　椎动脉夹层声像图特征

第八节　椎动脉狭窄和闭塞

椎动脉血管病变也是引起后循环缺血性脑血管病的重要原因之一。20%～30%的缺血性卒中发生在椎-基底动脉系统（后循环缺血），其病死率、致残率显著高于颈内动脉系统。颈动脉超声对于椎动脉病变的检测应包括动脉解剖结构和血流动力学变化的综合评价。

一、椎动脉生理性变异

1. 生理性发育不对称（一侧椎动脉发育不良）　正常人群中双侧椎动脉发育不对称有50%～73%。超声检查可以发现双侧椎动脉管径不一致（相差 0.5mm±0.04mm），一侧相对减小，但管壁结构正常。椎动脉发育不良的诊断标

准是一侧椎动脉管径均匀性偏细，管径小于对侧50%以上或管径≤2.5mm者为双侧椎动脉发育不对称，管径减小侧可以确定为椎动脉生理性发育不良。

2. 椎动脉走行异常　正常椎动脉从锁骨下动脉发出后，经第6颈椎横突孔上行。当椎动脉高于第6颈椎横突孔上行者，即为椎动脉走行异常。当进入的椎间隙位置较高（在3～4椎间隙进入）时，称为高位走行异常。此类患者椎动脉V1段非正常位置上行，检测中应反复检查，特别要采用凸阵探头自上而下反复探测，避免误诊为椎动脉闭塞。

二、椎动脉狭窄和闭塞

（一）椎动脉狭窄

颅外段椎动脉狭窄病变发生开口处（V1段）、椎间隙段（V2段）或枕段（V3）。由于椎动脉狭窄超声评价标准目前尚缺乏统一的标准，因此，本节内容重点介绍VA狭窄≥70%的血管结构及血流动力学评估方法，并介绍近期国内发布的超声评估标准，以供从事相关检查技术人员借鉴（表22-8-1）。椎动脉开口处重度狭窄将直接导致患者出现后循环缺血性脑血管病的发生，超声检查早期发现、准确判断是选择介入治疗方法，减少后循环缺血性脑血管病的重要手段。

1. 椎动脉V1段狭窄

椎动脉从锁骨下动脉分支水平，血管内径明显减小。彩色血流影像显示为"五彩混叠"血流影像（图22-8-1A，箭头所示）。多普勒频谱检测，狭窄段异常高流速（图22-8-1B），狭窄远段（V2段）流速明显下降，伴低阻力性血流频谱特征改变（图22-8-1C），上述血流动力学改变是与中度VA狭窄（50%～69%）鉴别的重要标准。

表 22-8-1　椎动脉狭窄血流参数标准（参考）

狭窄程度	PSV（cm/s）	EDV（cm/s）	PSVOR/PSVIV
<50%	<85	<27	<1.3
50%～69%	≥140，<220	≥35，<50	≥2.1，<4.0
70%～99%	≥220	≥50	≥4.0
闭塞	无血流信号	无血流信号	无血流信号

注：PSVOR：起始段（V1段）、PSVIV：V2段（椎间隙段）（AJR 2009；193；1434-1438）

2. 椎间隙段狭窄

椎动脉V2段阶段性血管内径减小，血流速度阶段性升高，狭窄以远段流速减低。判断V2段中度或重度狭窄的血流动力学的标准与上述V1段狭窄相同。

（二）椎动脉闭塞

椎动脉闭塞也是后循环缺血的重要原因之一。椎动脉闭塞性病变的超声检测具有较高的特异性。由于椎动脉闭塞性病变的位置与病程不同，超声检测特征及血流动力学表现各有不同。

1. 颅外段椎动脉闭塞

椎动脉从起始段（V1段）至枕段（V3）全程不用阶段均可以发生血管闭塞。根据病变部位可以分类为：

（1）V1段闭塞　超声检查沿椎动脉开口处上行，或沿椎动脉V2段下行扫查，可以观察到V1段管腔结构，但是，CDFI显像模式下，V1段血流信号消失，V2段可探及低速低阻力性侧支动脉血流信号。

（2）V2-V3段闭塞　V1段结构清晰，CDFI单向、低弱血流信号，PW为单峰低速血流频谱。

（3）V1-V3段闭塞　二维显像V1～V3段椎动脉管腔可探及，CDFI模式下血流信号。PW检测不到多普勒频谱。

对于椎动脉闭塞的判断，首先采用高频线阵探头，并调整血流显像的速度量程范围，适当提高取样区域内的血流显像的彩色增益条件，并转换低频凸阵探头重复检查，避免检测深度影响诊断准确性。

2. 颅内段椎动脉闭塞

闭塞病变位于椎动脉入枕骨大孔后发生（颅内段VA闭塞）。通过二维超声检查从椎动脉V1-V3段管腔结构清晰，但CDFI血流信号微弱，PW检测血流频谱异常。根据VA入颅后，闭塞位置与小脑后下动脉（PICA）分支的相关性，通

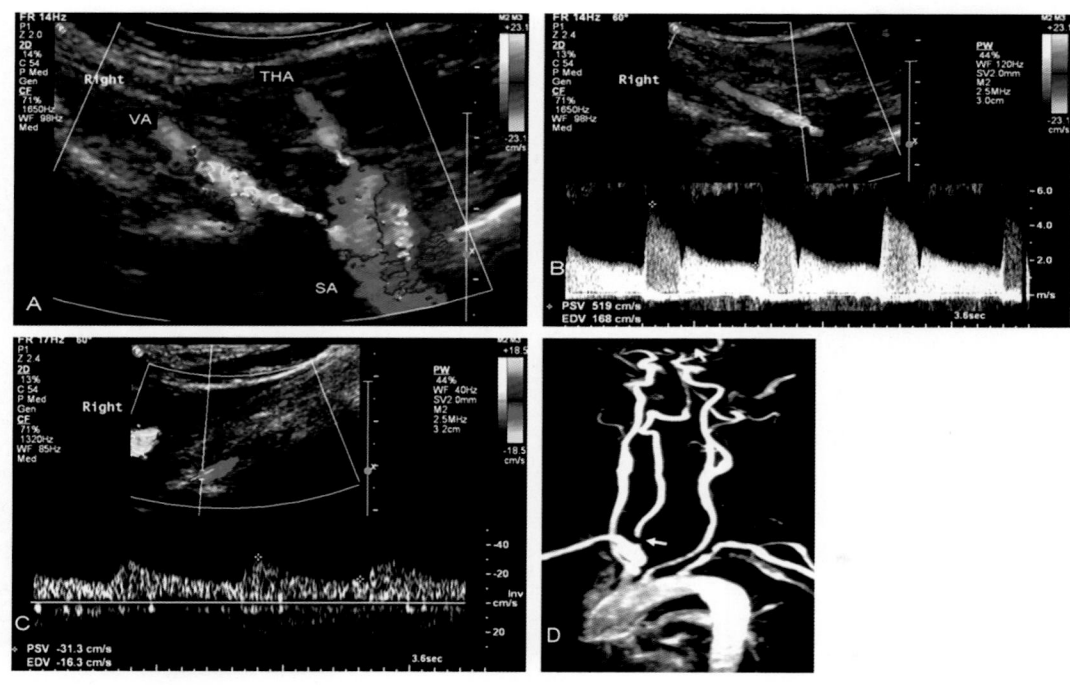

A. 右椎动脉从右锁骨下动脉（SA）分支处管径狭窄（箭头），CDFI 显示血流充盈纤细，狭窄以远紊乱血流，出现五彩相间的混叠血流信号，狭窄远段管径增宽。B. 狭窄处 SPV 519cm/s，EDV 168cm/s。C. 狭窄以远流速明显减低，SPV 31.3cm/s，EDV 16.3cm/s，RI＝0.47。D. CTA 显示右侧椎动脉 V1 段狭窄（箭头所示）

图 22-8-1　椎动脉开口处狭窄

过 PW 血流速度与频谱特征将其分类为 PICA 分支前闭塞，为高阻力、单峰型血流频谱；PICA 分支后闭塞为低流速高阻力频谱。

第九节　锁骨下动脉狭窄和闭塞

锁骨下动脉（SA）狭窄与闭塞性病变是引起后循环及上肢缺血性病的重要原因。通过超声技术对检测锁骨下动脉、椎动脉及上肢动脉血管结构及血流动力学的变化，可以准确判断锁骨下狭窄或闭塞病变。

由于 SA 狭窄或闭塞直接导致上肢血供异常，临床表现为双上肢动脉血压、脉搏不对称。另外，SA 狭窄或闭塞将导致患侧 VA 供血异常，并引起椎动脉血流逆向供应上肢动脉的现象，临床称为锁骨下动脉窃血综合征（subclavian steal syndrom，SSS）。患者可以表现为头晕、眩晕、晕厥等后循环缺血的临床症状和体征。导致 SA 狭窄或闭塞病变的原因——动脉粥样硬化性病变多见，其次大动脉炎性病变。由于狭窄程度不同，血流

动力学改变不同，临床表现也不同，目前国际上尚无统一的 SA 狭窄程度之血流动力学参数评估标准，超声检测评估锁骨下动脉狭窄程度应依据血管结构变化、血流动力学参数、SA 窃血的程度综合指标。

一、SA 狭窄程度分类

（一）轻度狭窄（小于 50％）

狭窄段动脉粥样硬化斑块或血管壁均匀性增厚（大动脉炎性改变），血流速度正常或稍高于健侧，血流频谱形态尚正常。

（二）中度狭窄（50％～69％）

狭窄段管径相对减小，血流速度高于健侧，频谱峰型改变，血流加速度时间相对延长。患侧椎动脉流速正常，但血流频谱表现为收缩期达峰时间延长伴收缩"切迹"或低速逆转血流信号。健侧椎动脉血流速度相对升高（代偿）。

（三）重度狭窄（70％～99％）

狭窄段管径明显减小，血流速度明显升高，

血流频谱异常，频窗充填，基线水平可探及涡流或湍流或高频"乐性"血管杂音形成的频谱特征改变。患侧椎动脉出现典型的"振荡型"血流频谱。当狭窄≥90%时，患侧椎动脉以逆转的负向血流信号为主，舒张期正向血流信号微弱。

二、锁骨下动脉闭塞

二维显像示锁骨下动脉管腔内充填均质或不均质回声斑块或血栓，CDFI 显像无血流信号。根据病变与椎动脉开口的位置关系，可以分类为：

（一）近段闭塞

锁骨下动脉闭塞位于椎动脉开口水平以近，可导致椎动脉血供异常（锁骨下动脉窃血）。患侧椎动脉血流方向完全逆转，血流速度减低，CDFI 显示血流色彩与同侧 CCA 不同，血流频谱表现为单峰逆向。SA 远段血流频谱与患侧椎动脉一致。

（二）远段闭塞

锁骨下动脉闭塞于椎动脉开口水平以远，患侧椎动脉血供不受影响。患侧上肢动脉血压明显低于对侧（相差 20mmHg 以上），但无锁骨下动脉窃血引发的后循环缺血改变。患侧椎动脉血流频谱、血流速度正常。闭塞远端的锁骨下动脉血流信号消失，但通过锁骨上窝探测可以发现闭塞以远与上肢动脉之间建立的侧支循环动脉血流信号。

三、锁骨下动脉窃血

正常椎动脉血流方向与同侧 CCA 是一致的。当锁骨下动脉出现严重狭窄或闭塞时，同侧上肢动脉和椎动脉的血供受阻，血液由健侧椎动脉向患侧椎动脉和上肢供血。因此，出现患侧椎动脉的血流方向的改变，导致临床出现 SSS。

由于 SA 病变程度不同所产生的窃血类型不同，通常可以分类为：

（一）隐匿型窃血（Ⅰ级）

当锁骨下动脉狭窄大于 50% 但小于 70% 时，椎动脉及上肢动脉血供基本正常，但椎动脉血流频谱收缩早期可能出现"切迹"特征，通过增加

患侧上肢活动或采用上肢加压束带试验前后患侧"切迹"加深，这一血流动力学频谱特征改变为Ⅰ级窃血。

（二）部分型窃血（Ⅱ级）

当锁骨下动脉狭窄＞70% 但＜90% 时，患侧椎动脉血流方向出现部分逆转，血流频谱表现为收缩期逆向、舒张期正常的双向血流信号特征，彩色血流显像示红色与蓝色交替显像。

（三）完全型窃血（Ⅲ级）

当锁骨下动脉狭窄＞90% 或闭塞后（位于椎动脉开口以近），患侧椎动脉血流方向完成逆转，仅在收缩期可检测到逆向的血流信号，与 CCA 方向完全不同，称为完全性窃血。

四、窃血程度评估注意的问题

1. 一侧 SA 狭窄或闭塞性病变导致 SSS 的评估比较容易，但是双侧 SA 重度狭窄时，窃血的血流动力学特征并非典型改变，应注意二者程度的评估要结合临床血压的检查结果。

2. SA 狭窄或闭塞合并同侧 VA 狭窄时，窃血特征将不典型，因为窃血途径的影响。

3. SA 狭窄或闭塞合并对称 VA 狭窄时，窃血程度将明显减低，不能单纯依据 VA 血流频谱改变判断 SA 狭窄或窃血程度。

4. SA 狭窄或闭塞合并同侧或对侧 VA 闭塞时，将检测不到典型窃血支血流频谱。

第十节　颈动脉支架术后超声检测

近年来，颈动脉支架植入式治疗颈动脉狭窄病变的重要手段。对于支架术患者的颈动脉超声检测，是评估介入治疗近期、远期疗效的重要手段。

颈动脉狭窄患者因心血管疾病或其他原因不能接受外科手术治疗时，通常采用微创性介入性颈动脉支架置入的治疗手段。Theron（1990）和 Dietrich（1996）先后报道了血管内气囊扩张加支架植入治疗颈动脉狭窄性病变的方法及临床研究。

超声技术对于颈动脉狭窄介入治疗前的检测目的在于，对动脉硬化斑块的回声特性、分布范围、血管残余管径、血流速度参数等形态学和血流动力学变化的综合评价，准确评估血管狭窄程度。

介入治疗术后的超声检查是长期随访观察的重要手段，其检测结果可以及时发现支架术后再狭窄所产生的血管结构及血流动力学变化。

支架术后检测评估

支架超声成像：纵断切面显示血管腔内平行走行的线条状强回声附着于动脉血管壁。横断面显示为双环状回声结构，内层为强回声支架，外层为血管壁或压缩不全的斑块结构对于支架术后的患者，超声检测内容应包括支架近端、中段、远端的内径，相对应的血流速度测值，以及支架以远动脉管腔内和支架旁 ECA 的血流动力学参数的检测。术后 3 个月内检测及时发现支架扩张不全，存在残余狭窄；术 6 月时重点观察支架内膜的增生，早期发现再狭窄（图 22-10-1），若发现支架内流速异常升高，可疑支架内再狭窄时，要结合颅内动脉血流动力学的检测结果分析，才能准确判断支架术后再狭窄的程度。

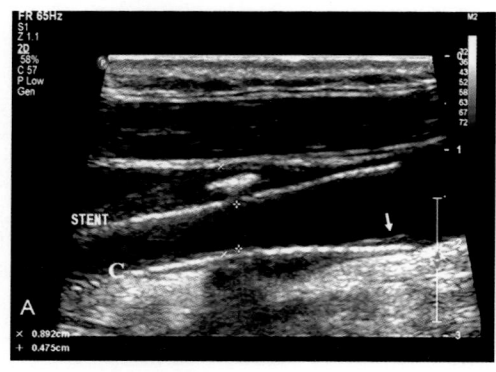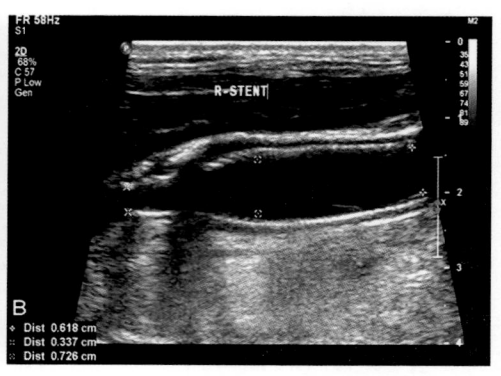

A. 颈动脉支架中段支架内径 0.475cm，支架外原始血管径 0.892cm，存在残余狭窄。支架与动脉壁间可探及动脉粥样硬化斑块。支架近端可探及增生的内膜（箭头）。B. 支架近端内径 0.618cm，中段内径 0.726cm，远端内径 0.337cm。支架远端残余狭窄

图 22-10-1　颈动脉支架残余狭窄与内膜增生

第十一节　颈动脉内膜剥脱术中、术后超声检测

颈动脉狭窄的外科治疗手段之一是颈动脉内膜剥脱术（carotid endarterectomy，CEA）。对于实施 CEA 的患者，颈动脉超声检测内容包括患侧颈动脉术前、术中和术后的解剖结构及血流动力学参数变化的综合评估。

一、术前评估

CEA 术前超声检测血管狭窄的部位和长度，粥样硬化斑块的形态、大小、回声特性，准确评估血管狭窄程度。特别要指出的是斑块累及血管壁的范围、斑块远端位置距颈动脉分叉水平的长度，关系到斑块的切除是否完全，关系到 CEA 的成功率。

二、术中评估

术中探测内容包括动脉粥样硬化斑块剥脱是否完全，原狭窄部位有无残留内膜或斑块，或因血管壁创面的逢合造成的血管狭窄，比较术中血流速度与术前的差异性，评估 CEA 术后血流的通畅性，提高手术的成功率，避免残留的斑块或内膜在血管内壁形成粗糙的界面，造成术后 24 小时内急性颈动脉血栓，导致 CEA 的失败。

三、术后评估

术后超声检测在于动态观察 CEA 的远期疗效，是 CEA 随访的重要手段。术后一周内观察到 CEA 狭窄部位的血管结构特征包括：动脉粥样硬化斑块的祛除，内膜结构消失，血管内径、血流速度恢复正常。

颈动脉超声是检测颈动脉狭窄闭塞性病变的重要手段，在临床的应用越来越广泛，规范化检测是提供检测准确率的关键。

（华　扬）

参考文献

[1] 郑宇，华扬译著．血管超声入门．北京：中国医药科技出版社，2005.

[2] 华扬主译．脑血管超声与卒中防治．北京：人民卫生出版社，2006.

[3] 华扬专著．实用颈动脉和颅脑血管超声诊断学．北京：科学出版社，2002.

[4] 华扬，高山，吴钢，等．经颅多普勒超声操作规范及标准指南．中华医学超声杂志（电子版），2008，5（2）：197-222.

[5] 李秋平，华扬．缺血性脑血管病的超声检测与临床病变相关性的流行病学研究．中华医学超声杂志（电子版），2006，3（4），247-250.

[6] 凌锋．脑血管病理论与实践．北京：人民卫生出版社，2006，5：45-51.

[7] 华扬，刘蓓蓓，凌晨，等．超声检查对颈动脉狭窄 50％～69％和 70％～99％诊断准确性的评估．中国脑血管病杂志，2006，3（5）：211-218.

[8] 华扬．缺血性脑血管病的超声检测与治疗评价．中华老年心脑血管病杂志，2009，11（9）：655-658.

[9] 中国医师协会超声医师分会．血管超声规范化操作指南．中华超声影像学杂志，2009，18（10）：911-920.

[10] 刘玉梅，华扬．术中超声监测在颈动脉内膜切除术中的应用．国际脑血管病杂志，2010，18（8）：607-610.

[11] 刘玉梅，华扬，刘蓓蓓，等．血管超声对颈动脉内膜剥脱术中血管结构变化及血流动力学的评估．中国超声医学杂志，2010，26（11）：1001-1004.

[12] 张朝佑．人体解剖学．北京：人民卫生出版社，1998：115-917.

第 二十三 章 四肢血管疾病

第一节 概述

自 1980 年 David Phillips 把双功超声和彩色多普勒血流显像带入血管病研究，给血管的无创性检测带来极大改观。尤其是在四肢血管疾病的诊察方面，超声因其高的诊断准确率和易于推广、可移动、无创、无电离辐射、无须肾毒性造影剂、可重复检查等优点而得到了广泛的应用。在四肢静脉检测方面，双功超声已经完全取代了静脉造影技术，而且首次做到检测静脉瓣膜的通畅性和客观地定量测量静脉反流量。在四肢动脉的检测方面，广泛应用于术前动脉狭窄的检测，并建立了狭窄的速度标准对动脉狭窄程度进行分级；在术中可以对重建血管做出即时评估；术后可以对血管旁路和移植血管进行跟踪随访。

第二节 局部解剖

一、四肢静脉的局部解剖

（一）上肢静脉

上肢静脉可分为深、浅两类。深静脉多走行于深筋膜的深面并与同名动脉相伴而行，因而也常称为并行静脉。浅静脉走行于皮下组织内，一

般称为皮下静脉。浅静脉不与动脉伴行而有其特殊的行径和名称。深浅静脉之间常通过穿静脉相互交通。上肢的深、浅静脉都具有重要的临床意义，因此均须检查。

上肢静脉除了管腔较大、管壁薄和属支较多以外，深、浅静脉都有一些静脉瓣，而深静脉的瓣膜更为丰富，在浅静脉汇入深静脉处常有瓣膜。静脉瓣由静脉管壁的内膜突入腔内形成，薄而柔软，形似半月状，顺血流开放，逆血流而关闭，这对保障上肢静脉血流反回心脏起着重要作用。静脉瓣与相应的静脉壁之间形成瓣窦，在超声影像上呈念珠样外观。静脉瓣叶通常成对排列，但瓣叶数目也可为 1～3 个不等。从上肢的近心端到远心端，静脉瓣分布的密度增大。

1. 深静脉解剖 　桡静脉、尺静脉、肱静脉、腋静脉和锁骨下静脉构成了上肢的深静脉系统（图 23-2-1）。描述静脉解剖时习惯上顺着血液回流的方向从远端到近端，因此从前臂开始。

（1）前臂的深静脉 　掌深静脉弓的血液主要汇入桡静脉。掌浅静脉弓的血液主要汇入尺静脉。桡、尺静脉常成对，分别伴行于桡、尺动脉的两侧。桡静脉管径小于尺静脉。在肘窝处成对的桡静脉合并形成一条桡静脉干，同样成对的尺静脉也合并成一条尺静脉干。这两条静脉干可以直接向上延伸为成对的肱静脉，也可合并成为一总静脉然后立刻分为成对的肱静脉。前臂深静脉通过一短、粗静脉干与肘正中静脉相连。

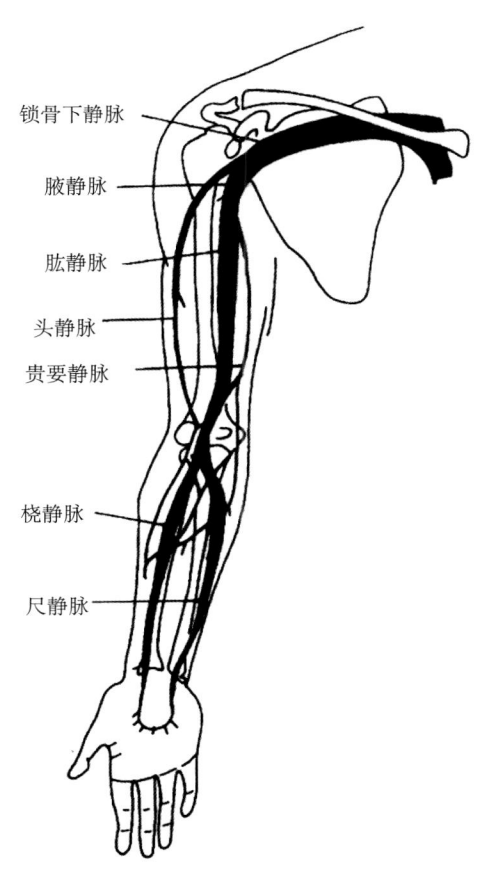

图 23-2-1　上肢深、浅静脉解剖示意图

锁骨下静脉
腋静脉
肱静脉
头静脉
贵要静脉
桡静脉
尺静脉

（2）肱静脉　肱静脉常成对伴行于肱动脉的两侧，接受与同名动脉分支伴行的静脉属支。它们在近端汇合成一总干向上到腋窝延续为腋静脉。肱静脉和腋静脉的交接处在靠近肩胛下肌或大圆肌下缘，此连接部位超声难以显示。

（3）腋静脉　一般是单根，罕见成对。几乎汇聚了上肢所有的静脉血，通常在大圆肌下缘处由肱静脉和贵要静脉汇合而成。在第一肋的外侧缘延续为锁骨下静脉。腋静脉除接受与腋动脉分支伴行的静脉属支外，尚在近心端接受头静脉的汇入。腋静脉位于腋动脉的内侧，在两者之间有臂丛的内侧束、正中神经、尺神经和胸内侧神经。紧邻着腋静脉的有臂内侧皮神经、前臂内侧皮神经及腋外侧淋巴结群。通常在肩胛下肌下缘高度腋静脉内有一对静脉瓣。

（4）锁骨下静脉　与腋静脉一样一般为单根，少数人可见成对。为腋静脉的直接延续，腋静脉越过第一肋外侧缘后即称为锁骨下静脉，进入胸腔出口向近端走行在第一肋上缘、前斜角肌的前方，与锁骨下动脉以前斜角肌相隔。锁骨下静脉和锁

骨下静脉的交接处在超声上难以显示。锁骨下静脉接受颈外静脉后和颈内静脉汇合形成头臂静脉，左右头臂静脉在右侧第一肋软骨与胸骨结合处的后方汇合形成上腔静脉。

2. 浅静脉解剖　头静脉、贵要静脉、肘正中静脉和前臂正中静脉构成了上肢的浅静脉系统。

（1）头静脉　起于手背静脉网的桡侧，沿前臂桡侧向上行，在肘窝偏外侧经肘正中静脉与贵要静脉相交通。然后沿肱二头肌外侧间沟上行，经三角胸大肌间沟穿过深筋膜，注入腋静脉或锁骨下静脉。偶尔头静脉继续上行汇入颈外静脉。

（2）贵要静脉　起于手背静脉网的尺侧，逐渐转至前臂屈侧，行至肘窝处接受肘正中静脉，然后沿肱二头肌内侧间沟上行至臂中点的稍下方穿深筋膜并伴随肱动脉的内侧上行至大圆肌的下缘高度与肱静脉汇合后形成腋静脉。

（3）肘正中静脉　粗而短，变异较为多见。通常在肘窝处连接贵要静脉与头静脉，吻合成"N"形，并且也与深静脉相连结。

（4）前臂正中静脉　引流手掌面的静脉，沿前臂的内侧上行，汇入贵要静脉或肘正中静脉。有时前臂正中静脉分为两支，在肘窝的下方一条连结头静脉，另一条连结贵要静脉。前臂正中静脉与前臂深静脉之间有吻合。

前臂的浅静脉有许多变异，常与头静脉和贵要静脉的粗细相关。头静脉在臂部可能缺如或变得很细。贵要静脉也可直接汇入腋静脉。肘正中静脉可以引流前臂外侧静脉完全注入贵要静脉。肘正中静脉也可分成"丫"形，一支连结头静脉，另一支连结贵要静脉，在这种情况下分别称为头正中静脉和贵要正中静脉。

（二）下肢静脉解剖

同上肢静脉一样，下肢静脉也分为深浅两大类。深静脉与同名动脉相伴，而浅静脉则无。由于下肢静脉的回流要克服较大的地心引力，因此静脉瓣的配布要比上肢静脉更为密集。

深静脉和浅静脉之间的交通是通过穿静脉实现的。相对于上肢，下肢的穿静脉临床意义重大。

1. 深静脉解剖　下肢深静脉系统包括小腿的胫前静脉、胫后静脉、腓静脉、胫腓静脉干；腘窝处的腘静脉；大腿的股浅静脉、股深静脉和股总静脉，特别强调的是，股浅静脉是属于深静脉

系统。此外，部分教材亦将盆腔的髂外静脉和髂总静脉归入下肢静脉范畴（图23-2-2）。

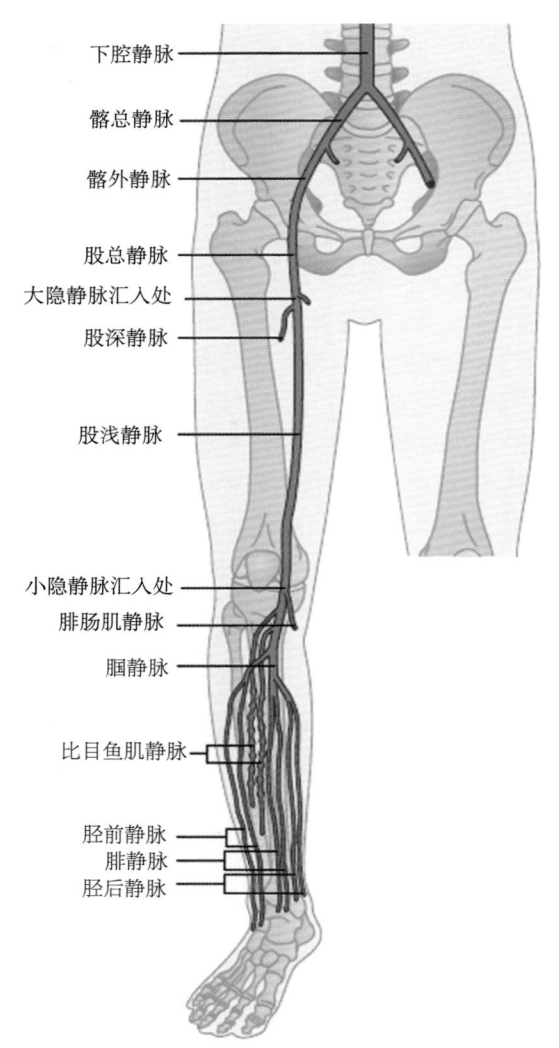

图23-2-2　下肢深静脉解剖示意图

下腔静脉
髂总静脉
髂外静脉
股总静脉
大隐静脉汇入处
股深静脉
股浅静脉
小隐静脉汇入处
腓肠肌静脉
腘静脉
比目鱼肌静脉
胫前静脉
腓静脉
胫后静脉

（1）小腿的深静脉　主要由胫前静脉、胫后静脉、腓静脉和胫腓静脉干构成。它们常常成对并与同名动脉伴行。

胫前静脉起始于足背静脉网，伴随胫前动脉上行于小腿前外侧，接受与同名动脉分支伴行的静脉属支。成对的胫前静脉常独自汇入胫腓静脉干，胫腓静脉干延续为腘静脉，也可先汇合成一短的胫前静脉干再汇入胫腓静脉干，无论何种情况，它们都会在胫骨近端的后方穿骨间膜从内侧向中部汇入胫腓静脉干。

胫后静脉引流足底静脉弓和浅静脉网的血液，伴随胫后动脉行走于小腿后部，接受与同名动脉

分支伴行的静脉属支。在近端两条胫后静脉汇合成一条短的胫后静脉干，同样成对的腓静脉汇合成一条腓静脉干。两条静脉干在腘窝汇合成胫腓静脉干，胫腓静脉干接受胫前静脉汇入后延续为腘静脉。胫后静脉和胫腓静脉干的汇合有很多变异。

腓静脉与腓动脉伴行，成对的腓静脉汇合成的腓静脉干在腘肌的下缘与胫后静脉干汇合成胫腓静脉干。腓静脉接受包埋在比目鱼肌中的一些静脉。

小腿的肌肉静脉引流小腿肌肉血液的回流，其管腔有的很粗大，超声足以显示。值得重视的是腓肠肌和比目鱼肌静脉，他们是小腿肌肉静脉丛血栓的好发部位。腓肠肌静脉位于腓肠肌的中部头内，引流入腘静脉或胫后静脉。比目鱼肌静脉（或窦）位于比目鱼肌内，且位于胫骨的后方、中部。这些静脉内径可以达1cm或更粗，引流入胫后静脉或腘静脉。

（2）腘静脉　胫腓静脉干和胫前静脉在小腿的近端或腘窝的下部、腘肌的下缘汇合成腘静脉，通过腘窝向上行至大收肌腱裂孔处续于股静脉。在腘窝内腘静脉位于胫神经和腘动脉之间、腘动脉的正后方，并被筋膜鞘紧密包裹。约25％的腘静脉成对，通常这是由于胫后静脉干和腓静脉干延续至腘窝的较高位置才汇合所致。腘静脉接受与腘动脉分支同名的静脉属支，并且接受小隐静脉的汇入。腘静脉内有2～3对静脉瓣。

（3）股静脉　由股浅静脉、股深静脉和股总静脉构成。

股浅静脉为腘静脉的延续，自收肌腱裂孔开始上行并穿过收肌管，上行与股深静脉汇合后移行为股总静脉。股浅静脉位于股动脉的后外侧，为大腿主要的回流静脉。由于它表面没有肌肉组织，因此位置表浅，尤其是近端。约25％的人股浅静脉为双支。

股深静脉由伴随穿动脉的相应静脉属支汇合而成，并通过这些属支向下与腘静脉、向上与臀下静脉沟通。旋股内、外侧静脉亦汇入其中。位于股深动脉前方，在腹股沟韧带下方7～8cm处与股浅静脉汇合成股总静脉。

股总静脉在大腿的上部由股浅静脉与股深静脉汇合而成，上行至股三角的尖处位于股动脉的后方，在股三角内上行至腹股沟韧带逐渐转至动

脉的内侧并移行为髂外静脉。股（浅）静脉除收集与股（浅）动脉分支伴行的静脉属支外，大隐静脉作为浅静脉系统的一部分从股总静脉的前内侧汇入。股静脉内含有3～4对静脉瓣，通常在股深静脉汇入处的下方有一对较恒定的瓣膜。股深静脉由3～4条穿静脉汇合而成，通过这些穿静脉可形成臀下静脉与股静脉的吻合以及腘静脉与股静脉之间的侧支吻合。旋股内外侧静脉常不注入股深静脉而直接注入股（浅）静脉。

深静脉在解剖上的变异较多见，在超声检查中可能会遇到其中一些类型。如约25%的股浅静脉和腘静脉可出现两条。对成对静脉的超声检查，有时会由于粗心大意，而忽略位于其中一条静脉内的孤立栓子。胫后静脉和腓静脉的汇合处可以发生很多变异，超声检查小腿静脉时应特别注意。

2. 浅静脉解剖

下肢浅静脉系统主要由大隐静脉和小隐静脉构成（图23-2-3）。浅静脉位于两层筋膜之间。

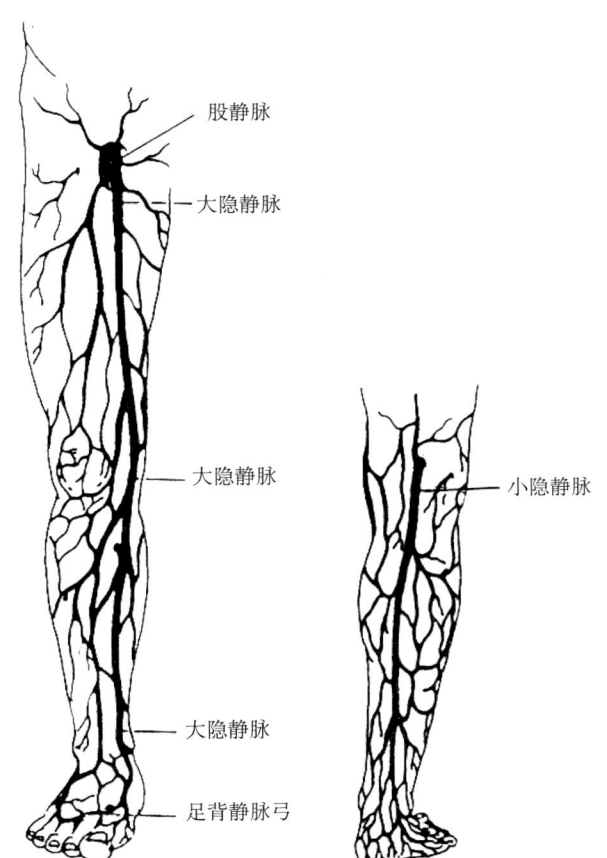

图 23-2-3 大、小隐静脉及其属支解剖示意图

（1）大隐静脉 为全身最长的浅静脉，长约76cm，故又称长隐静脉。有10～20对静脉瓣。大隐静脉在足的内侧缘起于足背静脉网，经过内踝的前方沿小腿内侧和大腿内侧上行，逐渐行向前上，一直延续至腹股沟。在大腿根部的前方，于耻骨结节下外方3～4cm处穿隐静脉裂孔向深部汇入股总静脉。大隐静脉在注入股静脉之前还接受旋髂浅静脉、腹壁浅静脉、阴部外浅静脉、股内侧浅静脉和股外侧浅静脉五条属支。大隐静脉末端有一对较为固定的瓣膜，对防止血液的逆流发挥重要作用，若此瓣膜功能丧失可导致大隐静脉曲张。

大隐静脉经常作为冠状动脉和外周动脉重建的取材血管，因此是超声检查的对象。尽管它很长，但正常大隐静脉可以被取出而没有副作用。这是由于它只引流浅静脉，且功能可被侧支循环代偿。

（2）小隐静脉 在足的外侧缘起于足背静脉网，在接受足底静脉后越过足的外侧缘，经过外踝的后方，沿小腿后面上升，经腓肠肌两头之间达腘窝并在此注入腘静脉，需注意其注入腘静脉的水平有较大差异。小隐静脉有7～8对瓣膜，在注入腘静脉之前的末端常有一对瓣膜。小隐静脉与大隐静脉和深静脉之间有许多穿静脉。

小隐静脉也可成为搭桥手术的管道。小隐静脉也可发生血栓，血栓也可以向上延伸至腘静脉，从而有肺栓塞的危险。

3. 穿静脉解剖 穿静脉穿过深、浅静脉之间的肌层，分为两类：一种是直接连接在深、浅脉之间并沟通两者的一组静脉，大、小隐静脉之间亦有许多交通支相互沟通；另一种则通过肌肉内静脉连接深、浅静脉。

穿静脉多位于大腿远心段和小腿。在小腿中、远段有3支重要的Cockett I、II、III穿静脉，分别位于内踝后方、内踝上方7～9cm、内踝上方10～12cm处，连接大隐静脉的属支后侧弓静脉和胫后静脉。小腿上段有数条穿静脉连接大隐静脉和腘静脉，最高一支位于膝关节下方，称为Boyd穿静脉。在大腿远心段有Dodd和Hunter穿静脉，连接大隐静脉和腘静脉、股浅静脉。此外，在小腿前、外有数支穿静脉连接大、小隐静脉与胫前、腓静脉。

正常情况下，穿静脉的功能是将浅静脉系统

的血流向深静脉引流，其内的静脉瓣使得血液保持从浅静脉到深静脉这一个方向流动。穿静脉瓣膜功能不全将导致静脉血液从深静脉向浅静脉逆流，引起踝部肿胀、浅静脉曲张、皮肤色素沉着、增厚和慢性静脉溃疡等临床症状。

二、四肢动脉的局部解剖

（一）上肢动脉

上肢动脉（图 23-2-4）主干是锁骨下动脉。右侧起始于头臂干，左侧直接起始于主动脉弓。锁骨下动脉行至第一肋外侧缘更名为腋动脉。当腋动脉下行至大圆肌下缘时续为肱动脉。肱动脉在桡骨颈高度分为桡动脉和尺动脉，并由此两条动脉的终末和分支分别构成掌浅、深动脉弓。

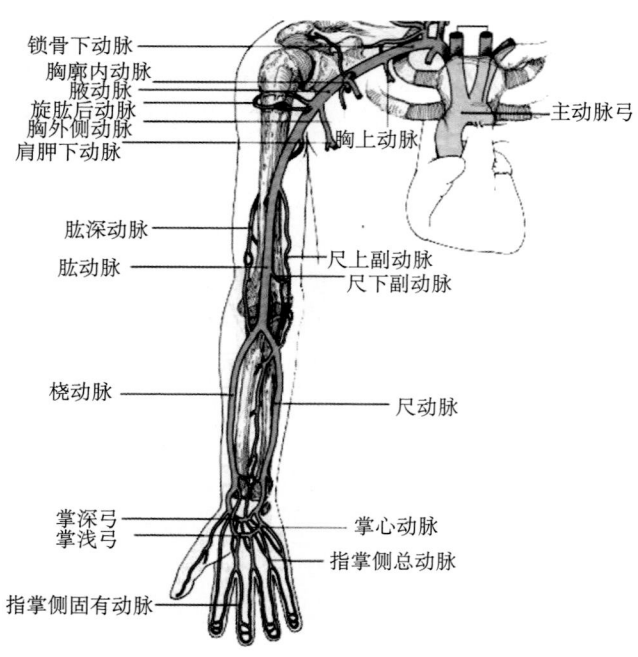

图 23-2-4 上肢动脉解剖示意图

1. 锁骨下动脉

两侧锁骨下动脉分别沿肺尖内侧斜过胸膜顶，出胸廓上口达颈根部，经第一肋上方穿斜角肌间隙呈弓形弯向外方，在第一肋外侧缘延续为腋动脉。锁骨下动脉被前斜角肌分为三段。

第一段，自起始部达前斜角肌内侧缘的部分。右锁骨下动脉前方有颈内静脉、椎静脉、迷走神经、交感干及锁骨下袢勾绕动脉。这些结构又被胸骨甲状肌、胸骨舌骨肌和胸锁乳突肌覆盖。后方邻交感干、颈长肌、第一胸椎，后下方与肺尖和胸膜相邻。右侧喉返神经勾绕锁骨下动脉。左锁骨下动脉前方有迷走神经、左颈总动脉、左颈内静脉、椎静脉和左头臂静脉起始处。这些结构也被胸骨甲状肌、胸骨舌骨肌和胸锁乳突肌覆盖。后方有食管、胸导管、左喉返神经、交感干、颈下交感节和颈长肌等。内侧有气管、食管、胸导管和左喉返神经。外侧与左侧胸膜和肺尖相邻。

第二段，位于前斜角肌的后方，仅长 2cm，为锁骨下动脉弓的最高部分。前方两侧都与胸锁乳突肌和前斜角肌相邻，右侧隔着前斜角肌邻膈神经，左侧在前斜角肌内侧缘有膈神经跨过动脉第一段，后方邻胸膜上膜、胸膜和中斜角肌，上方有臂丛的上、中干，下方邻胸膜和肺尖，动脉的前下方隔着前斜角肌与锁骨下静脉相邻。

第三段，为前斜角肌外侧缘至第一肋外侧缘的部分。前方颈外静脉越过锁骨下动脉的内侧部并与其属支在动脉前方形成静脉丛，在动脉的前下方有锁骨下静脉，后方在动脉和中斜角肌之间有臂丛的下干，在动脉的上外侧有臂丛的上、中干和肩胛舌骨肌下腹，下方为第一肋。

当锁骨下动脉第三段发生阻塞或被结扎后，侧支吻合通路有：

（1）通过肩胛上动脉、颈横动脉的降支与肩胛下动脉建立吻合。

（2）通过胸廓内动脉的分支与肩胛下动脉建立吻合。

锁骨下动脉的变异：右侧起始部可高于或低于右胸锁关节，也可单独起始于主动脉弓。

当其作为主动脉弓上第一个分支时，右锁骨下动脉通常占据头臂干的位置；当其作为第二或第三支时，常经右颈总动脉的后方达其正常位置；当其作为主动脉弓上最后一个分支时，自主动脉弓左侧端斜向右行，通常经气管、食管和右颈总动脉后方达第一肋的上缘，此后循着正常位置行走。在罕见情况下，右锁骨下动脉可在 T4 以上高度起于胸主动脉。偶尔在颈根部可穿前斜角肌或走在该肌前方。左锁骨下动脉变异少见，偶尔在起始处连接左颈总动脉。

2. 腋动脉

为锁骨下动脉的延续，通行于腋窝内，在大圆肌下缘移行为肱动脉。腋动脉以胸小肌为界分为三段。

第一段，自第一肋外侧缘至胸小肌上缘的部分。腋动脉后方有臂丛内侧束、前锯肌和第一肋间隙等。外侧有臂丛的外侧束和后束。内侧有腋静脉和胸最上动脉。前方有锁胸筋膜和胸大肌。

第二段，位于胸小肌后方的部分。臂丛的内侧束、外侧束和后束分别从动脉的内、外和后方紧包夹着血管，内侧还有腋静脉相邻。该段发出胸肩峰动脉和胸外侧动脉。

第三段，为胸小肌下缘至大圆肌下缘之间的部分。动脉前方有正中神经内侧根及旋肱前血管。后方有腋神经、桡神经和旋肱后血管。外侧有肌皮神经和正中神经外侧根。内侧有尺神经、臂和前臂内侧皮神经及腋静脉。该段发出肩胛下动脉、旋肱前动脉和旋肱后动脉。

当腋动脉在胸肩峰动脉起点的近侧发生阻塞时，其侧支吻合通路与锁骨下动脉第三段发生阻塞时相同。若在胸肩峰动脉和肩胛下动脉起点之间腋动脉发生阻塞或结扎时，可由肩胛下动脉与肩胛上动脉、颈横动脉的分支之间形成吻合。若在肩胛下动脉起点远侧或在旋肱前、后动脉远侧发生阻塞或结扎时，可由肩胛下动脉和旋肱前、后动脉与肱深动脉的分支之间形成吻合。

3. 肱动脉

在臂上中 1/3 交界处续于腋动脉，向下行于肱二头肌内侧间沟，在大圆肌下方即发出肱深动脉伴桡神经至臂后区。在肱肌起点高度发出尺侧上副动脉伴尺神经穿内侧肌间隔至臂后区。在肱骨内上髁上方 5cm 处发出尺侧下副动脉与尺侧返动脉相吻合，参与肘关节动脉网的构成。肱动脉末端在桡骨颈高度分为尺、桡动脉。

肱动脉发生阻塞或结扎时的侧支循环主要通过旋肱后动脉和肱深动脉的侧支吻合而建立。有时两者间的吻合支非常细小，因此阻塞或结扎后会造成严重的缺血。

肱动脉及其分支的变异：肱动脉可发生缺如或仅发出肱深动脉和骨间总动脉。肱浅动脉的出现并起始于腋动脉，沿臂部肌肉前方，较肱动脉的位置稍外侧行走，在肘部分为桡、尺动脉。桡动脉沿正常位置行走，尺动脉常在肘窝沿前臂屈肌的前方达前臂尺侧下行。肱深动脉和尺侧上副动脉共干起始于腋动脉。肱深动脉也可起始于旋肱后动脉。

4. 尺动脉

为肱动脉较大的一个分支，有两条静脉伴行。

自桡骨颈高度分出后，经前臂上部下行进入旋前圆肌和指浅屈肌的深面。在前臂远侧 2/3，位于尺侧腕屈肌和指浅屈肌之间并与尺神经伴行，经屈肌支持带的浅面，豌豆骨的桡侧进入手掌分为二支，参与掌浅、深弓的组成。尺动脉在距起点约 2.5cm 处发出骨间总动脉并分出骨间前后动脉行走在骨间膜的前后方。

尺动脉偶尔可起始于腋动脉或肱动脉，也可起始异常的肱浅动脉。

5. 桡动脉

为肱动脉较小的一个分支，作为肱动脉的直接延续。沿肱桡肌深面下行达该肌内侧缘，在腕前处位置表浅，走在肱桡肌腱与桡侧腕屈肌腱之间，为临床触摸脉搏的常用部位。然后经桡骨下端斜向外穿第一掌骨间隙入手掌。分出拇主要动脉后，其末端与尺动脉掌深支吻合成掌深弓。

桡动脉可起始于腋动脉或异常的肱浅动脉。高异位起始的桡动脉多位于正中神经的前方和肱二头肌的内侧。

（二）下肢动脉

下肢动脉（图 23-2-5）主干是髂外动脉，在骶髂关节高度由髂总动脉分出。髂外动脉经腹股沟韧带中点深面达股前方续为股动脉。股动脉经股三角、收肌管下行达腘窝易名为腘动脉。腘动脉行于腘窝深部并在腘肌下缘高度分为胫前动脉和胫后动脉。胫前动脉穿小腿骨间膜的上方进入小腿前方，下行至足背延续为足背动脉。胫后动脉沿小腿后方下行进入足底分为足底内、外侧动脉，后者还参与足底动脉弓的形成。

1. 髂外动脉

由髂总动脉分出后，沿腰大肌内侧缘下行，经腹股沟韧带中点的深面进入股前部称为股动脉。在起始部的前方有输尿管跨过。下端男性有输精管，女性有子宫圆韧带斜越髂外动脉。髂外动脉的内后方有髂外静脉伴行。

当髂外动脉发生阻塞或结扎后侧支循环通路有：

（1）经髂内动脉的分支髂腰动脉与髂外动脉的分支旋髂深动脉相吻合。

（2）经髂内动脉发出的臀上动脉与股深动脉的分支旋股外侧动脉相吻合。

（3）经髂内动脉发出的闭孔动脉与股深动脉

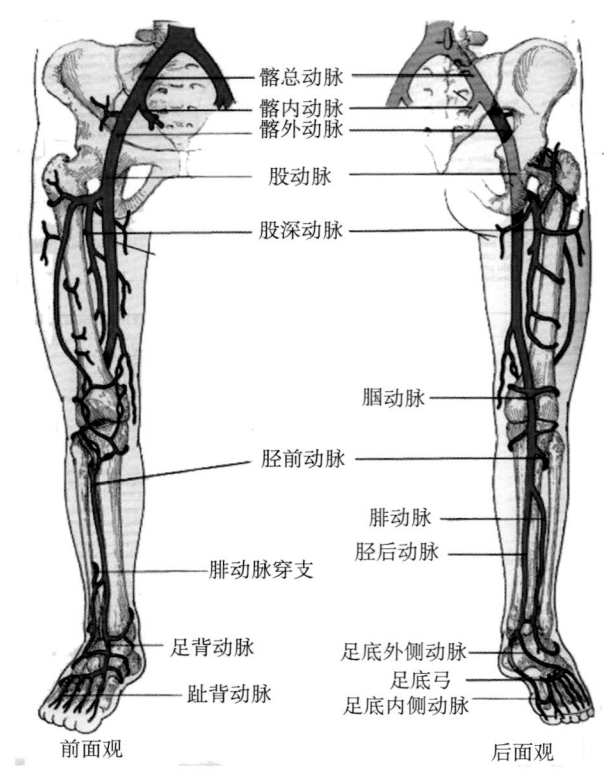

髂总动脉
髂内动脉
髂外动脉
股动脉
股深动脉
腘动脉
胫前动脉
腓动脉
胫后动脉
腓动脉穿支
足背动脉
足底外侧动脉
趾背动脉
足底弓
足底内侧动脉
前面观　　　　　　后面观

图 23-2-5　右侧下肢主要动脉的解剖示意图

的分支旋股内侧动脉相吻合。

（4）经髂内动脉发出的臀下动脉与股深动脉的第一穿动脉、旋股内外侧动脉相吻合。

（5）经髂内动脉发出的阴部内动脉与股动脉发出的阴部外动脉相吻合。

2. 股动脉

上续髂外动脉，经血管腔隙进入股三角。在股三角内股动脉的外侧有股神经，内侧有股静脉。出股三角之后进入收肌管，在收肌管内股动脉的前方有股神经，后方为股静脉。向下股动脉出收肌管裂孔进入腘窝。

股动脉在股三角内，距腹股沟韧带 3cm 处由后壁或外侧壁发出股深动脉，股深动脉沿途发出旋股内、外侧动脉和 4 条穿动脉。股深动脉是大腿部主要的供血动脉，他通过自己的分支与髋关节和臀部十字动脉网形成吻合。在股深动脉发出之后，股动脉分支极少，因而当股动脉发生闭塞，尤其在股深动脉发出部位以下时，足部可因缺血而发生坏疽。

股动脉的变异：在罕见的情况下股动脉为两条。股动脉也可出现缺如，而被扩大的臀下动脉取代并伴随坐骨神经至腘窝。当存在这种变异情

况时，臀下动脉代表了发生时存留的原始轴位动脉而髂外动脉变细以股深动脉而终止。

当股动脉结扎或阻塞时，侧支吻合通路有：

（1）经髂内动脉发出的臀上、下动脉与股深动脉的旋股内、外侧动脉和第一穿动脉相吻合。

（2）经髂内动脉发出的闭孔动脉与股深动脉的旋股内侧动脉相吻合。

（3）经髂内动脉发出的阴部内动脉与股动脉发出的阴部外浅动脉相吻合。

（4）经髂外动脉发出的旋髂深动脉与股深动脉发出的旋股外侧动脉及股动脉发出的旋髂浅动脉相吻合。

（5）经髂内动脉发出的臀下动脉与股深动脉的穿支相吻合。

3. 腘动脉

在收肌腱裂孔处续于股动脉，沿股骨腘平面下行达腘肌下缘分为胫前动脉和胫腓动脉干。在腘窝内，腘动脉的浅层有胫神经和腘静脉。

腘动脉的异常：腘动脉在腘肌上缘以上分为胫前动脉和胫腓动脉干，胫前动脉行走在腘肌的前方。

4. 胫前动脉

在腘肌下缘自腘动脉分出，向前经小腿骨间膜上缘的孔进入小腿前区，继而沿骨间膜前面下行，当到达伸肌上支持带的下缘处，移行为足背动脉。胫前动脉上端发出返动脉参与膝关节动脉网的形成，下端发出踝支，参与踝动脉网的组成。胫前动脉的两侧有胫前静脉伴行并且与腓深神经相邻。

胫前动脉的变异：发育不全或缺如，可由胫后动脉或腓动脉的穿支取代。偶尔胫前动脉偏向小腿腓侧行走，而在踝前又恢复其正常的位置。更为罕见的有胫前动脉在小腿中部浅行于皮下。

5. 胫后动脉

由胫腓动脉干分出，沿小腿后面伴胫神经下行，在内踝后方转入足底分为足底内、外侧动脉。

胫后动脉的变异有：发育不良或缺如，在这种情况下，胫后动脉的供血区域常由粗大的腓动脉替代。

6. 腓动脉

为胫腓动脉干的另一分支，在姆长屈肌和胫骨后肌之间，紧邻腓骨下行，在外踝上方浅出，分布于外踝和跟骨外侧部。腓动脉的穿支有时相

当大，在外踝的前方可看到搏动。

腓动脉的变异：可高于正常位置起始于胫腓动脉干，甚至可起始于腘动脉。也可在腘肌下方7～8cm处发自胫腓动脉干。若腓动脉发育粗大常取代胫后动脉。有时腓动脉的穿支粗大而取代足背动脉。

7.足背动脉

在踝关节的前方续于胫前动脉，下行于姆短伸肌的内侧及深面与腓深神经伴行，当到达第一跖骨间隙近侧部时分成第一跖背动脉和足底深动脉两个终末支。足底深动脉与足底外侧动脉吻合形成足底动脉弓。

足背动脉的变异：可比正常发育的大而替代缺如的足底外侧动脉。足背动脉还可由腓动脉的一条大穿支取代。

第三节　检查方法

一、上肢静脉检查方法

（一）超声仪条件

1.仪器

用于肢体静脉检查的超声仪器应具备以下的特征：

（1）极好的空间分辨力，超声频率在5～15MHz；

（2）极好的灰阶分辨力（动态范围）；

（3）多普勒对检测低速静脉血流信号敏感；

（4）具有彩色多普勒或能量多普勒，有助于确定小静脉及显示血流。

2.探头类型及频率

锁骨下静脉一般使用5MHz的凸阵或扇扫探头，有时用3.5MHz的探头观察其近心段；在腋窝部位扫查，或扫查体格强壮的患者，用凸阵探头可以观察到更深的部位，并能提供更大的视野；上肢其他静脉比较表浅，则使用7.5MHz或10MHz的线阵探头，有时更高频率的探头效果更好。

3.预设条件

多频或宽频探头在选择频率时，在保证穿透力的前提下尽量使用高频，以使管壁和管腔内异常回声显示更清晰，可辅以组织谐波成像功能。

检查锁骨下静脉近端时可适当提高壁滤波，减少血管壁搏动导致的彩色伪像。一般情况下，不宜将壁滤波调整过高，以免将静脉内的低速血流滤除而造成误诊。

彩色多普勒的速度范围设置宜低，需根据被探测静脉流速具体而定，一般在10cm/s以内，出现混叠可提高，无信号显示可降低。

彩色增益的设置要适度，过高可出现彩色溢出，过低则出现假的充盈缺损。一般调节方法是将探头在不接触皮肤时调大增益至出现噪声，再调小增益至噪声恰好消失。

（二）深静脉检查方法

1.体位

取仰卧位，检查床要足够宽以使患者的上肢和躯干能舒适放松，否则肌肉收缩压迫和阻滞静脉会影响检查，同时也会妨碍探头的放置。有时也可取半坐卧位使静脉扩张而易于观察。

上肢呈外展和外旋姿势，掌心向上。受检上肢外展角度以与躯干呈60°为宜，应注意避免过度外展，因为过度外展也会阻止正常血流并影响波形和波幅。

嘱患者平静呼吸，并保持心境平和，尽量减少因呼吸引起的胸内压变化及心脏活动而导致的静脉血流波形的变化。

所有的静脉超声检查时，检查室和患者要足够温暖以防止外周血管收缩而致静脉变细，导致超声检查困难。

2.探测步骤

（1）锁骨下静脉　在所有上肢静脉中，锁骨下静脉最难显示。可采用锁骨上、下径路或胸骨上窝径路进行探测。由于锁骨下静脉位于锁骨下动脉的前下方，且较多部分位于锁骨下方，故锁骨下径路往往频繁地使用。灰阶超声难以显示时可依赖彩色血流成像来确认。纵切、横切均需扫查，并应扫查锁骨下静脉和颈内静脉的汇合处。如果解剖限制，不能按压锁骨下静脉，要求患者用鼻子多次快速吸气，可使锁骨下静脉内径缩小。

（2）腋静脉　从胸前扫查在胸前肌肉后方可显示腋静脉。让患者的上肢外展和外旋，将探头置于腋窝高处，也可从腋部扫查来显示腋静脉。宜横切扫查应用间断按压法或持续按压法。

（3）肱静脉　肱静脉经常是成对的，伴行于肱动脉两侧。先将探头置于肱二头肌内侧寻找肱动脉，然后在其两侧寻找肱静脉，并进行追踪观察。两支均应检查。应用横切间歇按压法可快速准确地完成检查，也可辅以纵切扫查。

（4）前臂静脉　一般来说，上肢静脉检查至肘部即可。若临床怀疑前臂静脉血栓，则需进一步检查。尺、桡静脉经常成对，一般内径很细，可先横切或纵切显示尺、桡动脉，然后在其附近寻找伴随的同名静脉。

3. 探测注意事项

（1）上肢深静脉与同名动脉伴行。在超声检查时，常以伴随的同名动脉作为静脉的寻找和鉴别标志。如果静脉旁边没有看到动脉，很可能是不小心地滑到一个扩张的侧支静脉。

（2）可双侧对比扫查，尤其是怀疑单侧有血栓时。

（3）受胸骨及肺的影响，无名静脉及上腔静脉难以清晰显示。可根据锁骨下静脉的频谱多普勒表现，间接推断有无无名静脉及上腔静脉的梗阻。

（4）上肢静脉成对很常见，可见于锁骨下静脉、肱静脉、尺静脉及桡静脉。

（5）部分上肢深静脉位置表浅，检查时以探头轻触皮肤为宜。否则，探头压力过大会影响静脉的显示。从相反的方面来说，可利用探头加压横切扫查来观察上肢深静脉有无血栓。

（三）浅静脉检查方法

1. 体位

取仰卧位，上肢外展姿势（具体同深静脉检查方法）。

2. 探测步骤

（1）头静脉　先找到头静脉与锁骨下静脉或腋静脉的连接处，在三角肌旁，近端最好用纵切进行彩色多普勒检查，然后沿肱二头肌外侧（肱二头肌和肱三头肌之间的沟内）追踪观察头静脉（图23-3-1）。也可由肱骨下端向上检查。当肱静脉高位阻塞时，头静脉则成为上肢血液回流的重要途径。

（2）贵要静脉　先在上臂找到贵要静脉与肱静脉或腋静脉连接处，然后沿肱二头肌内侧追踪观察贵要静脉（图23-3-2）。也可由肱骨下端向上检查。

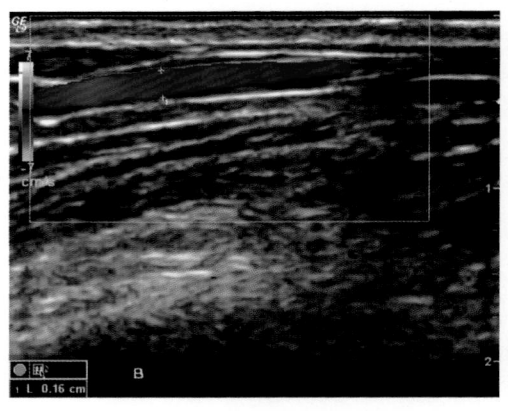

图23-3-1　纵切彩色血流成像显示头静脉

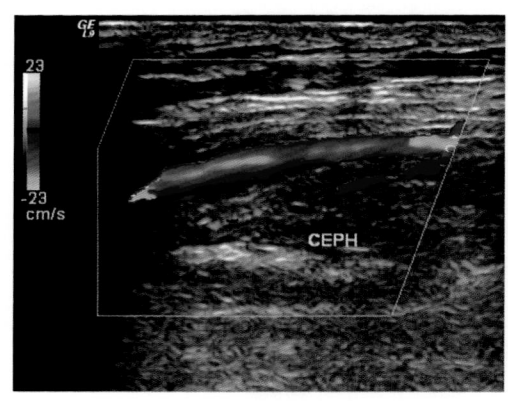

图23-3-2　纵切彩色血流成像显示贵要静脉

3. 探测注意事项

上肢浅静脉系统位置表浅，多位于皮下，一定要注意探头轻压，否则静脉会被压瘪而不能被探及。可利用探头加压横切扫查来观察上肢浅静脉有无血栓。

一般追踪到肘部即可，如临床需要（人工内瘘术后和术前替代静脉的选择等），应继续扫查位于前臂的浅静脉，但这些静脉在前臂可能很细且多分支，所以一般追踪头静脉和贵要静脉至腕部较为困难。

贵要静脉比肱静脉粗大而且承受相当大的血流负荷，故需高度重视发生在贵要静脉中的血栓。

二、下肢静脉检查方法

（一）超声仪条件

1. 仪器　与上肢静脉检查相同。

2. 探头类型及频率　一般使用 5～7MHz 线阵探头。有时肢体粗大者位置深在的静脉（如股浅静脉远心段）需使用 3.5MHz 的凸阵探头。相反，浅表静脉可使用 10MHz 以上探头。

3. 预设条件　与上肢静脉检查相同。

（二）深静脉检查方法

一般情况下，下肢深静脉的超声探测应包括股总静脉、股浅静脉、股深静脉近心段、腘静脉、胫前静脉、胫腓静脉干、胫后静脉、腓静脉。如患者怀疑小腿肌肉内静脉血栓或髂静脉血栓时，则应检查髂静脉、小腿肌肉内静脉（腓肠肌静脉和比目鱼肌静脉）。但是，不少小腿肌肉内静脉血栓患者的临床症状并不典型，所以，最好常规检查小腿肌肉内静脉。

1. 体位

下肢静脉足够膨胀是清晰显示的前提。一般来说，站立位较卧位更适合下肢静脉的检查，尤其对静脉反流、管壁结构和细小血栓的观察。也可取卧位（头高脚低）或坐位检查。所有的静脉超声检查时，检查室和患者应足够温暖以防止外周血管收缩而致静脉变细，导致超声检查困难。

2. 探测步骤

（1）股静脉　取仰卧位，身体微侧向检查侧，膝关节弯曲，被检查下肢膝关节弯曲并大腿外展外旋。在腹股沟处先横切显示股总动、静脉（静脉在内，动脉在外），确认股总静脉后转为纵切显示股总静脉，向上观察至髂外静脉的远端，向下扫查寻找两个重要的标志以避免诊断错误：①大隐静脉从前内侧汇入股总静脉处，位于股动脉分叉上方数厘米（图 23-3-3）；②股浅和股深静脉的汇合处，位于股动脉分叉下方数厘米。然后向下对股浅静脉及股深静脉进行检查（图 23-3-4），可以观察到股浅静脉与股深静脉近心段（图 23-3-5）。股浅静脉远心段位置较深，相对较难检查，可采用前侧或后侧径路来充分显示此段静脉。后侧径路参看腘静脉的探测方法。

应用横切间歇按压法或持续按压法检查股总和股浅静脉，这是下肢静脉系统的主要检查方法。位于收肌管内的股浅静脉由于位置很深，不少患者不能被有效地按压，此段应纵切采用彩色血流成像观察管腔内血流信号，必要时使用 3.5～5MHz 的凸阵探头。

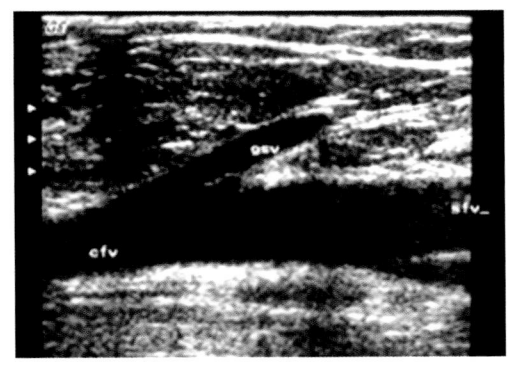

GSV 为大隐静脉，CFV 为股总静脉，SFV 为股浅静脉
图 23-3-3　大隐静脉汇入股总静脉的声像图

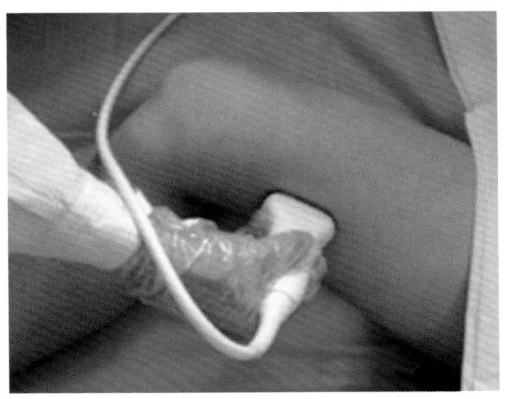

图 23-3-4　股静脉的探测体位

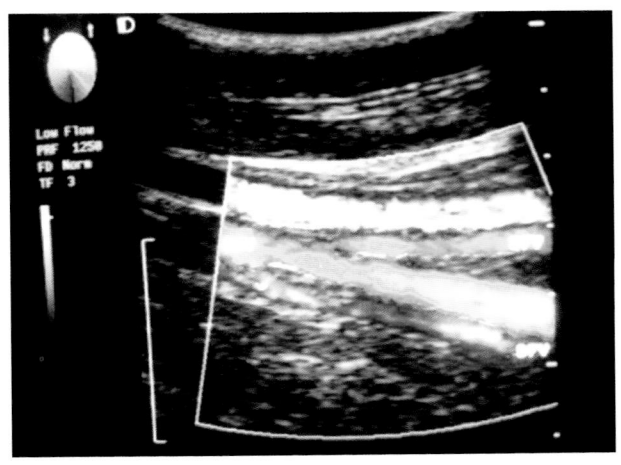

图中由浅至深四条血管分别为股浅动脉、股浅静脉、股深静脉、股深动脉，股浅与股深静脉连接处较股动脉分叉处低
图 23-3-5　股静脉的彩色血流图

（2）腘静脉　患者取仰卧位或俯卧位，均可获得满意的探测效果。若患者取仰卧位，正好检查完股静脉，患者不用改变体位。如图 23-3-6 所示，患者膝关节弯曲使腘窝距检查床有一定距离。

若患者取俯卧位，最好在检查侧踝部垫一小枕，使膝关节轻度屈曲，从而腘静脉处于膨胀状态。必须注意，无论采取哪一种探测体位，开始检查时应将探头置于股浅静脉远心段，以确信从前侧探测径路可能被遗漏或显示不满意的收肌管裂孔处的股、腘静脉获得清晰显示。一般认为收肌管内的远端是股浅和腘静脉的分界处，但没有能显示此分界的体表标志。在腘窝应注意腘静脉位于腘动脉的浅面，与股浅动、静脉的位置关系正好相反。先纵切股、腘静脉，然后转为横切，用横切间断按压法检查腘静脉是否通畅，从股浅静脉远心段一直追踪观察至胫前静脉汇入处。

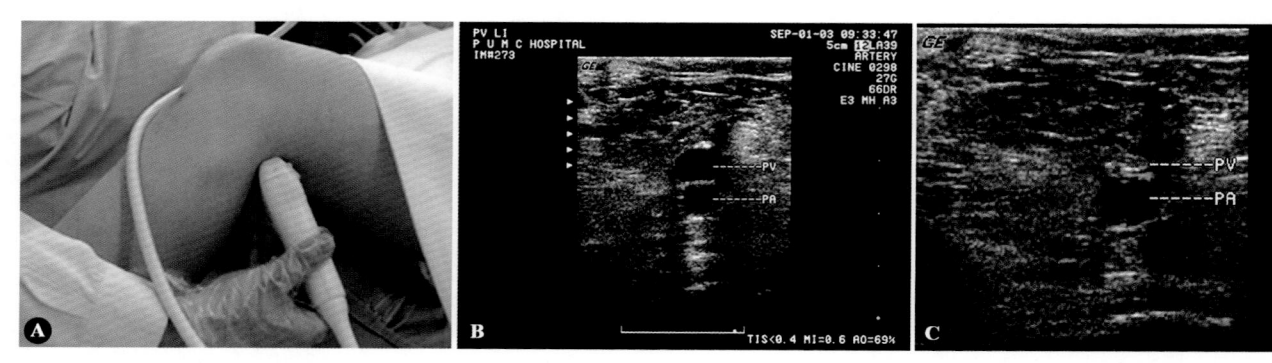

A. 探头位置 B. 横切扫查腘动、静脉声像图；PV：腘静脉，PA：腘动脉 C. 横切加压后腘动、静脉声像图；腘静脉（PV）管腔完全消失，腘动脉（PA）管腔仍然存在

图 23-3-6　腘静脉的探测

（3）小腿的深静脉
①患者体位
一般来说，患者取仰卧位可完成大部分小腿深静脉的超声检测。况且，仰卧位适合于一些高龄或体位明显受限而难于取俯卧位的患者。采用小腿后侧径路探测胫后静脉和腓静脉时，患者取俯卧位。俯卧位亦适宜检查小腿肌肉内静脉。

②探测方法
小腿静脉检查采用将横切按压和纵切彩色血流相结合的方法。一般应用横切按压法从踝关节开始检查，往往容易发现胫、腓静脉并能较好地追踪观察。小腿深静脉的超声检查主要受骨骼、位置深在和水肿的影响，应以伴行的同名动脉作为寻找和鉴别标志，当由于动脉粥样硬化而动脉显示不清，小腿静脉的检查会受到限制。采用纵切观察管腔内的彩色血流信号，特别是在小腿上部，成对的静脉汇合成静脉干。注意小腿静脉内的血流通常不是自发性的，需要通过不断的按压足部或检查处远端小腿来显示血流。

A. 胫后静脉　有三条探测径路：小腿前内侧、小腿中后侧和小腿前外侧。

1）小腿前内侧径路：患者取仰卧位，膝关节稍弯曲，小腿外展，探头置于小腿前内侧，声束指向后方或后外方，尽量避开肌肉的影响，沿胫骨外侧与肌肉之间的间隙向上追踪观察（图 23-3-7）；

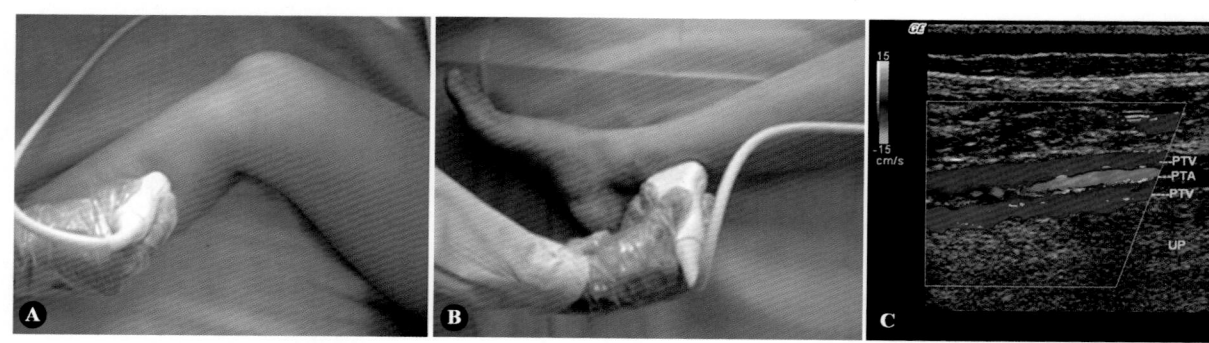

A. 胫后静脉近心段的探测 B. 胫后静脉远心段的探测 C. 纵切胫后静脉声像图 PTV：胫后静脉，PTA：胫后动脉

图 23-3-7　胫后静脉的探测

2）小腿中后侧径路：患者取俯卧位，探头先置于内踝和跟结节间的连线的中点附近，显示胫后静脉远心端，沿小腿中后侧向上追踪观察；

3）小腿前外侧径路：探头置于小腿前外侧，声束指向后方或后内方，在胫前静脉深部能够显示胫后静脉。

B. 腓静脉　可采用与探测胫后静脉相同的小腿前内侧探测径路，在胫后静脉后方显示腓静脉（图23-3-8）。另外，还可采用小腿后侧探测径路。患者取俯卧位，探头置于小腿正后方（近心段）或小腿后外侧（远心段），沿腓静脉走行寻找和追踪观察。

C. 胫前静脉　胫前静脉细小，此部位的孤立性血栓较为少见，因此有人认为，此部位的检查并不重要，但通常仍需进行常规检查。常采用仰卧位小腿前外侧径路，探头先置于内外踝连线的中点附近，显示胫前静脉远心端，然后沿小腿前外方向上追踪观察（图23-3-9）。在多数情况下，成对的胫前静脉向上穿越胫骨和腓骨之间的骨间韧带，以锐角分别注入腘静脉；有时成对的胫前静脉可汇合成一条静脉干，然后汇入腘静脉。如果从下往上追踪观察失败，可自上往下检查，设法显示整条胫前静脉。

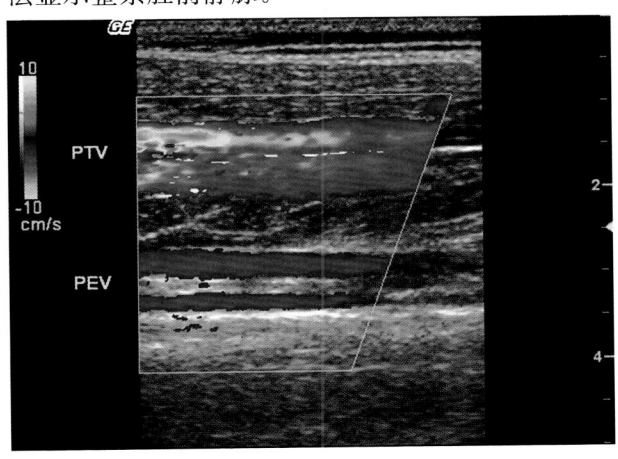

PTV：胫后静脉　PEV：腓静脉
图23-3-8　腓静脉的探测

D. 腓肠肌静脉和比目鱼肌静脉　最好常规检查这些静脉，超声医生应掌握这些静脉的位置，以显示这些肌肉内静脉分支的血栓。腓肠肌静脉和比目鱼肌静脉是孤立性血栓的好发部位。当患者小腿局部疼痛和/或触痛而深静脉系统正常时，探测这些静脉是否有血栓则很重要。

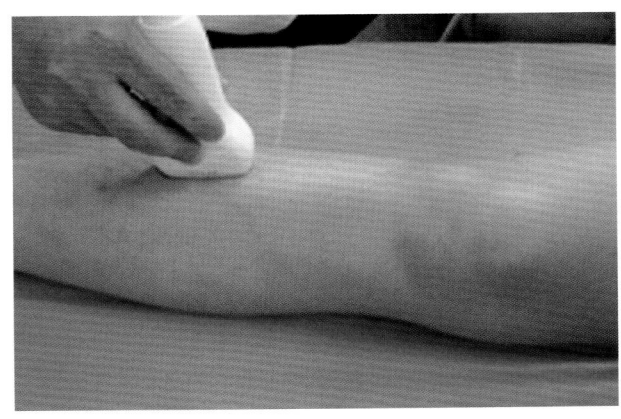

图23-3-9　胫前静脉的探测

3. 探测注意事项

（1）下肢静脉成对很常见，两条静脉都应检查。

（2）在直接检查髂总或髂外静脉有困难时，可通过观察股总静脉的多普勒信号来了解他们的通畅情况。

（3）股浅静脉在通过收肌管裂孔时直接显示存在一定困难，应加以注意。

（4）与上肢静脉的检查一样，位置表浅的静脉以探头轻触皮肤为宜。否则，会影响静脉显示。

（5）正常小腿胫、腓静脉的自发性血流信号可不显示，但在人工挤压远端肢体或足部后，静脉内能显示增强的血流信号。

（6）正常瓣膜回声较弱，常不被超声显示。瓣膜窦处是血栓的好发部位，应仔细观察。

（三）浅静脉的常规检查方法

一般情况下，下肢浅静脉的超声探测主要是大隐静脉和小隐静脉。

1. 体位　与本章深静脉检查方法相同。

2. 探测步骤

（1）大隐静脉

大隐静脉沿小腿内侧上行，经过膝关节内侧，再沿大腿内侧上行，并逐渐转向前方，最后于耻骨结节下外方3～4cm处汇入股总静脉。应全程检查大隐静脉，特别是当患者有相关症状和体征时（如疼痛、可触及的皮下条索）而怀疑大隐静脉血栓或有临床特殊需要时，应仔细检查大隐静脉。

测量大隐静脉内径，观察有无血栓及反流（图23-3-10）。

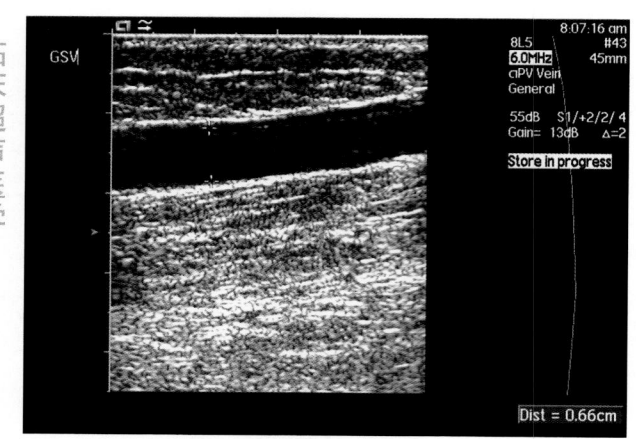

图 23-3-10 大隐静脉内径的超声测量

注意大隐静脉位于肌肉筋膜的浅侧（如在肌肉和皮下脂肪之间），静脉旁可显示两个筋膜层面。如果静脉位于皮下，表面没有筋膜覆盖，则很可能不是大隐静脉而是皮下静脉分支或侧支血管。

（2）小隐静脉

在足的外侧缘起于足背静脉网，经过外踝后方，沿小腿后面上升，经腓肠肌两头之间达腘窝并在此注入腘静脉。小隐静脉走行表浅，较易检查。

3. 探测注意事项

检查时用高频探头（7～10MHz），近场聚焦。探头轻触皮肤，探头过于用力则会导致静脉管腔被压扁而不能显示。横切按压法是最有效的大、小隐静脉血栓的检查方法。

（四）穿静脉的检查方法

应常规检查穿静脉的瓣膜功能状况，特别是发现下肢深、浅静脉病理性反流，或临床怀疑穿静脉瓣膜功能不全时（如下肢溃疡、色素沉着等），更应评价穿静脉的瓣膜功能状况。

1. 体位

取仰卧位，受检肢体略屈曲，大腿轻度外旋和外展。必要时患者取站立位检查反流情况。

2. 探测方法

小腿深、浅静脉穿静脉的瓣膜功能不全是造成小腿慢性溃疡的常见原因之一，确定小腿穿静脉瓣膜功能不全的位置，具有一定的临床意义。

欲评价穿静脉的瓣膜功能状况，应尽可能去识别穿静脉，有 2 种方法可以应用：①采用灰阶超声或彩色血流成像直接观察有无连接于深、浅静脉间的血管结构；②当灰阶超声或彩色血流成像难以辨认穿静脉的情况下，可嘱患者挤压远端肢体放松后或做乏氏动作，采用彩色血流成像通过观察经穿静脉反流入浅静脉内的血流信号，来间接推断穿静脉的位置。

在大、小腿穿静脉的解剖部位识别欲查的穿静脉后，将多普勒取样容积置于穿静脉管腔内，使用手按压近心侧和远心侧肢体，或嘱患者做乏氏动作或采用袖带检查法，检查穿静脉有无反流和评价反流程度。如由于穿静脉走行变异或走行迂曲而导致不能识别欲查的穿静脉，可进一步采取下述方法来评价穿静脉功能。在探头近心端的小腿上扎一止血带，将多普勒取样容积置于可疑存在穿静脉的浅静脉管腔内，尔后在止血带的近心端挤压小腿，如能探及反流信号则可确定为穿静脉的瓣膜功能不全，否则，穿静脉瓣膜功能正常。

3. 探测注意事项

检查时用高频探头（5～10MHz），壁滤波50Hz，探头轻触。异常穿静脉多见于小腿下 1/3 处，中 1/3 次之，对皮肤色素沉着、湿疹样改变及溃疡区重点检查可提高检出率。对溃疡床周围2cm 范围作常规探测。

（五）静脉标记

静脉标记（vein mapping）是指将静脉的走行在体表标记出来，并提供相关的测量数据和描述形态学和血流动力学的异常改变。在临床上，静脉标记可提供以下帮助：①旁路搭桥术前替代静脉的选择；②指导浅静脉的外科剥脱手术；③指导穿静脉结扎术。在此，主要介绍旁路搭桥术前替代静脉的选择。

对于多种旁路搭桥术，如下肢动脉搭桥术、冠状动脉搭桥术等，由于自体静脉的远期通畅性和耐用性均较人工血管好，故仍是移植物的最佳选择。对于多数外科医生来说，大隐静脉常常是第一选择，原因是它很长，但如果它已被用于旁路术，或由于静脉曲张被摘除时，应从小隐静脉或上肢静脉寻找替代静脉。有学者指出，当大隐静脉不可用时，应首先考虑头静脉和贵要静脉。

1. 观测内容

（1）标记过程中须注意观察有无解剖变异、

结构异常、管壁厚度、管壁钙化、血栓、静脉曲张以及瓣膜关闭不全。

（2）静脉主干包括重要属支和穿静脉的行迹均需直接标记在皮肤上。

（3）测量静脉内径。

2. 检测步骤

首先由外科医师提出需要的旁路类型，如冠状动脉搭桥术、股-腘动脉旁路移植术、部分静脉补片术等，这些可以帮助超声医生了解手术时需要的静脉内径和长度，以期寻找最合适的替代静脉。

接着准备好在皮肤上做标记的笔、测量卷尺、止血带。使用高频探头探查，用最少量的耦合剂。

标记大隐静脉时，体位为反 Trendelenburg's 位，即头部抬高大约 30°，大腿向外旋，膝关节微屈，这样的体位使得整条大隐静脉易于评估。一般从腹股沟开始，找到隐股静脉交界处，转为纵切沿大隐静脉走行逐步向下探查，每间隔 2～3cm 标记大隐静脉的行迹，直至踝部（图 23-3-11）。同时测量大、小腿近、中、远段静脉内径，观察有无解剖变异、静脉曲张、瓣膜功能不全和血栓等。在测量静脉内径时，应保持探头与皮肤较轻的接触以避免压迫静脉，站立位检查或用止血带压迫近端肢体使静脉扩张，有助于获得更为准确的测值。然后，重新回到隐股静脉交界处，沿刚才的标记横切向下扫查，寻找各重要属支，尤其是大隐静脉为双支并构成局部回路者都应标记出来。

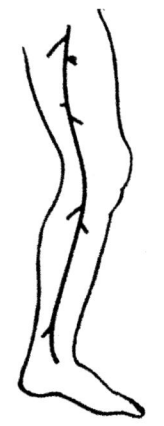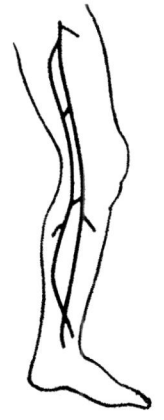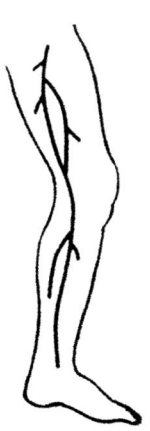

图 23-3-11　大隐静脉标记图

通过以上检查，若发现大隐静脉不能用于所需的旁路移植管道，应进一步评价上肢浅静脉或小隐静脉。

3. 临床意义

旁路手术前评估拟采用的手术搭桥管道的存在、位置、长度、直径、分支和畸形等情况，对保障手术的成功非常重要。超声可无创准确地标记浅静脉的位置和测量静脉内径，避免不必要的切割和掀起过大的皮瓣。拟行旁路移植管道的静脉直径很细、存在血栓、慢性梗阻或瓣膜功能不全，均不适合旁路移植物。对于用作旁路移植管道的替代静脉的要求，最重要的参数为静脉内径。一般认为，最适合替代静脉的内径应大于 3mm。如果内径小于 3mm，在扎止血带的情况下测量，静脉内径至少大于 2mm 才可用于静脉替代物。

三、四肢动脉的检查方法

（一）仪器条件

探头频率与检查上肢同名静脉相同。

（二）检查体位

与检查同名静脉相同。

（三）扫查方法

与检查同名静脉基本相同。

四、四肢血管的超声检查新方法

随着超声技术的迅速发展，近年来有许多新的技术应用于临床，诸如三维超声、超声造影、弹性成像等，这些技术在四肢血管疾病的检查中也逐渐得到了应用，在后面的四肢血管疾病的诊查中再给以介绍。

第四节　正常声像图

一、四肢静脉正常声像图

（一）灰阶超声

四肢主要静脉内径大于伴行动脉内径，且随呼吸运动而变化。在深吸气或乏氏动作时，较大的静脉内径增宽。直立位检查时，下肢静脉管径明显增宽。右心舒张压增高也会明显使下肢静脉增宽。若静脉管径明显大于相邻动脉（超过2倍）且管径不随呼吸而改变，应怀疑血栓等。正常四肢静脉具有以下四个声像图特征：

1. 静脉壁非常薄，甚至在二维图像上都难以显示。

2. 内膜平整光滑。

3. 声像图上管腔内的血流呈无回声，高分辨率超声仪可显示流动的红细胞而呈现弱回声。

4. 可压缩性。由于静脉壁很薄，仅凭腔内血液的压力会使静脉处于开放状态，探头加压可使管腔消失。此特征在鉴别静脉血栓时具有重要意义。部分人在管腔内看见的瓣膜，经常见于锁骨下静脉、股总静脉及大隐静脉。瓣膜的数量从近端到远端是逐渐增多的。正常瓣膜纤细，绝大多数呈双瓣型（图23-4-1），少数为三瓣。瓣膜基底附着的静脉壁部位都有瓣膜窦。当血液持续向心回流时，两瓣膜平整地贴伏于静脉壁的内膜。当血流变化时，瓣尖的游离缘在血流中自由而对称的运动，闭合时在管腔中央相遇、开放时向后运动并与管壁平行。血流缓慢时红细胞可积聚在瓣膜与管壁之间而致微弱回声，按压静脉时这些弱回声可消失。

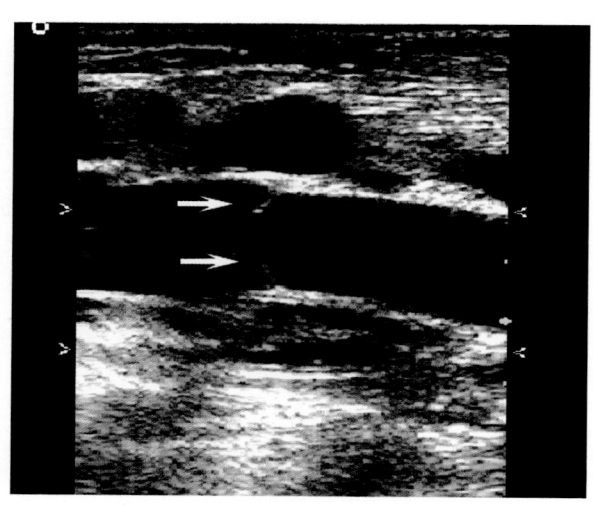

图23-4-1　正常下肢静脉瓣膜（箭头所指）

（二）彩色多普勒

正常四肢静脉内显示单一方向的回心血流信号，且充盈于整个管腔。挤压远端肢体静脉时，管腔内血流信号增强，而当挤压远端肢体放松后或乏氏动作时则血流信号立即中断或短暂反流后

中断。有一些正常小静脉（桡、尺静脉，胫、腓静脉）可无自发性血流，但人工挤压远端肢体时，管腔内可呈现血流信号。当使用一定的外在压力后静脉管腔消失，血流信号亦随之消失。

（三）频谱多普勒

正常四肢静脉具有五个重要的多普勒特征：自发性、期相性、乏氏反应、挤压远端肢体时血流信号增强及单向回心血流。

1. 自发性

当受检者肢体处于休息或活动状态时，大、中静脉内存在血流信号，小静脉内可缺乏自发血流。当四肢静脉存在血栓时，除了血栓段静脉内无血流信号以外，血栓近、远端静脉内也可无自发性血流信号。当肢体动脉收缩时（例如，身体需要保温时，通过皮肤的血流量减少），静脉血流量也显著减少，在小静脉腔内可能探测不到多普勒血流信号。同时，严重的动脉阻塞会减少肢体总的血流量和动脉血流速度降低，导致静脉的流速也相应减低。

体位和运动对下肢静脉的影响大于上肢静脉。直立时，下肢静脉远心端的静脉压明显升高，对血管壁压力增高，从而引起血管的进一步扩张，造成大量血液淤积，回心血量减少，心输出量降低。当增加外周阻力的正常代偿机制受损时，心输出量减少则可导致低血压和晕厥的发生。行走时，下肢的骨骼肌收缩，挤压静脉，推动血液流向心脏，增加静脉回流和心输出量。

2. 期相性

呼吸期相性常缩写为期相性，正常四肢静脉的期相性血流是指血流速度和血流量随呼吸运动而变化。频谱多普勒较彩色血流成像更能直观地观察四肢静脉血流的期相性变化。

吸气时胸内压降低，右房压随之降低，上肢静脉压与右房压的压力阶差增大，上肢静脉血液回流增加、血流速度加快；呼气时则相反，由于胸内压增高，右房压相应升高而致血液回流减少和血流速度减慢。上肢血流量随呼吸运动而变化的特点可受体位改变的影响，抬高上身，吸气末静脉血流趋于停止，转为呼气时恢复，这可能是由于辅助呼吸肌收缩时锁骨下静脉在第一肋水平受压的缘故。

此外，上肢静脉血流可存在搏动性，虽然由

于静脉的顺应性大以及胸廓入口处的机械压迫，表现没有上腔静脉明显，但因上肢较下肢更接近心脏，心脏右侧壁的收缩也就更容易传递到上肢的大静脉，所以上肢静脉血流的这种搏动性变化会比下肢更明显，尤其是锁骨下静脉。在心动周期中，心室收缩期和房室瓣开放时静脉血流增加；而心房收缩期、心房收缩之后及心室收缩晚期，由于心房压增高，静脉回心血量下降。在异常情况下，例如，充血性心力衰竭或三尖瓣关闭不全时，静脉压升高，这种静脉压的升高使得心脏时期变化对血流量的影响更明显地传递到上肢。这种情况偶尔也见于正常人，可能因为血流量增加而使静脉系统扩张。

下肢静脉血流的期相性变化正好与上肢静脉相反。吸气时，膈肌下降，腹内压增高，下腔静脉受压，下肢外周静脉与腹部静脉之间的压力阶差降低，造成下肢血液回流减少和血流速度减慢；呼气时则相反，表现为下肢静脉血流速度加快（图 23-4-2）。需要注意的是部分胸式呼吸或浅呼吸患者，膈肌下降腹内压升高可能不显著，呼吸对下肢静脉血流的影响可能消失，静脉血流呈连续性。

当静脉血流缺乏期相性时，则变为连续性血流。这种连续性血流具有重要的意义。因为它预示着检查部位近端、有时为远端严重的阻塞。当静脉阻塞时，血流缓慢地通过小的侧支循环或再通管道，此时血流的期相性消失。如果阻塞不严重，期相性有可能还存在，因此探测到静脉的期相性血流并不能排除部分阻塞，但可以除外完全阻塞。当外周动脉舒张致使肢体血流量显著增加时（例如感染），静脉血流的期相性特征也可减弱。

3. 乏氏反应（Valsalva response）

正常乏氏反应是指乏氏试验时，即深吸气后憋气，四肢大静脉或中等大小的静脉内径明显增宽，血流信号减少、短暂消失，甚至出现短暂反流（图 23-4-3）。正常上肢静脉乏氏反应是由于乏氏动作时胸内压增加，而正常下肢静脉乏氏反应是由于乏氏动作时腹压增加所致。乏氏反应用于判断从检查部位至胸腔的静脉系统的开放情况。严重的静脉阻塞才引起异常的乏氏反应，当静脉腔部分阻塞时，可以显示正常的乏氏反应。

4. 血流信号增强

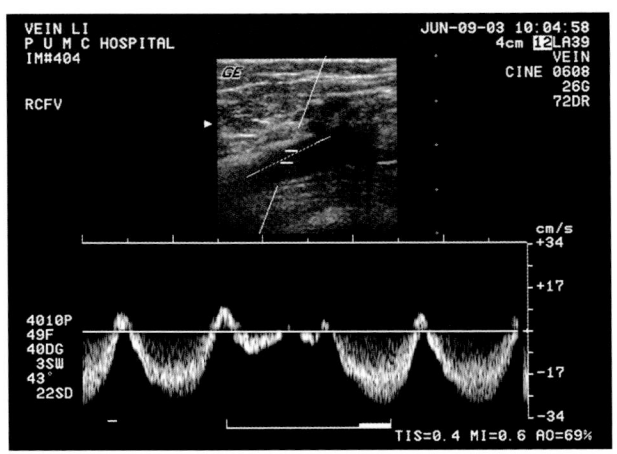

图 23-4-2　正常股总静脉的期相性血流频谱

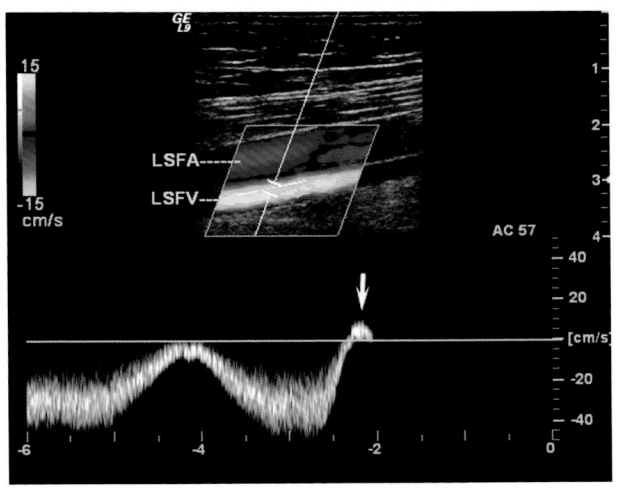

箭头所指为乏氏动作时的短暂反流

图 23-4-3　乏氏动作时正常股浅静脉的频谱多普勒图

肢体静脉的突然受压，无论是由肌肉的主动收缩引起还是肢体外界压迫引起，都使静脉回心血流量和流速增加，并可使静脉瓣完好的受压部位远端回流停止。所以，人工挤压检查处远端肢体后，正常四肢静脉呈现短暂的血流信号增强或多普勒频移加快。这种反应可以证实检查部位与被压迫处之间的静脉段是开放的。静脉阻塞和静脉瓣破坏都会影响静脉对突然的压力变化的反应。如果挤压检查处远端肢体后，血流信号没有增强，则说明在检查部位以远的静脉存在阻塞；血流信号延迟或微弱的增强，提示远端静脉不完全阻塞或周围有侧支循环。

5. 单向回心血流　因静脉瓣膜防止血液反流，故正常下肢静脉血液仅回流至心脏。直立时、在人工挤压远端肢体放松后或做乏氏动作时，正常肢体静脉瓣膜迅速向足侧移动并关闭，这将导致静脉腔内仍然可以检查到轻微的反向血流信号。1992年，van Ra mshorst等报道，95％的正常人股总静脉、股浅静脉、腘静脉、胫后静脉瓣膜关闭之前反流持续时间分别小于0.88s、0.8s、0.28s、0.12s，结果提示，越靠近远端的静脉其瓣膜关闭之前所持续的时间越短。当先天或后天因素造成瓣膜功能不全时，静脉血液的反流时间会明显延长，据此可用于诊断瓣膜功能不全。

二、四肢动脉正常声像图

（一）四肢动脉正常超声表现

1. 二维图像表现 可观察到四肢动脉有规律的搏动，管腔不能被压瘪，据此可与四肢静脉进行鉴别。动脉内径由近到远逐渐变细。对于较粗的四肢动脉来说，二维图像可清晰显示动脉壁的三层结构。内膜呈线状的弱回声带，中层回声较低，外膜呈明亮的光带（图23-4-4）。管腔内血液为无回声。目前，高分辨率彩色多普勒超声仪可检出1～2mm的四肢小动脉。

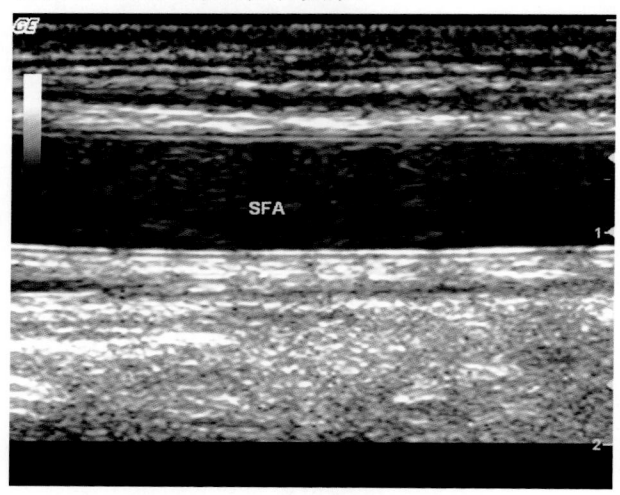

图23-4-4 正常股浅动脉壁的三层结构

2. 彩色多普勒表现 正常四肢动脉管腔内充满血流信号，朝向探头的血流为红色，背离探头的血流为蓝色。收缩期流速高而色彩明亮，舒张期流速低而色彩暗淡。由于舒张早期出现彩色逆转，因此，管腔内血流信号呈现"红-蓝-红"的快速转变。另外，分叉处常可探及紊乱的血流信号。

3. 频谱多普勒表现 正常四肢动脉的多普勒频谱为典型的三相波型。频谱开始为心脏收缩引起的高速前向血流，接着为舒张早期的反向血流，最后为舒张中、晚期的低速前向血流。正常四肢动脉频带较窄，在收缩期频带下面有一明显的"窗"（图23-4-5，图23-4-6），但末端细小动脉（如趾、指动脉）常无此窗。舒张早期反向血流是正常四肢动脉的最重要特征，它表示正常四肢动脉循环阻力较高。所以，当四肢动脉阻力降低时，最突出的改变就是反向波速度降低或消失。对于正常四肢动脉，这种情况主要见于反应性充血或四肢温度升高而引起的血管扩张。

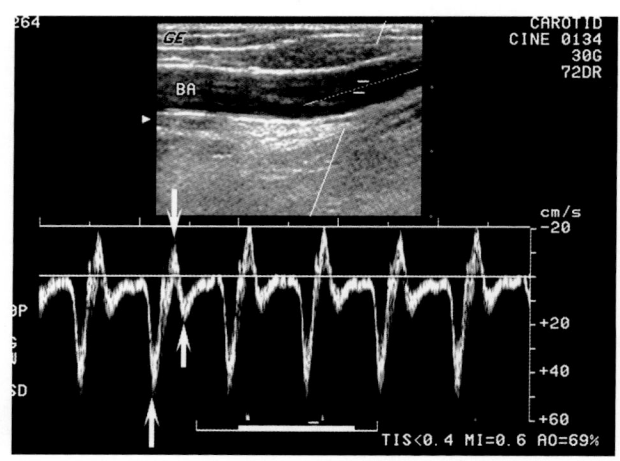

图23-4-5 正常肱动脉血流的三相波型

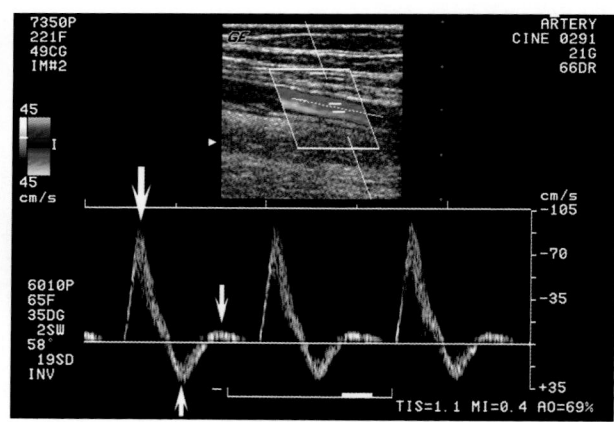

图23-4-6 正常股浅动脉血流的三相波型

（二）四肢动脉的正常值

国内张爱宏教授比较了上肢动脉的解剖测值（50具尸体）和超声测值（20名正常人），结果见

表 23-4-1。Jager 采用超声测量了 55 名正常人下肢动脉的内径，结果见表 23-4-2。

正常四肢动脉的血流速度顺血流方向递减。锁骨下动脉峰值流速为 80～120cm/s，桡动脉峰值流速为 40～60cm/s，肱动脉峰值流速介于两者之间。从股总动脉到中、远段股浅动脉或从股浅动脉到腘动脉，血流速度大约下降 10～15cm/s。Hatsukami 等研究了正常下肢各段动脉的探查成功率、峰值流速及舒张早期的反向血流，结果见表 23-4-3。

表 23-4-1　上肢动脉解剖与超声测值比较（$\bar{x}\pm s$）（单位：mm）

动　脉	尸体解剖测值		活体超声测值	
	左	右	左	右
锁骨下动脉	8.63±0.741	9.23±1.275	6.05±0.40	6.31±0.57
腋动脉	6.97±1.114	7.27±1.229	4.82±0.67	4.83±0.66
肱动脉	4.08±1.034	4.38±0.539	3.79±0.52	3.86±0.57

注：引自张爱宏，1994

表 23-4-2　55 名正常人下肢动脉内径的超声测值（$\bar{x}\pm s$）（单位：mm）

动脉	内径
髂外动脉	7.9±1.3
股总动脉	8.2±1.4
近端股浅动脉	6.0±1.2
远端股浅动脉	5.4±1.1
腘动脉	5.2±1.1

注：引自 Jager KA，1985

表 23-4-3　彩色多普勒超声对正常下肢各段动脉的探查结果

	探测成功率	峰值流速（cm/s）均值±标准差	存在反向血流※
近段髂总动脉	85%	85±20	94%
远段髂总动脉	95%	90±21	95%
髂内动脉	100%	93±18	60%
近段髂外动脉	95%	99±22	95%
远段髂外动脉	100%	96±13	100%
近段股总动脉	95%	89±16	100%
远段股总动脉	100%	71±15	100%
股深动脉	100%	64±15	70%
近段股浅动脉	100%	73±10	100%
中段股浅动脉	95%	74±13	100%
远段股浅动脉	100%	56±12	100%
近段腘动脉	100%	53±9	100%
远段腘动脉	100%	53±24	100%
胫腓动脉干	90%	57±14	100%
近段胫前动脉	100%	40±7	100%
远段胫前动脉	100%	56±20	100%
近段胫后动脉	95%	42±14	94%
远段胫后动脉	95%	48±23	100%
近段腓动脉	85%	46±14	94%
远段腓动脉	75%	44±12	87%

注：※彩色血流成像及频谱波型分析均存在反向血流

第五节　四肢动脉硬化性闭塞症

一、病理及临床概要

在周围动脉疾患中，动脉的狭窄、闭塞性病变几乎绝大部分都是由动脉硬化所引起。其主要病理变化是动脉内膜或中层发生的退行性变和增生过程，最后导致动脉失去弹性，管壁增厚变硬，管腔狭窄缩小。可导致肢体的供血发生障碍，临床表现为发冷、麻木、疼痛、间歇性跛行，以及趾或足发生溃疡或坏疽。

二、检查方法

见四肢动脉检查方法。

三、超声临床检查所见

（一）声像图表现

1. 二维声像图　动脉内膜增厚、毛糙，内壁可见大小不等、形态各异的斑块，较大的强回声斑块后方常伴声影（图 23-5-1）。若管腔内有血栓形成，则一般呈低回声或中强回声，后方常无声影。

2. 彩色血流成像　狭窄处可见血流束变细，狭窄处和靠近狭窄下游可见杂色血流信号（图 23-5-2A）。若为闭塞，则闭塞段管腔内无血流信号。狭窄或闭塞的动脉周围可见侧支血管，病变常呈节段性，好发于动脉分叉处，一处或多处动脉主干的弯曲区域。

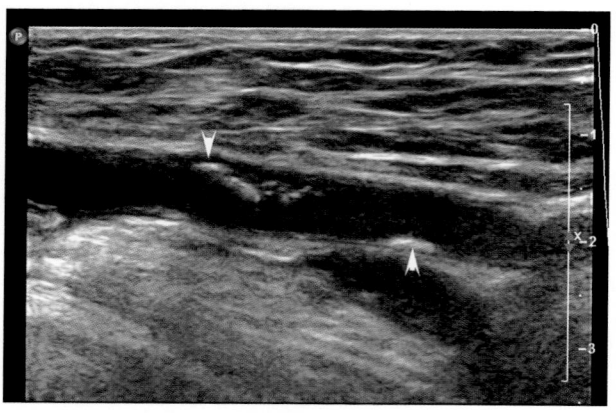

图 23-5-1 股浅动脉粥样硬化斑块（箭头所指强回声）

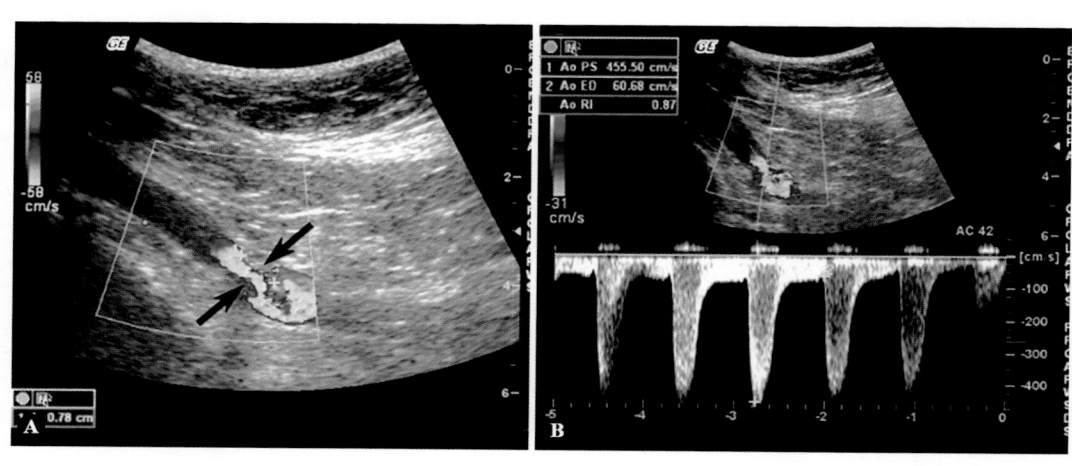

图 23-5-2 髂外动脉狭窄

表 23-5-1 下肢动脉狭窄分级的流速判断标准

狭窄程度（％）	峰值流速（m/s）	峰值流速比率△
正常	＜1.5	＜1.5∶1
0～49	1.5～2.0	1.5～2∶1
50～74	2.0～4.0	2～4∶1
75～99	＞4.0	＞4∶1
闭塞	—	—

注：△：狭窄处峰值流速与靠近其上端1～2cm处正常动脉的峰值流速之比

四、超声新技术在四肢动脉硬化中的应用

（一）三维超声

三维超声是在二维超声基础上发展起来的新技术，在外周动脉粥样硬化的检查中不仅可以全

3. 频谱多普勒 狭窄处峰值流速加快，频带增宽，舒张期反向波峰速降低或消失（图 23-5-2B）。闭塞段动脉管腔内不能引出多普勒频谱。狭窄或闭塞远端动脉血流阻力减低，收缩期加速时间延长，加速度减小。

（二）狭窄程度的判断

上肢动脉硬化闭塞症远比下肢动脉发病率低。这里主要介绍下肢动脉狭窄程度的判断。单凭彩色血流成像对下肢动脉狭窄程度的判断不太可靠。许多作者倾向于依据脉冲多普勒频谱变化的特点来判断动脉狭窄的程度。下肢动脉狭窄分级的流速判断标准见表 23-5-1。

面地显示动脉管壁的情况、斑块的位置，还可以立体地观察斑块的表面形态和内部结构，为临床上诊断、治疗及疗效评价提供更全面的临床信息，具有重要的临床价值和应用潜力。三维超声的优势主要表现在以下方面：

1. 三维超声可更准确而全面地显示病变 由于受血液的冲击，外周动脉粥样硬化斑块好发于动脉分叉处，而二维超声难以将动脉分叉在一个切面上清晰地显示出来，容易漏诊分叉处的斑块，也难以全面地显示分叉处斑块的表面形态。三维超声则可以清晰地显示血管主干及其分支，获得的病变信息更接近于实际解剖结构，对显示分叉处的斑块、形态尤其是分叉处的多个斑块可清晰完整地显示，尤其在显示斑块表面溃疡和斑块内出血方面与二维超声相比具有独特的优势，可为临床诊断提供更全面的影像信息。

2. 对血管病变进行更准确的测量　三维超声可直观显示血管病变的位置，对于斑块位置的测量更为准确。三维超声不仅可显示整个斑块的空间形态，还可以满意地显示管腔内结构，尤其对于强回声伴有声影的钙化斑块，三维超声能较好地描绘斑块轮廓，计算管腔面积，在定量判断管腔狭窄率方面与三维 CTA 有较好的一致性。

3. 定量测定斑块体积　外周动脉粥样硬化斑块是立体结构的病变，斑块体积测定比面积、内中膜厚度和管腔狭窄率等指标的测定对于评价斑块的发展变化具有更高的敏感性。实时三维超声可明确显示斑块的回声强度及其在血流冲击下的活动度并可定量测算斑块的面积与体积，这是目前其他常规影像学检查方法不能实现的，对斑块的定量评价是三维超声的重要功能。三维图像可完整地重建整个斑块的立体结构，无须任何假设推算，即可以直接对斑块的体积等进行准确测量。实时三维超声可以对斑块及血管的空间形态，进行任意方向的切割，观察及测量斑块的最大面积及体积，可避免常规二维超声对斑块面积的低估。在整个心动周期内，斑块体积随血压变化而发生改变，因此实时显示斑块的体积变化对于全面了解血压脉动对斑块稳定性的作用具有重要意义，高分辨力实时三维超声通过定量心动周期中任一时相的斑块体积，可简便、无创地评价动脉粥样硬化斑块稳定性、易损性及其治疗转归。

三维超声在外周血管的应用方面尚存在一定不足，三维超声图像质量取决于二维图像效果，因此二维图像显像欠佳时也不能获得良好的三维图像。在诊断外周动脉硬化病变时，对于血管检查而言，三维超声探头频率较低，图像分辨率不够高，在对于较细的动脉血管显像及定量方面具有一定的局限性。应用于诊断下肢动脉粥样硬化斑块时，由于股深动脉解剖位置关系，三维超声无法完整显示股深动脉，只能对其起始部进行评价。

（二）超声造影技术

动脉超声造影可获得良好对比效果，造影剂在管腔内呈密集点状高回声，充盈管腔，回声强度显著高于管壁及周围组织，管腔轮廓显示清晰，可直观显示动脉狭窄，狭窄处表现为管壁低回声区突入管腔，管腔内呈局限性造影剂充盈缺损。与常规超声相比，超声造影诊断动脉狭窄的优势在于对血流的检测更敏感，几乎不受声束入射角度影响，无血液外溢伪像，能够客观反映管腔血流状况，诊断准确性高于常规超声。超声造影对轻中度动脉狭窄的诊断更敏感、准确，且能有效减少由于血管走形扭曲导致的高估血管狭窄程度的情况。同时，由于超声造影可以明显改善狭窄血管内残余血流的显示，有助于鉴别严重狭窄与闭塞。

超声造影在诊断动脉狭窄时仍有一定局限性：血管前壁强回声斑块所产生的声影影响管腔血流的显示，有可能造成漏诊，因此超声造影虽具优越性，但并不能取代常规超声，二者结合的诊断准确性最高。此外，为准确评估狭窄范围与程度，需要纵、横切面相结合，以避免偏心性斑块导致的高估或低估管腔狭窄程度的情况。

（三）弹性成像

血管内超声弹性成像可对血管壁和动脉硬化斑块局部力学特性进行评价，用于估计粥样斑块的组成成分、评价粥样斑块的稳定性，观察介入治疗和药物治疗的效果。目前的研究主要集中于检测不稳定斑块。

五、诊断思维及临床价值

动脉硬化闭塞症是一种好发于大中型动脉的全身性疾病，多见于中老年人，且多伴有高脂血症、高血压、糖尿病、肥胖、吸烟等易患因素。这样的患者当出现肢体发冷、麻木、疼痛、间歇性跛行表现时，应考虑到四肢动脉硬化闭塞的可能性，及时行四肢动脉超声检查，但在诊查过程中需要注意与多发性大动脉炎和血栓闭塞性脉管炎进行鉴别。

超声检查四肢动脉的目的是在临床病史和体格检查基础上，提供客观信息，从而决定下一步检查和治疗方案。它的作用主要体现在两个方面：

（一）术前筛查

对高危人群或症状人群进行彩色多普勒超声检查，确定病变位置和范围，决定是否需要行其他影像学检查。

（二）确诊与治疗方案的制定

超声检查对四肢动脉硬化闭塞症的诊断具有高准确性，尤其是对动脉阻塞程度的判断，超声检查的结果是制定进一步治疗方案的重要依据。

第六节　四肢静脉血栓

一、病理及临床概要

四肢深静脉血栓形成（deep vein thrombosis，DVT）是一种常见疾病，以下肢多见。在长期卧床、下肢固定、血液高凝状态、手术和产褥等情况下，下肢深静脉易形成血栓。血栓由血小板、纤维素和一层纤维素网罗大量红细胞交替排列构成，由于水分被吸收，血栓变得干燥，无弹性，质脆易碎，可脱落形成栓塞。血栓的结局有两种可能，一是血栓软化、溶解、吸收，血栓因纤维蛋白溶解酶激活及中性粒细胞崩解释放的溶蛋白酶而软化，并逐渐溶解，有时可造成血栓栓塞。另一种血栓机化，由血管壁向血栓内长入内皮细胞和成纤维细胞，形成肉芽组织，并取代血栓。在血栓机化过程中，水分吸收，血栓干燥收缩出现裂隙，新生的内皮细胞被覆于表面，形成新的血管，并互相吻合沟通，使完全阻塞的血管腔可发生再通现象。下肢深静脉血栓形成可分为小腿静脉血栓形成（包括小腿肌肉静脉丛血栓形成）、股静脉-腘静脉血栓形成和髂静脉血栓形成。他们都可以逆行和（或）顺行蔓延而累及整个下肢深静脉，常见的上肢深静脉血栓形成为腋静脉-锁骨下静脉血栓形成。

主要病因包括：①深静脉血流迟缓。常见于外科手术后长期卧床休息、下肢石膏固定的患者；②静脉损伤。化学药物、机械性或感染性损伤导致静脉壁破坏；③血液高凝状态。各种大型手术、严重脱水、严重感染及晚期肿瘤等均可增强血液的凝固性，为血栓形成创造了条件。

临床表现：文献报道，下肢静脉血栓的发生率由高至低依次为：股浅静脉74%、腘静脉73%、股总静脉58%、胫后静脉40%、股深静脉29%、大隐静脉19%。多段静脉同时受累很常见，整个左下肢深静脉受累的患者约占10%，这些患者远期预后差。尽管大多数患者受累静脉为完全闭塞，但表现为静脉部分阻塞的患者也不少见，18%的急性深静脉血栓形成患者属于此列。常见的临床表现：

1. 血栓水平以下的肢体持续肿胀，站立时加重。患肢肿胀是下肢静脉血栓形成后最常见的症状，患肢组织张力高，呈非凹陷性水肿。

2. 疼痛和压痛，皮温升高。疼痛的主要原因为血栓在静脉内引起的炎性反应和静脉回流受阻所致。压痛主要局限于静脉血栓产生的炎症反应的部位，如股静脉行径或小腿处。

3. 浅静脉曲张。

4. "股青肿"这是下肢静脉血栓中最为严重的一种情况，当整个下肢静脉系统回流严重受阻时，组织张力极度增高，致使下肢动脉痉挛，肢体缺血，甚至坏死。

5. 血栓脱落可酿成肺栓塞。约70%～90%肺栓塞的栓子来源于有血栓形成的下肢深静脉，故下肢深静脉血栓的及时诊断非常重要。

二、检查方法

采用将横切间断按压和纵切彩色血流相结合的方法是检查四肢静脉血栓的基本方法。其操作如下：在寻找到待检测静脉的位置后，首先取短轴切面，自近心端向远心端的方向依次用探头按压静脉，观察静脉能否被压瘪，然后放松，沿静脉移动探头2～3cm，再次按压。沿静脉全程，重复此操作。如果有静脉血栓形成，则静脉不能被压瘪或部分被压瘪，通过此方法可以判断静脉血栓的有无、血栓阻塞的程度及血栓的长度范围；接下来再采用纵切面彩色多普勒和频谱多普勒进行检查，在血栓部位会显示血流部分或全部消失，血栓远心端静脉频谱期相性消失或减弱，对Valsalva试验反应减弱或消失。需要注意的是由于有些部位静脉的位置较深，如髂总静脉、髂内静脉、髂外静脉上段及股静脉中下段，检查这些部位静脉不能得到有效按压，所以这时纵切采用彩色血流成像观察管腔内血流信号就更为重要，必要时使用3.5～5MHz的凸阵探头。

三、超声临床检查所见

（一）急性血栓

急性血栓是指两周以内的血栓，在此期间静脉壁有炎症，血栓疏松地黏附于管壁上，有脱落发生肺栓塞的可能。急性血栓可导致相邻静脉壁的反应性炎症（血栓性静脉炎）。血栓形成后，血液中释放一种被称为纤溶酶原的酶，对血栓进行化学溶解。在一些病例中，纤溶酶原可以在数天到数周内完全溶解血栓，不留痕迹也无不良的后遗症。但是，多数病例中为不完全溶解。其声像图特点：

1. 血栓形成后数小时到数天之内表现为无回声，一周后回声逐渐增强呈低回声，低于周围肌肉的回声，边界平整（图23-6-1，图23-6-2）；由于回声较低，较小的血栓很难辨认，但可通过静脉管腔不能完全被压瘪而证实。

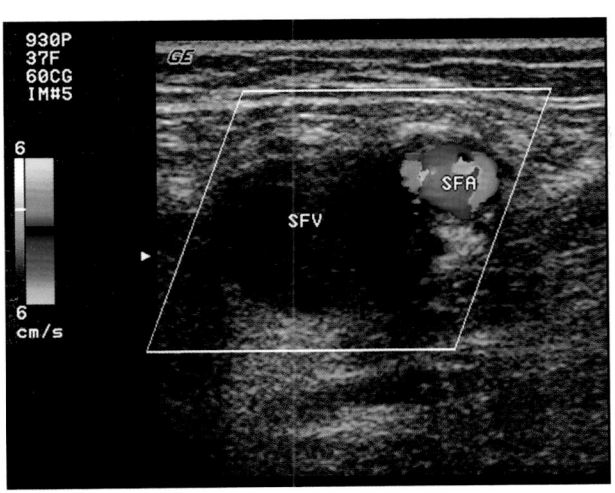

图中示股浅静脉（SFV）明显扩张，管腔内充满低回声，无明显血流信号

图 23-6-1　急性股浅静脉血栓

2. 血栓处静脉管径明显扩张，显著大于相邻动脉，除非血栓很小、非阻塞性或静脉壁疤痕形成而不能扩张。

3. 管腔不能被压瘪　静脉的可压缩性是鉴别栓塞的静脉和正常静脉的最可靠的征象之一。

4. 血栓可自由飘动或随肢体挤压而飘动　急性血栓的近心端往往是最新形成的凝血块，未附着于静脉壁，自由漂浮在管腔中。血栓的自由漂浮是急性血栓的诊断依据，而且是非常危险的征

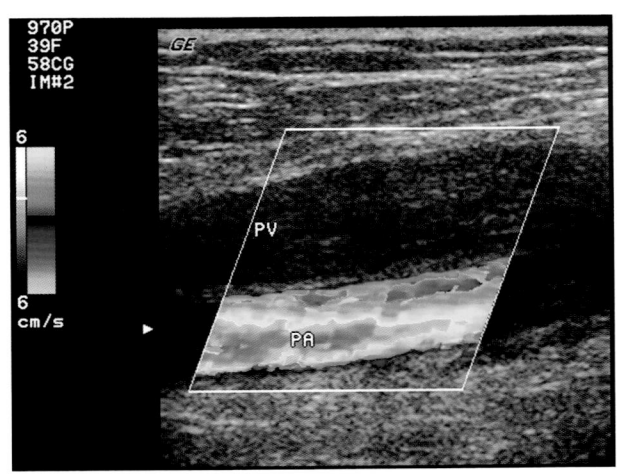

图中示腘静脉（PV）管腔内充满低回声，无明显血流信号

图 23-6-2　急性腘静脉血栓

象，因为它预示了肺栓塞的可能。

5. 血栓段静脉内完全无血流信号或探及少量血流信号；即使血管腔被完全充填，其与管壁的缝隙内可能会显示血流信号，产生"轨道"征（图23-6-3）。血栓内再通管道内亦可显示血流信号。

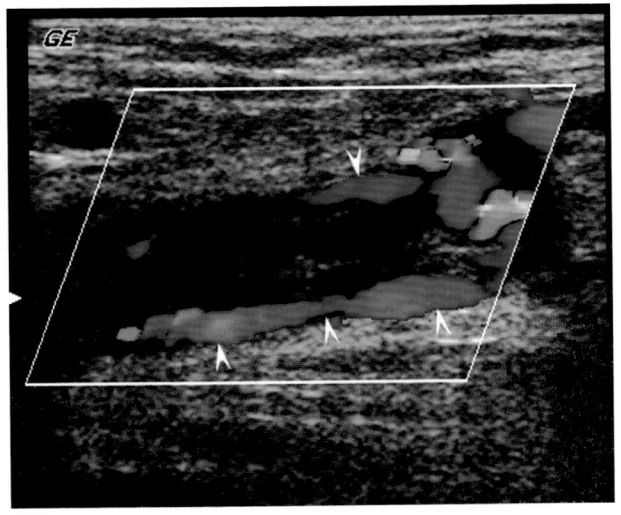

箭头所指血流信号位于管壁与血栓之间（"轨道"征）

图 23-6-3　急性股静脉血栓

当血栓使静脉完全闭塞时，血栓近端静脉血流信号增强消失或减弱，而血栓远端静脉频谱变为连续性，失去期相性，乏氏动作反应减弱甚至消失。但是，血栓致管腔部分阻塞或阻塞后产生丰富的侧支循环时，可能并不发生这些改变。

6. 血栓处静脉壁明显增厚，为低回声，这是

由于血栓导致相邻静脉壁的炎症反应所致。

7. 侧支循环形成：静脉血栓的急性期，侧支循环血管可迅速扩张，超声检查常可显示这些扩张的管道。侧支血管可位于血栓形成静脉的附近或较远的部位。侧支血管一般较正常静脉细且多数走行迂曲或交错排列，故不要把侧支血管误认为原来的静脉而忽视静脉内的血栓。

（二）亚急性血栓

一般指血栓发生的时间在 2 周到 6 个月之间，发生肺栓塞的可能性非常小。从急性血栓向亚急性血栓的过渡是逐渐发生的。其声像图特点：

1. 亚急性血栓回声较急性阶段逐渐增强，但回声强度的差异较大，不能利用回声的改变精确地判断血栓的时期。数天的血栓回声有可能与数周或数月的血栓回声相似。

2. 血栓逐渐溶解和收缩，导致血栓变小且固定，静脉扩张程度减轻，甚至恢复至正常大小；

3. 血栓处静脉管腔不能完全被压瘪；

4. 血栓黏附于静脉壁，不再自由浮动；

5. 由于血栓的再通，静脉腔内血流信号逐渐增多（图 23-6-4）。但这并不一定预示着静脉恢复正常，静脉血栓后静脉管壁常增厚、管腔缩小，且这些改变是持久的。在另外一些病例，静脉可能始终为阻塞状态。

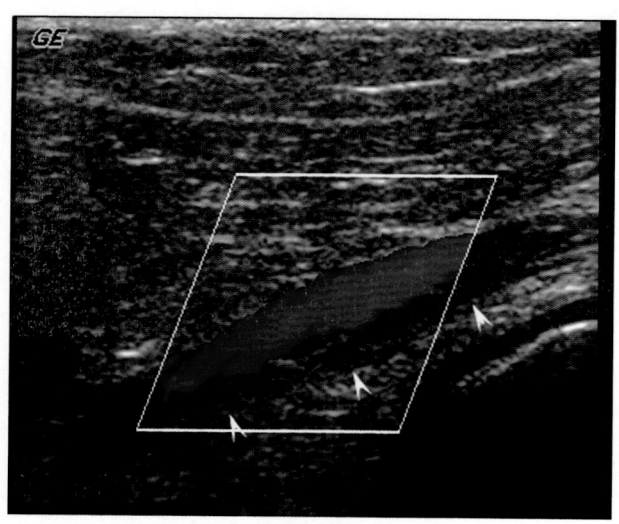

箭头所指管腔内可见不均匀的低回声，并可见部分再通的血流信号

图 23-6-4　腘静脉的亚急性血栓

6. 侧支循环的形成，亚急性期侧支静脉管道继续扩张。

（三）血栓慢性期

"慢性血栓"这个词是误称，合适的词为"慢性血栓机化"或"血栓慢性期"。如 6 个月以上的血栓还未溶解，就会被纤维原细胞浸润，开始逐渐发生纤维化，这种纤维化会无限期地持续下去，导致瓣膜功能受损，或静脉变为闭缩的纤维条索而致血液回流受阻，这些改变称为下肢深静脉血栓形成后综合征。其声像图表现为：

1. 血栓为中强回声，表面不规则（图 23-6-5），位置固定。

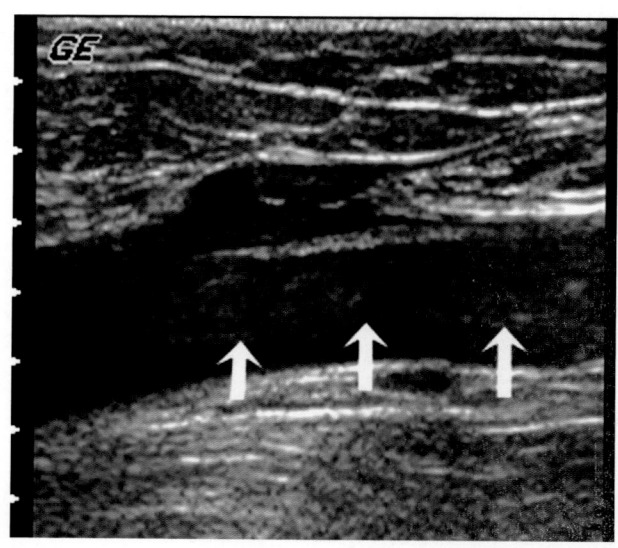

图 23-6-5　股静脉慢性血栓

2. 血栓机化导致血栓与静脉壁混成一体，部分病例可能由于静脉结构紊乱而无法被超声辨认。

3. 血栓段静脉内径正常或变小，管腔不能被完全压瘪，内壁毛糙、增厚。

4. 瓣膜增厚，活动僵硬或固定。当慢性血栓致使瓣膜遭受破坏丧失正常功能时，挤压远端肢体放松后或乏氏试验时静脉腔内可见明显的反流信号。

5. 部分再通者，血栓之间或血栓与静脉壁之间可见部分血流信号；完全再通者，静脉腔内基本上充满血流信号。血栓段静脉周围可见侧支循环血管。

四、超声新技术的应用

（一）超声造影

经足背静脉注入超声造影剂，可对下肢深静脉系统进行评价，造影剂充盈静脉管腔，静脉血栓形成处形成充盈缺损或血流阻断。急性血栓回声很低，常规超声难以区分血流和血栓，有可能造成漏诊，造影后管腔内血流回声明显增强，可以容易地与血栓鉴别，研究显示，超声造影后下肢深静脉血栓的发现率明显高于常规超声，对于附壁血栓的显示也取得较好效果。

研究也显示，当下肢深静脉血栓形成时，其近心端未受累静脉可出现造影剂微泡灌注出现时间、达峰时间较健侧明显延长，可能与急性深静脉血栓形成后凝血机制激活、血流缓慢淤滞有关。另外，血栓近心端未受累静脉虽然加压后管腔可完全压瘪，但在造影过程中，管腔周边可出现无微泡灌注的低回声带，表明淤滞附壁的血流流速极低，超声造影也难以显示，该现象可早期提示血液呈高凝状态，可能有助于指导临床用药，为预防血栓形成发挥积极作用。

此外，近年来国内外有学者对血栓靶向超声造影剂在血栓诊断方面的应用进行研究。

血栓靶向造影剂与活化血小板的相应受体具有较强的亲和力，可特异性地结合到血凝块上，使血栓回声增强，而血管内血流的回声不受影响。目前体外实验及动物实验结果均显示注射靶向造影剂后，血栓回声明显增高，与管腔无回声分界清晰，图像质量得到明显改善，有利于静脉血栓尤其是急性血栓的诊断，具有良好的应用前景。

（二）弹性成像

血管内超声弹性成像可用于估计血栓的硬度和形成时间，研究者还利用弹性成像对下肢深静脉血栓进行分期。急性血栓具有导致肺栓塞的潜在危险性，慢性血栓附着于管壁，没有栓塞危险，因此鉴别血栓的时期具有重要的临床意义。一般认为急性血栓回声很低，静脉管腔扩张，但是这些征象常常难以可靠地对血栓进行分期。在慢性血栓基础上再发急性血栓，诊断变得非常困难。相关研究显示，慢性血栓的弹性仅为静脉壁弹性的 1/10，亚急性血栓虽然回声不均匀，但是其平均弹性为静脉壁的 1/4～1/3，弹性成像对急、慢性血栓的鉴别准确性高于常规超声，对于血栓后综合征患者的诊断尤其有价值。

五、诊断思维及临床价值

尽管超声已成为四肢静脉血栓的首选检查方法，而且，具有很高的诊断准确性，但仍然存在一些争议。

（一）下肢静脉的超声检测范围

1993 年美国放射学会颁布了下肢静脉的超声检查规范，并在 2001 年对这一规范进行了修订。该规范要求对伴有临床症状的患肢，应连续地由腹股沟韧带水平一直检查至腘窝。这种十分简便的检查方法能够检出多数深静脉血栓，可以节省大于一半的检查时间。但这种简易的检查法只要求检查股静脉和腘静脉，必将遗漏膝以下的静脉血栓和导致肺栓塞概率较大的髂静脉血栓。有学者指出，如果股—腘静脉血栓患者，即使同时存在髂静脉或小腿静脉血栓，临床治疗方案也不会改变。但问题是，有些单独髂静脉或小腿静脉血栓患者，如不采取相应的治疗措施，都有导致肺栓塞的危险。

很显然，这种两点式的检查法是对检查方法的简便性和结果的准确性所做出的折中。这种有限的按压方法并不是标准的检查方法，但对检查肢体活动受限的急诊患者十分有效。那么，下肢静脉的超声常规检测范围是什么？

通常检测股总静脉、股浅静脉、股深静脉近心段、腘静脉、胫前静脉、胫后静脉、腓静脉。如患者怀疑小腿肌肉静脉丛血栓或髂静脉血栓时，则应同时检查髂静脉、小腿肌肉内静脉（腓肠肌静脉和比目鱼肌静脉）。但是，不少小腿肌肉内静脉血栓患者的临床症状并不典型，所以，最好常规检查小腿肌肉内静脉。

（二）单侧下肢症状患者是否需要检查双侧下肢？

在静脉造影时代，当检查患者是否有下肢急性深静脉血栓时，通常只对患肢进行检查。这样做的目的是因为静脉造影属于有创检查而且存在发生造影剂过敏反应的风险。毫无疑问，双侧肢体症状者应进行双侧静脉超声检查，但对于单侧肢体症状者，目前进行双侧肢体超声检查也非常普遍。

1995 年，美国血管专业协作组织修订了静脉超声检查规范，规定对患肢进行超声检查的同时必须也要对无症状侧肢体进行检查。对于无症状侧的下肢静脉，超声发现血栓的几率及检查的重要性目前仍存在争论。过去认为，无症状侧的下肢静脉不会发生血栓，但近来的研究表明同样可以发生血栓。在有症状侧下肢超声检查阴性的患者，其对侧无症状的肢体发现血栓的可能不到 1%。Cronan 认为，鉴于无症状侧下肢静脉血栓的几率为 0～1%，对于单侧下肢有症状的患者，无须检查另一侧无症状的肢体。

但是，Lemech 等报道，在单侧肢体症状的住院患者中，对侧无症状侧肢体静脉血栓的发生率高达 10%，认为对于这样的患者，有必要检查双侧肢体。Garcia 等也认为，在单侧肢体症状的住院患者中，有必要检查双侧肢体，但对于单侧肢体症状的门诊患者，仅仅在发现患肢静脉血栓后，才需考虑检查双侧肢体。

（三）超声压迫试验能否导致肺栓塞？

压迫试验已成为检查四肢静脉的常规检查方法，能够十分可靠地诊断静脉血栓，为溶栓治疗赢得时机。那么，压迫试验能否导致肺栓塞？既然四肢静脉血栓可自发性引发肺栓塞，很显然，超声检查时按压肢体可使得静脉内的血栓破裂，更易导致肺栓塞。有数项研究表明，采用超声探头按压肢体的确能够造成肺栓塞。超声上显示自由浮动的血栓是非常危险的征象。一旦超声判断急性血栓的存在，特别是显示自由浮动的血栓，必须十分小心避免不必要的操作致血栓脱落。不管怎样，我们应该对超声压迫试验持慎重态度，尤其是急性髂、股静脉血栓。但也有报道认为，只要超声检查时不过度的按压静脉，超声检查引起肺栓塞的可能性很小。

（四）超声能否预测四肢静脉血栓发生肺栓塞的可能性？

肺栓塞是四肢静脉血栓的主要并发症之一。静脉血栓形成早期，血栓近心端与静脉管壁间无粘连，漂浮于管腔中，在外力的作用下极易脱落，造成肺栓塞。据国外报道，深静脉血栓引发肺栓塞的概率为 20%～50%。既然深静脉血栓引发肺栓塞的概率这么高，那么，有没有一种可靠的方法能够预判何种血栓可能发生肺栓塞？如果有的话，就现阶段来分析，超声无疑是一种理想的方法。通过超声观察血栓近端的位置、活动度、与管壁的黏附性以及血栓的年龄等，对预判肺栓塞的发生可能有一定的帮助。从理论上分析，靠近心脏的粗大静脉内血栓、急性血栓、活动度大和血栓黏附性差的血栓发生肺栓塞的可能性大（图 23-6-6、图 23-6-7）。一般来说，髂、股静脉的血栓栓子最有可能引发肺栓塞，而膝部以下静脉血栓几乎不会形成有临床意义的肺栓塞。除超声可以较为准确地判断血栓的位置外，对其他几项的观察可能有较大的难度。看来，超声在预判四肢静脉血栓是否发生肺栓塞有一定帮助，但作用十分有限。

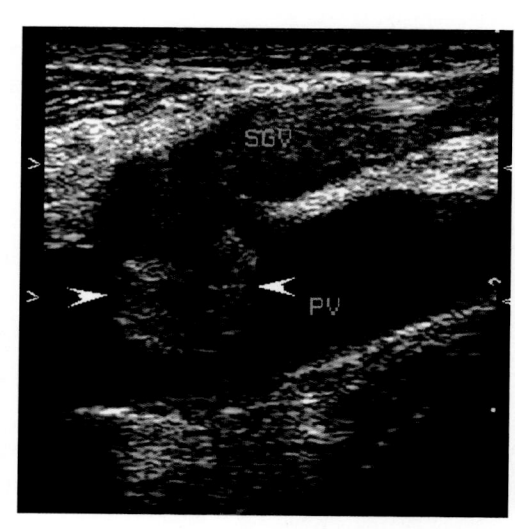

箭头指示小隐静脉血栓蔓延突入并悬吊于腘静脉腔内，受血流冲击有脱落的危险。SGV：小隐静脉，PV：腘静脉

图 23-6-6　小隐静脉血栓

（五）超声能否估计血栓年龄和鉴别新、旧血栓？

采用超声估计血栓年龄和鉴别新、旧血栓是一项具有挑战性的课题，而其对治疗方案（如是否进行溶栓治疗或下腔静脉滤器置入）的选择具有决定性的作用。

非常新鲜的血栓（只有几天时）常表现为无回声或弱回声，超声有助于提示急性血栓。

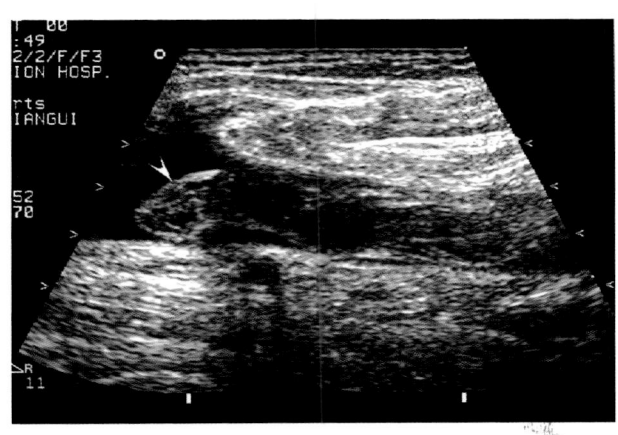

图 23-6-7 箭头所指股静脉血栓的近心端与管壁的黏附性差，有脱落的危险性

慢性期血栓纤维化表现为强回声，超声也较易判断为慢性。在两者之间，超声对血栓年龄或时期的判断只能大概地估测。另外，在很多情况下，对于有血栓史的患者，仅凭血栓的超声表现很难鉴别新、旧血栓。新血栓的重要指征是在以前未被累及的静脉系统内发生血栓。通过既往超声检查描绘的血栓范围的标示图，有助于判断新发血栓。

第七节 下肢深静脉瓣功能不全

一、病理及临床概要

下肢深静脉瓣膜功能不全（deep venous valvular incompetence）是临床常见的静脉疾病之一。瓣膜功能不全时，造成血液反流，静脉高压。分为原发性与继发性两类。前者病因尚未完全阐明，可能与胚胎发育缺陷及瓣膜结构变性等因素有关。后者是继发血栓形成后的后遗症，故又称下肢深静脉血栓形成后综合征（postphlebitic syndrome）。两者临床表现均为下肢深静脉瓣功能不全所引起的一系列症状，包括下肢胀痛、肿胀、浅静脉曲张，足靴区皮肤出现营养性变化，有色素沉着，湿疹和溃疡。

二、检查方法

彩色多普勒超声具有无创、简便、可进行半

定量和重复性好的优点，能够判断反流的部位和程度，但对瓣膜的数目、位置的判断不如 X 线静脉造影准确。由于彩色多普勒超声在临床上的普遍使用，大大减少了有创的检查方法（静脉压测定和静脉造影）的临床应用。

（一）检查内容

检查目的是评价深、浅静脉和穿静脉有无慢性阻塞、慢性不全阻塞或静脉瓣膜功能不全。检查内容包括股总静脉，股深静脉，股浅静脉，腘静脉，胫前静脉，胫腓静脉干，胫后静脉，腓静脉，腓肠肌静脉，大、小隐静脉和穿静脉。

（二）体位

下肢静脉瓣膜功能的超声评价应采用站立位，被检查下肢放松，对侧下肢持重。如患者不能取站立位，可采用反 Trendelenburg's 体位，即头高足低仰卧位（30°～45°），大腿外展外旋，膝关节微屈。特别注意，不能使用平卧位来评价下肢静脉的瓣膜功能状态，因为平卧位不能诱发下肢静脉血液的地心引力所致的真实反流。

（三）诊断指标

最常用于判断反流程度的指标是反流时间，其他指标有反流峰速、反流量等。

（四）观测方法

1. 乏氏试验

乏氏试验是指患者做乏氏动作，通过测量髂、股、腘静脉的反流时间和其他相关参数，来判断下肢静脉反流的检查方法。van Bemmelen 等对正常人群的研究发现，反向流速大于 30cm/s 才能使正常下肢静脉瓣膜关闭，90％的患者通过乏氏动作可使股总静脉的反流速度达到这个水平。然而，当近心端静脉存在有功能的瓣膜时，乏氏动作不能使远心端静脉血流速度维持在这个水平，从而导致假阴性。而且，即使近心端静脉存在瓣膜功能不全，乏氏动作也不能准确评价小腿静脉的瓣膜功能。所以，乏氏试验可用于近心端静脉（如髂、股静脉）瓣膜功能的评价，但不能用于评价小腿静脉的瓣膜功能。有学者指出，乏氏试验是利用乏氏动作时阻碍血液回流而人为地诱发反流，在某种程度上不能反映下肢静脉的真实反流状况。

2. 挤压远端肢体试验

在人工挤压检查处远侧肢体放松后，同时观察静脉内的血液反流。有学者认为，由于这种检查方法能够获得由下肢静脉血液的地心引力所致的真实反流，故不仅可用于整条下肢静脉瓣膜功能的评价，而且其临床应用价值优于乏氏试验。

但也有学者认为，人工挤压后放松不太可能使静脉血液的反向流速迅速增加，从而不能彻底地促使瓣膜闭合或诱发本来存在的反流（图23-7-1），故其临床价值受到限制。必须注意，检查者挤压的力量不同，可导致相互间的超声测值的差异。从临床应用情况来讲，挤压远端肢体试验对小腿静脉瓣膜功能的评价有较大的帮助。

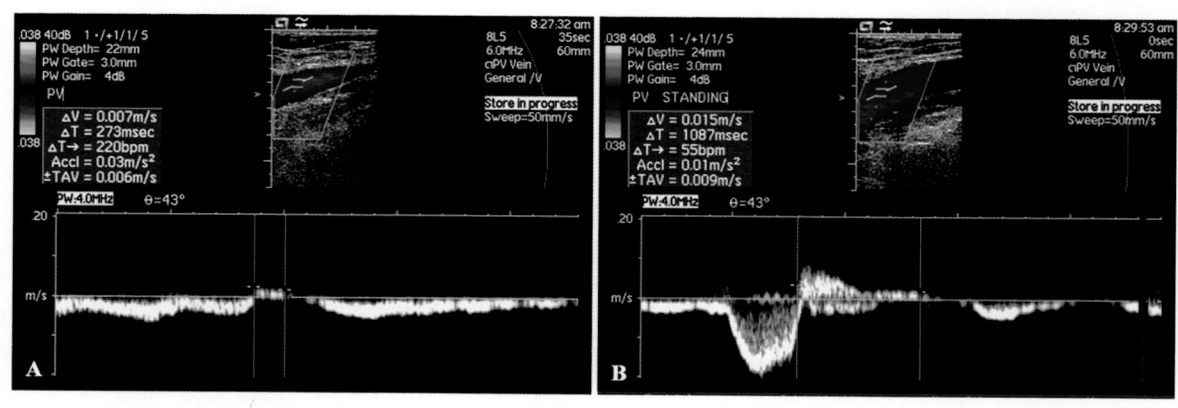

A. 乏氏试验时腘静脉的反流持续时间为 0.27s；B. 挤压远端肢体试验腘静脉的反流持续时间为 1.09s

图 23-7-1 比较乏氏试验与挤压肢体试验对腘静脉反流的影响

3. 袖带检查法

采用脉冲多普勒超声检查下肢静脉反流时，通过乏氏试验或挤压远端肢体试验无法实现标准化的测量，人们开始研究一种既能避免检查过程的不确定因素的影响，又能对瓣膜关闭不全进行准确定量的方法。1989 年，西雅图华盛顿大学血管中心和伦敦圣玛丽大学医院发表了使用袖带检查法对下肢静脉反流进行定量的报道。由 van Bemmelen 等提出的这一方法随后被多家血管中心证实为一种可靠、重复性好的瓣膜反流的定量方法。该方法能够产生大于 30cm/s 的反向过瓣血流，从而促使瓣膜关闭或诱发功能不全的瓣膜反流。其检查步骤如下：

第一步：将一个 24cm 宽的袖带缠绕于大腿上，袖带与一个自动化装置相连，该装置能够控制袖带的充气和放气。将多普勒取样容积置于股总静脉内，随后大腿的袖带充气至 80mmHg 并保持 3s 后快速放气，在这个过程中连续记录多普勒频谱。要注意观察袖带放气时的血流方向，如果存在反流，测量反流的持续时间。然后，将多普勒取样容积分别置于隐股静脉交界处和股浅静脉近心段，使用与检查股总静脉相同的充气和放气方法，观察反流和记录有关测值。

第二步：将一个 12cm 宽的袖带缠绕于小腿上，将多普勒取样容积置于腘静脉内，记录正常呼吸状态下的多普勒频谱。随后袖带充气至 100mm Hg 并保持 3s 后快速放气，在这个过程中连续记录多普勒频谱，观察腘静脉的反流和记录有关测值。在完成对腘静脉的检查后，使用相同的方法检查股浅静脉中段及远心段、大隐静脉中段、隐腘静脉交界处和大腿内侧的穿静脉。

第三步：将小腿上的袖带移至脚踝部位，在正常呼吸状态下和袖带充气至 100mm Hg 并保持 3s 后快速放气的情况下，采集胫后静脉、腓静脉和小隐静脉中段的多普勒频谱信号，观察反流和记录有关测值。

第四步：将一个 7cm 宽的袖带缠绕在足部，将袖带充气至 120mm Hg 并保持 3s 后快速放气，记录在充气和放气过程中，采集腓静脉、末端大隐静脉和与小腿后弓形静脉相通的穿静脉的多普勒频谱信号，观察反流和记录有关测值。

该方法的优点在于它能够真实、客观地评价静脉反流，是对特定节段的深、浅静脉和穿静脉瓣膜功能的标准定量方法。检查模拟了静脉的生理性压力阶差，克服了乏氏试验和挤压远端肢体试验的不足，能够产生足够高的静脉压和跨瓣压差，而且，其检测准确性受近心侧静脉瓣膜关闭不全的影响较小。该方法的最大不足是检查费时，不适宜广泛开展。

三、超声临床检查所见

（一）原发性下肢深静脉瓣膜功能不全

表现为静脉增粗，内膜平整，管腔内无实性回声，探头加压后管腔能被压瘪，瓣膜纤细、活动良好，以及血液回流通畅、充盈好。

（二）继发性下肢深静脉瓣膜功能不全

则表现为静脉壁增厚，内膜毛糙，内壁及瓣膜窦处可附着实性回声，血栓处管腔不能被完全压瘪，瓣膜增厚、活动僵硬或固定，以及血栓处血流信号充盈缺损。

（三）原发性及继发性下肢静脉瓣膜功能不全

均表现为挤压远端肢体放松后或乏氏试验时管腔内血液反流（图23-7-2）。利用多普勒频谱可测量静脉反流持续时间、反流最大流速和反流量等。笔者建议采用持续反流时间来判断静脉反流程度。若超声发现某段深静脉反流持续时间>1s，则一般可提示该静脉瓣膜功能不全。轻度反流，1~2s；中度反流，2~3s；重度反流，大于3s。

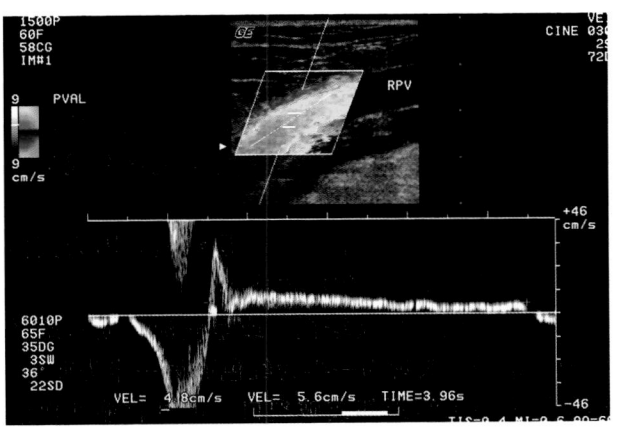

基线上方为反流频谱，持续反流时间为3.96s

图23-7-2 原发性腘静脉瓣膜功能不全

四、超声新技术的应用

近来有研究者利用超声造影评价下肢深静脉瓣膜功能。经足背静脉注入超声造影剂，在待评价瓣膜远端采用袖带加压放气的方法造成瓣膜两侧的压力差，观察瓣膜处造影剂反流情况，评价瓣膜功能。超声造影性能稳定，顺行造影时可显示造影剂微泡充盈静脉管腔的过程，得到类似于X线顺行静脉造影的图像，并可反复重复观察，脱机后分析，能够比较准确地提供下肢静脉的功能，但目前相关研究较少，具体应用方法和诊断标准尚需进一步研究。

五、诊断思维及临床价值

有关下肢静脉瓣膜功能不全的定性和定量的判断，主要是指依据有无反流和反流的程度。超声检查目的是评价每一对瓣膜对整个静脉血流动力学的影响，这是非常困难的。一方面，下肢静脉系统复杂，各节段静脉管径不一，瓣膜的数量分布不同，且反流的方向也不同（如穿静脉为非纵向反流）。另一方面，检查方法和个体差异也对超声定量评价带来影响。目前，临床上单节段静脉瓣膜功能的评价可使用反流时间、反流峰速和平均反流量（血管横截面积乘以反流平均流速），多节段静脉瓣膜功能的评价可使用总反流时间、深静脉反流时间和分级法等。

第八节 四肢动脉瘤

一、病理及临床概要

四肢动脉瘤（extremital aneurysm）包括真性动脉瘤（true aneurysm）、假性动脉瘤（false aneurysm）和夹层动脉瘤（dissecting aneurysm）。动脉瘤可发生于股动脉、腘动脉、髂动脉、锁骨下动脉、腋动脉等部位。其中以股动脉和腘动脉为好发部位。四肢动脉瘤常为单发性，但也可发于双侧肢体，或同时伴有其他部位（如主动脉等）呈多发性。发病原因主要为外伤性，其次为动脉粥样硬化、医源性吻合口动脉瘤及感染性等。

最主要的临床症状是发现进行性增大的肿块，多伴有搏动。其次是疼痛，为胀痛或跳痛。肢体远端可出现缺血症状，如间歇性跛行。检查时，在四肢动脉的行经部位可扪及膨胀性搏动性肿块，有时有震颤和收缩期杂音。压迫动脉瘤近侧动脉时，肿块可缩小，搏动、震颤及杂音等均减轻或消失。

二、检查方法

（一）二维超声

观察病变部位动脉扩张程度、扩张范围，测定大小，观察动脉壁及动脉内膜的完整性，判断动脉瘤的种类，同时观察瘤腔内有无异常回声；对于假性动脉瘤判断瘤颈位置、测定瘤颈的长度及内径；对于夹层动脉瘤需寻找内膜破裂口的位置。

（二）多普勒超声

彩色多普勒观察瘤腔内的血流状况，判断血流紊乱程度；频谱多普勒测定瘤腔内血流速度。

三、超声临床检查所见

（一）真性动脉瘤

1. 二维图像显示病变的动脉段呈梭形或囊状膨大的无回声区，瘤壁仍表现为动脉壁的各层结构，两端壁与未扩张的四肢动脉壁相连续（图23-8-1）。据文献报道，扩张的动脉段内径大于两倍以上的近端或远端正常动脉内径，才诊断为动脉瘤。当动脉瘤合并血栓时，瘤体大小的测量应是从瘤体的外壁至外壁，而不是瘤腔的大小。

2. 瘤壁及周身动脉可伴有粥样硬化，表现为内膜增厚、毛糙，内壁可见强回声斑块后方伴声影，有的瘤腔可见附壁血栓。

3. 彩色或脉冲多普勒于扩张的动脉内探及紊乱血流信号，紊乱程度与动脉扩张大小呈正比，在明显扩张的动脉瘤中，还可见到涡流。压迫动脉瘤近侧动脉时，瘤体可缩小，瘤体的搏动性也减弱。

（二）假性动脉瘤

外伤或感染导致动脉壁破裂，并在周围软组织内形成局限性血肿，其内血流通过破裂口与动

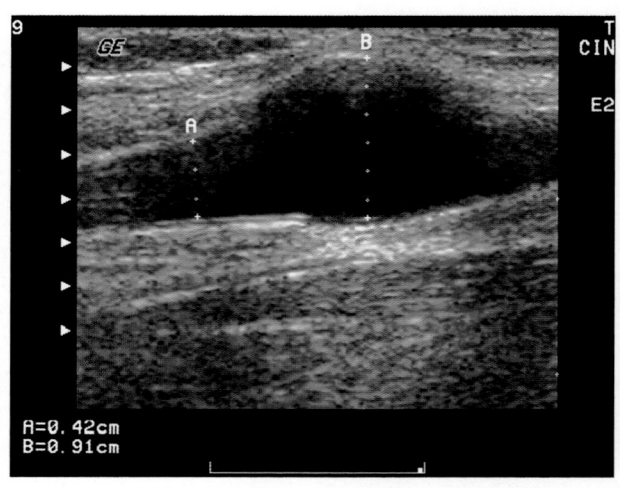

肱动脉局限性膨大，膨大最明显处前后径0.91cm，其上端正常动脉段内径0.42cm

图23-8-1　肱动脉真性动脉瘤

脉相通，由此而形成假性动脉瘤。笔者等报道了13例假性动脉瘤患者的彩超检测结果（表23-8-1）。发生部位分别为股总动脉3例，股浅动脉2例，腘动脉、胫后动脉、肱动脉、颈总动脉、颈外动脉和胃十二指肠动脉各1例，腹主动脉夹层动脉瘤破裂1例，肾血管平滑肌脂肪瘤1例。

表23-8-1　13例假性动脉瘤的彩超检测结果

瘤体大小	1.5~20cm（平均6.15cm）
附壁血栓	100%（13/13）
瘤壁钙化	0（0/13）
瘤腔内涡流	100%（13/13）
显示破裂口	66.67%（8/12）
"双期双向"频谱	100%（11/11）
正确判断来源动脉	50%（6/12）

1. 声像图表现

（1）二维图像显示动脉旁无回声或混合性回声区，实性部分为附壁血栓，它可脱落造成远端动脉栓塞。

（2）瘤壁缺乏动脉壁的三层结构，因为其由动脉内膜或周围纤维组织构成。

（3）瘤腔内血流缓慢，或呈涡流；或呈旋转的血流信号，表现为一半为红色而另一半为蓝色。若能清晰显示瘤颈部或破裂口，可见收缩期血液从来源动脉进入瘤体内，舒张期则瘤体内血液通过瘤颈部返回来源动脉（图23-8-2）。瘤颈长短不一（图23-8-3）。有时，假性动脉瘤可引起其来源动脉狭窄。

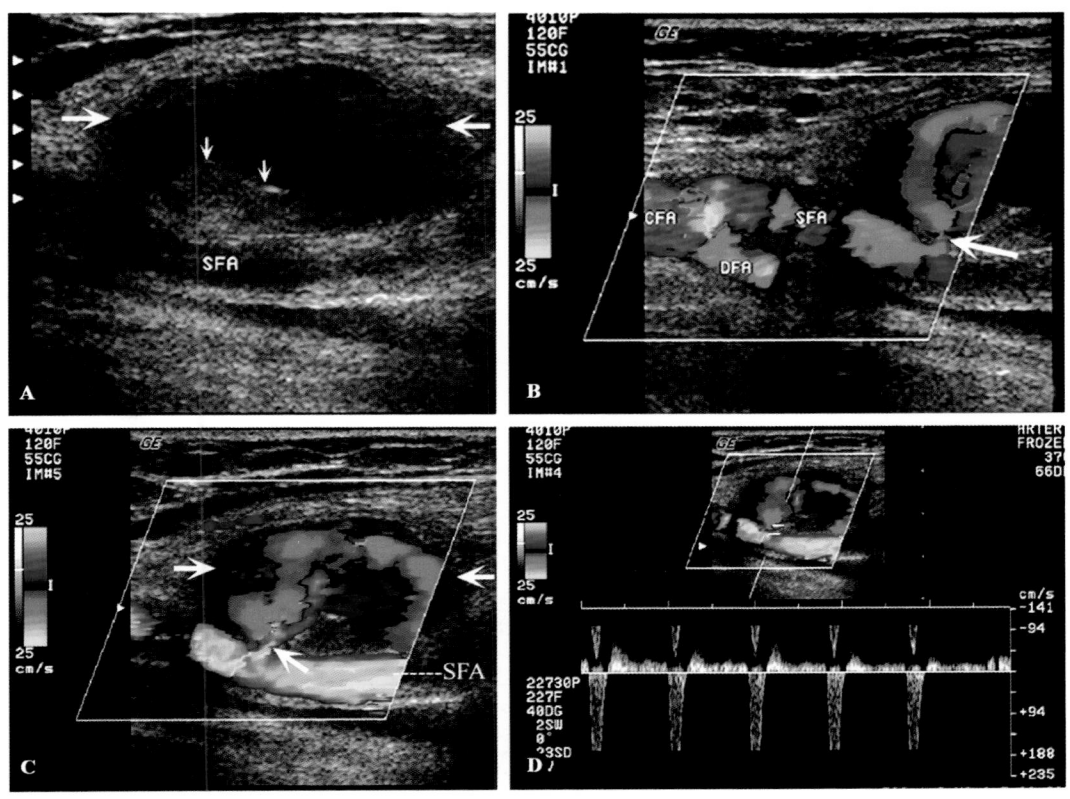

A. 横向箭头指向瘤体，纵向箭头指向瘤腔内血栓　SFA：股浅动脉　B. 彩色血流成像显示动脉瘤来源于股浅动脉（SFA），箭头所指处为瘤颈部　DFA：股深动脉　CFA：股总动脉　C. 横向箭头指向瘤体，下方箭头指向股浅动脉（SFA）破裂口处　D. 破裂口处的"双期双向"征

图 23-8-2　股浅动脉假性动脉瘤

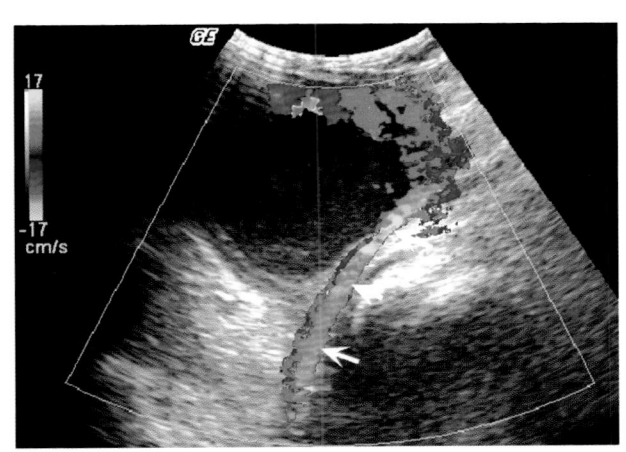

箭头所指假性动脉瘤瘤颈较长

图 23-8-3　股动脉假性动脉瘤

（4）在破裂口或瘤颈部常能探及特征性频谱，称为"双期双向"征（图 23-8-4）。其具有三个特点：①双向为同一心动周期的正、反向血流；②双期是指正、反向血流分别持续于整个收缩期和舒张期；③收缩期流速明显高于舒张期流速。

这种"双期双向"频谱也可出现于靠近破裂口处的供血动脉（图 23-8-5）

（5）压迫瘤体近侧来源动脉时，瘤体可缩小，瘤体的搏动性也明显减弱，瘤颈部和瘤腔内血液流速减低。

2. 定位诊断　多数病例彩超能正确地判断来源动脉，瘤颈部较长者、动脉瘤位置深在或来源动脉细小者相对不易分辨来源动脉。判断来源动脉的方法有：

（1）在彩色血流成像上，观察肿块内血流信号与邻近动脉直接交通的情况；

（2）根据肿块内高速血流信号的追踪观察来判断。流速越高的部位为越接近瘤颈部或破裂口处，并可在该处引出"双期双向"频谱。

3. 鉴别诊断

（1）应与真性动脉瘤相鉴别。两者均表现为搏动性肿块，可触及震颤并闻及杂音，临床上可对两者引起混淆，但彩色多普勒超声对两者的鉴

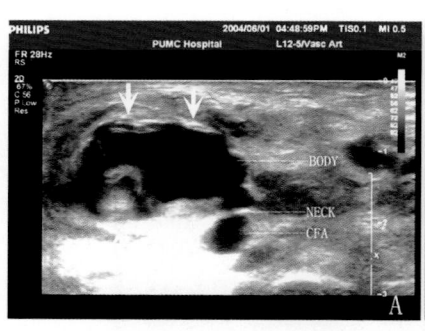
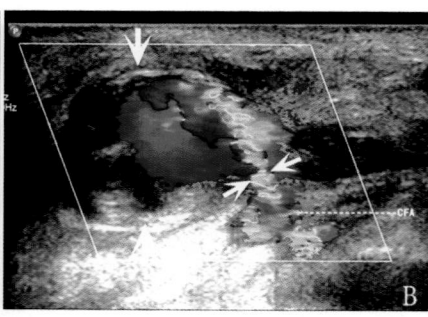
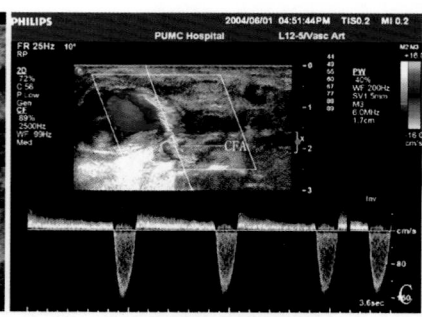

A. 箭头指向瘤体　NECK：瘤颈部　B. 纵向箭头指向瘤体，其余箭头指向瘤颈部　C. 在瘤颈部引出典型的"双期双向"征，基线上方为舒张期的低速血流，基线下方为收缩期的高速血流

图 23-8-4　股总动脉（CFA）假性动脉瘤

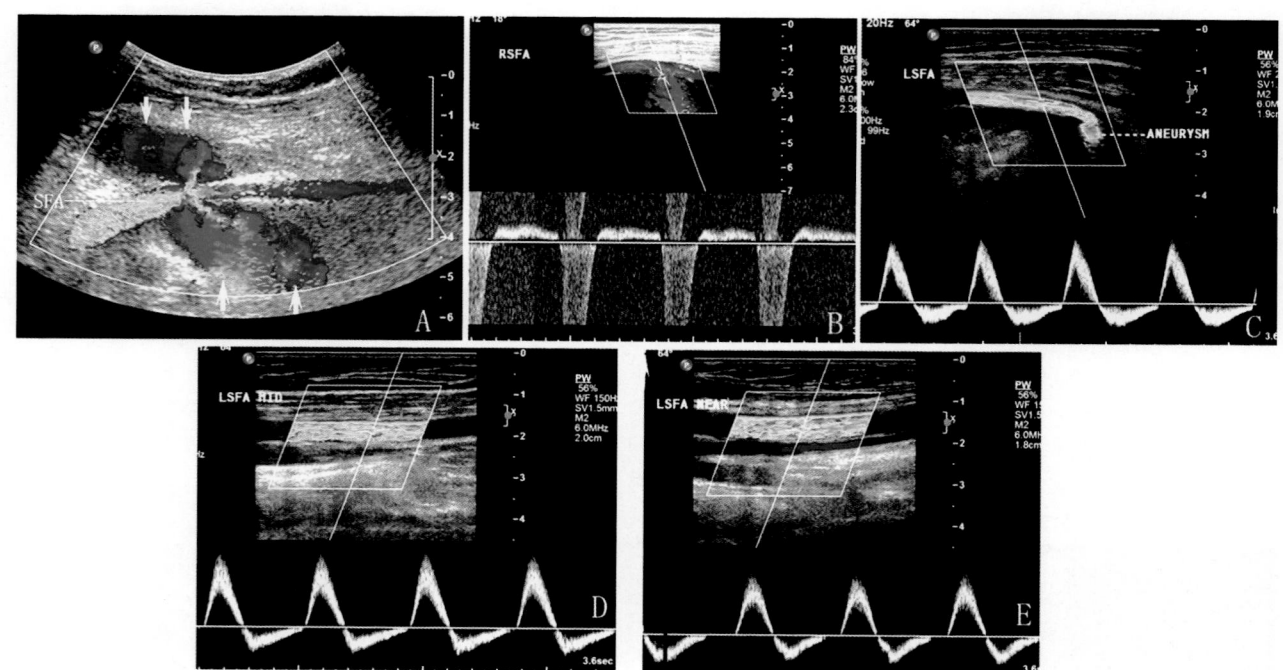

A. 箭头指向发生于股浅动脉（SFA）的两个假性动脉瘤　B. 其中一个假性动脉瘤破裂口处的"双期双向"征　C、D. 破裂口位于股浅动脉远端，靠近破裂口处的假性动脉瘤的供血动脉（股浅动脉）探及"双期双向"征（C），同侧股浅动脉中段仍可见"双期双向"征（D）　E. 同侧股浅动脉近段未能探及"双期双向"征，反向血流未持续整个舒张期

图 23-8-5　股浅动脉多发假性动脉瘤

别很有帮助（表 23-8-2）。

（2）应与位于动脉上的肿瘤或紧贴动脉壁的脓肿、血肿及肿瘤相鉴别。前者为囊性或囊实性肿物，内可见涡流或漩流，并与动脉相通；而后者为实性或囊实性肿物，内部无血流信号或具有肿瘤的血供。一般两者很好鉴别。

（三）夹层动脉瘤

1. 直接征象　受累动脉内膜分离，分离的

内膜呈线状弱回声，将血管分隔成真、假两腔（图 23-8-6）。急性期常见分离的内膜随心动周期不停地摆动，收缩期向外摆动的方向指示假腔所在位置，而慢性期分离的内膜固定。仔细寻找可探及分离内膜的破裂口，破裂口处血流紊乱，流速明显升高（图 23-8-7）。上端动脉内膜破裂口为夹层血流的入口，而下端动脉内膜破裂口为夹层血流的出口。

表 23-8-2 四肢真性与假性动脉瘤的鉴别要点

项 目	真性动脉瘤	假性动脉瘤
病因	动脉硬化，感染	多为外伤
肿块部位	沿动脉纵向分布	位于动脉的一侧或前后
瘤壁结构	可分辨动脉壁三层结构、常有钙化斑块	无动脉壁三层结构、常无钙化斑块
瘤壁破裂口	无	有
进、出口	进、出口分开	同一通道
"双期双向征"	无	有

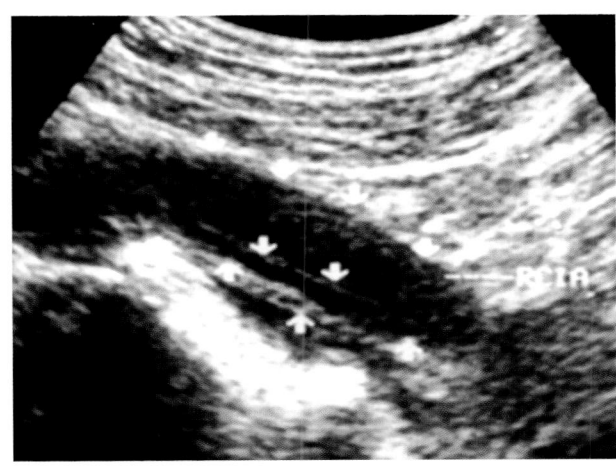

箭头分别指向管壁及分离的内膜

图 23-8-6 右髂总动脉内膜分离的二维图像

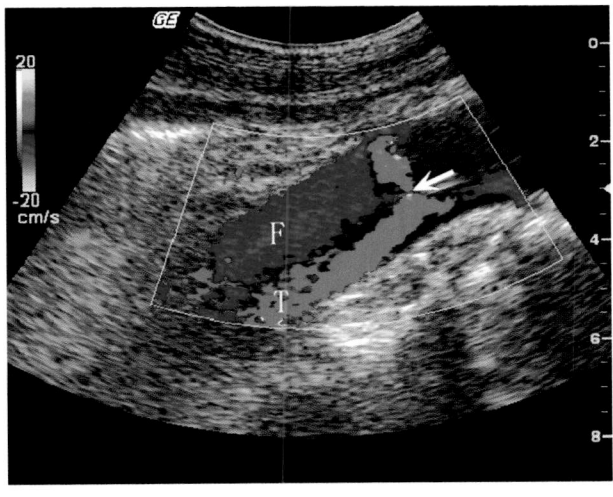

箭头指向分离内膜的破裂口，血流从真腔（T）流向假腔（F）

图 23-8-7 夹层动脉瘤的破裂口

2. 间接征象

（1）管腔内血流分隔现象。这是指在彩色血流成像上同一条动脉管腔内血流（实为真腔与假腔内血流）被分离的内膜和血栓隔开。当分离的内膜无破裂口时，则无此现象。如果病变较轻，真腔血流表现正常或轻度紊乱。病变严重时，假

腔内较多血流通过和较大范围血栓导致真腔狭窄甚至完全闭塞。

（2）同一条动脉同一水平存在两种不同性质的血流。实际上，这两种不同性质的血流分别代表真、假腔血流，可在多普勒频谱上反映出来（图 23-8-8）。

（3）动脉壁缺少内膜层（图 23-8-9）。

（4）夹层段动脉扩张。

（5）假腔内血栓。

（6）真腔狭窄。

四、诊断思维及临床价值

超声检查的目的就是判定搏动性包块是否为动脉瘤，并进而确定动脉瘤的种类及病变的范围和严重程度。

（一）真性动脉瘤

若超声发现扩张的动脉内径大于两倍以上的近端或远端正常动脉内径，可明确诊断本病。超声还能发现瘤腔内附壁血栓，评价动脉瘤累及的分支及远端动脉栓塞的情况。

（二）假性动脉瘤

彩超能很好地诊断假性动脉瘤，但有时对来源动脉的判断不甚满意。对于彩超未能显示破裂口或不能很好地判断来源动脉的病例，术前应行血管造影检查。而对于彩超能很好地判断来源动脉和观察瘤体结构的病例，术前没有必要行血管造影检查。

（三）夹层动脉瘤

1. 诊断依据

（1）动脉内膜分离是本病最确切的诊断依据。依据动脉壁缺少内膜层可间接推断存在内膜分离，但位置深在的动脉不易清晰显示动脉壁的三层结

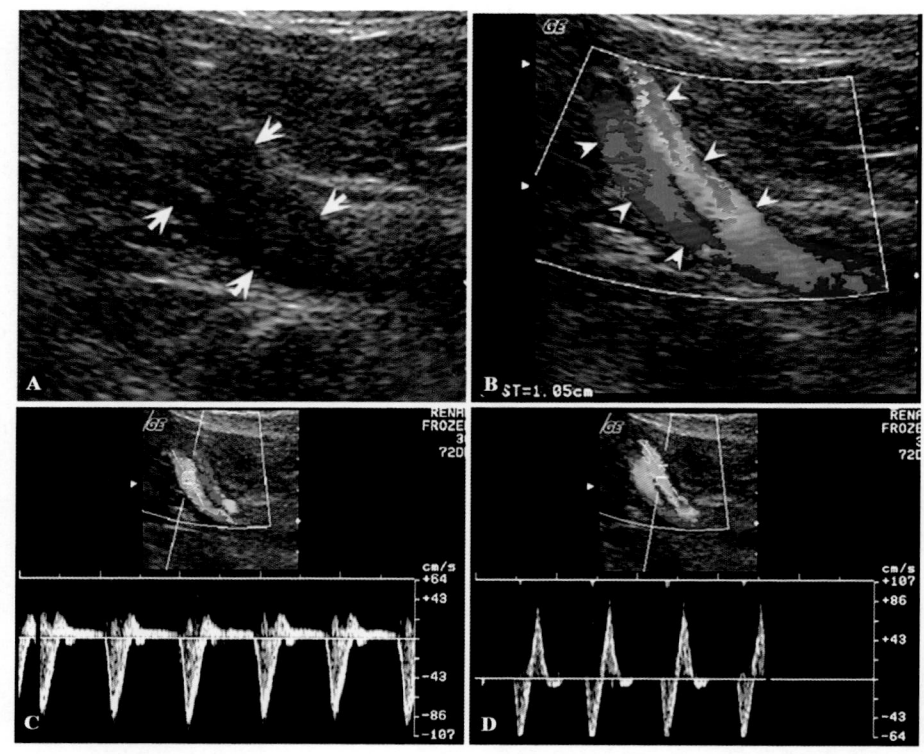

A. 前头所指髂动脉处，灰阶超声管壁结构显示不清，也不能分辨分离的内膜　B. 在上述切面上行彩色血流成像检查，发现髂动脉似可见血流分隔现象（箭头）　C. 假腔内血流频谱　D. 真腔内血流频谱，酷似原正常动脉频谱　比较图 C，D，可见真、假腔内血流频谱性质完全不同

图 23-8-8　髂动脉夹层动脉瘤

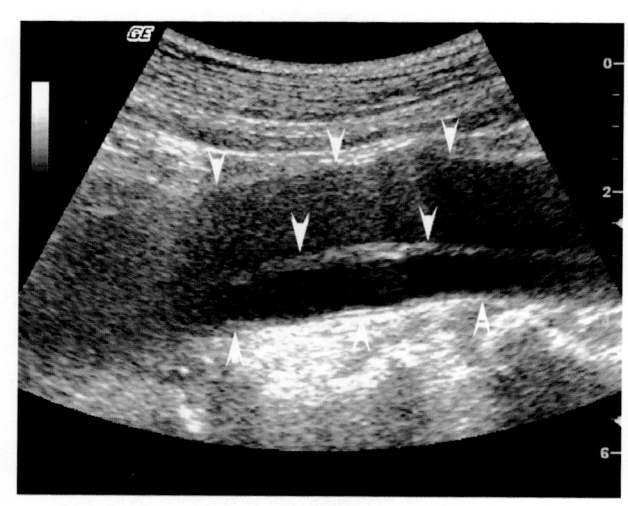

动脉前壁无内膜层（前排箭头），动脉后壁可见三层结构，中间的箭头指向分离的内膜

图 23-8-9　夹层动脉瘤

构，故一般根据管腔内分离的内膜而不是动脉壁缺少内膜层来诊断本病。

（2）当不能清晰显示分离的内膜时，血流分隔现象或同一条动脉同一水平存在两种不同性质

的血流有助于诊断本病。

（3）当发现动脉扩张、一侧管腔血栓或偏心性狭窄，应注意鉴别有无本病。

2. 超声检查注意事项　为了清晰显示和正确辨认分离的内膜，应注意以下方面：

（1）由于内膜菲薄呈线状，回声较弱，故应适当提高黑白增益和尽量使声束与分离的内膜垂直。

（2）当假腔内充满大量血栓致使真腔很窄，导致分离的内膜与对侧壁相隔很近时，若不仔细观察，可引起误诊。

（3）当分离的内膜无破裂口时，往往假腔内充满血栓而无血流信号，可误诊为真性动脉瘤。

（4）当夹层动脉瘤破裂形成假性动脉瘤时，会给超声检查带来困难。

第九节　多发性大动脉炎

多发性大动脉炎按受累血管部位不同分为四型：

头臂干型、胸腹主动脉型、肾动脉型和混合型。在本节仅介绍多发性大动脉炎累积四肢动脉部分。

一、病理及临床概要

多发性大动脉炎是一种主要累及主动脉及其主要分支的慢性非特异性炎症，导致管腔节段性狭窄以致闭塞。多发性大动脉炎为全层动脉炎，常呈节段性分布。早期为动脉周围炎及动脉外膜炎，以后向血管中层及内膜发展。后期全层血管壁均遭受破坏，动脉壁病变以纤维化为主，呈广泛不规则性增厚、僵硬，纤维组织收缩造成不同程度的动脉狭窄，内膜广泛增厚，继发动脉硬化和动脉壁钙化伴血栓形成，进一步引起管腔闭塞。偶尔，动脉壁遭破坏可形成动脉瘤。据 Lupi 等对107 例患者统计，受累动脉好发部位依次为：锁骨下动脉 85%，降主动脉 67%，肾动脉 62%，颈动脉 44%，升主动脉 27%，椎动脉 19%，髂动脉 16%。由于本病病因不明，临床表现复杂，故命名众多，如主动脉弓综合征、无脉症、Marorell 综合征、特发性动脉炎、年轻女性动脉炎、Takayasu 动脉炎等，而我国则称为多发性大动脉炎。超声不仅可以明确诊断本病，而且对多数受累动脉的具体部位、范围和狭窄程度可做出一定提示。

二、检查方法

四肢动脉超声检查方法　参见本章第三节。

髂总动脉近段及髂外动脉远段容易被超声显示，尤其在彩色血流成像上，但髂动脉中段可由于肥胖和肠道气体干扰而显示模糊。

三、超声临床检查所见

本病受累动脉声像图具有共同特点，表现为：

1. 本病主要发生于主动脉及其主要分支，病变最多发生在主动脉弓及其主要分支的起始处或近段，如左锁骨下动脉、左颈总动脉及无名动脉，其次为胸腹主动脉及其分支起始处或近段，如肾动脉、肠系膜上动脉及腹腔动脉等。偶尔可见髂、股动脉受累。

2. 受累动脉声像图表现与病变程度相关，轻度病变者受累动脉外膜和/或中层增厚，内膜仍清

晰可见（23-9-1），重度病变者累及全层动脉壁致使动脉壁三层结构消失。这与动脉粥样硬化的表现完全不同（23-9-2）。

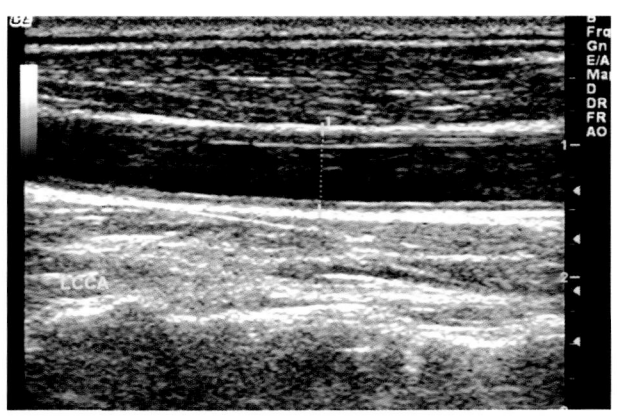

图中示颈总动脉壁弥漫性轻度增厚，"+"处为动脉外壁

图 23-9-1　多发性大动脉炎累及颈总动脉（轻度病变）

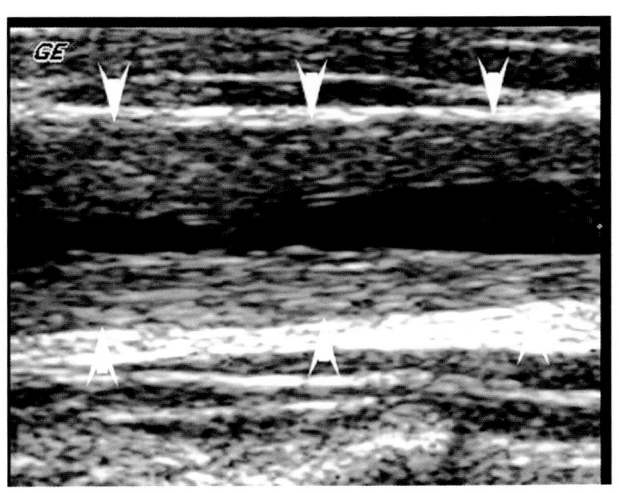

图中箭头指向颈总动脉管壁弥漫性明显增厚，动脉壁三层结构消失

图 23-9-2　多发性大动脉炎累及颈总动脉（重度病变）

3. 动脉壁增厚可分为弥漫性与局限性两种，病变处与非病变处分界清晰。增厚的动脉壁呈均匀低或中强回声，纵切面为相对均匀性增厚，横切面为环形增厚。

4. 病变处常常无明显钙化，但有的年龄较大者可合并钙化斑块。

5. 病变严重者管腔内可继发血栓形成而导致闭塞。

6. 本病受累动脉主要以狭窄或闭塞为主（图23-9-3），偶可并发动脉扩张、动脉瘤等（图23-9-4）。

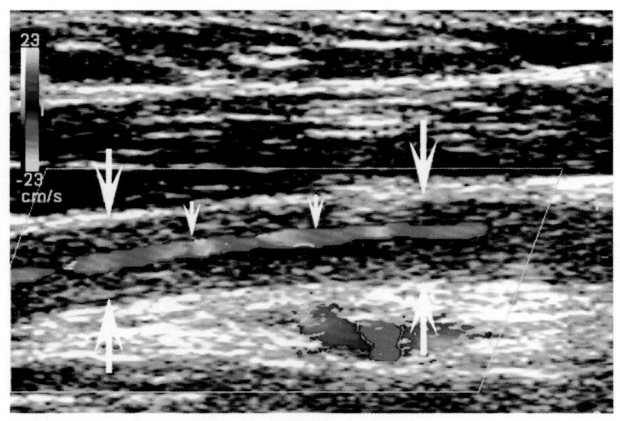

长箭头指向弥漫性增厚的动脉壁，短箭头指向弥漫性狭窄的管腔

图 23-9-3　多发性大动脉炎累及颈总动脉（重度病变）

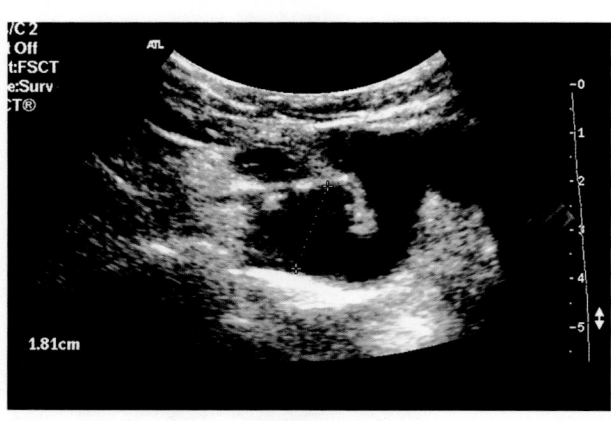

图中示右锁骨下动脉近心段管壁增厚，动脉外径 1.8cm

图 23-9-4　大动脉炎所致锁骨下动脉瘤

四、诊断思维及临床价值

本病早期仅表现为乏力、低热、关节肌肉酸痛等非特异性症状，临床易误诊。待后期出现动脉狭窄，才出现特征性的临床表现，但已属较严重的病例。彩色多普勒超声可了解受累动脉壁的结构，有无继发血栓和合并动脉瘤，以及病变部位血流动力学改变，对狭窄部位、范围和程度的判断都较为准确，因而对本病早期协助诊断具有重要意义，而且是本病疗效评价和随访的重要工具。

虽然血管造影不能显示血管壁的结构和了解血流动力学的变化，但迄今仍认为它是诊断多发性大动脉炎的重要检查方法，也是手术治疗的重要依据，因为它可以清晰而正确地显示所有受累动脉病变的部位、程度和范围。

第十节　动静脉瘘

一、病理及临床概要

动静脉瘘（arteriovenous fistula，AVF）是指动脉和静脉之间存在的异常通道，有先天性和后天性两种。先天性动静脉瘘是由于胚胎原基在演变过程中，动静脉之间形成的异常交通所致。瘘口众多且细小，仅有单个瘘孔者极为罕见，不易确定瘘口的位置。他可以发生于人体任何部位，最常见于下肢，特别是踝部。在上肢瘘管常起源于尺动脉的分支、手掌动脉和手指动脉。临床表现为患肢增粗，皮温较健侧高，静脉曲张、溃疡和坏疽等。后天性动静脉瘘在大、中、小的动、静脉均可发生，瘘一般是单发的。损伤是酿成后天性动静脉瘘最常见的原因，大都是穿透性损伤，其次是医源性血管损伤如肱动、静脉和股动、静脉穿刺或插管。后天性动静脉瘘多数发生于四肢，约 1/2～2/3 在下肢，其次是肱、颈总和锁骨下动、静脉等。可分为三种基本类型：①裂孔型：即受伤的动、静脉紧密粘连，通过瘘而直接交通；②导管型：动、静脉之间形成一条管道；③囊瘤型：在瘘口部位伴有外伤性动脉瘤。其临床表现因瘘口大小、部位和存在时间而异。常见症状有患肢肿胀、疼痛、麻木、乏力。严重者可有心力衰竭的表现。在瘘口部位可扪及明显的持续性震颤和听到粗糙的"机器滚动样"杂音。一旦动静脉瘘形成，瘘口或瘘道的两端产生较大的压力阶差，从而对动静脉瘘局部、周围循环和全身循环造成不同程度的影响。在声像图上表现为受累血管形态学和血流动力学方面的改变。

二、检查方法

患者体位以充分暴露动静脉瘘侧肢体为宜。

检查顺序依次为流入道动脉、动静脉瘘、流出道静脉及属支，并检查瘘后远心端动脉。先用二维超声检查测量各段血管内径，吻合口大小，观察血管腔内及周围有无异常回声；然后采用彩色多普勒血流显像观察管腔血流充盈情况，判断有无狭窄、有无彩色充盈缺损；最后用频谱多普勒测量各段血管、吻合口及可疑狭窄处的峰值流速，进行狭窄程度的判断。

三、超声临床检查所见

（一）先天性动静脉瘘

1. 受累部位可见许多散在的管状和圆形无回声区，呈蜂窝样改变。

2. 彩色血流成像显示无回声区内充满血流信号，并可见散在分布的色彩明亮的五彩镶嵌的血流信号。

3. 病变部位动脉血流频谱为高速低阻型。仔细观察病变处可探及许多扩张的静脉，有的内部显示动脉样血流频谱。

（二）后天性动静脉瘘（图 23-10-1）

1. 供血动脉

（1）供血动脉最突出的改变是瘘近心端动脉血流阻力降低，流速常增快。

（2）较大的动静脉瘘患者，瘘近心端动脉内径增宽或呈瘤样扩张，而瘘远心端动脉变细。而较小的动静脉瘘患者，瘘近、远心端动脉内径无明显变化。

（3）多数动静脉瘘患者，瘘远心端动脉血流方向正常，频谱形态呈三相波或二相波，少数患者血流方向逆转，也参与瘘的血液供应。

2. 引流静脉

（1）动脉血流通过瘘口直接分流到静脉内，导致引流静脉内探及动脉样血流频谱（静脉血流动脉化），这是后天性动静脉瘘的特征性表现之一。压迫瘘近心端供血动脉，引流静脉内动脉样血流流速减低。

（2）高速血流的冲击造成引流静脉扩张、有搏动性、血流紊乱和静脉功能损害，有的患者引流静脉呈瘤样扩张。

（3）有时引流静脉内可探及血栓，呈低或中强回声。

3. 瘘口或瘘道

（1）二维图像显示供血动脉与引流静脉之间有一无回声管道结构（导管型）和裂孔（裂孔型），有时瘘道呈瘤样扩张。二维图像可能遗漏裂孔型动静脉瘘。彩色血流成像显示血流方向从动脉流向静脉，并可大致测量瘘大小。

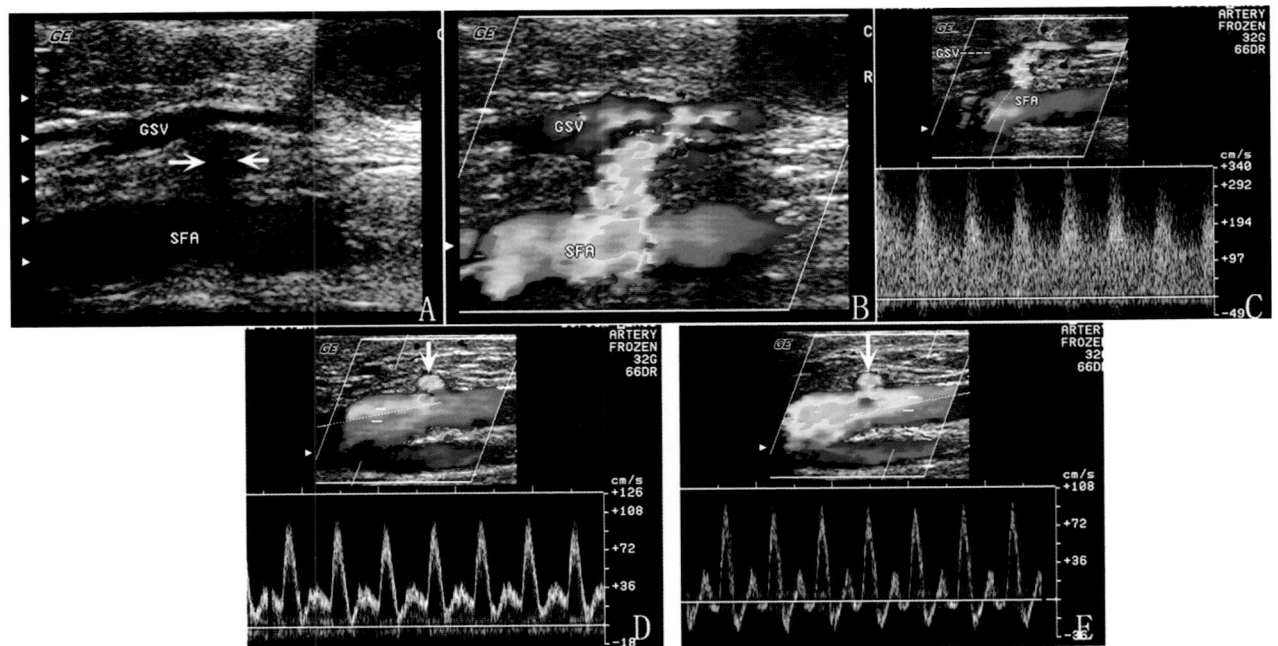

A. 灰阶超声显示股浅动脉（SFA）与大隐静脉瘘（GSV）之间可见一管状低至无回声区（箭头），似为动静脉瘘　B. 彩色血流成像证实灰阶超声显示的管状低至无回声区内有血流通过，血流方向为从股浅动脉（SFA）流向大隐静脉（GSV）　C. 频谱多普勒进一步证实动静脉之间交通的血流为高速低阻型动脉样血流频谱　D. 瘘口（箭头）近心端动脉血流频谱为低阻型　E. 瘘口（箭头）远心端动脉血流频谱为高阻型，为正常下肢动脉频谱

图 23-10-1　股浅动脉与大隐静脉瘘

（2）瘘口或瘘道处血流为高速低阻型动脉样频谱。

（3）瘘口或瘘道周围组织振动产生五彩镶嵌的彩色信号。

4. 合并假性动脉瘤　动脉瘤可逐渐粘连、腐蚀最后穿破伴行的静脉形成动静脉瘘。外伤也可造成假性动脉瘤与动静脉瘘合并存在。笔者曾遇见一例受枪伤的患者，形成假性股浅动脉瘤与股浅动静脉瘘（图 23-10-2）。彩色多普勒超声检查时，应注意两者的同时存在。

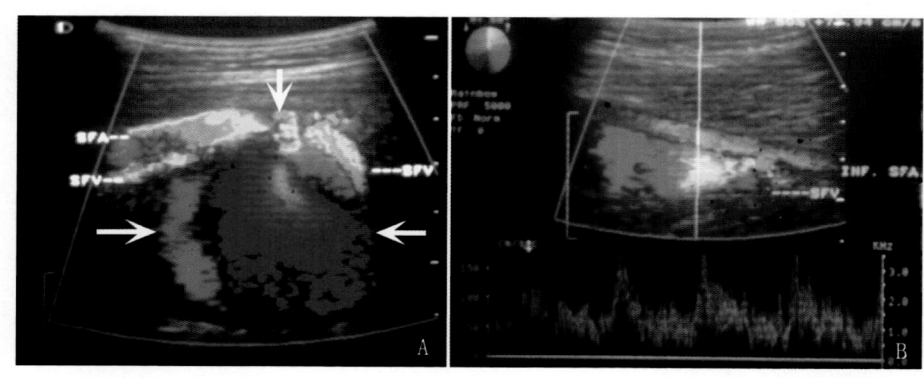

A. 横向箭头之间为假性动脉瘤，纵向箭头指向瘘口处，SFA＝股浅动脉，SFV＝股浅静脉

B. 股浅静脉（SFV）扩张，其内探及动脉样血流频谱

图 23-10-2　股浅动静脉瘘合并股浅动脉假性动脉瘤

5. 乏氏试验观察瘘分流量　乏氏试验时，瘘口远端静脉内高速血流信号消失证明分流量较小，而瘘口远端静脉仍存在持续的高速血流信号则证明分流量较大。

（三）瘘口定位

笔者等根据 12 例后天性动静脉瘘的彩超观察结果，曾报道了瘘口定位的判定方法。

1. 瘘口定位的主要方法

（1）静脉内高速动脉样血流频谱　在静脉内寻找动脉样血流频谱，流速越高的部位，往往是越接近瘘口处。

（2）同一条动脉低、高阻血流频谱交界处

对于四肢动静脉瘘，瘘口近侧供血动脉血流阻力明显降低，反向波消失，而远侧动脉血流仍为高阻型，阻力指数＞1。这种低、高阻血流频谱的交界处即为瘘口所在位置。此种变化正好与常见的肢体动脉狭窄性疾病相反。

（3）瘘口处高速湍流频谱。

2. 瘘口定位的次要方法

（1）直接显示瘘口　采用灰阶超声或彩色血流成像对可疑存在动静脉瘘的动脉与静脉进行横切或斜切扫查，观察这两条血管之间有无直接交通。值得注意的是彩色血流成像尤其灰阶超声可出现假阳性或假阴性，特别是动、静脉紧密相邻时。所以，应采用频谱多普勒进一步证实（图 23-10-3）。

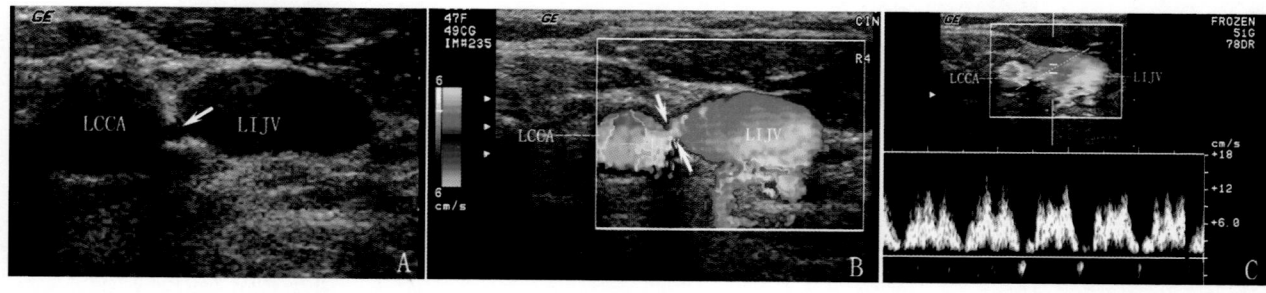

A. 在灰阶超声显像上，箭头所指左颈总动脉与颈内静脉之间似可见一较窄的无回声通道（实为假像）　B. 在彩色血流成像上，箭头所指左颈总动脉与颈内静脉之间似可见一较窄的血流信号交通（实为假像）　C. 在此两条血管似交通处的远端（实为颈内静脉）探及静脉频谱，未能探及高速动脉样血流频谱，据此可以排除动静脉瘘的存在

图 23-10-3　正常颈部血管（无颈部外伤史，颈部亦未触及震颤）

（2）同一条动脉内径变化交界处　对于较大的动静脉瘘，瘘口近端动脉内径增宽，而远端动脉内径变细，这种内径变化的交界处有助于瘘口位置的判断。笔者等报道将瘘口近端动脉内径大于远端 1.2mm 以上定为阳性。动静脉瘘患者供血动脉的粗细有明显改变，与正常动脉渐进性变细不同。需注意动脉较大分支处，也可出现动脉内径的明显变化。另外，小的动静脉瘘供血动脉内径变化不甚明显。

（3）动、静脉相邻处（瘘处）杂色血流信号。

（4）静脉扩张最明显处。

（5）静脉周围组织震颤所引起的彩色伪像。

确定哪两条血管之间形成动静脉瘘，实际上就是确定瘘口的位置。彩色血流成像尤其灰阶超声不是判定瘘口的良好方法，频谱多普勒对瘘口定位准确、可靠。上述主要与次要方法的有效结合，有助于快速而准确地定位瘘口。

四、诊断思维及临床价值

对于四肢后天性动静脉瘘，大多数患者彩超可做出肯定性结论，对瘘准确地定位，并将瘘的位置在体表标记出来。这能避免术前的血管造影检查，指导手术时寻找瘘口。但有的患者发现静脉内有动脉样血流频谱和其他动静脉瘘超声征象，而未能判断瘘具体位置时，则可做出推断性结论。在做出这种结论时，应注意有的患者瘘口处射流可引起数条深静脉或/和浅静脉同时探及动脉样血流信号，所以，某静脉内探及动脉样血流频谱，并不意味着他直接参与动静脉瘘的构成。必要时，应建议进一步行血管造影检查，以明确瘘口的具体位置。

彩超能够评价瘘分流量的大小，瘘远端动脉血供情况，引流静脉有无功能障碍，以及心脏的结构和功能的改变，为临床治疗方案的选择提供重要依据。

彩超能较好地诊断四肢先天性动静脉瘘，但如与先天性血管瘤并存于同一部位，则有时不易鉴别。由于本病常发生于细小的动、静脉之间，且瘘口众多、细小，不像后天性动静脉瘘那样容易判断瘘口的具体部位。瘘口处杂色血流信号有助于暗示瘘口部位。另外，彩超可以判断参与瘘口血供的动脉。

第十一节　血管手术后评估

一、四肢动脉狭窄或闭塞手术和介入治疗的彩超监测

四肢动脉狭窄或闭塞的介入和手术治疗方法包括经皮腔内血管扩张术、动脉支架置入术、介入溶栓术、内膜剥脱术和动脉搭桥术等。彩超是对四肢动脉疾病手术或介入治疗后进行监测的最常用和最普及的手段之一。

（一）经皮腔内血管扩张术

文献报道经皮腔内血管扩张术用于治疗股、腘动脉狭窄的成功率大于 90%，治疗股、腘动脉闭塞的成功率大于 80%。扩张局部血管可出现夹层、假性动脉瘤。该方法面临的最大问题是再狭窄，其常见的原因为血管内膜增生、血栓形成和弹性回缩。彩超可用于监测经皮腔内血管扩张术的并发症，判断再狭窄的原因、部位、范围和程度。

（二）动脉支架置入术

根据靶动脉的部位、管腔直径、迂曲程度，以及病变性质和长度等选择不同类型的支架。支架再狭窄或闭塞的原因包括血管内膜增生、支架回缩和血栓形成等。有作者报道颈动脉支架第一年再狭窄率为 8%，随后每年为 6%。并指出支架再狭窄的发生率与支架类型无关，与支架变形或被压有关。Tetteroo 等报道髂动脉支架 2 年开放率为 71%。彩超可用于观察支架内血流的通畅情况（图 23-11-1，图 23-11-2），及时发现支架狭窄以及判断其狭窄的程度和原因（图 23-11-3，图 23-11-4）。

（三）内膜剥脱术

内膜剥脱术是将动脉内膜及斑块剥脱切除，保持自身原来的管腔，而且，不会破坏动脉分支和侧支循环。主要用于较短的动脉狭窄或闭塞的治疗，如用于治疗颈内动脉起始段的狭窄。如果手术成功，彩超可发现手术处管壁无内膜，管腔内斑块已被切除，血流通畅，无明显狭窄。

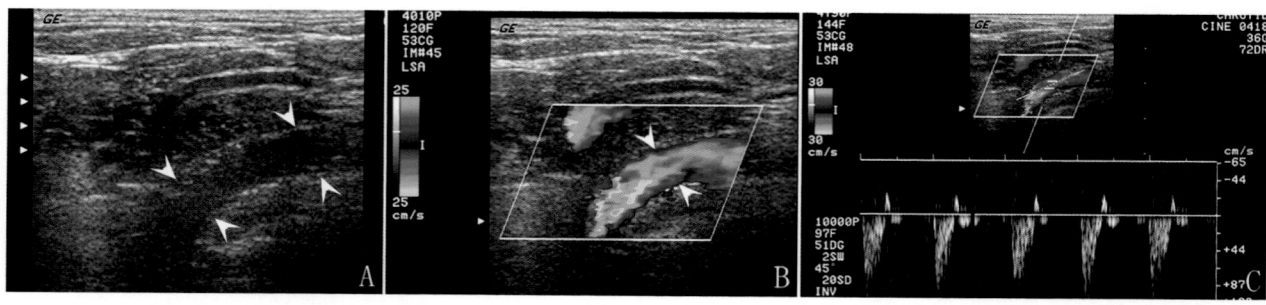

A. 箭头指向支架壁　　B. 箭头指向支架内血流通畅　　C. 支架内血流频谱为正常的三相波形

图 23-11-1　左锁骨下动脉正常支架

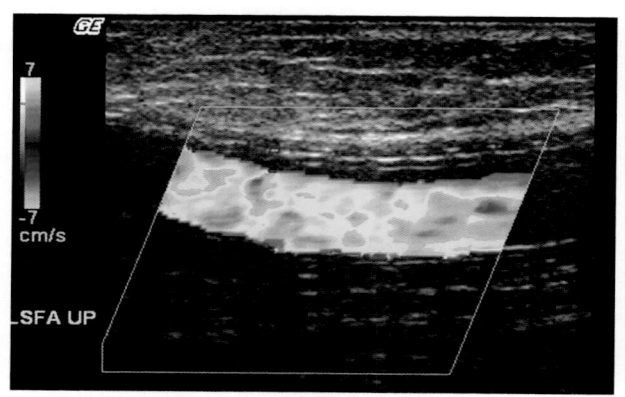

图 23-11-2　左股浅动脉上段正常支架

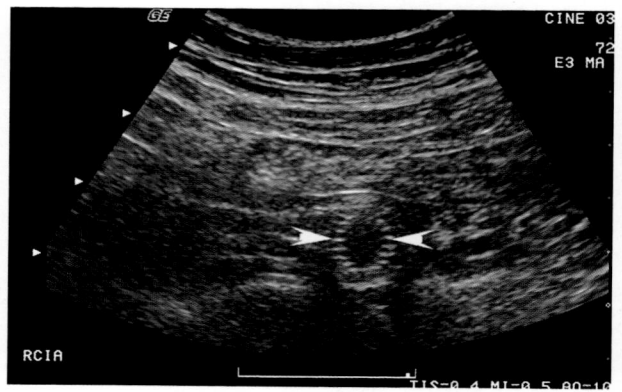

支架内血流通畅

图 23-11-3　左髂动脉支架灰阶超声表现

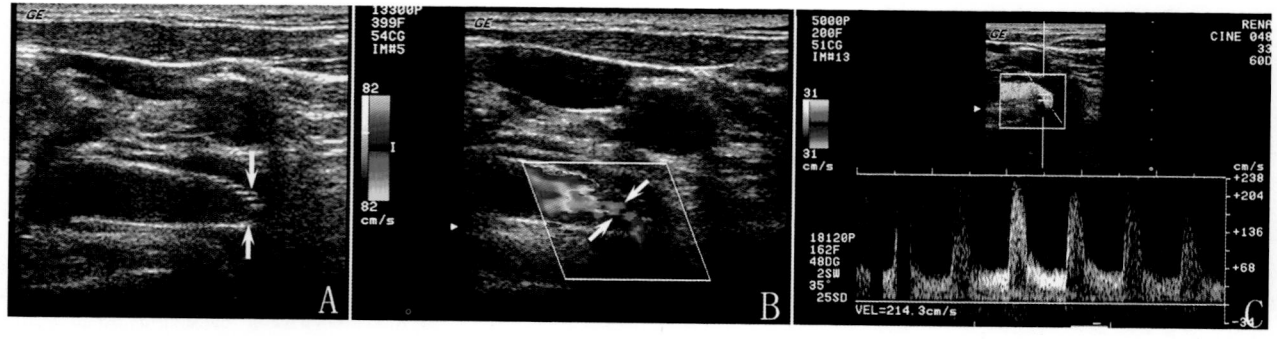

A. 箭头指向近端支架回缩而致管腔狭窄　　B. 箭头指向近端支架内血流束明显变细且血流紊乱　　C. 狭窄处流速明显加快达 214cm/s

图 23-11-4　右锁骨下动脉支架狭窄

（四）动脉搭桥术

可使用自体静脉或人工血管。

1. 常用手术方法

（1）颈总动脉与锁骨下动脉搭桥术：对于锁骨下动脉近段狭窄或闭塞所致的锁骨下动脉盗血综合征患者，在颈总动脉与锁骨下动脉远端架起一条人工血管，能够恢复椎动脉的正常血供（图23-11-5）。

（2）主-髂（股）动脉旁路移植术：主要适用于腹主动脉分叉部及髂总动脉闭塞者。

（3）解剖外腋-双股动脉旁路移植术

腹主动脉或双髂动脉闭塞，远端流出道良好时，可采用主-双髂或双股动脉旁路移植术和解剖外腋-双股动脉旁路移植术，后者是采用解剖外旁路移植术，手术径路不需经腹，适合于全身状况较差者。

（4）股-腘动脉旁路移植术

包括股-腘动脉自体大隐静脉移植术（原位大

隐静脉移植术、倒置大隐静脉移植术）和股-腘动脉人工血管移植术。适合于股浅动脉长段狭窄或闭塞，其流入道和流出道动脉基本通畅。

①原位大隐静脉移植术　这种搭桥手术是采用自身大隐静脉作为手术材料。大隐静脉仍保留在体内，不用从体内取出，他的走向也不加改变

（图 23-11-6）。由于静脉内瓣膜走向与术后血流方向正好相反，因此，必须将静脉内所有瓣膜清除。这样可以确保术后动脉血流在大隐静脉内不会受到瓣膜的截流。此外，必须将大隐静脉的分支进行结扎，以防止动静脉瘘形成。

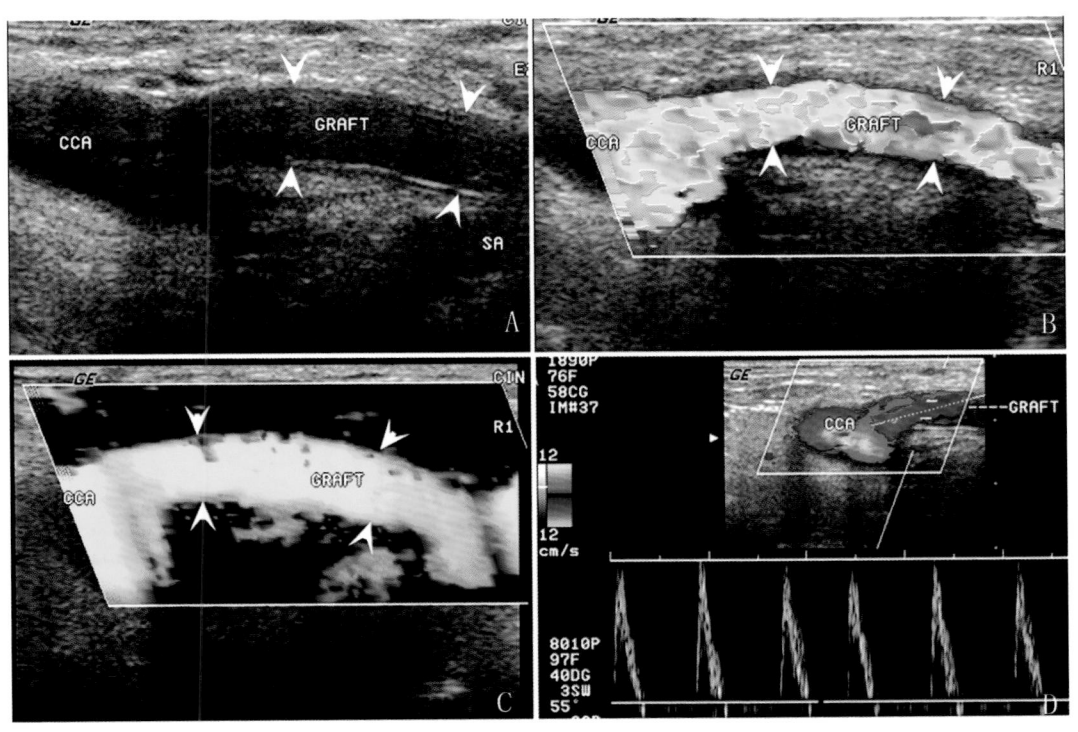

A. 左颈总动脉（CCA）与锁骨下动脉远心端（SA）之间见一架桥血管（GRAFT）（箭头所指）　B. 彩色血流成像显示架桥血管血流通畅（箭头）　C. 能量多普勒显像显示架桥血管血流通畅（箭头）　D. 架桥血管频谱类似正常上肢动脉血流频谱

图 23-11-5　左侧锁骨下动脉盗血综合征（颈总动脉与锁骨下动脉搭桥术）

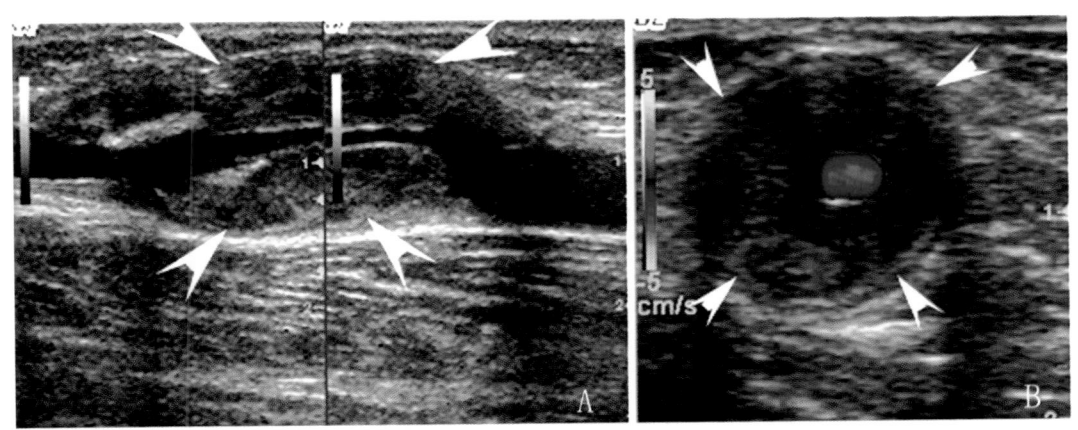

A. 箭头所指瓣膜窦处血栓形成致使管腔狭窄　B. 横切瓣膜窦处见环形血栓（箭头），管腔血流束明显变细

图 23-11-6　股-腘动脉原位大隐静脉移植术

②倒置大隐静脉移植术　与原位大隐静脉移植术不同的是，所需大隐静脉要从体内取出，并结扎分支，然后再植入体内。由于瓣膜走向与术后血流方向一致，因此不会引起严重的血流阻滞。但是，有些外科医师仍会选择将静脉瓣膜清除。其缺点是：大隐静脉从体内游离出来，使静脉营养结构受到破坏；大隐静脉倒置后与近端动脉吻合的口径不匹配。

③股-腘动脉人工血管移植术　有时这种人工血管周围也会加上支撑环以防止外力的压缩。人工血管管壁呈现回声很强的平行线（图23-11-7）。

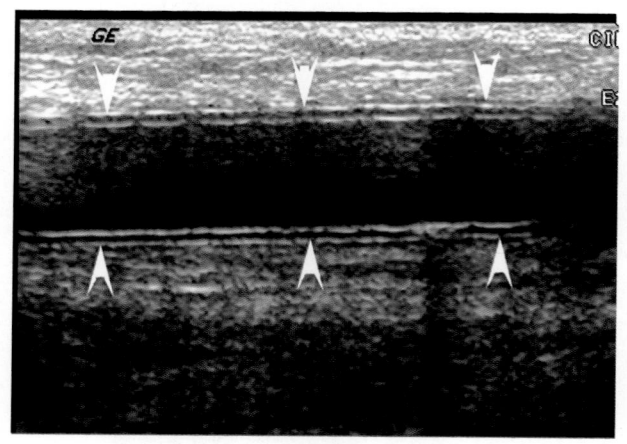

图23-11-7　股-腘动脉人工血管壁灰阶超声表现

2. 动脉搭桥手术失败的原因

搭桥手术早期失败主要是由于技术上的失误或患者自身血液凝固性过高所致，大约10%的失败出现在这段时期。血管内膜增生是术后两年内搭桥血管失败的主要原因。而逐渐发展的动脉粥样硬化是术后两年以后失败的主要原因。对于究竟采用那一种血管搭桥最为有效，目前还有争议。但绝大多数学者认为，自身静脉移植的搭桥手术要比人工血管具有更高的短期和长期成功率，尤其是对小腿血管的搭桥，自身静脉具有更强的优势。

3. 动脉搭桥移植手术超声监测方案和注意事项

（1）了解手术方式和搭桥血管的种类、长度和内径。

（2）监测时间：对于自身静脉搭桥移植的术后监测方案是第1年每3个月一次，第2年每6个月一次，之后每年1次。但是，如果患者出现缺血征兆，或者腿部血压明显降低的情况下，尽

快进行超声检查很有必要。而人工血管的生物学特点与自身静脉不同，多数病例他的局部栓塞不会发生由轻微到严重的过程，而是突发性的。因此，对于人工血管的移植手术来说，以上监测方案的临床意义并没有前者那么大。

（3）监测部位：具体的监测部位视搭桥血管的长度而定，一般包括以下几个部位：流入道动脉、近端吻合口、近段搭桥血管、中段搭桥血管、远段搭桥血管、流出道动脉。

（4）注意寻找不正常征象：血流紊乱或狭窄处、瘤样扩张、假性动脉瘤、动静脉瘘、残留的瓣膜、瓣膜窦处的扩张、搭桥血管周围积液。

（5）监测内容：将灰阶超声、彩色多普勒成像和脉冲多普勒三者结合起来运用。可先用灰阶超声对搭桥血管的结构进行初步观察，然后用彩色多普勒成像寻找阻塞的部位，最后用脉冲多普勒来观察波形的形态，测量血流速度和阻力指数等，以确定阻塞的程度。

（6）技术注意事项

①探头频率　大多数搭桥移植手术的超声监测采用5～7.5MHz的线阵探头。位置较深的搭桥动脉可以使用3～3.5MHz的探头。

②声束与血流方向的夹角　为了取得精确的血流速度，在可能的情况下，使用同一的角度（Doppler angle）来完成一个病例的检查，通常将此夹角固定在60°。但也有学者认为此夹角<60°即可，不必固定在某一角度。取样容积的大小约为1.5mm。研究显示，将彩色血流成像与血流速度结合起来分析，可以达到高于95%的敏感性和90%的特异性。

4. 搭桥移植手术并发症的彩超诊断

（1）搭桥血管再狭窄　多发生于吻合口。

①有研究表明，搭桥血流速度低于45cm/sec是搭桥血管失败的重要指征（图23-11-8），但不能单凭血流速度的绝对值来判断手术的成功与否，还应考虑管径大小的影响。一般来说，人工血管管径常常明显大于正常血管，因此血流速度相对较低。在实际工作中，亦会遇到管径较大的自身搭桥静脉，其血流速度也会比较慢。

②峰值流速比值是血管狭窄处峰值流速除以狭窄前区正常段血管峰值流速（图23-11-9）。他是一项重要的诊断指标。目前采用峰值流速比值≥3作为内径减少≥60%的搭桥动脉狭窄的诊断

标准。当局部阻塞发生在近端吻合口或流出道动脉时，该指标的计算方法有所不同。前者应与搭桥血管的峰值流速相比，而后者则应与远段自身动脉峰值流速相比。

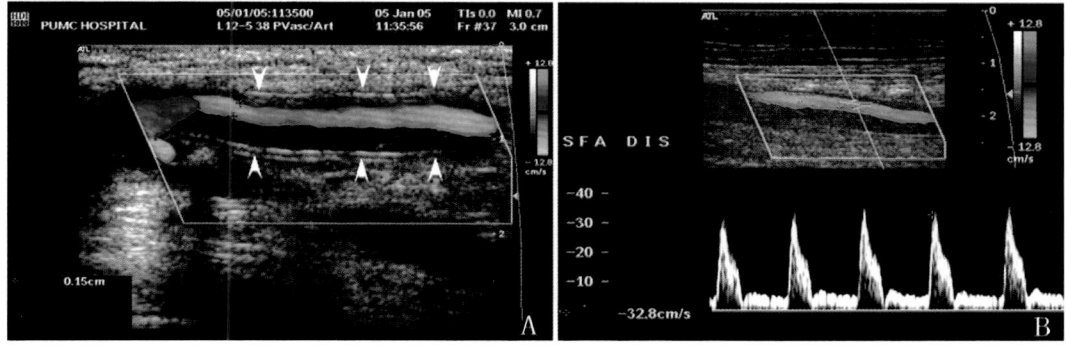

A. 架桥股浅动脉（箭头）血流束明显变细，最窄处残留管腔内径为 0.15cm　B. 狭窄段 PSV 减低（33cm/s），低于 45cm/s

图 23-11-8　架桥股浅动脉狭窄

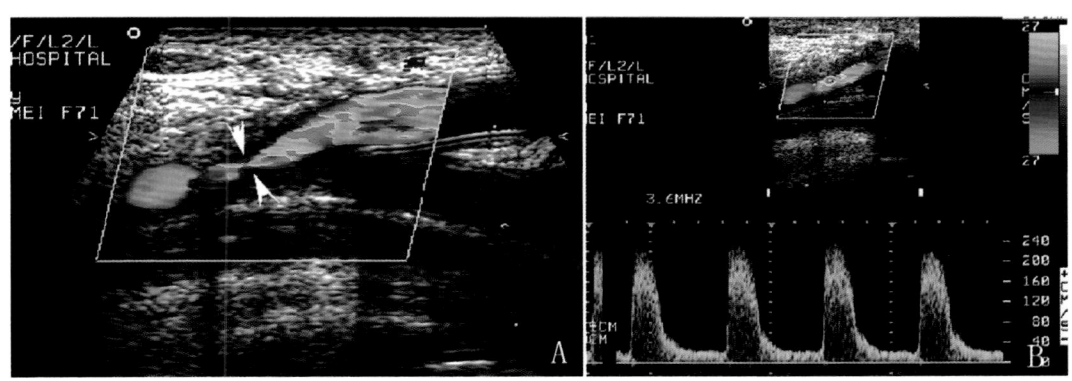

A. 架桥股浅动脉近侧吻合口血流束明显变细（箭头所指）段血管峰值流速比值为 3.4　B. 该处 PSV 加快达 240cm/s，其与狭窄前区正常

图 23-11-9　搭桥血管近侧吻合口再狭窄

③波形的改变：一般来说，如果收缩期频谱上升延迟（加速时间延长）和阻力减低，可以预测阻塞是在其近心段动脉。而如果舒张期血流速度降低而收缩期频谱上升不延迟（加速时间不延长），可以预测阻塞是位于其远心段动脉。

（2）搭桥血管闭塞：搭桥血管内充满低或中强回声，管腔内无明显血流信号（图 23-11-10，图 23-11-11）。

（3）吻合口处的假性动脉瘤、动静脉瘘的声像图表现，参见本章第四、五节。

（4）血肿　表现为低回声或无回声区，边界清晰，内部无血流信号。

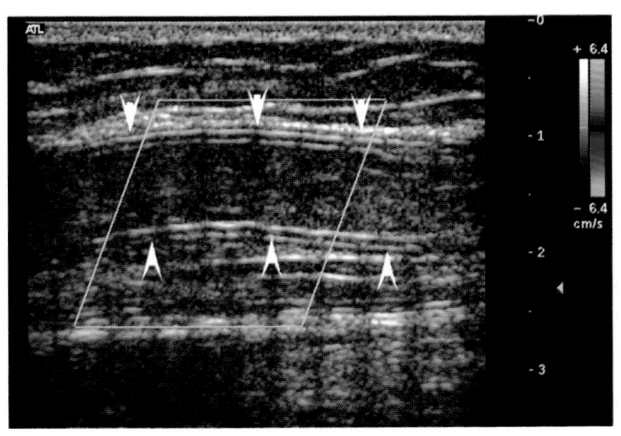

术后 1 天发现架桥动脉（箭头）内充满低回声，其内无明显血流信号

图 23-11-10　架桥股浅动脉血栓形成并闭塞

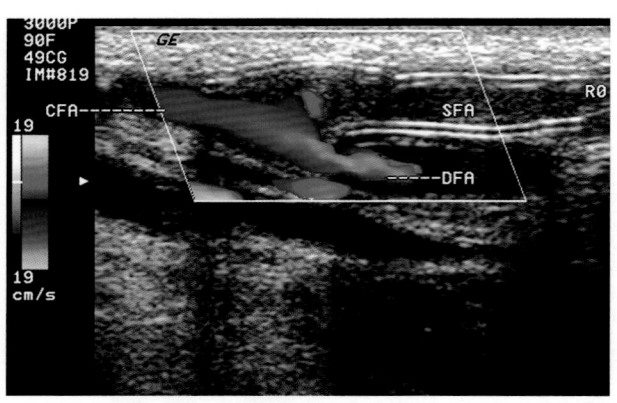

架桥股浅动脉（SFA）管腔内无明显血流信号　CFA：股浅动脉　DFA：股深动脉

图 23-11-11　架桥股浅动脉血栓形成并闭塞

二、人工动静脉内瘘

建立和维持良好的长期血管通路是慢性血液透析的先决条件。采用血管外科手术方法在自身动静脉之间，形成有功能的动静脉血管通路，称为人工动静脉内瘘。彩色多普勒超声术前可协助选择合适的血管，如血管位置、管径、管腔通畅度，供血情况，避免在不理想的血管上建立内瘘，有助于提高人工动静脉瘘的成功率；术后可以定期监测人工动静脉瘘的功能，及时发现并发症，如瘘口狭窄、血栓形成、静脉瘤等，利于加强对内瘘功能的维护，延长使用寿命。这是一种安全、方便、可靠的检测手段，已取得与血管造影相似的准确性。

（一）人工动静脉内瘘类型

分为自身动静脉内瘘和移植血管内瘘两类。

1. 自身动静脉内瘘

1966 年 Brescia 和 Cimino 等首次将桡动脉和头静脉在皮下吻合，建立了安全、有效的动静脉通路，术后静脉扩张肥厚（静脉动脉化），可以反复穿刺，进行长期透析，称为自体动静脉内瘘。国内大多数医院采用这种方法。内瘘部位选择原则为浅表邻近的动静脉，先上肢后下肢，先远端后近端。首选标准内瘘为非惯用侧前臂腕部头静脉与桡动脉吻合；其次为贵要静脉与尺动脉。吻合方式有三种：①端侧吻合，大多采用；②侧侧吻合，适用于静脉纤细者；③端端吻合，已很少采用。理想血管通路的要求：①内瘘的血流量要达到透析要求，最好在 300～200ml/min；②管径要达透析要求，否则影响内瘘预后；③长期保持通畅，并发症少。

2. 移植血管内瘘

使用替代血管建立动静脉之间的通路，国外使用较多。搭桥最常用部位是前臂掌侧，其次是上臂和大腿。准备搭桥的动脉口径应≥3.0mm，静脉流出道内径应≥4.0mm，以减少回流阻力，保证近心端血流通畅。搭桥的方式有三种：①直线型吻合；②U 型吻合；③间插或跳跃型吻合。

（二）正常人工动静脉瘘

1. 临床表现

人工动静脉内瘘术后在吻合口静脉侧容易触及搏动、明显的持续性震颤，听到粗糙的"机器滚动样"血管杂音，表示内瘘通畅和血流量充分。如果只能触到搏动，震颤与杂音消失，表示流出道梗阻，原因可能是静脉近端狭窄或血栓形成。

2. 声像图表现　与后天性动静脉瘘相似（图 23-11-12），参见本书有关内容。

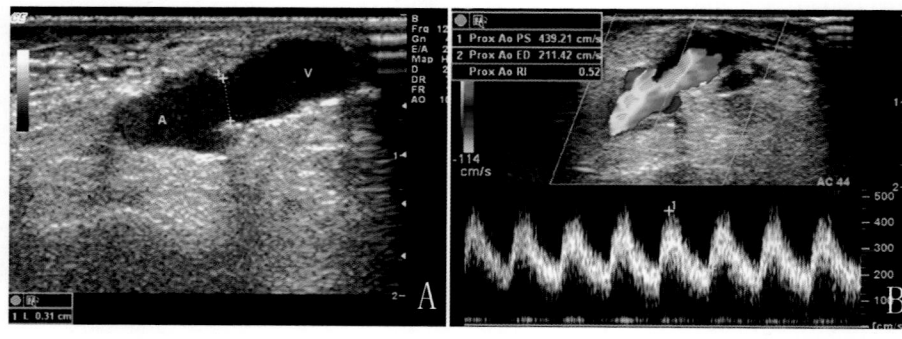

A. 桡动脉（A）与浅表静脉（V）之间可见一瘘道，其内径为 0.31cm　B. 瘘道处血流频谱为高速低阻型，PSV＝439cm/s，RI＝0.52

图 23-11-12　前臂正常人工动静脉内瘘

（三）人工内瘘并发症的超声监测

1. 狭窄 自身动静脉内瘘狭窄最常发生于吻合口，其次为引流静脉。移植血管内瘘则好发于静脉侧吻合口（图23-11-13），以及引流静脉内膜增生导致的进行性狭窄（图23-11-14）。有作者报道当吻合口内径小于2.5mm，且流速明显升高时，认为存在狭窄。吻合口狭窄的诊断一般基于瘘口处流速与流入道动脉流速的比值，流速比值≥3.0，狭窄≥50%；引流静脉狭窄的诊断一般基于可疑狭窄处流速与相邻静脉段内流速的比值，流速比值≥2.0，狭窄≥50%。

吻合口狭窄可导致流量减少，引起瘘口近心端动脉血流阻力升高，趋向变为正常动脉血流频谱。

2. 血栓形成 可发生于引流静脉、吻合口、供血动脉（图23-11-15～图23-11-17），尤以前两者好发，且可以多发。二维图像管腔内可见被实性低至中等回声部分或全部充填。CDFI呈现狭窄或闭塞的表现。当吻合口闭塞时，除表现为吻合口处无明显血流信号外，引流静脉血流恢复为连续性带状频谱，瘘口近心端供血动脉血流恢复为正常的三相波型。

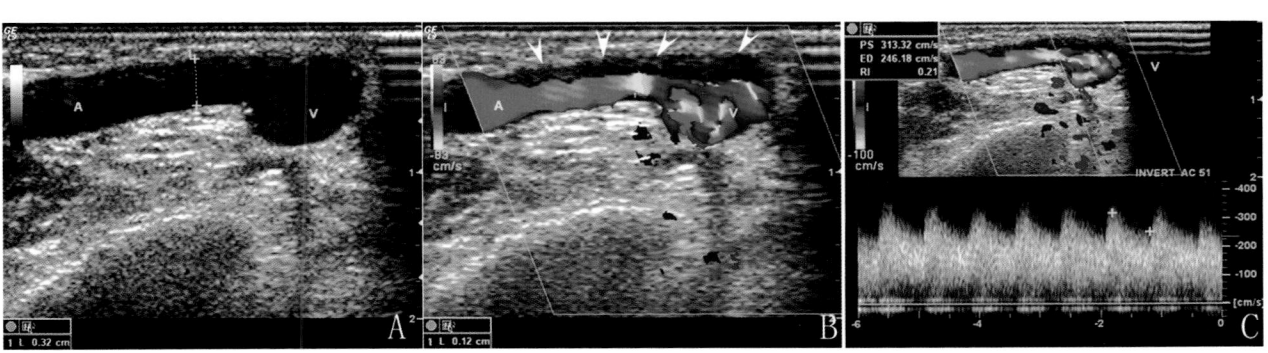

A. 桡动脉（供血动脉） V. 头静脉（引流静脉） A. 在灰阶超声上测量瘘口内径为0.32cm，测值不准确，应借助彩色血流成像来帮助辨认管腔内缘 B. 彩色血流显像显示瘘口最窄处血流束宽仅0.12cm，为管腔内血栓所致（箭头所致） C. 瘘口处PSV为313cm/s

图23-11-13 前臂人工内瘘吻合口狭窄

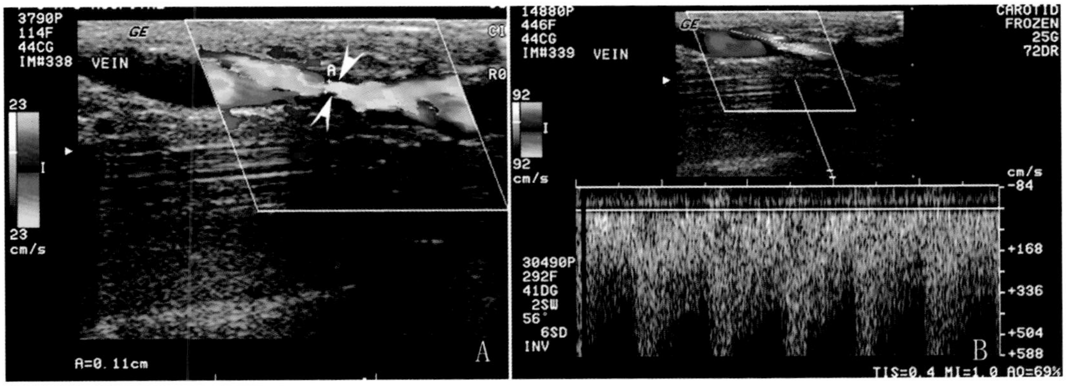

A. 箭头所指处引流静脉（头静脉）血流束较细，最窄处内径约0.11cm B. 引流静脉狭窄段流速明显增高，PSV大于600cm/s

图23-11-14 前臂人工内瘘引流静脉狭窄

3. 静脉瘤样扩张 是最常见的并发症之一，常因内瘘使用过早（小于三周）；其次为同一部位反复静脉穿刺；或者与瘘口紊乱血流冲击有关。好发于瘘口附近或距瘘口数厘米处的主干静脉上，常多发。二维显示局部管径显著增宽，即静脉动脉瘤样扩张（图23-11-18）；瘤体内可有血栓形成

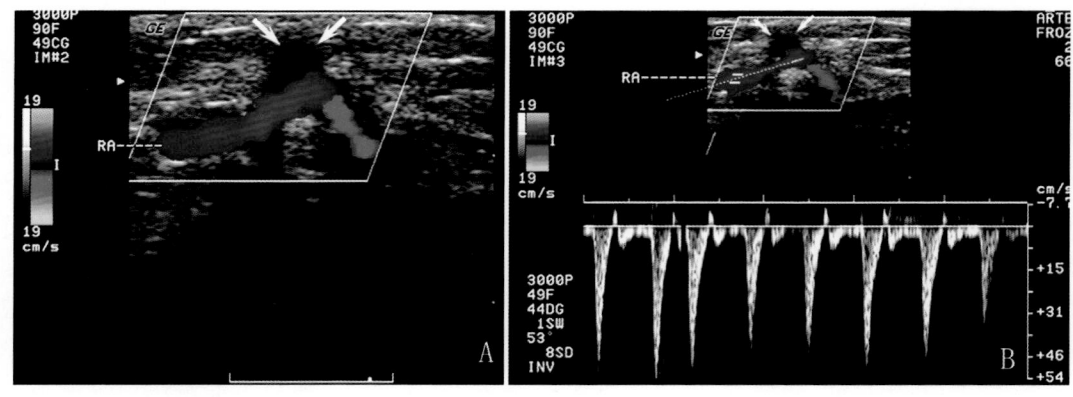

A. 箭头指向瘘口处无血流信号　B. 与瘘口相连的近端桡动脉血流频谱恢复正常的三相波型

图 23-11-15　前臂人工内瘘吻合口血栓形成并闭塞

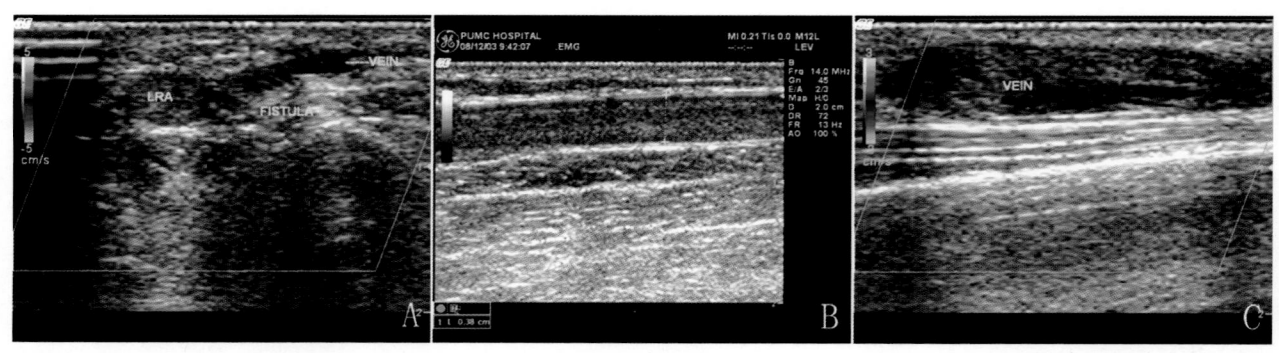

A. 瘘口处（Fistula）、与瘘口相连的桡动脉（LRA）和浅静脉（vein）均充满低回声，无明显血流信号　B. 与瘘口相连的桡动脉管腔内充满低回声　C. 与瘘口相连的浅静脉管腔内充满低回声，无明显血流信号

图 23-11-16　前臂人工内瘘广泛血栓形成

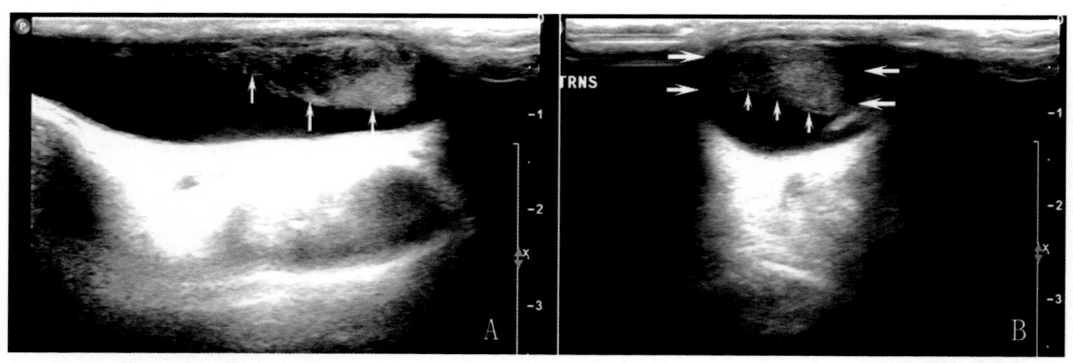

A. 纵切显示与瘘口相连的浅静脉内可见低回声血栓（箭头所指）　B. 横切显示与瘘口相连的浅静脉内可见低回声血栓（箭头所指）

图 23-11-17　前臂人工内瘘静脉血栓形成

的声像图相应改变，致管腔狭窄，轻度狭窄流速增高，重度狭窄可流速减低，导致静脉回流障碍。

4. 假性动脉瘤　常发生在反复穿刺部位。二维显示动脉周围有一液性暗区，常位于动脉的一侧，CDFI暗区内呈湍流，在动脉破口处可探及湍流或高速喷射状血流频谱（图 23-11-19）。

5. 盗血综合征（图 23-11-20）　当动静脉内瘘压力很低或桡动脉近心端狭窄、闭塞时，CDFI可显示瘘口远端桡动脉内出现反向血流，呈向心性，进入吻合口。

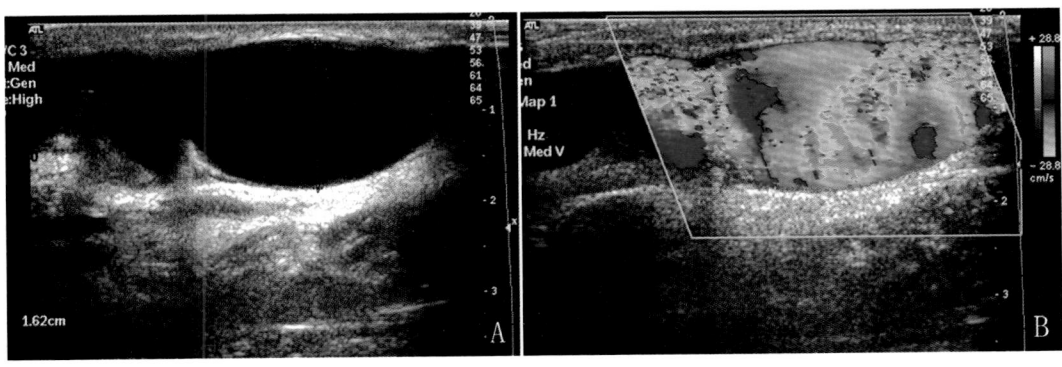

A. 引流静脉瘤样扩张，最宽处前后径 1.62cm　B. 引流静脉瘤样扩张的彩色血流图

图 23-11-18　前臂人工内瘘引流静脉瘤样扩张

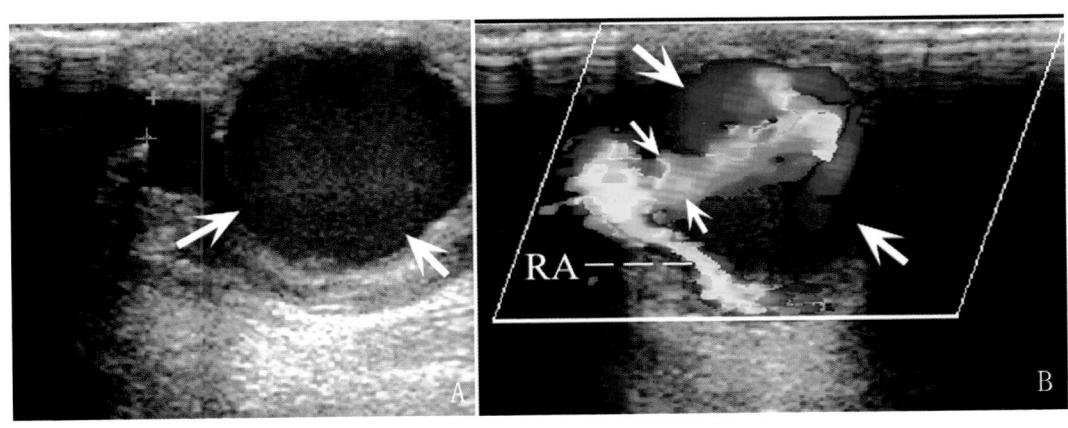

A. 箭头指向假性动脉瘤　B. 短箭头指向瘤颈部，长箭头指向瘤体部，RA：桡动脉

图 23-11-19　前臂人工内瘘并发假性动脉瘤

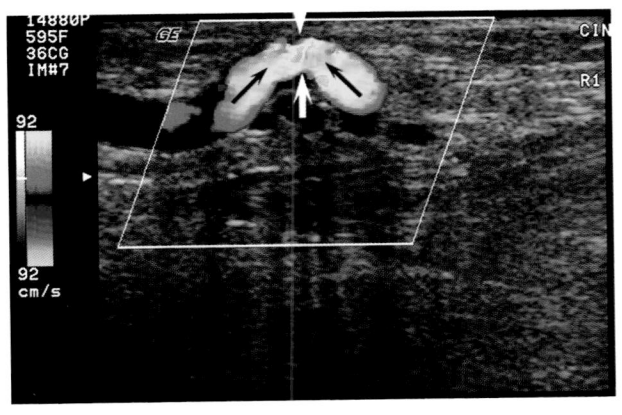

白色箭头指向瘘口，黑色箭头表示近端和远端桡动脉血流均向瘘口

图 23-11-20　盗血综合征

（四）人工动静脉内瘘流量测定

根据公式血流量＝血管截面积×平均血流速度来计算人工动静脉内瘘流量，有以下几种方法。

值得注意的是，彩色多普勒超声测量内瘘流量重复性较差，对操作者技术依赖性强，临床应用受到一定限制。

1. 直接测量瘘口口径（面积）及平均血流速度其计算公式为：

血流量（Q）＝V×A×T，式中：V 为平均血流速度，A 为管腔横截面积，T 为时间。

2. 内瘘平均血流量＝瘘口近端动脉平均流量－远端动脉平均流量（当有盗血综合征时不宜使用）

3. 引流静脉血流量　即为内瘘流量，常在距吻合口 4cm 处测量瘘口近心端静脉管径（面积）、平均血流速度。此方法用以瘘口流量均流经引流静脉的测量处。当引流静脉出现逆流或测量处瘘口近心端引流静脉有未结扎的静脉属支时，则内瘘流量测值不可靠。

4. 流速剖面显示　是测定血流量的新技术，由仪器在 10ms 间的流速剖面谱上分区截取流速

数据，乘以相应的管腔内环面积，得到分区环流量，全部环流量之和为瞬时血流量。即

瞬时血流量 $\Delta V = \Sigma V_n A_n$（乘以 100 为每秒血流量，乘以 60 为每分钟血流量）。这是目前比

较准确的方法。移植血管则选替代血管平直段测量。

（李建初　张晓东）

第二十四章 肌肉、肌腱与软组织超声诊断

第一节 总论

一、概述

高频线阵实时探头的使用，图像分辨率的不断改进，大大提高了超声成像评价肌肉骨骼系统的能力。这些技术包括超高近场分辨率、电子聚焦和极高频探头（5～15MHz）。这些品质在扫查肌腱和肌肉时尤为重要，因为肌肉和肌腱通常位置比较表浅且内部结构具有独特的声学特征。与过去的超声成像技术相比，实时超声成像增加了扫查的灵活性便于多切面成像。而且，彩色血流灵敏度的提高使得各种炎症、肿瘤及外伤等导致的血流变化得以显示。与 CT 或 MR 相比，尽管诊断超声对骨关节和软组织成像在某种程度上存在不足，但由于超声成像具有安全、舒适、便宜及省时等优点且能够提供相当丰富的诊断信息，其地位正不断得到提高。另外，超声成像的实时性使检查过程中采用动态诱发动作检查及实时监视软组织的介入过程成为可能。

二、肌肉骨骼系统超声检查的适应证

从病因角度有以下几类。

1. 急、慢性运动损伤或外伤。

2. 免疫性及代谢性疾病，如类风湿性关节炎、痛风、强直性脊柱炎等。

3. 骨关节退行性变，如骨关节炎。

4. 骨与软组织肿物。

三、超声检查的优势与局限性

1. 超声对肌肉骨关节的检查优势

（1）可在不同体位下动态观察。

（2）对浅表结构分辨率高。

（3）便于双侧对比。

（4）可观察病变区的血供进而判断局部血流灌注情况。

2. 局限性

（1）与 MRI 相比，观察视野相对受限。

（2）不能穿透成年人的骨骼，因而对前方有骨骼遮挡的结构（如膝关节交叉韧带）的检查受到一定限制。

四、仪器设备

肌肉骨骼系统超声检查首选 5～13.0MHz 高频线阵探头，对于深部软组织、骨及关节（如髋关节）以及关节屈侧声窗受限时可选用 3.0～5.0MHz 凸阵探头。病变位置表浅或检查手指时，探头频率应选用 14MHz 或更高，必要时涂布大量耦合剂来减少近场伪像。

具有全景成像功能的超声诊断仪扩展了成像范围，提供病变及其周围毗邻结构的整体图像，使之更加直观。

五、检查前准备

一般患者无须特殊准备，检查者应仔细询问病史，对比分析所有影像学及实验室检查资料。

六、检查技术及伪像识别

对于关节周围结构的扫查应按顺序依次进行，为此要熟悉解剖。根据肌肉骨骼系统病变的特点，超声检查除要求多切面观察病变结构外，重点强调对比扫查和动态扫查：对比扫查即病变与病变周围正常区域比较，病变侧与健侧比较；动态扫查包括探头加压观察病变的可压缩性，主动或被动活动关节观察相应结构的变化以及连续动态观

察病变与周围正常组织的延续性。

特别强调，由于肌肉骨骼系统的某些结构走行方向并非完全与人体长轴方向一致，甚至相反。所以超声检查时应按所检查结构的长轴切面、短轴切面进行超声扫查和报告描述。即某一结构的长轴切面，指探头沿该结构纤维纵行方向扫查，短轴切面则为探头与纤维走行方向垂直扫查。不必根据人体长轴确定的纵断面、横断面术语进行描述，以免引起混淆。

肌肉骨骼系统超声扫查过程中最常见各向异性伪像，见于肌腱、韧带、神经和肌肉组织。线阵探头扫查时，声束不能同时保持与组织内各部分纤维呈垂直方向，形成不同部位的回声强弱不同，与声束垂直的部分回声强，与声束呈倾斜角度的部分回声减低，甚至低至无回声（图24-1-1）。解决办法：改变探头方向使声束与观察感兴趣区垂直（图24-1-2）。

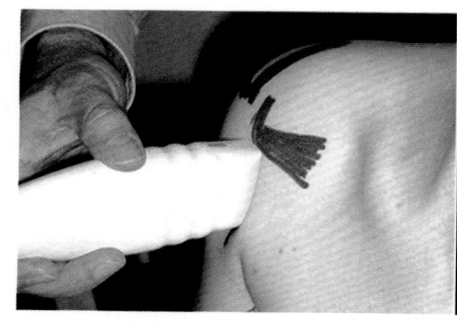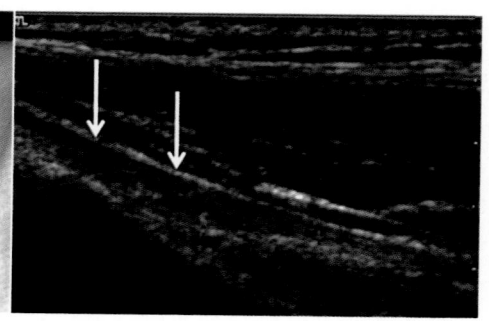

探头平行皮肤扫查，腱体中下部由于腱纤维走行未与声束垂直，回声减低（箭头）

图24-1-1 肱二头肌长头腱长轴切面声像图

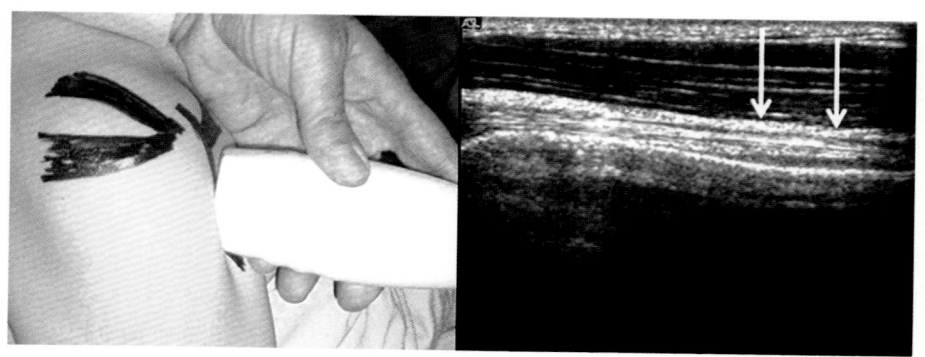

探头一端加压，改变声束入射角度，使声束与肌腱纤维走行垂直，回声呈正常肌腱的强回声表现（箭头）

图24-1-2 肱二头肌长头腱长轴切面声像图

（王金锐）

第二节　肩部

一、概述

肩部超声检查自 20 世纪 80 年代开始应用于临床，随着检查手法和超声成像技术的发展，已经逐渐成为肩关节及周围软组织疾病的重要影像学方法。与传统 X 线、CT、MRI 比较，超声不仅对许多疾病能做出明确的诊断，显示病变的程度和范围，并且可以结合肩关节的主动和被动运动进行动态检查，了解肩关节活动状况和各块肌肉的协同作用。

二、检查方法

肩关节超声检查时，患者坐在可调节高度的旋转椅上。检查者可以自患者背侧进行扫查，优点是扫查过程中探头容易保持平稳，操作者手臂不易疲劳；也可以自患者前面进行扫查，一手操作探头，另一手握持检查侧前臂，便于检查时随时调整盂肱关节位置，在运动状态下进一步寻找和发现病变。扫查过程中患者手臂的位置取决于所需观察的解剖结构，对于任一解剖结构至少应进行纵断面和横断面两个方向的扫查。有时，还需进行双侧比较扫查。彩色多普勒血流显像（CDFI）特别是能量多普勒血流显像能够敏感的显示低速血流信号，可以帮助鉴别囊性与实性病变，以及通过血流信息评价炎性病变的病程。

肩关节的超声检查一般使用高分辨力线阵探头，探头频率最常选择 5～10MHz 的宽频探头，这种频率探头具有较高的近场分辨率和穿透力，特别适合于检查肌肉发达的青壮年和运动员。肩关节周围的软组织结构走行复杂，必须掌握的扫查结构包括构成肩袖的四条肌腱和肱二头肌长头肌腱。这些结构的检查应按照一定顺序，参照解剖走向逐一进行。

三、正常声像图

（一）肱二头肌长头腱

前臂屈曲 90°，适当内旋使结节间沟位于肩前方。探头置于结节间沟处可获得肌腱的短轴切面声像图，呈椭圆形，位于结节间沟内（图 24-2-1），厚 3～4mm，周围有腱鞘包绕，内有少量液体，正常情况下液体位于肌腱内侧隐窝内，厚度不超过 2mm。在二头肌腱浅方可见肱横韧带，连接大小结节，呈薄的高回声结构，将二头肌腱固定在结节间沟内。

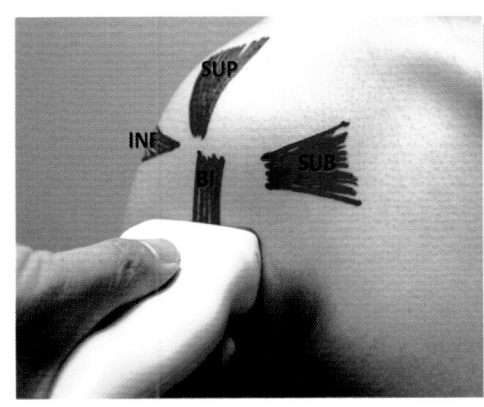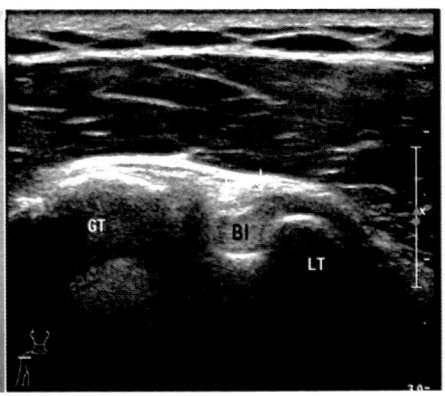

呈椭圆形中强回声（BI）位于结节间沟，浅方可见肱横韧带（↓）。GT：大结节，LT：小结节。左图示探头体表位置，标记体表肌腱走行示意依次为：BI：肱二头肌长头腱，SUB：肩胛下肌腱，SUP：冈上肌腱，INF：冈下肌腱

图 24-2-1　肱二头肌长头腱短轴切面声像图

探头旋转 90°可获得肱二头肌腱长轴切面图像（图 24-2-2），向近端扫查可追踪至肌腱关节内盂上结节和上盂唇连接处，向下连续扫查至显示二头肌腱肌腹处。二头肌腱长轴切面声像图为带状

高回声结构，呈层状分布，扫查时要注意随时调整探头方向，使声束垂直于肌腱。

（二）肩胛下肌腱

前臂屈曲90°，肘部紧贴侧胸壁，肩关节外旋位，并做前臂旋后动作。当患者关节活动疼痛或少儿不能配合时，该体位可由医师握住上臂外旋

协助完成。探头置于小结节内侧沿肩胛下肌腱长轴扫查，肌腱表面的一薄层强回声为三角肌下的脂肪组织，腱体呈鸟嘴样强回声止于肱骨小结节（图24-2-3）。探头扫查时应上、下平移直至肌腱宽度的边界。在三角肌与肩袖之间显示低回声的三角肌下滑囊及高回声的滑囊周围脂肪组织，其厚度在正常情况下不超过2mm。

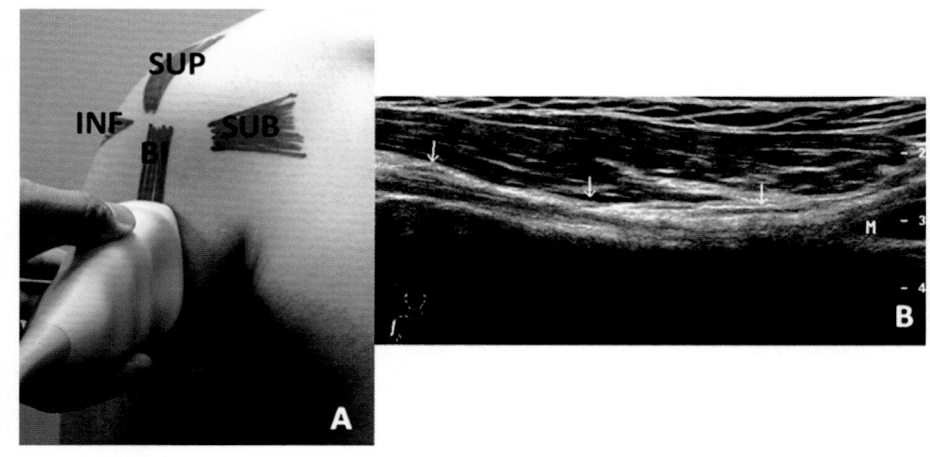

呈条带样中强回声（↑），内部为强弱回声交替分布的纤维层样结构。M：肌腹。左图示探头体表位置，标记体表肌腱走行示意依次为：BI：肱二头肌长头腱，SUB：肩胛下肌腱，SUP：冈上肌腱，INF：冈下肌腱

图24-2-2 肱二头肌长头腱长轴切面声像图

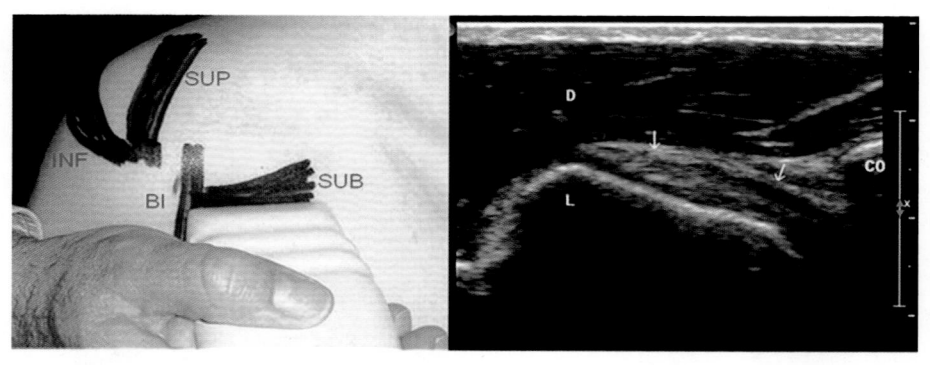

呈条带样中强回声（↑），附着于小结节（L）。D：三角肌，CO：喙突。左图示探头体表位置，标记体表肌腱走行示意依次为：SUB：肩胛下肌腱，SUP：冈上肌腱，INF：冈下肌腱，BI：肱二头肌长头腱

图24-2-3 肩胛下肌腱长轴切面声像图

探头旋转90°获得肩胛下肌肌腱短轴切面声像图，呈一扁圆形结构，深面较平，表面呈弧形（图24-2-4），由于肌束与肌腱交替分布，内部回声多不均匀。

（三）冈上肌腱

检查体位可有两种。第一种是患者上肢置于身后，屈肘，肘尖尽量指向人体后正中线，手掌贴在髂嵴上缘，在该体位下冈上肌腱与肱二头肌长头腱平行走行，前者位于后者后外侧。第二种

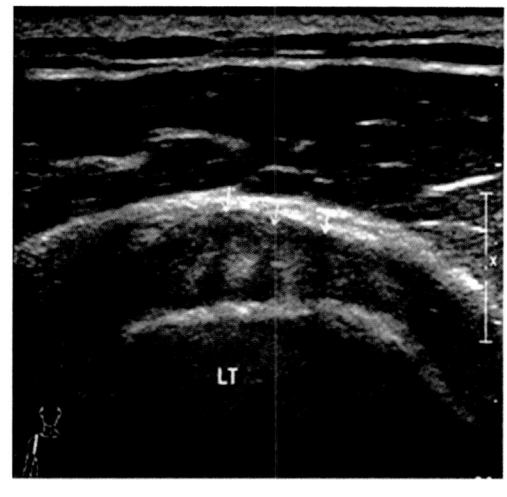

呈强弱回声交替分布（↑），附着于小结节（LT）。
图 24-2-4　肩胛下肌腱短轴切面声像图

体位是使患者肩关节尽可能内旋，屈肘同时前臂后伸，手背紧贴对侧的后背，肘部紧贴外侧胸壁，

肘窝与胸壁不留空隙。由于在肩关节最大内旋位时冈上肌腱处于被拉直的紧张状态，该体位更易发现微小撕裂（图 24-2-5）。

冈上肌腱长轴切面声像图（图 24-2-6）显示为高回声结构，边界清，表面光滑呈弧形，凸面向上。其大结节附着部呈鸟喙状，自肱骨头解剖颈覆盖至大结节上缘。冈上肌肌腱短轴切面声像图（图 24-2-7）呈弧形带状高回声结构，在三角肌深方包绕肱骨头，厚 0.4～0.8cm。冈上肌腱深方显示肱骨头表面的低回声软骨，厚约 1mm。冈上肌腱与冈下肌腱纤维相互交织，声像图上无明确边界，通常将二头肌腱外侧缘向后 2cm 处认为是二者的分界。冈上肌腱与三角肌之间为三角肌下滑囊（图 24-2-6），为一潜在的囊性结构。超声能显示滑囊周围脂肪组织，厚度不超过 0.2cm，动态扫查可见两层囊壁相互滑动。

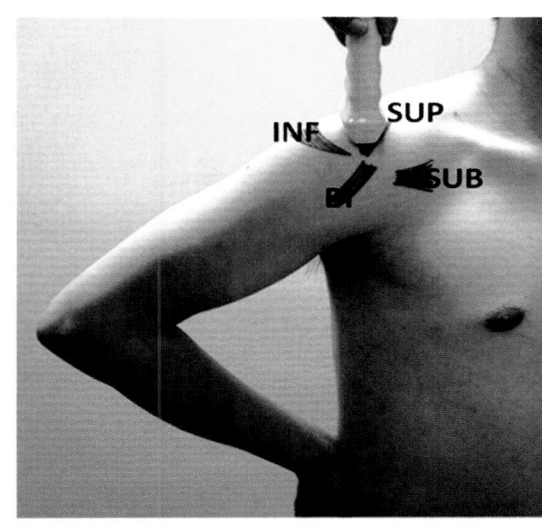
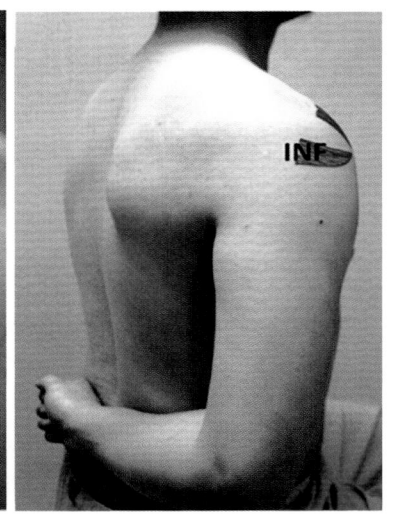

SUP：冈上肌腱，SUB：肩胛下肌腱，BI：肱二头肌长头腱，INF：冈下肌腱
图 24-2-5　冈上肌腱检查体位及长轴切面探头位置

（四）冈下肌肌腱和小圆肌肌腱

患者手放于对侧肩部，探头横向放置于肩关节后方，向前下倾斜，并沿着肌腱走行方向移动探头，可显示冈下肌肌腱长轴切面声像图，其末端附着于肱骨大结节（图 24-2-8）。探头平行向下移动，则可显示小圆肌腱。

（五）肩锁关节冠状切面

上肢处于自然位置，探头自肩峰外侧缘沿冠状断面向内侧移动可显示肩锁关节，正常关节两端骨皮质光滑规则，锁骨端稍高于肩峰，肩锁韧带紧密附着于关节两侧骨皮质，关节内关节盘软骨显示为三角形低回声（图 24-2-9）。

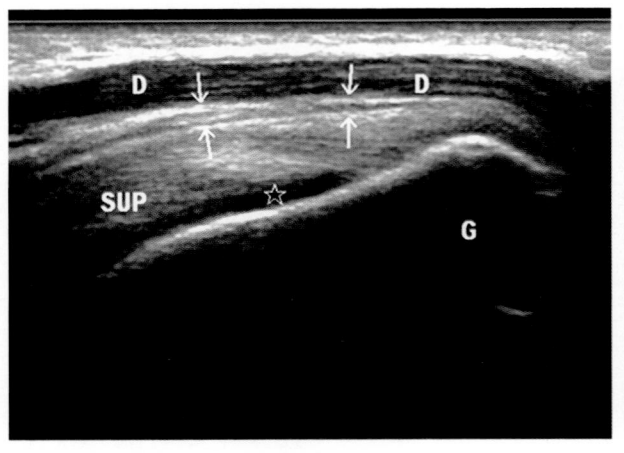

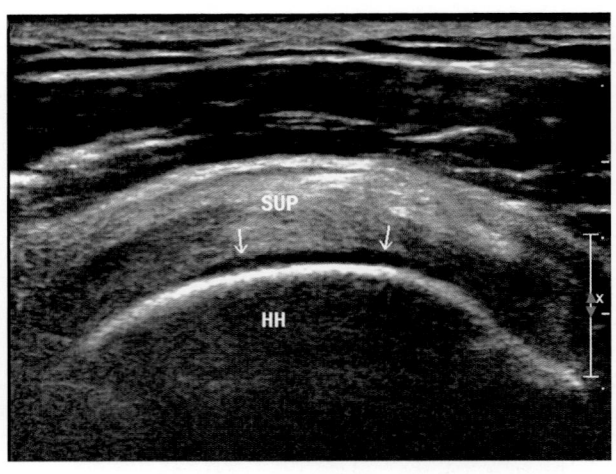

呈弧形带状高回声，尖端如鸟嘴样附着于大结节（G）表面，肱骨头表面可见低回声关节软骨（☆）。冈上肌腱（SUP）与三角肌（D）之间为三角肌下滑囊（↑）

图 24-2-6　冈上肌腱长轴切面声像图

呈弧形带状高回声（SUP），肱骨头（HH）表面可见低回声关节软骨（↓）

图 24-2-7　冈上肌腱短轴切面声像图

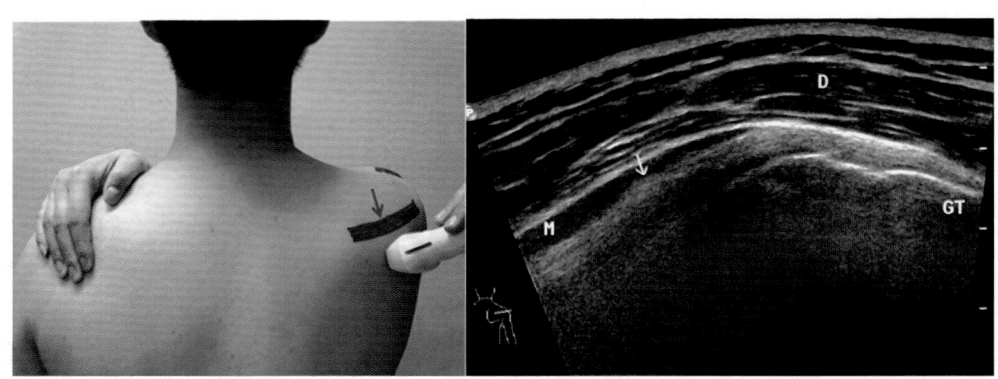

呈弧形带状高回声，附着于大结节（GT）表面，与冈上肌腱声像图相似。D：三角肌，M：冈下肌肌腹，↓：肌腹肌腱连接处。左图为探头体表位置，箭头所指标记为肩胛冈

图 24-2-8　冈下肌腱长轴切面声像图

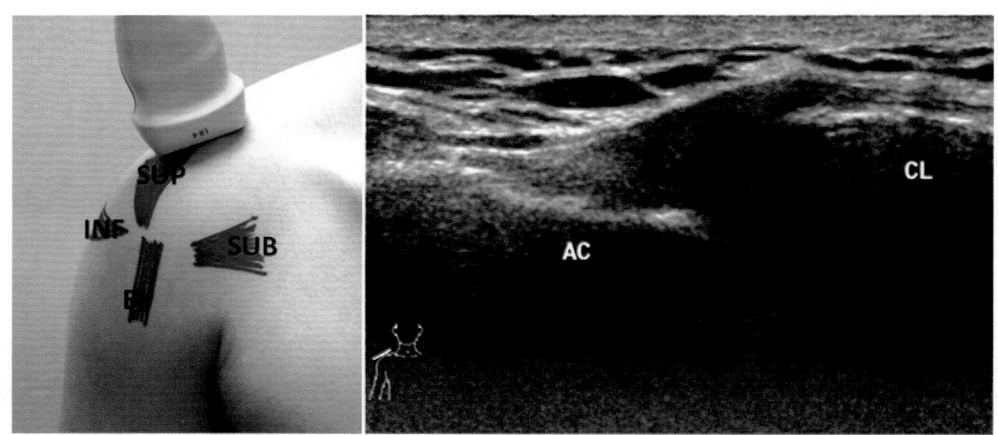

关节间隙为低回声的关节软骨，CL：锁骨，AC：肩峰。左图为探头体表位置，SUB：肩胛下肌腱，SUP：冈上肌腱，INF：冈下肌腱，BI：肱二头肌长头腱

图 24-2-9　肩锁关节冠状切面声像图

四、肩关节疾病

（一）肩袖病变

1. 肌腱炎、肌腱病

指肌腱的退行性改变而非感染性炎症，本病好发于年轻运动员，是一种过度运动引起的慢性损伤，肩关节前屈外展时活动受限。

声像图表现　为肌腱肿胀增厚，回声减低（图 24-2-10）。CDFI 检查在部分患者可观察到肌腱肌肉连接处血流信号增加。肌腱炎患者往往同时伴有轻度三角肌下滑囊炎。

鉴别诊断　判断肌腱有无肿胀，最可靠的方法为双侧对比，正常人冈上肌肌腱厚 4～8mm，左右对称，其厚度与优势臂无关。通常患侧厚度超过对侧 1～2mm 或患侧厚度超过 8mm，可以考

虑诊断肌腱炎。

2. 钙化性肌腱炎

肩袖的钙化性肌腱炎是一种常见的肩关节疾病。大多数原因不明，也可继发于肾衰、肿瘤、维生素 D 中毒和一些结缔组织病，其特征是钙盐沉积在正常的肩袖和肱二头肌腱内，最常见为冈上肌肌腱附着部，其次为肩胛下肌。

声像图表现　肌腱内出现异常强回声，静止期钙化物表现为边界清晰的强回声斑块，后方伴有明显声影。吸收期液状钙化物表现为片状高回声，较肌腱回声强，通常形状不规则，后方伴弱声影或不伴声影（图 24-2-11）。钙化物可刺激肌腱组织引起炎性反应，因此肌腱可有肿胀增厚。吸收期的液状钙化物还可破溃入三角肌下滑囊引起钙化性滑囊炎，超声表现为滑囊分离，内见液性强回声，慢性者伴有滑膜增生。

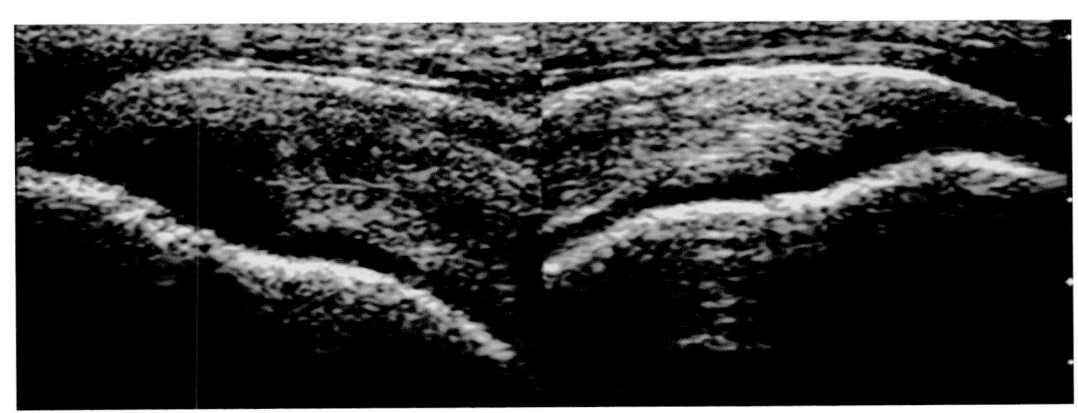

同一患者双侧比较，左图示冈上肌腱较对侧明显肿胀增厚，回声不均匀

图 24-2-10　冈上肌肌腱病

3. 肩袖撕裂

肩袖撕裂最好发于冈上肌腱前部，接近大结节附着处，此处为肌腱的乏血供区。肌腱撕裂的分类方法很多，根据撕裂累及肌腱的厚度可分为部分撕裂和全层撕裂，部分撕裂可发生在肌腱的滑囊面、关节面或腱体内，此时三角肌下滑囊与关节腔没有发生交通；全层撕裂裂口深度贯穿肌腱全层，三角肌下滑囊与盂肱关节腔交通。根据裂口的宽度也可分为部分撕裂和全宽撕裂，全层、全宽撕裂即完全撕裂，通常发生在冈上肌腱，多

伴有断端回缩。

（1）部分撕裂

主要累及冈上肌腱。在肩袖损伤病例中，部分撕裂发生率远高于全层撕裂，但超声检查部分撕裂的敏感性较全层撕裂低，主要是关节面或滑囊面的一些浅撕裂在声像图上显示往往不满意。

声像图表现：滑囊面部分撕裂可表现为肌腱局部变薄、表面向内凹陷、大结节附着部局部缺损或滑囊面出现局灶性低回声（图 24-2-12）。

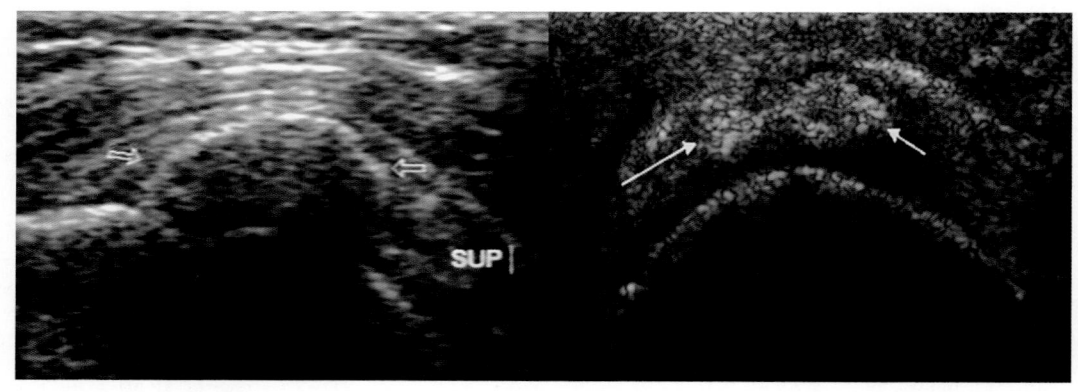

左图肌腱内宽大的斑块样强回声伴后方声影（⇧），右图显示肌腱内钙化较松散，后方无明显声影（↑）。SUP 冈上肌腱

图 24-2-11　不同钙化性肌腱炎的超声表现

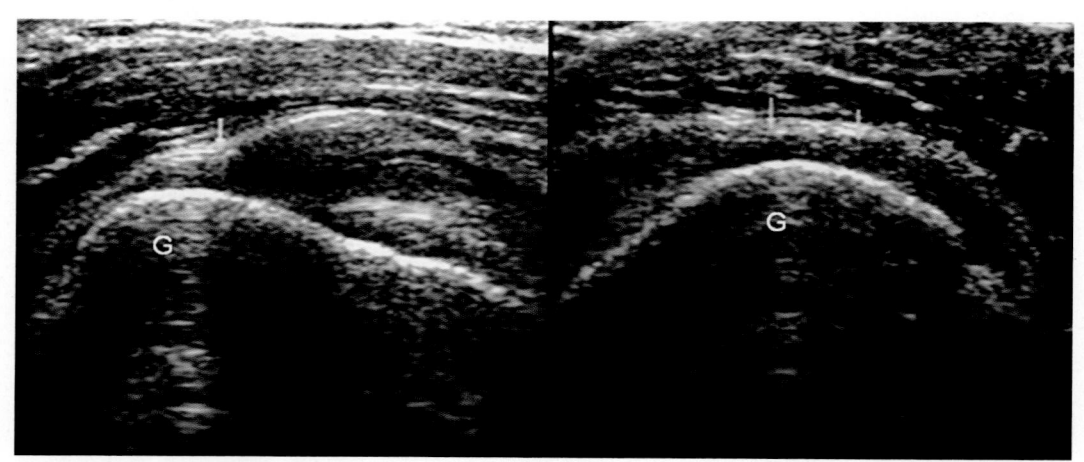

冈上肌肌腱大结节（G）附着部变薄，表面凹陷（↑）。左图冈上肌腱长轴切面，右图冈上肌腱短轴切面

图 24-2-12　肩袖滑囊面部分撕裂

关节面部分撕裂表现为关节面出现局灶性低回声或混合性回声并伴有纤维连续性中断（图 24-2-13）。注意冈上肌关节面撕裂好发于肱骨头解剖颈近端，可见腱内异常回声延伸至解剖颈。关节面部分撕裂患者二头肌腱鞘内可有少量积液。如果液体量多并同时伴有三角肌下滑囊内积液时，需要考虑有无发生全层撕裂的可能。

腱内撕裂并不少见，在腱内出现局灶性低回声或混合性回声，滑囊面及关节面完整（图 24-2-14）。

（2）全层撕裂

全层撕裂通常根据裂口的前后径分小撕裂、大撕裂和巨大撕裂。声像图上全层撕裂的征象包括：肩袖不显示、肩袖部分缺损、肩袖不连续、肩袖局部回声异常。

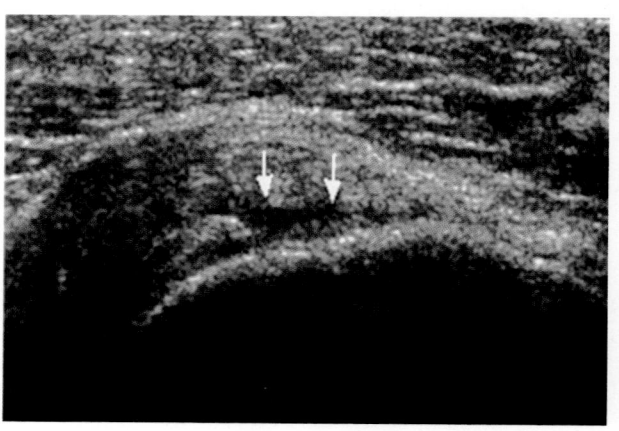

冈上肌腱关节面肌腱连续性中断（↑），裂口内可见少量液体

图 24-2-13　肩袖关节面部分撕裂

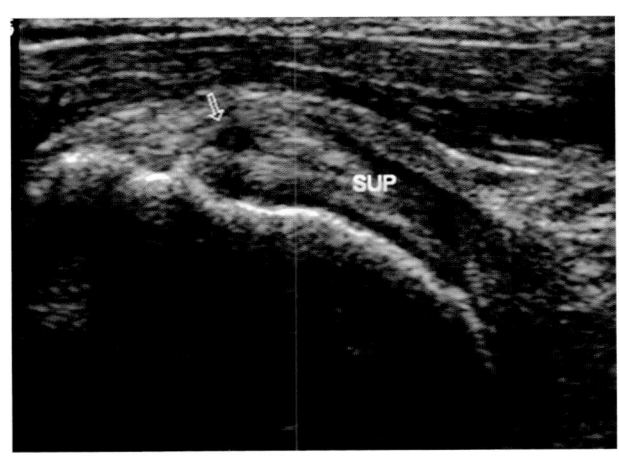

肌腱内显示局灶性低回声（↑），滑囊面及关节面完整

图 24-2-14　冈上肌腱（SUP）腱体内部分撕裂

肩袖不显示发生在肩袖大撕裂或巨大撕裂患者，如冈上肌完全撕裂，或同时伴有冈下肌、小圆肌撕裂。该类撕裂裂口大，断端回缩至肩峰下，声像图上肱骨头周围不能显示肩袖或显示少许残留肌腱组织，三角肌与肱骨头紧贴（图 24-2-15）。

肩袖部分缺损主要发生在冈上肌肌腱大结节附着部，发生撕裂后，断端回缩，引起大结节裸露，三角肌直接与肱骨头及肱骨头表面覆盖的软骨接触（图 24-2-16）。

（二）非肩袖病变

1. 肱二头肌长头肌腱病变

肱二头肌长头腱起于肩胛盂上结节和上盂唇，穿越盂肱关节向下走行于结节间沟内，二头肌腱位于关节内滑膜外，腱鞘与盂肱关节直接交通。二头肌肌腱病变主要为肌腱炎、腱鞘炎、腱鞘积液、肌腱撕裂和脱位。由于二头肌腱鞘和盂肱关节交通，腱鞘内层滑膜与关节滑膜延续，许多肩关节病变也可通过二头肌腱及腱鞘表现出来，如游离体、滑膜骨软骨瘤病、关节积液等，因此二头肌腱及腱鞘也可作为观察肩关节病变的一个窗口。

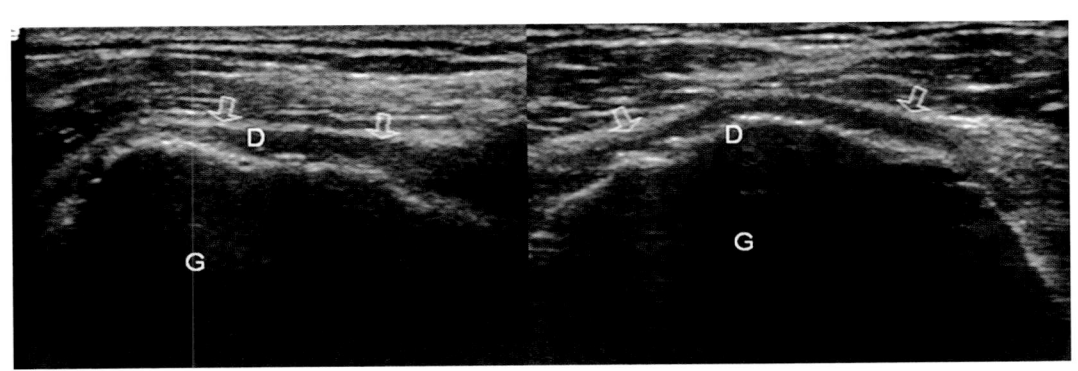

三角肌（D）直接覆盖于大结节表面（G）。左图纵断扫查，右图横断扫查

图 24-2-15　肩袖完全撕裂声像图显示冈上肌腱完全消失

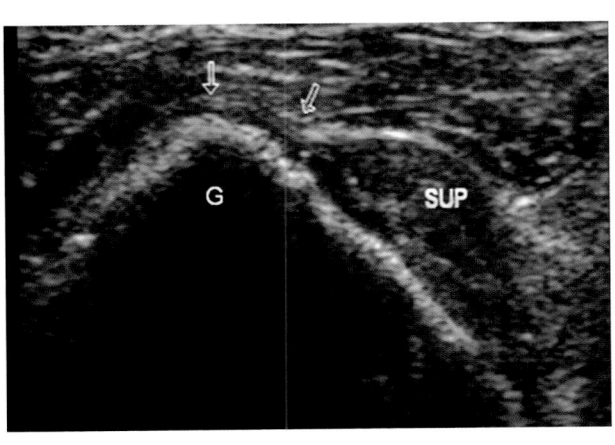

冈上肌（SUP）大结节（G）附着部缺失，滑囊面向内凹陷（↓）

图 24-2-16　肩袖全层撕裂

（1）肱二头肌长头肌腱炎　绝大多数肌腱炎同时伴有肩袖损伤，由肩关节撞击引起。超声对大多数二头肌肌腱炎诊断并不敏感。

声像图表现　肌腱增粗，腱鞘内出现液体或伴有滑膜增生（图 24-2-17）。判断肌腱有无肿胀的最好方法是双侧对比。

鉴别诊断　由于二头肌腱鞘与盂肱关节交通，腱鞘内液体增多可以由肌腱炎、腱鞘炎引起，也可以由许多其他关节病造成，腱鞘积液本身并非特异性征象，超声不能依据腱鞘内出现液体而诊断肌腱炎或腱鞘炎。

（2）肌腱撕裂　急性撕裂最常见，多由外伤引起，断端回缩，肱二头肌肌腹呈团块样隆起。

声像图表现 为结节间沟内肌腱缺失（图24-2-18）。部分患者肌腱撕裂后结节间沟内显示增生

的滑膜或肉芽组织，其缺乏肌腱组织纤维纹理结构，可资鉴别。

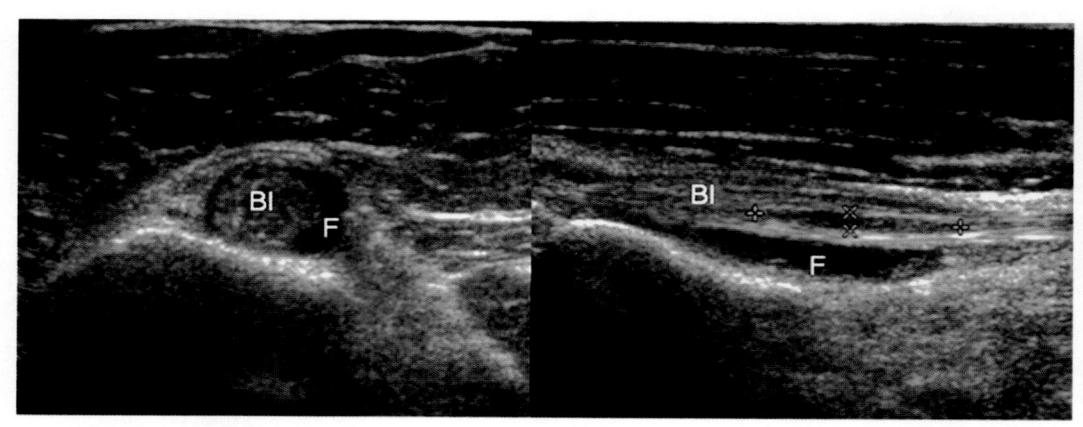

显示肌腱肿胀，肌腱内出现不规则低回声（＋），腱鞘内可见积液（F），符合肌腱炎

图 24-2-17　肱二头肌长头腱（BI）横断面（左）和纵断面（右）声像图

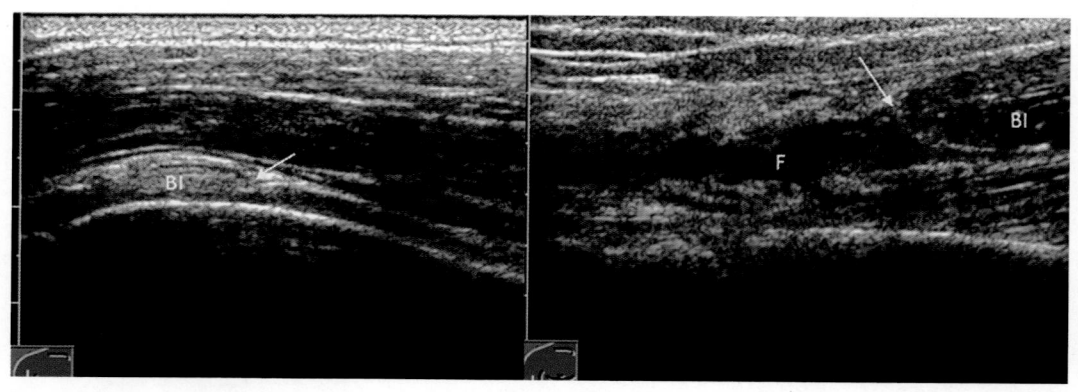

左图：撕裂近端，肌腱连续性中断（↑），右图：撕裂远端，断端回缩（↑），裂口内填充无回声液体（F），肱二头肌肿胀（BI）

图 24-2-18　肱二头肌长头腱撕裂纵断面声像图

（3）肱二头肌长头腱脱位可分为完全脱位和不完全脱位两种类型，一般向内侧脱位，外侧者罕见。通常伴有肩袖、喙肱韧带、肱横韧带、盂肱上韧带撕裂。

声像图表现 肱骨外旋位结节间沟处横断扫查，不全脱位时可见肌腱骑跨于结节间沟内侧壁上，肱骨内旋时不能复位。完全脱位时肌腱完全位于结节间沟外（图24-2-19），移位的肌腱可位于肩胛下肌腱浅方（肱横韧带肩胛下肌腱附着处撕裂）或深方（肱横韧带小结节附着处撕裂），肱骨内旋动态观察可见肌腱复位于结节间沟。

2. 盂肱关节积液

肩关节积液是一种非特异性改变，各种炎症、

感染和外伤均可引起关节积液，盂肱关节积液液体受重力影响主要分布于肱二头肌长头腱鞘、后隐窝和腋下隐窝。

腋下隐窝检查肩关节积液最为敏感。腋下关节囊附着于外科颈，正常肩关节外展时该隐窝内无液体，当关节出现少量积液，腋下隐窝即分离。二头肌腱鞘与盂肱关节交通，当关节出现积液，液体可流入二头肌腱鞘内。正常情况下二头肌腱鞘内有少量液体，位于腱鞘远端内侧隐窝内，厚度小于2mm，在液体增多时，包绕肌腱周围呈环形低回声晕，同时内侧隐窝液深增加。在冈下肌与后盂唇之间为盂肱关节后隐窝，正常冈下肌深层纤维与盂唇之间深度小于2mm，液深大于2mm

增厚的滑膜可见血流信号，有助于与液体鉴别（图 24-2-21）。

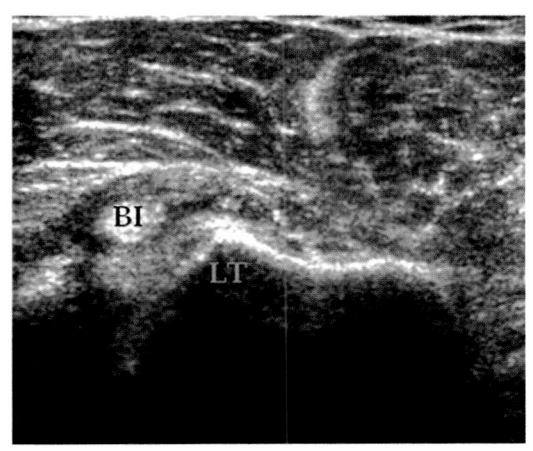

上肢外旋时肌腱（BI）移位至小结节（LT）内侧

图 24-2-19　肱二头肌长头腱完全脱位

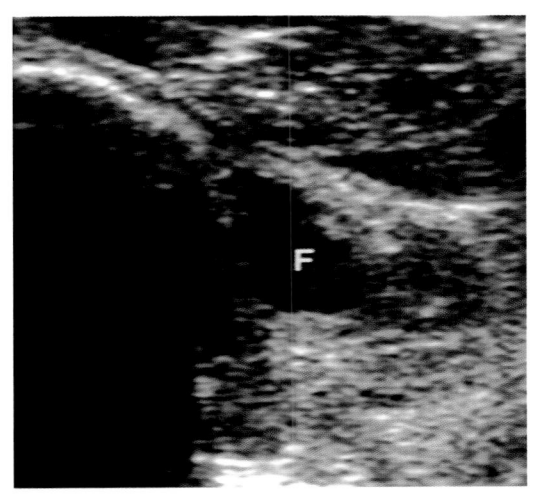

关节背侧扫查显示冈下肌深方的盂肱关节后隐窝液体聚集（F）

图 24-2-20　肩关节积液

表明关节积液（图 24-2-20）。

3. 肩峰下-三角肌下滑囊炎/滑囊积液

肩峰下-三角肌下滑囊是人体最大的滑囊，位于肩袖和三角肌及肩峰之间。正常滑囊厚度不大于 2mm，包括两层强回声滑囊壁和其间一层薄的低回声液体。滑囊炎/滑囊积液可以由外伤、各种炎症及感染引起。

声像图表现　为滑囊内液体增加，滑膜增生，声像图上这些征象本身并非特异，需结合临床和实验室检查确定病因。

鉴别诊断　滑膜增厚回声明显减低时，类似滑囊内积液。探头加压扫查，滑囊内液体可被推移变形，而滑膜增厚则无明显变化。CDFI 检查，

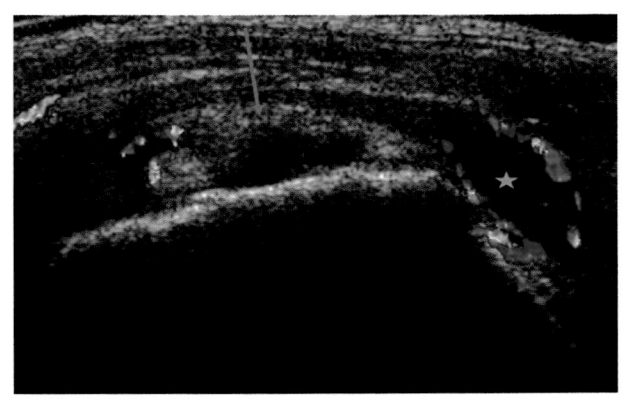

三角肌下滑囊（★）扩张，滑膜增生，CDFI 显示增厚的滑囊壁上血流信号增加。同时合并冈上肌腱内的部分撕裂（↑）

图 24-2-21　三角肌下滑囊炎

4. 肩关节撞击综合征

喙肩弓由五部分组成，即肩峰前缘、锁骨远端、肩锁关节、喙肩韧带和喙突。正常肩关节肩袖向下牵引肱骨头，拮抗三角肌对肱骨头向上的拉力，共同维持肩关节的稳定。当肩袖发生变性、炎症和撕裂，肩袖肌力减弱，肱骨头上移，引起冈上肌腱、三角肌下滑囊在上肢外展和前屈时与喙肩弓发生摩擦和撞击，即肩关节撞击综合征。顶撞可进一步加重肩袖病变，形成恶性循环。

声像图表现上肢外展、前伸动态检查时可见肩峰外侧缘三角肌下滑囊分离，冈上肌滑动受阻向表面膨出（图 24-2-22）。Neer 等将撞击综合征分为 3 期，1 期表现为三角肌下滑囊积液，冈上肌腱肿胀；2 期表现为滑囊滑膜增生，滑囊周围脂肪组织增厚，冈上肌萎缩变薄；3 期表现为肩袖部分或全层撕裂。

鉴别诊断　肩关节顶撞综合征需要除外继发性滑囊炎，如类风湿关节炎、结核、感染、痛风、滑膜骨软骨瘤病、色素性绒毛结节性滑膜炎等。

（林发俭　崔立刚）

参考文献

[1] Allen GM，Wilson DJ：Ultrasound of the shoulder. Eur J Ultrasound，2001Oct，14（1）：3-9.

[2] American Institute of Ultrasound in Medicine：AIUM Practice Guideline for the performance of a shoulder ultrasound

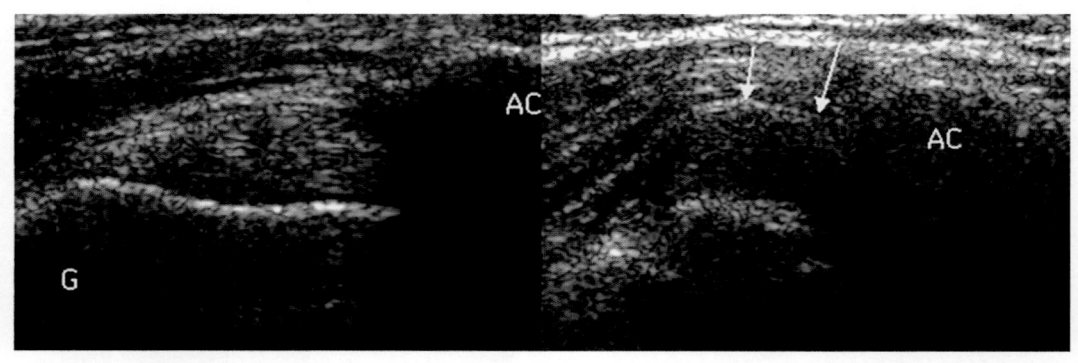

左图显示冈上肌腱肿胀，右图示上肢外展时冈上肌腱滑动受肩峰阻挡，向表面隆起（↑）。G：大结节，AC：肩峰

图 24-2-22　肩关节撞击综合征

examination. J Ultrasound Med，2003 Oct，22（10）：1137-41.

［3］ Chhem R，Cardinal E：Guidelines and Gamuts in Musculo-skeletal Ultrasound. 1. ed. Wiles Liss，1999.

［4］ Dussik KT，Fritch DJ，Kyriazidou M，Sear RS. Measurements of articular tissues with ultrasound. Am J Phys Med，1958，37：160-165.

［5］ Farin PU，Kaukanen E，Jaroma H，Harju A，Vaatainen U. Hill-Sachs lesion：sonographic detection. Skeletal Radiol，1996，25：559-562.

［6］ Friedman L，Finlay K，Popowich T，Jurriaans E. Ultrasonography of the shoulder：pitfalls and variants. Can Assoc Radiol J，2002 Feb，53（1）：22-32.

［7］ Hwang S，Adler RS. Sonographic Evaluation of the Muscu-loskeletal Soft Tissue Masses. Ultrasound Q，2005，21（4）：259-70.

［8］ Peetrons P，Rasmussen OS，Creuter V，Chhem R. Ultrasound of the shoulder joint：non rotator cuff lesions. Eur J Ultra-sound，2001，14：11-19.

［9］ Stieler，Mark A. The Use of Sonography in the Detection of Bony and Calcific Disorders of the Shoulder. J Diagn Med Son，2001，17（6）：331-338.

［10］ Uhthoff HK，Sarkar K，Maynard JA：Calcifying tendini-tis，Clin Orthop，1976，118：164.

［11］ van Holsbeek M，Strouse PJ. Sonography of the shoulder：evaluation of the subacromial-subdeltoid bursa. AJR，1993，160：561-564.

［12］ van Holsbeek MT，Introcaso JH Musculoskeletal Ultra-sound 2. ed2001 Mosby Zanetti M，Hodler J.：Imaging of degenerative and posttraumatic disease in the shoulder joint with ultrasound. Eur J Radiol，2000，35：119-125.

［13］ Zdenek H. Topography and functional anatomy of the shoulder joint. Trauma und Berufskrankheit，2001，3（8）：S502-S506.

第三节　肘部

一、概述

肘关节是复合关节，由肱尺、肱桡和桡尺近侧三组关节包于一个关节囊内构成。由于相关结构位置相对表浅，因此超声易于评估。肘关节超声主要评估肘部主要肌腱、韧带、滑膜、软骨、滑囊以及周围神经等结构。超声评估的关键的探测方法学以及异常声像图与临床症状和体征的关系。

二、检查方法

肘部超声一般使用 10～14MHz 高频线阵探头，原则上尽可能使用较高频率的探头，可根据实际需要适当调整探头频率。

操作者应熟悉肘部解剖，尤其是一些重要结构的体表位置，例如肱骨外上髁、内上髁和尺骨鹰嘴等。根据相关体表标志，能快速掌握探测径路。检查肘部时，患者可坐位，面对检查者。通常，超声应包括肘前部、外侧、内侧和后部四个区域的评估，每个位置应纵断面和横断面等多切面检查。对于无骨折的患者，肘关节应根据不同的部位置于相应的体位。检查时应注意双侧对比。

三、正常声像图

（一）肘前区

肘前区检查时，上肢伸展放松、掌心向上（图 24-3-1A）。超声主要观察肱肌、肱二头肌肌腱的远段和关节软骨等（图 24-3-1B）。

（二）肘外侧区

肘外侧区检查时，前臂屈曲，对掌式（图 24-3-2A）。超声主重点观察肱骨外上髁、伸肌总腱、桡侧副韧带和肱桡关节等（图 24-3-2B）。

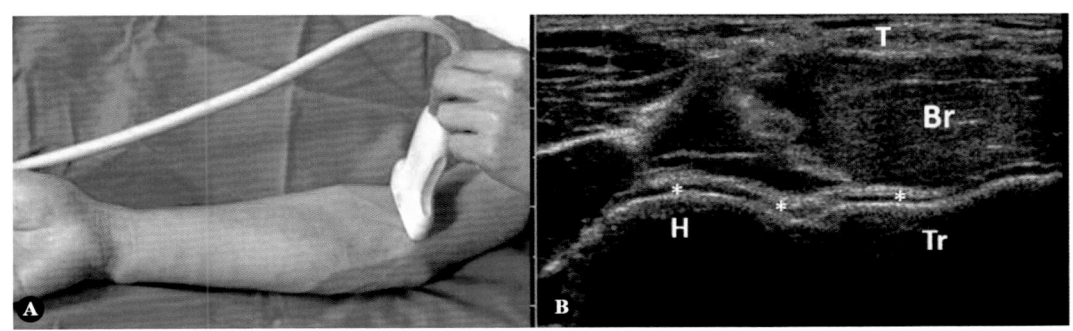

Br：肱肌；T：肱二头肌腱；H：肱骨小头；Tr：肱骨滑车；＊：软骨

图 24-3-1　肘前部纵断面声像图

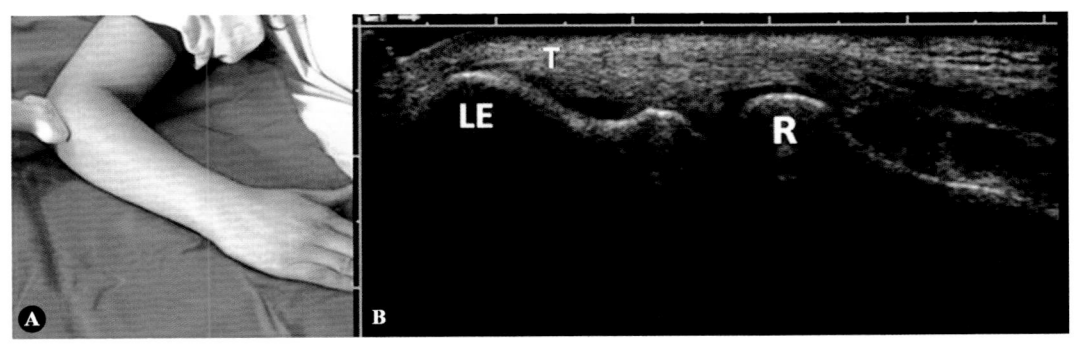

LE：肱骨外上髁；T：伸肌总腱；R：桡骨头

图 24-3-2　肘外侧纵断面声像图

（三）肘内侧区

肘内侧区检查时，前臂伸展、外旋（图 24-3-3A）。超声重点观察肱骨内上髁、屈肌总腱、尺神经和肱尺关节等（图 24-3-3B）。

（四）肘后部

肘后部检查时，肘关节 90°屈曲，鹰嘴面向检查者（图 24-3-4A）。超声重点观察尺骨鹰嘴、肱三头肌腱和后隐窝等（图 24-3-4B）。

四、肘部常见病变的超声显像

（一）肌腱炎性病变

1. 肘关节肌腱病变最常见的部位是肱骨的外上髁和内上髁，分别称为网球肘和高尔夫球肘。一般是慢性劳损引起。其余肌腱的炎性病变较少，主要包括肱三头肌、二头肌腱等的附着端炎等。

外上髁炎或内上髁炎表现为肌腱附着处不同程度的增粗，回声紊乱，可伴有钙化，局部骨皮质表面不平整。局部可见异常血流信号（图 24-3-5～图 24-3-8）。严重者，肌腱可有撕裂。

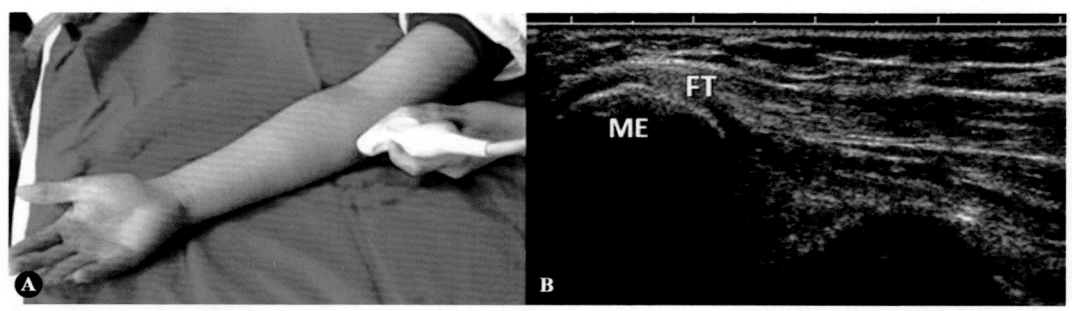

ME：肱骨内上髁；FT：屈肌总腱

图 24-3-3 肘内侧纵断面声像图

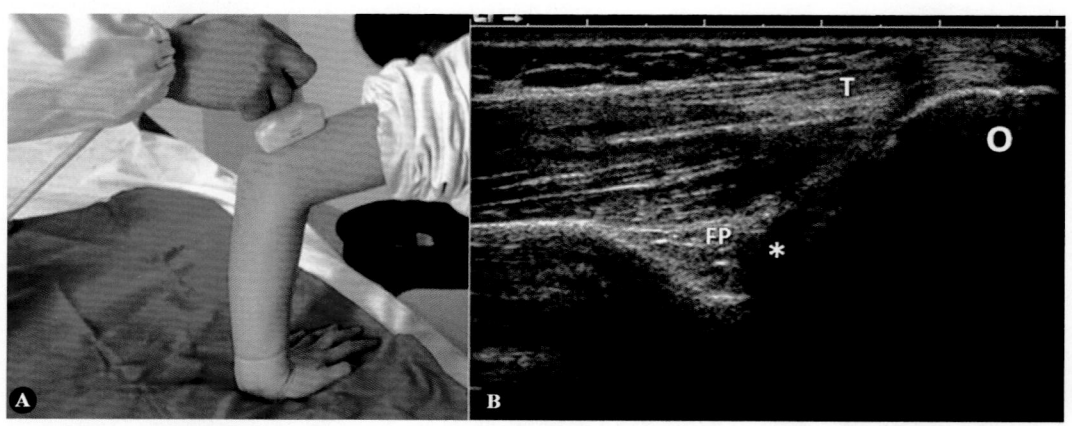

O：尺骨鹰嘴；T：肱三头肌腱；FP：脂肪垫；*：后隐窝

图 24-3-4 肘后部纵断面声像图

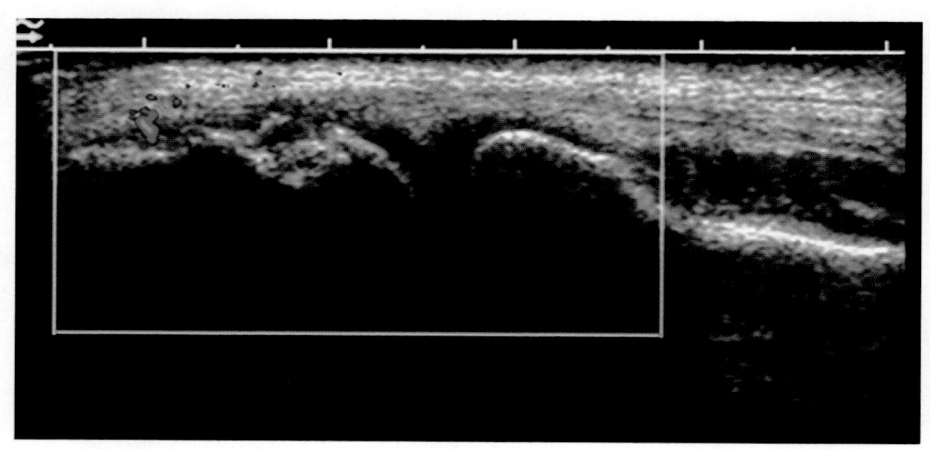

纵切面显示伸腱总腱附着处回声不均，可见彩色血流信号

图 24-3-5 肱骨外上髁炎声像图

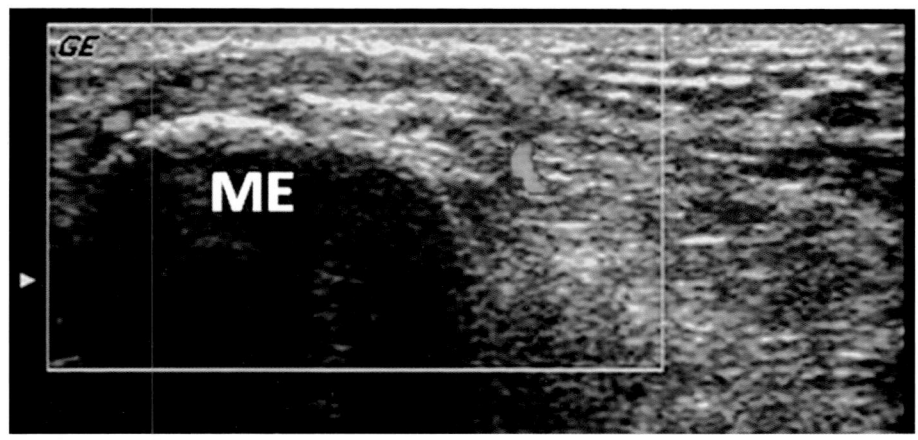

纵切面显示屈肌总腱附着处增粗，回声紊乱，彩色血流增多

图 24-3-6　肱骨内上髁炎声像图

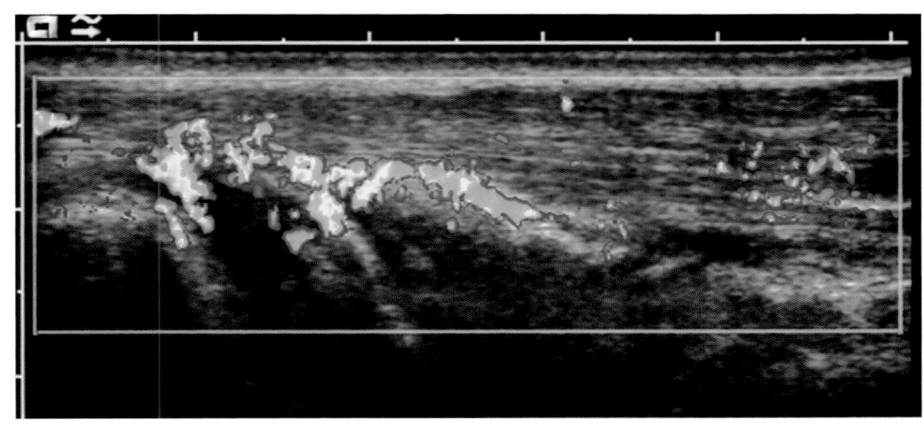

纵切面显示屈肌总腱及附着处彩色血流异常增多

图 24-3-7　肱骨内上髁炎声像图

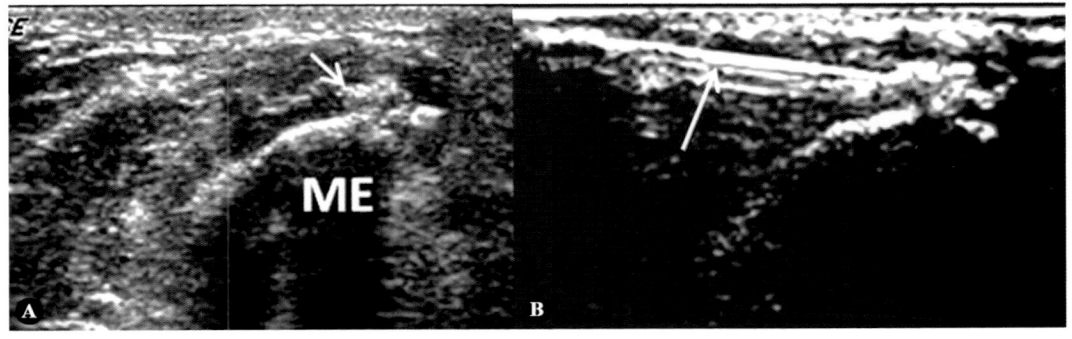

B 图示超声引导下穿刺治疗

图 24-3-8　钙化性肱骨内上髁炎声像图（A）

2. 声像图表现

（二）肌腱撕裂

肘关节主要肌腱和韧带的较严重的撕裂主要见于创伤或者体育运动，较为常见的是外上髁或者内上髁处的伸肌总腱或屈肌总腱的撕裂，肱二头肌腱或三头肌腱的撕裂，环状韧带损伤等。声像图表现与肢体其他肌腱撕裂相似（图 24-3-9）。

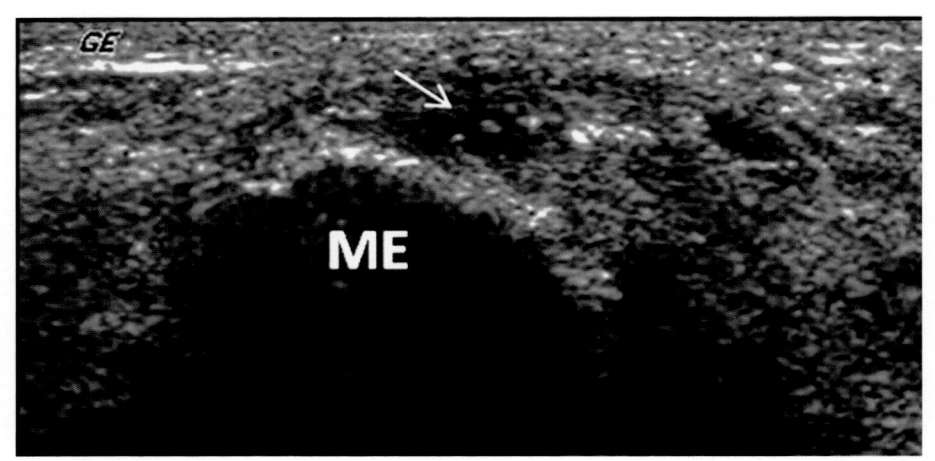

图 24-3-9　屈肌总腱附着处撕裂声像图

（三）滑膜炎

肘关节滑膜炎可见于创伤、骨关节炎、类风湿病变、感染性病变，以及血友病等。需要结合病史提示诊断。声像图表现不规则分布的低回声区（图 24-3-10）。活动期时多伴有彩色血流信号和关节积液等。超声可同时提供骨质侵蚀等情况。

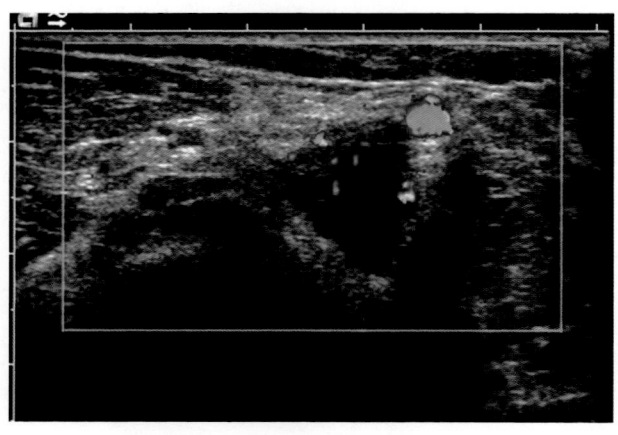

图 24-3-10　肘关节滑膜炎声像图

（四）其他

在肘关节严重的开放性损伤，一般无须超声检查。在闭合性损伤或者术后的患者中，除了上述观察内容外，还需重点观察疤痕组织对于肘关节周围神经等重要结构的影响（图 24-3-11）。

肘关节滑囊炎、神经卡压、关节脱位以及局部软组织肿瘤等病变临床也较为常见，高频超声均可根据相应的声像图提示可能的诊断。声像图表现类似于其他关节相应病变。神经卡压声像图见神经章节。

（朱家安）

参考文献

[1]　Markowitz RI, Davidson RS, Harty PM, et al. Sonography of the elbow in infants and children. AJR, 1992, 159: 829-833.

[2]　Karanja ND, Stiles PJ. Cubital bursitis. J one Joint Surg, 1988, 70: 832-833.

[3]　Liessi G, Cesari S, Spaliviero B, et al. The US, CT, and MRI findings of cubital bursitis: a report of five cases. Skeletal Radiol, 1996, 25: 471-475.

[4]　Hermann G, Gilbert MS, Abdelwahab IF. Hemophilia: evaluation of musculoskeletal involvement with CT, sonography, and MRI imaging. AJR, 1992, 62: 1011-1012.

[5]　Connell D, Burke F, Coombes P, et al. Sonographic examination of lateral epicondylitis. AJR Am J Roentgenol, 2001, 176: 777-782.

[6]　Li SL, Lu GR, Xiao JY, et al. Ultrasound Investigation of Elbow Joints in Rheumatoid Arthritis. Chinese Journal of Ultrasound in Medicine, 2006, 11: 69-71.

[7]　Chiou HJ, Chou YH, Wu JJ, et al. High-resolution ultrasonography of the musculoskeletal system: Analysis of 369 cases. J Med Ultrasound, 1999, 7: 212-218.

[8]　Chiou HR, Chou YH, Cheng SP, et al. Cubital tunnel syndrome: Diagnosis by high resolution ultrasonography. J Ultrasound Med, 1998, 17: 643-648.

[9]　Belli P, Costantini M, Mirk P, et al. Sonographic diagnosis of distal biceps tendon rupture. J Ultrasound Med, 2001, 20: 587-595.

[10]　Miller TT, Adler RS. Sonography of tears of the distal biceps tendon. AJR, 2000, 175: 1081-1086.

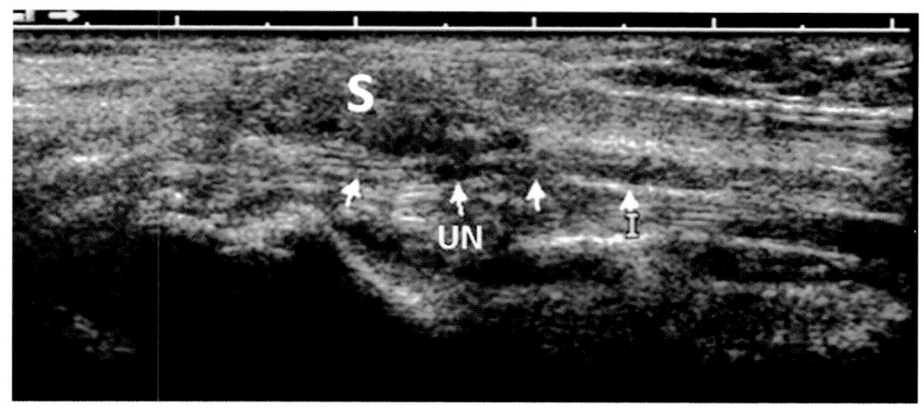

S：疤痕；UN：尺神经
图 24-3-11　肘关节外伤疤痕牵拉尺神经声像图

[11] The J，V Sukumar V，Jackson S. Imaging of the elbow. Imaging，2003，15：193-204.

[12] Nazarian LN，McShane JM，Ciccotti MG，et al. Dynamic US of the anterior band of the ulnar collateral ligament of the elbow in asymptomatic major league baseball pitchers. Radiology，2003，227（1）：149-154.

[13] McShane JM，Nazarian LN，Harwood MI. Sonographically guided percutaneous needle tenotomy for treatment of common extensor tendinosis in the elbow. J Ultrasound Med，2006，25：1281-1289.

[14] Levin D，Nazarian LN，Miller TT，et al. Lateral Epicondylitis of the elbow：US findings. Radiology，2005，237：230-234.

第四节　手及腕部

一、概述

手及腕关节活动灵活，容易受损。随着超声成像技术的发展，特别是一些为术中超声设计的精巧高频探头，同样适合手、腕部表浅结构的超声检查。超声图像十分容易显示手、腕部的软组织如肌腱、韧带、神经及骨表面，并可根据解剖部位进行多方位、多平面扫查，诊断准确性高。超声检查过程中还可结合关节的实时运动，有着MRI不可替代的优势。

二、检查方法

患者坐位面对检查者，腕关节处于中立位，置于检查床。手腕部垫付小枕便于检查过程中进行主动及被动运动。手及腕部组织表浅，首选高频线阵探头，探头频率10MHz或者更高15MHz。目前很多超声仪器配备小巧的高频线阵术中探头，特别适用于手指等接触面狭小的部位。一般采用直接接触扫查法。当扫查区域表面不平整或病变极其表浅时可加用水囊，亦可将检查部位（整个手）完全浸入水槽中，利用水作为声窗。

扫查过程中尽量保持声束与组织垂直，避免各向异性伪像。采取横断面、纵断面依次、序贯扫查法，有利于识别肌腱，并帮助鉴别肌腱与神经。手腕部组织表浅，肌腱、神经、血管诸多，特别强调横断面连续滑动扫查法。在判断肌腱、腱鞘有无肿胀并进行测量比较时，也应在横断面进行。在观察某条肌腱的实时运动情况下，纵断面扫查可提供进一步的信息。

三、正常声像图

任何部位的超声声像图都以局部解剖学为基础，只有熟悉并掌握手和腕部的局部解剖学知识，才能清楚地辨认声像图结构。一般将腕关节按四个方面进行扫查。

掌侧面主要为腕管结构，腕骨形成腕管的底及侧壁，屈肌支持带（腕横韧带）构成腕管顶部（图 24-4-1）。屈肌支持带近端尺侧附着于豌豆骨，桡侧附着于舟状骨；支持带的远端尺侧附着于钩骨，桡侧附着于大多角骨。横断面声像图易于显示，略呈弧形的薄层强回声带。当声束不能保持垂直时，回声减低。

腕管内有拇长屈肌腱，2～4指浅、深屈肌腱和正中神经通过。拇长屈肌腱被桡侧滑囊包裹，其他肌腱为尺侧滑囊包裹。

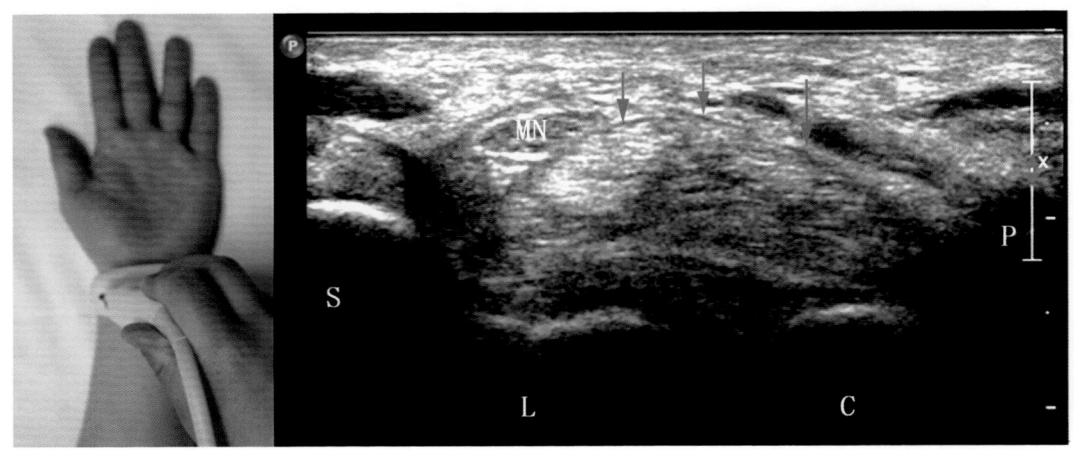

左图为探头体表位置，右图显示腕管内诸结构。MN：正中神经，S：舟状骨，L：月骨，C：头状骨，P：豌豆骨，↑：屈肌支持带

图 24-4-1　腕管横断面声像图示腕管及周围诸结构

长轴扫查，声束与肌腱垂直时，肌腱呈典型的纤维层状分布的束带样强回声结构（图 24-4-2）。与声束夹角倾斜的部分由于各向异性伪像而回声减低。肌腱的短轴切面为卵圆形，回声强度取决于入射声束角度，轻微摆动探头可见肌腱回声由低到高的变化。主动或被动屈伸手指时，可见肌腱的实时滑动。腱周的腱鞘呈薄层低回声，厚 1～2mm。

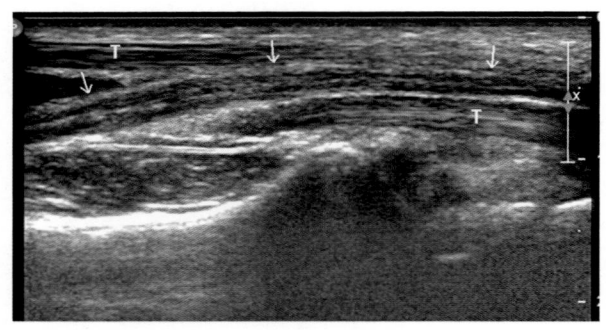

切面通过正中神经（↑）及其浅方的掌长肌腱和深方的指深屈肌腱（T），神经与肌腱的声像图结构相似，但回声略低

图 24-4-2　腕部纵断面声像图

正中神经在腕管内位置最表浅，紧贴于屈肌支持带深方。正中神经声像图特征与肌腱相似，但总体回声较低，内部的低回声代表神经束，强回声代表神经束膜（图 24-4-2）。与屈肌腱相比，正中神经向远端走行逐渐变细并发出分支，向近端扫查神经逐渐走行于指浅屈肌和指深屈肌之间，形态无明显变化，而肌腱则移行为肌腹。当手指进行屈伸活动时，肌腱滑动幅度明显大于正中神经。

Guyon 管（腕部尺神经管），位于豌豆骨和钩骨钩部之间的三角形空隙，内有尺神经及血管走行（图 24-4-3）。利用彩色多普勒超声确定尺动脉，在尺动脉内侧寻找尺神经。

背侧面：

腕关节背侧由伸肌支持带发出分隔，形成 6 个骨纤维管供不同伸肌腱通过（图 24-4-4）。每个骨纤维管内走行着一至数个肌腱，自桡侧向尺侧依次为：拇长展肌腱，拇短伸肌腱，桡侧腕长伸肌腱，桡侧腕短伸肌腱，拇长伸肌腱，示指伸肌腱、指伸肌腱、小指伸肌腱和尺侧腕伸肌腱。根据肌腱的名称，一个较好的记忆方法是，自桡侧开始的数条肌腱，其命名按照长-短-长-短-长的顺序排列。声像图上通常以桡骨下端的背侧结节（Lister 结节）为超声解剖学标志（图 24-4-5），背侧结节桡侧为Ⅰ，Ⅱ组骨纤维管内的四条肌腱，而其尺侧则依次排列其余 4 组骨纤维管及其内含的肌腱。

腕关节背侧的骨纤维管不在同一平面，只能通过连续超声切面依次显示（图 24-4-6）。

内侧面：

尺骨远段内侧面很容易显示尺侧腕伸肌腱，

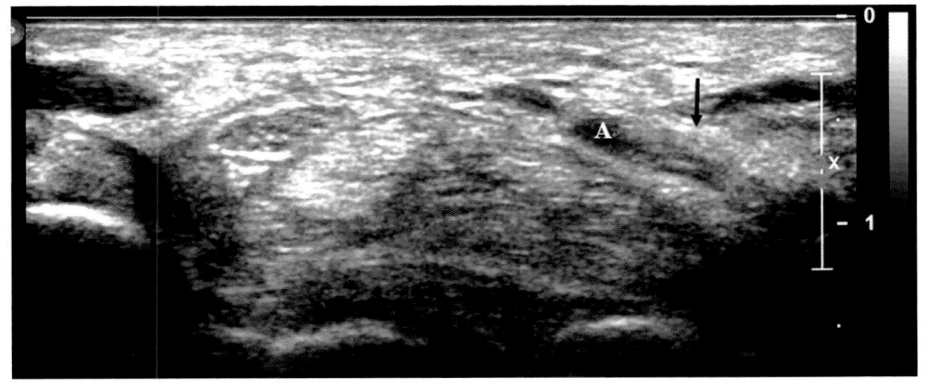

显示腕部尺神经管，A：尺动脉，↓：尺神经

图 24-4-3　腕部横断面声像图

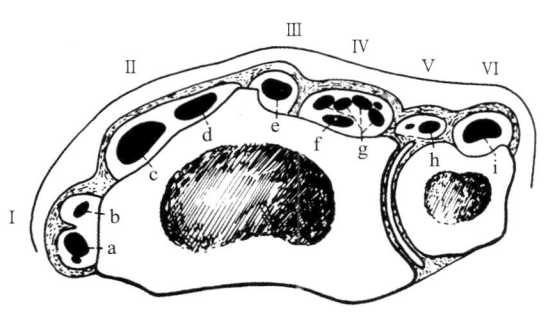

a：拇长展肌腱，b：拇短伸肌腱，c：桡侧腕长伸肌腱，
d：桡侧腕短伸肌腱，e：拇长伸肌腱，f：示指伸肌腱，g：
指伸肌腱，h：小指伸肌腱，i：尺侧腕伸肌腱

图 24-4-4　腕关节背侧：伸肌支持带深方 Ⅰ－Ⅵ 骨纤维管自桡侧向尺侧依次分布

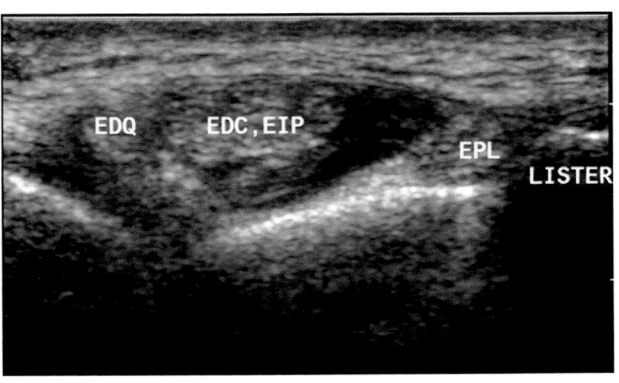

依次显示拇长伸肌腱（EPL），第四腔室的指伸肌腱（EDC）和示指伸肌腱（EIP），第五腔室的小指伸肌腱（EDQ）LISTER结节

图 24-4-6　自 LISTER 结节继续向尺侧移动探头

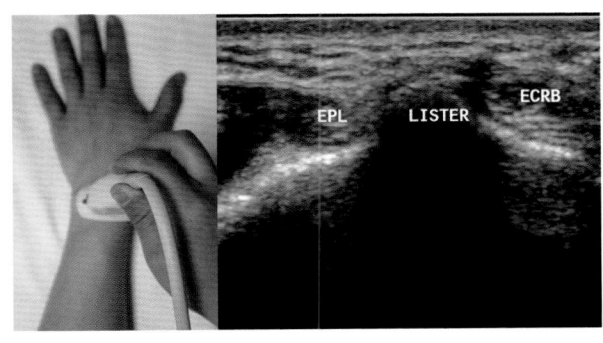

显示桡骨背侧的 Lister 结节，清晰区分桡侧的桡侧腕短伸肌腱（ECRB）与尺侧的拇长伸肌腱（EPL）

图 24-4-5　腕关节背侧扫查

在该肌腱的深方可以见到三角纤维软骨复合体（TFCC）。TFCC 位于尺骨头与三角骨之间，由三角形的纤维软骨、关节盘、尺侧副韧带、桡尺背侧韧带、桡尺掌侧韧带和尺侧腕伸肌腱鞘组成。TFCC 位于尺、桡骨与腕骨之间，是稳定尺桡远

侧关节的主要装置并可有效缓冲尺骨的轴向负荷。自内侧接近冠状切面，TFCC 呈中等回声或强回声的三角形结构（图 24-4-7）。

外侧面：

腕背侧的第 Ⅰ 个骨纤维管内走行的拇长展肌腱和拇短伸肌腱位于远端桡骨的外侧（图 24-4-8）。此切面亦可显示搏动性的桡动脉呈管样无回声结构。

手指掌侧：

手指掌侧纵断面扫查可依次显示掌指关节，近端指间关节和远端指间关节。关节表面可见掌板结构，呈三角形强回声。指深屈肌腱和指浅屈肌腱紧贴在关节及指骨浅方走行，由于各向异性伪像所致，肌腱回声呈强弱交替变化，固定屈肌腱的第一组滑车结构多能清晰显示（图 24-4-9）。

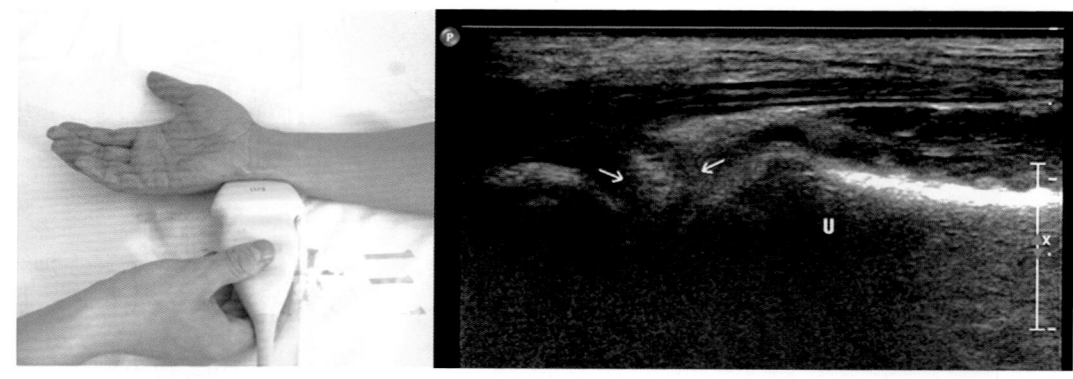

U：尺骨

图 24-4-7　尺侧近冠状切面显示三角纤维软骨复合体呈倒置的三角性强回声结构（↑）

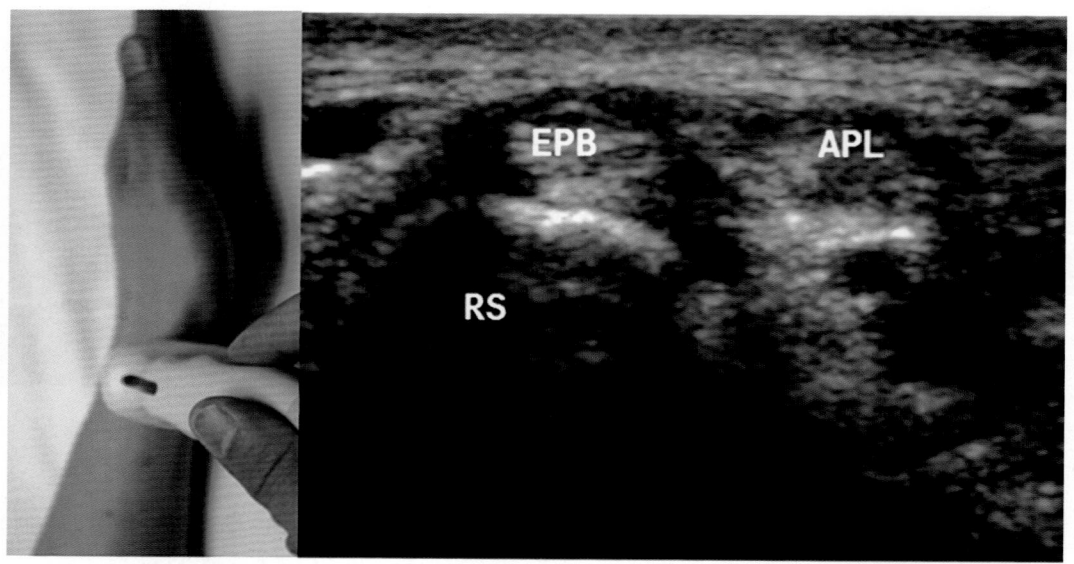

显示拇长展肌腱（APL，掌侧）和拇短伸肌腱（EPB，背侧）。RS：桡骨茎突

图 24-4-8　腕外侧短轴切面声像图

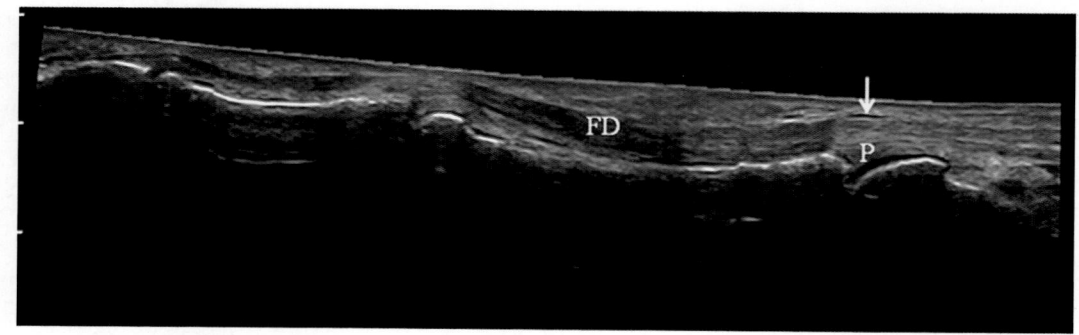

显示掌指关节，近端及远端指间关节。掌板（P）呈三角形强回声，第一滑车（↓）位于掌骨头水平，为薄层低回声结构。FD：指屈肌腱

图 24-4-9　第三手指掌侧纵断面全景声像图

四、手及腕部病变

（一）类风湿性关节炎（RA）

属非特异性炎症。临床表现为多发性、对称性慢性关节炎，反复发作，逐渐导致关节破坏、强直和畸形。非特异性慢性滑囊炎是主要病理改变。早期滑膜充血、水肿，内皮细胞增生、肥厚，滑膜边缘形成肉芽组织血管翳。肉芽组织中的炎症细胞释放蛋白酶等使关节软骨逐渐破坏、吸收。软骨下骨质也可被破坏、侵蚀，发生骨质疏松。晚期肉芽组织互相粘连并纤维化，导致关节僵直。

除关节外，关节周围的肌腱、腱鞘也可发生炎症、结构破坏等病理变化。在皮下常可形成典型的类风湿结节。

RA最常累及近端指间关节，诊断需临床表现、实验室检查和影像学相结合。迄今为止X线平片仍是诊断RA的常用方法，但是X线平片只能间接反应滑膜炎症变化，继发的骨质改变一般晚于临床症状6~24个月。

类风湿性关节炎的声像图表现根据病程进展不同，可有相应改变。

1. 滑膜炎 属RA最早期改变。超声表现为滑膜增厚，回声减低，关节间隙增宽，伴或不伴有关节积液。探头加压可见增厚滑膜受挤压变形但位置保持不变，而关节积液时则可见无回声积液被推挤出扫查平面。掌指关节受侵时，可见背侧或掌侧滑囊隐窝增大、肿胀（图24-4-10）。

彩色或能量多普勒血流显像有助于判别RA炎症时期及对治疗的反应。RA炎症活动期，增厚的滑膜血管翳内血流信号较丰富，并且其程度与临床症状相关。当药物治疗有效时可见血流信号减少或消失。值得指出，彩色或能量多普勒血流显像受仪器灵敏度、多普勒设置调节、彩色增益等多种因素影响，结果的判断亦受主观因素影响。因此如何客观的定量评价是主要问题，新型的超声造影成像有望提供帮助。

2. 骨侵蚀破坏 超声能够早期发现RA所引起的骨质侵蚀。声像图表现为骨皮质局部缺损，外形不规则（图24-4-11）。在腕关节最常见的受侵部位是月骨、三角骨和头状骨以及尺骨茎突。在掌指关节更常见破坏掌骨头而非指骨底，典型的部位是第二掌骨头桡侧面。

3. 关节软骨破坏 超声可显示掌指关节处的透明软骨。从背侧扫查时，手指向掌侧轻度屈曲（15°~20°）更有利于关节软骨的显示。掌指关节软骨的平均厚度为0.8mm（0.4~1.4mm）。关节软骨破坏时超声表现为软骨表面不规则、变薄。严重者软骨回声消失。

4. 腱鞘炎和肌腱破坏 多数RA患者会出现手、腕部腱鞘的滑膜炎，最易侵犯的肌腱有桡侧腕伸肌腱、指伸肌腱、尺侧腕伸肌腱和指屈肌腱。超声表现为腱鞘内积液，腱鞘增厚、回声减低，CDFI显示血流信号增多（图24-4-12）。早期肌腱回声及结构正常，随病程进展肌腱破坏可出现肌腱边界模糊，纤维结构消失等声像图改变。

5. 类风湿结节 部分患者可在手指屈肌腱处出现类风湿结节。超声一般表现为卵圆形的低回声结节，体积较小（<1cm），边界清晰，可位于肌腱组织内、肌腱边缘或腱周皮下组织。

鉴别诊断 超声能够早期发现手、腕部关节的炎症改变，特别是对掌指关节的检查，能够在X线发生改变前发现滑膜炎、腱鞘炎和骨侵蚀。结合CDFI可有效的判断病变活动期以及对治疗的反应。但是超声发现的手腕部关节及肌腱、腱鞘炎性改变并非特异，血清阴性的脊柱关节炎、牛皮癣性关节炎、化脓性关节炎、慢性劳损等均可出现类似声像图变化，确诊尚需结合临床和实验室检查。

此外，超声诊断手、腕部骨质侵蚀破坏还应注意假阳性发现，即将正常骨表面切迹凹陷误诊为皮质侵蚀。解剖切迹通常位于第2~5掌骨头背侧及第5掌骨头尺侧，几乎不出现在掌骨头桡侧及指骨底。与骨侵蚀不同，骨表面切迹在任何切面上均表现为边界清晰的局部凹陷，骨皮质外形规则。

（二）狭窄性腱鞘炎

四肢肌腱凡是具有骨-纤维管道结构处，均可发生腱鞘炎。临床上较常见的是手与腕部狭窄性腱鞘炎，多见于长期、快速、用力使用手指和腕部的中老年女性。由于肌腱与腱鞘反复摩擦引起损伤性炎症。在手指常发生屈肌腱鞘炎，又称弹响指或扳机指，而拇长屈肌腱鞘炎，又称弹响拇，腕部的拇长展肌和拇短伸肌腱鞘炎，又称桡骨茎突狭窄性腱鞘炎或de Quervain病。

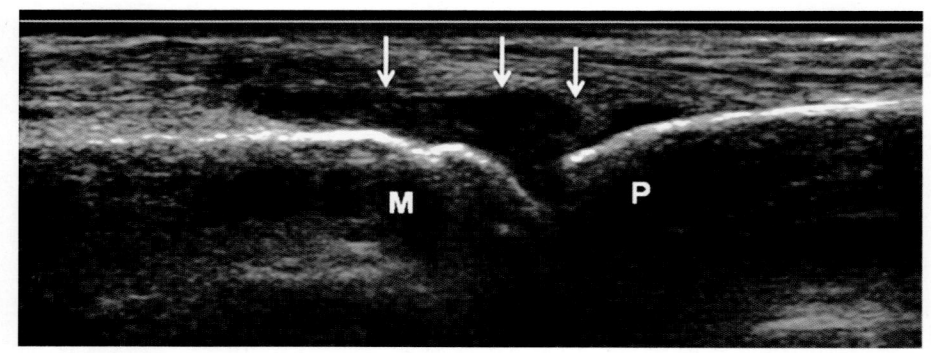

示滑膜明显肿胀、增大（↓），P：指骨底，M：掌骨头

图 24-4-10　类风湿患者第四掌指关节背侧长轴声像图

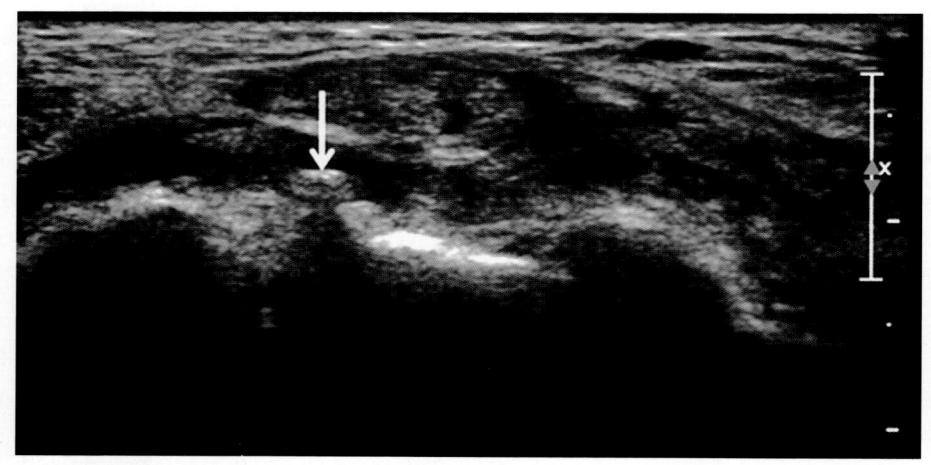

除关节滑膜增厚外，可见局部骨皮质外形不规则，小的骨皮质破坏碎片形成（↓）

图 24-4-11　类风湿患者，第 2 掌骨头纵断面声像图

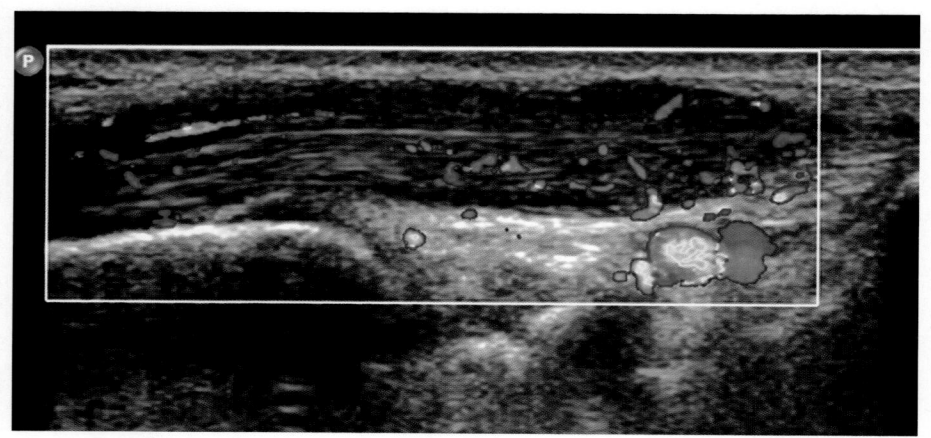

示腱鞘明显增厚，血流信号增多

图 24-4-12　类风湿患者手背侧伸肌腱长轴声像图

声像图表现：腱鞘增厚，回声减低。有时轻度增厚的腱鞘不易判断，需要双侧对比才能明确。

CDFI 显示增厚的腱鞘内血流信号丰富（图 24-4-13）。

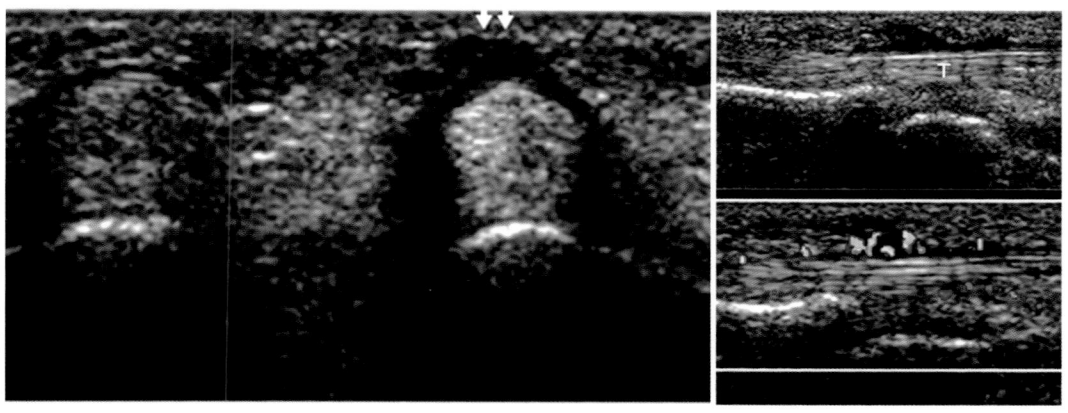

横断面声像图（左图）显示局部腱鞘较其他处明显增厚（↑），纵断面声像图显示腱鞘增厚，肌腱（T）无明显异常，CDFI 显示增厚腱鞘内血流信号丰富

图 24-4-13　示指屈肌腱鞘炎

（三）腕管综合征

腕管综合征是正中神经在腕管内受压而表现出的一组症状和体征，是周围神经卡压综合征中最常见的一种。多种原因可引起腕管内压力增加（表 24-4-1），引起正中神经受压水肿并逐渐发生纤维化。

表 24-4-1　引起腕管综合征的病因分类

创伤：慢性累积损伤、严重的 Colles 骨折
局部占位病变：腱鞘囊肿、脂肪瘤、异常肌束、骨质增生、异物
系统性疾病：各种原因所致腱鞘炎、淀粉样变性、狼疮、肢端肥大症、痛风
正中神经病变：出血、肿瘤
特发性

声像图表现：

1. 正中神经　在腕管压迫近端，神经肿胀，超声图像横断面积大于 10～15mm² 有诊断意义。腕管段，神经受压变平，扁平指数大于 3（横径/前后径）。正中神经边界模糊，回声减低，内部结构不清，部分病例可见神经内血流信号增加（图 24-4-14）。

2. 屈肌支持带　由于腕管内压力增加，屈肌支持带向掌侧弓形隆起。在钩骨钩尖和大多角骨结节之间画一直线，测量屈肌支持带距此直线的距离，正常不超过 4mm。

3. 腕管内结构　屈肌腱鞘炎是引起腕管综合征的最常见病因。超声表现为腱鞘增厚，回声减低，有时可见腱鞘内积液。增生肥大的滑膜血管翳较多时，CDFI 可见丰富血流信号。其他原因如腱鞘囊肿、腱鞘

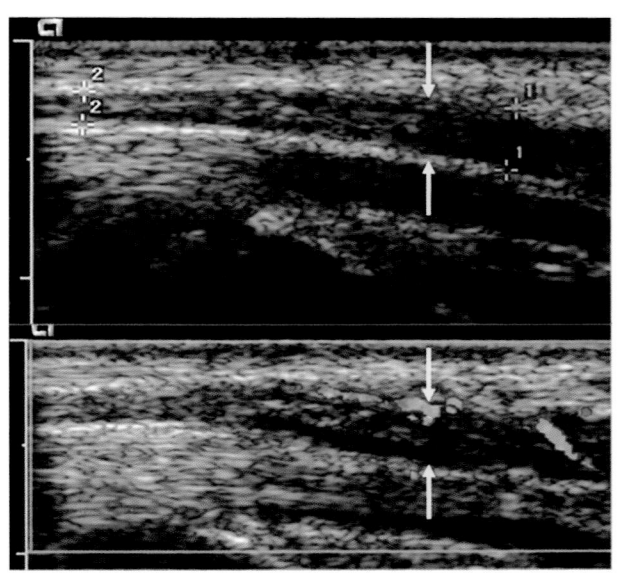

示正中神经近端肿胀，回声减低血流信号增加（↑），远端（2）受压扁平

图 24-4-14　腕管综合征

巨细胞瘤等可见相应的超声表现（图 24-4-15）。

超声诊断腕管综合征的直接证据是正中神经肿胀增粗，神经增粗部位与正常段神经出现径线的突然变化，称作"切迹征"（notch sign。）

（四）手、腕部肿瘤及瘤样病变

因手腕部肿块就诊的患者十分常见，病因多种多样。由于肿块位置表浅，检查时一方面探头不要过度加压，另一方面又可采用逐级加压扫查的方法进行"超声触诊"。一般来说，超声检查手、腕部

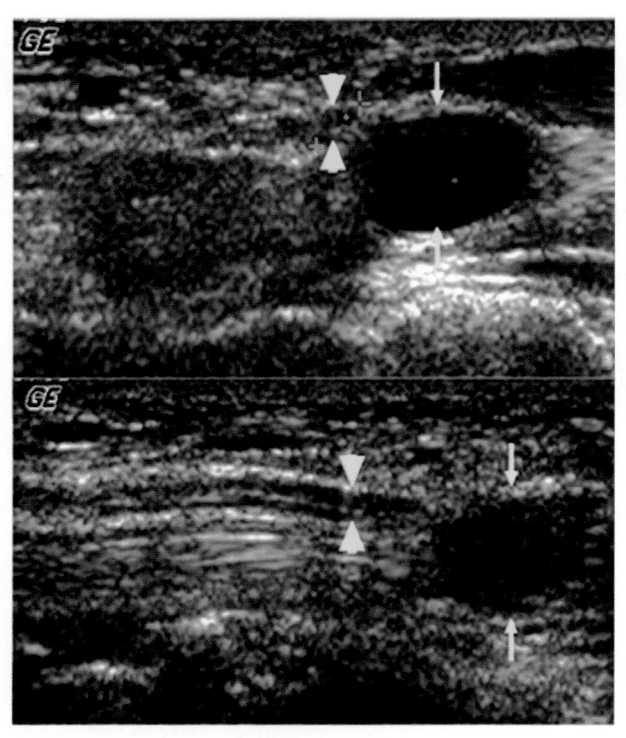

上图：横断面，下图：纵断面

图 24-4-15　腕管处拇长屈肌腱腱鞘囊肿（↑），呈圆形无回声结构，局部正中神经受压，变平（▼）

肿块时应包括以下几方面内容，表 24-4-2。

1. 腱鞘囊肿/滑膜囊肿　腱鞘囊肿是手、腕部最常见的肿物，贴附于肌腱、肌肉或关节囊旁。囊内含有胶冻状、黏液样稠厚液体，囊壁由纤维

组织包裹，不含真正的滑膜上皮。此点可与滑囊积液及关节隐窝积液鉴别。

表 24-4-2　手、腕部肿块的超声检查内容

肿块的位置及毗邻：
距皮肤深度，解剖层次（皮下层、深筋膜层、骨表面），与肌腱、神经、血管的关系
肿块声像图特点：
大小，边界，内部回声，液体流动征，血流信号多寡及分布
动态扫查：
逐级加压，肌腱的屈伸运动，与神经的滑动关系

腱鞘囊肿的真正病因不清，一种理论认为滑囊向外疝出增大，疝出部逐渐与滑囊脱离，内含液体则吸收浓缩。另一种理论认为囊肿继发于关节旁结缔组织的退行性变并伴发黏液变性。

腱鞘囊肿好发在腕关节背侧、掌侧及手指关节的掌侧，邻近肌腱和关节，仔细扫查有时可见囊肿与关节相联系的通道。囊肿大小差异很大，体积过小者，临床触诊不清称作"隐匿型腱鞘囊肿"，仅靠超声检出。

腱鞘囊肿的声像图特征与囊肿的发生时间和位置有关，新近形成的囊肿表现为囊壁光滑的无回声，内部无分隔或分隔纤细。陈旧囊肿内部回声增多，可见粗大的分隔，部分腱鞘囊肿可类似实性肿物回声（图 24-4-16）。腱鞘囊肿质韧，探头加压仅部分被压缩，而滑囊积液和腱鞘积液则容易挤压变形。可疑腕背部隐匿型腱鞘囊肿时，手腕过屈位有利于超声显示。

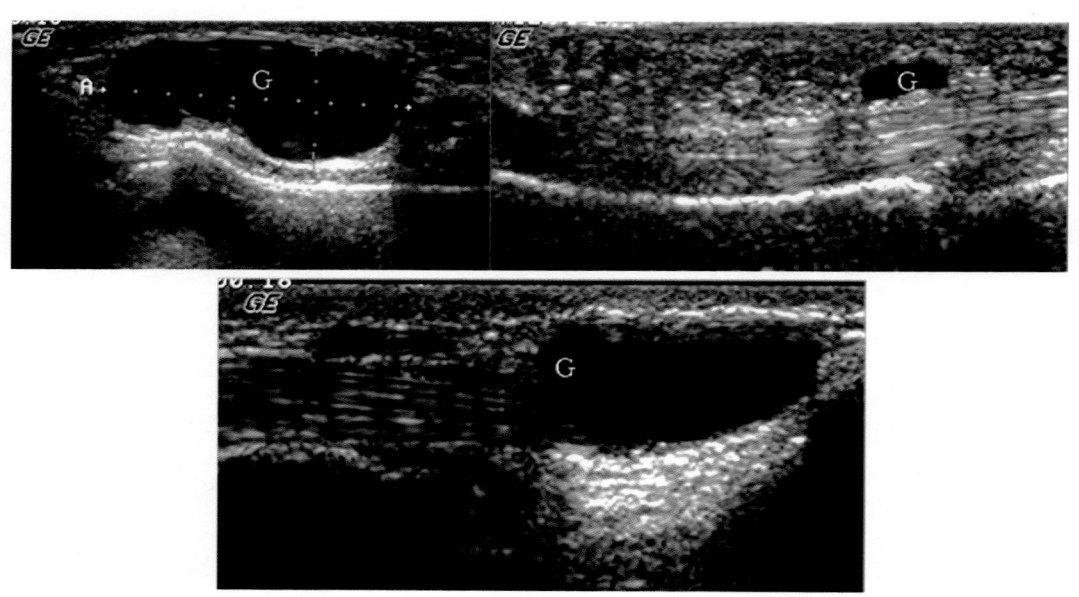

图 24-4-16　不同腱鞘囊肿（C）声像图表现，典型者表现为关节、肌腱附近大小不等的囊性无回声结构

2. 腱鞘巨细胞瘤　发病机制不清,可能为真性肿瘤也可能是反应增生性病变。其病理改变与色素沉着绒毛结节样滑膜炎相似,多数学者认为两者属于同一种病变的不同表现形式。腱鞘巨细胞瘤位置局限,好发于掌指关节及其远端,自腱鞘逐渐长出,体积增大推挤肌腱并可压迫邻近骨皮质,造成骨侵蚀。

声像图表现为肌腱或关节附近的低回声肿块,边界清晰,肿块可大部分或完全包绕肌腱,也可生长至肌腱与骨之间(图24-4-17)。指骨受累时,表现为局部骨皮质缺损。动态扫查,相应肌腱仍能正常活动。CDFI肿块内可见血流信号。

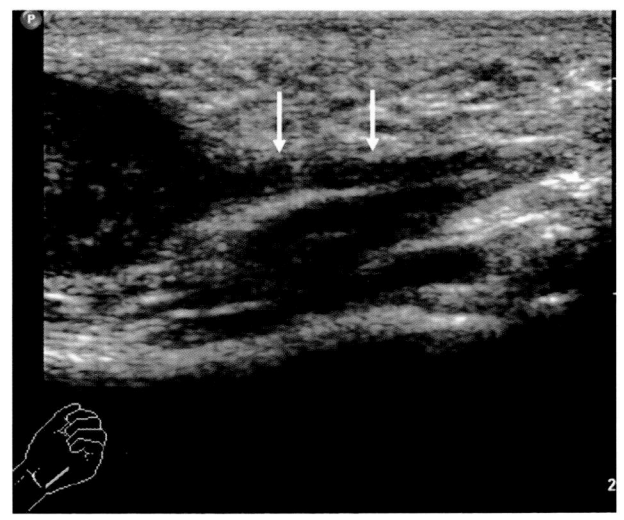

纵断面声像图显示手腕部低回声结节,与尺神经相延续,术后病理证实为神经纤维瘤

图24-4-18　左手腕部肿物

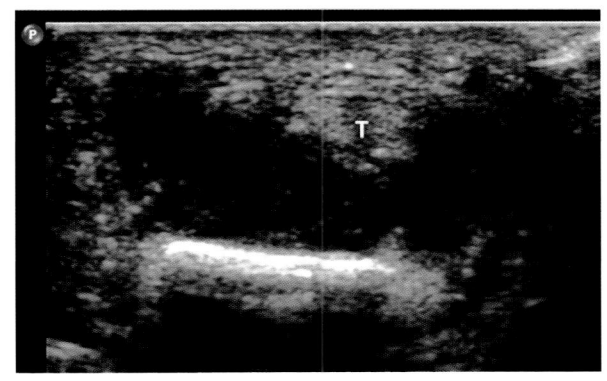

横断面声像图显示瘤体包绕在肌腱(T)周围,呈不规则的低回声结节

图24-4-17　右手第二指屈肌腱腱鞘巨细胞瘤

3. 脂肪瘤　手、腕部脂肪瘤好发于掌侧,质软、无痛。位于皮下者边界往往欠清晰,脂肪瘤回声类型多样,典型者呈中低混合回声,内部可见多发条索样强回声与瘤体长轴平行分布。CDFI一般无血流信号显示。

4. 神经源性肿瘤　手、腕部神经纤维瘤和神经鞘瘤主要累及腕部的正中神经和尺神经。二者的声像图类型相似,均表现为圆形或卵圆形的低回声肿块,仔细扫查可见瘤体两端分别与神经干相连(图24-4-18)。瘤体偏于神经干一侧且内部血流信号较丰富者,倾向于神经鞘瘤的诊断。肿块处探头加压引起外周神经刺痛有助于诊断神经源性肿瘤。

5. 手腕部血管瘤　血管瘤为十分常见的软组织肿瘤,在四肢、躯干均可发生,自皮肤至皮下脂肪层、肌肉层,甚至于骨、关节都可累及。手腕部主要累及腕部及前臂。我们习惯上所说的血管瘤实际上为血管畸形。最常见的类型为静脉型

血管畸形,即海绵状血管瘤。病变主要由充满血液的血窦和薄壁静脉构成。海绵状血管瘤质地柔软,可压缩。病变肢体下垂后肿瘤体积可增大,即体位试验阳性,具有重要的诊断价值。瘤体内可形成血栓,机化后导致钙质沉着形成静脉石。

声像图表现包括:边界不清晰的混合回声区,内部可见多发网格样或不规则的低至无回声区,部分可见到静脉石强回声伴声影(图24-4-19)。探头加压后比较,肿瘤体积明显压缩。上肢下垂后,瘤体体积增大。由于瘤体内血流速度缓慢,彩色多普勒超声常不能显示病变内血流信号。当探头反复加压动作时,瘤体内的无回声区内可见液体流动产生的彩色血流信号。

6. 血管球瘤　源于皮肤中的血管球组织,可发生在全身各处,最好发于手指甲床下。主要表现为刺痛或烧灼样痛,局部按压或寒冷刺激可诱发。局部甲床处可呈蓝紫色。

声像图表现为甲床下低回声结节,局部指骨皮质可受压变形(图24-4-20),甚至出现骨质破坏。CDFI结节内血流信号丰富。

(崔立刚　王金锐)

参考文献

［1］ Bianchi S, Martinoli C, Abdelwahab IF. High resolution ultrasound of the hand and wrist. Review article. Skeletal Radiol, 1999, 28: 121-129.

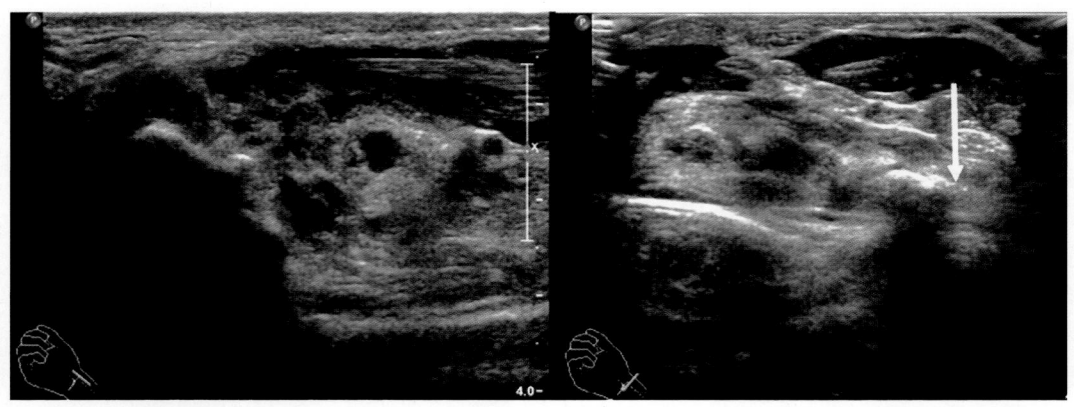

纵断面（左图）及横断面（右图）声像图显示右手腕部肌肉层深方混合回声肿物，局部呈网格样改变，内部可见静脉石强回声

图 24-4-19　手腕部血管瘤

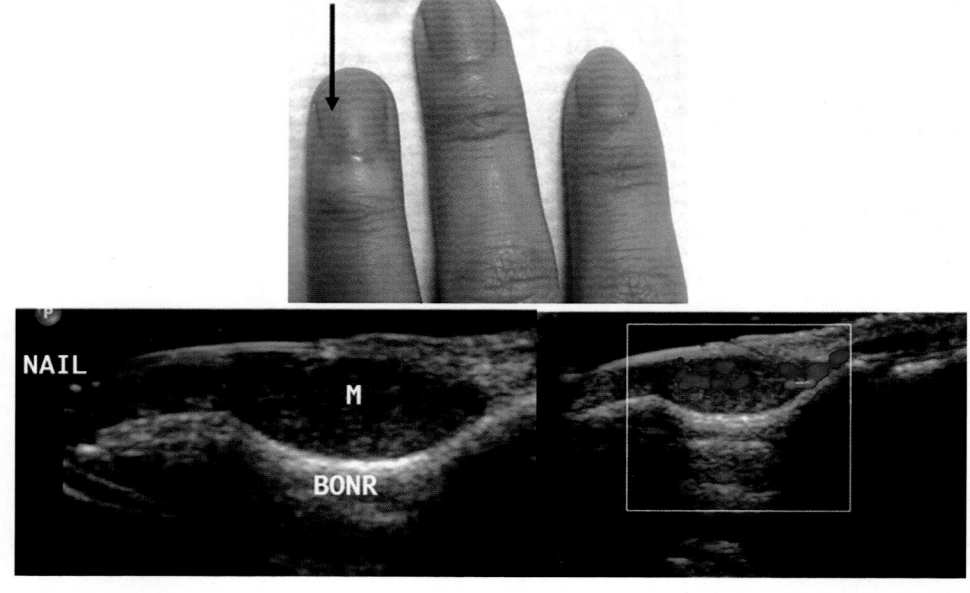

图 24-4-20　25 岁女性患者，左手无名指末端局部压痛伴冷刺激疼痛半年。查体可见无名指甲下略呈蓝紫色。纵断面声像图显示指甲（NAIL）深方低回声结节（M），边界清晰，指骨（BONR）表面可见压迹。CDFI：结节内血流信号丰富。术后证实为血管球瘤

［2］　Boutry N，Larde A，Lapegue F，et al. MR imaging appearance of the hands and feet in patients with early RA. J Rheumatol，2003，30：671-679.

［3］　Buchberger W，Judmaier W，Birbamer G，et al. Carpal tunnel syndrome：Diagnosis with high-resolution sonography. Am J Roentgen，1992，159：793-798.

［4］　Chiou HJ，Chang CY，Chou YH. Triangular fibrocartilage of wrist：presentation on high resolution ultrasonography. J Ultrasound Med，1998，17：41.

［5］　Griffith JF，Chan DPN，Ho PC，et al. Sonography of the normal scapholunate ligament and scapholunate joint space. J Clin Ultrasound，2001，29：223-229.

［6］　Hau M，Schultz H，Tony HP，et al. Evaluation of pannus and vascularization of the metacarpophalangeal and proximal interphalangeal joints in rheumatoid arthritis by high-resolution ultrasound（multidimensional linear array）. Arthritis Rheum，1999，42：2303-2308.

［7］　Klauser A，Frauscher F，Schirmer M，et al. The value of contrast-enhanced color Doppler ultrasound in the detection of vascularization of finger joints in patients with rheumatoid arthritis. Arthritis Rheum，2002，46：647-653.

［8］　Kotob H，Kamel M. Identification and prevalence of rheumatoid nodules in the finger tendons using high frequency ultrasonography. J Rheumatol，1999，26：1264-1268.

［9］ Martinoli C，Bianchi S，Nebiolo M. Sonographic evaluation of digital annular pulley tears. Skeletal Radiol，2000，29：387.

［10］ Szkudlarek M，Court-Payen M，Strandberg C，et al. Power Doppler ultrasonography for assessment of synovitis in the metacarpophalangeal joints of patients with rheumatoid arthritis：A comparison with dynamic resonance imaging. Arthritis Rheum，2001，44：2018-2023.

［11］ Spiegel T，King W，Weiner SR，et al. Measuring disease activity：Comparison of joint tenderness，swelling，and ultrasonography in rheumatoid arthritis. Arthritis Rheum，1987，30：1283-1288.

［12］ Sugimoto H，Takeda A，Hyodoh K，et al. Early-stage rheumatoid arthritis：Prospective study of the effectiveness of MR imaging for diagnosis. Radiology，2002，216：569-575.

第五节　膝部

一、概述

膝关节是人体最复杂的关节。由股骨下端、胫骨上端、髌骨构成，属于屈戍关节。与膝关节相关的主要骨性标记有：

1. 股骨内、外侧髁：有腓肠肌内、外侧头和内外侧副韧带附着。

2. 胫骨内侧髁：有半膜肌、胫侧副韧带和腘斜韧带附着。

3. 胫骨上端：其内侧面有缝匠肌、股薄肌和半腱肌附着，外侧面有髂胫束附着。

4. 胫骨粗隆：有髌腱附着。

5. 腓骨头：有股二头肌肌腱和腓侧副韧带附着。

6. 髌骨：髌底部有股四头肌腱附着，髌尖部是髌腱的起点。

膝关节超声检查方便、快捷，其临床适应证根据病因可分为以下几类：

1. 急、慢性运动创伤和外伤；

2. 免疫性和代谢性疾病：类风湿、银屑病、强直性脊柱炎、痛风、糖尿病等的关节损害，以及不明原因的关节周围肌肉弥漫性病变（如肌营养不良）。

3. 骨性关节炎及其他关节退行性病变；

4. 膝关节周围肿物。

二、检查方法

膝关节是人体最大的关节，解剖构成复杂，根据所要观察的目标的深度，可采用相应频率的探头。如髌腱、髂胫束、鹅足腱、髌骨表面及表浅滑囊可采用10～13MHz线阵探头，股四头肌腱、内外侧副韧带、半月板体部、髌上囊等可用频率为7～10MHz，关节腔积液、关节内游离体、半月板后角、后交叉韧带、脂肪垫等可用5～7MHz，后交叉韧带、明显肿胀的小腿三头肌、股四头肌等可用5MHz探头。应根据受检者的体型调整频率。

通常将膝关节分区域进行检查，观察不同区域的解剖结构应选择相应的体位，应动态观察肌腱、韧带等分别在紧张和松弛状态下的声像图表现，对可疑有病变的部位应与健侧对比。检查时应注意将声束与观察目标垂直以避免各向异性伪像（anistrophy）。

三、正常声像图

（一）膝前区

仰卧位，屈膝30°，膝下可垫一枕头（图24-5-1）。该体位可显示股四头肌腱、髌腱、髌支持带、髌上囊、髌下深囊及股骨关节面透明关节软骨。在病理状态下显示髌前滑囊和髌下浅滑囊（生理状态不显示）。

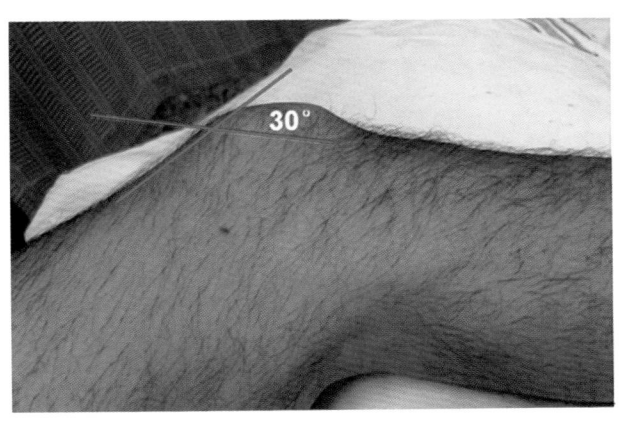

图24-5-1　膝前区检查体位，示膝关节轻度屈曲 20°～30°

1. 股四头肌腱

探头置于髌骨上端纵切，显示长轴切面，该肌腱分为三层：表浅层为股直肌的肌腱，中间层为股内侧肌和股外侧肌的肌腱，深层为股中间肌的肌腱（图24-5-2）。

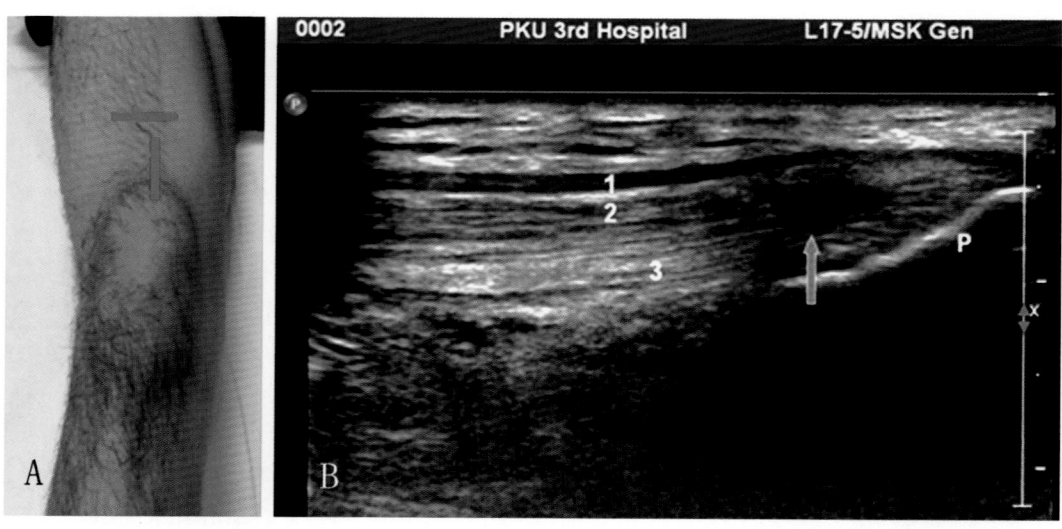

1，2，3分别为股直肌腱、股内侧肌和股外侧肌肌腱、股中间肌的肌腱，P：髌骨，箭头所指为各向异性伪像

图 24-5-2　A：股四头肌腱的检查方法，B：股四头肌腱长轴声像图

2. 髌上囊及脂肪垫

在股四头肌腱下 1/3 的深面与股骨之间，可见两个高回声的脂肪垫，之间为髌上囊，生理状态下有少量滑液，声像图显示为线状无回声区，探头挤压时可见流动。液深超过 3mm 则为病理状态（图24-5-3）。

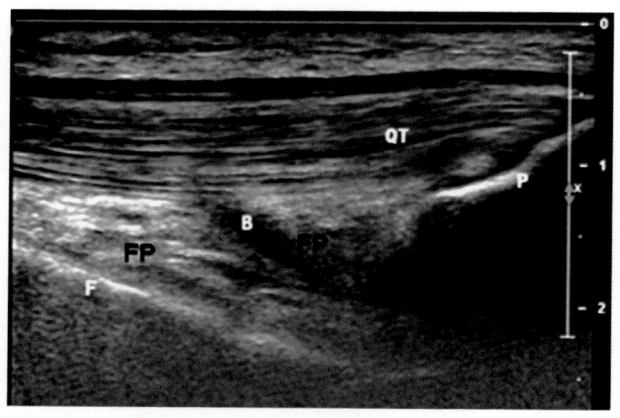

QT：股四头肌腱，F：股骨，P：髌骨，B：髌上囊，FP：脂肪垫

图 24-5-3　正常髌上囊声像图

3. 髌腱（髌韧带）

探头置于髌骨下端与胫骨粗隆之间纵切，髌腱长轴切面呈条带状（图24-5-4）。髌腱呈较宽的扁平形，仅做长轴切面很易遗漏髌腱内、外边缘

处的信息，应常规横切扫查。正确的方法：横切面应从髌骨下缘髌腱起点处一直扫查到胫骨粗隆髌腱止点处。髌腱深方有高回声的脂肪垫。

4. 髌下深囊

部分正常成人可显示髌腱深方与胫骨之间的髌下深囊，生理状态下可探及极少量滑液，液深一般为 1～2mm（图24-5-5）。

5. 关节面透明软骨

最大屈曲位时膝前正中部横切面，显示股骨关节面透明软骨（图24-5-6）。正常为厚度均匀一致的、边界清晰的一层极低回声，注意勿误为关节积液。

（二）膝内侧区

仰卧位，轻度屈膝和髋关节，髋关节轻度外旋，或取侧卧位检查（图24-5-7）。该体位可检查内侧关节腔、内侧副韧带、鹅足肌腱及其滑囊、髌内侧支持带、内侧半月板前角和体部。

1. 髌内侧支持带

在髌骨内缘与股骨远端或胫骨近端之间作横断切面可显示髌内侧支持带的长轴，正常为条索样强回声，内有平行的线状结构。（图24-5-8）

2. 内侧副韧带及内侧半月板

膝关节屈曲 20°～30°（图24-5-9），在轻度外翻时动态观察内侧副韧带，该韧带呈层状，深层

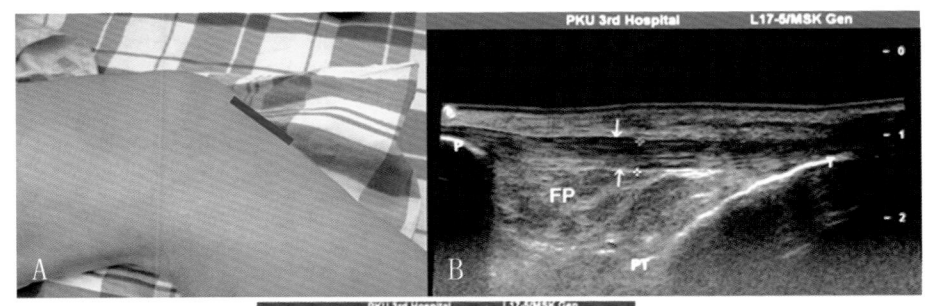

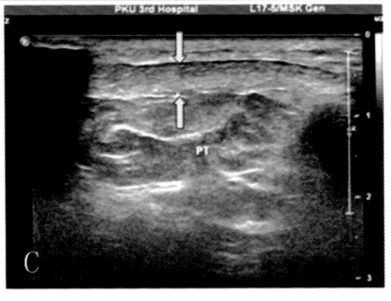

箭头：髌腱，FP：脂肪垫，P：髌骨下缘，T：胫骨

图 24-5-4　A. 髌腱的检查方法（长轴）；B. 髌腱的宽景超声长轴声像图；C. 髌腱短
轴声像图：箭头所指为扁片状的髌腱，两侧声影为胫骨

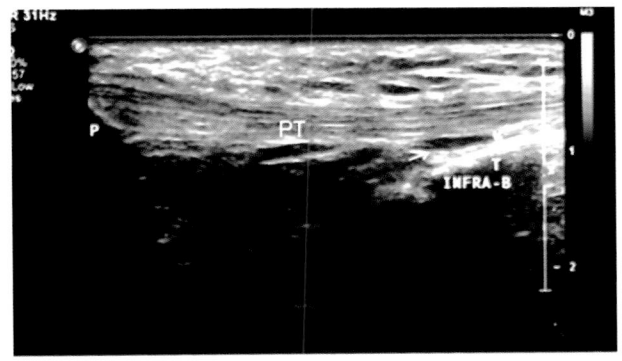

与内侧半月板紧贴在一起（图 24-5-10）。半月板呈三角形的强回声，尖伸向关节腔，底部向外（副韧带）。

3. 鹅足肌腱及滑囊

探头置于胫骨前方内侧面，显示鹅足腱长轴，该肌腱是缝匠肌、半腱肌和股薄肌的联合腱（图24-5-11）。其深方与胫骨之间有鹅足腱滑囊，生理状态下不显示，滑囊炎时可在此处探及滑囊积液（见后）。

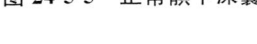

P：髌骨，T：胫骨，PT：髌腱，INFRA-B 即箭头所指：髌下深囊

图 24-5-5　正常髌下深囊

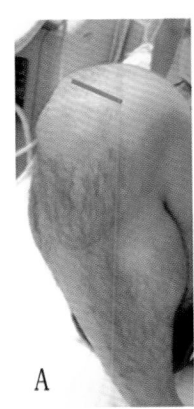

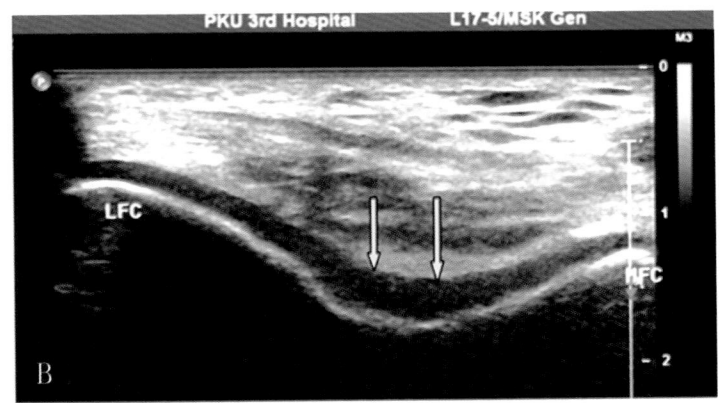

箭头：软骨，LFC：股骨外侧髁，MFC：股骨内侧髁

图 24-5-6　A：膝关节股骨滑车间软骨检查方法；B：正常膝关节软骨声像图

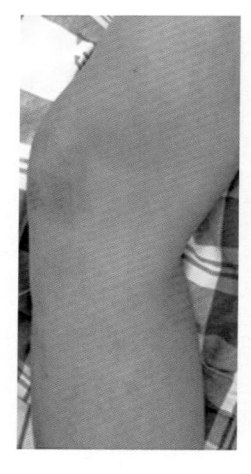

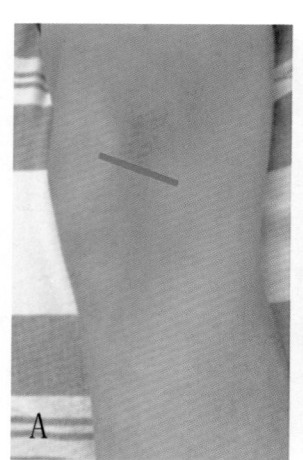

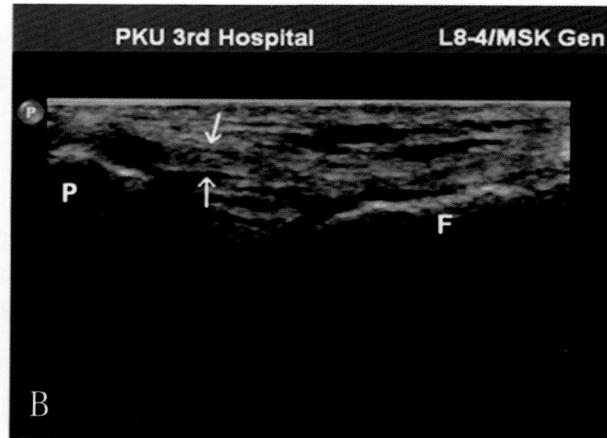

图 24-5-7　膝内侧区检查体位

P：髌骨，F：股骨，箭头：支持带

图 24-5-8　**A.** 膝髌内侧支持带的检查方法；**B.** 膝髌内侧支持带声像图

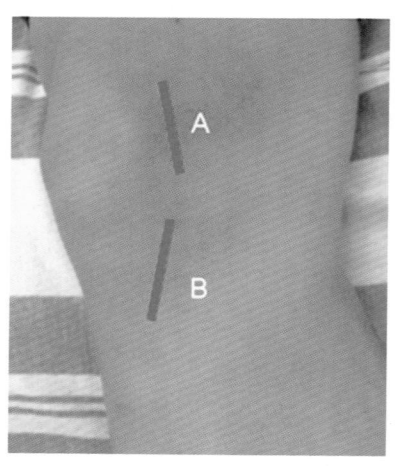

A. 内侧副韧带位置；B. 鹅足腱位置

图 24-5-9　内侧副韧带及鹅足腱检查体位

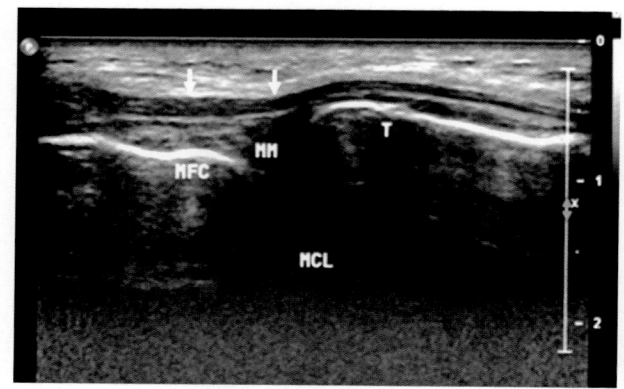

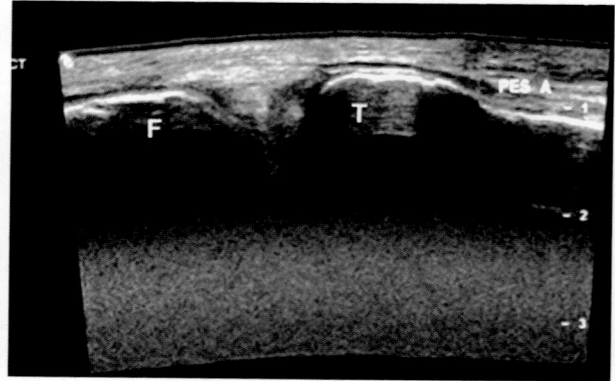

箭头：内侧副韧带，MFC：股骨内侧髁，MM：内侧半月板，
T：胫骨

图 24-5-10　内侧副韧带及内侧半月板声像图

显示鹅足腱远端附着部，深方滑囊不显示。PES A：鹅足腱，
F：股骨，T：胫骨前方内侧面

图 24-5-11　宽景超声正常鹅足腱声像图

（三）膝外侧区

1. 外侧副韧带

外侧副韧带：探头与股骨长轴约呈 45℃，尾侧偏向后外，两端显示股骨外侧髁与腓骨头，该切面显示外侧副韧带的长轴，其近段深面为腘肌腱（图 24-5-12）。

2. 髂胫束及滑囊

在上述断面的基础上探头尾侧向内倾斜约 45°，显示髂胫束的止点：胫骨前方外侧面 Gerdey's 结节（图 24-5-13）。髂胫束深方与胫骨之间有同名滑囊，生理状态多数不显示。髂胫束厚度应双侧对比。

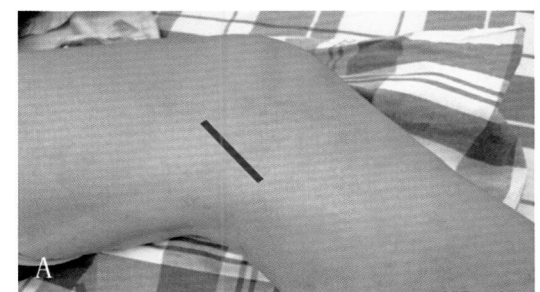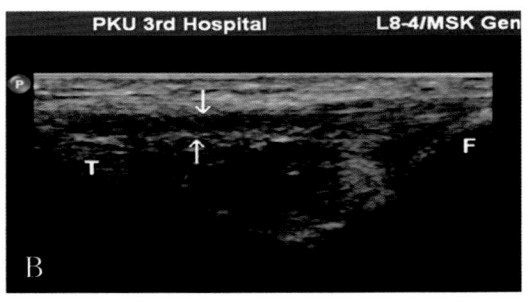

F. 腓骨头，T. 胫骨

图 24-5-12　A. 外侧副韧带的检查方法，腓骨头和外侧髁均可在体表扪到；B. 外侧副韧带（箭头）声像图

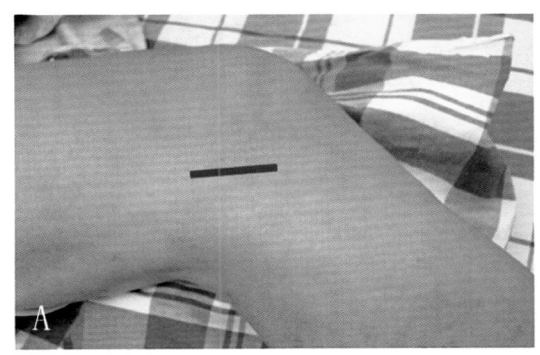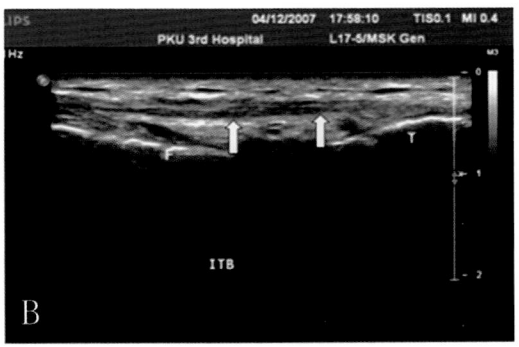

F. 股骨外侧髁，T. 胫骨，箭头：髂胫束

图 24-5-13　A. 髂胫束检查方法，注意角度与检查外侧副韧带不同。B. 正常髂胫束（ITB）声像图

（四）膝后区

俯卧位，下肢伸开，该区域包括腘窝，半膜、半腱肌，腓肠肌内、外侧头的肌腹和肌腱，滑囊，双侧半月板的后角及后交叉韧带。

1. 股二头肌腱

腘窝的外侧壁上界为股二头肌，其肌腱止于腓骨头，探头从腓骨头向上纵切，可清晰显示股二头肌腱及肌腹（图 24-5-14）。该肌腱是急性和慢性运动创伤的好发部位，为检查重点。

2. 腓总神经及其毗邻结构

腘窝的外侧壁下界为腓肠肌外侧头，在膝后外区，探头从上至下做一系列横切，即腘窝的外上壁至外下壁之间，可显示不同位置腓神经的横断面（图 24-5-15A），在腘窝水平以上及外侧髁水平的切面，腓神经在股二头肌的内后方，探头再向下移，可观察腓神经在腓肠肌外侧头与股二头肌之间（图 24-5-15B），再向下则走行于腓骨长肌的深面。

3. 腘窝正中血管神经束

在腘窝正中央位置，腓肠肌内侧头和外侧头之间做横切面，可显示腘窝内血管神经束，内含

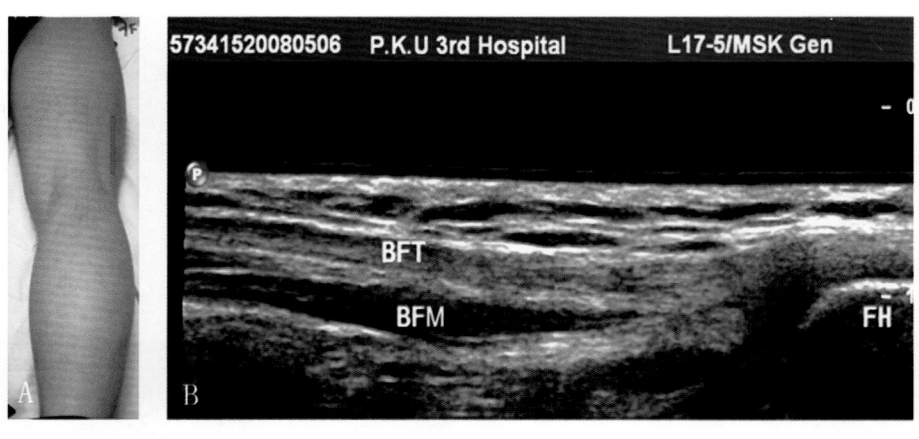

BFT：股二头肌腱，BFM：股二头肌肌腹远端，FH：腓骨头

图 24-5-14 **A.** 股二头肌及肌腱的检查方法，以腓骨头作为寻找的体标。**B.** 股二头肌及肌腱的声像图

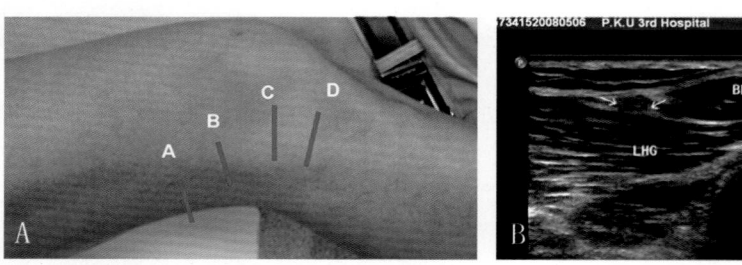

A. 腘窝上切面，B. 股骨外侧髁水平切面，C. 腓骨头水平，D. 腓骨颈水平；LFC：股骨外侧髁，箭头：腓总神经，BFM：股二头肌，LHG：腓肠肌外侧头

图 24-5-15 **A.** 从腘窝的外侧壁上界至下界的不同切面（横切）。**B.** 在股骨外侧髁水平切面：显示腓总神经位于两肌肉之间

（从深至浅）腘动脉、腘静脉和胫神经（图 24-5-16）。

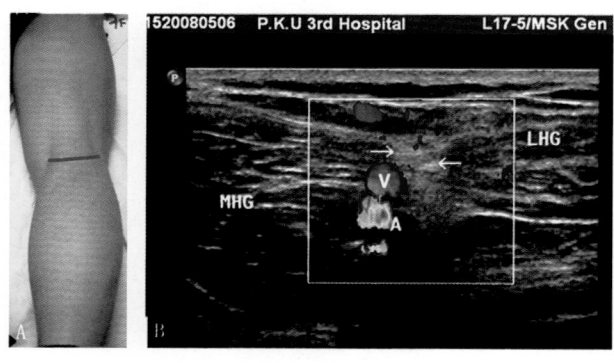

LHG：腓肠肌外侧头，MHG：腓肠肌内侧头，箭头：胫神经

图 24-5-16 **A.** 腘窝内胫神经的检查方法。**B.** 腘窝内胫神经声像图

4. 后交叉韧带

腘窝最深方，探头从内上至外下做斜切面，在

股骨远端与胫骨近端之间，可显示后交叉韧带的长轴（图 24-5-17）。适当降低探头频率以增加穿透性，屈膝时后交叉韧带最紧张，此时更易显示。

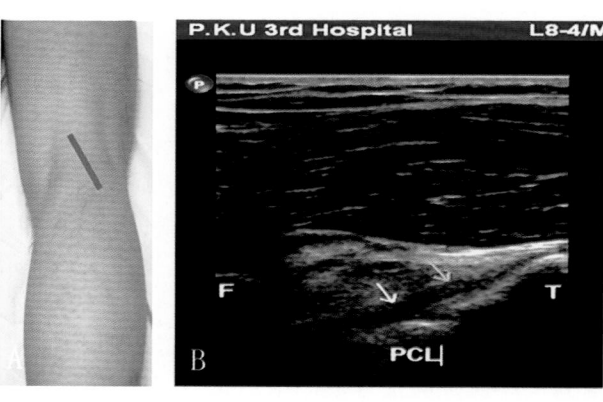

F：股骨，T：胫骨，箭头及 PCL：后交叉韧带

图 24-5-17 **A.** 后交叉韧带的检查（注意探头角度）。**B.** 后交叉韧带声像图

5. 腘窝滑囊

在半膜肌腱和腓肠肌内侧头之间，可探及腘窝滑囊，正常人有少量液体（图 24-5-18），呈逗号样，伸向关节腔。

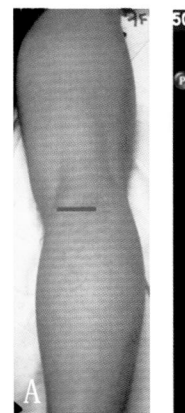
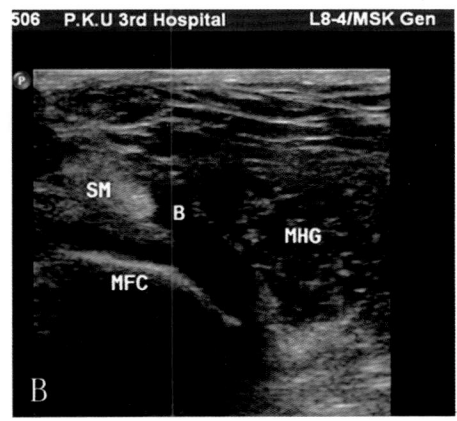

B：滑囊，GM：腓肠肌内侧头，SM：半膜肌腱

图 24-5-18 A. 腘窝滑囊的检查方法。**B.** 腘窝滑囊声像图

6. 半月板后角

在膝后区的内、外部做纵切面，可分别显示内侧半月板和外侧半月板的后角（图 24-5-19）。

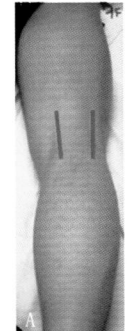
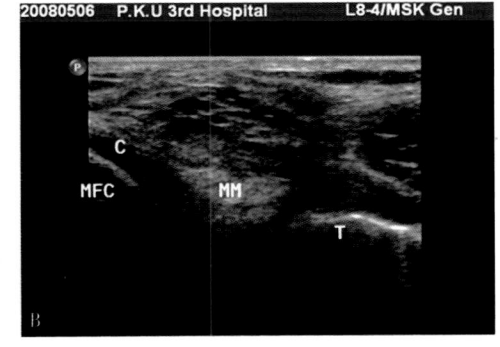

MM：内侧半月板，MFC：股骨内上髁，T：胫骨，C：软骨

图 24-5-19 A. 膝后区检查半月板后角。**B.** 内侧半月板后角声像图

四、膝部常见病变的超声显像

（一）肌腱撕裂与肌腱炎

1. 临床概要

（1）股四头肌腱：股四头肌是人体最强大的肌肉，主要功能是维持直立和伸膝，股四头肌腱的劳损与膝过度承重及反复屈膝牵拉有关，股四头肌的急性伤分直接伤和间接伤两种。前者以外力直接冲撞挤压所致，如足球、橄榄球、武术等项目的直接撞击，交通事故也是常见病因。间接伤（又称牵拉伤）则常由过度伸腿或突然下蹲使肌肉张力过大所致，一般为纵行撕裂。肌腱撕裂后伸膝功能障碍，慢性劳损则有髌骨上缘处触痛，运动时膝上区疼痛。

（2）髌腱：髌腱收缩时与股四头肌协同完成伸膝动作，反复牵拉或局部撞击可导致肌腱炎（tendinitis）或慢性肌腱病（tendinosis），多见于跳高、跳远、排球、篮球运动，临床称"跳跃膝"。髌腱炎的主要症状是跳痛、爬楼梯痛和蹲膝时膝前区疼痛，查体多数为髌尖部或胫骨粗隆处触痛，或呈弥漫性。其症状与髌骨软化病、膝前区滑囊炎等很相似，易误诊。

猛烈屈膝或跳跃时，髌腱要承受很大的牵拉力。据有人测量，跳远运动的起跳瞬间，起跳腿髌腱的受力可达 528kg。而下蹲时随屈膝角度加大，髌腱所受拉力也增大。当牵拉力超过髌腱的承受力极限时，可发生肌腱纤维的部分撕裂或完全断裂。髌腱本身已有退行性变、钙化等的患者，肌腱韧性及抵抗牵拉的能力明显降低，更易导致髌腱撕裂。

髌腱断裂多发生在上下止点处，严重者可造成撕脱骨折。临床表现：①髌腱断裂端触痛；②患侧伸膝功能丧失；③完全断裂后可使髌骨上移，活动范围增大；④完全断裂时可在裂口处触及凹陷。

2. 超声表现

（1）肌腱撕裂：

上述肌腱撕裂的共同超声表现为：腱体内发现不同范围的纤维缺损区，常呈无回声的纵行裂隙。完全断裂则可见肌腱纤维连续性中断，并可见两个完全分离的断端，裂口内见无回声或混合回声的积血，常见周围脂肪组织充填如裂口，此时应使患者被动伸膝或屈膝动态观察，通过两个断端的相对运动可帮助判断，避免当两个断端粘连（陈旧性断裂）和脂肪充填于裂口内时与肌腱混淆，而造成漏诊（图 24-5-20、图 24-5-21）。

（2）肌腱炎：

急性期表现为肌腱不同程度增厚、回声减低，CDFI 示血流信号增加。根据损伤的范围，可以是弥漫性，也可以是局部，后者多以末端附着处常

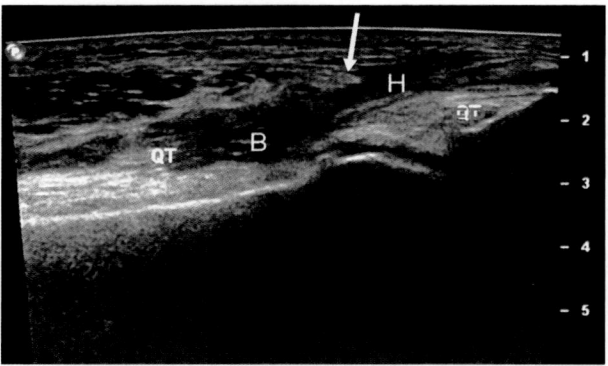

箭头：断裂处肌腱残端，H：裂口，B：髌上囊，与断裂后的裂口相通。FP：脂肪垫肿胀

图 24-5-20　股四头肌腱完全断裂

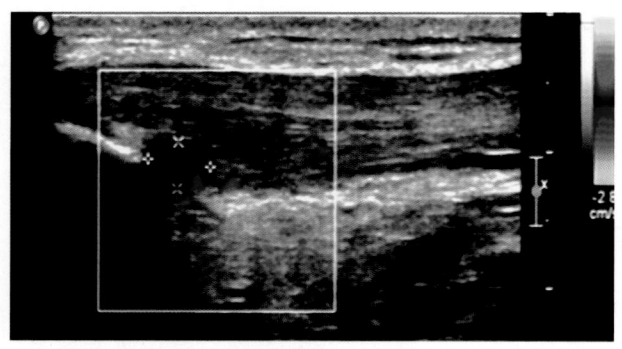

髌腱上止点处深层纤维部分缺损（＋·····＋及 x·····x 所示），同时髌腱肿胀、回声减低

图 24-5-21　髌腱部分撕裂

见。慢性肌腱病则表现为肌腱纤维结构不清晰，常伴腱体内钙化灶，呈斑片状或泥沙样强回声。需注意在慢性肌腱病的基础上，也可发生急性肌腱炎，甚至撕裂，声像图则表现为上述征象并存（图 24-5-22、图 24-5-23）。

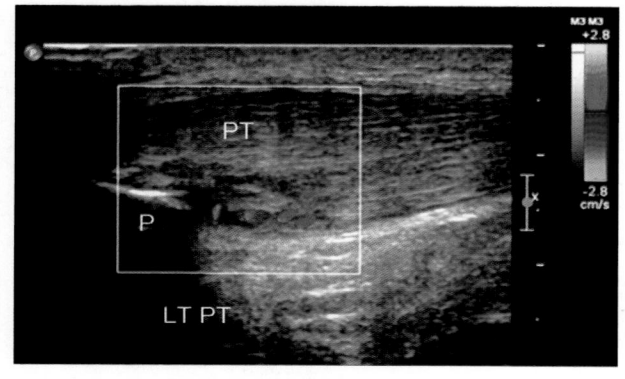

髌腱近端髌骨附着处肿胀增厚，深层纤维内血流丰富

图 24-5-22　急性髌腱炎（跳跃膝）

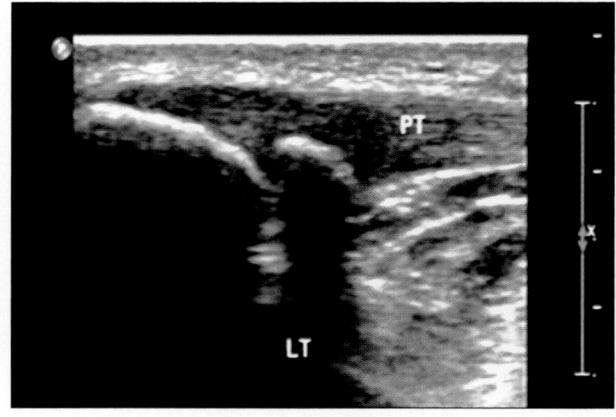

髌腱近端髌骨附着处肿胀伴钙化，PT：髌腱

图 24-5-23　慢性髌腱炎

（二）膝关节侧副韧带损伤

1. 临床概要

膝关节的侧副韧带有内侧副韧带（medial collateral ligament，MCL）和外侧副韧带（lateral collateral ligament，LCL），伸膝时侧副韧带紧张，屈位时松弛。

MCL 的主要功能是对抗外翻，运动时膝关节过度外翻动作可造成 MCL 急性损伤。踢球、摔跤、滑雪等运动时，小腿外旋同时大腿内旋，最易使 MCL 扭伤、撕裂，甚至完全断裂，是临床常见病。撕裂多发生于韧带近段及关节间隙位置。表现为膝关节内侧区痛，处于屈曲位不能伸膝，严重者可伴关节旋转不稳。查体可发现关节内侧肿胀，沿韧带走行区压痛。

慢性损伤后（包括反复牵拉、骨关节炎等）MCL 可发生钙化或骨化，称为 Pellegrini-Stieda 病。多有损伤病史，伤后 2 月可出现韧带内钙化，使膝关节内侧疼痛。

LCL 的主要功能是防止膝多度内翻。外力所致小腿内收内旋等可造成 LCL 急性拉伤。损伤后，屈膝内收位 LCL 张力检查发现张力下降或张力消失。

2. 超声表现

（1）损伤较轻者，双侧对比患侧韧带肿胀增厚，回声减低。正常韧带不能探及血流信号，急性期则可探及明显血流，是为充血证据（图 24-5-24）。

（2）韧带撕裂时可见无回声裂隙（图 24-5-25），多为纵行撕裂。若完全断裂，则可见韧带连续性中断，膝被动外翻时实时检查可见两个活动

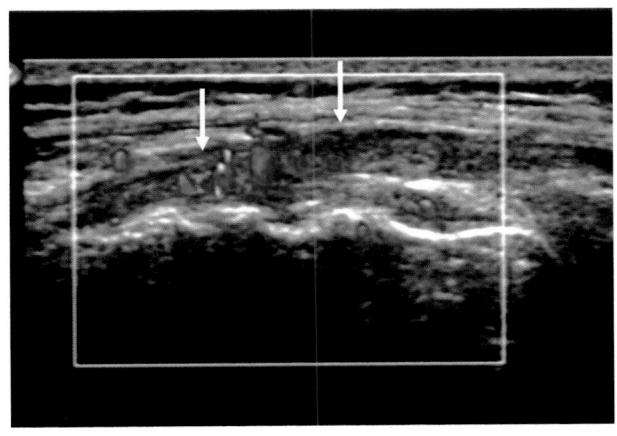

韧带弥漫性肿胀，内血流信号丰富，提示炎性充血期，箭头所指为 MCL 的近段

图 24-5-24　内侧副韧带损伤

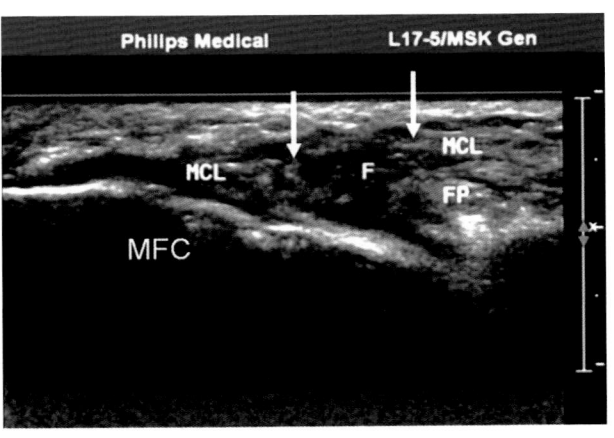

箭头所指韧带的两个断端。MFC：股骨内侧髁（韧带断裂处），F：断端间的积血，FP：进入裂口的脂肪垫

图 24-5-26　内侧副韧带完全断裂

的断端（图 24-5-26）。

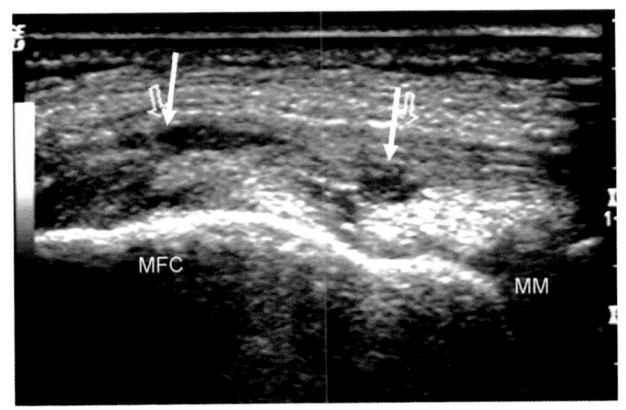

长箭头示近端韧带的两处撕裂，MFC：股骨内侧髁，MM：内侧半月板

图 24-5-25　内侧副韧带部分撕裂

（3）慢性退变（包括外伤及骨关节炎等），或急性损伤后未痊愈者，韧带回声增强，纤维纹理紊乱，可有不同程度肿胀，部分病例可发现韧带内钙化灶（图 24-5-27）。

（三）膝关节滑囊炎

1. 临床概要

（1）髌前滑囊炎（acute prepatellar bursitis）：运动和外伤时的髌骨前顶撞或膝关节突然跪地可造成急性髌前滑囊炎，使囊内迅速积血肿大，量多时向髌骨下缘蔓延。临床有上述明确的受伤史，膝关节正前方肿胀、触痛，屈膝时加重，疼痛可蔓延至髌尖部甚至更远，但髌上囊处查体正常。

与髌上囊不同，由于髌前囊与关节腔不通，患者常自诉一夜间在髌骨正前方发现肉眼可见的"包块"，检查发现有明确的边界。若诊断及治疗及时，经立即穿刺抽血，辅以包扎加压、囊内注药、休息等，多在 1～2 周内痊愈。

急性髌前滑囊炎治疗不及时，或症状减轻后过早进行运动，可发展成慢性创伤性滑囊炎。少数情况下如果长时期下蹲和跪地姿势（比如井下矿工、坑道作业工人），使滑囊反复摩擦受损也可形成慢性滑囊炎而无急性期的受伤病史。病理上，滑囊壁增厚，内有积液及纤维素样沉积物，有时有凝血块形成。临床表现为髌前疼痛和触痛，运动时该处有摩擦音。如保守治疗不能缓解，则需手术切除。

（2）髌下滑囊炎：髌腱前、后各一滑囊，前者位于髌腱与皮肤之间，为髌下浅囊（superficial infrapatellar bursa），其作用是在髌腱与皮肤之间起保护作用；后者位于髌腱下止点深方与胫骨之间，为髌下深囊（deep infrapatellar bursa），可在髌腱牵拉运动时减小其与胫骨的摩擦力，起润滑保护作用。髌下浅囊炎多由直接外力撞击滑囊部位而致病，由于髌下深囊位置较深，其发病原因主要由运动时的反复摩擦及慢性劳损，常合并下止点处的髌腱末端病。临床表现为滑囊位置局部肿胀和触痛，髌下浅囊炎可形成"包块"隆起，类似髌前滑囊炎，只是位置不同。

2. 超声表现

膝关节滑囊炎的表现有滑囊积液、滑囊壁增厚、壁内血流信号不同程度增加。急性期以积液

（积血）为主；慢性滑囊炎以滑囊壁增厚为主，内可见多个分隔。超声诊断的关键是掌握滑囊的解剖位置和毗邻结构，再结合典型的临床表现（图24-5-28、图24-5-29）。

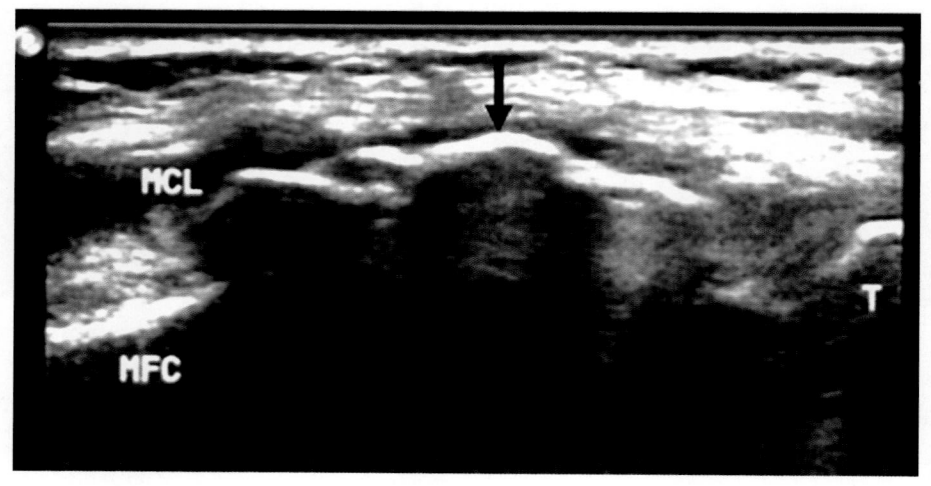

+……+示钙化灶，MFC：股骨内侧髁，MCL：内侧副韧带

图 24-5-27　内侧副韧带肿胀伴钙化（Pellegrini-Stieda 病）

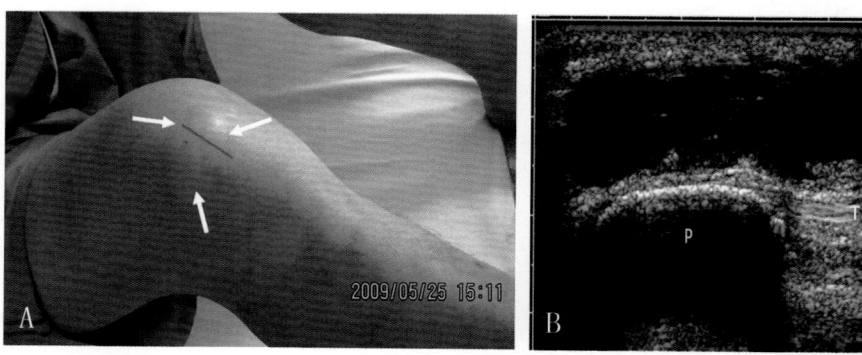

A. 示探头位置，在体表有包块隆起（箭头）；B. 可见病灶向下蔓延至髌腱前方；P. 髌骨，T. 髌腱。该例为伤后 7 天检查，注意内壁已轻度增厚，并可见分隔，说明已经开始向慢性期发展

图 24-5-28　A. 髌前滑囊炎；B. 髌前滑囊炎纵切声像图

（四）腘窝囊肿（Baker 囊肿）

1. 临床概要

腘窝滑囊位于膝关节后区腓肠肌内侧头与半膜肌腱之间，多与关节腔相通。滑囊与关节腔之间有一瓣膜，类似静脉瓣，可防止积液返流入关节腔。少数情况下解剖变异者该滑囊则可位于腓肠肌外侧头与股二头肌腱之间。

该滑囊内的积液称为腘窝囊肿，或 Baker 囊肿。该病分原发性和继发性两类。前者病因不明，部分为先天性。继发性腘窝囊肿很常见，多种关节病变均可导致诱发该病。临床表现：原发性囊肿常在腘窝发现无痛性质软的包块，继发性囊肿则在关节疾患的症状基础上，腘窝部肿胀。囊肿破裂后，会引起小腿肿胀疼痛，有时误为下肢静脉血栓。

2. 超声表现

在腓肠肌内侧头与半膜肌腱之间可见典型的滑囊积液即可诊断本病。声像图可将病灶分 3 部分。底部：深入关节腔的部分，位于腓肠肌与关节囊之间；颈部：位于腓肠肌与半膜肌腱之间，在屈膝时更明显；浅表部：在筋膜与腓肠肌之间的液性暗区（图 24-5-30）。由于腘窝滑囊与关节腔相通，关节腔脱落的软骨、半月板、骨皮质等

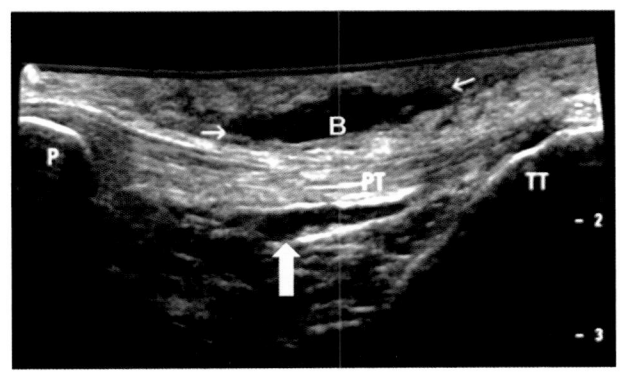

全景超声纵切面，P：髌骨；T：胫骨结节；PT：髌腱；细箭
头：髌下浅囊积液；粗箭头：正常的髌下深囊
图 24-5-29　慢性髌下浅囊炎（手术证实）

碎片可进入该滑囊，成为游离体，声像图显示滑
囊内漂浮的斑片状强回声，可有声影。

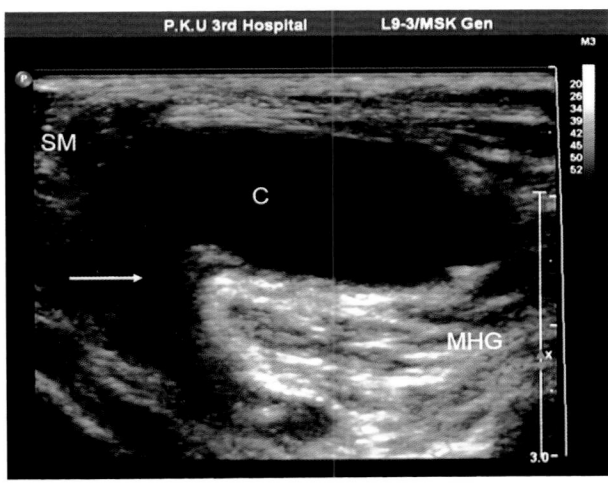

箭头所指为颈部；SM：半膜肌腱；MHG：腓肠肌内侧头
图 24-5-30　腘窝囊肿（C）声像图

（五）膝关节透明软骨损伤

1. 临床概要

膝关节透明软骨覆盖在股骨关节面表面，关
节长期不活动或关节固定时，由于软骨内血供不
足，使股骨软骨变性；相反，过度疲劳运动也可
破坏软骨细胞，使其胶原化和钙化，引起软骨变
性。在退行性骨关节病、焦磷酸钙沉积病（calci-
um pyrophosphate deposition disease，CPPD）、
免疫性及代谢性关节疾病（如类风湿、痛风）、急
慢性运动损伤时，关节损伤常先累及透明软骨，
继而可引发一系列继发改变，包括软骨下骨病变、

滑膜增生、肌腱及韧带止点处变性、骨质增生等
等，最后导致严重关节功能受损。因此，超声早
期发现软骨损伤具有重要临床意义。

2. 超声表现

①损伤早期，软骨弥漫性水肿增厚，厚度大
于 2.5mm，回声尚均匀、与周围组织分界清晰。
常见于类风湿性关节炎早期，或大负荷关节运动
等的充血等。

②随病程进展，软骨内回声不均匀、边缘不
清晰。继之，软骨表面变得粗糙不光滑，厚薄不
均匀，该阶段既可为弥漫性，如退行性骨关节炎
和类风湿患者，也可为局部，如运动损伤，根据
运动不同特点，可损伤外上髁、内上髁的软骨，
或多处受损。若在软骨浅缘即与软组织界面处呈
线状强回声，被认为是痛风所致尿酸盐沉积形成
的特征性表现，即双轮廓征（double contour
sign），而 CPPD 的结晶则沉积于软骨内部，与痛
风形成迥异的超声表现（图 24-5-31）。

③严重者，软骨萎缩甚至局部消失，回声明
显增强，可见强回声的钙化灶（图 24-5-32），后
方常有声影。若软骨脱落至关节腔成为游离体。

（六）膝关节积液及滑膜炎

1. 临床概要

引起膝关节积液（积血）及滑膜炎的原因很
多，尽管各种病因导致的积液其临床表现和症状
不同，但均有关节肿胀和不同程度的疼痛。查体
时浮髌试验阳性。创伤性滑膜炎以膝关节最常见。
类风湿引起的滑膜增生以小关节为主，如手部指
间关节，但也可累及膝关节。临床表现为受累关
节疼痛、关节僵化、活动受限。

2. 超声表现

关节内滑膜增生显示为关节两端骨表面不同
厚度的低回声，结节样或弥漫性，急性期其内多
能探及丰富血流信号（图 24-5-33）。

由于髌上囊与关节腔相通，观察积液多以髌
上囊作为声窗。检查髌上囊积液时，为准确评估
其液体量，应由操作者或助手从股骨内外侧髁处
同时向中间挤压关节腔，可见液体明显增多，当
只有少量积液抽吸时也可用此法，可提高成功率
（图 24-5-34）。

尽管多种病因可造成关节积液，声像图对诊
断病因无特异性，但超声可帮助判断病情，如对

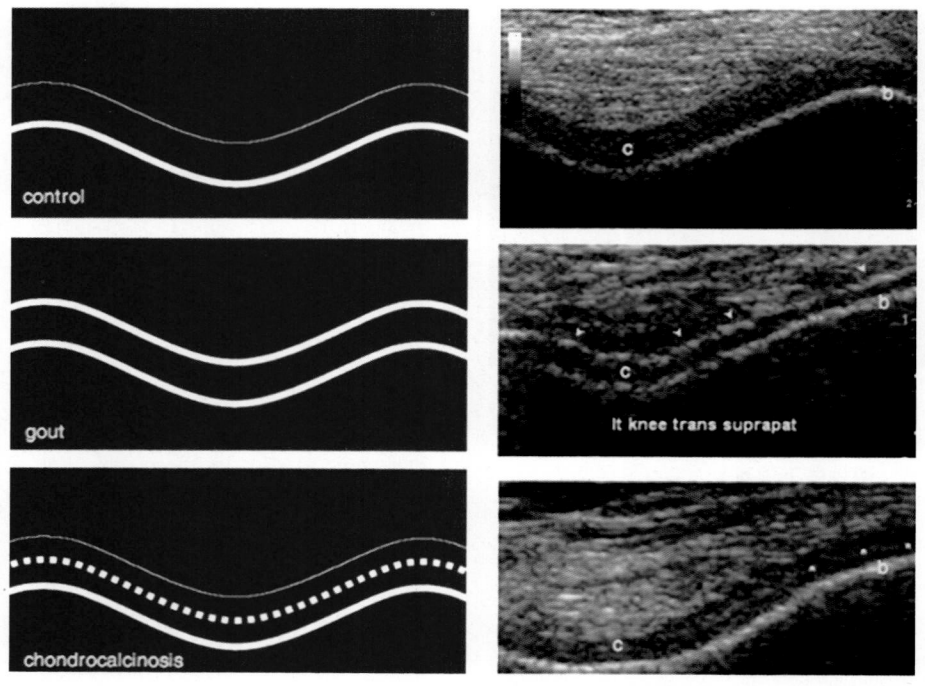

图中上图为正常对照，中间为痛风，下图为CPPD

图 24-5-31　痛风及 CPPD 膝关节透明软骨病变声像图

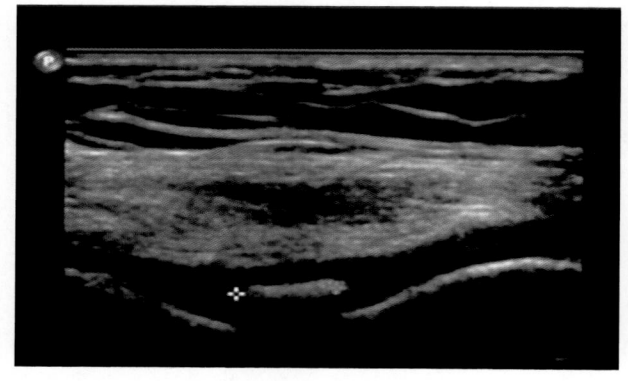

图 24-5-32　膝关节透明软骨损伤（骨性关节炎），软骨内可见斑块样钙化灶

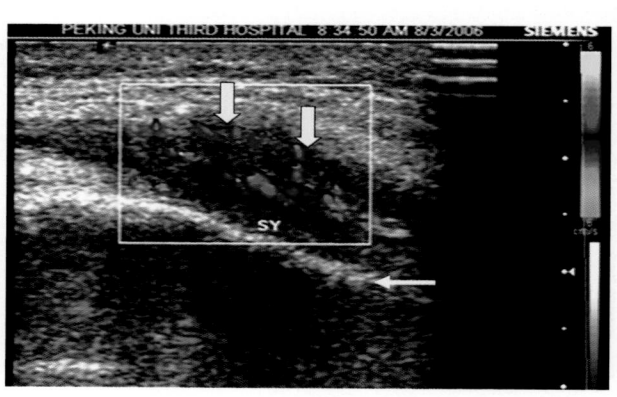

示滑膜明显增厚，内见丰富血流信号。细箭头：股骨远端；粗箭头：增生的滑膜；SY：滑膜

图 24-5-33　膝关节创伤性滑膜炎

类风湿关节炎、痛风性关节炎的积液量及滑膜的观察常是临床对病情判断的指标之一，结核造成的关节积液或脓肿常见混合回声区，挤压时可见漂浮的细点样沉积物回声，壁较厚，常有钙化和窦道，并可侵蚀关节内的股骨和胫骨皮质，这些特点与其他病因的关节积液不同，对诊断有一定特异性。

（傅先水　贲丽媛）

参考文献

[1] 曲绵域，于长隆. 实用运动医学. 北京：北京大学医学出版社，2004.

[2] 于长隆，敖英芳. 中华骨科学运动创伤卷. 北京：人民卫生出版社，2020.

[3] 王金锐，刘吉斌. 肌肉骨骼系统超声影像学. 北京：科学文献技术出版社，2007.

[4] 傅先水，张卫光. 肌骨关节系统超声检查规范。北京：人民军医出版社，2008.

[5] 傅先水，林发俭，王金锐，等. 网球腿的超声诊断. 中华超声影像学杂志，2007，16（8）：703-706.

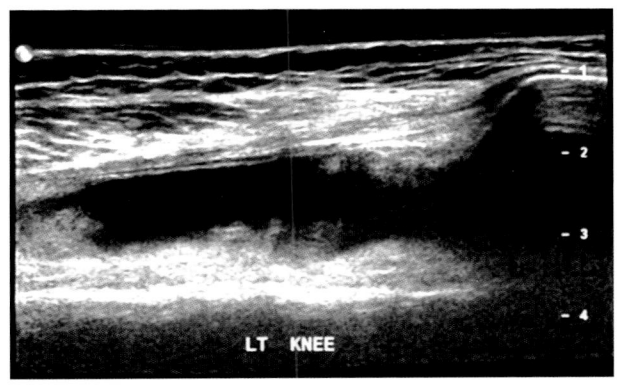

该例为类风湿关节炎

图 24-5-34　膝关节（髌上囊）积液伴滑膜增生

[6] 傅先水，王金锐，林发俭，等.正常及异常髂胫束的超声检查及临床价值.中华超声影像学杂志，2008，17（8）：709-712.

第六节　足及踝部

一、概述

足踝部超声检查最常用于外伤，判断肌腱、韧带有无损伤。对于足踝区持续数周的疼痛，怀疑肌腱炎症等病变，也可通过超声检查进行判断。此外，超声可敏感地发现足踝关节积液以及是否合并关节游离体，对关节积液可引导穿刺抽吸治疗。对于病变术后恢复情况的随访，特别是对那些因使用金属固定器而在 CT 及 MRI 上产生伪像的病例，超声是唯一有效的显像手段。

二、检查方法

足踝部超声检查需采用 7～13MHz 线阵探头。患者取仰卧或坐位，但在扫查跟腱时需俯卧位。检查时探头可直接放置在涂有耦合剂的皮肤上。对非常浅表的结构，可通过在扫描区堆积多量耦合剂以起到透声垫作用，或用探头适当加压来获得满意的图像。

由于声束与肌腱间角度的变换，使肌腱回声出现假性减低，因此在扫查时应不断摆正和调整探头，使其与肌腱纤维总是保持垂直。如果通过此方法能够探测到正常的肌腱结构，则表明此肌腱正常；如果应用此方法后，肌腱回声仍呈局限

性或弥漫性减低，则表明有病理改变。通常将足踝部分成前部，后部，内侧，外侧四部位做常规检查。

三、正常声像图

足踝部的肌腱较发达，位置浅表，超声易于显示。其声像图特征在纵切面表现为强弱回声交替分布的平行线状结构，在横切面呈网状结构。一般探头频率越高，肌腱的线状结构越清晰。正常肌腱的特点是径线均匀一致且左右两侧对称，轮廓光滑，无局部增粗或变细，无断裂或缺口，无或有极少量腱周积液。除跟腱外，所有其他踝部肌腱均有腱鞘包绕，声像图表现为肌腱周围的低回声晕。此外，肌腱周围尚有腱旁组织包绕，表现为强回声线围绕肌腱并勾勒出肌腱轮廓。

足踝部的韧带显示相对较困难，典型者回声与肌腱类似。当扫查声束未能恰当通过韧带切面时，则表现为相对低回声，造成诊断困难，局部压痛及双侧不对称有助于帮助诊断。

（一）前踝结构

前踝部肌腱主要为足踝部的伸肌腱（背屈），包括胫前肌腱、𧿹长伸肌腱、趾长伸肌腱。患者采取仰卧或坐位，足底平放在检查台上。首先进行踝前区横断面扫查，寻找位于最内侧的胫前肌腱，它在三个踝前肌腱中径线最大，厚度约为𧿹长伸肌腱及趾长伸肌腱的 2 倍（图 24-6-1）。

踝前关节间隙由胫距骨关节形成，其前方为关节前隐窝。正常关节前隐窝内可以有极少量无回声，深度小于 3mm。关节内脂肪垫表现为强回声，附着于胫骨边缘，与距骨顶部的低回声软骨相比邻（图 24-6-2）。

（二）外踝结构

主要为腓长肌腱和腓短肌腱，腓短肌腱位于腓长肌腱的前内侧，与外踝的骨皮质紧邻。检查外踝时，患者采取仰卧或坐位，足底平放在检查台上并轻微内翻。首先在外踝后方横切获得肌腱短轴切面（图 24-6-3），随即旋转 90°进行纵断面扫查，连续观察肌腱的走向及回声。在紧靠腓骨下端的位置，腓总腱鞘内可见少量液体，深度在 3mm 以内。

踝部的外侧副韧带由距腓前韧带，距腓后韧

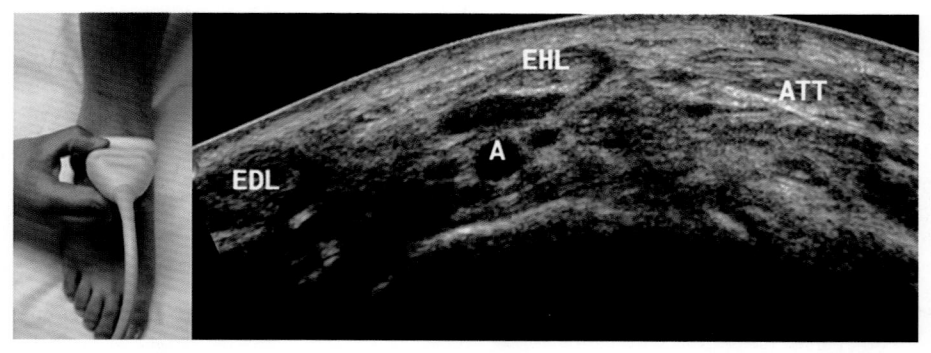

自内侧向外侧依次显示胫前肌腱（ATT），拇长伸肌腱（EHL），趾长伸肌腱（EDL），胫前动脉（A）

图 24-6-1　前踝区短轴切面声像图

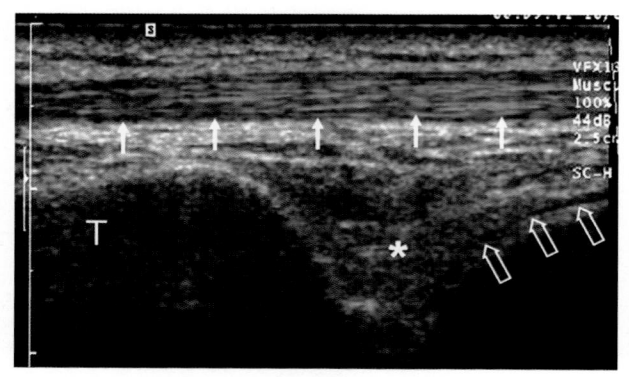

显示正常胫前肌腱（箭头）和关节前隐窝内的脂肪垫（*）。关节软骨呈低回声，覆盖于距骨表面（空箭头）。T：胫骨

图 24-6-2　前踝区长轴切面声像图

带和跟腓韧带组成。检查距腓前韧带时，探头一端置于外踝腓骨表面，一端指向踇趾方向，距腓前韧带即可进入扫查视野（图 24-6-4）。跟腓韧带位于腓肌腱深方，二者略呈 90°交叉走形，最易观察（图 24-6-3）。

（三）内踝结构

胫后肌腱、趾长屈肌腱、拇长屈肌腱为足部的主要内收、内翻肌腱。胫后肌腱最大，一般厚约 4～6mm，位置最靠前，其后依次为趾长屈肌腱、胫后神经及血管（2 条静脉、1 条动脉）、拇长屈肌腱。检查内踝时体位宜采取仰卧或坐位，足底平放在检查台上或呈蛙腿姿势；检查胫后肌腱时，也可让患者仰卧并将足悬于检查台外。三条肌腱均需在踝上和踝下进行横切面及纵切面扫查（图 24-6-5）。胫后肌腱腱鞘内小于 4mm 的液体为正常表现，通常位于胫后肌腱后方、内踝骨的下方。

踝关节内侧副韧带，又称三角韧带。它起自内踝，向下呈扇形展开，排列位置靠后的是胫距韧带，中间是胫跟韧带，前内侧是胫舟韧带。根据它们的解剖位置，将探头的上缘放在内踝的尖上，而下缘稍向后方转动可显示胫距韧带（图 24-6-6），然后稍向前方转动可显示胫跟韧带；再进一步向前扫描可显示胫舟韧带。

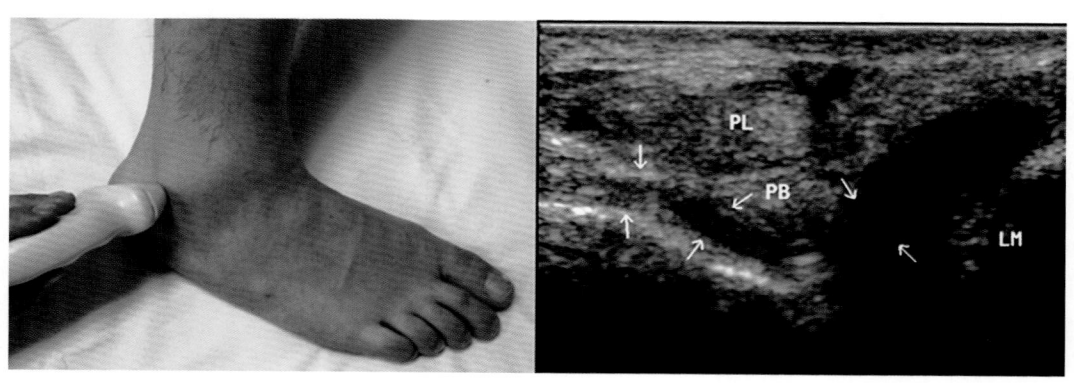

LM：外踝；PL：腓骨长肌腱；PB：腓骨短肌腱；箭头：跟腓韧带，近外踝处韧带因为各向异性伪像而呈低回声

图 24-6-3　外踝扫查体位（左图）及短轴切面声像图（右图）

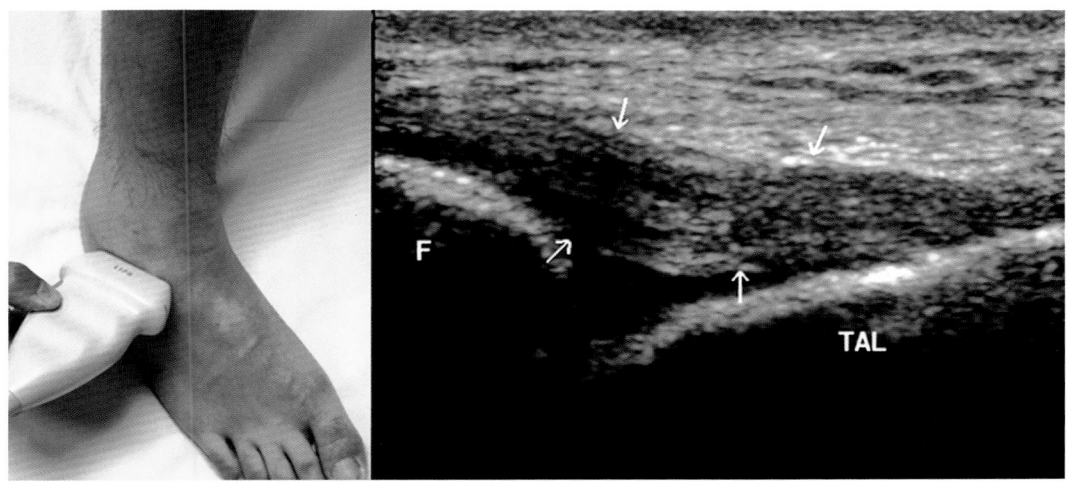

F：外踝处腓骨；TAL：距骨；箭头：距腓前韧带

图 24-6-4　距腓前韧带检查体位及长轴切面声像图

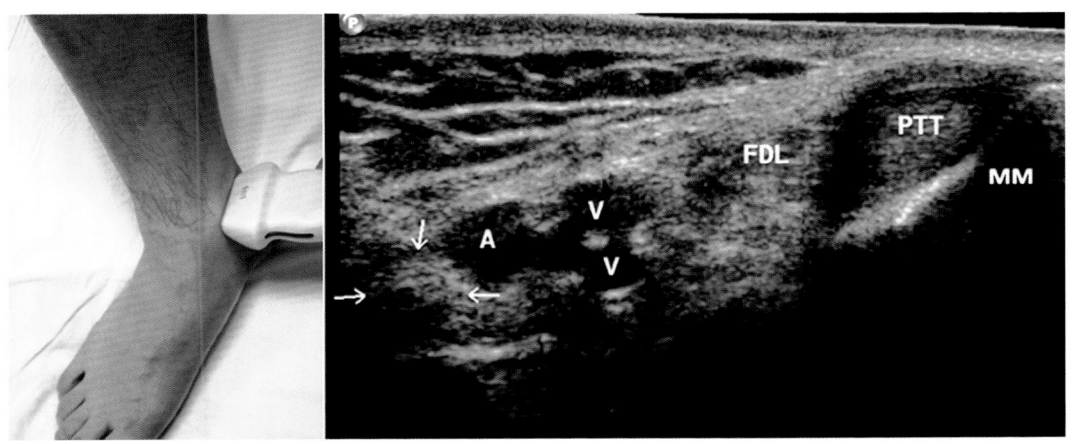

MM：内踝；PTT：胫骨后肌腱；FDL：趾长屈肌腱；A：胫后动脉；V：胫后静脉；箭头：胫神经

图 24-6-5　内踝屈肌腱扫查体位及短轴切面声像图

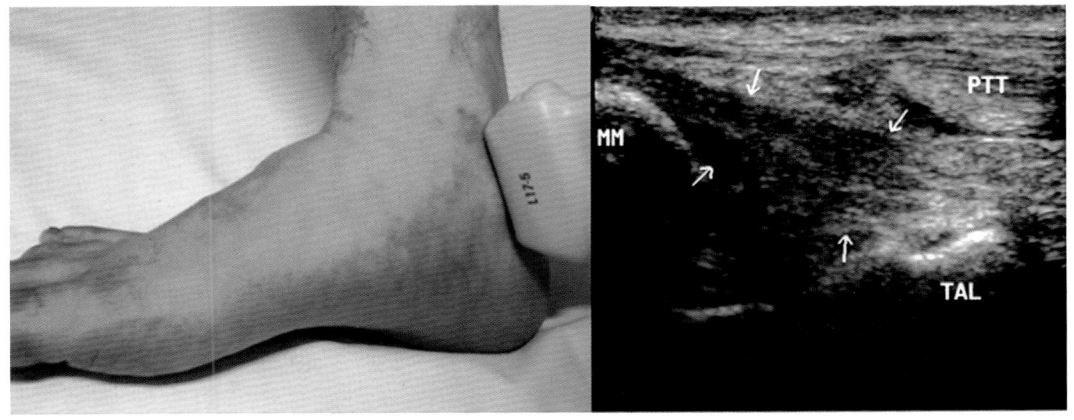

MM：内踝；TAL：距骨；PTT：胫骨后肌腱；箭头：胫距韧带

图 24-6-6　三角韧带的检查体位和胫距韧带长轴切面声像图

（四）后踝结构

跟腱为后踝重要结构。检查后踝时，患者应采取俯卧位，将足自然悬于检查台外并轻度背屈。

长轴切面上，正常跟腱的声像图表现为典型的纤维条形结构。短轴切面上正常跟腱声像图呈椭圆形，前缘平坦或略凹，厚度 5～6mm。跟腱周围无腱鞘包绕，仅见腱旁组织（图 24-6-7）。

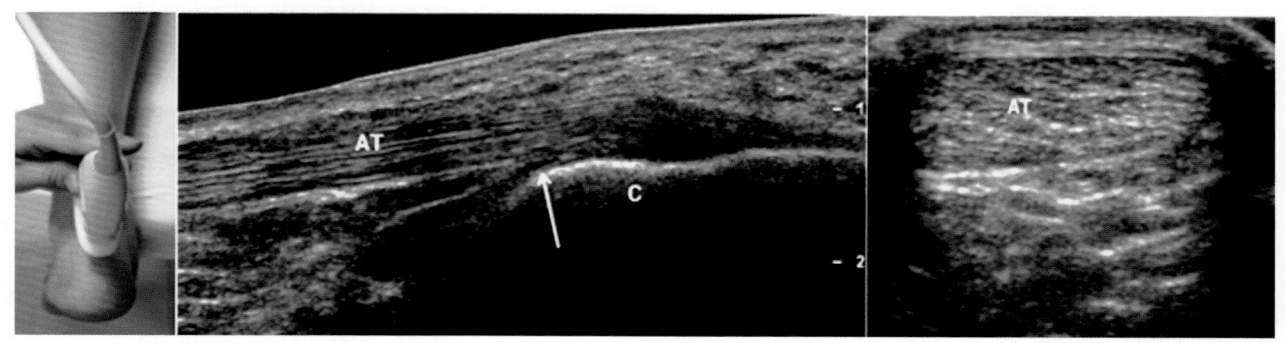

AT：跟腱；C：跟骨；箭头：跟骨后滑囊

图 24-6-7　跟腱的检查体位、长轴扫查探头位置以及正常跟腱长轴与短轴切面声像图

跟腱附近有两个滑囊：一个位于皮肤和跟腱之间称跟腱后滑囊；一个位于跟腱和跟骨后缘之间称跟骨后滑囊。超声容易观察到跟骨后滑囊，正常外形呈逗号样，直径约 3mm（图 24-6-8）。

足底跖筋膜附着于跟骨与远端趾骨之间，正常超声表现为纤维样强回声，厚度最多不超过 4mm，并从近端向远端逐渐变薄（图 24-6-9）。

四、足及踝部病变

（一）肌腱及韧带病变

踝部肌腱的常见疾病为外伤和感染，与运动项目有关的踝部肌腱损伤包括因滑雪和跑步所致的腓肠肌腱损伤，跑步者和业余运动者的跟腱损伤，以及芭蕾舞演员所致的拇长屈肌腱损伤，肌

腱病变的常见声像图表现见表 24-6-1。踝关节处的韧带损伤也很常见，但超声评价韧带病变有一定的局限性。

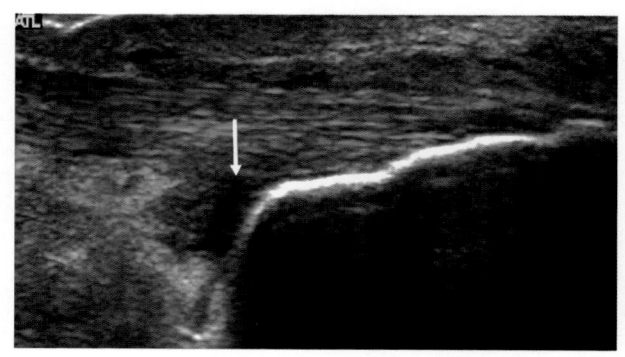

显示跟骨后滑囊（↓）

图 24-6-8　跟腱附着处长轴切面声像图

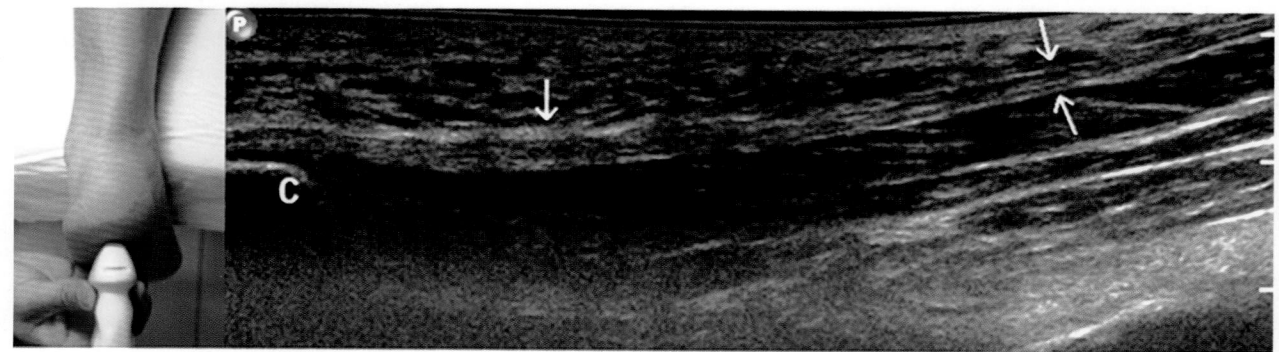

C：跟骨，箭头：跖腱膜

图 24-6-9　足底跖腱膜检查方法及长轴切面全景声像图

肌腱炎是最常见的肌腱异常之一，可因急性创伤或过度劳损所致。肌腱炎声像图表现为肌腱局部或弥漫性肿大伴肌腱纤维之间的低回声间隙增宽（图24-6-10）。肌腱内钙化常见于慢性肌腱炎。这种声像图上所见的肌腱炎在组织病理学上为肌腱组织退行性改变，确切地说应称为肌腱病。需要注意的是除了肌腱炎以外，某些全身性疾病也可能造成肌腱增厚，其声像图表现与肌腱炎相似，故超声诊断需密切结合临床。

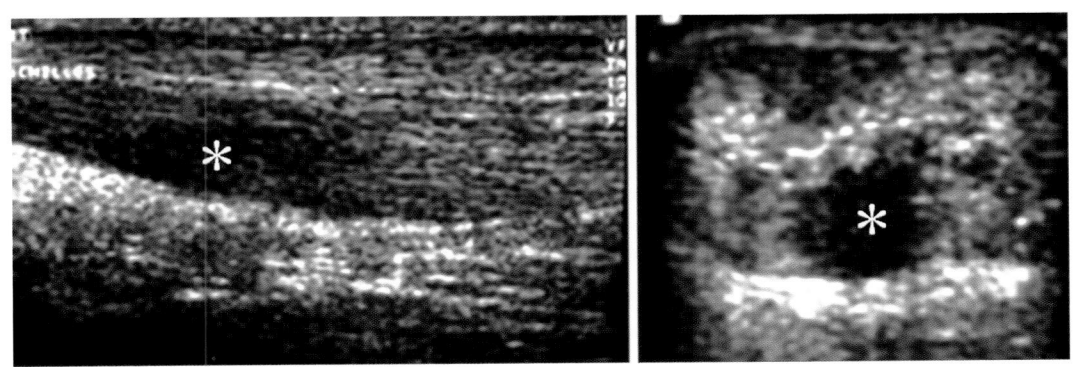

显示跟腱明显肿大。局灶性回声减低（＊），符合局灶性跟腱炎表现

图 24-6-10　长轴及短轴切面声像图

表 24-6-1　肌腱异常的超声特点

肌腱炎/肌腱病
肌腱局部或弥漫性增大，呈低回声
慢性期可见钙化（跟腱）
腱鞘炎/腱旁炎
腱鞘内异常积液
肌腱撕裂
纵向撕裂：沿肌腱长轴裂开
完全撕裂：肌腱连续性中断，局部血肿
部分撕裂：变细，变厚，裂缝
肌腱不稳定
全脱位或半脱位（静态或动态）

腱鞘炎（或腱周炎）为腱鞘的炎症表现，腱鞘炎病因包括创伤、感染性、炎性、代谢性或机械性因素。急性腱鞘炎表现为腱鞘内积液（＞2mm），常与肌腱炎同时发生。慢性期腱鞘滑膜增生，炎症可累及肌腱，导致肌腱边界不规则，回声不均匀（图24-6-11）。

肌腱的完全撕裂表现为肌腱连续性中断，中断处在急性期由血肿填充（图24-6-12）。病史较长的患者为瘢痕或肉芽组织填充。断裂两端回缩常见于完全性撕裂，实时探查时可以看出相关肌肉在收缩和舒张时肌腱不能进行正常的滑动。肌腱的部分撕裂表现为肌腱纤维的部分中断并可能延至肌腱表面（图24-6-13）。需要指出的是，无论何种撕裂，其诊断均应在两个相互垂直的超声切面上得到证实以避免假阳性。

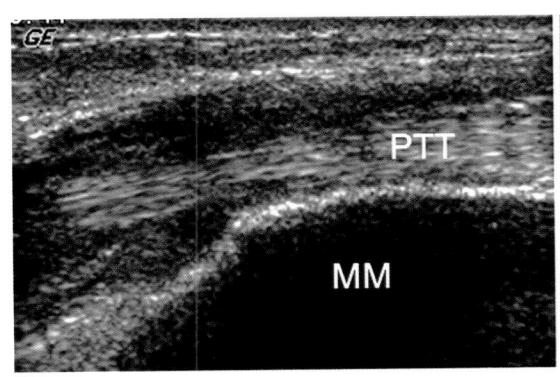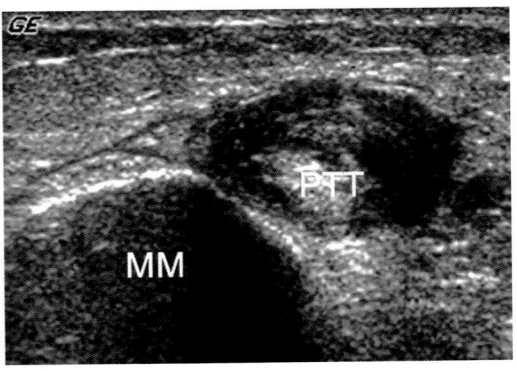

显示肌腱周围腱鞘不均匀增厚（↓），回声减低。肌腱表面欠规则，符合慢性腱鞘炎累及肌腱

图 24-6-11　胫后肌腱（PTT）长轴及短轴切面声像图

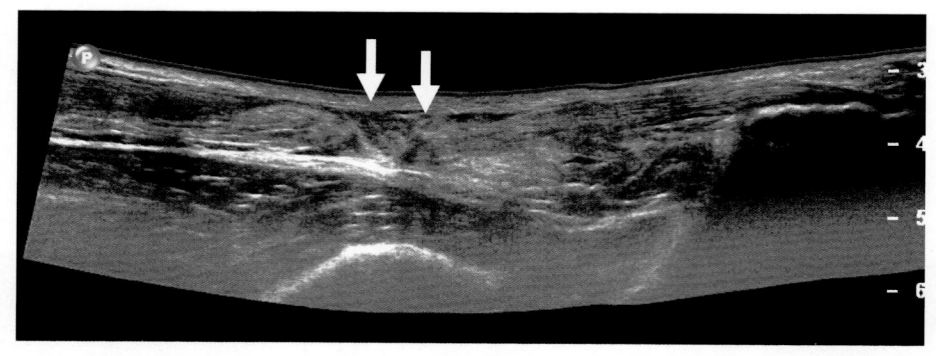

图 24-6-12　跟腱长轴切面声像图显示跟腱连续性中断，断裂区域可见血肿形成的不均质回声（↓）

超声还可用来评价肌腱脱位及半脱位，最易发生于腓肌腱，腓肌腱半脱位或脱位的诊断为一个或全部两个腓肌腱位于外踝骨的外侧或前方。超声检查肌腱脱位的优势在于可进行动态扫查，因腓肌腱半脱位在休息时可能无表现，而仅在足部进行背曲及外翻时才变得明显。

踝部韧带损伤最易累及外踝部韧带，因足部的强力内翻引起。临床表现为踝外侧疼痛、肿胀、跛行，足内翻时疼痛加剧。距腓前韧带是最常见损伤的外踝部韧带。声像图表现为韧带增厚，回声减低以及对应扫查区压痛，有时需双侧对比扫查才能明确（图 24-6-14）。当韧带出现裂口或中断则代表完全撕裂。韧带内的局灶性强回声常代表撕脱骨片或慢性损伤所致钙化。

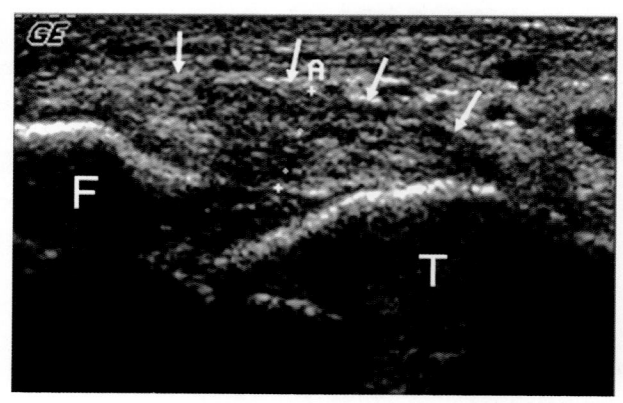

显示韧带肿胀（↓），回声不均，纤维样结构消失，符合韧带部分撕裂。F：腓骨，T：距骨

图 24-6-14　距腓前韧带长轴切面声像图

MRI。需要注意的是，不要将距骨顶部呈低回声的正常软骨误认为关节积液，而前陷窝处有 1～3mm 的积液也属正常。声像图上，单纯性的关节积液表现为液性无回声或低回声（图 24-6-15）；复合性积液表现为强弱混合的不均匀回声，可由出血、感染、代谢异常、色素沉着、绒毛结节样滑膜炎、滑膜骨软骨瘤病等引起，需要结合病史、实验室检查及积液抽吸做出明确诊断。实时超声可用来引导关节积液的诊断性抽吸。

关节内游离体的超声表现为关节囊内可移动的强回声团块（图 24-6-16）。如果关节腔内无积液，可通过注入一定量的液体来帮助观察和确诊。如果实时超声证实游离体在积液内移动，则有助于与骨赘相鉴别。

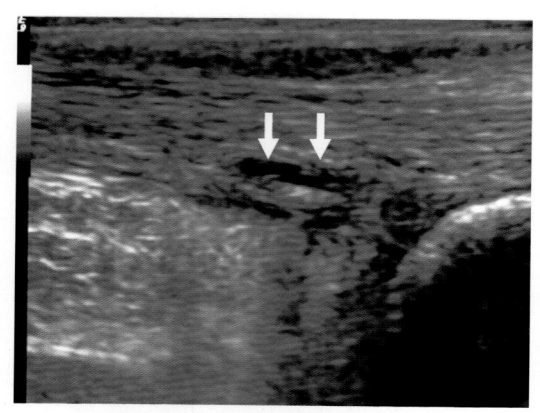

图 24-6-13　跟腱长轴切面声像图显示跟腱局部连续性中断，呈裂隙状无回声（↓）

（二）关节病变

踝关节病变多表现为滑膜炎、关节积液（单纯性或混合性）以及关节内游离体。超声诊断关节积液的敏感性要明显高于 X 线平片，但低于

（三）滑囊炎和腱鞘囊肿

踝部的囊性积液多代表滑囊炎或腱鞘囊肿，超声可用于肿块定位、测量大小、确定囊实性和显示病变特征。踝部最常见发生炎症改变的是跟

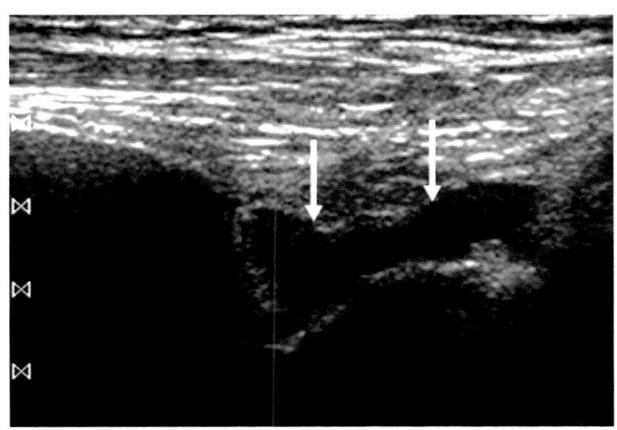

声像图显示前隐窝内出现不规则的无回声（↓）

图 24-6-15　踝关节前隐窝积液

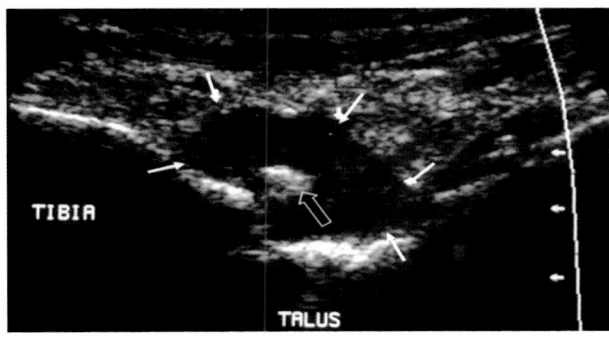

显示关节前隐窝内无回声区（↓），其内可见关节游离体呈斑块样强回声（⇧）。Talus：距骨；Tibia：胫骨

图 24-6-16　踝前长轴切面声像图

骨后滑囊。在正常情况下，跟骨后滑囊超声表现为低回声或含少量（＜2～3mm）的无回声液体。跟骨后滑囊炎的病因包括创伤性、感染性、炎性（类风湿）和代谢性（痛风）等。急性滑囊炎的临床特征是疼痛、局部红肿、局限性压痛和活动受限。滑囊炎多次发作或反复受创伤后可发展成慢性滑囊炎。高分辨力超声可以显示出滑囊内积液，滑膜增生，滑囊壁变厚，赘生物及钙质沉着等病变特征（图 24-6-17），并可引导囊内积液的诊断性或治疗性穿刺抽吸。

腱鞘囊肿为非肿瘤性的含液性病变，有滑膜样内衬和纤维性外膜，其临床表现可为局部疼痛或无痛性包块。囊肿常位于关节周围或起源于腱鞘，但多数与关节腔不相通。腱鞘囊肿在踝部及足背部非常常见，发生几率仅次于手部及腕部。腱鞘囊肿的典型超声表现为圆形的无回声伴后方回声增强（图 24-6-18）。在感染或出血的情况下囊内会出现低回声，此时要与实性包块相鉴别。当低回声包块在彩色或能量多普勒超声下显示内部有血流信号时，可排除腱鞘囊肿的可能。在无血流信号的情况下，有内部回声的腱鞘囊肿很难与实性包块鉴别。必要时，可通过超声引导进行诊断性或治疗性穿刺抽吸。

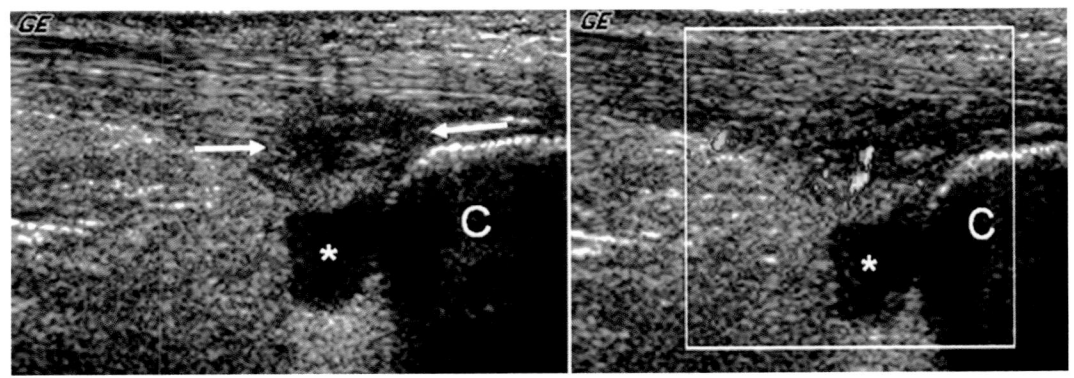

显示跟腱内局灶性低回声区（↓），可见跟骨后滑囊增大（＊）。彩色多普勒血流成像显示病灶处血流信号增多，符合跟腱炎和滑囊炎表现。C：跟骨

图 24-6-17　跟腱末端长轴切面声像图

（四）足底跖筋膜炎

足底跖筋膜炎是足底跖筋膜在其跟骨内侧起始处的炎症，在组织学上可见此处的筋膜纤维有慢性退化性改变。足底跖筋膜炎多源于运动引起的慢性损伤，最常见的原因是长时间走路包括长跑、登山、徒步旅行等活动引起足底的慢性损伤，从而导致足底跖筋膜炎。鞋跟太硬造成对足跟的

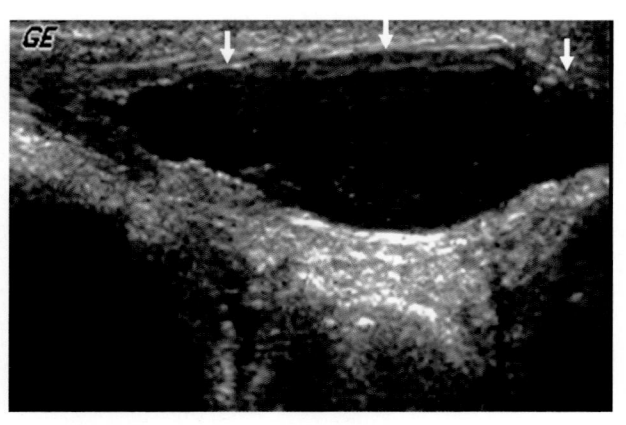

显示无回声囊性肿物（↓），后方回声增强，内部可见散在点状回声

图 24-6-18　足背长轴切面声像图

压迫也能引起足底跖筋膜炎。足底跖筋膜炎临床表现为足底部疼痛，有时伴有可触性包块或软组织增厚。

足底跖筋膜炎的声像图表现：跖筋膜跟骨附着处增厚，回声减低（图 24-6-19）。表现不典型者，可双侧对比。有研究发现足底跖筋膜炎患者其足底跖筋膜增厚可达 5.2mm，而正常对照仅为 2.9mm。足底跖筋膜炎可有钙化并伴有筋膜周围积液，在严重情况下，足底跖筋膜增厚可呈结节状。需要注意的是，运动员的足底跖筋膜炎可双侧同时发病。

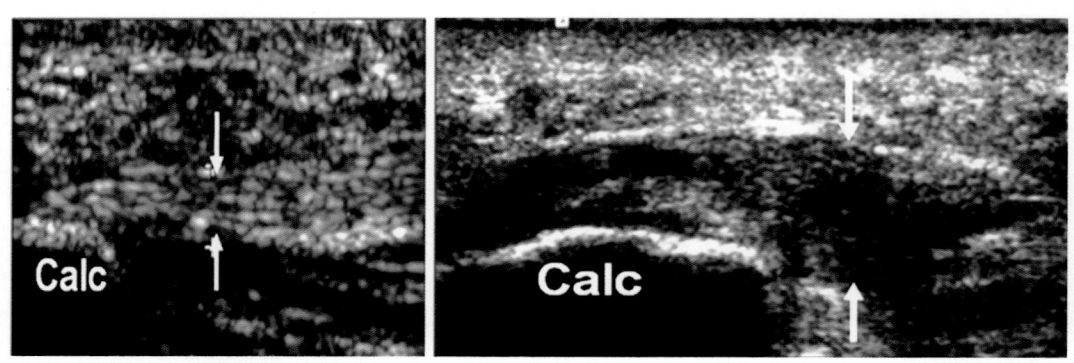

显示正常足底跖筋膜附着处呈条索样强回声结构（左图，↓）。患侧足底跖筋膜回声明显不均，局限性增厚（右图，↓），符合足底筋膜炎表现。Calc：跟骨

图 24-6-19　双侧足底长轴切面声像图

（五）Morton 氏神经瘤

Morton 氏神经瘤中年女性多见，多发性和双侧发生率达 28%，主要症状是行走时疼痛和麻木，多由反复局部创伤和机械性挤压（如穿高跟鞋）所致。Morton 氏神经瘤实际上是足底趾间神经周围组织纤维化所致的良性增生性病变，最常见于前脚掌第 3、4 趾间隙，因为此处第 3、4 跖骨头间隙相对较小，神经容易受到挤压。

由于趾间神经走行位置较深，因此进行超声扫查时，探头自足底面扫查，应适当加压，必要时用非持探头手在足背相应位置按压软组织，将趾间神经挤出以利于显示。Morton 氏神经瘤超声表现为前脚掌趾根区域软组织内卵圆形低回声结节，边界清晰（图 24-6-20），加压局部明显压痛。偶尔，结节与足底趾间神经的关系也会被显示。

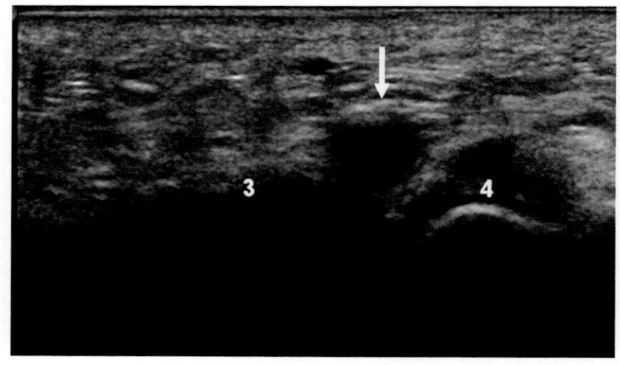

显示第 3 跖骨头（3），第 4 跖骨头（4）之间低回声结节（↓），边界清晰，符合 Morton 氏神经瘤表现

图 24-6-20　左足底前脚掌横断面声像图

（六）足部软组织异物

软组织内异物多由外伤引起，临床诊断相对容易，但是对于异物的精确位置判断多有困难。

常见的异物包括玻璃、木屑和金属物等，当异物密度与人体软组织密度相近时，X线不能够显影，超声是检查这些异物的最佳手段。

软组织异物的声像图特点包括软组织内异常强回声，强回声的形态较为规整，根据异物的大小、表面光滑程度以及声学特点的不同，异物后方可见不同程度的声影或彗星尾征（图24-6-21）。通常玻璃和木屑会产生声影，金属物会产生彗星尾征。由于异物的位置多表浅，体积较小，因此在可能的情况下，应尽量使用高频探头（7.5～10MHz）。当异物存留时间较长时，周围多有炎症反应，形成大小不等的脓肿或肉芽肿，表现为异物周围的低回声包绕（图24-6-22）。

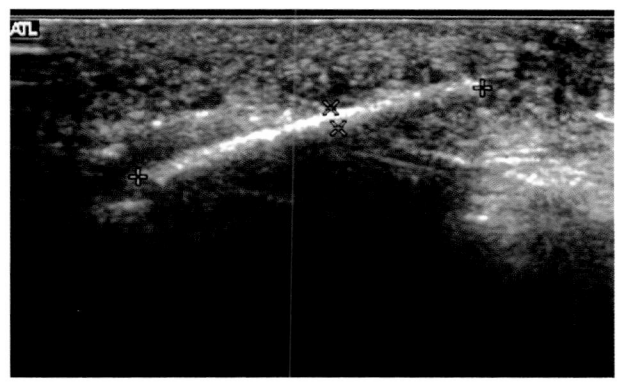

显示足背软组织内条索样的强回声异物结构，后方伴明显声影

图 24-6-21　左足背木刺伤后就诊声像图

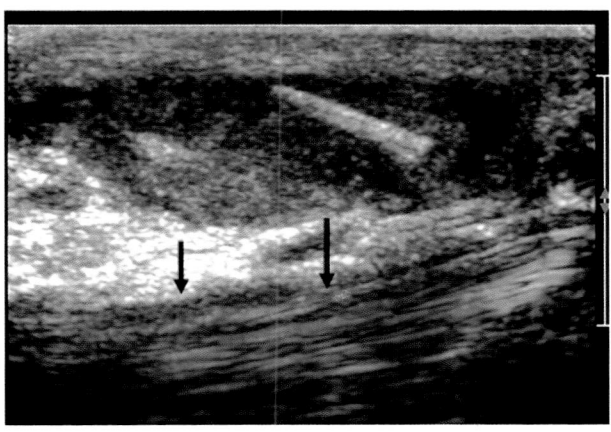

显示踝前软组织内强回声异物，周围可见低回声包绕，提示异物周围脓肿形成。深方胫前肌腱未见异常（↓）

图 24-6-22　右踝前区受玫瑰花刺伤后 3 月，局部肿胀伴压痛就诊声像图

（崔立刚　王金锐）

参考文献

[1] Nazarian LN, Rawool NM, Martin CE, et al. Synovial fluid in the hindfoot and ankle: detection of amount and distribution with US. Radiology, 1995, 197: 275-278.

[2] Miller SD, van Holsbeeck MT, Boruta PM, et al. Ultrasound in the diagnosis of posterior tibial tendon pathology. Food ankle Int, 1996, 17: 555-558.

[3] Fornage BD. Achilles tendon: US examination. Radiology, 1986, 159: 759-764.

[4] Cardnal E, Chhem RK, Beauregard CG, et al. Plantar fasciitis: sonographic evaluation. Radiology, 1996, 201: 257-259.

[5] Blei CL, Nirschl RP, Grannt EG, et al. Achilles tendon: US diagnosis of pathologic conditions. Radiology, 1986, 159: 765-767.

[6] Thermann H, Hoffmann R, Zwipp H, et al. The use of ultrasound in the foot and ankle. Foot Ankle, 1992, 13: 386-390.

[7] Waitches GM, Rockett M, Brage M, et al. Ultrasonographic-surgical correlation of ankle tendon tears. J Ultrasound Med, 1998, 17: 249-256.

[8] Astrom M, Carl-Fredrik G, Nilsson P, et al. Imaging in chronic Achilles tendinopathy: a comparison of ultrasonography, magnetic resonance imaging and surgical findings in 27 histologically verified cases. Skeletal Radiol, 1996, 25: 615-620.

[9] Kaminsky S, Griffin L, Milsap J, et al. Is ultrasonography a reliable way to confirm the diagnosis of Morton's neuroma? Orthopedics, 1997, 20: 37-39.

[10] Jacobson JA, Powell A, Craig JG, et al. Wooden foreign bodies in soft tissue: Detection at US. Radiology, 1998, 206: 45-48.

[11] Stephenson CA, Seibert JJ, McAndrew MP, et al. Sonographic diagnosis of tenosynovitis of the posterior tibial tendon. J Clin Ultrasound, 1990, 18: 114-116.

[12] Breidahl WH, Stafford Johnson DB, et al. Power Doppler sonography in tenosynovitis: significance of the peritendinous hypoechoic rim. J Ultrasound Med, 1998, 17: 103-107.

[13] Jacobson JA, Andresen R, Jaovisidha S, et al. Detection of ankle effusions: comparison study in cadavers using radiography, sonography, and MR imaging. AJR, 1998, 170: 1231-1238.

[14] Beatrice S. F. Pang BSF, Michael Ying M. Sonographic measurement of Achilles tendons in asymptomatic subjects--Variation with age, body height, and dominance of ankle. J Ultrasound Med, 2006, 25: 1291-1296.

[15] Gibbon WW, Cooper JR, Radcliffe GS. Sonographic incidence of tendon microtears in athletes with chronic Achilles tendinosis. Br J Sports Med, 1999, 33: 129-130.

[16] Bianchi S, Martinoli C, Gaignot C, et al. Ultrasound of the

ankle: anatomy of the tendons, bursae, and ligaments. Semin Musculoskelet Radiol, 2005, 9: 243-259.

[17] Fessell DP, Jamadar DA, Jacobson JA, et al. Sonography of dorsal ankle and foot abnormalities. AJR, 2003, 181: 1573-1581.

第七节 婴幼儿发育性髋关节发育不良超声诊断

发育性髋关节发育不良（developmental dysplasia of the hip，DDH）最初的名称为"先天性髋关节脱位（congenital hip dislocation，CDH)"，之后人们逐渐认识到这一疾病并非仅是先天性，因而用"发育性"取代"先天性"；同时从病理学角度考虑"发育不良"比"脱位"更为合适，因此 1992 年北美小儿矫形外科学会将 CDH 正式更名为 DDH。DDH 是婴幼儿骨骼系统最常见的致残性疾病之一，通过早期筛查、规范化诊断、治疗可有效避免发生严重的后遗症。未及时诊断及干预治疗的 DDH 可能导致髋关节退化性疾病，从而成为 60 岁以下患者髋关节置换术最常见的原因之一。未及时发现的 DDH 治疗较困难，且很难保全髋关节功能。新生儿及婴幼儿髋关节主要由软骨构成，股骨头尚未骨化，X 线不仅有放射性损害，且很难准确显示髋关节结构形态。超声检查作为一种无创、安全、易行、费用较低、可动态观察的检查手段，是早期发现 DDH 的最普遍且最有用的影像学检查方法。

1. 检查目的
（1）观察髋关节及周围软组织解剖结构。
（2）观察髋关节软骨和骨性解剖结构。
（3）量化评估髋关节髋臼发育情况。
（4）评估股骨头与髋臼的相对位置及髋关节稳定性。
（5）DDH 治疗后的连续随诊复查。

2. 适应证
（1）体格检查或影像学检查发现髋关节有异常或可疑异常。
（2）有 DDH 家族史或遗传史。
（3）臀先露。
（4）羊水过少等其他胎产式因素。

（5）神经肌肉病变（如先天性肌肉斜颈和先天性足部畸形等）。
（6）监测应用 Pavlik 支具或其他固定装置治疗的 DDH 患儿。
（7）DDH 超声检查没有绝对禁忌证。

3. 检查时间
婴幼儿一般应在出生后 4～6 周内接受超声检查，6 个月以内的婴幼儿髋关节超声检查结果最为可靠，如临床检查婴儿髋关节有可疑发现，则应尽早行超声检查。当幼儿股骨头骨化中心出现后，尤其是骨化中心声影明显遮挡后方结构时，超声检查的可靠性低于 X 线。

4. 检查设备
推荐使用 5～7.5 MHz 或更高频率线阵探头（不推荐使用梯形或扇形探头），在保证获得必要的超声诊断信息前提下，用尽可能小的声强和尽可能短的时间完成检查。

5. 检查体位、检查方法及观察内容
（1）髋关节冠状切面
婴儿待检测下肢髋关节生理状态（轻微屈曲 15°～20°）、轻度内收膝盖贴近身体中线。探头与身体长轴保持平行，声束垂直于骨盆矢状面，在股骨大转子处获得髋关节冠状切面标准声像图。依据声像图显示的解剖结构确定标准冠状切面：髋关节中央为股骨头，表现为内部散在点状中等回声的卵圆形低回声区；股骨头足侧为强回声的软骨和骨的结合部（股骨骺板）；股骨头内侧为强回声的由髂骨下支构成的骨性髋臼顶，股骨头外侧由高回声的滑膜皱襞、关节囊、盂唇和低回声的软骨性髋臼依次包绕，股骨头的头侧为强回声的骨性髋臼边缘及平直的髂骨外缘，以上解剖结构均应清晰显示。

Graf 检查法最早应用在髋关节标准冠状切面对声像图进行测量，测量前确定：髂骨下支显示清晰，呈强回声突起；髂骨外缘平直呈线状强回声；盂唇显示清晰，呈三角形高回声。（图 24-7-1）。

Graf 检查法测量：首先以平直的髂骨外缘为基线；然后以髋臼窝内髂骨下支与骨性髋臼顶的切线为骨顶线；确定骨缘点（骨性髋臼顶凹面向凸面移行处）和关节盂唇中心点，这两点相连形成软骨顶线（图 24-7-2、图 24-7-3）。基线与骨顶

线相交成 α 角，代表骨性髋臼发育的程度。基线与软骨顶线相交成 β 角，基线、骨顶线及软骨顶线三者很少相交于同一点，仅出现在骨性髋臼缘锐利的 Graf Ⅰ 型髋关节。α 角主要衡量骨性髋臼覆盖股骨头的程度，α 角小表明骨性髋臼较浅，β 角代表软骨性髋臼的形态。

　　Graf 法依据髋关节标准冠状切面声像图，观察髋臼形态及股骨头与髋臼的位置关系，并测量 α 与 β 角度，将髋关节分为四大类型及 9 个亚型。（表 24-7-1）（图 24-7-4～图 24-7-9）

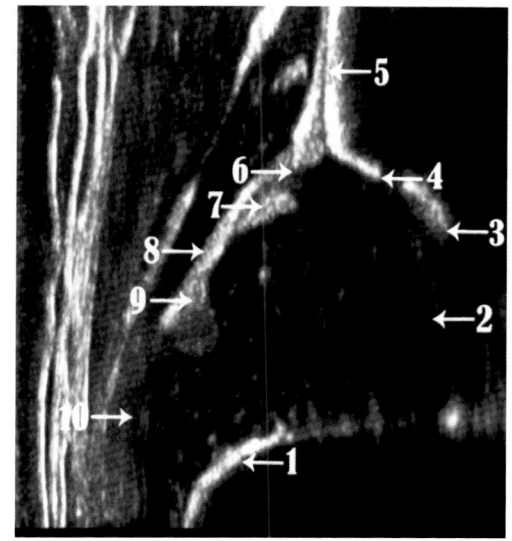

1. 股骨颈骺板；2. 股骨头；3. 髂骨下支；4. 骨缘转折点；5. 平直髂骨；6. 软骨性髋臼；7. 盂唇；8. 关节囊；9. 滑膜皱襞；10. 股骨大转子

图 24-7-1　正常髋关节（Graf Ⅰ 型）

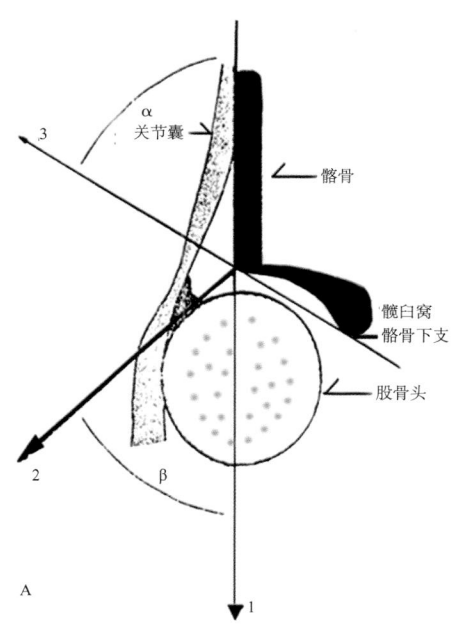

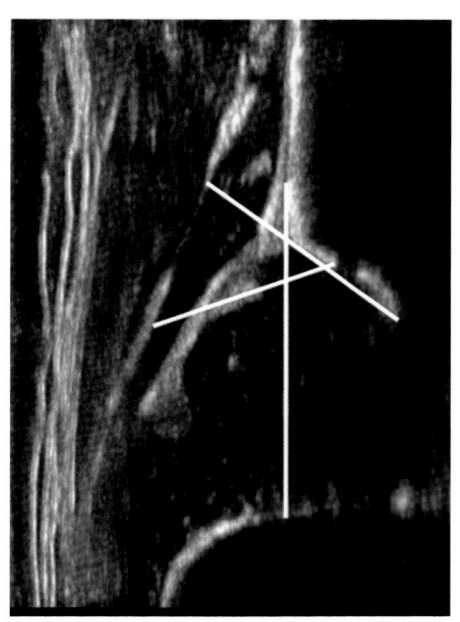

1. 基线；2. 软骨顶线；3. 骨顶线

图 24-7-2、图 24-7-3　Graf 法测量示意图

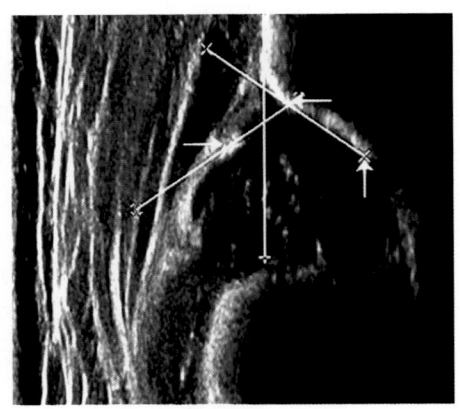

髋关节骨缘区（←）稍钝，α 角 57°；β 角 57°；盂唇（→）；髂骨下支（↑）

图 24-7-4　Graf Ⅱa 型髋关节

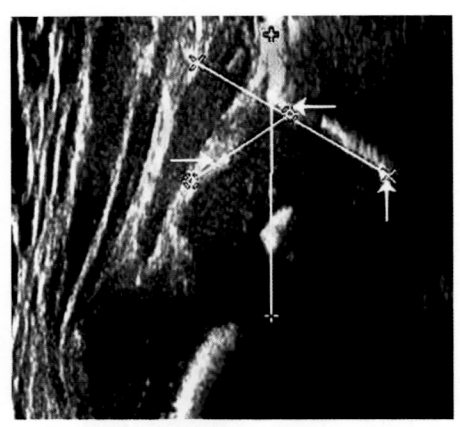

髋关节骨缘区（←）稍钝，α 角 57°；β 角 56°，盂唇（→）；髂骨下支（↑）

图 24-7-5　Graf Ⅱb 型髋关节

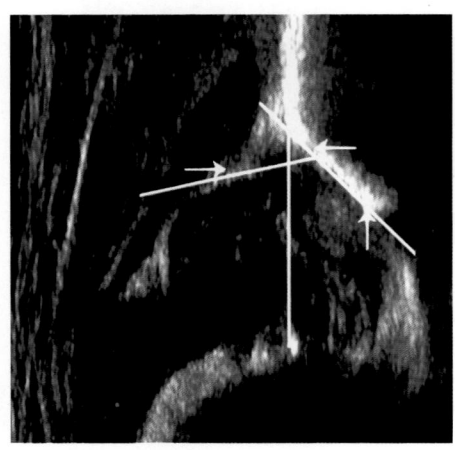

髋关节骨缘区（←）较圆钝，α 角 46°；β 角 75°；盂唇（→）；髂骨下支（↑）

图 24-7-6　Graf Ⅱc 型髋关节

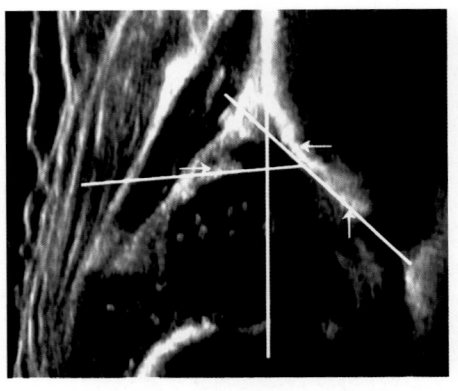

髋关节骨缘区（←）较平直，α 角 45°；β 角 85°；盂唇（→）；髂骨下支（↑）

图 24-7-7　Graf D 型髋关节

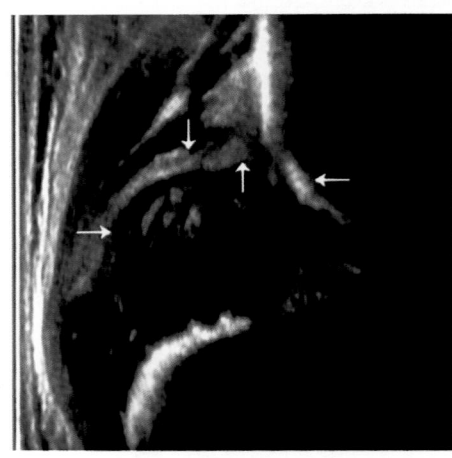

髋关节骨性髋臼上缘（←）较平直，股骨头（→）向髋臼外上侧移位，软骨性髋臼顶（↑）和盂唇（↓）被股骨头顶起，向头侧移位，回声增强

图 24-7-8　Graf Ⅲ 型髋关节：

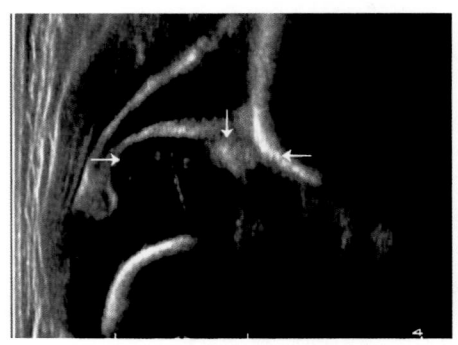

髋关节骨性髋臼上缘（←）较平直，股骨头（→）向髋臼外上侧移位，软骨性髋臼顶和盂唇（↓）被挤压在股骨头与骨性髋臼外缘之间，向足侧移位，回声增强

图 24-7-9　Graf Ⅳ 型髋关节

表 24-7-1　髋关节 Graf 分型

髋关节 Graf 分型		骨性臼顶/α 角	骨缘区	软骨臼顶/β 角	月龄
Ⅰ 型		发育良好 α≥60°	锐利/稍钝	覆盖股骨头良好	任何月龄
Ⅱ 型	Ⅱa（+）型	发育充分 α50°～59°	圆钝	覆盖股骨头良好	0～12 周
	Ⅱa（-）型	有缺陷 α50°～59°	圆钝	覆盖股骨头良好	6～12 周
	Ⅱb 型	有缺陷 α50°～59°	圆钝	覆盖股骨头良好	>12 周
	Ⅱc 型	严重缺陷 α43°～49°	圆钝或较平直	部分覆盖股骨头 β<77°	任何月龄
	D 型	严重缺陷 α43°～49°	圆钝或较平直	移位 β>77°	任何月龄
Ⅲ 型	Ⅲa 型	发育差 α<43°	较平直	头侧移位，软骨臼顶回声及结构没有改变	任何月龄
	Ⅲb 型	发育差 α<43°	较平直	头侧移位，软骨臼顶回声及结构改变	任何月龄
Ⅳ 型		发育差 α<43°	较平直	足侧移位，软骨臼顶回声及结构改变	任何月龄

　　Graf 法髋关节冠状切面标准声像图的三个重要标志分别为髂骨下支、平直的髂骨及盂唇，而Ⅲ型和Ⅳ型髋关节是脱位的髋关节，其骨性髋臼多发育不良，软骨髋臼顶、盂唇变形，难以准确显示，以至于难以准确获得测量所要求的标准切面声像图，因而Ⅲ型和Ⅳ型髋关节的判定主要依据股骨头与髋臼相对位置；依据骨缘区及软骨髋臼顶、盂唇等的形态等而并非测量角度。

　　（2）髋关节屈曲横切面

　　婴儿仰卧位或侧卧位，髋关节屈曲 90°，探头平行于股骨长轴，做髋关节横切面（声束与骨盆水平面平行），切面需清晰显示股骨干长轴、股骨头、髋臼及盂唇。（图 24-7-10、图 24-7-11）正常图像显示股骨头与髋臼窝无间隙的紧密接触。显

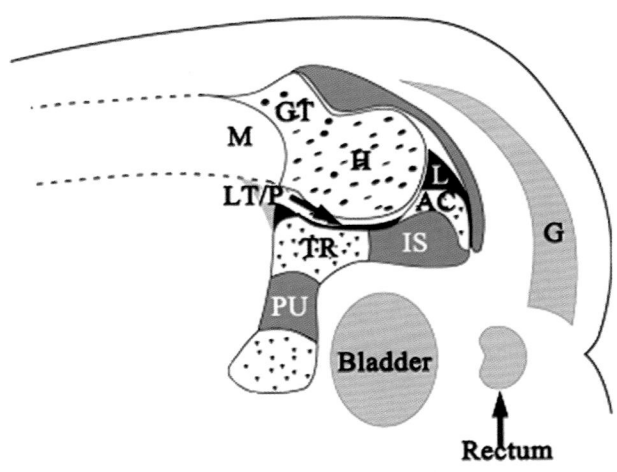

AC. 软骨性髋臼；G. 臀肌；GT. 大转子；H. 未骨化的股骨头；IL. 髂骨；IS. 坐骨；L. 盂唇；LT/P. 圆韧带/脂肪组织；M. 股骨；PU. 耻骨；TR. Y 形软骨

图 24-7-11　髋关节屈曲横切面解剖示意图

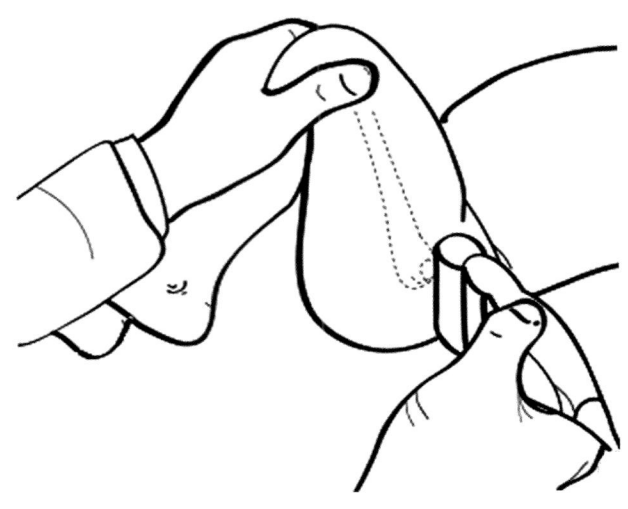

婴儿仰卧位，髋关节屈曲 90°，探头平行于股骨长轴，做髋关节横切面

图 24-7-10　髋关节屈曲横切面体位示意图

示此图像后，在婴儿放松状态下，保持婴儿髋关节屈曲 90°，活动婴儿大腿，推压髋关节外展和内收等（类似 Ortolani 试验和 Barlow 试验），从而评估髋关节是否稳定。（图 24-7-12）

　　髋关节屈曲横切面扫查（Harcke 检查法），是观察婴儿放松状态下和有外力推压婴儿髋关节活动状态下股骨头与髋臼的相对位置，可将髋关节描述为：稳定髋关节（放松状态下股骨头位于髋臼内；推压及内收髋关节时，股骨头仍位于髋臼内，与髋臼窝紧密接触）；松弛髋关节（婴儿多小于 4 周，放松状态下股骨头位于髋臼内；推压及内收髋关节时，股骨头仍位于髋臼内，但股骨头与髋臼窝之间可出现轻微分离）；半脱位髋关节（推压及内收髋关节时，股骨头与髋臼窝明显分

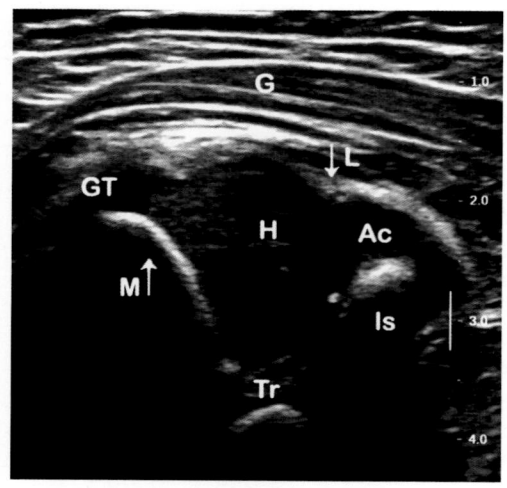

G. 臀肌；H. 未骨化的股骨头；Is. 坐骨；L. 盂唇；M. 股骨干骺端；Tr. Y状软骨；Ac. 软骨性髋臼；GT. 股骨大转子

图 24-7-12　髋关节屈曲横切面超声图像

离，但股骨头仍部分位于髋臼内）；加压可脱位髋关节（推压及内收髋关节时，股骨头可脱出髋臼外）；脱位可复位髋关节（放松状态下股骨头位于髋臼外，外展髋关节，股骨头可自髋臼外复位至髋臼内）；脱位不可复位髋关节（放松状态下股骨头位于髋臼外，外展髋关节，股骨头不能复位至髋臼内）。但需特别注意：当婴儿佩戴 Pavlik 支具或其他固定装置时不宜进行髋关节推压检查，除非临床医师有此方面特殊要求。

6. 总结

DDH 超声检查应将评估髋关节形态的静态检查法和髋关节稳定性的动态检查法结合应用，这样将使检查结果更为客观准确。因为以往研究证实，形态学正常的髋关节也可能不稳定、形态学异常的髋关节也可能相对稳定，因此在一份完整的髋关节超声检查报告中，应该既包括对髋关节形态学的描述和相关测量、股骨头位置的描述，也包括对髋关节稳定性的描述，综合评估髋关节的形态结构和稳定性，从而能更客观地指导临床诊断和治疗。

（陈　涛）

参考文献

［1］　Graf R. The diagnosis of congenital hip-joint dislocation by the ultrasonic Compound treatment ［J］. Arch Orthop Trauma Surg, 1980, 97 (2): 117-133.

［2］　Graf R. The ultrasonic image of the acetabular rim in infants. An experimental and clinical investigation ［J］. Arch Orthop Trauma Surg, 1981, 99 (1): 35-41.

［3］　Graf R, Mohajer M, Plattner F. Hip sonography update. Quality-management, catastrophes - tips and tricks ［J］. Med Ultrason, 2013, 15 (4): 299-303.

［4］　Harcke HT, Clarke NM, Lee MS, et al. Examination of the infant hip with real-time ultrasonography ［J］. J Ultrasound Med, 1984, 3 (3): 131-137.

［5］　Harcke HT, Grissom LE. Performing dynamic sonography of the infant hip ［J］. AJR Am J Roentgenol, 1990, 155 (4): 837-844.

［6］　Roposch A, Wright JG. Increased diagnostic information and understanding disease: uncertainty in the diagnosis of developmental hip dysplasia ［J］. Radiology, 2007, 242: 355 - 359.

［7］　Smergel E, Losik SB, Rosenberg HK. Sonography of hip dysplasia ［J］. Ultrasound Q, 2004, 20: 201 - 216.

［8］　Bache CE, Clegg J, Herron M. Risk factors for developmental dysplasia of the hip: ultrasonographic findings in the neonatal period ［J］. J Pediatr Orthop B, 2002, 11: 212 - 218.

［9］　American Academy of Pediatrics. Clinical practice guideline: early detection of developmental dysplasia of the hip. Committee on Quality Improvement, Subcommittee on Developmental Dysplasia of the Hip ［J］, Pediatrics, 2000, 105: 896 - 905.

［10］　Harcke HT, Grissom LE. Performing dynamic sonography of the infant hip ［J］. AJR Am J Roentgenol, 1990, 155: 837 - 844.

［11］　Morin C, Harcke HT, MacEwen GD. The infant hip: real-time US assessment of acetabular development ［J］. Radiology, 1985, 157: 673 - 677.

［12］　Grissom LE, Harcke HT, Kumar SJ, et al. Ultrasound evaluation of hip position in the Pavli kharness ［J］. J Ultrasound Med, 1988, 7: 1 - 6

［13］　American Institute of Ultrasound in Medicine, American Collegeof Radiology. AIUM practice guideline for the performance of an ultrasound examination for detection and assessment of developmental dysplasia of the hip ［J］. J Ultrasound Med, 2009, 28 (1): 114-119.

［14］　The American College of Radiology, the Society for Pediatric Radiology and the Society of Radiologists in Ultrasound. AIUM practice guideline for the performance of an ultrasound examination for detection and assessment of developmental dysplasia of the hip ［J］. J Ultrasound Med, 2013, 32: 1307-1317.

［15］　Terjesen T. Ultrasonography for evaluation of hip dysplasia. Methods andpolicy in neonates, infants, and older children. Acta Orthop Scand, 1998Dec, 69 (6): 653-62.

［16］　Terjesen T, Bredland T, Berg V, et al. Ultrasound for hip assessment in the newborn ［J］. J Bone Joint Surg Br,

1989，71（5）：767 - 773.

[17] Terjesen T，Runde'n TO，Tangerud A，et al. Ultrasonography and radiography of the hip in infants [J]．Acta Orthop Scand，1989，60：651 - 660.

第八节　肌肉及肌腱

一、概述

超声检查对肌肉及肌腱等软组织细微结构的分辨能力优于MRI，可以提供较MRI更详尽的诊断信息。特别是在运动过程中或在特殊姿势下用超声进行实时动态检查，能敏感地发现那些隐匿性的肌肉病变。通过实时超声检查还可以详细评估因肌肉纤维化、肌肉囊肿或骨化引起的功能受损及其程度。这些信息对竞技运动、残疾及法医学涉及的病例评估能够提供重要的帮助和依据。此外，由于超声检查操作方便且成本低廉，较MRI更为实用。这些有别于其他影像学方法的独特优点，使超声在肌肉、肌腱疾病的诊断及在疾病进展和治疗效果的随访中显示出非常明显的优势和重要价值。

二、检查方法

肌肉检查最常选用7～10MHz线阵探头，体胖者可能需要5MHz的探头以增加穿透力。此外，对肌肉检查，具备双幅显示功能的仪器更便于双侧对比。现在很多仪器具有"宽景"合成功能，也称超宽视野成像（panorama）。使不在同一解剖断面的肌肉、肌腱结构（如斜向走行的缝匠肌）和神经血管束得以连续而完整地显示，跨越了传统的断面解剖。

三、正常声像图

肌肉整体回声低于肌腱和皮下组织，其中肌束表现为低回声，肌束外周包绕的肌束膜、肌外膜、肌间隔及薄层纤维脂肪组织，均呈较强的线状或条状高回声。纵断面二者互相平行，排列自然有序，成羽状、带状或梭形，轻度倾斜于肢体长轴。横断面，每条肌肉略呈圆形、梭形或不规则形，肌束呈低回声，肌束间可见网状、带状及

点状强回声分隔。肌肉中较大的血管呈管状无回声，彩色多普勒血流显像（CDFI）和能量多普勒成像（PDI）可显示彩色血流信号。

肌腱由平行排列的纵行胶原纤维和致密结缔组织构成。纵断面呈束带形排列规则的纤维状高回声，外层由两条光滑的高回声线包绕。有腱鞘的肌腱，腱鞘呈一薄层低回声，厚度小于1～2mm。在做相关运动时，可见肌腱在腱鞘内自由滑动。

四、肌肉及肌腱常见病变的超声显像

（一）肌肉损伤与血肿

1. 肌肉内损伤

（1）肌肉断裂：肌肉断裂的原因有直接损伤和间接损伤。损伤常发生在体育运动及交通事故时，肌肉被间接外力突然挤压到骨骼上，使肌肉纤维和与之相关的血管受挤压，大量静脉窦破裂形成血肿。

（2）声像图表现：受累肌肉较健侧局限性或弥漫性肿大，前后径增加明显。急性期受累的肌纤维回声减低，部分可见连续性中断。若合并血肿则可见边界粗糙的不规则腔，新鲜出血为粗大点状回声飘动，内可见细点状中强回声，在48～72小时变为无回声，有时可见分层。超声动态观察，可见无回声腔逐渐缩小，中低回声组织从外周向中心延续，继而瘢痕组织形成，声像图表现为不规则中强回声，强回声伴有声影者应考虑骨化性肌炎。

2. 肌肉拉伤　肌肉拉伤是由于肌肉突然收缩造成肌纤维撕裂。拉伤分为三种类型：伸长撕裂、部分撕裂和完全撕裂。

（1）伸长撕裂：伸长撕裂发生在肌肉伸长超过其弹性限度。

声像图显示在肌腹内由于出血或积液有散在低回声或者回声增强区（图24-8-1）。伸长撕裂在临床非常常见，各种损伤后均可见到，无明显临床表现，如临床常用的软组织损伤诊断实际上包括伸长撕裂，一般不需处理。损伤两周后随访，可发现受累肌肉组织恢复正常。

（2）部分性撕裂：部分性撕裂是范围较大的撕裂，肌肉伸长超过了它的弹性限度更多。患者常感到突然的噼啪声，伴随局部的剧痛。超声显

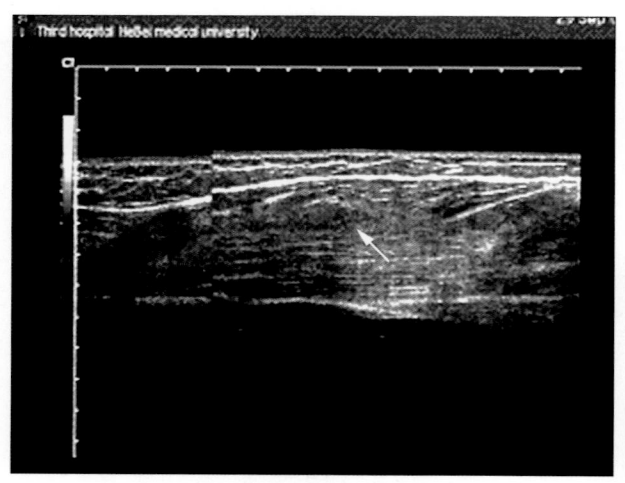

图 24-8-1　肌肉伸长撕裂的宽景成像（箭头所指）

示肌肉正常结构完全消失。与伸长撕裂不同的是纤维连续性中断。如果肌肉位置表浅，则可出现淤血或者瘀斑。特异性表现为肌纤维的连续性中断及纤维膜的断裂（图 24-8-2），形成低回声腔和强回声回缩的肌肉断端，呈所谓"挂铃征"。

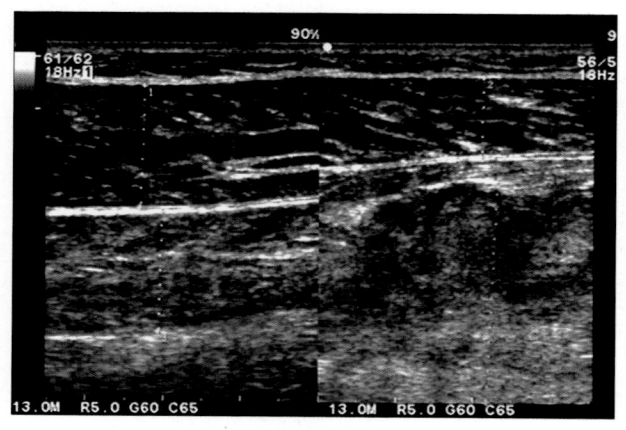

左图健侧，右图患侧
图 24-8-2　左比目鱼肌撕裂，纤维连续中断，断端可见血肿

（3）完全性撕裂：完全性撕裂较伸长撕裂和部分性撕裂都少见。声像图表现为损伤肌肉纤维完全中断并回缩，回缩的远端聚集成团，类似软组织肿物（患者及临床医师常误为肿物），血肿充填了回缩肌肉末端（图 24-8-3）。部分撕裂与完全撕裂应该引起临床医师重视，避免患者被误诊或者误治。临床医生不能将注意力仅仅集中于有无骨折，实际上，有没有骨折与肌肉撕裂没有必然联系。对于此类患者尽早超声检查可明确有无肌

肉撕裂、损伤程度与范围，以便下一步治疗。肌肉完全性撕裂患者往往同时存在不完全撕裂和伸长撕裂，即损伤中心部位为完全撕裂，近损伤周边为不完全撕裂，而在与正常肌肉移行区域为伸长撕裂。

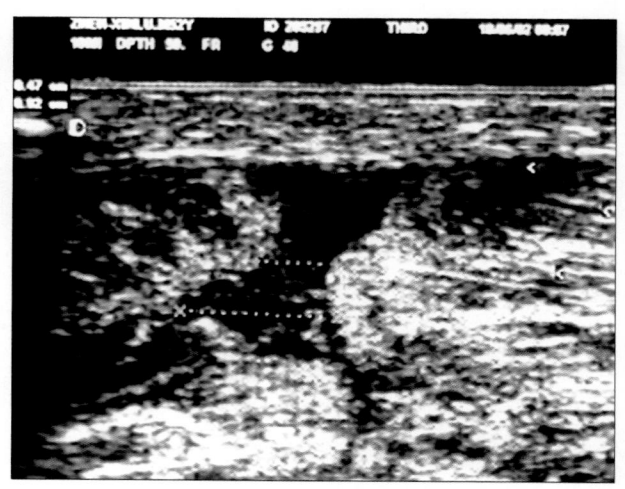

图 24-8-3　肱二头肌完全断裂断端回缩

3. 超声对肌肉撕裂预后的判断　用超声来评价肌肉断裂愈合的目的有三点：一可以估计损伤的范围，通过测量损伤处肌肉分开的距离可以获得。距离越大，损伤越严重，瘢痕形成越多或者越大，对肌肉功能的影响越明显。二大致判断确定愈合的进展，随着愈合的进展，血肿壁逐渐增厚，回声增强；液性区逐渐缩小，直到整个腔都被充满。连续随访检查，对确定何时能进行一些有限的关节活动非常有用。损伤已被瘢痕组织填满，但进一步的重建还不明显时恢复训练，再次发生损伤的概率很高。过早的关节活动会延长愈合时间，增加瘢痕形成，对运动员损伤很大。三是估计瘢痕形成的大小及数目。瘢痕形成的大小及数目与损伤的严重程度有直接关系，损伤越重，瘢痕形成越明显。

（二）肌肉边缘损伤

1. 肌肉腱膜撕裂　超声显示线性撕裂处充满血液并沿腱膜延伸，肌肉腱膜撕裂的特征是长轴显像时腱膜两侧纤维脂肪垫方位的改变。网球腿是常见肌肉腱膜撕裂。正常腓肠肌内外侧头近跟腱移形部位呈锐角，一旦角度增大，纤维连续性中断，伴有或不伴有血肿超声即可诊断为网球腿

（图 24-8-4）。

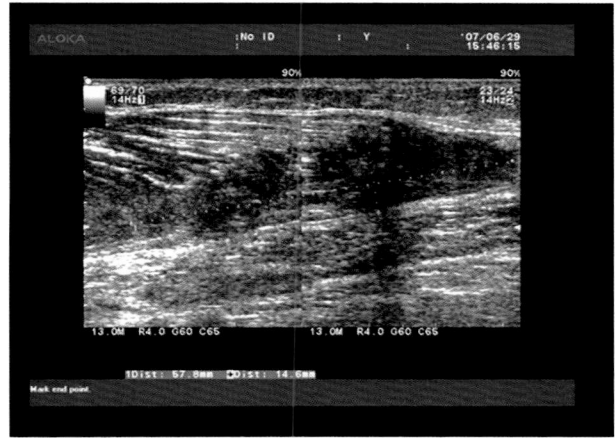

图 24-8-4　网球腿，腓肠肌内侧头撕裂，局部肌纤维连续中断并见出血

2. 肌疝　肌疝一般发生在外伤或者手术后，超声检查可以发现筋膜的缺陷及肌疝的范围，肌疝最常见部位是小腿的下 1/3 处。肌肉疝出时，可见筋膜外椭圆形软组织回声，与筋膜下肌肉相连续，常为体位疝出，改变体位后大多数可复位。在急性期形成疝的肌肉由于纤维脂肪垫的聚集，表现为强回声，但是，如果肌疝持续存在，由于受累肌肉水肿甚至坏疽，表现为低回声。CDFI：局部血流可以增加（图 24-8-5，图 24-8-6）。当肌肉被修复组织代替后，损害将保持低回声，如果怀疑肌疝，不应该用探头施加太大的压力，否则可干扰对不典型疝的观察。

3. 跑步膝　是一种外伤性筋膜损害，训练后筋膜肿胀，在声像图上表现为髂胫束前后径增厚，回声减低或者增强，某些水肿特别明显的病例，表现为含液的囊性改变，没有滑膜增厚改变。

4. 跖筋膜炎及撕裂　常常见于足跟痛患者矮胖患者，肿胀最明显处在跟骨结节处。正常跖筋膜起始段不会增厚，厚度一致，纤维连续性好。跖筋膜炎患者筋膜的起始段与其中远段相比，回声减低，并且明显增厚，超声还可以显示与跖筋膜平行的筋膜之间增厚的纺锤状损害或者看到纤维连续性中断，另外常常可见到跟骨表面不平整以及强回声骨刺形成。

（三）血肿

血肿形成是肌肉损伤和/或骨折后的常见并发症，有时也见于应用抗凝血药物或者自发性血肿。

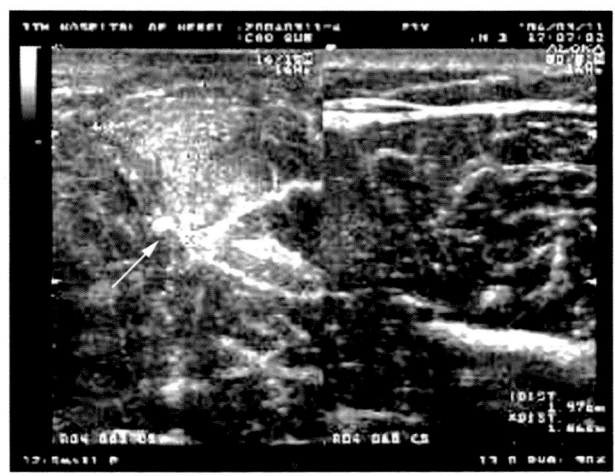

左图为患侧，肌肉回声增强（箭头所指）；右图为健侧，肌纤维走行正常

图 24-8-5　肌疝的二维声像图表现

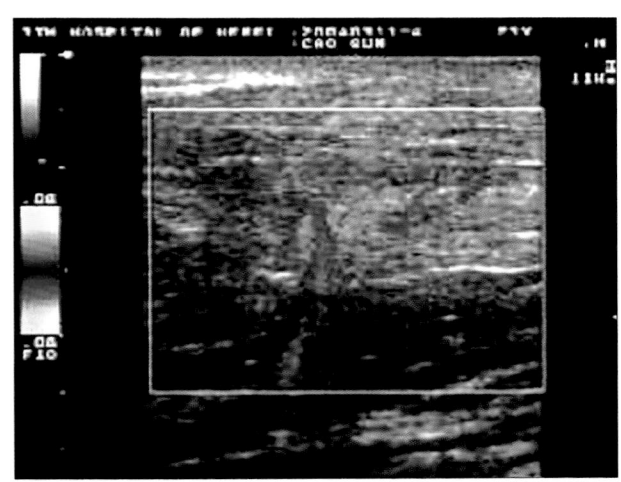

彩色多普勒显示肌疝局部血流信号增多

图 24-8-6　肌疝的彩色多普勒表现

血肿的大小通常可判断损伤的范围。直接损伤将导致富含血管的纤维脂肪层挫伤，声像图表现为纤维脂肪层较健侧增厚。肌外膜的血管断裂形成肌间血肿，表现为肌肉筋膜间的积血，声像图表现为圆形或椭圆形低或者无回声，后方回声增强，常平行于肌束。位于肌腹之间者，多呈纺锤形或包绕肌腹周围（图 24-8-7）。在完全性断裂时，大的血肿可以表现出占位效应，尤其下肢血肿可引起筋膜室综合征，进一步影响周围肌肉和神经。

血肿的吸收主要依靠血肿周围软组织增生的新生血管旁细胞分化成大量吞噬细胞吸收血肿。超声可以较为准确显示血肿的演化过程：新鲜或

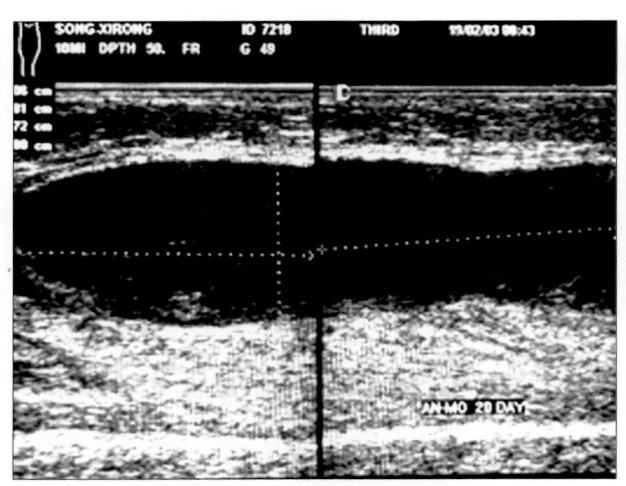

图 24-8-7　下肢肌间血肿，呈巨大无回声

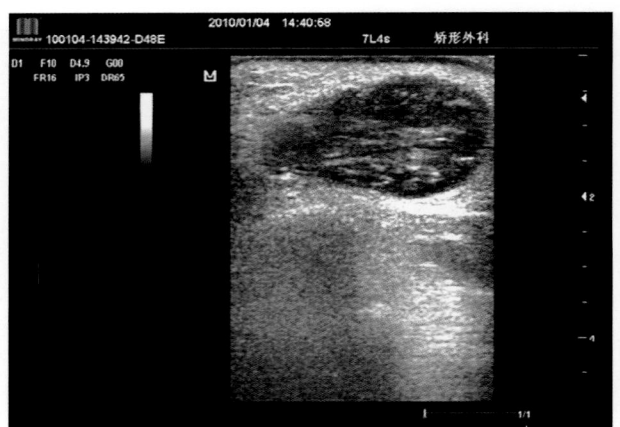

图 24-8-9　四天后血肿回声增强，不宜于穿刺

活动性出血表现为细点状强回声，有流动感，而后血液内细胞成分及纤维析出，可出现液性暗区，几天之后积液进一步变成均匀的无回声区。积液在几个星期内可以慢慢地被吸收。吸收过程中，血肿壁回声逐渐增强，边缘由清晰而变模糊，血肿腔逐渐缩小。大的血肿如果吸收不良，血肿周边可见强回声骨化，后方声影逐渐明显。大的新鲜血肿可在超声引导下尽早穿刺抽吸，有诊断和治疗意义，而一旦血肿机化，穿刺可能失去最佳时机（图 24-8-8～图 24-8-10）。

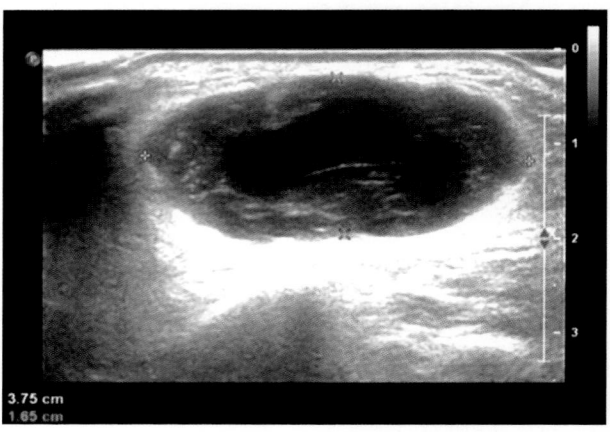

图 24-8-10　血肿机化，厚壁形成

伤解释，应尽早超声引导滑膜活检，有时可以发现较早期结缔组织病。

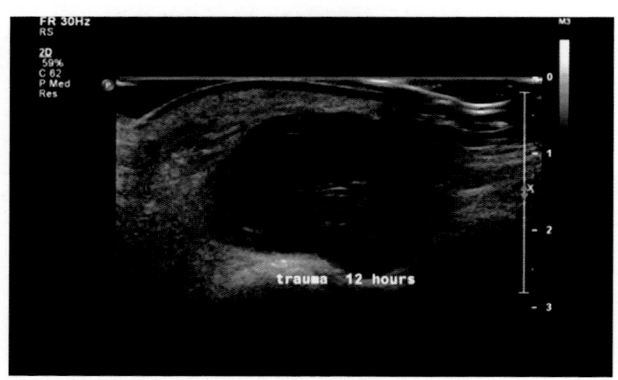

图 24-8-8　面部外伤后 12h 血肿为无回声，首选穿刺抽吸

（四）肌腱炎、腱鞘炎

　　常见于反复损伤或者某些结缔组织病（如风湿、红斑狼疮等）早期。超声表现为肌腱增粗增厚，回声减低或者增强。腱鞘周围出现无或者低回声积液，内部回声常不均（图 24-8-11）。对于反复发作的肌腱炎并腱鞘炎，若不能用急慢性损

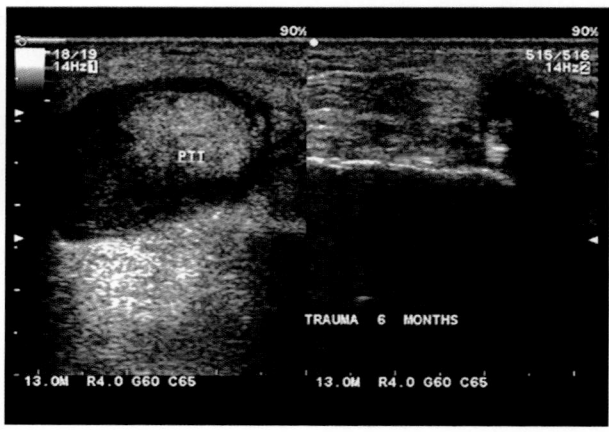

左图为正常肌腱，右图为肌腱炎并腱鞘炎，显示肌腱回声减低，周围有低回声

图 24-8-11　肌腱炎并腱鞘炎声像图表现

（五）肌腱撕裂

肌腱撕裂是一种间接暴力所致的急性损伤，但往往有肌腱过度使用性受损的病史。局部可见凹陷、压痛，该处肌腱功能丧失。常见的有跟腱撕裂、髌腱撕裂、肱三头肌肌腱撕裂、指伸肌腱撕裂和手指屈肌腱撕裂等。

肌腱撕裂声像图表现大同小异，完全性撕裂表现为撕裂肌腱近端回缩，断端分离，肌腱回声连续性中断，急性期断端之间可见低回声血肿。陈旧性撕裂表现为断端纤维组织增生，中强回声瘢痕形成，相沿续的肌肉回缩可类似肿物形成，结合病史及超声表现可与肿物鉴别。部分性撕裂表现为受累肌腱局部增厚，纤维走行紊乱，部分纤维连续性中断，撕裂处可见小的梭形低回声区，肌腱周围软组织可见水肿。

跟腱损伤　长轴观察肌腱纤维连续性完全（完全断裂）或者部分（部分断裂）中断，撕裂两端中间可见出血或者血肿充填（图24-8-12）。

（1）急性跟腱撕裂的声像图表现　纵切扫查断裂跟腱明显增粗，前后径增厚明显。跟腱纤维

状强回声部分性或完全性中断。损伤后2～4h内断端及跟腱周围可见出血，超声表现为中等强回声液体，内可见点状强回声飘动；随着时间的推移，断端血肿表现为低回声，腱周也可见低回声。完全中断者超声可见跟腱断端低回声间隙，多呈"Z"字形，断端间距不等；不完全断裂者跟腱纤维部分不连续，由于肌肉回缩，胫后肌群增厚、紊乱，回声增强。横切扫查正常跟腱呈圆形或椭圆形，内见斑点状低回声与强回声间杂存在。动态观察，踝关节背伸运动时，断端远端肌腱随背伸而离心运动，断端距离加大；跖屈运动时，断端间仍有低回声间隙。由于各向异性伪像的存在，跟腱断裂时可见到断端后方的干净声影。由于跟腱撕裂断端不能对接，并有血肿及坏死组织充填，因而跟腱完全撕裂患者要手术治疗。

（2）慢性跟腱损伤的声像图表现　跟腱纤维状回声连续性尚好，跟腱可增厚和稍变细。回声多增强，内常常可见强回声钙化及声影（图24-8-13）。在跟腱近止点处多见低或者无回声滑囊增厚且不均匀，Kager脂肪三角肿大，回声减低或者增强，边界不清。跟骨结节表面不平整。

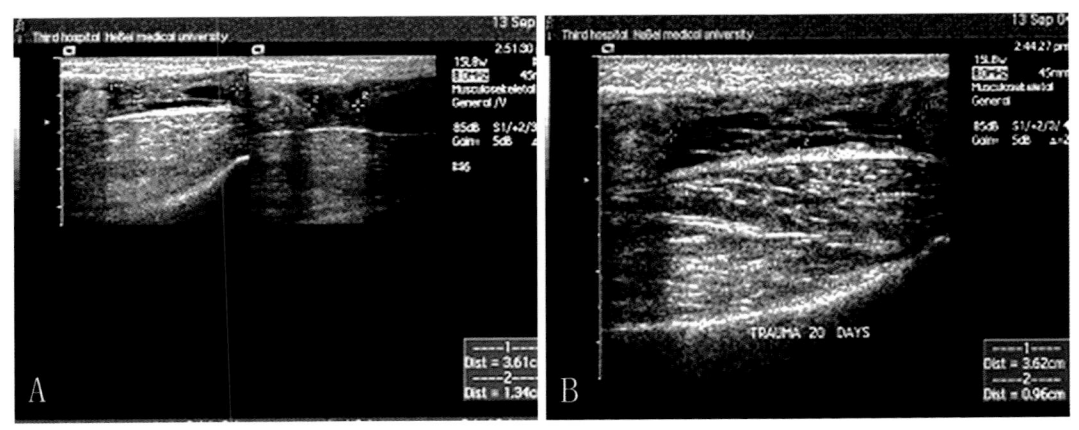

图A为跟腱完全断裂2小时；图B为跟腱完全断裂后20天。肌腱连续中断，中间见低回声血肿

图24-8-12　跟腱完全断裂的长轴切面

（3）跟腱断裂治疗后恢复期声像图表现　跟腱部分撕裂患者，非手术治疗常采取石膏固定，完全撕裂者手术须采用跟腱缝合术。超声可观察跟腱的愈合不同时期表现。早期，即损伤后1～2周，此时以消炎、减轻水肿为主。非手术治疗超声表现为肌腱的回声逐渐增强并伴有体积的缩小，手术治疗则常表现为肌腱体积增大，回声减低；中后期，即损伤后3～4周，此时以促进愈合为

主。无论手术治疗还是非手术治疗肌腱愈合时肌腱内出现片状乃至束状强回声，肌腱体积逐渐缩小。但当跟腱延期愈合时，常可见到断端低回声内未见强回声纤维结构，损伤肌腱内出现钙化及骨化，还可见到因缝合线头所致的短棒状强回声，后方可见淡声影（图24-8-14）。恢复期彩超及能量图显示血流信号明显增多。

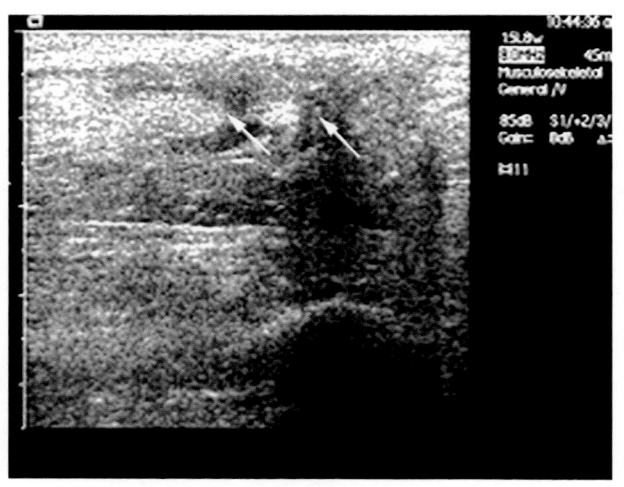

图 24-8-13　跟腱陈旧性断裂（箭头所指）

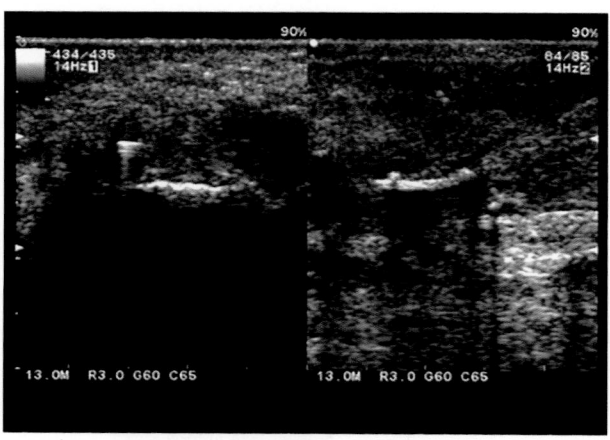

图 24-8-14　跟腱术后愈后不良

（六）肌炎

1. 病理解剖特点

肌炎属于软组织炎症的范畴。软组织炎症可因软组织本身各种感染所致，也可因骨、关节感染而引起，也见于结缔组织病。病理上为组织炎症充血、水肿、渗出，可以呈局限性，也可呈弥漫性。

2. 临床表现

典型的临床表现为高热、寒战，局部受累部位皮肤发红、肿胀、皮温升高，可有压痛，脓肿形成后有波动感。实验室检查中性粒细胞增多，血沉加快。

3. 声像图表现

一般脓肿显示为无回声区或混合性回声，通常呈椭圆形，大多数边界不清楚或不规则。当临

床征象还不典型时，超声对早期诊断细菌感染是非常有益的，受累肌纤维回声增强，纤维脂肪层肿胀、回声减低，可伴有感染性渗出液，与无症状侧对比发现受累肌肉厚度增加，随时间的发展损害将发展为中心坏疽的肿胀，并有脓性物质形成（图 24-8-15，图 24-8-16）。超声表现为脓性低回声液体积聚并可见有回声的碎片，产气杆菌感染引起的脓肿，可出现液气平面。超声引导下脓肿穿刺引流，可明确病原菌类型，并可注射敏感抗生素起到积极治疗的作用。

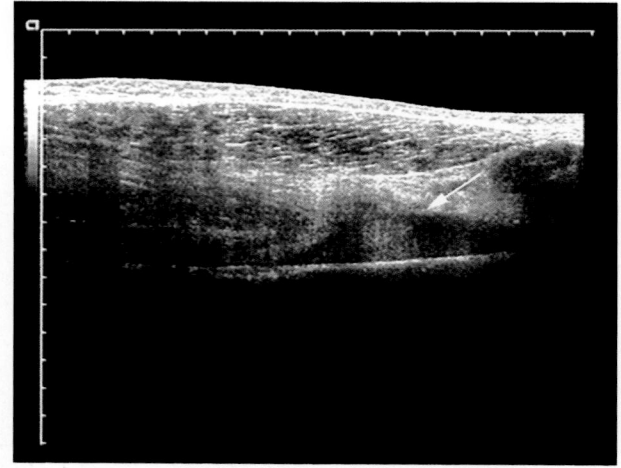

受累肌肉增厚，肌纤维走行紊乱，可见脓肿形成（箭头所指）

图 24-8-15　肌炎的宽景成像

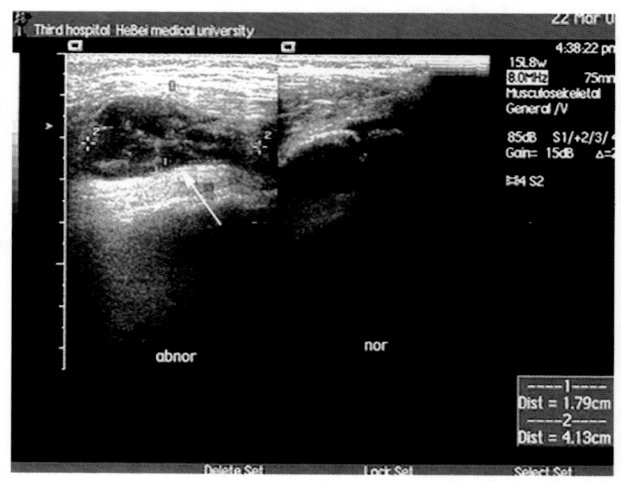

双侧对比探查，患侧脓肿内回声不均，其内可见分隔回声（箭头所指）。Nor：健侧；abnor：患侧

图 24-8-16　肌炎脓肿形成

4. 鉴别诊断

由化脓性肌炎发展而来的脓肿需与骨髓炎鉴

别，化脓性肌炎所导致的脓肿位于肌肉中央，而骨髓炎形成的脓肿可见到脓性物质沿骨的轮廓形成窦道，并可见到骨膜抬高和液体使骨膜与骨皮质分离。此外，肌肉脓肿应与横纹肌溶解症、血肿等相鉴别。

（七）局限性骨化性肌炎

1. 病理解剖特点

典型病例肿块呈灰白色、表面光滑，包膜完整，切缘为放射状较成熟骨小梁，中央区有交错排列的成骨细胞和成纤维细胞，中间区为稀少的骨样组织和新生不规则网状骨小梁，有较丰富的成纤维细胞。

2. 临床表现

常见于运动员和经常锻炼的人，60%与外伤有关，可发生于肌肉、肌腱及筋膜，好发于肘、肩、大腿和臀部等处。早期局部关节肿胀、关节活动受限。后期关节局部症状消失，但活动范围明显受限，可触及骨性块状物。

3. 声像图表现

超声能早期发现病变，较好地显示病变的大小、范围及与邻近组织的关系。用超声很容易观察骨化性肌炎的进展，而且可以在一定程度上反映病变组织的病理改变。急性期（损伤3周内），可显示损伤处类似非肿瘤性软组织肿物，内部结构紊乱不均质，彩色多普勒显示肿块周边血流信号丰富，与软组织肿瘤很难鉴别。应注意软组织肿瘤常常在肿瘤内见血流，钙化一般也见与实质内部。亚急性期（损伤后3~4周），其周边骨小梁形成并发生钙化，早期的钙化伴随肌肉的羽毛样结构，钙化呈不典型的中强回声，后方伴彗星尾，彩色多普勒显示肿块周边血流信号丰富（图24-8-17）。钙化主要分布于病变的外周，此为骨化性肌炎的特点。慢性期肿块不再增大，外周可见致密层状钙化强回声，表面凹凸不平，在病变进展过程中，声影逐渐明显。

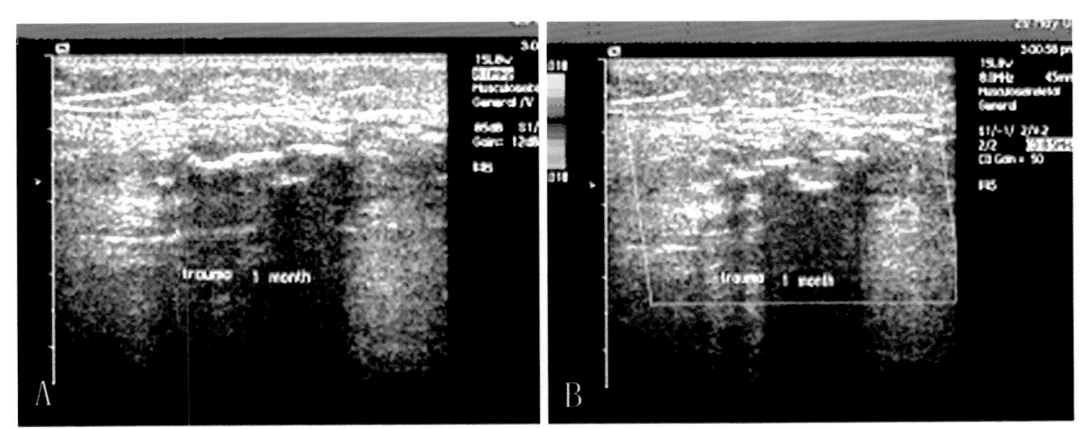

A为二维超声显示周边骨小梁形成并钙化；B为彩色多普勒显示患处血流信号增多

图24-8-17　局限性骨化性肌炎（外伤后1月）

（八）肌腱病

1. 病理解剖特点

肌腱病是指由于肌肉纤维过度使用，反复强烈牵拉而引起肌腱胶原纤维退行性病变。以往诊断常用肌腱炎，但事实上并非细菌性炎症。肌腱病标本外观灰暗、淡棕黄色变性、腱实质变软。腱病胶原连续性中断，胶原结构松散，出现玻璃样变，病变组织中腱基质、成纤维细胞和成肌纤维细胞增加，可见结节钙化等。受累肌腱胶原组织变性，因此现在统称为肌腱病。

2. 临床表现

腱病主要表现为局部疼痛、压痛，肌腱增粗，局部运动功能障碍，临床在中医、康复等科室常见此类患者，应用超声可以明确损伤部位、类型及性质，从而指导医生下一步处理，采取物理疗法还是推拿按摩。

3. 声像图表现

（1）有滑囊鞘的肌腱　急性期表现为肌腱增粗、增厚，回声减低或者增强，腱鞘明显增厚，并可见滑囊鞘内液体增多。滑囊鞘积液在横切面观察为环绕肌腱的无回声或者低回声。亚急性期，可见肌腱增厚，最常见的是肱二头肌长头肌腱，有些患者可以看到肌腱脱位（图 24-8-18）。慢性期在超声最常见的是肌腱本身增厚，通常滑膜内液体不增多，常常伴有纤维化及钙化。注意与无症状侧对比观察是诊断的基础。但需要与风湿性疾病相鉴别，后者超声可发现滑膜内层不规则增厚，另外由于滑膜内富含淋巴管和毛细血管，彩色多普勒和能量多普勒可显示其内血流信号增多。

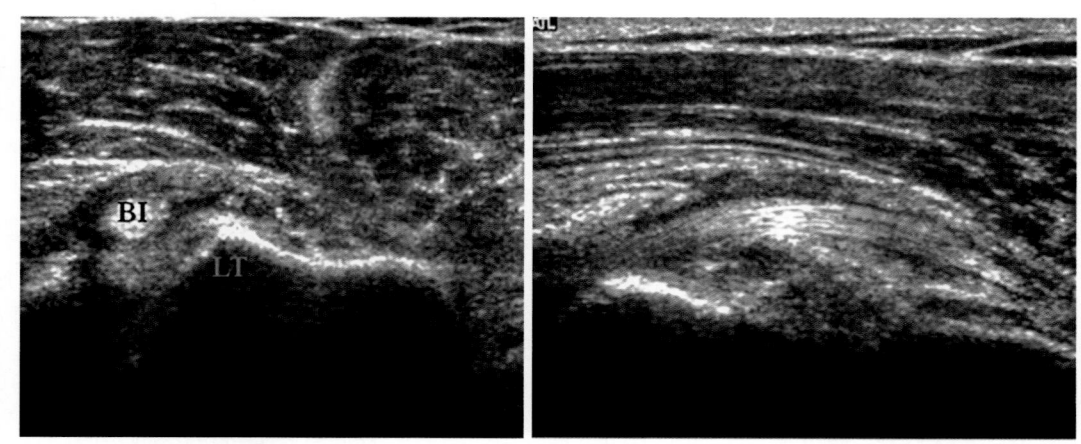

肌腱（BI）位置脱位至小结节（LT）内侧。左图：短轴切面，右图：长轴切面

图 24-8-18　肱二头肌长头腱慢性肌腱病合并肌腱脱位

（2）没有滑囊鞘的肌腱　髌腱腱病多见于运动员，在声像图上表现为局部或总体的肌腱增厚，增厚肌腱内局部可见低回声或者强回声区。增厚部位在近端接近髌尖处，远端常伴有胫骨表面不平整。

4. 肌腱病的治疗

传统肌腱病的治疗是局部长效激素封闭，但由于穿刺封闭的盲目性及不确定性，疗效不确定，由于可能注射到肌腱内，可加重肌腱的损伤甚至导致肌腱断裂。超声引导局部封闭，可避免盲目穿刺。超声引导下反复穿刺，捣碎结节及钙化，造成损伤区域的出血及炎症反应，可收到良好疗效。中国医学的小针刀治疗正是应用了这个原理，但小针刀的治疗有一定盲目性，如果在超声影像引导下完成，既可确认病变部位又可引导准确定位，避免过多损伤，收到事半功倍的疗效。另外，中国传统医学推拿按摩治疗广泛应用于损伤，但如果不加选择的推拿按摩会加重损伤，应用超声可以筛选出患者适于或者不适于推拿按摩。一般来说，急性损伤不适于推拿按摩，恢复期及慢性损伤推拿按摩会收到良好效果。

（郭瑞君　王金锐）

参考文献

[1] 中国医科大学．局部解剖学．北京：人民卫生出版社，1979.

[2] Kricun R，Kricun ME，Arangio GA，et al. Patellar tendon rupture with underlying systemic disease. AJR，1980，135：803.

[3] Coelho JCU，Sigel B，Ryva JC，et al. B-mode sonography of blood clots. J Clin Ultrasongd，1982，10：323.

[4] Khaleghian R，Tonkin LJ，De Geus JL，et al. Ultrasonic examination of the flexor tendons of the fingers. J Clin Ultrasound，1984，12：547.

[5] Fornage BD，Rifkin MD，Touche DH，et al. Sonography of the patellar tendon：Preliminary observations. AJR，1984，143：179.

[6] Fornage BD. Achilles tendon：US examination. Radiology，1986，159：759.

[7] M. A. 蒙塔纳，M. L. 理查森．肌肉骨骼系统超声诊断．上海科学普及出版社，1992.

[8] 徐恩多．局部解剖学．北京：人民卫生出版社，1997：123-132.

[9] 敖英芳，田得祥，崔国庆，等．急性跟腱撕裂的超声检查及动态观察．中国运动医学杂志，1998，17：76-77.

[10] 梁剑虹，张经岐，郭瑞军，等．高频超声观察愈合过程的实验研究．中华超声影像学杂志，1999，6：368-370.

[11] 梁剑虹，张经岐，郭瑞军，等．超声在肌腱损伤诊断中的应用研究．中临床医学影像杂志，2000，1：40-42.

[12] 郭世绂．骨科临床解剖学．济南：山东科学技术出版社，2000，978-986.

[13]　van Holsbeeck MT，Introcaso JH. Musculoskeletal ultra-sound. Second edition. Philadelphia：Mosby，2001，605-624.

[14]　郭世绂. 骨科临床解剖学. 济南：山东科技出版社，2002：27-34.

第九节　外周神经

一、概述

随着超声仪器和技术的发展，超声诊断外周神经损伤、卡压症及神经肿瘤的检查已成为可能。高频超声不仅能够显示外周神经病变损伤的具体形态、走行、神经水肿、增粗，神经的连续性中断，而且可以进一步明确外周神经损伤及卡压原因、部位、受压程度，具有直观、定位准确等优点，与传统的神经肌电图检查相比超声更有无创、定位准确、部分可定性的特点，故对指导临床治疗有重要参考价值，已经成为外周神经损伤和病变诊断及鉴别诊断首选的影像学检查方法。

二、检查方法

根据外周神经所在部位及深度，尽量选用高频探头，探测表浅部位的神经（距体表距离＜2cm，如臂丛神经、上臂尺神经、正中神经、桡神经等）时，可选用10～15MHz的探头，最高可用20MHz的探头；扫查部位较深的神经（如臀部坐骨神经、股神经等）可选用7.5～10.0MHz的探头。扫查方法：首先检查患者有无疼痛、麻木、感觉异常并明确其范围。应用高频超声探头直接循神经走行扫查，先沿神经短轴进行横切面上下扫查，当断定神经时，沿短轴探头旋转90°追踪神经长轴进行纵切面扫查，并注意与血管、肌腱、韧带相鉴别。以下三点可有助于外周神经的确认：首先，外周神经超声切面呈现为典型的筛网状结构，低回声可理解为神经纤维，强回声为神经束及神经外膜；其次，外周神经常常与外周血管伴行，可以血管作为寻找神经的标志；再次，外周神经回声较肌腱稍低，实时超声显示肢体运动时神经为被动牵拉，而肌腱为主动活动，肌腱与相应肌肉相连。当然，最基本的还是要了解神经解剖，掌握神经大体走行。观察外周神经损伤及卡压的部位，神经损伤处的连续性及形态、肿瘤与

神经的关系，外周神经病变毗邻关系有无血流等情况，同时注意正常和损伤神经及病变图像的分析。

主要外周神经走行位置及超声检查要点：

（一）臂丛神经

超声检查臂丛神经首先在颈部胸锁乳突肌横向斜切找到前斜角肌与中斜角肌的短轴切面，肌肉间可见四个圆形低回声即为臂丛神经发出的根部（图24-9-1），然后于臂丛神经根长轴扫查，观察神经的形态有无撕脱，周围血肿粘连情况，并分别于锁骨上、下区连续动态扫查。

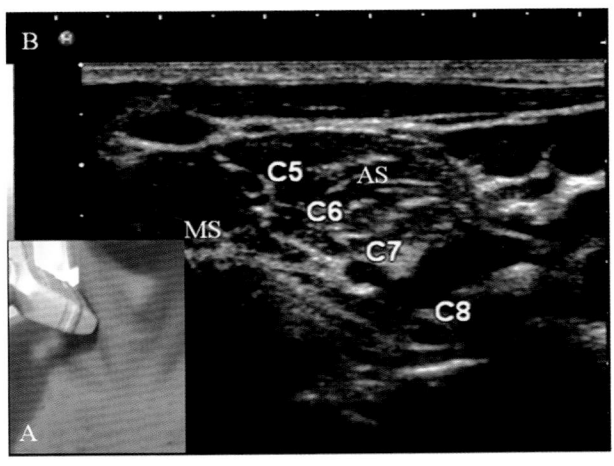

见神经位于前斜角肌（AS）与中斜角肌（MS）之间

图 24-9-1　臂丛神经扫查体表探头摆放位置及相应声像图

（二）正中神经

正中神经在腕部位于屈肌支持带与屈肌腱之间，在前臂位于指深屈肌及指浅屈肌之间，在上臂绕至肱动脉外侧。超声检查可先从腕部或前臂中部横断面显示正中神经，然后上、下进行连续追踪扫查至腋窝及远端（图24-9-2）。

（三）尺神经

尺神经于肘后部位于肱骨内上髁与尺骨鹰嘴之间的尺神经沟内（图24-9-3），在前臂远端与尺动脉伴行。因此，超声在上述解剖位置横断面扫查可容易获得尺神经图像。一旦确认尺神经后，则可向远端和近端追踪扫查尺神经全程。

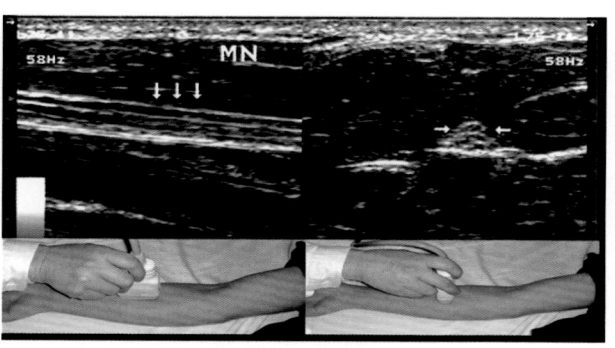

示正中神经（↑）位于指深屈肌与指浅屈肌之间

图 24-9-2　前臂正中神经长轴切面（左图）及短轴切面（右图）声像图

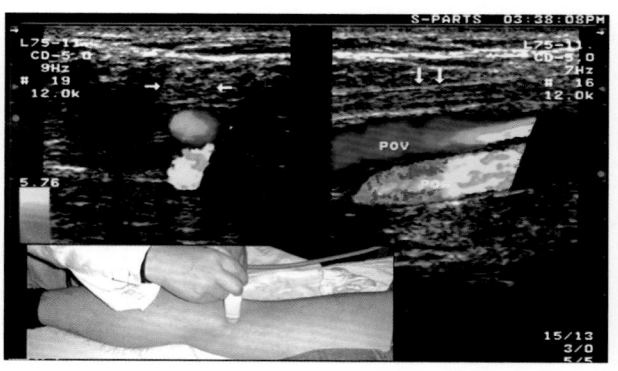

显示胫神经（↑）位于腘动脉（POA）及腘静脉（POV）的浅方

图 24-9-4　腘窝横断面及纵断面声像图

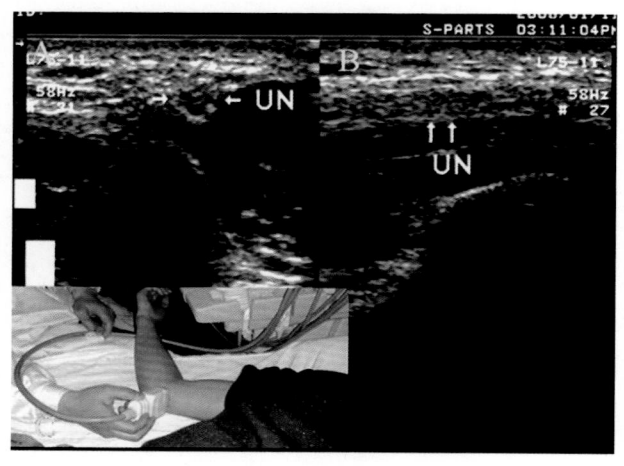

左图短轴切面，右图长轴切面，UN 及箭头所示为尺神经

图 24-9-3　肘部尺神经沟处尺神经声像图

（四）桡神经

桡神经可从上臂后方、肱骨螺旋沟处开始进行追踪扫查。其向上可追踪至肱三头肌中外起始端之间，向下则可追踪至肘窝外侧其深、浅支的分叉处。

（五）坐骨神经、胫后神经、腓总神经

坐骨神经在腘窝顶端分为胫神经及腓总神经，胫神经与腘动静脉伴行，腓总神经则向外下方走行并绕过腓骨头，在腓骨外方分为腓浅神经和腓深神经，腓浅神经位于趾长伸肌与腓骨长、短肌之间，腓深神经伴行颈前动脉下行。因此，首先在腘窝处横断面扫查，以腘动、静脉为标志，在其浅方容易确认胫神经（图 24-9-4）。随后，探头向远端及近端连续动态扫查可获得各个神经的声像图。

三、正常声像图

外周神经是由集合成束的神经纤维组成，外面有正常组织包裹构成完整的神经，与脑相连续的神经称为脑神经，与脊髓相连接的神经则称为脊神经。在构造上，一条外周神经是由许多神经纤维束组成，每条神经纤维均被纤细的结缔组织网构成的薄膜包裹，称为神经内膜，对神经纤维的再生起重要作用，多条神经纤维相互聚集形成神经纤维束，束的外面被一层较致密的结缔组织包裹，称为神经束膜，数目不同的神经纤维束被较为疏松的结缔组织神经外膜包裹后形成神经干，神经干发出分支遍布于身体各处，供给神经的血管在神经外膜内穿行，沿途分支进入神经束膜及神经内膜，形成毛细血管网（图 24-9-5）。

外周神经的正常声像图，在其长轴纵切时表现为条索状相互平行的低回声束，其内见连续的强回声带分隔，在短轴横切时表现为圆形，内多发小圆形低回声束，被强回声线包绕形成网状结构。低回声束可理解为神经结构中的神经纤维束，而周边的强回声带包绕可理解为神经纤维膜。这种束状结构在大多数的外周神经均可见到，探头频率越高，其束状结构越清晰，当探头频率较低，在神经位置较深、神经纤细或神经肿胀时，这种束状结构可变得模糊不清，甚至仅表现为带状低回声。正常正中神经、桡神经及尺神经直径为 0.23～0.30cm，坐骨神经、胫后神经及腓总神经直径为 0.32～0.65cm。

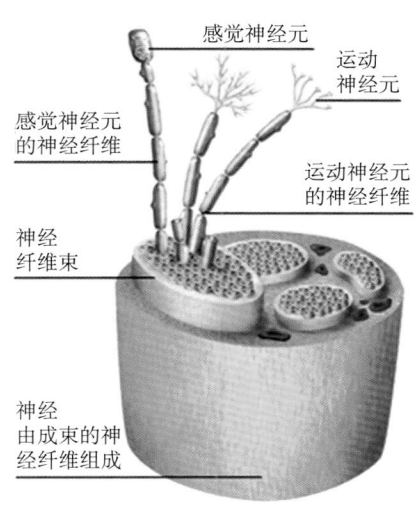

感觉神经元
运动神经元
感觉神经元的神经纤维
运动神经元的神经纤维
神经纤维束
神经由成束的神经纤维组成

显示神经纤维、神经束以及神经干

图 24-9-5　外周神经构成组织模式图

四、外周神经病变

（一）臂丛神经损伤

臂丛神经损伤为创伤中所常见，而且致残率较高，是外周神经损伤中最严重的损伤之一，大多需采用手术治疗。对创伤性臂丛神经损伤而言，术前准确的定位及准确的影像学评估是治疗的基础，臂丛神经损伤分为闭合性损伤和开放性损伤，闭合性损伤多见于车祸、运动伤（如滑雪等）坠落时颈部的牵拉伤或挤压伤等。开放性损伤最常见的主要原因是车祸，常见损伤（如锁骨骨折、颈椎横突骨折、肩袖撕裂、锁骨下动脉破裂、枪弹伤、刀刺伤等），均可引起臂丛神经部分根性撕脱、撕裂和损伤致上臂功能障碍。近年来，随着影像技术检查手段的发展，对臂丛神经损伤的认识也不断提高。由于臂丛神经损伤平面较高，神经再生速度较慢，部分神经终生变性，其治疗效果还不太满意，至今对臂丛神经的诊治仍是难题之一，也是我们努力研究的方向。对胸廓出口综合征（TOS），各种不同的颈椎畸形可以损伤臂丛神经根丛及血管，由于拉紧的颈椎纤维环从第一肋延伸至残留的颈肋，从而导致 C8 和 T1 前支或臂丛下干神经纤维受到损伤。

臂丛神经闭合性损伤分为锁骨上损伤、锁骨下损伤，其中锁骨上损伤分为神经节前和神经节后损伤。节前损伤又称为臂丛神经根性撕脱伤，

构成臂丛神经的颈神经在脊髓部位的丝状结构断裂是接近神经元胞体轴突损伤，常使损伤的神经元丧失再生能力，导致神经元死亡，这是臂丛神经损伤中最严重的一种，可造成患者肢体终生残疾。节后损伤指：各个根的根性损伤、干的损伤（包括上干、下干、中干型），锁骨下的内、外、后束损伤及上肢主要神经起始部损伤。其中节后损伤程度是最轻的，是神经结构完整、功能暂时缺失，常因神经受到牵拉，神经的微循环受到破坏，处于缺血、缺氧状态，致神经轴突退变，神经外膜水肿，周围出血粘连、机化、瘢痕纤维化形成，导致压迫、紧固神经纤维束，从而引起神经传导功能障碍或丧失。

声像图表现：早期臂丛神经节后损伤的横断面较正常侧臂丛神经明显水肿、增粗，呈低回声，并与周围组织有粘连，纵切面神经束状回声消失模糊。臂丛神经节前损伤于臂丛神经根发出处变细，连续性中断或消失（图 24-9-6），椎间孔外远端神经增粗或椎管旁伴有脑脊液囊性聚集（图 24-9-7），横突旁可见低回声神经瘤样改变，部分患者于肌间沟臂丛神经干锁骨下动脉旁周围粘连血肿形成。

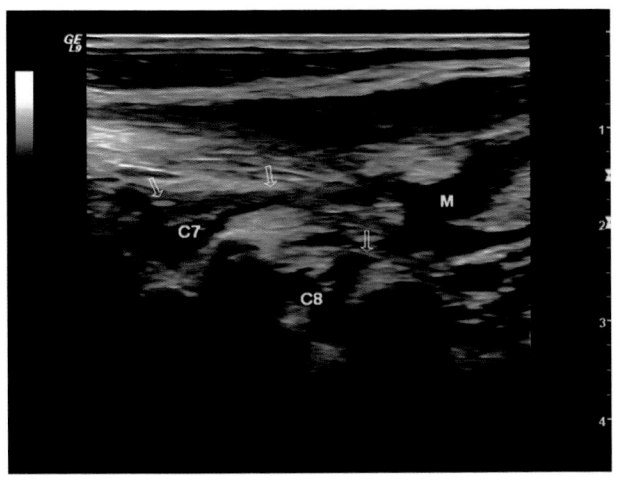

显示颈 7（C7）、颈 8（C8）脊神经自发出部逐渐变细，神经连续性中断（↓），远端呈瘤样增生（M）

图 24-9-6　臂丛神经节前损伤

（二）正中神经损伤

正中神经损伤在腕部多见，常因刀刺伤、砍伤、挤压引起正中神经弯曲或部分损伤，致手功能障碍，声像图显示神经的连续性中断或部分中断，局部明显增粗，内回声减低，神经损伤的两端部分可形成神经瘤，为不规则低回声（图 24-9-8）。

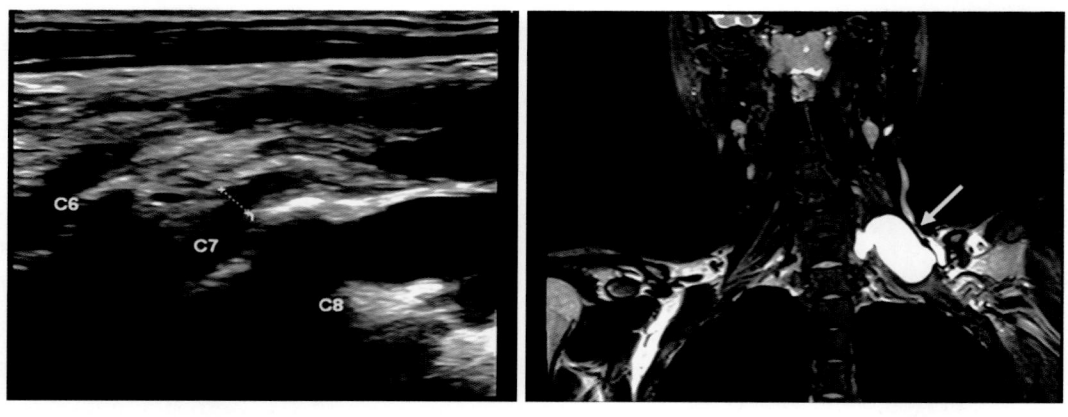

于颈 8（C8）水平神经根处可见脑脊液外漏形成的囊肿。同一患者 MRI 显示神经根处脑脊液囊肿形成（↓）

图 24-9-7　臂丛神经节前损伤

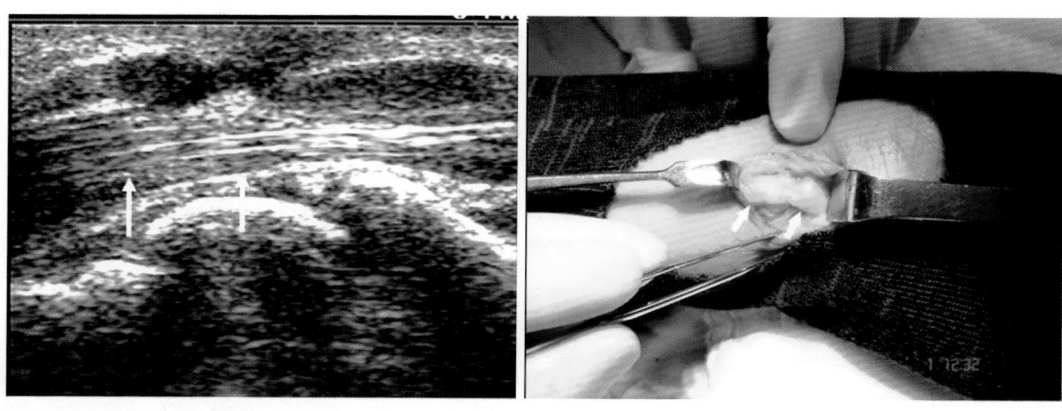

显示断端神经组织呈瘤样增生，为不规则结节样低回声（↓），右图为术中所见，箭头所指为瘤样增生的神经断端

图 24-9-8　正中神经断裂长轴切面声像图

正中神经在腕部与 9 条屈肌腱共同走行于腕管中，在腕内横韧带深面被卡压而产生正中神经感觉或运动功能障碍的一组症状和体征，即为腕管综合征，也是最常见的外周神经卡压综合征之一。常由创伤、急性炎症、腕前软组织肿胀及屈肌腱鞘滑膜炎、腱鞘炎及腱鞘囊肿等因素所致，由于严重的卡压常导致正中神经轴浆流动受阻，使正中神经横截面体积增大是腕管综合征特有的形态学改变。临床表现手指麻痛，部分患者鱼际肌出现萎缩。

检查时超声探头先在前臂中部横切面找到正中神经，呈圆形网状结构，然后向下腕部追踪扫查，声像图示豌豆骨平面正中神经明显肿胀、增粗，回声减低，屈肌支持带呈凸向掌面的弓型改变，横经和截面积明显增大，横经约 0.08cm 以上，截面积大于 0.12cm^2，可作为诊断正中神经

卡压的主要依据。

（三）尺神经损伤

尺神经损伤在肘部最为多见，肘部肱骨外上踝骨折和内上踝骨折，可导致肘外翻、尺神经脱位、畸形等，从而引起尺神经的过度紧张受到牵拉和摩擦，使之在踝后沟处肘管内尺神经发生机械卡压和慢性缺血，均易造成尺神经损伤。

尺神经在肘部受卡压，也称为尺神经炎。在肘部尺神经沟内较常见，此处位置较表浅，肘管容积相对固定，一旦肘后病变引起软组织增厚与软骨增生、骨折对位不良、血肿机化或血管横跨神经，均使肘管容积变小，即可能在肘管内发生尺神经卡压症状，尺神经在肘部一旦受到卡压就会发现同侧小指及环指尺侧麻木伴手指感觉障碍或疼痛，手内侧肌萎缩无力，尺侧屈腕力量减弱，

甚至出现"爪形手"，屈肘时症状加重，医师在肘后可触及增粗、变硬的尺神经。

声像图显示肘部神经卡压处远端神经水肿增粗、神经束状回声消失，呈低回声，边界模糊，走行正常，部分形成神经瘤（图24-9-9）。

根据临床表现及超声形态学检查，可以较准

确诊断出神经卡压的部位，肘部尺神经卡压应注意和颈椎病、Guymon管尺神经卡压等鉴别，颈椎病大多累及C5、C6神经根，可出现和前臂的感觉改变，大小鱼际肌肌力减退，常有颈部的疼痛不适。

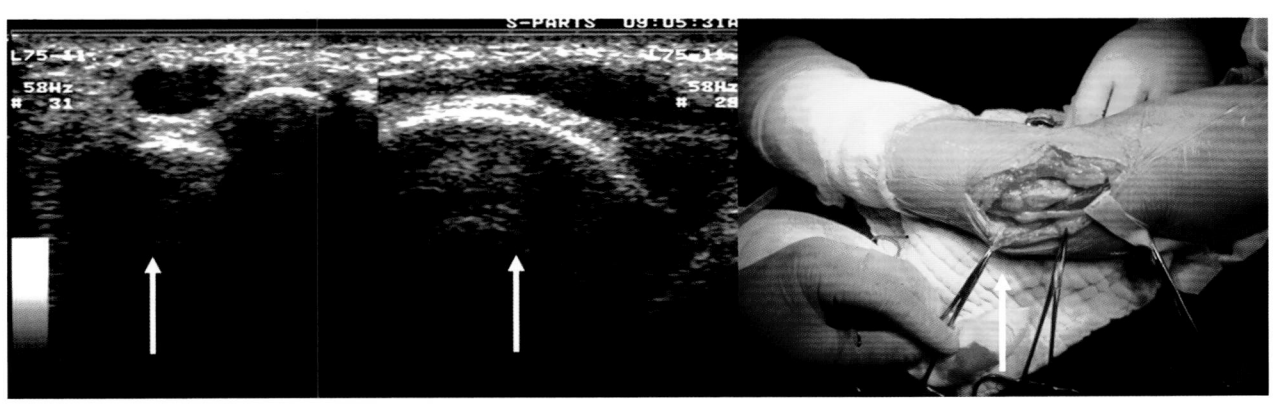

显示尺神经肿胀，增粗，回声减低（↓），右图为术中图片显示神经局部肿胀呈瘤样（↓）

图24-9-9　肘部尺神经卡压综合征声像图

腕尺管综合征（Guymon管尺神经卡压）即尺神经在腕部受到挤压，此处尺神经走行于尺动脉的内侧，卡压的临床表现为手背感觉正常，爪形手畸形较肘部尺神经卡压更明显。致病原因常为慢性尺神经损伤、腱鞘囊肿、腱鞘炎、创伤等，声像图示腕部尺神经增粗、水肿、回声减低。

（四）桡神经损伤

桡神经损伤多见于肱骨干闭合性骨折，多发生于肱骨干中下1/3骨折，在骨折复位时桡神经拉伤，骨折后桡神经被卡压在骨折端之间，均引起桡神经机械性损伤，同时因解剖关系桡神经走行紧贴于肱骨上段，当创伤或刀砍伤时也易将桡神经牵拉或断裂损伤。超声检查可以早期发现断裂水平并评估术后神经在吻合处的连续性（图24-9-10）。当上臂桡神经卡压时，长期受压、摩擦而引起不可逆行损伤或是病毒感染导致神经炎，临床表现伸腕和伸指无力腕下垂，声像图显示上臂中下段桡神经呈线样回声，两端神经略增粗，回声减低，病变卡压处神经变细。

（五）坐骨神经损伤

坐骨神经直接受外力损伤较少，但压迫性损伤常见。梨状肌综合征是由于梨状肌的充血、炎

症、水肿、肥厚等原因刺激压迫坐骨神经所引起的臀部和坐骨神经痛的总称，并向下放射。有时俯卧位在臀中部可触到较硬条索状梨状肌并有明显的局部压痛。声像图显示，梨状肌横断面积增大、形态异常，内部呈低回声，坐骨神经根部受压水肿，走行连续，部分患者坐骨神经变异或显示不清（图24-9-11）。

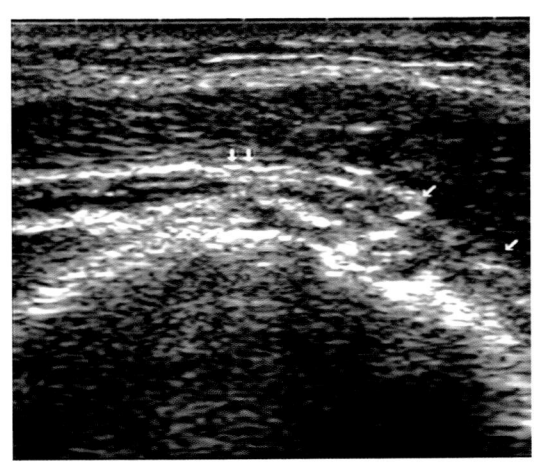

患者桡骨骨折，局部骨皮质不规则，位于桡神经沟内的桡神经受累（↓），连续性中断

图24-9-10　桡神经断裂声像图

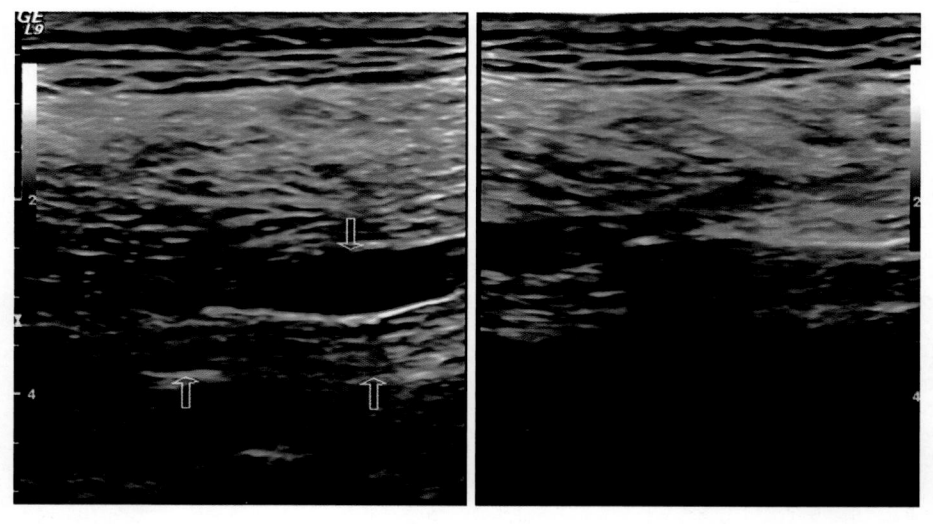

双侧对比扫查，显示左侧梨状肌（↓）较对侧肿大，回声减低，深方坐骨神经（↑）受压

图 24-9-11　梨状肌综合征声像图

（六）胫神经卡压（跗管综合征）

胫神经自坐骨神经分出后垂直下行，在腘窝中线下行至腘肌下缘，进入比目鱼肌的深面。胫神经大部分走行于肢体的深面，少有病变，但在内踝处可被屈肌支持带压迫而致跗管综合征，常见于踝部骨折或脱位，踝部外伤局部水肿而发病，临床主诉为足底远端和足趾痛性感觉迟钝，伴有一定程度的感觉缺失和足内在肌力的减弱。声像图显示，胫神经因受外伤瘢痕组织或腱鞘囊肿的压迫而肿胀水肿、增粗，束状结构模糊不清。

（七）腓总神经损伤

腓总神经走行固定、位置表浅，损伤病因多样，常见于腓骨外侧锐器切割伤、因体位不当局部受挤压或占位病变及小腿上段骨折等，都易伤及腓神经造成区域感觉、运动障碍。腓总神经走行腘窝外侧沟后，在腓骨头的后外侧下行至腓管，当腓管的容积减少或内压增高，将引起腓总神经一系列麻痹症状，称为腓管综合征。超声检查可显示腓总神经走行的连续性及回声异常改变，为临床诊断提供客观依据。

（八）创伤性神经瘤

创伤性神经瘤是外周神经损伤后常见的并发症之一，常因外周神经受到挤压、撕裂或缺血后，神经纤维发生断裂，神经近端再生的轴突未能长入远端，向各个方向生长，甚至反折而形成，并

导致神经局部梭形增大，或被截断神经近端断面处形成瘤样改变。根据神经的连续性是否存在，将神经瘤分为神经不完全创伤性神经瘤和神经完全离断性神经瘤，超声表现特征如下：神经离断性神经瘤：神经外膜的条状强回声及神经束线性强回声连续性完全中断，损伤区为紊乱的无回声或低回声结构，神经近端直径增粗，分布欠均匀，正常神经的线性回声消失，若为残端神经瘤，神经的末端局部膨出，呈梭状低回声与周围组织粘连；不完全创伤性神经瘤：神经外膜的条状强回声及神经束线性回声连续或部分中断，内部点、线性回声不清，伴有不规则低回声，损伤的近端部分膨出，呈梭状低回声，不均匀，与周围软组织有粘连。临床主要症状常有局部疼痛、麻木及软组织包块。

（九）外周神经肿瘤

多发生于外周神经主干，常见于皮下或表浅肌层。往往易于发现而诊断。对临床症状不明显的肿物如果认识或经验不足时，常易误诊为血肿、血栓、肌纤维瘤、血管瘤或颈部包块、肿大淋巴结，平时易将肿物与神经一起切除或损伤神经，造成医源性神经损伤。常见的肿瘤主要有两种：神经鞘瘤和神经纤维瘤。

1. 神经鞘瘤

为较常见的一种外周神经鞘膜肿瘤，多数为良性，以神经鞘细胞为主要成分，沿着臂丛神经根及肢体神经主干生长，以头颈部及四肢最为多

见，临床上多无明显症状，常见单发结节生长缓慢，有时可有压痛或沿肢体放射样麻木感。治疗方式多以手术切除为主，术后很少复发。超声检查显示图形为椭圆形或梭形实性低回声肿物，边界清晰，有包膜，内部回声均匀，肿瘤内有少许血流信号，由于神经鞘瘤起源于外周神经鞘外膜，肿瘤沿神经偏心性生长。肿物与两端神经干相连续（图 24-9-12）。

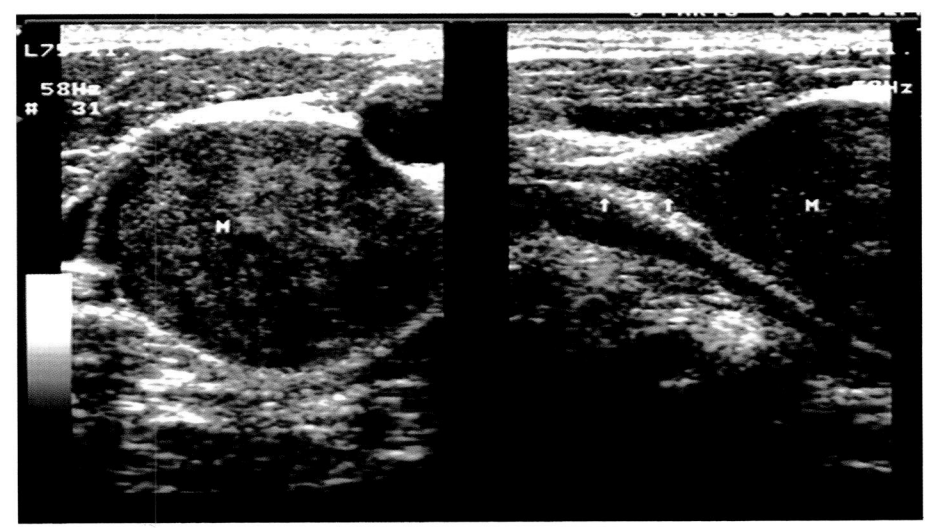

显示为边界清晰的低回声肿物（M），瘤体一端可见与神经相连（↑）

图 24-9-12 神经鞘瘤声像图

2. 神经纤维瘤

神经纤维瘤是以纤维母细胞为主要成分，一种良性的外周神经瘤样增生性病变，在病理上一般分为结节型、蔓丛型和弥漫型。沿神经干生长，可发生于全身各部位神经干，患者症状体征及声像图与神经鞘瘤相似，常以软组织包块来就诊。有时肿瘤多发，呈串珠样排列，临床称为神经纤维瘤病。神经纤维瘤治疗方式仍以手术切除为主，但载瘤神经一般无法剥离保存，常需一并切除后再做神经重建手术。声像图与神经鞘瘤的表现基本一致，纵切时显示为沿神经长轴的低回声区，椭圆形，包膜清，内部血流信号较丰富，两端见与之延续的神经束。两者在声像图上不易区分。

（十）其他神经病变

1. 弥漫型神经纤维瘤

一般主要累及皮肤及皮下软组织，声像图显示皮肤及皮下脂肪层明显增厚，与正常组织无明确界限，内部回声增强，为条状或结节状的不均低回声，神经组织分布其中，伴有少许血流信号，并注意与脂肪瘤、血管瘤的鉴别（图 24-9-13）。

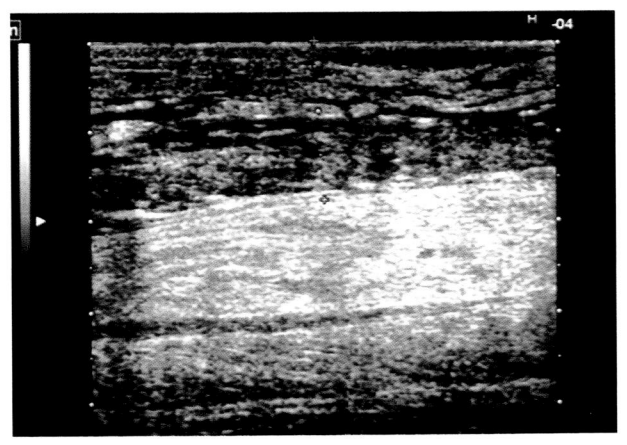

显示皮肤、皮下脂肪组织（+…+）均受累，明显增厚，回声不均匀增强

图 24-9-13 弥漫型神经纤维瘤病声像图

2. 血管球瘤

起源于皮肤中的血管球组织，可发生于全身皮肤各处，但以手、足部甲床下以及指间软组织多见，主要表现为刺痛，局部按压或寒冷刺激可诱发，声像图表现为甲床下或指间软组织低回声结节，彩色血流显示结节内血供丰富。

3. 跖神经瘤

跖神经瘤，又称 Morton 结节，为跖神经的趾间分支，发生局限退行性变伴周围纤维组织增生所致，常以指间隙最为多发。超声显示指间隙内侧见椭圆形低回声结节，内有血供。

（陈定章 王金锐）

参考文献

[1] Fornage BD. Peripheral nerves of the extremities: imaging with ultrasound. Radiology, 1988, 167: 179-182.

[2] Graif M, Seton A, Nerubai J, Horoszowski H, Itzchak Y. Sciatic nerve: sonographic evaluation and anatomic-pathologic considerations. Radiology, 1991, 181: 405-408.

[3] Martinoli C, Bianchi S, Santacroce E, Pugliese F, Graif M, Derchi LE. Brachial plexus sonography: a technique for assessing the root level. AJR, 2002, 179 (3): 699-702.

[4] Demondion X, Herbinet P, Boutry N, Fontaine C, Francke JP, Cotton A. Sonographic mapping of the normal brachial plexus. AJNR, 2003, 24 (7): 1303-1309.

[5] Lee JC, Healy JC. Normal sonographic anatomy of the wrist and hand. Radiographics, 2005, 25 (6): 1577-1590.

[6] Buchberger W, Schon G, Strasser K, Jungwirth W. High-resolution ultrasonography of the carpal tunnel. JUM, 1991, 10: 531-537.

[7] Buchberger W, Judmaier W, Birbamer G, Lener M, Schmidauer C. Carpal tunnel syndrome: diagnosis with high-resolution sonography. AJR, 1992, 159: 793-798.

[8] Martinoli C, Bianchi S, Pugliese F, Bacigalupo L, Gauglio C, Valle M, Derchi LE. Sonography of entrapment neuropathies in the upper limb (wrist excluded). JCU, 2004, 32 (9): 438-450.

[9] Beekman R, Wokke JH, Schoemaker MC, Lee ML, Visser LH. Ulnar neuropathy at the elbow: follow-up and prognostic factors determining outcome. Neurology, 2004, 63 (9): 1675-1680.

[10] King AD, Ahuja AT, King W, et al. Sonography of peripheral nerve tumors of the neck. AJR, 1997, 169: 1695-1698.

[11] Reter KL, Raptopoulos V, De Girolami U, et al. Ultrasonography of a plexiform neurofibroma of the popliteal fossa. JUM, 1982, 1 (5): 209-211.

[12] Galli J, Almadori G, Rosignoli M, et al. Plexiform neurofibroma of the cervical portion of the vagus nerve. J-Laryngol-Otol, 1992, 106: 643-648.

第十节　骨肿瘤

一、概述

在正常情况下，声束不能穿透致密坚硬的骨组织，超声仪不能接受到髓腔内的反射信号。当骨质由于炎症、肿瘤等原因破坏、骨皮质连续性中断，或骨发生膨胀性改变骨皮质变薄时，声束才能穿透病变区的骨皮质，获得髓腔内结构的图像。除骨骼改变外，超声还可显示骨骼周围继发的软组织病变。超声检查方法无创、快捷简便，还可动态观察相邻关节的活动变化，为临床提供重要影像诊断信息。彩色多普勒血流显像技术，可提供病变区域血流动力学信息，明确肿瘤内的血管分布特点及血流频谱类型，还能观察肿瘤与周围血管的毗邻关系，为术前诊断及手术方案的制订提供帮助。

二、检查方法

躯干及四肢部位的病变多应选用中心频率大于 7MHz 的高频探头，以获得较好的分辨率；臀部、骨盆部位较深的病变多应选用 3.5～5MHz 探头，以获得较好的穿透力。检查时可将探头直接置于患处扫查，也可在扫查表浅或表面凹凸不平的部位时，在探头与患处之间加垫水囊或涂覆较厚的耦合剂，以获得清晰的图像。肢体病变，超声检查时应将探头平行肢体的长轴切面与垂直肢体的短轴切面扫查相结合；注意最好环绕肢体长骨扫查，避免漏查长骨对侧病变。

三、正常声像图

正常骨皮质表面完整光滑，呈均一的强回声带伴后方声影。骨骺端膨大，走形弧度自然。骨端透明软骨、软骨性骨骺及骺板显示为低回声，骨骺骨化中心呈斑块样强回声结构。

四、常见骨肿瘤的超声显像

（一）骨软骨瘤

又称外生骨疣，是最常见的良性骨肿瘤，由

瘤体及其顶端透明软骨帽和外层纤维包膜构成，其外还可有滑膜囊。骨软骨瘤多发于 10～35 岁，病变好发于股骨、肱骨及胫骨等长管状骨的干骺端，位于股骨远端多于近端。骨软骨瘤一般无明显症状，肿瘤长大后压迫邻近肌肉、血管、神经等，可有轻微疼痛等症状，肿瘤在骨发育成熟后可以恶变为软骨肉瘤（小于 1%）。

声像图表现：病变部位骨皮质表面呈弧形突起，表面光滑，无破损，后方可见声影；病变周围无软组织肿块，病变内无血流信号（图 24-10-1）。

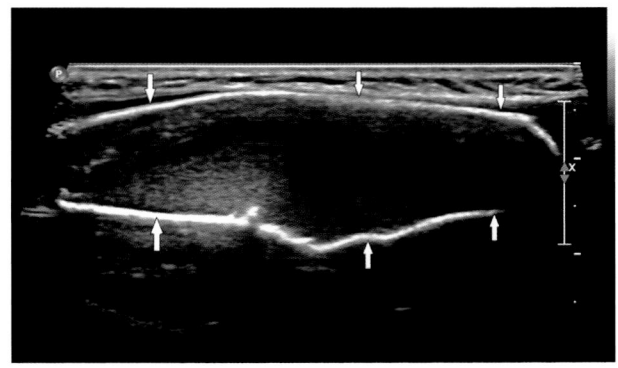

显示骨皮质膨胀变薄，内呈囊性改变

图 24-10-2　孤立性骨囊肿声像图

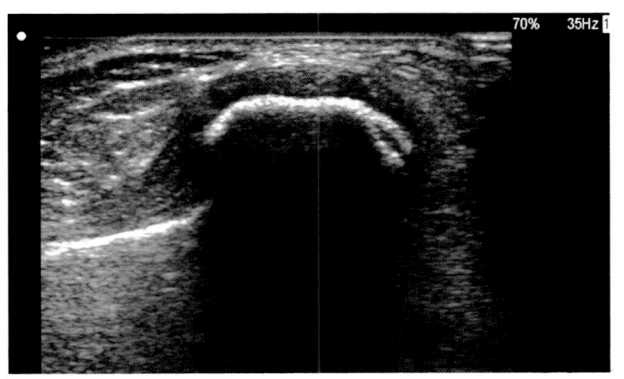

显示骨皮质表面弧形突起，表面光滑，后伴声影

图 24-10-1　骨软骨瘤声像图

（二）孤立性骨囊肿

孤立性骨囊肿是一种常见的类肿瘤疾患，为原因不明的骨膨胀性病变，表现为局限性骨囊性改变，为充满浆液的单房性囊肿，囊壁薄如蛋壳，是一种生长缓慢的、良性骨破坏性病变。骨囊肿多发于儿童，病变好发于长管状骨的干骺端，位于股骨近端和肱骨近端者约占 75%，其次为胫骨和腓骨，其他部位少见。骨囊肿一般无明显症状，少数病例有轻微疼痛及压痛，多因发生病理骨折而就诊。

声像图表现：病变部位骨皮质膨胀变薄呈弧形隆起，表面光滑，髓腔内呈囊性无回声，病变内无血流信号显示（图 24-10-2）。

（三）动脉瘤样骨囊肿

动脉瘤样骨囊肿为病因不明的骨瘤样病变，多数学者认为是由骨局部血流动力学改变所引起的骨膨胀性血性囊肿，内由纤维性骨结缔组织和纤维性骨小梁为间隔，形成多房多隔、充满血液

的腔隙。多发生于 30 岁以下青少年，好发生于 10～20 岁之间，可有外伤史，病程进展较快。全身骨骼均可发病，多见于长骨干骺端和脊椎。早期主要表现为局部肿胀和持续性肿痛，病灶表浅者可触及骨性肿块。

声像图表现：病灶部位骨膨胀，骨皮质变薄、光滑、完整，薄如蛋壳，内有骨性分隔，使髓腔内呈不规则的多房多隔状结构，可见红细胞沉积形成"液-液平面"这是动脉瘤样骨囊肿最典型的超声特征（图 24-10-3）。CDFI 显示肿物边缘及肿物内有少许彩色血流信号。骨病变周围无软组织肿物。

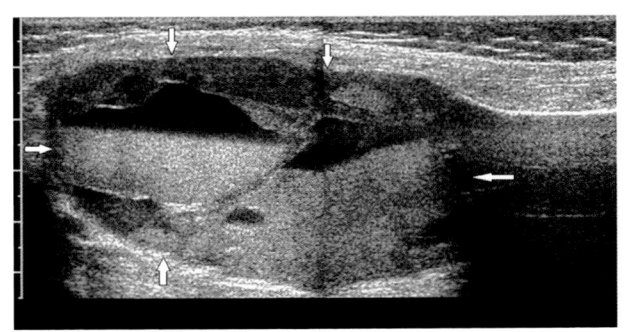

显示骨膨胀，骨皮质变薄、内有分隔及"液-液平面"

图 24-10-3　动脉瘤样骨囊肿声像图

（四）成骨肉瘤

成骨肉瘤属于骨组织来源性肿瘤，是唯一明显有瘤内成骨特点的、由肉瘤性成骨细胞产生的肿瘤性骨及骨样组织为其主要结构的恶性骨肿瘤。为最常见的恶性骨肿瘤。此病好发青少年，成骨肉瘤可发生于任何骨，好发于长骨的干骺端，最

多见于股骨下端、胫骨及腓骨的上端。患者主要临床表现为固定部位的疼痛、压痛,局部肿胀并出现包块,患处肿胀、皮肤温度升高。病程进展快。

声像图表现:早期可见骨皮质粗糙不光滑、连续性中断、骨质缺损,局部有强回声斑块。并可见骨膜呈线状增厚,回声增强,骨膜逐渐抬高并与骨皮质分离,类似三角形结构(图24-10-4),与放射影像学描述的 Codman 三角完全符合。典型的成骨肉瘤无论在沿骨的长轴或短轴扫查时,均可见与骨皮质表面垂直的针状强回声,呈放射状排列(图24-10-5),早期针状瘤骨细小,晚期针状瘤骨粗大而且排列密集。随病程进展可见骨质破坏的深度和范围增大,肿瘤突破骨屏障侵犯软组织,局部出现以强回声斑块为主的实性肿物。彩色多普勒血流显像特征肿瘤内血流丰富,可清晰地显示肿瘤动脉血流频谱。

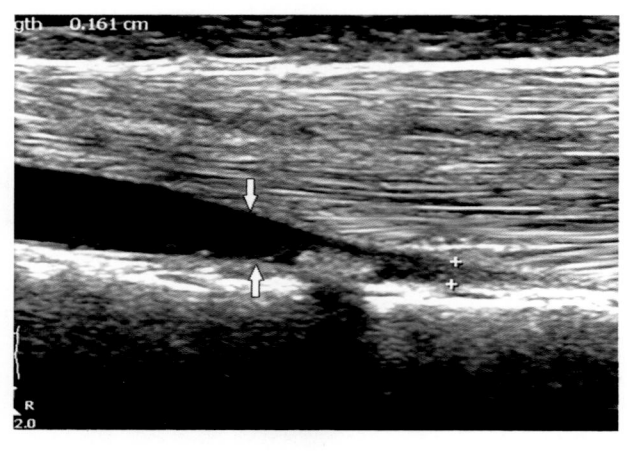

箭头示 Codman 三角

图 24-10-4 成骨肉瘤声像图

(五) 骨巨细胞瘤

骨巨细胞瘤是由骨髓间叶组织发生、由间质细胞和多核巨细胞为主要成分的溶骨性骨肿瘤,是最常见的骨肿瘤之一。

骨巨细胞瘤是潜在恶性的骨肿瘤,据统计骨巨细胞瘤有 30% 是恶性巨细胞瘤。Jaffe 根据间质细胞的多少和分化程度,以及巨细胞核数的多少,将病理组织学结果分为 Ⅰ、Ⅱ、Ⅲ 级。Ⅰ 级为良性,具低度侵袭性,可复发、恶变;Ⅱ 级具较高侵袭性或相对恶性,易复发,可转移;Ⅲ 级呈恶性肿瘤表现。

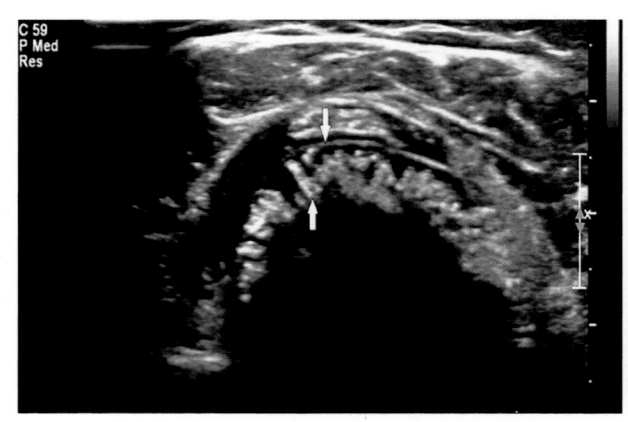

向下箭头示被抬高的骨膜;向上箭头示针状瘤骨

图 24-10-5 成骨肉瘤声像图

骨巨细胞瘤好发于青壮年,20～40 岁患者约占 70% 以上,发病高峰为 30 岁左右。骨巨细胞瘤可发生在任何骨,多发生于四肢长骨的骨端,半数以上发生于膝关节,其中股骨下端和胫骨上端最多,还可发生于脊椎和盆骨。

主要症状为患处疼痛与压疼,局部肿胀,肿瘤穿破骨皮质可形成软组织肿块。患肢关节活动受限。位于脊椎和骨盆的肿瘤,体积增大时可产生相应的压迫症状。

声像图表现:发生在长骨干骺端的骨巨细胞瘤可见病变骨膨胀,骨皮质菲薄,可有小破坏,髓腔内显示为实性不均匀低回声(图24-10-6)。恶性骨巨细胞瘤则可见肿瘤突破骨皮质侵犯周围软组织形成肿块,其形态不规则,可为分叶状和结节状。

彩色多普勒血流显像:偏良性骨巨细胞瘤内部及边缘可显示少许血流信号;偏恶性骨巨细胞瘤内部及边缘可显示丰富血流信号(图24-10-7)。

(六) 软骨肉瘤

软骨肉瘤是来源于软骨组织的恶性肿瘤,特点是由肿瘤细胞产生软骨,而不形成骨,同时肿瘤内可伴有黏液样变、钙化或骨化。其发病率低于成骨肉瘤、骨巨细胞瘤等。软骨肉瘤发病年龄较大,好发 30～50 岁。软骨肉瘤临床主要表现为局部疼痛与肿胀,并可出现局部肿块,本病病程较长,进展缓慢,多见于四肢骨和骨盆。

声像图表现:可见骨质破坏消失,局部出现较大的实性肿瘤,呈团状或分叶状实性低回声,内可见散在分布的斑块状强回声及半环状的强回

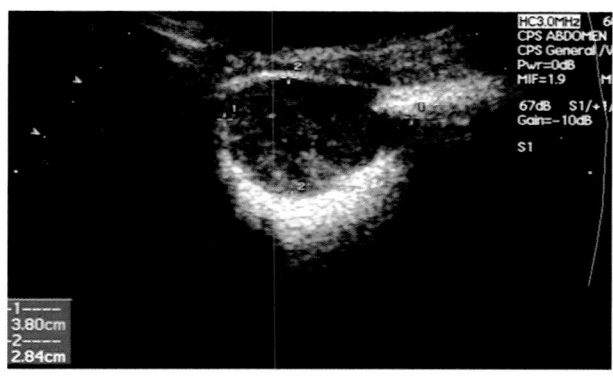

髓腔内为实性低回声

图 24-10-6　骨巨细胞瘤声像图显示局部骨皮质膨胀

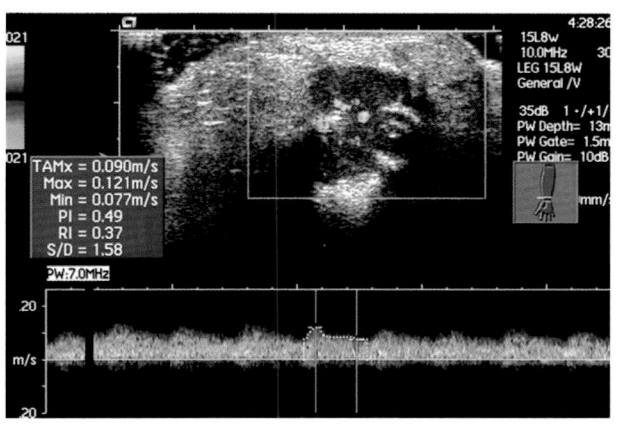

病灶内可见较丰富血流信号

图 24-10-7　骨巨细胞瘤声像图

声，较大的肿瘤内可见黏液样变及坏死、液化形成的不规则液性暗区（图 24-10-8，图 24-10-9）。彩色多普勒血流显像：多数肿瘤内部可见少许血流信号。

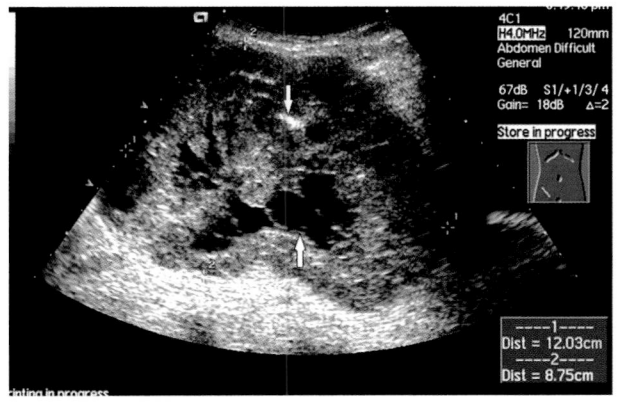

向下箭头示强回声瘤骨，向上箭头示液化坏死区域

图 24-10-8　软骨肉瘤声像图

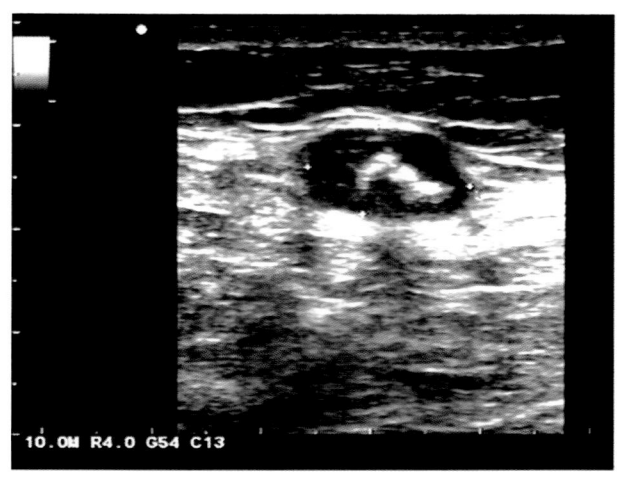

肿瘤内可见强回声瘤骨

图 24-10-9　软骨肉瘤声像图

（七）骨转移瘤

骨转移瘤是指原发于某器官的恶性肿瘤，大部分为癌，少数为肉瘤，通过血液循环或淋巴系统转移到骨骼所产生的继发性肿瘤。任何器官的恶性肿瘤都可以发生转移，据统计约有 1/4 的癌瘤患者发生骨转移，其中最常见的是乳腺癌、肺癌、甲状腺癌、前列腺癌及肾癌，其次为消化道恶性肿瘤、肝癌等。骨转移瘤多发生于 40 岁以上的患者，有恶性肿瘤病史，在躯干骨或四肢骨出现固定部位、持续性疼痛、且夜间加剧。骨转移瘤临床表现还有局部肿块、病理性骨折等。

骨转移瘤可发生在任何骨，但最常见的部位是脊椎，其中腰椎最多，其次为胸椎、颈椎和骶骨；病灶还多见于肋骨、股骨、胫骨、盆骨等部位。

声像图表现：骨转移瘤超声能显示骨质破坏的情况及周围软组织肿物的形态大小、结构特点，内部回声结构与肿瘤内反应性新生骨成分的多少、肿瘤组织纤维化、脂肪变性、出血坏死程度等有关（图 24-10-10）。CDFI：多数骨转移瘤内可显示丰富的彩色血流信号及动脉血流频谱。

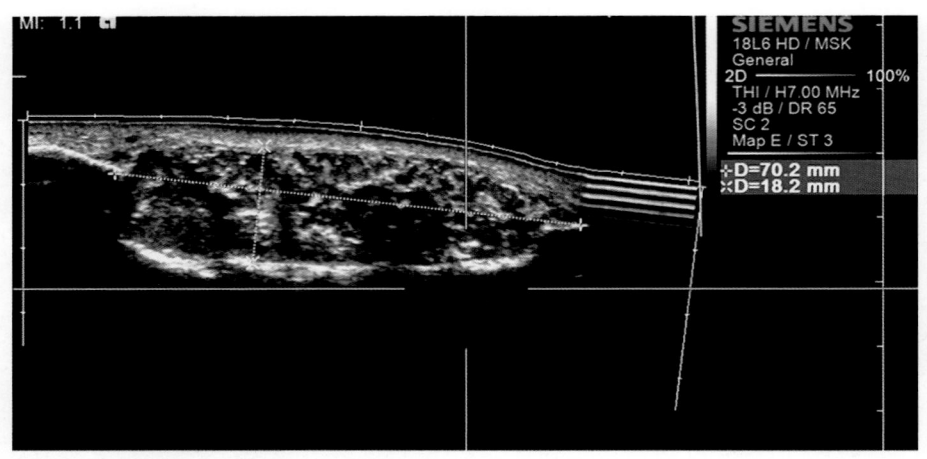

可见胫骨破损，局部实性肿块，内回声不均，可见斑块状瘤骨

图 24-10-10　肺癌胫骨转移瘤声像图

（陈　涛）

参考文献

［1］　Carson PL. Imaging soft tissue through bone with ultrasound transmission tomography by reconstruction. Med Phys, 1997，4：302-309.

［2］　Harcke HT, Grissom LE, Finkelstein MS. Evaluation of the musculoskeletal system with sonography. AJR，1988，150：1253-1261.

［3］　Vincent LM. Ultrasound of soft tissue abnormalities of the extremities. Radiol Clin North Am，1988，26：131-144.

第五篇

胸壁和胸膜腔、肺、纵隔

第二十五章　胸壁和胸膜腔

第一节　概述

　　X线检查是胸部疾病最常用的诊断方法，主要应用于健康普查、胸部疾病的诊断及胸部疾病随访等方面。计算机X线断层扫描（CT）对人体组织细微结构分辨力比普通X线高10～20倍，胸部CT检查在发现病变、定位诊断和定性诊断上为X线检查提供非常有价值的补充，目前已成为胸部疾病诊断的重要手段。随着磁共振成像（MRI）技术的不断改进与成熟，在胸部的临床应用也日益广泛，为胸部疾病影像诊断，特别是纵隔和心血管成像提供了新的手段。

　　尽管脊柱、肋骨和肺内气体影响超声的传播，限制了超声在肺及胸部疾病诊断中的应用，但是，超声对胸壁软组织和胸膜的检查不受肺气干扰，能很好地分辨水和软组织，特别对显示软组织的细微结构具有较高的分辨率。目前高分辨率超声仪通过肋间扫查能显示胸壁各层解剖结构，尤能清晰显示壁层胸膜、脏层胸膜及胸膜腔，而为肿瘤或病变的来源、浸润范围等判断提供了较可靠的信息；在胸壁疾病的诊断中，超声适用于胸壁良、恶性肿瘤及胸壁炎性病变的诊断；在胸膜疾病的诊断中可用于胸膜间皮瘤、转移瘤及胸腔积液的诊断。除此之外，超声诊断具有无损伤、无电离辐射、操作简便等优点，便于观察X线或CT所显示的病灶及病灶内的细微结构；更便于安全准确地引导进行介入性诊断与处理，包括对胸腔积液、脓胸等进行超声引导下胸腔穿刺抽液、置管引流及注药治疗等；还可进行超声引导下经皮穿刺胸壁、胸膜等病变组织活检及细胞学检查等，为临床胸部病变的治疗提供可靠依据。超声还可作为观察疾病过程和疗效的随诊手段，在胸部疾病诊断中发挥着重要作用。

第二节　局部解剖

　　胸壁（chest wall）是由骨骼及软组织构成，软组织包括皮肤、皮下组织、肌肉及乳房等；骨骼包括胸骨、肋骨、肋软骨以及椎骨。胸壁不仅保护胸腔内脏器，同时，还具有呼吸的机械功能。

　　胸膜（pleura）是衬覆于胸壁内侧面、肺表面以及膈上的一层浆膜组织，其中含有单层间皮细胞，可分为脏层胸膜与壁层胸膜。覆盖于肺表面的称脏层胸膜（visceral pleura），不仅附于肺表面，而且伸入肺叶间裂内。壁层胸膜（parietal pleura）贴附于胸壁内面、膈上面和纵隔表面。脏层胸膜与壁层胸膜在肺根处相互移行，移行处两层胸膜重叠形成的三角形皱襞称肺韧带（pulmonary ligament），脏层胸膜与壁层胸膜之间是一个封闭、狭窄、呈负压的腔隙，即胸膜腔（pleural cavity）。生理状态下，胸膜腔内呈负压，内有微量浆液（13～15ml）以减少呼吸时两层胸膜间的摩擦。由于左右两侧浆膜囊是独立的，故左右胸膜腔互不相通。胸膜的功能除进行胸液的形成和转运外，还帮助维持肺的形态并在胸壁与肺之间行使力传递作用。肋膈隐窝是位于肋胸膜和膈胸膜返折处的潜在性间隙，是胸膜腔的最低位置，胸膜腔积液时，首先积聚于此。（图 25-2-1）

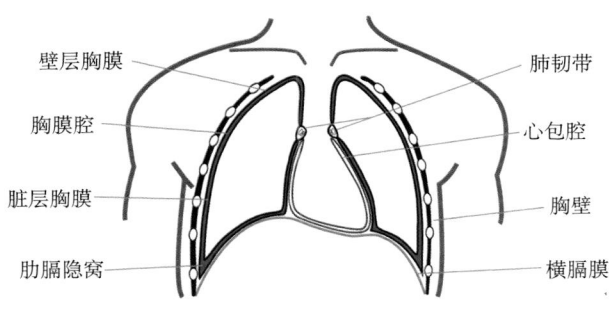

图 25-2-1　胸膜腔解剖示意图

横膈膜（thoracic diaphragm）是一层肌肉纤维所构成的圆拱形隔膜，将胸腔与腹腔分隔开，上方被胸膜覆盖，下方有腹膜衬贴，呈穹窿状突向胸腔，分为左右两叶，右膈顶部比左膈顶高 1～2cm。膈肌在外侧及前后方与胸壁相交（肋、膈胸膜移行处）形成肋膈角，在内侧与心脏形成心膈角。膈肌有腔静脉孔及食管裂孔，分别位于正中线右侧和左侧 2～3cm 处。

第三节　检查方法

一、灰阶超声

（一）仪器装置

1. 仪器选择

常规超声诊断仪均可用于胸膜及胸壁的检查，检查浅表部位时须具有较高的分辨力，检查深方部位时应具有较好的穿透力。便携式超声仪可用于床旁检查。

2. 探头选择

胸膜及胸壁超声检查时，适宜选择视野较宽、近场分辨率良好的高频探头，如 5～13MHz 线阵探头。当观察胸膜腔积液或病变较大时，较宽幅的低频凸阵探头也可获得较满意的图像。为改善探头与胸廓肋间的接触，肺胸部扫查专用的凹形探头，以

及薄型探头均有利于肋间扫查并获得满意的图像。

3. 仪器调节

胸部超声检查的增益和 TGC 调节，原则上与腹部检查相似，即调至液性结构内无回声，实性结构内有回声，非含气性结构显示清晰，纵深的回声强度均匀一致。胸部超声检查须注意，胸壁胸膜和肺外周型病变超声显像多在近场区域范围，应使用近场聚焦，并适当降低增益，以避开近场噪声干扰。当病变突出或肋间狭窄时，可用水囊改善探头与皮肤的接触，以保证胸壁等结构清晰显示。

（二）检查前准备

检查前患者不需要进行特殊准备，可随时检查。病变较小、来源于胸膜，有时需要根据 CT 等提供的病变信息来选择扫查部位、途径，选择适宜探头进行检查。

（三）患者体位

1. 坐位　常用的检查体位。背部后肋膈隐窝处扫查对胸腔少量积液具有较高的检出率。此外，改变患者体位，观察胸腔积液有无流动性变化有助于确认是否为胸腔积液。

2. 仰卧位　嘱患者双手抱头，可用于前、侧胸壁、胸膜和肋缘下扫查。

3. 俯卧位　嘱患者双手抱头或抱床，使肋间得以充分展开同时肩胛骨外移，可用于背部胸壁、胸膜的检查。

4. 侧卧位　对腋中线附近病变可选用侧卧位。

（四）扫查方法

1. 常规扫查　胸壁病变不受呼吸影响，扫查时避开肋骨影响，尽量选择高频探头即可。

2. 肋间扫查　胸膜及胸腔病变主要在各个肋间做多角度扇形扫查，每一肋间扫查时嘱患者屏气，从肋骨上缘向足侧变动角度扫查。为防止遗漏肋骨后方的病变，扫查时保持探头不动，嘱患者吸气、呼气状态时分别扫查。需要判断病变来源于壁层胸膜或脏层胸膜时，观察呼吸时变化很有帮助。探头缓慢顺肋间滑行移动，做全面扫查以免遗漏病变。

3. 肋缘下和剑突下扫查

当胸部扫查途径受气体干扰发生困难时，可选用肋缘下或剑突下扫查，利用肝脾做声窗，观

察横膈、肺底、胸膜、胸腔等部位的病变。

4.胸骨上窝和锁骨上窝扫查

使用小凸阵探头可观察肺尖和上纵隔病变。

二、彩色多普勒超声

彩色多普勒超声可实时显示病变或占位内血流信息，可检出并判断血流为动脉、静脉、动静脉瘘等。观察病变内血流信号的来源、与周围组织关系，有助于判断病变来源。检测胸腔积液时，受到心脏搏动等影响，彩色超声可显示出红蓝相间的假血流信号，称"液体彩色"伪像，可帮助诊断胸腔积液。超声引导穿刺活检时，彩超可帮助避开穿刺路径上较大血管，避免引起出血。可指引在实性有少量血流信号的区域取材，避免取出组织为坏死组织。

第四节　正常声像图

胸壁：沿肋间用高频探头可显示皮肤、皮下脂肪、胸壁肌层及内外侧筋膜结构。胸壁皮肤呈高回声带，厚2～3mm，其下方低回声为皮下脂肪组织，胸壁肌层为实性等回声，声像图上表现为高—低—等回声。由于声波无法穿透骨骼，因此肋骨表现为弧形高回声以及后方伴随声影，相邻两个肋骨之间为肋间肌。（图25-4-1）。

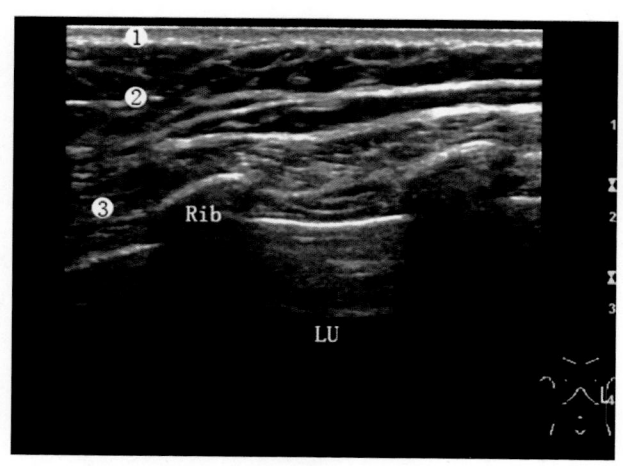

①皮肤；②皮下脂肪；③肋间肌；Rib：肋骨；LU：肺

图25-4-1　胸壁及肋骨超声表现

胸膜：以肋骨为声学标志，胸膜腔各结构容易被识别。胸膜腔位于肋骨深方约1cm处。沿肋间扫查，在胸壁肌层的深方，可见细条状高回声，系由壁层胸膜、极少量生理性浆液的界面反射而产生，可认为是壁层胸膜的标志。含气肺组织被脏层胸膜紧紧覆盖，形成光滑平整的强反射面，表现为明亮的弧形强回声，是脏层胸膜的标志，后方为声波多次反射形成的"混响伪像"。壁层与脏层胸膜中间可见细条状低回声带，将二者分离，为胸膜腔，内为微量（13～15ml）浆液充填，正常情况下液体厚度约2～5.2mm，这种低回声带通常被"混响伪像"遮盖，多数情况超声无法清晰显示。脏层胸膜随呼吸可做上下运动，这种现象称为"滑动征"，是特征性生理现象。（图25-4-2）

膈肌：以肝脏、脾脏做声窗扫查时，膈肌表现为弧形的条状高回声，可随呼吸做规律运动。正常膈肌厚度约为5mm，其胸腔面由壁层胸膜覆盖，腹腔面由腹膜覆盖。当含气肺组织紧贴膈肌时，膈肺交界处形成一个镜面，在膈肌上方可反射出肝脏或脾脏的图像，这种现象称为"镜面反射"。该征象可间接反映胸腔为含气肺组织，可作为无胸腔积液的证据之一。

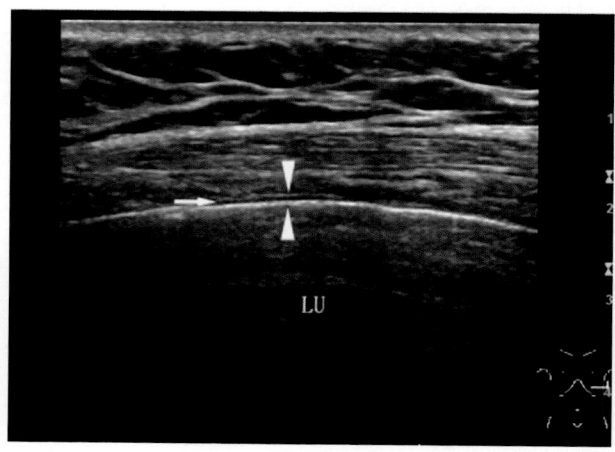

△：由上至下分别为壁层胸膜与脏层胸膜；↑：胸膜腔间隙；LU：肺

图25-4-2　胸膜及肺超声表现

第五节　胸壁炎性病变

一、病理及临床概要

胸壁炎性疾病主要包括胸壁结核、深部软组

织感染等。

胸壁结核是继发于肺或胸膜结核感染的肋骨、胸骨、胸壁软组织的结核病变，是一种常见的胸壁疾病。本病常见于20～40岁的青、中年人，男性较多。病变好发于乳腺与腋后线之间的第3～7肋骨处。临床表现为脓肿或慢性窦道，往往继发于肺、胸膜或纵隔的结核病变，仅为结核病的局部表现。大多数患者无明显症状，部分有结核感染反应，如低热、盗汗、虚弱无力、局部有不同程度的疼痛等。

胸壁深部软组织感染是指因外伤、手术后、表皮急性化脓性感染、急性化脓性乳腺炎、脓胸及脓毒血症引起，发生在胸部疏松结缔组织的炎症。临床表现为局部红、肿、热、痛、活动障碍。治疗以抗感染为主，必要时切开引流。

二、超声检查所见

（一）胸壁结核

病变早期时病灶较小，可局限于肋间软组织内，超声可见病灶内部呈不均匀低回声，干酪样坏死后呈无回声，可伴有点状钙化及声影，此时肋骨无明显异常。当脓肿较大时，可在皮下及胸膜形成脓肿，包绕肋骨，沿肋间纵切呈长条形，横切呈哑铃状，脓腔内膜面粗糙、不平整，此时肋骨结构仍保持完整。脓肿晚期侵袭胸骨或肋骨时，可见局部骨皮质回声中断或局限性骨板缺损，可出现胸膜增厚，胸骨旁常可显示肿大淋巴结。脓肿向胸壁深层侵袭时，可在胸膜外形成不规则无回声区，并可见低回声不规则窦道形成。

（二）化脓性细菌及真菌感染

高频超声可显示胸壁浅层局限性肿胀，见边界不清回声减低区、无包膜，可有不规则多发小灶状无回声区。随着病程的延长，可见不规则的纤维化瘢痕样回声区。

三、诊断思维及临床价值

超声检查前应注意询问病史，如是否存在感染、结核病史等，也可观察皮肤局部是否存在红肿、窦道等表现。可结合触诊，观察胸壁软组织质地及病变的形状、韧性和活动度。超声检查时应重点观察病变的形态以及与肋骨、周边软组织的关系等。胸壁结核破坏胸骨、肋骨时需与胸壁恶性肿瘤相鉴别。肋骨或胸骨肿瘤首先出现骨质破坏，骨骼呈实性低回声肿物，早期多不引起软组织改变，而胸壁结核常首先出现软组织病变。

第六节　胸壁良性及恶性肿瘤

一、病理及临床概要

胸壁良性肿瘤（benign tumor of the thoracic wall）有不同的类型。发生于皮肤或软组织内的肿瘤多为良性，常见有脂肪瘤、纤维瘤、淋巴管瘤、血管瘤及神经鞘瘤等。发生于骨的良性肿瘤有骨瘤与软骨瘤。

胸壁恶性肿瘤（malignant tumor of the thoracic wall）多起源于骨、软骨及软组织，以肉瘤多见；也包含乳腺癌及肺癌等的浸润、转移；胸壁转移癌多来源于乳腺、肺、肾、甲状腺等原发肿瘤的转移。

二、超声检查所见

（一）胸壁良性肿瘤

1. 病灶多位于胸壁软组织层，较大时可突向胸腔。

2. 肿瘤一般较局限，多有规整包膜，常表现为形态规则。

3. 因病理类型不同，声像图表现可各异。

4. 脂肪瘤最常见，多见于皮下脂肪层，呈强回声，有的边界清晰，探头压迫见轻度变形，提示病变较软。（图25-6-1）

5. 纤维瘤可呈较强回声或低回声，边界较清晰，回声多较均匀，探头压迫时很少变形，提示病变较硬。

6. 神经鞘瘤、神经纤维瘤等较少见，可伴疼痛，多呈弱回声。

7. 胸壁肿瘤较大突向胸腔压迫肺时，与胸膜肿瘤常不易鉴别。

（二）胸壁恶性肿瘤

1. 肿瘤位于胸壁软组织或胸骨、肋软骨部位，范围常较大，向体表侧隆起，也可向深部生长。

2. 肿瘤常呈不均匀偏低回声或不均匀回声。

3. 局部肌层、筋膜层结构破坏，显示不清晰。

4. 肿瘤不随呼吸运动。

5. 侵犯胸膜常可见胸膜受压或胸膜显示不清。

6. 肉瘤常见局部骨结构破坏，多见胸骨、肋骨受累，常表现为低回声肿块内有不规则强回声及后方声影。壁层胸膜回声线完整连续，脏层胸膜回声线光滑。

7. 转移癌多呈局限性低回声结节，亦可呈片状、边界不清，可多发。治疗后肿瘤边界不清。

8. 彩超检查常可检查肿瘤内丰富、紊乱的血流信号。

9. 肿瘤较大压迫肺时需与肺癌侵及胸壁鉴别。

三、诊断思维及临床价值

胸壁软组织超声检查时，不受肺气体干扰，软组织分辨率较高，容易发现病变。当病变位置较浅时，往往患者自诉包块而就诊。超声发现病变后，需结合病史、实验室检查、声像图特点等进行诊断。在胸壁良、恶性肿瘤或炎性病变鉴别诊断困难时，可行超声引导下穿刺活检。

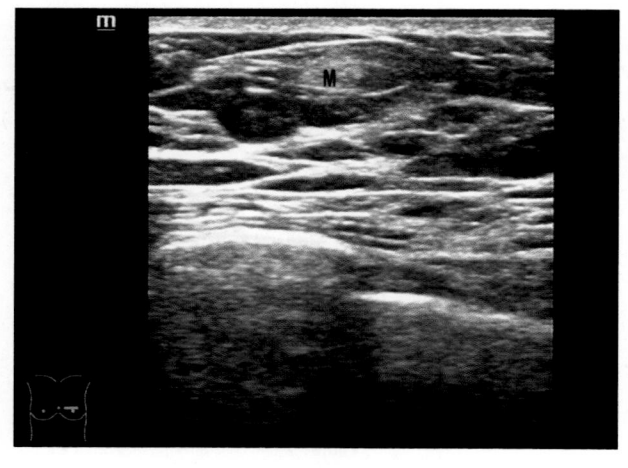

M：脂肪瘤

图 25-6-1 胸壁脂肪瘤超声表现

第七节 胸腔积液

一、病理及临床概要

胸腔积液为常见的临床病症，任何原因导致胸膜腔内出现过多的液体称胸腔积液，俗称胸水。胸膜腔内液体自毛细血管的静脉端再吸收，其余的液体由淋巴系统回收至血液，滤过与吸收处于动态平衡。若由于全身或局部病变破坏了此种动态平衡，致使胸膜腔内液体形成过快或吸收过缓，临床产生胸腔积液。按照胸腔积液的特点，可以将胸腔积液分为漏出液、渗出液（浆液性或血性）、脓胸、血胸、乳糜胸。

二、超声检查所见

（一）游离胸水

少量胸水积聚于胸腔最底部即后肋膈窦，常规肝脏扫查时，常可在膈面上显示细条状暗区。患者取坐位，从肩胛线至腋后线肋间扫查，可观察判断有无胸水及估计胸水量。须注意与腹水、膈下积液以及膈胸膜增厚相鉴别，改变体位观察液体位置的变化有助于判断。大量胸水时，肺组织受挤压上移，胸水占据胸腔。

（二）叶间积液

胸水位于叶间裂，为小范围的局限性积液，声窗较好时可显示片状积液；超声对孤立性少量积液较易漏诊。

（三）包裹性积液

多发生于胸腔侧壁或后壁，肋间切面可见呈较规则形或椭圆形无回声区，局部胸膜常增厚，液体无流动性表现，常易误诊为胸腔肿瘤。有时呈不规则形，合并感染时内部回声杂乱。（图25-7-1）

（四）血性胸水或脓胸

脓胸可由气管胸腔漏或胸壁外伤等原因引起，常可见液性暗区内有细点状回声或斑点状回声；

脓液稠厚时，呈密集的强回声斑点，改变体位移动不明显，易误诊为实性病变。胸水内纤维蛋白结构显示为多条细回声带与胸膜相连，并相互粘连呈分隔状或不规则蜂窝状，在液体中浮动；血性胸水内常可见多数点状回声。

（五）观察横膈

随呼吸的移动性正常膈肌的呼吸移动幅度为1～2.5cm，右侧略大于左侧。胸腔积液行超声检查显示横膈运动清晰而简便，可用于观察多种病变所引起的横膈运动受限。大量胸水可致膈肌位置下降、移动受限；肺组织明显受压萎缩不张时，膈肌上移，右侧达第四肋间或以上，左侧达第五肋间以上。

（六）胸水量的估计

胸腔少量积液首先聚集于肺底和肋膈窦区，液体量仅50～60ml时，超声便能敏感地显示，患者坐位扫查有利于发现。积液量达200～300ml时，膈上见细长条状无回声区，厚度随呼吸略有变化。随着积液量增多，无回声区逐渐扩大。积液量超过1000ml以上的大量积液，胸腔内呈大片状无回声区，肺受压，膈肌下移，纵隔可向对侧移位。垂直距离液体深度更能反映胸腔液体量。包裹性积液可按膀胱残余尿计算方法估算：V＝(D1 * D2 * D3) /2。

三、诊断思维及临床价值

（一）渗出液与漏出液鉴别

临床上胸腔积液以渗出性积液多见，中青年患者应首先考虑结核，中老年患者特别是血性积液应考虑恶性肿瘤。渗出液主要由炎症或肿瘤产生，当胸膜病变或毛细血管内皮受损时，大量蛋白质如白蛋白、球蛋白或纤维蛋白原以及血液内其他成分通过血管壁而渗出，产生的积液为渗出液。漏出液为血浆的滤过液，正常胸膜腔内液体的滤过与吸收处于动态平衡。当上腔静脉回流受阻，血管内静水压升高或各种原因引起的低蛋白血症时，破坏了血管内外的动态平衡，可导致漏出性积液，如心衰、肝硬化、肾病综合征患者等。漏出液产生时胸膜通常无炎症变化。

胸腔积液的声像表现有助于鉴别渗出液与漏

出液。当胸腔积液表现为无回声区内见漂浮的颗粒状物质、分隔或纤维组织，伴随胸膜内小结节或胸膜厚度超过3mm时，常提示渗出液。少部分渗出液也可表现为无回声。漏出液通常表现为胸膜腔呈均匀的无回声区。

（二）胸腔积液与胸膜增厚鉴别

当复杂性胸腔积液表现为强回声时，很难与胸膜实性组织相鉴别，增厚的胸膜或胸膜肿物表现为低回声时亦很难与胸腔积液相鉴别。支持胸腔积液的要点：随呼吸形态可改变；见点状高回声随呼吸做漂浮运动；可见随呼吸运动的分隔；受到心脏搏动等影响时，彩色超声可显示出红蓝相间的"液体彩色"伪像。

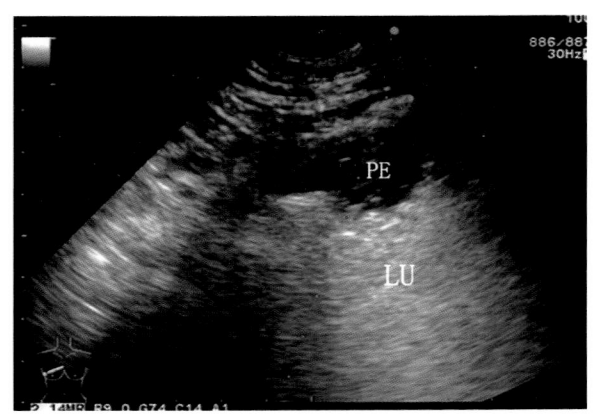

PE：胸腔积液，呈混杂回声，形态不规则；LU：肺

图 25-7-1　包裹性积液

第八节　胸膜增厚

一、病理及临床概要

胸膜增厚分为弥漫性和局限性两种。弥漫性胸膜增厚常提示胸膜纤维化或胸膜恶性肿瘤。弥漫性胸膜纤维化常见于结核性胸膜炎、脓胸、胸腔术后等，转移癌可引起胸膜广泛的分叶状增厚或多发散在的胸膜肿物，胸膜钙化多见于结核性胸膜炎、化脓性胸膜炎及损伤性血胸后。局限性胸膜增厚常提示纤维化，多为炎症的结局，常见于肺炎、肺梗死、外伤以及药物相关性胸膜疾病等。

二、超声检查所见

弥漫性胸膜增厚超声表现为胸膜广泛不规则增厚，呈等或稍低回声；局限性胸膜增厚时胸膜见边界清晰的低回声结节，呈扁平状或椭圆形（图25-8-1）。通过呼吸运动滑动征可鉴别病变来源于壁层或脏层胸膜。若胸膜发生粘连时，呼吸运动受限，胸膜"滑动征"可减少或消失。

三、诊断思维及临床价值

局限性胸膜增厚有时与胸膜肿瘤鉴别困难，可考虑穿刺活检确诊。胸膜病变细针活检成功率稍低（约80%以上），建议使用18G或16G针及自动活检枪取材，并重视参考细胞学检查结果。

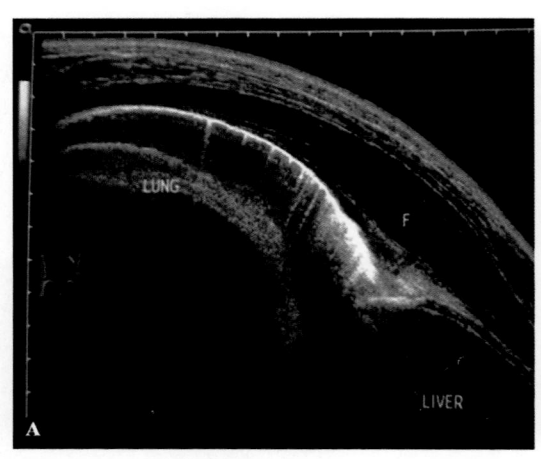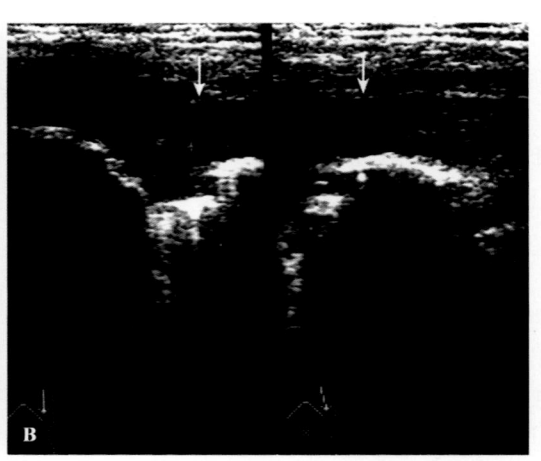

A. 为弥漫性胸膜增厚超声表现；F：胸腔积液，两侧为增厚胸膜；LUNG：肺；LIVER：肝脏；B. 为局限性胸膜增厚超声表现；↑：局部增厚的胸膜

图 25-8-1　胸膜增厚超声表现

第九节　胸膜良性及恶性肿瘤

一、病理及临床概要

胸膜的良性肿瘤以孤立性纤维瘤（solitary fibrous tumor，SFT）最为常见，多发生于脏层胸膜，主要表现为孤立的原形或卵圆形实性肿物，大小2～30cm，较小的孤立性纤维瘤一般无临床表现，当肿瘤增大时，可出现咳嗽、胸痛以及呼吸困难等症状。

胸膜恶性肿瘤按病理类型可分为原发性及转移性。原发性肿瘤主要为弥漫性恶性间皮瘤，是一种少见的缓慢致死性肿瘤，常伴有胸腔积液有助于鉴别诊断，恶性间皮瘤的发病机制至今仍不明确，但有研究表明其主要与长期石棉接触史有关。胸膜恶性肿瘤中以转移性肿瘤常见，几乎任何肿瘤均可向胸膜转移，常见的原发肿瘤主要为肺癌、乳腺癌等。

二、超声检查所见

（一）孤立性纤维瘤主要声像图表现如下

1. 一般呈圆形或类圆形，边界规整清晰，有包膜。

2. 来源于脏胸膜的肿瘤随呼吸稍有移动，易误诊为肺周围型肿瘤。

3. 病变多呈局限性，胸膜增厚；弥漫型呈范围较广的胸膜增厚，厚度较恶性间皮瘤更薄，呈片状低回声，较均匀。

4. 需要与胸膜炎性增厚鉴别。胸膜炎性增厚亦可表现为胸膜局限性或弥漫性增厚，多呈较均匀等回声或稍强回声，轻度增厚较平整。炎性增厚位于肋膈角处，发生粘连可见肺或膈肌呼吸运动受限。

5. 定性诊断仍需依赖活检。当胸膜达到一定厚度时可进行超声引导穿刺活检，多采用自动活检装置及18G或以上粗针穿刺。

（二）恶性间皮瘤（malignant mesothelioma）的声像图表现根据其分布范围和形态可分为弥漫型和局限型。主要声像图表现如下：

1. 恶性弥漫型间皮瘤（diffuse malignant mesothelioma）多呈广泛胸膜增厚，可包裹肺。

2. 肿瘤位于胸壁与肺之间，自胸膜向胸腔内突起，并与胸壁相连或分界不清。

3. 多呈片状或结节融合状，边界不规则，其范围（长度及宽度）多明显大于厚度。

4. 以低回声多见，亦可呈不均匀等回声，内部无气体或支气管结构。

5. 侵及肋骨可见肿块中有弧形强回声伴声影。

6. 胸水位于肿瘤与肺表面之间；少量胸水的部位有助于鉴别肺肿瘤与胸膜肿瘤。

7. 肺组织受压或受侵犯呈实变。

8. 局限型恶性间皮瘤呈块状或类圆形，突向肺内，一般表面不平，呈乳头状，基底较宽，回声欠均匀。

9. 声像图上有时与转移性腺癌不易鉴别，需依赖穿刺活检甚至免疫组化检查确诊。

（三）胸膜转移癌的声像图表现为

1. 肿块位于胸壁深侧、胸膜腔或肺表面，单发或多发。

2. 一般合并多量胸水。合并胸水时超声容易发现。

3. 小病灶多呈结节状，呈低回声或等回声。

4. 病灶较大可见菜花状、不规则，低或等回声，向胸膜腔内隆起。

5. 肿瘤较大与恶性孤立性间皮瘤不易鉴别。

6. 肿瘤突向肺组织或与胸壁成钝角，需与肺癌侵及胸膜鉴别。

7. 胸膜转移癌内不出现气体强回声。（图25-9-1）

三、诊断思维及临床价值

CT是诊断胸膜肿瘤最主要的影像学手段，而

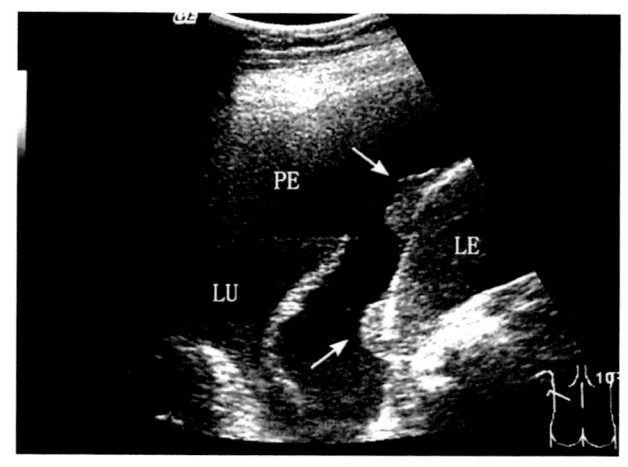

↑：转移癌；LU 肺；PE 胸腔积液；LE 肝脏
图 25-9-1 胸膜转移癌声像图表现

超声对于诊断贴近胸壁的胸膜肿瘤具有一定的参考价值，可显示病变发生的部位、形态及血流情况，但对定性诊断及鉴别诊断存在一定局限性。当X线显示为致密阴影时，超声能较好分辨胸膜增厚、胸水和实变肺，但超声对弥漫性恶性间皮瘤的范围观察常不够全，超声不能或不易显示的部位有脊椎旁胸膜、纵隔胸膜、叶间胸膜、肩胛骨重叠的后胸膜等。胸膜轻度增厚或病灶较小时超声难以发现并作出诊断，对此CT可更全面的观察了解病变。在胸水状态下超声检查可显示胸膜轻度凹凸不整，常可意外发现小病灶，如转移灶，检出灵敏度较高，但由于胸廓范围广，位于肋骨深侧及纵隔胸膜等处较小的病灶易漏诊。

大多数的胸膜SFT临床上呈良性，对于有出血和坏死、器官浸润及肿瘤大于10cm，有复发及转移则考虑恶性倾向，而有完整包膜及带蒂生长则考虑良性倾向。在超声检查中，对于胸腔较大的实性肿块，且病程较长时应考虑到SFT的可能。

大多数胸膜肿瘤的声像图常缺乏特异性。若发现少量胸水位于肿瘤与受压肺部之间，或呼吸时肺与脏层胸膜在肿瘤深面滑动，有助于确诊病变来源于胸膜。超声引导下胸膜占位病变穿刺活检，常可获得明确病理诊断。

（严 昆 王 淞）

参考文献

[1] 雷振之，黄伟. 胸膜疾病诊断新技术［J］.中华结核和呼吸杂志，2001，24（1）：16-18.

[2] 陈敏华,孙秀明,杨薇,等.超声对肺外周及胸膜转移癌的早期诊断.中华超声影像学杂志,2002,10:596-599.

[3] Kocijancic KV, Vidmar G, Kocijancic I. Sonographic evaluation of pleural fluid in a large group of adult healthy individuals—end trial results. Coll Antropol, 2009, 33 (3): 805-810.

[4] 张志强,牛艳青.胸壁结核的超声诊断(51例分析)[J].实用医学影像杂志,2007,8(3):185-187.

[5] 王牧,胡玉兰,齐秀玲.胸壁结核B型超声的诊断价值[J].中国超声医学杂志,1991,01:38-39.

[6] 张爱宏,段学蕴,曹铁生.现代实用超声诊断学[M].中国医药科技出版社,2006.

[7] 张更臣,曹兵生,黎晓林等.高频超声诊断胸壁结核48例分析[J].中国误诊学杂志,2009,9(6):1435-1436.

[8] 洪杰,何晓清.高频超声下脂肪瘤内部回声的多样性表现[J].当代医学(学术版),2007,08:54-56.

[9] 高东梅,胡玉兰,伊莲花,等.胸壁骨肿瘤的超声诊断(附48例分析)[J].白求恩医科大学学报,1999,25(6):777-778.

[10] 刘昌起.胸膜疾病的病因和发病机制[J].中华结核和呼吸杂志,2001,24(1):15-16.

[11] Tsai TH, Yang PC. Ultrasound in the diagnosis and management of pleural disease. Curr Opin Pulm Med, 2003, 9: 282-290.

[12] Görg C, Restrepo I, Schwerk WB. Sonography of malignant pleural effusion. Eur Radiol, 1997, 7 (8): 1195-1198.

[13] Yang PC, Luh KT, Chang DB, Wu HD, Yu CJ, Kuo SH. Value of sonography in determining the nature of pleural effusion: analysis of 320 cases. AJR Am J Roentgenol, 1992, 159: 29-33.

[14] Wu RG, Yang PC, Kuo SH, et al. "Fluid color" sign: a useful indicator for discrimination between pleural thickening and pleural effusion. J Ultrasound Med, 1995, 14: 767-769.

[15] Hsu WH. Clinical applications of color Doppler ultrasound in chest medicine. J Med Ultrasound, 2007, 15: 141-151.

[16] Copetti R, Soldati G, Copetti P. Chest sonography: a useful tool to differentiate acute cardiogenic pulmonary edema from acute respiratory distress syndrome. Cardiovasc Ultrasound, 2008.

[17] Lin FC1, Chou CW, Chang SC. Differentiating pyopneumothorax and peripheral lung abscess: chest ultrasonography. Am J Med Sci, 2004, 327 (6): 330-335.

[18] 廖美琳.恶性胸膜间皮瘤[M].北京:人民卫生出版社,2003,16-33.

[19] 胡浩,杨登法,杨建涛,等.恶性胸膜间皮瘤的CT诊断与鉴别诊断[J].实用放射学杂志,2013,29(2):209-211.

[20] 雷振之,黄伟.胸膜疾病诊断新技术[J].中华结核和呼吸杂志,2001,24(1):16-18.

[21] Ota H, Kawai H, Yagi N, et al. Successful diagnosis of diaphragmatic solitary fibrous tumor of the pleura by preoperative ultrasonography. Gen Thorac Cardiovasc Surg, 2010, 58 (9): 485-487.

[22] Lu C, Ji Y, Shan F, et al. Solitary fibrous tumor of the pleura: an analysis of 13 cases. World J Surg, 2008, 32 (8): 1663-1668.

第十节 超声引导穿刺活检在胸壁及胸膜疾病的临床应用

一、概述

多数胸壁及胸膜疾病可经影像学检查、实验室检查并结合患者临床表现及病史做出临床诊断。部分影像学或临床表现不典型的病例使临床诊断困难,甚至良恶性鉴别困难。对于典型恶性肿瘤,不同病理类型需采取不同治疗策略。超声对胸壁各层结构、胸膜病变及肿瘤浸润范围均可实时显示,故可施行超声引导下精确定位穿刺获得组织标本。随着超声仪器进步及组织活检针日益完善,超声引导下胸壁及胸膜病变穿刺组织活检在临床诊断与治疗中发挥着越来越重要的作用。

超声引导下穿刺活检具有实时、快捷、无放射性损伤等优势,可在门诊或床旁进行。由于对穿刺过程、路径进行连续实时监测,可避免损伤血管、神经和肺组织,增加活检安全性。在彩超和超声造影的辅助下对肿瘤的活性部分进行穿刺可获得更高成功率。

二、适应证

超声可清晰显示病灶,并在穿刺过程中有安全的进针入路是超声引导下胸壁、胸膜穿刺活检的适应证,需要穿刺的胸膜周围最好有胸水衬托,可避免穿刺过程中损伤肺组织。包括:

1. 影像学检查或其他检查无法确定性质的胸壁、胸膜病变。如对肿瘤、结核、炎症等疾病进行明确诊断和鉴别诊断。

2. 已知病变性质,为进一步治疗提供组织病理学依据。

三、禁忌证

1. 有严重出血倾向者（INR＞1.8，PT＞50s，血小板计数＜50×10^9/L）。

2. 呼吸困难、剧烈咳嗽或不能合作者。

3. 超声对病灶显示不清者，或超声显示的病灶受肋骨遮挡、缺乏合适安全的进针入路者。

4. 无胸腔积液，且胸壁、胸膜病变前后径较小（图25-10-1），穿刺活检出现气胸概率较大，此项可视为相对禁忌，需注意谨慎操作，穿刺前应严格规划穿刺路径及选取合适的穿刺器具。

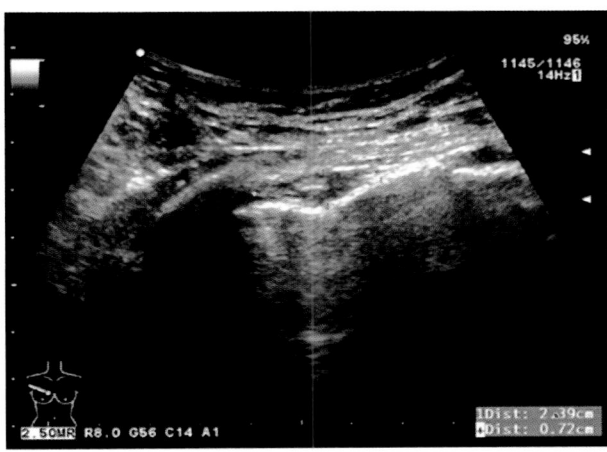

壁层胸膜病变呈偏低回声，若使用活检枪垂直穿刺获取组织时，因射程大于病变厚度，可引起气胸。建议倾斜穿刺或使用更小射程、手动可控穿刺针取材

图25-10-1 胸膜病变

四、仪器及设备

二维超声诊断仪均可用于胸壁和胸膜病变的引导穿刺，对于部分胸膜病变，选用具有彩色多普勒血流显像功能的仪器观察肋间动脉是需要的。胸壁病变建议首选高分辨率线阵探头，频率范围7～13MHz；胸膜病变依病变大小及深度选择凸阵或线阵探头，频率范围3～7MHz。

胸壁及胸膜穿刺活检常用18G穿刺活检针。自动活检枪、负压切割针或弹簧切割针均可。

五、穿刺前准备

1. 其他影像学检查结果（CT、经胸X线）明确病变部位及毗邻关系。

2. 二维超声检查确认病灶部位、大小、与大血管及周边组织关系；规划合适进针入路。

3. 实验室检查（出凝血时间、凝血酶原时间、血小板计数等）。

4. 患者签署知情同意书。

5. 准备穿刺用针具及器材。

六、操作方法

1. 体位：根据病灶所在位置采取适当体位，前胸膜一般采取平卧位；侧胸膜采取平卧位或侧卧位；后胸膜一般采取俯卧位。

2. 常规消毒铺巾，无菌穿刺探头准备，再次观察穿刺进针路线后，进针点1%或2%利多卡因5ml局麻。

3. 病变较小、较深时使用引导穿刺架穿刺，病变较浅或使用线阵探头时徒手穿刺（图25-10-2）。

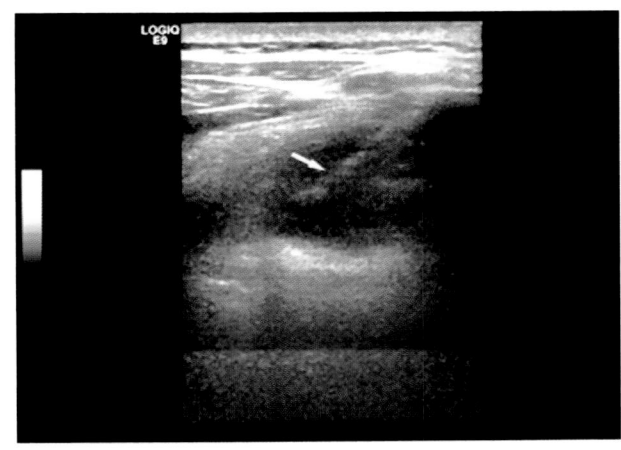

图25-10-2 线阵探头引导下徒手穿刺，超声亦可显示穿刺针位置（↑）

4. 嘱患者自然呼吸中屏气，将组织活检针穿入，注意观察超声图像针尖位置，针尖到达预计穿刺点时，查看组织活检针进针深度是否与预先测量的穿刺深度相符，确定针尖位置与病变位置无误后激发组织活检枪，随即拔出组织活检针，完成一次活检（图25-10-3）。

5. 观察所取组织完整性。以获得2～3条满意的组织为宜，进针次数不宜过多。将组织条置于滤纸片上，并浸泡在甲醛溶液中送检。

6. 覆盖无菌纱布，并用手指压迫穿刺点。

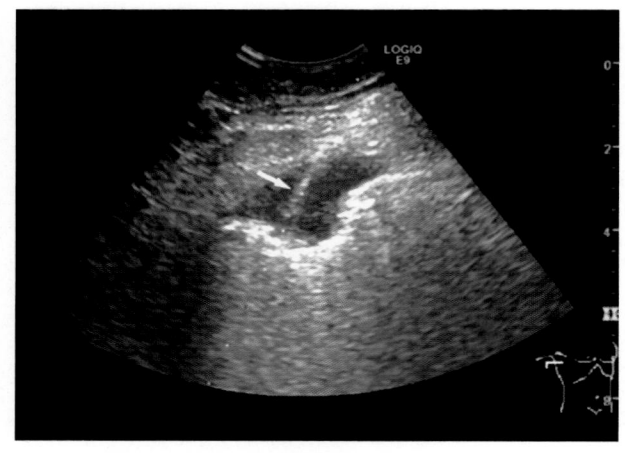

图 25-10-3 超声引导穿刺架穿刺，穿刺针沿预定的穿刺路径取材（↑）

7. 术后需观察局部有无出血、喘憋。

七、 术后处理

常规处理如下：

1. 观察 30 分钟。

2. 指尖压迫穿刺点 15～30 分钟。

3. 避免剧烈咳嗽及运动，注意观察穿刺点有无出血、气胸等并发症的发生。

八、 注意事项

1. 术前超声检查应认真分析病变与壁层胸膜、脏层胸膜及含气肺组织的关系，穿刺前测量好相关距离、设计好进针路径，穿刺过程中实时超声监控。当针尖显示不清时，切忌盲目进针。此时，应拔出组织活检针，调整穿刺路线重新进针，在针尖显示清楚后穿刺。

2. 活检取材应选择胸膜增厚的最厚处或有占位性病变部位穿刺，避开液化坏死区，在病变周边、血流较丰富且无大血管穿行部位取材。

3. 穿刺前进行超声造影检查可有效鉴别病灶性质（囊性或实性），观察病灶内活性及坏死部位，针对有血供部位穿刺可提高取材成功率（图 25-10-4）。

4. 穿刺过程中可多点取材，避免在一个针道上重复取材。

九、 并发症

超声引导下胸壁、胸膜病变穿刺并发症发生概率很低，总并发症发生率为 6%～7%，一般无严重并发症发生，一般无需特殊处理。

1. 气胸发生率为 1.6%～2.2%。少量气胸可自行吸收恢复，不需要特殊治疗，中至大量气胸应行胸腔闭式引流。穿刺过程中实时观察针尖位置，确定活检针射程不超过胸膜病变部位。如果穿刺后病灶和针尖突然消失，则提示已刺破肺组织，发生气胸，此时应停止穿刺。

2. 出血发生率较低。一般出血量不大，少数患者出现少量出血或咯血。一般无须特殊处理。进针应紧贴肋骨上缘，减少神经血管的损伤。局部出血时可加压止血。

3. 胸膜反应。胸膜穿刺过程中患者出现连续咳嗽、胸闷、头晕、面色苍白、出汗甚至晕厥等一系列反应。症状轻者自行缓解，对于症状明显的，应请呼吸科会诊，给予吸氧等处理，出现血压下降时肌注肾上腺素。

4. 肿瘤种植转移非常罕见，发病率仅为 0.003%。

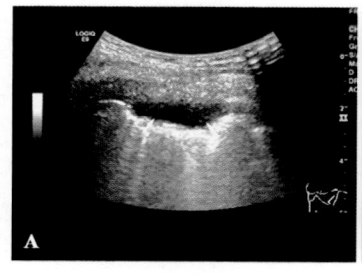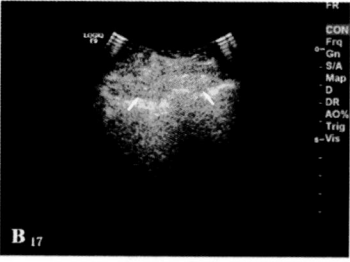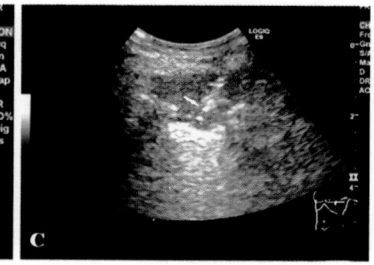

图 25-10-4 患者男，58 岁，左下肺中心型腺癌，化疗 6 周，CT 复查发现左胸膜局限性增厚。**A.** 常规超声显示左胸膜扁平状的低-无回声区（↑），无明显血流信号，占位或局限性积液待鉴别；**B.** 超声造影检查，造影剂注射后 17s，病灶呈均匀强化（↑），提示病灶有活性；**C.** 超声引导下穿刺活检，病理诊断为腺癌胸膜转移

（严 昆 王 淞）

参考文献

[1] 曹兵生，黎晓林，邓娟，等．超声造影对超声引导下经皮肺穿刺活检的价值［J］.中华超声影像学杂志，2011，20（8）：669-671.

[2] 王淞，杨薇，张晖，等．超声造影在肺周占位穿刺活检的应用价值［J］.介入放射学杂志，2014，23（6）：482-486.

[3] Van Meter MEM，McKee KY，Kohlwes RJ. Efficacy and safety of tunneled pleural catheters in adults with malignan pleural effusions：a systematic review［J］. J Gen Intern Med，2010，26：70-76.

[4] 魏炜，艾红，阮骊韬，等．超声引导下经皮肺穿刺活检术诊断边缘性肺病变［J］.中国介入影像与治疗学，2011，08（2）：129-131.

[5] 唐桂棣，陈嘉，章明，等．B型超声引导下经皮肺穿刺［J］.中国超声医学杂志，1990，6：113-116.

[6] 严昆，陈敏华，朱强，等．超声引导穿刺组织学与细胞学检查在胸部病变的应用［J］.中国医学影像学杂志，1994，2：90-94.

[7] 廖锦堂，郑宗英，肖莹，等．超声引导下经皮肺胸膜穿刺自动活检［J］.中华超声影像学杂志，1999，8（3）：162-163.

[8] 董宝玮，温朝阳．介入超声学实用教程［J］.北京：人民军医出版社，2013：50.

第二十六章 肺

第一节 概述

传统 X 线以及 CT、MR 检查无疑仍然是肺部疾病的主要诊断手段。由于肺组织属于含气组织，而有气体的声学界面不利于超声波的传递。所以位于肺内部的病变与胸壁间存在的气体阻隔，使超声检查难以显示。因此，与上述其余影像学相比，超声影像对肺部疾病的认识都显得不够深入和全面。与超声诊断在人体其他系统的成熟应用相比，与 X 线、CT、MR 在肺部疾病诊断中的较成熟的理论体系相比，超声诊断在各类肺部疾病诊断的理论上有待进一步探究与总结。

然而，这不影响超声检查在这个领域的重要价值。近年来国内外学者的目光注意到肺部疾病的超声诊断这一课题上，并在这一领域中取得了越来越丰富的认识成果。实践证明，虽然超声因气体影响不能观察到所有肺脏病变，但对超声可显示的病变在诊断方面可以提供十分重要的信息。目前超声已经成为 X 线、CT、MR 等影像手段的重要和必要补充。在一些令人困惑、难以诊断的问题上，超声可以通过显示病变的声像图特征使诊断问题迎刃而解，发挥了不可忽视的重要作用，受到临床的重视与欢迎。

国内作者报告了一组肺癌 439 例临床连续病例，中央型肺癌占 65.8％，阻塞性肺不张占其中

的 35.3％。在检出肺不张方面，超声、CT 敏感性 100％，而 X 线则为 87.5％，存在假阴性，原因在于伴有胸膜增厚和胸水时 X 线诊断肺不张的假阴性分别达 28％、38％。在检出引起肺不张的肺部肿块方面，X 线、CT、B 超的检出率分别为 35％、80％、92％，有显著差异，说明肺癌伴肺不张时超声通过分析实变肺和其内侧肿瘤之间较显著的境界和内部的结构回声，判断肿瘤相对较容易。在我们的一组研究中，超声首诊一例微小中央型肺癌，直径 1.5cm，病初 CT 未检出，一个月后方检出。

X 线、CT 的诊断基础是密度分辨率，在相邻组织的密度差分别大于 10％、1％～3％时，X 线、CT 成像可以获得较清晰地分辨；MR 的诊断基础是生物组织的核磁共振信号的强弱差别；超声诊断的基础是相邻组织的声阻抗差别，当声阻抗差大于 0.1％时即可以获得较清晰地分辨，而超声实时动态以及对组织血流显示敏感的特点也是重要的优势。可见上述各种影像手段的成像原理不同，从而产生明显的能力互补，所以，应当提倡影像检查的结合。总体说来，CT 对肺内肿瘤病变的检出率、敏感性和特异性较超声高，但其亦有公认的弱点，那就是在阻塞性肺不张和/或伴有胸水时，尤其是在不张肺的密度和肿瘤密度较接近时，此时 CT 值接近，从而存在诊断上的客观困难，而在这种情况下超声检查则可能有良好的分辨率，对发现肿瘤的敏感性较 CT 高，弥补

了 CT 的不足。此外，经食道超声对纵隔、肺门淋巴结的显示可以弥补经胸超声在此点上的明显不足，并能清晰显示支气管肺癌浸润的范围与波及纵隔的情况，据此对肿瘤分期提供依据。不仅如此，研究表明，彩色多普勒、能量多普勒以及实时三维超声等技术的应用，对目标病变的血流分布特点、形态特点以及空间毗邻关系都有精确的刻画，产生大量有价值的诊断信息。另外，超声造影以及组织弹性成像等新技术的应用研究将可能对肺部疾病的超声诊断产生积极作用。因此，超声诊断有了成为 X、CT、MR 诊断肺部疾病的必要和有益补充的理论基础，这已经为多中心临床研究反复支持。

综合国内外学者的文献，肺超声检查包括下列几种情况：

一、肺周围性病变

位于胸膜下、周围肺组织内，即胸膜下病变。如：周围型肺癌、转移性肺癌（周围性）、肺结核、结核球、肺段炎症、肺脓肿、肺血肿等。

二、大叶性肺炎

由于病原菌所致炎性渗出，充填肺泡、支气管，导致整个肺叶实变，肺叶气体减少消失。

三、阻塞性肺不张

由于肺叶支气管阻塞（内在性因素、外在性压迫），造成肺组织含气减少，至完全消失，往往合并阻塞性肺炎。如中央型肺癌、支气管良性肿瘤、支气管狭窄等各种原因引起。

四、压缩性肺不张

各种原因导致的大量胸水的存在，直接压迫肺叶组织，造成部分或完全性肺不张，可以是一叶或多叶、一侧或双侧。病因：严重的心、肾功能不全、低蛋白血症、胸膜炎症、肺炎、胸膜肿瘤、肺癌等。

五、介入性超声诊断

超声引导下经皮肺穿刺活检对肺周围性病变的诊断是微创、有效的方法，且穿刺成功率高、安全可靠、并发症少，也是周围型肺肿块鉴别的首选方法。

（陈　建）

第二节　解剖概要

一、胸膜

胸膜是薄而光滑的浆膜结构，分脏壁两层。脏层覆盖于肺表面并在叶间裂反褶，壁层衬于胸壁内面、膈面与纵隔面。两层之间密闭、潜在的间隙为胸膜腔。

二、肺

肺外形似圆锥体，上为肺尖，突出于胸廓上口，下为肺底，坐在膈穹窿上，外侧贴于胸壁称肋面，内侧与纵隔相衔为纵隔面。内侧中央有支气管，肺动、静脉出入，称肺门。其周围有淋巴结组织。右肺分上、中、下三叶，左肺分上、下两叶，各肺叶均由叶间裂分隔。根据段支气管将右肺分为 10 个肺段，左肺分为 8～10 个肺段。

（贾译清）

第三节　检查方法

一、检查前准备

肺超声检查一般无特殊准备。X 线、CT、MR 等影像检查方法仍是肺脏疾病的最有效的首选方法，在进行超声检查前一般已有相应的检查，这些是超声检查的重要参考，有助于较快判断超声检查的可行性，节省时间，减少盲目性。依据这些影像检查的提示，如果肺部病变与胸壁直接毗邻，也就是说，胸壁与肺病变部分或完全相邻，两者之间完全无气体或至少部分区域无气体分布，存在超声检查所必备的透声窗。在此基础上，对肺脏病变部位进行超声检查将更加具有针对性。当然，就胸腔积液而言，超声检查的敏感性显然更高，可以作为首选方法。

二、仪器条件

提倡采用高分辨率彩色多普勒超声诊断仪，受条件限制亦可使用实时灰阶超声诊断仪，采用凸阵、扇形或线阵探头，频率 2.5～9.0MHz。一般先采用适于腹部检查的凸阵探头，探头频率 3.5～5.0MHz，适于发现、分析不同深度的病灶。表浅病灶可用线阵高频探头进行进一步检查，这可以获得更清晰的二维图像和更敏感的血流显示。在肋间隙较小或病变部位较深时可结合小凸阵探头，较深病变应尝试切换较低频率，以便获得最佳声像图。

三、体位与扫查途径

（一）体位

根据肺部病变所在部位不同采取不同的检查体位。通常采取平卧位、俯卧位、侧卧位以及坐位检查等方式。有时为了判定病变区中有无液化、空洞、气液平，则要改变患者体位以便作对照检查。肩胛骨深面的病变，则应令患者双手撑腰，肘关节尽量前屈，以便使肩胛骨外移，从而暴露透声窗。胸腔积液较多时，合并肺叶常常被压缩，部分性或完全性，此时肺内的结构得以显示或清晰显示。所以，在检查过程中，可以通过改变体位，利用胸水的再分布，显示不同的肺叶的结构。比如，在坐位时，下叶被压缩，内部的病变就会更加清晰显示。

（二）检查途径

一般在病灶与胸廓最近的部位进行直接检查。有时通过透声性良好的脏器进行检查，如肺底部病变与膈肌相邻，便可以透过肝脏观察肺部实变区域。如有可能应再采用多方位、多切面检查，尽可能获得全面的声像图信息。

1. 肋间扫查　（1）超声切面与肋间隙长轴平行或垂直，并大角度侧动探头作扇形扫查。应注意尽量减少肋骨声影对声像图的影响。（2）超声切面从肋间隙经肝、脾通过横膈进入胸腔，对低位胸腔、膈上、肋膈角部位的异常声像图能满意显示。（3）经心脏或纵隔扫查。因为心脏有良好的透声性，可通过它了解心脏后或病灶邻近情况。亦可由胸骨旁肋间隙向肺门扫查，可显示肺门附近的肺脏病变。

2. 季肋下扫查　超声切面在肋下经腹壁、肝、脾、横膈进入胸腔，可观察上述结构和肺底病变间的解剖关系。

3. 胸骨上凹扫查　通过胸骨后间隙或两侧锁骨上窝，扫查上纵隔和肺尖区病变。

四、检查步骤

（一）首诊检查

患者接受超声检查前未接受 X 线、CT 等其他影像检查。必须进行全面的检查。从前至后，自上而下，分别在胸骨旁线、锁骨中线、腋前线、腋中线、腋后线、肩胛线、脊柱旁进行不间断扫查，另外，通过肋下斜切透过肝脏、膈肌对肺底部进行搜索检查，以便发现肺内异常病变区域。

（二）目标检查

超声检查前患者已经接受 X 线、CT 等影像检查并发现了周围性目标病灶，并有超声透声窗可以显示病变。在 X 线、CT 提示下在病变部位寻找对应病变区，并进行声像图分析，在此基础上提出诊断意见。

五、注意事项

呼吸对超声扫查有显著的影响，剧咳和气急的患者不利于观察病变。在检查过程中一般令患者正常呼吸，亦可根据需要令其深呼吸或屏气于某一瞬间进行观察。适当的呼吸可改变肋间隙与肺脏的相对位置，使被肋骨掩盖的病变得以显示，获得清晰图像。近横膈的病变应在深吸气状态下从肋弓下探测。近胸壁的病灶则在呼吸情况下观察，可利于了解病变与胸壁或肺的关系。

（贾译清）

第四节　正常声像图

一、胸壁

胸壁皮肤呈强回声带，厚为 2～3mm，皮下软组织为稍低回声带，厚度因胖瘦不同有较大差别。肋间肌肉组织位于肋骨之间，表现为实质性低回声，纵切面（垂直于肋间隙）见正常肌肉纹理线状、条状平行排列。横切面（沿肋间），肋间肌显示为均匀点状回声。肋骨构成胸廓的骨性支架。超声可以穿透肋软骨，表面显示为线状强回声，内部为低回声，随年龄增长，中心部位出现团状或带状强回声，为骨化所致。但超声波不能穿透肋骨组织，在肋骨表面形成全反射，超声显示骨膜带状强回声。胸壁最深层是壁层胸膜，表现为纤细的带状强回声。

二、胸膜、肺脏

脏层、壁层胸膜正常情况下紧密相贴，屏住呼吸时声像图不能区分胸膜脏、壁层及两者之间潜在的腔隙，胸腔积液时脏壁层分离，方可辨认。

生理情况下，由于肺脏内的气体对超声波形成全反射，肺内结构不能获得超声显示。仅能显示胸膜与肺的超声界面之强回声发射，呈平滑粗线状带状强回声，亦可呈波浪状，其下为肺组织气体强回声发射，表现为多重反射的等距离强回声带，并随深度增加而衰减，为超声波在探头晶片与肺脏气体形成混响效应所致（图 26-4-1）。在正常呼吸时，细致观察可以见到肺脏与壁层胸膜的相对运动。正常情况下超声不能显示肺裂、肺内结构和肺门区淋巴结。（图 26-4-2）

婴幼儿期胸腺肥大，在胸骨旁一侧或两侧可见边缘清晰、有包膜的均质性低回声区。

三、横膈

胸腹腔之间的横行分隔。从肋缘下、剑突下观察，横膈呈强回声拱形反射带，并随呼吸上下运动。

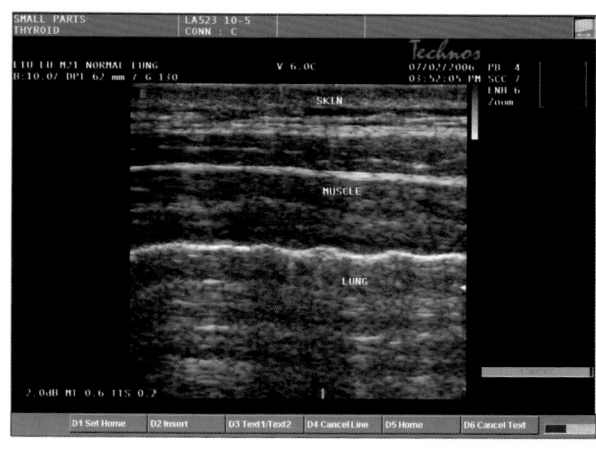

沿肋间隙切面，由浅入深依次显示皮肤层、皮下脂肪层、肋间肌层、肺胸膜与肺表面气体的界面反射层，后方为多重反射

图 26-4-1　正常肺声像

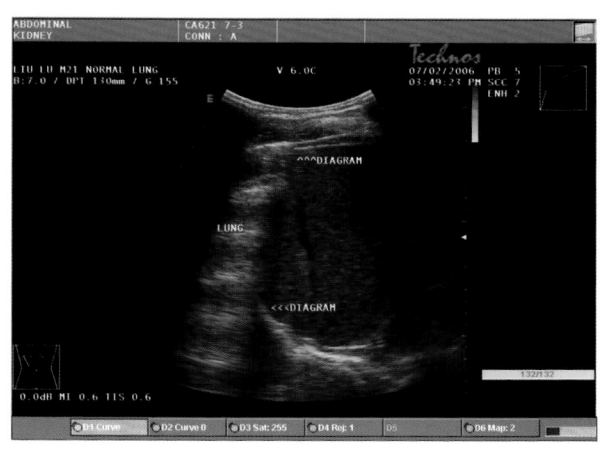

显示肺、膈肌、肝脏解剖关系，肺气体呈多重反射现象

图 26-4-2　肋间切面

（施丁一）

第五节　肺炎性病变

肺部炎性病变是指有细菌、病毒、真菌或原虫等病原体或其他致病因素所致的肺部炎性病变，表现为急性期、慢性期肺脏的特异性或非特异性炎症。临床表现多种多样，如各种病原体所致的肺炎、肺脓肿、肺结核、炎性假瘤等。在肺部炎症疾病的超声诊断方面，已经取得了一定的理论成果，借以与肺部恶性肿瘤进行有效鉴别。但由于声像图表现各具特点，又相互交织，错综复杂，在诊断和鉴别诊断上仍存在困难需要从理论的层

面上加以探索。这就要求我们在临床实践中，必须做到具体情况具体分析，并且在实践中总结、归纳，不断扩大理论成果。

一、肺炎

（一）病理及临床概要

1. 病理　由各种不同病原体在肺组织内引起的炎症主要表现为渗出性改变，肺泡含气减少至消失，导致部分或完全肺实变。病变以肺叶为界限的称为大叶性肺炎；以肺段为界限的称为节段性肺炎；以多个小叶为界限的称为小叶性肺炎。大叶性肺炎的病原体为肺炎双球菌或克雷白杆菌。多在抗菌消炎后炎症消退，恢复正常，少数可发展为肺脓肿。

2. 临床概要　起病急，咳嗽、咳痰、胸痛伴发热，如为大叶性肺炎，咳铁锈色痰。

（二）超声检查所见

1. 大叶性肺炎　大叶性肺炎的肺实变是由于炎症渗出物积聚于肺泡内，继而各级支气管内所引起。声像图特点如下：

（1）动态变化：病变肺叶初期外周部肺含气消失而实变，呈低回声，其深部见不规则气体团状回声，如棉絮状，称之为"棉絮征"（图26-5-1）。随着炎症发展肺组织含气减少，向大支气管方向退缩，终至"棉絮征"消失，只有主支气管和较大支气管内含气，有如支气管造影，称为"支气管气相"（图26-5-2）。最后支气管内含气可消失，可以代之以积液暗带，称为"支气管液相"，但支气管不扩张。病情好转，炎症逐渐控制，胸水逐步消失，肺泡重新含气，顺序大致与上述过程相反，这种动态变化以天计，声像图变化快。

（2）肺叶肿胀，肺叶边缘处变得不锐利，圆钝有如舌体，称为"舌征"（图26-5-3）。

（3）胸膜炎性渗出，可出现少量胸腔积液。

（4）CDFI：肺完全实变时，彩色 Doppler 观察可显示肺内动、静脉分支由肺门向外呈规则的辐射状分布。动、静脉分支与支气管树伴行，有如血管造影一样清晰，反映了肺内的正常结构（图26-5-4）。

2. 局限性肺炎：病变累及一个或数个肺段或

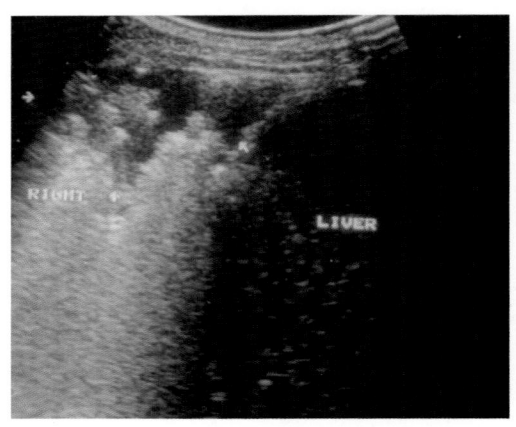

周边肺组织实变，内部肺组织含气减少，呈棉絮状突入实变组织内（棉絮征）

图 26-5-1　大叶性肺炎实变期

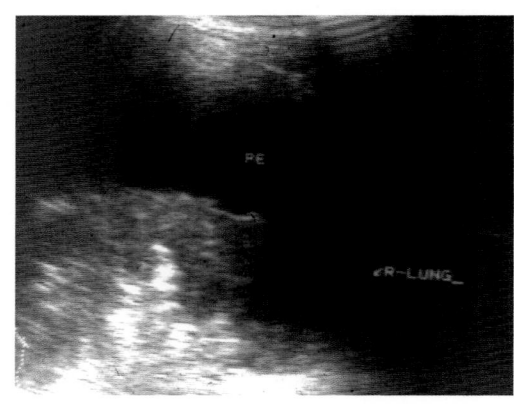

肺实变，"支气管气相"，边缘饱满呈"舌征"。少量胸水

图 26-5-2　大叶性肺炎

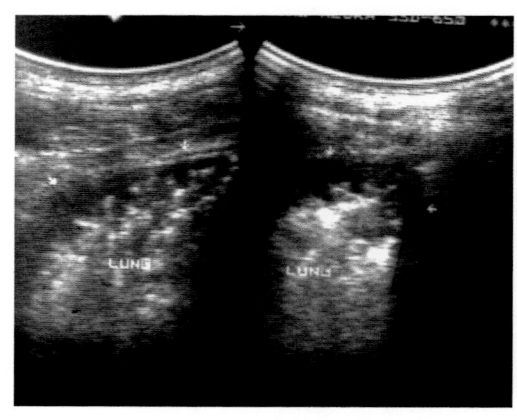

胸水吸收，肺缘钝，呈"舌征"，肺组织内细支气管气体恢复

图 26-5-3　大叶性肺炎

亚段，炎症范围局限。只有位于胸壁下的病变区，

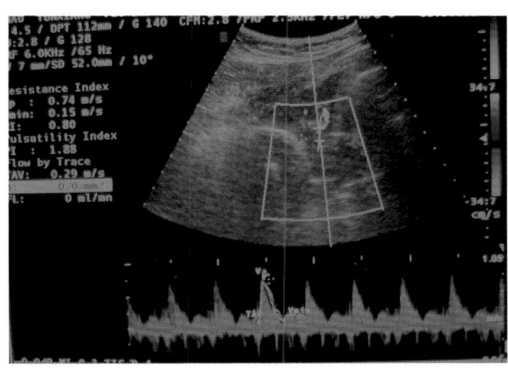

肺动静脉分支伴行，动脉频谱呈高速高阻型

图 26-5-4　肺炎肺实变 CDFI

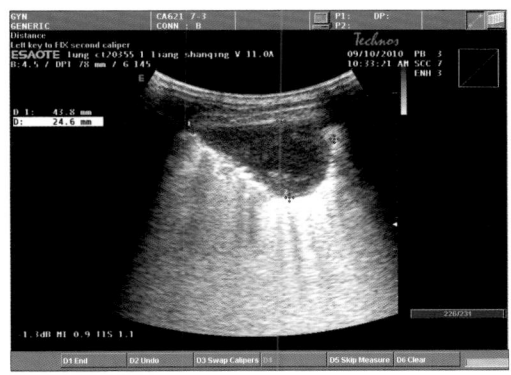

肺实变，楔形，"角征"

图 26-5-5　局限性肺炎

超声才能观察到。

（1）局灶性低回声区，回声均匀，中央可有或无气体。初期，实变肺区内可见支气管树正常结构，消炎及时，病变吸收快，病变区缩小、恢复含气。相反，炎症如得不到及时控制，支气管树结构可破坏、消失，表现为均匀一致的低回声（图 26-5-5）。进一步可发展为肺脓肿，表现为实变区内部出现液性无回声区，内部点状漂浮。如脓液不能有效排出，脓肿内张力增高，可见突出肺表面。

（2）与炎症区相邻处胸膜明显增厚（图 26-5-6），与膈肌相邻时，可伴有膈胸膜、膈肌的炎性水肿、增厚（图 26-5-7）。常伴有少量胸腔积液。

（3）局部炎性实变区形态可为"楔形"，或类球形，外形一般不规则，无"分叶征"，但表面不隆起。部分切面相邻两边成锐角，称为"角征"。提示缺乏肿瘤病变的高张力特点（图 26-5-5，图 26-5-7）。

（4）CDFI 早期可见血流自内向外呈辐射状分布，且动静脉伴行。形成脓肿时，液化区无血流信号分布，脓肿壁见动静脉血流信号分布。

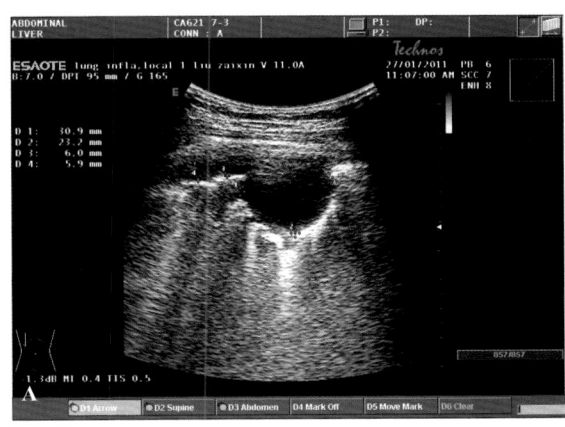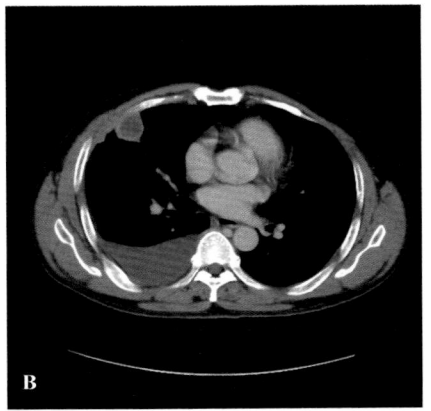

无回声暗区，中央无血流信号，周边脓肿壁见血流信号分布。局部胸膜炎性增厚。（A 图超声，B 图 CT）

图 26-5-6　胸膜下肺脓肿（经穿刺证实）

3. 诊断思维及临床评价

（1）大叶性肺炎与阻塞性肺炎声像图表现在进展阶段可以十分相似，表现为肺叶含气消失与炎性肿大。大叶性肺炎起病急骤，咳嗽、发热等全身症状严重，易于发现而及时就诊。超声表现为进行性肺炎性实变典型的动态过程。而由肿瘤等疾病导致的阻塞性肺炎起病缓慢、隐匿，检查时往往已是肺叶实变。阻塞性肺炎消炎效果不显著，往往不能完全恢复含气，甚至无明显变化，不像大叶性肺炎的短期内的动态变化明显。发生

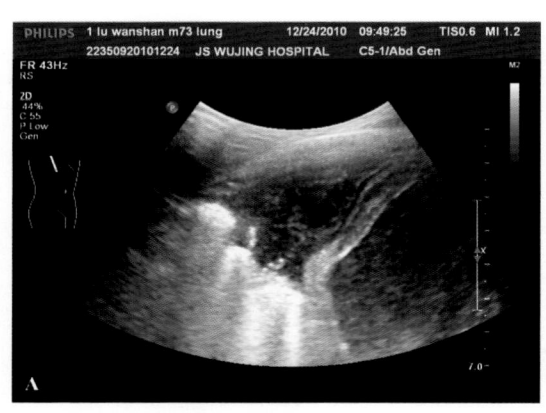
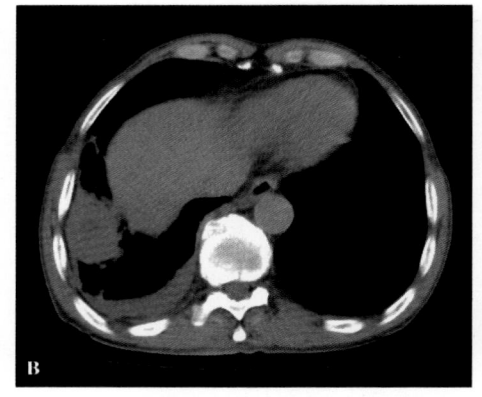

A 图示肺实变伴内部局部低回声区。膈胸膜、膈肌水肿，炎性增厚。B 图 CT 误诊：周围型肺癌。消炎治疗后痊愈

图 26-5-7　右下肺段炎症伴少量胸水

一叶肺实变时，超声应常规注意研究肺门，或实变区近肺门侧结构。如实变完全，则一般容易判断有无肿瘤性病变。但如处于含气不全阶段，则超声观察肺门存在困难，超声检查则不能武断结论，应结合 CT 检查、MR 等影像检查。同时，应该对病变区域进行定期复查，重点观察不全肺实变区的气体多寡、实变区回声的变化以及近肺门侧有无肿瘤回声的出现。此外，对于虽经正规消炎效果不满意，但超声检查肿瘤阴性时，应结合 CT 等检查，以进一步判断有无肿瘤、支气管狭窄等致阻塞性肺不张的原因。

此外，浸润性肺结核有一种类型表现为干酪性肺炎，结核病变波及整个肺叶，与大叶性肺炎声像图有相似之处。不同之处：1. 干酪性肺炎多发生于上肺叶尖、后段；2. 常有多发性小空洞，超声表现为肺叶实变区内多发性团状气体强回声（空洞）；3. 下肺常有播散性结核病灶，这在 X 线、CT 检查是有特点的。所以，肺部疾病诊断中，多种影像技术的结合是重要和必须的。

（2）局限性肺炎

段或亚段性肺炎临床起病急，发热、咳嗽骤起。这不同于周围型肺癌与浸润性肺结核的缓慢起病的临床表现。一般回声低且较均匀，初期内部可见细支气管气体带状强回声，外形可呈楔形或类圆形，但较之于实质性肿瘤张力较低，见"角征"，CDFI 显示动静脉血流信号伴行。声像图典型时诊断并不困难，但上述三种疾病声像图不典型时常常缺少特征。此时必须结合临床、CT、MR 检查，必要时作组织活检。对于不完全肺实变，超声检查则不能武断结论，除了上面提到的

结合临床、X 线、CT 检查外，应该对病变区域进行定期复查，注意观察肺实变区回声的变化以及近肺门侧有无肿瘤结构的出现。局限性肺炎与浸润性肺结核声像图鉴别诊断存在困难时，应结合临床资料进行综合判断，针对性试验治疗过程中声像图发生相应改变则有助于确定诊断。

（3）胸壁的炎症可突向胸腔，并可波及肺实质。以下是一例肋间肌炎症波及肺组织以及抗炎治疗好转的过程（图 26-5-8～图 26-5-11）。该病例在疾病早期的同一份 CT 检查资料经 4 家省级权威医疗机构诊断，有 3 家诊断为胸膜间皮瘤。超声凭借每天的检查对照及时发现声像图的快速演进与缩小的变化，明确诊断为肋间肌炎症波及肺脏。从此例疾病的诊断过程中可以看出，超声动态观察显得十分重要，炎性疾病在数天内即可观察到明显的变化。早期炎症发展变化快，经过治疗后炎症区域变小、形变快。而 CT 检查由于费用大，往往不易重复观察，检查结果只能代表某一刻的病情，信息量有限，从而导致诊断上的偏差。充分体现了肺部疾病超声检查的优势与特点，是对 X 线、CT 和 MR 检查的有益补充与支持。

二、肺脓肿

1. 病理及临床概要

肺脓肿是化脓性细菌所引起的肺实质炎症、坏死和液化。按病因可分为吸入性肺脓肿、血源性肺脓肿和继发性肺脓肿。吸入性肺脓肿往往是段和亚段性肺炎不能得到及时控制，细菌迅速繁殖，继发

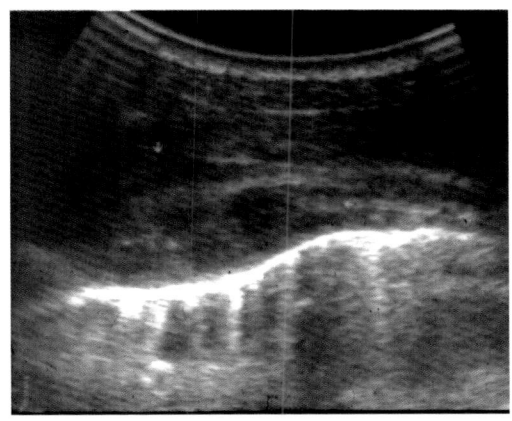

肋间肌肿胀，回声不均，压迫肺表面
图 26-5-8 炎症病初

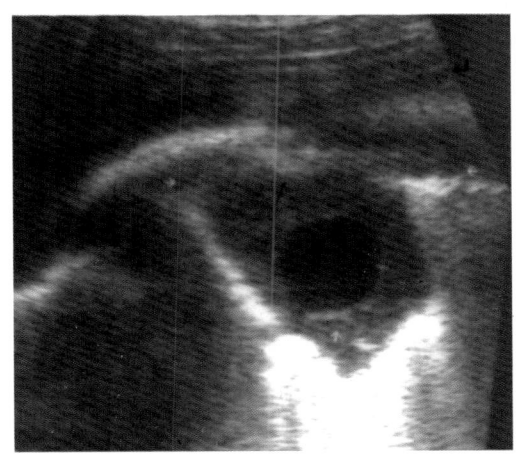

炎症波及肺组织并突入其内，中央无回声改变
图 26-5-9 几天后

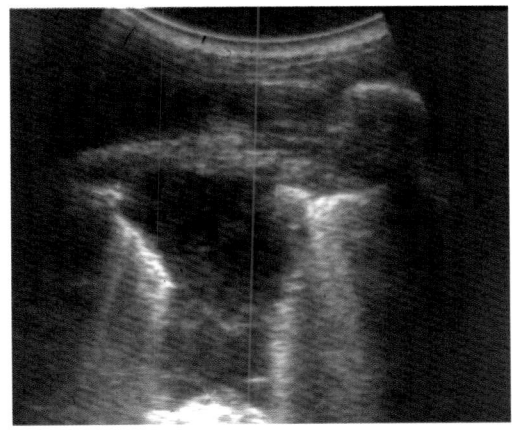

炎症向肺内进一步发展，且形态变化明显，出现
"角征"
图 26-5-10 数天后

小血管栓塞，局部肺组织在炎症和缺血双重因素作

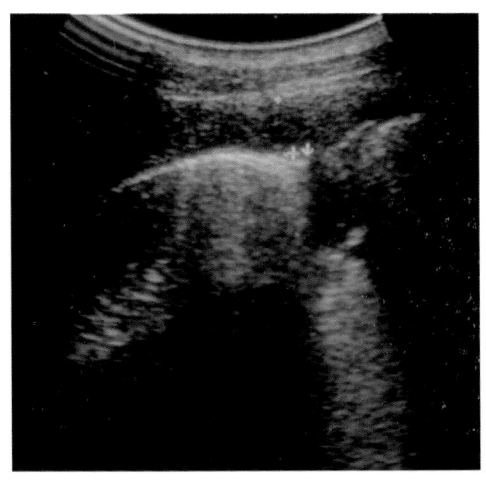

病变区域快速变小，肋间肌肿胀消失
图 26-5-11 消炎治疗后

用下迅速发生坏死、液化形成脓肿。血源性肺脓肿是败血症血行播散至肺组织产生的炎症，是全身感染的一部分。继发性肺脓肿是肺囊肿、肺癌、肺结核空洞等继发细菌性感染形成。临床表现有高热、寒战、咳嗽、脓痰、胸痛等症状。急性肺脓肿迁延不愈 3 个月以上形成慢性肺脓肿。

2．超声检查所见

（1）胸壁下、肺内见低回声区，多为类圆形或不规则形（图 26-5-12，图 26-5-13），后壁回声增强。急性肺脓肿无明显包膜，与周围肺组织界限往往不清晰，有时可见邻近组织炎症波及发生实变。脓肿壁低回声有时与液化区难以区分（图 26-5-12）。CDFI：脓腔液性无回声区内无任何血流信号，而脓肿壁及其周围组织见血流信号，近肺门侧肺动静脉分支伴行。慢性肺脓肿由于有假包膜形成，且脓肿壁回声渐渐增强，使脓液与脓肿壁境界趋于清晰。

（2）脓液回声差别较大，可呈低回声区，均匀细小点状回声。多数表现为密集强点状漂浮，分布均匀或不均匀，后者在重力方向上出现点状沉积，有时表现为絮状沉积，随体位改变见点状翻动。随呼吸运动脓肿可有形变，内部点状运动，这与实质性病变不同。

（3）当肺脓肿与支气管相通时，在弱回声区内可显示液性无回声区与明亮的气体强回声，并可衬托出脓腔壁的厚度和壁内面情况，比较具有特征性。

（4）脓肿局部的脏、壁层胸膜增厚。

（5）动态观察：肺脓肿在消炎治疗的过程中

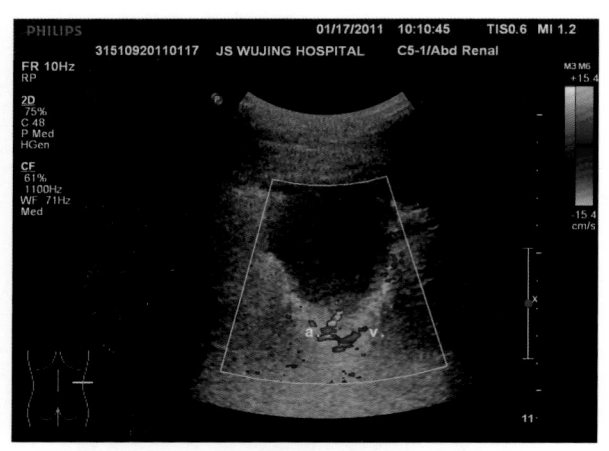

液性暗区，絮状回声沉积。近肺门侧脓肿壁见肺动、静脉分支伴行。经穿刺确诊

图 26-5-12　肺脓肿

形态变化快，缩小趋势明显。这与实质性肿瘤的表现不同。

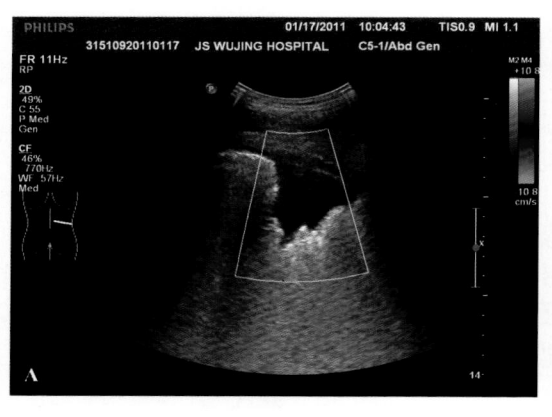

切面成三角形，内部液性暗区。与图 26-5-12 为同一肺脓肿的不同切面。B 图为增强 CT：脓肿壁环形增强。中央液化区无增强

图 26-5-13　肺脓肿

（2）临床概要

视肺不张影响单侧还是双侧肺以及影响肺叶的多少，患者从无明显症状，到出现不同程度的呼吸困难、口唇发绀等症状。

2. 超声检查所见

（1）三种肺不张的共同点：

①正常肺组织表面的气体强回声带消失。

②完全性肺不张：肺泡内气体完全消失。肺叶缩小，呈楔形，内部呈均匀低回声。肺泡气体先消失，支气管气体后消失。显示支气管树结构，支气管呈等号状。支气管树残留气体时，由于气

三、肺不张

肺不张不是独立的疾病，而是其他疾病的发生所导致的后果。虽然压迫性肺不张不属于炎症的范畴，但阻塞性肺不张以及肺纤维化所致肺膨胀不全常常伴有炎症，故在本章一并阐述。

1. 病理及临床概要

（1）病理

肺不张是由于肺叶受外在性压迫（如大量胸水）、支气管腔阻塞或肺纤维化等因素，造成肺内气体减少或完全消失，肺组织不能膨胀。根据不同病因分为压迫性肺不张、阻塞性肺不张、肺纤维化性肺不张。在此情况下，视肺内含气量多寡，超声就可以部分地或全部地显示肺组织形态、结构，如支气管树结构、动静脉分布情况等。

体强回声反射，支气管树显示最清晰，有如支气管造影。CDFI 良好显示肺动静脉与支气管伴行。

③部分性肺不张：肺泡内不同程度含气，常常是周围肺组织肺泡气体先消失，内部肺组织肺泡气体后消失；

（2）三种肺不张的不同点：

①压迫性肺不张（图 26-5-14）：体积显著缩小，压缩肺边缘角锐利，并随心脏搏动其边缘有飘动，犹如舞蹈，体现了肺脏柔软的质地。

②阻塞性肺不张（图 26-5-15）：由于支气管被阻塞，支气管黏膜分泌物不能顺利排出，并且

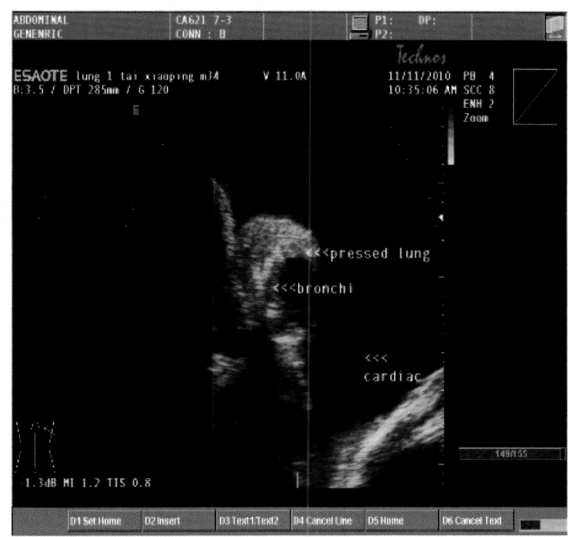

大量胸水导致压迫性肺不张，见"支气管气相"，肺叶搏动

图 26-5-14　肺不张

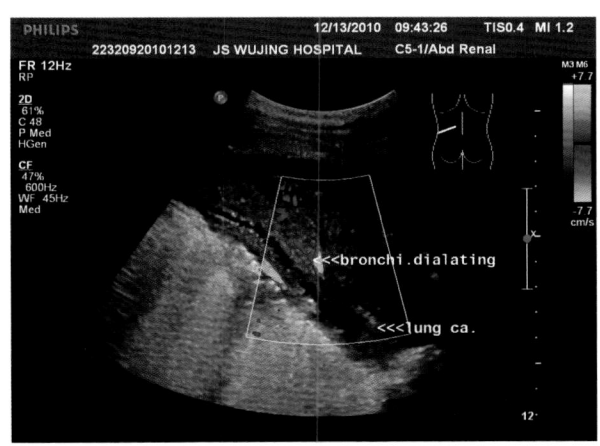

（下箭头）伴阻塞性肺不张，支气管扩张（上箭头）

图 26-5-15　中央型肺癌

往往伴有炎性渗出，潴留于肺泡及支气管中。因此，与压迫性肺不张相比，肺叶体积较大，形态饱满，边缘角变得圆钝。并且，由于质地致密、弹性下降，肺叶边缘失去飘动现象。不仅如此，在发展到一定程度后，由于分泌物增多，支气管出现程度不等的扩张，严重时呈"串珠状"改变。此时肺门处的结构显示更加清晰。

③肺纤维化所致肺膨胀不全：表现为肺叶缩小，内部为不均匀低回声。可见"支气管充气征"，表现为支气管气体强回声蜿蜒、扭曲。脏层胸膜增厚。

3. 诊断思维与临床评价

（1）超声检查是诊断肺不张的敏感方法，在伴有胸水的情形下，根据肺叶的形态、运动状态，对判断压迫性肺不张或阻塞性肺不张很有帮助。

（2）对于 CT 检查而言，中心性肺癌不伴有阻塞性肺不张时，诊断较为简单。而在伴有阻塞性肺不张时，由于有时实变肺的密度与肿瘤密度接近，在诊断上存在困难。此时，超声可以弥补 CT 的不足，做出明确的诊断。

四、肺炎性假瘤

1. 病理及临床概要

（1）病理：炎性假瘤是一种少见的肺内炎性增生性病变，是非特异性炎症细胞聚集，呈现肿瘤样病变，但不是真正的肿瘤，也不是特异性炎症所引起的肿瘤样病变，如结核球，因此称为炎性假瘤。可能是肺部细菌或病毒感染后引起的局限性非特异性炎症病变，常为单发孤立性病灶。内含多种炎症细胞和间质细胞。病理分型尚不统一，根据细胞及间质成分不同，有多种名称，纤维组织细胞瘤，硬化性血管瘤，浆细胞肉芽肿及假性淋巴瘤等。

（2）临床表现：女性多见，40 岁以下多见，可有呼吸道感染症状，咳嗽、咳痰、痰中带血丝，病程数日至数年。约 1/3 患者可无任何症状。短期内病灶静止不变，长期观察少数病变呈现缓慢生长趋势。

2. 超声检查所见

（1）部位：多位于肺边缘部位，与胸膜紧贴或粘连。

（2）形态：球形或类球形，边缘清晰，外形规则或不规则，可有包膜环形强回声，也可无包膜，无分叶或浅分叶。

（3）大小：直径 1～10cm 不等，多为 2～4cm。定期复查大小无明显变化。

（4）内部回声：不均匀，内可含高、等、低回声区相间。个别可见钙化，但少见。

（5）ＣＤＦＩ无明显血流信号。

3. 诊断思维与临床评价

炎性假瘤表现为局灶性瘤样病变，但内部无明显血流信号，而周围型肺癌内部血流信号一般较为丰富，可资鉴别。但与支气管腺瘤、错构瘤、结核瘤等良性球形病变在超声表现上无显著特异性。必要时必须借助介入超声活检，进行病理定性。

五、肺结核

肺结核曾经是严重危害我国人民的传染病，新中国成立后随着人民生活水平的改善，以及结核病防治水平的提高，结核病的发病率以及死亡率明显下降。但近年来又略有回升趋势。在肺结核的诊断上，传统X线以及CT检查的征象诊断在理论上已经较为成熟，虽然对不典型肺结核与肺癌的鉴别诊断常常面临困难，但总体上有较高的诊断符合率，是肺结核诊断的主要手段。相反，肺结核超声诊断的研究仍处于初步阶段，同时肺结核的病程及病理表现千变万化，给超声诊断带来困难。

1. 病理及临床概要

（1）病理

结核病是结核分枝杆菌引起的慢性传染病，以肺部受累发生肺结核最为常见。基本病理特征为渗出、增殖、干酪样坏死、纤维化、钙化等组织反应，常形成空洞。

（2）临床概要

1）全身症状：午后低热、乏力、食欲减退、消瘦、盗汗等。处于肺部病灶进展播散期，可表现为急性炎症，常常有不规则高热。

2）呼吸系统症状：干咳，少量黏液痰。1/3患者有咯血。炎症波及壁层胸膜时有对应部位的胸壁刺痛，随呼吸及咳嗽加重。

3）肺结核的临床分型：①原发性肺结核；②浸润性肺结核；③血行播散性肺结核；④慢性纤维空洞性肺结核；⑤结核性胸膜炎。

2. 超声检查所见

（1）原发性肺结核：首次感染，多见于儿童；好发于中叶、下叶或上叶前段；当炎症涉及胸膜下时，超声可显示。表现外周肺组织炎性实变，可以是小片状，病变发展时出现大片实变，甚至全叶实变。较少出现空洞。如果肿大肺门淋巴结压迫中叶支气管造成中叶肺不张，称为中叶综合征。CDFI在未坏死组织内可检出血流信号分布。

（2）浸润性肺结核：继发于原发性肺结核的再活动或第二次感染，多见于成人。好发部位：上叶尖后段、下叶背段。与原发性肺结核好发部位明显不同。由于炎症程度、病程反复次数、机体抵抗力等因素差异，浸润性肺结核的组织改变复杂多变。声像图可表现为段或亚段炎症低回声，有如普通的肺炎声像图。抗结核有效，实变区渐渐缩小至痊愈（图26-5-16）。病变不能有效控制，病情进展，则表现为病变区域扩大，实变区域内常见空洞（图26-5-17），内部可见气液平。迁延不愈，纤维化与结核活动区交织，实质回声不均匀，并出现钙化伴声影。干酪性肺炎是浸润性肺结核的极端表现，其表现为上叶的大片实变，与大叶性肺炎不同的是其内可见多个小空洞。同时，下肺常可见粟粒样结核之点状低回声灶以及后方的混响效应。而结核球是纤维组织包绕干酪性组织所致的球形病灶（后专述）。CDFI在未坏死组织内可检出血流信号分布。

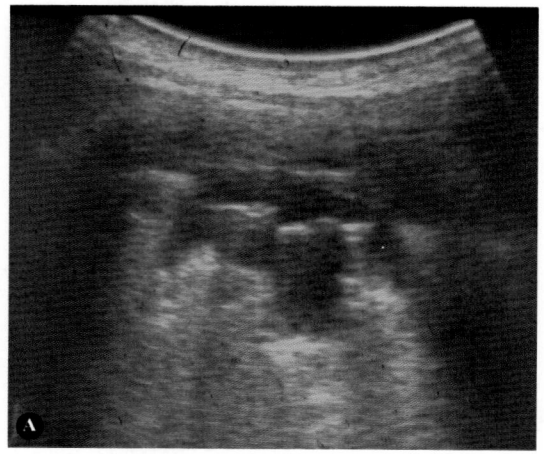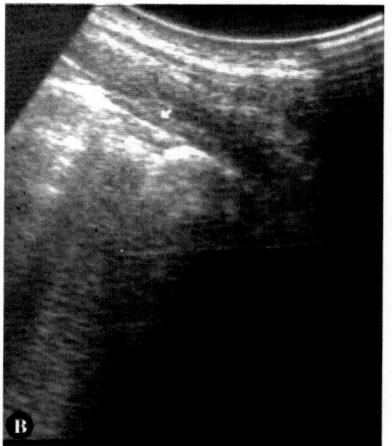

A图：局部胸膜增厚，肺组织实变，周边内陷，张力低，可见"角征"。B图：肺结核经治疗好转后病变区显著缩小（箭头所指区域）。

图 26-5-16　浸润性肺结核

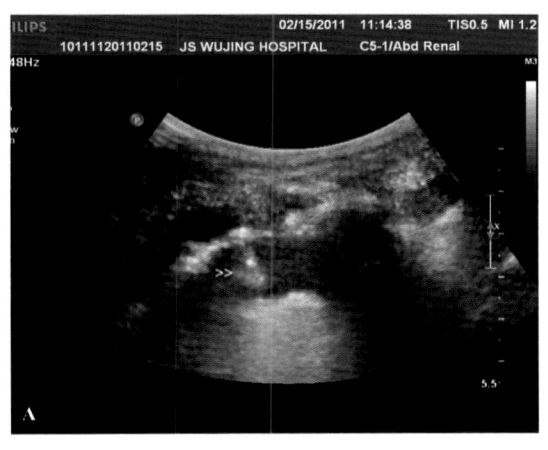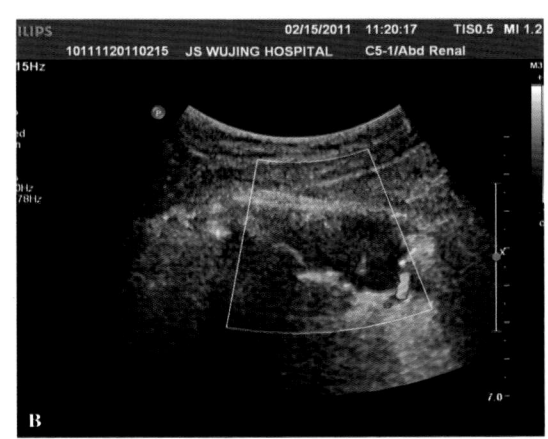

A. 图示病灶内空洞气体回声（箭头所指）。B. 图示病变区低张力状态，内部及周边见血流信号分布。

图 26-5-17　浸润性肺结核

（3）血行播散性肺结核：多见于淋巴结结核破溃，结核菌大量进入血液循环，播散到肺部。大约 2%～6% 的活动性病灶出现血行播散性肺结核。病灶弥漫分布于两肺，大小 1～3mm。此型超声表现为脏层胸膜下的弥漫性点状低回声，区别于弥漫性肺癌的大小不等的低回声结节的表现，具有诊断价值。

3. 诊断思路与诊断评价

（1）需要与周围型肺癌以及非特异性肺部炎症进行鉴别。

（2）超声诊断肺结核需密切联系临床表现，尤其动态演变过程，病变所在肺叶、肺段是否为结核好发部位，结合结核菌素试验，大多数情况下可以明确诊断。当然，多数情况下，可以参照 X 线或 CT 检查。

（3）在影像检查难以明确诊断时，介入超声活检可以排除万难，获得病理诊断的依据。

六、肺结核球

肺结核球是肺结核的一种特殊类型，其形态与肿瘤具有相似性，所以在此专门叙述。

1. 病理及临床概要

（1）病理：肺结核球是浸润性肺结核的一种表现，干酪性病变为纤维包绕所致。或由多个小病灶融合，或单个病灶逐渐增大而成（后者称肉芽肿型），周围包绕纤维组织，包膜可以完整也可以不完整。周围有炎性浸润及纤维增殖组织。

（2）临床概要：结核球是相对静止的结核病变，多无症状，患者曾有结核病史。

2. 超声检查所见

（1）形态：多呈类球形，边界规则。少数形态不规则，凸凹不平（图 26-5-18），有时呈类似分叶状表现。结核静止时，结核球包膜完整，边界清晰。结核活动时，炎症波及周围肺组织，纤维包膜不完整，部分边界变得模糊，不清晰，邻近肺组织发生炎性渗出，肺组织含气不全或实变。

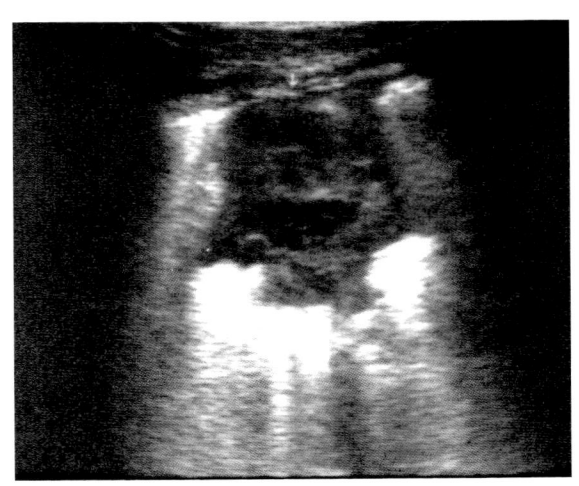

与胸膜成锐角，后缘突出，边缘不规则，见相邻边内陷，可见"角征"

图 26-5-18　结核瘤

（2）大小：大多数直径 2～4cm，少数大于4cm。周围可有卫星病灶。

（3）内部回声：一般呈中、低回声，均匀或不均匀。干酪液化区呈均匀低回声区，一般呈低张状态。少数与支气管相通，形成空洞，空洞多位于周边，一般呈月牙形，内部气体反射。多数"结核球"有钙化，少数可大部分钙化伴后方声影。

（4）位于胸膜下的结核球与胸膜粘连，局部胸膜增厚，系由慢性炎性增生所致，显示为低回声增厚区。位于周围肺的结核球，胸膜凹陷征常见。

（5）CDFI：结核球内部无血流信号。活动期，结核瘤邻近的实变组织内可见动静脉血流信号，并可见动静脉伴行现象。

3. 诊断思维与临床评价

（1）结核球边界如不整齐，有如"分叶征"，其中央干酪液化区，有可能误认为瘤内癌结节，则导致肺癌之误诊。我们曾将一例结核球误诊为肺癌即属此种情况（图26-5-18）。回顾分析，此例结核瘤边界高低不平，以为是肿瘤分叶，分析其细节，其外向突出部分不光滑，不规则，内凹部分可为弧形内凹，表现出病变的低张状态（图26-5-18）。恶性肿瘤的分叶表现为膨胀生长的高张力状态，向外部分一定为弧形突起，相邻两个突起之间的内凹部分则成锐角，犹如阿拉伯数字"3"。中央干酪液化区误为癌结节，亦为认识不足。

（2）结核球须与肺癌、支气管腺瘤、错构瘤、炎性假瘤等肺内结节性病变相鉴别。在形态学上具有病变的多样性以及内部回声的类似性。周围型肺癌通常有较丰富的动静脉血流信号，并且缺乏动静脉伴行的特点，可资鉴别。介入超声活检是一种简便易行的操作方法，容易获得病理诊断。

（陈 建 施丁一）

第六节 肺脏肿瘤

一、恶性肿瘤

（一）支气管肺癌

1. 病理及临床概要

（1）病理：肺癌是肺部最常见的肿瘤，起源于支气管黏膜。

1）按肿瘤发生部位、形态可分为中央型、周围性、弥漫型三种类型。

①中央型（肺门型）：发生于主支气管或大支气管，最为常见，占肺癌的60%～70%。根据生长方式分为三个亚型：中央管内型（3%），肿瘤向管腔内生长，呈息肉状或丘状。侵犯黏膜层或黏膜下层。常引起阻塞性肺不张、肺炎、支气管扩张或肺气肿；中央管壁型（10%），癌组织沿着支气管壁浸润生长，引起支气管腔不同程度狭窄；中央管外型（60%）。癌组织穿破支气管壁的外膜层在肺组织内浸润性生长形成肿块，可产生阻塞性肺不张、肺炎。

②周围型肺癌：发生于肺段或远段支气管的肺癌，占肺癌总数的30%～40%。根据生长方式分为两种亚型。周围肿块型：肿块呈结节状或球形，肿瘤局限于肺段以下肺组织内，病理所见与周围肺组织有界限。周围炎症型：肺癌占据肺段大部、一个或一个以上肺段，有时累及一个肺叶。病理所见与大叶性肺炎相似，肿瘤周边部与周围肺组织呈移行状态，无明显分界。

③弥漫型肺癌：较少见，占肺癌的2%～5%。组织发生于细支气管以及肺泡上皮。病灶弥漫分布于两肺，呈小灶性或/和粟粒样。多见于细支气管肺泡癌。

2）组织学分型：肺癌的组织形态较复杂，这是因为正常呼吸道上皮细胞类型多。目前，根据WHO1981年修订后提出的，为国内外病理专家所采用。1988年，WHO在原有光镜观察的基础上，结合电镜和免疫组化最新提出了肺肿瘤分类草案。组织学类型分四种主要类型。

①鳞状细胞癌：为肺癌中最常见的类型，约占肺癌的30%～50%，中央型肺癌中鳞癌占80%～85%。常发生在大支气管，环绕支气管壁生长，使支气管腔狭窄，亦可向支气管腔内凸出生长，呈息肉样，常见中央空洞。鳞癌生长一般较缓慢，发生转移较晚。常常直接侵犯周围组织。

②腺癌：发生率次于鳞癌，约占肺癌30%～35%。周围型肺癌中近60%为腺癌，肿块直径多在4cm以上，常累及胸膜，血行及淋巴结转移早。

③小细胞癌或称小细胞未分化癌：占肺癌的20%～25%，发病年龄较小（35～60岁），多发生在肺中央部，是分化最低，恶性度最高的一型，生长速度快，转移较早。

④大细胞癌：又称大细胞未分化癌，占肺癌的10%～15%，电镜及免疫组化证实本型为分化差的鳞状细胞癌和腺癌。此型恶性程度高、生长快，血行广泛转移。

其他还有少见的腺鳞癌、类癌等多种病理类型，临床上常借助肿瘤标记物测定来鉴别定型。

（2）临床概要

发病年龄 40 岁以上居多，40 岁以下占 10％，男女比例 2：1。肺癌发病常隐匿，早期症状不明显，易被忽视。临床主要表现咳嗽、痰中带血、气急、胸痛、咯血、发热以及消瘦等，癌组织阻塞或压迫支气管时，可引起局限性肺萎陷或肺气肿，癌组织侵及胸膜可引起癌性胸腔血性积液等。肺癌患者预后大多不良，早期发现、早期诊断和早期治疗至关重要。

2. 超声检查所见

支气管肺癌因组织学起源、生长部位、生长方式不同，声像表现各不相同，以下分别加以阐述。

（1）中央型肺癌

1）肺门处实质性肿瘤，以肺不张为透声窗得以显示。文献报告超声显示最小的中央型肺癌的直径为 1.5cm。

2）较小的肿瘤（直径≤4.0cm），一般呈圆形或椭圆形，分叶不明显或呈浅分叶，内部以低回声或等回声多见，回声均匀。与实变肺之间有清楚的境界。笔者将之描述为"肿块征"。（图 26-6-1，图 26-6-2）

3）较大的肿瘤（直径≥4.0cm），呈"肿块征"，境界清晰或模糊可见。肿瘤边缘呈深分叶，波浪状，张力高，称之为"分叶征"。肺癌实质呈等、低回声居多，随肿瘤增大内部回声呈增强和不均质趋势，多呈片状强、弱回声相间，其内细致观察可见椭圆形小结节回声，周边可有菲薄无回声环，犹如"晕圈"，称为"结节征"（图 26-6-2）。中央可出现缺血、坏死、液化。

4）多数肺癌因浸润性生长，与外侧肺组织的境界模糊不清或断续，肿瘤组织呈"蟹足状"侵犯肺实质内，部分充填支气管，沿支气管生长，称为"蟹虫征"（图 26-6-3）。多数同时伴有支气管扩张，扩张气管呈液性暗带，内径不一致，呈串珠状或囊状扩张，这是超声确诊肺癌的重要征像。

5）少数中央型肺癌早期呈"息肉样"向腔内生长，并可沿支气管壁浸润性生长，造成支气管腔狭窄闭塞，逐渐形成所占肺叶的阻塞性肺不张。此时，原发病灶因较小而有可能被忽视，而

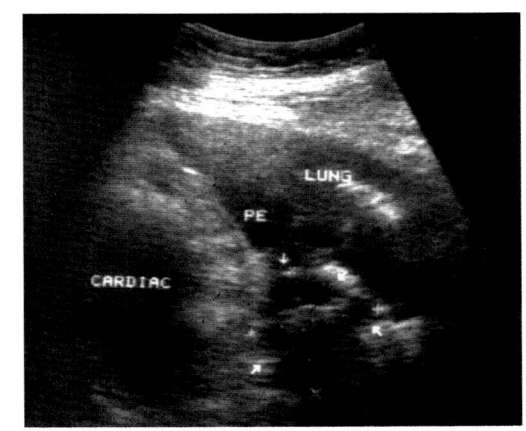

"肿块征"，伴阻塞性肺不张

图 26-6-1　中央型肺癌

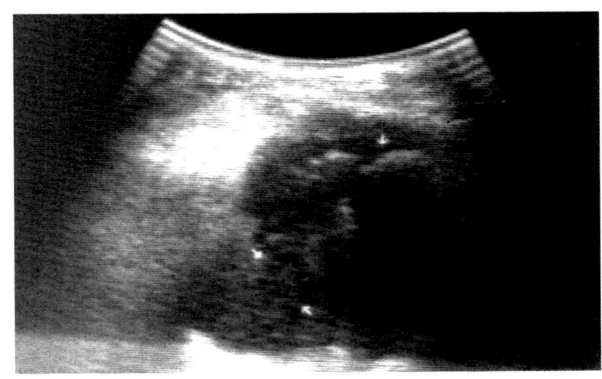

肿块征、分叶征（上箭头）、结节征（下箭头）

图 26-6-2　中央型肺癌

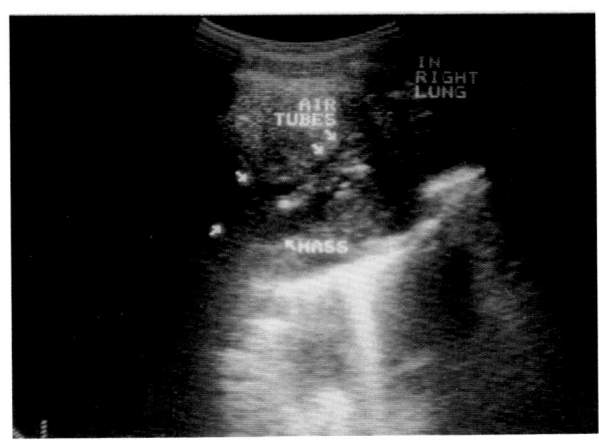

支气管癌延支气管蟹足状生长，谓"蟹足征"，伴肺实变、支气管扩张

图 26-6-3　中央型肺癌

造成漏诊，检查者应予以高度重视。可变换探头频率，试用合适的较低的频率，变换不同肋间，

重点显示深层实变肺肺门侧气管结构，同时对扩张、积液或积气的支气管进行延续显示，如发现支气突然中断，实质充填，出现支气管气体强回声偏心、粗细不一等声像图改变，则可诊断。（图26-6-4，图26-6-5）

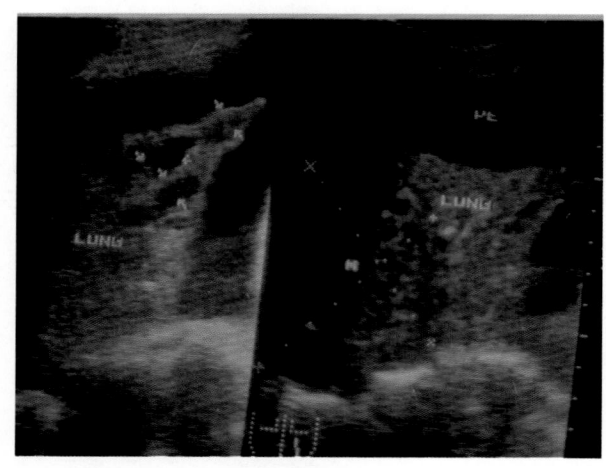

阻塞性肺不张，肺门处瘤体巨大，其远端支气管呈囊状扩张——"支气管扩张征"，伴胸水

图 26-6-4　中央型肺癌

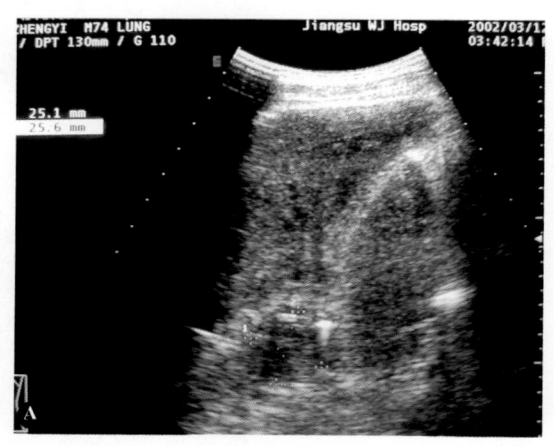
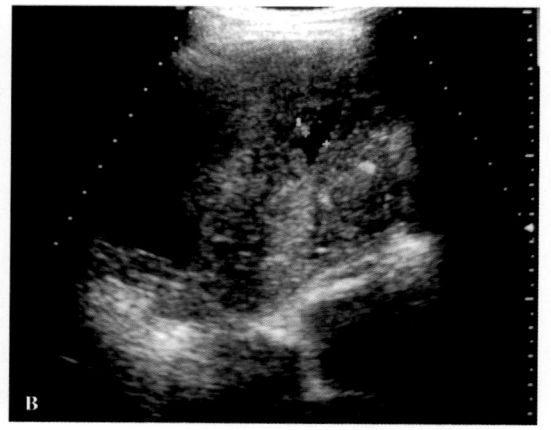
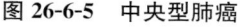

A. 同时侵犯两肺叶造成肺不张。B. 见扩张的支气管及其内的肿瘤

图 26-6-5　中央型肺癌

孤立性细支气管肺泡癌中，空泡征和/或支气管充气征约占6%。肿瘤中央可出现坏死液化，内壁不规则，有壁结节，如与支气管相通，则形成空洞，这须与结核空洞鉴别。

④有时结节与胸膜之间有阻塞性肺实变，可以突出肿瘤病变境界和回声（图26-6-7）。

⑤"胸膜凹陷征"常见，可以是单个凹陷，也可以呈许多小凹陷，如锯齿状分布，是病变内

6）阻塞性肺不张的声像图改变：中央型肺癌发展到一定阶段阻塞支气管腔，导致阻塞性肺不张。声像图表现参见"肺不张"一节。

（2）周围型肺癌：此型肺癌从形态学上又可分为周围肿块型、周围肺炎型。

1）周围肿块型：为外周肺组织内孤立性实质性肿瘤。声像图表现如下：

①胸膜下、肺组织内实质性低回声结节。受肺部气体影响程度不同，瘤体部分或完全显示。

②形态：结节外形可为类圆形或不规则形，有"分叶征"，有时边缘呈"锯齿"状凹凸不平。大量胸水肺压缩时，肿瘤局部突出肺表面。

③内部回声：多较均匀，呈实质性低回声。部分结节性病灶内可见局限小片状气体强回声分布，有时呈蜂窝状分布，放射学上称为"空泡征"（图26-6-6）。有时见支气管腔带状气体强回声延伸进入病变内部，但不见其正常分支结构，放射学称为"支气管充气征"。上述两种征象在病理上为未被肿瘤侵犯的支气管、肺组织残存，而其周为肿瘤组织，从而构成了特征性声像改变。在

瘢痕牵拉脏层胸膜引起，但并非肿瘤特征性改变。2/3为肺癌所致，1/3为慢性炎症所致。胸膜凹陷征的声像图细节及其在良、恶性病变鉴别诊断方面的意义有待进一步研究。

2）周围肺炎型：此型多见于细支气管肺泡癌，肺癌占据一个肺段大部，一个或一个以上肺段，有时可累及一个肺叶，大体病理与大叶性肺炎相似，肿瘤与周围肺呈移行状态，无明显分界。

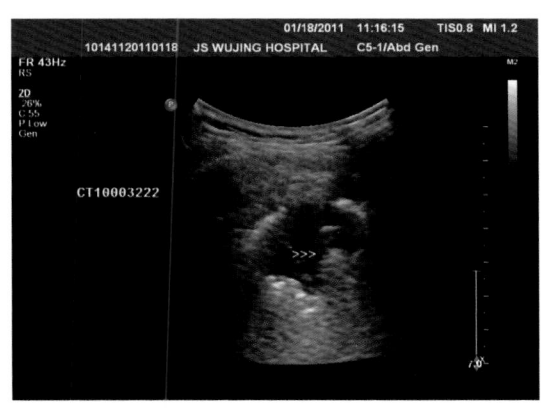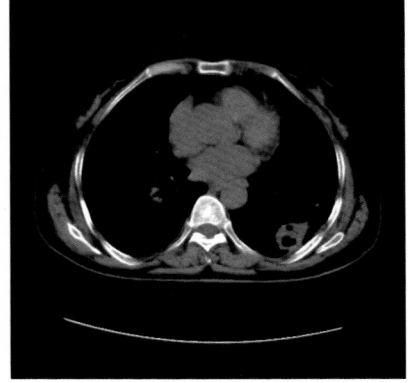

声像图低回声团块，内部见气体强回声，对应 CT 空洞结构（空泡征）

图 26-6-6　周围型肺癌

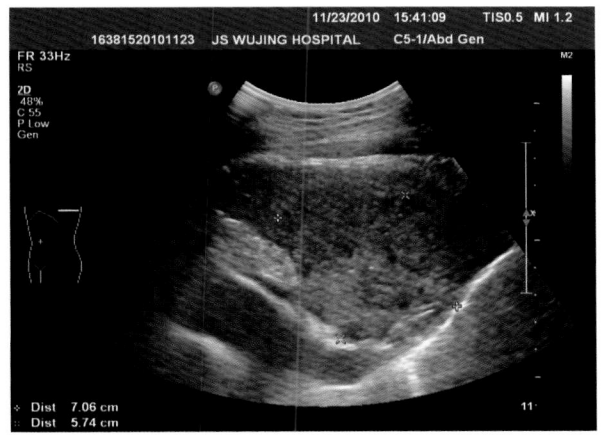

周围肿块型，外周肺不张

图 26-6-7　周围型肺癌

根据病变的形态结构特点，此型可分为蜂房型、实变型两种。声像图表现：

①蜂房型：病变肺段呈楔形实变，内部实质呈中、低回声，其内散在分布大小不等的团状气体强回声，即"空泡征"。实性组织部分相间于气体之间，形态不一，其内可见支气管管腔的气体强回声反射，是为"支气管充气征"，但由于外周肺实质受肺癌侵犯，因而外周较小支气管不能显示，所能显示的支气管腔气体强回声不自然，凹凸不平，普遍狭窄，呈所谓"枯树枝状"。有别于一般炎性肺实变。

②实变型：整个肺段或肺叶受肿瘤侵犯，呈实质性中、低回声，但无正常支气管树回声，无"支气管充气征"，超声据此可与大叶性肺炎鉴别。

3）弥漫型肺癌

多见于细支气管肺泡癌，病灶弥漫性分布于两肺，呈小灶或粟粒状病灶，可两者同时存在。声像图表现：

①超声只能发现胸膜下结节性病灶，两肺多发性，大小不一致。

②如为广泛粟粒状病灶，胸膜下则可见小点状低回声病灶排列，导致其与肺气体间界面不光滑，后方呈条状混响效应，有如阳光透过茂密森林的表现。我们称为"阳光—森林征"。有别于正常光滑肺表面。"阳光—森林征"也可出现在炎性病变中，并非特征性超声表现。

3. 诊断思维及临床评价

（1）中央型肺癌超声观察的重点

1）肺门处的结构；

2）是否有瘤体；

3）支气管内气道是否受压偏移；

4）瘤体与远端阻塞性肺实变的界限是否清晰；

5）远侧支气管内是否见实质性充填，是否有支气管扩张表现。

（2）中央管外型：是中央型肺癌由支气管黏膜原位癌向支气管外侵犯生长所致，此时为肺癌进展期，瘤体较大，在伴有阻塞性肺不张情形下超声检查较易发现。相反，中央管内型以及中央管壁型瘤体较小，不易为超声发现，产生假阴性。如果无"支气管扩张""蟹足征"等典型肺癌声像图表现，此时与大叶性肺炎不易鉴别。但大叶性肺炎有发热、铁锈色痰等急性期临床表现。超声检查重点在于观察肺门处支气管及其远端分支的结构。由于存在病变处支气管不同程度的狭窄，甚至闭塞，超声表现为支气管壁厚薄不一以及气道粗细不一和中断现象。

（3）中央管内型：肺癌瘤体呈息肉状，在生长形态上与支气管腺瘤、支气管乳头状瘤、支气管平滑肌瘤等良性肿瘤相似，且同样可以造成相似的临床症状，咳嗽、咯血、阻塞性肺炎。单从声像图较难鉴别，CT 诊断亦难以鉴别，应结合支气管镜做病理检查。

（4）周围型肺癌：肿块型应注意与肺转移癌、肺结核瘤鉴别。同时应与肺良性肿瘤鉴别。如周围型支气管腺瘤、周围型平滑肌瘤、肺血管瘤、错构瘤。周围型肺癌肺炎型，应与肺炎、空洞型肺结核鉴别。

（5）超声检查：考虑中央型肺癌者，或仅表现为阻塞性肺实变者，都应接受支气管镜检查，同样，周围性肺癌无论明确与否，都应接受介入超声的活检。一是明确诊断，二是明确病理类型，这对后续的治疗具有指导性作用。所以，无论 CT、MR 或超声检查肺实变性疾病，最重要的意义在于发现病灶。其次才是判断病灶的性质倾向。

（二）转移性肺癌

1. 病理及临床概要

（1）病理：任何恶性肿瘤都可以转移到肺部，最常见的肿瘤是肾癌、骨肉瘤、绒毛膜上皮癌、肝癌等。

（2）临床概要

1）肺部病变出现前，发现其他器官、组织或肺内起源的肿瘤。

2）转移途径：

体循环途径：癌细胞由体循环回流至上、下腔静脉，或经胸导管回流至上腔静脉，最终植入肺脏组织形成转移灶。

肺和胸膜淋巴管途径：包括两条途径：一条是经肺动脉到淋巴管，转移到肺周围；一条是纵隔淋巴结受侵犯后，逆流到肺门淋巴结、肺内淋巴管到达肺周围形成转移灶。

气道：直接经气道转移，常见于细支气管肺泡癌。

2. 超声检查所见

（1）肺内结节型（图 26-6-8）

多发结节：75% 以上的肺内转移性癌是多发性低回声结节，大小不一，小的如粟粒样，后方

表现为"彗尾征"。

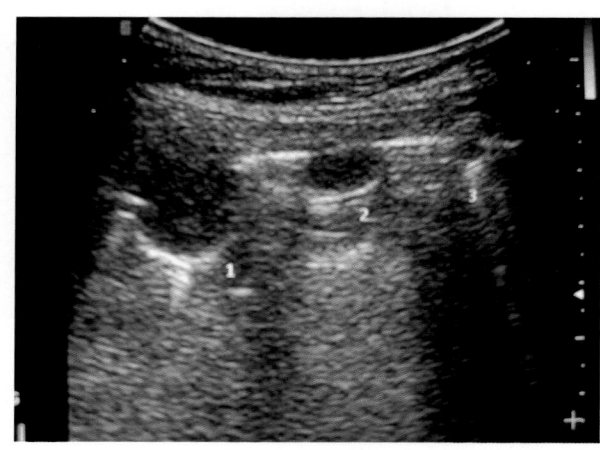

图 26-6-8　弥漫性转移性肺癌

单发结节：只有 3‰～5‰ 的肺转移癌在检查时是单发结节，超声只能检出位于肺浅表的结节，因而，在多数情况下单个结节不能为超声所发现。相反，CT/MR 有较高的检出率，较之于超声检查具有明显的检出优势。

（2）淋巴和间质浸润型

经淋巴途径转移的情况不少见。病理对应表现为转移癌侵入淋巴管内并进入肺间质后，间质增生，导致小叶间隔和血管气管束的间质增厚。这时超声表现与常见的均匀、低回声转移性结节不同，根据局部肺组织受侵犯后是实变的程度不同，超声表现为肺实变，部分含气。图像缺乏特征，难以与炎症区分。

（3）结节形态多呈圆形或椭圆形低回声，较之于原发性肺癌形态规则。4%～9% 的结节内出现坏死液化。多为鳞癌的转移，例如，头颈部癌或女性生殖器癌。也可为结肠腺癌或骨肉瘤。

（4）若结节内出现钙化，意味着原发瘤是成骨肉瘤、软骨肉瘤或骨膜肉瘤。值得注意的是错构瘤内部也常见钙化。

（5）超声动态随访发现，随时间延长结节逐渐增多，并且增大。

3. 诊断思维及临床评价

（1）肺内出现多发性低回声结节，大小不等，首先考虑转移性肿瘤。

（2）如事先未知原发瘤，提示进一步搜索原发瘤。有时原发瘤可能非常隐蔽，难以发现。

（3）诊断困难时，应作肺内结节活检。

二、良性肿瘤

肺部良性肿瘤约占全部肺部肿瘤的 10% 左右，发病率远低于恶性肿瘤。虽然相对少见，但种类繁多，包括错构瘤、平滑肌瘤、纤维瘤、脂肪瘤、血管瘤、神经源性肿瘤、软骨瘤等等。根据发病部位分为大支气管和周围肺内型两种。前者少见，后者相对多见。关于良性肿瘤的 X 线、CT 诊断因缺少特征性，存在鉴别诊断的困难。同时在超声诊断上的研究有必要进一步深入和系统。现以肺错构瘤为代表作简要介绍。

【肺错构瘤】

1. 病理及临床概要

（1）病理：肺错构瘤是肺正常组织的不正常组合所构成的瘤样畸形，肿瘤组织内含有软骨、纤维组织、平滑肌及脂肪。绝大多数发生于肺实质，且多位于胸膜下浅表部位，约 10% 发生于气管、支气管腔内。肿瘤质地硬。

（2）临床概要：该肿瘤是肺内最常见的良性肿瘤，男女发生比例 2.5∶1，多发于 40 岁以上。多单发，极少多发。约 80% 以上的错构瘤生长在肺的周边部，紧贴于肺的脏层胸膜之下，有时突出于肺表面。一般无症状，多在查体时偶然发现。只有当错构瘤发展到一定大小，足以阻塞或压迫支气管造成支气管狭窄或阻塞时，才出现咳嗽、胸痛、发热、气短、血痰，甚至咯血等临床症状，听诊可有哮鸣音或管性呼吸音。

2. 超声检查所见

（1）形态：球形，边界清晰，有包膜。

（2）大小：直径 0.5～12cm 不等，但多小于 3cm。

（3）内部回声：均匀低回声多见。因组成成分较复杂，有时表现不均匀回声，强弱回声相间。

（4）钙化：25%～30% 的病灶内可见片状钙化灶伴声影。

（5）质地：作组织学或细胞学活检穿刺时，进针体会到质地较硬，进针困难。

（6）动态观察无增大趋势。

（7）CDFI：内部无或有稀疏动静脉血流信号。

3. 诊断思路与临床评价

和多数肺部良性肿瘤一样，肺错构瘤也呈现为类肿瘤样形态，球形或椭球性病灶，形态较规则，有时有浅分叶，内部回声不均匀。常有钙化灶，穿刺时质地硬，这对诊断有一定意义。以上声像图表现缺少特征性，与肺癌、结核瘤、炎性假瘤等鉴别存在困难。介入性超声常常是追求最终诊断的重要途径。

（贾译清　陈　建）

第七节　肺包虫病

包虫病是人畜共患的地方性流行性寄生虫病，几乎遍布世界各地，尤以畜牧业为主的国家或地区多见。我国牧区包虫病发病率较高，全国有 23 个省、自治区发现原发病例，在新疆、甘肃、青海、宁夏、内蒙古、四川、西藏等牧业地区均有流行，尤以青藏高原牧区广泛流行，严重危害着疫区人民的健康，同时，亦严重影响着畜牧业生产和经济的发展。

包虫病又称棘球蚴病，根据寄生虫的虫系形态学、寄生宿主、产生的病理改变、临床表现、超声图像、以至转归的不同而分为细粒棘球蚴病和泡球蚴病两大类型。细粒棘球蚴病通常称囊型包虫病，泡球蚴病又称之泡型包虫病。囊型包虫病占绝大多数，约为 97.63%（23 432/24 002 例住院患者）；泡型则少见，约占 2.37%（568/24 002 例住院病人）。囊型与泡型包虫病的超声图像截然不同。

包虫病尤其是囊型包虫病可寄生在人体任何脏器和部位，但累及肝脏者居首位，占包虫病总数的 70%～80%，青海省的相关资料为 76.49%，累及肺脏的占包虫病总数的 14.81%～23.18%；泡型包虫病几乎都寄生于肝脏，据统计约占 98%，累及肺脏的罕见，约占 1%。

一、肺囊型包虫病

肺包虫病占人体包虫病的 14.81%（2408/16 258）～23.18%（1119/4827）。肺包虫囊肿 80% 为周边型，包虫囊肿累及的部位，右肺多于左肺，下叶多于上叶。肺包虫囊肿多为单发，为 65%～75%，多发者一般 2～3 个。约 17%～22% 伴有其他部位的包虫囊肿,肺与肝同时并发包虫囊肿的最为常见为 13%~18%。

囊型包虫病由细粒棘球绦虫的蚴虫感染所致。细粒棘球绦虫纤细微小且短,长为 2~7mm,粗细为 0.5mm,是各种绦虫中最短最细的一种,亦是人体绦虫病中危害性最为严重的一种。细粒棘球绦虫的终宿主是狗,中间宿主是羊、牛、马、骆、黄羊、羚羊、兔和鼠类等,人是偶然的中间宿主。任何被感染的中间宿主的内脏被狗吞食后 7~8 周即可发育为成虫,成虫可在狗的肠道生存 5~6 个月,在此期间有大量的虫卵随犬粪排出。虫卵极小,约为 20μm,呈球形,有很强的生存力,在高原寒冷的自然环境中可存活 12 个月,因此,存有包虫虫卵的犬粪污染了草原、水源等自然环境。人误食虫卵后在小肠内因受消化液的作用其壳溶解,孵化逸出蚴虫,蚴虫有六个纤细微小的钩突而称之六钩蚴。六钩蚴由肠系膜静脉经门脉入肝脏。六钩蚴经血液循环进入肺内寄生后 12 小时在病灶周围可见单核细胞浸润,一星期时可有囊泡形成,囊泡周围有充血等反应,3 个月时包囊直径增至 3~5mm,5 个月时包囊可达 10mm,呈圆球形,其周围形成一层纤维结缔组织性包膜,此包膜的组成除纤维结缔组织外还有单核细胞、嗜酸粒细胞、内皮细胞和新生微细血管等,成为完整的囊壁,发育增殖形成包虫囊肿,包虫囊肿半年增至 10~20mm,包虫囊肿在肺内生长比肝内生长快,平均每年增长原体积的 1~2 倍。包虫囊肿含有外囊和内囊,内囊是包虫囊肿的固有囊壁,厚为仅 1mm,内压却高达 13.3~40kPa(100~300mm Hg),因而容易破裂。内囊壁又分为内外两层,内层为生发层,极薄为 22~25μm,分泌无色透明囊液,生发层细胞向内芽生,可在内壁形成无数小突起,逐渐变成生发囊,生发囊产生很多包虫原头蚴(头节)和子囊,如其脱落于囊内,即成为包虫沙(微小子囊),子囊内壁又可生出 5~30 个头节,再度芽生变成孙囊,可达数以百计。外层无细胞,多层次,半透明,乳白色,有弹性,外观酷似粉皮。外囊是人体组织对内囊的反应而形成的一层纤维包膜,包绕整个内囊,厚为 3mm。内外囊间形成潜在的腔隙,腔隙内无液体和气体,两者互不粘连,纤维外囊壁与内囊壁构成了 B 型超声图像的双层壁回声。棘球蚴寄生 8 个月时就可有子囊形成,于生发层

育出很多细小颗粒状的微小子囊,这些难以计数的微小子囊可游离于囊液中,静止时下沉堆积于囊底部,超声图像表现为囊底部粗光点回声,称之包虫砂光点,其活动后下沉形成超声图像的"落雪征"。这些微小子囊发育增大,可布满整个母囊,子囊大小一般为 10~30mm,亦有更大者,超声图像表现为囊中之囊的征象,即母囊内有子囊孙囊回声。包虫囊肿的囊液少者数 ml,多者数千甚至上万 ml,囊液中含有数目不等的原头蚴,早期包虫囊肿的囊液中每 ml 可达上万个头节。包虫囊肿的囊液清澈透明,含有毒蛋白,此种蛋白被认为是囊肿破裂后引起过敏性休克的过敏原。肺包虫囊肿的增长速度儿童一般年增长值平均为 30~50mm,成人年增长值为 10~30mm。

包虫囊肿在增长的不同病理阶段中出现不同的病理改变:例如,早期包虫囊肿的双层壁形成;早中期囊内微小育囊(包虫砂)的出现或可出现内囊壁分离;中晚期母囊内子囊孙囊的形成或退行性基质的出现;晚期包虫囊肿出现实变或钙化囊的形成。不同病理阶段中出现一系列病理变化的特征性声像图表现,此些不同病理阶段的声像图系列特征是诊断肺包虫囊肿的直接依据。

肺包虫囊肿的声像图表现错综复杂,我们根据囊肿的不同病程阶段的病理变化、临床表现、手术所见和声像图特点,将囊型肺包虫病分为单发囊肿型、多发囊肿型、内囊分离型、子囊孙囊型、囊肿实变型和囊肿钙化型等六种类型。肺包虫囊肿还可合并细菌感染,亦可囊肿破入支气管和胸腔等少见而特殊的继发性病理改变,声像图表现亦有系列特征,分别描述如下。

1. 单纯囊肿型　此型最为常见,是囊型肺包虫病的基本型,系细粒棘球蚴寄生的早期病理变化的声像图表现。

主要声像图特征

(1)囊肿形态:呈圆球形,张力明显。囊肿大小多在 50~100mm,亦有更大者,可达 150mm。

(2)囊壁结构:壁厚 2~5mm,呈双层回声,内外两层壁为完整的线圈状薄层回声,两层之间为纤细的线状无回声。一般直径 15mm 以上的囊肿即可具备双层壁结构之特征(图 26-7-1、图 26-7-2、图 26-7-19)。

(3)周边回声:包膜光滑完整,与肺组织的

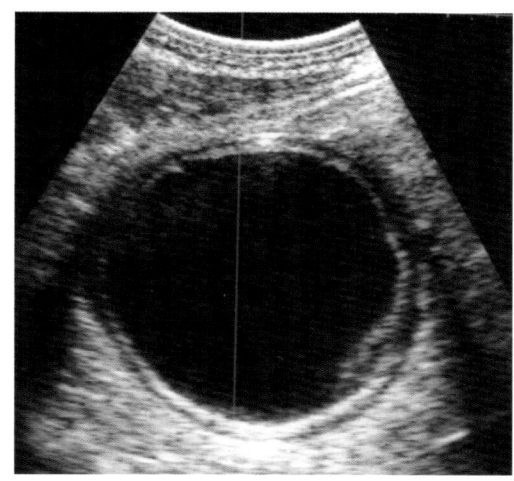

图 26-7-1 肺单纯型包虫囊肿 内囊分离型

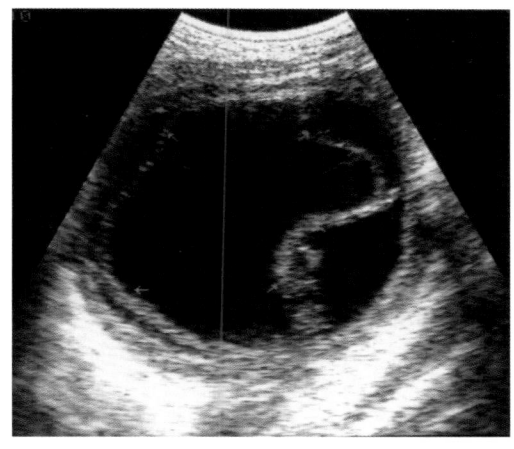

图 26-7-2 肺单纯型包虫囊肿 内囊分离型

界限清晰，较大包虫囊肿可使肺组织受压。

（4）内部回声：为纯净的无回声区，囊底部可有堆积的包虫砂之颗粒状强回声，活动后颗粒光点漂浮下沉形成"落雪征"。这种砂样回声具有极高的诊断特异性。

（5）后方回声：在囊肿后方有显著的增强效应。

（6）动态观察：超声多次复查动态观察囊肿具有进行性变化：①囊肿进行性增大，年增长值成人 10～30mm，儿童 30～50mm；②囊肿出现完整的双层壁结构或内囊壁呈现分离；③囊内出现颗粒状的微小育囊直至出现子囊孙囊的特征性图像。

（7）穿刺诊断：超声引导经皮包虫囊肿穿刺：①抽出的囊液清澈透明；②抽出部分囊液时内囊壁出现分离→塌陷→漂浮→卷曲等系列声像图的

特征性变化（图 26-7-20，图 26-7-21）；③囊液中可检出包虫原头蚴（图 26-7-11，图 26-7-12）；④应用较粗穿刺针可吸出微小育囊或内囊壁行病检可做出病理诊断。

（8）肺叶受压：巨大包虫囊肿可占据肺段、肺叶而肺叶受压呈现实变图像（图 26-7-3、图 26-7-4、图 26-7-10）。

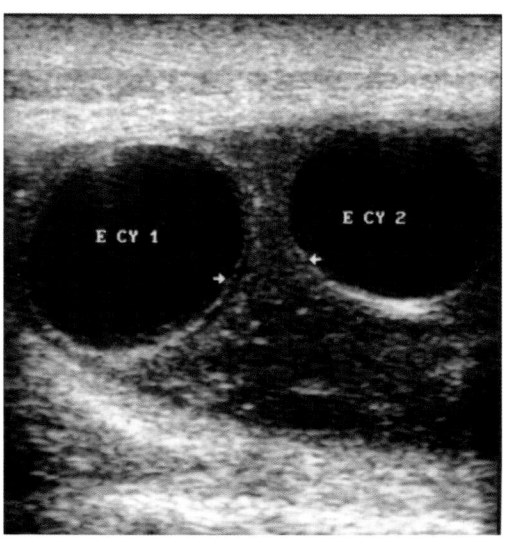

图 26-7-3 肺单纯型包虫囊肿 多发囊肿型 肺组织受压实变

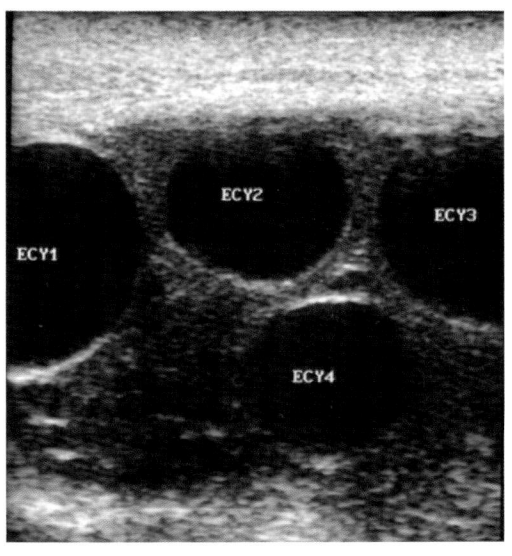

图 26-7-4 肺单纯型包虫囊肿 多发囊肿型 肺组织受压实变

2. 多发囊肿型 此型亦较常见。肺内有两个以上囊肿而谓之，一般为 2～5 个孤立散发于不同部位，作者曾发现最多的一例肺内有 5 个囊肿。

主要声像图特征　声像图特征与单发囊肿型的基本相同。但各个囊肿的大小可有较大差异，各个囊肿的内囊壁可能不尽相同，有的可有分离现象，各个囊肿的内部回声亦有所不同，有的囊肿已形成子囊。

3. 内囊分离型　此型较为常见。单纯型肺包虫囊肿由于外伤、穿刺、外力作用（挤压或震动）、细菌感染、自身退化等原因，内囊壁出现分离，分离的程度可不同，由双层壁间隙的无回声区增宽直至内囊壁完全分离卷曲或漂浮于囊液中。超声检查呈现独特的声像图征象（图 26-7-2，图 26-7-19，图 26-7-20）。

主要声像图特征：

（1）囊肿形态　呈圆球形或椭圆形，张力不甚明显，囊肿大小多在 30～50mm 以上。

（2）纤维囊壁　外层的纤维囊壁完整，回声增强，囊壁可有部分钙化的强烈回声，周边与肺组织的界限尚较清晰。

（3）间隙增宽　内囊壁分离早期仅显示内外两层壁间隙的液性暗带增宽，使内外两层壁回声更加明亮（图 26-7-1，图 26-7-2，图 26-7-19，图 26-7-20）。

（4）部分分离　内外两层壁间隙呈局限性增宽，部分内囊壁呈塌陷状或呈波浪样回声。

（5）完全分离　内囊壁完全分离，在囊液中漂浮的内囊壁光带形成各种奇特的形状，如飘带样或"水百合花"征（图 26-7-2）。

（6）夹杂光点　在囊液中或不规则分布的内囊壁之间夹杂有退化物碎屑的光点回声。

（7）动态观察　超声多次复查可观察到内囊壁在不同病理阶段的不同程度的声像图特征：①可观察到内外两层壁间隙从局限性增宽至内囊壁完全分离漂浮于囊液中的系列变化；②可显现内囊壁在囊内各种奇特的分布；③囊液减少直至消失，内囊壁呈卷心菜样回声（图 26-7-13，图 26-7-14），此种征象提示原头蚴衰亡，囊肿退化；④出现囊壁囊内容物包括内囊壁钙化并进行性加重的征象。

（8）穿刺诊断　超声引导经皮包虫囊肿穿刺，囊液清亮，可检出包虫原头蚴（图 26-7-11，图 26-7-12），囊液中可有包虫退化物，囊肿有退行性变或合并细菌感染者囊液混浊。

4. 子囊孙囊型　此型常见。是中期肺包虫囊肿的典型类型。声像图表现非常独特。

主要声像图特征

（1）囊肿形态：母囊呈圆形或椭圆形，母囊大小多在 50～100mm，亦有更大的。

（2）囊壁结构：母囊壁完整较厚，多为双层结构，一般厚为 3～5mm，周边界线清晰，内缘较粗糙，子囊紧贴内囊壁。

（3）单发子囊：母囊的无回声囊液中出现单个子囊，子囊有张力呈圆形，大小多在 20～50mm，子囊常紧贴母囊壁，不移动。单发子囊的囊肿少见。

（4）子囊孙囊：母囊内充满大小不等、形状不同的子囊回声，子囊大如鸡卵，小至米粒，形如葡萄，囊壁菲薄，数目少的几个，多者数以万计。形成了本病所特有的囊中之囊的声像图表现，其诊断特异性可达 100%（图 26-7-5～图 26-7-10）。

（5）花瓣样囊：多个子囊挤身于母囊，子囊非呈球形，略有变形，各个子囊的大小差异不甚过大，相互拥挤，囊壁相互紧贴形成类似花瓣样的无回声区（图 26-7-5）。

（6）蜂窝样囊：难以计数的子囊拥挤于母囊，子囊较小，形状各异，囊壁菲薄，相互紧贴形成类似蜂房样的较小无回声区（图 26-7-9，图 26-7-10）。

（7）基质间囊：母囊内充满实质性杂乱粗糙的高回声基质物，此些高回声基质是包虫囊肿的中晚期退化物，在基质间或在基质边缘分布子囊，子囊大小不等，一般在 30mm 以下，形态不同，多数子囊呈球形，子囊内为纯净无回声区，有的子囊变形或退化出现葡萄皮样回声。

（8）彩色血流：内囊壁及子囊壁无任何血流信号。

（9）穿刺诊断：超声引导下囊肿穿刺：①抽出的囊液清澈透明；②刺破子囊时立即失去张力，变为塌陷或出现葡萄皮样回声；③囊液中可检出包虫原头蚴（图 26-7-11，图 26-7-12）。

5. 囊肿实变型　此型少见，是包虫囊肿自然转归中的晚期表现。囊肿由于退行性变，原头蚴衰亡，囊液吸收而成为胶冻样物，超声检查呈粗糙杂乱的高回声（图 26-7-13，图 26-7-14）。

主要声像图特征：

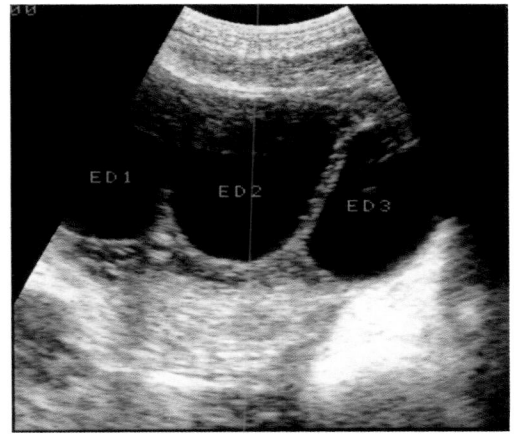

图 26-7-5 肺包虫囊肿 子囊孙囊型

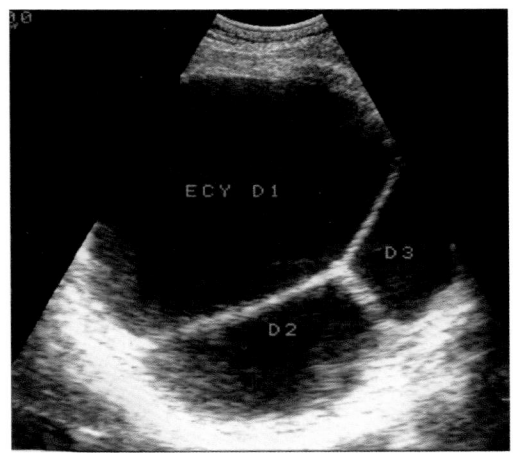

图 25-7-8 肺包虫囊肿 子囊孙囊型

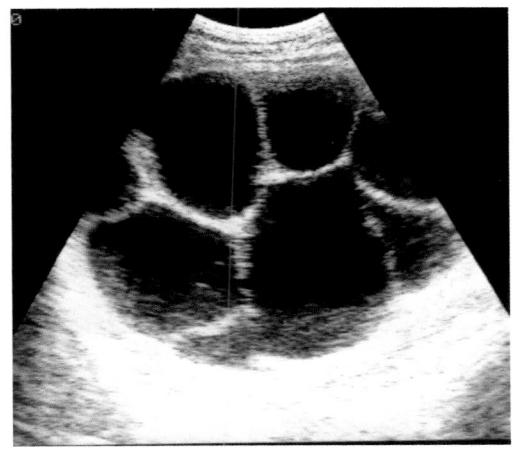

图 26-7-6 肺包虫囊肿 子囊孙囊型

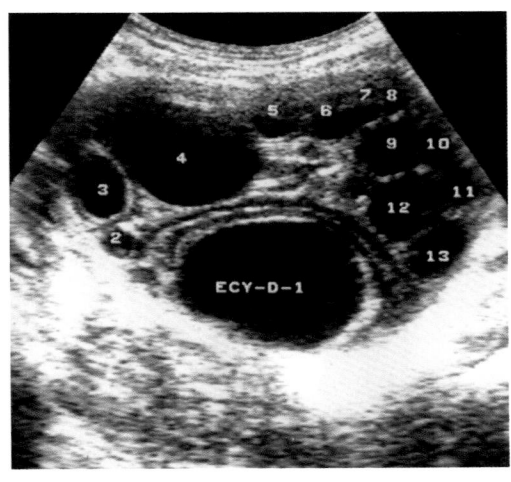

图 26-7-9 肺包虫囊肿 子囊孙囊型包虫囊肿占据肺段

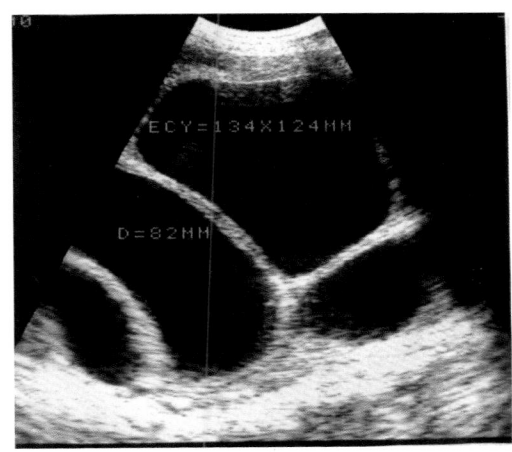

图 26-7-7 肺包虫囊肿 子囊孙囊型

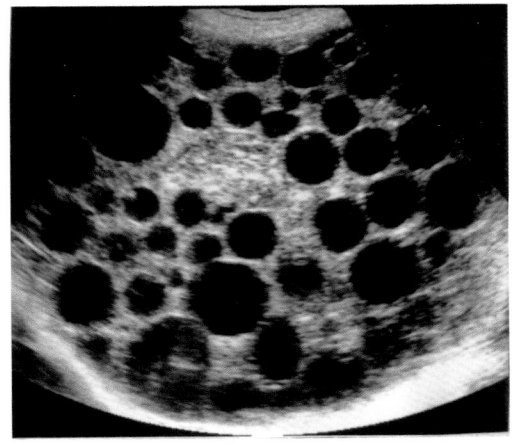

图 26-7-10 肺包虫囊肿 子囊孙囊型包虫囊肿占据肺叶

（1）囊肿形态 圆形或类圆形，虽无囊液但囊肿仍有一定张力。

（2）囊壁回声 囊壁完整，厚5～10mm，双

层壁结构消失，周边清晰，内面粗糙，壁可有钙化的条状或圈状强回声（图 26-7-13，图 26-7-

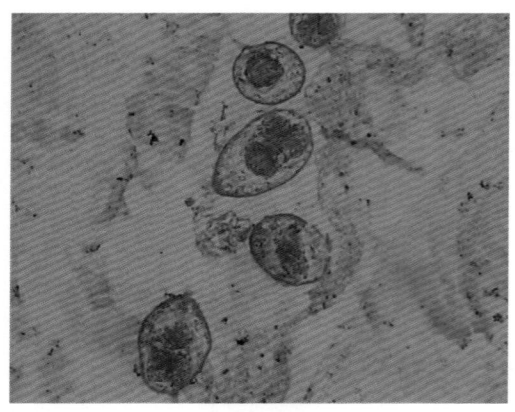

图 26-7-11　肺包虫囊肿囊液中的包虫原头蚴（5 个）

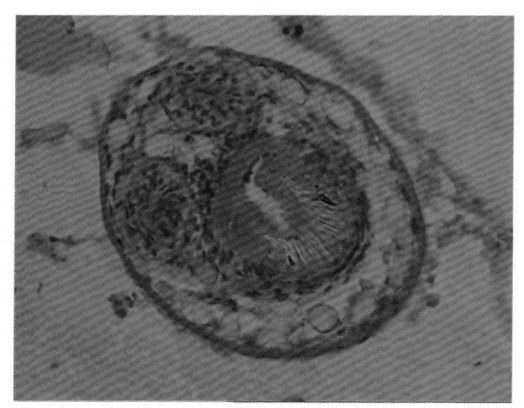

图 26-7-12　肺包虫囊肿高倍镜：包虫原头蚴的结构

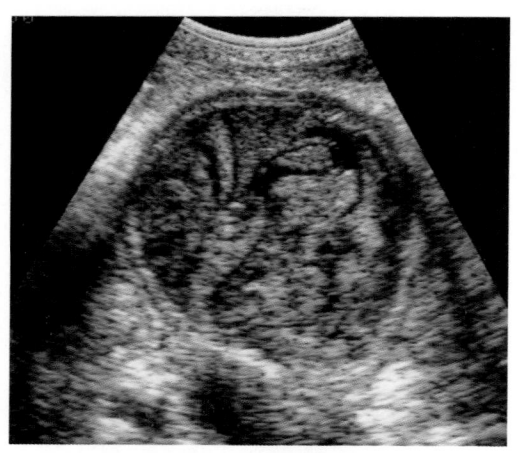

图 26-7-13　肺包虫囊肿　囊肿实变型

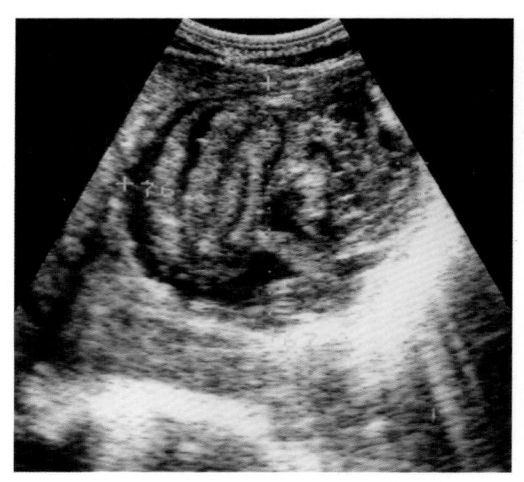

图 26-7-14　肺包虫囊肿　囊肿实变型

无任何血流信号与频谱。

（5）动态观察　囊肿有进行性缩小趋势，囊壁囊内可出现钙化并有进行性加重的趋势。

（6）穿刺诊断　在超声引导下应用粗针穿刺，可抽出胶冻样物或吸取的退化物行病检可做出病理诊断。

6. 囊肿钙化型　此型少见，是肺包虫囊肿自然转归中的"自愈"类型，这种自然转归的良好结局是唯一不需要治疗的类型。棘球蚴寄生在肺脏 3 年后即可出现钙化征象，10 年后约 70% 出现不同程度的钙化，但完全钙化成为"自愈"结局的为 3%～7%。囊肿显著钙化代表着包虫的衰亡，囊肿完全钙化是包虫原头蚴死亡的标志。

主要声像图特征：

（1）囊肿大小：多在 30～50mm 以内，多呈椭圆形，无张力。

（2）囊壁钙化：囊壁厚而不规整，双层壁结构消失，囊壁呈环齿样或新月状钙化的强回声伴声影，有的呈蛋壳样钙化的强回声。

（3）内部回声：囊内无囊液，多呈不规则的类似骨质样的强回声，有的囊肿完全钙化，囊壁囊内形成骨质样的强回声。

（4）动态观察：超声多次复查可观察囊壁囊内钙化呈进行性加重，钙化囊呈进行性缩小，但缩小缓慢，年缩小值 5～10mm。

7. 肺包虫囊肿合并细菌感染

肺包虫囊肿有 5%～7% 合并细菌感染，感染可发生于除钙化之外的各型包虫囊肿。感染可使包虫囊肿的声像图发生明显变化，严重感染致使

14）。

（3）内部回声　囊内几乎无囊液，呈实性粗糙杂乱的高回声，部分囊肿在高回声间有内囊壁的不规则条状强回声（图 26-7-14）。

（4）彩色血流　肿物周边无异常血流，内部

包虫囊肿典型的声像图特征消失。值得一提的是合并细菌感染的包虫囊肿中无存活的包虫原头蚴。

主要声像图特征：

（1）囊肿形态：圆形或椭圆形，尚有球体感。

（2）囊壁回声：囊壁完整，双层壁结构消失，多呈环周性增厚，最厚达 25mm，回声粗糙明亮，部分囊壁有钙化的强回声。

（3）内部回声：轻度感染者囊液中有细小光点漂浮，亦可有微量气体形成的团絮状高回声。严重感染者囊液变为脓汁，囊内充满光点光团，回声粗糙杂乱。感染使内囊壁完全分离破裂，脓液或脓汁中有不规则分布的内囊壁光条和变为干瘪的子囊壁回声。

（4）穿刺诊断：超声引导穿刺抽出脓液或脓汁和退化物。

8. 肺包虫囊肿破入胸腔　是一种较为多见的严重并发症，绝大多数发生在中晚期或合并细菌感染的肺周边型包虫囊肿。

主要声像图特征：

（1）囊肿形态：非呈圆形，无张力感。囊壁增厚 5～15mm，双层壁结构消失。

（2）破口回声：囊肿位于肺周边，囊壁紧贴胸膜的断面有破口回声，破口直径常在 5mm 以上，破口与胸腔沟通。

（3）内部回声：囊肿由于自行引流通畅，可无囊液或有少许囊液，囊内可有内囊壁的不规则光条回声，内囊壁可经破口伸入胸腔，有的囊肿的内囊壁可全部进入胸腔而囊内无光条。

（4）胸腔积液：囊肿破入胸腔后胸膜反应性大量渗出，短期内形成胸腔大量积液，并迅速增多，在液暗区中可有内囊壁的光条回声。

（5）动态观察：囊肿在短期内迅速缩小，囊液明显减少或消失，内囊壁等囊内容物亦减少或消失，胸腔积液短期内迅速增多。

（6）穿刺诊断：超声引导胸腔穿刺可抽出混浊液体，抽出包虫退化物或内囊壁碎片则诊断无疑。

9. 肺包虫囊肿破入支气管

肺包虫囊肿有 5%～10% 破入支气管，大于 50mm 的包虫囊肿可使支气管移位、管腔狭窄或使支气管组织坏死，进而破入支气管，形成包虫囊肿→肺→支气管瘘。所以支气管瘘 85% 以上的患者伴有咳嗽并咳出粉皮样物。

主要声像图特征：

（1）囊肿形态：囊肿已失去张力，非呈球形。

（2）囊壁回声：囊壁较厚 3～5mm，双层壁结构消失，囊壁常有钙化的强回声，有的病人可探及囊肿与支气管沟通的交通口。

（3）内部回声：囊液较少或无囊液，可有卷曲的内囊壁回声。

（4）囊内气体：囊内可探及不规则的游离的气体回声。

（5）囊肿皱缩：破入支气管的陈旧性囊肿，由于自行引流通畅，囊肿塌瘪皱缩，其内变为实质性回声，可见光条。

（6）穿刺诊断：囊肿有液体者可抽出混浊的囊液。抽出或活检取得内囊壁等退化物行病检，可为包虫结构。

超声诊断肺包虫囊肿的临床意义：肺包虫囊肿具有系列特征性声像图，譬如囊壁的双层结构、囊内的"落雪征"、内囊壁分离、塌陷、漂浮、卷曲、囊内的子囊孙囊等，根据上述特征性声像图即可直接做出诊断，特异性可达 99%，敏感性为 97%，准确性高达 99%。

二、肺泡型包虫病

肺泡状棘球蚴病又称肺泡球蚴病，亦称肺泡型包虫病，是由多房棘球绦虫的蚴虫寄生所致。肺泡型包虫病与囊型包虫病两者无论在虫系、病理、临床表现、声像图征象、预后等均截然不同，但寄生虫感染途径基本相同。

多房棘球绦虫长为 1.2～3.7mm。终末宿主是狐、狼、狗、猫等食肉动物，中间宿主为野生啮齿动物，主要是田鼠等鼠类。绦虫在终末宿主的小肠生长发育，成熟节片、虫卵随粪便排出体外，污染草原、水源等。虫卵呈球形，直径为 31～38μm，在寒冷潮湿的自然环境中存活半年左右，在 -26℃ 的条件下可存活 360 天。人是偶然的中间宿主，感染后虫卵在胃肠孵化发育为成蚴，蚴经肠壁进入门脉（血循环）又进入肺部。

泡球蚴病是一种特殊类型，占人体包虫病总数的 1.76%～2.37%。泡球蚴几乎都寄生在肝脏，据统计占 92.41%。寄生在肺的约 1%。泡球蚴寄生在肺实质，呈外生性芽式生长形成肿瘤样肿块，受累的肺组织的肿瘤样肿块有难以计数的

1～3mm 的小囊泡，囊泡周围有肉芽组织、纤维结缔组织增生和嗜酸粒细胞浸润，囊泡之间的组织出现退行性变或坏死，伴有异物性炎症反应。由于呈芽生性浸润性增殖，肿块边缘不规则，无包膜，与肺组织界限模糊，肿块表面呈结节状，为灰褐色或灰白色，硬如软骨，切面酷似实质性肿瘤。将此些病理改变通常称为泡球蚴肉芽肿，有不少学者将其称之肿瘤性包虫病或虫癌亦缘于此。

肺泡球蚴病的病灶超声图像通常分为实性肿块型、肿块液化型、实性结节型及肿块钙化型四种类型。肿块液化型和肿块钙化型是病灶处于不同病期的不同病理阶段的病理改变和声像图特征。

实性肿块型：是早期阶段的病理改变，实性肿块是肺泡球蚴病的基本型，占肺泡球蚴病的78%～97.5%，肿块通常较大，常为单发（图26-7-15）。

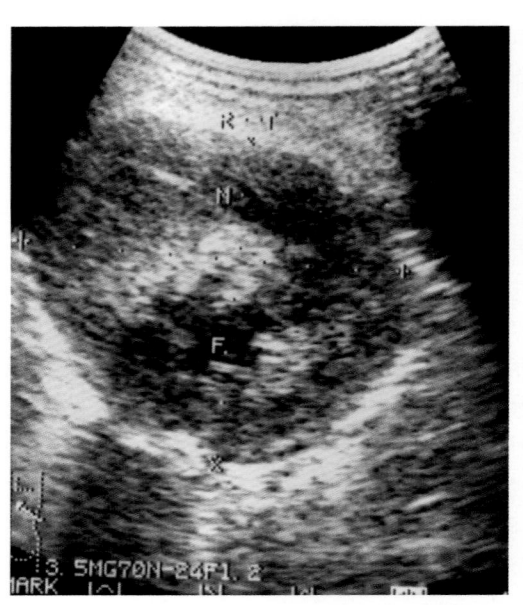

图 26-7-16　肺泡球蚴病　实性肿块型 F：坏死液化区

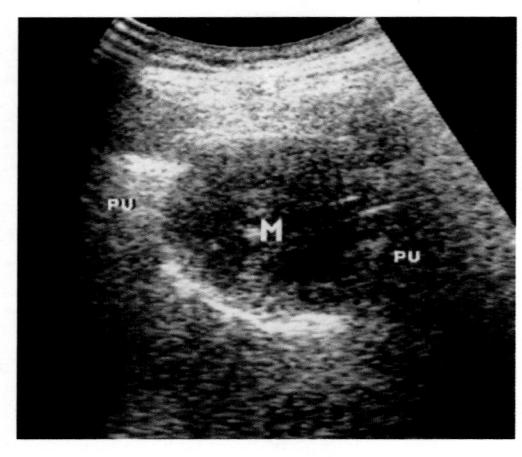

图 26-7-15　肺泡球蚴病　实性肿块型肺组织受压

肿块液化型：是中晚期阶段的病理改变，较大肿块基本都有坏死液化（图 26-7-16），青海省人民医院病理科在泡球蚴病的 30 份标本切片中只有一份未见坏死和液化。

实性结节型：结节样小肿块仅占 1.2%～2.5%，常为多发，呈散在性分布。

肿块钙化型：此型少见，是肺泡球蚴病自然转归中的"自愈"类型，亦是不需要治疗的类型。肿块钙化是包虫原头蚴死亡的标志。

肺泡球蚴病的主要声像图特征：

（1）肿块通常较大：肿块较大，一般为 30～70mm，亦有更大者可占据一个或数个肺段。

（2）肿块呈分叶状：肿块无论大小常为多形

性，较大肿块呈分叶状。

（3）肿块表面不平：肿块表面凹凸不平，有的肿块呈伪足样浸润伸入肺实质（图 26-7-16）。

（4）肿块边缘尚清：肿块周边无包膜，但与肺组织的界限尚清。

（5）肿块回声杂乱：肿块回声极不均匀，结构粗糙杂乱。

（6）肿块内小暗区：早中期的肿块内可见散在性小暗区，多数为直径 1～3mm。

（7）肿块砂样钙化：肿块无论大小几乎都有砂粒状钙化的无数细小点状强回声。

（8）肿块内无血流：应用彩色多普勒超声观察，肿块周边无异常血流，肿块内无任何血流信号及频谱，此一特征可与肿瘤相鉴别。

（9）肿块坏死液化：除钙化型肿块之外无论肿块大小几乎都有坏死的不规则低回声和液化的不规则无回声，只是范围大小的不同，坏死液化多从肿块的中心开始，巨大肿块可形成较大的液化腔，腔壁呈虫蚀样改变。

（10）肿块增大缓慢：超声动态观察肿块在短期内（半年）无明显变化，肿块增长缓慢，年增长值平均为 15mm，此一观察指数可与肿瘤相鉴别。但肿块的内部结构动态观察有明显的进行性变化，诸如坏死液化腔的形成与扩大、钙化征象的出现与加重。

（11）相邻器官受侵：较大肿块或 100mm 以上的巨大肿块侵及邻近组织脏器的发生率约 3%，

以芽生性伪足样延伸形式浸润为特点，例如肿块浸润支气管、纵隔、横膈和血管等。

（12）肿块钙化缩小：肿块出现片状或不规则钙化的强回声，亦可整个肿块出现完全钙化成为无形状的强回声，且呈进行性加重，同时肿块进行性缩小，进入钙化期。

（13）穿刺活检诊断：在超声引导下应用粗针穿刺，吸取肿块的组织物行病检可做出病理诊断：

镜下显示泡球蚴小囊泡及生发层等病理改变（图 26-7-17，图 26-7-18）。

肺泡球蚴病的上述系列声像图特征，譬如肿块回声杂乱、肿块砂样钙化、肿块内无血流、肿块增大缓慢等有非常高的特异性。

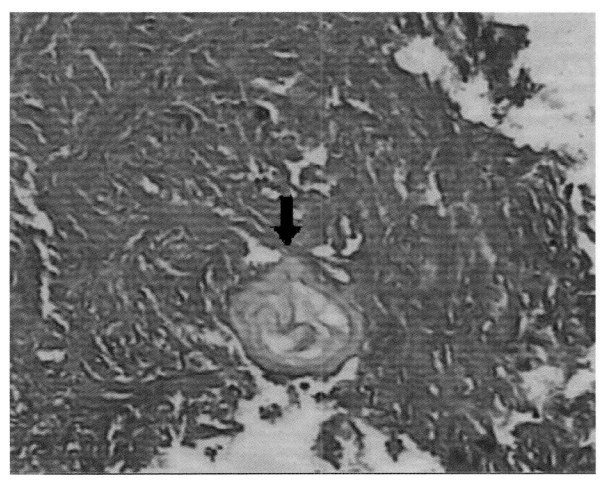

箭头示：泡球蚴小囊泡与生发层

图 26-7-17　肺泡球蚴病　穿刺活检

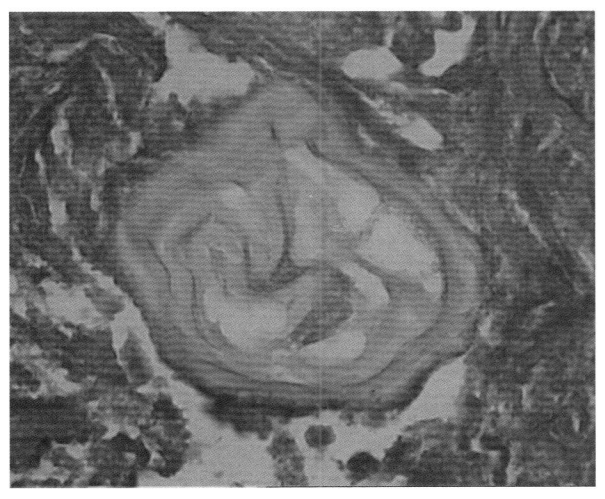

高倍镜：泡球蚴小囊泡与生发层

图 26-7-18　肺泡球蚴病　穿刺活检

三、肺包虫囊肿穿刺硬化治疗

包虫病在实时超声引导下经皮穿刺硬化治疗兴起于 20 世纪 80 年代后期与 90 年代初期。在此之前，包虫病的穿刺是绝对禁忌的。

包虫病不宜穿刺的禁规沿用了 120 多年。早在 1889 年前后不少学者曾对较大的包虫囊肿称为"穿刺放液术"的方法进行了盲目穿刺抽液治疗。限于当时的科学技术状况和设备等各方面的条件，被穿刺的患者出现了过敏、出血、播散移植、复发、感染等众多并发症。导致了穿刺治疗比非穿刺治疗有更高的死亡率。于是将这些诸多的并发症归咎于穿刺，认为穿刺所导致的并发症及其高死亡率超过了穿刺本身的意义。因此，得出了包虫囊肿禁忌穿刺甚至绝对禁忌穿刺的结论。将这一禁规著入了几乎所有的医学教科书和有关医学专著之中，沿袭了长达一个世纪。

随着科学技术的进步，学者们对包虫病有了全面而微观至深的认识，由于仪器设备的现代化和抗包虫药、多种有效抗生素以及免疫制剂的应用，尤其实时超声引导下穿刺技术的进步及其在临床各个领域的广泛应用，包虫病不宜穿刺的旧观念发生了新变化。近 20 年来，国内外许多学者对包虫囊肿在实时超声引导和监视下，进行了探索性经皮穿刺，报道的文献已有百余篇，在实时超声引导和监视下穿刺例数已逾万例，亦有在 CT 等其他影像学引导下穿刺的报道，作者分布于世界各地的 20 余个国家和地区。20 世纪 80 年代中期对包虫囊肿的穿刺大都属于诊断性的，80 年代后期、90 年代初期以至现今对包虫病的穿刺则几乎均以治疗为目的，现就包虫囊肿超声引导经皮穿刺硬化治疗作简要回顾。

1984 年 Mccorkell 报道了在 X 线透视引导下经皮穿刺治疗的 3 例肺包虫囊肿，无过敏反应，观察 3 年之久，无扩散移植等并发症发生，疗效满意。

1985 年 Livraghi 报道了 11 例肝包虫囊肿在超声引导下进行了诊断性经皮穿刺，同年 Mueller 报道了以治疗为目的选用 20G 针对肝包虫囊肿在超声引导下进行了经皮穿刺，均无过敏反应，亦无扩散移植等并发症发生。

1993 年 10 月笔者、王校智在第十六届国际包虫病学术交流会上报告了 138 例（两组合计）

肝和腹腔包虫囊肿在实时超声引导下经皮穿刺硬化治疗的研究结果，无严重并发症发生，疗效令人鼓舞，引起了与会代表的高度关注，王氏还报告了应用 12mm 的套管针对内囊等内容物进行刮吸治疗的研究结果。

1995 年在第十七届国际包虫病学术大会上制订并通过了世界卫生组织包虫病专业组提交的新的《包虫病诊断和治疗指导纲要》，此纲要把超声等影像学引导下对包虫病的穿刺硬化治疗技术列为主要的内容之一。

1997 年在第十八届国际包虫病学术大会上以穿刺治疗为专题，开辟了专业会场进行了为期一天的专题讨论，在专题讨论会上对于超声等影像学引导下对包虫病的穿刺疗法基本形成了共识。学者们认为超声等影像学引导下的穿刺疗法具有广阔的发展前景。

1997 年 Filice 报道了一组较为大宗的在超声引导下经皮穿刺硬化治疗 231 个肝包虫囊肿，无过敏，无扩散等并发症发生，取得了显著疗效。Filice 提出：对于 Gharbic 分类的Ⅰ、Ⅱ及Ⅲ型肝包虫囊肿的治疗，超声引导经皮穿刺硬化治疗是首选的方法。

1998 年 Salama 报道了一组大宗的在超声引导下经皮穿刺硬化治疗 558 个肝包虫囊肿，部分病例随访观察达 5 年，取得了非常显著的疗效。

1998 年 8 月和 9 月我国在新疆乌鲁木齐召开了全国包虫病影像学、治疗学学术会议和西部地区超声医学学术会议，仅在这两个学术会议上报道的包虫病穿刺治疗的例数就逾 1400 例，这是包虫病治疗学上的一场革命，一个飞跃，一大突破。由此可见，超声引导穿刺硬化疗法具有极强的生命力和广阔的发展前景。

2008 年 Brunetti，Filice 分析了在超声引导下经皮穿刺硬化治疗的 4 209 个肝包虫囊肿，出现过敏性休克的 16 例（0.38%），过敏性休克死亡的 2 例（0.047%）。

自 1992 年以来，青海省人民医院对 1516 例人体多脏器多部位多类型的包虫病，在实时超声引导和监视下，应用多种型号的穿刺针经皮穿刺进行了硬化治疗的研究，其中，囊型包虫病 1439 例（含 37 例肺包虫囊肿），泡型包虫病 77 例。对于最常见的包虫病，即肝包虫囊肿进行了深入研究：譬如肝多发包虫囊肿（最多达 11 个）、巨大的肝包虫囊肿（最大者囊液达 3115ml）、多子囊型肝包虫囊肿、合并细菌感染的肝包虫囊肿、与细小胆道交通的肝包虫囊肿和位于特殊部位的包虫囊肿，进行了探索性穿刺硬化治疗，均获成功，出现过敏性休克的仅 7 例，经及时积极抗过敏治疗均在 1 小时内恢复，无死亡病例，经长期随访观察，随访 5 年以上的 1019 例，随访最长的已逾 15 年 8 个月，无种植、扩散等并发症发生，复发的只有 9 例，复发率为 0.62%，远期疗效非常满意。

对于肺包虫囊肿，我们亦重点进行了研究，在超声引导下经皮穿刺硬化治疗，并在 2006 年发表论文进行了总结分析，取得了满意疗效，现结合文献和自身的经验简述如下。

（一）适应证和禁忌证

1. 适应证

（1）肺周边型单发单纯囊肿型包虫囊肿是最适宜穿刺的类型（图 26-7-19～图 26-7-21）。

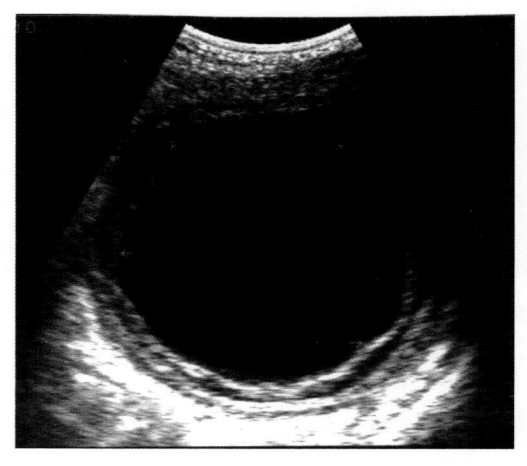

穿刺术前

图 26-7-19　肺包虫囊肿　单纯囊肿型

（2）肺周边型多发单纯囊肿型包虫囊肿。

（3）肺周边型内囊分离型包虫囊肿。

（4）肺周边型子囊型包虫囊肿（图 26-7-22～图 26-7-24）。

（5）肺周边型单纯型包虫囊肿合并细菌感染。

（6）肺周边型单纯型包虫囊肿外科术后原位复发。

（7）肺周边型单纯型包虫囊肿外科术后残腔长期积液或合并细菌感染。

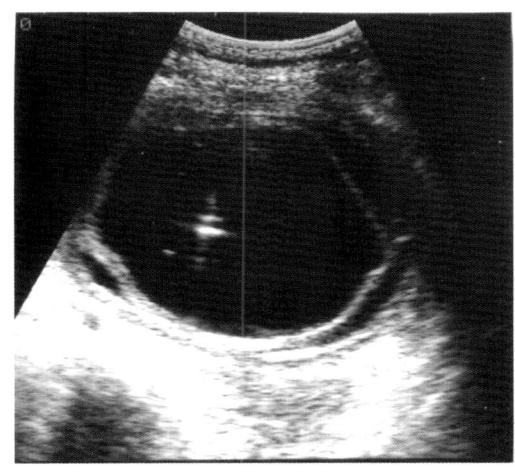

穿刺术中
图 26-7-20　肺包虫囊肿　单纯囊肿型

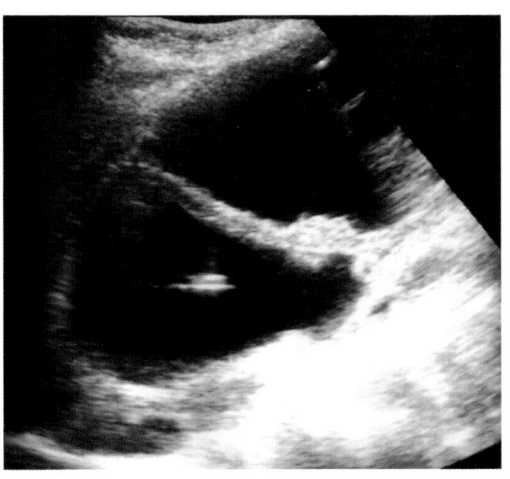

穿刺术中（一针穿刺两囊）
图 26-7-22　肺包虫囊肿　子囊型

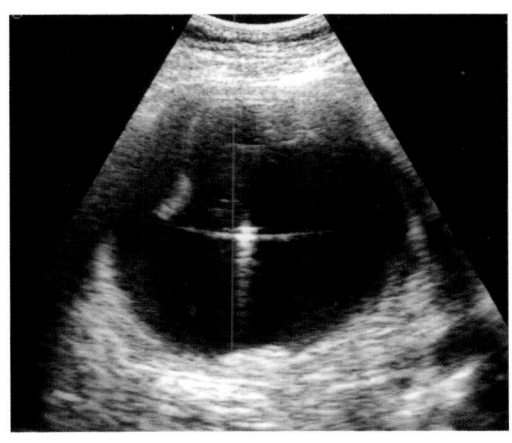

穿刺术中
图 26-7-21　肺包虫囊肿　单纯型

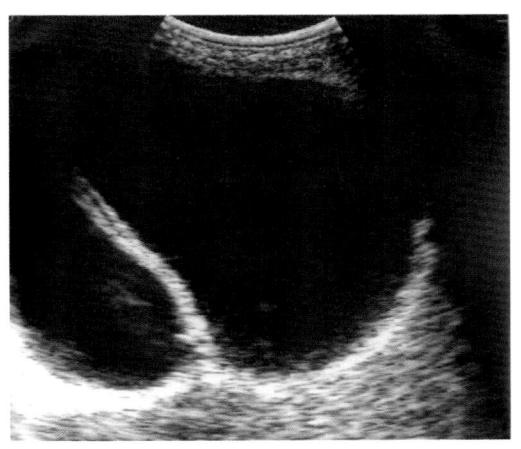

穿刺术前
图 26-7-23　肺包虫囊肿　子囊型

2. 禁忌证

（1）严重心、肺、肝、肾机能不全者。

（2）有较明显凝血机制障碍、出血倾向者。

（3）肺包虫囊肿破入支气管者。

（4）肺包虫囊肿伴有胸水者。

（5）肺包虫囊肿的囊壁和囊内有显著钙化者（已不需要硬化治疗）。

（6）患者精神高度紧张不能合作者。

（二）术前准备

1. 仪器探头　穿刺前调试好超声仪器，使仪器处于完好的备用状态，穿刺探头（或穿刺架）经福尔马林等熏蒸消毒或在新洁尔灭、万福金安等消毒液中浸泡消毒（允许可在液体中浸泡的探头），探头频率以 3.5～5MHz 为宜。

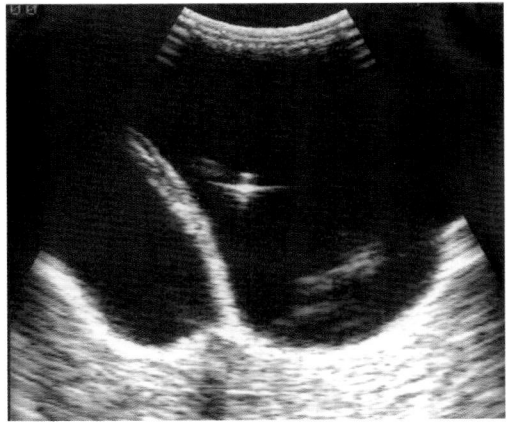

穿刺术中
图 26-7-24　肺包虫囊肿　子囊型

2. 穿刺针具　一般选用 18～20G 的 PTC 针

或多孔针，外径 0.8～1.2mm，长为 150～200mm，必要时备有 16G 粗针，需要置管引流者备好相配套的 PTC 针与管、三通接头、抽吸软管等均在新洁尔灭、万福金安或其他消毒液中浸泡消毒。此外，还应备有吸引器。

3. 穿刺包　包有大方盘、治疗巾、纱布、换药碗、钳、剪、持针器、5～50ml 注射器数具和标本瓶等物品的穿刺包，高压蒸汽灭菌。注射器亦可选用一次性的。

4. 治疗盘　碘酒、乙醇、万福金安等皮肤消毒剂，利多卡因等麻醉药，无水乙醇，25％高渗盐水，生理盐水和甲硝唑注射液等置于治疗盘备用，还应备有常用的急救药品及吸氧设备。

5. 患者准备

(1) 穿刺患者常规检验出凝血时间、血小板计数。必要时行有关其他检查。

(2) 穿刺前 3 天患者开始服用抗包虫药，如阿苯达唑 20～30mg（kg·d）。

(3) 穿刺前 1 天或当天患者服用地塞米松或息斯敏等抗过敏药，亦可穿刺当天静脉点滴氢化可的松 100mg 或地塞米松 5～10mg 和维生素 C3～5g。

(4) 肺包虫囊肿合并细菌感染者，穿刺前 3 天服用利菌沙等有效抗生素。

(5) 精神紧张的患者除作必要的解释工作外，在穿刺前可肌注安定 5～10mg。

(6) 穿刺患者常规在穿刺前建立静脉输液通道，以便在穿刺术中用药。

（三）硬化剂与用法

1. 硬化剂　一般选用 95％以上的乙醇，浓度愈高，疗效愈佳，选用无水乙醇最为适宜。亦可选用 20％～25％高渗盐水，常用于包虫囊肿合并细菌感染者。

2. 硬化剂作用原理　包虫囊腔注入高浓度的硬化剂有如下作用：①对包虫原头蚴直接起灭活作用；②对囊壁生发层起硬化作用；③对残存的尚未刺破的子囊硬化剂弥散渗透亦起硬化作用，同时灭活子囊内的原头蚴和硬化破坏育囊；④囊腔注入保留硬化剂造成包虫原头蚴难以生存的内环境；⑤囊腔注入保留硬化剂亦可防治细菌感染。

3. 硬化剂用法　硬化剂注入量为囊液抽出量的 30％～80％，分次注入，反复硬化，子囊内注入量为子囊液抽出量的 80％。应抽完囊液后方可注入硬化剂，注入后滞留 5min 以上方可抽出，抽出的滞留液若超过注入量的 20％时，应再次重复行硬化剂注射。须抽完滞留液后视囊腔大小重新注入硬化剂 3～10ml 保留在囊腔。

（四）方法步骤

1. 取适宜体位　临穿刺前再次重复超声检查，初步定位，拍摄穿刺前的对比图片（或录取图像）并测定有关数据，常规皮肤消毒，铺无菌单，换用已消毒的穿刺探头（或穿刺架）进一步确定穿刺途径，精确确定穿刺点、深度和角度。用 1％～2％利多卡因麻醉穿刺点。

2. 技术操作　在实时超声引导和监视下进行穿刺，将针置入穿刺探头的固定槽（或穿刺架中），刺进已局麻的穿刺点之皮下组织，当穿刺的靶标——包虫囊肿清晰显示时令患者屏气，须把握好进针深度和角度，敏捷快速地将针刺进囊腔中心，根据以下不同囊肿的情况进行技术操作。

(1) 单纯型包虫囊肿：当针尖到达囊腔中心时立即拔出针芯，连接软管迅速进行抽吸囊液以达到快速减压目的，须抽完囊液即声像图所显示的囊腔液暗区完全消失或针尖确认位于囊腔而不能抽出囊液时注入硬化剂行硬化治疗。

(2) 子囊型包虫囊肿：当针尖到达囊腔时用上述方法进行快速减压，无明显张力感时，采取不同角度逐个刺破子囊抽尽囊液行硬化治疗，最后抽完母囊腔的全部囊液行硬化治疗。抽出所有滞留液视囊肿大小重新注入 5～10ml 硬化剂保留在囊腔。

(3) 合并细菌感染的包虫囊肿：选用 18G 或 16G 多孔针或 PTC 针穿刺，抽完囊液后用生理盐水或甲硝唑液反复冲洗直至抽出的囊液清亮，继之行硬化治疗，亦可用 25％高渗盐水反复冲洗直至抽出液清亮。严重细菌感染的包虫囊肿囊液呈脓汁者可不行硬化治疗（业已证实，在脓液及脓汁中尚无存活的包虫原头蚴），但须注入甲硝唑 3～5g（用生理盐水稀释为 5～10ml）或注入 25％高渗盐水注入 5～15ml 保留在囊腔。对这种严重感染的囊肿，必要时置 PTC 管冲洗引流。

对于外科术后残腔或穿刺术后囊腔积液合并细菌感染者，亦采用此法进行冲洗或置管引流。半月或 1 月后超声复查，囊腔仍有较多液体或脓液时用上述方法再次进行反复冲洗，疗效满意。

3. 术后观察与疗效判定

（1）术后观察：穿刺术后进行必要的观察，尤其在1h内须进行严密观察，注意有无出血、过敏等并发症发生，及时发现，积极处理。门诊患者须观察1h以上，无出血和过敏反应等并发症的任何迹象时，方可离院。

（2）疗效观察：穿刺硬化治疗术后分别于3个月、6个月、1年和以后每年重复超声检查进行系列观察，观察内容包括：①囊肿穿刺硬化治疗后渗出期、吸收期和钙化期等各期的详细变化，具体观测囊肿的大小，获得年缩小值，囊壁有无钙化及其钙化程度，囊腔液体的多寡和囊内有无钙化及其钙化程度；②穿刺针道和胸腔有无包虫扩散移植的迹象；③包虫囊肿有无原位复发的迹象；④囊腔有无细菌感染。以获得客观评价疗效的多种信息。

（3）疗效超声判定标准：①治愈：超声检查囊肿消失或缩小90%以上，其内无囊液，囊壁和囊内均有显著钙化或完全钙化者；②显效：囊肿缩小50%以上，囊腔有少许囊液，无子囊，囊壁和囊内有部分钙化者；③好转：囊肿缩小30%以上，有较多囊液，但无张力感，无子囊，囊壁和囊内无明显钙化者；④无效：囊肿与穿刺前基本相同者；对于显效、好转和无效的病例应超声多次复查系列观察1年以上方可判定。⑤复发：超声多次复查，动态观察1年以上，囊肿大小复原，形状复圆同时具备下列之一者可认定为复发：1）囊壁回声重新出现光滑规整的双层结构；2）囊底部有堆积的包虫砂之细小光点回声，且活动后光点在囊液中漂浮下沉形成落雪征；3）囊内重新出现有活力（呈球形）的子囊回声；4）再次穿刺抽出30%～50%的囊液时内囊壁出现分离、塌陷、漂浮、卷曲的独特征象；5）穿刺抽出的囊液仍然清澈透明，这种囊液唯独包虫囊肿所特有，故称之包虫液；6）囊液中镜检再度查见包虫原头蚴。

（五）囊液检验与处理

囊液用标本瓶收集送检，应收集沉积于瓶底部的囊液，并在1h内离心沉淀后行包虫原头蚴镜检，必要时行特殊染色活力观察及其数目测定，此外，送常规生化检验，疑及感染者囊液亦送细菌学培养检验。囊液检验不仅提供寄生虫学的病原诊断依据，而且对于包虫虫族、活力状态、原头蚴数目及其与囊肿不同阶段病理改变的关系进行研究，还可了解囊液中的其他有形成分和生化学等微观改变。

（六）注意事项与并发症的预防

1. 穿刺前后须服用抗包虫药　穿刺前1～3开始服用和穿刺术后继续服用1周足量的抗包虫药，即能够预防可能渗漏的包虫原头蚴"着床"种植，又能够强化治疗效果。穿刺硬化治疗与药物化疗的联合应用是包虫病治疗方面的重大突破，被视为目前最有效、最简便、最实用的新疗法。

2. 穿刺前应用抗过敏药　穿刺前1天和穿刺当天静滴或口服较大剂量的地塞米松或息斯敏等抗过敏药，可预防或减轻可能外渗的包虫液引起的过敏反应（如过敏性休克）。

3. 穿刺进针前使患者处于适宜体位　静卧10～20min，使包虫原头蚴沉降于囊底部，进针深度应控制在囊肿上清液中，此法可避免原头蚴经穿刺道漏出而扩散移植。

4. 巨大包虫囊肿（直径大于100mm或囊液500ml以上者）　穿刺当针尖到达囊腔中心时立即迅速抽吸囊液达到初步减压目的，当囊肿无明显张力感时，则缓慢抽完囊液，抽净囊液后方可注入硬化剂行硬化治疗，且注入总量要多，为囊液抽出量的30%以上，可达50%或更多，但须分次注入，多次反复冲洗硬化治疗，首次注入量应占注入总量的40%以上。

5. 多发包虫囊肿　穿刺硬化治疗的原则为先大后小，先单纯后复杂，先易后难，亦可分期，对于多发的包虫小囊肿，直径小于5cm的可一次性穿刺治疗，对于多发的较大囊肿可分期穿刺治疗，一般间隔3～5天再次行穿刺硬化治疗，每次穿刺2～3个囊肿为宜。对于伴有其他脏器或部位的包虫囊肿同时需穿刺硬化治疗者，亦采用此原则。

6. 保证疗效，防止复发　穿刺硬化治疗中注意把握好以下技术操作的各个环节

（1）选择最佳穿刺路径：穿刺进针路径尽可能通过胸壁最近处。进针须避开肺、支气管及血管等，穿刺全过程须在超声引导和监视下完成，穿刺全程注意无菌操作。

（2）穿刺进针迅速准确：穿刺针在麻醉点进

针于皮下，在超声引导和监视下确定进针深度和角度，继之迅速进针到位，进针深度应控制在囊肿上清液中。

（3）立即抽吸务必抽净：穿刺进针到位后，应立即抽吸囊液以达到迅速减压目的，直至抽净囊液后方可注入硬化剂进行硬化治疗。

（4）选用高浓度硬化剂：硬化剂可选用99.97%的乙醇或25%的高渗盐水，浓度愈高，疗效愈佳。

（5）硬化剂注入量要多：硬化剂注入量为囊液抽出量的30%以上，可达50%或更多，使囊腔充盈，硬化剂与囊腔壁充分接触，以有效灭活包虫原头蚴。

（6）硬化剂滞留时间长：硬化剂首次注入囊腔后需滞留5~10min方可抽出，继之硬化剂反复注入进行硬化治疗时每次注入囊腔后应滞留2~3min方可抽出，以起到灭活包虫原头蚴的作用。

（7）反复多次硬化治疗：将硬化剂的注入总量分次注入囊腔进行硬化治疗，反复多次注入冲洗，直至抽出的冲洗液（即硬化剂）清亮。

（8）囊腔保留硬化制剂：硬化治疗之后根据囊腔大小须重新注入一定量的硬化剂保留在囊腔，在囊腔保留硬化剂对子囊型包虫囊肿尤为重要，以杀灭残存的包虫原头蚴和硬化（破坏）尚未刺破的子囊，这是获得满意疗效和防止复发的重要措施。

（9）可行多次穿刺治疗：穿刺术后短期内囊肿复原者或囊腔有较多液体者，尤其是巨大包虫囊肿穿刺术后往往还会再积液，再次行穿刺抽吸囊液注入硬化剂进行硬化治疗的疗效甚佳。

（七）临床意义

长期以来，包虫囊肿的治疗传统采用外科手术，尽管术式和手术技巧不断改进，但依然存在术后复发、种植、长期残腔积液、感染、乃至形成脓肿等众多的并发症，仅复发率而论高达11.4%，此外，外科手术尚有一定的创伤性、危险性和复杂性，患者痛苦大，住院时间长，经济负担重等弊端难以避免。

近20余年来，对于抗包虫药物化疗进行了深入研究，虽然对包虫病有一定疗效，尤其在手术或穿刺前后用药对于预防复发，防止种植及迁徙移植，强化疗效等方面有更积极的意义，但由于包虫囊肿双层壁的特殊结构，囊内有效的药物浓度过低，囊肿过大等诸多因素使药物治疗受到限制。

近些年介入性超声广泛应用于临床各个领域，不少学者在超声等影像学引导下对于包虫囊肿穿刺抽吸囊液注入硬化剂等治疗取得了满意疗效。至2015年底，国内外有关包虫病在影像学尤其实时超声引导下穿刺硬化治疗的文献已有100余篇，笔者综述分析了已公开报道的14 579例包虫病在以超声为主的影像学引导下穿刺硬化治疗的资料，发生过敏性休克的51例，发生率为0.34%，死亡3例，死亡率为0.021%，复发165例，复发率为1.13%，显著低于外科术后7.4%~11.4%的复发率。随着超声仪器的更新换代，穿刺经验的积累，穿刺技术的进步，穿刺前后预防措施的完善和对包虫病更全面更深入的认识，过敏性休克、出血、感染、扩散种植等严重并发症发生率明显下降，原位复发率亦显著下降，有数组文献报道尚无复发病例。穿刺治疗总有效率可达99%，远期疗效令人满意，我们分析了包虫囊肿穿刺硬化治疗后超声随访观察已逾5年以上的1019例，其中913例的包虫囊肿（包括37例肺包虫囊肿）已基本消失或完全钙化。国外学者Filice报道的超声引导下经皮穿刺硬化治疗231个包虫囊肿及Salama报道的在超声引导下经皮穿刺硬化治疗558个包虫囊肿，随访观察达5年以上的病例亦完全钙化。

实时超声引导和监视下的经皮穿刺，是包虫病治疗方面的重大突破，从而结束了100余年来包虫病不宜穿刺的禁规。此法完全不同于120余年前的"盲穿放液术"。超声引导和监视下的经皮穿刺硬化治疗较盲穿有如下优点：

（1）是在实时超声引导和监视直观下完成穿刺硬化治疗的全过程，即穿刺进针到位，抽吸囊液，刺破子囊，冲洗囊腔，注入药物或硬化剂以及置管引流等。

（2）能够精确选定穿刺径路、能够准确刺入病灶靶标和完全可以控制进针深度和角度。

（3）针刺入囊腔时清晰显示，在实时观察下根据囊腔的回缩可调节穿刺针，使针尖自始至终保持于囊腔中心。

（4）穿刺完全能够避开肺组织，肾等邻近重要脏器。

由于超声引导下的穿刺具有以上无与伦比的独特优势，因而此法迅速扩展至临床各个领域，亦包括包虫病的穿刺硬化治疗。

实时超声引导和监视下的经皮穿刺硬化治疗包虫病较外科手术亦有诸多的优越性：

（1）穿刺简便易行，操作直观，创伤轻微，安全实用，重复性强。

（2）穿刺成功率高，并发症少，复发率低，疗效卓著。

（3）患者痛苦小，恢复快，无须住院，费用低廉，乐于接受，适应证宽，老弱宜可。

（4）可在手术室之外的床旁等处施行穿刺硬化治疗，便于推广和开展此种新疗法。

综上所述，超声引导和监视下经皮穿刺硬化治疗包虫囊肿，是一种非开放性手术治疗的新途径，是治疗肺周边型单纯型包虫囊肿的首选方法，可取得与外科手术相媲美的疗效，尚有替代传统外科手术疗法的趋势，具有广阔的发展前景。

（宋书邦）

参考文献

[1]　Mccorkell SJ. Unintended Percutaneous Aspiration of Pulmonary Echinococcal Cysts. AMJ，1984，143：123-124.

[2]　Livraghi T，Bosoni A，Giordano F，et al. Diagnosis of Hydatid Cyst by Percutaneous Aspiration：Value of Electrolyte Determinations. J Clin Ultrasound，1985，13：333-337.

[3]　Filice C，Brunetti E. Use of puncture aspiration injection re-aspiration in human cystic Echinococcosis. Acta Tropica，1997，64：95-107.

[4]　Salama HM，Ahmed NH，elDeeb N，et al. Hepatic hydatid cysts，sonographic follow-up after percutaneous sonographically guided aspiration. J Clin Ultrasound，1998，26：455-460.

[5]　Giorgio A，Di sarno A，de stefano G，et al. Sonography and clinical outcome of viable Hgdatid liver cysts treated with double percutaneous Aspiration and Ethanol injection as first-line therapy and long-term follow-up. A J R（American Journal of Roentgenology）2009，193：186-192.

[6]　Song Shu-bang（宋书邦），et a1. treatment of Hepatic Cyst by Ultrasound Guided percutaneous Sclerotherapy. The l6th international Congress of Hydatidology ABSTMCTS，Beijing，1993：409

[7]　宋书邦，等.人体包虫病超声引导经皮穿刺硬化治疗.中国超声医学杂志，1996，增刊：60-62.

[8]　宋书邦.肝包虫囊肿介入性超声微创治疗的研究现状.中华医学超声杂志（电子版），2004，1：41 -43.

[9]　马钦风，宋书邦，张玉英，等.高原地区肺包虫囊肿超声引导穿刺硬化治疗的远期疗效观察.高原医学杂志，2006，1：45-46.

[10]　王顺义，宋书邦，张玉英，等.肝巨大包虫囊肿超声引导穿刺硬化治疗的方法学研究.中国超声医学杂志，2010，4：367-369.

[11]　王顺义，宋书邦，张玉英，等.849例肝包虫囊肿超声引导穿刺硬化治疗的疗效评价.中华医学超声杂志（电子版），2011，8：33-36.

[12]　张育新，宋书邦，张玉英，等.包虫囊肿超声引导穿刺中过敏性休克的预防与急救.中国超声医学杂志，2013，12：83-85.

第八节　超声引导下经皮肺穿刺活检的临床应用

肺部的影像学检查，对肺部肿块诊断可提供重要线索和诊断依据，但对肺部病理性质尚难以明确，不能满足临床治疗上的要求。纤维支气管镜可对中心型肺部肿块帮助明确诊断，而对肺周边部肿块诊断仍困难。这些病变在超声引导下经皮肺穿刺做活检，可获病理诊断。经皮肺穿活检，检出率高，所需设备简单，操作容易，并发症及患者痛苦少，费用低，只要掌握好禁忌证和预防并发症，是一种安全有效的方法，能为肺周边部肿物明确诊断，有助于临床治疗方案的选择。

一、适应证和禁忌证

1. 适应证

（1）肺部肿块在临床治疗方案选择时，需要病理诊断依据的患者。

（2）胸片检查肺脏有 $1\sim2cm$ 以上的周边部肿物，病灶近胸壁处，能被超声显示者。

（3）无明显胸水，身体一般情况良好，病变确诊后有治疗价值。

（4）愿意配合的患者。

2. 禁忌证

（1）肺部病变超声扫查显示不清楚者。

（2）不能密切配合或有频繁咳嗽者。

（3）有出血倾向患者。

（4）一般情况较差或心肺功能不良者，有严重的肺动脉高压者，一侧为无功能肺，而另一侧肺内病变做穿刺活检者。

二、器具和术前准备

（一）器具设备

1. 超声仪 要求选用分辨率高，显示图像清晰的实时彩色多普勒超声仪，在操作过程中，能实时显示脏器内肿块大小、位置以及穿刺针移动过程和针尖的确切位置。在仪器上应设置有穿刺角度引导线装置，便于对靶标导向穿刺。

2. 穿刺探头和导向器 经皮肺穿所用的穿刺探头，可选用专用穿刺探头，不过在实际工作中，多数采用普通探头佩带导向器来代替专用穿刺探头，既经济又实用，且清洗、消毒也较方便。超声探头的种类有很多种，都可以装置相应的导向器组成穿刺探头。我们选用扇形或凸形探头两种，因

为肺部穿刺活检在胸壁肋间隙进行扫查观察和监控，探头两侧肋骨影响进针，因此探头和胸部体表接触面小，可使穿刺野范围增大，便于穿刺操作。

各种不同型号的超声仪，其探头结构各不相同，要求佩带不同的穿刺导向器（图 26-8-1），一般厂方均配备有各种规格的导向器供使用单位选择。为提高超声监控穿刺活检阳性检出率，对导向器有一定要求：导向器内的针槽长度应大于3cm，保证穿刺针不偏移；导向器要容易将针安入与卸离；针槽的口径应可调节能适合不同型号的穿刺针；穿刺针移动时不能有晃动或阻力感；进针角度控制装置有二类，一类是固定式，即只有一种进针角度，另一类是可调式，即可选择不同角度进针。超声导向器虽有各种不同形状，但其主要结构是相似的（图 26-8-2）

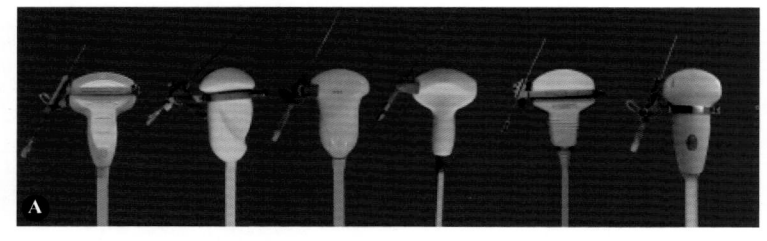
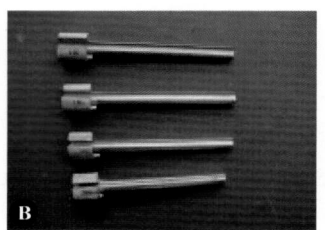

A.（从左到右）依次为 GE、飞利浦、迈瑞、西门子、阿洛卡和百胜等不同型号探头及佩带相应导向器；

B. 针槽：根据需要置换不同粗细穿刺针，匹配有不同规格针槽

图 26-8-1　各种形状探头匹配不同导向器和针槽

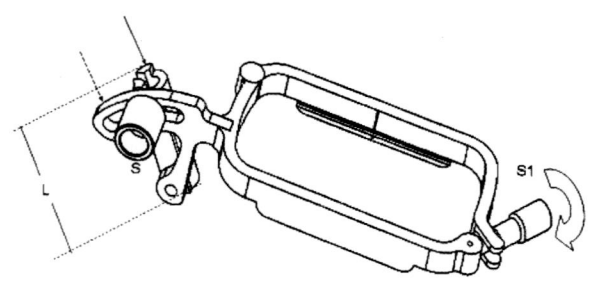

针槽长度 L=4.0cm，S=引导管松紧调螺丝，S1=导向器安装，脱卸螺丝

→=引导管-- ->=引导管角度调节板（图 26-8-1，图 26-8-2 由苏州立普公司提供）

图 26-8-2　超声导向器结构

3. 穿刺针 穿刺针的种类繁多，肺部穿刺活检一般采用以下两种类型；一种是用于组织细胞活检，多选用类似腰椎穿刺针的普通穿刺针进行肺部肿块细胞学活检，多数采用细针（23～20G）

长度 12～20cm，如普通的 PTC 针，用于抽吸法涂片做细胞学检查等；另一种是用于组织活检法，其种类较多。目前用于肺穿刺活检多采用 Tru-cut 针，亦称半壁针常用规格有 20G、18G、16G、14G。此针的针芯远端靠近针尖部位有一凹槽，针管与针芯配合时，该槽构成活检腔，通过穿刺操作利用活检腔的启闭进行组织活检。（图 26-8-3）

4. 穿刺包及其他用品 穿刺包内含洞巾、治疗巾、弯盘、碗等，穿刺包经消毒后备用；其他用品可备有方盘、一次性注射器、2%利多卡因、生理盐水、手套、玻片、标本瓶等；尚须备有抢救用物（听诊器、血压表、氧气和急救药品等）。

（二）术前准备

1. 患者准备工作 患者术前应检查血常规、血小板计数、出凝血时间、心电图等检查；记录好血压、脉搏、心率，并询问患者有无药物等过

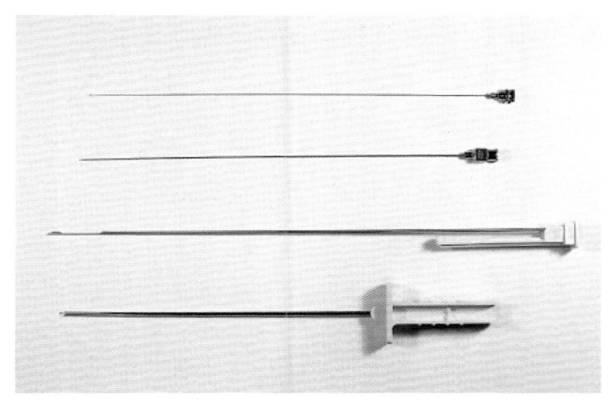

图 26-8-3　抽吸法组织细胞活检针（上图）及组织活检切割针（下图）结构切割针的针尖部有 2cm 缺槽与套针闭合时构成活检腔

敏史；收集好患者 CT 片、X 胸片；术前向患者和其家属交代穿刺目的、方法及有关注意事项等、术前患者或家属需知情并签字。

2. 医师准备工作　认真阅读 X 线片、CT 片，了解病史、病变情况和方位，拟定超声探查体表部位。先用探头扫查病变大小、熟悉病变声像特征、选择穿刺途径，注意避开血管、确定穿刺点并在体表作好标记、预计取材目标方位，测量体表穿刺点至病灶表面和病灶取材部位的距离等，做到穿刺活检前心中有数。

三、操作方法

1. 患者体位　通常取坐位，患者两手抱头部或颈部。穿刺部位若在患者背侧，常取带有靠背座椅，患者骑坐，双手环抱椅背，也可取卧位进行穿刺。

2. 确定皮肤穿刺点　在穿刺前再结合 X-胸片、胸部 CT 片，对确定超声穿刺点进行复核，再次测量病灶大小、观察病灶声像，确定进针部位、方向并测量进针角度、深度等，选择好最佳穿刺途径和取材目标，最后将穿刺点，复核后在体表做好标记。

3. 局部消毒、铺巾　对已确定的穿刺点局部进行常规消毒，以穿刺点为中心消毒面积约 30×30cm，铺洞巾等。

4. 局麻　用 2% 利多卡因局麻，可嘱患者练习在穿刺过程中需呼吸配合的动作，先平静呼吸，再在吸气后屏住呼吸，可进行多次练习。局麻方法按常规进行，在进针处局麻直达胸膜。

5. 超声引导下经皮肺穿刺　如做细胞学活检，取细针（20～22G）穿刺，在超声引导下观察穿刺针进入病变，提插 3～4 次后，放掉负压进行抽吸后出针，把细针内抽吸物推至玻片上涂片。如做组织病理检查，一般取粗针（18～14G）作切割，（国内也有采用细针 20G 切割针）。穿刺前，先关闭针尖凹槽活检腔，穿刺针进入体内病灶表面（图 26-8-4A）此时左手固定套管针，右手只推针芯进入病灶内（图 26-8-4B），使周围的病变组织进入凹槽即活检腔，然后推进套管针并使之与针芯闭合，使活检腔内组织与周围组织沿套管针上的切缘分离（图 26-8-4C）。最后在切割针关闭状态下退出穿刺针，取出活检腔内标本，置于标本瓶，待送验。切割针种类很多，选用其他槽式切割针也可以，但效果没有半壁切割针好。

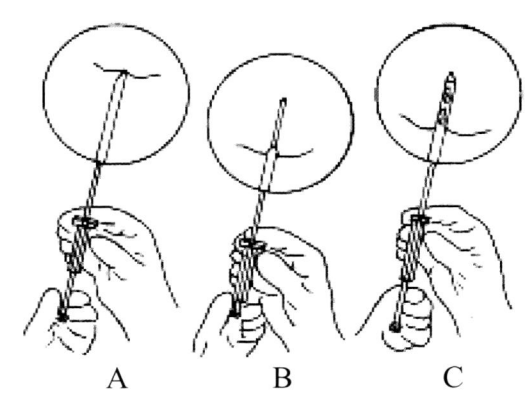

A. 穿刺针穿入体内达肿物表面；
B. 推进针芯，使针槽进入块物内；
C. 送入套针，关闭针槽活检腔，完成对标本取材

图 26-8-4　切割法手动操作步骤

6. 自动活检装置的应用　经皮肺穿切割活检也可采用自动活检切割装置，自动活检装置亦称活检枪，"枪"内设有两组弹簧装置，分别用以高速弹射活检针芯和套管针。并且中止于一个特定的距离，如肿瘤组织内，如此完成该距离内的组织切割取材（图 26-8-5）。用以代替传统采用手动的操作比较复杂的穿刺取材过程，使穿刺过程更加简化。活检枪的有力弹射切割，不仅可以减少手动操作可能引起的损伤、失误和并发症。而且能提高活检标本的质与量以及提高穿刺活检阳性率。操作者只需对准病变器官内的活检目标，按压扳机，活检枪即可自动推进并完成切割取材。

一旦出现"枪响"，即可迅速退针。被切割的细条组织位于槽内，受到套管针的充分保护。取出槽内的活组织标本，置于标本瓶内送检。

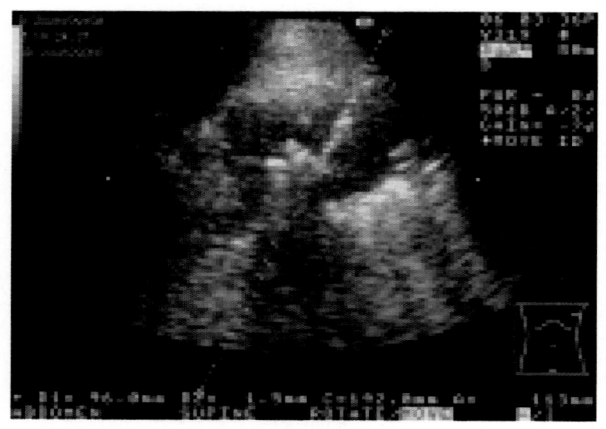

探头频率 3MHZ，活检针 18G，病理结果：肺腺癌

图 26-8-5　肺部肿物超声引导下活检枪穿刺活检

四、标本处理

1. 采用细针抽吸法取材　所取得标本量少，一般做细胞学检查，注意残留在穿刺套针内的微量标本，尽可能设法取获，在制片时勿用玻片一端推制，也勿用针尖进行涂片，应用针干将取的组织均匀地涂布在玻片 2/3 面上，并立即用 95% 乙醇或 10% 福尔马林固定后送验。在混有血液的标本，要在血液凝固前涂片，或事前先在针管内存放微量肝素抗凝，防止细胞和血液形成凝固块，而发生漏诊的可能。另外，玻片涂片后应从速固定标本，以防细胞干燥固缩或破碎使细胞难以辨认。

2. 采用粗针切割取材　将条状或块状标本置于装有 10% 福尔马林液的标本瓶内送验，疑有肿瘤患者可同时申请免疫组化检验。

五、注意事项和并发症

（一）注意事项

术后患者护理注意点：

1. 观察患者血压、脉搏、心率、呼吸（如呼吸增快要注意听查肺部呼吸音等情况）。

2. 主动询问和倾听患者主诉及时发现异常症状和体征，了解有无咳嗽、胸痛、血痰、咯血、气胸征象。

3. 术后 30 分钟由护士陪送患者作胸透检查，并将结果报告医师。

4. 在院观察 2～3 小时，如无不适方可离开。

5. 少数患者发生延迟气胸，虽然较轻，绝大多数不需要用闭式引流，但仍需告诉患者，有不适需来复诊。

（二）并发症

超声引导下经皮肺穿刺活检的并发症都较轻微，常见并发症有咳嗽、胸痛、血痰或咳血、气胸及胸膜反应（头晕、心悸、出汗、虚脱、四肢发冷、休克）等，大多数患者经休息片刻或对症处理可自行缓解，少数气胸患者需要做胸腔闭式引流。江苏省肿瘤医院 1990 年报告超声引导下经皮肺穿刺活检 83 例，并发症发生率 2.4%，有 1 例气胸压缩 60%，经闭式引流后恢复。复习近 10 多年来国内资料，在 60 多篇报道的 2293 病例中，其并发症发生率在 1.6%～18.3%，少数报道并发症有＞30%。发生气胸 341 例（14.6%），需闭式引流病例少于 1/3。

美国 Liao 和 Diacon 等报告在 50 例和 155 例肺穿刺活检中，发生气胸各 2 例，占 4% 和 1.3%；其中 1 例作胸腔闭式引流。

超声导向经皮肺穿刺活检并发症的发生与操作者的熟练程度、进针次数、穿刺针与穿刺点胸膜切线位的锐角度及肺气肿等因素有关；Choi 报道 157 例超声引导肺穿刺活检 18G 粗针和 22G 细针相比气胸危险性并没有显著增加。

国内外报道较为一致的术后并发症主要为气胸和肺内出血；而气胸是最常见的并发症，大多是少量气胸无须处理可自行缓解，需做胸腔闭式引流的患者仅少数；肺内出血 1～3 日可自行吸收，少数患者有痰中带血；大咯血和胸膜腔出血，其发生率较低。

六、经皮肺穿刺活检体会及临床意义

（一）体会

1. 器具方面

（1）超声仪的调整：要求在监视屏上可清楚显示靶区并能置于穿刺引导影响线上，术前练习可在水槽内显示出靶标通过穿刺引导架的穿刺针能在穿刺引导线附近并与之平行。这是穿刺前必须熟悉的基本技术。

（2）熟悉导向器性能：导向器的针槽要一定长度（应大于3cm）；粗细穿刺针应易于更换，安入与卸离。导向器械和引导针安装后不应有松动，以免穿刺时发生偏差，影响导向的精确性。

（3）穿刺针的选用：粗细针选用的划分没有绝对的界线。但细针19G以上更细的穿刺针阳性检出率较低，标本量少，不能满足免疫组化要求，建议选用18G或16G穿刺针，获得的标本可供病理切片检查外，还可作免疫组化检查。关于新旧的穿刺针使用，新针易获取理想标本，重复使用的穿刺针会影响标本质量，可造成检出率下降。

2. 操作体会　穿刺过程中要注意如下问题：

（1）有肺部病变的患者，穿刺过程就必须在浅呼吸和自然屏气下进行。进针、退针应快速、轻柔，呼吸配合不当会导致穿刺失败和损伤。

（2）应了解和掌握各种可能发生的并发症及处理方法。

（3）由于超声作用的限制，对显示不清楚的病灶，决不勉强进行穿刺。

（4）穿刺操作过程中要注意因呼吸或穿刺力导致靶标的移动；此外，组织的阻力过大或不均衡，可加用皮肤引导针进行穿刺。

3. 关于穿刺活检精确性问题

（1）首先关键是取材：切割法只要操作熟练，尤其采用自动活检枪，操作取材较可靠，绝大多数取得的标本可以获得病理诊断，我们体会细针抽吸法标本量少，仅能供细胞学检查，有时细胞学确诊还有困难，其总的阳性率较低，我们早期报告做了51例细针抽吸法，阳性检出率78.4%，切割法32例，阳性率93.7%。

（2）靶标选择方面：尽量取肿物的实质性部位，避免液化或坏死区域作靶标，在定位时要精确，穿刺时实质肿块应显示清晰。

（3）精确定位：在病灶探测最清楚时进针，"瞄不准则不进针"应成为超声引导穿刺的原则。当穿刺标本量少或为坏死组织，必要时重新采集一次标本。

（4）操作者穿刺频度：初次或不很熟练的操作者，常会在针蕊与套针刺入时的操作顺序不对或不协调，不易切获标本，而告失败。而操作熟练者刺入病灶过程中常有手感。Calcin报告指出，手动切割法操作者穿刺次数在20次以下者成功率较低，且也易发生并发症。

新手最好在正确定位后，使用自动活检枪进行活检，自动活检装置，只要按规范步骤进行操作成功率极高，所取标本较满意，阳性检出率高，优于手动切割法。

（二）临床意义

目前，在全世界范围，肺癌的发病率已高达70/10万，居各种肿瘤的首位，肺癌已成为人类第一杀手，根据世界卫生组织报告，无论从发病还是死亡来看，肺癌均为全球最主要的癌症，我国肺癌的发病率和死亡率一直呈上升趋势。肺癌死亡率由20世纪70年代位居癌症死因第4位，跃居2000年的第1位，上升最为明显。全世界平均每30秒就有1人死于肺癌；是名副其实的癌症第一杀手。早期诊断、早期治疗是提高肺癌治疗效果的关键，肺癌的诊断方法有细胞学或组织学检查，如有痰液找脱落细胞、胸水涂片、活检（纤支镜活检、肺针吸活检、胸膜活检、纵隔镜活检、剖胸活检）、经皮肺穿刺活检或手术切除标本活检等，超声监控下经皮肺穿刺活检对肺周围型肿块的诊断是有效的方法，穿刺成功率高、安全可靠，并发症少的微创性方法，是周围型肺肿块鉴别的首选方法。这个看法是国内20多年来诸多报告者的一致认识和结论。超声监控下经皮肺穿刺活检的临床意义有如下方面。

1. 适应证广　外周型肺部肿块超声易显示，肺部其他肿块与胸壁间含气量少或与胸壁粘连及有肺不张等，肿块均易被超声显示，只要掌握好禁忌证，一般都可以穿刺活检。

2. 阳性诊断率　超声对软组织具有良好的分辨力，检查肿瘤组织时其实质和坏死结构声像图特征不同，超声可以区分，因此在指导穿刺取材时可避开肿瘤的坏死结构，择取肿瘤的实质部分，能帮助提高阳性诊断率。

3. 检查成功率高　现在采用实时彩超引导下经皮肺穿刺活检方法，定位精确，显像清楚，实时操作，使活检针命中率高，以往诸多报道都近乎100%命中，又由于活检枪能高速弹射穿刺针，对于较小的病灶（1~3cm）也能准确命中，国内外报告都指出检查成功率极高。

4. 是一项操作简便、安全可靠的方法　超声实时动态监视下操作，能选择合适的穿刺点、穿刺途经和取材目标及自动活检枪运用，增加了检查依从性，操作简便易行。超声多普勒技术、可在实时穿刺中避免损伤大血管，减少了出血并发症，与 CT 比较超声引导下经皮肺穿刺活检无放射性，对人体损害小，且患者痛苦小。众多学者认为超声引导成功率高，并发症较 CT 少，是操作方法简便、安全可靠、费用低廉的活检方法，在肺部疾病诊断中具有极大的应用价值。

由于超声易受胸骨、脊柱或含气肺的影响，对肺门、纵隔旁或肺叶深部较小的病灶定位差。因此只能对外周型病变作引导穿刺，以及斜行进针易被肋骨阻挡等原因，存在着一定的局限性。

（贾译清）

参考文献

[1] WHO. Histological classification for lung cancer，1998.

[2] 汤钊猷．现代肿瘤学．第 2 版．上海：上海医科大学出版社，2000：862-863.

[3] 周永昌，郭万学．超声医学．第 4 版．北京：科学文献出版社，2003：849.

[4] 杨光华．全国高等医学教材病理学．第 5 版．北京：人民卫生出版社，2003：181-184.

[5] 李果珍．临床 CT 诊断学．中国科学技术出版社，2005：316-318.

[6] 邱俊清，周云．B 型超声对肺下积液的诊断．中国超声医学杂志，1996，12（8）：57-58.

[7] 孙秀明，陈敏华．超声对肺胸膜小彗星尾征的研究及临床意义．中华超声影像学杂志，2001，11：35-38.

[8] 陈建，顾小平，刘华．肺部病变声像图特征研究与诊断．中国医学计算机成像杂志，1999，5（4）：197-200.

[9] 周毅，王风，祝之明，等．B 型超声对肺肿瘤合并胸腔积液的诊断价值．中华放射学杂志，1989，23（1）：49-50.

[10] 谭晓红．超声对胸部不同疾病检查诊断分析．临床肺科杂志，2010，15（8）：1194-1195.

[11] 顾士荣，张建中，沈红，等．重症支原体肺炎的超声表现．实用心脑肺血管病杂志，2010，18（5）：637-638.

[12] 卢丽萍，何小乔．肺部疾病的超声诊断价值．国际医药卫生导报，2006，12（22）：56-59.

[13] 陈敏华，严昆，张晖，等．超声对肺周边局限性炎性病变的诊断价值．中华超声影像学杂志，1999，8（5）：295-298.

[14] 侯锐，刘成国，朱苏阳，等．大叶性肺炎的超声诊断与动态观察的价值．中国超声医学杂志，2005，21（1）：33-35.

[15] 刘善武，王岩．46 例超声诊断肺部肿瘤的临床分析．临床肺科杂志，2005，10（3）：281-284.

[16] 王华，褚雯．周围型肺癌的彩超征象与微血管密度的相关性．中国介入影像与治疗学，2009，6（5）：413-416.

[17] Falleni M，Pellegrini C，Marchetti A，et al. Survivin gene expression in early stage non small lung cancer. J Pathol，2003，200（5）：620-626.

[18] Machi J，Hayashida R，Kurohiji T，et al. Operative ultrasonography for lung cancer surgery. J Thorac Cardiovasc Surg，1989，98：540-545.

[19] Tatsumura T. Preoperative and intraoperative ultrasonographic examination as an aid in lung cancer operations. J Thorac Cardiovasc Surg，1995，110：606-612.

[20] Friedel G，Hurtgen M，Toomes H. Intraoperative thoracic sonography. Thorac Cardiovasc Surg，1998，46：147-151.

[21] Lee N，Inoue K，Yamamoto R，et al. Patterns of internal echoes in lymph nodes in the diagnosis of lung cancer metastasis. World J Surg，1992，16：986.

[22] Fry WA，Phillips J，Menck H. Ten-year survey of lung cancer treatment and survival in hospitals in the United States：a national cancer data base report. Cancer，1999，86（9）：1867-1876.

[23] Keith RL，Miller YE，Gemmill RM，et al. Angiogenic squamous dysplasia in bronchi of individuals at high risk for lung cancer. Clin Cancer Res，2000，6（5）：1616-1625.

[24] 时平，马雅，赵英杰，等．中央型肺癌并阻塞性肺不张的超声诊断价值．中华超声影像学杂志，2002，11（1）：39-41.

[25] 黄晓玲．胸部疾病的超声诊断．临床超声医学杂志，2004，6（3）：189-191.

[26] 田晓东，周乃康，李俊来，等．术中超声判断肺纵隔淋巴结转移的临床意义．军医进修学院学报，2004，25（3）：222-224.

[27] 谢程，丁萍，李琪，等．实时三维超声在肺部肿瘤诊断中的应用．中国现代药物应用，2010，4（9）：101-102.

[28] 赵宝志，王兴滨，高男．肺周边肿瘤的声像图特征及超声引导下经皮肺穿刺活检的应用．实用医学影像杂志，2010，11（1）：46-48.

[29] 陈苏平，徐丽丽．经皮肺活检对肺部肿块的诊断价值．中国医师杂志，2003，5（4）：18-20.

[30] 成忠红，崔丽英，董京生．超声引导经皮穿刺肺活检在诊断肺部病变中的应用．内蒙古医学院学报，2010，32（4）：415-416.

[31] Gorguner M，Misirloghi F，Polat P，et al. Color Doppler sonographically guided transthoracic needle aspiration of lung and mediastinal masses. J ultrasound Med，2003，22（7）：703-708.

[32] Sun SY，Qin B. Evaluation of endoscopic ultrasound-guided transesophagenal fine needle aspiration biopsy of lung lesions. China Journal of Endoscopy，2004，10（3）：59-60.

[33] 李猛综述，于晓玲，梁萍审校．肺癌热消融治疗研究进展．中国医学影像技术，2007，23（9）：1420-1422.

[34] 辛育龄，梁朝阳．射频消融治疗肺癌．中日友好医院学报，2005，19（2）：122-123.

[35] 周伟生，陈慕豪．肺癌射频消融治疗．医学影像学杂志，

2006，16（2）：199-201.

[36] Suh R，Reckamp K，Zeidler M，et al. Radiofrequency ablation in lung cancer：promising results in safety and efficacy. Oncology，2005，19（10）：12-21.

[37] Ambrogi MC，Lucchi M，Dini P，et al. Percutaneous radiofrequency ablation of lung tumours：results in the midterm. Eur J Cardiothorac Surg，2006，30（1）：177-183.

[38] Rossi S，Dore R，Cascina A，et al. Percutaneous computed tomography guided radiofrequency thermal ablation of small unresectable lung tumours. Eur Respir J，2006，27（3）：556-563.

[39] Kelekis AD，Thanos L，Mylona S，et al. Percutaneous radiofrequency ablation of lung tumors with expandable needle electrodes：current status. Eur Radiol，2006，16（3）：457-464.

[40] Xin YL，Liang CY. Radiofrequency ablation for lung cancer. Journal of China-Japan Friendship Hospital，2005，19（2）：122-123.

[41] Furukawa K，Miura T，Kato Y，et al. Microwave coagulation therapy in canine peripheral lung tissue. J Surg Res，2005，123（2）：245-250.

[42] Natharn A，Paul F，Lymm S，et al. Microwave ablation：organspecific approach to lung ablation. Cancer，2005，104（6）：1271-1280.

[43] He W，Xiang DH，Dong FW. Ultrasonography-guided percutaneous microwave ablation of peripheral lung cancer. Clinical Imaging，2006，30（4）：234-241.

[44] 陈敏华，严昆，朱强，等. 无气肺内支气管液相对中心型肺肿瘤的诊断价值. 临床医学影像杂志，1994，5（4）：181-184.

[45] 严昆，陈敏华. 超声对中心型肺肿瘤的诊断价值. 中国超声医学杂志，1998，14（5）：16-19.

[46] 时平，那丽莉，马雅，等. 中央型肺癌并阻塞性肺不张的超声诊断. 中国超声医学杂志，2001，17（9）：669-697.

[47] 严昆，陈敏华. 超声对中心型肺肿瘤的诊断价值. 中国超声医学杂志，1998，14（5）：16-19.

[48] 陈敏华，孙秀明，杨薇，等. 超声对肺外周及胸膜转移癌的早期诊断. 中华超声影像学杂志，2002，11（10）：596-599.

[49] 戴海鹏，王晓军. 超声联合螺旋 CT 在诊断中央型肺癌并阻塞性肺不张中的应用价值. 中国医药导报，2009，6（9）：60-61.

[50] 李凤华，李秀兰，王秀云. 超声对肺周边部占位病变的鉴别诊断. 实用肿瘤学杂志，1997，11（3）：219-220.

[51] 金焱，严昆，李建国，等. 胸膜凹陷的 X 线、CT、B 超表现及病理对照. 中国医学影像学技术，1998，14：99-101.

[52] 陈敏华，孙秀明，杨薇，等. 超声对肺外周及胸膜转移癌的早期诊断. 中华超声影像学杂志，2002，11（10）：596-599.

[53] 田晓东，周乃康，李俊来. 术中超声诊断肺癌淋巴结转移的临床研究. 肿瘤防治杂志，2005，12（11）：845-847.

[54] Parkin D M，Bray F B，Pisani P. Global cancer statistics [J]. Cancer Clin，2005，55（2）：74-108.

[55] Diacon，et al. Ultrasound-assisted transthoracic biopsy：fine-needle aspiration or cutting-needle biopsy? European Respiratory Journal，2007，29：357-362.

[56] Liao，et al. US-guided transthoracic cutting biopsy for peripheral thoracic lesions less than 3 cm in diameter. Radiology，2000，217：685-691.

[57] Choi，et al. Incidence and risk factor of delayed pneumothorax after transthoracic needle biopsy of the lung. Chest，2004，126：1516-1521.

[58] 贾泽清. 临床超声鉴别诊断学. 第 2 版. 南京：江苏科学技术出版社，2007：62-69.

[59] 贾泽清，章明，谭旭艳，等. 超声导向经皮肺肿块穿刺活检——切割法和抽吸法对照研究. 中国医学影像技术，1990，6：22-23.

[60] 谭旭艳，贾泽清. 自动穿刺活检术在肺部肿块诊断中应用. 临床医学影像杂志，1996，7：82-83.

[61] 苗润琴，王宇翔，王寅，等. 彩色多普勒超声引导下穿刺活检在肺周围型肿块及胸膜病变诊断中的应用. 肿瘤研究与临床，2008，20：995-996.

[62] 梅湛强，黄伟俊. 超声引导下经皮肺胸膜穿刺自动活检. 河北医学，2010，16：14-15.

[63] 张慧琴，彭勤中，冉琳，等. 超声引导下经皮肺穿刺的临床应用. 临床超声医学杂志，2006，8：104-106.

[64] 魏炜，艾红，阮骊韬，等. 超声引导下经皮肺穿刺活检术诊断边缘性肺病变. 中国介入影像和治疗学，2011，8（2）：129-131.

第二十七章　纵隔

第一节　概述

纵隔肿瘤包括原发性和继发性两类。

由于纵隔胎生结构来源复杂，所以可发生各种各样的原发性肿瘤和继发性肿瘤。原发性纵隔肿瘤可来自于纵隔内任何器官和组织，多见于胸腺、神经、淋巴、间质组织和胚胎细胞等。继发性纵隔肿瘤远较原发性常见，最常见的是淋巴结转移，其原发病灶以肺和膈下器官如胰腺、胃、食道等为常见。

纵隔肿瘤可以发生在任何年龄段。纵隔内组织复杂，临床表现多种多样。大约40％患者无任何症状和体征，多为体检偶然发现。其余60％患者的症状和体征表现为肿块压迫和（或）肿块侵及周围组织和器官，或肿瘤本身的生物学特征所表现出的症状。在临床上，无症状的纵隔肿瘤多以良性为多见，有症状的多以恶性为多见。常见症状和体征以胸痛、咳嗽、气急、上腔静脉压迫综合征、Horner综合征、声嘶和神经功能低下为多见。但纵隔病变有明显的年龄段发生特点。

在婴儿和儿童，最为常见的是神经源性肿瘤和肠源性囊肿；成年人神经源性肿瘤，胸腺瘤和生殖细胞肿瘤为最常见。

纵隔肿瘤也有明显的好发部位，前纵隔以畸胎瘤、胸腺瘤为多见，中纵隔以淋巴源性肿瘤、支气管囊肿、食道囊肿为多见，后纵隔以神经源性肿瘤多见。

超声检查在纵隔肿瘤的诊断中并不具有非常优势的地位，常规胸部X线摄片可以初步判断肿块位置、大小，透视下可以观察肿块与呼吸的关系。CT能准确显示纵隔肿块的位置、大小及与周围组织的关系。MRI可以三维显示肿块与周围组织的关系，主要优势是可以判断纵隔肿瘤是否来自于血管和后纵隔肿瘤是否沿椎间孔侵犯脊髓。

临床对纵隔疾病的诊断主要依靠CT及MR，由于器官间的脂肪衬托，CT及MR能清楚显示各大血管、淋巴结、气管、食管、胸腺等组织脏器的关系及病变位置及其特点。超声对纵隔疾病的诊断意义在于，辅助X线、CT、MRI检查，提供一些超声动态信息，和在超声引导下的穿刺活检。对超声医师来讲，了解和掌握纵隔超声可提高我们在胸部超声的诊断和鉴别诊断的能力。

第二节　局部解剖

纵隔是左、右纵隔胸膜之间器官、结构和结缔组织的总称。位于左、右胸腔之间。两侧为纵隔胸膜，上界为胸腔的入口，下界为膈肌，前为胸骨，后为脊柱胸段前缘。

纵隔的分区有多种方法，简单实用的是侧位

胸片上的三分区法：前纵隔的前界为胸骨内壁，后界为心脏及大血管前缘，内有疏松结缔组织、胸腺、淋巴结；中纵隔为心脏、心包、大血管、气管及周围组织等所在空间，有心脏及出入心脏的大血管根部、气管、淋巴结等组织；后纵隔的前界为中纵隔后壁，后界为胸椎前缘及两侧肋脊界沟，内有降主动脉、食道、胸导管、神经节和淋巴结等组织。（图 27-2-1）

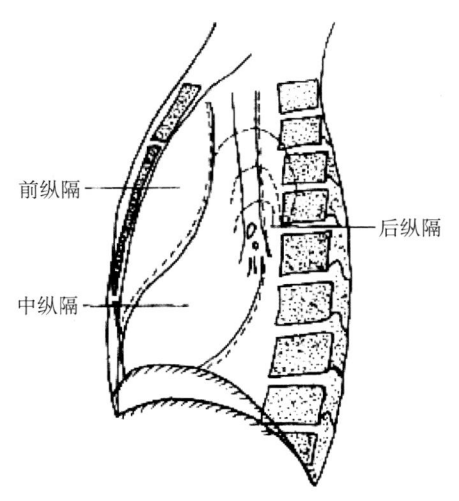

图 27-2-1 纵隔局部解剖

前纵隔
中纵隔
后纵隔

第三节 检查方法

患者一般无须特殊准备，应携带 X 线、CT 或 MRI 片供超声检查时参考，纵隔超声非超声常规检查项目。多为目标超声检查，或行超声心动图检查时发现纵隔病变。超声医师应根据临床提供病变部位，直接行目标超声检查。前上纵隔超声检查取仰卧位，沿胸骨两侧肋间扫查，或经胸骨上窝及锁骨上窝内侧扫查；中纵隔可取左或右侧卧位或仰卧位；后纵隔下部可自剑突下探查；或根据需要选择体位及扫查路径，目的是能清晰显示病灶。

正常纵隔声像图显示，除肺组织回声外，常可显示心脏和大血管图像，婴幼儿可见到低回声的胸腺组织。一般情况下能够较好地显示前上纵隔及心脏周围、主动脉弓以上的区域。

第四节 病变声像图

一、前纵隔常见疾病

1. 胸腺肿瘤 胸腺瘤、胸腺癌、胸腺肉瘤、胸腺类癌、胸腺囊肿、胸腺脂肪瘤，其中以胸腺瘤最常见。

胸腺瘤被认为是起源于未退化的胸腺组织，是前上纵隔最常见的肿瘤，也是纵隔肿瘤常见的一种。多发生于 40 岁以上成年人。内含有胸腺上皮组织和胸腺淋巴细胞，上皮细胞型具有恶性趋势。胸腺瘤多为实质性，切面多呈分叶状，内部结构均匀，表面光滑，可发生囊性变、出血、坏死及钙化。

声像图：良性胸腺瘤表现为：圆形、椭圆形或大分叶状，边界清晰，表面光滑，包膜完整，内部回声多为均匀性低回声，有时可见囊性变和钙化灶。恶性胸腺瘤则表现为包膜回声不完整、断续，边界不清，形态欠规则，内部回声不均匀。（图 27-4-1）

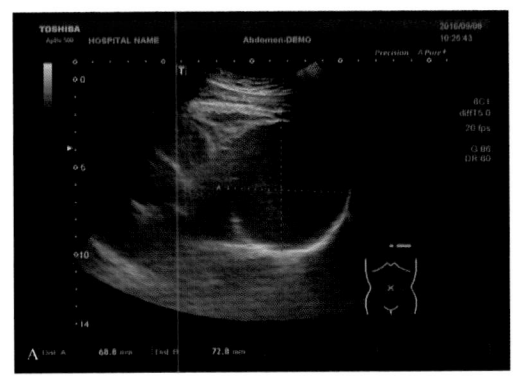

图 27-4-1 患者，男，31 岁，无明显不适，体检发现胸部肿瘤，病理诊断为良性胸腺瘤

2. 纵隔胚胎细胞性肿瘤　包括畸胎瘤、精原细胞瘤和非精原胚胎细胞性肿瘤。

畸胎瘤：是纵隔生殖细胞肿瘤中最常见的肿瘤，好发于前纵隔心脏基底与大血管相交处，上缘常在主动脉弓上缘以下。一般向纵隔一侧突出，右侧多于左侧。可分为囊性、实性和混合性三种，大约80%为良性。出生时即可发病，但常于成年后因胸痛、咳嗽或体检时偶尔发现。病理上分为囊性畸胎瘤（也叫皮样囊肿），含有外胚层和中胚层组织，有完整包膜，边界清晰光滑；实性畸胎瘤常以实质性结构为主，含三个胚层，结构复杂，恶变倾向较大。肿块多呈圆形或椭圆形，恶性呈分叶状，其声像图表现与其他部位畸胎瘤表现大致相同。（图27-4-2）

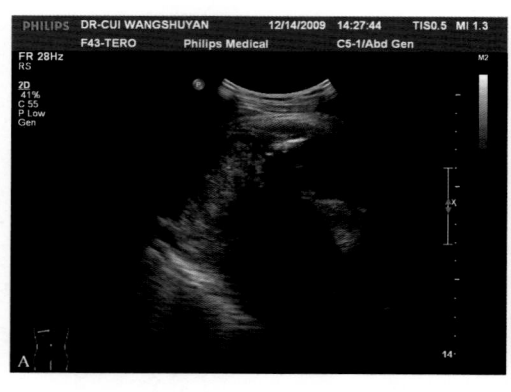
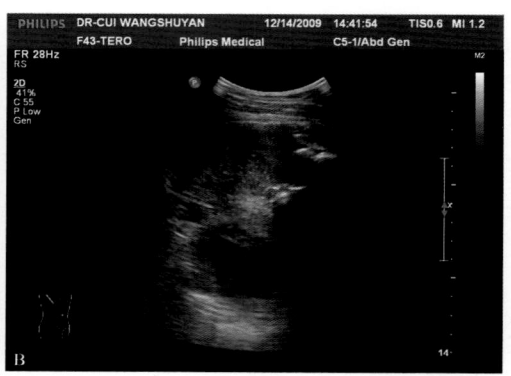

图 27-4-2　患者，女 43 岁，自幼好发肺部感染伴咳嗽。病理诊断为成熟畸胎瘤（北医三院崔立刚主任提供图片）

二、中纵隔常见疾病 （图 27-4-3，图 27-4-4）

1. 囊性病变　常见有淋巴管瘤、心包囊肿、支气管囊肿及食管囊肿，其鉴别诊断，主要是将囊肿来源把握好即可。声像图表现与其他部位囊性病变表现一样。

2. 淋巴瘤　恶性淋巴瘤是全身恶性肿瘤，起源于淋巴结或结外淋巴组织。

三、后纵隔常见疾病

神经源性肿瘤　神经源性肿瘤是后纵隔最常见的肿瘤，来源于周围神经、自主交感神经和迷走神经。其中节细胞神经瘤是交感神经最常见的肿瘤，节神经母细胞瘤和交感神经母细胞瘤属恶性，较少见。周围神经中常见的有神经鞘瘤、神经纤维瘤和恶性神经鞘瘤。

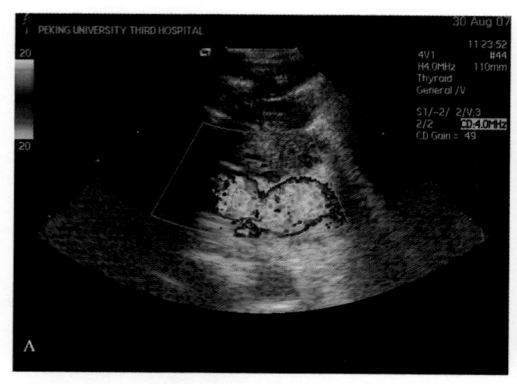
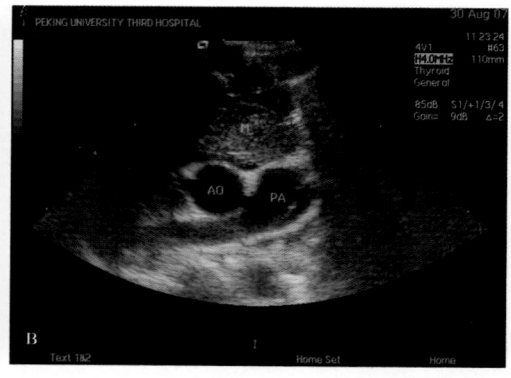

图 27-4-3　患者，女，29 岁，咳嗽 1 个月，发热 3 天，病理诊断为弥漫性大 B 细胞淋巴瘤（北医三院崔立刚主任提供图片）

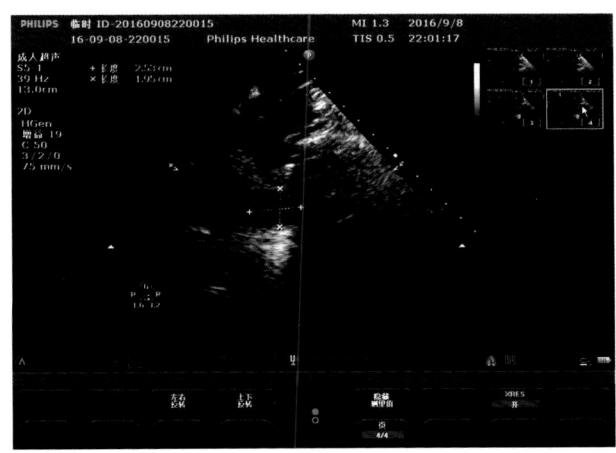

图 27-4-4　患者，男，36 岁肺门部炎性淋巴结

第五节　临床价值评估及诊断思维

纵隔超声在临床的价值应该是在放射 CT、MR 基础上，补充获得一些超声所能提供的影像信息，比如动态观察肿瘤本身的特点和与周围组织的关系，超声引导下的穿刺活检。熟悉纵隔超声可以使我们更好地理解胸部超声疾病。

在诊断疾病的过程中，要达到事半功倍之效，医师必须具备科学的临床及影像思维方法。所谓临床及影像思维方法，是医师认识和鉴别疾病过程中采取的推理和逻辑方法。笔者认为应该做到以下几点：

1. 实事求是　结合临床资料，认真观察分析所有的信息，尽量避免主观性与片面性。

2. 一元论原则　尽可能用一个疾病去解释所有表现的原则。确有多种疾病共存时，分清主次，也不必勉强以一元论解释。

3. 先考虑常见病、多发病，后考虑少见病。

4. 简化思维，抓主要矛盾　在书写报告时，其内容书写格式顺序应遵循：病因诊断，病理解剖诊断，病理生理诊断，并发症的诊断，伴发疾病的诊断。

（薛利芳　贾建文）

第 六 篇

心脏与大血管

第二十八章　心血管病超声概论

第一节　在心血管病临床诊断中的价值

　　超声心动图在心血管病临床诊断中具有重要的应用价值。常规经胸超声心动图有助于对心血管相关常见症状和体征的诊断及鉴别诊断。经食管超声心动图对二尖瓣及主动脉瓣细微病变（例如细小赘生物的诊断）的观察有帮助，以及对判断左心耳是否有血栓的诊断具有重要价值。负荷超声心动图有助于诊断心肌缺血。对比超声心动图有助于诊断分流不明显的先天性心脏病或肺动静脉瘘。三维超声心动图对于准确评价房室容积及射血分数具有重要价值。经食管三维超声心动图有助于定量评价二尖瓣器的空间立体结构。

一、经胸超声心动图在心血管病诊断中的应用价值

（一）在不同临床体征和症状检查中的应用价值

　　经胸超声心动图可以评价某一种临床体征或症状，例如胸痛或心力衰竭等症状，心脏杂音或胸片上的心影增大等。在进行超声心动图检查时，检查者应该针对患者的症状或体征进行鉴别诊断，力争排除或确定某一种可能性。例如，收缩期心脏杂音的患者可能患有主动脉瓣的狭窄、主动脉瓣下隔膜、肥厚型心肌病、二尖瓣反流、室间隔缺损、肺动脉瓣狭窄或三尖瓣反流。二维超声心动图和多普勒超声心动图对这些情况可做出明确的诊断。如果排除了这些情况，这种杂音可能是一些无害的血流杂音。同样，对于胸痛的患者，即使临床医生已经做出了冠心病的可能性诊断，检查者也应该仔细检查以便发现其他的可能原因，例如，左室流出道梗阻、主动脉夹层或心包炎。常见症状的超声心动图鉴别诊断见表 28-1-1，常见体征的超声心动图鉴别诊断见表 28-1-2。这些情况并不能穷尽所有的可能性，但是超声心动图医生在进行检查时应该考虑到这些。

表 28-1-1　常见症状的超声心动图鉴别诊断

症　状	鉴别诊断
胸痛	冠心病：急性心肌梗死或心绞痛
	主动脉夹层
	心包炎
	主动脉瓣狭窄
	肥厚型心肌病
心力衰竭	左心室收缩功能不全（整体或节段性）
	心脏瓣膜疾病
	左室舒张功能不全
	心包疾病
	右室功能不全
心悸	左室收缩功能不全
	二尖瓣疾病
	先天性心脏病（例如房间隔缺损，Ebstein 畸形等）
	心包炎
	非结构性心脏疾病

表 28-1-2　常见体征的超声心动图鉴别诊断

体　征	鉴别诊断
心脏杂音	
收缩期	血流杂音（无瓣膜异常）
	主动脉瓣狭窄，主动脉瓣下梗阻，肥厚型梗阻性心肌病
	二尖瓣反流
	室间隔缺损
	肺动脉瓣狭窄
	三尖瓣反流
舒张期	二尖瓣狭窄
	主动脉瓣反流
	肺动脉瓣反流
	三尖瓣狭窄
胸片上心影增大	心包积液
	扩张型心肌病
	某个心腔扩大（例如慢性主动脉瓣反流导致的左室扩大）
体循环栓塞事件	左室收缩功能和节段性室壁运动异常（室壁瘤）
	左室血栓
	主动脉瓣疾病
	二尖瓣疾病
	左房血栓（经胸超声心动图敏感性较低）
	卵圆孔未闭

（二）在心血管解剖学诊断中的应用价值

许多要求进行超声心动图检查的患者，已经有了明确的或可能的解剖学诊断。这些患者中，超声心动图医生应该特别注重超声所能获得的信息，超声自身的局限性以及应用不同的成像模式来进行诊断。

例如，收缩期杂音患者，临床已经明确为主动脉瓣狭窄，进行超声心动图检查的目的是对主动脉瓣狭窄程度进行判定，是否合并有主动脉瓣关闭不全，是否合并左室壁的肥厚、左心室的功能状态，以及任何可能伴随的瓣膜异常（如二尖瓣反流等）。通常情况下，超声心动图能够提供临床医生进行诊断所需的各种信息，当然，这些信息不包括冠状动脉的解剖，但是，如果超声声束与主动脉瓣瓣上血流没有在同一条直线上时，超声心动图医生一定要清楚此时超声低估了主动脉瓣的狭窄程度。这种情况下，超声的结果和患者的临床症状可能不一致，可能需要其他的方法来判定主动脉瓣狭窄程度，例如连续性方程法，或者进行其他检查，例如心导管检查。

另外，对于感染性心内膜炎的患者，超声心动图检查相对复杂。一方面，超声心动图可以发现瓣膜赘生物，确定受累瓣膜，评价瓣膜功能异常是否存在以及程度，测量相应房室腔的大小。对左、右心室功能进行定性和定量评价。除此之外，还可以识别是否存在脓肿。当然，对赘生物大小的测定是否能够预测患者的预后目前尚有争议。另一方面，感染性心内膜炎的确定诊断同时需要超声和细菌学检查结果。当超声表现不典型时，需要其他的临床诊断标准进行补充，以便确定诊断。超声心动图诊断瓣膜赘生物的敏感性因图像质量不同而不同。经食管超声心动图对于诊断瓣膜赘生物的敏感性很高，如果临床医生怀疑感染性心内膜炎，而经胸超声心动图没有显示典型的赘生物时，应进行经食管超声心动图检查。另外，经食管超声心动图对于诊断瓣周脓肿以及评价治疗效果具有较高的敏感性。

（三）在不同临床需求中的应用价值

常规超声心动图对不同的临床情况具有不同的应用价值（表 28-1-3）。具体分为以下几种情况：

■对于易患某种高发疾病的人群进行筛查。

■作为治疗过程中的一部分进行监测性检查。

■对治疗前后进行评价，评估干预治疗的效果以及可能的并发症。

■对某种心脏疾病高危患者或对已经存在某种疾病的进展情况进行基线检查。

筛查可应用于患有遗传性疾病患者的一级亲属，例如马凡氏综合征或肥厚型心肌病，超声心动图可以检测疾病是否累计这些个体。在血培养阳性而没有明确发热病史的患者，超声心动图可以发现可能的感染性心内膜炎。同样，对于脑血管事件发生的患者，超声心动图检查可以发现可能的心源性栓子。如果疾病的发生率很低，则超声心动图的应用价值不大。对于已知的非心源性神经功能综合征患者，发现心源性栓子的可能性非常小。相反，在低龄患者（<45 岁）或有心脏病史的患者（例如心肌梗死左室心尖部血栓形成）或相关体格检查发现可能存在异常（例如二尖瓣病变），发现心源性栓子的可能性则较高。而且，超声检查的价值在于可以影响患者的进一步治疗。如果超声检查结果不能够改变治疗方案或进一步的诊断策略，则价值不大。筛查亦常应用于心律失常患者，用来发现心脏结构的异常。对于室上

性心律失常患者，如果没有明确的心脏疾病证据或家族性遗传综合征，则结构性心脏疾病的可能性较低。虽然许多室性心律失常患者有明显的结构性心脏病，包括左室收缩功能障碍，或节段性室壁运动异常，这些诊断在进行超声心动图检查以前临床已经确诊。

超声心动图作为一种低检出率的筛查时，如果检查的数量不多，可能对这项技术的诊断价值产生负面影响。当然，这与超声仪器的数量和超声心动图医生的数量有关。这种情况下，不必要的检查可能延误或阻碍应该优先进行超声心动图检查患者的治疗进程。例如，住院患者急查栓子的来源，而心源性的可能性很低，这可能延误已经预约检查的门诊呼吸困难的患者的治疗进程。如果延误心力衰竭患者的诊断和治疗将会导致不良的后果。

表 28-1-3　应用超声心动图的各种临床情况

筛查
具有遗传性心血管疾病患者的一级亲属
患者发热，血液培养阳性，怀疑感染性心内膜炎
脑血管事件发生患者可疑心源性栓子
心律失常患者
监测性检查
高危患者术中左室功能监测
慢性二尖瓣反流患者左室大小和收缩功能
高血压患者左室肥厚程度
干预前/后超声心动图
可能的术后并发症
电生理检查
心内膜活检
干预效果评价
血管再通术（室壁运动和厚度）
药物治疗（心力衰竭，高血压，肥厚型心肌病）
瓣膜修复或交界切开
基线检查
瓣膜置换术后
药物治疗之前（心脏毒性）

监测性检查所需时间较长。对于心脏病患者进行非心脏手术时，进行术中经食管超声心动图检测左室大小和功能，有助于调整左室的容量负荷以及早发现心肌缺血，因此可以预防围手术期心肌梗死。对于慢性瓣膜反流的患者左室大小和功能的监测已经应用多年，有助于确定最佳手术时机。在高血压患者，监测左室壁的厚度和质量可以评价长期抗高血压治疗的效果。

干预前和干预后进行超声心动图检查有助于发现可能的并发症（例如心导管检查或心内膜活

检术后可能发生心包积液）。另外，超声心动图有助于评价干预的效果（例如，冠状动脉内支架植入术，经皮二尖瓣球囊扩张术，二尖瓣的外科修复术等）。内科药物治疗感兴趣的终点评价。例如，扩张型心肌病患者进行扩血管治疗后每搏量的变化，肥厚型心肌病应用β受体阻滞剂后左心室充盈模式的变化等。

基线超声检查可以作为高危心脏功能不全患者的起始参考点。对于人工机械瓣置换的患者，临床上没有症状、情况比较稳定时，基线检查可以提供该患者的瓣膜前向参考速度、正常人工瓣膜的反流程度、左室的状态（扩张程度，肥厚程度，收缩功能）以及肺动脉压力情况。如果在患者随访过程中，怀疑人工机械瓣功能异常，即可以与基线检查结果进行对比。基线检查另外的应用价值在于评价化疗药物可能的心脏毒性。基线检查能够发现由于化疗引起的轻度心功能减低，例如处于正常范围的低限值，如果有基线检查进行对比即可识别出来。

二、经食管超声心动图在心血管病诊断中的应用价值

经食管超声心动图在临床上的应用是根据其与经胸超声心动图相比较，具有优质的图像质量。在临床应用的适应证见表 28-1-4。

表 28-1-4　经食管超声心动图临床应用适应证

感染性心内膜炎怀疑瓣周脓肿
怀疑感染性心内膜炎而经胸超声心动图无法诊断
怀疑术后人工机械瓣（尤其是二尖瓣）功能不全
术中二尖瓣修复术前/术后即刻评价二尖瓣的解剖和功能
怀疑主动脉夹层
对先天性心脏病心脏后部结构的评价（例如房间隔挡板，静脉窦型 ASD）
监测左心房血栓（例如经导管二尖瓣球囊扩张术前）
对不明原因的体循环栓塞患者寻找心源性栓子（包括卵圆孔未闭）
任何时候的 TTE 无法诊断，且需要超声心动图检查时（例如心脏外科术后左室功能）

三、超声心动图特殊检查方式在临床中的应用

（一）负荷超声心动图

负荷超声心动图是根据在一些类型的心脏疾

病，随着心脏负荷的增加将出现心脏生理功能的异常。例如冠心病患者，静息状态下心肌的血流量足以满足心肌做功的需要，在超声心动图上表现为室壁运动及增厚率正常。然而，当心脏负荷增加时，心肌氧需求量增加无法通过冠状动脉血流增加来平衡，结果导致心肌缺血心肌运动及增厚率受累。负荷超声心动图较负荷心电图检查对于检测冠状动脉疾病具有更高的敏感性和特异性。负荷超声心动图包括运动负荷和药物负荷，例如踏车运动负荷试验，以及多巴酚丁胺药物负荷试验。

负荷超声心动图可以应用于已知或怀疑冠心病的患者，包括以下几种情况（在后面的章节将详细讨论）：

■检测冠心病
■评价高危心肌的面积
■心肌梗死后危险性分层
■血管再通术后的评价
■检测心肌活性

负荷超声心动图对特殊的人群的检查尤其有帮助，包括以下几种情况：

■胸痛的女性和/或伴有心脏病高危因素
■心脏移植术后的患者
■考虑进行肾脏移植的患者
■将进行血管外科手术的患者

负荷超声心动图也用于评价心脏的血流动力学改变，包括瓣膜的压差、瓣口面积、反流的严重程度和肺动脉压力。评价负荷状态下瓣膜疾病或先天性心脏病患者血流动力学变化。

■钙化性主动脉瓣狭窄主动脉瓣的面积
■黏液样二尖瓣疾病二尖瓣反流的严重程度
■二尖瓣狭窄或反流时肺动脉压力
■主动脉瓣缩窄的压力阶差
■肥厚型心肌病动力性左室流出道梗阻程度

（二）对比增强超声心动图

对比增强超声心动图是指向血管内注入造影剂，使血液或心肌的回声增强，更好地显示心腔的轮廓或心肌。超声的对比增强是通过在成像区域内有微泡的存在，然后超声探头发出低声能，在微泡形成的气液界面反射回来的声波由超声探测器接收形成超声图像。对比超声基本的成像原理是根据探测到从气液界面反射回来的信号进行

成像的。由于高声能容易引起微泡的破坏，因此在检查时应该注意调节超声仪器输出的能量。

对比增强超声心动图有以下几方面的应用
■检测心内分流
■增强多普勒信号
■左室造影
■心肌灌注成像

右心对比增强可以在右心显影1～2个心动周期以后，在左心内探测显影，从而判断存在右向左的心内分流。如果存在卵圆孔未闭时，也只有在瓦氏呼吸时造成右房压力的短暂升高，导致的右向左的分流，而在左心房内可以看到造影剂显影。即使是存在由左向右为主的心内分流，当两侧心腔内的压力相互接近时，也只有极少量的右向左分流。右心对比增强成像的临床应用也包括检测永存左侧上腔静脉的存在，或在复杂先天性心脏病时识别体静脉的血流路径。

对比增强也可用来增强多普勒信号，例如，三尖瓣的反流。然而，造影剂对多普勒信号的增强作用因仪器设置的参数而不同，因此这种方法没有得到广泛应用。

左室造影可以应用于静息或负荷状态下图像质量欠佳的患者，例如观察左室节段性室壁运动异常或左室的整体收缩功能。很多的医院在行负荷超声检查时，如果心内膜不清楚则常规应用对比增强技术。

对比增强超声成像对心肌灌注的评价在技术上存在一定的难度。每搏量仅有约6%灌注心肌，因此进入冠脉循环的微泡相对较少。机械性或超声因素对微泡的破坏进一步限制增强效果。因此心肌对比灌注成像在临床常规应用之前，尚需进一步的研究。

（三）三维超声心动图

实时三维超声心动图已经应用于心脏功能的三维定量、二尖瓣瓣器结构的三维定量、心脏自体瓣膜疾病的诊断和指导介入治疗、心脏人工瓣膜术后并发症的诊断和指导介入治疗、先天性心脏病的诊断和指导介入治疗等方面的研究并逐渐为临床所接受。

（李治安　韩建成）

第二节　心脏解剖及生理特征

一、心脏的解剖

（一）心脏的位置、外形和毗邻

心脏是一个中空的肌性纤维性器官，形似倒置的、前后稍偏的圆锥体，周围裹以心包，斜位于胸腔中纵隔内。心脏的大小约与本人握拳相似。国人成年男性正常心重 284±50g，女性 258±49g，但心重可因年龄、身高、体重和体力活动等因素不同而有差异，一般认为超过 350g 者多属异常。

心脏约 2/3 位于正中线的左侧，1/3 位于正中线的右侧，前方对着胸骨体和 2～6 肋软骨；后方平对第 5～8 胸椎；两侧与胸腔和肺相邻；上方连出入心脏的大血管；下方邻膈。心脏的长轴自右肩斜向左肋下区，与身体正中线构成约 45°角。心底部被出入心的大血管根部和心包返折缘所固定，因而心室部分则较活动。

心脏可分为一尖、一底、两面、三缘，表面还有 4 条沟。心尖圆钝、游离，由左室构成，朝向左前下方，与左前胸壁接近。心底朝向右后上方，主要由左心房和小部分的右心房构成。

（二）心腔

心脏被心间隔分为左、右两半心，左右半心各又分为左、右心房和左、右心室四个心腔，同侧心房和心室借房室瓣相通。右心房和右心室位于房室间隔的右前方，右心室是最前方的心腔，右心房是最靠右侧的心腔，构成心右缘；左心房和左心室位于房室间隔的左后方，左心房是最后方的心腔，左心室是最靠左侧的心腔，构成心左缘。

右心房（Right atrium）位于心脏的右上部，壁薄而腔大。右心房可分为前后两部。前部由原始心房演变而来，称为固有心房，其前上部呈椎体形突出的盲囊部分，称为右心耳，遮盖升主动脉根部的右侧面；后部为腔静脉窦，由原始静脉窦右角发育而成。两部分之间以位于上下腔静脉口前缘间、上下走形于右心房表面的界沟分界。

在腔面，与界沟相对应的纵形肌隆起为界嵴，其横部起自上腔静脉口前内方的房间隔，横行向外至上腔静脉口前外面，移行于界嵴垂直部，后者与下腔静脉瓣相续。固有心房内面有许多大致平行排列的肌束，称为梳状肌，起自界嵴，向前外方走形，止于右房室口。当心功能发生障碍时，心耳处血流更为缓慢，易在此淤积形成血栓。下腔静脉口的前缘为下腔静脉瓣（Eustachian 瓣），在胎儿时期，此瓣有引导下腔静脉血经卵圆孔流入左心房的作用，出生后下腔静脉瓣逐渐退化，成形一瓣膜残痕。冠状窦口位于下腔静脉口与右房室口之间，相当于房室交点区的深面。窦口后缘有冠状窦瓣（Thebesian 瓣），出现率 70%。房间隔右侧面中下部有一卵圆形凹陷，名卵圆窝（fossa ovalis），为胚胎时期卵圆孔闭合后的痕迹，此处薄弱，是房间隔缺损的好发部位。

右心室（Right ventricle）位于右心房的前下方，直接位于胸骨左缘第 4、5 肋软骨的后方。右心室腔被一弓形肌性隆起，即室上嵴（supraventricular crest）分成后下方的右室流入道（窦部）和前上方的流出道（漏斗部）。

右室流入道，又称固有心腔，从右房室口延伸至右心室尖。室壁有许多纵横交错的肌性隆起，称肉柱（trabeculae carneae），故心腔面凸凹不平。基底部附着于室壁，尖端突入心室腔的锥体形隆起，称为乳头肌（papillary muscles）。右心室乳头肌分为前、后和隔侧三组。前组乳头肌1～5 个，位于右心室前壁中下部，其尖端发出腱索呈放射状连于三尖瓣前、后叶瓣尖。后组乳头肌 2～3 个，位于下壁，发出腱索连于后叶和隔叶瓣尖。隔侧乳头肌个小且数目较多，位于室间隔右侧面的中上部，其中一个较大的，在室上嵴隔带上端附近，称圆锥乳头肌，其发出的腱索连于三尖瓣隔叶和前叶瓣尖。前组乳头肌根部有一条肌束横过室腔至室间隔的下部，称节制束（moderator band），形成右室流入道的下界，有防止心室过度扩张的作用。房室束的右束至及供应前乳头肌的血管可通过节制束达前乳头肌。

右室流出道的入口为右房室口，呈卵圆形，其周围有致密结缔组织构成的三尖瓣环围绕。三尖瓣（tricupid valve）基底附着于该环上。瓣叶被三个深陷的切迹分为 3 个近似三角形的瓣叶，按其位置分为前叶、后叶和隔侧叶。与 3 个切迹相对应，两个瓣叶之间的瓣膜组织称为联合，即前内侧联合、后内侧联合和外侧联合。三尖瓣的游离缘和室面借腱索连于乳头肌。当心室收缩时，由于三尖瓣环缩小，血流推动，使三尖瓣闭合，因乳头肌收缩和腱索牵拉，使瓣膜不致翻向心房，从而防止血液倒流入右心房。三尖瓣环、瓣尖、腱索和乳头肌在结构和功能上是一个整体，称三尖瓣复合体（tricuspid valve complex）。它们共同保证血液的单向流动，其中任何一部分结构损伤，将会导致血流动力学上的改变。

右室流出道，又称动脉圆锥或漏斗部，呈椎体状，其上端借肺动脉口通肺动脉干。肺动脉瓣口周围有 3 个彼此相连的半月形纤维环称为肺动脉环，环上附有 3 个半月形的肺动脉瓣（pulmonary valve），瓣膜游离缘朝向肺动脉干方向，其中点的增厚部分称为半月瓣小节。肺动脉瓣与肺动脉干之间的袋装间隙，称为肺动脉窦。当心室收缩时，血液冲开肺动脉瓣进入肺动脉干；当心室舒张时，肺动脉窦被倒流的血液充盈，使 3 个瓣膜相互靠拢，肺动脉瓣关闭，阻止血液返回流入心室。动脉圆锥的下界为室上嵴，前壁为右心室前壁，内侧为室间隔。

左心房（left atrium），位于右心房的左后方，构成心底的大部，是四个心腔中最靠后的一个。前方有升主动脉和肺动脉，后方与食管相邻。根据胚胎发育的来源，左心房亦可分为前方左心耳和后方的左心房窦。

左心耳（left auricle）较右心耳狭长，壁厚，边缘有几个深陷的切迹。突向左前方，覆盖于肺动脉干根部左侧及左冠状沟前部。左心耳腔面因有梳状肌凸凹不平，似海绵状。当心功能障碍时，心内血流缓慢，容易导致血栓形成。

左心房窦又称固有心房。腔面光滑，其后壁左、右两侧有左、右各一对肺静脉开口，开口处无静脉瓣，但心房肌可围绕肺静脉延伸 10～20mm，具有括约肌的功能。

左心室（left ventricle）位于右心室的左后方，呈圆锥形，锥底被主动脉瓣口和左侧房室口所占据。左室壁厚度约为 9～12mm，是右室壁厚度的 3 倍。在左心室各壁之间或室壁与乳头肌之间，带有一些游离于心腔的条索状结构，称为左室条索或假腱索。由于其内含有 Purkinje 纤维，是左束支分支，机械伸张可使其自律性加强，是

引起室性早搏原因之一，还可引起心脏杂音。

左室流入道又称左心室窦部，位于二尖瓣尖的左后方，其主要结构为二尖瓣复合体，包括二尖瓣环、瓣叶、腱索和乳头肌。左心室流入道的开口为左房室口，口周围的致密结缔组织环为二尖瓣环，二尖瓣基底附于二尖瓣环，游离垂入室腔。瓣膜被两个深陷的切迹分为前尖和后尖。前尖呈半卵圆形，位于前内侧，介于房室口和主动脉瓣口之间；后尖略似长条形，位于后内侧。与二切迹相对处，前后瓣叶相融合，呈前外侧连合和后侧内连合。二尖瓣前后尖借腱索附着于乳头肌上。左室乳头肌较右室粗大，分为前、后两组。前乳头肌和后乳头肌，前乳头肌 1～5 个，位于左心室前外侧壁的中部，常为单个粗大的锥状肌束。后乳头肌 1～5 个，位于左室后壁的内侧部。前乳头肌发出 7～12 条腱索连于二尖瓣前后尖的外侧半和前外侧连合。后乳头肌以 6～13 条腱索连于两瓣尖的内侧半和后内侧连合。左室收缩时，乳头肌对腱索产生一垂直的牵拉力，使二尖瓣有效地靠拢、闭合，心射血时又限制瓣尖翻向心房。

左室流出道又称主动脉前庭、主动脉圆锥或主动脉下窦，为左心室的前内侧部分，由室间隔上部和二尖瓣前尖组成。流出道的下界为二尖瓣缘前尖下缘平面，流出道的上界为主动脉口，位于左房室口的右前方，口周围的纤维环上附有 3 个半月形的瓣膜，称主动脉瓣。半月瓣和主动脉之间的袋装裂隙称主动脉窦。根据有无冠状动脉开口，分为左冠状动脉半月瓣（左冠瓣）及右冠状动脉半月瓣（右冠瓣）和无冠状动脉半月瓣（无冠瓣）。冠状动脉开口一般位于主动脉瓣游离缘以上，当心室收缩主动脉瓣开放时，瓣膜未贴附窦壁，进入窦内的血液形成小涡流，这样，不仅有利于心室射血后主动脉瓣立即关闭，还可保证无论在心室收缩或舒张时都不会影响足够的血液流入冠状动脉，从而保证心肌有充分的血液供应。

（三）心脏的间隔

心脏的间隔包括房间隔、室间隔和房室隔。房间隔分隔左、右心房，室间隔分隔左、右心室，右心房与左心室之间为房室隔。

房间隔（interatrial septum），位于左、右心房之间，向左前方倾斜，其前缘与升主动脉后面

相对应，稍向后弯曲，后缘邻近心表面的后房室沟。房间隔右侧面中下部有卵圆窝，是房间隔最薄弱处。

室间隔（interventricular septum），位于左、右心室之间，室间隔上方呈斜位，随后向下至心尖呈顺时针方向做螺旋状扭转，其前部较弯曲，后部较平直，这种扭曲使室间隔中部明显凸向右心室，凹向左心室。室间隔分为肌部和膜部两部分。

肌部室间隔，占据室间隔的大部分，其左侧面有左束支及其分支通过，右侧面有右束支及其分支通过。膜部室间隔，位于心房和心室交界部位，其上界为主动脉右瓣和后瓣下缘，前缘和下缘为室间隔肌部，后缘为右房壁。膜部右侧面为三尖瓣尖附着，故将膜部分为后上部和前下部：后上部位于右心房与左心室之间称房室部，而前下部位于左、右心室之间称室间部。

房室隔（atrioventricular septum），为房间隔和室间隔之间的过渡、重叠区域。其上界是间隔上的二尖瓣环，下界是三尖瓣隔侧瓣尖附着缘；前界右侧为室上嵴，左侧为主动脉右瓣环；后界为冠状窦口前缘至隔侧尖的垂线。房室隔的右侧面全部属于右心房，左侧面则属于左心室流入道后部和流出道前部，大致呈前窄后宽的三角形。

（四）心壁

心壁由心内膜、心肌层和心外膜组成，他们分别与血管的三层膜相对应。心肌层是心壁的主要组成部分。心内膜是被覆心腔内面的一层滑润的膜。心瓣膜是由心内膜向心腔折叠而成。心肌层，为构成心壁的主体，包括心房肌和心室肌两部分。心房肌和心室肌为心脏纤维骨架所分隔，故心房肌和心室肌可不同时收缩。心房肌具有分泌心钠素的作用，此物质具有利钠、利尿、扩张血管和降低血压的作用。心外膜即浆膜性心包的脏层，包裹在心肌的表面，与血管外膜相连。

（五）心脏的血管

心脏的血液供应来自左、右冠状动脉；回流的静脉血，绝大部分经冠状静脉窦汇入右心房，一部分直接流入右心房；极少部分流入左心房和左、右心室。

冠状动脉　左冠状动脉起自主动脉的左冠状动脉窦，主干很短，月5～10mm，向左行于左心耳与肺动脉干之间，然后分为前室间支和旋支。左冠状动脉主干的分叉处常发出对角支，向左下斜行，分布于左心室的前壁。前室间支，其末梢多数绕过心尖切迹止于后室间沟下1/3，部分止于中1/3或心尖切迹，可与后室间支末梢吻合。左室间支及其分支分布于左室前壁、前乳头肌、心尖、右室前壁一小部分、室间隔的前2/3以及心传导系的右束支和左束支的前半。旋支，也称左旋支。从左冠状动脉主干发出后即走形于左侧冠状沟内，绕心左缘至左心室膈面，多在心左缘与后室间沟之间的中点附近分支而终。旋支及其分支分布于左房、左室前壁的一小部、左室侧壁、左室后壁的一部或大部，甚至达到左室后乳头肌。

右冠状动脉起自主动脉的右冠状动脉窦，行于右心耳和肺动脉干之间，再沿冠状沟右形，绕心锐缘至膈面的冠状沟内。右冠状动脉一般分布于右心房、右心室前壁大部分、右心室侧壁和后壁的全部，左室后壁的一部分和室间隔后1/3。

壁冠状动脉，冠状动脉主干及主要分支，大部分走行于心外膜下脂肪中或心外膜深面。有时动脉的主干或分支的一段，被浅层心肌，即心肌桥所掩盖，称该段动脉为壁冠状动脉。

心脏的静脉　心脏的静脉分布于心壁各层的静脉网合成较大的静脉，大多数注入心脏后方左侧房室沟处的冠状静脉窦，经冠状静脉窦口开口于右心房。冠状静脉窦的属支如下：

■心大静脉：起于心尖，在前室间隔沟中伴随左冠状动脉前降支上行，在左下肺静脉前方入冠状窦。心大静脉收纳两室壁和室间隔的静脉血。

■心中静脉：与冠状动脉后降支并行，汇入冠状静脉窦，收纳左右室壁的静脉血。

■心小静脉：走行于右房室沟，汇入冠状静脉窦，收纳右心房和右室壁的静脉血。

（六）心包

心包（pericardium）是包裹心和出入心的大血管根部的圆锥形纤维浆膜囊，分为内、外两层，外层为纤维心包，内层为浆膜心包。

纤维心包（fibrous pericardium）由坚韧的纤维结缔组织构成，上方包裹出入心的升主动脉、肺动脉干、上腔静脉和肺静脉根部，并与这些大血管的外膜相延续。

浆膜心包（serous pericardium）位于心包囊的内层，分为脏、壁两层。壁层贴衬与纤维性心包的内面，与纤维心包紧密相贴。脏层包于心肌的表面，称心外膜。脏壁两层在出入心的大血管根部互相移行，两层之间的潜在腔隙呈心包腔，内含少量滑液起润滑作用。

心包窦，在心包腔内，脏壁两层返折处的间隙，呈心包窦。主要包括心包横窦、心包斜窦和心包前下窦。心包横窦为心包腔在主动脉、肺动脉后方与上腔静脉、左心房前壁之间的间隙。窦的前壁为主动脉、肺动脉，窦的后壁为上腔静脉及左心房，窦的上壁为右肺动脉，窦的下壁为房室间隔的凹槽。心包斜窦位于左心房后壁，左、右肺静脉，下腔静脉与心包后壁之间的心包腔。心包前下窦位于心包腔的前下部，心包前壁与膈之间的交角处，由心包前壁移行至下壁所形成。

二、心脏的生理

（一）心动周期

心脏从一次收缩的开始到下一次收缩开始前，称为一个心动周期（cardiac cycle）。如以成人平均心率75次/分计算，则每一心动周期约为0.8s，其中心房收缩期约为0.1s，舒张期约为0.7s；心室收缩期约为0.3s，舒张期约为0.5s。由于推动血液的力量主要是心室的舒缩活动，故常以心室的舒缩为心搏的标志，心室的收缩期称心缩期，心室舒张期称为心舒期。在前次心室舒张到下次心房收缩以前，整个心脏都处于舒张状态，称为全心舒张期，历时约0.4s。

心动周期各时相：心动周期中心腔内压力、容积、心瓣膜的启闭以及血流运动的速度与方向均发生一系列的规律性变化，以此为依据，将心动周期划分为不同的时相。

①心房收缩期：心动周期开始于两侧心房的收缩，称为房缩期。作为一个心动周期的开始，心房收缩使心房容积变小，内压升高，心房内血流挤入心室，使仍然处于舒张状态的心室得到进一步充盈。心房收缩为一主动充盈过程，其充盈血量约占正常人回心充盈血量的25%左右。

②心室收缩期

等容收缩期：心室开始收缩时，室内压力突然增加，导致房室瓣关闭产生第一心音，但此时心室内压力尚低于主动脉或肺动脉内压力。心肌继续收缩，经过0.02～0.03s，才使心室内压力增加到足以打开半月瓣的程度。在这短暂的时间内，房室瓣与半月瓣均关闭，心室腔内的血容量不变，心室肌的长度，即心室的容积亦不发生变化，但心室肌的张力（或心室内的压力）则在继续升高，故此期称为等容收缩期。

快速射血期：当左室压力升高到略高于主动脉瓣压力时，半月瓣即开放，血液迅速被射入动脉内，在此期间心室射出的血液量约占整个收缩期射出血液量的70%。右心室快速射血期长于左心室。心室容积迅速缩小；心室内压可因心肌纤维继续缩短而继续升高，直至达到室内压的最高值，这段时间称为快速射血期。

缓慢射血期：快速射血期之后，心肌收缩力下降，心室内压减低，射血速度减慢，称为减慢射血期。虽然此时心室内压已降至略低于主动脉内压，但由于心室射出的血液具有较大的动量，血液仍能继续冲入主动脉，使心室容积继续缩小，直至达收缩期室内压的最低值，射血才终止，随之主动脉瓣关闭。

③心室舒张期

等容舒张期：收缩期结束后，射血终止，心室开始舒张，使心室内压力迅速下降，当心室内压力刚低于大动脉内压力时，半月瓣关闭，产生第二心音。之后，心室继续舒张，但此时室内压仍高于房内压，房室瓣仍关闭。由于此时半月瓣和房室瓣均处于关闭状态，心室容积也无明显变化，故称为等容舒张期。

快速充盈期：等容舒张期末，心室内压力降低到刚低于心房内压力时，房室瓣开放，心室迅速充盈。房室瓣开放后，心室继续舒张，容积迅速扩大，导致心室内压明显低于心房内压，甚至可造成负压，致使充盈于心房和大静脉的血液被心室"抽吸"而被动快速地流入心室，心室容积迅速增大，称为快速充盈期。快速充盈期占整个舒张期的前1/3。

缓慢充盈期：随着心室内血液的充盈，心室与心房、大静脉之间的压力阶差减小，血液流入心室的速度减慢，这段时期称为减慢充盈期。

（二）心脏的泵功能

心脏由左、右两个心泵组成：右心将血液泵

入肺循环；左心则将血液泵入体循环各个器官。

（1）心脏泵功能的评定

①每搏输出量和射血分数

每搏输出量：又称搏出量（stroke volume，SV），是一侧心搏由一侧心室射出的血液量。搏出量为心脏收缩末期容积和舒张末期容积之差。射血分数（ejection fraction，EF）是指搏出量占心室舒张末期容积的百分比。在正常的生理情况下，每搏输出量应始终与心室舒张末期容积相适应，随着心室舒张末期容积的增减而相应变化，但射血分数基本保持不变。但当心室功能明显减退时，心室扩大，搏出量与心室舒张末期容积的变化不再相适应，射血分数也会显著下降。因此，应将每搏输出量与射血分数结合起来分析心脏的泵功能。

②每分输出量和心指数

每分输出量：又称心输出量（cardiac output，CO）是一侧心室在每分钟射出的血量，等于心率（heart rate）与搏出量的乘积。左、右心室的搏出量基本相等。如果以心率平均每分75次计算，则成人每分输出量约为5～6L。每分输出量因性别、年龄和其他生理情况而不同。心输出量在青年时期高于老年时期，并且在运动时升高，在麻醉时则减低。人体静息时的心输出量不与体重成正比，而是与体表面积呈正比。心指数（cardiac index，CI）就是以单位体表面积计算的心输出量。一般身材的成年人，体表面积约为1.6～1.7m²，以安静时心输出量约为5～6L计算，则心指数约为3.0～3.5L/（min·m²）

③心脏做功量

血液在心血管内流动过程中所消耗的能量，是由心脏做功所提供的。心脏做功所释放的能量转化为压强能和血液的动能两部分。每搏功指每一次心室收缩做的功，单位是：g·m。每分功则是搏功乘以心率，单位：kg·m/min。血液的压强能是每搏功的主要部分，而动能所占比例极小，在计算每搏功时往往可忽略不计。血液的压强能一般用平均动脉压表示。平均动脉压≈舒张压＋（收缩压－舒张压）/3。计算左室搏功和每分功的简式如下：

■搏功（g·m）＝搏出量（cm³）×（平均动脉压－平均左房压 mm Hg）/1 000×13.6。

■每分功（kg·m/min）＝搏功（g·m）/1 000×心率

左右两个心室的搏出量是相等的，而主动脉平均压几乎为肺动脉压的6倍，因此右室的做功量也只有左室的1/6。

（2）心脏泵功能的调节

人体处于安静状态下时，每分心输出量约为4～6L。剧烈运动时，心输出量可增加4～7倍。这种变化是在复杂的神经和体液调节下实现的。心输出量的大小主要取决于心率和每搏输出量。机体即通过对心率和搏出量这两个方面的调节来改变心输出量。

①每搏输出量的调节

心泵功能的自身调节-Starling机制：每搏输出量的多少是由静脉回流心血量来决定的。Starling在一百多年前就发现，心脏能自动地调节并平衡心搏出量和回心血量之间的关系；回心血流量愈多，心脏在舒张期充盈就愈大，心肌受牵拉也就愈大，相当于骨骼肌的初长度和前负荷增加，则心室的收缩力量也愈增强，搏出到主动脉的血量也愈多，他称此现象为"心的定律"。

心肌收缩能力的改变对搏出量的调节：心肌收缩力是指心肌不依赖于前、后负荷而能改变其力学活动的一种内在特性。当心肌收缩力增强时（例如在去甲肾上腺素的作用下），其心室功能曲线向左上方移位；当心肌收缩力下降时（例如心力衰竭），其心室功能曲线向右下方移位。

后负荷对搏出量的影响：心室肌后负荷是指动脉血压。在心率、心肌初长度和收缩能力不变的情况下，如果动脉血压增高，等容收缩期室内压力峰值必然也增高，而射血期缩短，同时心室肌缩短的程度和速度均减小，射血速度减慢，以致每搏输出量暂时减少。另一方面，由于搏出量减少，造成心室内剩余血量增加，通过自身调节机制可使搏出量恢复正常。随着搏出量的恢复，心室舒张末期容积也恢复到原来水平。

②心率对泵功能的影响

正常成人在安静状态时，心率约在60～100次/分，存在明显的个体差异。不同年龄、性别和生理状态下，心率都有不同。在成年人中，女性的心率比男性稍快。经常进行体力劳动和锻炼的人，平时心率较慢。同一个人，在安静或睡觉时心率变慢，运动或情绪激动时心率加快。

搏出量是每分输出量和心率的乘积。在一定

范围下，心率的增加可使每分输出量相应增加。但是，当心率达到 170～180 次/分以上时（约为正常心率的 2 倍），心室舒张期将显著缩短，快速充盈期也明显缩短，严重影响心室充盈，从而使搏出量降低至正常情况的一半以下。当心率的增快再也无法弥补搏出量的减少时，心输出量开始逐渐下降。心率过慢时，如小于 40 次/分，心舒期过长，心室充盈早已接近最大限度，不能再继续增加充盈量和搏出量，故每分搏出量下降。

影响心率的体液因素有肾上腺素、去甲肾上腺素和甲状腺素。体温变化也可影响心率。体温每升高 1℃，心率增快 12～18 次。

（3）心脏泵功能的储备（心力储备）

心脏泵功能的储备又称心力储备，是指心输出量随机体代谢需要而增加的能力。例如健康成年人在静息状态下，每分钟心输出量约 5～6L，而强体力劳动时，可增加到 30L 左右，即到达最大心输出量。

心力储备能力取决于心率和搏出量的储备能力。单独应用心率储备，心输出量可增加到静息时的 2～2.5 倍。搏出量储备则是心室收缩期末容积储备和舒张期末容积的储备的总和。收缩期储备是静息状态下收缩末期容积与心室做最大射血后心室内的余血量之差。收缩期储备约 55～60ml。而舒张期储备仅约 15ml 左右。人体在代谢活动增加时，主要通过交感肾上腺系统动用收缩期储备和心率储备，以增加心输出量。体育锻炼对这两种储备的增加均有益。

（三）血液循环

根据血液在体内的循环途径，人体全身的血液循环分为体循环和肺循环两部分。

（1）体循环：当心脏收缩时，含有氧及营养物质的血液（动脉血）自左室射入主动脉，再沿各级分支到全身各部的毛细血管。通过毛细血管完成组织内的物质交换，血液中的氧和营养物质被组织细胞吸收，而组织中的二氧化碳及其他代谢产物排入血液中去，由毛细血管流入小静脉，再经中等静脉，最后汇入上、下腔静脉，流回心脏右房，血液沿上述路径的循环称为体循环。

（2）肺循环：从体循环返回心脏的含有二氧化碳较多的静脉血，经右房进入右室。当心室收缩时，血液从肺动脉到肺，肺动脉在肺内经过分支成为包绕肺泡的毛细血管网，在此进行气体交换。通过呼吸作用排出二氧化碳，吸入氧气，静脉血又变成动脉血，这种新鲜血液汇入左房，再入左室。血液沿上述路径的循环称为肺循环。

（李治安　韩建成）

第三节　超声心动图检查方法

超声心动图可以对整个心脏进行断层成像。断层成像可以显示某一成像平面的结构细节。然而，对心脏房室及瓣膜的全面评价需要整合多个断层平面的综合信息。对穿过多个平面的细小结构（例如冠状动脉）进行全面的评价尚存在一定的困难。断层成像的另外一个问题就是心脏随呼吸和心动周期不同而发生移动。心脏随呼吸而发生移动很容易识别。但是随心动周期位置的改变在二维图像上则不容易识别。心脏相对于周围结构的相对运动包括如下三种方式：

平移（心脏作为一个整体在胸腔内运动）

转动（沿左室长轴的环形运动）

扭转（心尖和心底的反向运动）

即使二维图像的某一个成像平面固定，在收缩期和舒张期同一位置所显示心脏的结构也是不同的。例如，心尖四腔心观，收缩期和舒张期成像平面的同一位置可能显示的为不同冠状动脉所供应的室壁节段。

一、标准成像切面所用的术语

每一幅断层图像由成像的声窗（探头的位置）和成像观（成像平面）（表 28-3-1）来定义。相互正交的三个成像平面由心脏自身的轴线来确定（左心室是最为重要的参考点），而不是由骨骼或体外标志来表示。心脏参考点的心尖是指左室心尖，而基底是指瓣环区域。三个标准的成像平面如下：

长轴平面：与左室的长轴平行，左室长轴是指从左室心尖部至左室基底部中心假想的连线，同时成像平面与主动脉瓣中心点相互交叉。

短轴平面：与左室长轴相垂直，得到左心室

环形的横断面观。

四腔心平面（亦称水平长轴切面）：同时与左室长轴和短轴相互垂直，得到的是从心尖到心底的左右心室和左右心房的图像。

表 28-3-1　经胸超声心动图成像方位术语

声窗（探头的位置）
　胸骨旁
　心尖
　剑突下
　胸骨上窝
成像平面
　长轴
　短轴
　四腔心
参考点
　心尖
　基底部
　外侧
　内侧

声窗是指探头的位置，也是声束进入心脏的窗口。骨性胸廓和邻近充气的肺组织对声窗的位置有一定的限制，因此患者的体位和操作者的经验对于获得具有诊断意义的图像尤为重要。经胸超声心动图的声窗包括胸骨旁、心尖、剑下和胸骨上窝。获得图像时探头的移动方式包括以下几种形式：

移动：是指在胸部移动探头至不同的位置。

倾斜：摆动探头的头端对同一个断面的不同结构进行成像。

调整角度：调整探头的角度可以得到与原成像平面相互近乎于平行的不同成像平面。

旋转：在同一个位置旋转探头可以得到与原成像平面相交的不同成像平面。

二、经胸二维超声心动图

（一）胸骨旁声窗

（1）左室长轴观

患者左侧卧位，探头置于左侧第三、四肋间靠近胸骨旁，探头示标指向 9～10 点钟，声束从右肩至左季肋部方向扫查，可以显示左室长轴切面。根据每个个体的图像质量，常需从左侧卧位至近乎仰卧位来调整患者的体位。主动脉根部、瓦氏窦、窦管交界、升主动脉近侧 3～4cm 在左

室长轴图像上均可显示，探头向头侧移动 1～2 个肋间隙可显示升主动脉的远侧部分。

左室长轴图像中，主动脉瓣右冠瓣位于前方，而无冠瓣位于后方（图 28-3-1）。正常主动脉瓣瓣叶回声纤细。收缩期，主动脉瓣瓣叶完全开放，瓣叶近乎平行主动脉壁；舒张期瓣叶关闭。主动脉根部与二尖瓣前叶之间可见纤维连续。如果纤维连续为肌性组织所取代，提示复杂先天性心脏病。

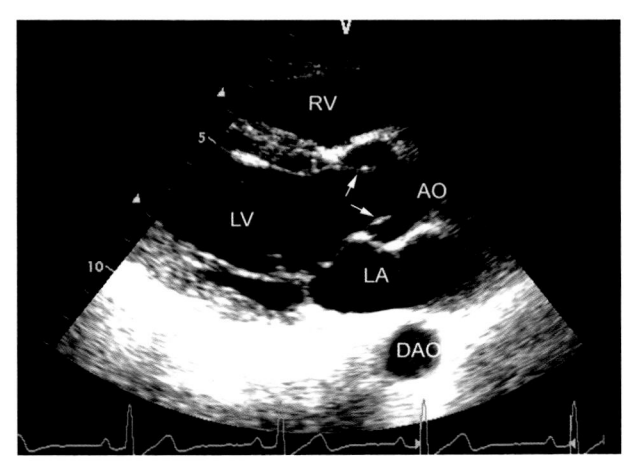

显示前方的右心室（RV），左心室（LV），左心房（LA），主动脉窦部及升主动脉（AO），位于左房后方的胸降主动脉（DAO）；主动脉右冠瓣（箭头）和无冠瓣（箭头）

图 28-3-1　胸骨旁左室长轴图像

二尖瓣前后叶纤细、回声均匀一致，由腱索附着连于前外或后内侧乳头肌。二尖瓣前叶较后叶长，但是在瓣环附着的长度小于后叶，二者面积相似。舒张期二尖瓣瓣叶开放，前叶瓣尖贴近或接触室间隔；收缩期，瓣叶对合（瓣缘重合形成对合带）。二尖瓣瓣环为纤维结构呈椭圆形。左室长轴显示瓣环的小径（心尖四腔心显示瓣环的大径）。

左心房位于主动脉根部的后方，其前后径与主动脉根部近似。右肺动脉位于主动脉根部和左房上面之间，在此切面上常难以显示。房室沟处二尖瓣瓣环后方可见冠状静脉窦。如果存在永存左侧上腔静脉，可见冠状静脉窦扩张。

左心房的后方可见胸降主动脉的横断面。通过在左室长轴切面顺时针旋转探头可显示胸降主动脉的长轴图像。心包的斜窦位于左心房和胸降主动脉之间，因此积液时二者之间可见液体，而胸腔积液时位于胸降主动脉的后方。

左室长轴图像同时可以显示室间隔和左室后壁的基底段和中间段。可以评鉴室壁的厚度，心腔的大小，心内膜的运动以及室壁的增厚率。左室长轴图像上，常看不到左室心尖。

部分右室流出道的肌部位于图像的前方。与左室不同，右室无明确的长轴或短轴。实际上，右室包绕在左室的周围，包括流入道、心尖部和流出道，呈前后略偏的 U 形结构。许多的标准切面上，均呈现右室的斜切面，因此，右心的大小和收缩功能应多平面估测。

（2）右心室流入道和流出道观

在左室长轴切面的基础上，探头尽可能移近胸骨旁，然后向内侧调整角度可获取右室流入道切面，显示右心房、三尖瓣和右心室（图 28-3-2）。是观察三尖瓣结构的最佳切面，通常也可见冠状静脉窦（coronary sinus，CS）和下腔静脉入口处的下腔静脉瓣（Eustachian valve）。右室心尖部肌小梁丰富。调节束为右室内较为粗大的肌小梁结构，横过右室的心尖部，在胸骨旁长轴及心尖切面观均可显示，其内包含右束支。右室调节束附着在右室前组乳头肌基底部附近。

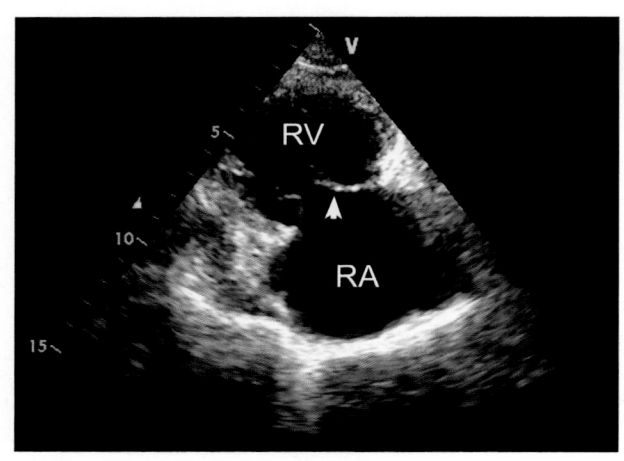

显示右心房（RA），右心室（RV）和三尖瓣（箭头所示三尖瓣前叶，后方为三尖瓣后叶）

图 28-3-2　胸骨旁右室流入道切面

CS 入右房处紧邻三尖瓣瓣环。通过旋转探头可显示冠状静脉窦的长轴图像。右心房内可识别的另外的一个正常结构为界嵴（crista terminalis），其为行于上下腔静脉前方的肌性嵴，分隔右心房前方的小梁部和后方较为光滑的静脉窦部。右心耳在经胸超声心动图上较难显示。

下腔静脉在 CS 的下方进入右心房。部分正常个体，右室流入道切面或剑下切面中，右心房和下腔静脉结合处，可以看到明显的下腔静脉瓣。如果范围较广、呈网状结构便成为希阿利网（Chiari network），其从下腔静脉向上方延伸，可向后附着在界嵴或向内侧附着在卵圆窝处。这些结构均为正常结构变异，无临床意义。

在标准左室长轴基础上，探头顺时钟旋转30～45°，探头示标从受检者右肩倾斜至左肩，可获取右室流出道切面（图 28-3-3）。该切面显示右室流出道、肺动脉瓣以及部分主肺动脉；特别有助于观察右室流出道漏斗部狭窄、肺动脉瓣狭窄等情况。

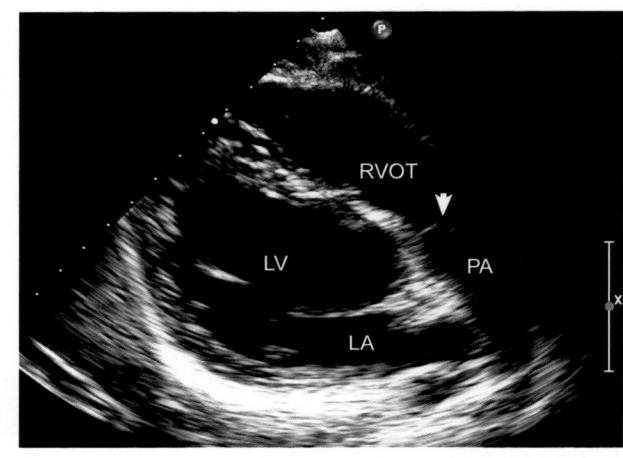

显示右室流出道（RVOT），肺动脉瓣（箭头），肺动脉（PA）主干，左心室（LV）和左心房（LA）

图 28-3-3　右室流出道切面

（3）胸骨旁短轴观

从胸骨旁左室长轴观顺时针旋转探头约90°，然后向上或向下调整探头的角度，可以得到一系列的短轴切面观。

主动脉瓣水平，短轴切面可以显示主动脉瓣三个瓣叶：右冠瓣、左冠瓣和无冠瓣（图 28-3-4）。收缩期，主动脉瓣开放瓣口近乎圆形。舒张期，瓣叶的对合线呈典型的 Y 字形。收缩期更容易识别主动脉瓣的瓣叶数目，因为主动脉瓣二叶畸形时，由于在正常交界处可能存在裂隙，致开放时似为三叶形态。正常情况下，主动脉瓣基底部纤细，瓣缘游离缘中部的左室面可见局部增厚，其作用为在舒张期主动脉瓣关闭时充填瓣尖部中间的空隙。这些小结节（Arantius 结节）随年龄增长可变大，在左室面可能有细小纤维组织附着（Lambl's excrescences）。这些细小结构在图像质量较好可以显示，不应该误认为病理性结构。左右冠状动脉的起源常在此切面上识别。正常情况下，主动脉瓣和肺动脉瓣近乎垂直。因此，成年人不易完全显示肺动脉瓣，常常显示肺动脉瓣一两个瓣叶。

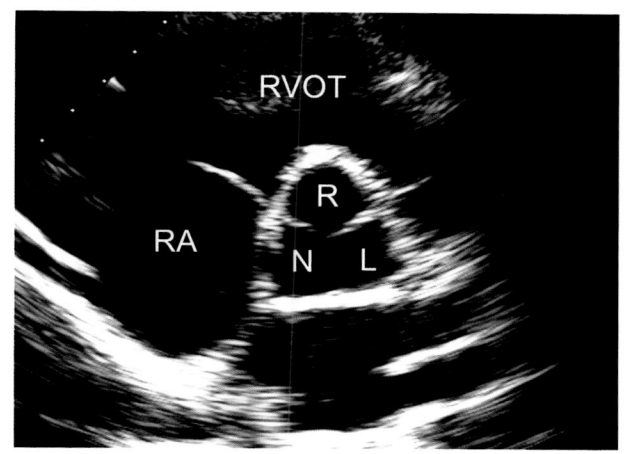

显示主动脉瓣三个瓣叶：右冠瓣（R）位于前方、左冠瓣（L）位于左后方和无冠瓣（N）位于右后方。RVOT：右室流出道；RA：右心房

图 28-3-4　胸骨旁短轴切面主动脉瓣水平

主动脉瓣与心内结构的空间位置关系在短轴切面上很容易显示。肺动脉瓣和右室流出道在前侧方邻近主动脉瓣左冠瓣，三尖瓣位于前方靠近内侧，邻近右冠瓣，三尖瓣的两个瓣缘分别为隔叶和前叶。

主动脉瓣短轴切面的后方为右心房、房间隔和左心房，靠近主动脉瓣的无冠瓣。通过轻轻调整探头的角度可以显示左心耳。

短轴切面二尖瓣水平，在收缩期和舒张期可以看到完整的二尖瓣横断面（图 28-3-5）。二尖瓣后叶包括三个小叶，分别为内侧、中间和外侧小叶。两个交界分别为前外侧和后内侧。分别与两组乳头肌的位置相对应。因此，附着于两个瓣叶内侧的腱索连于后内侧乳头肌上，而附着于两个瓣叶外侧的腱索连于前外侧乳头肌上。从乳头肌至二尖瓣瓣尖，腱索的直径越来越细，数目越来越多，有靠近乳头肌的约 12 条至连于二尖瓣瓣缘的 120 条左右。偶尔，可以看到迷走的腱索，连于室间隔上或其他结构上。

左室中间段短轴切面（乳头肌水平），此切面上，左室呈圆形（图 28-3-6）。如果此切面的左室呈椭圆形，提示成像切面没有完全垂直于左室的长轴。左室心肌的节段划分会在后面的章节中详

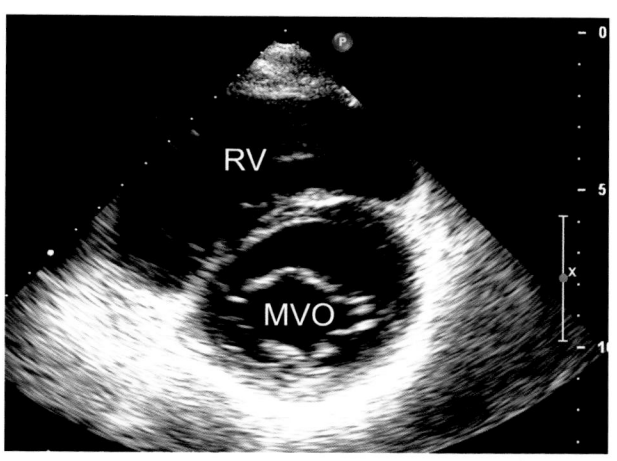

收缩期显示二尖瓣口（MVO）呈开放状态。RV：右心室

图 28-3-5　胸骨旁短轴切面二尖瓣水平

细讨论。此切面还可以评价不同冠状动脉供应心肌的运动情况，左前降支的分布区为前壁和前间隔，左旋支为侧壁，后降支为下壁和后间隔。室间隔的运动异常不一定为冠心病，亦可能为右室容量或压力负荷过重、心脏传导系统的异常或心脏术后状态。

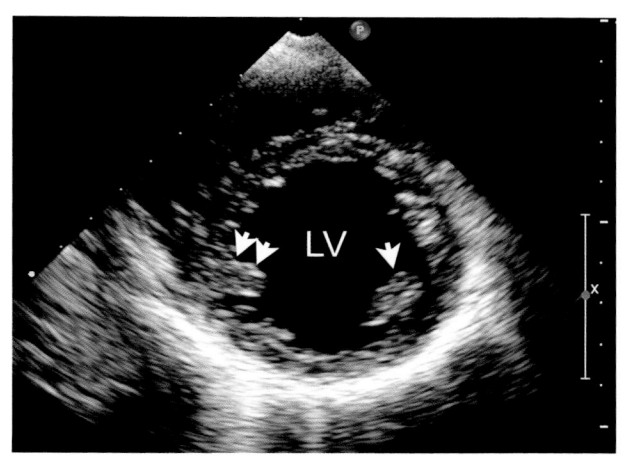

显示左心室（LV）腔呈圆形，以及两组乳头肌（箭头所示）

图 28-3-6　胸骨旁短轴切面乳头肌水平

短轴图像显示左室的乳头肌时，也是左室中间段的解剖标志。极少情况下，其中的一组乳头肌可以呈分叉状，导致左室的乳头肌呈三组。

向心尖部继续移动探头并调整角度，可以显示左室心尖部各段，前壁、侧壁、下壁和间隔。

（二）心尖部声窗

（1）心尖四腔心观

心尖部四腔心显示左心室的长径，垂直于左

室短轴和长轴切面，此切面显示左室侧壁、后间隔和心尖（图28-3-7）。左室心尖呈圆锥形，左室中间段和基底段呈没有尖端的椭圆形，且上下径大于横径。如果探头的位置不是真正的左室心尖部，则出现左室长径的假性缩短。左室心尖部亦可见增粗的肌小梁，不要误认为血栓。左室腔内假腱索较为常见。

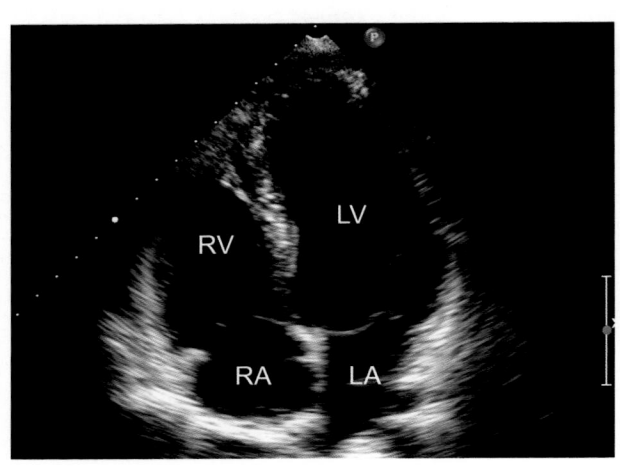

右心房（RA），右心室（RV），左心房（LA）和左心室（LV）

图 28-3-7 心尖四腔心切面显示

右室的形态呈三角形，面积约为左室的一半。观察右室心尖时，可将探头轻轻向内侧移动进行显示。

心尖四腔心同时显示二尖瓣瓣环的大径，二尖瓣靠近室间隔的前叶和靠近侧壁的后叶。二尖瓣瓣环呈马鞍形，四腔心切面显示的瓣环靠近心尖侧，而左室长轴显示的二尖瓣瓣环靠近心底侧。

三尖瓣瓣环较二尖瓣瓣环靠近心尖侧约1cm左右。三尖瓣瓣叶纤细，舒张期完全开放，收缩期正常闭合。隔叶邻近室间隔，邻近右室游离壁的三尖瓣可能是前叶或后叶，主要依靠四腔心成像的角度，多数显示的为前叶。

左、右心房位于远侧，心尖四腔心切面可以常规评价心房的大小。但详细评价右房内的血栓或肿瘤则较为困难。房间隔在此切面上与声束平行，常常产生房间隔的"回声失落"（dropout），不应误认为房间隔缺损，应多切面仔细评价。

在左房的外侧可见胸降主动脉，左心房后部可见肺静脉，探头向后方扫查，可以在左房房室沟处显示CS的长轴（图28-3-8），此时显示的后室间隔。向前调整探头的角度，可以显示主动脉

根部和主动脉瓣。此切面亦称心尖五腔心切面。此时显示的是前室间隔，尤其是基底段部分。在一些成年人中，继续向前方调整探头，可以显示肺动脉从右心室发出，而这在儿童则更为容易。

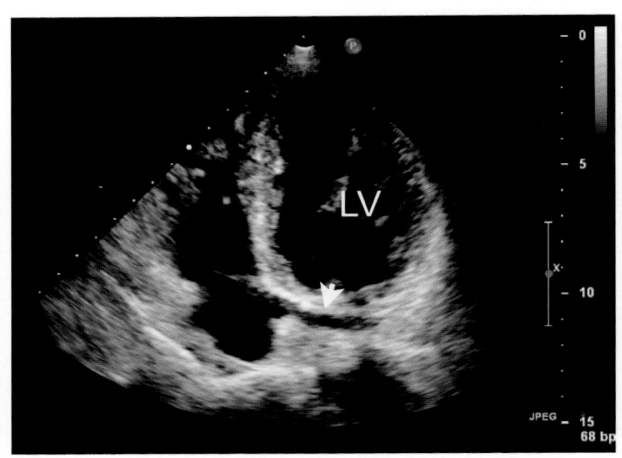

显示冠状静脉窦（CS）长轴

图 28-3-8 冠状静脉窦长轴图像

（2）心尖两腔心观

从心尖四腔心切面，逆时针旋转探头约60°即可得到心尖两腔心观（图28-3-9）。此切面显示左房、二尖瓣和左室。此切面常用来评价左室下壁和前壁心肌的运动。为了清楚显示左室前壁，需要对探头的角度做细微的调整以避免肺气的干扰。此切面上不应显示乳头肌的长轴。邻近左室前壁可以看到左心耳。从两腔心切面向后方调整探头的角度并顺时针旋转探头可以显示胸降主动脉的长轴图像。

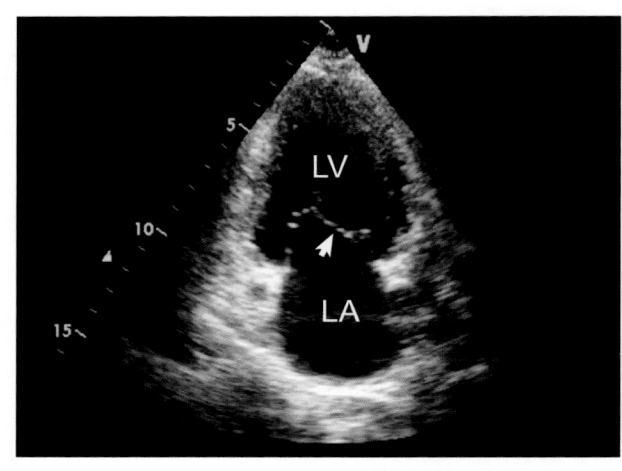

显示左心房（LA），二尖瓣（箭头）和左心室（LV）

图 28-3-9 心尖两腔心切面

（3）心尖左室长轴观

从两腔心切面继续逆时针旋转探头约 60°可以显示心尖左室长轴观（图 28-3-10）。与胸骨旁左室长轴观相似。主动脉瓣，左室流出道和二尖瓣在此切面上显示。此时显示的是前室间隔和左室的后壁。与胸骨旁左室长轴观相比较，此时显示了左室心尖，但是二尖瓣和主动脉瓣在声场的远侧，分辨率下降。

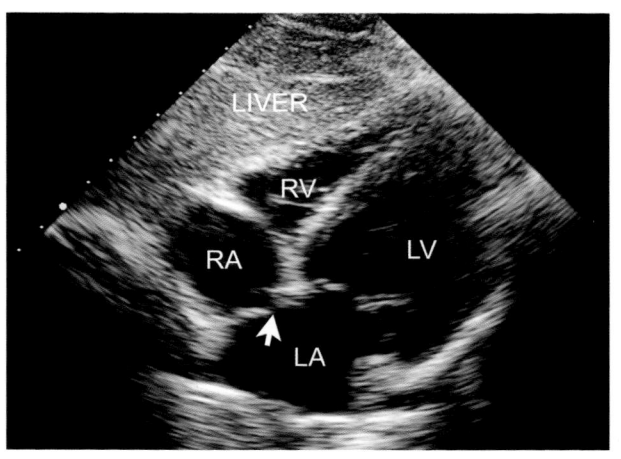

显示左心房（LA），左心室（LV），右心房（RA），右心室（RV）及房间隔（箭头）。LIVER：肝脏

图 28-3-11 剑下四腔心切面

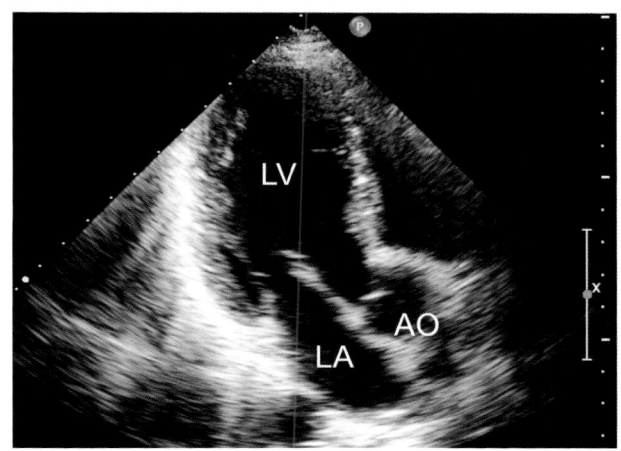

显示左心房（LA）左心室（LV）和近端主动脉（AO）

图 28-3-10 心尖左室长轴切面

（三）剑突下声窗

患者仰卧位，嘱患者屈膝以降低腹部的张力来显示剑下切面。探头水平为置于剑突下，略朝向患者的左肩部扫查，可以得到剑下四腔心切面，显示右室游离壁、室间隔中间部和左室侧壁（图 28-3-11）。在四腔心切面的基础上，顺时针旋转探头稍向上及右侧调整探头的角度，可以得到剑下双房切面。此切面中，由于房间隔与声束方向垂直，是观察房间隔缺损的最佳切面。（图 28-3-12）

从剑突下四腔心旋转探头可以显示下腔静脉的长轴，下腔静脉距离右心房开口处约 2～3cm 处静息状态下的宽度以及其随呼吸运动的变化常用来估测右心房的压力。肝静脉，尤其是肝中静脉，在此切面与声束平行，可以记录其频谱来估测右心房的压力。

在剑突下四腔心切面基础上，稍逆时针旋转探头向上调整探头角度，可显示剑突下右室流出道切面（subcostal RV outflow view）（图 28-3-

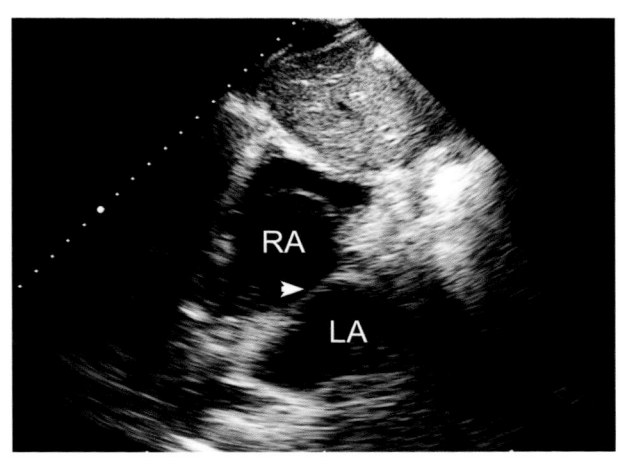

显示左心房（LA），右心房（RA）和薄弱的房间隔（箭头）

图 28-3-12 剑下双房切面

13）。该切面观似心脏倒置，右室流入道和右室流出道位于图像的右侧，主动脉位于图像中央，肝组织在前方，肺动脉瓣在下方。该切面充分显示右室流出道和肺动脉瓣，是评价右室流出道和肺动脉瓣狭窄的较好切面。

在剑突下四腔心切面基础上，逆时钟旋转探头，探头示标指向 3 点钟处，与胸骨旁左室短轴声束相似，声束方向略平行于左肩和右季肋部连线，可获取剑突下左室短轴切面（subcostal short axis views of left ventricle）。该切面显示左室腔短轴略呈圆形位于图像左侧，而右室腔略呈月牙形位于图像右侧。探头再逐渐向心尖侧扫查，可显示乳头肌水平、心尖水平短轴。与胸骨旁切面相比较，剑下左室短轴切面，尽管左室腔处于较深的位置，亦可以测量室壁的厚度和心腔的大小。

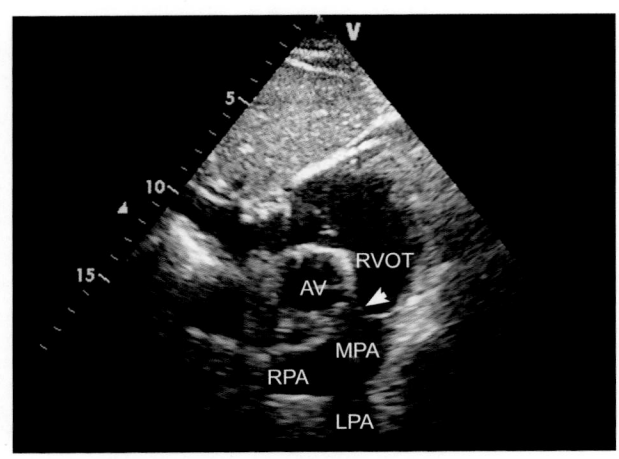

显示右室流出道（RVOT），肺动脉瓣（箭头），主肺动脉（MPA），右肺动脉（RPA），左肺动脉（LPA）和主动脉瓣（AV）

图 28-3-13　剑突下右室流出道切面

当胸骨旁切面显示不清楚时，剑下切面可以替代胸骨旁切面来对左室进行定性或定量评价。

（四）胸骨上窝声窗

患者仰卧位，头部后仰，探头置于胸骨上窝显示主动脉弓部长轴和短轴切面。主动脉弓长轴切面显示升主动脉远侧、弓部、胸降主动脉的近侧，头臂动脉、左侧颈总动脉和左侧锁骨下动脉的起始部（图 28-3-14）。相应的静脉位于主动脉弓的上方。上腔静脉邻近升主动脉，右肺动脉位于主动脉弓部的下方，通过旋转探头可以显示分肺动脉分叉处。左心房位于肺动脉的下方。旋转探头可以显示主动脉弓部的短轴图像。

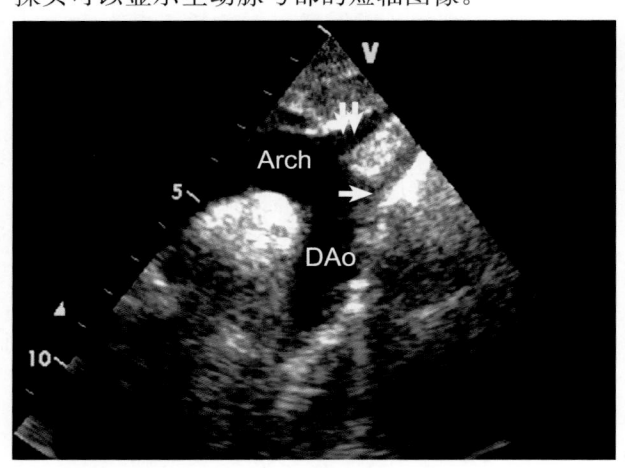

显示主动脉弓部（Arch）及降主动脉（DAo）近端，单箭头：为左侧锁骨下动脉，双箭头：左侧颈总动脉

图 28-3-14　胸骨上窝主动脉弓部长轴切面

（五）其他特殊部位的声窗

特殊情况下，例如，当患者为右位心时，则需要与左位心相对应的镜像声窗。

三、M-Mode 超声心动图

尽管 M 型超声已大部分为二维超声所取代，但是其在快速评价心脏结构的运动和功能方面仍很重要，因为其时间分辨率极高为每秒 1800 帧，远远高于目前二维超声心动图的时间分辨率。因此，其可以准确记录心脏结构的运动，尤其是心脏快速运动时。在二维超声心动图的引导下使用 M 型超声心动图最有帮助。

（一）主动脉瓣和左心房

通过主动脉瓣根部瓣尖水平的 M 型超声显示了主动脉前壁收缩期的前向运动和舒张期的后向运动（图 28-3-15）。左心房在主动脉根部的后方。收缩期（心房舒张期）充盈，舒张期（心房收缩期）排空。左心房的充盈很大程度上依赖主动脉根部的前向运动，因此，M 型主动脉根部的运动反映了左房的大小。当左心房充盈和排空增加时，主动脉根部运动增强；当心输出量降低时，主动脉根部的运动幅度减低。舒张期，主动脉瓣叶对合呈线状，收缩期，主动脉瓣叶迅速、完全开放，形成了 M 型上的六边盒形轨迹。正常个体偶尔可见主动脉瓣瓣叶的细微震颤。

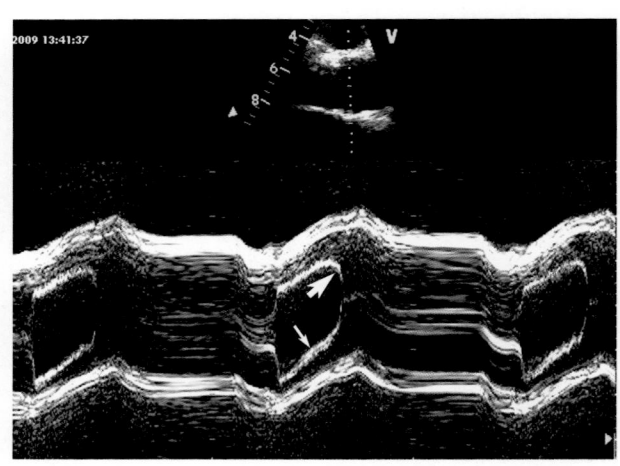

显示主动脉瓣开放呈"六边盒"形。粗箭头所示为主动脉瓣右冠瓣，细箭头所示为主动脉瓣无冠瓣

图 28-3-15　主动脉瓣根部瓣尖水平的 M 型图像

（二）二尖瓣

二尖瓣水平的 M 型超声心动图记录了右室前壁、右室腔、室间隔、二尖瓣前后叶、左室后壁和心包的运动轨迹（图 28-3-16）。收缩期二尖瓣瓣叶对合点呈细线状，在收缩期间轻微向前方移动，与左室后壁平行。在舒张早期，瓣叶分离最大，前叶最高点称为 E 点，正常情况下，E 点至室间隔的距离（E-point septal separation，EPSS）很小。无二尖瓣狭窄时，EPSS 增加，提示左室扩大、收缩功能减低或主动脉瓣反流。

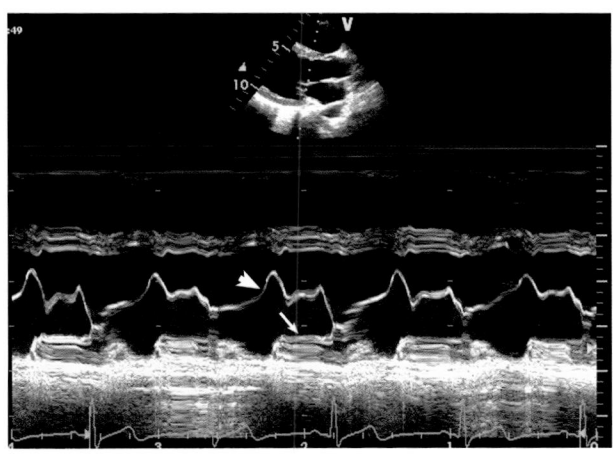

显示二尖瓣前叶（粗箭头）和后叶（细箭头）的运动轨迹

图 28-3-16　二尖瓣水平 M 型图像

舒张中期，二尖瓣前后叶相向运动，舒张晚期，由于左心房收缩，出现二尖瓣前叶舒张晚期的 A 峰。二尖瓣前叶关闭斜率，为从 A 点至关闭点（C 点）。通常情况下从 A 点至 C 点二尖瓣前叶的下降斜率呈直线状，如果左室舒张末压升高 M 型二尖瓣运动曲线则可见称"AC 肩"。主动脉瓣反流时，可见二尖瓣前叶的细微震颤。

（三）左心室

左室的 M 型超声取样线通过左室中部腱索水平，可以测量左室的大小、室壁的厚度以及估测左室的收缩功能（图 28-3-17）。这种方法的缺点在于无法准确估计存在节段性室壁运动异常的左室功能。应用此种方法估测左室收缩功能的关键在于准确识别心内膜的位置，无论是室间隔还是左室后壁心内膜的运动轨迹一定是连续的曲线，而非断续的。

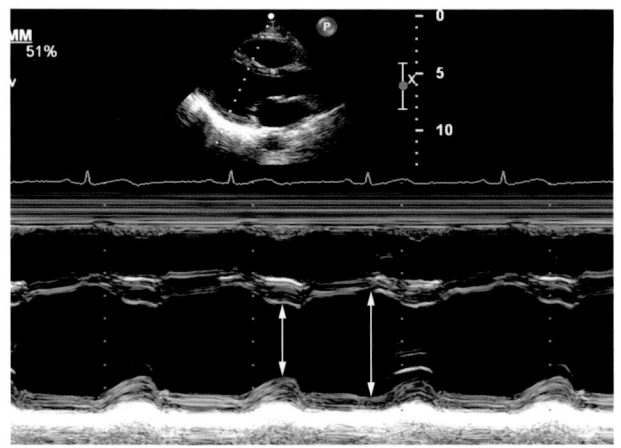

长箭头显示测量左室舒张末期内径，短箭头显示测量左室收缩期内径

图 28-3-17　胸骨旁左心室腱索水平 M 型图像

另外，当怀疑有心包填塞或左室后壁有积液时，此处记录的 M 型图像有助于判断右室游离壁的运动情况以及左室后壁积液的深度。

（四）肺动脉瓣

于胸骨旁右室流出道长轴切面，取样线经过肺动脉瓣左瓣，在肺动脉管腔内显示左瓣的活动曲线。收缩期向后方运动，舒张期向前运动。

（五）M 型超声在其他方面的应用

通过三尖瓣外侧瓣环的 M 型可以判断右室侧壁心肌的运动情况，从而有助于判断右室整体或局部收缩功能。当主动脉瓣存在反流时，通过左室流出道的彩色 M 型有助于测量反流束的宽度与左室流出道宽度的比值，进而判断主动脉瓣反流的严重程度。

四、频谱多普勒超声心动图

（一）二尖瓣口前向血流

二尖瓣血流频谱测定通常取心尖四腔心或心尖左室长轴切面；舒张期二尖瓣血流频谱包括两个峰：舒张早期快速充盈的 E 峰和左房主动收缩所致充盈的 A 峰。正常健康、成年人 E 峰值约为 1m/s 左右，A 峰为 0.2～0.41m/s。如果舒张期较长，还可以看见两峰之间的低速或无血流充盈期（图 28-3-18）。

即使在正常的个体，左室舒张期充盈模式也会随年龄、左室的负荷状态、心率和 PR 间期而

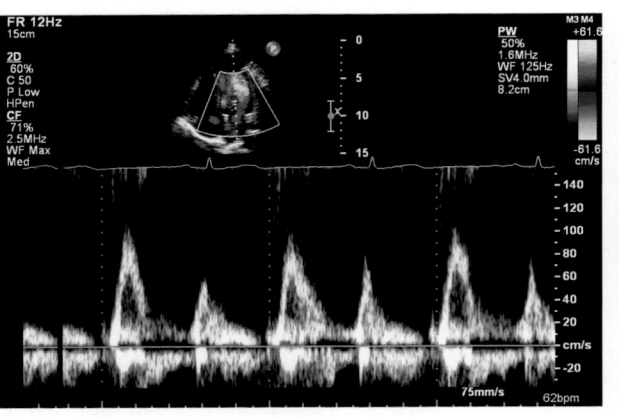

可见舒张早期位于基线上方的 E 峰和舒张晚期左房收缩形成的 A 峰

图 28-3-18　四腔心切面二尖瓣口血流频谱图像

不同。随着年龄的增长，舒张早期 E 峰下降的斜率逐渐增加，而 A 峰的峰值速度逐渐升高。结果，E/A 比值从年轻人>1，至 50～60 岁时接近1，或者年更大时的<1。前负荷增加，E 峰升高，反之则相反。如果舒张期缩短（例如心率较快的患者），那么 A 峰可能叠加在 E 峰的下降支上导致 A 峰的升高。

二尖瓣瓣口前向血流充盈模式除了上述生理因素的影响之外，多普勒取样容积的位置同样会影响 E 峰速度或 E/A 的比值。评价左室充盈状态时，取样容积的位置通常置于二尖瓣瓣口；而评价二尖瓣前向血流量时，取样容积通常置于二尖瓣瓣环水平。测定的二尖瓣血流频谱参数：E/A 比和 E 峰减速时间（DT）可以判断左室的舒张功能。将在后面的章节进行详细讨论。

（二）三尖瓣口前向血流

三尖瓣前向血流频谱可以从心尖部四腔心切面或胸骨旁右室流入道切面上记录（图 28-3-19）。三尖瓣血流频谱与二尖瓣血流频谱类似，只不过其 E 峰流速略低于二尖瓣 E 峰流速，约为 0.3～0.7m/s。

（三）左室流出道和主动脉瓣上血流

心尖左室长轴切面或胸骨上窝切面，右室声束与左室流出道和升主动脉血流方向一致，可以准确记录收缩期血流自左室射血进入主动脉。一般情况下，左室流出道的血流速度在经胸超声心动图记录的结果较经食管超声心动图记录的结果准确，因为经食管超声心动图很难使声束与左室

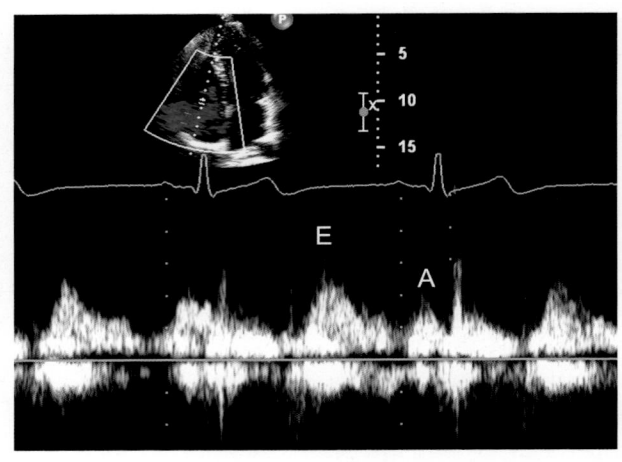

可见舒张早期位于基线上方的 E 峰和舒张晚期左房收缩形成的 A 峰

图 28-3-19　四腔心切面三尖瓣口血流频谱图像

流出道血流方向一致。左室流出道的血流频谱呈现一个较陡的上升支，迅速达到峰值，和一个较缓的下降支。当经取样容积置于主动脉瓣上时，记录的血流频谱与左室流出道相似，但血流速度略快，因为血流经过主动脉瓣口时会略有加速（图 28-3-20）。

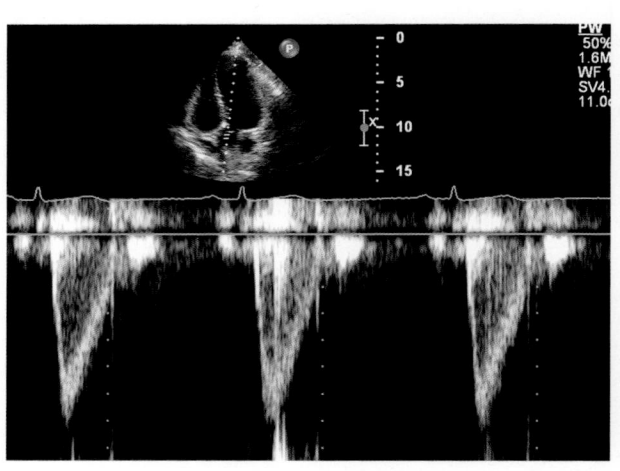

呈现一个较陡的上升支和一个较缓的下降支

图 28-3-20　主动脉瓣上脉冲频谱多普勒图像

（四）右室流出道和肺动脉瓣上血流

右室流出道和肺动脉的血流通畅在胸骨旁短轴切面或右室流出道切面记录（图 28-3-21）。在正常个体，右室的射血频谱形态与左室相似，但峰值流速略低于左室，频谱曲线更圆钝，峰值速度出现在收缩中期，射血时间略长。左、右心室射血期血流频谱的形态与下流的血管阻力有关，

肺血管阻力低于体循环血管阻力。当肺动脉高压时，右室流出道的血流频谱形态则与左心相似。

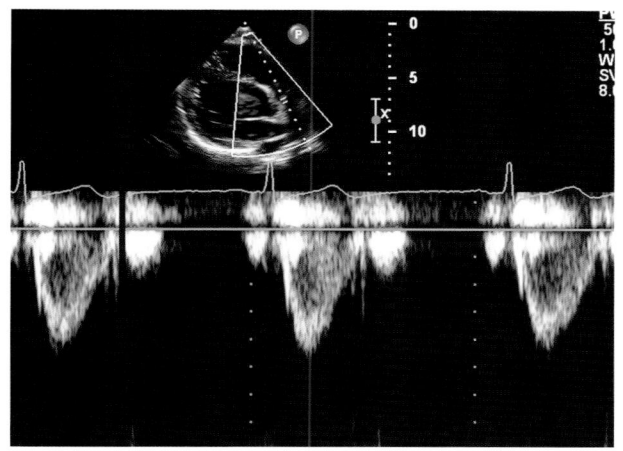

呈现一个较陡的上升支和一个较缓的下降支

图 28-3-21　主动脉瓣上脉冲频谱多普勒图像

（五）左房充盈血流（肺静脉血流）

将取样容积置于肺静脉内距离开口约 1～2cm 处记录其频谱形态。肺静脉的血流频谱为评价左室的舒张功能、测量左室的充盈压、评价二尖瓣反流程度、鉴别缩窄性心包炎与限制型心肌病、识别射频消融术后是否存在肺静脉狭窄提供了独特而有力的辅助信息。经胸超声心动图可以获得 90%患者的肺静脉血流频谱。

肺静脉正常血流频谱分为三个时相：收缩期的前向血流，舒张期的前向血流和心房收缩期的反向血流（图 28-3-22）。收缩期前向血流依赖于瓣环的前向运动，由左室功能、左房舒张功能以及左房的顺应性决定。前向血流速度亦受左房压的影响，左房压升高其降低。二尖瓣的反流使左房压升高，可引起一条或多条肺静脉收缩期前向血流速度降低。舒张期的前向血流出现在二尖瓣开放、左房压力下降时。主要受左房压力、左室的功能以及左室的顺应性的影响。舒张晚期的反向收缩波决定于左房的收缩能力、左房的收缩压和左室的顺应性。所有的肺静脉血流频谱受年龄、心率和房室传导情况的影响。年龄越大，肺静脉收缩波和心房收缩期的反向波越高，而舒张早期的峰值流速较小。

（六）右房充盈血流（下腔静脉血流）

下腔静脉的血流频谱呈三相静脉血流频谱，

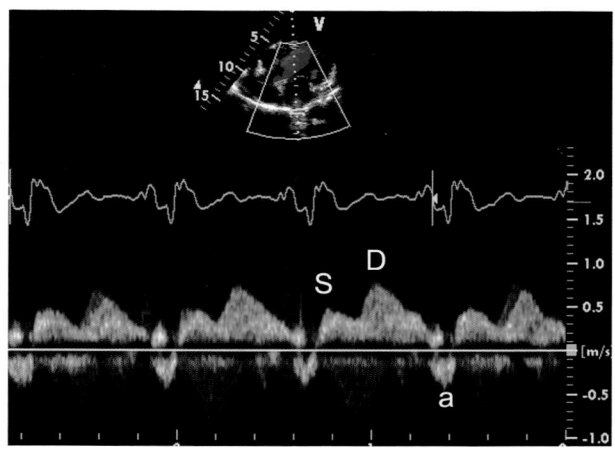

可见收缩期的前向血流 S 峰，舒张期的前向血流 D 峰和心房收缩期的反向血流 a 峰

图 28-3-22　肺静脉血流频谱

由负向的 S 峰、D 峰和正向的 A 峰组成（图 28-3-23）。S 峰是由于心脏收缩右房压力迅速下降血流加速所致；D 峰是由于心室快速充盈期右心房血流迅速进入右室所致；正向小 a 波是由于右心房收缩造成下腔静脉内血流短暂逆转所致。

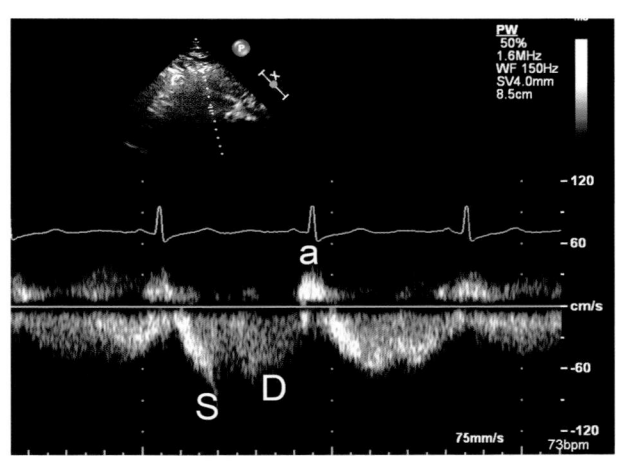

负向的 S 峰、D 峰和正向的 a 峰组成

图 28-3-23　下腔静脉血流频谱

（七）降主动脉和腹主动脉血流

主动脉弓降部血流测定通常取胸骨上窝主动脉弓长轴切面，正常降主动脉血流频谱位于基线下，方向朝下。腹主动脉血流的测定取剑突下腹主动脉长轴切面，腹主动脉血流频谱位于基线上；舒张期基线上方也有少量舒张期血流信号（图 28-3-24）。

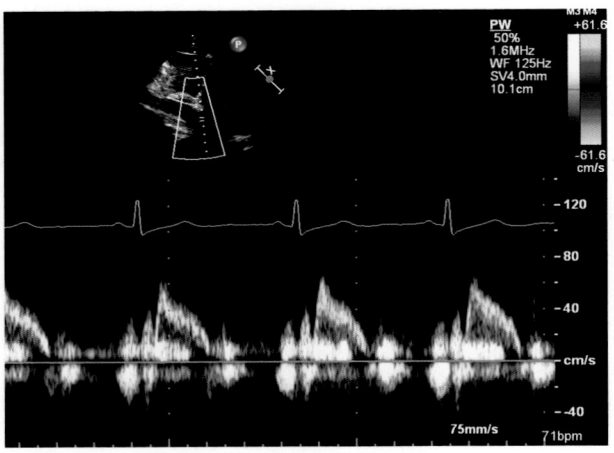

收缩期可见位于基线上方的血流信号

图 28-3-24　腹主动脉血流频谱

（李治安　韩建成）

第四节　心脏超声检查的新技术

超声心动图显像技术在经历 50 余年的发展之后，已经由单纯的心脏解剖结构和血流观察与评价阶段进展到了在精确解剖结构基础上的心脏功能的量化评价阶段。超声心动图的心脏功能显像已经成为心血管超声技术进一步向前发展的重要前沿方向。在精确显示心脏解剖结构基础之上，充分展示心脏整体和局部的血流和心肌血流灌注、心肌电机械兴奋过程和固体以及流体力学状态，将有助于可视化了解正常和心脏疾病状态下的心脏病理生理功能变化的全部过程，同时将有助于更为精确有效的临床干预治疗。临床超声心动图学家和超声仪器生产厂家为此做出了不懈的努力，以期建立若干能够直观可视化显示解剖结构基础上各种不同类型心脏功能的技术方法。二维应变成像、速度向量成像和实时三维超声心动图就是在临床得以广泛应用的具有代表性的超声心动图成像新技术。现将这几种技术分别介绍如下：

一、二维应变成像

二维应变成像技术基于高帧频二维灰阶超声图像，实时跟踪心肌内小于超声波长的结构所产生的超声背向散射斑点的空间运动，通过运算重建心肌组织实时运动和变形，为研究心脏整体运动和局部力学运动提供全新的定量手段。

（一）成像原理

二维应变成像是一种通过标准二维灰阶图像中追踪心肌的运动并计算速度与应变的新方法，与传统的组织多普勒超声心动图的应变成像术原理不同的是，二维应变超声心动图成像是利用斑点追踪技术，在二维图像的基础上，通过对高帧频二维图像的斑点回声进行逐帧追踪，每一个被追踪的斑点回声大约 20～40 个像素组成，在整个心动周期中它们可以跟随周围的心肌组织一起运动从而发生位置的改变，那么相邻两个斑点回声间距离的相对改变则反映了局部心肌的收缩和舒张，从而可以计算心肌的运动速度和形变。应变反映了心肌在张力的作用下发生变形的能力，常用心肌长度的变化值占心肌原长度的百分数表示。

在室壁中选定一定范围的感兴趣区，随着心动周期，分析软件根据组织灰阶自动追踪上述感兴趣区内不同像素心肌组织在每一帧图像中的位置和运动，并与上一帧图像中的位置比较，计算整个感兴趣区内各节段心肌的变形（图 28-4-1）。由于斑点追踪技术与组织多普勒频移无关，因此不受声束方向与室壁运动方向间夹角的影响，没有角度依赖性，不仅能反映心脏纵向方向的变形运动，还可以反映径向及圆周方向的变形运动，因此二维应变超声心动图成像能更为准确地反映心肌的收缩和舒张功能状态。

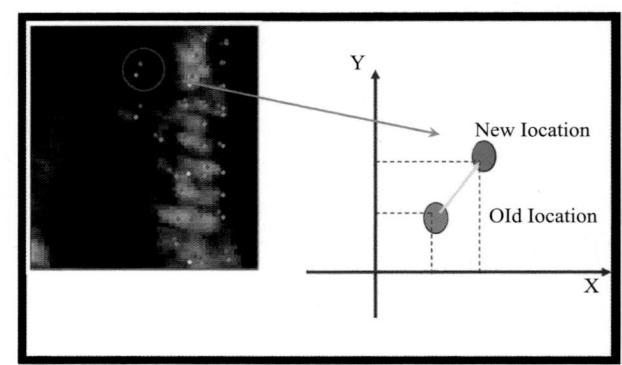

图 28-4-1　二维应变成像原理

（二）技术特点

二维应变成像技术通过滤除随机斑点及自相

关技术，具有高帧频、数字化存储、非线性滤波及部件匹配技术，结合二次谐波技术可以提高评价组织内斑点结构运动的准确性，信号获取没有角度依赖性，也不受周围心肌组织的牵拉和心脏整体运动的干扰，能定性和定量地显示心肌在长轴方向、短轴方向与圆周方向的运动速度、应变、应变率、位移、背向散射积分，以及心脏的旋转角度和旋转率。二维应变成像技术有良好的空间和时间分辨率，在心脏功能分析上较其他方法具有明显的优势，其量化评价方法可以提高超声心动图检查的质量与重复性。

原始二维应变成像斑点跟踪方法固有的缺点是由于斑点的失关联而丢失运动信息。斑点运动超出观察平面，与此同时不能分辨的散射体的不一致运动、扫描窗的不一致等均可导致斑点失关联。已有学者对如何降低失关联率做了相关研究。Yeung 等采用多平面方块匹配法跟踪斑点，明显降低了斑点失关联率，比传统的单平面法能更有效评价组织的旋转、压缩、剪切等运动。Behar 在方块匹配运算前采用非线性滤波对图像进行处理，减小方块中心点的大小，能够提高斑点跟踪的精确度，降低斑点失关联率。Meunier 在三维图像中跟踪斑点，更提高了空间分辨力。

（三）观察方法

受检者取左侧卧位，平静呼吸，同步记录心电图，以确定参数的心动周期时相。嘱受检者在呼气末屏气，采集 3 个连续心动周期长轴、短轴二维灰阶动态图像，帧频>50 帧/s，储存图像后进行分析。标定瓣膜开放与关闭时间后，选取原始图像中心内膜最清晰的一帧图像冻结（时相多为收缩末期），沿心内膜边缘手动勾画曲线，软件生成一个包含心内膜、中层和心外膜解剖结构的感兴趣区域，自动跟踪心肌组织运动变化。如未满意跟踪，可调节心内膜边缘的曲线和重新设置参数（感兴趣区宽度、各节段长度等），以保证回声斑点位于室壁心肌内。

（四）参数

1. 应变（图 28-4-2）
2. 应变率（图 28-4-3）
3. 速度（图 28-4-4）
4. 位移（图 28-4-5）

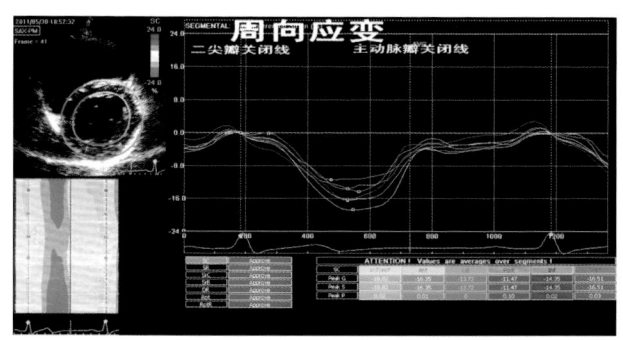

图 28-4-2 二维应变成像时间应变曲线与彩色 M 型图像。乳头肌水平收缩期左室周径变短，周向应变为负值，显示在基线下方，前间隔周向应变最大

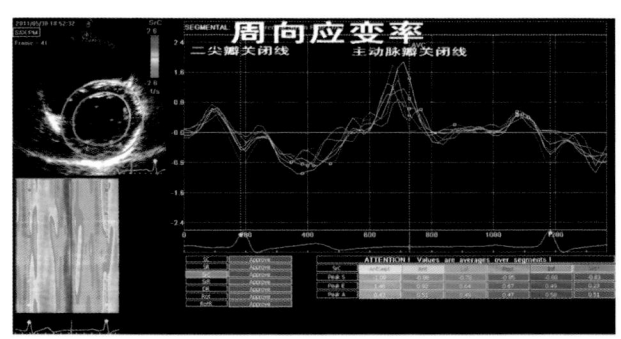

图 28-4-3 二维应变成像时间应变率曲线与彩色 M 型图像。乳头肌水平收缩期左室周向应变率为负值，显示在基线下方，前间隔周向应变率最大；舒张早期左室周向应变率为正值，显示在基线上方，前间隔周向应变率最大；舒张晚期左室周向应变率为正值，显示在基线上方，下壁周向应变率最大

5. 旋转角度（图 28-4-6）
6. 旋转率（图 28-4-7）
7. 达峰时间（图 28-4-8）
8. 背向散射积分（图 28-4-9）
9. 收缩后指数（图 28-4-10）
10. 牛眼图（图 28-4-11）
11. 节段与整体射血分数

（五）临床应用

1. 正常人群二维应变成像

正常人群中左室心肌长轴方向应变，心尖部>中部>基底部；短轴方向应变较均一；周向应变前间隔最大；旋转角度：心尖>基底，心内膜>心外膜。

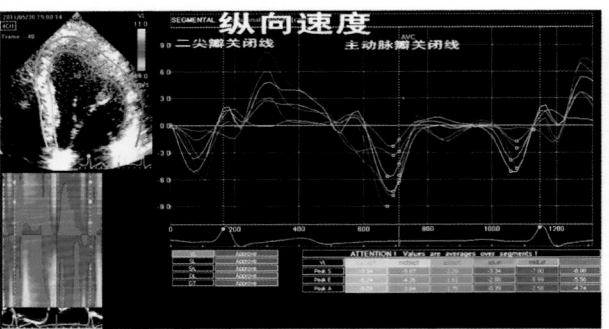

图 28-4-4　二维应变成像时间速度曲线与彩色 M 型图像。心尖四腔切面收缩期左室纵向速度为正值，显示在基线上方，侧壁基底段纵向速度最大；舒张早期左室纵向速度为负值，显示在基线下方，室间隔基底段纵向速度最大；舒张晚期左室周向应变率为负值，显示在基线下方，室间隔基底段纵向速度最大

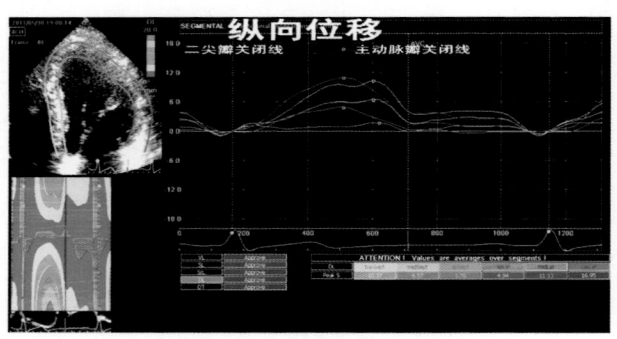

图 28-4-5　二维应变成像时间位移曲线与彩色 M 型图像。心尖四腔切面收缩期左室纵向位移为正值，显示在基线上方，侧壁基底段纵向位移最大

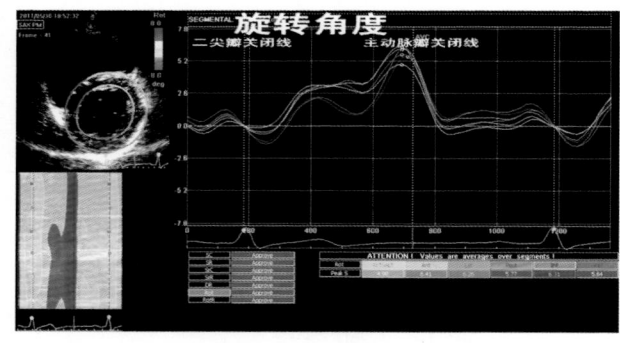

图 28-4-6　二维应变成像时间旋转角度曲线与彩色 M 型图像。从心尖向心底方向看，乳头肌水平左室收缩期为逆时针旋转，为正值，显示在基线上方，前壁旋转角度最大

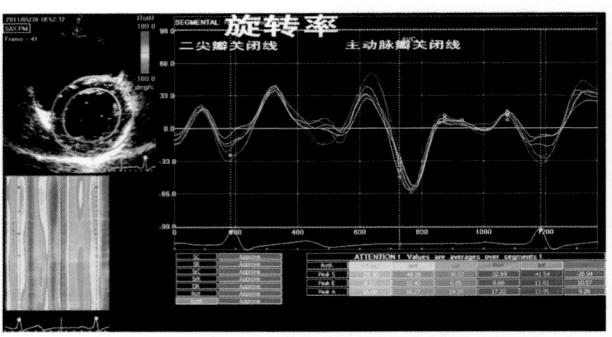

图 28-4-7　二维应变成像时间旋转率曲线与彩色 M 型图像。从心尖向心底方向看，乳头肌水平左室收缩期为逆时针旋转，为正值，显示在基线上方，舒张期为顺时针解旋，显示在基线下方

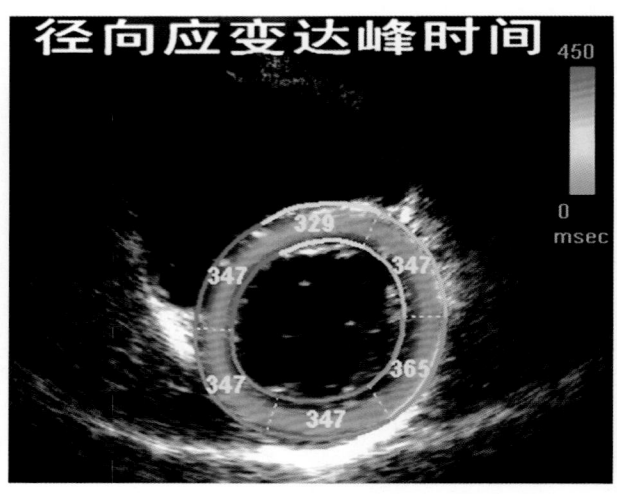

图 28-4-8　二维应变成像径向应变达峰时间。乳头肌水平，前间隔径向应变最早达峰值，侧壁径向应变最晚达峰值

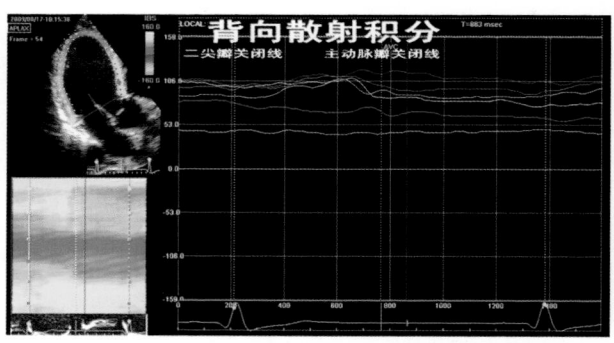

图 28-4-9　二维应变成像时间背向散射积分曲线与彩色 M 型图像。心肌背向散射积分呈周期性变化，收缩期较舒张期高

2. 定量评价心脏整体与局部功能

目前二维应变成像技术已用于在各种影响心

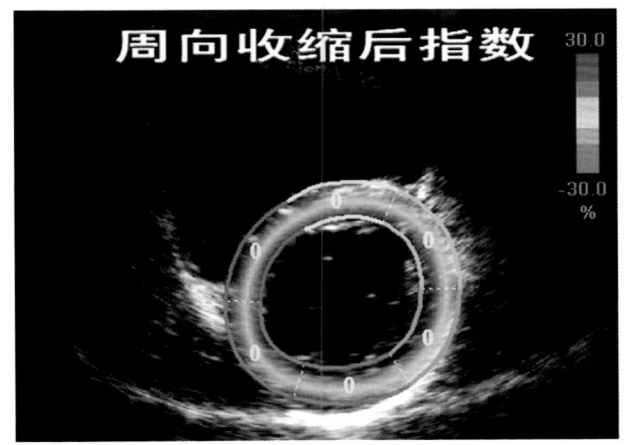

图 28-4-10　二维应变成像收缩后指数。正常人乳头肌水平左室周向收缩后指数呈均一分布

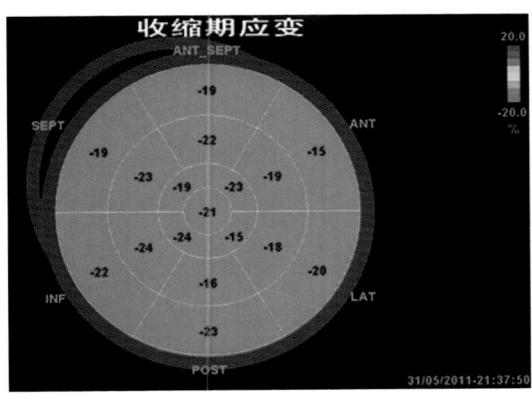
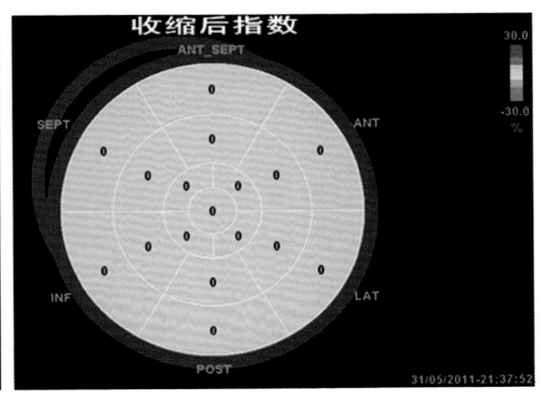

图 28-4-11　二维应变成像收缩期应变牛眼图、收缩后指数牛眼图。左图为二维应变成像收缩期应变牛眼图显示正常人收缩期应变呈均一性分布；右图为二维应变成像收缩后指数牛眼图显示正常人收缩后指数呈均一性分布

肌功能的疾病如冠心病、高血压、糖尿病、心肌病、心衰、先天性心脏病、肺动脉高压、肥胖、心律失常、移植心脏等中检测包括心房与心室的心脏整体与局部功能。亦有学者应用该技术对冠状动脉介入手术后、心脏再同步化治疗与起搏器术后等患者的心肌功能进行评估。

尽管各种不同的心血管疾病对心脏整体与局部功能影响各异，但其中也可以见到一些共同的特征，影响心肌功能的心血管疾病会造成心肌长轴方向、短轴方向与圆周方向的运动速度、应变、应变率、位移，以及心脏的旋转角度和旋转率不同程度的降低，或正常动力学特征分布规律的逆转。

3. 评估心肌存活性与心肌的收缩功能储备

Voigt 等研究发现，梗死心肌节段收缩期和舒张早期应变率显著降低，提示应变率可定量评估正常心肌和梗死心肌。心肌梗死后部分心肌仍存活，在血供重建后，局部运动可以得到改善。评估是否有存活心肌，可指导治疗方式的选择并评估预后。二维应变成像技术尚可与声学造影及负荷超声心动图相结合，为评估心肌存活性与心肌的收缩功能储备提供更为准确的定量手段。

4. 对心脏再同步化治疗的评价

心脏再同步化治疗后，虽然左心室电传导不同步和纵向收缩不同步得到明显改善，但仍有 30% 左右患者的临床症状和预后未得到改善，据 Vannan 等研究表明这可能与心肌在短轴方向和圆周方向上收缩不同步未得到改善有关。因此，在选择心脏再同步化治疗适应征和评价心脏再同步

化治疗效果时，要同时对左心室长轴方向、短轴方向和圆周方向上的收缩同步性进行评估。

5. 评价心肌电机械兴奋传导顺序

二维应变成像技术的帧频高，具有很好的时间分辨力，理论上可获得各节段室壁内心肌的机械收缩先后顺序，由此可揭示电兴奋传导异常导致心肌机械兴奋的传导异常的机理及其对心功能的影响。对指导临床在安置起搏器时选择最佳的起搏位点，并在术前、术中和术后即时评价心脏室壁心肌的电机械兴奋顺序和心肌力学变化具有重要的潜在价值。有可能依据其检测的结果制定针对不同心脏电和机械兴奋过程异常状态的最佳治疗方案。

6. 评估胎儿心脏

由于不能直接接触到胎儿，对宫内胎儿状况的正确评价始终是超声界的一大难点。脐动脉血

流频谱的测定对胎儿循环的评价具有较高的价值，但特异性并不高，往往在胎儿受到严重影响时才出现显著改变。胎儿心脏舒张功能不良可能是胎儿缺氧的早期信号，因此用二维应变成像技术评价胎儿心脏功能为胎儿宫内状况的评估提供了全新的技术手段。

7. 评估动脉粥样硬化与动脉粥样硬化易损斑块

心脑血管疾病是人类第一大疾病死因，其中动脉粥样硬化是心脑血管疾病的重要病理学基础，约 $60\%\sim75\%$ 的急性心脑血管意外是由于动脉粥样硬化易损斑块破裂继发血栓所致。动脉粥样硬化易损斑块在心脑血管的发病及进展过程中起到重要作用，其发病机制和早期诊断一直是实验和临床研究的热点。二维应变成像技术因其具有无创伤，无辐射性，可重复检查等优点，通过超声血管壁功能和管腔内血流成像、生物动力学状态分析，能够提供丰富的可视化斑块生物动力学准确空间定位信息，为动脉粥样硬化血管功能的评价及动脉粥样硬化易损斑块的识别提供了一个新的富有前途的诊断手段。

8. 评价心脏整体构筑

有研究显示，二维应变成像技术是反映心脏整体构筑，包括心肌结构、纤维走行与电机械兴奋及其相关动力学特征的理想工具，亦可为探测异常心室兴奋点提供更有价值的诊断参数。

（六）目前存在的局限性及发展前景

图像质量影响斑点追踪，二维图像不清晰会影响应变成像的准确性。节段性运动异常会使追踪成功率降低。帧频需大于 70 帧/秒才能实时真实的反映心肌运动。心肌运动是一个三维立体的空间运动，单一二维平面上的斑点追踪不能完全反映心肌结构的空间位置变化。

随着超声影像技术的不断发展完善，实时三维应变成像的出现将为临床心血管疾病的诊断和治疗提供更为准确的定量方法。

二、速度向量成像

速度向量成像技术是能够对心血管腔壁组织运动和力学状态进行精确分析和评价的新技术，利用像素的空间相干及追踪技术，从高帧频二维灰阶图像中提取反映局部组织微观变化的运动力学参数进行功能评价和分析。

（一）成像原理

速度向量成像技术利用超声像素的空间相干、斑点追踪及边界追踪成像，先确定参照图像中的斑点方块，采用方块匹配运算法则找出每一靶图像中与原参考斑点像数最匹配的方块，确定其位置，计算方块中心点与原参考斑点之间的时间和运动向量，得到向量速度图。速度向量成像技术采集二维像素的振幅及相位信息，运用实时运动跟踪运算法，计算并以矢量方式显示二维超声上组织结构的活动方向、速度、距离、时相等，向量的长度和方向分别代表局部组织运动速度的大小和方向，可对组织结构在多个平面运动的结构动力学进行量化分析，提供应变、应变率、旋转、速度、位移及旋转角度等信息，避免了多普勒的角度依赖性，实现二维、三维的参数成像。

（二）技术特点

速度向量成像技术时空分辨率高，不会因为时间混淆而产生最大速度限制；采用声学采集，与传统组织多普勒技术比较，无角度依赖性，并且噪声显著减少；无分析切面的局限，能确定运动向量在轴向和侧向上的分量，可定量测量组织在长轴、短轴、圆周方向的速度、位移、应变、应变率和旋转角度；以矢量方式显示组织结构的动力学特征，为临床医生提供简便、直观的技术手段；敏感性、特异性、准确性与重复性较组织多普勒成像提高。

（三）观察方法

受检者取左侧卧位，平静呼吸，同步记录心电图。嘱受检者在呼气末屏气，采集 3 个连续心动周期长轴、短轴二维灰阶动态图像，帧频>50 帧/s，储存图像后进行分析。以同步心电图 R 波起始到 T 波终点为标志确定左心室收缩期。选取心内膜最清晰图像定帧于收缩末期，顺时针方向沿左心室心内膜自 12 点钟位置开始勾画，平均取 7～11 个点，软件依据勾画点自动跟踪心内膜运动，获取相应参数。箭头方向代表运动矢量方向，箭头长短代表矢量大小。

（四）参数（图 28-4-12～图 28-4-18）

1. 应变

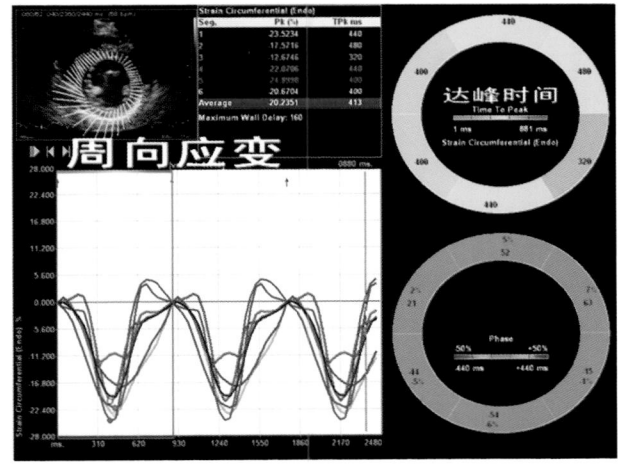

图 28-4-12　速度向量成像时间应变曲线与达峰时间。乳头肌水平收缩期左室周径变短，周向应变为负值，显示在基线下方；左上侧图像以矢量方式显示心内膜各节段运动速度；数据显示各节段的周向应变峰值；右侧牛眼图显示各节段周向应变达峰时间

2. 应变率
3. 速度
4. 位移
5. 旋转角度
6. 旋转率
7. 达峰时间
8. 节段与整体射血分数

（五）速度向量成像技术与二维应变成像技术比较

速度向量成像技术与二维应变成像技术同样基于斑点追踪，而速度向量成像技术较常规二维斑点跟踪成像的优点是：以矢量方式显示组织结构的动力学特征，更为直观；追踪过程更为精确，在速度向量成像技术的处理中增加了一些特殊的参数设置，如二尖瓣环、心室壁的边缘、心肌组织的运动和心动周期的精确定位，以及软件提供的静态的参考点；无需事先标定瓣膜开放和关闭时间；操作方法更为简便省时。

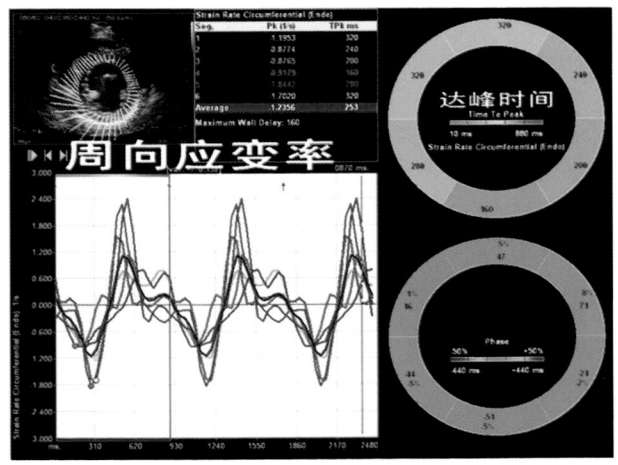

图 28-4-13　速度向量成像时间应变率曲线与达峰时间。乳头肌水平收缩期左室周向应变率为负值，显示在基线下方，舒张早期与舒张晚期左室周向应变率为正值，显示在基线上方；左上侧图像以矢量方式显示心内膜各节段运动速度；数据显示各节段的周向应变率峰值；右侧牛眼图显示各节段周向应变率达峰时间

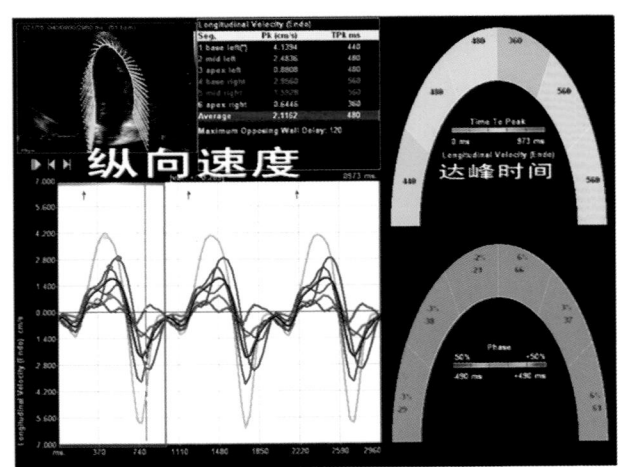

图 28-4-14　速度向量成像时间速度曲线与达峰时间。心尖四腔切面收缩期左室纵向速度为正值，显示在基线上方，舒张早期与舒张晚期左室纵向速度为负值，显示在基线下方；左上侧图像以矢量方式显示心内膜各节段运动速度；数据显示各节段的纵向速度峰值；右侧图显示各节段纵向速度达峰时间

（六）临床应用

由于速度向量成像技术与二维应变成像技术成像基础基本相同，目前速度向量成像技术的临

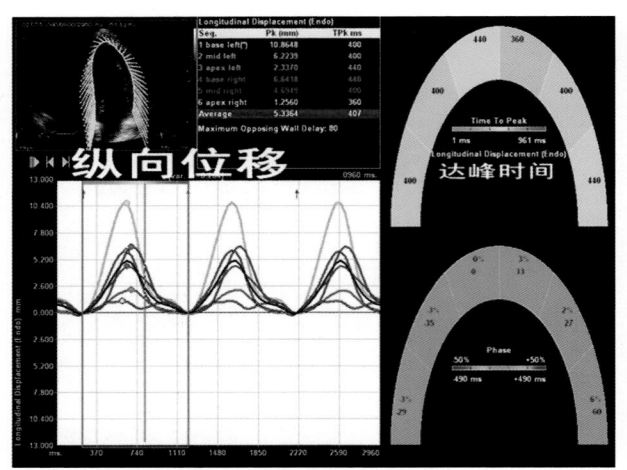

图 28-4-15　速度向量成像时间位移曲线与达峰时间。心尖四腔切面收缩期左室纵向位移为正值，显示在基线上方；左上侧图像以矢量方式显示心内膜各节段运动速度；数据显示各节段的纵向位移峰值；右侧图显示各节段纵向位移达峰时间

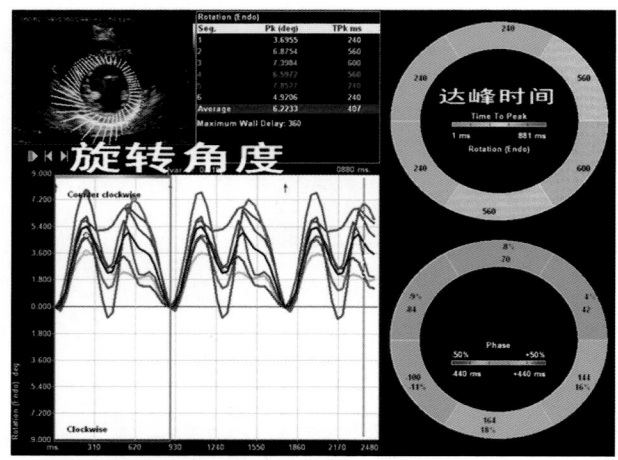

图 28-4-16　速度向量成像时间旋转角度曲线与达峰时间。从心尖向心底方向看，心肌缺血患者乳头肌水平左室旋转呈双峰改变；左上侧图像以矢量方式显示心内膜各节段运动速度；数据显示各节段的旋转角度峰值；右侧图显示各节段旋转角度达峰时间

床应用亦与二维应变成像技术类似，可应用于以下多个方面的评估：

1.定量评价心脏整体与局部功能
2.评估心肌存活性与心肌的收缩功能储备
3.对心脏再同步化治疗的评价
4.评价心肌电机械兴奋传导顺序
5.评估胎儿心脏

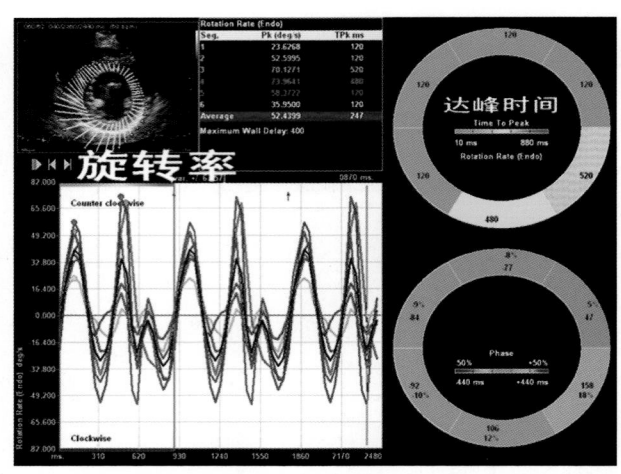

图 28-4-17　速度向量成像时间旋转率曲线与达峰时间。心肌缺血患者乳头肌水平左室旋转率在一个心动周期中呈双向周期性改变；左上侧图像以矢量方式显示心内膜各节段运动速度；数据显示各节段的旋转率峰值；右侧图显示各节段旋转率达峰时间

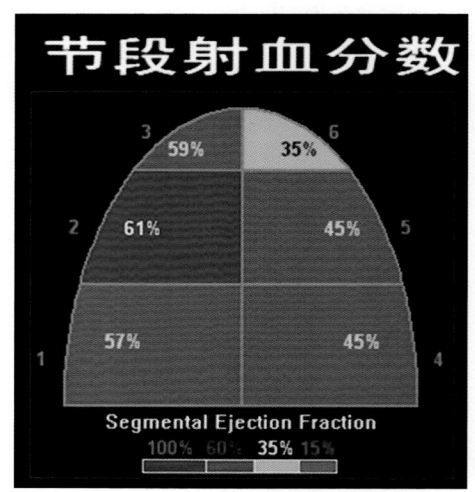

图示心肌缺血患者不同节段射血分数

图 28-4-18　速度向量成像节段射血分数

6.评估动脉粥样硬化与动脉粥样硬化易损斑块（图 28-4-19）

7.评价心脏整体构筑

（七）目前存在的局限性及发展前景

速度向量成像技术无角度依赖性，敏感性、特异性、准确性与重复性高，在临床心血管疾病的诊断与治疗中具有广阔的应用前景，新近开发的三维速度向量成像技术将对心血管疾病提供更为准确的定量检测。

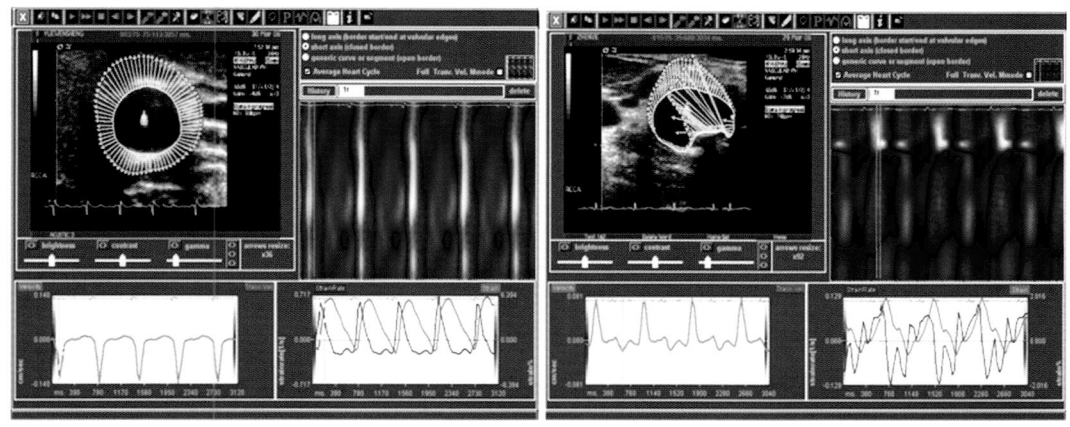

图 28-4-19　速度向量显像显示正常动脉（左图）与动脉粥样硬化斑块（右图）不同动力学特征

图像质量影响斑点追踪，二维图像不清晰会影响速度向量成像的准确性，因此选择的原始图像应尽量清晰，必要时应嘱患者于呼气末屏气以保证图像质量。探头作为参照物，放置位置不同会影响分析结果。

三、实时三维超声心动图

实时三维超声心动图是心脏超声成像领域的重大技术突破。其将超矩阵探头、高通量数据处理系统和三维空间定位系统三种先进技术融为一体，其不需要对腔室形态进行几何假设，在准确测量腔室容积及心肌质量方面具有显著的优势，为临床医师提供一个无创实时动态观察心脏立体解剖形态的新视窗。

国际上大量研究证实，应用该技术测量的腔室容积及心功能指标与磁共振（CMR）所测得的结果具有良好的一致性，准确性高，且其在一个心动周期内同时显示整个左室壁，对室壁运动的分析更加全面。全容积（full volume）成像作为 RT-3DE 的显像方式之一，较实时三维显示（Live 3D）具有成像范围大，形象逼真，快速再现左室内膜面立体形态，多方位观察左室内结构立体形状等优势，其所提供的心室整体及 17 节段容积-时间曲线（VTC）可提供更详尽的心室做功参数，尤其是以往获取较困难的左室充盈速率指标，如最大充盈速率（PFR），从而为舒张功能不全的早期诊断、干预及治疗评估提供一种良好的手段。RT-3DE 在瓣膜病、先心病、高血压、冠心病及胎儿心脏等心腔容积检测、心肌质量、左

右心功能评价等方面发挥不可忽视的作用。RT-3DE 所提供的测定心肌质量、心室整体局部容量及功能的新指标为临床早期评估正常妊娠及妊娠期高血压疾病妇女心室重构及房室舒缩功能提供无创、快速、准确的新方法。实时三维超声心动图能够实时采集并同步三维显示心脏图像，也被称为四维超声心动图，目前采用矩形换能晶片阵列技术同时发射和接收超声波能够实现实时动态的三维解剖和血流显示。

该项技术的局限性在于全容积成像采集受心率、呼吸影响；对透声窗条件要求较高，二维图像不佳者直接影响其三维分析；实时三维扇角偏小，对心脏增大者的完整显示欠佳，测量产生误差。

（一）成像原理

实时三维超声心动图技术将矩阵探头、高通道的数据处理系统和三维空间定位系统这三种先进技术融为一体，可在冠状面、矢状面及水平面进行任意切割旋转，得到所需结构的立体图像。

实时三维超声心动图的探头由矩阵型排列为数多达 3 600 以上的微小阵元组成，将众多压电晶片组装成矩形方阵，通过多条接收线集合在一起为单个发射进行连续接收，以接收与发射比例 16：1 并行处理，进行连续快速扫描后形成金字塔形容积结构。矩阵型换能器沿 X 轴快速发射声束，后者在 Y 轴上做方位转向，形成扇形二维图像，此后二维图像再沿 Z 轴做仰角转向，在不同的仰角建立多个二维图像，从而组成立体的金字塔形图像三维数据库。由于探头采用全信号排列

从而图像质量有明显提高，同时随着计算机处理能力的提高使得快速的后期处理成为可能，能够提供近乎实时容量扫描的三维图像。

（二）技术特点

1. 一个心动周期内无缝、实时、全容积三维成像克服了三维重建需要获取多个心动周期图像、图像选择及人为干扰的局限性，无须心电及呼吸门控。

2. 实时三维成像技术不仅能够实时提供任意角度的心脏图像，也能够实现在三个切面上实时同步显示心脏结构，可以获得同一时相、不同切面的对比观察。

3. 传统的二维超声由于依赖于几何形态假设上的限制导致其对于容量的定量测量不精确，而实时三维成像技术消除了几何假设的不足与成像平面的位置误差，后期处理中加入了边界探测法，通过对心内膜的探测能够半自动的分析左室而无须进行几何假设，可记录完整的心动周期中心脏运动信息，不受心律失常和心脏几何形状的改变的影响，因此能够更加精确地评价心脏解剖和功能。

4. 实时三维成像不仅可实现灰阶显像，获得室壁运动信息的二维观察和测量数据。在彩色多普勒模式、组织多普勒模式，以及在组织多普勒的扩展模式--组织同步化显像模式、组织应变/应变率模式、组织追踪成像模式均可以实现室壁运动信息的三维观察和测量，继而进行定量分析，获得左心室室壁组织同步成像牛眼图，以评价左心室整体室壁的运动状态。

（三）观察方法

采用心脏容积探头，置于患者心尖部，在不需要移动探头位置和转动探头角度的情况下，实时同时采集到心脏相互交叉的三个切面，可获得同一心动周期、同一时相不同切面上的心脏解剖结构，对实时三维图像可以进行任意角度切割，以获得操作者理想的结构显示。（图28-4-20）

（四）不同技术模式

1. 实时三维灰阶成像（图28-4-21）

实时三维超声心动图灰阶成像提供连续动态的心脏立体图像，可以获取任意三维角度及方位的切面，使定位诊断更形象和精确。实时三维超声成像技术能获取心脏的整体形态，观察感兴趣

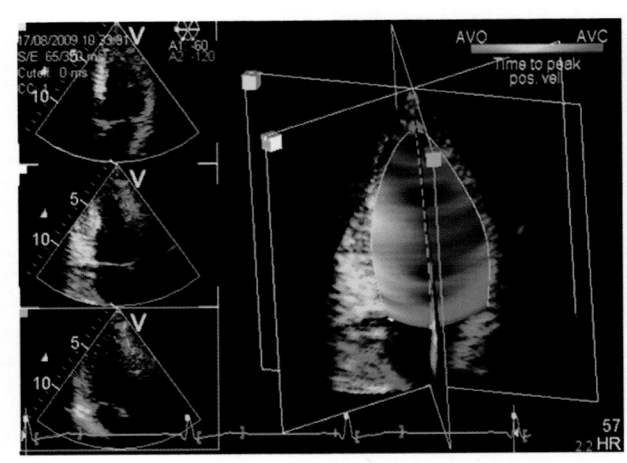

图28-4-20 实时三维超声心动图成像原理图。左侧为心脏实时三平面成像；右侧为不同成像切面图示

结构的形态、部位、大小及周邻关系，三维检测心脏整体与局部解剖与功能较二维更接近真实。

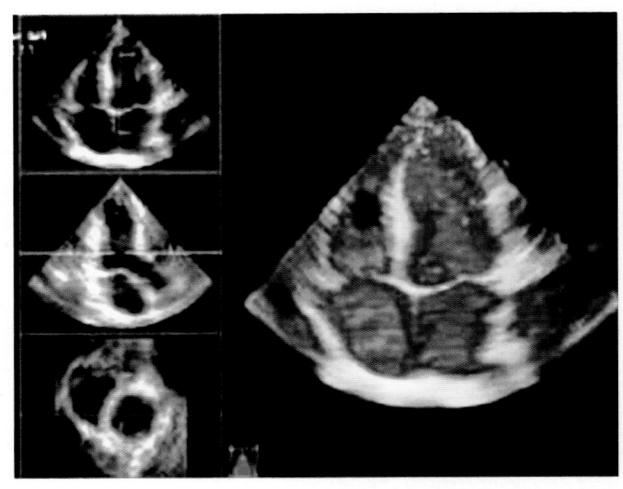

图28-4-21 实时三维超声心动图灰阶成像。实时三维超声心动图灰阶成像显示心脏的整体形态

2. 实时三维彩色多普勒成像（图28-4-22）

实时三维彩色多普勒成像，实现实时三平面成像，可以同时相、在三个不同的切面观察异常彩色血流信号，判断异常彩色血流信号的来源、分布，快速获得最大异常血流平面并进行测量与分析，提高诊断的准确率和效率。

3. 实时三维组织多普勒成像（图28-4-23）

实时三维组织多普勒成像可以在同一时相上实时显示三个平面的室壁运动情况。通过转换参考平面，采用定量分析技术，可对同一时刻不同

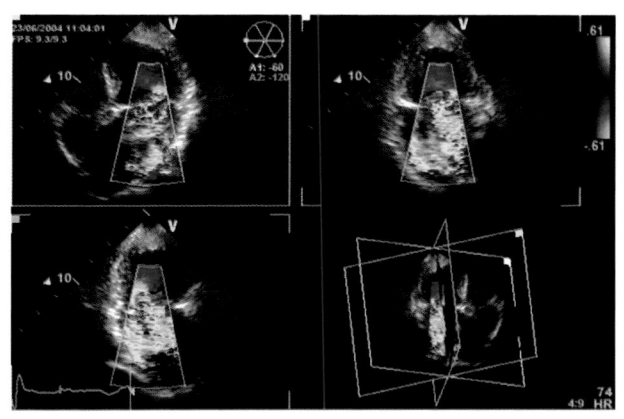

图 28-4-22　实时三维超声心动图彩色多普勒成像。在同一时相上显示出心尖四腔心切面、心尖两腔心切面和心尖长轴切面二尖瓣反流的面积大小不一样，并且可以判断反流方向

切面心肌节段的运动速度、组织位移、应变、应变率和组织同步化等多种参数进行比较分析，直观地诊断室壁运动异常，并可以获得客观的数据测量值，为诊断提供进一步的依据。

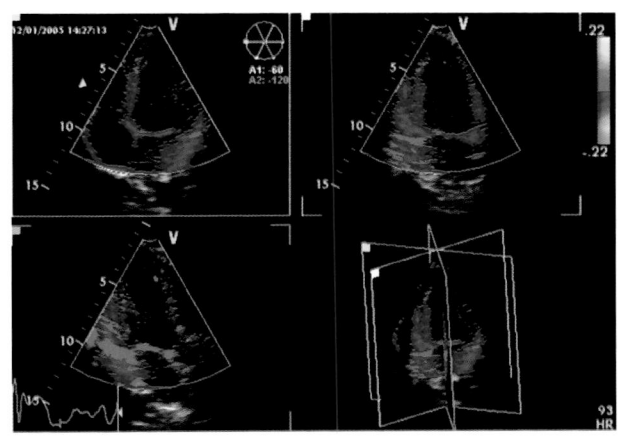

图 28-4-23　实时三维超声心动图组织多普勒成像。在心尖四腔切面、心尖两腔心切面和心尖长轴切面同时获得左右心室壁内心肌运动速度分布及其时间变化

4. 实时三维组织追踪成像（图 28-4-24）

实时三维组织追踪成像是显示心肌组织在一定时间内位移大小的成像方式，是基于组织多普勒成像的一种技术，能够实时、直观地评价收缩期左室心肌各节段向心尖方向的运动距离。

5. 实时三维组织同步化成像（图 28-4-25）

基于组织多普勒技术的组织同步化显像，是现在诊断室壁运动异常的主要方法之一，尤其在

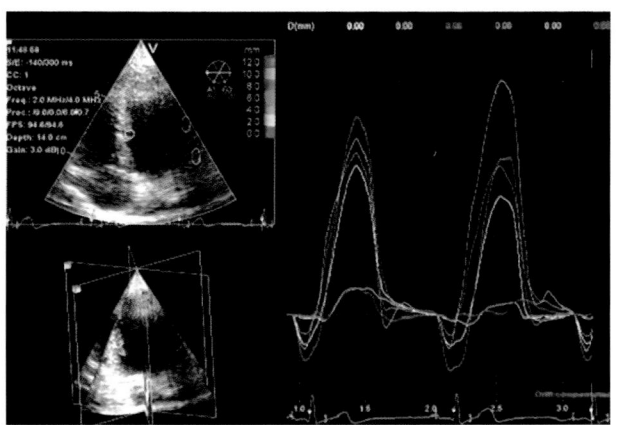

图 28-4-24　实时三维超声心动图组织追踪成像定量分析曲线。显示心动周期中室壁各节段位移的瞬时变化

组织再同步化治疗中，对治疗定位、监测起搏器参数调整、治疗后疗效判断与随访中，有着较大的临床指导意义。心脏的运动是整体运动，单一的切面难以在同时相上获取心肌多个节段的运动信息。采用实时三平面成像技术，通过对实时同步显示的三个切面进行分析，同时给出心肌各节段的达峰时间及其收缩同步指数，可以更准确地评价心肌不同步情况。在再同步化治疗前可协助选择合适的患者；在治疗时调整最佳的 A-V、V-V 延迟时间，提高同步化治疗的成功率；在治疗后随访中，监测起搏器参数调整，观察心功能变化评价起搏器同步化疗效。为临床提供了更为完善的定量分析工具。

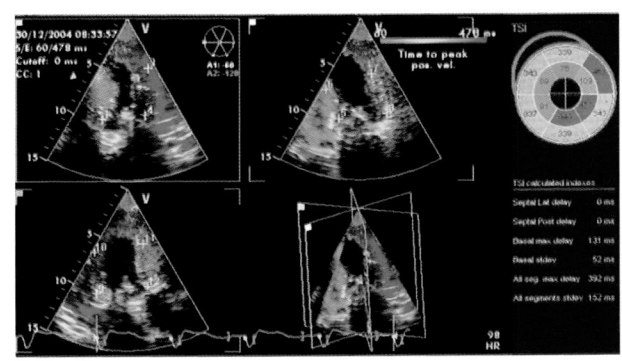

图 28-4-25　实时三维超声心动图组织同步成像牛眼图

6. 实时三维斑点追踪显像（图 28-4-26）

实时三维斑点追踪显像运用实时运动跟踪运算法，计算并以矢量方式显示三维超声上组织结构的活动方向、速度、距离、时相等，向量的长

度和方向分别代表局部组织运动速度的大小和方向，可对组织结构在多个平面运动的结构动力学进行量化分析，提供应变、应变率、旋转、速度、位移及旋转角度等信息，避免了多普勒的角度依赖性，实现三维的参数成像。

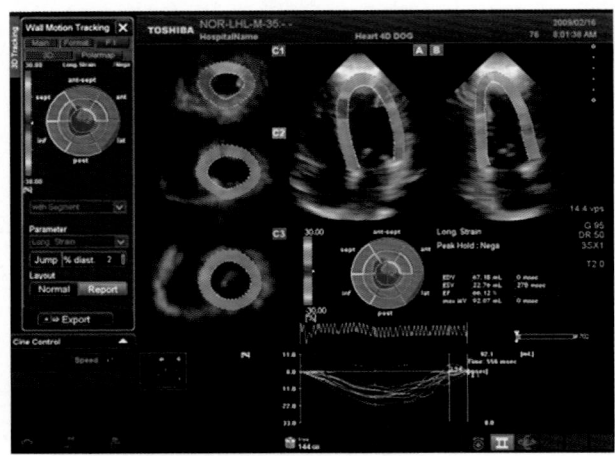

图 28-4-26　实时三维斑点追踪显像。直观显示心尖段应变高于其他节段

7. 实时三维造影超声心动图（图 28-4-27）

实时三维超声心动图与声学造影相结合，可实时评价心肌冠脉血流及心肌灌注范围、心肌坏死危险区和再灌注后心肌梗死范围、冠脉血流侧支循环、冠脉血流储备、治疗疗效与心肌存活性。实时三维造影超声心动图尚可与负荷超声心动图相结合，对药物或者运动负荷前后左室室壁运动状态进行评分，可获得实时三维负荷超声心动图的室壁运动的评价，其优越性在于能在同一心动周期上获取评分，避免了常规负荷超声心动图，因为需要在多个切面上采集前后不同心动周期而带来的误差。

8. 经食管实时三维超声心动图（图 28-4-28）

经食管实时三维超声心动图以其贴近心脏避免肺部气体和胸壁组织干扰以及能够采用较高超声发射频率进行扫描等显像优势，能够有助于临床介入和手术诊断治疗获取更为清晰可靠的三维心脏结构、血流和室壁运动功能等超声图像。

（五）临床应用

1. 评价心脏整体与局部解剖与功能（图 28-4-29）

实时三维超声心动图即提供连续动态的心脏

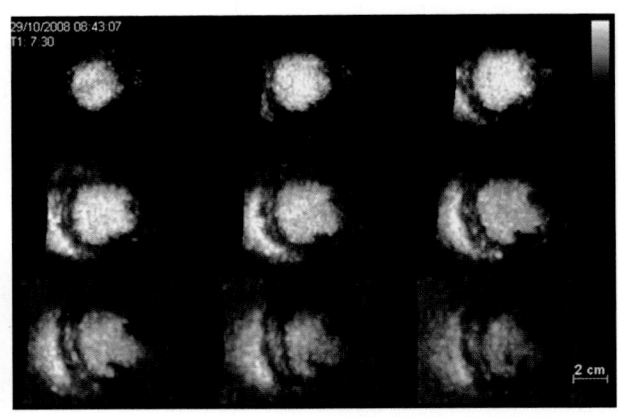

图 28-4-27　实时三维造影超声心动图。显示同一心动周期多个平面心肌灌注

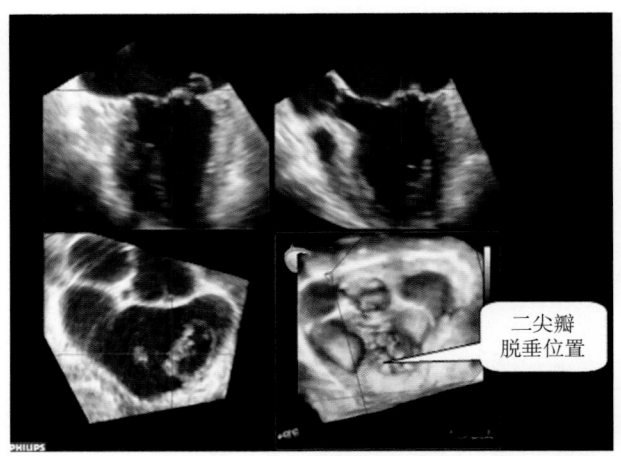

图 28-4-28　经食管实时三维超声心动图。清楚显示二尖瓣脱垂位置

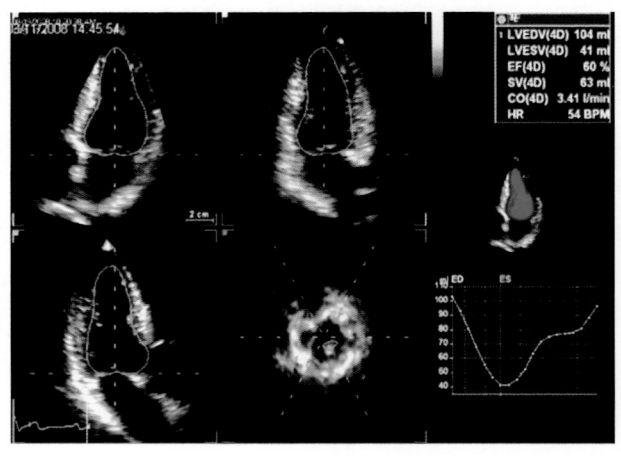

图 28-4-29　实时三维超声心动图心脏容积功能参数测量。实时三维超声心动图容积检测不依赖于几何形状假设

立体图像，可以获取任意三维角度及方位的切面，使定位诊断更形象和精确。实时三维超声成像技术能获取心脏的整体形态，观察感兴趣结构的形态、部位、大小及周邻关系，容量检测不依赖于几何形状假设，三维检测心脏整体与局部解剖与功能较二维更接近真实。实时三维超声心动图能够显示同一心动周期更多的心肌节段，可对同一时刻不同切面的心肌节段运动速度、组织位移、应变、应变率和组织同步化等多种参数进行比较分析，直观地显示室壁运动异常，并可以获得客观的数据测量值，因此对心肌功能的定量分析变得更加快速准确，尤其是对心律失常时的心功能评价有重要价值。实时三维超声心动图技术与声学造影、负荷超声心动图结合可获取同一心动周期的室壁运动情况，对药物或者运动负荷前后左室室壁运动状态进行分析，即可获得多切面负荷超声心动图对室壁运动的评价，其最大优越性在于能在同一心动周期分析，避免了常规负荷超声心动图，因为需要在多个切面上不同心动周期采集而带来的误差。

2. 引导心脏介入及手术治疗

实时三维超声心动图通过任意多平面成像，可获取心脏与大血管解剖结构的全貌，实时显示感兴趣组织结构的立体活动状况，在心脏介入及手术治疗的实时评价中，为临床提供新的视野和新的介入及手术治疗辅助制定工具。实时三维超声心动图在术前可以筛选、确诊心脏疾病，制定治疗方案与时机；术中精确引导，实时提供精确可靠的整体局部心脏组织解剖结构和功能的时空定位和量化评价，同时对心脏功能和血流动力学进行全面监测与评价；术后观察远期疗效与并发症。

3. 对心脏再同步化治疗的评价

实时三维超声心动图显示心脏立体图像，不仅可以提供延迟收缩的部位，节段性、机械性不同步，局部心肌的血流动力学特征，同时可以获取心脏局部与整体的解剖和功能数据，为心脏再同步化治疗提供更多的有用数据。目前，实时三维超声心动图在心脏再同步化治疗中的应用包括术前直观有效地评估左室收缩不同步性，优化选择合适的再同步化治疗患者，提高再同步化治疗有效性；术中三维可视化操作，监测急性血流动力学；术后优化起搏参数与术后随访。基于组织多普勒技术的组织同步化显像，是现在诊断室壁

运动异常的主要方法之一，在心脏再同步化治疗中，对治疗定位、监测起搏器参数调整、治疗后疗效判断与随访中，有着较大的临床指导意义。心脏的运动是整体运动，单一的切面难以在同时相上获取心肌多个节段的运动信息。采用实时三维组织同步化显像技术，通过对实时同步显示的三个切面进行分析，同时给出多个心肌节段的达峰时间及其收缩不同步指数，可以更准确地评价心肌不同步情况。有研究通过比较心脏再同步化治疗中多普勒超声、实时三维超声心动图及斑点追踪技术的应用后，认为实时三维超声的收缩不同步指数与斑点追踪的径向应变是可重复的最有效方法。

4. 评价心肌电机械兴奋传导顺序

目前，实时三维超声心动图已经能够提供与心肌电机械兴奋传导顺序密切相关的整体局部心脏组织解剖结构和功能的时空定位和量化评价，同时对心脏功能和血流动力学进行全面评价，从而进行精确可靠的心肌电机械兴奋传导顺序评估。

5. 评估胎儿心脏

实时三维超声心动图技术进行胎儿心脏复查时只需要操作者显示最基本的四腔心切面，即可采集三维超声容积数据，通过不同平面的切割可显示四腔心切面、五腔心切面、左室流出道、右室流出道、三血管气管切面、上下腔静脉切面、主动脉弓切面和动脉导管弓切面，可以清楚观察到胎儿心脏动态立体结构与血流信息，如房间隔、室间隔、肌小梁、卵圆孔瓣、房室瓣、大动脉空间位置与心腔及大血管内血流信息，可用于产前胎儿心脏畸形和心功能检查，有助于胎儿心脏外科手术的开展。

6. 评价心脏整体构筑

实时三维超声心动图由于可以实时提供任意平面的心脏解剖与功能信息，对心肌结构、纤维走行与电机械兴奋及其相关动力学特征的心脏整体构筑评价方面具有无可比拟的优势。

7. 评价大动脉疾病

由于实时三维超声可以沿大动脉走行任意切面扫描大动脉，对血管进行立体成像，显示管腔的解剖结构、血管走行特征、狭窄程度、病变周围的侧支循环以及动脉粥样硬化斑块的空间形态，因而逐渐成为评价血管疾病的首选方法。

（六）目前存在的局限性及发展前景

目前，由于图像原始数据处理能力的限制和

显示技术的局限性，图像的帧频与分辨力尚有待提高，该项技术采用了较窄的成像扇面角度和成像厚度，其三维立体图像所能包含和显示的解剖结构和结构内的介入治疗装置的范围和内容仍然有限，需要通过手法调节多方位观察才能够显示完整的解剖结构和结构内的治疗装置走行方向及其空间位置。

充分发挥实时三维超声心动图技术在心脏介入治疗和手术治疗中的精确测量功能以及其术中实时引导监测功能是未来心脏三维超声成像技术的发展方向。经食管及心腔内实时三维超声心动图以其贴近心脏避免肺部气体和胸壁组织干扰以及能够采用较高超声发射频率进行扫描等显像优势，能够有助于临床介入和手术诊断治疗获取更为清晰可靠的三维心脏结构、血流和室壁运动功能等超声图像。

（邓燕　尹立雪）

第五节　心脏超声检查的诊断思路

在大量的临床心血管病诊断和治疗工作中，超声心动图检查因其无创，方便，快速，可反复进行并可床旁进行检查，已成为心血管病影像检查中不可缺少的，使用频率最多的检查方法。随着心血管病发病率的不断攀升，各级医院医疗设备的不断更新和提高，心脏超声检查的应用越来越普遍。心脏超声检查在各级医院心血管病相关疾病的诊断和治疗中的应用更为广泛。如何提高心脏超声检查的效率，为临床医生提供有价值的信息，必须有一个清晰的诊断思路，才能既快又全面地进行检查，得到一个较为满意的检查结果。那么，怎样才能有一个心脏超声检查的清晰思路呢？现就个人多年来的工作经验，略述以下，以供同行们在日常工作中参考。

一、必须重视被检查者的临床主要病史，此次检查的目的和临床医生需要解决的问题

心脏超声检查每天的工作量很大，有时往往

患者也很着急，一到诊室就做检查。医生申请单也很简单，没有提供多少病史，比如一个因呼吸困难来就诊的患者，根据患者年龄，询问患者是否有高血压、糖尿病、冠心病史，如有则重点观察左室收缩功能，如收缩功能正常，则应注意心脏的舒张功能，左房大小，必要时加做肺静脉血流以及组织多普勒测定节段舒张功能。力争较为准确地评估左室的收缩和舒张功能。如患者曾有下肢疼痛，较长时间卧床史，突然出现呼吸困难，则应注意有关肺动脉栓塞的检查，仔细观察肺动脉远端分支，有无异常回声，肺动脉前向血流有无"拳指征"，肺动脉瓣、三尖瓣有无反流，估测肺动脉压是否增高。右室是否扩大，下腔静脉是否增宽等为临床医生提供是否存在肺动脉栓塞。

有些患者在临床医生通过体格检查很难确定诊断，比如双下肢水肿，多浆膜腔积液，肝脏扩大，临床医生需要了解患者是否有缩窄性心包炎及有否限制性心肌病，作为超声检查则需要重点观察心包厚度和是否有钙化，观察心肌运动的收缩和舒张运动状态，可能加做组织多普勒检查。

胸痛的患者，则应注意观察室壁运动是否异常，同时应熟悉冠状动脉的供血关系，尤其是正常在有胸痛症状发作的患者，应特别观察下壁的运动状态，常规检查往往并不注意观察这一部位，同时应注意参考心电图改变。如果心电图有异常Q波，则应注意相应导联的室壁运动状态。

有时临床医生发现患者有心脏杂音，需要超声医生提供确诊的超声检查结果，对此类患者，如有可能超声医生应亲自听一下，心脏杂音的部位，最响部位，传导方向和杂音的性质，是否粗糙，有时还要注意是全收缩期还是收缩中后期，这样有助于超声检查时重点观察的切面，以防遗漏，造成漏诊。笔者曾有临床发现杂音，重新检查后诊断二尖瓣脱垂的病例，应注意仔细观察二尖瓣叶的各个方向的运动，才能发现脱垂的瓣叶，因为有时只是某一部分的瓣叶脱垂，常规部位观察极易漏诊。

二、检查操作必须规范，但在某些特殊情况下可以在常规检查程序后，加做特殊部位或观察面检查

临床心血管检查必须按一定的常规顺序进行，

以防遗漏，造成漏诊，给患者带来不可挽回的损失，甚至危及患者的生命。一个完整的超声心动图检查必须包括心脏和各瓣膜结构及功能，各瓣膜血流，流出道血流速度等作一全面检查，至少包括胸骨旁长轴，短轴，心尖长轴，心尖三腔，四腔，五腔，所有室壁运动的观察，特别是左室下壁后壁运动的观察。

　　但对有些患者常规检查切面并不能发现病变部位，则需要超声医生根据临床病史提示，调整超声探头方向，则可能发现病变部位。笔者曾有一例前间壁心梗患者就诊，常规心尖四腔和左室长轴位均未发现明显的室壁运动异常部位，但是，在左室心尖四腔切面时将探头向右侧过度旋转后则可发现左室心尖部膨出，证明此患者有前壁心肌梗死。有此前壁心梗的患者，心脏向左下扩大，如在常规部位探查，探头并不能观察到心尖部的病变，可能漏掉室壁瘤的观察，造成严重的漏诊错误。

　　在许多先天性心脏病的诊断中，也应该在常规观察面检查后，如不能完全解释临床症状，则应多部位观察，如有时多部位房间隔缺损，尤其是合并各种不同类型静脉窦性房间隔缺损时，更应多部位观察，经胸超声不能得到明确诊断时，可考虑应用经食道超声心动图检查，方可明确诊断。对有室间隔缺损的患者，在常规部位不能发现室间隔水平的缺损或左向右分流时，则应注意肌部室间隔是否有缺损，有时常规观察并不能发现，必须注意室间隔心尖段是否有异常。动脉导管未闭的患者有时只能见到异常血流，但不易找到未闭的导管，则需调整探头位置多部位观察，以分清未闭导管的形态。总之，在临床工作尽管工作量很大，千万不能以工作量大，忽视质量，对复杂患者不能遗漏检查，对所谓简单的病例也不可大意，不少漏诊患者则是总认为简单而发生漏诊。

三、检查结果应结合临床症状，注意其他影像和临床资料的参考价值，为临床医生提供有价值的信息，以提高超声检查的临床意义

　　超声检查者应当时刻牢记各种影像检查总是为临床诊断服务的，检查结果只是给临床医生提供参考，不能脱离临床做出诊断，影像检查的结果得到临床医生认可时，才能对临床诊断和治疗起一定的作用，所以，超声医生不要轻易写出某一结果符合某一疾病的改变，这样容易给临床医生造成误导，有许多影像检查所见，在不同的患者，不同的时候可能有不同的解读。因此，在临床工作中，要得到让临床医生认可的超声检查结果，提高超声检查结果的可信性，则必须得到其他检查结果的"支持"，即与其他检查结果相一致，并与患者的临床表现相一致，临床医生就会相信您的检查结果。

　　比如一个房间隔缺损的患者，有右心室扩大，心电图有右束支传导阻滞，这与患者的右心负荷增加有关，这样的结果临床医生就比较容易接受。特别是现在的多普勒超声心动图具有较高的血流检测敏感性，多数患者的瓣膜均可记录到反流，如反流量不大，各心脏大小改变也不明显。临床医生在体检时也听不到任何异常杂音，则临床医生不会引起重视，超声医生在报告中应注明只是轻度的反流，并没有多大的临床价值。但对于临床上可以听到杂音的患者，则应认真检查各瓣膜是否有比较明显的反流，同时注意相应心腔的大小是否发生改变，如胸部X线检查显示相应心腔可能已经扩大，这对临床医生来说就更为重要，如果超声检查结果与临床，X线检查结果相一致，临床医生就认为这一检查符合某一疾病的超声改变。

　　在临床上多见的心肌梗死患者，常可出现心室壁的运动异常。在超声报告某一室壁运动异常时，则应参考有无相应的心电图和冠脉造影的改变，如患者右冠状动脉病变，同时心电图相应导联的异常Q波，如超声检查发现左室下壁或后壁发生室壁运动异常，临床医生则认为三项检查相符合，容易得到临床医生的认可。在观察室壁运动时，一定要对相应的冠状动脉供血区有所了解，千万不可报告的某一部位的室壁运动异常找不到相应的冠脉病变，因而得不到临床医生的认可，而给患者带来不必要的紧张。所以，作为心血管超声医生应了解冠脉解剖和心肌灌注病理生理，才能对临床诊断有所帮助。

　　对先心病的诊断更需要对各种先心病的病理生理和血流动力学改变有所了解，才能得出临床有价值的诊断。最常见的先天性心脏病而且最易漏诊的是房间隔缺损，临床上可没有明显的杂音，

心电图可能有右束支传导阻滞，但特异性并不高，如果对血流动力学改变没有较为全面的了解，则可能漏诊。因此，对疑为房间隔缺损的患者，必须注意右心室是否扩大，肺动脉前向血流是否加快，可以预测有无左向右分流。对是否存在房间隔缺损具有重要的参考价值。

四、完整心脏超声检查的思路线路图

在日常工作中，不管多忙，患者再多，必须保持头脑清醒，思路清晰，忙而不乱，才能保证检查质量，为临床医生提供有用的信息，有助于临床医生诊治患者。任何时候都不能以工作量大为理由，造成误诊漏诊。

根据本人工作经历，绘制临床超声检查线路图，供同行们工作中参考。

1. 检查前准备

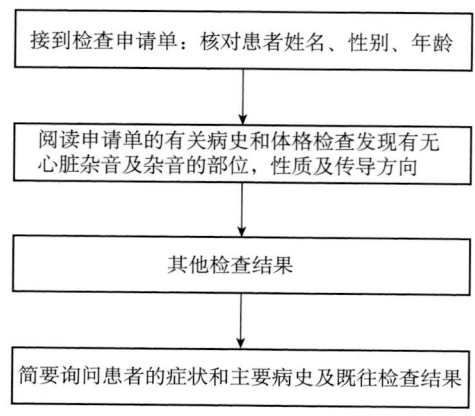

2. 超声检查过程中

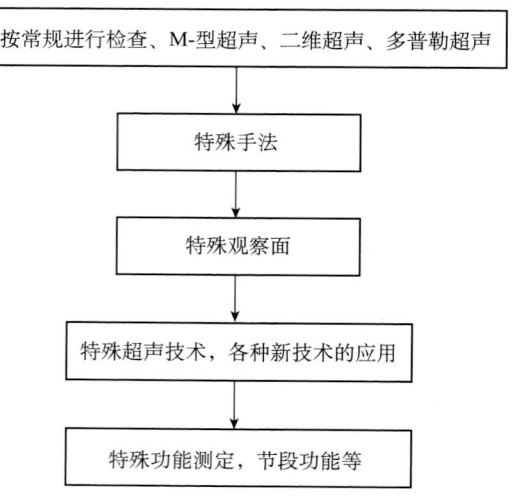

3. 检查结束—综合分析

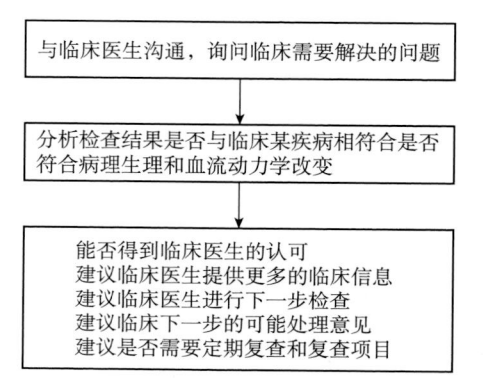

（杨浣宜）

第二十九章　结构性心脏病的超声诊断

第一节　非发绀型先天性心脏病

一、房间隔缺损 (atrial septal defect, ASD)

房间隔缺损是最常见的先天性心脏病之一，发病率约占先天性心脏病的 25%，男女比例约为 1∶2～3。单纯房间隔缺损仅占 7%～15%，绝大多数房间隔缺损合并有心脏其他结构的畸形。

(一) 病理概述

1. 病理分型

房间隔缺损的分型方法较多，根据房间隔的胚胎起源及缺损的部位，通常分为如下四种类型（图 29-1-1）：

(1) 原发孔型缺损　约占房间隔缺损的 15%～25%，缺损位于房间隔下后侧与室间隔相连的部位。

(2) 继发孔型缺损　为房间隔缺损中最常见的类型，占 70%～80%。缺损位于卵圆窝或其附近，常呈卵圆状，直径多为 1～4cm。一般为单发，有时为多发的筛状小孔。

(3) 静脉窦型缺损　约占房间隔缺损的 5%～10%。缺损的常见部位在上腔静脉的入口处，缺损的前下缘为房间隔，后缘为右房壁，上缘为骑跨于房间隔之上的上腔静脉开口。缺损位于下腔静脉开口处较少见，下腔静脉向左移位，与左、右房相通。

(4) 冠状窦型缺损　此型极少见，缺损位于房间隔后下部相当于正常冠状静脉窦开口的位置，冠状窦与左房之间无间壁，左房血可由冠状窦开口与右房相通，故称为"无顶"（Unroofed）冠状静脉窦。

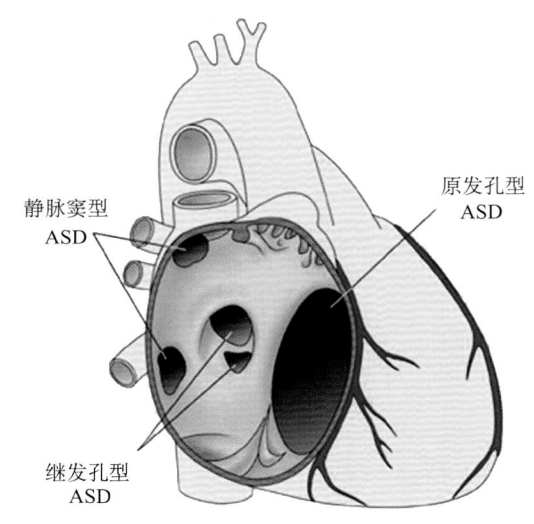

图 29-1-1　房间隔缺损分型

静脉窦型 ASD

原发孔型 ASD

继发孔型 ASD

2. 血流动力学改变

正常情况下左心房压力高于右心房。房间隔

缺损时产生左向右分流，分流量的大小取决于缺损口的大小和两心房间的压力差。当压力差不变时，分流量与缺损大小成正比。在婴幼儿期，因左、右室壁厚度相似且肺血管阻力高，所以分流量较少。年长后分流量虽增，但因肺血管已发育成容量大、阻力小的完善结构，故肺动脉高压发生相对较晚。长期的左向右分流可使右心容量负荷增加，导致右房、右室逐渐扩大。当分流量过大造成肺动脉高压后，右心房和右心室压力升高，导致心房水平分流转为右向左，患者出现发绀，即进展为艾森曼格（Eisenmanger）综合征。

房间隔缺损常伴有其他先天性或后天性心血管疾患。如原发孔型房间隔缺损伴有房室瓣的异常和室间隔缺损，则归入房室间隔缺损的范畴。继发孔型房间隔缺损伴肺动脉瓣狭窄时，称为法乐氏三联症；当伴有法乐氏四联症时称为法乐氏五联症；伴有二尖瓣狭窄时称为鲁登巴赫氏综合征；10%～20%的继发孔型缺损伴有二尖瓣脱垂。静脉窦型缺损常伴有右肺静脉异位引流。冠状窦型缺损常合并左位上腔静脉。

（二）临床表现及相关检查

症状出现的迟早和轻重主要取决于房间隔缺损的大小。婴儿期较少出现症状。缺损小者可终身无症状，缺损较大或原发孔缺损者症状出现较早。可有活动后心悸、气喘、乏力，易患呼吸道感染。偶有患者以阵发性室上性心动过速为最早表现。患儿体型瘦小，无发绀，胸骨左缘第2肋间可闻喷射样收缩期杂音，常不超过3/6级，肺动脉瓣第2音亢进或分裂。

X线检查可见右房、右室扩大，肺动脉增粗，肺门血管影增粗。心电图表现为不完全性或完全性右束支传导阻滞，P波增高，心电轴右偏。心导管检查时可见右房、右室及肺动脉内的血氧含量大于腔静脉的氧含量，提示心房水平有左向右分流。

（三）超声心动图表现

1. 二维与M型超声心动图

（1）房间隔回声带中断　　正常房间隔呈条状回声带，缺损处回声带连续中断，断端处回声增宽，呈"火柴头"形状，并随心脏搏动而左右摆动。其上下两残端间的距离大致代表缺损的直径。

根据房间隔回声带连续中断的部位可判断缺损的类型：继发孔缺损显示房间隔中部回声中断（图29-1-2）；原发孔缺损回声中断位于房间隔下部近心内膜垫处（图29-1-3）。静脉窦型缺损回声中断位于房间隔的顶部，近上、下腔静脉的开口处，在剑下上、下腔静脉长轴切面最利于观察（图29-1-4）。冠状静脉窦型缺损因缺乏特征性二维图像而诊断困难，可表现为冠状静脉窦管状回声部分或完全缺失，冠状静脉窦与左房部分或完全连通。

（2）心脏形态活动的改变　　右房、右室扩大，室间隔走向平直或略向左室侧膨出（图29-1-5），M型显示室间隔与左室后壁呈同向运动。肺动脉增宽。

2. 彩色多普勒

在四腔心切面上可见红色为主的血流束自左房穿过房间隔回声中断处进入右房，并向三尖瓣口延伸。测量分流束的宽度有助于判断缺损的直径和分流量的大小。根据分流束穿隔的部位有助于区分房间隔缺损的类型：继发孔缺损分流束穿过房间隔的中部（图29-1-2）；原发孔缺损分流束穿过房间隔的下部（图29-1-3）；静脉窦型缺损分流束穿过房间隔的上部；而在筛孔状缺损和房间隔缺如时，彩色多普勒的分流束常不清楚，可借助二维超声或声学造影加以鉴别。合并肺动脉高压或右室流入（流出）道梗阻时，房间隔水平可见右向左分流，彩色多普勒显示为暗淡的蓝色分流束。

大量左向右分流时，通过三尖瓣和肺动脉瓣的血流量增大，显示为这两个瓣口的血流信号彩色亮度增加，色彩增多。

3. 频谱多普勒

在左向右分流时，脉冲多普勒取样容积置于房间隔缺损口的右房侧，可记录到分流频谱，呈正向双峰或三峰图形（图29-1-3）：第一峰在收缩晚期，流速最高，第二峰在舒张中期，第三峰在舒张晚期。频谱增宽，流速一般在1～1.5m/s。右向左分流时，可在房间隔缺损的左房侧探及分流频谱。三尖瓣和肺动脉瓣流速均增快，严重者流速可分别超过二尖瓣和主动脉瓣。

4. 经食道超声心动图

由于食道探头恰好位于左房后方，距离房间隔很近，且方向接近垂直，故显示房间隔较经胸壁检查更为清晰。对房间隔缺损的诊断和定位、分流大小的定量研究，以及合并心脏畸形均可提

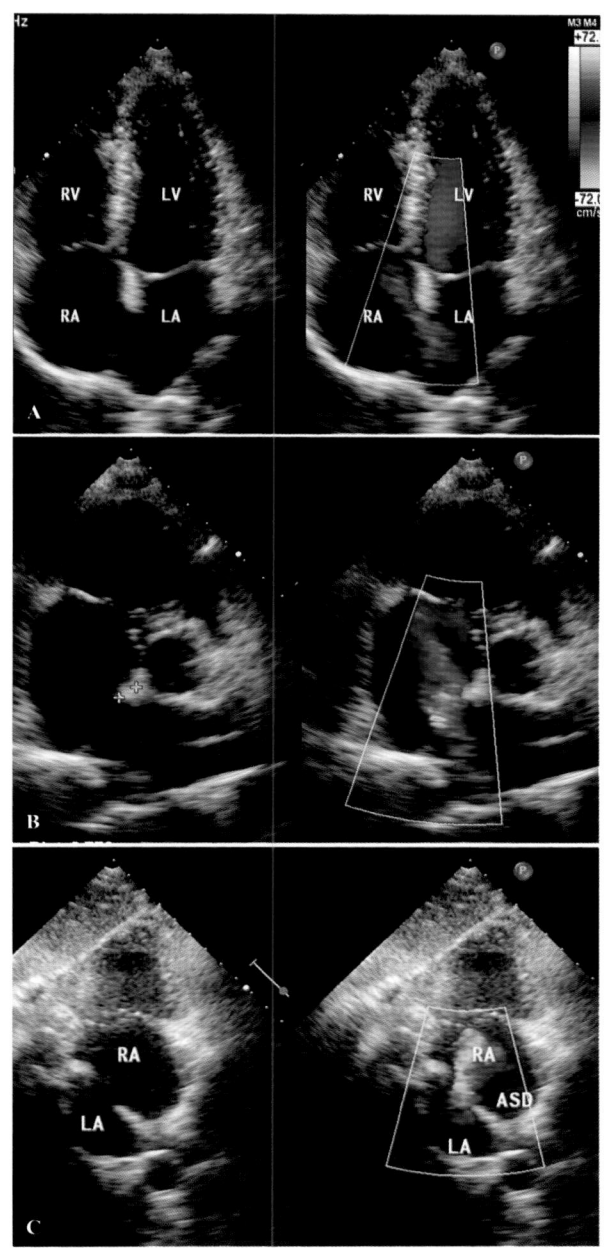

A. 心尖四腔心切面显示房间隔中部回声中断及左向右分流信号；B. 非标准心底短轴切面显示房间隔残端与主动脉根部的距离；C. 剑下双房切面显示房间隔缺损（ASD）及左向右分流信号

图 29-1-2　继发孔型房间隔缺损

供十分可靠的诊断依据（图 29-1-6）。

插入食道探头至距离上切牙 34cm 左右，横向扫描获取四腔心切面，可清晰显示房间隔的中下部及与室间隔的连接处，适于显示原发孔和继发孔型缺损。尔后逆钟向旋转探头显示两心房切面，可清晰显示卵圆窝结构，是筛孔状房缺和卵圆孔开放的最佳显示切面。探头后退至 28～32cm

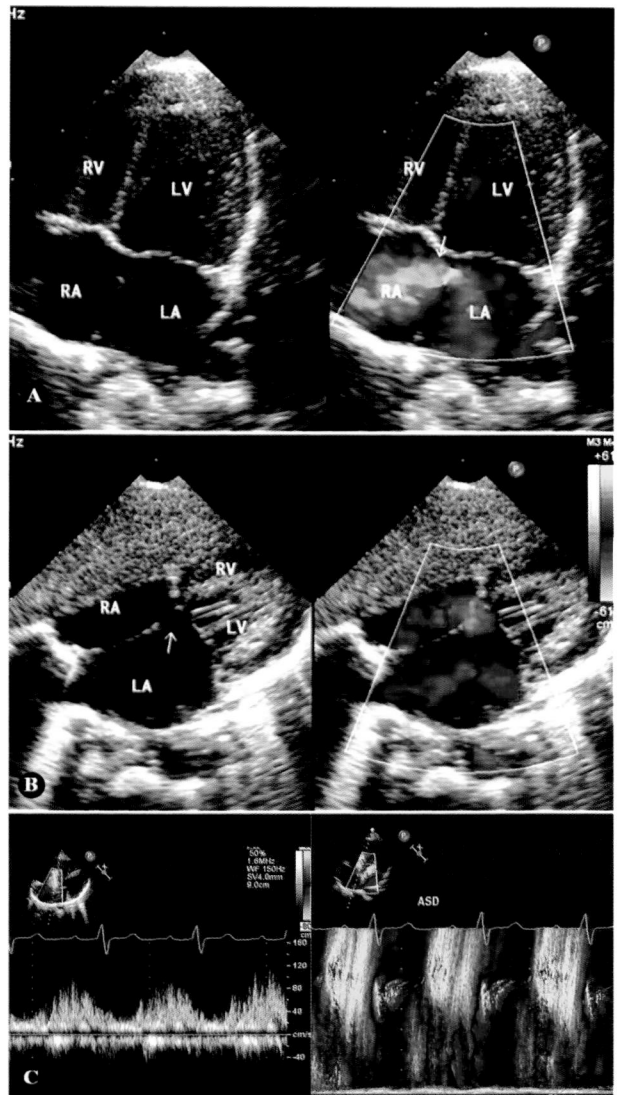

A. 胸骨旁四腔心切面显示房间隔近十字交叉处回声连续中断，箭头所示处为左向右分流信号　B. 剑下四腔心切面，箭头所示为原发孔缺损　C. 左：房间隔缺损（ASD）左向右分流的脉冲多普勒频谱　C. 右：ASD 左向右分流的 M 型血流图

图 29-1-3　原发孔型房间隔缺损

处，在主动脉短轴和左心耳水平逆钟向旋转探头，在左房右侧靠近房间隔可见右上肺静脉进入左房的入口，适于观察上腔型房缺合并右上肺静脉异位引流。前进探头 1～2cm 可观察到下腔静脉型房缺合并右下肺静脉异位引流。声束纵向扫描时，将探头逆钟向旋转指向右前方，能看到上腔静脉长轴切面，以及与房间隔的连接关系，稍前进探头可显示下腔静脉入口，此切面对诊断下腔静脉窦型缺损十分有价值。探头插入至食管与胃连接部位，逐步旋转声束（0°～110°），可先后显示冠

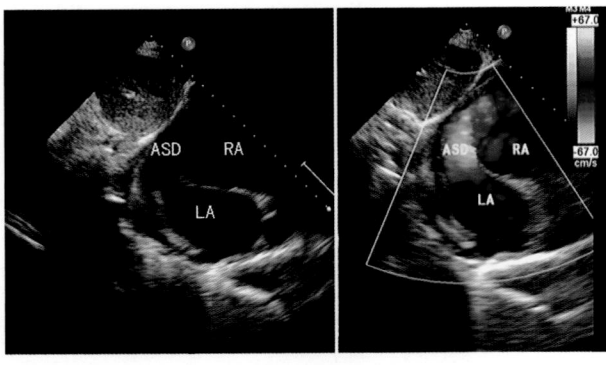

剑下双房切面显示下腔静脉入口处房间隔顶部回声中断（ASD），并可见红色左向右分流信号

图 29-1-4　静脉窦型（下腔型）房间隔缺损

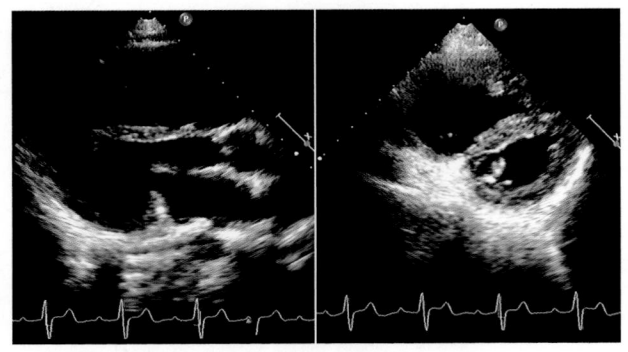

图 29-1-5　房间隔缺损时右室扩大超声征象

状窦在右房内的入口、房间隔下部、下腔静脉入口和欧氏瓣，在此切面能准确显示缺损部位，便于进行房间隔缺损的分型。

5. 三维超声心动图

应用经胸或经食道超声心动图取得房间隔缺损处的容积数据，可实时或静态显示房间隔缺损的立体形态，分别从左房侧或右房侧观察缺损的部位、大小、与毗邻结构的立体关系，以及在心动周期中的动态变化（图 29-1-7）。应用彩色多普勒可获得分流束的立体形态以及空间位置关系。对于提高诊断正确率、协助制定治疗方案及评价疗效均有较大意义。

6. 声学造影

正常人经周围静脉注射造影剂后，右房、右室先后出现云雾影，清楚地显示出房间隔的边缘轮廓。房间隔缺损伴有右向左分流时，可见造影剂回声由右房经缺损处流入左房，使诊断确定无疑。如仅存在左向右分流，不含造影剂的左房血经缺损处进入右房，冲走了房间隔右缘附近的含有造影剂的血液，使该部位出现一半球形无回声区，称为"负性造影区"。此时，可嘱患者咳嗽或做 Valsalva 动作，增加胸内压力后，常见少量造影剂进入左房，可提高检出率（图 29-1-8）。

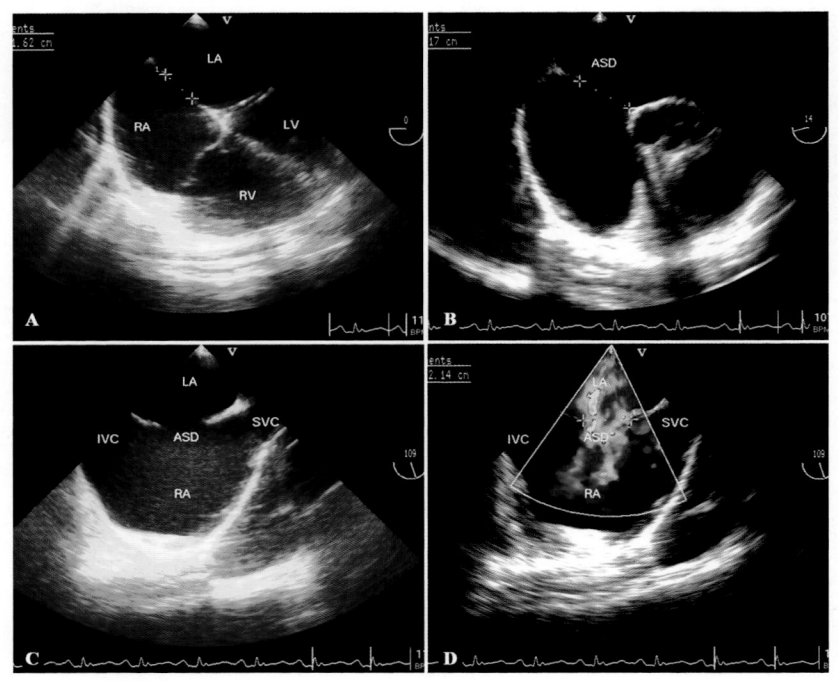

A. 食管中段四腔心切面房间隔位于近场；B. 食管中段主动脉瓣短轴切面显示房间隔缺损的直径；
C、D. 食管中段上腔及下腔静脉切面，是观察房间隔缺损类型的最佳切面

图 29-1-6　经食道超声心动图显示继发孔型房间隔缺损

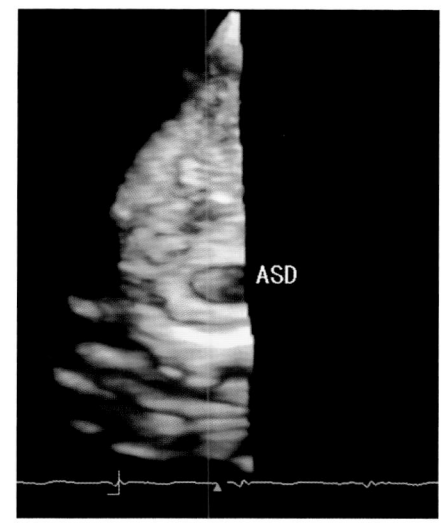

图 29-1-7　实时三维超声心动图显示继发孔型房间隔
　　　　　缺损（ASD）

尽管绝大多数房间隔缺损可经多普勒超声心动图正确诊断，但是对于筛孔样缺损、卵圆孔未闭和少量右向左分流的观察，声学造影较彩色多普勒更为敏感，具有辅助诊断意义。

（四）超声诊断与鉴别诊断

1. 定性诊断

二维超声心动图发现房间隔回声连续中断，多普勒超声检出穿过房间隔的分流束即可诊断房间隔缺损。

2. 定位诊断

根据房间隔回声中断的部位或分流束穿隔的位置可确定房间隔缺损的类型，如前所述分为四种类型。

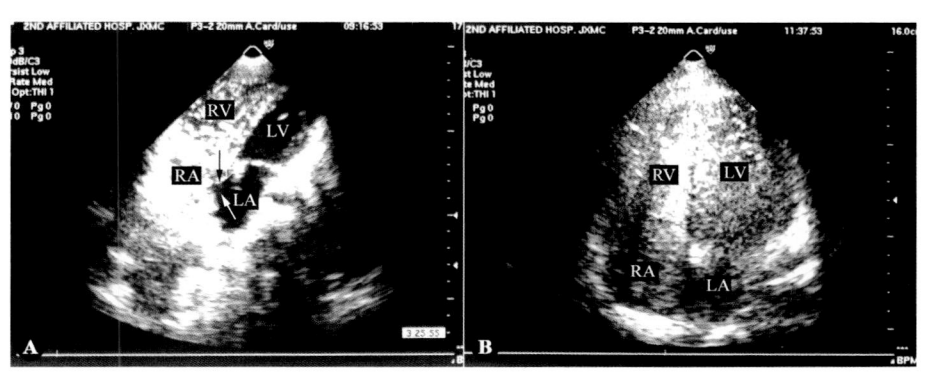

A. 箭头所示为继发孔型房间隔缺损左向右分流造成的负性造影区；B. 继发孔型房间隔缺损右
向左分流，显示两侧房室均充满造影剂回声

图 29-1-8　右心声学造影显示继发孔型房间隔缺损

3. 定量诊断

（1）缺损大小的判断　以二维超声测量房间隔回声连续中断的距离，或彩色多普勒穿隔分流束的宽度均可大致估测缺损口的大小。在缺损口呈不规则形状时，三维超声测量更加准确。

（2）肺循环血流量与体循环血流量的比值（QP/QS）：在房间隔缺损左向右分流时，经过三尖瓣和肺动脉瓣的血流量代表了肺循环血流量；经过二尖瓣和主动脉瓣的血流量代表了体循环的血流量，二者之差即为分流量。利用脉冲多普勒的体积血流测定技术，可以选择性地测量经过四个瓣口的血流量，从而可计算出分流量和 QP/QS。但由于在房间隔缺损时经常伴有房室瓣的反流，所以测量肺动脉和主动脉血流量的比值计算QP/QS 较为可取。

4. 鉴别诊断

（1）卵圆孔未闭（或重开）　二维超声在四腔心切面或剑下两心房切面观察，可见卵圆窝处房间隔回声纤细，呈两片薄膜样交错贴附，其间有裂隙使两心房交通，游离缘随心动周期飘动。常伴有少量分流，未闭之卵圆孔常为左向右分流，重开的卵圆孔多为右向左分流，经食管超声观察此征象更为清晰。

（2）左室-右房通道　二维超声在四腔心切面显示于二尖瓣前叶附着点与三尖瓣隔瓣附着点之间的室间隔连续中断，彩色多普勒显示一股五彩镶嵌的高速湍流由此处射入右房，需注意与房间隔缺损的左向右分流鉴别，后者的流速明显低于前者，而且分流束的起源截然不同。

（3）主动脉窦瘤破入右房　主动脉窦瘤破入

右房时，在右房内可见湍流信号，流速常达 4m/s 以上，与房间隔缺损的低速分流信号明显不同。二维超声可显示凸入右房的半球状主动脉窦瘤及其破裂口。

（五）超声检查的临床价值

1. 协助选择治疗方案　如缺损小于 1.5cm 且分流量较小者，可暂缓手术，定期超声观察。分流量较大，但无明显肺动脉高压者可择期手术或介入性封堵治疗。超声检查所提供的缺损部位和大小、房室大小与肺动脉压、合并心脏畸形等信息，是临床决策之重要依据。

2. 监测房间隔缺损封堵术　术前提供房间隔缺损的详细情况，如缺损直径、边缘情况及其他选择封堵器型号时必需的测量参数；术中实时观察、指引金属伞的放置，并立即观察封闭效果；术后随访封堵器位置、有无残余分流，以及房室的恢复情况（图 29-1-9）。

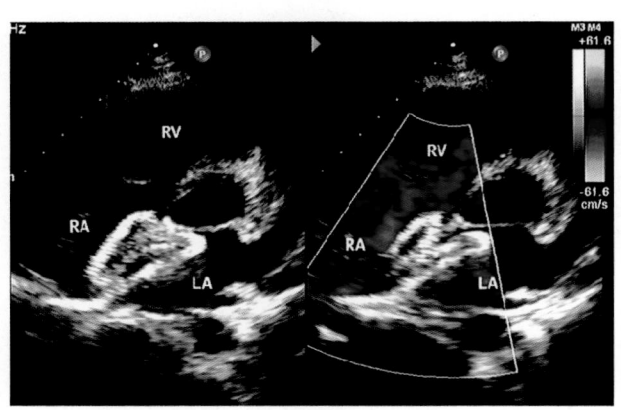

图 29-1-9　继发孔型房间隔缺损介入封堵术后

3. 房间隔缺损修补术中和术后观察　术中观察修补效果，如有较大量残余分流可即时采取补救措施。术后短期内超声随访，彩色多普勒有时可见细小的分流束，大多可自行愈合，可定期追踪观察。

二、房室间隔缺损 (atrioventricular septal defect)

房室间隔缺损是一组复杂的心血管畸形，又称心内膜垫缺损（endocardial cushion defect）或房室通道（atrioventricula canal）。发病率约占先天性心脏病的 4%～5%。多数婴儿期即出现症

状，预后较差。超声心动图是诊断本病的首选检查法。

（一）病理概述

胚胎发育第 4 周末，原始心管内前后两侧各出现一突起，即前后心内膜垫。以后二者渐靠拢形成中间隔，它向上参与构成原发隔，封闭原发孔；向下参与室间隔膜部的构成，封闭室间孔；向左形成二尖瓣，向右形成三尖瓣。因此，如果心内膜垫发育不良，则造成房间隔、室间隔的缺损，伴有共同房室瓣或房室瓣裂等复合畸形（图 29-1-10）。

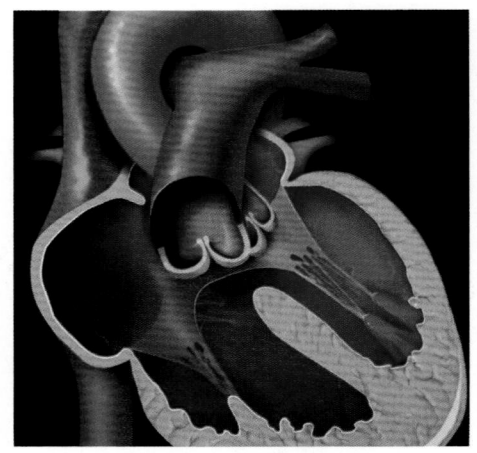

图 29-1-10　房室间隔缺损解剖模式

1. 病理分型

按上述发育畸形的范围和程度不同，房室间隔缺损可分为三型：

（1）完全型房室间隔缺损　病理特点是原发孔型房间隔缺损、共同房室瓣和流入道型室间隔缺损同时存在，两心房和两心室之间因间隔缺损而互相沟通。共同房室瓣由前（上）桥瓣、后（下）桥瓣、左侧壁瓣和右侧壁瓣组成，其中前、后桥瓣可有不同程度的分裂，因此共同房室瓣可由 4～7 个瓣叶组成，最常见为 5 叶（约占 57%）。Rastelli（1966 年）根据前桥瓣的形态，及其与室间隔嵴的连接关系，将完全型房室间隔缺损进一步分为三种亚型（图 29-1-11）。

A 型：此型最为常见，约占 75%。前桥瓣可分裂为左、右叶，类似于二尖瓣和三尖瓣的成分，并借腱索附着在流入道室间隔缺损的嵴上。

B 型：此型罕见。前桥瓣可分裂为左、右叶，

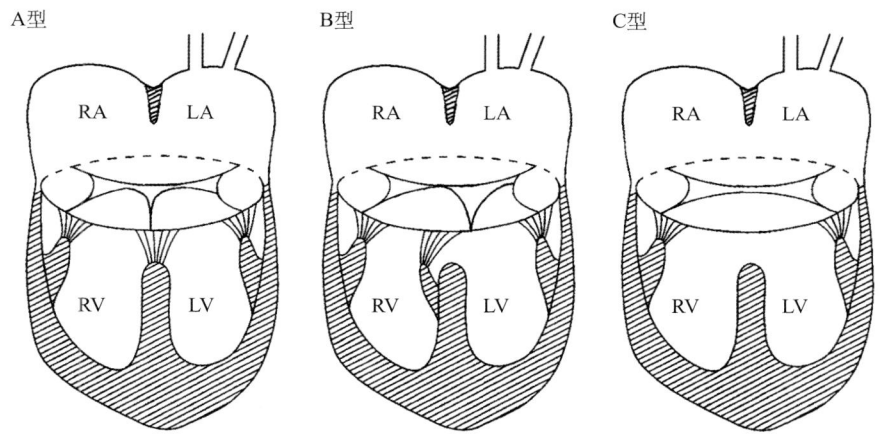

图 29-1-11 完全型房室间隔缺损分型

但其腱索不与室间隔嵴相连，而附着在右室的异位乳头肌上。

C 型：此型约占 25%。前桥瓣不分裂，为一整体瓣膜跨越于左右心室之上。因无腱索与室间隔嵴相连，瓣膜悬浮于室间隔缺损之上。

（2）不完全型（部分型）房室间隔缺损通常分为三种类型：

1）单纯原发孔型房间隔缺损（详见"房间隔缺损"）。

2）原发孔房间隔缺损伴不同程度的二尖瓣和/或三尖瓣裂。

3）左室-右房通道 缺损部位恰好位于三尖瓣隔瓣之上和二尖瓣前叶之下的室间隔膜部，故有人将之归入室间隔缺损的特殊类型。部分病例可伴有三尖瓣裂。

（3）过渡型（中间型）房室间隔缺损

此型少见。病理特点介于上述二型之间，即存在原发孔型房间隔缺损和流入道型室间隔缺损，但前、后桥瓣完全分裂为二尖瓣和三尖瓣。

2. 血流动力学改变

血流动力学变化与房、室间隔缺损的大小、房室瓣反流程度及肺循环与体循环的阻力有关。一般患儿周围动脉的阻力高，故心房之间、心室之间主要存在左向右分流。房室瓣常有较大量的反流，左、右室容量负荷过重的表现比较突出。当肺循环阻力增高或两心房、两心室压力趋于平衡时，则左向右分流减少或出现少量右向左分流。在完全性房室间隔缺损时，肺动脉高压出现较早，至梗阻型肺动脉高压时，右向左分流量渐增，患者出现发绀和心力衰竭。

房室间隔缺损常合并其他心脏畸形，约40%~50%的完全型房室间隔缺损合并先天愚型（Down 综合征），其次为动脉导管未闭、主动脉缩窄、法乐氏四联症和肺动脉瓣狭窄等。

（二）临床表现与相关检查

临床症状与房间隔缺损相似，但出现较早、较重。尤其是完全性房室间隔缺损者，往往于婴儿期即反复出现呼吸道感染，肺动脉高压与心力衰竭极为常见。体检心脏扩大较为显著，收缩期杂音及震颤位于胸骨左缘第 2~3 肋间。心底部第二心音增强、分裂。心尖部可闻由二尖瓣反流引起响亮的收缩期杂音。

心电图常表现为 I 度房室传导阻滞、部分或完全性右束支传导阻滞。X 线可见右心扩大或全心扩大，肺动脉段突出，肺血增多。选择性左室心腔造影可显示房室间隔缺损、左室流出道延长及主动脉移位形成特征性的"鹅颈征"。

（三）超声心动图表现

1. 二维超声心动图

（1）完全型房室间隔缺损（图 29-1-12） 四腔心切面上显示右房室扩大，中央部"十字交叉"消失。室间隔上部与房间隔下部回声可见连续中断。在心尖和剑下四腔心切面可显示前、后桥瓣的分裂及腱索附着情况，用以辅助分亚型。例如，C 型仅见一个房室口和宽大的共同房室瓣横跨房室间隔缺损，瓣叶活动幅度极大，无腱索与室间

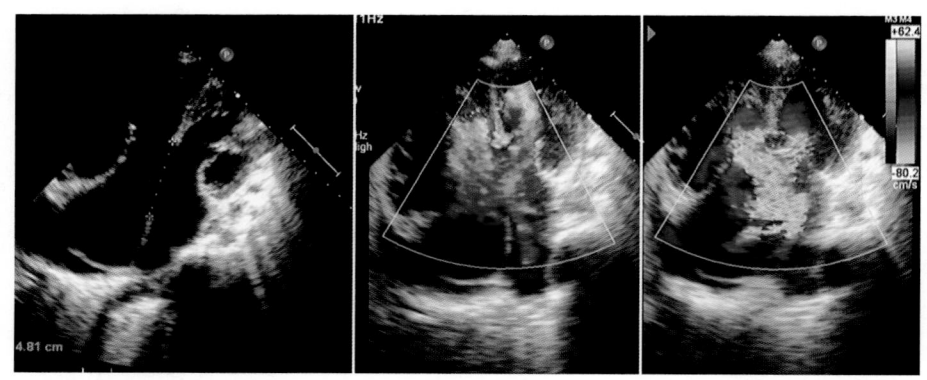

图左：胸骨旁四腔心显示舒张期共同房室瓣开放，房室间隔缺损；图中：心尖四腔心可见舒张期来自于两侧心房的红色血流束在共同房室瓣口处会聚，尔后分别流入两侧心室腔；图右：收缩期共同房室瓣关闭，可见花色反流信号射入心房

图 29-1-12　完全型房室间隔缺损

隔相连；A、B 两型可区分出两侧房室瓣口，但二尖瓣、三尖瓣附着点位于同一水平，瓣膜形态与正常迥异；可识别左前桥瓣和右前桥瓣的腱索附着于室间隔上端（A 型），或均附着于室间隔的右室侧（B 型）。

（2）不完全型房室间隔缺损（图 29-1-13）四腔心切面可见右房右室扩大，在伴有二尖瓣裂时见左房室扩大。房间隔下部见回声连续中断（原发孔缺损）。可见独立的左右房室瓣口，但瓣膜形态可见异常。二尖瓣裂短轴显示舒张期前叶回声中断，但应注意与切面位置过低（如腱索水平）所致的中断假象相鉴别。偶见三尖瓣部分缺如或隔叶发育不良。有左室-右房通道者在四腔心切面可直接显示缺损口。

（3）过渡型房室间隔缺损　在四腔心切面可见房间隔下部回声连续中断（原发孔缺损），流入道型室间隔缺损通常较小而不易辨识，可见左右房室瓣口，但二尖瓣与三尖瓣可出现形态异常（图 29-1-14）。

2. 彩色多普勒

（1）完全型房室间隔缺损（图 29-1-12）　在心尖四腔心切面可很好显示房室间隔缺损的血流变化。舒张期可见来自于两侧心房的红色血流束在共同房室瓣口处会聚，尔后又分开分别流入两侧心室腔；收缩期共同房室瓣关闭，可见蓝色为主的反流信号射入心房；室间隔水平可见五彩镶嵌的收缩期分流束穿过室间隔射入右室（流入部室间隔缺损）或斜行射向右房（左室-右房通道）；房间隔下部缺损处可见一明亮的分流束自左房穿

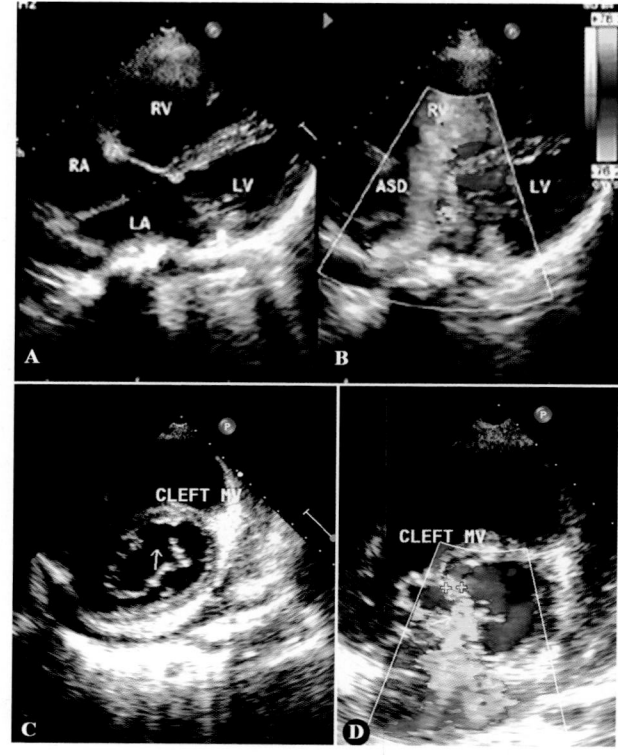

AB 图：胸骨旁四腔心可见原发孔型房间隔缺损及心房水平左向右分流；CD 图：二尖瓣短轴，箭头所示为二尖瓣前叶裂（CLEFT MV），并可见收缩期花色反流信号

图 29-1-13　不完全型房室间隔缺损

过房间隔后直接经三尖瓣口或共同房室瓣口进入右心室。当出现严重肺动脉高压时，房、室水平均可见蓝色为主的右向左分流信号。

（2）不完全型房室间隔缺损（图 29-1-13）除心房水平见左向右分流征象外，可见收缩期不同程度的二尖瓣、三尖瓣反流，此种反流束往往

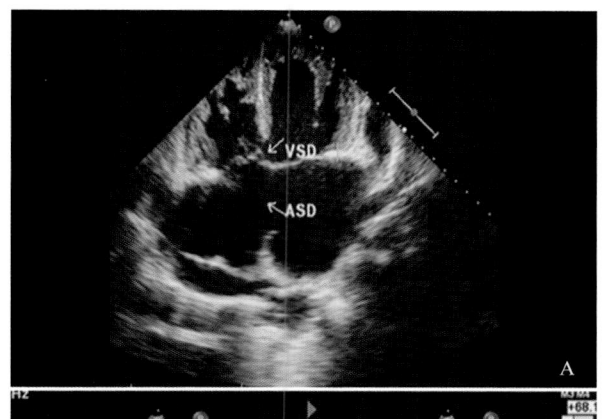
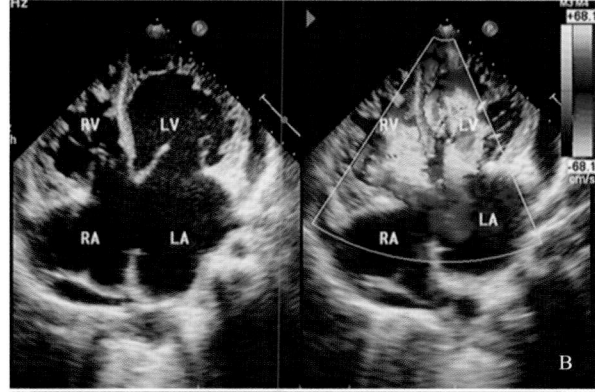
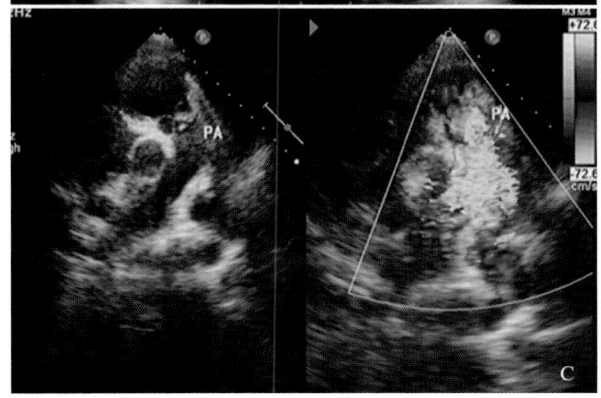

A. 心尖四腔心显示原发孔型房间隔缺损（ASD），和流入道型室间隔缺损（VSD）　B. 可见左右房室瓣口，但二尖瓣与三尖瓣形态异常　C. 心底短轴显示合并肺动脉瓣狭窄

图 29-1-14　过渡型房室间隔缺损

起源于瓣体或瓣根部的裂口处，射流方向常偏心。

（3）过渡型房室间隔缺损（图 29-1-14）　血流动力学变化介于上述二型之间，因此型室间隔缺损通常较小，彩色多普勒在寻找有无心室水平分流时有明显优势。

3. 频谱多普勒

在完全型房室间隔缺损时，将多普勒采样容积置于室间隔缺损处，可探及左向右分流的收缩期湍流频谱；在房间隔缺损的右房侧可见持续整

个心动周期的左向右分流频谱。共同房室瓣或二尖瓣、三尖瓣反流均发生在收缩期，呈负向高速湍流频谱。存在左室-右房通道时，在右房内可探及双期湍流信号。

4. 经食道超声心动图

绝大多数病例通过经胸超声心动图检查已可明确诊断，仅在少数疑难病例，特别是分型困难时适于做经食道超声检查。例如，对于不完全型房室间隔缺损的房缺和二尖瓣、三尖瓣裂及反流的观察均优于经胸超声检查。对于完全型房室间隔缺损的分型，关键是区分房室瓣的类型、腱索的有无及附着的位置，经食道检查较经胸显示更为清晰。明确此种分型对于外科手术方案的选择有重要意义。

5. 三维超声心动图

实时三维超声心动图可显示房室间隔缺损的病理特征（图 29-1-15，图 29-1-16），如二尖瓣裂的位置和边缘增厚征象；从共同房室瓣的立体形态区分是否为共同房室口或两侧房室口，有助于增加诊断信心和分型依据。

6. 声学造影

经周围静脉注射声学造影剂后，右心系统出现浓密的造影剂回声，房间隔缺损的右房侧和室间隔缺损的右室侧可出现负性造影区。但由于房、室水平的右向左分流，四个心腔迅速被造影剂充填，常难于区分其来源，需结合二维图像进行判断。

（四）超声诊断与鉴别诊断

1. 诊断要点

（1）完全型房室间隔缺损　根据二维超声心动图显示同时存在原发孔型房间隔缺损、流入道室间隔缺损及共同房室瓣的典型征象诊断并不困难，多普勒超声有助于确定房室水平分流和房室瓣反流的血流动力学变化。

（2）不完全型房室间隔缺损　根据二维超声心动图显示两个独立的房室瓣口和原发孔型房间隔缺损，以及多普勒检出房缺处的分流束和房室瓣裂造成的反流束。少见类型检出左室-右房间的异常分流信号。

（3）过渡型房室间隔缺损　兼有完全型和不完全型的某些图像特征。

2. 鉴别诊断

（1）继发孔型房间隔缺损　可见心房水平分

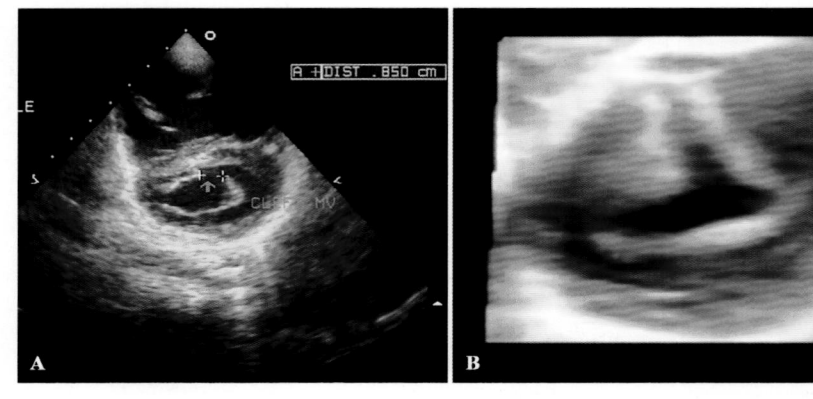

图 29-1-15　二维（A）与三维（B）超声显示二尖瓣前叶裂

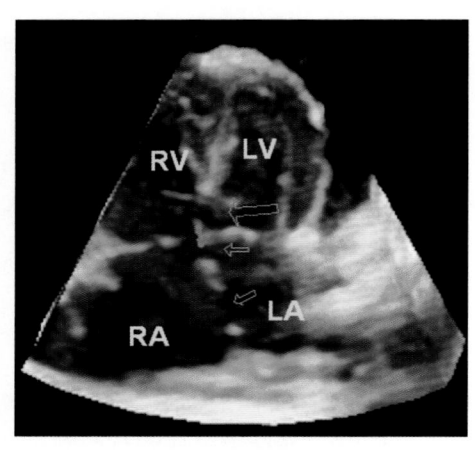

三维四腔心：大箭头所示为流入道型室间隔缺损，小箭头分别显示原发孔型房间隔缺损和卵圆孔。（此图像由深圳市儿童医院夏焙主任惠赠）

图 29-1-16　三维超声显示完全型房室间隔缺损

流和右心扩大，且常合并二尖瓣脱垂与反流，易与不完全型房室间隔缺损相混淆。鉴别要点是继发孔型房间隔缺损回声中断和分流束的部位在房间隔中部，与原发孔型房间隔缺损明显不同。

（2）冠状静脉窦扩张　冠状静脉窦的显示方法为：在心尖四腔切面基础上，探头向后下倾斜直至左房腔消失，当声束指向左房室环处，可见一细长无回声区，由左上至右下渐宽，并开口于右心房，此即冠状静脉窦。在肺静脉异位引流或左位上腔静脉时，心内型可见冠状静脉窦扩张，前后径可达 1cm 以上，此时容易将扩张的冠状静脉窦误为左房，将其开口误为原发孔型房间隔缺损。鉴别时应注意离开左房室环切面，从胸骨旁和剑突下仔细观察房间隔结构有无连续中断，同时在左心长轴切面左房后方，可见扩张之冠状静脉窦呈圆环状回声凸入左房内。

（3）单心室　心尖部常有粗大的乳头肌回声，似为残存的室间隔，与完全型房室间隔缺损时的巨大室缺相混淆。鉴别要点是在心尖短轴切面上能否显示室间隔残端结构，当存在室间隔残端时，左室心尖呈完整的类圆形，前方有右室呈半月形包绕。而单心室时左室心尖呈不完整的圆形，并可见腱索与其顶端相连。

（五）超声检查的临床价值

本病的自然预后很差，仅约 54% 的完全型患儿可存活至 6 个月，约 4% 可存活至 5 岁。因此，早期诊断具有十分重要的临床价值。

超声心动图检查不仅可以判断是否存在房室间隔缺损和准确分型，而且可以为选择手术方式提供十分有用的信息，如缺损的大小、是否存在瓣裂及反流程度、肺动脉压力等。近年来术前评估心室的大小及均衡性已成为超声检查的重要内容。非均衡型（unbalanced）房室间隔缺损是指异常的房室瓣口将来自于心房的血流主要引流入一侧的心室，造成两侧心室大小比例明显失常，手术的难度和风险很大。超声心动图观察心室的均衡性除了测量两心室腔的大小外，还可通过测定房室瓣口在左右心室部分的面积之比来进行判定。术后超声主要可观察是否存在残余分流或房室瓣反流，评估心脏功能的恢复情况。

三、室间隔缺损 （ventricular septal defect，VSD）

室间隔缺损是最常见的先天性心脏病之一，发病率约占先天性心脏病的 25%。室间隔缺损大多单独存在，但亦常见作为复杂心血管畸形的组成部分。

（一）病理概述

1. 病理分型

室间隔缺损的分型方法较多，目前较为通用的方法是根据缺损在室间隔的解剖部位，分为四大类型（表 29-1-1，图 29-1-17）。

2. 血流动力学改变

一般情况下，左心室压力明显高于右心室，故左室血液经室间隔缺损处向右室分流，分流量的大小取决于缺损的大小和两心室的压力阶差。

通常将缺损直径与本人主动脉瓣环径的比值作为衡量缺损大小的依据。当比值小于 25％ 时属小型缺损，左向右分流量小，很少造成明显的血流动力学障碍，左侧房室可无扩大。比值在 25％～50％ 之间属中型缺损，分流量增大，可有轻度左心室扩大。缺损的直径超过本人主动脉瓣环径的 50％ 为大型缺损，收缩时左、右室和主、肺动脉的压力相仿，此时分流量和分流方向取决于肺血管床的阻力。肺血管阻力较低时，产生大量左向右分流，左房室因容量负荷过重而扩大。随着肺循环血容量的增多，肺血管内膜增厚，弹力纤维增生，管腔狭窄，阻力逐渐增高，两心室间的压差下降，左向右分流量减少，甚至出现双向分流，左右心均扩大。当出现严重的肺动脉高压时，右心室压力高于左心室压力，故血流自右向左分流，患者出现青紫和心衰，此即所谓艾森曼格（Eisenmenger）综合征。

表 29-1-1　室间隔缺损的病理分型

分型命名	其他命名	缺损位置及亚型	构成比
膜周部室间隔缺损	膜部室间隔缺损 嵴下型室缺 隔瓣下型室缺 房室通道型室缺	以膜部为中心，累及周边肌部 间隔，按受累部位分为三种亚型： 1. 流入道膜周部缺损 2. 肌小梁膜周部缺损 3. 流出道膜周部缺损	60％～80％
肌部室间隔缺损	Swiss cheese 缺损（肌小梁部多个缺损） Roger 病（小的肌部缺损）	按室间隔肌部受累部位，分为三种亚型： 1. 肌部流入道缺损 2. 肌小梁间隔缺损 3. 肌部流出道缺损	5％～10％
双动脉干下型 室间隔缺损	嵴上型室缺 漏斗部室缺 流出道型室缺损 圆锥间隔缺损等	缺损位于主动脉和肺动脉瓣环之下， 易并发主动脉瓣脱垂、反流及主动脉 窦瘤破裂	20％～30％ （东方人较多见）
混合型室间隔缺损		以上任意两型室间隔缺损同时存在	较少见

据文献报道，在婴儿期约有 40％ 的室缺自动关闭，至 5 岁时 60％ 已自闭。小型室缺自行关闭的可能性较大。

约 50％ 的室间隔缺损伴有其他心血管畸形，如合并动脉导管未闭、主动脉缩窄和大动脉转位等。其中双动脉干下型室间隔缺损常合并主动脉瓣反流；膜周部室间隔缺损可伴有心内膜垫的发育畸形。

（二）临床表现及相关检查

小型室间隔缺损患者可无症状，多在体检时意外发现心脏杂音方引起重视。胸骨左缘 3、4 肋间可闻及响亮的收缩期杂音，常伴有震颤。缺损较大者可有发育不良，劳累后心悸气喘、多汗和易患肺部感染。随着肺动脉压力的升高，在肺动脉瓣区可听到第二心音亢进和分裂。一般在婴幼儿期和儿童早期不出现发绀，但活动耐力低下，严重病例青春期前出现青紫。

小型室缺时分流量小，心脏形态变化不大，X 线和心电图可无异常改变。当分流量加大，出现左房、左室扩大或肺动脉高压时，X 线和心电图方可见相应异常改变。

（三）超声心动图表现

1. 二维与 M 型超声心动图

（1）室间隔回声带中断　正常室间隔呈宽带状回声，缺损时局部回声连续中断，断端处回声增强并略增宽。其上下两断端间的距离接近缺损

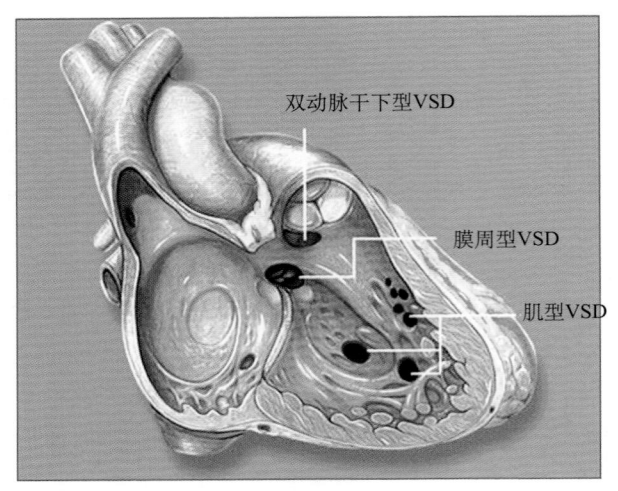

图 29-1-17　室间隔缺损分型

孔的直径。根据室间隔回声连续中断的部位可判定缺损的类型，其中心底短轴切面适合于观察膜周部和双动脉干下型室间隔缺损；左心长轴切面可显示膜周部、流出道型和肌部缺损；四腔心切面主要显示流入道型和肌部缺损（图 29-1-18）。小型缺损有时不易看到室间隔回声连续中断。

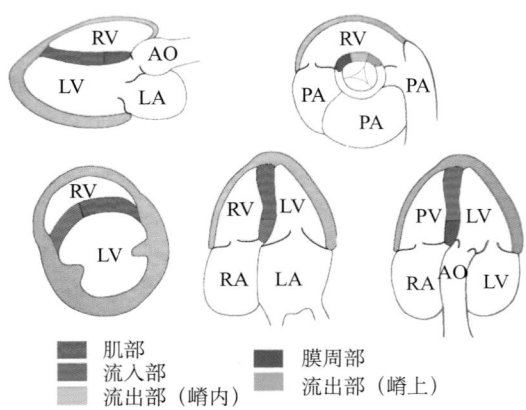

图 29-1-18　各型室间隔缺损的主要显示切面模式

（2）心脏形态活动的改变　左室、左房可见不同程度的扩大，室壁活动幅度增大。右室流出道及肺动脉增宽。伴肺动脉高压时，除肺动脉显著增宽外，肺动脉瓣 M 型曲线显示 a 波消失，ef 段平坦，伴收缩中期关闭呈 W 型。

2. 彩色多普勒

在左心长轴和四腔心切面上，收缩期可见以红色为主的血流束自左室穿过室间隔缺损处进入右室，在右室内形成五彩镶嵌的涡流，状似喷泉。

在伴有肺动脉高压时，收缩期见室间隔水平红色左向右分流信号，舒张期见蓝色右向左分流信号。根据分流束穿隔的宽度可估测缺损口的大小，穿隔的部位可提示缺损的类型。如膜周部缺损在左室长轴和心底短轴 9～11 点处显示最佳（图 29-1-18）；双动脉干下型缺损可显示于左室长轴和心底短轴 1 点钟处（图 29-1-19）；肌小梁部缺损则需在左室长轴、短轴和四腔心等多切面全面观察细小的分流束图（图 29-1-20）。

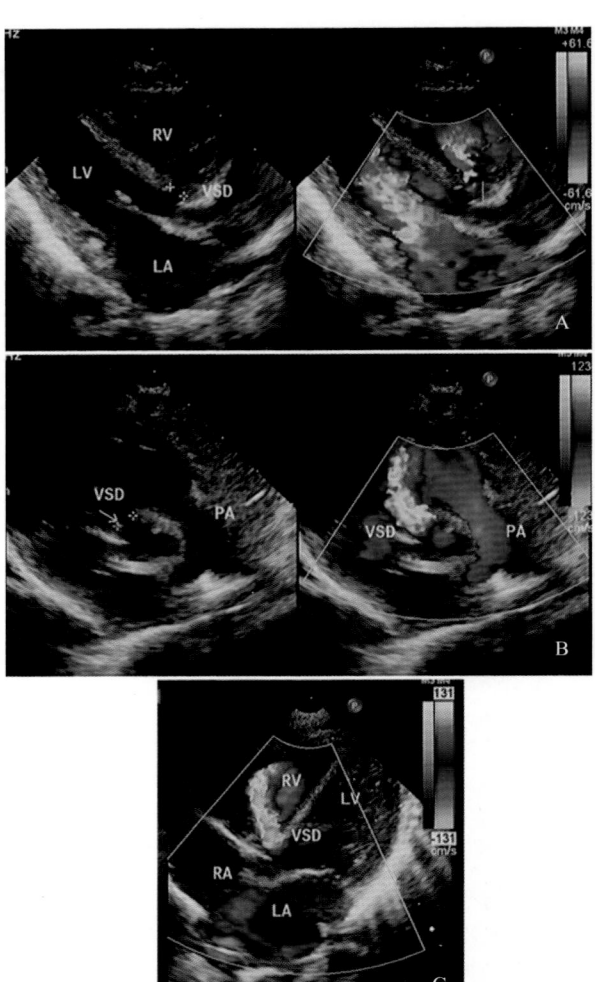

A. 左心长轴切面显示室间隔缺损（VSD）和左向右分流信号　B. 心底短轴切面 10 点钟位置可见室间隔连续中断（箭头）及左向右分流信号　C. 五腔心切面显示膜周部室间隔缺损的左向右分流信号

图 29-1-19　膜周型室间隔缺损

3. 频谱多普勒

将脉冲多普勒取样容积置于室间隔回声带中断处的右室侧，可发现全收缩期高速湍流信号，

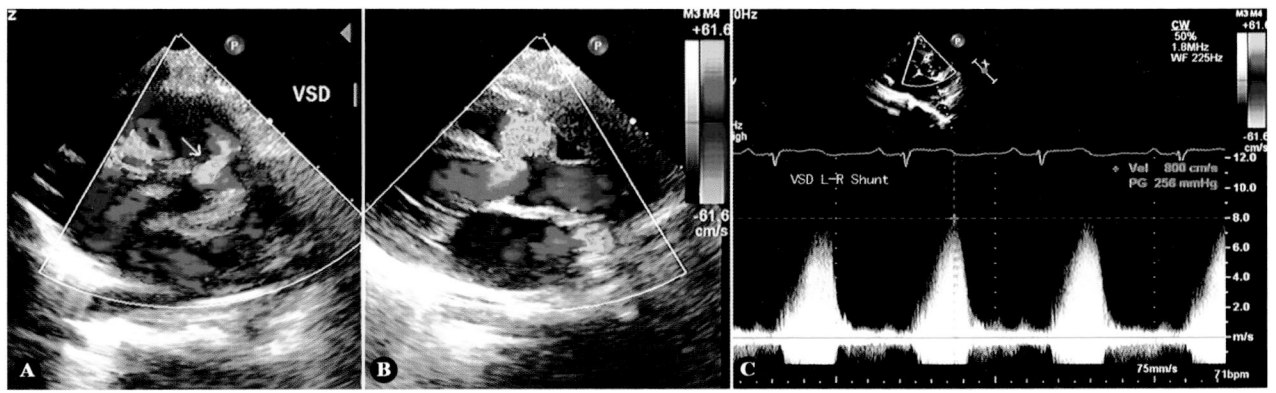

A. 心底短轴 1 点钟处箭头所示为室间隔缺损的左向右分流信号；B. 左心长轴显示室间隔与主动脉前壁连续中断及花色分流信号；C. CW 获取室间隔缺损的高速分流频谱

图 29-1-20 双动脉干下型室间隔缺损

呈正向或双向充填型频谱，并伴有高调嘈杂的多普勒血流声。以连续多普勒显示分流频谱呈正向高速血流，测定流速可达 3～8m/s（图 29-1-19），当肺动脉压力升高时，左向右分流速度可降低。当出现右向左分流时，可在室间隔缺损的左室侧探及低速反向血流信号。（图 29-1-21）

4. 经食道超声心动图

大多数室间隔缺损病例可经胸壁检查确诊，经食道超声检查仅适用于疑难病例或用于手术中观察。经食道探头可从四腔心、五腔心、主动脉和左室短轴以及各深度 0°～180°范围内多个非标准切面，全面观察室间隔及分流情况（图 29-1-22），并显示合并畸形。用于术中有助于外科医生选择手术切口及补片大小，并即时观察手术效果。

5. 三维超声心动图

应用经胸或经食道探头可显示室间隔缺损的三维动态或静态图像，不仅可获得缺损本身和分流束的立体图像，而且可观察缺损与周临结构的空间位置关系，十分类似于外科手术的整体观（图 29-1-23）。对于一些空间关系较为特殊、二维超声心动图不能完整显示的病变，三维超声可提供新的视野和诊断依据。但受到分辨率的限制，三维超声心动图尚不能显示较小的缺损，有待不断改进完善。

6. 声学造影

经周围静脉注射造影剂后，右房室出现云雾影，如存在心室水平右向左分流，舒张期可见造影剂气泡回声经缺损处流入左室。在左向右分流

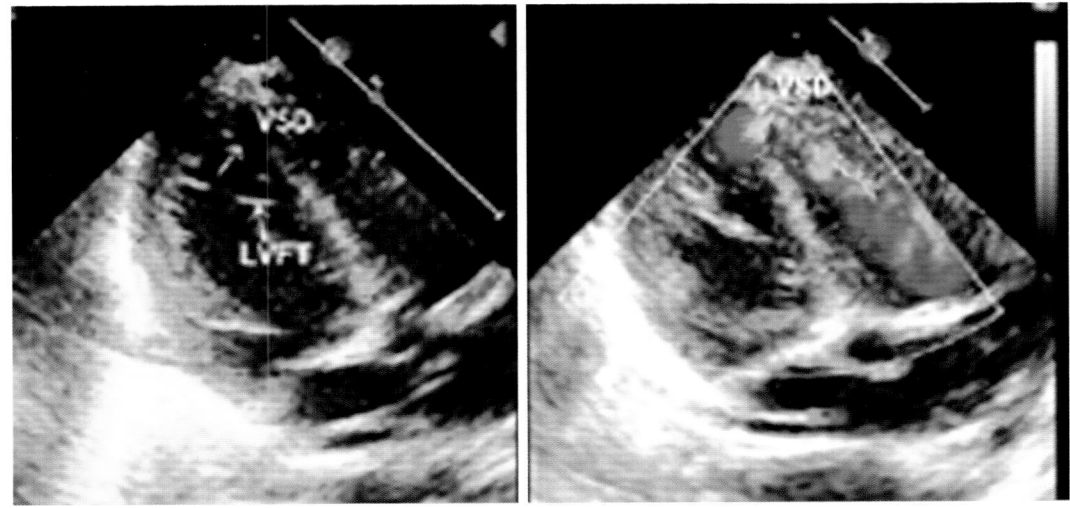

心尖部可见肌部室间隔回声中断（VSD）及左向右分流信号 LVFT：左室假腱索

图 29-1-21 肌型室间隔缺损

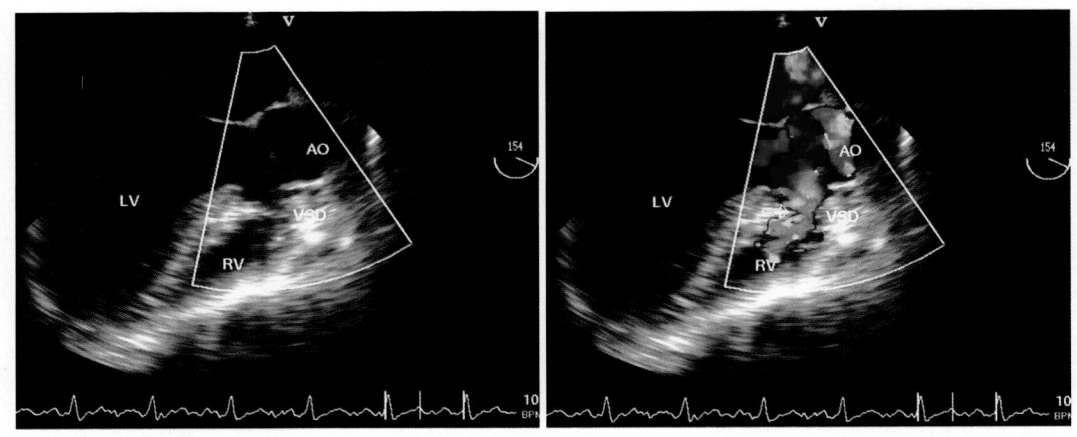

图 29-1-22　经食道超声心动图显示室间隔缺损（VSD）及左向右分流信号（箭头）

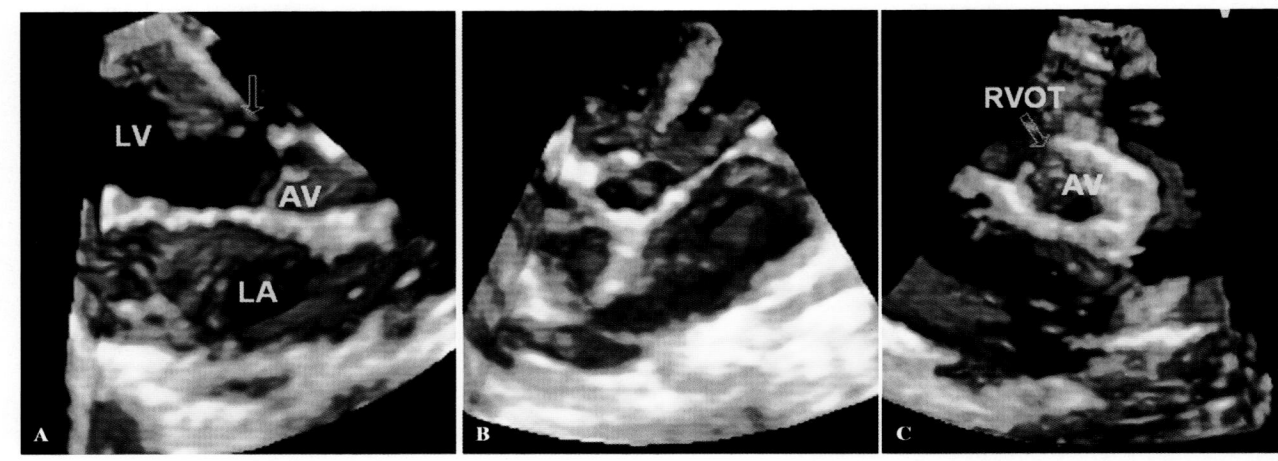

（图像由深圳市儿童医院夏焙主任惠赠）

图 29-1-23　三维超声心动图显示膜周部室间隔缺损

时，右室内很难看到清晰的、有诊断价值的负性造影区，此时可令患者咳嗽，以增加右室的压力，有时能使少量造影剂经缺损处进入左室，提高检出率。

（四）超声诊断与鉴别诊断

1. 定性诊断　主要依据二维超声心动图发现室间隔回声连续中断，或多普勒超声检出穿过室间隔的分流束。

2. 定位诊断　主要根据室间隔连续中断的部位以及多普勒分流信号出现的部位做出诊断，如上所述分为四种类型。

3. 定量诊断

（1）缺损大小的判定　利用二维超声测量室间隔连续中断直径，或测量彩色多普勒分流束起始处的宽度估测缺损口的大小。

（2）肺循环血流量与体循环血流量比值（QP/QS）的测量：室间隔缺损时，通过肺动脉瓣和二尖瓣的血流量代表了肺循环血流量；通过主动脉瓣和三尖瓣的血流量代表了体循环血流量，利用脉冲多普勒的体积血流测定技术可以测量出通过这些瓣口的血流量，从而可以计算出分流量和 QP/QS。此方法与心导管法测量的相应项目相关显著，但应注意在流出道型缺损时，由于肺动脉口常有湍流存在，选测 QP 时不宜用肺动脉口流量，而宜用二尖瓣口流量，否则误差较大。多普勒测量 QP/QS 一般可将大于 2∶1（有手术指征）和小于 2∶1（无手术指征）区分开来，对选择治疗方法有指导意义。

（3）肺动脉收缩压的测量　利用连续多普勒技术测量分流的最大流速，按照简化的柏努利方程换算成跨隔压差，此压差为左室收缩压减去右室收缩压。因此，以肱动脉收缩压代替左室收缩压，并减去这一压差即为右室收缩压。在无右室流出道狭窄的情况下，右心室的收缩压即等于肺动脉收缩压。

4．鉴别诊断

（1）主动脉窦瘤破入右室　在左室长轴和心底短轴，显示右冠窦呈半球状凸入右室流出道，球壁可见连续中断。当窦瘤膨大不明显时，可能误将窦壁的缺口当作室间隔缺损。此外，双动脉干下型室缺在左心长轴显示时，连续中断似在主动脉瓣环之上，易误为窦瘤破裂。鉴别时除应从多个切面仔细区分缺口与主动脉瓣环的关系外，多普勒超声显示二者左向右分流信号的起源与时相均不相同：室缺时分流信号最强在室间隔的右室面，时相在收缩期；而窦瘤破裂分流信号最强位于窦瘤破口处，时相占据整个心动周期，最大速度在舒张期。据报道亚洲人主动脉窦瘤的 60% 左右合并嵴上型室间隔缺损。

（2）右室流出道狭窄　多普勒检查在右室流出道可发现收缩期湍流信号，应注意与室间隔分流所致的收缩期湍流相鉴别。鉴别的关键点是湍流能否穿过室间隔，结合二维超声显示右室流出道狭窄的部位和程度，鉴别并不困难。

（五）超声检查的临床价值

研究表明，小型室缺大多数在两岁以内自然关闭，尤其是超声观察到有室间隔膨出瘤的病例关闭的可能性最大。缺损的部位亦与自然闭合有关，Sutherland 等 1986 年报告超声随访 219 例室缺，发现膜周流入部和肌小梁部缺损自闭或缩小的比例最大。

彩色多普勒的广泛应用使室缺修补术后残余漏的发现率有所增加，但是追踪观察发现，依残余漏的大小和部位不同，转归不尽相同。术后当天经常在室间隔补片周围探及湍流，此系缝线间的细微分流，不属于残余漏，多数在术后三天内消失。有作者认为彩色多普勒发现残余分流束的宽度 <0.3cm 时无意义，不需重新手术修补；>0.3cm 时常需再次手术修补。

经导管室间隔封堵术目前已在临床广泛应用。超声心动图在术前适应证和禁忌证的选择、封堵器类型及型号的选择、术中监测和术后随访等方面均有显著优势（图 29-1-24）。

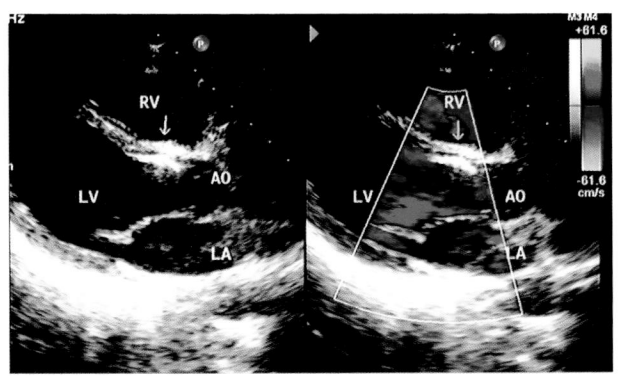

图 29-1-24　左心长轴切面显示室间隔封堵术后（箭头示封堵器）

四、动脉导管未闭（patent ductus arteriosus）

动脉导管未闭为小儿最常见的先天性心脏病之一。约占先天性心脏病的 20%，在足月活产婴中约占 1/2 000。女多于男约二倍。动脉导管是胎儿期沟通肺动脉与主动脉的生理通道，胎儿出生后肺开始呼吸，肺内阻力下降，动脉导管自动闭合形成动脉韧带。据统计在出生后 3 小时闭合者约占 2/3，3 个月闭合约 80%，7 个月闭合者占 95%。如因某种病理因素影响，出生一年后动脉导管仍然开放，则称为动脉导管未闭。

（一）病理概述

1．病理分型

动脉导管的主动脉端常在主动脉峡部小弯侧与左锁骨下动脉相对处，导管的肺动脉端多在肺动脉分叉处或左肺动脉根部的后侧壁（图 29-1-25）。动脉导管未闭主要分为五种类型：

（1）管型　此型最多见，约占 80% 以上，导管较长呈圆柱状，两端口径基本一致，直径 5～10mm 不等，长径 10mm 左右。

（2）漏斗型　导管两端口径不等，主动脉端较粗，肺动脉端较细，如漏斗状。长约 10mm 左右，内径大小不一。

（3）窗型　此型较少见。几乎没有导管，主、肺动脉紧贴，间有一孔如窗户般使二者直接交通，孔径往往较大。

（4）动脉瘤型　此型较少见。导管中部呈瘤样膨大，内可有血栓形成。

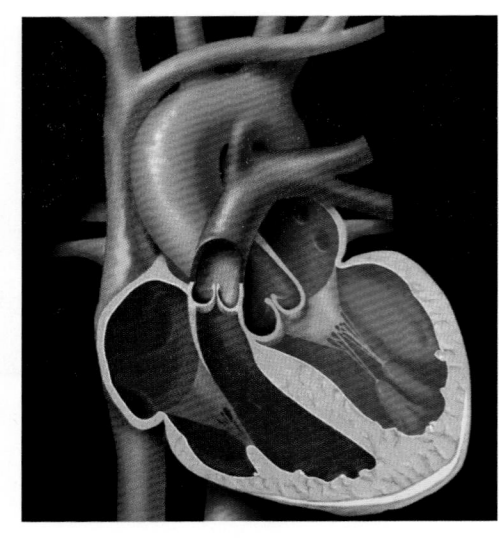

图 29-1-25　动脉导管未闭解剖

（5）哑铃型　此型较少见。导管中部细，两端粗，呈哑铃状。

2. 血流动力学改变

动脉导管的存在使主动脉和肺动脉间发生血液分流，分流的方向和分流量的大小取决于导管的内径和导管两端的压力阶差。新生儿因肺部阻力大，分流不明显，但随着肺阻力的下降和体循环压力的升高，渐出现左向右分流。由于主动脉的压力在心动周期中始终高于肺动脉压力，故而产生连续性双期左向右分流。此分流使肺循环血量大增，回到左心的血流量随之增加，造成左室容量负荷过重，左房室可扩大，升主动脉增宽。长期肺血流量的增加导致肺血管阻力增高，逐渐出现肺动脉高压，产生右向左分流（即艾森曼格综合征），右心室后负荷增加使右心室肥厚扩张。

动脉导管未闭常单独存在，但也经常合并房间隔缺损、室间隔缺损和大动脉的其他畸形。

（二）临床表现及相关检查

单纯动脉导管未闭患者临床表现因分流量的大小而异。轻者可无症状，体型多瘦长。自幼分流量大者可有鸡胸和赫氏沟，易患呼吸道感染，自诉乏力和胸痛。于胸骨左缘第二肋间连续性机器样双期杂音，伴震颤。周围血管征（＋）。出现肺动脉高压时表现为劳力性气急、声嘶并可见差异性青紫。

心电图无异常或可见左室高电压、左室肥厚。X线胸片可见主动脉结突出，有漏斗征，肺动脉段突出，透视可见肺门舞蹈征。右心导管检查：

肺动脉内血氧含量超过右室水平容积 0.5%，肺动脉压力和阻力有不同程度升高。心导管可由肺动脉经未闭的动脉导管到达降主动脉。逆行升主动脉造影可同时显示降主动脉和肺动脉，并可见未闭的动脉导管。

（三）超声心动图表现

1. 二维与 M 型超声心动图

（1）未闭动脉导管的异常回声　在心底短轴上显示肺动脉分叉处（或左肺动脉起始处），在其后方与降主动脉之间出现一异常通道回声（图 29-1-26），可大致分辨其五种形状：管状、漏斗状、窗孔形、瘤样膨大或哑铃状。在小儿患者适用胸骨上窝主动脉长轴切面，于左锁骨下动脉对侧可显示动脉导管贯通主动脉与肺动脉。

（2）心脏形态的改变　左房、左室扩大（图29-1-27），左室壁活动幅度增大。主动脉和肺动脉可见不同程度的增宽，搏动明显增强。M 型显示二尖瓣 CE 幅度增大，DE、EF、AC 速度均增加，提示流量增大。伴有肺动脉高压时，肺动脉瓣 M 型曲线显示 ef 段平坦，a 波消失，收缩期呈 W 型曲线。

2. 彩色多普勒

在心底短轴和胸骨上窝主动脉长轴可见一异常血流束自动脉导管向主肺动脉内喷射（图 29-1-26），为双期红色为主血流束，分流束起始处的宽度取决于动脉导管的口径。在分流量较小时，分流束呈细窄彩带状，多沿主肺动脉的左侧壁上行，而其右侧有反向的蓝色漩流信号下行。在漏斗型导管，血流通过狭小的肺动脉侧开口，可在肺动脉干内形成五彩镶嵌的湍流，占据肺动脉面积的大部。双向分流时收缩期分流束呈蓝色，舒张期仍为红色。M 型彩色血流图有助于显示分流出现的时相和持续时间。（图 29-1-27）

3. 频谱多普勒

将脉冲多普勒取样容积置于导管近端处肺动脉内，可获得正向双期连续性湍流频谱，常伴有频谱倒错现象。连续多普勒测定流速较高，常超过 4m/s（图 29-1-28）。随着肺动脉压的升高，左向右分流时间缩短，湍流频谱可只占据部分舒张期；当出现双向分流时，收缩期可见负向频移，流速较低常小于 1m/s。

由于动脉导管的左向右分流造成左心容量负

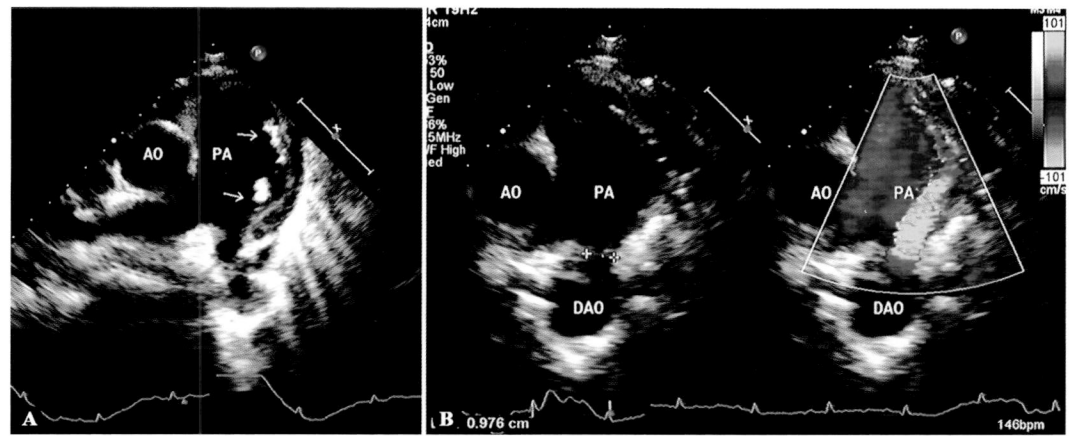

图 A：心底短轴切面显示动脉导管未闭患者肺动脉外侧壁赘生物附着（箭头）　图 B：同一患者肺动脉（PA）
与降主动脉（DAO）之间可见未闭之动脉导管异常通道及左向右分流信号

图 29-1-26　动脉导管未闭

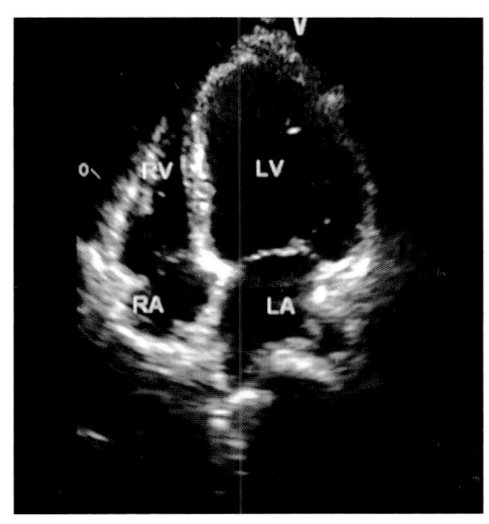

**图 29-1-27　四腔心切面显示动脉导管未闭
时左房、左室扩大**

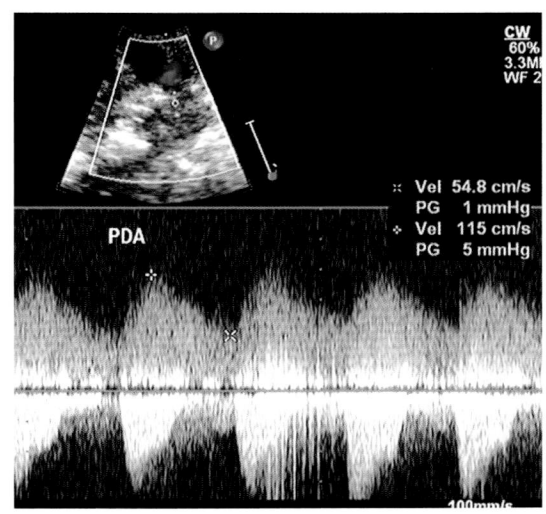

**图 29-1-28　CW 显示动脉导管的连续性分流频
谱，峰速超过 5m/s**

荷过重，通过二尖瓣的血流量增多，流速增快。
主动脉收缩期血流速度亦增快，舒张期可出现与
收缩期方向相反的血流信号。

4. 经食道超声心动图

动脉导管的位置与上段食道很接近，正好位
于食道探头的敏感区域，而且多平面食道探头可
从多个角度观察动脉导管的形态，在定性诊断、
分型及定量诊断方面有独到之处。但由于经胸壁
超声检查已能基本满足临床需要，仅在少数疑难
病例或合并复杂畸形的病例需做经食道超声检查。

首先使经食道探头插入距切齿约 30cm 处，
使声束对向降主动脉，在 0°方位显示降主动脉短
轴切面，尔后缓慢回撤探头，绕过左支气管造成

的检查盲区直至前方出现左肺动脉，在此深度转
动角度至 30°～60°可显示降主动脉斜切短轴与左
肺动脉长轴间相通的动脉导管，继续旋转角度至
110°～130°可显示降主动脉长轴至左肺动脉斜切
短轴间相通的动脉导管。

5. 三维超声心动图

实时三维超声心动图可显示动脉导管的立体
结构，从多个角度观察导管的形态、长度和粗细，
有利于分型和鉴别诊断。分流束的立体显示可为
评价分流量的大小提供依据。有报道应用三维超
声心动图显示动脉导管未闭封堵器的形态特征，
开辟了观察监测手术的新途径。

6. 声学造影

当动脉导管未闭达到艾森曼格综合征阶段时，经周围静脉注射造影剂后，可见降主动脉内出现造影剂回声，提示大动脉水平右向左分流。

（四）超声诊断与鉴别诊断

1. 定性诊断

主要依据二维超声心动图直接显示未闭的动脉导管及左心容量负荷过重的征象，多普勒超声检出动脉导管的分流信号。

2. 定量诊断

（1）肺循环血流量与体循环血流量比值（QP/QS）的测量　由于动脉导管未闭分流的影响，肺动脉内有湍流存在，故 QS 不宜选用肺动脉流量，可以右室流出道血流量代替。在无房、室间隔缺损的情况下，二尖瓣或主动脉瓣流量代表了肺循环流量（QP）。本项测量虽与心导管测量结果相近，但在临床治疗方面意义不大。

（2）肺动脉收缩压的测量　利用连续多普勒测定动脉导管分流的收缩期流速，按照简化的伯努利方程转换成导管两端的压差（ΔP），再以主动脉收缩压（以肱动脉收缩压代替）减去 ΔP 即为肺动脉收缩压。

3. 鉴别诊断

（1）主动脉-肺动脉间隔缺损　为一种少见的先天性心脏病。在心底短轴切面上，可见主动脉圆环状回声左侧有一缺口与肺动脉右侧壁相通，彩色多普勒显示起源于缺口处的分流束以与声束近于垂直的角度射入肺动脉内，形成五彩镶嵌的湍流。频谱多普勒显示此湍流为连续性双期双向频谱。与动脉导管未闭的鉴别主要是异常通道的部位不同，以及分流束的起源、走行方向均不同。

（2）冠状动脉-肺动脉瘘　在肺动脉内瘘口处可探及连续性湍流，多位于肺动脉中部，与动脉导管的湍流起源位置不同。部分病例二维超声心动图可发现扩张的冠状动脉和在肺动脉壁上的瘘管开口。

（3）重度肺动脉瓣关闭不全　多普勒超声检查时在肺动脉干内可发现舒张期正向血流，其在肺动脉口处信号最强，越向远端信号越弱，且流速较低，与动脉导管的分流信号有所不同，只要多加分辨不难鉴别。

（五）超声检查的临床价值

目前，动脉导管未闭的诊断首选超声心动图检查，可准确判断动脉导管的形态和分流量，为临床治疗方案的选择提供重要依据。但在某些疑难病例，如窗型或直径较粗的管型动脉导管未闭时，由于分流量较大，可较早继发肺动脉高压，当肺动脉压与主动脉压达到平衡时，经胸多普勒超声心动图很易漏诊动脉导管未闭，应用经食道超声检查可达到明确诊断的目的。

超声心动图在动脉导管未闭介入封堵术中具有重要作用。首先是术前适应证的选择，需要超声心动图观察导管的形态与位置，分别测量导管的总长度、主动脉端与肺动脉端的宽度、导管最窄处的内径，观察分流的方向和时相，并评估肺动脉压力。封堵手术中可监测封堵器的位置，以及有无残余分流。术后可追踪观察导管闭合情况（图 29-1-29），以及心脏大小及功能恢复情况。有文献报道应用经食道超声心动图观察经心导管动脉导管封堵术后残余分流，收到良好效果。

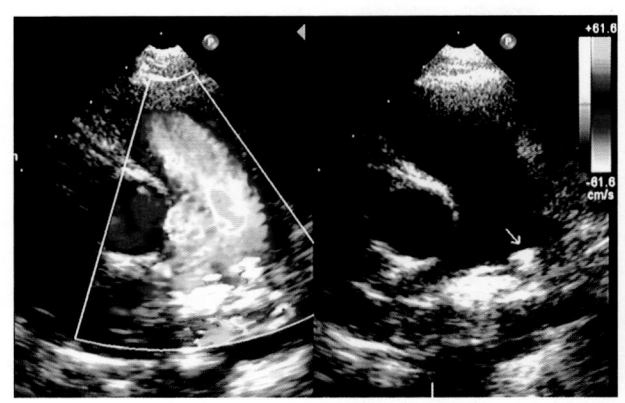

图 29-1-29　动脉导管未闭封堵术后（箭头示封堵器）

（吴　瑛）

参考文献

[1]　王新房. 超声心动图学. 第 4 版. 北京：人民卫生出版社，2009.

[2]　Mary S. Minette, David J. Sahn. Ventricular septal defects. Circulation, 2006, 114：2190-2197.

[3]　Soto. B, Becker AE, Moulaen AJ, et al. Classification of ventricular septal defects. Br Heart J, 1980, 43：332-343.

[4]　Jeffrey P. Jacobs, Redmond P. Burke, James A. Quintessenza, et al. Congenital heart surgery nomenclature and database project：Ventricular septal defects. Ann Thorac Surg, 2000, 69：

S25-35.

[5] Gary Webb，Michael A. Gatzoulis. Atrial septal defects in the adult recent progress and overview. Circulation，2006，114：1645-1653.

[6] Douglas J. Schneider，John W. Moore. Patent ductus arteriosus. Circulation，2006，114：1873-1882.

[7] Jeffrey P. Jacobs，Redmond P. Burke，James A. Quintersenza，et al . Congenital heart surgery nomenclature and database project：Atrioventricular canal defect. Ann Thorac Surg，2000，69：S36-43.

第二节　发绀型先天性心脏病

一、法洛四联症

法洛四联症（tetralogy of Fallot，TOF）是存活婴儿中最常见的发绀型先天性心脏病，其发病率占各类先天性心脏病的 10%～15%。1888 年由 Fallot 对本病的病理解剖及病理生理进行了详细的描述，归纳了肺动脉狭窄、主动脉前壁右移并骑跨、室间隔缺损、右心室肥厚为本病的主要病理解剖改变，故也称为 Fallot 四联症。以上 4 种畸形中以肺动脉狭窄最为重要，对患儿的病理生理和临床表现有重要影响。

（一）病理生理表现

1. 肺动脉狭窄

法洛四联症最基础的改变是圆锥动脉干的狭窄，按狭窄部位的不同大体上可分为右室体部狭窄、漏斗部狭窄、肺动脉瓣膜和瓣环狭窄、肺动脉主干和分支狭窄以及混合性狭窄等类型。其中，漏斗部狭窄最为常见，多伴有肺动脉其他部位的狭窄，单纯的肺动脉瓣和肺动脉瓣环狭窄较为少见。

2. 室间隔缺损

法洛四联症的室间隔缺损是由于圆锥室间隔向前移位与正常的窦部室间隔未对合而形成，以嵴下型室间隔缺损为多，约占 86%～88%。室间隔缺损位置较单纯型室间隔缺损靠前，多位于主动脉瓣下。部分为肺动脉干下型室缺，约占 12%～14%。缺损直径多较大，与主动脉口内径相近。

3. 主动脉骑跨

圆锥部室间隔向左前移位，以致主动脉右移，部分起源于右室，骑跨于室间隔之上。主动脉的骑跨程度和右室流出道的发育程度与漏斗部室间隔的偏移程度有关，骑跨率在 30%～75%，如超过 75%，则归为右室双出口。

4. 右室肥厚

法洛四联症的右室壁肥厚为向心性，是肺动脉狭窄的后果，为继发性改变，与肺动脉狭窄程度及年龄呈正相关，狭窄越重，年龄越大，右心室肥厚越显著。

5. 合并畸形

法洛四联症常见的合并畸形包括房间隔缺损、右位主动脉弓、左位上腔静脉、动脉导管未闭、心内膜垫缺损等心脏畸形。

（二）临床表现

法洛四联症患者自幼即可出现进行性青紫和呼吸困难，其程度和出现早晚与肺动脉狭窄程度有关。因血氧含量下降，活动耐力差，患儿多有蹲踞症状，这也是法洛四联症患者的特征性表现。蹲踞时下肢屈曲，使静脉回心血量减少，减轻了心脏负荷，同时下肢动脉受压，体循环阻力增加，使右向左分流量减少，从而缺氧症状暂时得以缓解。婴儿有时在吃奶或哭闹后出现阵发性呼吸困难，严重者可引起突然昏厥、抽搐，这是由于在肺动脉漏斗部狭窄的基础上，突然发生该处肌部痉挛，引起一时性肺动脉梗阻，使脑缺氧加重所致。长期右心压力增高及缺氧可发生心功能不全。患者除明显青紫外，由于长期缺氧，致使指、趾端毛细血管扩张增生，局部软组织和骨组织也增生肥大，随后指（趾）端膨大如鼓槌状，称为杵状指。脑血管意外、感染性心内膜炎、肺部感染为本病常见并发症。

（三）体征

患儿体格发育多落后于同龄儿童，胸骨左缘第 2～4 肋间常听到 2～3/6 级喷射性收缩期杂音，其响度取决于肺动脉狭窄程度。狭窄越重，流经肺动脉的血流少，杂音则轻而短；漏斗部痉挛时，杂音暂时消失。肺动脉第二音均减弱或消失。

（四）辅助检查

1. 血常规：周围血红细胞、血红蛋白均显著增高。

2.心电图：电轴右偏、右心室肥大。

3.X线检查：心脏大小正常或稍增大，右心室肥大使心尖圆钝上翘，肺动脉段凹陷，构成"靴状"心影，肺门血管影缩小，两侧肺纹理减少，透亮度增加。侧支循环丰富者肺野可呈现网状肺。

4.心导管检查：对拟行手术治疗的患者应行心导管检查，导管进入肺动脉通常比较困难，较易从右心室进入主动脉，有时能从右心室进入左心室。心导管从肺动脉向右心室退出时，可记录到肺动脉和右心室之间的压力差，根据压力曲线还可判断肺动脉狭窄的类型。

5.磁共振和CT三维重建：可清晰显示心内结构和大血管的空间位置变化，对诊断有重要帮助。

（五）超声心动图表现

超声心动图可清晰地显示法洛四联症心脏的形态、各房室大小，显示出各结构的空间关系等，具有无创、准确性高、重复性好、方便价廉等特点，是诊断法洛四联症的首选方法。

1.二维超声心动图

（1）胸骨旁长轴切面

该切面的特征性改变是主动脉前壁与室间隔连续中断，形成较大的缺损。右心室扩大，右心室壁增厚。左心室大小正常或偏小。主动脉明显增宽，室间隔残端在主动脉前后壁之间，二尖瓣后叶与主动脉后壁仍然连续，此即主动脉骑跨征（图29-2-1），可计算骑跨程度：

骑跨率＝主动脉前壁与室间隔的距离/主动脉前壁与后壁间的距离×100％。

该切面也可用于测量左心室舒张末内径，根据内径求得容积，并计算得出左心室舒张末期容积指数，该指数可预测患者手术预后：

左心室舒张末期容积指数＝左心室舒张末期容积/体表面积

（2）主动脉根部短轴切面：

主动脉根部位于图像正中。其左前侧可见右室流出道、肺动脉干或肺动脉瓣的狭窄，各个狭窄可单独或者合并存在。

①单纯右室流出道狭窄　右室流出道室壁或肺动脉干下圆锥局限性肥厚，或者右室流出道内

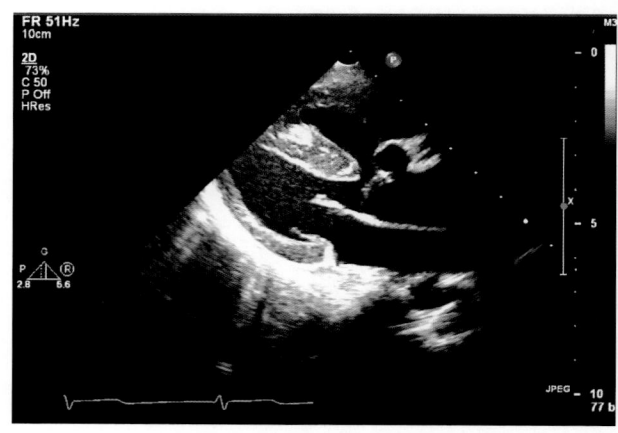

图29-2-1　胸骨旁长轴切面：主动脉骑跨征

肥厚肌束增多致流出道变窄，此型临床最为常见（图29-2-2）。

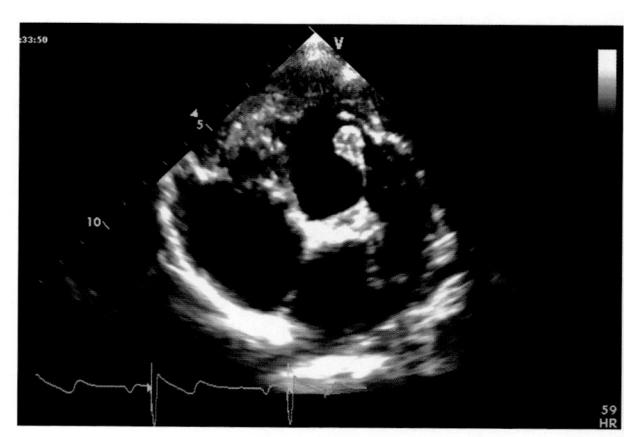

图29-2-2　主动脉短轴切面：右室流出道狭窄，动脉圆锥肥厚，右室壁肥厚

②漏斗部弥漫性狭窄　多伴有肺动脉瓣、肺动脉主干及其分支狭窄，此型狭窄程度较重，肺动脉主干及其内径亦明显变窄（图29-2-3）。

③单纯肺动脉瓣及肺动脉瓣环狭窄　较少见，病变仅局限于肺动脉瓣和肺动脉瓣环，程度多较轻，此时肺动脉干可增宽，是由狭窄后扩张所致。

④漏斗部及肺动脉瓣狭窄　除右室流出道变窄外，还合并肺动脉瓣狭窄。肺动脉瓣狭窄的超声表现依病理改变的不同而不同。有的肺动脉瓣较纤细，瓣体活动度较大，但瓣口较细小，呈穹窿状改变；有的瓣叶增厚，回声增强，瓣体活动僵硬，开口明显减小。在肺动脉瓣短轴切面可显示瓣叶的数目和回声改变（图29-2-4）。

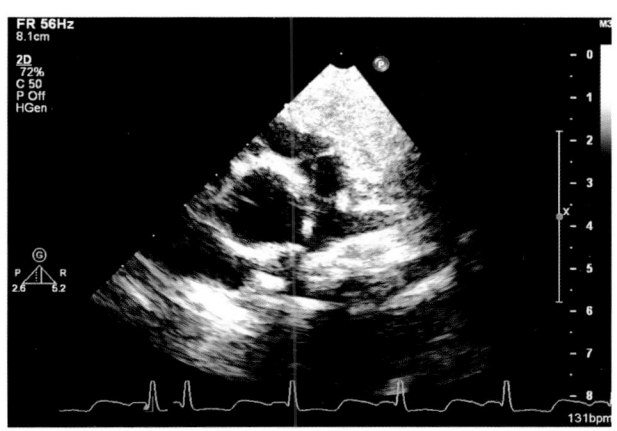

图 29-2-3　主动脉短轴切面：右室流出道、肺动脉瓣环及肺动脉干弥漫性狭窄

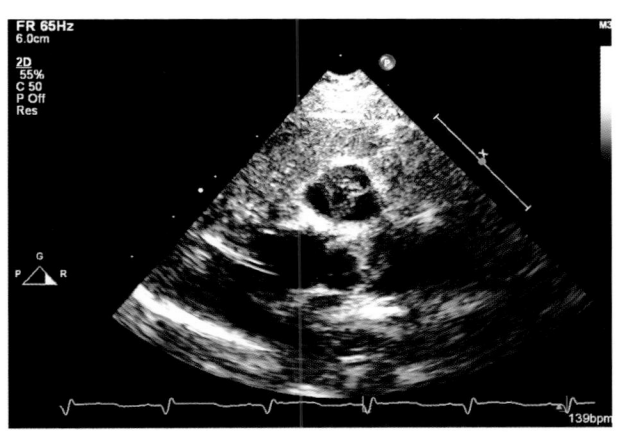

图 29-2-4　肺动脉短轴切面：肺动脉瓣增厚、狭窄

⑤漏斗部、肺动脉瓣及肺动脉瓣环狭窄　在漏斗部和肺动脉瓣狭窄的基础上，肺动脉瓣环内径亦明显变窄。

主动脉根部短轴切面上亦能见到室间隔缺损，缺损多为嵴下型，多于 9～1 点钟处见连续中断（图 29-2-2）。紧邻肺动脉瓣环的干下型室间隔缺损较为少见。

（3）双心室短轴切面

在二尖瓣及乳头肌水平切面上左、右心室可清晰显示。右心室位置正常，心腔可不同程度扩大，前壁及室间隔增厚，且有增厚的乳头肌和肌柱等。左心室大致呈圆形，内径正常或偏小（图 29-2-5）。

（4）胸骨旁四腔、五腔切面

左心室、左心房正常或偏小。右心室壁肥厚，右心室腔稍大。室间隔近十字交叉处可见连续中断（图 29-2-6）。胸骨旁五腔切面可用于观察主动

图 29-2-5　双心室短轴切面：右室肥大，左室相对较小

脉骑跨程度（图 29-2-7）。

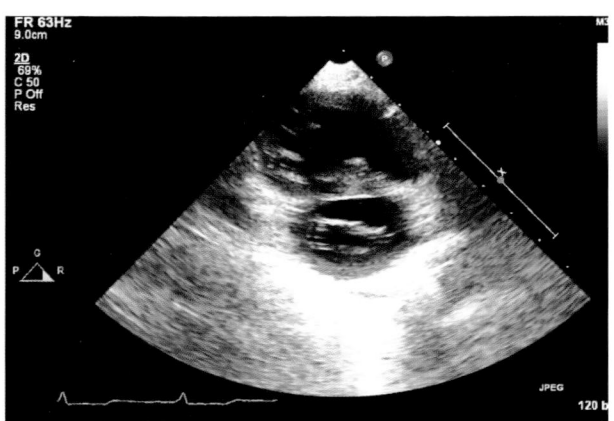

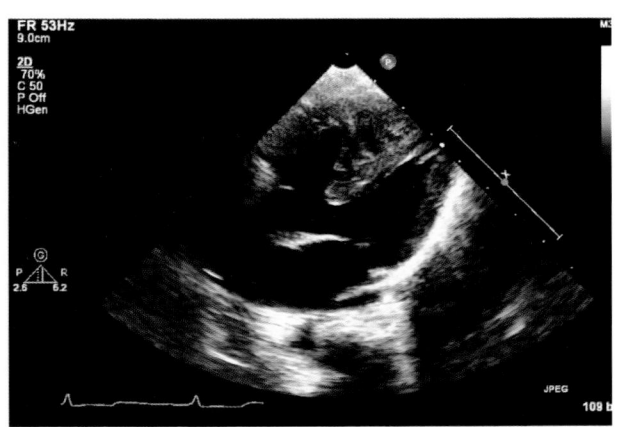

图 29-2-6　胸骨旁四腔切面：大室间隔缺损

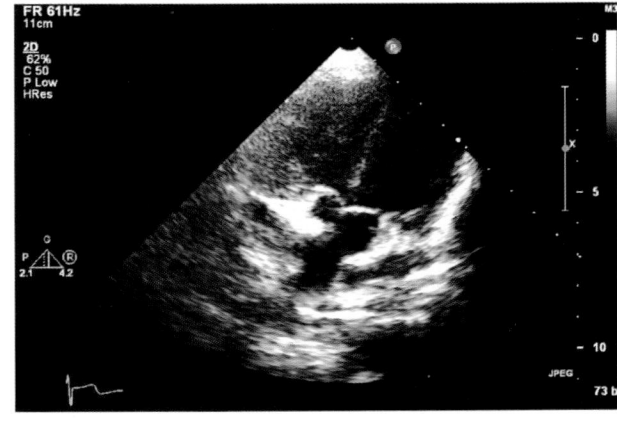

图 29-2-7　胸骨旁五腔切面：主动脉骑跨于室间隔上

（5）主动脉弓长轴及短轴切面

胸骨上窝探查时，在主动脉弓长轴及短轴切面上见主动脉根部及升主动脉明显增宽，但主动

脉弓宽度则大致正常。此切面可探查肺动脉干和肺动脉分支有无狭窄，并测量左、右肺动脉起始处内径，用于计算 McGoon 指数和 Nakata 指数，临床常用于评价肺血管发育程度。

McGoon 指数＝左右肺动脉近第一分叉处直径之和/横膈水平降主动脉内径

Nakata 指数＝左右肺动脉近第一分叉处截面积之和/体表面积

主动脉弓切面亦是判断主、肺动脉间侧支循环情况的最佳切面。

（6）剑突下切面

在声窗条件较好的患者，应用剑突下右室流出道长轴切面可清楚显示肺动脉狭窄的部位和程度。剑突下双心房切面因房间隔与声束垂直，可以准确判断法洛四联症患者有无合并卵圆孔未闭或房间隔缺损（图 29-2-8）。

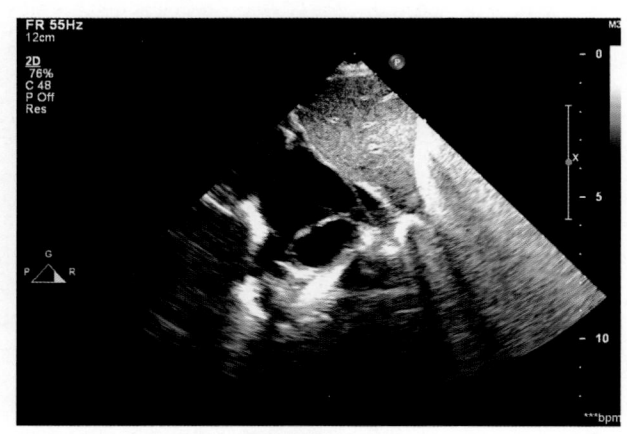

图 29-2-8　剑突下双房切面：卵圆孔未闭

2. 彩色多普勒

（1）M 型彩色多普勒

①于胸骨旁左心长轴切面将取样线放置于室间隔缺损处，可在一个心动周期里观察到红、蓝色血流信号多次相间的现象（图 29-2-9）。其分流方向与左右心室的压力密切相关。典型法洛四联症患者心室水平的分流方向和时相如下：

收缩早期：左心室压略高于右心室，有少量的左向右分流。

收缩中晚期：右心室压力高，出现右向左分流。

舒张早期：左心室压力低，仍为右向左分流。

舒张中晚期：因左心室顺应性高于肥厚僵硬的右室，接收较多的左房血液，压力高于右室，

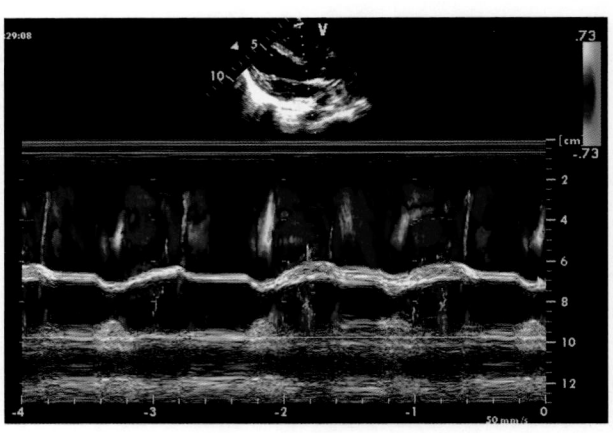

图 29-2-9　M 型彩色多普勒：心室水平右向左为主双向分流

出现左向右分流。

在部分患者中，由于左、右室的压力差较小，两者稍有改变就导致血流方向的变化，因而其时相关系不明确。压力差较小也使得双向分流的速度较低，因而红、蓝两种色彩较为暗淡。

②将取样线置于右室流出道，则在收缩期见右室流出道内有五彩镶嵌的血流信号，其宽窄随右室流出道的宽窄而定，由于流速较快，色彩明亮。

（2）二维彩色多普勒

①胸骨旁左心长轴切面：收缩期见左、右室血流均进入骑跨的主动脉。左、右室的血液混合在一起，血容量增大，速度加快，故升主动脉内血流信号较为明亮。因右室压力增高，左、右室压力差明显减小，在整个心动周期中室间隔缺损处血液分流方向随左、右室压力差的改变而变化，或左向右为主，或呈双向分流，有时则以右向左分流为主（图 29-2-10、图 29-2-11）。

②主动脉根部短轴切面：于收缩期右室流出道内可见一束起自狭窄处的五彩镶嵌异常湍流信号（图 29-2-12）。如右室流出道过于狭窄，则狭窄后的区域及肺动脉干内因血流量少，血流信号不易探及。

如漏斗部狭窄合并有肺动脉瓣、肺动脉瓣环和肺动脉干狭窄，则可见起自漏斗部并延续至肺动脉干的五彩镶嵌状高速血流信号（图 29-2-13）。同样，若狭窄极重，因血流量太少，则血流信号不明显，有时与肺动脉闭锁难以鉴别。

③主动脉弓切面：在此切面可观察到主、肺动脉间的侧支血流信号是否丰富，部分患者可测

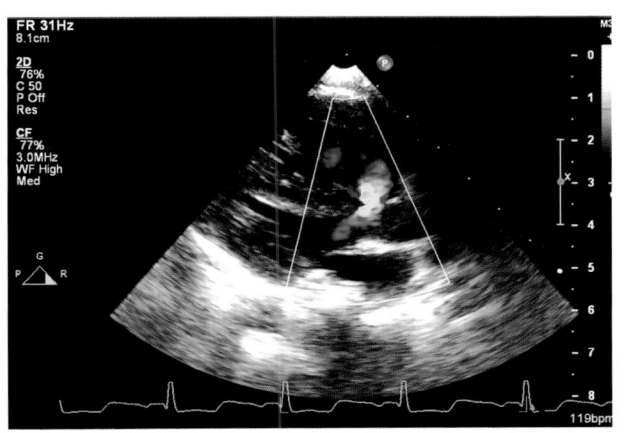

图 29-2-10　二维彩色多普勒：心室水平左向右分流

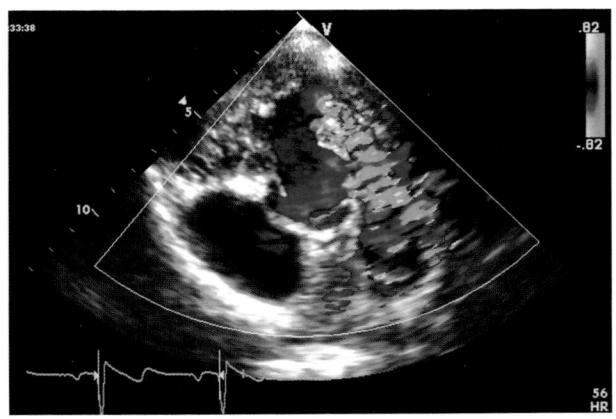

图 29-2-13　二维彩色多普勒：弥漫性肺动脉狭窄，血流加速

动脉狭窄的高速射流信号。

右室流出道狭窄的连续多普勒频谱在形态上呈特征性的倒匕首状。法洛四联症右室流出道和肺动脉射流峰值多较高，多数患者可在 400cm/s 以上（图 29-2-14）。

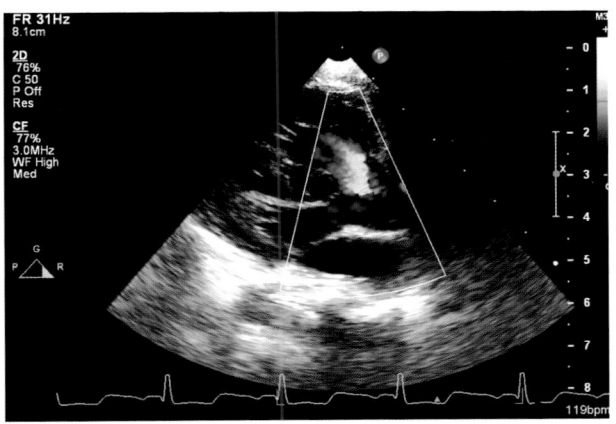

图 29-2-11　二维彩色多普勒：心室水平右向左分流

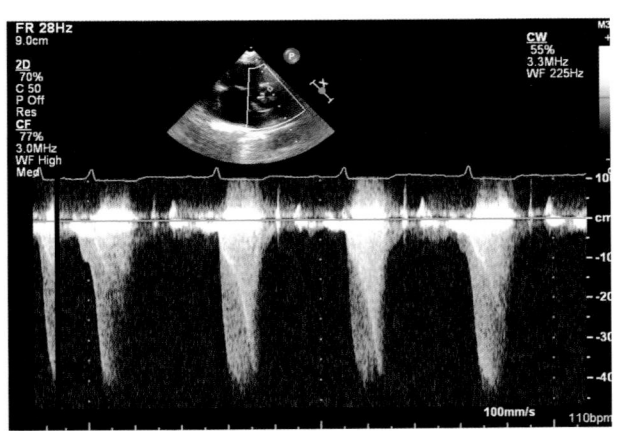

图 29-2-14　连续多普勒：右室流出道狭窄及肺动脉狭窄的血流频谱

（六）诊断及鉴别诊断

法洛四联症依靠超声心动图检查即可明确诊断，但由于该病常合并房间隔缺损、动脉导管未闭、心内膜垫缺损等心内畸形，检查中应注意。

合并动脉导管未闭的患者由于肺动脉系统发育不良，主肺动脉及左、右肺动脉内径狭窄，肺动脉瓣叶增厚，开放明显受限，右心的阻力负荷增加，进入肺动脉内的血流速度明显增快。此时经未闭动脉导管从降主动脉分流入主肺动脉的血

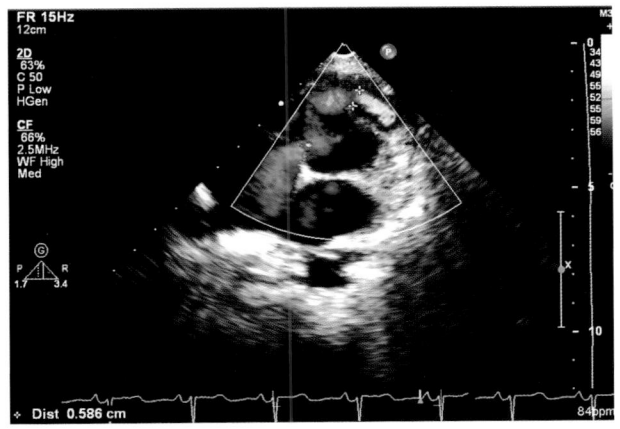

图 29-2-12　二维彩色多普勒：右室流出道狭窄

量侧支血管大小及数目。

3. 频谱多普勒

（1）脉冲型频谱：用于测量室间隔缺损处的低速分流速度。

（2）连续型频谱：用于测量右室流出道和肺

流速度受到抑制，不易检出。此时，应注意观察狭窄的主肺动脉腔内，是否出现与进入肺动脉口血流束相反方向的异常血流，应用频谱多普勒，可检出未闭动脉导管的分流信号，避免漏诊。

部分法洛四联症患者可合并完全型心内膜垫缺损，如果右心容量负荷较大，出现Ⅰ孔型房间隔缺损，应注意于心尖四腔心切面观察二、三尖瓣叶的形态改变，如二尖瓣叶与三尖瓣叶形成共同的房室瓣口，应诊断为合并完全型心内膜垫缺损。

法洛四联症还需与其他有发绀的先天性心脏血管病相鉴别，例如艾森曼格综合征、右室双出口（Taussig-Bing综合征）、伴有肺动脉狭窄的室间隔缺损、大动脉转位等。必要时可行心腔造影或心导管检查帮助诊断。

（七）治疗方案

根据肺动脉系统发育情况以及是否存在左心室发育不全，本病的手术治疗有姑息性和根治性两种：

1. 姑息性分流手术　在体循环与肺循环之间造成分流，以增加肺循环的血流量，使氧合血液得以增加。有锁骨下动脉与肺动脉的吻合、主动脉与肺动脉的吻合、腔静脉与右肺动脉的吻合等方法。本手术并不改变心脏本身的畸形，但可为将来做矫治性手术创造条件。对于 McGoon 指数 <1.2，Nakata 指数 <120mm²/m²，左心室舒张末期容积指数 <20ml/m² 的情况，必须行姑息手术，否则术后可能出现低心排综合征，甚至死亡。

2. 直视下根治手术　在体外循环条件下切开心脏修补心室间隔缺损，切除右心室漏斗部的肥厚肌束，切开狭窄的肺动脉瓣或肺动脉进行跨瓣补片，是彻底纠正本病畸形的方法，疗效好，宜在 5～8 岁后施行，症状严重者 3 岁后亦可施行。

（八）预后及随访

法洛四联症病例的预后决定于右心室流出道及/或肺动脉狭窄的轻重程度，以及肺部侧支循环的发育情况。未经手术治疗的极少数病例虽然可能生存到 40 岁以上，但绝大多数患者在童年期死亡。接受手术的患者术后症状明显改善，发绀消失，活动耐力增大。术后 10 年的生存率约在 90% 以上。影响外科疗效的因素有手术时年龄、体重、发绀程度、血红蛋白含量、红细胞压积、右心室

流出道狭窄病变类型、肺动脉及肺动脉瓣环和左心室发育情况等。

患者术后应接受长期超声随访，随访内容包括观察有无残余分流、残余梗阻，有无感染性心内膜炎、肺动脉瓣反流以及对心脏射血功能的评价。

（王建华）

参考文献

[1] Frederique B，Robert H Anderson. Tetralogy of Fallot. Orphanet Journal of Rare Diseases，2009，4：2.

[2] Hraska Viktor，Kantorova A，Kunovsky P，Haviar D. Intermediate results with correction of tetralogy of Fallot with absent pulmonary valve using a new approach. European Journal of Cardio-thoracic Surgery，2002，21：711-715.

[3] Mohamed TG，Myriam C，Emma J，et al. Transcriptomic analysis of patients with tetralogy of Fallot reveals the effect of chronic hypoxia on myocardial gene expression. J Thorac Cardiovasc Surg，2010，140（2）：337-345.

[4] Daliento L，Mapelli D，Russo G，et al. Health related quality of life in adults with repaired tetralogy of Fallot：psychosocial and cognitive outcomes. Heart，2005，91：213-218.

[5] Rachel MW，Idith H，Ron WM，et al. Effects of Regional Dysfunction and Late Gadolinium Enhancement on Global Right Ventricular Function and Exercise Capacity in Patients With Repaired Tetralogy of Fallot. Circulation，2009，119（10）：1370-1377.

二、右心室双出口

右心室双出口（double-outlet right ventricle，DORV）指主动脉和肺动脉均发自形态学右心室，室间隔缺损是左心室唯一的出口；同时房室瓣与半月瓣间纤维连接中断，代之以肌性圆锥结构。DORV 的发病率约 0.09%，在先天性心脏病中 DORV 约占 1%～5%。

（一）病理及临床概要

1. 病理分型

胚胎初期，圆锥动脉干与右心室相连。随着胚胎的发育，圆锥动脉干旋转并分隔成两个大动脉，如圆锥动脉干旋转不充分，主动脉瓣下的圆锥吸收不完全，使两个大动脉仍与右心室相连，

即形成 DORV。大部分 DORV 的主动脉和肺动脉下均有肌性圆锥，故称为双圆锥；但二尖瓣与主动脉瓣间的圆锥组织存在与否并非诊断 DORV 必须具备的。目前认为只要两大动脉（主、肺动脉）的任何一条完全发自右心室，而另外一条的大部分发自右心室，则为 DORV。

DORV 主要根据内脏-心房位置、房室连接关系、两条大动脉排列关系、室间隔缺损部位以及肺动脉瓣是否有狭窄而分为不同类型。临床多根据室间隔缺损位置进行分类。

（1）主动脉瓣下室间隔缺损（Ⅰ型）　在 DORV 中最常见，室间隔缺损位于室上嵴后下方，距主动脉较近，而距肺动脉较远，二者之间隔以肌性流出道。约 1/2 的患者合并有肺动脉口狭窄，此时其血流动力学改变与法洛四联症相似（图 29-2-15A）。

（2）肺动脉瓣下室间隔缺损（Ⅱ型）　此时主动脉完全发自右心室，肺动脉大部分（＞50％）发自右心室，是 DORV 的特殊类型，称为 Taussing-Bing 综合征，其血流动力学与完全型大动脉转位相似。若同时合并肺动脉口狭窄，则其血流动力学改变接近法洛四联症（图 29-2-15B）。

（3）双动脉下室间隔缺损（Ⅲ型）　此型较为少见，室间隔缺损位于两大动脉下，主、肺动脉同时接受两侧心室射血。两大动脉的阻力比率决定了各自血流量多少和血氧饱和度（图 29-2-15C）。

（4）远离两大动脉室间隔缺损（Ⅳ型）　室间隔缺损距离主、肺动脉均较远，左向右分流的氧和血与右心室静脉血混合后，射入两大动脉，临床表现为发绀（图 29-2-15D）。

除室间隔缺损部位及有无肺动脉口狭窄，两大动脉排列关系亦是决定患者血流动力学特点的重要因素。DORV 中两大动脉排列关系主要有以下几种：主、肺动脉平行排列，主动脉位于肺动脉右侧，约占 64％；主动脉位于肺动脉右前方，约占 26％；主动脉位于肺动脉左前方，约占 7％；主动脉位于肺动脉右后方，约占 3％。

2. 临床表现

患者症状与体征取决于室间隔缺损部位、两大动脉排列关系以及有无肺动脉口狭窄。其临床表现可类似室间隔缺损、法洛四联症、大动脉转位等疾病表现，如气急、多汗、发绀、发育落后，

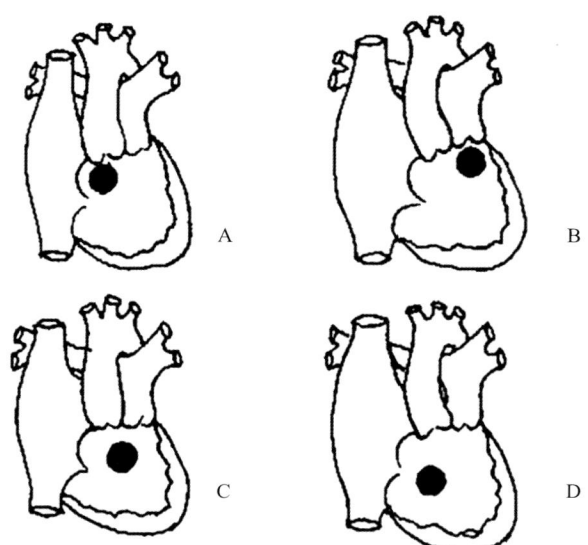

主动脉瓣下室间隔缺损型（A）；肺动脉瓣下室间隔缺损型（B）；两大动脉下室间隔缺损型（C）；远离两大动脉室间隔缺损型（D）

图 29-2-15　右心室双出口的分型

有反复呼吸道感染和婴儿期充血性心力衰竭。

（二）超声检查所见

1. M 型超声心动图

M 型超声心动图在先天性心脏病节段分析中应用有限，但在观察房室大小、心脏结构连续性和瓣叶活动方面仍有一定价值。结合心电图及彩色多普勒可以用来评估室间隔缺损处分流方向。

2. 二维超声心动图

二维超声心动图是诊断 DORV 的主要方法，其主要检查切面包括胸骨旁左心室长轴、右室流出道长轴、大动脉根部短轴、心尖四腔心和五腔心切面，剑突下流出道长轴切面等，有时为了判定大动脉关系，需选择非标准切面。DORV 的诊断遵循先天性心脏病节段分析法，其主要二维超声表现如下：

（1）大动脉起源与走形异常　胸骨旁左心室长轴切面、心尖五腔心切面、剑突下双心室长轴切面均可显示两条大动脉完全或一条大动脉完全起源于右心室，另一条 75％ 以上起源于右心室。二者空间位置关系多变，可为正常位、平行位、右转位、左转位及前后位等；常见的是主动脉位于肺动脉右侧（图 29-2-16～图 29-2-21）。

（2）室间隔缺损　左心室长轴切面、五腔心

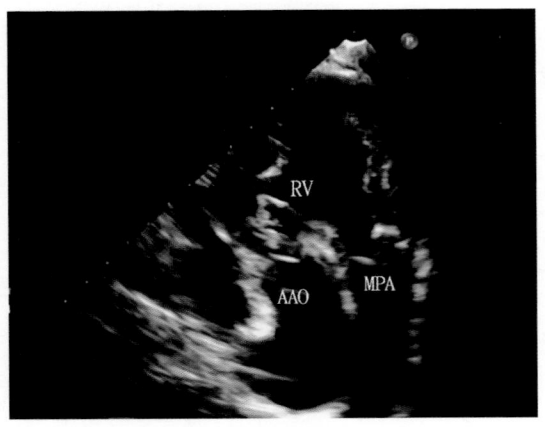

图 29-2-16　非标准切面显示主、肺动脉相互平行，共同发自右心室

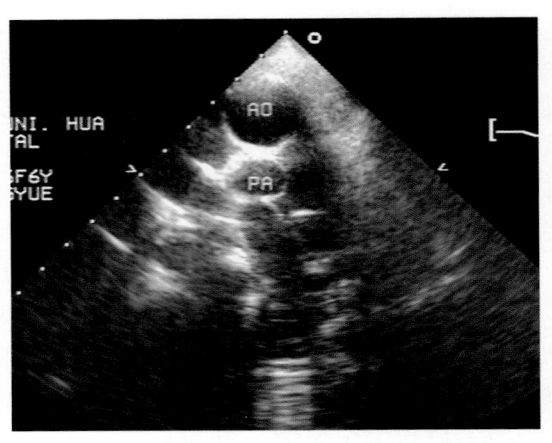

图 29-2-19　胸骨旁大动脉切面显示主动脉位于肺动脉前方

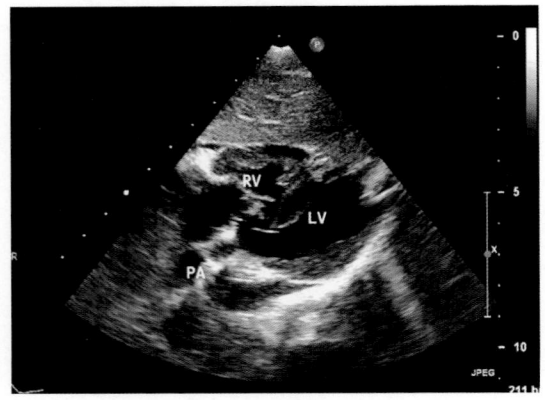

图 29-2-17　剑突下五腔心切面显示肺动脉大部分发自右心室

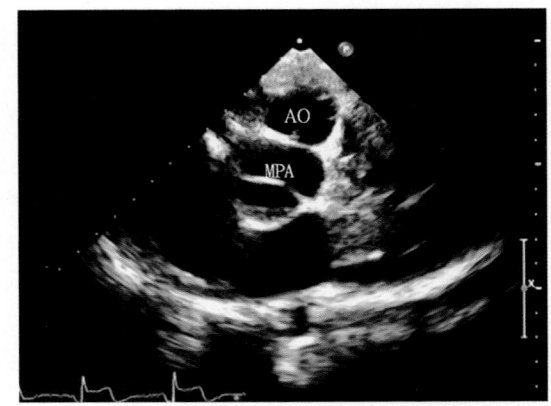

图 29-2-20　胸骨旁大动脉切面显示主动脉位于肺动脉左前方

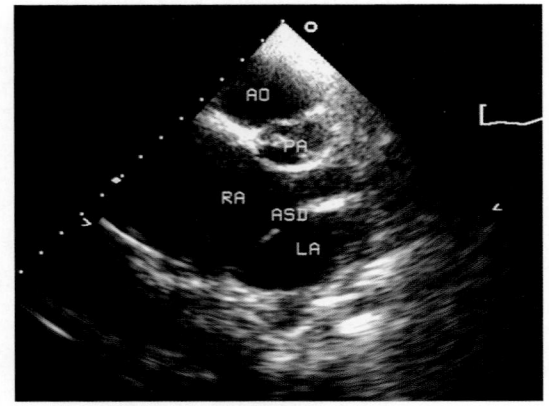

图 29-2-18　胸骨旁大动脉切面显示主动脉位于肺动脉右前方

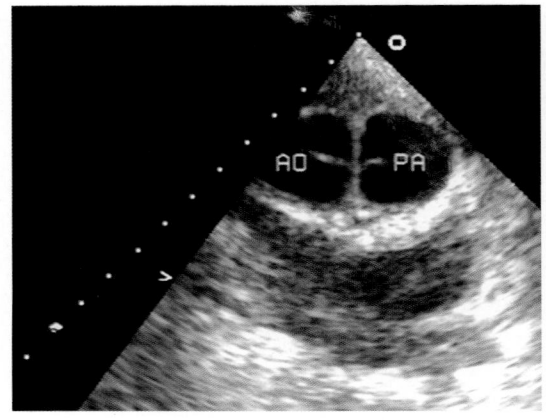

图 29-2-21　胸骨旁大动脉切面显示主动脉位于肺动脉右侧

和四腔心切面上均可见室间隔回声中断，且室间隔缺损是左心室唯一出口。在左心室长轴和五腔心切面中，Ⅰ型和Ⅱ型患者，可见大血管骑跨室

间隔；若将室间隔残端作一延长线，可见此线将该动脉大部分划入右心室。Ⅲ型患者室间隔缺损紧邻两大动脉下，而Ⅳ型患者的室间隔缺损则与

两大动脉距离较远，此时多不能依据大血管骑跨率诊断 DORV（图 29-2-22~图 29-2-24）。

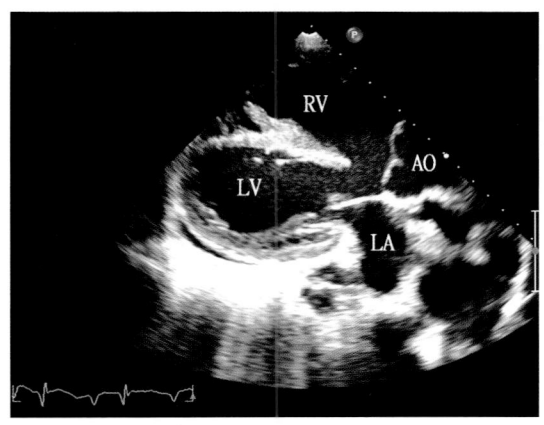

图 29-2-22　心尖五腔心切面显示主动脉大部分起自右心室主动脉下室间隔缺损

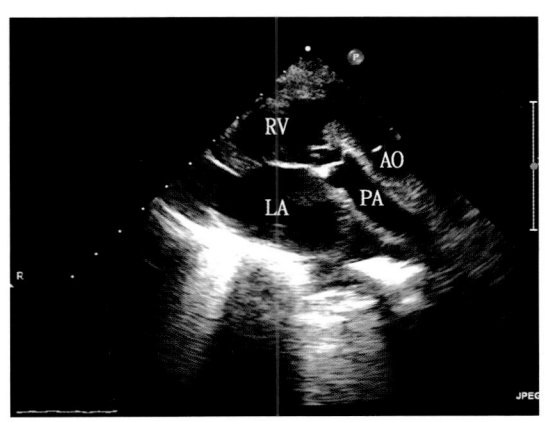

图 29-2-23　胸骨旁左心室长轴切面显示肺动脉大部分起自右心室肺动脉瓣下室间隔缺损

（3）圆锥组织　DORV 患者常见二尖瓣与主动脉瓣之间纤维连接消失，代之以肌性圆锥组织。超声表现为左心室长轴切面显示二尖瓣前瓣与主动脉瓣之间团块状回声。部分患者此圆锥组织不明显，同时部分患者肺动脉或/和主动脉下亦可见圆锥组织，故不应将圆锥存在与否视为 DORV 必需（图 29-2-25，图 29-2-26）。

（4）肺动脉瓣狭窄　约 1/2 的患者合并有肺动脉瓣狭窄，临床表现为发绀的患者更应该注意探查。大动脉短轴切面中，若患者大动脉关系正常，则表现与法洛四联症相似。若大动脉排列关系发生变化，则尽量选择大动脉长轴切面进行观

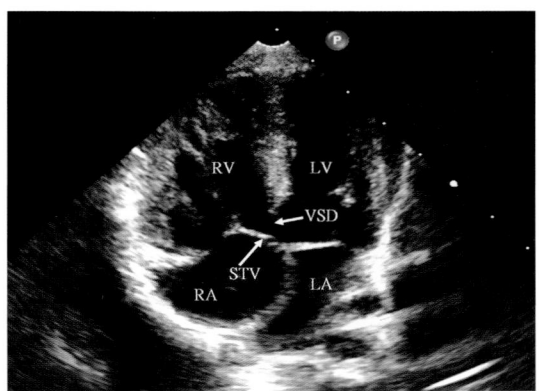

图 29-2-24　心尖四腔心切面显示室间隔缺损位于三尖瓣隔瓣下，远离两大动脉

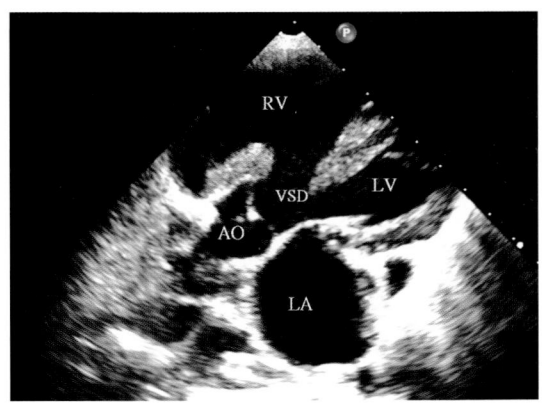

图 29-2-25　胸骨旁左心室长轴切面示主动脉大部分起自右心室二尖瓣与主动脉瓣间圆锥组织

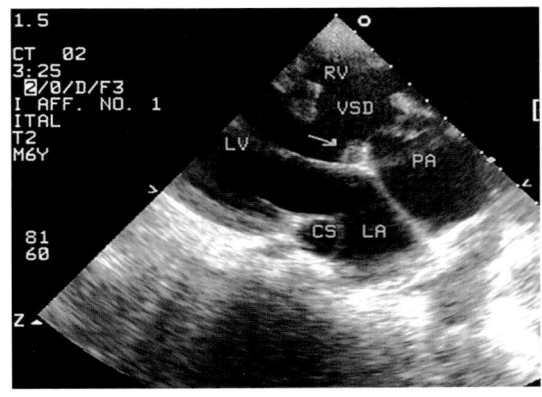

图 29-2-26　胸骨旁左心室长轴切面示肺动脉大部分起自右心室，肺动脉瓣下圆锥组织（箭头）

察，此时需同时评估右心室流出道有无狭窄及严重程度（图 29-2-27，图 29-2-28）。

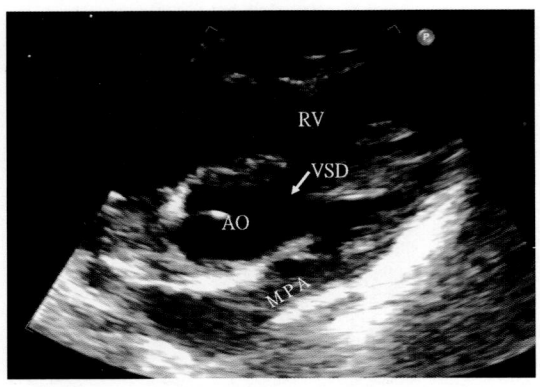

图 29-2-27　剑突下大动脉短轴切面示肺动脉瓣叶、瓣环及肺动脉主干狭窄

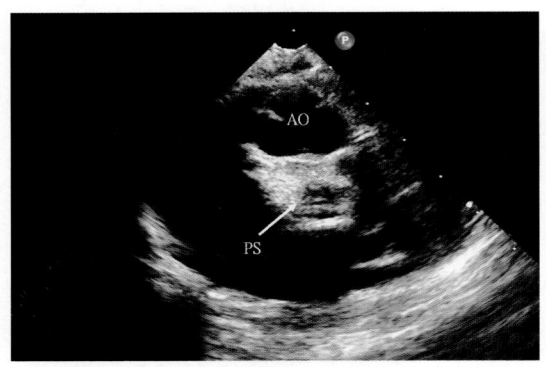

图 29-2-28　胸骨旁大动脉短轴切面示主动脉位于肺动脉右前方肺动脉瓣增厚，开放受限

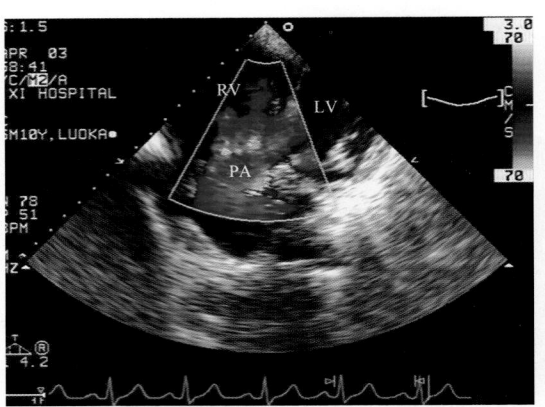

图 29-2-29　彩色多普勒示左心室血流经室间隔缺损进入肺动脉

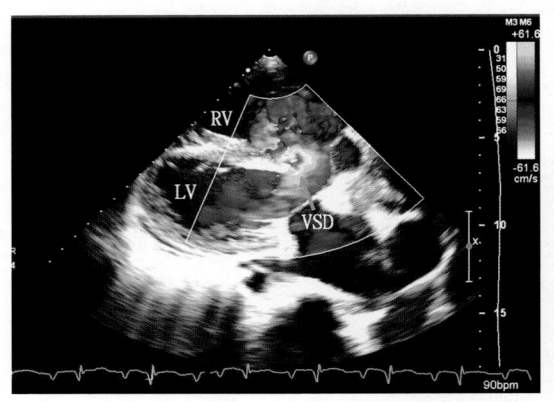

图 29-2-30　胸骨旁左心室长轴切面彩色多普勒显示左向右红色过隔分流束

3. 多普勒超声心动图

通过彩色多普勒血流图判定 DORV 的心内及大血管血流途径。室间隔上部缺损时，距主、肺动脉较近，过隔分流束多直接进入大动脉。当主动脉的开口与过隔分流束方向一致时，分流束主要进入主动脉；当肺动脉开口与过隔分流束方向一致时，分流束主要进入肺动脉（图 29-2-29~图 29-2-32）。低位的室间隔缺损距主、肺动脉较远，其分流束不直接进入大动脉，而是首先进入右心室。

过隔分流束的色彩取决于分流速度，如果速度低，以红色为主；如果速度高，表现为多色镶嵌。分流束可出现在收缩期和舒张期，以收缩期为主。分流束的宽度与室间隔缺损的口径相同。当伴有肺动脉狭窄时，可显示右室流出道或肺动脉内出现高速湍流的混叠色彩（图 29-2-33，图 29-2-34）。

4. 实时三维超声心动图

实时三维超声心动图能从立体角度判断大动脉起源、排列及走向。还可以用于了解室间隔缺

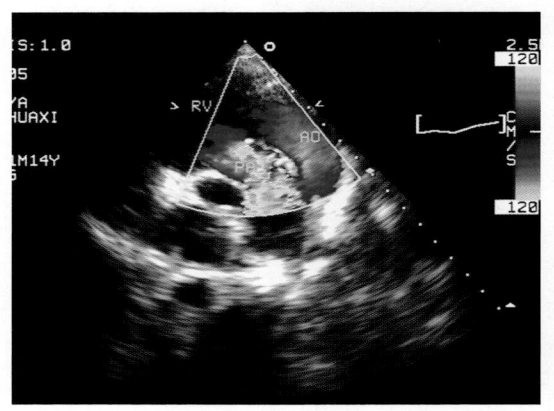

图 29-2-31　彩色多普勒显示两大动脉血流并行均源自右心室，肺动脉血流加速

损的大小及其与大动脉关系，确定有无合并肺动脉狭窄及其严重程度。

5. 经食管超声心动图

DORV 在经食管超声心动图中的表现同经胸

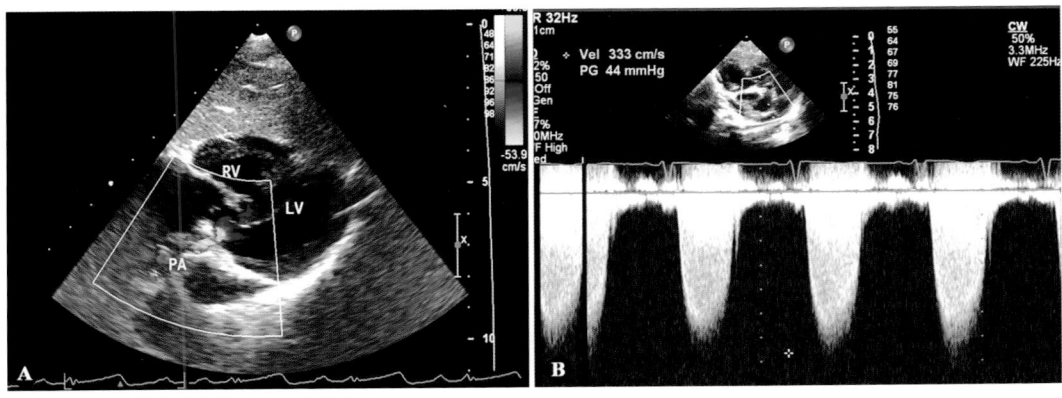

图 29-2-32　彩色多普勒示肺动脉内花色血流束（A），频谱多普勒示前向血流明显加速（B）

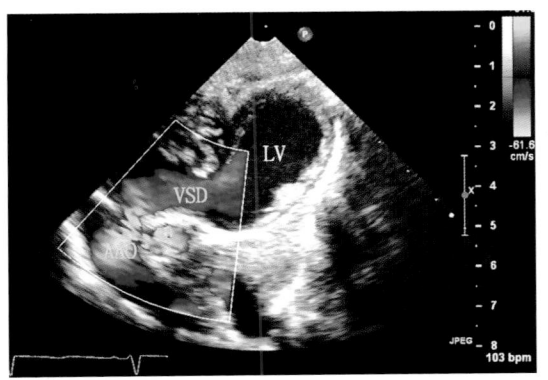

图 29-2-33　剑突下切面示左心室内血流通过室间隔缺损进入升主动脉

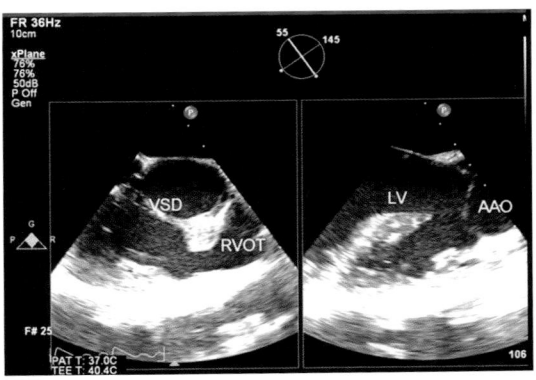

图 29-2-35　经食管双平面二维超声示大动脉关系正常主动脉骑跨室间隔，室间隔缺损位于主动脉下

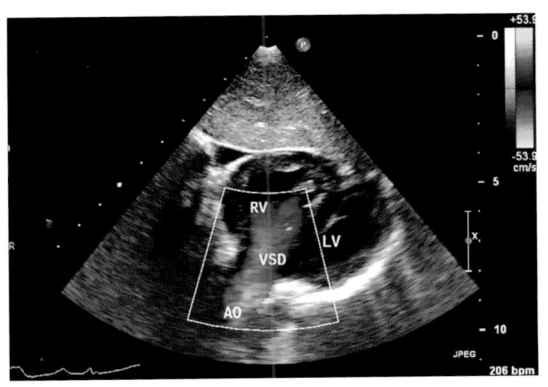

图 29-2-34　剑突下切面示右心室内血流直接射入主动脉

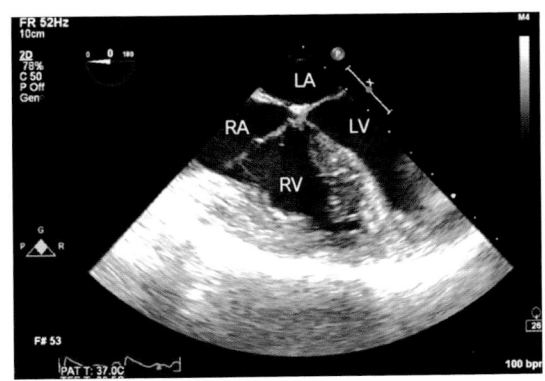

图 29-2-36　经食管二维超声示右心室肥厚此患者应注意排除有无肺动脉瓣狭窄

超声检查。由于经食管超声心动图克服了肺气干扰等因素，矩阵探头还可进行经食管实时三维超声心动图检查，较之经胸图像，成像质量更佳。尤其是在合并有其他心血管畸形，如房间隔缺损、瓣膜畸形、冠状动脉变异等时，经食管超声探查有明显优越性（图 29-2-35～图 29-2-38）。

（三）诊断思维与评价

1. 诊断要点

两条大动脉完全或一条大动脉完全、另一条大部分起源于右心室，室间隔缺损是左心室流出

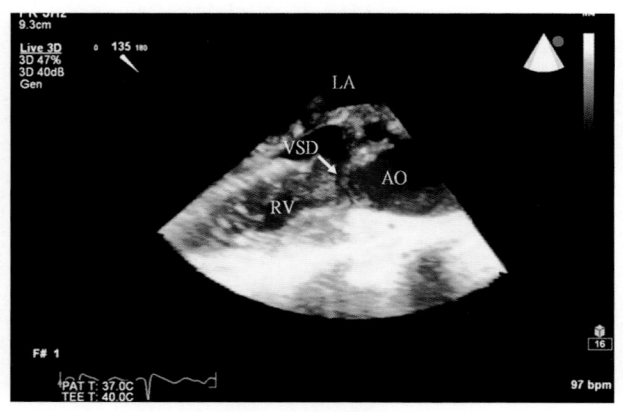

图 29-2-37　经食管实时三维超声示主动脉大部分起自右心室，室间隔缺损位于主动脉下

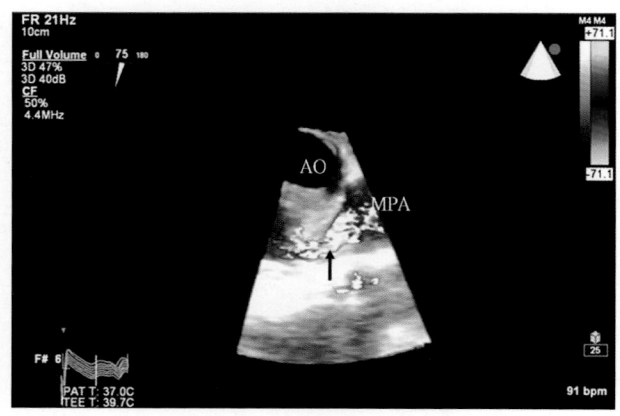

图 29-2-38　经食管实时三维超声示肺动脉瓣下狭窄，血流加速

道的唯一通道。右室双出口的解剖异常变化较多，诊断时应仔细识别主、肺动脉及其关系，过隔血流与大动脉的关系，以及房室连接关系。

辨别主动脉与肺动脉的标志为：主动脉根部短轴切面显示左、右冠状动脉起源，主动脉长轴显示主动脉分支发出较晚；肺动脉根部短轴不能显示冠状动脉起源，肺动脉长轴显示肺动脉分支发出较早，左右肺动脉基本对称，呈"人"字形。

辨别左右心室的标志为：三尖瓣隔瓣根部附着点比二尖瓣低，右心室心尖部有粗大的调节束。

2.鉴别诊断

（1）室间隔缺损合并艾森曼格综合征

主动脉瓣下型室间隔缺损的 DORV 容易与该病相混淆，二者超声表现极为相似；鉴别的关键是观察主动脉骑跨程度，判断主、肺动脉的位置关系。

（2）法洛四联症

右室双出口伴肺动脉口狭窄与法洛四联症临床上均可表现为严重发绀，无论临床查体、心导管检查或超声心动图检查鉴别均有较大困难。下列各点有助于鉴别：

①右室双出口患者的主动脉位置更加前移，因此骑跨室间隔的程度加重。如骑跨率＞75%，则应考虑为右室双出口。

②大多数右室双出口的患者，主动脉前移，与肺动脉平行排列，在大动脉短轴切面中，右室流出道从前方呈腊肠形包绕主动脉的征象消失，主动脉和肺动脉呈双环形自右心室发出。在少数患者，主动脉可位于肺动脉右前或左前方。但在法洛四联症的患者，尽管漏斗部前移，在大动脉短轴切面中，右室流出道从前方环绕主动脉的征象仍然存在而无两条大动脉的双环形征象。

③右室双出口的患者，室间隔缺损与大动脉的关系并不固定，可位于主动脉瓣下、双大动脉瓣下或远离两条大动脉，而在法洛四联症的患者，室间隔缺损位于主动脉瓣下。

（3）完全型大动脉转位

Taussig-Bing 综合征的患者，肺动脉骑跨室间隔，如扫查切面不当，可能低估骑跨程度，从而误诊为完全型大动脉转位。在合并肺动脉口狭窄的患者，肺动脉瓣环内径显著减小，相对于室间隔的骑跨程度难以准确判定，与完全型大动脉转位的鉴别十分困难，以下各点有助于鉴别：

①完全型大动脉转位的患者，主动脉多位于肺动脉右前方，而右室双出口的患者主动脉和肺动脉多呈并行排列，主动脉位于肺动脉右侧。

②完全型大动脉转位的患者，肺动脉起自于形态学左心室，而在 Taussig-Bing 综合征的患者，肺动脉骑跨于室间隔之上。

（4）单心室

单心室为解剖上只有一个具有流入部、小梁部及流出道的心室腔。流入道与两组或者共同房室瓣相连，接受来自双侧心房的血流。当两条大动脉共同连接于一个心室，且心室腔内有粗大乳头肌结构时，容易误诊为伴有大室间隔缺损的 DORV。但单心室为心室双入口，两组房室瓣均开口到主心室腔，残余心室腔内无房室瓣活动，其肌部室间隔延长线也不在两组房室瓣间。而在 DORV 两心室腔各对应一组房室瓣，即使室间隔缺损较大，其延长线也在两组房室瓣之间。

3. 诊断评价

（1）二维超声心动图和彩色多普勒能够明确 DORV 的病理解剖及血流动力学改变，从而做出正确诊断，部分成人患者经胸超声图像较差，此时经食管超声心动图可以弥补。

（2）在确定房室连接及大动脉关系、室间隔缺损位置以及是否合并有肺动脉口狭窄方面，超声心动图有独特优点。其中室间隔缺损位置与主动脉的关系是制定手术方案最重要的条件，在诊断报告中应明确。

（3）若将彩色多普勒与实时三维超声及右心声学造影等检查技术结合起来，可提高对 DORV 合并畸形的检出率。

（唐　红）

参考文献

［1］ 唐红. 先天性心脏病围手术期超声图谱. 北京：人民军医出版社，2006：170-187.

［2］ 张运. 菲根鲍姆超声心动图学. 北京：人民卫生出版社，2009：545-548.

［3］ 刘延玲. 临床超声心动图学. 北京：科学出版社，2007：607-611.

三、大动脉转位

大动脉转位（transposition of the great arteries，TGA），又称大动脉错位，是指主动脉、肺动脉相互位置关系异常并与形态学心室连接关系不一致的一组复杂先天性心脏病。根据形态学心房与形态学心室的连接关系将大动脉转位分为两种：房室连接一致，心室与大动脉连接不一致者，称为完全型大动脉转位（complete transposition of great arteries）；房室连接以及心室与大动脉连接均不一致者，称为矫正型大动脉转位（corrected transposition of great arteries）。

（一）完全型大动脉转位

完全型 TGA 是指主动脉发自形态学右心室，肺动脉发自形态学左心室，主动脉通常位于肺动脉的右前方。本病是婴幼儿常见的发绀型先天性心脏病，约占先天性心脏病的 5％～8％，发病率仅次于法洛四联症。

1. 病理及临床概要

（1）病理解剖

完全型 TGA 是由于胚胎期圆锥部发育异常，包括圆锥干扭转、分隔和吸收异常，以房室连接一致和心室大动脉连接不一致为基础，合并大动脉特殊的相互位置关系和漏斗部形态结构等异常。心脏位置多数为左位心，少数为右位心或中位心；心房多数为正位，少数为反位；心室多数为右襻，少数为左襻；上下腔静脉、肺静脉与左右心房的连接关系正常；主动脉位于肺动脉前方，以右前方居多。最常见的类型是 SDD 型，即心房正位、心室右襻、大动脉右转位，这种类型称为大动脉右转位（D-TGA）。根据有无合并室间隔缺损或肺动脉狭窄分为：1）室间隔完整的 TGA；2）TGA 合并室间隔缺损而无肺动脉狭窄；3）TGA 合并室间隔缺损以及肺动脉狭窄。

冠状动脉通常起源于位置靠近肺动脉的两个主动脉窦，右冠状动脉起源于窦 2，左冠状动脉起源于窦 1。完全型 TGA 患者约 21％ 可发生冠状动脉变异，包括单支冠状动脉、右冠脉发出回旋支、两支冠状动脉均起源于窦 2 等。

大多数 TGA 患者合并其他心血管畸形。最常见的有室间隔缺损、肺动脉瓣狭窄、动脉导管未闭、房间隔缺损以及左室流出道狭窄。其他合并畸形有卵圆孔未闭、主动脉缩窄、房室瓣异常、肺静脉异位引流、左心室发育不良等。

完全型 TGA 患者体循环与肺循环形成独立的平行循环，即静脉血由右心房、右心室进入主动脉，经全身循环后再回到右心房；左心房血液由左心室进入肺动脉，经肺循环后由肺静脉回流入左心房。两个循环之间只能通过心房、心室或大动脉水平分流相交通，交换的血流量取决于交通口的数量、大小、位置及流经肺循环的血流量。若体－肺循环间分流量少，则体循环血氧饱和度低，缺氧明显，易导致酸中毒，患儿难以存活。伴有较大的室间隔缺损时，心室水平双向分流，导致肺血流量增多，体循环血氧饱和度升高，发绀改善，但早期即可出现肺动脉高压和心力衰竭。足够大的房间隔缺损及粗大动脉导管未闭亦可引起肺血流量增多。伴有肺动脉狭窄及室间隔缺损时，其血流动力学类似法洛四联症，引起明显低氧血症。

（2）临床表现

不伴有室间隔缺损或室间隔缺损较小的患者，出生后不久即出现发绀和呼吸困难，吸氧后无明显改善。伴有较大室间隔缺损患者，症状出现较晚，出生时发绀不明显，数周或数月内可有心力衰竭表现，易发生肺部感染。伴有室间隔缺损及肺动脉狭窄的患者，症状出现较迟，发绀较轻，出现心力衰竭及肺充血的症状也较少，自然存活时间较长。

体征：发绀、呼吸困难、心动过速。伴较大室间隔缺损者在胸骨左缘第3、4肋间可闻及收缩期杂音。伴有肺动脉狭窄者发育瘦小，中度发绀，胸骨左缘第2、3肋间可闻及收缩期喷射性杂音。

2. 超声检查所见

超声观察的重点内容包括：大动脉起源及相互关系；房室连接顺序；房、室间隔的连续性，室间隔缺损的位置和大小；动脉圆锥位置，肺动脉瓣下有无梗阻；二、三尖瓣位置；冠状动脉开口；是否存在动脉导管未闭和其他心内畸形。

明确心房与心室、心室与大动脉的连接关系是诊断完全型TGA的关键。

①判定内脏位置

正常降主动脉位于脊柱的左前方，下腔静脉位于脊柱的右前方，并与右侧的肝脏相连，最后汇入右心房。内脏反位时，下腔静脉、肝脏及右心房位于左侧，左心房和降主动脉位于右侧。

②判定心房

正常时与下腔静脉相连的是右心房；左心房与四条肺静脉相连，左心耳窄而长。下腔静脉缺如或异位连接时，先判定左心房；完全性肺静脉异位引流时，先判定右心房。

③判定心室

与二尖瓣相连的是左心室，与三尖瓣相连的是右心室。在心尖四腔心切面上，三尖瓣隔瓣附着点比二尖瓣前瓣低。右心室侧壁三尖瓣前瓣较长，左心室侧壁二尖瓣后瓣较短。心室短轴显示右室内有三叶瓣口，左心室内有二叶瓣口。右心室内膜面比左心室粗糙，肌小梁粗大，有调节束。

④判定心房-心室连接

根据对心房、心室的判定，明确房室连接是否一致。完全型TGA多数为心房正位、心室右襻，左心房与左心室，右心房与右心室相连，房室连接一致。

⑤判定大动脉

主动脉根部有冠状动脉发出，向上走行后弯曲呈弓状，有头臂动脉、左颈总动脉及左锁骨下动脉发出。肺动脉主干较短，随即分为左右肺动脉，肺动脉分叉处呈"人"字形。

⑥判定心室－大动脉连接

正常主动脉发自左心室，肺动脉发自右心室。完全型TGA时，主动脉发自右心室，肺动脉发自左心室。

⑦判定大动脉关系

正常肺动脉位于主动脉左前方，包绕主动脉根部短轴。完全型TGA时，这种正常关系消失，主、肺动脉呈平行走行，主动脉通常位于肺动脉右前方。

(1) 二维超声心动图

①心室－大动脉连接关系异常

左心室长轴切面显示两大动脉平行排列，主动脉位于前方，完全起自右心室（图29-2-39）。大动脉短轴切面显示主动脉位于肺动脉前方，可为正前、右前或左前方（图29-2-40）。心尖五腔心切面、剑突下五腔心及双动脉长轴切面可显示主动脉完全起自右心室，肺动脉完全起自左心室，主、肺动脉平行走行（图29-2-41、图29-2-42）。

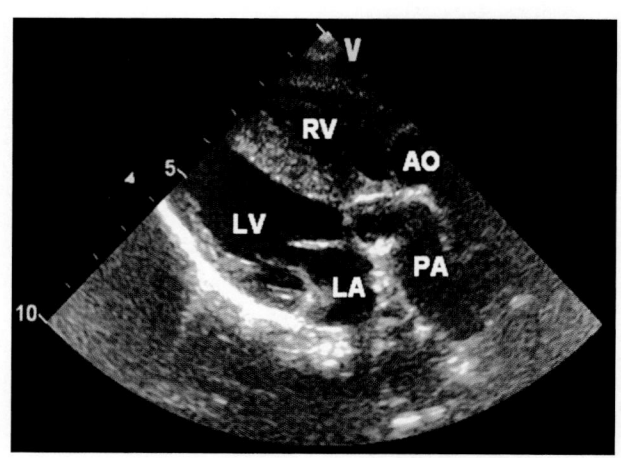

图29-2-39 胸骨旁左心室长轴切面显示主动脉与形态学右心室相连，肺动脉与形态学左心室相连

②心房－心室连接关系正常

心尖四腔心切面显示二尖瓣前叶及三尖瓣隔叶附着位置正常，左心房经二尖瓣与左心室连接，右心房经三尖瓣与右心室连接。心室短轴切面可观察瓣膜开闭形态等，对于判断心室具有重要意义。

③合并畸形

合并室间隔缺损者还可能合并肺动脉狭窄。其他合并畸形如房间隔缺损、动脉导管未闭、主

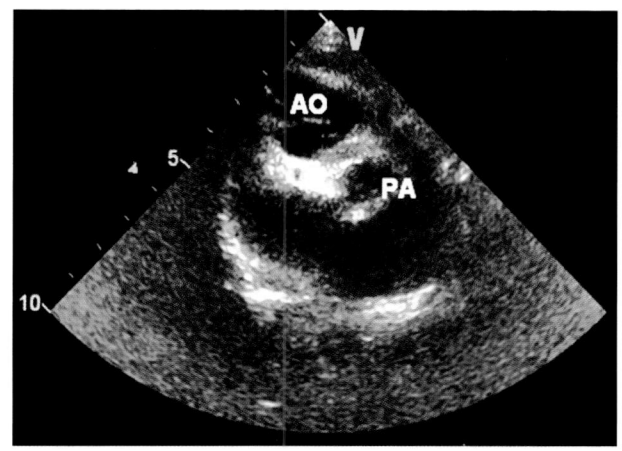

图 29-2-40　大动脉短轴切面显示主动脉位于肺动脉右前方

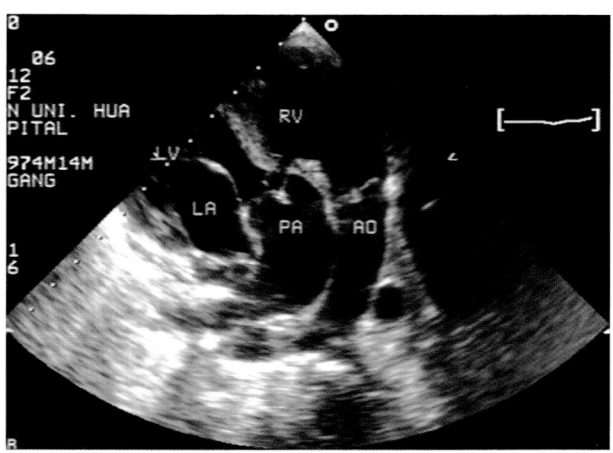

图 29-2-42　胸骨旁双动脉长轴切面显示主动脉发自形态学右心室、肺动脉发自形态学左心室，二者呈平行走行

的分流。当肺动脉狭窄时，肺动脉内收缩期血流束变窄，呈多色镶嵌；峰值血流速度及跨瓣压差增大（图 29-2-43）。

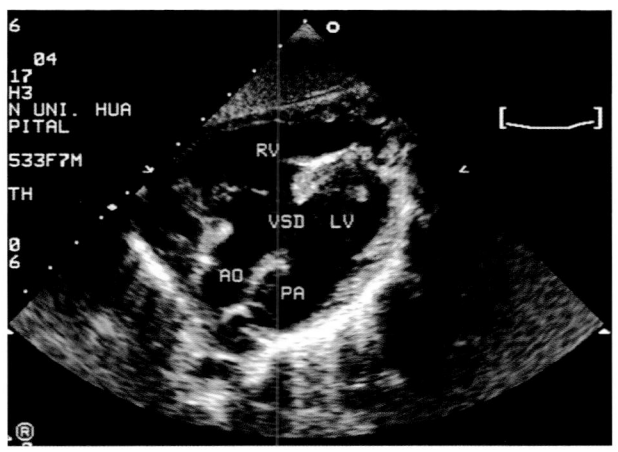

图 29-2-41　剑下双动脉长轴切面显示主动脉发自形态学右心室、肺动脉发自形态学左心室，双动脉下室间隔缺损

动脉缩窄、房室瓣发育异常等亦有相应的超声表现。

④冠状动脉起源和走行可正常或异常

在大动脉根部短轴切面寻找冠状动脉开口，注意有无起源和走行异常。

（2）多普勒超声心动图

主要用于检测体－肺循环间的异常通道和肺动脉狭窄。当伴有室间隔缺损，收缩期左心室的血液部分进入肺动脉，部分经过缺损处进入前位的主动脉。当伴有肺动脉狭窄时，收缩期大部分血液进入主动脉。舒张期由于右心室的压力高于左心室，出现右向左分流。由于两心室间压力阶差较小，不论是左向右分流，还是右向左分流速度均较低。也可检出房间隔缺损、动脉导管未闭

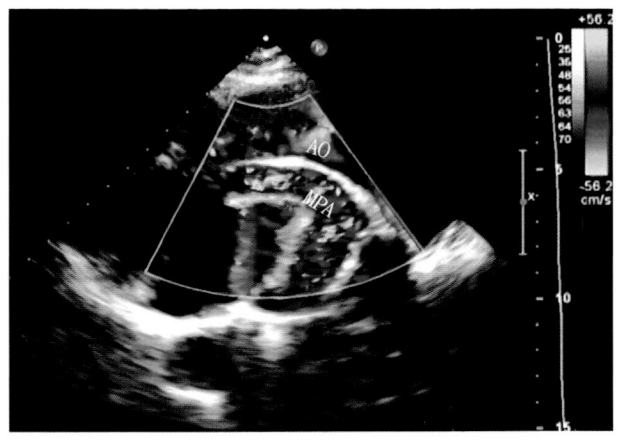

图 29-2-43　胸骨旁左心室长轴切面彩色多普勒显示肺动脉血流起自形态学左心室，跨瓣血流呈多色镶嵌；主动脉血流起自形态学右心室

（3）实时三维超声心动图

通过旋转、切割功能，实时三维超声可实现从任意角度观察大动脉空间位置及其与心室的连接关系。主动脉行程长、肺动脉行程较短，旋即分为左右两支。如合并室间隔缺损，可从各个角度观察缺损残端，这些均为二维超声所不能探及。

（4）经食管超声心动图

对于经胸超声探查不满意的患者，经食管超声可清晰显示心房、心室、大动脉之间的连接关系。

但对心内复杂畸形，尤其是发绀明显的患者，本检查有较大风险，应谨慎使用。但在外科矫治术中，经食管超声可作为检测和评估的手段。

（5）超声造影

对大动脉位置异常、室间隔缺损较小、图像显示不清晰的患者，可从周围静脉注射声学造影剂，观察有无分流及分流量大小。在肺动脉瓣狭窄较重的患者，有时很难探及肺动脉的血流频谱，注射造影剂后，可增强显示血流频谱的运动曲线。

3. 诊断思维及评价

（1）诊断要点

此类患儿出生后即表现发绀、气促和心力衰竭。超声探查显示心房—心室连接正常，而大动脉位置及连接异常，主动脉与形态学右心室相连，肺动脉与形态学左心室相连。多普勒超声探查显示血流路径与正常相反，主动脉接受右心房的体静脉血液，肺动脉接受左心房的肺静脉血液。

（2）鉴别诊断

①Taussig-Bing 综合征

Taussis-Bing 综合征是右心室双出口一种特殊类型，是指主动脉完全起源于右心室，肺动脉下室间隔缺损，肺动脉大部分起源于右心室，肺动脉圆锥与二尖瓣直接连接，而主动脉与二尖瓣之间无纤维连接。Taussig-Bing 综合征可合并主动脉下圆锥狭窄，常有主动脉缩窄，而极少伴肺动脉狭窄。该畸形易误诊为完全型 TGA，当合并肺动脉狭窄时，鉴别更为困难。关键在于明确室间隔缺损类型，仔细测量肺动脉骑跨率，大于 75% 时为右室双出口，小于 75% 时为完全型 TGA。

②矫正型 TGA

两者鉴别点包括：a. 完全型 TGA 房室连接一致，而矫正型 TGA 房室连接不一致；b. 完全型 TGA 多为大动脉右转位，矫正型 TGA 多为大动脉左转位；c. 完全型 TGA 血流途径异常，矫正型大动脉血流途径正常。

③大动脉异位（malposition of the great arterics，MGA）

MGA 患者大动脉相互位置关系异常，但大动脉与心室的连接关系正常，主动脉仍然连接形态学左心室，肺动脉连接形态学右心室。MGA 的房室连接一致或不一致，前者血流途径正常，后者类似于完全型 TGA。

（3）诊断评价

二维超声结合多普勒技术可以明确大动脉转位的诊断并发现合并的畸形。诊断完全型 TGA，扫查部位和顺序须依照心脏节段分析法，从腹主动脉、下腔静脉横断面、腹腔内脏位置、心房、心室、大动脉依次扫查，综合判断。区别主动脉和肺动脉是诊断关键，肺动脉的重要标志是左、右分支，主动脉有冠脉开口。

（二）矫正型大动脉转位

矫正型 TGA 特指同时存在心房与心室连接不一致以及心室与大动脉连接不一致的心脏畸形。体静脉回心血通过右心房，经二尖瓣口入形态学左心室（功能右心室）后进入肺动脉；肺静脉氧合血回到左心房，经三尖瓣口入形态学右心室（功能左心室）后进入主动脉，循环生理仍维持正常。本病比较少见，约占全部先天性心脏病的 1%，多伴发室间隔缺损、肺动脉狭窄、三尖瓣发育畸形等。

1. 病理及临床概要

（1）病理解剖

矫正型 TGA 形态学右心房-形态学左心室-肺动脉连接，形态学左心房—形态学右心室—主动脉连接。形态学右心室承担体循环，形态学左心室承担肺循环。矫正型 TGA 最常见的类型是 SLL，即心房正位、心室左襻、大动脉左转位；IDD 少见，即心房反位、心室右襻、大动脉右转位。矫正型 TGA 约 80% 合并室间隔缺损，多位于肺动脉瓣下或膜周部；50% 可合并肺动脉瓣狭窄；90% 可合并三尖瓣结构异常，尤其是室间隔完整者，表现为三尖瓣下移畸形或三尖瓣环扩大，瓣叶、乳头肌缩短等。其他心内合并畸形有房间隔缺损、动脉导管未闭、主动脉缩窄、单支冠状动脉等。

矫正型 TGA 的冠状动脉解剖与正常相反，右侧的冠状动脉发出左前降支和回旋支，而左侧冠状动脉分支和走行相当于正常的右冠状动脉。

尽管有房室连接不一致，若无伴随畸形，矫正型 TGA 患者含氧低的腔静脉血最终仍进入肺动脉，而含氧高的肺静脉血仍进入主动脉，血流动力学与正常人无异。

伴有室间隔缺损者，血流动力学改变与单纯室间隔缺损相似，也为体循环向肺循环分流，其分流量与室间隔缺损大小及体循环压力有关。同时伴有室间隔缺损与肺动脉狭窄者，室间隔缺损通常较大，血流动力学改变与法洛四联症相似。如仅存在三尖瓣关闭不全，则类似于结构正常心脏伴二尖瓣关闭不全的血流动力学改变。

（2）临床表现

取决于是否伴有其他心血管畸形。如伴有室间隔大缺损，则有肺充血和肺动脉高压的表现。合并其他心血管畸形或心律失常者有相应的体征。

2. 超声检查所见

运用心脏节段分析法明确内脏—心房、心房—心室、心室—大动脉的连接关系；明确心内有无其他畸形；明确冠状动脉的起源和走行；明确三尖瓣的功能状态。

（1）二维超声心动图

①心房-心室连接关系异常

心尖、胸骨旁或剑突下四腔心切面根据二、三尖瓣附着位置，确定右心房经二尖瓣与左心室连接，左心房经三尖瓣与右心室连接（图29-2-44）。

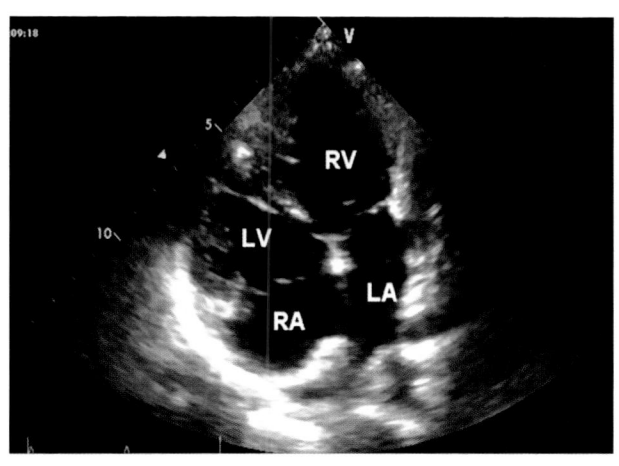

图 29-2-44　心尖四腔心切面显示房室连接不一致

②心室—大动脉连接关系异常

就最常见的 SLL 型而言，心尖五腔心切面与剑突下双动脉长轴切面显示主动脉从右心室发出，肺动脉从左心室发出（图29-2-45）。探头置于大动脉根部，可见主动脉位于肺动脉的左前方（图29-2-46）。

③合并畸形

胸骨旁左心室长轴、大动脉短轴和四腔心是显示室间隔缺损的常用切面，表现为室间隔连续性中断。合并房间隔缺损时，四腔心切面显示房间隔连续性中断。当合并肺动脉狭窄时，大动脉

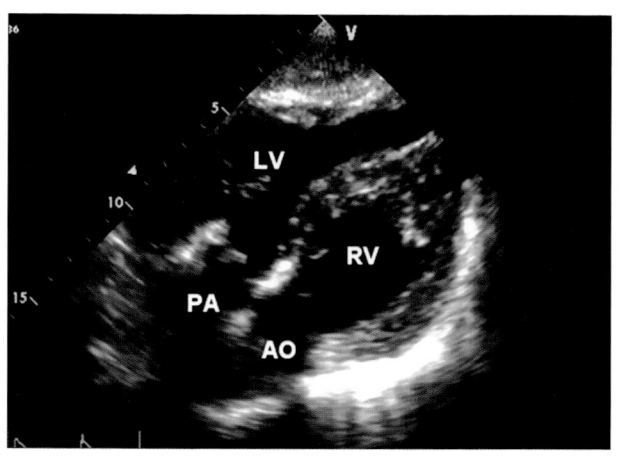

图 29-2-45　剑突下双动脉长轴切面显示主、肺动脉平行排列，主动脉发自形态学右心室，肺动脉发自形态学左心室

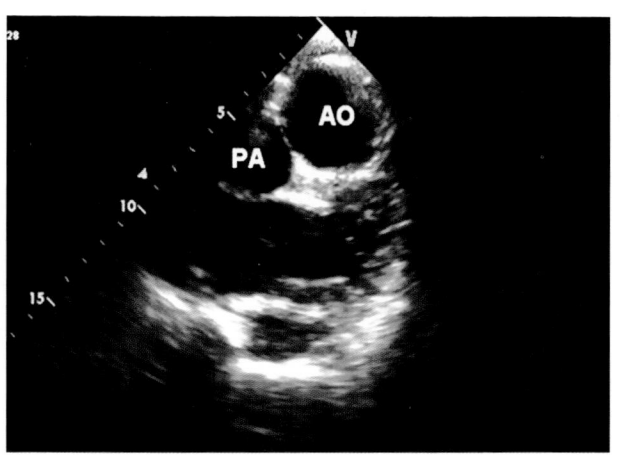

图 29-2-46　大动脉短轴切面显示主、肺动脉呈左前右后排列

短轴切面显示肺动脉瓣可为二叶瓣畸形，瓣叶增厚、回声增强，开放受限呈穹窿状，肺动脉可见狭窄后扩张，合并肺动脉主干及分支狭窄时内径减小。三维超声在显示合并畸形方面较二维超声更有优势（图29-2-47，图29-2-48）。

（2）多普勒超声心动图

伴有室间隔缺损时，彩色多普勒于收缩期可探及心室水平左向右五彩镶嵌色的高速血流，连续多普勒显示收缩期高速湍流频谱。伴有房间隔缺损时，彩色多普勒显示心房水平左向右红色过隔分流束。伴有肺动脉狭窄时，连续多普勒于肺动脉内探及收缩期高速湍流。伴有三尖瓣异常时，三尖瓣上可探及不同程度的反流（图29-2-49，图29-2-50）。

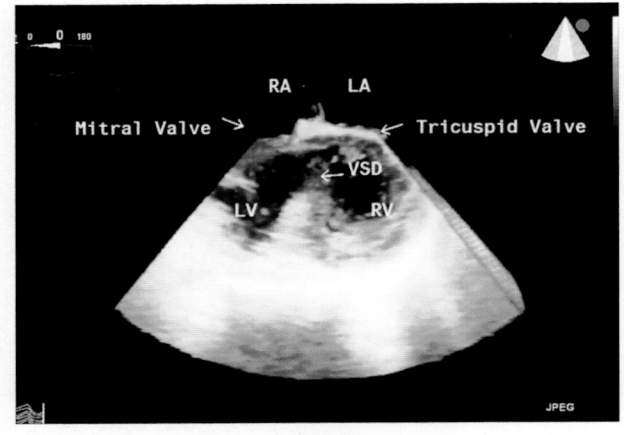

图 29-2-47　实时三维超声示矫正型 TGA 合并室间隔缺损（VSD）

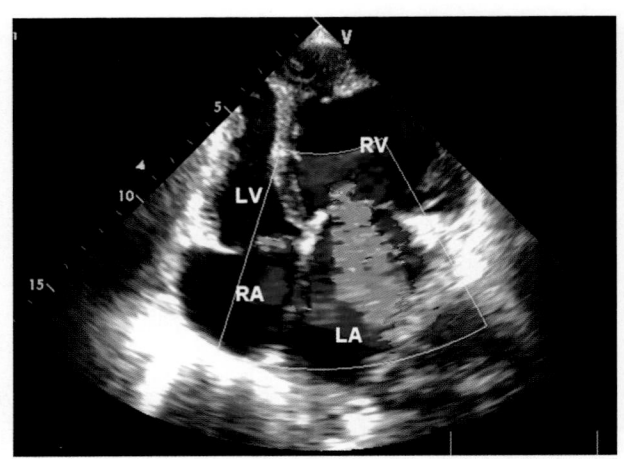

图 29-2-50　心尖四腔心切面显示房室连接不一致、三尖瓣大量反流

影。若未合并其他畸形，左房、解剖右室及主动脉内无造影剂充盈。如合并有其他畸形，根据合并畸形的类型出现相应改变。

3. 诊断思维及评价

（1）诊断要点

房室连接不一致，右心房经二尖瓣与形态学左心室连接，左心房经三尖瓣与形态学右心室连接；心室—大动脉连接不一致，肺动脉从形态学左心室发出，位于主动脉的后方，主动脉从形态学右心室发出，位于肺动脉的前方。多伴发其他心内畸形，如室间隔缺损、三尖瓣异常、肺动脉瓣及瓣下狭窄等。

（2）鉴别诊断

①完全型 TGA

二者均有心室—大动脉连接不一致，鉴别关键在于判断房室连接是否一致，如连接一致为完全型 TGA，反之则为矫正型 TGA。此外，矫正型 TGA 多为左转位，而完全型 TGA 多为右转位。

②大动脉异位

大动脉异位患者房—室连接可能一致也可能不一致，二者鉴别要点是心室—大动脉的连接关系，大动脉异位的心室—大动脉连接一致，而矫正型 TGA 的心室—大动脉连接不一致。

③孤立性心室反位与孤立性心房反位

均存在房-室连接不一致，但心室-动脉连接一致是其与矫正型 TGA 的鉴别点。

（3）诊断评价

与完全型 TGA 不同，矫正型 TGA 患者若不合并有肺动脉瓣口狭窄，其临床症状可以不典型，

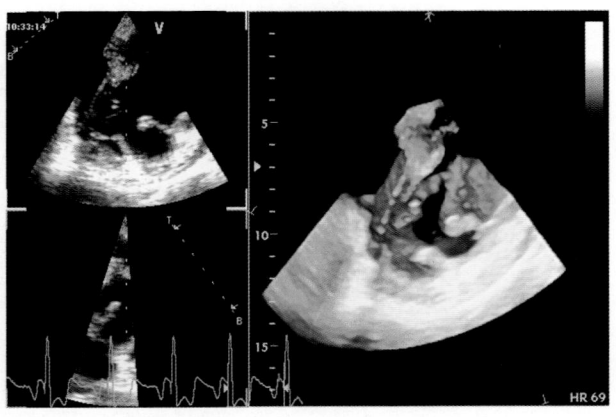

图 29-2-48　经胸二维及三维超声示二尖瓣前叶裂缺

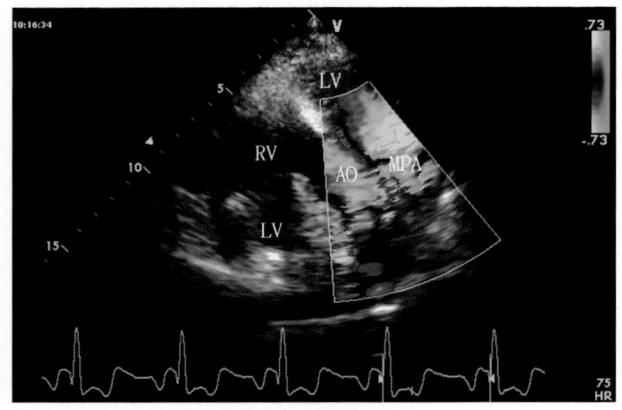

图 29-2-49　心尖四腔心切面显示房室连接不一致，解剖左室血流射入肺动脉、解剖右室血流射入主动脉

（3）超声造影

经周围静脉注射过氧化氢或 CO_2 造影剂后，矫正型 TGA 右心房、解剖左室及肺动脉顺序显

甚至有些患者在成年后才被发现。超声心动图在诊断矫正型 TGA 时除判断心房—心室—大动脉连接关系外，更为重要的是检出各种心内畸形，因为这些畸形的种类和严重程度，直接决定了外科治疗术式选择。

（唐　红）

参考文献

[1]　刘延玲，熊鉴然. 临床超声心动图学. 第 2 版. 北京：科学出版社，2007：653-674.

[2]　唐红. 先天性心脏病围手术期超声图谱. 北京：人民军医出版社，2006：188-203.

[3]　李治安，杨娅. 超声心动图临床疑难病例分析. 北京：科学技术文献出版社，2007：429-438.

[4]　张贵灿. 现代超声心动图学. 福建：福建科学技术出版社，2009：321-326.

四、单心室

单心室（single ventricle，SV）是一组少见而复杂的发绀型先天性心脏病，是包括室间隔、房室瓣和大动脉发育异常的一组畸形，其主要特征是心腔室间隔完全缺如或仅残存间隔边缘，左右心房或共有心房经两组独立的房室瓣，或一组房室瓣的全部及另一组房室瓣的大部与单一心室腔相连，又称单一房室连接（univentricular atrio-ventricular connection）、心室双入口等。本病发病男女之比为 2.5～4.0∶1，可占先天性心脏病的 0.5%～3% 和发绀型先天性心脏病的 10%。

（一）胚胎学与病理学

单心室的胚胎发生机制是原始心管心室段的发育异常，即房室管未能与发育中的心室正确对接，从而使两组房室瓣都对向一个心室。但实际上真正的"单心室心脏"或"单心室"极为罕见，通常由一个巨大的真正意义上的主心室腔和另一个很小的且缺少流出道的残存心室腔共同组成。应该强调的是，单心室的真正特征在于房—室连接，无论是双入口，还是单入口，其对单心室的影响都是相同的。

（二）病理临床分类

心室腔、残存心腔及大动脉间关系的确定是单心室分型的基础与关键，van Praaph 及后来的科学家将其分为以下基本类型。

A 型（左心室型）：主腔为解剖左心室，右心窦部未发育，心房通过房室瓣与左心室主腔相连，漏斗部形成的残存心腔为右心室，常伴右型大动脉转位。此型占 70%～80%。

B 型（右心室型）：主腔为解剖右心室，左心窦部未发育，心房通过房室瓣与右心室主腔相连，可有一无功能的裂隙状残存心腔为左心室，常伴左型大动脉转位。此型约占 10%～15%。

C 型（混合型）：左右心室窦部均发育，但肌部室间隔未发育，即完全性心室间隔缺损。约占 3%～5%。

D 型（未分化型）：左右心室窦部均未发育，只有漏斗部残存，不显示左右心室的任何特征。此型约占 5%～10%。

C 型和 D 型又合称不定型，即心房通过房室瓣与某单一混合型或未分化型心室腔相连，共同特点为无残余心腔形成。

上述每种类型又根据心腔与大动脉的相互关系分为 4 个亚型：

Ⅰ型：大动脉关系正常，约占 5%～10%。

Ⅱ型：大动脉右转位（右袢型），主动脉瓣位于肺动脉瓣右前方，约占 40%～50%。

Ⅲ型：大动脉左转位（左袢型），主动脉瓣位于肺动脉瓣左前方，约占 40%～50%。

Ⅳ型：为正常心脏镜面关系，极罕见。

（三）临床表现和其他检查

单心室的症状体征常见有发绀、杵状指（趾）、生长迟缓、消瘦、颈静脉饱满或怒张、颈静脉和肝脏收缩期搏动等。患者发绀的程度取决于左房内血液与右房内血液在单心室腔内的混合程度及有无肺动脉狭窄，如左房内血液大部分进入主动脉，且无肺动脉狭窄，则发绀不明显。此外，心电图传导阻滞发生率可达 17%～30%。合并肺动脉狭窄时，胸部 X 线心脏外形类似法洛四联症，心影呈靴形改变。

（四）超声诊断要点

1. 二维超声心动图

（1）单心室腔：四腔心切面左心长轴切面及心室短轴切面均显示室间隔回声消失，如四腔心切面心内十字交叉结构消失等，这是诊断单心室最重要的超声学依据（图 29-2-51A）。A 型单心室主腔内膜光滑，肌小梁细小，残腔与肺动脉相连；B 型单心室主腔内膜粗糙，肌小梁增多增粗，残腔与主动脉相连。C 型单心室兼有上述两者室腔结构的特点，而 D 型单心室结构则完全不具备左右心室特征。近来发现，由于单心室时肌小梁特征变异很大，而主腔与残腔空间位置关系固定，因此以后者来分辨单心室类型更为可靠。

（2）残存心腔：在单心室主腔前方或后方常见残存心腔。A 型单心室的残存心腔位于主腔前方偏左或偏右；B 型单心室的残存心腔常位于主腔后下方偏左或偏右；C 型和 D 型单心室则不具残存心腔结构。要注意鉴别残腔与主腔之间的始基间隔与室间隔的不同。始基间隔无明确的收缩运动，且始基间隔的延伸线不在两侧房室瓣之间；室间隔则应有明显的收缩运动。

（3）房室瓣：多数单心室的房室瓣为两组正常活动的房室瓣，形成心室双入口；少数仅有一组房室瓣，另一组房室瓣闭锁形成心室单入口；共同房室瓣非常少见。房室瓣的腱索或瓣环跨越附着于对侧始基室间隔及心室壁的现象，分别称为腱索骑跨（straddling）或瓣环坐跨（overriding）。当跨越瓣叶的瓣环 50% 以上由某一心室支撑时，认为这一房室瓣与该心室连接。当两组房室瓣大部分与同一心室连接时，则定义为双入口单心室。当一侧房—室连接缺如时，也可出现单组房室瓣骑跨或坐跨，但极为少见。一侧房室瓣闭锁也可由无孔瓣造成，后者二维超声心动图上表现为房室沟处较厚的纤维组织回声。

（4）大血管：大血管方位与关系可分为正常大动脉—心室连接、两支大动脉均起源于单心室（双出口）、一支大动脉源于单心室而另一只大动脉闭锁（单出口），或主动脉起自右心残腔而肺动脉起自左心主腔（大动脉转位）。A 型单心室主动脉多起源于残腔，肺动脉起源于主心腔；B 型单心室主动脉多起源于主心腔，肺动脉起源于残存心腔；C 型和 D 型单心室无残腔，两条大动脉均与主心腔相通。

（5）其他合并畸形：本病约 80%～85% 伴大血管转位，40% 伴肺动脉狭窄，合并其他畸形如主动脉狭窄、主动脉离断、房间隔缺损、卵圆孔未闭、动脉导管未闭以及共同动脉干等，房室瓣异常也很常见。

2. 多普勒超声心动图

彩色多普勒可见两侧心房内的血流于舒张期经左右房室瓣或共同房室瓣进入主心室腔（图 29-2-51B）。合并主动脉狭窄或肺动脉狭窄时，相应瓣口显示收缩期高速五彩镶嵌血流。合并房室瓣关闭不全时，相应瓣口可见收缩期反流束。当合并房间隔缺损或卵圆孔未闭时，剑下和胸骨旁两房切面可见心房水平分流。连续多普勒检查可探及血流峰值速度，计算压差，显示房室瓣反流的高速频谱，判断瓣膜狭窄或关闭不全的程度等。

3. 经食道超声心动图

四腔切面、主动脉长短轴切面、心室短轴切面等都可清楚显示房室连接与大动脉连接，观察房室瓣、主心腔及残存心腔的形态特点。

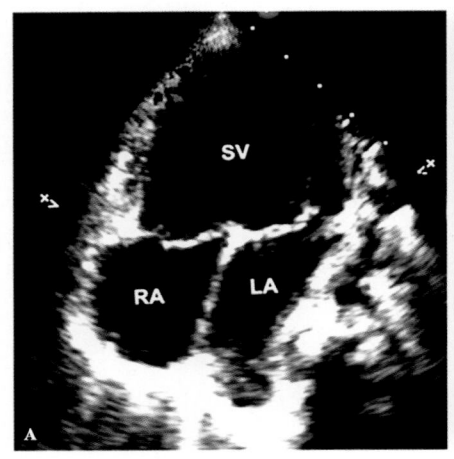
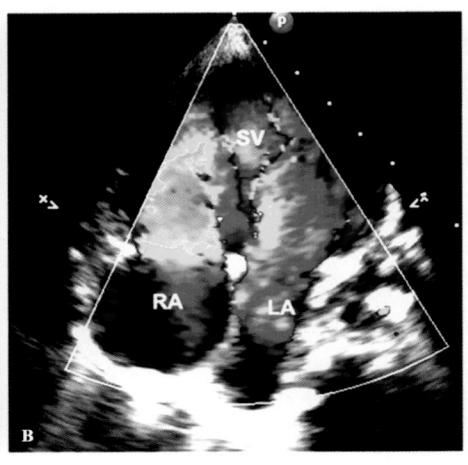

A. 心尖四腔切面图室间隔缺失，左右房室瓣同时开口于单心室腔；B. 彩色多普勒示舒张期左右心房血流同时进入单心室腔（图由田家玮教授馈赠）

图 29-2-51 单心室二维切面图及彩色血流图

（五）鉴别诊断

巨大室间隔缺损：有时单心室巨大乳头肌可类似室间隔残端，使单心室误诊为巨大室间隔缺损。检查时若沿乳头肌横切面向心侧追踪扫查，可见乳头肌尖端腱索起始点，与室间隔不同。

（六）超声检查的临床价值

超声检查对单心室具有临床确诊价值，可根据不同类型的畸形和血流动力学改变特征，来选择不同的外科手术方式，并对人造室间隔修补术、主-肺动脉分流术、肺动脉环扎分隔术及各种 Fanton 等进行术后评价。

在临床上，超声检查对了解房室瓣、主动脉、肺动脉形态改变功能状况等明显优于心血管造影。

五、共同动脉干

共同动脉干（common arterial trunk）是心室单出口的一种变异，系心底部仅发出单独一根动脉的先天性心脏畸形，又称永存动脉干（persistent truncus arteriosus，PTA）或动脉总干（truncus arteriosus communis）畸形。主要特点是主动脉、肺动脉和冠状动脉都起源于此一动脉干，只有一组半月瓣，且几乎都存在室间隔缺损。本病约占先天性心脏病的 0.4%～2.0%。

（一）胚胎学与病理学

共同动脉干形成的原因是由于原始心管球嵴发育缺陷，导致原始动脉干间隔完全或部分缺损，未能分隔为主动脉和肺动脉。共同动脉干可表现为不同的房室连接方式及各种各样的大动脉排列关系。如果第六对鳃动脉弓从原始动脉干远端正常发出，但主动脉间隔发育停止，就会形成 I 型共同动脉干；若同时具有其他对鳃动脉弓发育不良，则形成其他相应类型共同动脉干。

（二）病理临床分类

共同动脉干的经典分类最早由 Collett 和 Edwards 于 1949 年描述，分为 I～Ⅳ型。其后由 van Praagh 在 1969 年进一步将有或无室间隔缺损的动脉干分别称为 A 组（多见）或 B 组（罕见），并根据肺动脉的分支和起源分为 1～4 亚型。现综述如下（图 29-2-52）。

I 型（A1 型）：存在部分主-肺动脉间隔，肺动脉干起自动脉干近端，再分为左右肺动脉，此型多见，约占 50%。

Ⅱ型和Ⅲ型（A2 型）：无主-肺动脉间隔及肺动脉干，左右肺动脉都由动脉干中部的后壁或两侧开口，或相互靠近甚至合一（Ⅱ型），或距离较远（Ⅲ型），Ⅱ、Ⅲ两型分别约占 25% 和 5%。

Ⅳ型：肺动脉起源于胸段降主动脉，或肺动脉及动脉导管均缺如，肺部血液由降主动脉发出的体肺侧支动脉供应。

A3 型：一侧肺动脉起自动脉干，另一侧肺动脉缺如，缺如侧由体肺侧支血管或动脉导管供血，此型约占 8%。

A4 型：动脉干分为发育不良的升主动脉和扩张的肺动脉，主动脉弓可缩窄、闭锁、离断，偶见双主动脉弓，肺动脉和降主动脉间由巨大动脉导管连接，此型约占 12%。

目前认为，原 Collett-Edwards 分类中的Ⅳ型应属于肺动脉闭锁或缺如合并室间隔缺损，不应列入共同动脉干范畴。

（三）临床表现和其他检查

患者可有呼吸困难、心率加快、面色苍白、发绀、多汗等。若肺动脉粗大，发绀并不明显，但较早出现慢性心衰。若肺动脉狭窄，但心力衰竭相对较轻，活动时发绀十分明显。X 线可见主肺动脉段缺如，左肺动脉起始部常较明显，可呈"逗号"征。

（四）超声诊断要点

1. 二维超声心动图

①单支动脉干　在胸骨旁左室长轴切面可见单根内径粗大动脉干，动脉干骑跨于缺损的室间隔之上（图 29-2-53A）。剑下五腔及心尖位左室流出道长轴切面是区别 I 型和Ⅲ型共同动脉干的重要切面。其中 I 型距动脉干不远即发出较短的肺动脉主干，且肺动脉主干较短，很快分出左右肺动脉（图 29-2-53B）；而Ⅲ型则多在动脉干两侧发现左右肺动脉开口（图 29-2-53C）。主动脉长轴切面则是诊断Ⅱ、Ⅲ型共同动脉干的重要切面，较易发现位于动脉干后壁的左、右肺动脉开口及测定两者间的距离。

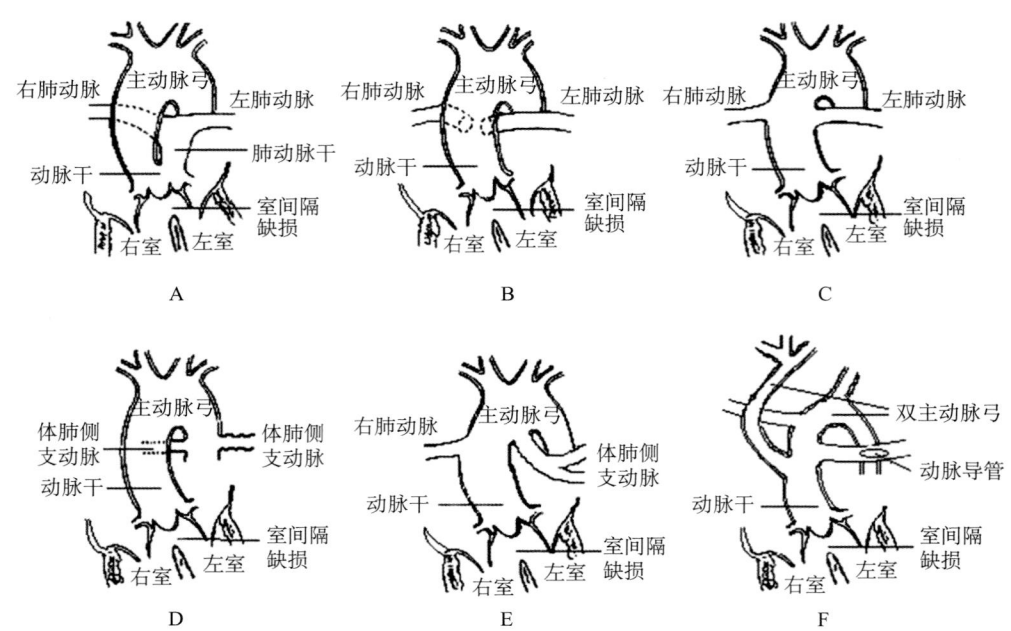

A. Collett-Edwards I 型（van Praagh A1 型）；B. Collett-Edwards II 型（van Praagh A2 型）；C. Collett-Edwards III 型（van Praagh A2 型）；D. Collett-Edwards IV 型；E. van Praagh A3 型；F. van Praagh A4 型

图 29-2-52　共同动脉干 Collett-Edwards 和 van Praagh 分类模式

②共同动脉瓣　心底大动脉短轴仅见一粗大动脉干及一组半月瓣，称为共同动脉瓣（truncal valve）。瓣叶常为 3 叶（约 70%）、4 叶（约 20%）或 2 叶（约 10%），可伴瓣叶的增厚、粘连、冗长、脱垂及钙化等，主要引起瓣膜关闭不全。

③室间隔缺损　动脉干瓣下型室间隔缺损是本病几乎均有的畸形，左室长轴切面，动脉干前壁与室间隔连续中断，动脉干后壁与二尖瓣前叶相连。

④右室流出道缺如　左室长轴切面和大动脉短轴切面可见动脉干前壁紧贴胸壁，动脉干前方不见肌性的右室流出道回声，肺动脉不从右心室发出而发自共同动脉干。

⑤合并其他畸形　约 1/3 患者有冠状动脉起源和数目异常，还可合并右位主动脉弓、主动脉弓缩窄、主动脉弓离断、动脉导管未闭、心内膜垫缺如及三尖瓣闭锁等畸形。

2. 多普勒超声心动图　左室长轴切面彩色多普勒可显示心室水平室间隔缺损处血流呈红蓝交替的双向分流，粗大的共同动脉干同时接受来自左右心室的血流，瓣口可有反流或狭窄。大动脉短轴及长轴切面彩色多普勒有助于判定肺动脉的起点部位和肺动脉有否狭窄，频谱多普勒可测定血流速度及评估狭窄程度。

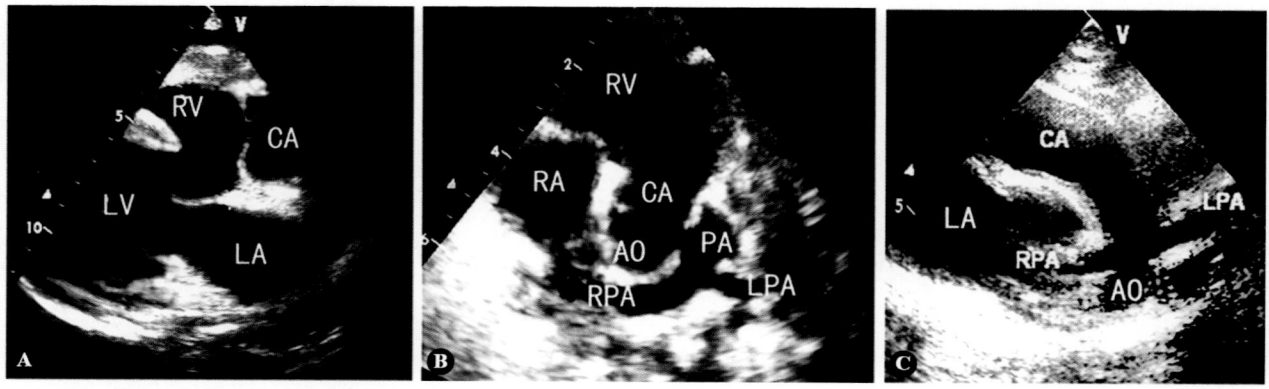

A. 左室长轴切面粗大的动脉干骑跨于缺损的室间隔上，右室流出道缺如；B. 心尖右心长轴切面清晰显示共同动脉干与心室的连接，并从其根部发出肺动脉；C. 心尖大动脉长轴切面清晰显示动脉干远端两侧发现左右肺动脉开口

图 29-2-53　共同动脉二维切面

（五）鉴别诊断

1. 肺动脉闭锁合并室间隔大缺损　肺动脉闭锁时心底短轴切面肺动脉瓣正常结构消失，呈一条高回声光带。肺动脉干内径缩窄，但仍见肺动脉长轴包绕着主动脉短轴。

2. 法洛四联症　共同动脉干须与法洛四联症相鉴别，最重要的区别是心底大动脉短轴切面中央仅见单一的粗大圆形共同动脉干，一组共同瓣膜，其前方及右侧无顺钟向环抱的右室流出道、肺动脉干及左右肺动脉；而法洛四联症可见狭窄的右室流出道和/或肺动脉干。

3. 主-肺动脉间隔缺损　在左室长轴切面，主-肺动脉间隔缺损清晰可见左右心室流出道。心底大动脉短轴切面主动脉短轴及肺动脉长轴空间位置显示清楚，有两组形态及活动正常的半月瓣，仅在主动脉左侧壁与肺动脉干内侧壁之间有分隔缺如，回声中断。

（六）超声检查的临床价值

二维超声心动图对于临床明确共同动脉干单一大血管、肺动脉起源、动脉瓣膜等及动脉弓方位十分重要，彩色多普勒能评估动脉干瓣膜关闭不全或狭窄及室间隔缺损血流状况，因此都可为手术提供所需信息。

（夏稻子）

六、三尖瓣下移畸形

三尖瓣下移畸形是一种少见的先天性三尖瓣解剖结构异常，1866 年由 Ebstein 首次报道，故又称之为 Ebstein 畸形（Ebstein anomaly）。病变以三尖瓣发育异常、瓣环扩大、瓣叶下移、关闭不全和房化右室形成为主，也可合并其他心内畸形（图 29-2-54）。本病占先天性心脏病的0.5%～1%，男女比例相仿。自 1969 年 Lundstrom 首次使用超声心动图成功诊断该病以来，迅速发展的超声成像技术对该病诊断基本取代了心导管造影检查。

（一）病理解剖与血流动力学改变

三尖瓣下移病理改变有明显差异，轻者瓣膜改变接近正常，重者隔叶、后叶缺如，前叶亦受影响。并可能有裂隙和穿孔。一般前叶位置正常，面积较大，腱索可能数量多、细小，乳头肌多不

正常。病变多累及后叶，后叶明显发育不全，且呈螺旋形下移，也可缺如。隔叶常受到影响，发育畸形或为一残迹，也可能缺如。隔叶与后叶交界常下移至流出道。腱索和乳头肌发育异常，腱索短、细，分布异常，乳头肌短小，数目增加，有时可见局部瓣叶直接附着于右室壁上，前叶游离缘可直接附着在乳头肌上，前叶与隔叶交界部分下移到右室流出道，或由与乳头肌相连的异常肌束牵拉产生狭窄，三尖瓣环扩大显著，关闭不全可能很重。下移的三尖瓣叶将右室分成两部分，三尖瓣叶与正常瓣环之间形成房化心室，房化心室范围大小与病变轻重有关。

房化右心室多数心室壁很薄，心内膜光滑，存在大量纤维组织，往往无收缩功能，少数有收缩功能。右心房和房化右心室形成一巨大心腔。功能性右心室位于下移瓣膜的附着处与肺动脉瓣环间，常明显小于正常的右心室。移位后的三尖瓣孔往往朝向右心室流出道，而不是右心室的心尖部。三尖瓣下移畸形一般均有卵圆孔未闭或房间隔缺损，5%的患者可有 Kent 束存在，表现为预激综合征。左室可异常，二尖瓣可脱垂、增厚。也可合并室间隔缺损、动脉导管未闭、肺动脉瓣狭窄、法洛四联症、主动脉弓缩窄、二尖瓣狭窄和大动脉转位，右心室双出口。在矫正性大动脉转位左侧心室，三尖瓣也可能下移。

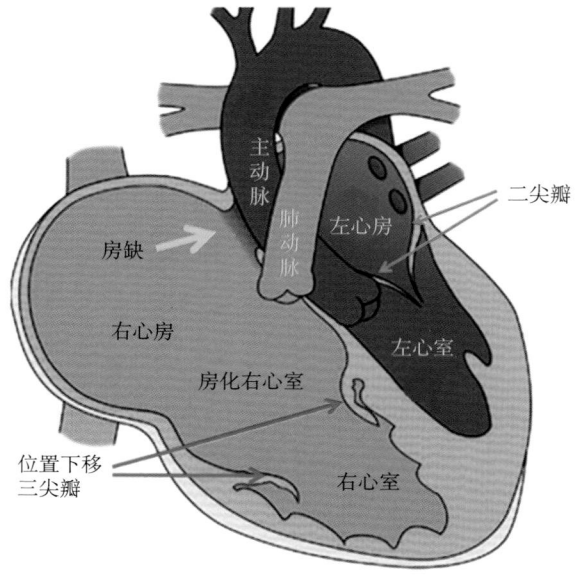

图 29-2-54　Ebstein 畸形示意

血流动力学改变主要是三尖瓣附着位置下移，同时伴瓣叶发育异常或缺如，腱索及乳头肌异常导致三尖瓣关闭不全。三尖瓣关闭不全可使右心室容量负荷加重，右心系统扩大，瓣环扩大，会进一步加重三尖瓣关闭不全。房化右室的矛盾运动可使右心室负荷进一步加大，加重右心室功能不全。合并房间隔缺损或卵圆孔未闭可因心房压力的变化而产生左向右或右向左分流。右向左分流有产生低氧血症和红细胞增多及脑栓塞的危险。根据畸形的程度、是否合并其他畸形，患者的临床表现有轻有重，各不相同。患者可有乏力、气短、呼吸困难、发绀甚至右心衰竭。体征方面心脏常明显扩大，由于三尖瓣前叶延迟关闭所致的第一心音分裂，故呈三音律。伴有明显的三尖瓣关闭不全时，三尖瓣听诊区可闻及全收缩期杂音。

（二）三尖瓣下移畸形的分类

Carpertier 将 Ebstein 畸形分成四型：

A 型：仍然具有足够大的右室腔，即右室的房化部分较小。

B 型：右室的房化部分较大，三尖瓣前叶活动性尚好。

C 型：除隔叶之外，前叶亦因与右室壁粘连而活动受限，并可引起漏斗部的狭窄。

D 型：整个右室几乎完全右房化，此即所谓 Uhl 综合征。

吴清玉认为 Ebstein 畸形可以不考虑房化右室的大小，而依据前叶是否下移和发育情况分为三种类型（如图 29-2-55）：

A 型：前叶位置正常，无下移，仅后叶及隔叶下移，功能右心室容量足够，房化右心室不很大。

B 型：前叶下移，且发育不良，瓣叶活动受限，后叶隔叶下移，但一般瓣叶面积减少不严重。

C 型：瓣叶面积严重减少，如隔叶或后叶缺如，或仅为膜样残迹，前叶下移，瓣叶结构、腱索和乳头肌严重发育不全，前叶仅为条索状膜样组织，且堵塞右心室流出道，房化右心室明显扩大，功能右心室发育不良，心脏显著扩大。

他认为这种分型方法比较简单，且对外科手术有帮助。一般 A 型和 B 型均可施行成形术。C 型可能需要行三尖瓣成形加双向格林手术或全腔静脉－肺动脉吻合术，或瓣膜替换术、心脏移植术。

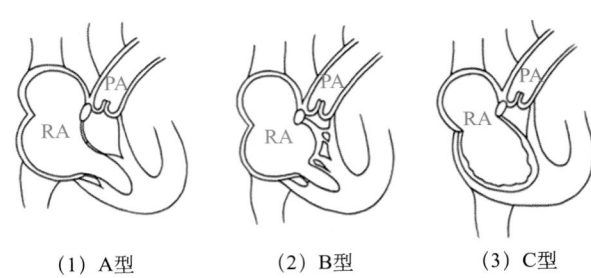

| (1) A型 | (2) B型 | (3) C型 |

PA：肺动脉　RA：右心房

图 29-2-55　Ebstein 畸形分类

（三）超声心动图诊断

经胸超声心动图

1. M 型超声心动图

三尖瓣前叶活动幅度增大，在患者的胸前区三尖瓣的回声极易探及，且活动幅度明显增大，活动大似"篷帆"样改变（图 29-2-56）。这在本病的诊断方面有一定的特异性。其原因主要是三尖瓣前叶冗长、增宽及发育畸形。

Ebstein 畸形患者三尖瓣关闭较二尖瓣关闭明显延迟（常常≥0.065s），此为该病在 M 型超声心动图上的特征性表现。延迟的原因有三：（1）三尖瓣的发育畸形、增宽或变长，其灵活性差，故关闭延缓；（2）合并狭窄和反流，其右室的顺应性差和右房的排空延迟；（3）功能性右心室缩小，使顺应性更加下降。

室间隔运动异常，右心负荷过重致室间隔与左室后壁呈同向运动是畸形所引起的病理生理改变（图 29-2-56）。

2. 二维超声心动图

（1）心尖四腔图及胸骨旁四腔图

能直接显示三尖瓣和二尖瓣瓣叶附着点的心尖四腔图是诊断该病最有价值的切面，观察的重点是三尖瓣隔叶与二尖瓣前叶附着点之间的距离，三尖瓣各瓣叶的形态、腱索及乳头肌的形态及发育情况，右心房、房化右室及功能右室的大小。胸骨旁四腔图也可较满意地显示三尖瓣的隔叶和前叶，正常情况下，三尖瓣隔叶附着点略低于二尖瓣前叶的附着点，但二者相距不会大于 10mm。而在 Ebstein 畸形的情况下，其下移距离往往超过这一限度；成人若达 15mm，或小儿经体表面积纠正≥8mm/M²，则有肯定的诊断价值，也是目前较为公认的诊断标准（图 29-2-57，图 29-2-58）。

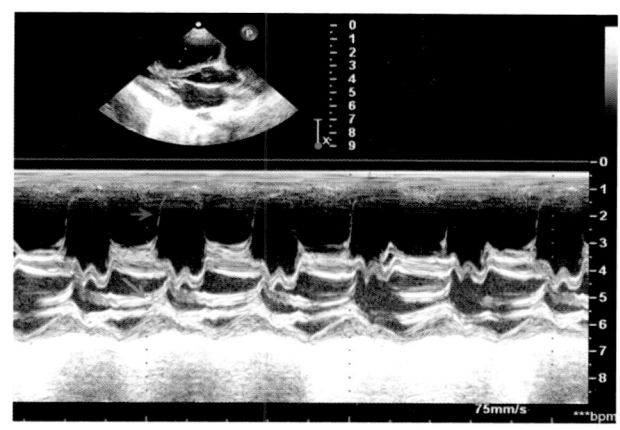

红色箭头示三尖瓣波群，绿色箭头示二尖瓣波群

图 29-2-56　M 型心室波群三尖瓣与二尖瓣同时显示于右、左室腔内，三尖瓣关闭时间延迟

在此类患者中，约 12% 的患者合并隔叶缺如；隔叶发育异常的约占 60% 以上；而前叶的下移相对少见，大约 13% 左右，而受累患者中约 85% 前叶可以因粘连而活动受限。房化右室与右房合并，显示为一巨大的右房腔，其内可见附壁血栓。功能右室变小。

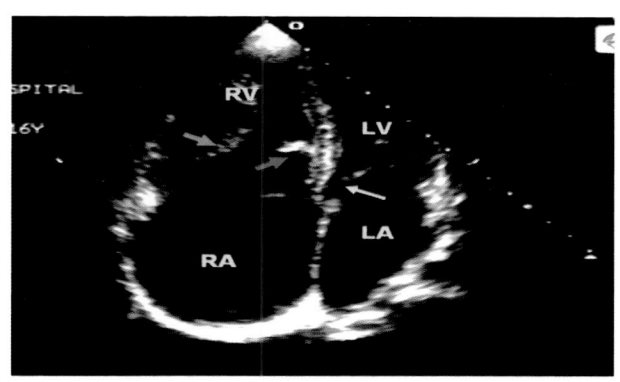

右心房、右心室明显增大，三尖瓣隔叶短小，发育不良，位置下移，前叶冗长，RV：右室，RA：右房，LV：左室，LA：左房；绿色箭头示三尖瓣前叶，红色箭头示三尖瓣隔叶，黄色箭头示二尖瓣前叶

图 29-2-57　Ebstein 畸形四腔

（2）胸骨旁左室长轴和心底短轴切面

左室长轴切面可显示右心室明显增大，右心负荷过重时的室间隔矛盾运动，三尖瓣口朝向右心室流出道，左心房室发育的情况（图 29-2-59）。心底短轴切面可显示三尖瓣前叶、隔叶位置及发育情况以及右心室流出道是否存在狭窄。正常人三尖瓣隔叶位于主动脉根部短轴切面的右侧 9～

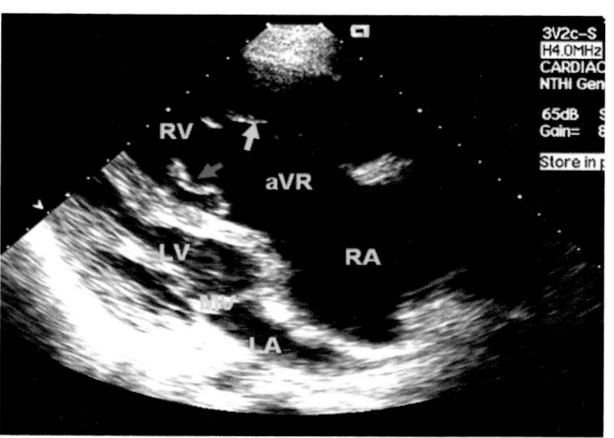

右心房、右心室增大，三尖瓣隔叶卷曲，位置下移，前叶冗长，MV：二尖瓣；aVR：房化右室；黄色箭头三尖瓣前叶，红色箭头示三尖瓣隔叶

图 29-2-58　Ebstein 畸形胸骨旁四腔

10 点处，但三尖瓣下移畸形时表现为三尖瓣隔叶向前方移位至右心室流出道，相当于主动脉根部的 11～12 点钟位置。

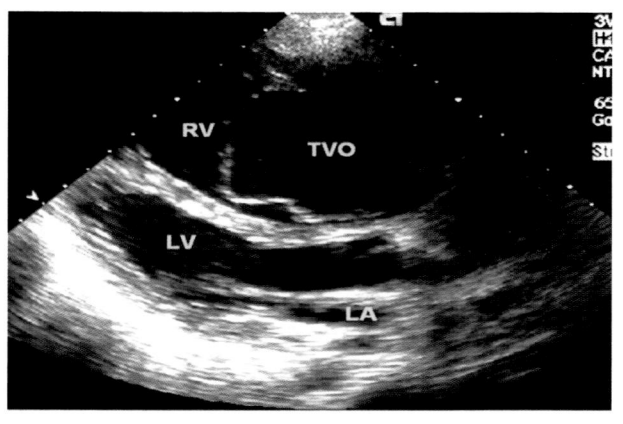

右心室增大，室间隔向左心室偏移；三尖瓣口朝向右心室流出道（正常三尖瓣口应朝向心尖）；TVO：三尖瓣口

图 29-2-59　Ebstein 畸形左室长轴切面

（3）胸骨旁右室流入道切面

在此切面可清楚显示三尖瓣后叶及前叶的发育、附着位置，对于后叶的观察较心尖四腔心切面更具优势（图 29-2-60）。

（4）左心室短轴切面

此切面可显示右心室明显增大，右心负荷过重时的室间隔矛盾运动，三尖瓣口朝向右心室流出道，左心室发育的情况（图 29-2-61）

（5）心尖右心室流入道切面

此切面与胸骨旁右室流入道切面相似，可清

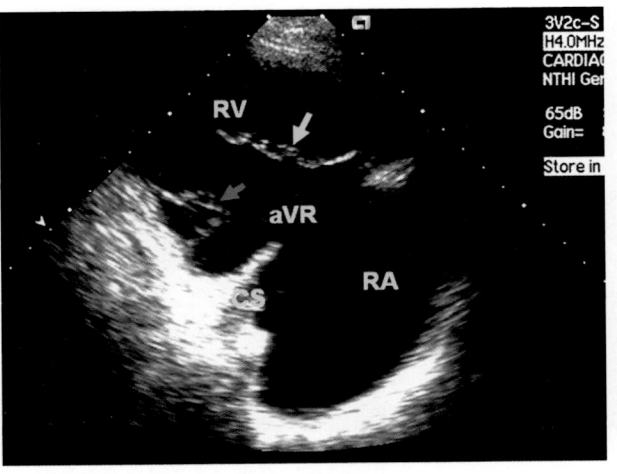

右心房、右心室增大，三尖瓣后叶位置下移，黄色箭头示三尖瓣前叶，红色箭头示三尖瓣后叶；CS：冠状静脉窦

图 29-2-60　胸骨旁右心室流入道切面显示

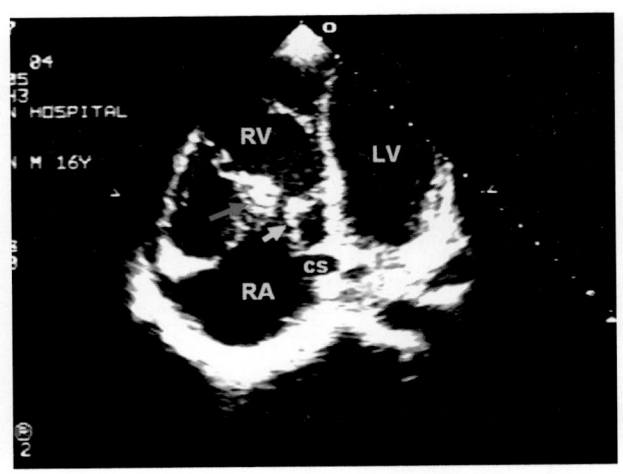

右心房、右心室明显增大，三尖瓣后叶卷曲，位置正常，前叶冗长；黄色箭头示三尖瓣后叶，红色箭头示三尖瓣前叶

图 29-2-62　Ebstein 畸形心尖右心室流入道切面

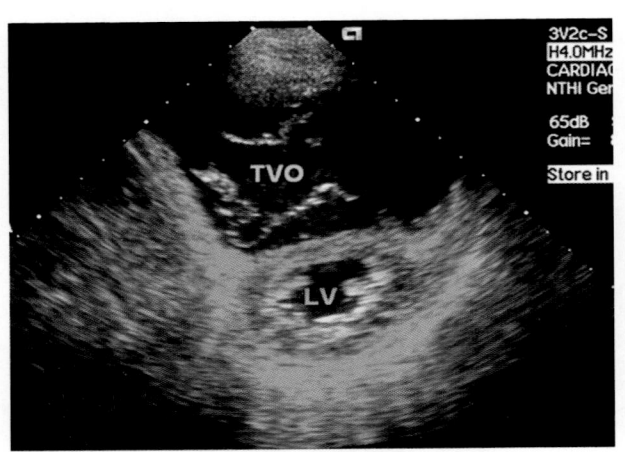

右心室增大，室间隔向左心室偏移；三尖瓣口朝向右心室流出道

图 29-2-61　Ebstein 畸形左室短轴切面

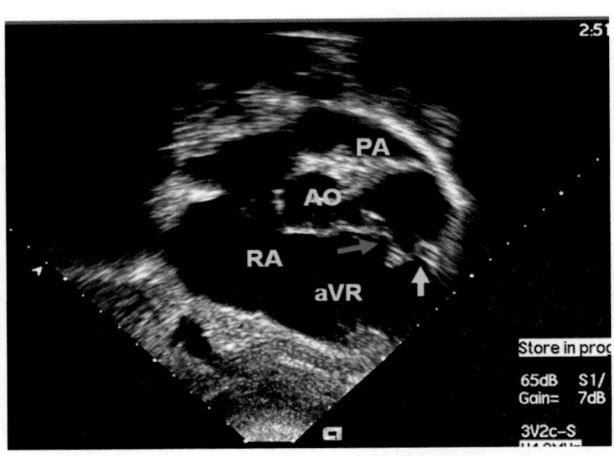

三尖瓣隔叶及前叶瓣叶发育不良，位置明显下移，已近流出道；黄色箭头示三尖瓣前叶，红色箭头示三尖瓣隔叶；PA：肺动脉

图 29-2-63　剑突下大动脉短轴切面

楚显示三尖瓣后叶及前叶的发育、附着位置，主要观察三尖瓣后叶（图 29-2-62）。

（6）剑突下切面

剑突下四腔及大动脉短轴切面对于评价三尖瓣、功能性右室及右室流出道的解剖与形态十分重要（图 29-2-63）。

（四）经食管超声心动图

目前，经胸超声心动图检查对三尖瓣下移畸形已可做出明确诊断，已基本在术前不行经食管超声心动图检查。手术矫治时应行食管超声心动图监测，以判断术后的效果。对诊断本病最有价值的切面，仍是以四腔图和右室流入道长轴切面

及两心房切面为主。（图 29-2-64，图 29-2-65）。

右室流入道长轴切面叠加彩色多普勒显示：三尖瓣后叶位置下移，前叶冗长，三尖瓣重度反流。黄色箭头示三尖瓣前叶，紫色箭头示三尖瓣后叶。

（五）超声多普勒

1. 彩色多普勒

由于瓣叶的发育畸形和下移所导致的对和不良以及瓣叶的裂孔，可造成严重的三尖瓣反流，彩色多普勒表现为收缩期自三尖瓣口反入房化右室，右房内异常反流束的起源点位置较低，明显接近心尖，故反流束具有长、宽、面积较大等特

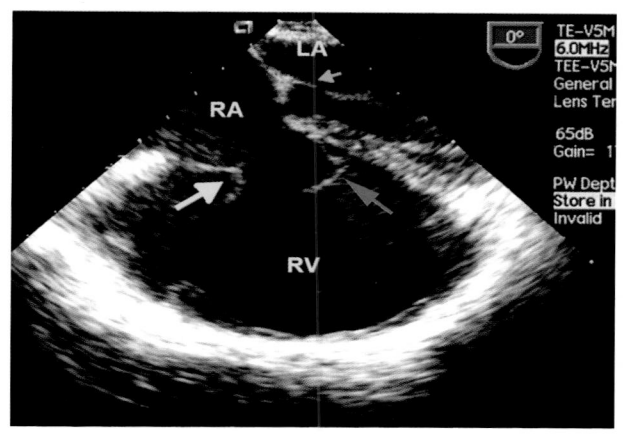

四腔图显示：右心房、右心室增大，三尖瓣隔叶位置下移，前叶冗长；黄色箭头示三尖瓣前叶，红色箭头示三尖瓣隔叶，绿色箭头示二尖瓣前叶

图 29-2-64　Ebstein 畸形的经食管超声心动

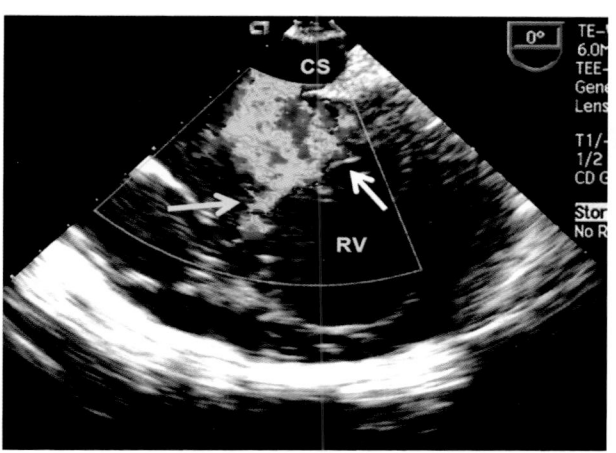

图 29-2-65　Ebstein 畸形的经食管超声心动

点。根据彩色反流束的分布范围，可以提示反流程度的严重性。合并房间隔缺损时。由于右房压力较大，彩色多普勒可显示以右向左为主的分流束。当合并其他畸形时可见相应的血流动力学改变（图 29-2-65，图 29-2-66）。

2. 频谱多普勒

可探及三尖瓣反流频谱。右房的排空延迟可使频谱增宽。根据反流的频谱进行右室收缩压和肺动脉收缩压的估测，为临床治疗方案的选择，提供有价值的参考信息，三尖瓣反流速度通常不快，运用简化伯努利方程估测三尖瓣跨瓣压差通常不大（图 29-2-67，图 29-2-68）。

（六）超声心动图结果提示预后

许多研究结果表明，三尖瓣下移患者临床症

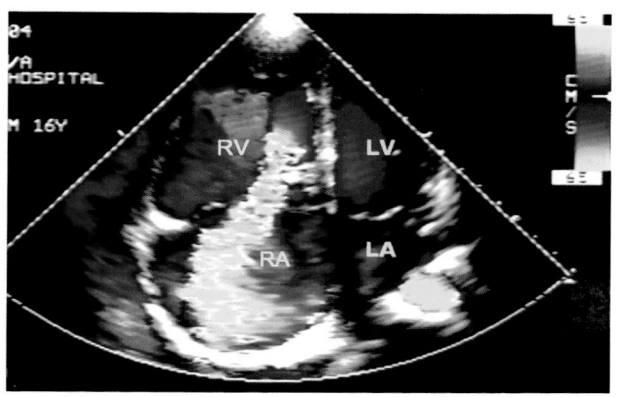

心尖四腔图：彩色多普勒取样置于下移的三尖瓣口，显示三尖瓣重度反流

图 29-2-66　Ebstein 畸形的彩色多普勒

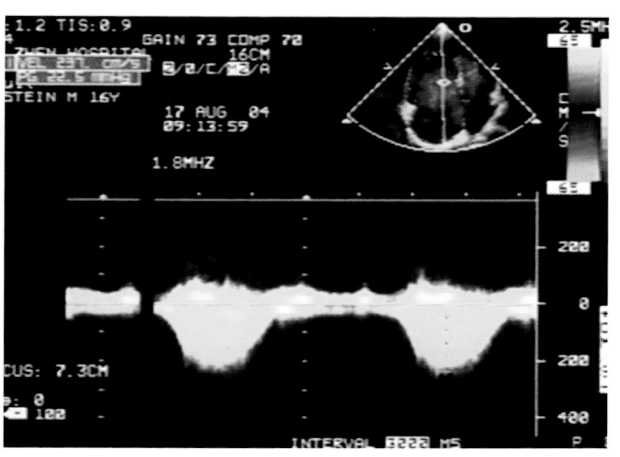

图 29-2-67　应用连续多普勒测量收缩期三尖瓣反流速度，估算跨瓣压差

状出现得越早，预后越不良。通常在胎儿和新生儿时期就有明显超声心动图改变及伴有较重的畸形如严重的右心室流出道狭窄，预后不良。在胎儿及新生儿时期超声心动图检查如有以下改变，则高度提示会在 3 个月内死亡的可能性。

如有以下全部超声心动图改变，则预后很差。

1. 三尖瓣前叶明显下移。

2. 右心室发育不良。

3. 由于右心明显扩张，压迫左心室。

4. 右心房加上房化右心室面积远大于功能右心室、左心房及左心室面积之和。

Celermajer 运用舒张末期心尖四腔心切面，右心房与房化右心室面积之和/功能性右心室、左心房及左心室面积之和的比值，预测新生儿 Ebstein 畸形的预后，结果见表 29-2-1。

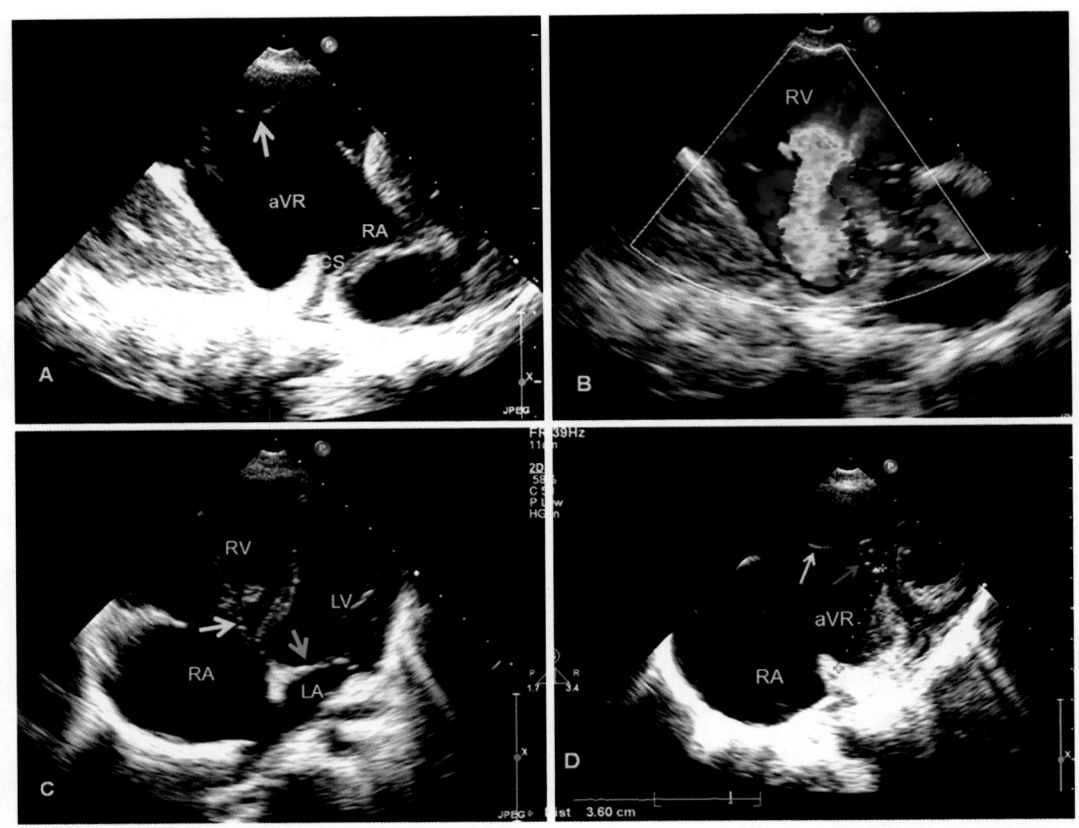

A. 胸骨旁右心室流入道示右心室明显增大，三尖瓣后叶位置下移，前叶冗长，aRV：房化右室，RA：右房，CS：冠状静脉窦；黄色箭头示三尖瓣前叶，红色箭头示三尖瓣后叶。B. 叠加彩色多普勒示三尖瓣重度反流，RV：右室。C. 心尖四腔心切面示三尖瓣隔叶附着位置正常，黄色箭头示三尖瓣隔叶，绿色箭头示二尖瓣前叶。D. 心尖右心室流入道切面示三尖瓣后叶位置明显下移，下移达 3.6 厘米，黄色箭头示三尖瓣前叶，红色箭头示三尖瓣后叶

图 29-2-68　8 岁 Ebstein

表 29-2-1　28 例新生儿 Ebstein 畸形超声特征及预后

分级	比值	病例数	死亡数
1	<0.5	4	0，（0）
2	0.5～0.99	10	1，（10%）
3	1.0～1.49	9	4，（44%）
4	≥1.5	5	5，（100%）

（七）诊断要点与鉴别诊断

　　本病的诊断主要是依靠经胸二维超声心动图检查时在四腔图上显示三尖瓣隔叶下移及与二尖瓣附着点之间距离加大，相差 15mm 以上。隔叶和/或后叶下移，或小儿经体表面积纠正≥8mm/M²，并伴有发育不全。右室房化，右房扩大，功能右室缩小。右室流入道长轴切面见后叶下移低于三尖瓣环及二尖瓣前叶附着点，明显靠近心尖部。根据此特点，应与三尖瓣发育不良、房间隔缺损、重度肺动脉高压、肺静脉异位引流及右心室心肌病等鉴别。

　　　　　　　　　　　　　　　　　（郑春华）

参考文献

[1]　吴清玉. 心脏外科学. 济南. 山东科技出版社，2003.

[2]　周爱卿. 心导管术－先天性心脏病诊断与治疗. 济南：山东科技出版社，1997.

[3]　Feigenbaum H. Feigenbaum's Echocardiography. Sixth Edition. Philadelphia：Willia ms&Wilkins，2005.

[4]　Snider AR. Echocardiography in pediatric heart disease. Second edition. St Louis：Mosby Inc，1997.

[5]　王新房. 超声心动图学. 第 3 版. 北京：人民卫生出版社，1999.

[6]　Celermajer DS，et al：Ebstein's anomaly：presentation and outcome from fetus to adult，J Am Coll Cardiol，1994，23：170.

[7]　Celermajer DS，et al：Outcome in neonates with Ebstein's anomaly，J Am Coll Cardiol，1992，19：1041.

七、三尖瓣闭锁

三尖瓣闭锁是指先天性右心房、右心室之间没有房室瓣连接，取而代之的是纤维性或肌性隔膜组织，使右心房血液不能进入右心室而全部经心房间交通进入左心房、左心室排入主动脉；右心室和肺循环的血液经室间隔缺损、未闭的动脉导管或体肺侧支循环而获得。三尖瓣闭锁于1861年由Schuberg医生首次描述，发病率占先心病的1%～3%。在发绀类心脏畸形中仅次于法洛四联症与大血管错位，居第3位。

（一）病理解剖与血流动力学改变

1. 病理　右房与右室通过完整的肌性隔膜相连，也可能为纤维性隔膜，在隔膜下方可见到类似瓣下的组织。发育不全的瓣膜组织也可能引起三尖瓣闭锁，右房的唯一开口为房间隔缺损，房间隔缺损可有不同大小或单心房。右房增大，房壁增厚，右心室发育不良。左房正常或增大，左心室肥厚、扩大，与左心承担体肺循环负荷过大有关图29-2-69～图29-2-72。本病可合并动脉导管未闭、左上腔静脉并存、二尖瓣裂、室缺、右心耳左侧并列等。室缺大小不一，可呈多发性，通常位于漏斗间隔，也可延及膜部及肌部。85%的患者合并肺动脉瓣或瓣下狭窄，20%可能为二瓣化畸形，肺动脉环及其分支大多正常，50%的病例肺动脉可能发育不良。如患者为肺动脉闭锁，右心室发育更差，肺血流减少更明显。15%的患者肺动脉瓣无狭窄、室缺较大，可能产生严重肺

动脉高压、右心室肥厚。大动脉起源正常者占60%～90%，大动脉转位者占30%～40%。在并存大动脉转位时，房间隔缺损通常不大，主动脉发自右室偏前，肺动脉发自左室偏后，肺动脉也可在前。室缺多位于主动脉下方。右室及肺动脉正常。如合并肺动脉闭锁，肺血可减少，肺动脉发育不良，可合并主动脉缩窄、主动脉弓中断或发育不良。

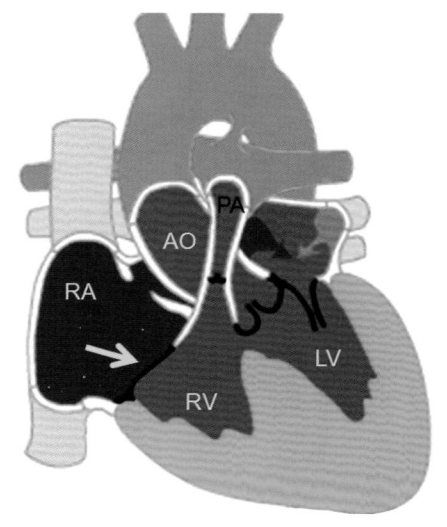

RA：右心房；RV：右心室；LV：左心室；AO：主动脉；PA：肺动脉

图29-2-69 三尖瓣闭锁的示意图，黄色箭头示闭锁的三尖瓣

2. 病理分型　三尖瓣闭锁的分型以是否合并大血管转位而定为A、B、C三型。而每一型又根据是否合并肺动脉狭窄及室间隔缺损分为三个亚型见表29-2-2。

表 29-2-2　三尖瓣闭锁的分型

	大血管关系	Ⅰ	Ⅱ	Ⅲ
A 型	正常关系（70%）	肺动脉闭锁/室缺（2%）	肺动脉狭窄/小室缺（51%）	无肺动脉狭窄/大室缺（9%）
B 型	右位型大血管转位（25%）	肺动脉闭锁/室缺（2%）	肺动脉及瓣下狭窄/室缺（6%）	无肺动脉狭窄/室缺（17%）
C 型	左位型大血管转位（5%）	肺动脉瓣下狭窄/室缺	主动脉瓣下狭窄/室缺	

【血流动力血改变】患者由于肺血流减少和静脉血经房间隔缺损进入左室导致发绀，肺血流的多少取决于肺动脉瓣狭窄的程度，也可能受到并存的动脉导管未闭影响，在新生儿动脉导管或室

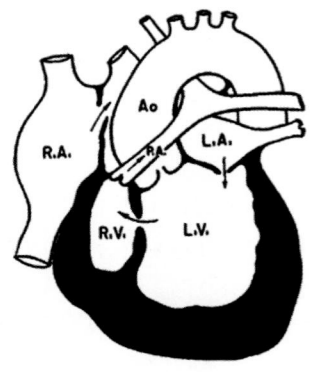

图 29-2-70 大血管关系正常，肺动脉狭窄伴小室缺的三尖瓣闭锁

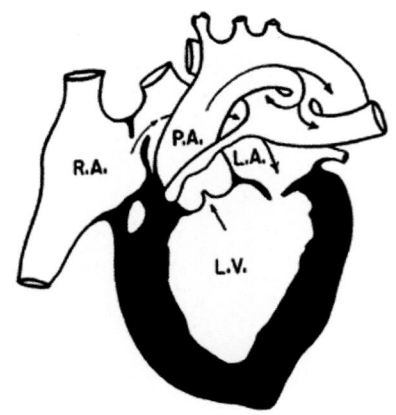

图 29-2-71 大血管关系正常，肺动脉闭锁不伴室缺的三尖瓣闭锁

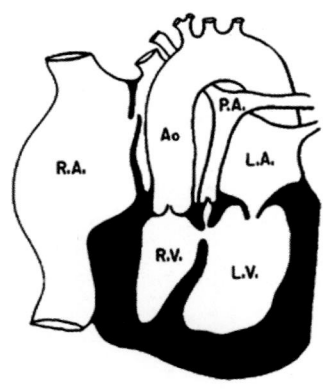

图 29-2-72 右位型大血管转位，肺动脉及瓣下狭窄伴室缺的三尖瓣闭锁

间隔缺损自发性闭合后发绀会更严重。由于静脉血通过房缺回流入左心室，患者可有低氧血症。如合并大室缺和肺动脉瓣正常，患者可能发绀不重，或无发绀而有肺动脉高压。在合并大动脉转

位而无肺动脉瓣狭窄时，肺血会更多，发绀可能较轻，易致心力衰竭。继发于低氧血症或肺血增多都可能导致心功能衰竭。如存在限制性房缺可导致体静脉回流受阻，表现为肝大、腹水和下肢水肿。如合并室间隔缺损，部分左室血流可进入发育不好的右室再进入肺动脉，如无肺动脉瓣狭窄，室缺较大，可发生肺动脉高压。由于左心室容量负荷过重，可产生二尖瓣关闭不全。如合并主动脉瓣下狭窄，可有左心室心肌肥厚。临床表现方面患者生后有不同程度的发绀，气短和呼吸困难，营养不良，两岁左右可发现杵状指（趾），如有肺动脉瓣狭窄或瓣下狭窄，发绀可能加重，有时可能症状很轻。体格检查，患者表现发绀，杵状指（趾），胸骨左缘可闻及收缩期杂音，P_2 亢进或减弱，如存在 PDA 或较大侧支，可闻及舒张期和双期杂音。

（二）超声心动图诊断

1. 经胸超声心动图

（1）M 型超声心动图

在胸骨旁左心室长轴切面，采用 M 型超声心动图可记录到右心室内径减小，左心室增大；在心尖四腔心切面，采用 M 型超声心动图可记录到三尖瓣的正常双峰曲线消失，代之的是规律的波浪式曲线，收缩期波峰朝向右心房，舒张期波峰朝向右心室。

（2）二维超声心动图

1）心尖四腔图及胸骨旁四腔图

三尖瓣位置扫查不到正常的三尖瓣叶及其活动，而是一纤维组织的增厚强光带，有时在其中存在细小缝隙；有的三尖瓣位呈薄膜样的光带，或呈无孔的、异常短小的瓣膜。右心房扩大，右心室腔明显小，右心室壁肥厚；左心房室扩大（图 29-2-73）。

2）胸骨旁左室长轴和心底短轴切面

左室长轴切面可显示左心房室增大，右心室发育小（图 29-2-74）。心底短轴切面可显示大血管的位置关系、右心室发育情况、右心室流出道是否存在狭窄以及肺动脉的发育情况（图 29-2-75）。

3）剑突下切面

剑突下四腔及大动脉短轴切面对于显示三尖瓣闭锁、右心室发育情况、合并畸形及右室流出

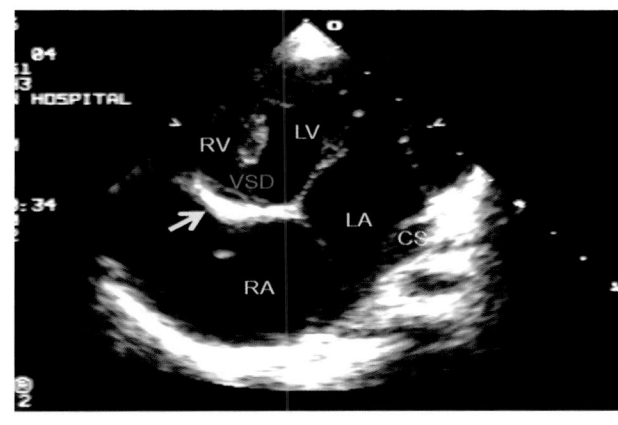

右心房明显增大，右心室发育不良，三尖瓣未发育，右房室瓣处为一条索状强回声，无瓣叶活动，存在室间隔缺损，房间隔凸向左房侧。RA：右房，RV：右室，LA：左房，LV：左室，VSD：室间隔缺损，CS：增大的冠状静脉窦，黄色箭头示闭锁的三尖瓣

图 29-2-73　三尖瓣闭锁四腔图

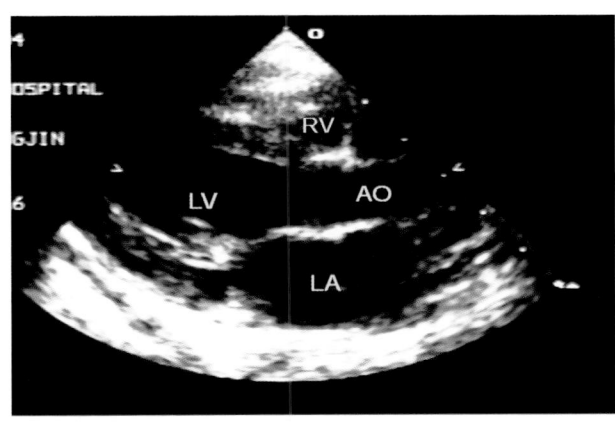

左心房室增大，右心室发育不良　AO：主动脉

图 29-2-74　三尖瓣闭锁左室长轴切面

道的解剖与形态十分重要（图 29-2-76，图 29-2-77）。

　　4）胸骨上凹切面

　　主要包括主动脉长轴及短轴切面，可扫查是否合并主动脉弓病变、永存左上腔静脉右心耳左侧并列及评价左右肺动脉发育情况（图 29-2-80）。

　　2. 超声多普勒

　　（1）频谱多普勒

　　三尖瓣口不能探及双峰频谱，可发现房间隔及室间隔分流的异常血流频谱。

　　（2）彩色多普勒

　　1）三尖瓣无血流通过

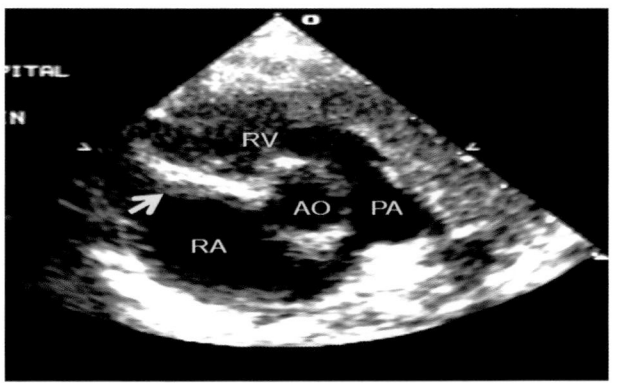

大血管关系正常，右心房增大，右心室增厚，无右心室流出道狭窄，肺动脉发育可，右房室瓣处为一条索状强回声，无瓣叶活动，黄色箭头示闭锁的三尖瓣，PA：肺动脉

图 29-2-75　胸骨旁心底短轴切面

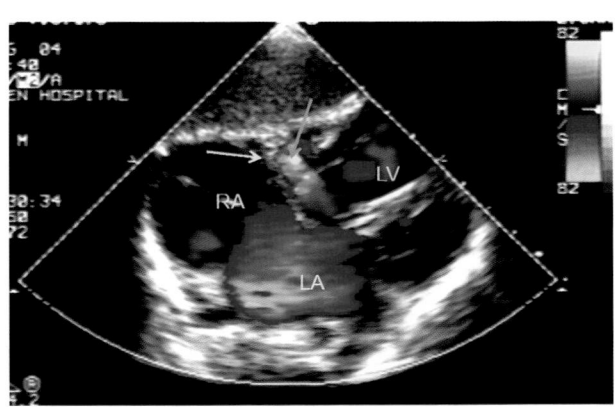

右心房明显增大，右心室发育不良，左心室增大，三尖瓣未发育，右房室瓣处为一条索状强回声，无瓣叶活动，存在房间隔缺损、室间隔缺损，黄色箭头示闭锁的三尖瓣，绿色箭头示室缺处左心室→右心室的分流束

图 29-2-76　剑突下四腔心切面

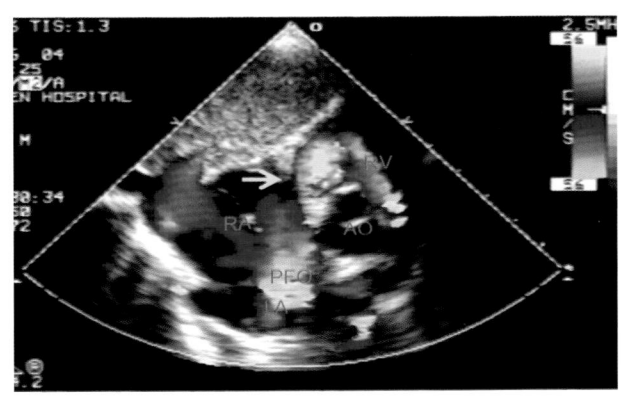

大血管关系正常，右心房增大，三尖瓣未发育，右房室瓣处为一条索状强回声，无瓣叶活动，存在卵圆孔未闭，黄色箭头示闭锁的三尖瓣，PFO：卵圆孔未闭

图 29-2-77　剑突下大动脉短轴切面

舒张期于四腔心切面仅显示左房房室瓣口红色过瓣血流，右侧房室瓣无血流通过图 29-2-78。

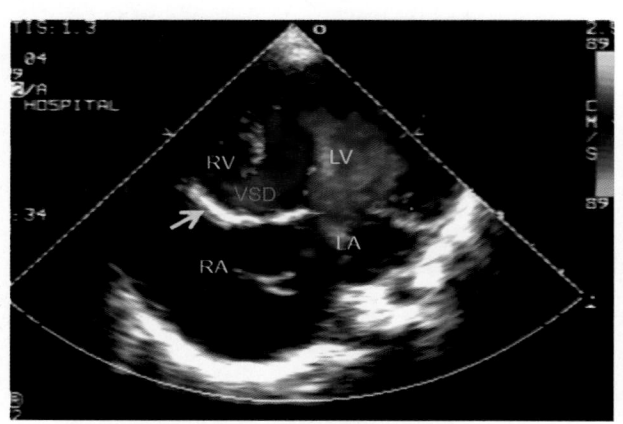

舒张期左侧二尖瓣口通过红色血流信号，三尖瓣口无血流信号通过，室缺处显示血流由左心室→右心室，黄色箭头示闭锁的三尖瓣

图 29-2-78　四腔图叠加彩色多普勒显示三尖瓣闭锁

2）心房水平右向左分流

右心房血流不能通过三尖瓣口，经房间隔缺损或卵圆孔处右向左分流，呈蓝色为主的分流束。（图 29-2-76、图 29-2-77，图 29-2-79）。

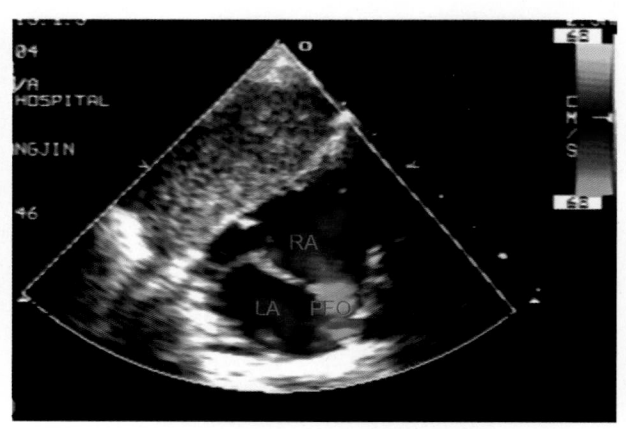

图 29-2-79　剑下双房切面叠加彩色多普勒显示卵圆孔处右向左分流

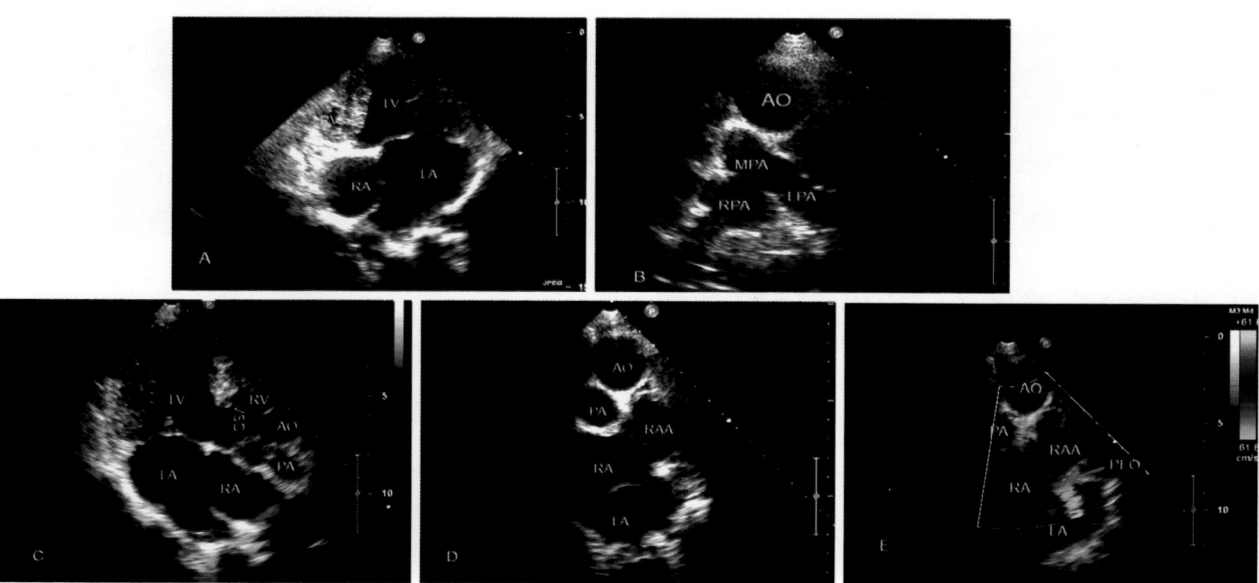

A. 心尖四腔心切面示左心房室增大，右心室发育不良，三尖瓣未发育，右房室瓣处为一条索状强回声，无瓣叶活动，红色箭头示闭锁的三尖瓣；B. 心底大动脉短轴切面显示，主动脉位于肺动脉的左前方，为左位型大血管转位 AO：主动脉；MPA：主肺动脉；LPA：左肺动脉；RPA：右肺动脉；C. 心尖左心室长轴切面示，主动脉发自左心室，肺动脉发自左心室，肺动脉瓣及瓣下狭窄；D. 胸骨上凹主动脉短轴切面示主动脉位于肺动脉的左前方，房间隔呈水平状，右心耳左侧并列；RAA：右心耳；E. 上图加彩色多普勒示，卵圆孔处右向左分流，红色箭头示卵圆孔

图 29-2-80　19 岁 三尖瓣闭锁 左位型大血管转位 肺动脉瓣及瓣下狭窄 室间隔缺损 右心耳左侧并列 卵圆孔未闭

3）心室或大动脉水平左向右分流

三尖瓣闭锁如果不合并心室或大动脉水平左向右分流，其血流不能进入肺部进行气体交换，将不能生存。因此，三尖瓣闭锁多合并室间隔缺

损、动脉导管未闭或体肺侧支。合并室间隔缺损时，收缩期可见红色血流信号自左心室穿过室间隔缺损处，进入发育不良的右心室（图 29-2-76），而后进入肺动脉。合并动脉导管未闭或体肺侧支

时，在主动脉弓降部或降主动脉与主肺动脉或左右肺动脉之间连续左向右的分流信号。

（三）诊断要点与鉴别诊断

本病的诊断主要是依靠经胸二维超声心动图检查时在四腔图上探及右侧房室瓣无开放运动，呈一条回声增强的光带，二尖瓣的开放幅度增大。右心室往往发育不全。右房扩大。彩色多普勒显示三尖瓣处无血流通过，不能记录到舒张期血流通过的频谱。根据此特点，应与三尖瓣发育不良、三尖瓣狭窄、肺静脉异位引流及右心室心肌病等鉴别。

（郑春华）

参考文献

[1] 吴清玉．心脏外科学．济南；山东科技出版社，2003.

[2] 张桂珍．先天性心脏病-超声心动图谱．北京；人民卫生出版社，2005.

[3] Feigenbaum H. Feigenbaum's Echocardiography. Sixth Edition. Philadelphia；Williams&Wilkins，2005.

[4] Snider AR. Echocardiography in pediatric heart disease. Second edition. St Louis；Mosby Inc，1997.

[5] 王新房．超声心动学．第3版．北京；人民卫生出版社，1999.

[6] 简文豪，杨浣宜．心血管超声诊断学．北京；科学技术文献出版社，2005.

[7] van Praagh S, et al. Tricuspid atresia or severe stenosis with partial common atrioventricular canal；anatomic data，clinical profile and surgical consideration，J Am Coll Cardiol，1991，17；932.

[8] Orie JD, et al. Echocardiographic-morphologic correlation in tricuspid atresia，J Am Coll Cardiol，1995，26；750.

第三节　风湿性心脏瓣膜病

一、二尖瓣狭窄

风湿性二尖瓣狭窄，为风湿性心脏炎停止后，遗留下来的心脏瓣膜病变，在风湿热的病程中，从初次感染到形成狭窄，一般需要2年时间，常在5年以上。风湿性心脏病中，约25%为单纯二尖瓣狭窄，40%为二尖瓣狭窄合并关闭不全，约2/3为女性。

（一）病理解剖及形态学改变

正常二尖瓣质地柔软，瓣口面积约 $4\sim6cm^2$，

轻度狭窄时减少至 $2.0cm^2$ 左右，临床才有症状，重度狭窄时瓣口面积在 $1.0cm^2$ 以下。风湿性二尖瓣病变早期，主要是由于病变在瓣膜边缘及交界处，粘连融合。病变进一步发展时，瓣叶体部粘连、增厚、纤维化、变硬，腱索及乳头肌同样可由于风湿病变而增粗、变短、相互融合。当瓣叶受累增厚，尤其伴有严重钙化时，瓣叶活动明显受到限制。根据瓣膜的形态变化及病变程度，二尖瓣狭窄可分为两种类型：

1. 隔膜型　病变可分为：①瓣缘粘连型：瓣缘及交界处粘连使瓣口狭窄；②瓣膜增厚型：瓣缘粘连和瓣膜增厚，瓣膜改变并不严重，瓣叶活动性无明显改变；③瓣膜漏斗型：瓣膜增厚程度比较严重，腱索受累增粗缩短，瓣口轻度粘连，把瓣叶向下拉，瓣膜活动性明显降低。

2. 漏斗型　二尖瓣前后叶明显增厚及纤维化、变硬，腱索、乳头肌明显粘连、增粗和缩短，使整个瓣膜形成僵直的漏斗状，瓣膜活动性消失，常伴有明显的关闭不全。

（二）病理生理及血流动力学改变

二尖瓣狭窄使左房血液不易进入左室，部分血液淤积于左房，导致左房压升高，左房扩张，久之可产生左房代偿性肥厚。由于血流缓慢，于左房和左心耳内可出现血栓。左房压升高导致肺静脉和肺毛细血管压升高，并扩张及淤血。肺内淤血导致肺循环阻力增加，肺动脉压逐渐升高，右室后负荷增加，继而右室代偿性肥厚和扩大，最后右心房扩张，发生右心衰竭。

单纯二尖瓣狭窄，约85%左室舒张末期容量在正常范围内，约1/4患者左室因充盈不足射血分数低于正常。当合并二尖瓣反流或主动脉瓣病变时，左室亦可扩张或肥厚。

一般认为轻度二尖瓣狭窄时，瓣口面积 $1.5\sim2.0cm^2$，跨二尖瓣口的平均压差为10mm Hg左右；中度二尖瓣狭窄，瓣口面积 $1.0\sim1.5cm^2$，平均压差10~20mm Hg；重度二尖瓣狭窄，瓣口面积小于 $1.0cm^2$，平均压差大于20mm Hg。

（三）检查方法及注意事项

患者取平卧或左侧卧位，在二维超声心动图检查时，主要选用左室长轴切面观、二尖瓣水平左室短轴切面观及四腔切面观，观察二尖瓣的形

态、活动度、瓣口开放幅度及病变性质等。M 型超声心动图主要观察二尖瓣波群在心动周期中的运动幅度和速度。利用彩色多普勒与频谱多普勒进行检查，对二尖瓣狭窄的血流动力学改变的严重程度做出定性和定量诊断，在进行频谱多普勒检查时，应注意声束—血流夹角对血流速度测量的影响。经食管超声心动图检查时，主要选取胃底水平、食道中下段水平、食道中上段水平的切面图像，对于观察左房及左心耳内血栓、二尖瓣狭窄并反流情况、肺静脉及其血流改变等均较胸前探测更为准确可靠。二尖瓣严重钙化及纤维化形成声影时，注意选择最佳切面观察二尖瓣及左室结构。

（四）常规超声表现及定性诊断

1. 二维与 M 型超声心动图

（1）二尖瓣叶形态及功能异常　1）左室长轴切面观主要表现为二尖瓣前后叶增厚、回声增强，瓣膜变形，瓣膜活动幅度减低，瓣口变小。病变较轻者，由于瓣膜主要为前后叶交界处及边缘发生水肿、炎症和粘连，超声检查可表现为瓣尖增厚、活动幅度减低，舒张期瓣口排血受阻，而瓣体病变较轻，因此，二尖瓣前叶于舒张期呈气球样向左室流出道突出，呈所谓圆顶状（doming）改变，这一表现常见于隔膜型狭窄，往往是实施二尖瓣成形术的最好指征。当病变严重时，瓣体也可增厚、纤维化、钙化，超声表现为二尖瓣增厚明显呈不规则的团块或条索状回声，活动减小或消失，二尖瓣后叶较僵硬，舒张期活动明显受限，后叶与前叶同向运动，同时腱索增粗，腱索及乳头肌可粘连、缩短，上述表现相当于漏斗型狭窄（图 29-3-1）。2）二尖瓣水平短轴切面观，可见二尖瓣前后交界处明显粘连，瓣膜增厚，一般前交界粘连和钙化程度较后交界明显，二尖瓣开放幅度减小，舒张期失去正常鱼口型。3）M 型超声心动图二尖瓣曲线显示二尖瓣前叶于舒张期呈"城墙样"改变，EF 斜率减低，严重者 A 波消失，前后叶同向运动（图 29-3-2）。

（2）继发改变可见　1）左心房扩大，二尖瓣狭窄时左房扩大与瓣口狭窄程度往往成正比。2）肺静脉扩张，由于左房压力增高，肺静脉回流至左心房减少，心尖四腔心切面可见肺静脉明显扩张。3）肺动脉高压，长期肺淤血可导致肺阻力

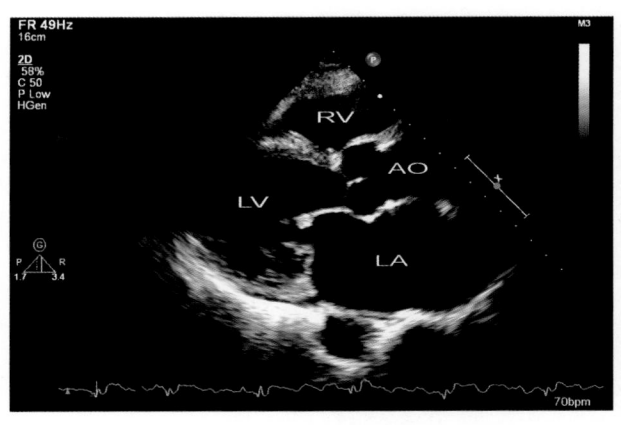

图 29-3-1　二尖瓣狭窄二维超声图像

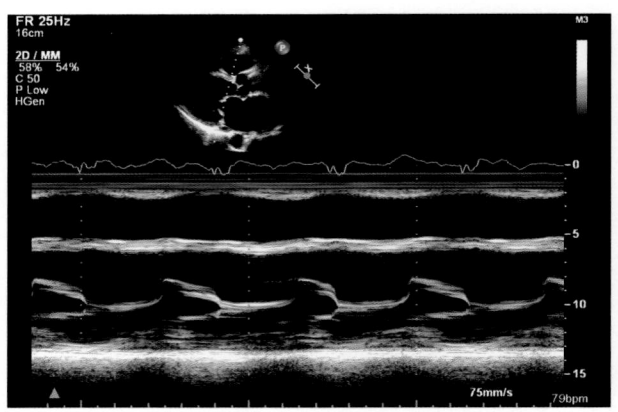

图 29-3-2　二尖瓣狭窄 M 型超声改变

增加、肺动脉高压，可见肺动脉增宽，右心室及右心房扩大。4）左房内云雾状阴影及血栓形成，二尖瓣狭窄所致左房扩大造成血流淤积，于左房内可见云雾状回声影，密集呈点状缓慢流动低回声影，密度分布不均匀。血流明显缓慢时大量血细胞淤积，密度明显增加可形成条状可流动的回声，亦称流动的血栓。血栓多为回声较均匀、活动度小、边缘固定的强回声，附着于心房壁，血栓表面可光滑或不规则，形状呈多种形态，长条状或团块状。左心房内血栓好发于左心耳、左房后壁及上壁，以左心耳最为常见。因此，在二尖瓣狭窄者应常规扫查大动脉短轴的左心耳部位，但经胸途径难以全面探测左心耳的结构，常常导致血栓的漏诊，故应行经食管超声检查。

2. 彩色多普勒血流显像

在二尖瓣狭窄时，由于舒张期经过二尖瓣口的血流受阻，故左房内彩色多普勒色彩暗淡，甚至不能显示。左房压升高，通过二尖瓣口血流速度加快，彩色多普勒显示左室流入道血流经过二

尖瓣狭窄口时形成红色明亮细窄的射流束，在离开二尖瓣瓣尖后，直径迅速增大，在左室内形成五彩镶嵌的烛火状形态，边缘色彩暗淡。可止于左室心尖部，少数患者血流束可经二尖瓣口后折向左室流出道（图29-3-3）。

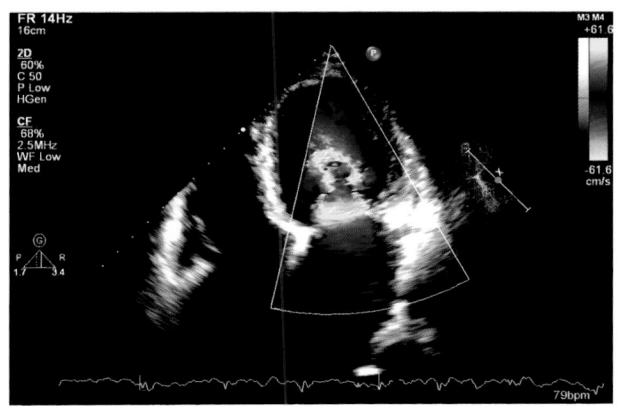

图 29-3-3 二尖瓣狭窄彩色多普勒血流图像

3. 频谱多普勒

（1）脉冲波多普勒 取心尖四腔观切面或二腔观切面，将取样容积置于二尖瓣口的左室侧，由于声束方向与二尖瓣狭窄血流束的方向基本平行，故可获取最大血流速度。正常人二尖瓣口舒张期最大流速一般不超过1.2m/s，在二尖瓣狭窄时，由于左房血液经二尖瓣口流入左室时受阻，左室压力下降，左房压升高，导致左房-左室压力阶差增大，二尖瓣口舒张期血流速度加快，大于1.5m/s。脉冲波多普勒频谱表现为舒张期正向的双峰图形，当二尖瓣狭窄的射流速度超过脉冲式多普勒的测量范围时在频谱记录中会出现频率失真。心房颤动时，则A峰消失，频谱呈单峰状。

（2）连续波多普勒 可记录到二尖瓣口的舒张期射流频谱，频谱增宽，窦性心率时呈单向双峰图形内部充填，E波上升速度增加，峰值高于正常，E波下降速度明显减慢。A波峰值高于正常，下降速度增加，E波高于A波，在少数轻度二尖瓣狭窄时，A波稍高于E波。二尖瓣跨瓣压差增大。心房纤颤时，A波消失，频谱变为单峰。

4. 鉴别诊断

应用超声技术诊断二尖瓣狭窄具有很高的特异性，主要应与左室容量负荷增大的疾病相鉴别，如室间隔缺损、动脉导管未闭、二尖瓣关闭不全、

贫血等疾病，可导致二尖瓣口血流量增加，流速过快，彩色多普勒显示二尖瓣口血流显示明亮。另外也应与可引起二尖瓣开口幅度减小，血流速度明显减慢，二尖瓣前叶EF斜率减慢的疾病相鉴别，如扩张性心肌病、主动脉瓣反流和冠心病等。在这些疾病情况下，频谱多普勒为湍流的窄带曲线，综合二维超声技术可进行鉴别。左房黏液瘤应与活动性左房血栓相鉴别，前者多存在一细长的蒂附着于房间隔上，随心动周期而运动，后者基底部宽，多附着于心房壁或左心耳内。

（五）特殊检查超声表现

1. 经食管超声心动图

经食管超声心动图检查可从多个方位观察心脏结构，可获得系列连续的二尖瓣的长轴或短轴图像，可全面、准确地评价二尖瓣病变的结构和功能状态，及时发现心脏的并发症。

（1）常用检查切面 检查时一般从以下几个深度的不同方位观察二尖瓣结构：①胃底部水平：将探头插入胃底部，并调整探头尖端向前屈曲，紧贴胃底部，观察二尖瓣前叶外侧部与后叶中间部及乳头肌情况。通过探头晶片的旋转可于短轴与长轴间获取多个切面图像，详细观察二尖瓣瓣叶、腱索及乳头肌的病变情况。②食管中下段水平：将探头撤退至此深度，在此水平，可获取更多的关于二尖瓣、腱索及乳头肌的结构信息。通过探头晶片的旋转可获得多个切面，观察通过二尖瓣口的血流，并可采用连续波多普勒超声探测二尖瓣口的血流速度。在此检查深度可较好显示左房、左心耳结构及左房内云雾状回声，但当二尖瓣叶严重钙化或人工瓣置换术后，由于瓣叶回声较强，于声束远场即瓣下左室腔内产生声影，因而不能良好地显示腱索、乳头肌的结构及二尖瓣狭窄产生的涡流，这时需仔细调整探头的方向，以获取最佳的显示切面。③食道中段水平：可完整地显示左心耳、左上肺静脉及左房，观察左心耳的形态结构、血栓、左房云雾状阴影、肺静脉血流，通过探头的旋转还可观察左房顶部是否存在附壁血栓。将晶片置于100°～110°，左侧旋转时，可同时显示左上肺静脉及左下肺静脉，呈丫字形进入左心房，当晶体旋转至70°～80°时，旋转探头至患者右侧，可显示右肺上静脉及右肺下静脉，亦呈丫字形进入左心房。在此部位可观察

静脉入口处是否存在血栓，观察肺静脉血流情况。

（2）临床应用：由于经食管超声心动图探头距左房较近，可避开胸壁对超声的衰减，且使用高频探头具有较高分辨率，可清晰地显示左房、二尖瓣及瓣下组织的结构，尤其对于左房内的结构及左心耳血栓的探查与经胸超声相比具有更重要的应用价值。经食管超声心动图已成为检查二尖瓣狭窄并血栓时必要的检查方法。经胸超声心动图检查时，由于二尖瓣增厚、钙化或修复瓣膜对远场左房腔的影响，因而血栓检出的敏感性降低。当血栓<1cm，新鲜血栓、位于左房顶部及近肺静脉入口处或局限于左心耳处血栓不易探及，经胸超声检查左心房内血栓漏诊率可达31%，左心耳处可达100%，而多平面TEE可从多个切面观察左心房及左心耳的结构，观察血栓部位、机化程度、血栓形态、活动度、数目及大小，并可鉴别血栓及左房内云雾状回声。在二尖瓣狭窄患者，目前已将经食管超声心动图作为二尖瓣球囊扩张术、房颤电复律前的常规检查，以及时发现血栓，选择治疗的适应证。目前已将经食管超声心动图作为观察血栓治疗效果的监测手段。另外，采用经食管超声心动图引导经皮二尖瓣球囊成形术以避开左房内血栓，尤其是左心耳的附壁机化的小血栓已不成为介入性二尖瓣治疗术的禁忌证。

血栓可发生于左房的任何部位，左心耳是最容易形成血栓的部位，血栓的形态多种多样，可呈球形、扁平状、斑块状分层结构，大的血栓可占据大部分左房壁，小的呈根茎状可位于固有的或修复的二尖瓣左房面。左心耳内血栓应与左心耳内梳状肌相鉴别，后者呈2~3条细窄条索样结构。左心耳与左上肺静脉交界处的心房壁向左房内的突起也应与血栓鉴别。

心房内自发性对比显像是由于红细胞聚集导致超声反射增强所发生的超声现象，常常与心房内附壁血栓有关，多见于心腔内血流速度缓慢的情况下，自发性超声对比显像显示为回旋云雾状回声，位于左房腔内或局限于左心耳内，由于其特征性运动方式和无明显的边界，故容易与信号噪声和心房内血栓相区别。应当注意，当检查发现存在轻度自发性对比显像时可适当增加增益以增强其回声强度，在经胸超声检查不能确定的左房内阴影，经食管超声心动图检查可在2/3的二尖瓣狭窄和1/3的二尖瓣置换术后患者中探及，在这些情况下，云

雾状阴影的存在与血栓栓塞的危险性增加有关。另外，自发性超声对比显像也可发生于房颤，没有二尖瓣疾患的患者和移植的心脏。

左心耳功能状态及血流速度与左心耳内血栓有关，在窦性心率状态时，左心耳具有收缩功能，其面积随心动周期而发生改变，应用彩色血流显像和脉冲多普勒超声可发现明显的左心耳充盈和排空，正常血流为双向形态，正向血流速度表示左心房收缩，左心耳排血功能与心电图p波一致，负向血流速度表示心室收缩期，左心耳血流充盈速度，其频谱形态与左上肺静脉的正常血流频谱形态存在明显差异，因此，脉冲式多普勒超声测量时容易区别二者。

2. 实时三维超声心动图

二尖瓣狭窄时，瓣膜形成一个漏斗状三维结构，最狭窄部位位于瓣尖处，因而二维超声心动图难以获取最窄的瓣口平面。近年来，实时三维超声心动图的应用可准确反映二尖瓣的立体结构与功能状态。研究已证实在二尖瓣狭窄行瓣膜置换术患者，三维超声测量的二尖瓣口面积与病理学实测值高度相关。目前图像采集一般可采取经胸和经食管两种途径，经食管超声心动图检查由于不受呼吸的影响，图像清晰度高且稳定，可从不同方向、角度观察心脏结构等优点，已成为最理想的重建三维超声心动图的途径。但经食管超声心动图仍属半创伤性方法，在部分患者中仍不能进行TEE检查，因而可采用经胸途径观察二尖瓣的立体形态结构。从左室长轴剖面图侧面观察二尖瓣的立体结构，从左室侧或左房侧观察二尖瓣短轴立体图像，并可从瓣环至瓣尖连续切割获取系列短轴图像，可显示最小的二尖瓣口短轴图像（图29-3-4，图29-3-5）。三维超声测量的二尖瓣口面积与多普勒压差半降时间法测量的瓣口面积高度相关，二维超声测量的二尖瓣口面积高估三维超声心动图的测值，原因是二维超声心动图不能显示二尖瓣最狭窄的瓣口面积。术前三维超声检查不仅可显示瓣膜形态结构、瓣口大小，还可对观察瓣膜功能改变，对于手术方式选择提供更多的信息。

作为术前常规超声检查的补充，经食道实时三维超声心动图还可通过二尖瓣定量分析（MVQ）软件测量多项二尖瓣的参数，包括瓣环、瓣叶面积/体积、瓣叶长度/角度、主动脉-二尖瓣

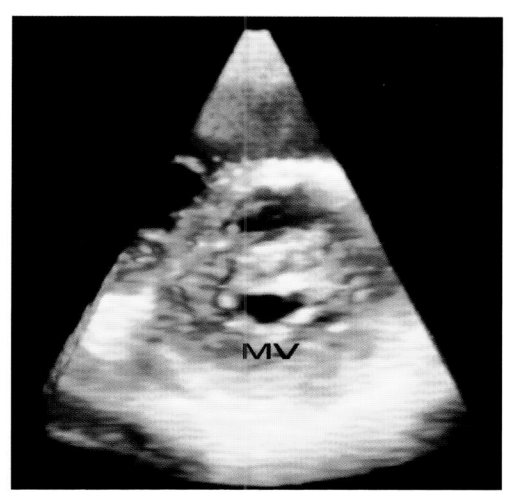

图 29-3-4　二尖瓣口短轴图像

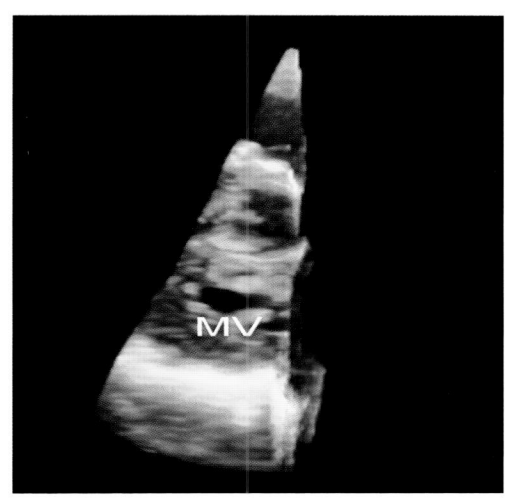

图 29-3-5　二尖瓣口短轴图像

的角度以及腱索长度的测量等。这对于外科瓣叶修复术及人工瓣的植入可提供详尽的术前信息，帮助外科医师确定人工瓣环的大小，并可准确的评估修复术的疗效。此外，风湿性心脏病瓣膜病变往往继发三尖瓣环扩张，从而导致功能性反流。三尖瓣瓣环直径的大小也是患者是否需要进行三尖瓣成形术的重要决定因素。但由于其本身形态比较复杂，对于瓣环径线的测量位点选择一直存在争议。经食道实时三维超声心动图可有效显示三尖瓣口的解剖学形态变化，从而指导测量最大瓣环位点。通常选用大动脉短轴切面采集图像，在此切面上可显示三尖瓣环扩张后的最大径线。

3. 术中超声心动图

目前，术中超声心动图已广泛应用于二尖瓣狭窄手术过程中，可以采用经食管或经心外膜途

径，在麻醉患者中，由于 TEE 检查并不增加患者的不适，心脏手术时不干扰手术操作及不增加手术视野的污染等优点，目前 TEE 是最常用的检查途径。在施行瓣膜手术的患者中，术中超声检查为15％～20％的患者提供了新的信息，主要因为术前检查存在可能的不足，术前与手术间隔时间造成了临床表现的改变。二尖瓣修复术较二尖瓣置换术能更好地保留心脏功能，体外循环前超声心动图检查可以确定或纠正或补充原来的诊断，以便补充原来的手术方式或制定新的手术方案。心脏复跳后，超声心动图检查可评价手术效果，观察修复后二尖瓣和人工二尖瓣功能状态，是否存在严重并发症，如发现人工瓣瓣周漏或严重中央型反流，可立即行体外循环手术，提高手术成功率。

4. 经皮二尖瓣球囊扩张术（PBMV）

（1）超声心动图在术前适应证选择中具有主要的作用，并不是所有的二尖瓣狭窄均适合球囊扩张术，保证球囊扩张术成功最主要的条件是瓣膜具有一定的柔顺性，另外，也与瓣膜厚度、瓣膜钙化程度及瓣下结构病变有关。有学者（表 29-3-1）将瓣膜活动度、厚度、钙化度和瓣下结构这四个部分根据病变程度积分并预测二尖瓣球囊扩张术治疗效果，结果显示，当积分＞11 时，PBMV 效果较差。虽然这一方法具有较大的临床应用价值，但其预测价值的可靠性尚未达到最令人满意的程度。由于超声检查可实时观察瓣膜的结构形态，目前超声心动图对于瓣膜形态的评价仍被广泛作为瓣膜成形术适应证选择的检查方法，并可用于判断二尖瓣狭窄的自然病史。另外选择PBMV 治疗时应注意是否存在二尖瓣反流，中、重度二尖瓣反流不适合 PBMV 治疗。近来经食道实时三维超声心动图可实时、准确、全面地反映二尖瓣瓣叶及其周围结构的立体形态与活动，从而能够全面的评估瓣膜病变的严重程度，以便确定有无行 PBMV 治疗的指征。并可通过 QLAB 瓣环的定量分析软件描记瓣环及瓣叶的立体结构，分析其在心动周期中的变化。

在二尖瓣球囊成形术前应用经食道超声心动图检查可确定左房内是否存在血栓。球囊成形术所用导丝及导管穿过房间隔时可使血栓脱落，经胸超声心动图常不宜发现多发性小的左房内血栓及左心耳内血栓。PBMV 术前应常规行 TEE 检查以及时检出和定位存在的血栓。

（2）引导 PBMV 术前超声心动图技术重要应用之一是引导房间隔穿刺以测量瓣环直径，帮助选择合适大小球囊，避免选择过大充气球囊导致二尖瓣反流。通过测量房间隔厚度可预测穿房间隔时的难易程度，术中行经胸或 TEE 检查，由于可显示心内结构，因而有助于确定房间隔穿刺部位。将导管置于二尖瓣口，采用这一方法可避免球囊导管顶端移动的盲目性，缩短扩张时间，防止损伤二尖瓣、腱索及乳头肌，防止穿破心脏引起心包填塞等。

近年来，心内超声心动图的临床应用可获取更为清晰的超声图像，定位更加准确，术中超声检查和 PBMV 可由同一操作者完成，减少了操作的复杂性，因而对于 PBMV 术中监测具有更大的应用价值。

表 29-3-1   二尖瓣狭窄病变超声心动图积分表

	0分	1分	2分	3分	4分
瓣叶动度	无异常	仅瓣尖活动受限，瓣体动度增强	瓣体中部和基底部动度正常	舒张期瓣叶前向运动主要来自基底部	舒张期瓣叶仅有轻度或无前向运动
瓣叶厚度	正常，<3mm	瓣叶厚度轻度增加（3～4mm）	瓣尖明显增厚（5～8mm），但瓣体中部正常	整个瓣叶均匀增厚（5～8mm）	整个瓣叶高度增厚（>8～10mm）
瓣下结构增厚	正常	仅瓣下局部轻度增厚	增厚延伸至腱索近端1/3	增厚延至腱索远端1/3	整个腱索广泛增厚挛缩并延至乳头肌
瓣叶钙化	无	单个部位的回声增强	瓣尖多个部位的回声增强	延至瓣体中部的回声增强	延至大部分瓣叶组织的广泛回声增强

注：最小积分 0 分，最大积分 16 分，积分越大瓣膜损害越严重，球囊成形术成功率越低，术后瓣口面积增大值越小。积分≤8 者球囊成形术成功率在 90% 以上，8～10 分者可行球囊扩张术但成功率明显降低。其中二尖瓣结构弥漫性钙化球囊扩张术疗效差，瓣膜联合处钙化比瓣叶钙化更易引起术后反流。球囊扩张术成功定义为：术中瓣口面积≥1.5cm²，瓣口面积至少增加 25%

（3）评价 PBMV 的疗效：超声心动图检查对于 PBMV 术后效果的评价亦具有很大的意义。一般以术后二尖瓣口面积比术前增加≥50% 和/或二尖瓣口面积≥1.5cm² 而无明显的二尖瓣反流（小于中度的二尖瓣关闭不全）是有效的标志。通过比较经皮球囊二尖瓣扩张术前后 Gorlin 公式、压差半降时间法和二维超声心动图测量的二尖瓣口面积，已有研究显示：PBMV 术后，二维超声心动图测量的二尖瓣口面积不受血流动力学改变的影响，测量的二尖瓣口面积可作为 PBMV 疗效的方法。也有研究指出，实时三维超声心动图评价 PBMV 前后二尖瓣口面积是可行的、准确的，为术后瓣口面积的随访提供了一种新的定量方法。

（4）检出 PBMV 术后并发症：PBMV 术后超声心动图检查可评价术后二尖瓣反流及房间隔穿孔的大小，及时发现手术并发症。术后二尖瓣反流可因腱索断裂、瓣叶撕裂、瓣叶交界处多处撕裂所致。正确判断 PBMV 术后二尖瓣反流的原因对术后进一步治疗具有重要的临床意义。许多研究发现 PBMV 术后约 90% 患者出现房间隔水平的分流，一般 6 月后仅存在 10%～20%，患者持续存在房间隔水平的左向右分流，一般 2mm 左右。

PBMV 术后超声心动图检查可及时发现心包填塞、心包积血、二尖瓣腱索断裂、二尖瓣叶脱垂等并发症。

（六）定量诊断（表 29-3-2）

1. 二尖瓣跨瓣压差的测量

应用连续波多普勒超声可测量通过二尖瓣口的射流速度，应用简化的 Bernoulli 方程 $\Delta P = 4V^2$ 可计算各种跨瓣压差。常用二尖瓣狭窄的最大瞬时压差、舒张末期瞬时压差和平均压差。由于前两种压差均为瞬时压差，与瓣口面积无固定关系，并且受血流动力学因素影响较大，因此并不是定量二尖瓣狭窄程度的理想指标，但由于最大跨瓣压差测量方法简单易行，故这一压差仍然是二尖瓣狭窄的常规测量指标。平均压差指舒张期二尖瓣口两端所有瞬时压差的平均值，反映了整个舒张期二尖瓣口两端的压力变化，和二尖瓣口面积呈反比关系，对于定量二尖瓣狭窄是一个十分可靠的指标。正常时，平均压差<0.665kPa（5mmHg），轻度瓣口狭窄时平均压差<0.665～13.3kPa（5～10mmHg），中度狭窄时，平均压差为 13.3～26.6kPa（10～20mmHg），重度狭窄时，平均压差大于 26.6kPa（20mmHg）。

表 29-3-2 二尖瓣狭窄严重程度评价方法

二尖瓣口分级	压差减半时间（ms）	二尖瓣口面积（cm²）	平均跨瓣压差（mm Hg）	舒张末期压差（mm Hg）
正常	30～60	4～6	<5	>0～2
轻度	90～150	1.5～2.0	5～10	2～6
中度	150～219	1.0～1.5	10～20	6～10
重度	>220	<1.0	>20	>10

2. 二尖瓣口面积的测量

二尖瓣口面积大小直接反映了二尖瓣狭窄的严重程度，超声心动图是无创性准确测定瓣口面积的方法。可采用二维超声、三维超声和多普勒超声测量瓣口面积。

（1）二维和三维超声直接测量瓣口面积：二维超声心动图可以从二尖瓣水平左室短轴切面直接测量瓣口面积，但测量时应该注意选择真正的二尖瓣口水平切面选择舒张早期二尖瓣口最大开放时的图像。在病理状态下，二尖瓣叶由于不均匀增厚、纤维化及钙化，瓣口形态不规则，也可产生回声失落，测量瓣口面积偏大。但许多研究证实，直接测量瓣口面积与手术及心导管测值有高度的相关性。三维超声通过对二尖瓣图像的切割，获取最小的瓣口面积提高测量的准确性。在测量时，应注意增益大小对瓣口面积测值的影响。当瓣下结构严重病变时，仅测量瓣口面积不能反映瓣下狭窄所致的血流动力学改变（图 29-3-6）。

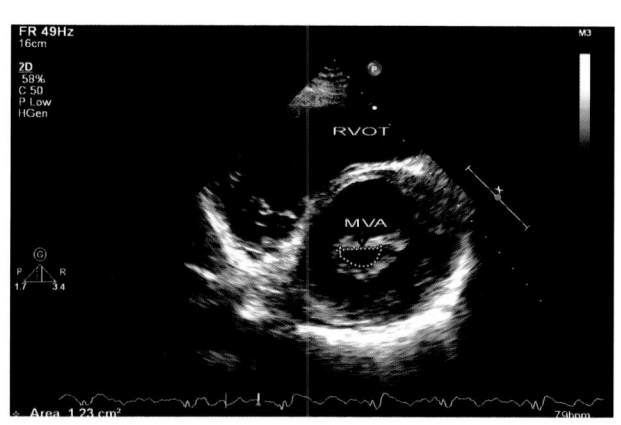

图 29-3-6 二维超声测量二尖瓣口面积

（2）压差半降时间法（PHT）：最早心导管研究发现，左房—左室舒张早期最大压差下降到一半所需时间与二尖瓣的狭窄程度成反比。1979年，Hatle 首先将这一发现应用于多普勒超声心动图，得出下列测量二尖瓣口有效面积的经验公

式：MVA（cm²）＝220/PHT，适用于单纯二尖瓣狭窄。此公式是根据自然瓣膜得出的经验公式，不能用于人工瓣膜的瓣口面积的计算，可直接采用压差减半时间评价人工瓣膜。

压差半降时间法估测二尖瓣狭窄程度重复性好，但其时间长短不但与瓣口面积有关，也受心率、二尖瓣口流量（Q）及跨瓣压差（PGmax）的影响，PHT＝C（常数）×Q/PGmax×MVA。当合并二尖瓣反流导致二尖瓣流量增加时，压差半降时间轻度延长，可低估实际瓣口面积；反之，心率增快时，压差半降时间轻度缩短，高估实际瓣口面积。当合并主动脉瓣狭窄或关闭不全时，由于左室舒张末压增高，二尖瓣跨瓣压差下降增快，压差半降时间缩短，可因此高估瓣口面积。另外在二尖瓣成形术后或球囊扩张术后的测值也不能准确反映瓣口面积。在应用这一方法时也应注意，二尖瓣口面积与压差半降时间是曲线相关，而非直线相关，狭窄程度越轻，这一方法准确性越低，而狭窄程度越重，这一方法的准确性越高。E 波下降肢呈曲线形态时，测量舒张期的斜率得出的压差半降时间较为准确。

尽管压差半降时间法具有一定的限制性，但由于其简便可行，具有较高的准确性，因此在临床上得到广泛的应用（图 29-3-7）。

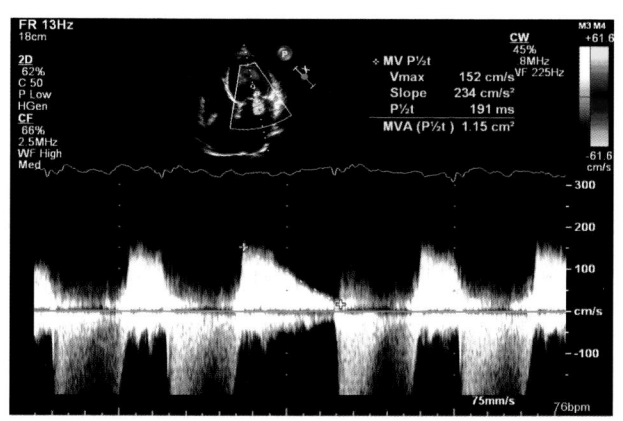

图 29-3-7 压差半降时间法测量二尖瓣口面积

（3）连续性方程法

根据连续方程的原理，在无瓣膜反流和心内分流的情况下，通过正常瓣口的血流量应该等于通过二尖瓣口的血流量。因此，如果已知正常主动脉瓣口的面积（AoA）和主动脉瓣口的血流速度积分（SVI），就可以得出主动脉瓣口的血流

量，将这一血流量除以二尖瓣口的舒张期流速积分（DVI）时，就可以得出二尖瓣口的面积（MVA），公式如下：MVA＝AoA・SVT/DVI。在计算时，首先利用二维超声技术在左室长轴切面测量主动脉根部直径（D），并计算主动脉瓣口面积，AoA＝π（D/2）2＝π/4・D2。然后利用脉冲波多普勒测量主动脉瓣血流频谱并描记得出收缩期速度积分。应用连续波多普勒测量二尖瓣狭窄的射流频谱并将速度曲线积分得出舒张期流速积分（DVI），代入上述测量公式，可计算出二尖瓣口面积。但当合并瓣膜反流时，该公式不再适用。张运等根据连续性方程的原理，应用二尖瓣口和二尖瓣环处的血流速度积分及二尖瓣环面积计算二尖瓣口面积。结果显示利用这一方法测量的二尖瓣口面积与外科手术的测值相关良好，且不受二尖瓣反流和其他瓣膜病变的影响。总之，连续方程法由于计算复杂，适用范围窄，因此临床应用较少。应用多普勒超声计算的二尖瓣口面积是对二尖瓣口的血流横截面积的测定，所测量的为有效瓣口面积而非解剖面积，故测值一般小于心导管测值。

（七）外科手术后超声检查

虽然经胸超声心动图对于人工瓣的形态及功能评价具有一定的临床价值，但由于人工瓣膜所产生的声束衰减及多重反射使远场结构不能清楚显示，使其应用受到限制。经食管超声心动图由于距离左房较近，避免了人工瓣的反射另外应用高频探头，增加了图像的频率，因此对于人工瓣的赘生物、瓣膜脓肿、血栓、瓣周漏及瓣膜反流的检出率明显增高，具有经胸超声心动图无可比拟的优点。

1. 形态观察

正常人工瓣包括瓣环和瓣叶两部分组成。人工机械瓣主要有球囊瓣和碟瓣，生物瓣有同种或异种生物组织仿造人体自然瓣结构制成，优点是不形成血栓，但耐受性差。

2. 血流动力学改变

人工瓣的正常血流方式，人工二尖瓣的种类不同其血流方式不同，常用的人工机械瓣正常多普勒血流特点如下：

（1）Bjork-Shiley瓣：于舒张期在左室流入道内可见起自于碟瓣和环架间的两束血流，分别来

自于主孔和次孔，根据植入瓣膜的方向不同，左室长轴切面可观察到主孔血流束偏向左室后壁或室间隔。

（2）Starr-Edward碟瓣：左室长轴切面可显示起自于碟瓣的两束血流，其方向分别指向室间隔和左室后壁，指向室间隔的血流束可导致左室流出道的血流紊乱，应与主动脉瓣关闭不全相鉴别。短轴切面观察可见血流呈放射状分布。

（3）Carpentier-Edward瓣：由于人工瓣开放方向与室间隔平行，血流束起自于瓣膜中心位置。但左房扩大时，人工瓣支架可突向室间隔，有时可导致流出道狭窄。

3. 人工瓣反流

正常生物瓣一般不存在反流，但在各种机械二尖瓣中常存在一定反流，其特点是反流持续时间很短，显示黯淡呈单色。经胸超声心动图由于人工瓣声影对二尖瓣反流束的掩盖，因此检出率较低。而经食管超声心动图可克服人工瓣对反流束的影响，其检出率可达100%。经胸超声心动图虽然不易显示左房内反流束，但收缩期瓣叶左房面出现彩色血流信号，常常是人工瓣反流的重要表现，根据人工瓣的类型不同，彩色血流信号可位于人工瓣中央或周边。

经食管超声心动图对于评价人工瓣反流具有非常重要的价值。Bjork-Shiley瓣：正常在瓣体和环架之间可存在轻度的反流，在左房内反流束一般分为两束。Carpentier-Edward瓣反流束一般为中央型。Starr-Edward碟瓣显示为起自于周边部多条反流束。正常人工瓣反流束的面积多小于2.0cm²。人工瓣出现异常部位反流时，如Carpentier-Edward瓣同时显示跨瓣反流和瓣周反流时，瓣周反流常提示人工瓣瓣周漏的存在。

4. 人工瓣狭窄

人工瓣狭窄的原因主要有生物瓣硬化和机械瓣的血栓形成。人工瓣血栓形成常导致瓣膜开放受限同时合并瓣膜反流。经食管超声心动图可清楚显示二尖瓣位人工瓣的形态、结构及功能，及时检出血栓及赘生物。

人工瓣狭窄可根据形态学观察、跨瓣压差测定及面积来评价。一般当人工瓣叶活动幅度减小提示人工瓣狭窄。正常人工二尖瓣存在一定跨瓣压差，不同人工瓣存在不同压差，因此应用简化伯努利方程存在一定困难。一般二尖瓣位人工瓣，

舒张期最大流速小于 2m/s，平均跨瓣压差＜8.0mm Hg，压差半降时间小于 200ms，有效瓣口面积≥1.8cm²。

人工二尖瓣功能评价应结合临床症状、心音图、超声心动图、多普勒超声综合判断。临床诊断二尖瓣位人工瓣狭窄敏感性为 90%，二尖瓣反流的敏感性为 98%，彩色多普勒对于鉴别人工瓣瓣膜反流和瓣周漏的准确性可达 100%。

5. 三维超声心动图在人工二尖瓣术后的应用

临床上判断瓣膜置换术预后的关键不仅在于能够全面准确诊断瓣膜疾病，以及手术的顺利实施，更重要的是术后经食管超声的即刻评估。受机械瓣声影干扰，经食道二维超声心动图有时亦难发现机械瓣膜的功能障碍。经食道实时三维超声心动图的检查主要是结合二维超声所见，对人工瓣膜架、瓣叶的活动性、瓣周组织等进行全面观察，以排除可能存在的瓣膜功能障碍。目前经食管三维和四维超声心动图的应用，对于评价二尖瓣位人工瓣的形态和功能提供了更为可靠的方法。主要价值在于：（1）由左房侧观察瓣口启闭情况：通过旋转重建图像的剖面，选择合适的方位观察人工瓣的正面立体结构、启闭情况及与周围结构的关系。清楚显示硬质及软质人工瓣环在心动周期中的动态变化，软质人工瓣环在心动周期中，可保持自然二尖瓣环大小和形态改变，保持二尖瓣环原有的非平面特征，并且左室基底部的收缩活动不受影响。相反，硬质人工二尖瓣环动态三维超声显示，心动周期中形态固定，人工瓣环大小无变化，呈平面结构，并且左室基底部僵硬，活动幅度受限。（2）从左房侧观察缝线环的结构：根据重建后的二尖瓣图像可为多普勒超声判断反流的起源部位提供空间解剖定位标志，以鉴别生理性反流和瓣周漏。（3）检出和鉴别并发症：这一技术的应用为人工瓣血栓、赘生物、脓肿的检出提供了直接的立体的形态学依据。经食管超声心动图对赘生物的检出率可达 80%，对脓肿检测的敏感性可达 87%，但应注意对人工瓣感染性心内膜炎诊断可能存在假阴性。人工瓣血栓形成主要见于机械瓣，少见于生物瓣，血栓可造成人工瓣狭窄，另外可引起栓塞。超声心动图常不易发现小的血栓及左室侧的血栓，而对于发现左房侧的血栓有较高的敏感性。

（八）临床价值

超声心动图对二尖瓣狭窄的诊断具有重要的价值，诊断正确率可达 100%。不仅可确定二尖瓣狭窄及狭窄的病因，还可与其他疾病相鉴别。利用二维超声心动图、多普勒超声及三维超声心动图可对二尖瓣狭窄程度做出定量诊断。目前超声心动图诊断二尖瓣狭窄优于 X 线检查及有创的心导管检查。

诊断程序：在检查中，先用超声心动图检查心脏形态、结构及瓣膜的病理改变，然后 M 型超声观察瓣叶活动幅度及速度，最后利用彩色多普勒和连续波多普勒，对二尖瓣狭窄的血流动力学进行评价，必要时可行三维及经食管超声心动图检查。

二、二尖瓣关闭不全

慢性风湿性二尖瓣关闭不全：约占风湿性瓣膜病的 34%，且多数合并二尖瓣狭窄，可由瓣膜组织纤维化、增厚、僵硬、缩短所致，心室收缩时二尖瓣叶不能闭合，和/或腱索、乳头肌的纤维化、粘连和缩短而牵拉二尖瓣叶引起二尖瓣关闭不全。

（一）病理和血流动力学改变

在二尖瓣关闭不全时，收缩期一部分血液从左室排入升主动脉，另一部分血液可反流至低压的左房，故二尖瓣反流造成左房血流量增加，但心室舒张期左房血流迅速排入左室，左房容量负荷即缓解，故心房可以缓慢扩大，压力逐渐升高。在左室舒张时，反流至左房的血液连同肺静脉回流至左房的血液一同流入左室。使二尖瓣口血流量增加，血流速度加快，左室前负荷增加，左室射血分数超过正常，有利于左室代偿。长期的严重的左室容量负荷增重，可使左室心肌功能衰竭，发生左室功能不全。严重二尖瓣关闭不全，左房压和肺静脉压明显升高，导致肺淤血，甚至急性肺水肿。慢性二尖瓣关闭不全左房左室可显著扩大而左心衰竭发生较晚，一旦发生左心功能不全，则病情严重发展迅速。

（二）超声检查

当临床拟诊为二尖瓣反流时，可首先行经胸

超声心动图检查，应用二维或 M 型超声心动图观察瓣膜、腱索、乳头肌的形态、结构，左室及左心房大小和功能状态，然后应用彩色多普勒和脉冲多普勒超声判断二尖瓣反流程度，测量反流量的大小。根据连续波多普勒超声测量左室功能和左房压力的高低。当经胸超声检查显示不清晰可选用经食管超声心动图进行检查。

1. 二维与 M 型超声心动图

风湿性心脏瓣膜病可见瓣叶及腱索增厚、缩短、钙化，合并二尖瓣狭窄时，舒张期瓣口开放幅度减小，单纯二尖瓣关闭不全或以关闭不全为主的病变舒张期瓣叶无明显受限。收缩期前后叶关闭时对合不良或瓣叶间有缝隙，在胸骨旁左室长轴切面和四腔切面，可显示二尖瓣关闭时对合欠佳。二尖瓣口短轴切面可显示瓣叶部分或全部瓣叶收缩期关闭有缝隙，可位于瓣叶交界处或瓣口中央。

左房、左室扩大是二尖瓣关闭不全时重要的继发性改变，具有辅助诊断与鉴别诊断意义。当左室功能处于代偿时，室间隔、左室壁和左房壁运动幅度增强，二尖瓣开放幅度增大，反映二尖瓣反流使左室容量负荷增重。

2. 彩色多普勒超声检查

在二尖瓣反流时，彩色多普勒超声检查具有高度的敏感性，主要表现为：

①左房内出现收缩期反流束，反流束起自于二尖瓣，延伸入左房，在二尖瓣环处，反流束较窄多呈偏心型，进入左房腔后增宽，增宽程度受反流程度的影响，反流程度越高反流束在左房内扩散范围越大。反流束的方向多数指向左房中部，部分反流束可指向升主动脉后壁或左房后壁，偏心性反流束多见于明显的二尖瓣前叶或后叶错位、对合不良。少数情况下，反流束沿二尖瓣环，走行至左房后壁，并发生方向转折，绕行至主动脉后壁，形成环形反流束。反流束可局限于二尖瓣环附近，也可止于左房中部或延伸至左房上后壁（图 29-3-8）。

②经胸前观察反流束方向背离探头，则主要显示为明亮的蓝色，反流速度超声彩色多普勒显示时出现频率失真，反流束显示为多色彩镶嵌的图形。

③多数反流束持续整个收缩期，M 型彩色多普勒血流显示，可显示二尖瓣反流束随时间变化

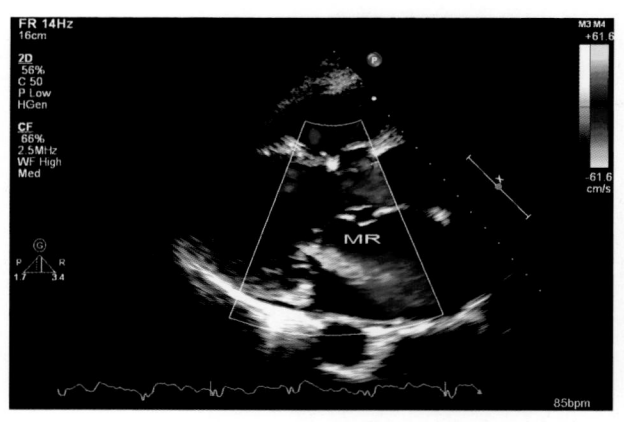

图 29-3-8　二尖瓣反流彩色多普勒超声图像

的过程。

在检测二尖瓣反流时，应注意从多个切面和多个方向仔细检查，因反流束本身是三维空间结构，二维超声彩色血流显示只能观察反流束在某一平面的分布，可能并不代表真正反流束的大小，如果只采用某一切面探测反流束有可能漏诊或不能正确做出进一步的诊断。而实时三维彩色超声血流显像则可全面，及时的显示异常反流束的起源及分布，为临床诊断提供更为准确而翔实的信息。

④其他血流异常：二尖瓣血流量增加，血流速度加快，舒张期血流显像范围增大，亮度增加，舒张期红色为主的血束中出现蓝色斑点。由于通过主动脉瓣收缩期的血流量减少，收缩期主动脉血流显色变暗。肺静脉血流异常，肺静脉血流收缩期流速减慢，显色暗淡或不显色。当大量二尖瓣反流时，肺静脉内出现收缩期蓝色反流束。当病变累及右心系统时，亦可产生三尖瓣反流（图 29-3-9）。

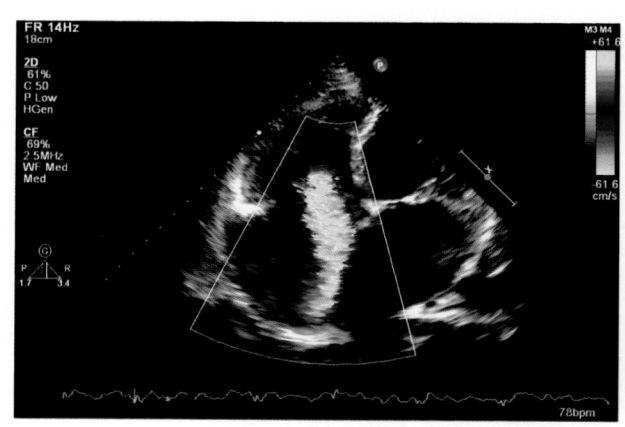

图 29-3-9　三尖瓣反流彩色多普勒超声图像

3. 频谱多普勒

（1）脉冲波式多普勒超声心动图

①脉冲式多普勒的取样容积置于二尖瓣环处，可探取收缩期高速的异常血流信号，起源于二尖瓣口并伸至左房内。由于二尖瓣的反流速度均超过脉冲式多普勒测量范围，因而出现频率失真。左房内出现湍流信号，将脉冲式多普勒的取样容积置于左房内进行多点探测可记录到收缩期的湍流信号，反流量越大，分布于左房内的湍流信号分布范围越广。

②肺静脉血流异常，在明显的二尖瓣反流时，由于收缩期左房内血流方向的逆转，肺静脉血流频谱中的正向 S 波消失，代之以负向的波形。D 波峰值增大。

③重度二尖瓣反流时，由于舒张期二尖瓣口血流量增多，将脉冲波多普勒的取样容积置于二尖瓣的心室侧，可探及二尖瓣舒张早期 E 波明显增高，而下降斜率正常或稍延长。

（2）连续式多普勒超声心动图

在心尖左室两腔及四腔心切面扫查，用连续式多普勒在左室流入道内扫查，可记录到收缩期负向、充填的反流频谱，绝大多数二尖瓣反流患者，反流占据全收缩期，在左室收缩功能减退时，因左室压力上升迟缓，因此频谱加速肢上升缓慢，收缩期左房压力迅速升高的患者，频谱减速提前，顶峰高尖并前移，加速时间短于减速时间，频谱轮廓近似于不对称的三角形。轻度二尖瓣反流时，频谱灰度暗淡，不能形成完整的频谱轮廓，重度反流时，反流信号增强，频谱灰度加深（图 29-3-10）。舒张期二尖瓣前向血流频谱 E 波峰值升高。主动脉血流量减少，峰值流速减小。

4. 鉴别诊断

生理性二尖瓣反流与病理性二尖瓣反流相鉴别：多普勒超声心动图的广泛应用，发现在部分正常人可检出二尖瓣的"反流"信号。生理性二尖瓣反流特点：①信号微弱：频谱图上表现为灰阶浅淡；②范围局限：反流信号多局限于二尖瓣环附近；③占时短暂：一般不超过收缩中期。而病理二尖瓣反流频谱多持续全收缩期，最大反流速度大于 4m/s。

（三）特殊超声检查

1. 经食管超声心动图检查

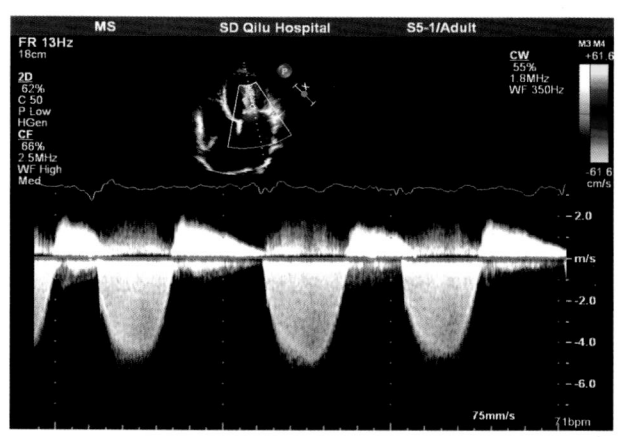

图 29-3-10 二尖瓣反流连续多普勒图像频谱

在大部分患者中，经胸超声心动图为临床提供了二尖瓣反流及严重程度的方法。由于二尖瓣和心房处于心脏的后方，与食管最近，当二尖瓣钙化或人工机械瓣置换术后，肺气肿、肥胖等情况下，经胸检查难以清楚显示二尖瓣及左心房，而经食管超声能够比经胸超声更敏感、准确地探测二尖瓣反流。在检查时，一般多采用四腔心与二腔心切面观，探测深度约在食管中下段部位即可清楚显示二尖瓣和左房。经食管超声检查，在二尖瓣反流时由于左室收缩血液经二尖瓣口反流至左心房，左房内出现对向探头的收缩期反流束，可为红色或五彩镶嵌图形，由于反流束距探头较近，经食管探测二尖瓣反流束的色彩强度、范围分布均较经胸探测更强及广泛，更能清晰显示反流束的方向，利用频谱多普勒能获取更清晰的二尖瓣反流时的肺静脉血流频谱。由于经食管超声显示二尖瓣结构优于经胸超声检查，在大部分经胸检测不明确其病因的患者，经食管超声则能明确反流病因及异常解剖部位，尤其对于并发细菌性心内膜炎二尖瓣赘生物、二尖瓣穿孔和脓肿等，将对临床治疗提供可靠的信息。经食道超声检查在某些正常人可发现轻度二尖瓣反流，其检出率高于经胸超声，应注意与病理性二尖瓣反流相鉴别。

2. 实时三维超声心动图

目前，常规超声心动图技术仅能观察二尖瓣和反流束的二维结构，对于其详细病变解剖形态，与周围相邻结构的关系，反流束的方式等，三维超声心动图可提供更多的信息，不仅有助于提高二尖瓣病变的诊断水平、心脏手术的监控以及经皮二尖瓣的介入治疗水准，还可指导并促使新的治疗手段的产生。目前常用采集途径为经食道和经胸超声检查。

（1）二尖瓣形态结构，二尖瓣反流患者，三维超声心动图能显示二尖瓣非平面的立体结构，于左房面或左室面多个角度，观察瓣膜的形态、厚度及瓣下结构，二尖瓣开放、关闭活动，由于三维超声心动图可更直观的显示二尖瓣形态、瓣下结构情况及与周围组织关系，明确病因，术前检查可为手术决策的选择提供更多的信息，术后能清晰显示修复二尖瓣或植入二尖瓣的立体形态，即刻评价手术效果。另外，通过二尖瓣定量分析软件（MVQ）对二尖瓣环及瓣叶的参数进行定量分析能帮助外科医师在术前了解二尖瓣整体的形态结构变化，尤其对二尖瓣瓣叶对合不良的部位及反流严重程度的判断更有助于手术方式的选择，亦有助于人工瓣环大小的选择。

（2）二尖瓣反流束的三维显像，二尖瓣反流时由于反流柱的空间分布不规则，单纯根据二维切面判断二尖瓣反流程度易产生误差。三维超声心动图可了解二尖瓣反流的立体形态，了解血流束的起止部位、轮廓、走行途径、方向及大小。研究显示二尖瓣反流患者左房内反流柱的容积与磁共振心血管造影测量的二尖瓣反流量呈正相关，可用于定量二尖瓣的反流程度（图29-3-11）。

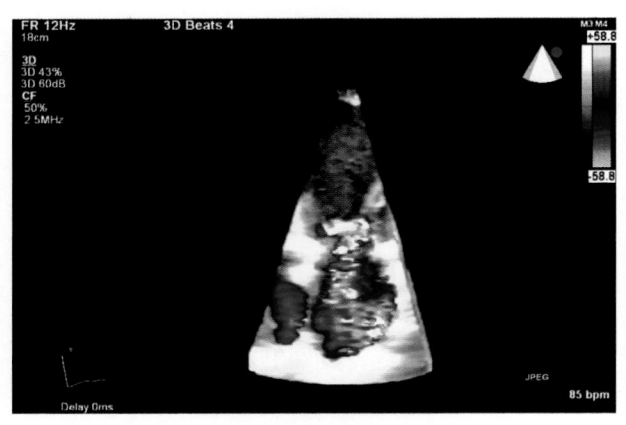

图29-3-11　二尖瓣反流三维彩色多普勒图像

（四）定量诊断

二尖瓣反流程度可根据多普勒超声脉冲波多普勒超声和连续波多普勒超声进行定量诊断。

1.二尖瓣反流量测定

（1）二尖瓣反流束的测量

利用彩色多普勒超声心动图技术可突出显示二尖瓣反流束在二维平面上的大小和形态，既往研究表明，彩色多普勒血流显像显示的反流束大小与心血管造影技术所显示的反流范围基本一致，但前者显示的是血流速度，后者显示的是血流容量。目前，研究通常应用心导管和心血管造影结果作为多普勒技术定量评价的对照标准。

①反流束长度：根据反流束的长度对二尖瓣反流进行分级，miyatake对左室X线造影确诊为二尖瓣反流患者进行了彩色多普勒超声检查，研究表明：轻度反流，反流束最大长度<15mm；中度反流：15～30mm；中重度反流：30～45mm；重度反流：反流束长度>45mm，两种技术测量的反流级数之间存在良好相关（相关系数0.83），但这一方法测量反流长度与反流压差有关，与反流量无明显关系，因而具有较大限制性。

②反流束面积法：既往研究表明反流束最大面积与二尖瓣关闭不全的程度有关，轻度反流：反流束最大面积<4cm²；中度反流：反流束最大面积为4～8cm²；重度反流时反流束面积>8cm²。这一方法测量的二尖瓣反流程度与左心造影分级法比较，敏感性和特异性分别在82%和75%以上。但这一方法仍受跨瓣压差和反流的面积、多普勒增益大小等因素影响，另外未考虑左房的大小。目前，常用方法是应用反流束面积与左房面积比值。评价二尖瓣反流程度，反流束面积与左房面积的最大比值与左室造影的反流分数存在良好的相关关系（$r=0.78$），轻度反流时，两者比值<20%，中度反流为20%～40%，重度反流>40%。由于反流束属三维空间分布，在应用彩色多普勒血流技术定量二尖瓣反流程度时，应从多个切面寻找最大反流束，并与同一切面的左房面积相比较。研究证实反流束最大面积法优于反流束的长度。

③反流束宽度：反流束宽度与反流程度无明显关系。

二尖瓣反流束测量时应注意：

①反流束大小受反流面积和跨瓣压差的影响，当反流束面积不变时，反流束反映了反流量的大小。

②二尖瓣反流量与反流持续时间有关，而二尖瓣反流束的大小仅测量收缩期瞬时反流束，不

能反映反流量的大小。

③当反流束呈多条射流束时，难以准确测量反流束的大小。

④二尖瓣反流，当反流束呈中心型时容易测量，离心性反流或指向心房壁时，血流扭曲，反流面积难以测量。彩色多普勒反流束的大小亦受多种影响，如增益、探测深度、探头频率和声束血流夹角等。尽管这一方法存在一定限制性，同左室造影一样仍属半定量的方法，但因其测量简单，在无创性检查方法，具有较高的准确性。因而成为临床上常用的测量方法。

经胸和经食管超声反流束测量大小不同，经食管超声因具有较高的敏感性，并不受梗阻的影响，因而测量反流束大于经胸测值（表 29-3-3）。Castello 认为经食管超声测量反流束大小时应测量最大的、明亮的五彩反流束，应用经胸超声心动图，应测量整个二尖瓣反流束，包括周围慢速暗淡血流。

表 29-3-3　彩色多普勒经胸和经食管评价二尖瓣反流严重程度

方　法	反流程度	经胸超声	经食管超声
反流束面积/左房面积	轻度	<20%	10%~28%
	中度	20%~40%	29%~54%
	重度	>40%	>55%
反流束面积	轻度	<4cm²	3cm²
	中度	4~8cm²	3~6cm²
	重度	>8cm²	>6cm²

（2）二尖瓣反流量和反流分数的测量

在二尖瓣反流时，舒张期通过二尖瓣口的血流量（MVF）代表全部心搏量，左室收缩时射入主动脉的血流量（AVF）为有效心搏量（ESV），全部心搏量等于有效心搏量和二尖瓣反流量（MRV）之和，则二尖瓣反流量可由全部心搏量减去有效心搏量而得出。因反流量随心搏量而发生变化，因此一般计算反流量与全部心搏量的比值即反流分数（RF）。计算公式如下：RF＝（MVF－AVF）/MVF＝1－AVF/MVF。可用脉冲波多普勒测量主动脉收缩期速度积分（SVI），根据二维超声心动图计算主动脉瓣环的直径（D）并进一步计算主动脉瓣环的面积（AOA）：AOA＝πD²/4。主动脉血流量 AVF＝AOA * SVI。

同样二尖瓣口血流量可由舒张期二尖瓣平面面积（CMA）和舒张期流速积分（DVI）得出：

MVF＝CMA * DVI。根据连续性方程原理：单纯二尖瓣反流时，主动脉血流量代表有效心搏量。二尖瓣血流量代表了全部心搏量。故 RF＝1－AVF/MVF。研究结果表明：多普勒计算的反流级数与左室造影高度相关（r＝0.82），轻度反流时，反流分数为 21%±30%，中度反流时，反流分数为 34%±4%，重度反流时，反流分数为 49%±13%。Rockey 采用相似方法计算二尖瓣反流分数，在测量时，将二尖瓣环的面积乘以流速积分，计算二尖瓣血流流量，并代替左室全部心搏量。结果显示多普勒超声和心导管的反流分数高度相关（r＝0.88）。Blumlein 等利用二维超声心动图，采用 Simpson 公式计算左室舒张末期容量和收缩末期容量，两者相减，计算左室全部心搏量，结果表明，多普勒技术和心导管技术及放射性核素技术测量的反流分数均高度相关（相关分数为 0.82 和 0.89）。三种技术不但具有相似的准确性，而且具有相似的重复性。多普勒超声测量二尖瓣反流分数时，要求正常瓣膜结构和血流状态，只能定量单个瓣膜反流，当瓣膜增厚血流发生紊乱，二尖瓣反流合并主动脉瓣反流时，则不能应用这一方法。目前超声技术对二尖瓣反流的定量诊断的突出问题是缺乏定量诊断瓣膜反流的金标准，因左室造影、心导管技术本身存在技术误差并受多种因素的影响。由于多普勒超声技术操作简单且无创伤，准确性较高，因而已广泛应用于临床。

2. 左室功能的评价

（1）左室压力最大上升速率：左室压力最大上升速率（dp/dtmax）是最早和最广泛应用的左室心肌收缩力指标之一，在心动同期中，心腔内压力每个瞬间都在发生变化，一般在主动脉瓣开放的一瞬间压力上升速度达到峰值即 dp/dtmax。由于 dp/dtmax 可敏感反映心肌收缩力的变化，故已广泛应用于评价左室收缩功能的动态变化和多种正性肌力药物的疗效。连续波多普勒测量的二尖瓣反流压差（PG）大小等于收缩期左室－左房间的压差，而这一压差加上左房压（LAP）即为左室压（P）。因此，dp/dt＝d（PG＋LAP）/dt，由于在等容量收缩期中，左房压随时间的变化率与左室压相比甚小可忽略不计。dp/dt≈dpG/dt。理论上左室压力上升速率可以通过测量主动脉瓣开放前二尖瓣反流压差上升速率加以估测，左室 dp/dtmax 可近似于 dpG/dtmax。Bar-giggia 等利用连续波多普勒测量了二尖瓣反流频谱，在反流频谱上升肢，首先确定 1m/s 和 3m/s 两个速度点，按照简化的柏努力方程，将两点间的速度转化为反流压差，计算压差差值即 $4 \times (3^2 - 1^2) = 32mg$ 及两点间时间（Δt），然后，计算单位时间内这一反流压差随时间的平均变化率（$\Delta PG/\Delta t = 32mg/\Delta t$），结果表明，二尖瓣反流患者中，连续波多普勒估测的左室压力最大上升速率与心导管同步测量的 dp/dtmax 高度相关（$r = 0.89$）。由于测量方法简便，因而可应用于评价二尖瓣反流时左室收缩功能，Newmam 等观察到应用多巴酚丁胺前后多普勒估测的 dpG/dtmax 与心导管测量的 dp/dtmax 存在高度相关关系（$r = 0.84$）。

（2）估测左房压力

在二尖瓣反流时，二尖瓣反流的跨瓣压差为左室收缩压（LVSP）与收缩期左房压（SLAP）之差。因此收缩期左房压应为左室收缩压与二尖瓣反流压差的压差。准确测量左室收缩压和二尖瓣反流压差是估测左房压的两个关键。在无左室流出道梗阻时，肱动脉收缩压均接近于左室收缩压，故可近似地将肱动脉收缩压（SBP）看作左室收缩压。在二尖瓣反流时，根据连续波多普勒测量二尖瓣反流频谱，利用简化的伯努利方程计算二尖瓣最大反流压差（ΔPG）与心导管测量的收缩期左室-左房间的最大瞬时压差高度一致。因此 $SLAP = LVSP - \Delta PG \approx SBP - \Delta PG$，当合并主动脉瓣狭窄时，左室收缩压高于主动脉收缩压，$LVSP = SBP + \Delta Pm$，ΔPm 主动脉狭窄瓣口的平均跨瓣压差，$SLAP = SBP + \Delta Pm - \Delta PG$。我们应用这一方法测量收缩期左房压与心导管测量的收缩期肺小动脉嵌顿高度相关（$r = 0.89$）。在应用这一方法时应注意可导致测量误差的因素：按照标准袖带方法测量肱动脉收缩压；在测量二尖反流最大速度时应尽量使声束方向与反流束方向相平行，如声束与射流夹角过大，则将低估最大反流速度和反流压差，结果将造成左房压的高估。在无左室流入道梗阻病变时，左房压反映前负荷，心功能减退时，左房压力增高。

（张 梅 徐铭俊）

参考文献

[1] 张运. 多普勒超声心动图学［M］.青岛：青岛出版社，1988：185-230.

[2] 周永昌，郭万学. 超声医学. 第3版.［M］.北京：科学技术文献出版社，1998：412-432.

[3] 李治安. 经食道超声心动图学［M］.北京：人民卫生出版社，1997：71-97.

[4] 王新秀，李治安. 彩色多普勒超声心动图［M］.北京：人民卫生出版社，1989：69-71.

[5] 吴雅峰，张桂珍. 实用心脏超声诊断学［M］.北京：中国医药科技出版社，1996：38-40.

[6] 张桂珍，等. 超声心动图在二尖瓣球囊成形术中的应用［J］.中国超声医学杂志，1993，9（5）：358.

[7] 吕清，等. 二尖瓣位人工瓣的四维经食管超声心动图显示［J］.中国超声医学杂志，1996，12（11）：7.

[8] 洪涛，等. 多平面经食管体元模型动态三维超声重建在二尖瓣修复中的应用［J］.中国超声医学杂志，1996，12（11）：11.

[9] 崔炜，等. 经皮球囊二尖瓣成形术前后三种计算二尖瓣口面积方法的比较［J］.中国循环杂志，1995，10（3）：155.

[10] 崔炜，等. 二维超声心动图心尖四腔切面估测瓣膜反流的价值［J］.中国超声医学杂志，1993，9（5）：361.

[11] 陈庆伟，等. 经胸动态三维超声心动图对二尖瓣狭窄患者瓣口面积的评价［J］.中国医学影像技术，1997，13（2）：107.

[12] 谢明星，等. 实时三维超声心动图测量二尖瓣狭窄瓣口面积的初步探讨［J］.中华超声影像学杂志，2006，15（12）：881-884.

[13] 唐红，蒲岷. 经食管实时三维超声心动图图谱［M］.北京：人民卫生出版社，2010：38-39.

[14] 张嬿，等. 实时三维超声心动图评价经皮球囊二尖瓣扩张术前后二尖瓣口面积的初步探讨［J］.中华超声影像学杂志，2006，15（2）：92-94.

[15] Panidis IP, et al. Normal and abnormal prosthetic valve function by Doppler echocardiography［J］. Am Heart J, 1987, 114：576.

[16] Feigenbaum H. Echocardiography. Philadephia, lea & Febiger 5th Edition, 1994：239.

[17] Wranne B, et al. Analysis of different methods of assessing the stenotic mitral valve area with emphasis on the pressure gradient half-time concept［J］. Am J Cardiol, 1990, 66：614.

[18] Nakatain S, et al. Acute reduction of mitral valve area after percutaneous balloon mitral valvuloplasty：Assessment with Doppler continuity equation method［J］. Am Heart J, 1991, 121：770.

[19] Thomas JD, et al. Inaccuracy of miral pressure half-time immediately after percutaneous mitral valvotomy［J］. Circulation, 1988, 78：780.

[20] Keren G, et al. Plumonary venous flow determined by

Doppler echocadiograhy in mitral stenosis [J]. Am J Cardiol, 1990, 65: 246.

[21] Marwick TH, et al. Assessment of the mitral valve splitability score by transthoracic and transesophageal echocardiography [J]. Am J Cardiol, 1991, 68: 1106.

[22] Vilacosta I, et al. Transesophageal echocardio graphic monitoring of percutaneous mitral balloon valvulotomy [J]. Am J Cardiol, 1992, 70: 1040.

[23] 吉川纯一. 临床心ェコー図图学 [M]. 东京：文光堂, 1994: 67.

[24] Jacobs JE, et al. Quantification of mitral regurgitation: A comparison of transesophageal echocardiography and contrast ventriculography [J]. Echo cardiography, 1992, 9: 145.

[25] Sadoshima J, et al. Evaluation of the severity of mitral regurgitation by transesophageal Doppler flow echocardiography [J]. Am Heart J, 1992, 123: 1245.

[26] Mimo R, et al. Quantification of mitral regurgitation: Comparison between transthoracic and transesophageal color Doppler flow mapping [J]. Echocardiography, 1991, 8: 619.

[27] Castello R, et al. Effect of mitral regurgitation on pulmonary venous velocities derived from transesophgeal echocardiography color-guided pulsed Doppler imaging [J]. J Am Coll Cardiol, 1991, 17: 1499.

[28] Klein Al. Transesophageal Doppler echocardiography of pulmonary venous flow: A new marker of mitral regugitation severity [J]. J Am Coll Cardiol, 1991, 18: 518.

[29] Veyrat C, et al. Quantification of left-side valvular stenosis by color Doppler imaging of jets [J]. Angiology, 1990, 41: 352.

[30] Miyatake K, et al. Semiquantitative grading of severity of mitral regurgitation by real-dimentional Doppler flow imaging technique [J]. J Am Coll Cardiol, 1986, 7 (1): 82.

[31] Bariggia GS, et al. A new method for estimating left ventricular dp/dt by continuous wave Doppler echocardiography: validation studies at catheterization [J]. Circulation, 1989, 80: 1287.

[32] Blumlein S, et al. Quantitation of mitral regurgitation by Doppler echocardiography [J]. Circulation, 1986, 14: 306.

[33] Alexander M, et al. Three-dimensional echocardiography for planning of mitral valve surgery: Current applicability [J]. Ann Thorac Surg, 2004, 78: 575-578.

[34] Thomas M, et al. Improved Assessment of Mitral Valve Stenosis by Volumetric Real-Time Three-Dimensional Echocardiography [J]. J Am Coll Cardiol, 2000, 36: 1355-1361.

[35] Sugeng L, et al. Use of real-time threedimensional transthoracic echocardiography in the evaluation of mitral valve disease [J]. J Am Soc Echocardiogr, 2006, 19: 413-421.

[36] Zamorano JL, Cordeiro P, Sugeng L, et al. Real-time threedimensional echocardiography for rheumatic mitral valve stenosis evaluation: an accurate and novel approach [J]. J Am Coll Cardiol, 2004, 43: 2091-2096.

[37] Xie MX, et al. Comparison of accuracy of mitral valve area in mitral stenosis by real-time three-dimensional echocardiography versus two-dimensional echocardiography versus Doppler pressure half-time [J]. Am J Cardiol, 2005, 95: 1496-1499.

[38] Jorge Solis, et al. Three-Dimensional Echocardiography. New Possibilities in Mitral Valve Assessment [J]. Revista Española de Cardiología (English Edition), 2009, 62 (2): 188-198.

三、主动脉瓣狭窄

风湿性主动脉瓣狭窄是由风湿病侵害主动脉瓣，导致瓣尖及交界处增厚，粘连，引起瓣膜狭窄。常合并二尖瓣狭窄，单独存在较少见。

（一）病理解剖

风湿病累及主动脉瓣时，主动脉瓣正常解剖结构被破坏，病变初期，受累瓣膜肿胀，瓣膜内出现黏液变性和纤维素样坏死，浆液渗出和炎细胞浸润，病变瓣膜表面，尤以瓣膜闭锁缘上形成单行排列、直径为 $1\sim2mm$ 灰白色半透明的疣状赘生物。病变后期，由于病变反复发作，引起纤维组织增生，导致瓣膜增厚、变硬、卷曲、短缩、瓣膜间互相粘连，主动脉瓣开口缩小，呈一小的三角形或圆形开口，形成狭窄，在主动脉瓣口狭窄的同时，往往合并瓣膜关闭不全。

（二）血流动力学

正常主动脉瓣口面积 $2.5\sim3.5cm^2$，当瓣口面积从正常面积减少至 $1.5\sim2.0cm^2$ 时几乎没有血流动力学障碍。一旦瓣口面积从正常面积的一半（$1.5\sim2.0cm^2$）降到正常瓣口面积的 1/4 时，则会出现严重的血流梗阻及进行性的左室压力负荷增加。由于左心室代偿能力较大，即使存在较明显的主动脉瓣狭窄，相当长的时间内患者可无明显症状，直至瓣口面积小于 $1cm^2$ 时，瓣口两端的压差明显升高，左室收缩压进一步上升，左室收缩做功明显增加，患者出现临床症状。但如果在主动脉瓣狭窄合并反流的情况下，中度的狭窄或反流病变患者可出现临床症状。

主动脉瓣狭窄时心脏的主要代偿机制是心室壁肥厚，主动脉瓣狭窄的成年患者在瓣口压差小于 100mm Hg 的情况下，心肌代偿性肥厚，收缩做功增加，可维持正常心输出量。主动脉瓣狭窄时亦存在左室舒张功能受损，原因是肥厚的心肌松弛受限、心腔顺应性减低，充盈阻力增加。肥厚心肌僵硬度增加，需要左房代偿性增强左室的充盈，以保证足量的每搏输出量，左室舒张末压上升，左房、肺静脉压力升高，临床上出现劳力性呼吸困难、心绞痛、晕厥，甚至休克。肥厚的左室也可使冠脉血流储备下降（即使冠脉无狭窄），后期左心代偿性失调，出现左心衰竭，进而引起肺淤血、右心衰竭和体循环淤血。

（三）超声心动图

1. 二维超声心动图

目前，主动脉瓣狭窄的定性诊断主要依靠二维超声心动图检查，二维超声可显示主动脉瓣狭窄时瓣叶的二维解剖结构的改变。通过实时观察主动脉瓣收缩期开放和舒张期的关闭，可以判断主动脉瓣是否狭窄。正常主动脉瓣瓣叶菲薄，光滑，收缩期充分开放，与主动脉壁平行贴壁。风湿性主动脉瓣瓣膜增厚，回声增强，常伴钙化、交界粘连，开放明显受限。

胸骨旁左心长轴切面：瓣叶回声呈不同程度的增厚或增强，瓣膜变形，活动僵硬，开口幅度明显减小，瓣叶对合点偏离瓣环中心位置，收缩期开放的瓣叶不与主动脉壁平行，不能紧贴主动脉壁（图 29-3-12）。左室壁对称性增厚，呈向心性，其厚度往往大于 13mm。病变晚期，左室失代偿，出现离心性左室增大。主动脉根部内径增宽，为狭窄后继发性改变（图 29-3-13）。

心底短轴切面：可直接观察冠状动脉窦数目及瓣叶有无融合。正常情况下，三瓣叶关闭线显示清楚，呈"Y"字形。风湿性主动脉瓣狭窄患者可见三个不同程度增厚的主动脉瓣瓣叶（图 29-3-14）。如图像清晰，可直接测量主动脉瓣口面积。舒张期关闭时正常"Y"形消失，重度狭窄时瓣叶结构严重破坏、变形，甚至难以观察瓣叶数目。

二维超声除观察主动脉瓣结构外，还要观察有无合并其他瓣膜病变，各房室大小及主肺动脉直径等。

2. M-型超声心动图

主动脉瓣 M 型曲线：正常主动脉瓣弹性良

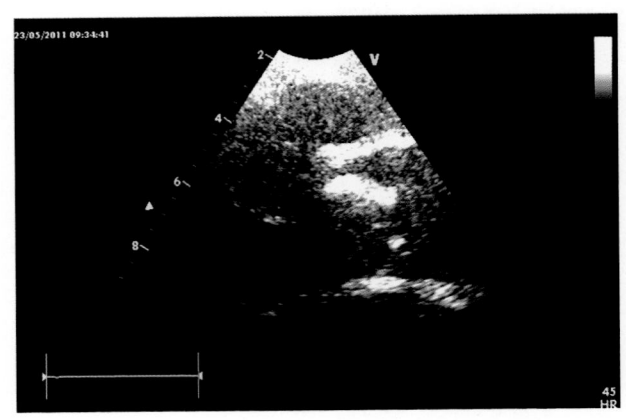

图 29-3-12 左室长轴切面：重度主动脉瓣狭窄，瓣膜增厚、钙化，开放受限

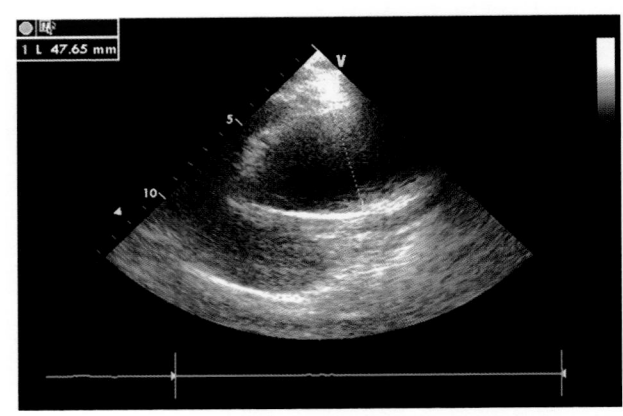

图 29-3-13 重度主动脉瓣狭窄，升主动脉扩张

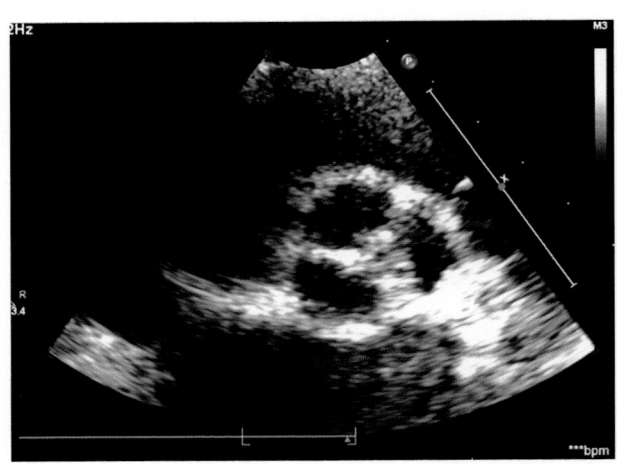

图 29-3-14 左室短轴切面，主动脉瓣为三叶瓣，回声增强、增厚

好，活动快速，其 M 型活动曲线呈"六边形盒状结构"。主动脉瓣狭窄时，由于瓣膜发生增厚，粘连，钙化等改变，主动脉瓣开放速度减小，多在

369cm/s±83.6cm/s，开放幅度小于 12mm。

主动脉根部 M 型曲线：正常主动脉瓣根部活动曲线柔顺，搏动自如，有 V、V′两个峰。V 峰较高，V′峰较低。主动脉瓣狭窄时由于左室排血受阻，且主动脉根部内壁增厚，主动脉瓣根部活动曲线柔顺性减低，有僵硬感。V 峰低平，V′峰显示不清或消失。

心室及室壁 M 型曲线：左心室因排出受阻，左室流出道增宽，多在 35mm 以上，EPSS 增大，左室壁对称性增厚，运动低平，左室后壁心内膜面上升支速度减慢，下降支速度加快。

3. 彩色多普勒血流显像

彩色多普勒血流显像能够清晰全面的观察主动脉瓣狭窄时射流束的起源、大小、分布和方向。左室流出道在主动脉瓣口近端加速形成五彩镶嵌的射流束；射流束的宽度与狭窄程度呈反比，狭窄程度越重，射流束越细。射流束进入升主动脉后逐渐增宽，呈喷射状，射流束在升主动脉内的方向可分为三种：射流束指向升主动脉管腔中央，在两侧管壁处形成折返涡流；射流束指向升主动脉前壁，沿后侧管壁形成折反涡流；射流束指向升主动脉后壁，沿前侧管壁形成折反涡流。

4. 频谱多普勒

频谱多普勒评价主动脉瓣狭窄最初是通过测量经狭窄瓣口的高速血流速度实现的。应用简化 Bernoulli 方程，计算瓣口两侧的峰值跨瓣压差。峰值血流速度发生在收缩中期，瓣口狭窄越重，峰值血流速度越向后移。进行多普勒检查时，应多部位，多声窗探查，尽可能使声束方向与狭窄瓣口高速射流方向平行，这样取得的测值会更为准确。

脉冲多普勒：主动脉瓣狭窄时，左室流出道的血流速度可减慢，为层流，在左室流出道可以记录到单峰窄带的血流频谱，其流速减低，峰值后移，狭窄程度越重，峰值后移越明显。将取样容积置于狭窄的主动脉瓣口可记录到双向充填的方形血流频谱。在升主动脉内，射流束的远端形成湍流，脉冲多普勒探及多个双向充填的低频血流信号。

连续多普勒：利用连续多普勒技术，于狭窄的主动脉瓣口记录到收缩期高速射流频谱。频谱形态为单峰曲线，上升支速度变慢，峰值后移。射血时间延长，狭窄越重，以上改变越明显。狭

窄程度越重，流速越高，但左心功能不全时，流速与狭窄程度不一定成正比。

主动脉瓣狭窄的定量主要应用多普勒测量进行评估，其中主要测量指标包括：

1）最大瞬时速度及最大瞬时压差（Peak instantaneous gradient）：收缩期主动脉瓣口两侧压力阶差的最大值，最大瞬时压差点相当于主动脉瓣口的最大速度点，将该速度点代入简化的 Bernoulli 方程（$\Delta P = 4V_{max}^2$）即可求出最大瞬时压差。最大瞬时压差只能反映收缩期某时相的压差，不能反映整个心动周期内主动脉瓣口两端的压力变化，与瓣口面积之间没有固定的关系，不能准确反映狭窄的程度（图 29-3-15、图 29-3-16）。

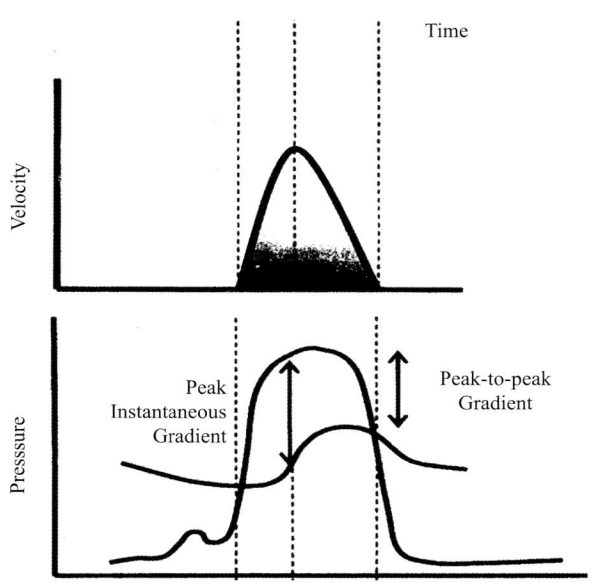

图 29-3-15 多普勒测量的狭窄主动脉瓣的跨瓣压差及速度的关系

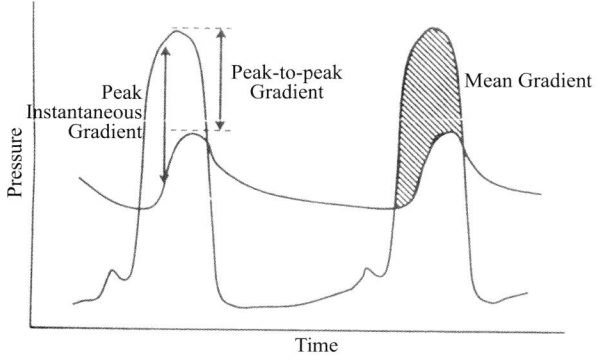

图 29-3-16 最大瞬时压差与平均压差之间的关系

2）平均压差（mean pressure gradient）：主动脉瓣口两侧所有瞬时压差的平均值，能够准确反映瓣口两端压力变化，现代超声仪设置有测量计算软件，测量时只需用电子游标勾画出主动脉瓣口血流频谱的轮廓，可以自动显示最大瞬时流速、平均速度、最大瞬时压差、平均压差等指标（图 29-3-17、图 29-3-18）。

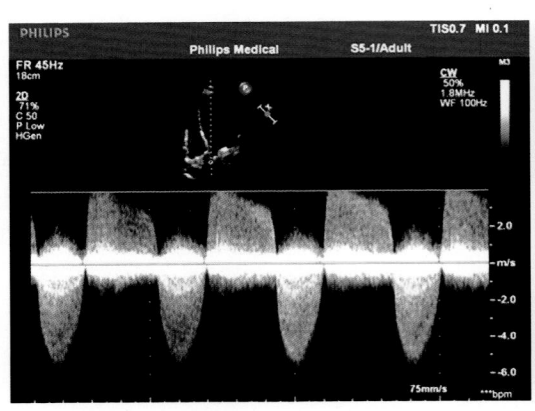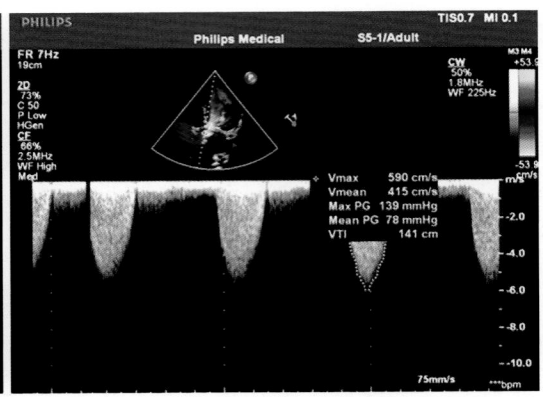

图 29-3-17、图 29-3-18　多普勒测量的重度主动脉瓣狭窄最大瞬时流速及最大跨瓣压差

主动脉瓣跨瓣压差是定量主动脉瓣狭窄的一项传统指标，然而这一指标的测量不仅存在着技术误差，而且一些因素可低估真实测值。包括：①图像质量差，没有记录到最大流速信号。②声束方向与高速血流方向不平行，低估跨瓣压差，夹角应小于 20°。③患者的心率、血压影响跨瓣压差，心律不齐的患者，不同心动周期测量主动脉瓣跨瓣压差误差较大。④左心功能不全患者，收缩期主动脉瓣口的血流速度受左心室收缩力下降的影响而减低，时使用跨瓣压差法容易低估主动脉瓣口狭窄程度。⑤合并二尖瓣重度狭窄的患者，由于左室容量减少，射向主动脉的血流量减少，也会造成瓣口狭窄程度的低估。但是，如果合并主动脉瓣中至重度关闭不全的患者，可使左室容量负荷增大，通过主动脉瓣口的血流量增多，瓣口流速增快，会造成瓣口狭窄程度的高估。

主动脉瓣狭窄合并二尖瓣反流时，容易将二尖瓣口反流频谱误认为主动脉瓣狭窄的高速血流频谱，两者在时相与空间位置上较接近，要细致甄别，二尖瓣反流起自等容收缩期，持续至等容舒张期，较主动脉瓣狭窄的高速血流束发生时间早，持续时间长。

3）主动脉瓣口面积（AVA）测量

主动脉瓣瓣口面积是判断主动脉瓣病变程度的重要依据。具体计算方法有多种，其中连续方程方法最常用，具体如下：

①连续方程：1985 年，Skjaerpe 等人选取主动脉瓣环和瓣口两个水平建立了连续性方程，发现根据这一方程计算的 AVA 与心导管测值高度相关。该方法的优点在于，它不仅适用于单纯性主动脉瓣狭窄，亦适用于主动脉瓣狭窄合并主动脉瓣反流的患者。基于质量守恒原理，通过左室流出道的血流量等于流经狭窄主动脉瓣口的血流量。两者的血流量均是管径或瓣口的横切面积与相应的血流速度积分的乘积。通过 Bernulli 方程公式可计算主动脉瓣口面积（图 29-3-19）：

$$AVA = CSA_{OT} \times VTI_{OT} / VTI_{AS}$$

AVA：主动脉瓣口面积；CSA_{OT}：左室流出道出口处面积，即主动脉瓣环下方的面积；VTI_{OT}：左室流出道出口处的血流速度积分；VTI_{AS}：经过主动脉瓣口的血流速度积分。

测量 VTI_{OT} 时用频谱多普勒测量，将脉冲多普勒的取样容积放置在狭窄瓣口的稍下方，因为该处仍为层流。用连续多普勒测量狭窄主动脉瓣口的 VTI_{AS}。

因为左室流出道出口与狭窄主动脉瓣口血流持续时间一致，因此，可用两部位的最大血流速度 V_{OT}、V_{AS} 分别代替 VTI_{OT}、VTI_{AS}，上述公式可以简化为：

$$AVA = CSA_{OT} \times V_{OT} / V_{AS}$$

在无分流或反流的情况下，通过主动脉瓣口的血流速度应与通过其他瓣口的血流量相等。设

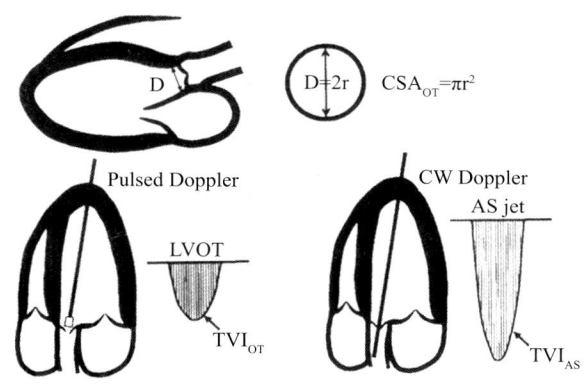

图 29-3-19　连续方程法测量瓣口面积

CMA 为二尖瓣口面积，VTImv 为舒张期通过二尖瓣口的血流速度积分，依据连续方程原理可推导出如下计算公式：

$$AVA \times VTI_{AS} = CMA \times VTI_{MV}$$

由此可推导：

$$AVA = CMA \times VTI_{MV} / VTI_{AS}$$

连续方程的准确性已在许多临床与实验研究中得到证实，对狭窄主动脉瓣口面积测量结果准确，可重复性强。有两个显著优点：A. 主动脉瓣反流时，反流血液增加心搏出量，从而导致主动脉瓣跨瓣压差增加，而连续方程的计算结果不受主动脉瓣反流的影响。B. 心功能低下时，主动脉瓣跨瓣压差的测量值受到显著影响，而连续方程无论心功能正常或低下，均能得到准确的测量结果。

应用经胸多普勒超声技术和连续性方程原理测量 AVA 需获得高质量的多普勒频谱和清晰的左室流出道的两维图像。该方法有一定的局限性：过大的多普勒声束射流夹角的存在，将导致 AVA 的高估；当主动脉瓣狭窄合并左室流出道明显肥厚时，流速常沿左室流出道逐渐升高，难以做到瓣环流速的准确定位测量；在主动脉瓣环明显钙化的患者，二维超声测量瓣环直径将产生误差。

②格林公式（Gorlin formula）：格林公式原用于心导管检查术中计算主动脉瓣口面积，用于频谱多普勒技术时，其公式演化为：

$$AVA = SV / 0.88 \times VP \times ET$$

SV 为搏出量，VP 为狭窄主动脉瓣口射流的最大血流速度，ET 为左室射血时间（亦为频谱持续时间）。

③主动脉瓣阻抗（Resistance）：是评价主动脉瓣狭窄相对独立的血流指标。研究表明主动脉瓣阻抗与主动脉瓣狭窄有良好的相关性，但未证实其准确性优于连续方程法。公式如下：

$$Resistance = (\Delta P\ mean / Q\ mean) \times 1\ 333$$

Q mean：经主动脉瓣口的平均流量。

④多巴酚丁胺负荷实验：在心功能明显减低的情况下，不能够测量到有意义的跨瓣压差，静脉滴注低级低剂量多巴酚丁胺（$5 \sim 10\mu g/kg \cdot min$）可以增加心输出量，有助于区分狭窄的程度。多巴酚丁胺负荷试验可鉴别是心肌本身病变还是瓣膜疾病引起的低压差，当心输出量增加时跨瓣压差相应增加，面积不变，说明瓣膜有明显病变。当心输出量增加而瓣口面积随之增加，表明心肌本身存在问题。另外，因为心功能低下时，轻、中度狭窄的主动脉瓣不能充分开放，类似重度狭窄，通过流量计算主动脉瓣口面积会产生误差，难以将重度瓣膜狭窄与轻、中度狭窄相区别，低剂量多巴酚丁胺实验有助于区分狭窄程度。

美国心脏协会修正指南根据左室-主动脉间平均压差、收缩期主动脉瓣口流速及主动脉瓣面积，将主动脉瓣狭窄分为轻、中、重度。详见表 29-3-4：

表 29-3-4　主动脉瓣狭窄程度修订指南

	峰值血流速度 (m/s)	平均压差 (mm Hg)	瓣口面积 (cm²)
轻度	<3.0	<25	>1.5
中度	3.0～4.0	25～40	1.0～1.5
重度	>4.0	40	<1.0

（引自 Bonow RO, et al. Circulation，2006，114：84-231）

5. 经食管超声心动图

经食管超声心动图能更为清晰的显示出狭窄主动脉瓣的解剖结构，探头在食道内由后向前近距离探测心脏，避免了胸壁及肺组织的阻挡，可清晰显示心脏两维结构，为 AVA 的直接测量提供了可能性。二维经食管超声探头位于食管中段，晶片角度大于45°时显示主动脉短轴切面，可观察瓣口的大小。

标准的主动脉瓣口平面应该显示瓣口开放时的最小孔径，图像切面和仪器的调节应做到以下要求：①短轴切面必须同时显示三个瓣叶。②利用彩色多普勒血流显像模式（彩色增益调节至最小）调节探头的深度和角度，以显示最小瓣口孔径和确定瓣口的边缘。③调节适当的增益条件，得到满意的二维图像显示完整的瓣口。增益过大时由于增厚的瓣叶边缘产生伪像，会低估瓣口面积，同时通过微调角度和探头深度可以帮助得到较满意的图像。④使用仪器上的电子描记测量器描记瓣口得到面积。

二维经食管超声的缺陷在于不能确定选择测量的孔径就是瓣口的最小孔径，或者说不能确保真正的瓣口最小孔径被显示。三维经食管超声心动图有望克服二维超声的不足之处。另外值得注意的是，瓣膜钙化明显时，二维图像会降低测量的准确性，在评价狭窄程度时要综合考虑二维和多普勒的检查结果。

6. 三维超声心动图

实时三维成像过程中，胸骨旁长轴切面方位与心底短轴切面方位是两个十分有价值的三维图像显示方位。从胸骨旁长轴切面方位从左至右观察，可明确无冠瓣与右冠瓣的立体解剖形态，空间位置及左室流出道、主动脉窦壁的相互关系。三维超声心动图不但可直观、简便地对主动脉狭窄做出定性诊断，还可对狭窄的瓣口进行更为准确的定量评估。

有学者运用实时三维超声心动图（RT3DE）计算主动脉瓣口面积的公式：

主动脉瓣口面积 = SV3D（cm³）/TV IAo（cm）

SV3D（cm³）即用三维法计算的每搏输出量，TV IAo 为多普勒方法得到的主动脉时间-速度积分。

RT3DE 在计算主动脉瓣口面积及对狭窄严重程度分级方面比多普勒连续方程和二维容积法更精确。虽然三维法稍微低估了主动脉瓣口面积，但临床应用中可忽略。

（四）鉴别诊断要点

1. 与引起主动脉瓣或左室流出道狭窄的先天性疾病鉴别：

先天性主动脉瓣瓣膜狭窄：主要表现为瓣叶数目的异常，有单瓣、二瓣、四瓣等，最常见的是二瓣畸形，多伴有瓣环的缩小，可出现瓣叶增厚、粘连等病变。如为二叶畸形，二维左室长轴可见主动脉瓣开放时呈圆拱状，开放幅度减小，大动脉短轴切面瓣叶呈左右或上下两叶，舒张期可见"一"字形关闭线，开放时呈鱼口状。

先天性主动脉瓣上狭窄：严重的主动脉瓣上狭窄可继发左室向心性肥厚和左室流出道血流加速，超声检查可以清楚显示升主动脉的局限性狭窄，主动脉瓣开放正常，彩色血流多普勒可以显示起源于升主动脉狭窄段的高速射流。

先天性主动脉瓣下狭窄：主动脉瓣下有一纤维隔膜或一较厚的纤维肌性环突入左室流出道，造成左室流出道的狭窄，由于长期高速射流的冲击，可致主动脉瓣增厚，但主动脉瓣口面积无缩小，二维超声扫查时应注意左室流出道有无膜样或肌性回声，彩色多普勒显示花色血流或血流加速点起自主动脉瓣下。

2. 梗阻性肥厚型心肌病

常以左室壁非对称性肥厚及二尖瓣前叶的前向运动为特征，可造成收缩中晚期左室流出道狭窄。容易与重度主动脉瓣狭窄合并室间隔基底段肥厚相混淆。肥厚型心肌病的室壁回声往往不均匀，呈毛玻璃样改变，运动幅度减低，血流加速点位于左室流出道，而非主动脉瓣口。且肥厚型心肌病多有家族史。

（五）诊断思维分析

单纯主动脉瓣狭窄病变患者具有典型的临床表现，急性风湿热或风湿活动发作前多有感染病史。查体心尖搏动呈抬举性，主动脉瓣区有收缩期震颤，听诊可闻及粗糙而响亮的喷射性收缩期吹风样杂音。二维、M型及多普勒超声心动图检查显示主动脉瓣增厚、交界粘连、开放受限、主动脉瓣上流速增快、左室肥厚、升主动脉增宽等，主动脉瓣上、下无膜样或肌性异常回声，可与其他原因引起的主动脉瓣或左室流出道狭窄相鉴别。尤其是多普勒技术在主动脉瓣口检出收缩期射流的特征性表现，可以做出明确诊断。测量和/或计算主动脉瓣血流最大跨瓣压差、平均跨瓣压差、主动脉瓣口面积可对主动脉瓣狭窄程度进行半定量分析。

（六）临床价值及存在问题

在主动脉瓣狭窄病程进展中，临床上可有一段相当长时间的无症状期。当跨瓣血流峰值速度大于 4.5m/s 时，最大瞬时压差超过 80mm Hg，瓣口面积已达到重度狭窄，多数学者倾向认为平均压差是判断狭窄程度的更好的指标，平均压差大于 40mm Hg 时，瓣口面积为重度。

峰值速度和平均压差与瓣口面积间的精确关系尚未明确，且轻、中、重度狭窄之间在超声心动图指标界限区分上存在一定交叉。

四、主动脉瓣关闭不全

风湿性主动脉瓣关闭不全（aortic valve regurgitation，AR）是后天获得性主动脉瓣关闭不全中最常见的病因，男性较多见，单纯风湿性主动脉瓣关闭不全较为少见，通常与主动脉瓣狭窄、二尖瓣狭窄合并存在。在慢性风湿性瓣膜病中，主动脉瓣病变约占 30%～40%，且多数合并有二尖瓣病变，约有 10%二尖瓣狭窄患者伴有严重风湿性主动脉瓣关闭不全。二尖瓣关闭不全合并主动脉瓣关闭不全是一相对常见组合，此时往往以主动脉瓣反流的临床表现为主。单纯的主动脉瓣关闭不全多为非风湿性疾病所致。

（一）病理解剖

风湿病累及主动脉瓣，主动脉瓣正常解剖结构被破坏，引起纤维组织增生，导致瓣膜增厚、变硬，瓣叶挛缩卷曲不能向中心靠拢致对合不全。同时瓣膜间互相粘连，主动脉瓣开口缩小，形成狭窄。

（二）血流动力学改变

主动脉瓣关闭不全的瓣口略呈三角形，舒张期可有大量的血液经关闭不全的瓣口反流入左心室导致左心室扩张，左心室扩张的程度与瓣膜反流程度及病程长短有关。长期的主动脉瓣反流会使主动脉瓣环扩大，主动脉根部因而扩大增粗，从而使反流进一步加重。一般主动脉瓣关闭不全合并狭窄的程度较轻，否则高心排血量通过狭窄的瓣口，对左心室将产生严重的负担。

由于左心室的代偿能力强，主动脉瓣关闭不全的患者通常在 10 年内逐渐发展，一旦发生左心失代偿，可出现急性左心功能衰竭，预后不佳。舒张期左心室与主动脉压差较大，由于有主动脉瓣关闭不全，左心室同时接受左心房和主动脉瓣反流的血液，左心室充盈过度，舒张期负荷加强，引起左心室代偿性扩张及肥厚，以较长期维持有效心排血量正常。由于主动脉压差大，舒张压低，可导致冠状动脉灌注减少，造成心肌供血不足。

（三）临床表现

通常情况下，主动脉瓣关闭不全患者在较长时间内无症状，即使重度主动脉瓣关闭不全者到出现明显的症状可长达 10～15 年；一旦发生心力衰竭，则进展迅速。主要临床症状为心悸、呼吸困难、胸痛，快速改变体位时可出现头晕或眩晕。主要体征为颜面较苍白，心浊音界向左下扩大，心尖搏动向左下移位，主动脉瓣区可触到收缩期震颤，心脏听诊主动脉瓣区舒张期杂音，为一高调递减型哈气样杂音，坐位前倾呼气末时明显。肺动脉高压和右心衰竭时，可见颈静脉怒张，肝脏肿大，下肢水肿。

（四）超声心动图

1. 二维超声心动图

二维超声心动图可以观察主动脉瓣叶受累情况及关闭裂隙，同时可评价左室腔的大小与心功能。

单纯性主动脉瓣关闭不全患者在左心长轴切面显示主动脉增宽，右冠瓣与无冠瓣对合不良，舒张期瓣膜闭合处可见裂隙。风湿性主动脉瓣关闭不全多合并有狭窄，此时见瓣膜增厚，回声增强，瓣口开放幅度减小，左室腔增大，室壁不同程度肥厚，代偿期室间隔运动幅度增强，失代偿期室壁运动幅度减弱。

大动脉短轴切面可以观察到主动脉瓣瓣叶活动情况，风湿性主动脉瓣关闭不全时，可见瓣叶边缘增厚变形，闭合线失去"Y"字形态，存在关闭裂隙，裂隙大小视瓣叶受损情况改变而有所不同（图 29-3-20）。风湿性病变累及三个瓣叶居多，亦可见一个和（或）两个瓣叶受累。

当主动脉瓣偏心性反流冲击二尖瓣前叶时，舒张期限制二尖瓣前叶开放，在二尖瓣短轴切面上，可见二尖瓣前叶内陷，内陷主要发生在二尖瓣前叶的中间部分，使二尖瓣短轴在舒张期呈"半月形"改变。心尖四腔心切面上可显示增大的左心室，左室壁增厚，左室质量增加，严重者收缩功能受损。

风湿性主动脉瓣关闭不全患者术前心功能判定尤为重要，在病程的早中期，扩大的左室仍保持其顺应性，保持舒张期左室压不明显上升。病

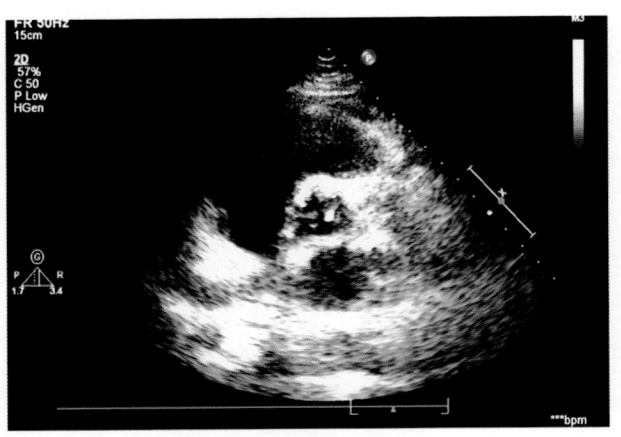

图 29-3-20 大动脉短轴切面显示主动脉瓣闭合线失去"Y"字形态，存在关闭裂隙

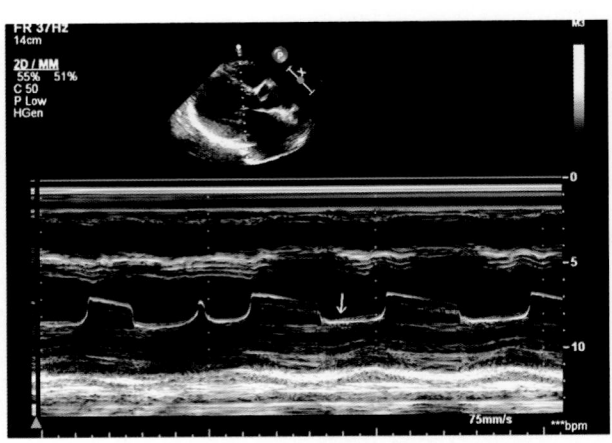

图 29-3-21 M 型超声显示二尖瓣前叶曲线细小震颤（箭头所指）

程晚期，左室腔明显增大，左室腔重构，心功能下降，舒张压升高。

2.M 型超声心动图

单纯主动脉瓣关闭不全患者，主动脉瓣开放速度增快，开放幅度可能增大。如合并有狭窄，则开放幅度减小，主动脉瓣关闭线高频震颤及双层关闭线。由于反流血液通过瓣口时对主动脉瓣的快速冲击，主动脉瓣关闭线可出现快速扑动现象。主动脉瓣反流导致收缩期左室心搏量增加，主动脉搏动增强，主动脉根部搏动曲线主波（V波）增高。

反流血液使左心室舒张期过度充盈，左心室代偿性增大，左室流出道增宽，呈现出左室容量负荷过重的表现。当以主动脉瓣右冠瓣病变为主时，常产生偏心性反流冲击二尖瓣前叶致二尖瓣前叶产生震颤（图 29-3-21）。反流血液冲击二尖瓣前叶还可导致相对性二尖瓣狭窄，产生 Austin-Flint 杂音。由于反流致左室容量增加，左、右两室的充盈与搏出量不等，在 M 型超声的心室波群上室间隔活动明显增强。

3.彩色血流多普勒

主动脉瓣关闭不全的彩色血流显示为左室流出道内舒张期反流信号，反流束起自主动脉瓣环，向左室流出道内延伸。视反流程度不同，反流束的大小与形态有明显不同。多数病变情况下，主动脉瓣的三瓣叶同时受损，反流束多起自主动脉瓣三瓣叶关闭线的中心，如病变主要累及右冠瓣，则反流束偏向二尖瓣前叶并冲击二尖瓣前叶（图 29-3-22）。在心底短轴切面上，彩色血流多普勒可更清楚显示反流束于瓣叶闭合线上的起源位置，

视瓣膜闭合不全的部位不同，有的反流束起自三瓣对合处的中心，有的则起自相邻两瓣叶的对合处。

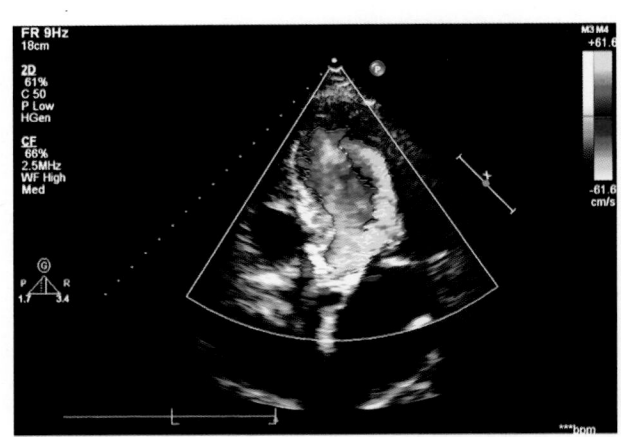

图 29-3-22 心尖五腔心切面显示主动脉瓣偏心性反流信号冲击二尖瓣前叶舒张期二尖瓣前叶开放受限

频谱多普勒显示舒张期主动脉瓣下湍流频谱，脉冲多普勒于左室流出道可探及从主动脉根部反流入左室的舒张期湍流频谱。

根据彩色多普勒对主动脉瓣的反流量进行半定量分析，是临床上超声评价主动脉瓣反流程度的常用方法之一，一般分为轻度、中度和重度（图 29-3-23～图 29-3-25）。需要注意的一点是要多切面动态观察以期客观评价反流程度。

常用的测量方法有四种：

1）长度测量法

测量反流束自主动脉瓣口至其在左室腔内的最

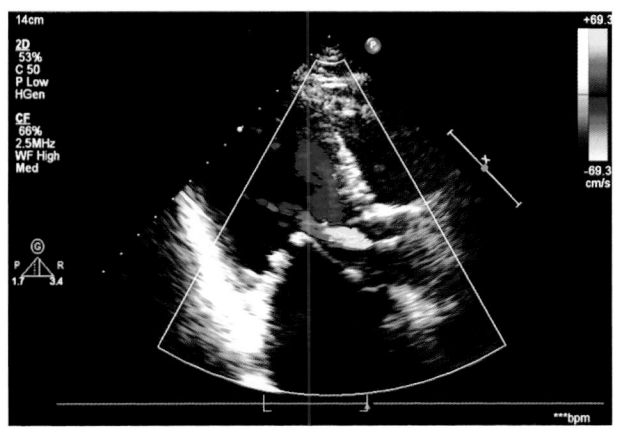

图 29-3-23　左室长轴切面显示主动脉瓣少量反流

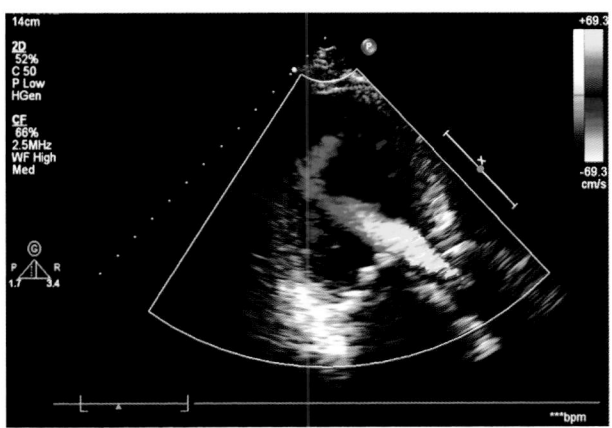

图 29-3-24　左室长轴切面显示主动脉瓣中度反流

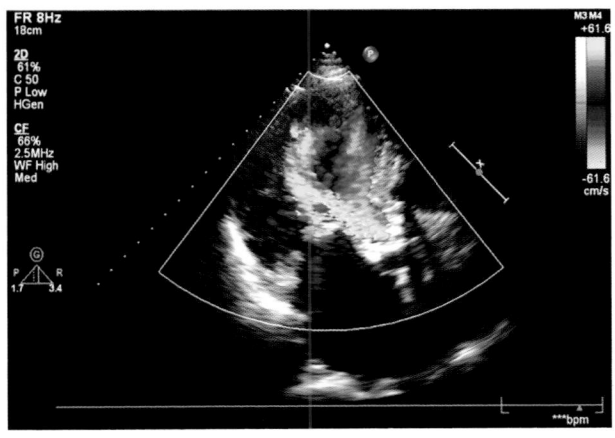

图 29-3-25　左室长轴切面显示主动脉瓣中度反流直达
左室心尖

大距离，局限于左室流出道者为轻度，反流束达到
二尖瓣瓣尖至左室乳头肌水平者为中度，超过乳头
肌水平，甚至达左室心尖者为重度。由于反流长度
主要与主动脉—左室之间压差有关，主动脉瓣反流

呈偏心性反流信号时，此种方法准确性稍差。

2）宽度测量法

测量反流束起始部的宽度即缩流颈宽度，目
前认为缩流颈宽度小于 3mm 为轻度反流，介于
3～6mm 为中度反流，大于 6mm 为重度反流。研
究表明，主动脉瓣反流束缩流颈宽度与主动脉瓣
关闭不全程度相关性最好。

3）面积测量法

测量反流束长轴的最大面积估测反流程度，
此种方法对于偏心性主动脉瓣反流程度的估测依
然存在一定误差。

4）比例测量法

常用的方法有两种：一是测量反流束最大宽
度与左室流出道宽度的比值，反流束宽度所占左
室流出道内径的比例越大，则表明反流程度越严
重，小于 30％时为少量反流，30％～60％为中等
量反流，大于 60％为大量反流；另一种方法是测
量反流束横切面积与左室流出道横切面积的比值。
但当心腔扩大心功能减退时会造成对反流程度的
低估。

5）压差减半时间（PHT）法

主动脉瓣反流的 PHT 与主动脉瓣的反流程度
呈反比，反流的 PHT 值越大反流的程度越轻，反
流的 PHT 值越小反流的程度越重。一般来说，大
于 400ms 为轻度反流，400～250ms 为中度反流，
小于 250ms 为重度反流。

4. 经食管超声心动图

经食管超声心动图能够清晰显示主动脉瓣的
瓣叶数目、瓣叶形态及病变程度，尤其是对于声
窗欠佳，经胸超声心动图图像欠清晰的患者，进
行经食管超声心动图是非常有必要的，能够对经
胸超声心动图起到补充及明确诊断的作用。同时
心脏外科术前术中行经食管超声心动图检查，能
够更准确的评估瓣膜病变情况，指导术式选择，
并评价术后疗效。

经食管中段大动脉短轴切面及主动脉长轴切
面观察，主动脉瓣叶增厚，回声增强，关闭可见
裂隙，如瓣叶局部脱向左室流出道侧，提示合并
瓣叶脱垂；如合并瓣叶狭窄，可见瓣叶交界粘连，
开发幅度减低等表现。彩色血流多普勒显示起自
主动脉瓣口的花彩反流信号，向左室流出道及左
室内延伸。合并主动脉右冠瓣脱垂时，反流束沿
二尖瓣前叶走行。

经食管超声心动图由于探头距心脏较近，图像清晰，能够对主动脉瓣关闭裂隙及反流束缩流颈宽度进行准确的测量和评估，但是由于切面受限，反流束长度可能显示不完全，造成反流程度的低估。

（五）鉴别诊断要点

风湿性主动脉瓣关闭不全需要与其他原因引起的主动脉瓣关闭不全相鉴别。如主动脉瓣脱垂、主动脉瓣赘生物、升主动脉瘤等。

1. 主动脉瓣脱垂

患者无典型风湿热病史，不合并其他风湿性瓣膜病，超声表现为脱垂瓣叶冗长，纤细，无明显增厚钙化表现，一般情况下不合并主动脉瓣狭窄，彩色血流多普勒显示反流束呈偏心性走行，多沿脱垂瓣叶对侧走行。

2. 主动脉瓣赘生物

患者多有持续发热病史，有感染性心内膜炎的高危因素，比如先天性心脏病、拔牙等病史，典型超声表现为瓣叶左室侧可见大小不一的条形或团块状偏低回声，结构松散，随瓣叶摆动幅度较大，部分患者可见主动脉瓣体回声中断，提示可能合并瓣叶穿孔。彩色血流多普勒显示反流束起自瓣叶关闭裂隙处，部分合并穿孔者，主动脉瓣反流信号起自瓣体处。而风湿性主动脉瓣病变，除有典型病史及合并其他瓣膜风湿改变外，其瓣叶以增厚为主，部分患者瓣叶表面可见圆形强回声团块（风湿结节），但是位置相对较固定，不随瓣叶明显摆动，甚至合并主动脉瓣狭窄时可见主动脉瓣开放受限。综合以上几点即可鉴别。

3. 升主动脉夹层动脉瘤

升主动脉夹层动脉瘤导致主动脉瓣关闭不全的原因有二，一为主动脉瓣环扩张所致，二为夹层剥脱内膜累及主动脉瓣，反流一般为中心性反流信号。主动脉瓣环、窦部及升主动脉均有不同程度扩张，其内可见剥脱内膜回声，将主动脉分为真假两腔。而风湿性主动脉瓣关闭不全合并或不合并主动脉瓣狭窄者，升主动脉内径增宽，主动脉瓣环及窦部可正常或轻度增宽，主动脉腔内未见异常回声。

（六）诊断思维分析

单纯主动脉瓣关闭不全患者临床表现不明显，

部分可追问到急性风湿热或风湿活动病史，多数风湿性主动脉瓣关闭不全合并主动脉瓣狭窄和二尖瓣狭窄，故会有相应的临床表现。查体心界向左下扩大，心尖搏动向左下移位，主动脉瓣区可触到收缩期震颤，心脏听诊主动脉瓣区舒张期杂音。经胸及经食管超声心动图检查显示主动脉瓣增厚、回声增强，瓣口开放幅度减小，左室腔增大，室壁不同程度肥厚，室壁运动幅度增强或正常或减弱。排除其他原因所致主动脉瓣关闭不全，如主动脉瓣脱垂、主动脉瓣赘生物、升主动脉瘤等。应用彩色多普勒技术显示舒张期主动脉瓣口不同程度，不同方向的反流信号，即可做出明确诊断。综合考虑瓣膜反流定量及心室腔变化可对主动脉瓣关闭不全程度进行分级。

考虑为轻度主动脉瓣关闭不全：

1. 主动脉瓣反流缩流颈宽度小于 3mm；
2. 反流束长度未达二尖瓣水平；
3. 反流频谱压力减半时间（PHT）大于 400ms；
4. 左室腔内径正常大小。

考虑为重度主动脉瓣关闭不全：

1. 主动脉瓣反流缩流颈宽度大于 6mm；
2. 反流束长度超过乳头肌水平，甚至达左室心尖；
3. 反流频谱压力减半时间（PHT）小于 250ms；
4. 左心内径增大。

（七）临床价值及存在问题

对于风湿性主动脉瓣关闭不全患者，准确评价病变程度尤为重要，超声定量及左心内径的测量是临床医生如何选择手术方式的重要参考依据。

五、三尖瓣关闭不全

三尖瓣关闭不全（tricuspid regurgitation，TR），是由三尖瓣的器质性病变或功能性病变导致。功能性关闭不全最为常见，其瓣叶结构基本正常，由于右室扩大、三尖瓣环扩张，瓣叶被腱索牵拉入右心室腔而不能在房室环平面完全对合，引起瓣膜反流。多见于有肺动脉高压和右心室高压性心脏病，如重度风湿性心脏病二尖瓣狭窄和（或）关闭不全、右室心肌梗死、艾森曼格综合征、肺心病等；也可见于先天性心脏病，如房间隔缺损、肺动脉瓣狭窄、原发性肺动脉高压等。

器质性三尖瓣关闭不全绝大多数是三尖瓣风湿性心瓣膜病变的结果。

（一）血流动力学

三尖瓣关闭不全时，收缩期部分血液由右心室反流入右心房，使右心房的容量负荷和压力增加，右心房压力中度升高，可使腔静脉回流发生障碍，从而体循环淤血。功能性三尖瓣关闭不全时，瓣叶本身并无明显病变，瓣环因右心室收缩压升高、右室扩大而产生继发性扩张，加重右心负荷，可导致右心衰竭。功能性三尖瓣关闭不全与肺动脉和右心室压力升高的程度密切相关，压力的下降能使三尖瓣关闭不全减轻，甚至消失，故二尖瓣病变纠正后肺动脉压的减轻，也可部分改善三尖瓣关闭不全。而器质性三尖瓣关闭不全的程度取决于瓣膜本身的病变还受到伴有二尖瓣疾病和肺动脉高压双重因素的影响。

（二）临床表现

轻度三尖瓣关闭不全常无特异性症状，严重三尖瓣关闭不全由于静脉回流受阻，常有气短、纳差、腹胀和下肢水肿等表现。

（三）超声心动图

1. 二维超声心动图

三尖瓣活动幅度增大，收缩期瓣叶不能完全合拢，有时可见对合裂隙。风湿性心脏病所致者可见瓣叶增厚，回声增强，收缩期瓣叶对合不拢，可见关闭裂隙。瓣膜脱垂时可见关闭点超过三尖瓣瓣环连线水平。右房、右室及三尖瓣环可见扩张，下腔静脉及肝静脉可见增宽。

2. M 型超声心动图（图 29-3-26）

风湿性三尖瓣病变的 M 型曲线表现为三尖瓣 E 峰幅度增大，开放与关闭速度增快。右房室内径增大。合并肺动脉高压时可见肺动脉瓣 M 型曲线 a 波消失，收缩期呈 W 形曲线。下腔静脉可因血液反流而增宽，塌陷指数减低，严重时可见收缩期扩张现象。

3. 彩色多普勒血流显像

三尖瓣关闭不全时，彩色多普勒血流显像显示，收缩期右心房内可见源于三尖瓣口的反流束，延伸入右房腔，多数反流束沿右房中部走行。三

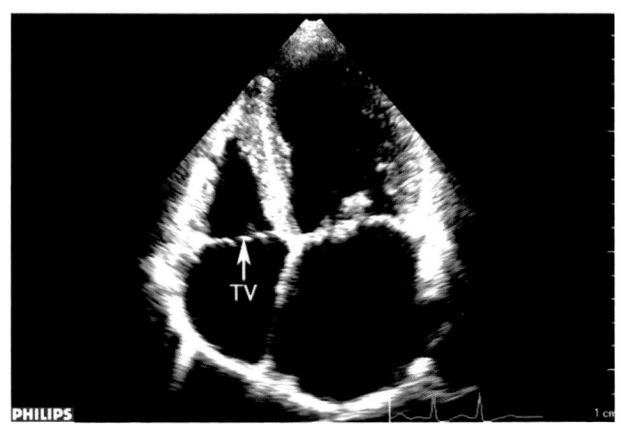

图 29-3-26　心尖四腔心切面显示三尖瓣叶及瓣环

尖瓣脱垂时，反流束起源于瓣叶对合不良处，沿对侧瓣膜方向偏心走行。在大多数患者，反流束存在于整个收缩期，但在三尖瓣脱垂的患者，反流束可能仅见于收缩中期和晚期。

在肺动脉压正常或右心衰竭者，反流束主要显示蓝色为主色调，着色明亮，中央可出现红色斑点或斑块混叠为红色。在肺动脉高压且右心室收缩功能良好者，反流速度较快而呈多彩镶嵌的收缩期湍流。严重的三尖瓣反流，收缩期流入右房的血流可逆流入上、下腔静脉。同时，在反流量较大时，右房于舒张期血流流速加快，致使呈现为明亮的蓝色并有彩色倒错的频谱图。

三尖瓣反流的定量诊断评价标准基本同二尖瓣反流（表 29-3-5，图 29-3-27，图 29-3-28）。

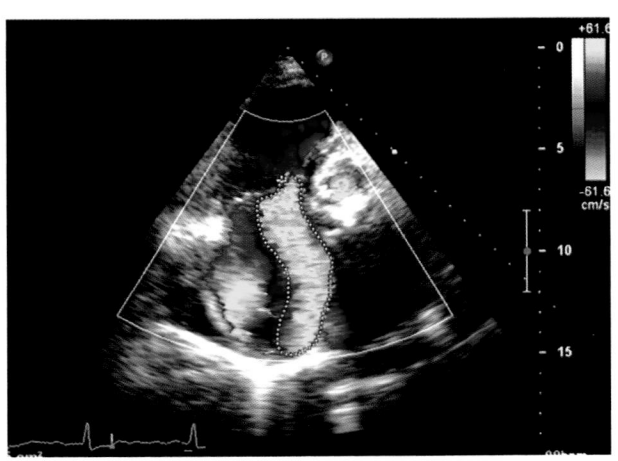

图 29-3-27　大量的三尖瓣反流

表 29-3-5　三尖瓣反流程度的半定量判断

反流程度	反流束长度 （cm）	反流束面积 （cm²）	反流束面积/右房面积 （%）
I	<1.4	<2	<20
II	1.4~2.9	2~3.9	20~40
III	3.0~4.5	4.0~10.0	>40
IV	>4.5	>10.0	—

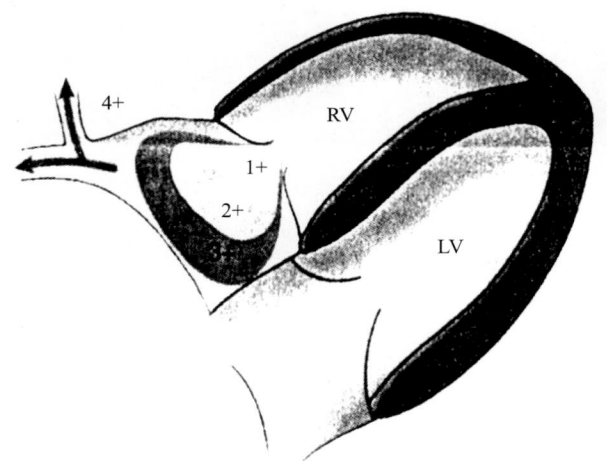

1. 反流信号局限于三尖瓣口右房侧，范围较小，属生理性反流；2. 三尖瓣轻度反流，收缩期反流可达右房中部；3. 三尖瓣重度反流，右房扩大，收缩期反流信号达右房底部，范围较大；4. 三尖瓣反流信号除达右房顶部之外，还进入下腔静脉，显示反流更为严重

图 29-3-28　三尖瓣反流分级

4. 频谱多普勒（图 29-3-29）

采用连续多普勒，三尖瓣反流的频谱呈负向单峰的波形。在右房室压力升高时，由于整个收缩期右室和右房之间存在较高的压力阶差，故此频谱的加速支和减速支均陡直，峰顶圆钝，波形轮廓对称。

在无肺动脉狭窄和右室流出道狭窄的情况下，右心室收缩压（RVSP）几乎等于肺动脉收缩压（PASP），RVSP 可以使用以下公式计算：

$$PASP=RVSP=PG_{TR}+RAP$$

RVSP，右心室收缩压；PASP，肺动脉收缩压；RAP，右房压。

PG_{TR} 为应用连续多普勒测得的收缩期三尖瓣反流最大压差。RAP 为右房压，可以根据右心房大小、三尖瓣反流情况及下腔静脉内径等估测。

1）右房内径正常范围，三尖瓣少量反流信号，下腔静脉内径＜18mm 时，右房压约为 5mm Hg；

2）右房内径轻度增大，三尖瓣中量反流信号，下腔静脉内径＞18mm 时，右房压约为 10mm Hg；

3）右房明显增大，三尖瓣大量反流信号，下腔静脉内径＞18mm，且塌陷指数减低（＜50%）时，右房压约为 15mm Hg。

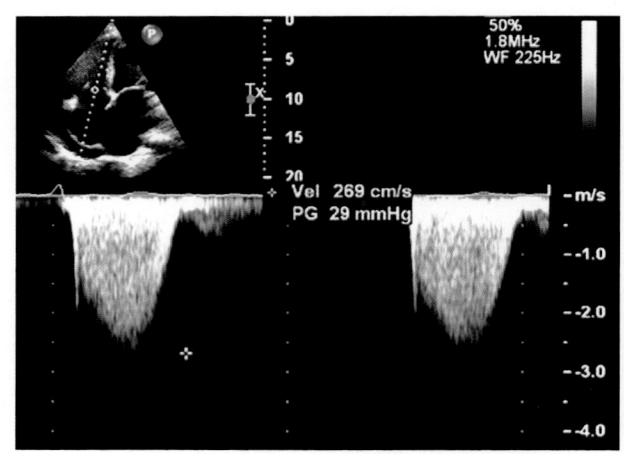

图 29-3-29　三尖瓣反流频谱

5. 经食管超声心动图（图 29-3-30）

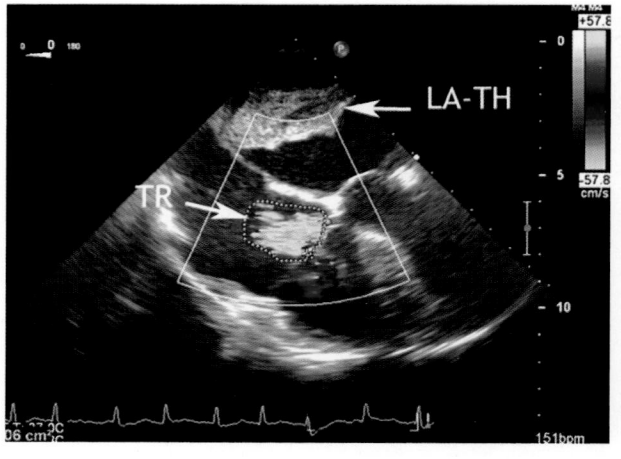

TR：三尖瓣反流，LA-TH：左房血栓

图 29-3-30　经食道超声心动图显示三尖瓣反流

经食管二维超声心动图能否清晰显示三尖瓣瓣叶情况，其他瓣膜病变情况以及双侧心房内有无血栓等异常回声。有助于与其他原因所致三尖瓣关闭不全相鉴别。在四腔心切面可见右房、右室扩大，三尖瓣活动幅度增大，关闭与开放的速度增快。彩色血流多普勒及反流频谱的特征与经胸多普勒超声检查者相似，不同的仅是彩色血流

的颜色及频谱的方向。

6. 三维超声心动图

应用经胸及经食管实时三维超声心动图对右心及三尖瓣环、瓣叶及瓣下结构的立体结构进行研究，发现在右心衰竭或慢性右室扩张时三尖瓣环呈倾斜角度向侧方扩张，几何形态与正常三尖瓣有显著差异。

（四）临床价值

对于三尖瓣关闭不全的超声诊断，不仅能对患者的三尖瓣本身的病变性质和程度做出评价，更重要的是利用频谱多普勒技术对三尖瓣反流速度的测量，达到估测右室收缩压、肺动脉收缩压的目的，对临床治疗有重要指导意义。

（何怡华）

第四节　非风湿性心脏瓣膜病

非风湿性心脏瓣膜病是指除风湿性以外的其他因素引起的瓣膜、瓣环和瓣下结构的解剖和功能异常，这些因素包括两大类，一类是先天性，一类是继发获得性，为诸多疾病对心脏瓣膜的侵及。

先天性瓣膜发育异常的临床检出率仅次于风湿性和老年退行性变，主要累及主动脉瓣、二尖瓣和肺动脉瓣，三尖瓣受累的概率较低。先天性瓣膜异常可单独发生，也可与其他心脏畸形同时存在，前者通常发病时间较晚，有时只是在体检时发现，如二叶主动脉瓣畸形，双孔二尖瓣等，但35岁以后畸形的主动脉瓣逐渐失去弹性和代偿能力，表现为有症状的主动脉瓣狭窄或反流；后者多伴随更为严重的其他先天畸形，如四叶主动脉瓣和二叶主动脉瓣常伴随共同动脉干畸形，二尖瓣裂常伴随原发孔型房间隔缺损等，因而较早被发现。

获得性心脏瓣膜病变的原因较复杂，常见的包括老年退行性变、冠心病所致缺血性病变、各种感染性疾病、高血压病、类风湿关节炎、系统性红斑狼疮、硬皮病、内分泌系统疾病、血液系统疾病和医源性瓣膜病变，如肿瘤的放射治疗和

化学治疗所导致。受累瓣膜主要为二尖瓣和主动脉瓣，三尖瓣和肺动脉瓣较少受累，后者多出现在伴有先天性心脏病变的感染性心内膜炎中或过度静脉扎毒者。近年来老年性退行性变引起的钙化样病变的检出率明显上升，且发病时间提前，部分个体40～50岁就已检出瓣膜钙化样病变，病变的程度与年龄成正比，但有明显的个体差异，也有学者将这一病变称为老年性瓣膜病，是老年人心力衰竭和猝死的重要原因之一。

获得性心脏瓣膜病变的病理改变主要有瓣膜的钙化、纤维化、黏液变性和透明样变性等，可引起不同程度的瓣膜狭窄、腱索断裂、瓣膜脱垂和瓣膜瘤等形态学改变，进而引起瓣口血流梗阻和或瓣膜反流。

（一）二尖瓣病变

1. 先天性

先天性二尖瓣病变是指二尖瓣装置中一个或多个部分的发育异常，包括瓣上、瓣环、瓣叶、瓣下腱索和乳头肌畸形，轻者并不影响二尖瓣功能，重者可导致二尖瓣的功能障碍。二尖瓣畸形可单独存在，也可并发于其他先天心脏畸形中。单纯性先天性二尖瓣畸形很少见，发病率仅占先天性心脏病0.21%～0.42%，但其解剖学改变并不单纯，包括一系列的形态学异常。

（1）二尖瓣狭窄

主要见于婴幼儿，为胚胎期二尖瓣发育异常而导致的二尖瓣前后叶交界处融合，开口面积减小，常伴有二尖瓣叶的增厚、回声增强和弹性减低。由于二尖瓣口狭窄，左房内压力升高，左房增大。

超声心动图检查：①多切面显示二尖瓣增厚、回声增强、弹性减低，开放幅度受限，舒张期前后叶间距减小（图29-4-1），左房增大（图29-4-2）；②左室短轴二尖瓣口水平显示二尖瓣口面积明显减小（图29-4-3）；③频谱多普勒探及二尖瓣口血流速度加快，一般超过同一个体三尖瓣口血流速度的1.5～2倍（图29-4-4）；④彩色多普勒血流显像见瓣口左房侧明显的彩色血流汇聚现象，瓣口血流束变窄，彩色混迭，较亮，呈喷射样；⑤部分可伴有二尖瓣脱垂和反流。

（2）二尖瓣及腱索发育过长

可见于任何年龄，为胚胎期二尖瓣组织发育

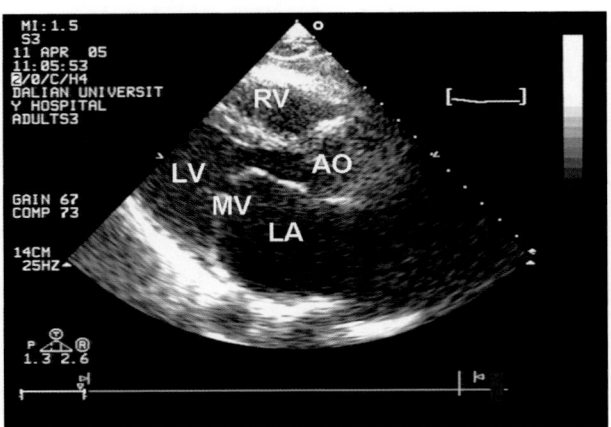

AO：主动脉；LA：左心房；LV：左心室；MV：二尖瓣，
RV：右心室

图 29-4-1 二尖瓣增厚、粘连，回声增强，后叶直立抬
高，前叶可呈圆顶状运动，开放幅度减小

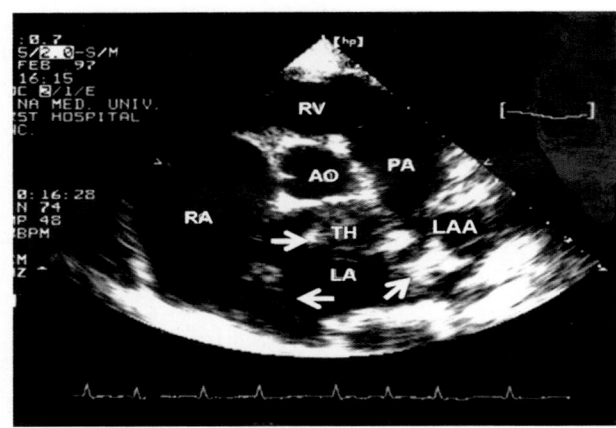

AO：主动脉；LA：左心房；LAA：左心耳；PA：肺动脉；
RA：右心房；RV：右心室；TH：血栓

图 29-4-2 二尖瓣狭窄患者的左心房及左心耳明显增
大，其内可见血栓样附加回声信号（箭头
所示）

过多或吸收不良所致，瓣叶面积增大，腱索过长
扭曲，瓣口位置下移（图 29-4-5），可不引起异常
心内血流动力学改变，也可造成二尖瓣口狭窄和
左室流出梗阻。

超声心动图检查：①多切面显示二尖瓣面积
增大，可呈囊袋样，瓣尖位置可下移至左室中下
部，无法显示正常二尖瓣开放关闭，无法显示正
常二尖瓣口短轴及面积；②过长扭曲的腱索随心
动周期在左室内有明显的活动和位移，当收缩期
位移至左室流出道内时，可引起局部梗阻；③如
伴有二尖瓣狭窄，频谱多普勒可探及二尖瓣口血

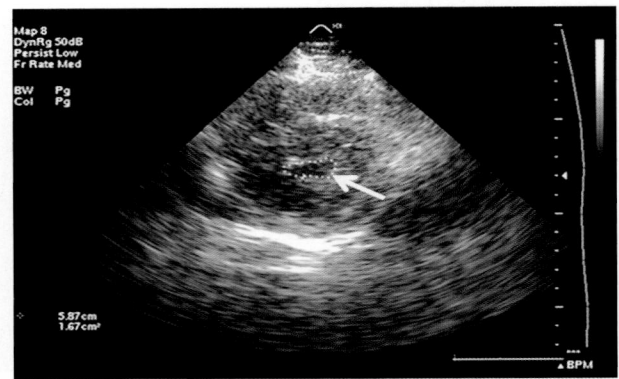

图 29-4-3 二尖瓣前后交界明显粘连，瓣膜增厚，舒张
期开放幅度减小，开口面积明显减小，失去
正常形态，边缘不规整（箭头所指）

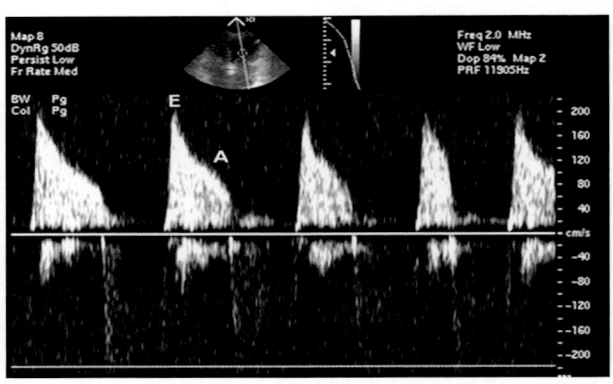

图 29-4-4 脉冲多普勒超声心动图示 E 峰上升速度增
加，峰值高于正常，E 峰下降速度明显减
慢。A 峰峰值高于正常，下降速度增加。二
尖瓣跨瓣压差增大

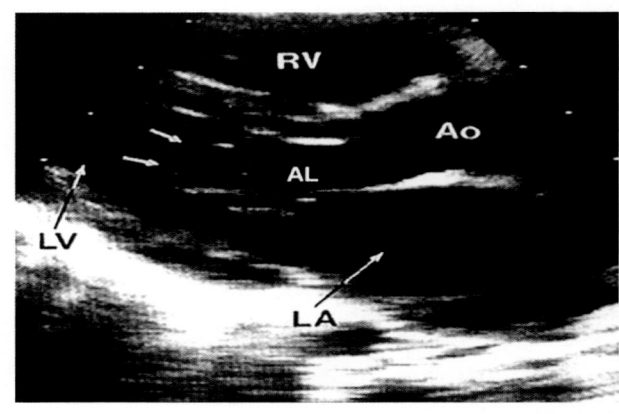

AO：主动脉；AL：二尖瓣前叶；LA：左心房；LV：左心室；
RV：右心室

图 29-4-5 左室长轴切面示二尖瓣前叶发育不良，较
长。瓣叶弧线回声消失，代之以波浪线回声
腱索过长扭曲，小箭头示

流速度加快，如伴有左室流出梗阻，可探及局部高速湍流频谱，峰速度可达 3m/s 以上；④彩色多普勒血流显像见二尖瓣口血流弥散，如伴有狭窄，可显示较亮的花色血流。如伴有左室流出梗阻，可显示左室流出道内较亮的花色血流。

（3）二尖瓣发育不良或闭锁

二尖瓣发育不良主要见于儿童和年轻人，常见的是前叶发育过大，后叶短小，少数甚至无后叶结构，代之以增厚向前突出的心肌结构，可不引起异常心内血流动力学改变，也可造成不同程度的二尖瓣反流。二尖瓣闭锁多见于婴幼儿，较重，常伴随其他先天性心脏畸形，为胚胎期二尖瓣组织严重发育不良所致。

超声心动图检查：①多切面显示二尖瓣前叶面积增大，后叶发育短小，甚至无后叶结构，收缩期前后叶对合线明显后移，甚至无对合线，仅见过大的前叶瓣尖搭在增厚向前突出的心肌结构，部分可见轻度的前叶瓣尖脱垂；②当二尖瓣闭锁时，左房室之间无开放关闭的瓣膜结构，代之以膜肌性结构，无活动度或仅有轻微的摆动，同时可显示相伴随的心脏畸形，如房、室间隔缺损，右室双出口等；③多数二尖瓣发育不良伴有轻微或轻度的二尖瓣反流，频谱多普勒和彩色多普勒可探及二尖瓣口对合处的偏心反流束，多数指向左房后壁，少数反流量可达到中度；④二尖瓣闭锁时频谱多普勒和彩色多普勒探及不到左房室之间的血流信号，可清晰的显示左房内的血经房间隔缺损处快速进入右心房，同时可显示其他伴随畸形的血流动力学改变。

（4）降落伞型二尖瓣

降落伞型二尖瓣畸形 1961 年由 Schiebler 首先报道，其发病率约占先天性二尖瓣狭窄病变的 10%。通常二尖瓣瓣膜本身并未见明显异常，病变主要在腱索和乳头肌部分。当前外侧乳头肌缺如，二尖瓣所有腱索均附着于单组后内侧乳头肌，称其为"真性降落伞型二尖瓣"，较少见；当两组乳头肌部分融合，腱索主要附着于其中一组乳头肌上，常为后内侧乳头肌，称其为"降落伞型非对称性二尖瓣狭窄"，较常见。二尖瓣腱索可有缩短、增粗和不同程度的融合，形如降落伞。二尖瓣开放受限，瓣口面积减小，导致不同程度的血流梗阻。常伴发其他畸形，如孤立性或联合性二尖瓣瓣上环，完全性 Shone's 畸形（即降落伞型二尖瓣、二尖瓣上环、主动脉缩窄、主动脉下狭窄等的一组联合畸形）。

超声心动图检查：①左室长、短轴和心尖四腔切面显示二尖瓣前、后叶的腱索全部或大部分附着于同一乳头肌上（图 29-4-6），腱索有不同程度增粗，回声增强，严重的可有腱索融合，缩短，限制二尖瓣活动，瓣叶及腱索舒张期开放时呈伞形；②左室短轴常用于判定乳头肌的位置、数目和形态，从心底至心尖连续扫查可显示前后叶腱索逐渐汇聚至单一乳头肌上，同时可见瓣口开放受限（图 29-4-7）；③当只有一组乳头肌，且瓣口位于中部，多考虑为真性降落伞型二尖瓣；当显示的是融合的两组乳头肌，且瓣口偏离中部时，斜对其乳头肌，多考虑为降落伞型非对称性二尖瓣狭窄（图 29-4-8）；④频谱多普勒和彩色多普勒可探及二尖瓣口血流汇聚，速度加快，峰速度值与瓣口狭窄成都成正比，同时可见腱索间隙内花色高速血流。

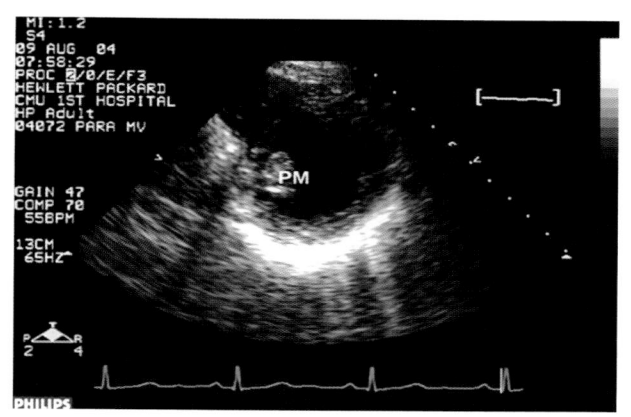

PM：乳头肌

图 29-4-6　左室短轴切面显示单组乳头肌

（5）双孔二尖瓣

双孔二尖瓣畸形 1876 年由 Greenfield 首次报告，尸检中发病率约占先天性心脏病的 1%。单纯 DOMV 较少见，多并发其他先天性心脏畸形如心内膜垫缺损、二叶主动脉瓣、主动脉缩窄等，但以心内膜垫缺损最常见，约 4%～5% 心内膜垫缺损合并双孔二尖瓣畸形。

双孔二尖瓣畸形病理解剖分为三种类型：完全型，从二尖瓣基底至瓣尖全程被纤维膜性组织分成两个大小相近或大小不一的两个瓣口；不完全型，二尖瓣尖至中部水平显示双孔结构，中部

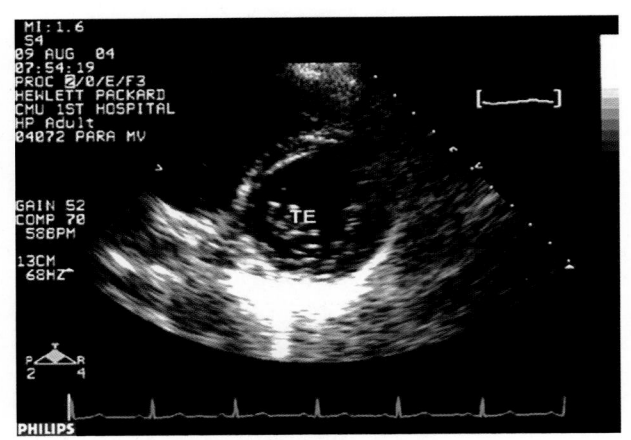

TE：腱索

图 29-4-7 左室短轴切面显示所有的腱索均连接到单组乳头肌上

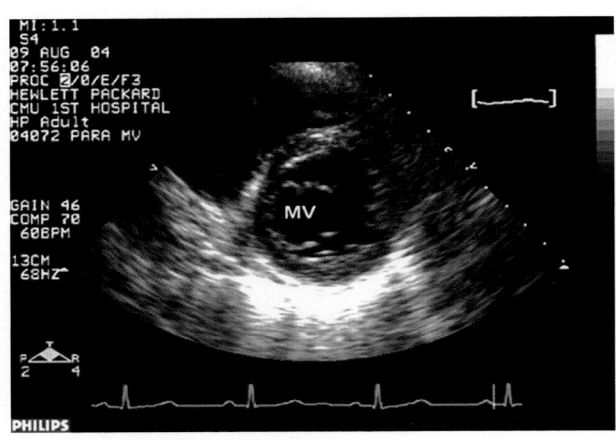

MV：二尖瓣

图 29-4-8 左室短轴切面显示二尖瓣口偏心

到基底部正常；孔型，病变位于二尖瓣前后侧交界部外侧，有附加孔形结构。双孔二尖瓣均有独立的瓣叶、腱索和乳头肌，乳头肌变异较大，可两组、三组或四组不等。

单纯的双孔二尖瓣畸形可引起轻度的二尖瓣狭窄和反流，一般没有明显的症状和体征，但合并在其他先天性心脏畸形中时可有伴随的改变。

超声心动图检查：①完全型双孔二尖瓣畸形胸骨旁左室长轴切面显示二尖瓣前、后叶活动幅度减低，前后排列的双孔显示为前后叶回声之间有附加的膜样回声。左室短轴切面二尖瓣口水平显示舒张期二尖瓣前后叶中部膜纤维结构连接，将二尖瓣口分为两个较为对称的双孔，双孔的位置不定，即可为左右排列，亦可为前后排列或斜

行排列（图 29-4-9）。心尖四腔切面显示左右排列的双孔显示为左室流入双入口，多呈倒八字形。②不完全型双孔二尖瓣显示相对比较困难，较易漏诊。在检查时应重点扫查左室短轴切面，从二尖瓣环水平连续扫查至二尖瓣瓣尖水平，重点观察二尖瓣中下部水平，可探及二尖瓣上部呈单孔样超声改变，中下部的双孔样超声改变；③频谱多普勒和彩色多普勒于二尖瓣口探及舒张期两束血流信号（图 29-4-10），瓣口血流速度可正常或有不同程度加快。

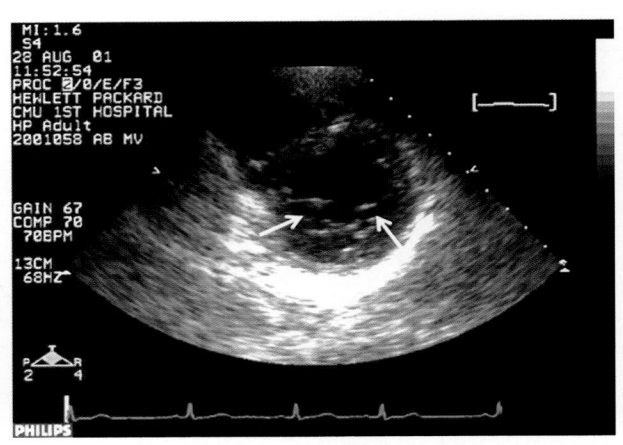

图 29-4-9 二尖瓣基底至瓣尖短轴切面全程显示两孔（箭头所示），大小近似相等，左右排列

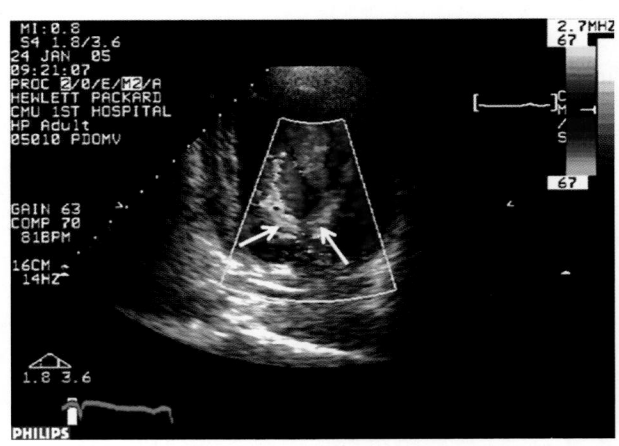

图 29-4-10 二尖瓣短轴切面显示双孔二尖瓣合并二尖瓣反流（箭头所示）

（6）二尖瓣瓣上环

1902 年，Fisher 首先报道了二尖瓣瓣上纤维环；1974 年，Chung 等人描述了孤立性二尖瓣瓣上纤维环；1962 年，Lynch 等人报道了首例手术治疗先天性二尖瓣瓣上狭窄。二尖瓣瓣上纤维环

的确切发病率尚不清楚，约占先天性二尖瓣畸形的 9%～20%。

二尖瓣瓣上纤维环是由邻近二尖瓣上方的左房壁结缔组织向房内突起形成。可能是胚胎发育时心内膜垫组织发育异常遗留的一个瓣上的组织环。纤维组织环一般在瓣上几毫米，或紧附于二尖瓣瓣环，中央往往有大小不等的孔洞，多数较狭窄。有的瓣上纤维环形成较大的膜片，可部分突入二尖瓣口，造成二尖瓣口狭窄或梗阻。二尖瓣叶可正常。孤立性二尖瓣瓣上环少见，仅占4%。大多合并其他异常如：降落伞型二尖瓣、主动脉瓣下狭窄及主动脉缩窄等，可有 Shone 综合征的部分表现。

超声心动图检查：①胸骨旁左室长轴切面、心尖四腔切面均可显示二尖瓣瓣环上方约 1～1.5cm 处隔膜样回声，部分或全部附着左房壁，隔膜样回声可有单个或多个回声中断（图 29-4-11）；②二尖瓣瓣叶可正常，左心房可有不同程度的扩大，四支肺静脉均连接膜结构上方的左房内；③频谱和彩色多普勒显示左房血汇聚于隔膜回声中断处，并呈高速湍流进入二尖瓣口（图 29-4-12）；④二尖瓣瓣上纤维环应与左房三房心相鉴别，肺静脉、卵圆孔与左心耳均在二尖瓣瓣上纤维环的上方，是主要的鉴别点。

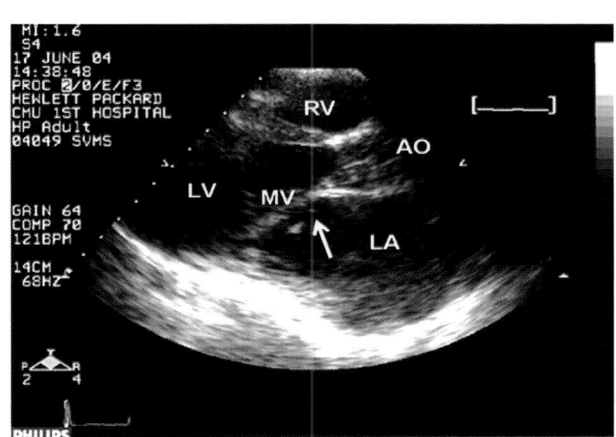

AO：主动脉；LA：左心房；LV：左心室；MV：二尖瓣；RV：右心室

图 29-4-11　左室长轴切面示二尖瓣环上方 1～1.5 处隔膜样回声（箭头所示），全部附着左房壁，隔膜样回声上可见一个回声中断

（7）二尖瓣脱垂

先天性二尖瓣发育异常引起的二尖瓣脱垂又

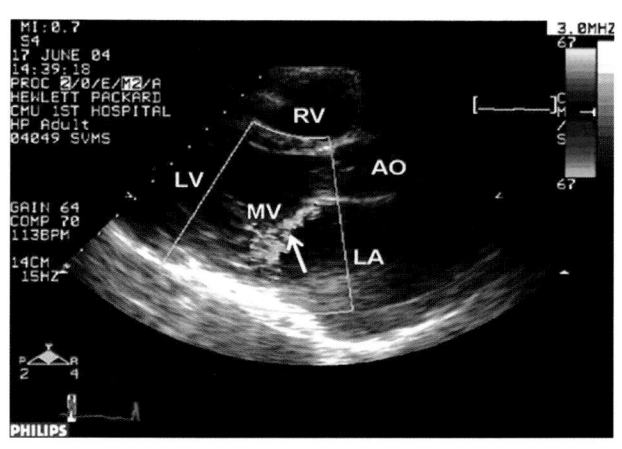

AO：主动脉；LA：左心房；LV：左心室；MV：二尖瓣；RV：右心室

图 29-4-12　左室长轴切面彩色多普勒示左心房血经隔膜处回声中断进入二尖瓣口，血流速度加快且紊乱（箭头所示）

称原发性二尖瓣脱垂，其人群发病率约为 4%～8%，且女性多发。原发性二尖瓣脱垂为常染色体显性遗传性疾病，该病不仅累及二尖瓣瓣叶、瓣环及瓣下瓣器，还常合并胸廓畸形（61%～78%）如漏斗胸、扁平胸，直背综合征（54%～67%）等胚胎发育障碍。原发性二尖瓣脱垂的病理改变主要是二尖瓣瓣叶、瓣环及腱索等黏液样变性，使瓣膜中层海绵组织增多，纤维组织减少，使瓣叶增大、腱索延长。后叶常受累，前叶次之，也可以前、后叶同时受累。

超声心动图检查：①胸骨旁左室长轴切面、心尖两腔、三腔及四腔切面显示冗长的二尖瓣瓣叶部分或全部于收缩期脱向左心房侧，呈弓形，达到或超过瓣环连线，形成对合不良或错位（图 29-4-13、图 29-4-14）；②频谱和彩色多普勒显示二尖瓣对合处偏心性反流束，反流较重时，可在左房内形成折返。轻度反流者左房、左室大小可正常，反流量多时可导致左房、左室增大。

（8）二尖瓣裂

1954 年，Edwards 首次报道单纯性二尖瓣裂。单纯二尖瓣裂的胚胎学基础，尚未明确，一种观点认为，二尖瓣裂是由于心内膜垫封闭二尖瓣前叶的两部分失败而导致的。常见于二尖瓣前叶，极少见于二尖瓣后叶。二尖瓣前叶瓣裂长短不等，瓣裂从瓣叶的游离缘延伸到二尖瓣环。通常裂口的形状似"V"形，其尖端指向二尖瓣环，并将二尖瓣分成了两部分，大多数病例中，被裂

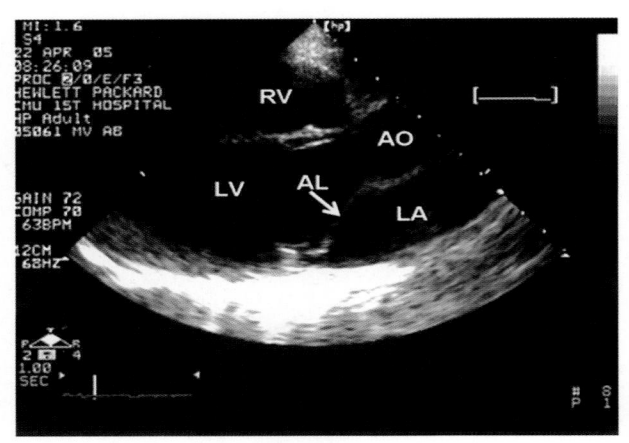

AO：主动脉；LA：左心房；LV：左心室；AL：二尖瓣前叶；
RV：右心室

图 29-4-13 左室长轴切面示二尖瓣前叶（AL）脱入左房（LA）内，瓣叶对合不佳

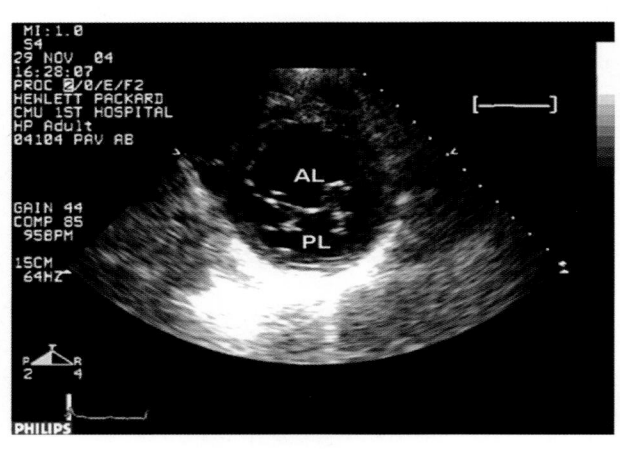

AL：二尖瓣前叶；PL：二尖瓣后叶

图 29-4-14 左室短轴切面示二尖瓣后叶脱垂

缺所分开的两部分大小相似。瓣叶的发育可正常也可合并发育不良，一般在两岁以内，瓣膜薄，表面光滑，随着年龄的增长，瓣膜增厚，边缘卷曲。二尖瓣裂常合并存在附加条索，其一端连于二尖瓣前叶完整的部分（游离缘），另一端连于室间隔或者左室前壁，造成左室流出道不同程度的狭窄，这种现象是由 Sellers 在 1964 年描述的。单纯二尖瓣裂缺是常见的先天性二尖瓣关闭不全的病因，也可以仅见裂缺，而无明显二尖瓣反流。

二尖瓣裂可以单纯存在不合并其他心内畸形，也可合并其他先天性心脏病畸形，常见合并房室间隔缺损、继发孔房缺、大动脉转位。

超声心动图检查：①在左室长轴切面和左室短轴切面均可见舒张期二尖瓣前叶有回声中断，

其中左室短轴的价值更大，在左室短轴切面沿瓣尖至瓣环连续扫查可判断裂口的长度和宽度（图29-4-15）；②彩色多普勒可判定二尖瓣反流的部位和程度，通常左室长轴切面和四腔切面用于判定反流程度，左室短轴用于判定反流部位（图29-4-16）。轻度反流者左房、左室大小可正常，反流量多时可导致左房、左室增大；③实时三维超声能更直观地显示二尖瓣裂的部位和程度。

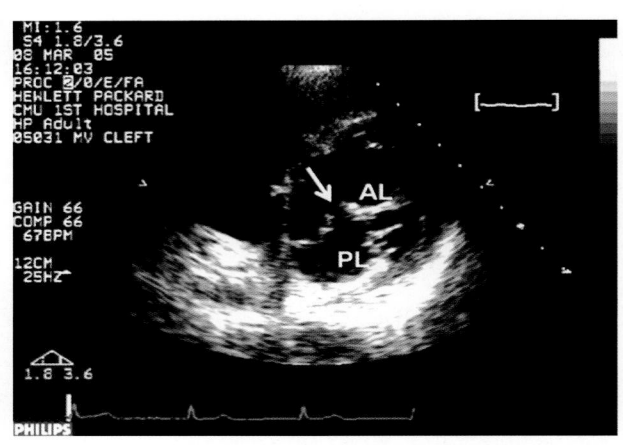

AL：二尖瓣前叶；PL：二尖瓣后叶

图 29-4-15 左室短轴切面可见舒张期二尖瓣前叶回声中断，沿瓣尖至瓣环连续扫查可判断裂口长度和宽度（箭头所示）

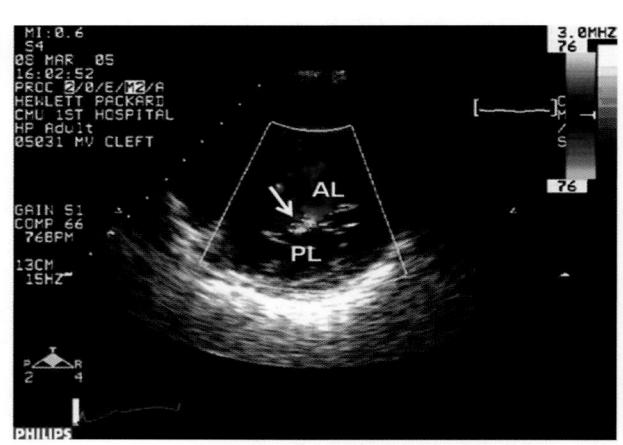

AL：二尖瓣前叶；PL：二尖瓣后叶

图 29-4-16 左室短轴切面彩色多普勒血流显像显示二尖瓣少量反流并起源于二尖瓣前叶裂隙处（箭头所示）

2. 获得性

（1）二尖瓣退行性变伴狭窄和反流

老年性退行性变引起的二尖瓣钙化样病变临

床上较常见，发病率仅次于主动脉瓣钙化样病变，且发病时间提前。钙化样病变多为限局性，也可为多发性或弥漫性，病变程度与年龄成正比，60岁以下者一般不导致二尖瓣狭窄，60岁以上者二尖瓣狭窄的发生率明显增高，老年尸检结果显示二尖瓣狭窄的发生率可达10%，女性多于男性。

虽然瓣膜钙化的确切病因还未完全阐明，但一般认为与老年人的全身代谢紊乱，尤其是钙磷代谢紊乱有关。基础研究表明衰老过程中钙从骨骼中向外转移，钙跨细胞膜分布梯度减低，细胞内钙含量增高，并可伴有钙盐沉积。高血压、糖尿病和高胆固醇血症等疾病可加快瓣膜钙化样病变的进程。

二尖瓣钙化样退行性变可发生在二尖瓣装置的任何部位，主要累及瓣环和瓣体，较少发生在瓣尖部。钙化样病变可单独发生，但常与主动脉瓣钙化，主动脉硬化并存。与风湿性二尖瓣病变不同，钙化样退变并不导致瓣膜交界处的融合和粘连，主要引起瓣膜的增厚，变硬和弹性减低，二尖瓣环形变，导致瓣膜活动幅度减低和对合不良。多数患者并不伴有明显的二尖瓣口血流梗阻或反流，少数患者可引起轻至中度的二尖瓣狭窄或关闭不全。

超声心动图检查：①左室长轴切面和心尖四腔切面显示二尖瓣环和瓣体限局增厚、回声增强，多呈强回声光团，瓣叶弹性减低，开放幅度受限，关闭时可有对合不良，左房可增大（图29-4-17），长期房颤的患者易伴发左房内血栓；②左室短轴切面二尖瓣口水平可显示二尖瓣口面积减小；③频谱及彩色多普勒探及二尖瓣口血流速度轻度加快或不同程度的反流；④常伴有主动脉瓣钙化样病变。

（2）二尖瓣部分腱索断裂伴脱垂

许多因素可以导致二尖瓣部分腱索断裂，常见的有高血压、冠心病、感染性心内膜炎、退行性病变和外伤等，其中高血压引起的二尖瓣腱索部分断裂尤为常见。由于二尖瓣前后叶的解剖差异，二尖瓣后叶腱索短小，更易发生断裂，而前叶腱索长大，较少发生断裂。临床上高血压和退行性变主要引起二尖瓣后叶的部分腱索断裂，而冠心病和感染性心内膜炎引起的病变部位取决于心肌缺血的部位或赘生物附着的部位。断裂的部分腱索收缩期可进入到左房内，可引起瓣膜的部

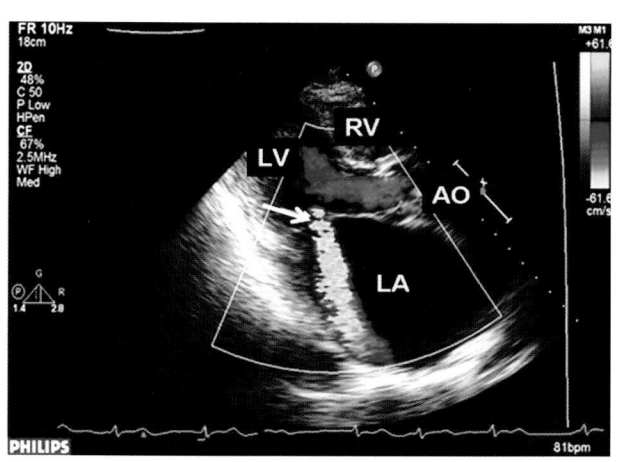

AO：主动脉；LA：左心房；LV：左心室；RV：右心室

图29-4-17　左室长轴切面显示二尖瓣增厚，回声增强，开放受限，关闭时探及轻度反流信号（箭头所示），并可见左房（LA）明显增大

分脱垂，严重时部分瓣叶可翻入左房内。由于瓣膜脱垂和瓣叶对合不良，常伴有明显的二尖瓣反流。

超声心动图检查：①左室长轴切面和心尖四腔切面显示二尖瓣叶部分腱索收缩期可进入到左房内，有不规则的运动，舒张期返回左室内（图29-4-18）。有时断裂的腱索较小，须仔细多切面反复扫查才能发现。前后叶瓣膜呈对合不良状态，可有明显的间隙，常伴有后叶的部分脱垂，严重时部分瓣叶可翻入左房内。左房左室增大，程度取决于二尖瓣反流量和病程；②左室短轴切面二尖瓣口水平可显示二尖瓣脱垂的部位，有助于外科或介入治疗的选择；③频谱及彩色多普勒显示前后叶对合不良处高速花色血流，血流束常常偏心流动，沿左房前壁和房间隔走行（图29-4-19）；④常伴有长期高血压引起的左室心肌肥厚。

（二）主动脉瓣病变

1. 先天性

先天性主动脉瓣病变是指主动脉瓣及其邻近结构发育异常，导致主动脉口狭窄或反流的疾病，多是胚胎期发育异常所致。先天性主动脉口狭窄包括瓣膜型、瓣下型和瓣上型，其中80%为瓣膜型。先天性主动脉瓣狭窄占先天性心脏病的2%～5%，包括瓣叶的数目，厚度，交界发育及瓣口面积异常，其中瓣叶数目异常中二叶畸形最常见，其次为单叶主动脉瓣，先天性三叶瓣狭窄较为少

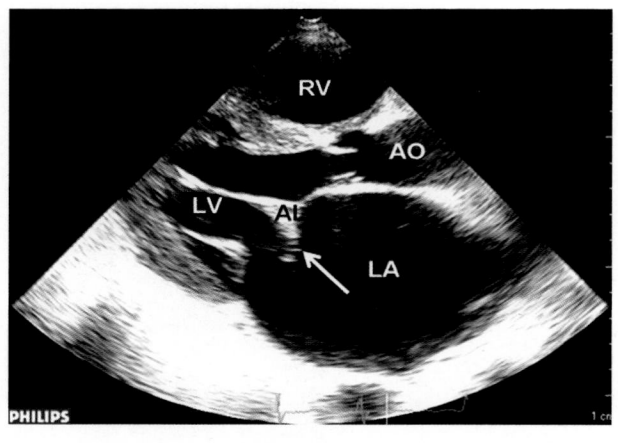

AO：主动脉；AL：二尖瓣前叶；LA：左心房；LV：左心室；
RV：右心室

图 29-4-18　左室长轴切面显示二尖瓣前叶部分腱索断裂（箭头所示），关闭时前、后叶形成明显的对合间隙，断裂的腱索随心动周期在左房及左室间摆动

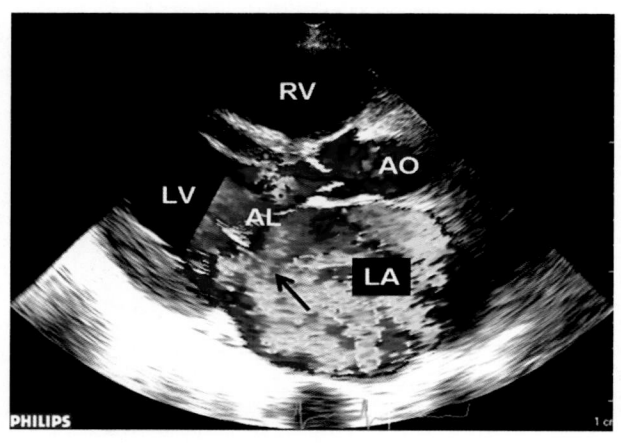

AO：主动脉；AL：二尖瓣前叶；LA：左心房；LV：左心室；
RV：右心室

图 29-4-19　二尖瓣前叶腱索断裂，彩色多普勒显示收缩期二尖瓣口大量反流信号（箭头所示）

见，偶尔可见主动脉瓣四叶畸形（图 29-4-20）。

正常成人主动脉瓣口面积为 $3\sim4cm^2$。当瓣口面积$\leqslant1.0cm^2$ 时，左心室排血受阻，左心室阻力负荷增加，左心室壁逐渐代偿性肥厚，晚期可出现扩张，严重者出现左心室功能衰竭。血流通过狭窄的瓣口形成涡流，引起升主动脉窄后扩张。重度的主动脉瓣狭窄冠脉血流量减少，可造成严重心肌缺血，甚至猝死。

（1）二叶主动脉瓣畸形

二叶主动脉瓣畸形约占主动脉瓣数目异常的 70%。主动脉瓣常表现为左右冠瓣融合为 1 个瓣叶，形成两个大小对称或不对称的瓣叶，瓣叶排列方式可为纵裂、横列，或斜裂。左右冠脉可分别起自两个冠窦，也可起始于单一冠窦。通常患者出生时无瓣膜融合及狭窄，随着年龄的增长，在涡流的冲击下瓣叶边缘逐渐纤维化，钙化，僵硬，且容易合并感染性心内膜炎等后天性病变，从而出现主动脉瓣口狭窄及反流。部分二叶主动脉瓣患者也可终生无症状。

超声心动图检查：①左室长轴及 M 型观察主动脉瓣瓣叶关闭线偏心或探测不到关闭线（图 29-4-21），开放时呈圆拱状，瓣口开放幅度减小，瓣尖部不能贴近主动脉窦壁，可有升主动脉窄后扩张；如有瓣叶脱垂可见瓣叶脱入左室流出道内，关闭时瓣叶对合不良（图 29-4-22）。②大动脉根部短轴显示主动脉瓣分为两叶，开放时呈鱼口状（图 29-4-23），关闭时为"一"字形（图 29-4-24）；多数瓣叶不等大，较大的瓣叶关闭时可出现界嵴，常被误认为三叶主动脉瓣。③频谱多普勒和彩色多普勒可探及主动脉瓣口进入主动脉内高速射流（图 29-4-25），心尖五腔心切面连续多普勒可测量跨瓣峰速度及压差，与瓣口狭窄成正比

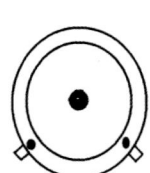

单叶瓣
（瓣口中心）

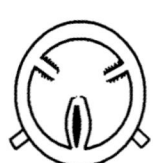

单叶瓣
（瓣口偏心）

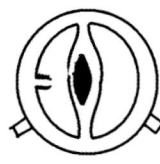

二叶瓣

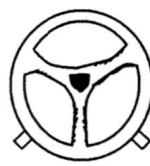

三叶瓣

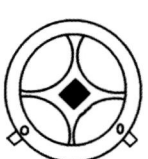

四叶瓣

图 29-4-20　主动脉瓣畸形模式图

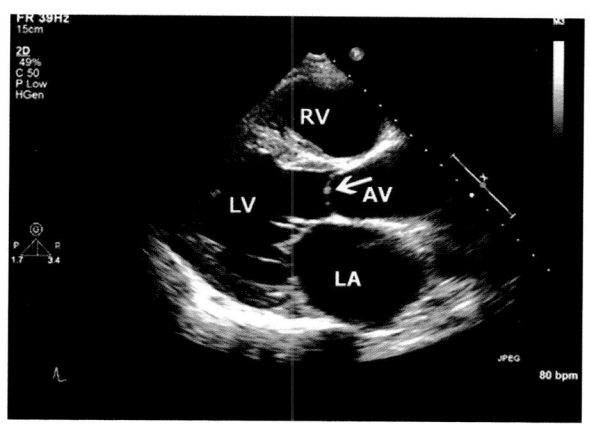

AV：主动脉瓣；LA：左心房；LV：左心室；RV：右心室

图 29-4-21 左室长轴切面主动脉根部可见连续膜样回声（箭头所示），未探及主动脉瓣关闭线

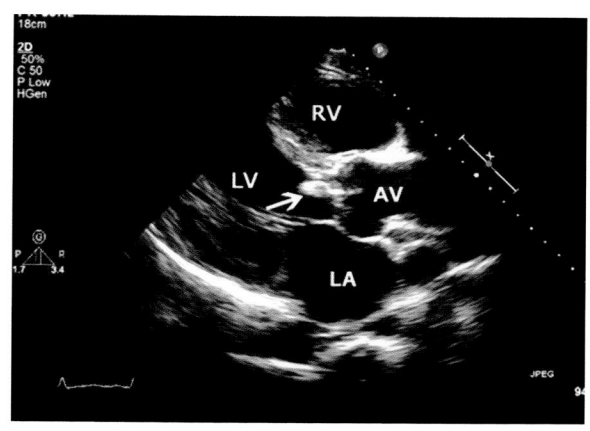

AV：主动脉瓣；LA：左心房；LV：左心室；RV：右心室

图 29-4-22 瓣叶脱垂，舒张期可见瓣叶脱入左室流出道内（箭头所示），关闭时瓣叶对和不良

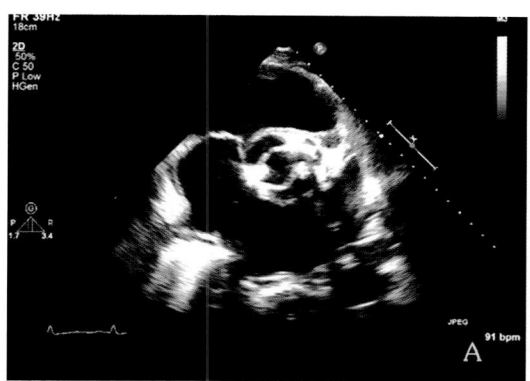

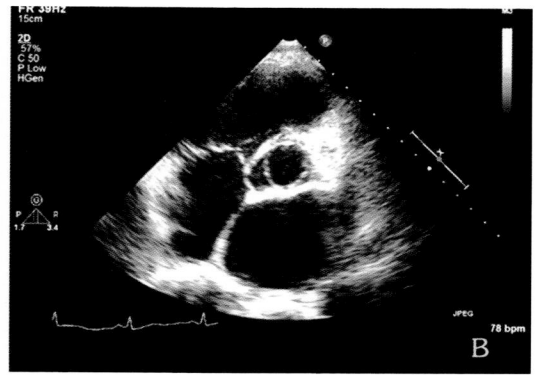

图 29-4-23 主动脉瓣二叶瓣畸形（A-B）：**A** 大动脉根部短轴切面见主动脉瓣瓣缘增厚，钙化，开口面积减小；瓣叶排列方式为斜裂，分为右前、左后两叶；**B** 大动脉根部短轴切面见主动脉瓣瓣叶排列方式为纵裂，分为左、右两叶

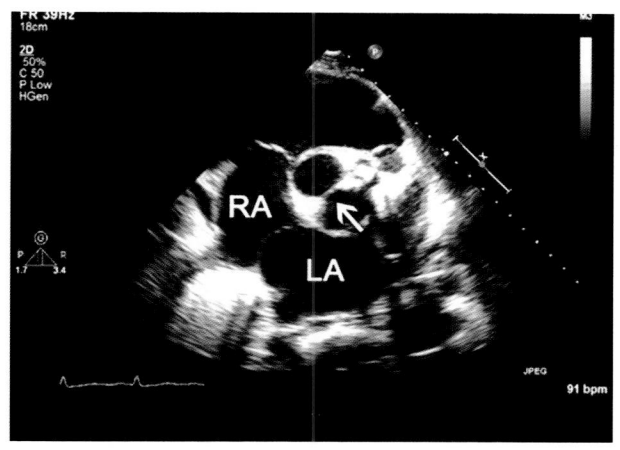

LA：左心房；RA：右心房

图 29-4-24 二叶主动脉瓣瓣关闭时为一条线样回声（箭头所示）

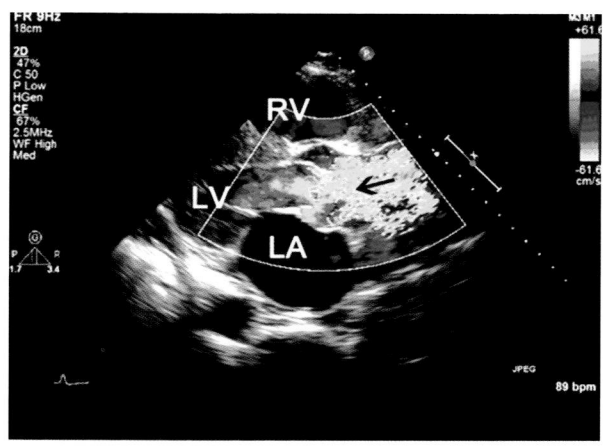

LA：左心房；LV：左心室；RV：右心室

图 29-4-25 彩色多普勒探及主动脉瓣口进入主动脉内五彩镶嵌花色血流（箭头所示）

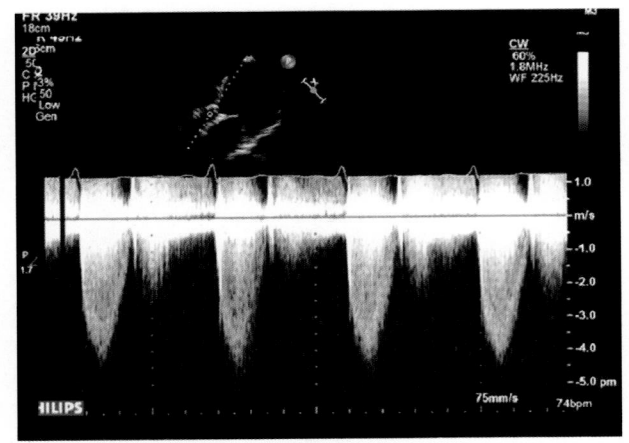

图 29-4-26 频谱多普勒测得跨主动脉瓣血流速度加快，达 4.4m/s

动脉瓣开放时呈囊袋样，收缩期主动脉根部连续膜样回声，无关闭线，瓣叶通常不能贴近主动脉窦壁；升主动脉可有不同程度窄后扩张。②主动脉根部短轴切面显示主动脉瓣为单个瓣叶，开放时瓣口呈偏心或中心的圆环形（图29-4-28），关闭时瓣膜汇聚一点呈不规则短线状（图 29-4-29）。瓣叶上可残存发育不全的交界痕迹，瓣口关闭时形似有分叶，但开放时界嵴处的瓣膜不分离。③彩色多普勒可探及收缩期主动脉瓣口进入主动脉内五彩镶嵌血流（图29-4-30），连续多普勒可测得跨瓣峰速度及压差增大（图29-4-31），部分患者可见舒张期主动脉至左室流出道反流束。

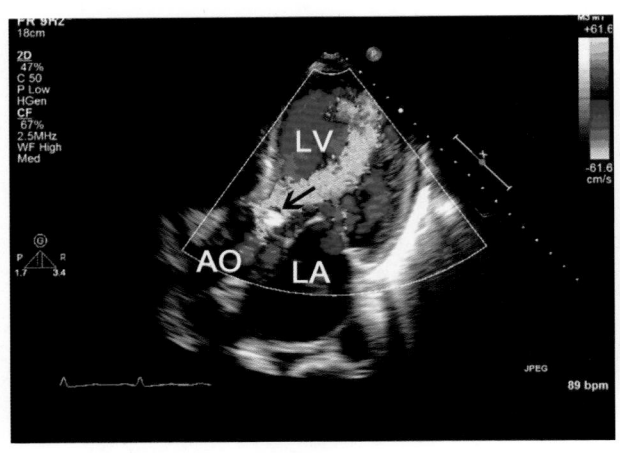

LA：左心房；LV：左心室；AO：主动脉

图 29-4-27 彩色多普勒探及舒张期主动脉至左室流出道反流束

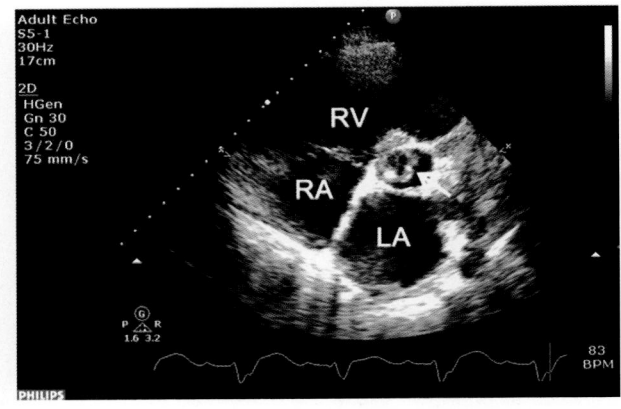

LA：左心房；RA：右心房；RV：右心室

图 29-4-28 主动脉根部短轴切面显示主动脉瓣为单个瓣叶，开放时瓣口呈偏心圆环形，瓣缘增厚（箭头所示）

（图29-4-26）。血流束可偏心，冲击升主动脉壁。部分存在主动脉瓣关闭不全的患者可探及舒张期主动脉至左室流出道反流束（图29-4-27）。

（2）单叶主动脉瓣畸形

单叶主动脉瓣瓣畸形较为少见，主动脉瓣表现为整个主动脉瓣未分叶，瓣膜可为一个中心有孔的圆拱状隔膜，一般开口于中心，无交界痕迹；另外狭窄的瓣口还可偏心，于瓣口水平见一交界痕迹，为主动脉瓣三个分界中有两个交界融合不分离，只有一个分离完好交界。主动脉瓣单叶瓣畸形瓣口狭小，呈裂隙样，在婴幼儿时期即可出现严重的主动脉瓣狭窄。轻者至成年瓣口钙化使狭窄加重。

超声心动图检查：①左室长轴切面显示主

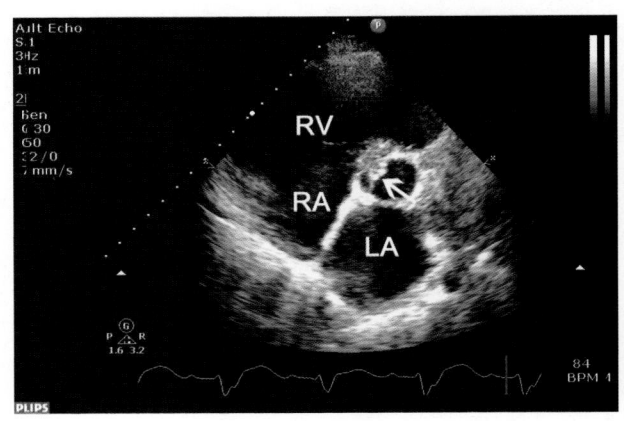

LA：左心房；RA：右心房；RV：右心室

图 29-4-29 主动脉根部短轴切面显示主动脉瓣关闭时瓣膜汇聚，呈不规则短线状（箭头所示）

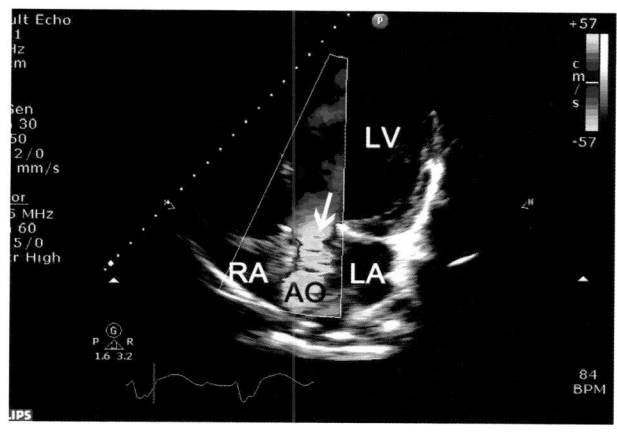

LA：左心房；RA：右心房；LV：右心室；AO：主动脉

图 29-4-30　彩色多普勒可探及收缩期主动脉瓣口进入主动脉内五彩镶嵌血流

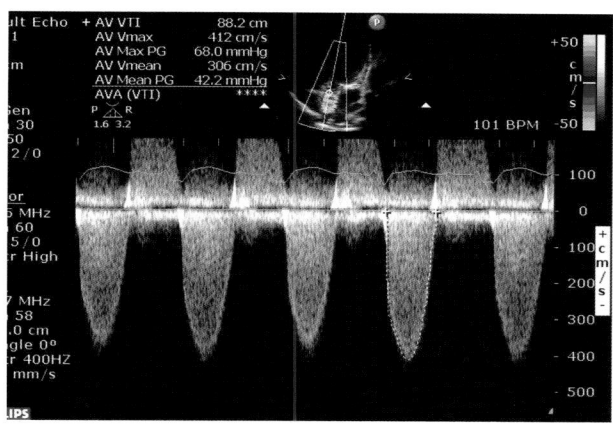

图 29-4-31　连续多普勒测得左室流出道至升主动脉跨主动脉瓣瓣高速血流

（3）四叶主动脉瓣畸形

先天性四叶主动脉瓣畸形是非常罕见的先天性主动脉瓣畸形，较二叶或单叶主动脉瓣少见。是由胚胎期发育为正常主动脉瓣叶的 3 个间质原基之一分裂产生第 4 个瓣叶。主动脉瓣瓣叶形态多为三种类型：①4 个大小不等的瓣叶；②3 个大小相等的瓣叶，另附一个小瓣叶；③4 个大小相等的瓣叶。有的瓣叶增厚，增长和硬化，瓣口狭窄，往往合并关闭不全，主动脉瓣反流是四叶主动脉瓣畸形的常见血流动力学改变。

超声心动图检查：①左室长轴切面观察瓣口开放时偏心，常伴有升主动脉增宽（图 29-4-32）。②主动脉根部短轴切面显示主动脉瓣为对称性或不对称性的四个瓣叶，开放时瓣口近似菱形或方形（图 29-4-33），关闭线回声呈正位或倾斜的十

字形，其对合中心常可见孔型间隙（图 29-4-34）。③彩色多普勒超声可探及舒张期源于主动脉瓣对合中心处至左室流出道五彩镶嵌反流束（图 29-4-35）。

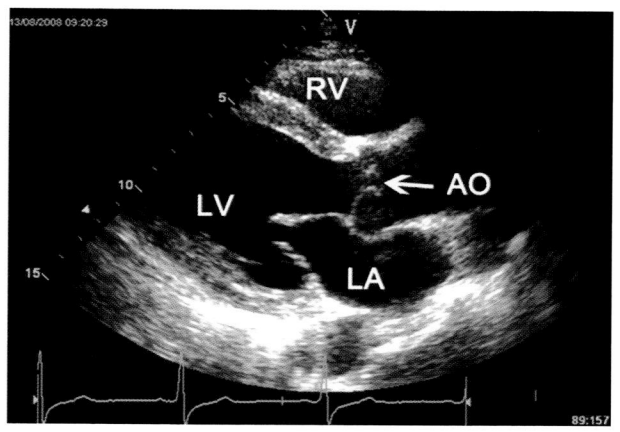

AO：主动脉；LA：左心房；LV：左心室；RV：右心室

图 29-4-32　左室长轴切面观察瓣口开放时偏心（箭头所示）

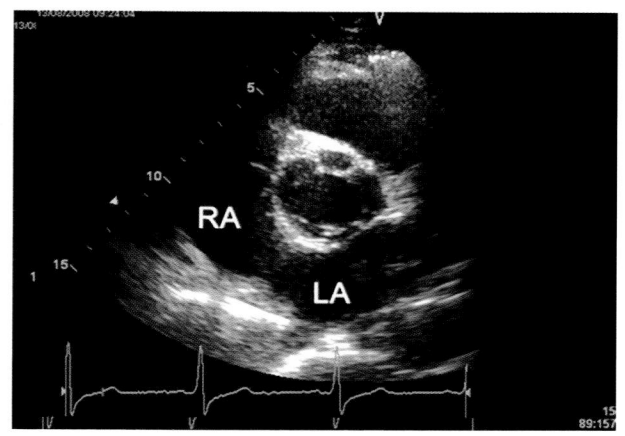

LA：左心房；RA：右心房

图 29-4-33　主动脉根部短轴切面显示主动脉瓣为不对称性的四个瓣叶，开放时瓣口近似菱形

（4）三叶主动脉瓣畸形

三叶主动脉瓣畸形较为少见，是由于胚胎发育期瓣叶融合和发育不良所致。主动脉瓣有发育较好的半月瓣叶和主动脉窦，三个交界未完全分离，狭窄的三叶瓣可由不同程度融合的大小不均的三个瓣叶构成，可有瓣叶增厚，3 个交界可分辨，外周有不同程度的融合瓣。瓣口狭窄位于中心，呈圆顶状。有时两个瓣叶融合可能出现二叶瓣征象，但仍为三个冠窦，以此相鉴别。随着血

流的冲击，瓣膜边缘纤维化或钙化，使狭窄逐渐加重。

超声心动图检查：①左心室长轴切面：主动脉瓣瓣膜边缘增厚，回声增强，活动度减低，开放受限，开放时呈圆拱形（图29-4-36）。②大动脉短轴切面可见主动脉三冠窦正常，三冠瓣多大小不均，边界融合，开放时瓣口面积减小，呈一受限的三角形（图29-4-37），关闭时关闭线呈倾斜的"Y"，可有对合间隙（图29-4-38）。③频谱多普勒和彩色多普勒可探及主动脉瓣口进入主动脉内高速射流（图29-4-39），部分存在主动脉瓣关闭不全的患者可探及舒张期主动脉至左室流出道反流束。

（5）主动脉瓣上狭窄（图29-4-40）

先天性主动脉瓣上狭窄是指主动脉瓣水平以上的主动脉狭窄，约占先天性心脏病的0.1%，它与主动脉囊的发育不全有关，常与二叶主动脉瓣畸形并存。有时合并一系列的周身变化，"小精灵"颜面，牙齿发育不良，智力迟钝，高钙血症等。按照主动脉狭窄累及的部位不同分为膜型、壶腹型及主动脉发育不全型三型，其中壶腹型最常见。

膜型：主动脉外径大致正常，主动脉窦上方主动脉内壁上环形或半月形膜向主动脉腔内突起所引起。

壶腹型：又称沙漏样狭窄，主动脉窦上方升主动脉环形狭窄，中央有狭小开口。

主动脉发育不全型：指主动脉管腔变细和管壁异常增厚，通常累及升主动脉，也可伸展到无名动脉起源处。

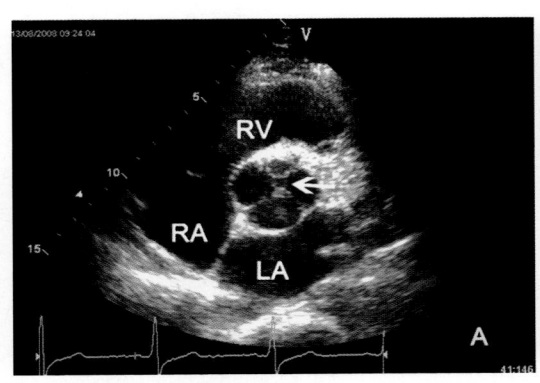
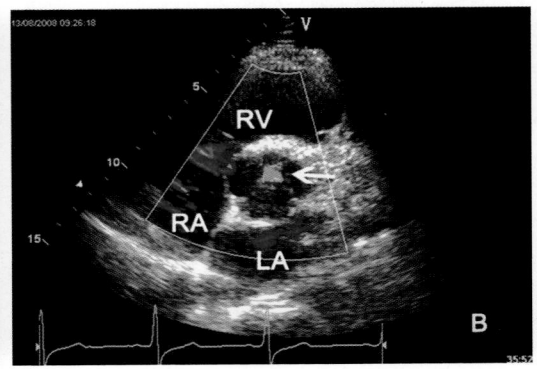

LA：左心房；RA：右心房；RV：右心室

图29-4-34 四叶主动脉瓣关闭线回声呈倾斜的十字形，其对合中心常可见孔型间隙（箭头所示）

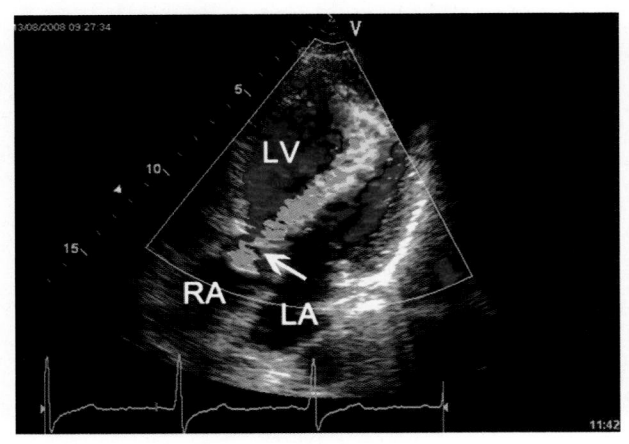

LA：左心房；RA：右心房；RV：右心室

图29-4-35 彩色多普勒超声可探及舒张期源于主动脉瓣对合中心处至左室流出道五彩镶嵌反流束（箭头所示）

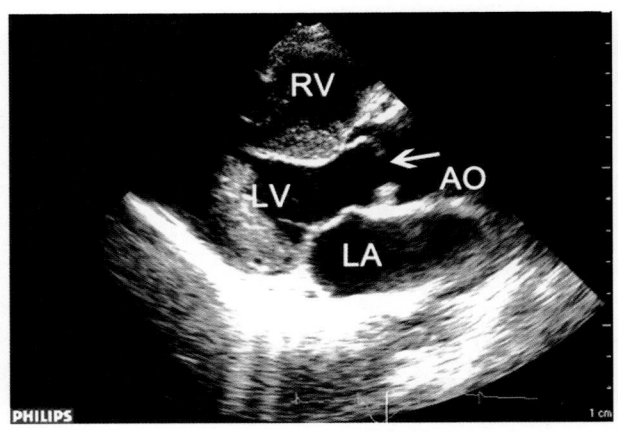

AO：主动脉；LA：左心房；LV：左心室；RV：右心室

图29-4-36 主动脉瓣瓣膜边缘增厚，回声增强，活动度减低，开放受限，开放时呈圆拱形（箭头所示）

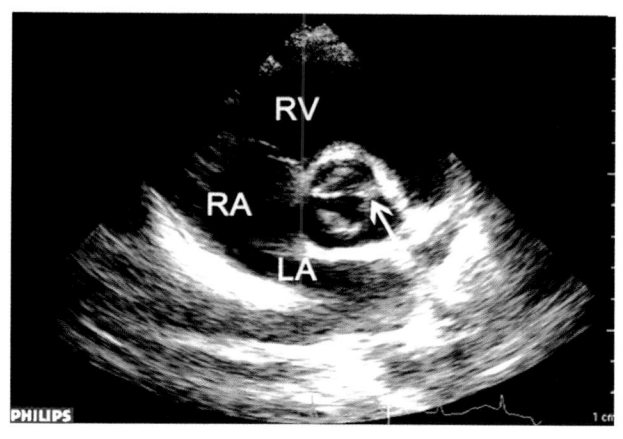

LA：左心房；RA：右心房；RV：右心室

图 29-4-37　大动脉短轴切面可见三冠瓣边界融合（箭头所示），开放时瓣口面积减小，呈一受限的三角形

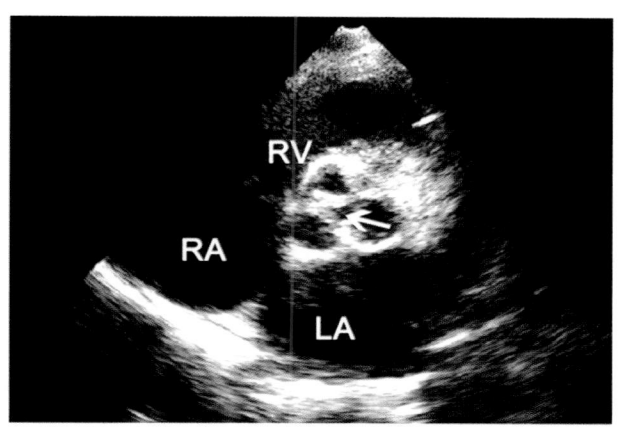

LA：左心房；RA：右心房；RV：右心室

图 29-4-38　关闭时交界线呈倾斜的"Y"字形，中心可见对合间隙（箭头所示）

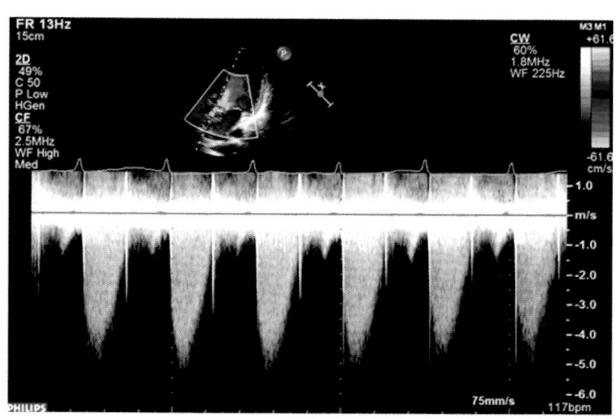

图 29-4-39　连续多普勒测得主动脉瓣口进入主动脉跨瓣高速血流

超声心动图检查：

瓣上隔膜型狭窄：在左室长轴切面及心尖五腔心切面可见主动脉瓣上弱回声光带，随心动周期飘动（图 29-4-41），可清晰观察到隔膜的部位及长短，短轴观察可见隔膜的破口及形态（图 29-4-42），应用三维超声心动图可立体观察隔膜的形态及开口位置（图 29-4-43）。频谱多普勒和彩色多普勒可探及主动脉内过狭窄处高速五彩镶嵌血流（图 29-4-44）。

瓣上壶腹型狭窄：在左室长轴切面及心尖五腔心切面可见血管壁向主动脉腔突起，使升主动脉狭窄处内径明显减小，可伴有升主动脉窄后扩张。频谱多普勒和彩色多普勒可探及主动脉内过狭窄处高速五彩镶嵌血流。

主动脉发育不全型：左室长轴切面及主动脉弓切面扫查见升主动脉内径弥漫性变细，狭窄后

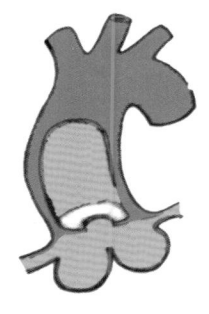

膜型

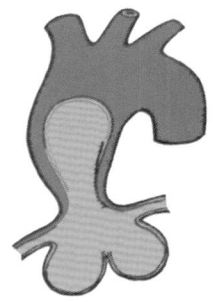

壶腹型

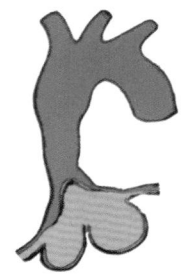

主动脉发育不全型

图 29-4-40　主动脉瓣上狭窄模式图

主动脉弓扩张。彩色多普勒见狭窄的升主动脉内血流变细。常伴有左室各壁心肌均匀性增厚。

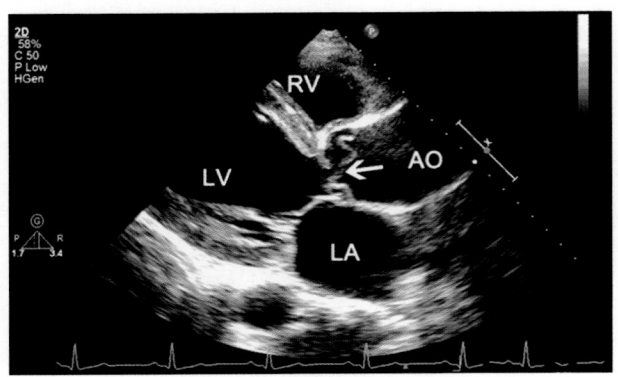

AO：主动脉；LA：左心房；LV：左心室；RV：右心室

图 29-4-41　左室长轴切面可见主动脉瓣上弱回声光带，随心动周期飘动（箭头所示）

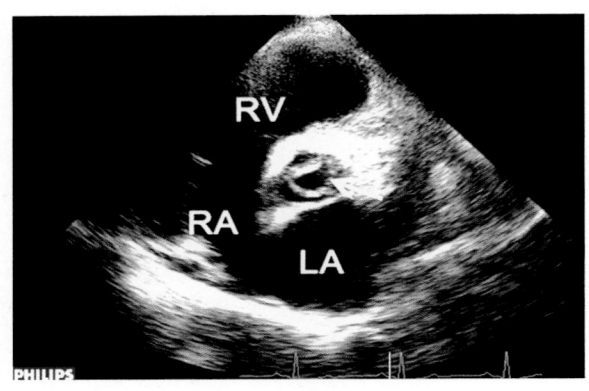

LA：左心房；RA：右心房；RV：右心室

图 29-4-42　短轴隔膜位于主动脉瓣上，其中心可见隔膜开口（箭头所示）

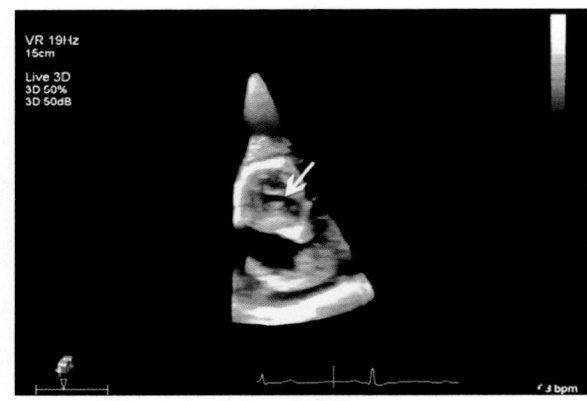

图 29-4-43　三维超声心动图观察可见主动脉瓣上方隔膜呈环形，绕升主动脉壁一周，其中心可见开口（箭头所示）

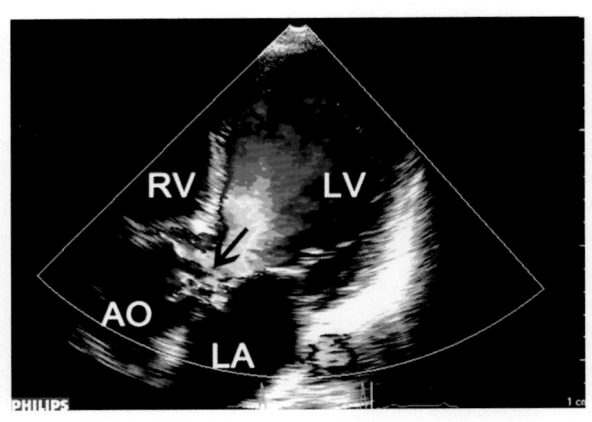

AO：主动脉；LA：左心房；LV：左心室；RV：右心室

图 29-4-44　收缩期探及升主动脉内起至隔膜处高速五彩镶嵌血流（箭头所示）

2. 获得性

（1）主动脉瓣退行性变瓣狭窄和反流

主动脉瓣退行性变多发生在 65 岁以上的患者，是老年人主动脉瓣狭窄的主要原因。系由钙质呈结节状或蛋壳样沉积于瓣膜基底部的固定线上而使瓣尖丧失活动所致。主动脉瓣退行性钙化从主动脉瓣主动脉面的基底部开始，纤维化和钙化且可延伸及瓣环、室间隔及二尖瓣根部，但通常无交界处粘连。主动脉瓣的纤维化及钙化可带来主动脉瓣狭窄及反流。

超声心动图检查：①左室长轴及短轴能显示主动脉瓣三个瓣叶，瓣叶基底部、瓣体和瓣环回声增强，固定、活动减低，开放幅度减小，瓣口形态不整（图 29-4-45），关闭时对合缝隙（图 29-4-46）。②常伴有升主动脉增宽，壁增厚，回声增强，弹性减低。③频谱多普勒和彩色多普勒可探及收缩期主动脉瓣口进入主动脉内高速射流，部分存在主动脉瓣关闭不全的患者可探及舒张期主动脉至左室流出道五彩反流束，反流束源于主动脉瓣对合间隙处（图 29-4-47）。

（2）主动脉瓣瓣膜瘤伴破裂（图 29-4-48，图 29-4-49）。

临床超声医学

846

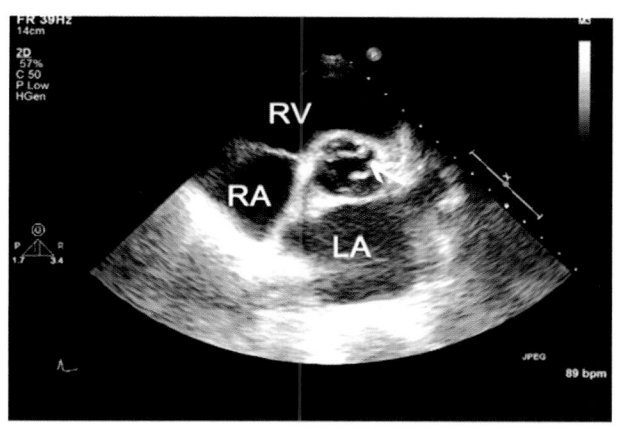

LA：左心房；RA：右心房；RV：右心室

图 29-4-45　主动脉根部短轴切面显示主动脉瓣三个瓣叶，瓣叶限局钙化，回声增强（箭头所示），开放幅度减小，瓣口形态不整

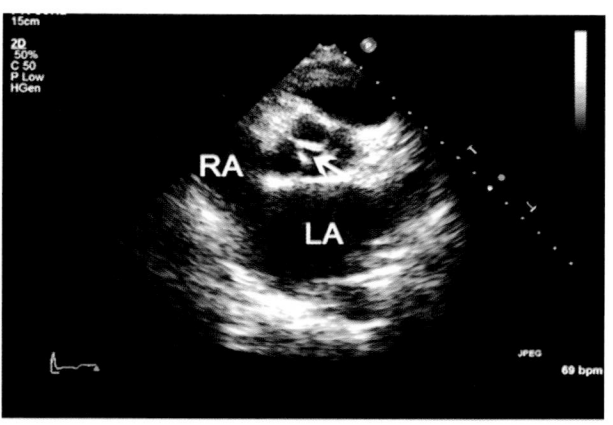

LA：左心房；RA：右心房

图 29-4-46　主动脉瓣关闭时对合中心处形成对合缝隙（箭头所示）

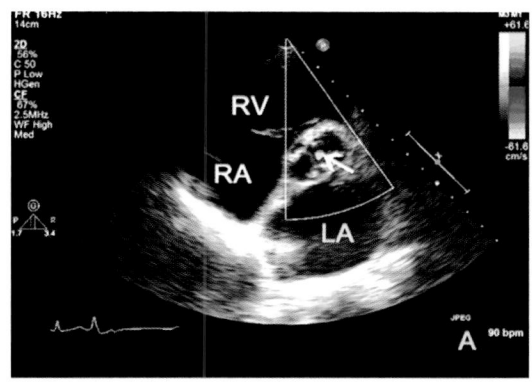

AO：主动脉；LA：左心房；LV：左心室；RV：右心室

图 29-4-47　舒张期彩色多普勒探及主动脉至左室流出道五彩反流束，反流束源于主动脉瓣对合间隙处

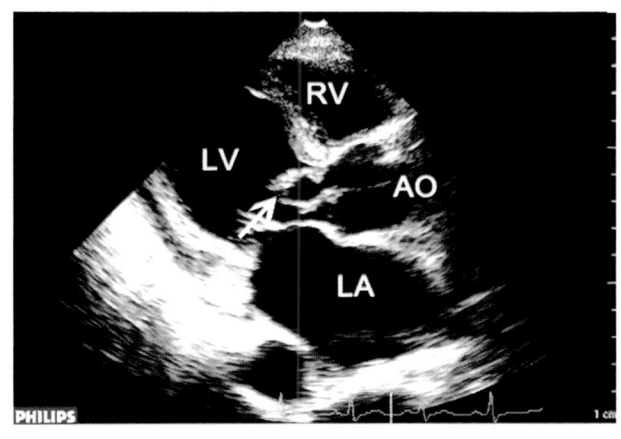

AO：主动脉；LA：左心房；LV：左心室；RV：右心室

图 29-4-48　主动脉瓣右冠瓣增厚，舒张期瓣叶呈瘤样突入左室流出道，其表面可见回声失落（箭头所示）

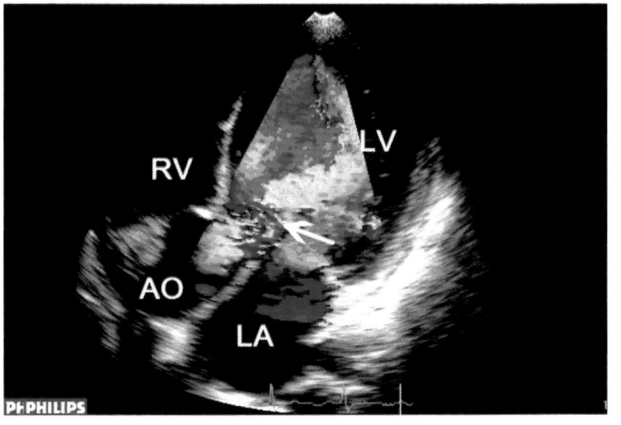

AO：主动脉；LA：左心房；LV：左心室；RV：右心室

图 29-4-49　舒张期彩色多普勒探及主动脉瓣反流

（任卫东）

第三十章　心肌病

心肌病的传统定义是指除外冠心病、高血压性心脏病、瓣膜性心脏病、肺心病、先天性心脏病和心包疾病等，以心肌病变为主要表现的一组心脏病。1995年，WHO/国际心脏联合工作组（ISFC）的专家委员会对心肌病进行了重新定义和分类。将心肌病定义为伴有心功能障碍的心肌病变，分为扩张型、肥厚型、限制型和致心律失常性右室心肌病四型。未分类型心肌病仍保留。心肌病目前仍主要沿用1995年WHO/国际心脏联合工作组（ISFC）的定义。但近年来，由于心肌病分子遗传学领域取得了突破性进展，一些心肌病的病因已经明确，并发现了新的心肌病类型。2006年，美国心脏病协会（AHA）对心肌病进行了新的定义和分类："心肌病为一组临床表现多种多样的心肌疾病，具有结构异常和（或）电异常，由各种原因，造成通常是遗传原因，常表现为心室异常肥厚或扩张，但也可以正常"。此分类将一些原发性心律失常，而无结构改变的疾病也纳入了心肌病的概念中，但目前临床应用不多。

本章还是根据1995年心肌病分类方法，重点讲述扩张型心肌病、肥厚型心肌病、限制型心肌病、致心律失常性右室心肌病和左室心肌致密化不全。

第一节　肥厚性心肌病

肥厚性心肌病（hypertrophic cardiomyopa-thy，HCM）特点为左心室或右心室肥厚，通常是左室壁非对称性肥厚，以室间隔肥厚最为多见。典型者左心室容量正常或降低，常伴有左室流出道收缩期压力阶差。家族性者为常染色体显性遗传。常发生心律失常及猝死。根据左室流出道有无梗阻，可分为梗阻性和非梗阻性两型。

一、病理及临床概要

肥厚型心肌病通常左室壁非对称性肥厚，以室间隔为主，致心腔狭小，左室流出道狭窄。心脏体积增大，重量增加。典型的病理形态学改变为心肌细胞肥大和排列紊乱，细胞核大、畸形、深染，周围疏松结缔组织增多。显微镜下见心肌肥厚和肌束排列明显紊乱，形成特征性的螺蜗样构型，细胞内肌原纤维结构排列紊乱。纤维化明显，形成肉眼即可观察到的瘢痕。

临床症状根据其分型及梗阻程度不同而不同。非梗阻性肥厚型心肌病患者多无症状或只有轻微症状，梗阻性者最常见的三大典型症状是呼吸困难、胸痛、心绞痛。其中以呼吸困难最为常见（约90％的患者会出现呼吸困难），主要原因在于舒张功能不全所造成的心室充盈受损。另外，有70％～80％的患者有心绞痛症状，舌下含服硝酸甘油后症状反而加重；20％的患者会发生晕厥现象，严重者可猝死。心脏听诊梗阻者可于心尖区内侧或胸骨左缘中下段闻及3～4/6级收缩期杂音。当疾病进入晚期，可出现左心或右心功能不全等症状。

二、超声检查所见

（一）二维超声心动图

1. 左室壁非对称性肥厚：室间隔增厚明显，以中间段为著，可呈团块状，左室后壁正常或轻度增厚，室间隔厚度与左室后壁厚度之比大于1.5，左心室腔相对小。

2. 肥厚的心肌回声增强、不均匀，呈斑点状，毛玻璃样改变（图30-1-1，图30-1-2），其他节段心肌回声正常。

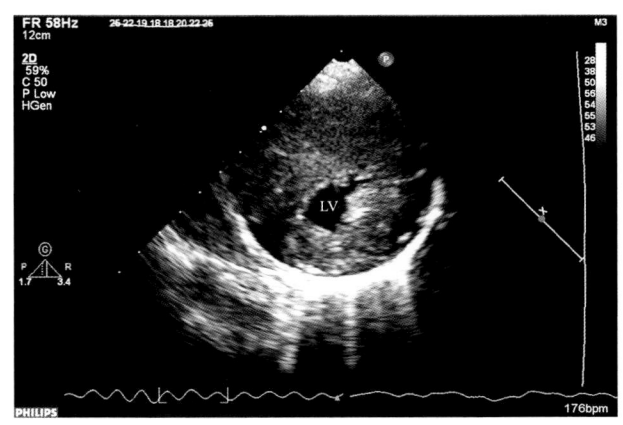

图30-1-2　左室短轴乳头肌水平：室间隔及前壁明显增厚，心肌回声增强、不均匀，前外乳头肌增厚，位置前移

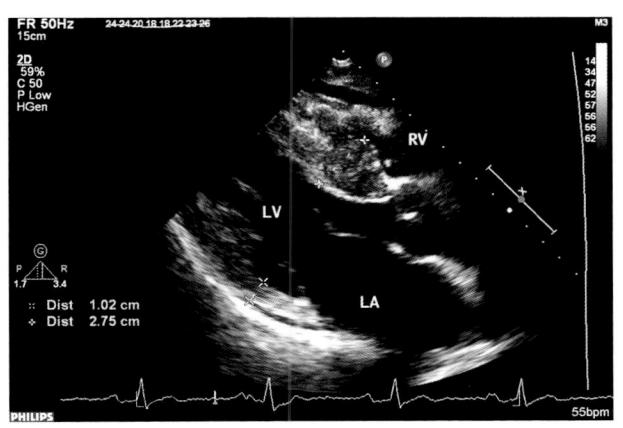

图30-1-1　左室长轴切面：室间隔明显增厚，呈"团块状"，心肌回声增强、不均匀，呈"毛玻璃样"改变

3. 左室短轴乳头肌水平切面：乳头肌肥厚，位置前移（图30-1-2）。

4. 左室长轴切面：可见二尖瓣前叶及腱索收缩期膨向左室流出道，由于流出道狭窄负压吸引所致。

5. 左心房不同程度增大。

6. 特殊类型的肥厚型心肌病：①心尖肥厚型心肌病表现为左室心尖部心肌明显增厚，心腔明显狭小，四腔心切面呈"核桃样"改变（图30-1-3），严重者心尖部心腔闭塞；②均匀肥厚型心肌病各切面均可见各室壁明显均匀一致的增厚，回声增强，心腔变小，一般无左室流出道狭窄（图30-1-4，图30-1-5）；③另外还有侧壁、后壁或下壁肥厚为主的肥厚性心肌病，肥厚心肌回声增粗增强（图30-1-6），比较少见。以上三种类型均不引起左室流出道梗阻。

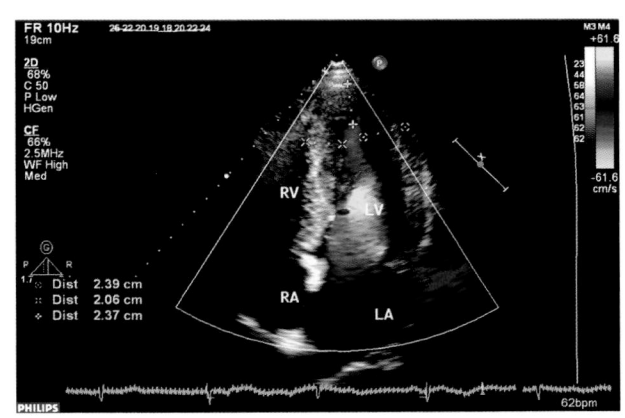

图30-1-3　心尖肥厚型HCM心尖四腔心切面：心尖部心肌明显增厚，心尖部左室腔明显狭小，呈"核桃"状

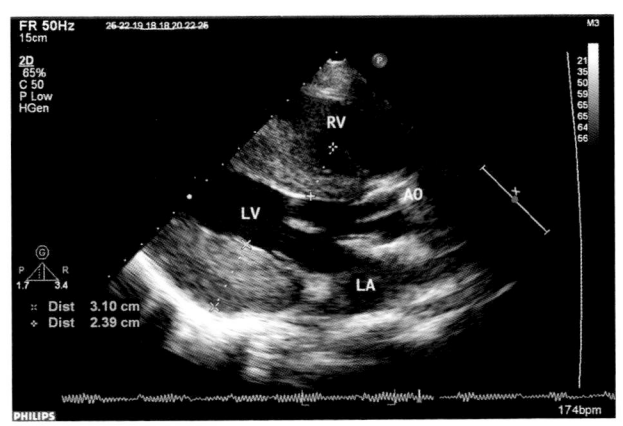

图30-1-4　左室长轴切面，室间隔与左室后壁对称性、均匀性增厚

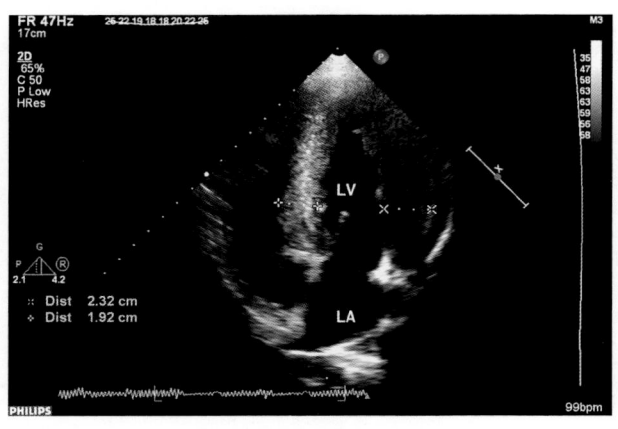

图 30-1-5　四腔心切面，室间隔与左室侧壁对称性、均匀性增厚

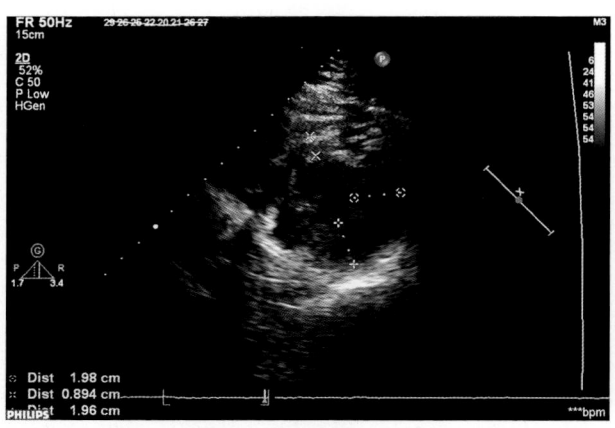

图 30-1-6　左室短轴切面，左室侧壁、后壁明显增厚

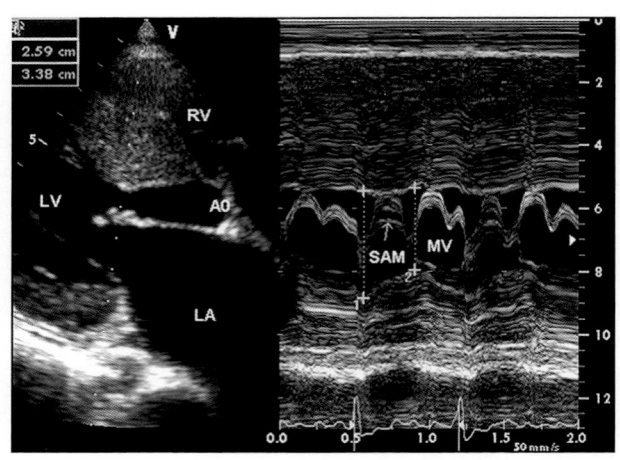

图 30-1-7　梗阻者二尖瓣波群 M 型曲线，二尖瓣 C-D 段收缩期前向运动，呈多层弓背样隆起，即 SAM 现象

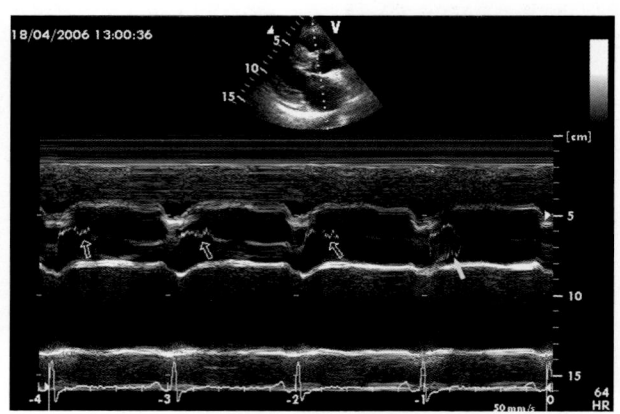

图 30-1-8　心底波群 M 型曲线：主动脉瓣出现收缩中期提前关闭现象，右冠瓣呈 "M" 型（空箭头），无冠瓣呈 "W" 型（实箭头）

（二）M 型超声心动图

1. 二尖瓣波群：见二尖瓣 E-F 斜率减慢，E 峰常与室间隔相撞。梗阻者二尖瓣 C-D 段出现收缩期多层弓背样前向运动，称为 SAM 现象（systolic anterior motion，SAM）（图 30-1-7）。左室流出道狭窄<20mm。

2. 心底波群：梗阻者主动脉瓣出现收缩中期提前关闭现象，右冠瓣呈 "M" 型，无冠瓣呈 "W" 型，出现收缩期半关闭切迹（图 30-1-8）。

3. 左心功能：肥厚的室间隔运动幅度减低，左室后壁运动增强，总体心肌收缩功能正常或增强，晚期收缩功能降低。但舒张功能降低发生较早。

（三）彩色多普勒

1. 梗阻者左室流出道内收缩早期充满五彩镶嵌的细窄血流束，狭窄越重，色彩混叠越严重。彩色血流最窄的部位即为左室流出道梗阻部位（图 30-1-9）。非梗阻者左室流出道收缩期为蓝色血流充满（图 30-1-10）。

2. 合并不同程度的二尖瓣反流（图 30-1-10）。

（四）频谱多普勒

1. 梗阻者左室流出道血流速度明显加快，频谱为收缩期负向高速充填状射流，形态呈 "匕首" 样（图 30-1-9）。左室流出道内压力阶差>30mmHg 时提示有梗阻。左室流出道越狭窄，流速越快，且左室射血时间越长。非梗阻者左室流出道血流速度正常（图 30-1-11）。

2. 二尖瓣频谱 A 峰>E 峰（图 30-1-12）。这

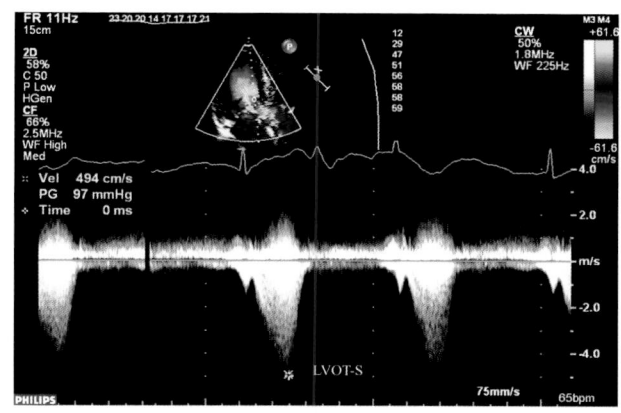

图 30-1-9　左室流出道梗阻者，收缩早期左室流出道内见五彩镶嵌血流，频谱为负向高速充填状射流，呈"匕首"样

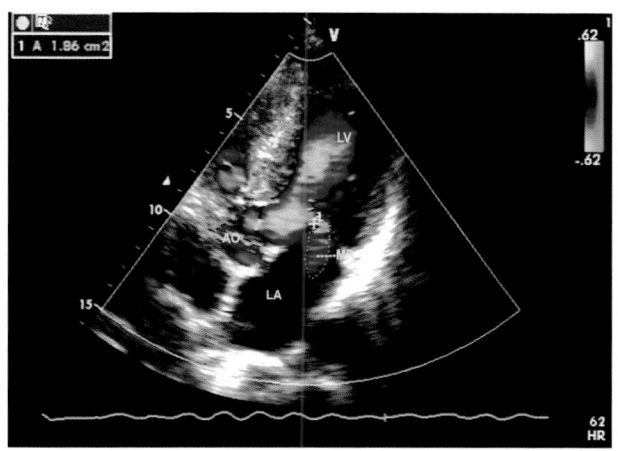

图 30-1-10　非梗阻者左室流出道收缩期呈蓝色血流束，左房内见二尖瓣蓝色为主反流束

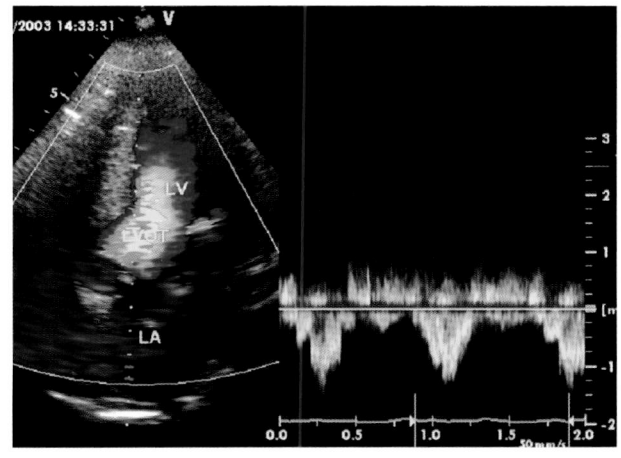

图 30-1-11　非梗阻者左室流出道频谱，血流速度正常

是由于心肌肥厚、心室舒张延缓，心肌硬度增加，

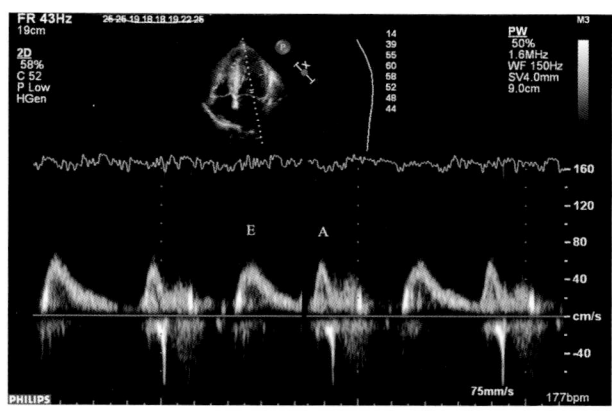

图 30-1-12　HCM 二尖瓣口血流频谱，A 峰＞E 峰

左室顺应性下降所致。

（五）组织多普勒（tissue Doppler imagging，TDI）

1. 组织多普勒频谱：HCM 患者示室间隔二尖瓣环水平 Em＜Am（可以代表左室整体功能），等容舒张期（IVR）延长（＞80ms）（图 30-1-13）。其他节段可表现为正常。

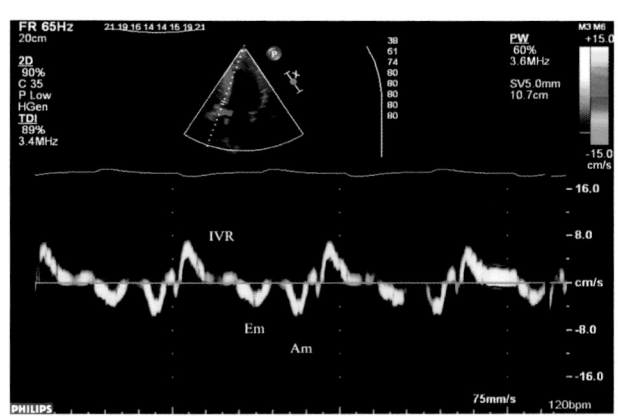

图 30-1-13　组织多普勒成像：室间隔二尖瓣环水平 TDI 频谱 Em 峰＜Am 峰，等容舒张期 IVR 延长

2. 定量组织速度成像（quantitative tissue velocity imaging，QTVI）测量肥厚的室间隔收缩期峰值速度（Vs）与正常人相比无明显差异，这是由于肥厚型心肌病中虽然肥大变形的单个心肌细胞收缩功能可能减弱，但心肌总体收缩功能不低甚至增强。而内、外膜峰值速度差（ΔV）和内、外膜峰值速度阶差（VG＝ΔV/L，L 为室壁厚度）明显低于正常，甚至为零或出现负值。肥

厚的室间隔舒张早期峰值速度（VE）明显降低，VE/VA<1，说明肥厚型心肌病以心肌舒张功能受损为主，其程度远较收缩功能受损严重（图30-1-14）。

梗阻性和非梗阻性肥厚型心肌病的上述各运动指标多无显著性差异，可以认为尽管梗阻性和非梗阻性 HCM 在血流动力学上明显不同，但其室间隔和左室后壁舒缩运动并无差异。

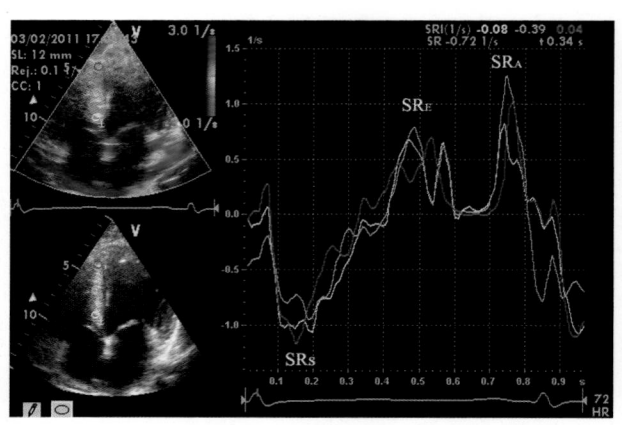

图 30-1-15　室间隔应变率曲线：SRs 和 SRE 峰值降低，SRE/SRA<1

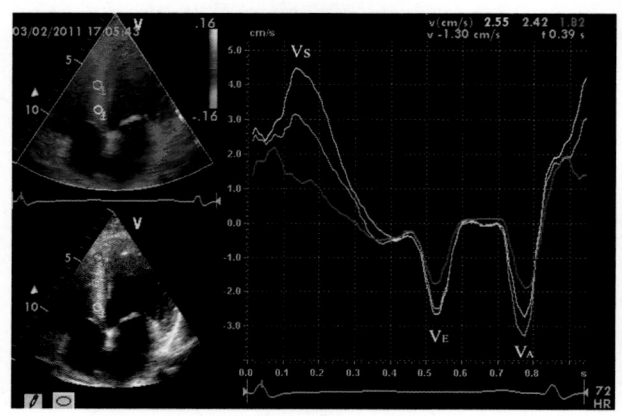

图 30-1-14　定量组织速度成像技术（QTVI），肥厚的室间隔舒张早期峰值速度（VE）降低，VE/VA<1

3. 应变率成像（strain rate imaging，SRI）：SRI 检测局部心肌的形变能力，获得各心肌节段的收缩期峰值应变率（SRs）、快速充盈期应变率（SRE）、房缩期应变率（SRA）及各时相的应变值及峰值应变（ε）。

应变率曲线：HCM 患者肥厚的室间隔 SRs 明显减低，部分节段可出现反向运动。非肥厚的室壁节段收缩期应变率值也不同程度的减低。各节段心肌的 SRE 值不同程度降低，SRA 无明显变化，SRE/SRA<1（图30-1-15）。

应变曲线：肥厚各节段 ε 降低（图30-1-16），可出现反向运动。而且有研究表明室间隔中段局部心肌 ε 分别与室间隔厚度以及 IVS/PW 比值之间存在明显的相关关系。SRI 技术可准确地检出 HCM 患者局部心肌收缩功能的异常，为准确、定量地评价局域心肌功能提供了重要的参数。

（六）三维超声心动图（three dimensional echoacardiography，3DE）

三维超声心动图可更直观地显示 HCM 患者

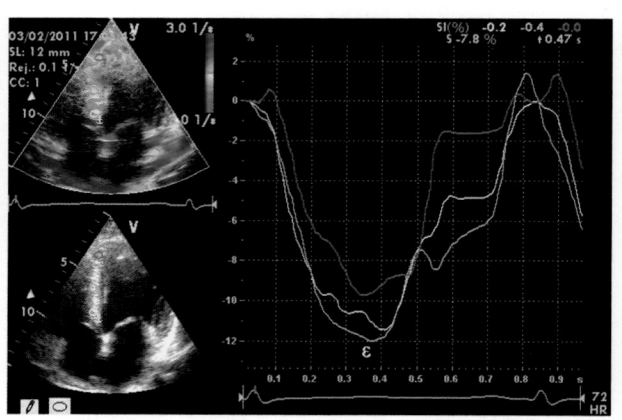

图 30-1-16　室间隔应变曲线：肥厚的室间隔各节段 ε 值降低

左室腔变小及室壁增厚程度及位置，准确测量左室舒张末期及收缩末期容积，真实反映左室功能。特别是对于梗阻性 HCM 患者能更清晰的显示左室流出道狭窄的程度，尤其是从左室向心底方向观察时可以准确测定左室流出道的面积（图30-1-17，图30-1-18），实时动态可观察瓣膜运动情况。

三、超声心肌造影在经皮室间隔消融（PTSMA）治疗中的应用

经皮室间隔消融（percutaneous transluminal septal myocardial ablation，PTSMA）是 Sigwart 于 1995 首次报道应用于临床的介入治疗方法，用无水乙醇消融梗阻肥厚的室间隔心肌的相应供血动脉，使室间隔心肌发生化学性凝固性坏死，造成人为的心肌梗死从而使室间隔萎缩变薄，左心室流出道（LVOT）狭窄得以改善，降低或消除

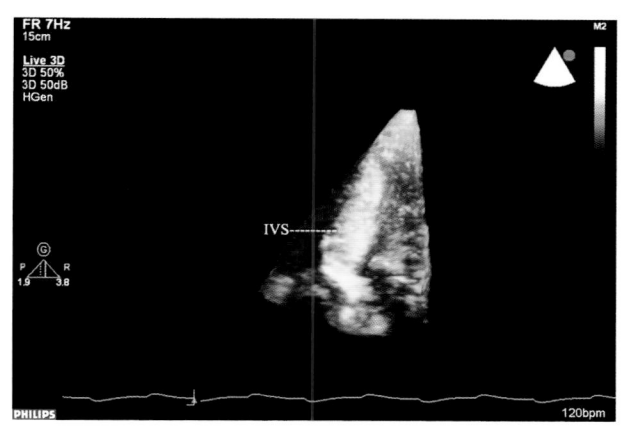

图 30-1-17　3DE 图像，可直观显示左室流出道狭窄及室间隔增厚

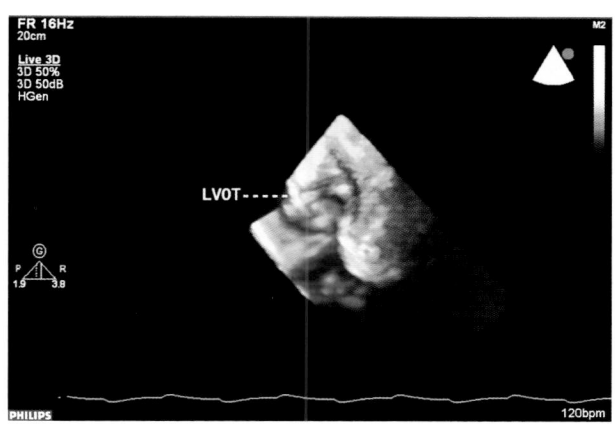

图 30-1-18　3DE 图像，从左室流出道向心底方向观察，可清晰显示左室流出道狭窄的程度

证 PTSMA 的成功提供较大帮助（图 30-1-19～图 30-1-21）。

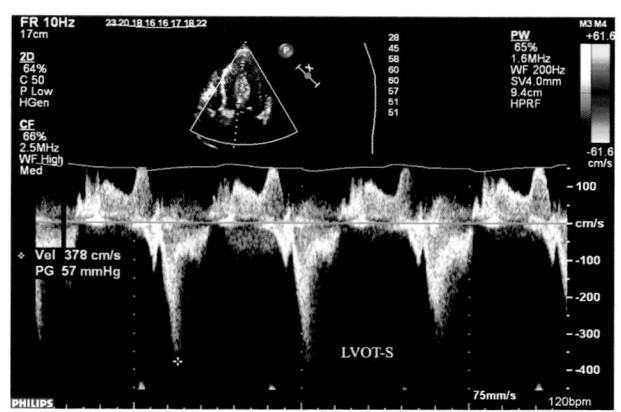

图 30-1-19　PTSMA 治疗前左室流出道频谱：示左室流出道内高速射流，流速达 378cm/s，压力阶差明显增高，达 57mm Hg

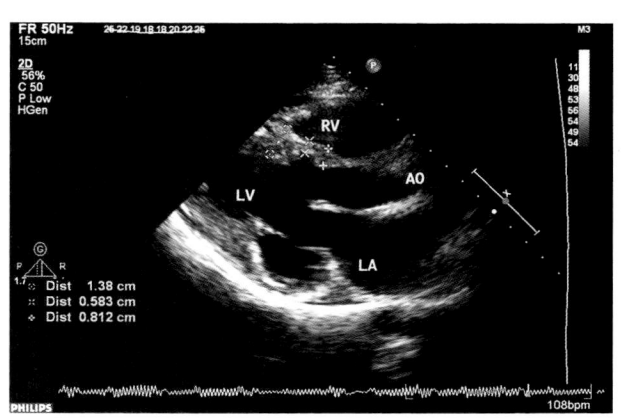

图 30-1-20　PTSMA 治疗后，超声心动图显示室间隔消融处可见明显切迹

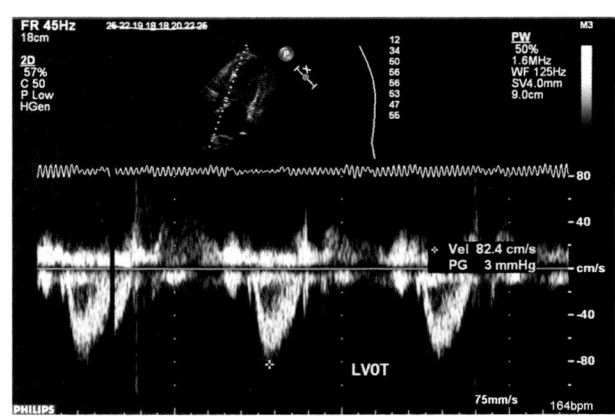

图 30-1-21　PTSMA 治疗后，左室流出道血流速度正常

LVOT 的压力阶差。该手术关键在于确定供应肥厚梗阻心肌的靶血管。1997 年 Faber 及 Lakkis 相继将超声心肌造影（myocardial contrast echocardiography，MCE）用于 PTSMA 消融靶血管的确认，取得了较为满意的效果。MCE 是导管进入间隔支后通过球囊扩张成形，经扩张的球囊导管注入超声造影剂 1～2ml，同时行 MCE 显示该血管的心肌灌注范围，确定拟形成室间隔心肌梗死的面积，位置正确后注射乙醇。术中 MCE 引导有助于显示室间隔肥厚部位，间隔支发出顺序以及室间隔支与心肌的匹配关系，识别起源异常的间隔支，还能显示室间隔支靶血管供应的具体范围，能够定位消融部位和半定量消融范围，从而获得最佳疗效。超声心动图在肥厚型梗阻性心肌病 PTSMA 治疗的围术期观察室间隔肥厚程度改变、左室流出道梗阻程度改善及术后疗效判定，为保

四、诊断思维与评价 【临床价值】

抓住肥厚型心肌病的诊断要点，左室壁非对称性肥厚，而且肥厚的心肌内部回声不均，呈"毛玻璃"样或其内有粗大光点，超声心动图可以做出明确诊断。同时注意估测室壁增厚程度、位置及左室流出道狭窄程度，观察有无二尖瓣SAM征及主动脉瓣的收缩中期关闭现象，并应用彩色及频谱多普勒进一步判定左室流出道有无狭窄及其程度，这对肥厚型梗阻性心肌病的判断极为重要。也可指导临床对肥厚型梗阻性心肌病进行化学消融治疗。

心肌肥厚并非肥厚型心肌病所特有，凡是可导致心肌肥厚的疾病均需与该病进行鉴别，需结合病史和其他特征性超声改变加以鉴别。但一般都是室壁向心性对称性肥厚，如高血压性心脏病、尿毒症性心肌病、酒精性心肌病等。主要超声表现为：室间隔与左室后壁对称性增厚，偶有轻度非对称性，但室间隔厚度/左室后壁厚度<1.3。增厚的心肌内部回声较均匀。

第二节　扩张性心肌病

扩张性心肌病（dilated cardiomyopathy，DCM）是一种病因不清、发病机制尚待阐明、原发于心肌的疾病。主要表现为左心室或双侧心室扩张及收缩功能障碍，可能代表着由各种迄今未确定的心肌损害因素所造成的心肌损伤的一种共同表现。超声心动图对本病诊断有重要的意义。

一、病理及临床概要

扩张型心肌病（DCM）心肌细胞减少，间质胶原增殖，残余心肌细胞肥大，蛋白合成增加，室壁先增厚继而变薄，心脏四个心腔均明显扩大，呈普大型，心腔内可有附壁血栓附着，以左室心尖部最常见。组织学检查是非特异性的，可呈现广泛的间质和血管周围纤维化，尤多累及左室心内膜下。

其临床症状是逐渐发展的。主要症状源于左室扩大，收缩功能下降而致的左心功能不全。最

早出现的症状仅为疲倦无力，尤其是活动后，晚期出现不同程度的呼吸困难、端坐呼吸、夜间阵发性呼吸困难甚至肺水肿，常有心律失常、血栓栓塞及猝死。

二、超声检查所见

（一）二维超声心动图

1. 各个切面均显示四个房室腔明显增大，或以左心室、左心房为著（图30-2-1）。左心室呈球形扩大，室间隔向右室侧膨凸，左室侧壁向外侧膨凸。左室壁厚度相对变薄。

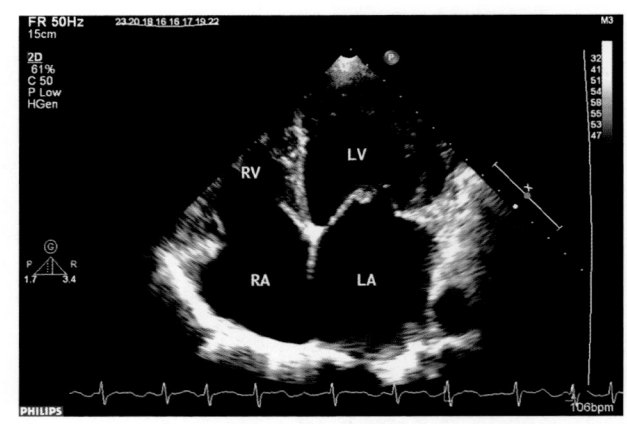

图30-2-1　心尖四腔心切面见四个心腔均扩大，以左室、左房为著

2. 附壁血栓：单发或多发的形态各异的高或低回声团，多见于左室心尖部。血栓回声水平可根据形成时间不同而不同，新鲜血栓为低回声，随时间推移回声水平逐渐增高（图30-2-2）。

（二）M型超声心动图

1. 二尖瓣波群：左心室腔明显增大，二尖瓣前后叶开放幅度变小，形成"大心腔，小开口"的特征性表现，前后叶呈镜像运动，呈"钻石样"改变，E峰至室间隔距离（E-point septal separation，EPSS）明显增大，一般>10mm（图30-2-3）。

2. 心底波群：主动脉振幅明显减低，主动脉瓣开放小，关闭速度减慢（图30-2-4）。

3. 室间隔及左室后壁运动幅度弥漫性减低。

4. 左室收缩功能减低，左室射血分数（EF）及左室短轴缩短率（ΔD）明显降低（图30-2-5）。

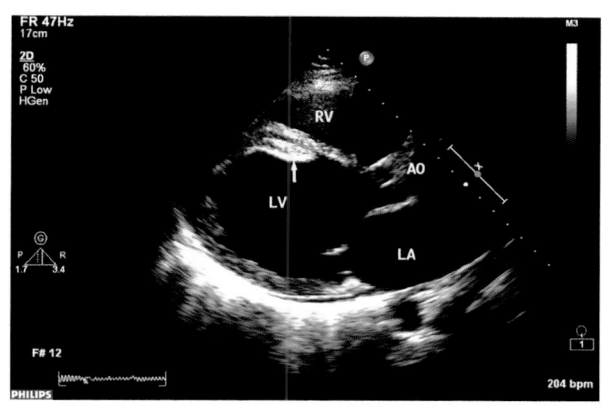

图 30-2-2　左室长轴切面于室间隔近心尖部可见一个略高回声光团（箭头所示）

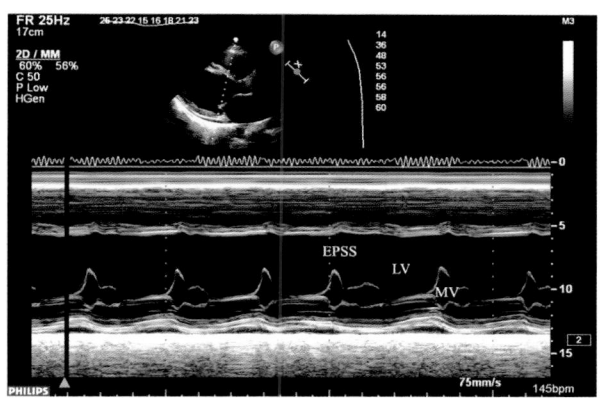

图 30-2-3　二尖瓣口水平 M 型超声：室壁运动幅度减低，心腔扩大，呈"大心腔，小瓣口"改变，EPSS 明显增大

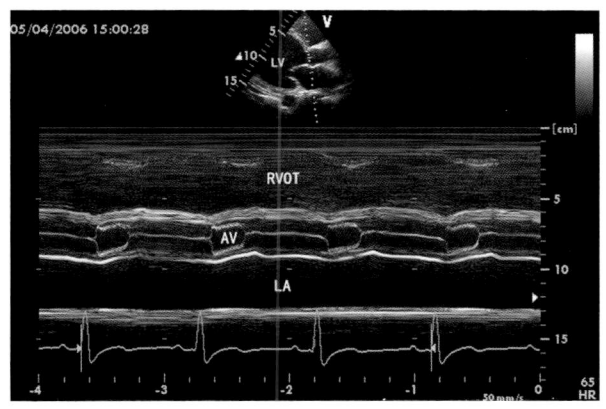

图 30-2-4　心底波群 M 型超声，主动脉根部振幅减低，瓣膜开放小，关闭速度减慢

（三）彩色多普勒

（1）彩色多普勒可见各瓣口血流色彩暗淡，

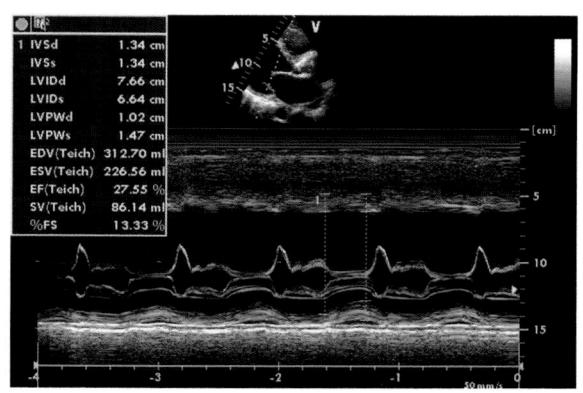

图 30-2-5　左室收缩功能减低，EF、SV 减低

一般条件下血流信号不充满左心室腔。

（2）合并多瓣口反流，最常见于二、三尖瓣，二尖瓣反流占 100%。反流为相对性的，因此反流束较局限，呈蓝色稍花色（图 30-2-6）。

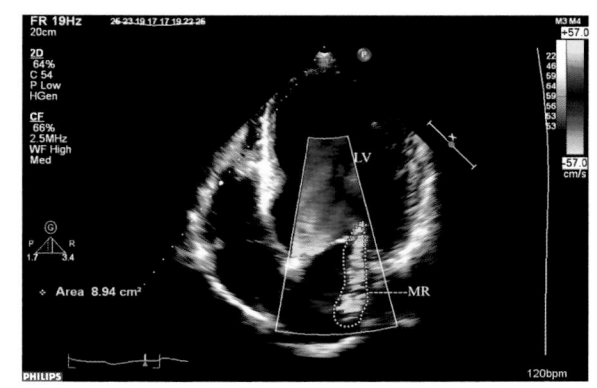

图 30-2-6　四腔心切面，收缩期左房内出现以蓝色为主的花彩血流束为二尖瓣反流

（四）频谱多普勒

1. 主动脉瓣口血流峰值流速（Vmax）减低，射血时间（ET）缩短，射血前期（PEP）延长，PEP/ET 比值增大（图 30-2-7）。

2. 二尖瓣口血流频谱异常的形态随疾病时期和程度不同，表现形式各异：①在病变早期常表现为 A 峰增高、E 峰减低，E/A<1（图 30-2-8）；②伴有较严重的二尖瓣反流时，二尖瓣 E 峰正常或稍增高，A 峰减低，E/A 增大（>1.0）呈现所谓"假性正常化"的频谱形态（图 30-2-9）；③严重心衰时，常出现"限制性"充盈形式，E 峰高耸，A 峰极低或消失，E/A>1.5~2.0，此时多为不可逆性舒张功能不全（图 30-2-10）。

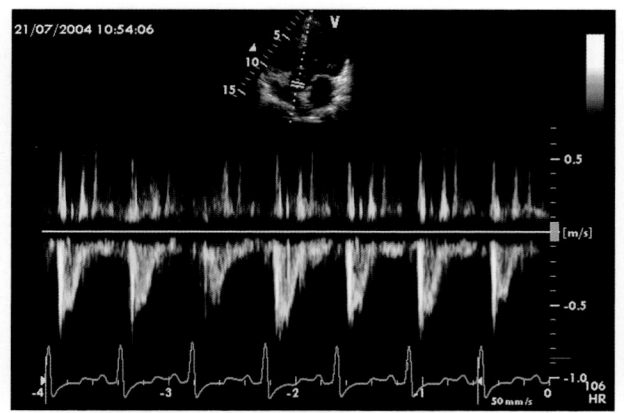

图 30-2-7　主动脉瓣口血流频谱，主动脉瓣血流峰值流速（Vmax）减低

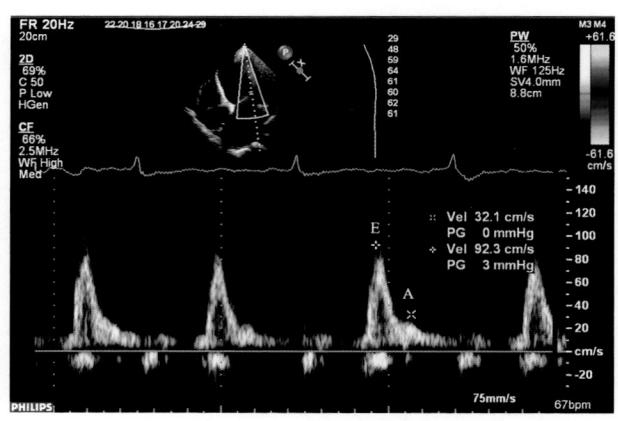

图 30-2-10　二尖瓣口血流频谱，出现"限制性"充盈不良，E 峰高耸，A 峰极低或消失

值速度 Sm 及舒张期 Em、Am 峰值均明显降低，Em＜Am（图 30-2-11）。

2. 定量组织速度成像（QTVI）

QTVI 显示 DCM 患者左室壁各节段 Vs、VE、Ds 明显降低，且峰值时间后移，VE/VA＜1（图 30-2-12）。且上述各峰值变化均呈弥漫性改变，正常的峰值速度梯度没有改变，即仍表现为从心底到心尖逐渐减低的趋势。随着 DCM 患者的心功能损害进行性加重，Vs、VE、Ds 从心底到心尖方向逐渐减低的规律消失，提示心肌功能受损严重。等容舒张期速度出现明显的收缩后收缩现象。

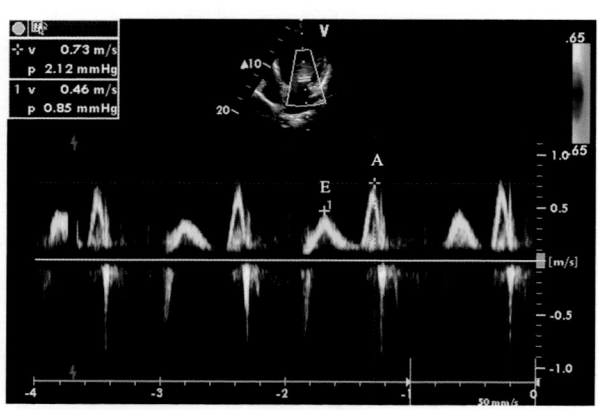

图 30-2-8　二尖瓣口血流频谱，病变早期表现为 A 峰增高、E 峰减低，E/A＜1

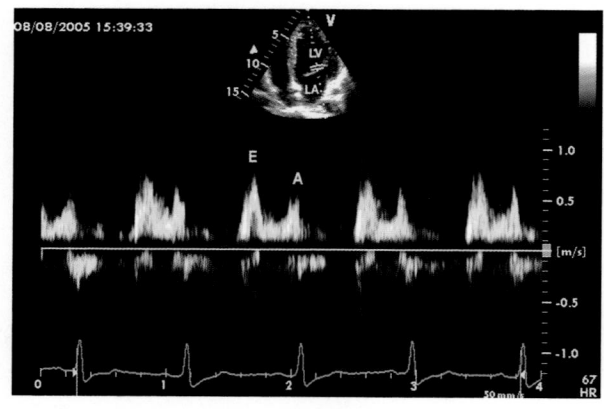

图 30-2-9　二尖瓣口血流频谱，出现 E 峰增高的假性正常化，E/A＞1

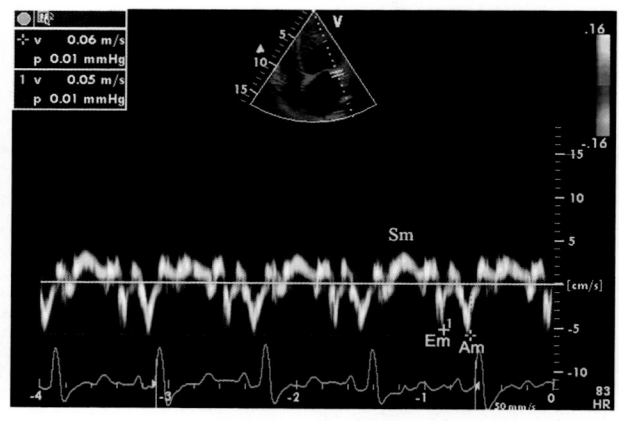

图 30-2-11　TVI 示取样容积置于室间隔二尖瓣环处，Sm、Em 及 Am 峰值均明显降低，Em ＜Am

（五）组织多普勒

1. 组织速度成像（TVI）

DCM 患者二尖瓣环水平组织多普勒收缩期峰

3. 组织追踪成像（TT）

组织追踪图（tissue tracking, TT）是基于组织速度显像的一种新的超声心动图技术。它采

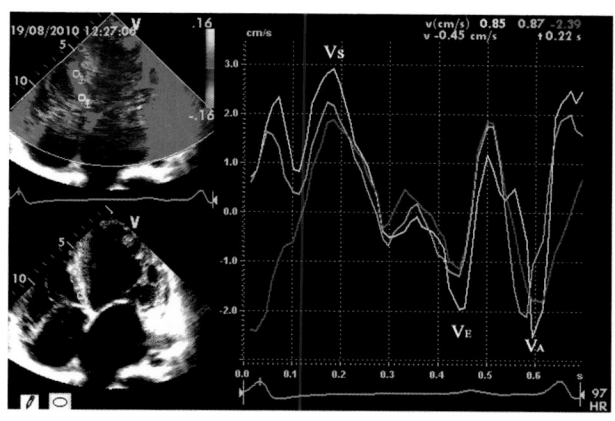

图 30-2-12 QTVI 曲线示室间隔各节段 Vs、VE 降低，VE/VA＜1

用 7 种不同的颜色，按照红、黄、橙、绿、青、蓝、紫的顺序对不同大小的室壁运动幅度进行彩色编码。红色表示运动幅度最低，紫色表示运动幅度最大。正常人组织追踪图表现为从瓣环到心尖部呈两侧对称的紫-红色逐次变化（图 30-2-13），代表运动幅度逐渐减低。DCM 患者 TT 表现为两侧对称的橘黄色或红色，正常部位的紫、蓝、绿色递减现象消失，说明 DCM 左室壁运动弥漫性减弱（图 30-2-14）。

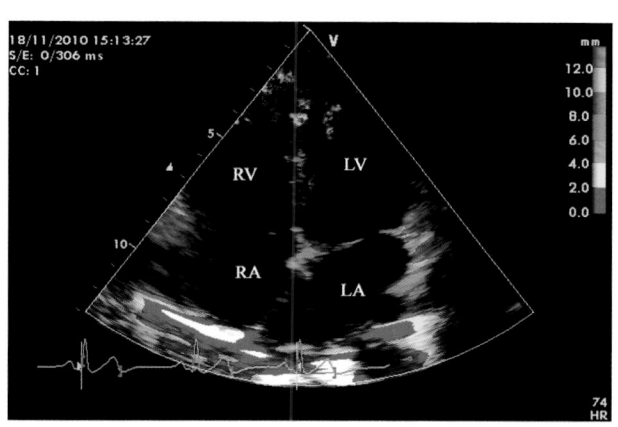

图 30-2-13 正常人心尖四腔心切面 TT 图，室间隔和左室侧壁从瓣环到心尖部编码为紫、蓝、淡蓝、绿、黄、橙、红色，呈两侧对称性，代表运动幅度逐渐减低

4. 应变率成像（SRI）

DCM 患者 SRI 表现为各节段心肌纵向 SRs 及 ε 弥漫性降低，峰值时间后移，峰值降低程度与心肌损伤程度一致，严重者出现反向运动（图 30-2-15，图 30-2-16）；SRE 亦弥漫性降低，SRE/

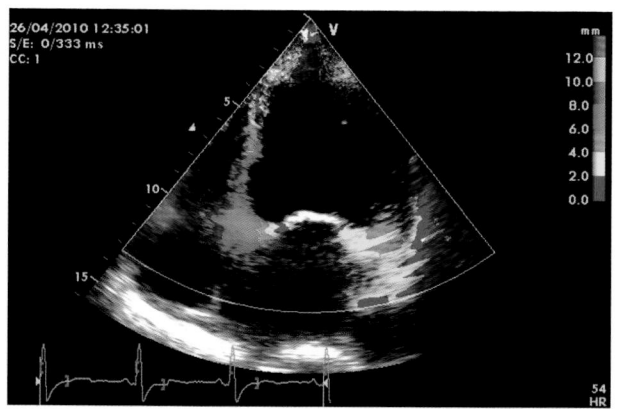

图 30-2-14 心尖四腔心切面，TT 表现为室间隔和左室侧壁呈橘黄色和红色，正常的紫、蓝、绿色递减现象消失，表示室壁运动幅度降低

SRA＜1；等容舒张期应变率（SRIVR）呈负向高尖峰，即收缩后收缩现象，表明舒张功能减低，SRI 可以敏感的检测出 DCM 患者的收缩和舒张功能减低情况及其特点，不受检测者体位、呼吸、心脏整体扭动及心肌局部牵拉运动的影响，准确可靠，但存在重复性较差的缺点。

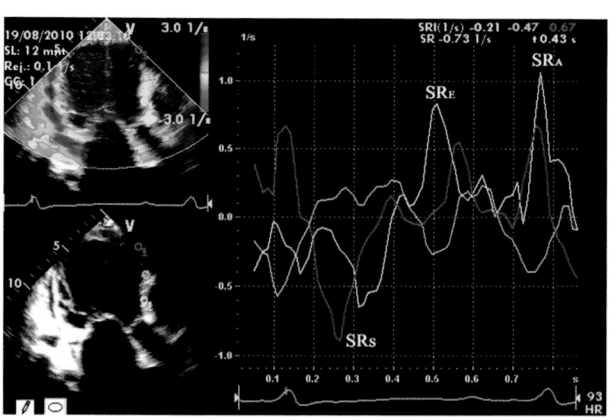

图 30-2-15 SRI 曲线：室间隔基底段和心尖段 SRs 降低，中间段 SRs 和 SRE 反向（箭头处）

（六）三维超声心动图

应用 3DE 测定左室整体容积及射血分数较二维超声法准确已得到临床和超声界的公认。DCM 患者左室形状发生改变，左室横径及前后径的增大程度大于长径增大的程度，因此常规左室射血分数及左室短轴缩短率的测值偏低，经常与患者的临床症状不符。3DE 对 DCM 患者左室收缩功能的评价采用多平面的 Simpson 法，不受左室形

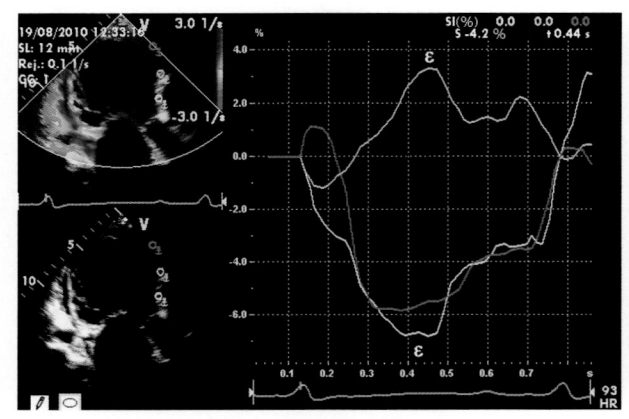

图 30-2-16 应变曲线示室间隔中间段和心尖段应变明显降低，基底段应变反向

态的影响，可更真实反映左室收缩功能及全身供血状况，为该病的诊断和治疗提供新的评价标准。同时，3DE 能更加直观地观察瓣口及室壁运动、心腔内有无血栓、血栓部位、数量等情况（图 30-2-17，图 30-2-18）。

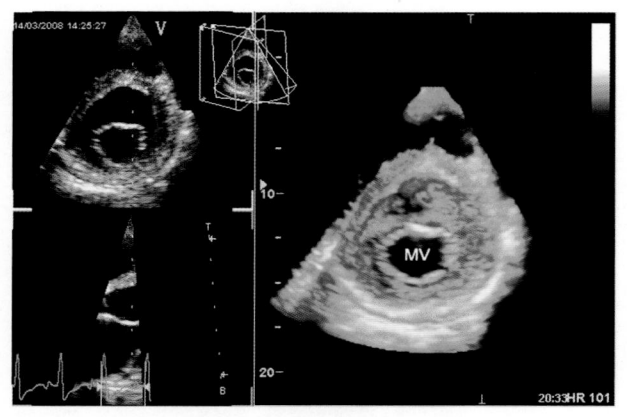

图 30-2-17 DCM 患者 3DE 图像：二尖瓣口水平左室短轴切面，见左室扩大，二尖瓣口开放时相对小

三、诊断思维与评价

超声心动图是诊断扩张型心肌病较为准确的方法，通过心脏大小、室壁运动、房室瓣膜情况、常年多次随访情况做出诊断，可给临床提供重要参考，已成为临床公认的诊断手段。

二维超声检查应主要观察的切面有：左室长轴切面、四腔心切面、心尖左室长轴切面。判定

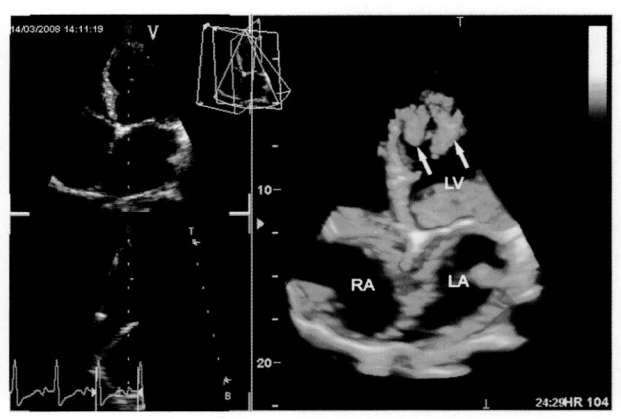

图 30-2-18 3DE 图像：四腔心切面，左室扩大，内见两个血栓（箭头所示），较二维图片显示更清晰

各房室腔的大小、形态、结构如二尖瓣的位置、各瓣膜、室壁有无运动异常及异常回声，运动是否正常、协调。有附壁血栓者要测数量、大小，但因标准左室长轴切面心尖部显示往往不理想，需要在四腔心、五腔心及心尖左室长轴切面等切面注意心尖有无附壁血栓，防止漏诊。M 型超声检查则要从心底向心尖部逐次扫查，重点观测各房室腔的大小、室壁运动幅度、二尖瓣的位置、开放幅度、E 峰到室间隔的距离、左室流出道的宽度等，并测量左室收缩功能。频谱多普勒超声检查主要观测四个瓣膜口的血流速度、观察其形态，同时探测各瓣口反流的频谱流速。测定心室舒张功能等。彩色多普勒超声检查主要观测各瓣口血流，心腔内血流充盈情况及流向。

通过超声测定的心脏功能可为临床治疗和评估预后提供重要依据：当左室舒张末期直径＞70mm、射血分数＜25％者，预后较差。左室充盈异常，严重者表现为限制性充盈，当二尖瓣 E/A＞2，E 峰下降时间＜150ms 时，预后较差。通过形态及功能等多项指标观察疗效并长期随访，对 DCM 患者进行超声心动图的动态观察，可以指导治疗及疗效判定。

应注意与以下疾病相鉴别：冠心病心衰、酒精性心肌病、围生期心肌病、重症心肌炎、代谢性心肌病等其他原因引起的左心功能不全等。最常见需和缺血性心肌病相鉴别，详见下表 30-2-1。

表 30-2-1　扩张型心肌病与缺血性心肌病的鉴别诊断

	缺血性心肌病	扩张型心肌病
病史	有明确的心绞痛和/或心梗病史	无明确病史
心腔形态	心腔局限性或弥漫性扩大，有时可形成局限性外膨	全心扩大，以左心为著，左室球形扩张
室壁厚度	心肌厚薄不均，病变部分变薄	相对变薄（实际正常或稍厚）
室壁运动	不协调，节段性运动减低	向心运动协调且弥漫性减低，有左束支传导阻滞时可不协调
室壁回声	回声不均匀，可增强或减低	回声均匀、正常或偏低
瓣口反流	多见于二尖瓣，反流程度不等，多较轻，多瓣口反流较少见	各瓣口均可有反流，发生率高，程度较重
组织多普勒成像	局部心肌色彩暗淡、消失，甚至出现相反的色彩，速度减低	心肌色彩弥漫性暗淡，运动速度均减慢
心肌声学造影	局部心肌灌注缺损	心肌灌注尚正常
冠状动脉造影	单支或多支冠状动脉狭窄或闭塞	冠状动脉正常

第三节　限制性心肌病

限制性心肌病（restrictive cardiomyopathy）是一种特殊类型的心肌病，少见。其特点为一侧或两侧心室有限制充盈及舒张期容量减少，其收缩功能正常或接近正常，心室壁增厚，可能伴增生的间质纤维化。可以是特发性的或伴发于其他疾病。

一、病理及临床概要

限制型心肌病的病理改变为心室内膜和内膜下纤维组织增生，心内膜明显增厚，可大于正常人的 10 倍。心室壁硬化，心室腔缩小或闭塞，心室舒张充盈严重受损，舒张末压增高。早期心室肌收缩功能正常，晚期减低。右心室心内膜心肌纤维化占优势的患者，右心室舒张末压增高；左心室心内膜心肌纤维化者，左心室舒张末压增高，左心房压增高，肺血管淤血，肺动脉压升高。

限制型心肌病早期可有发热、全身倦怠，嗜酸性粒细胞增多明显。随着病情进展，心力衰竭和体循环、肺循环栓塞症成为本病的主要临床表现。病变侵犯左心室时，常合并二尖瓣关闭不全，患者主述劳力性呼吸困难、疲惫、心悸、心绞痛样胸痛；进而可出现端坐呼吸、夜间阵发性呼吸困难。右心室或双心室病变者常以右心室衰竭为主，临床表现酷似缩窄性心包炎，出现肝脏和消化道淤血症状，少尿、腹水和周围性水肿，有人

称为缩窄性心内膜炎。

二、超声检查所见

（一）二维超声心动图

1. 心内膜增厚，正常心内膜厚度小于 1.0mm，限制型心肌病的心内膜厚度可达数毫米，致左心室腔收缩期及舒张期变化不明显。

2. 室壁可有一定增厚，心肌回声增强，可表现为室壁心肌内呈浓密的点状回声。以心尖部显著，心尖部由僵硬的异常回声占据，导致心尖部闭塞（图 30-3-1）。

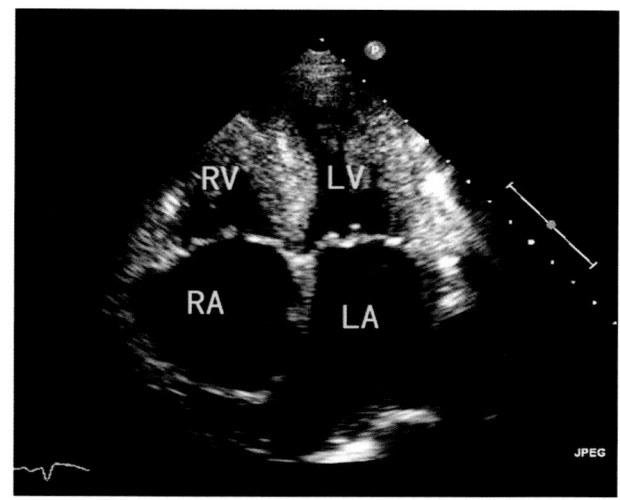

图 30-3-1　心尖四腔心切面：左室壁增厚，心内膜增厚，以心尖部为著，心尖部闭塞，双房扩大（本图片由上海复旦大学中山医院舒先红教授惠赠）

3. 双房明显增大，可有附壁血栓。心室通常不大或减小，心室腔变形，长径缩短。舒张后 2/3 心室径无变化，体现了心室的充盈受限（图 30-3-2）。

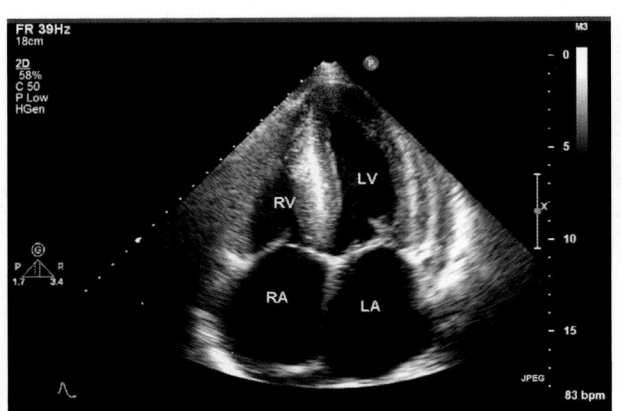

图 30-3-2 心尖四腔心切面：心内膜增厚，左室壁增厚，心肌回声增强，双房扩大（本图片由北京阜外医院王浩教授惠赠）

4. 二尖瓣、三尖瓣可增厚、变形，固定于开放位置，失去关闭功能。

（二）M 型超声心动图

M 型超声心室波群可显示室壁及心内膜增厚，室壁运动幅度减低，心室腔变小，左室收缩功能减低（图 30-3-3，图 30-3-4）。

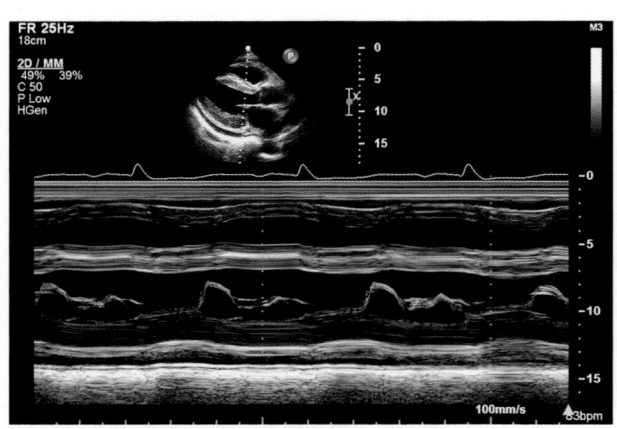

图 30-3-3 M 型超声：显示左室壁增厚，心内膜增厚，回声增强，室壁运动幅度减低（本图片由北京阜外医院王浩教授惠赠）

（三）彩色多普勒

1. 舒张期二尖瓣、三尖瓣瓣口血流信号充盈

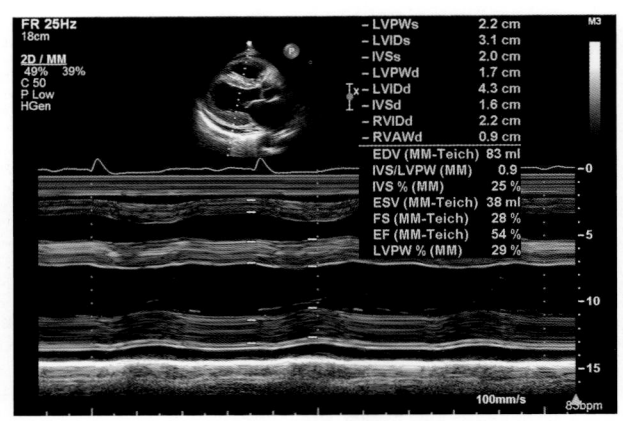

图 30-3-4 M 型超声：左室壁增厚，心内膜增厚，左室收缩功能轻减低（本图片由北京阜外医院王浩教授惠赠）

持续时间较短。

2. 均合并二尖瓣、三尖瓣口反流。

3. 在肺静脉和上腔静脉内也可显示蓝色的反流信号。

（四）频谱多普勒

1. 二尖瓣、三尖瓣血流频谱改变：E 峰高尖，E 峰减速时间缩短 DT≤150ms。A 峰减低，E/A 增高>2.0（图 30-3-5）。二尖瓣、三尖瓣血流频谱不随呼吸变化或变化不明显。

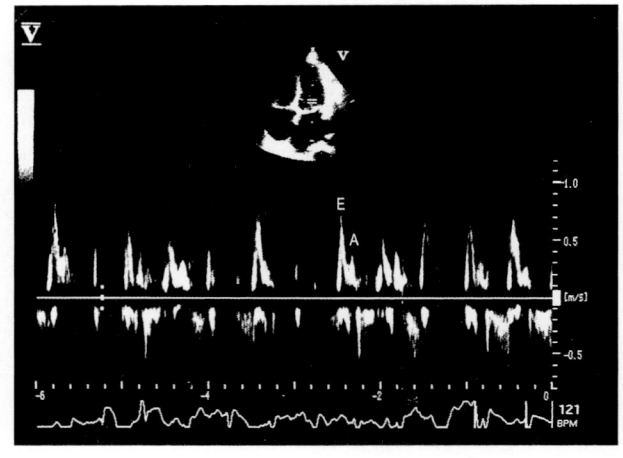

图 30-3-5 二尖瓣口血流频谱，显示为限制性充盈异常，高 E 峰、小 A 峰

2. 肺静脉及上腔静脉血流频谱改变：早期肺静脉舒张波（D）和收缩波（S）峰值速度增高，晚期 S 波降低甚至缺如，逆流波（AR）增高（>35cm/s），时限延长，连续出现于整个心房收缩

期。上腔静脉逆流波（AR）亦增加。

（五）组织多普勒

1. 组织追踪图像（TT）

左室壁纵向运动幅度均明显减低，仅为4mm，呈现橘红色或红色，系由于心室舒张期运动受限所致。

2. 组织速度成像（TVI）

限制型心肌病患者各时相心肌运动速度减低，尤以舒张早期运动速度减低显著，舒张早期峰速度与收缩期峰速度比值 VE/Vs<1.3，正常人 VE/Vs=1.5~2.0。舒张早期峰速度与舒张晚期峰速度比值 VE/VA<1。

3. 应变率成像技术（SRI）

限制型心肌病患者的左室收缩期应变率（SRs）和快速充盈期应变率（SRE）均降低，以SRE的降低为著，其与房缩期应变率（SRA）的比值降低。

三、诊断思维与评价

超声心动图检查可观察限制型心肌病的心内膜情况及心腔变化，测量二尖瓣、三尖瓣口血流频谱，对诊断本病有重要的临床价值。同时观察心包情况及血流频谱的变化特征与缩窄性心包炎相鉴别，为临床治疗提供依据。但目前，超声心动图检查仍缺乏明确诊断限制型心肌病的特征性改变，所以要确诊该病还需心导管检查、CT、磁共振成像，甚至心内膜心肌活检等其他检查方法。

第四节 致心律失常性右室心肌病

致心律失常性右室心肌病（arrhythmogenic right ventricular cardiomyopathy，ARVC）原称致心律失常性右室发育不良（arrhythmogenic right ventricular dysplasia，ARVD），是一种以右心室心肌被纤维或脂肪组织取代为特征的原因不明的心肌病。通常表现为局限性右心室病变，可逐渐进展为弥漫性，偶可侵及左心室，最终导致左心功能不全。1995 年，WHO/ISFC 工作者专家委员会关于心肌病定义和分类的报告中将

ARVC 与扩张型心肌病、肥厚型心肌病、限制型心肌病并列为四类原发性心肌病。

一、病理及临床概要

病理改变的特征是右心室心肌局灶性或大片被脂肪和纤维脂肪组织所取代，正常心肌组织被分隔成岛状或块状，散在分布于纤维脂肪组织中间，致使右室壁变薄、心腔扩大，形成室壁瘤和节段性功能减低。病变多发生于漏斗部、心尖部和基底部即发育不良三角区，心内膜下心肌和室间隔很少受累。组织学检查显示心肌 T 淋巴细胞性浸润和凋亡。

临床表现为心悸、头晕和室性心律失常，甚至晕厥，7%~29%的患者无明显症状而以猝死为首发症状。患者多以室性早搏、室性心动过速就诊，常伴左束支传导阻滞，继而发展为右心衰竭、全心衰竭。听诊大多数患者无明显异常发现，少数可出现 S3 或 S4。亦可闻及 S2 心音宽分裂，是由于右心室心肌收缩减弱所致射血时间延长。

二、超声检查所见

（一）二维及 M 型超声心动图

1. 右心室弥漫性或局限性增大、严重者局部瘤样膨出，右室流出道增宽、心尖部增宽（图 30-4-1~图 30-4-3）。

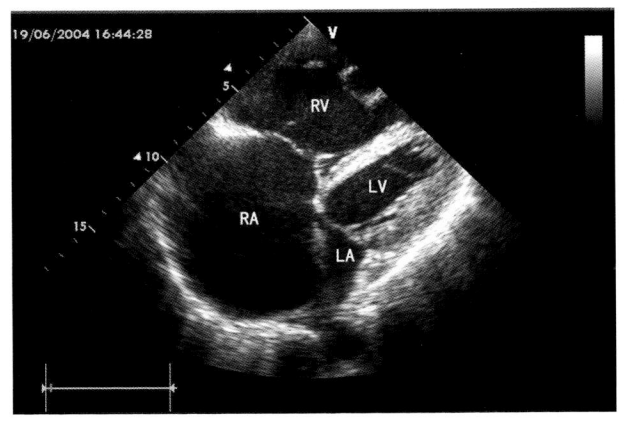

图 30-4-1 四腔心切面，右心室弥漫性增大，右房扩大，左心受压变小

2. 右室基底部、右室流出道及心尖部心肌明显变薄（1~2mm），肌小梁消失，构成"发育不

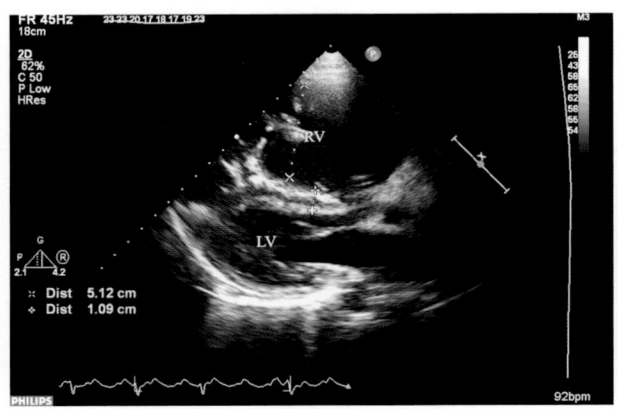

图 30-4-2 左室长轴切面，右心室增大，左心受压变小

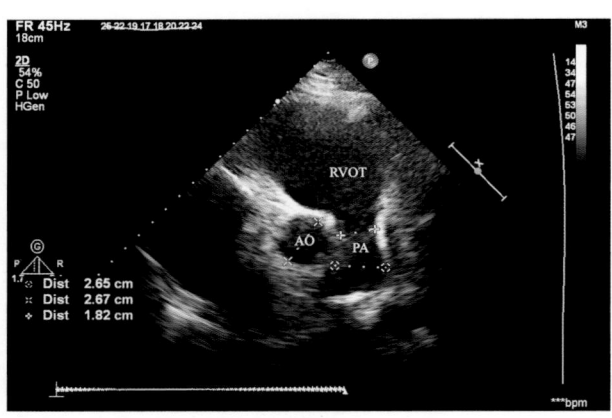

图 30-4-3 大血管短轴切面，示右心室及右室流出道明显增宽，瘤样外膨

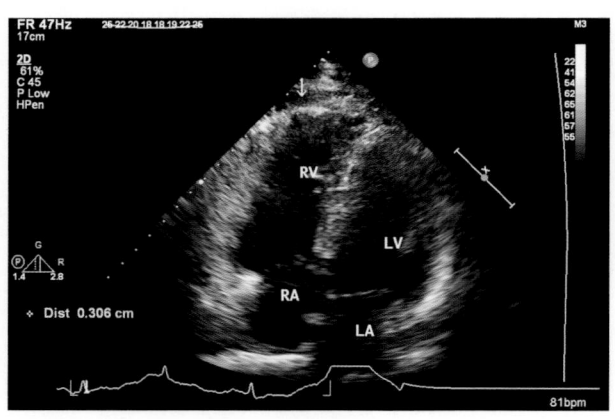

图 30-4-4 四腔心切面，见右室扩大，右室游离壁近心尖处局部变薄，外膨（箭头所示）

良三角区"，未受累心肌厚度正常（图 30-4-4）。

3. 病变区域室壁运动明显减弱，局部可发生矛盾运动，形成室壁瘤。

4. 右室收缩功能减低，以射血分数减低为著，左心功能可正常，晚期减低。

5. M 型超声心动图：右心室腔增大，左室腔缩小，室间隔与左室后壁同向运动（图 30-4-5）。

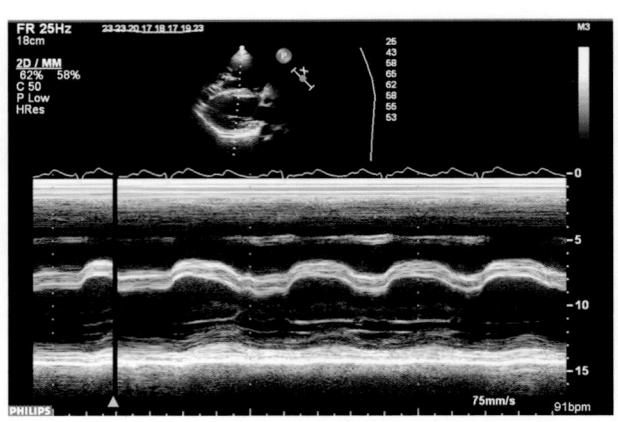

图 30-4-5 M 型超声心动图示右心室增大，左室缩小，室间隔与左室后壁同向运动

（二）彩色多普勒

多数患者会出现三尖瓣不同程度反流，一般为轻～中度（图 30-4-6）。

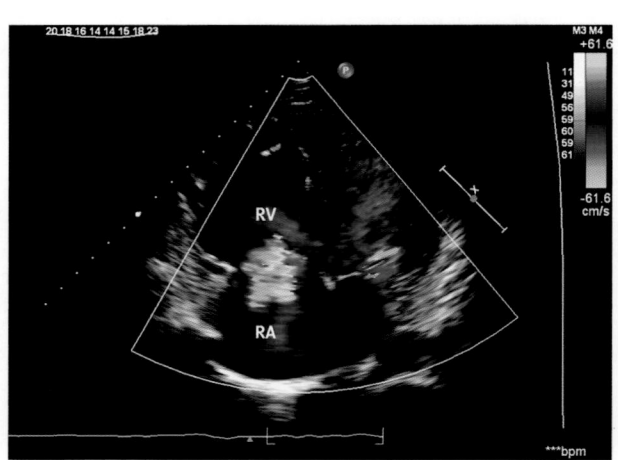

图 30-4-6 四腔心切面，收缩期右房内出现以蓝色为主的花彩血流束为三尖瓣反流

（三）频谱多普勒

部分患者三尖瓣频谱可 A 峰＞E 峰（图 30-4-7）。

（四）组织多普勒

ARVC 患者右室侧壁瓣环水平收缩期峰值速度（Sm）下降，快速充盈期运动速度峰（Em）

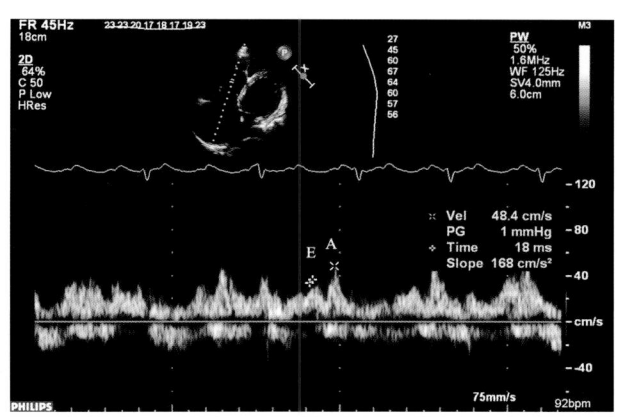

图 30-4-7　三尖瓣口频谱 A 峰＞E 峰

明显下降，而且房缩期瓣环速度（Am）也下降，Em/Am＜1（图 30-4-8）；QTVI 显示 ARVC 患者右室侧壁各节段 Vs、VE、Ds 明显降低，且峰值时间后移，VE/VA＜1，预示右室收缩和舒张功能均受损。组织多普勒对舒张期改变的反映更敏感。

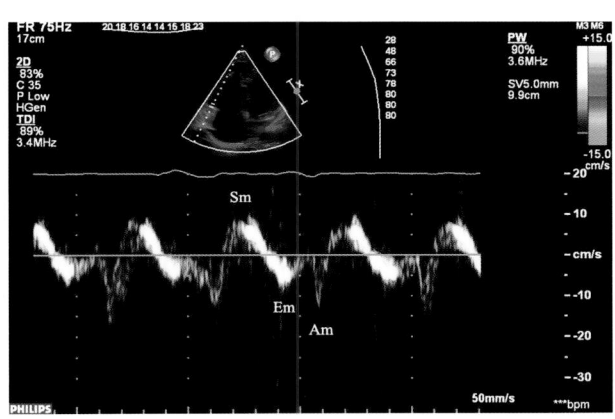

图 30-4-8　TVI 取样容积置于右心室侧壁瓣环水平，Em＜Am

（五）三维超声心动图

可直观显示明显扩大的右心室及右室流出道，直观右室壁变薄及外膨情况（图 30-4-9）。

三、诊断思维与评价

ARVC 是一种有家族性的右心心肌病，通常表现为室性心律失常，并常有猝死的危险，因此早期诊断，并对亲属进行体检非常重要。超声心动图是最广泛应用于评价该病的一种无创技术，

可准确评价右心室大小，室壁厚度，右室流出道扩张情况以及有无室壁瘤形成，但目前对右室功能的评价仍很困难，需要联合使用不同的超声心动图模式，如经食管超声和三维超声。其确定诊断需活检或手术病理证实。需和右心室心肌梗死进行鉴别，见表 30-4-1。

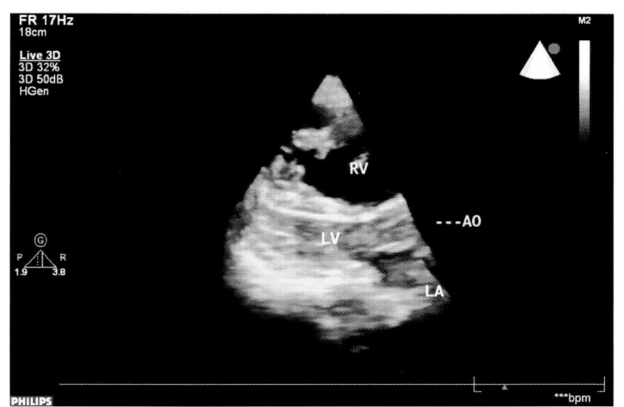

图 30-4-9　3DE 图像，见右心室明显扩大，左心室变小

表 30-4-1　ARVC 与右室心肌梗死的鉴别

	ARVC	右室心肌梗死
胸痛病史	（－）	（＋）
家族史	（＋）	（－）
心电图	RBBB、右胸导联 T 波倒置、多形性室性早搏	右胸导联 ST 段抬高、病理性 Q 波
右室壁变薄	（＋）	梗死区变薄
室壁瘤形成	多见	少见
心功能	右心功能减低，左心功能正常	常合并左心功能减低
三尖瓣反流	（＋）	（＋）
MRI	可见室壁脂肪沉积	室壁瘢痕及纤维化
冠脉造影	正常	有相应冠脉狭窄、闭塞
心悸、晕厥发作史	（＋）	（－）
室壁运动	局部运动减低	梗死区运动减弱或消失

注：RBBB＝右束支阻滞

第五节　心肌致密化不全

左室心肌致密化不全（noncompaction of the left ventricular myocardium，NVM）是先天性心

肌发育不良的罕见类型，又称海绵状心肌，是由于在胚胎形成过程中心肌致密化过程失败所造成的一种先天性心脏畸形，主要累及左心室，根据WHO对心肌病的定义和分类将此病归属于心肌病，本病多不合并其他心脏畸形。

一、病理及临床概要

由于正常胚胎心内膜发育停止，正在发育过程中的心肌小梁压缩不良，心肌呈海绵状，导致的一种先天性心肌病，属左室发育不良的特殊类型。主要累及左心室，亦可累及右心室。病理学特征是心室肌小梁的突出和肌小梁之间呈现较深的隐窝状，后者与左室腔相交通。有的学者认为本病是胚胎发育过程中正常的心内膜形成受阻，致使心室肌小梁不能吸收并保留在小梁化状态，是心室发育不良的一种特殊类型

NVM早期无明显症状，多数患者以心衰就诊，临床上酷似扩张型心肌病，表现为渐进性左心功能不全、室性心律失常、心内膜血栓形成，甚至发生体循环栓塞等为临床表现。

二、超声检查所见

（一）二维超声心动图

1. 二维超声心动图可在左室心尖部、前侧壁心内膜面探及多发性突入左室腔内的肌小梁，小梁之间可见深度不同的间隙（图30-5-1）。病变以累及左室游离壁的中下部，以心尖部或前侧壁为著，室间隔基本正常。病变处心内膜呈节段性缺失。

2. 左心室壁呈非均匀性增厚或变薄，心肌变薄处为5～6mm，近心外膜处心肌回声接近正常。非致密化心肌呈海绵状增厚（图30-5-1）。非致密化心肌与正常心肌厚度之比≥2。

（二）M型超声心动图

左室腔不同程度扩大，室壁运动减低；左室壁增厚率减低，左室射血分数减低，收缩功能减低（图30-5-2）。

（三）彩色多普勒

1. 彩色多普勒显示：肌小梁隐窝内可见血流充盈并与左心室腔相通（图30-5-3）。

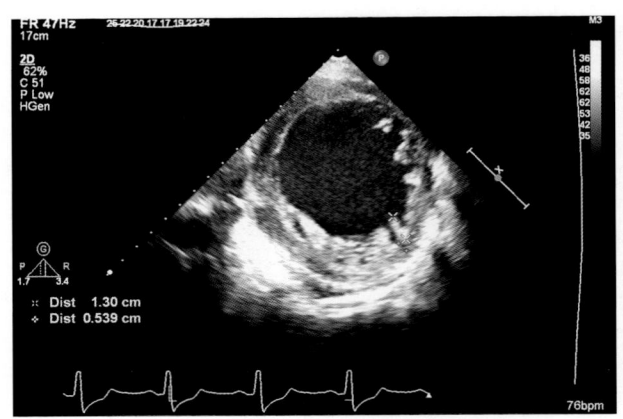

图30-5-1 左室短轴切面，见左室内有多个肌小梁伸入腔内，小梁间隙较深，正常心肌组织变薄，非致密化心肌呈海绵样增厚

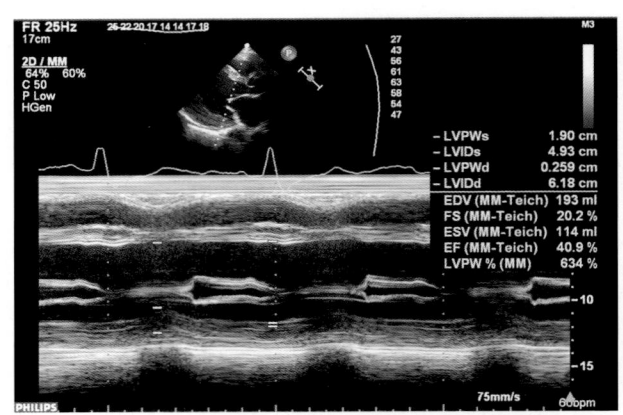

图30-5-2 M型超声显示，左室心腔扩大，左室收缩功能减低

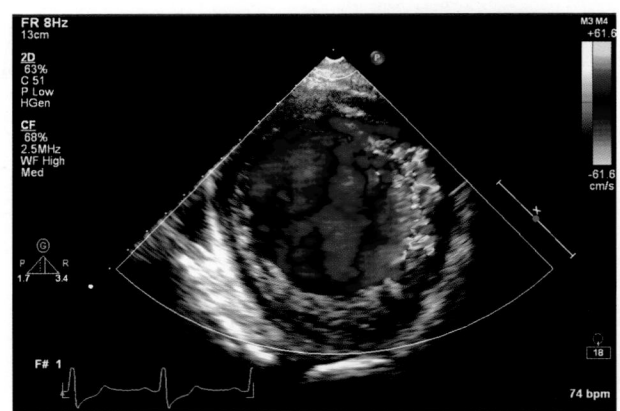

图30-5-3 CDFI舒张期，见肌小梁间隙充满血流，并与心腔内血流相通

2. 常合并二、三尖瓣反流，以二尖瓣反流为著（图30-5-4）。

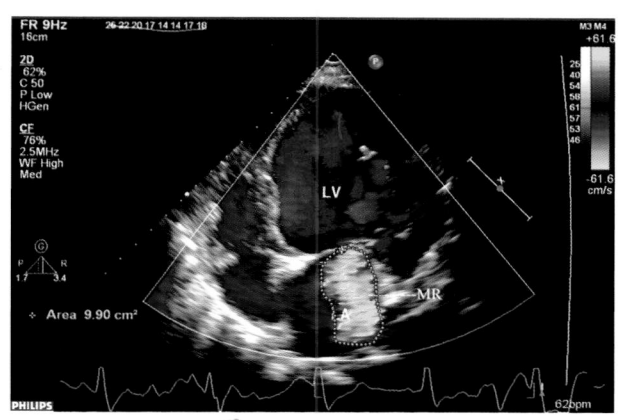

图 30-5-4　CDFI 收缩期，于左心房内可见二尖瓣反流信号

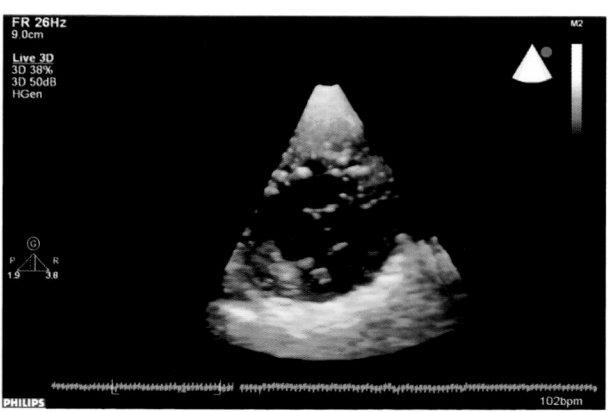

图 30-5-6　3DE 图像：见伸入左室腔内的肌小梁呈"织网状"

（四）频谱多普勒

二尖瓣频谱 A 峰＞E 峰，舒张功能减低，根据病程进展也可表现为假性正常化或限制性充盈（同扩张型心肌病）。

（五）组织多普勒

同 DCM，表现为室间隔二尖瓣环水平组织多普勒 Em 峰＜Am 峰（图 30-5-5）。QTVI 显示 DCM 患者左室壁各节段 Vs、VE、Ds 明显降低，且峰值时间后移，VE/VA＜1。只是 NVM 程度不及 DCM。

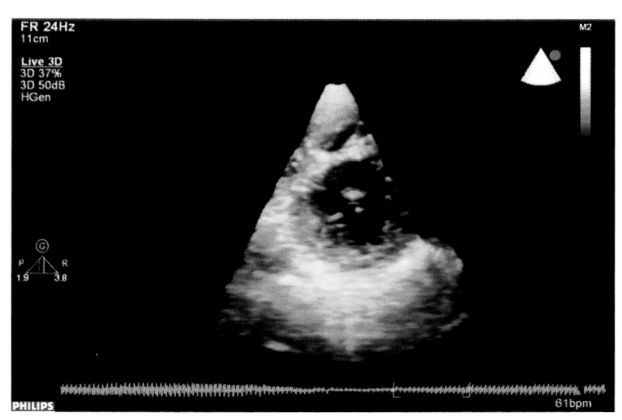

图 30-5-7　3DE 图像：短轴切面心尖水平见左室腔内的纵横交错的肌小梁及隐窝

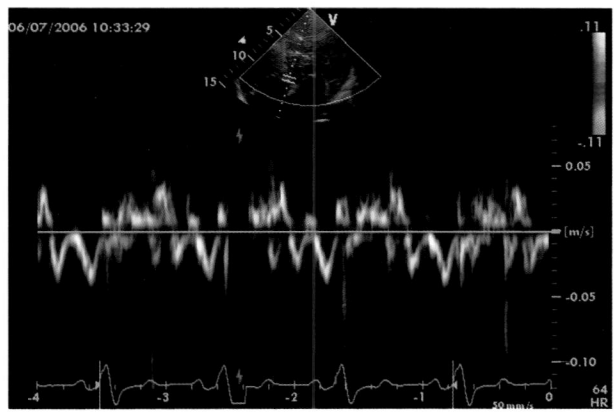

图 30-5-5　TVI 图显示，室间隔二尖瓣环水平组织多普勒 Em 峰＜Am 峰

（六）三维超声心动图

可直观显示突入左室腔内的肌小梁呈"织网状"（图 30-5-6，图 30-5-7），尤其在左室短轴心尖水平可见隐窝纵横交错。

三、诊断思维与评价

NVM 如早期诊断，积极采取内科治疗和对症治疗措施，对改善患者的预后具有重要的意义。出现反复心衰后再检查、治疗则预后较差，因此其早期诊断显得尤为重要。而超声心动图是诊断无症状性孤立性左心室肌致密化不全的准确而可靠的方法。超声心动图检查可评价心肌致密化不全的位置和程度，测量心腔扩大程度及室壁厚度，准确评价左心室收缩和舒张功能。

本病主要需与扩张型心肌病和心内膜弹力纤维增生症进行鉴别，见表 30-5-1。

表 30-5-1　三种疾病鉴别一览表

	NVM	DCM	EFE
各心腔	左心腔大	全心大	左室球形扩大
心肌壁	厚薄不均	相对均匀变薄	均匀变薄
心内膜面	多数突出的肌小梁，之间有深隐窝	平直的线状	明显增强增厚
彩色多普勒	小梁间见血流充盈，并与心腔相通	心尖部可见暗淡血流	心尖部可见暗淡血流
年龄	成人多见	成人多见	婴幼儿多见
病因	心内膜形成过程终止致肌小梁不能吸收，心肌正常致密化停止	原因不明	心内膜弹力纤维增生，心内膜增厚，可累及所有心腔、瓣膜及心肌
家族倾向	（＋）	（－）	（－）

注：NVM：左心室肌致密化不全；DCM：扩张型心肌病；EFE：心内膜弹力纤维增生症

（田家玮）

参考文献

[1] Agmon Y, Connolly H M, Olson L J, et al. Noncompaction of the ventricular myocardium [J]. J Am Soc Echocardiogr, 1999, (12): 859-863.

[2] Richardson P, Mckenna W, Bristow M, et al. Report of the 1995 World Health Organization/International Society and Federation of Cardiology task force on the definition and class if cation of cardiom yopathies [J]. Circulation, 1995, 93: 841-842.

[3] Chin TK, Perloff JK, Williams RG, et al. Isolated noncom paction of left ventricular myocardium: a study of eight cases [J]. Circulation, 1990, 82: 507-513.

[4] 王新房. 超声心动图学. 第4版. 人民卫生出版社, 2009.

[5] 田家玮. 心肌疾病超声诊断. 北京. 人民卫生出版社, 2002.

[6] Faber L, Seggewiss H, Gleichmann U. Percutaneous transluminal septal myocardial ablation in hypertrophic obstructive cardiomyopathy: results with respect to intraprocedural myocardial contrast echocardiography. Circulation, 1998, 98: 2415-2421.

[7] Lakkis NM, Nagueh SF, Kleiman NS, et al. Echocardiography-guided erhanol septal reduction for hypertrophic obstructive cardiomyopathy. Circulation, 1998, 98: 1750-1755.

[8] Kato TS, Noda A, Izawa H, et al. Discrimination of non-obstructive hypertrophic cardiomyopathy from hypertensive left ventricular hypertrophy on the basis of strain rate imaging by tissue Doppler ultrasonography. Circulation, 2004 Dec 21, 110 (25): 3808-3814.

[9] Sengupta PP, Mehta V, Mohan JC, et al. Regional myocardial function in an arrhythmogenic milieu: tissue velocity and strain rate imaging in a patient who had hypertrophic cardiomyopathy with recurrent ventricular tachycardia. Eur J Echocardiogr, 2004 Dec, 5 (6): 438-442.

[10] Lombardi R, Rodriguez G, Chen SN. Resolution of established cardiac hypertrophy and fibrosis and prevention of systolic dysfunction in a transgenic rabbit model of human cardiomyopathy through thiol-sensitive mechanis ms. Circulation, 2009, 119 (10): 1398-407.

[11] van Rijsingen IA, Bekkers SC, Schalla S. Exercise related ventricular arrhythmias are related to cardiac fibrosis in hypertrophic cardiomyopathy mutation carriers. Neth Heart J, 2011 Apr, 19 (4): 168-174.

[12] Jung S, Silvius D, Nolan KA, Developmental cardiac hypertrophy in a mouse model of prolidase deficiency. Birth Defects Res A Clin Mol Teratol, 2011 Apr, 91 (4): 204-217.

[13] Wu D, Xue J, Zhou YQ. Association between diastolic dysfunction evaluated by left ventricular flow propagation velocity and outcome in patients with hypertrophic cardiomyopathy. Zhonghua Xin Xue Guan Bing Za Zhi, 2010 Nov, 38 (11): 983-988.

[14] 李秀兰, 邓又斌, 常青. 定量组织速度成像测量二尖瓣环运动速度评价肥厚型心肌病患者左室舒张功能. 临床心血管病杂志, 2004, 20 (7): 429-431.

[15] 许迪, 金玉, 陆凤翔, 等. 应变成像技术对肥厚型心肌病患者和正常人心功能的评价. 中华超声影像学杂志, 2004, 13 (9): 654-656.

[16] 杜晶, 田家玮, 刘宇杰. 应变与应变率成像对肥厚型心肌病左室收缩功能的应用及对比研究. 中国超声医学杂志, 2007, 23 (9): 661-664.

[17] 郭薇, 胡扬, 陈斌. 全方向M型超声心动图对肥厚型心肌病患者左心室短轴心内外膜运动速度变化的研究. 中华医学超声杂志（电子版）, 2009, 6 (5): 847-854.

[18] Nesser HJ, Mor-Avi V, Gorissen W, et al. Quantification of left ventricular volumes using three-dimensional echocardiographic speckle tracking: comparison with MRI. Eur Heart J, 2009, 30 (13): 1565-1573.

[19] Mor-Avi V, Lang RM. The use of real-time three-dimensional echocardiography for the quantification of left ventricular volumes and function. Curr Opin Cardiol, 2009, 24 (5): 402-409.

[20] Mu Y, Chen L, Tang Q, et al. Real time three-dimensional echocardiographic assessment of left ventricular regional

systolic function and dyssynchrony in patients with dilated cardiomyopathy. Echocardiography, 2010, 27 (4): 415-420.

[21] Gabriel RS, Klein AL. Modern evaluation of left ventricular diastolic function using Doppler echocardiography. Curr Cardiol Rep, 2009, 11 (3): 231-238.

[22] 田家玮. 临床超声诊断学, 北京. 人民卫生出版社, 2010.

[23] 杨好意, 邓又斌, 毕小军, 等. 定量组织速度成像和组织追踪法对扩张型心肌病患者左心室收缩功能的研究. 中华超声影像学杂志, 2003, 12 (4): 203-206.

[24] 王良玉, 谢明星, 王新房, 等. 定量组织速度成像技术评价扩张型心肌病左室心肌功能的研究. 中国超声医学杂志, 2004, 20 (2): 98-101.

[25] 穆玉明, 唐琪, 王春梅. 超声应变率成像技术评价扩张型心肌病局部心肌的纵向收缩功能. 中国超声医学杂志, 2005, 21 (7): 546-548.

[26] 张永为, 黄敏, 沈捷, 等. 实时三维超声心动图在小儿扩张型心肌病左心功能评价中的应用. 临床儿科杂志, 2011, 29 (2): 177-181.

[27] 杨波, 林玲, 陈迈. 超声心动图对扩张型心肌病患者左室功能的评价作用. 福建医药杂志, 2010, 32 (2): 94-95.

[28] 孙俞峰. 实时三维超声心动图评价扩张型心肌病左室不同步性的研究. 医学影像学杂志, 2010, 20 (6): 834-836.

[29] Frances RJ. Arrhythmogenic right ventricular dysplasia/cardiomyopathy. A review and update. Int J Cardiol, 2005, Aug 11: [Epub ahead of print]

[30] Anderson EL. Arrthmogenic Right Ventricular Dysplasia. Am Fam Physician, 2006, 73: 1391-1398.

[31] Calabrese F, Basso C, Carturan E, et al. Arrhythmogenic right ventricular cardiomyopathy/dysplasia: is there a role for viruses? Cardiovasc Pathol, 2006, 15: 11-17.

[32] Xiaojing H, Jiannong Z, Weibo X. The utility of magnetic resonance imaging in the evaluation of arrhythmogenic right ventricular cardiomyopathy. J Radiol, 2009, 90: 717-723.

[33] Basso C, Ronco F, Marcus F, et al. Quantitative assessment of endomyocardial biopsy in arrhythmogenic right ventricular cardiomyopathy/dysplasia: an in vitro validation of diagnostic criteria. Eur Heart J, 2008, 29: 2760-2771.

[34] 刘璇, 惠汝太. 致心律失常性右室心肌病的研究进展. 中国分子心脏病学杂志, 2010, 11 (3): 180-183.

[35] 刘琳, 朱文青, 葛均波. 致心律失常性右室心肌病的临床研究. 中国临床医学, 2009, 16 (3): 338-340.

[36] Gregorio CD, Bella GD, Curto L, eta.l Atrialparasystole in leftventricular noncompaction: a morphofunctional study by echocardiography and magnetic resonance imaging. Journal of cardiovascular medicine, 2008, 9 (3): 285-288.

[37] Erokhina mg, Stukalova OV, Sinitsyn VE, et al. Echocardiography and magnetic resonance tomography of the heart in diagnosis of noncompaction of left ventricular myocardium. Kardiologiia, 2009, 49 (4): 25-28.

[38] 唐红伟, 刘汉英, 刘延铃, 等. 超声诊断心肌致密化不全 [J]. 中国超声医学杂志, 2000, 16 (2): 104-106.

[39] 陈明, 刘怡, 刘中民, 等. 实时三维超声分析心肌致密化不全左心室几何形态变化. 中华超声影像学杂志, 2007, 16 (6): 495-498.21.

[40] 李治安, 何怡华. 值得重视的心肌病-心肌致密化不全的临床及超声诊断. 中国超声医学杂志, 2004, 20 (1): 76-79.

[41] 樊雪霞, 景文英, 叶新龙. 超声心动图对心肌致密化不全的声像图分析. 实用医学影像杂志, 2010, 11 (6): 380-382.

[42] 卢拥华, 曾知恒. 心肌致密化不全的临床诊治研究进展. 内科, 2010, 5 (3): 296-299.

第三十一章 冠心病的超声诊断

第一节 冠脉解剖与心肌供血

冠状动脉是供应心肌血液的血管，发自主动脉根部，通常有左、右两支（图 31-1-1，图 31-1-2），分别为不同的心肌区域供应血液（图 31-1-3，图 31-1-4）。左冠状动脉始于主动脉根部的左冠窦。初为一总干称为左主干，直径 4～5mm，长约 0.5～2cm，在肺动脉干后方向左下方行走，经肺动脉和左心耳之间到达房室间沟，在此分为左前降支和左回旋支。左前降支沿前房室间沟下行至心尖，然后反转围绕心尖，向上后至后室间沟与右冠状动脉的后降支吻合。左回旋支沿房室间沟左行终止于心脏隔面。也有极个别人无左主干，左前降支和左回旋支分别开口于左冠状动脉窦。

左前降支为左主干的延续，沿前室间沟下行至心尖部，供血区域包括左心室前壁、大部分室间隔（上部和前部）、心尖区和前乳头肌等。左回旋支发出后沿左房室沟前方紧贴左心耳底部向左后行走，经心脏左缘下行至膈面，其供血区域主要为左心室侧壁和后壁，有时还包括心室膈面、前乳头肌以及部分室间隔和心脏传导系统。右冠

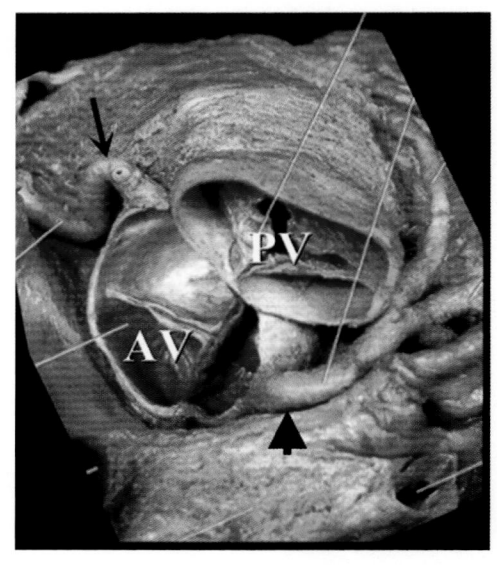

图 31-1-1 左、右冠状动脉起源及走行。粗黑箭头指的是左冠状动脉起源于左冠窦，细黑箭头指右冠状动脉起源于右冠窦

状动脉起自主动脉右冠状窦，直径约 3～4mm，在肺动脉起始部与右心耳之间沿右房室沟右行，并沿房室沟向右下行，然后绕过心脏右缘至心脏隔面，沿后室间沟行向心尖。其在后室间沟内的部分称为后降支。右冠状动脉供血区域主要包括

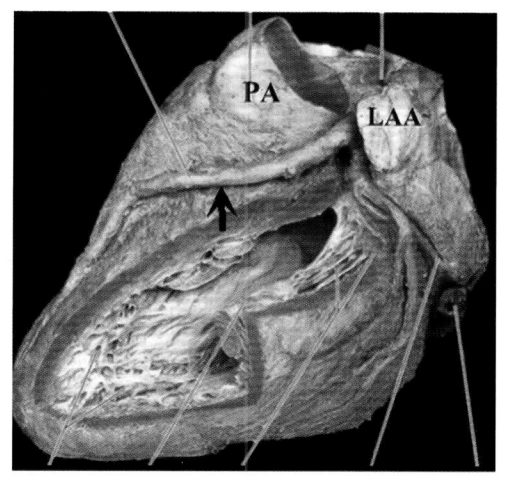

图 31-1-2　左前降支、左回旋支的走行。左前降支经肺动脉与左心耳间，沿前室间沟下行

左心室下壁、右心室及室间隔下 1/3，有时包括后乳头肌、心尖部及心脏传导系统。

　　临床上为易于了解冠状动脉的大致分布，常以后降支的来源将冠状动脉解剖分为三型。右冠优势型：后降支源于右冠状动脉，供应左、右心室壁膈面（下壁）。左冠优势型：后降支由左回旋支而来，供应左心室膈面和右心室膈面的一部分。均衡型：左、右心室膈面的血供由各自的冠状动脉提供，血管互不越过左右室交界。我国人以右冠优势型为主。（图 31-1-5）

（汪　芳　张瑞生）

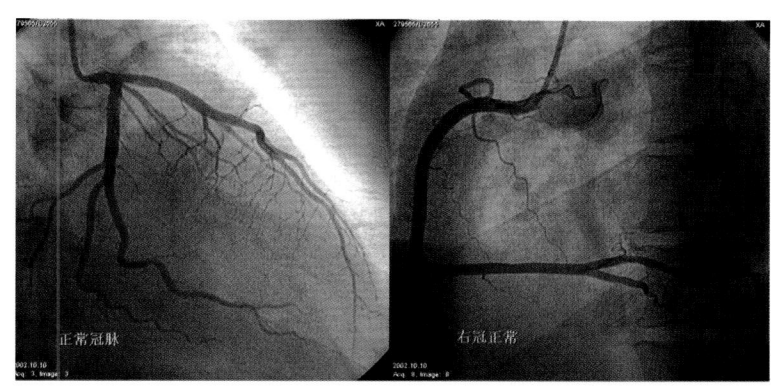

图 31-1-3　正常冠脉。一例因心前区隐痛一年疑诊冠心病的 45 岁男性患者的冠脉造影图像。左图为左前降支及左回旋支，右图为右冠状动脉

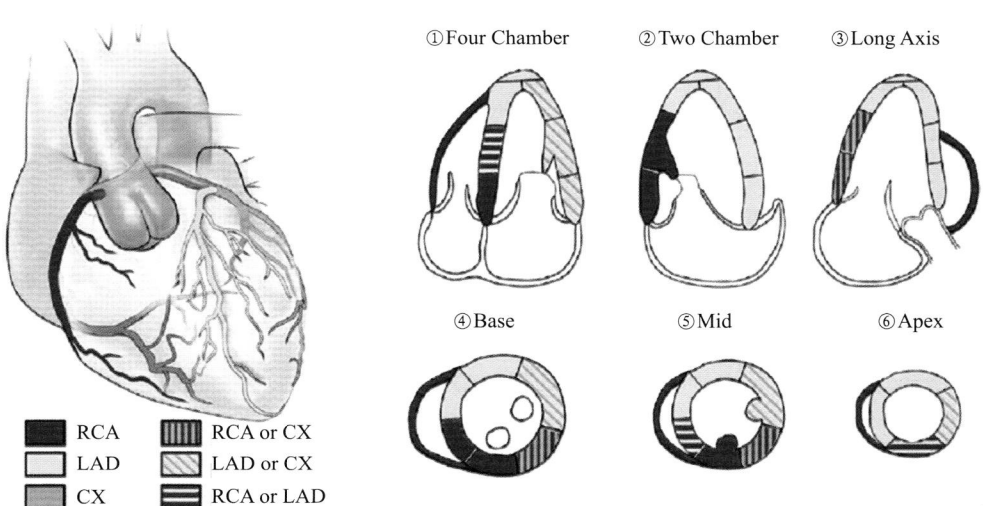

图 31-1-4　心肌供血与左室壁 16 段或 17 段划分法。Four Chamber：四腔；Two Chamber：两腔；Long Axis：长轴；Base：基底部；Mid：中部；Apex：心尖部；RCA：右冠状动脉；LAD：左前降支；CX：回旋支

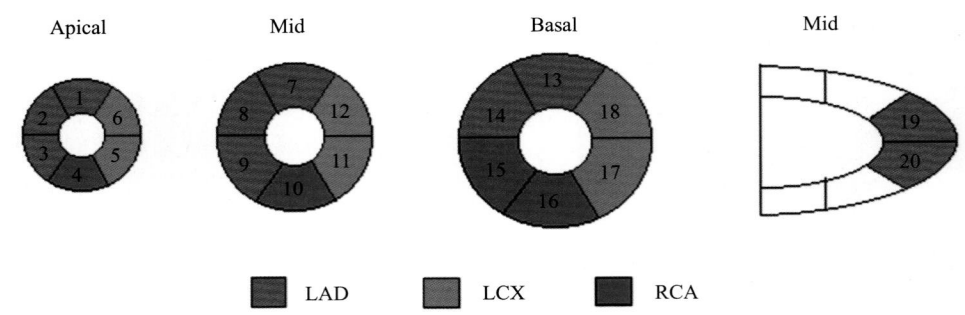

图 31-1-5　心肌供血与左室壁 20 节段示意图。Apical：心尖；Mid：中部；Basal：基底部；LAD：左前降支；LCX：左回旋支；RCA：右冠状动脉

第二节　心肌缺血与室壁运动

冠状动脉性心脏病简称冠心病，也称缺血性心脏病，是指因冠状动脉粥样硬化或痉挛使管腔狭窄或阻塞，导致心肌缺血缺氧而引起的心脏病。炎症（如川崎病、风湿、梅毒等）、创伤、栓塞、先天性畸形（如冠状动脉瘘）及某些结缔组织疾病等也可引起心肌缺血。

心肌缺血时首先可检测到的改变是心肌灌注异常（可以被同位素和磁共振所检测）；其次，局部心肌将出现功能改变，表现为舒张功能障碍和/或收缩期室壁增厚及运动异常。有研究显示，用球囊阻塞冠状动脉致心肌缺血发生后 19s 即出现节段性室壁运动异常，而缺血发生后心电图 ST-T 改变和心绞痛症状的出现均相对较晚（分别为 30s 和 39s），而且一般不会持续存在。超声心动图能够检测局部室壁的异常运动，是评价心肌缺血有效且无创的方法，在某些情况下比心电图和症状更为敏感和准确。通过对左心室局部和整体功能进行详细的评价，可为冠心病的诊断、治疗、危险度分层及预后评估提供重要信息。

严重缺血或不可逆的心肌损伤（如心肌梗死）将导致静息状态下出现室壁运动异常（图 31-2-1）。急性心肌梗死发生时室壁厚度仍保持如常，但收缩期相应室壁表现为无运动（无增厚及收缩）。而对于陈旧性心肌梗死，相应的室壁除无运动（或矛盾运动）外，其主要特点是受损节段因瘢痕和纤维化而变薄、回声增强。因心肌氧供需失衡而产生的心肌缺血是一种可逆的心肌损伤，

即使大范围的冠状动脉狭窄，静息状态下动脉血流仍可能满足心肌耗氧的需要。因此，对于冠心病患者如无心梗病史，则静息状态下其室壁运动可以是正常的。但是，当冠脉狭窄程度超过 70% 时，在运动、药物干预等情况下，动脉血流不能满足心肌耗氧量增加的需要，从而诱发心肌缺血，表现为局部室壁运动异常（室壁增厚率及收缩幅度有不同程度的减低）（图 31-2-2）。当心肌需氧量恢复到基线水平，血流氧供重新变得足够时缺血恢复，室壁运动亦恢复正常。

超声心动检查观察到的局部室壁运动异常与冠状动脉对心肌的血液供应密切相关。左前降支发出间隔支供应前室间隔，同时发出对角支供应左室前壁。后降支供应室间隔下部和左室下壁。外侧壁的血供来自左回旋支的分支钝圆支。左室后壁由右冠状动脉或左回旋支供血。左室心尖部的血液供应有明显的个体差异。有些人群，左前降支可延伸至心尖部提供下壁心尖部的血液供应；而其他一些个体，后降支贯穿至心尖提供前壁心尖部的血供，最常见的则是心尖部的血液由左前降支和后降支共同供给。

应用超声心动检查评价心肌缺血室壁运动时，常在标准切面（长轴、短轴、四腔及两腔切面）的基础上，根据与冠状动脉解剖形成的对应关系，将左室壁分为不同的节段。从基底至心尖左室被分为三个区域：基底段、中段和心尖段，分别对应冠状动脉的近段、中段和远段。在短轴切面二尖瓣水平（基底部）和乳头肌水平（中部），从室间沟开始按顺时针方向将左心室分别分为前壁、侧壁、后壁、下壁、后室间隔和前室间隔六个节段。心尖区域被分成四个节段：前壁心尖段、侧壁心尖段、下壁心尖段和室间隔心尖段；心尖的

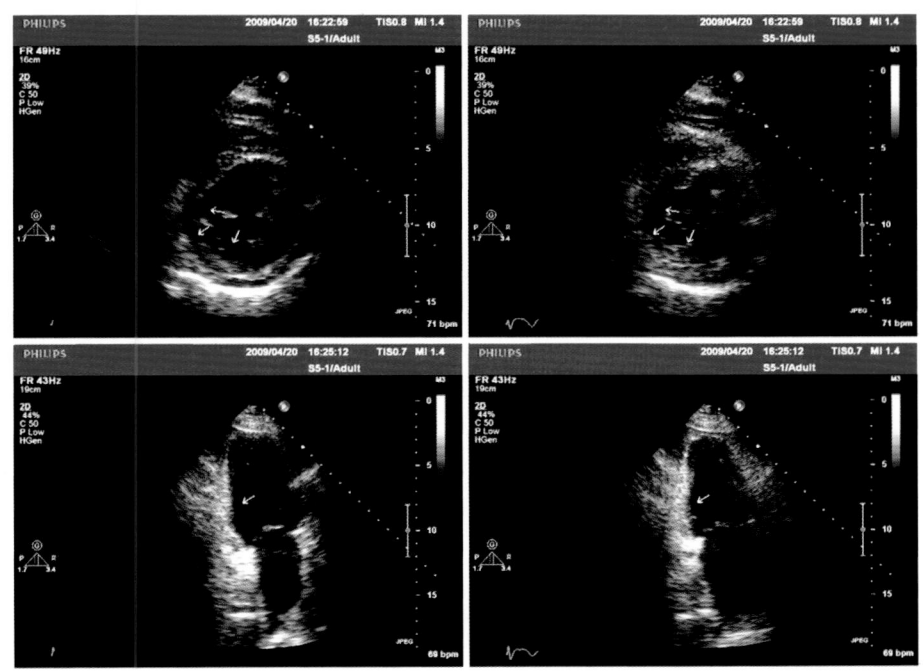

图 31-2-1　节段性室壁运动异常。一例 71 岁男性患者静息状态超声心动图：上排分
别为左室短轴舒张末期（左）与收缩末期（右）图像，下排分别为心尖
两腔切面舒张末期（左）与收缩末期（右）图像，显示左室下壁运动明
显减弱。冠脉造影证实为右冠病变

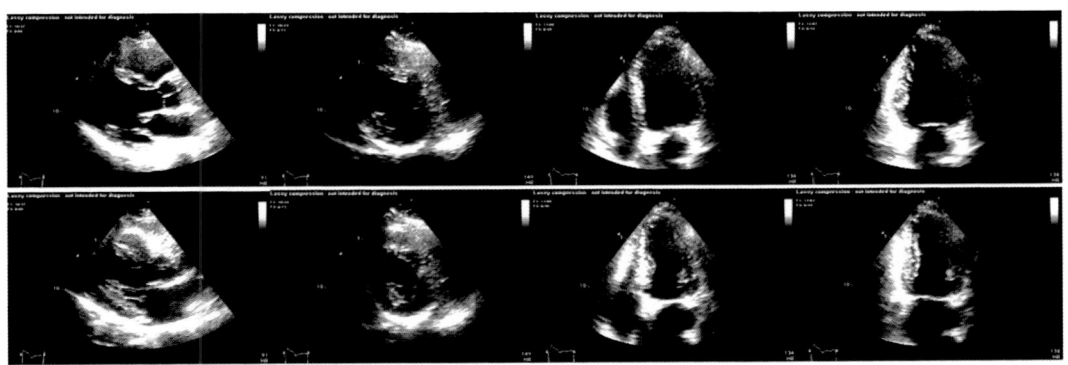

图 31-2-2　节段性室壁运动异常。一例 55 岁男性患者运动负荷高峰时超声心动图：上排自左至右
分别为胸骨旁长轴、左室短轴、心尖四腔和心尖两腔切面舒张末期图像，下排自左至
右为上述切面收缩末期图像，显示左室前壁、心尖及室间隔运动明显减弱。冠脉造影
证实为左前降支病变

尖部也可作为一个独立的节段。此即常用的左室
壁 16 节段（不含心尖的尖部）或 17 节段（含心
尖的尖部）划分法。也有采用 9 段、14 段或 20 段
等不同的划分方法。

　　通常情况下，心肌缺血或梗死引起的室壁运
动异常对应的冠状动脉解剖关系如下：

　　1. 左前降支病变通常可导致（前）室间隔、
左室前壁和心尖出现节段性室壁运动异常，有时

可累及前侧壁甚至部分下壁。冠状动脉发生病变
的位置和长度决定了室壁运动异常产生的范围。
左前降支远段 1/3 血管出现病变时一般只引起心
尖部异常，中段 1/3 病变会累及室间隔及左室中
部和心尖部区域，而近段血管发生病变则引起整
个室间隔和前壁、左室心尖部的运动障碍。

　　2. 左回旋支病变主要引起侧壁室壁运动异
常。节段性室壁运动异常的程度与每个个体实际

冠脉解剖和血供关系密切相关。

3. 右冠状动脉（后降支）病变可引起后室间隔、下壁、后壁等区域出现节段性室壁运动异常。右冠近段病变可导致右室游离壁出现缺血或梗死。

室壁运动亦受侧支循环的建立情况及心脏手术（如冠状动脉旁路移植术）的影响。

经胸及经食道超声心动图均可对左室各个节段进行评价，经多切面多角度综合观察，有助于避免因超声切面倾斜而产生的误诊。经胸胸骨旁长轴切面和心尖长轴（即三腔心切面）可显示前室间隔和后壁、胸骨旁短轴可显示从基底至心尖的各个节段、心尖四腔心切面显示后室间隔和侧壁、心尖两腔心切面则显示前壁和下壁。经食道0°四腔心切面、60°两腔心切面显示和120°长轴切面，可以综合评价室壁运动情况。通常（冠心病）心肌缺血产生节段性室壁运动异常，但如果患者为多支严重病变，也可表现为心脏扩大、弥漫性室壁运动低下、左室整体收缩功能减低等，此时一般称为缺血性心肌病。

不同个体间冠状动脉解剖的变异也造成了室壁运动异常的形式不尽相同。在心尖切面，需要避免因操作原因而造成的心室缩短。应将胸骨旁和心尖切面的图像信息结合起来，同时考虑到每个切面的图像质量，各心肌节段都应在至少两个切面上进行观察。

左室节段性（或局部）收缩功能的评价通常采用半定量的评分系统。每一节段局部心肌的心内膜运动可被定义为：运动正常、运动增强、运动减弱、无运动、反向运动或室壁瘤等几种形式。心肌缺血不仅会导致心内膜运动整体幅度和速度的减慢，而且会造成室壁变薄，同时室壁的收缩和舒张都会出现异常。一些研究中心借助数字评分系统从1（正常）到4（矛盾运动）定量心室各节段的室壁运动情况，而整体的室壁运动评分可以由各节段得分之和除以节段数而算得：整体室壁运动评分＝各节段评分之和/观察的节段数。

（汪　芳　张瑞生）

第三节　冠状动脉的超声检查

普通经胸超声心动图在胸骨旁长轴切面及大动脉短轴切面通过旋转探头并调整成像角度，大部分个体能观察到左主干及右冠状动脉的开口及部分近段血管，对检出是否有先天性冠脉畸形及冠脉起源异常有一定帮助。但经胸超声检查很难全程显示整个冠状动脉，即使应用经食道超声（TEE）和声学造影等技术，仍很难显示远段冠状动脉血管详细资料以及冠状动脉狭窄的程度和位置等信息，关于冠状动脉的直接信息通常要依赖冠状动脉造影检查。冠脉造影虽是诊断冠心病的金标准，但毕竟属于有创性检查且价格昂贵，且只能对心外冠状动脉进行评价，仅能显示冠脉管腔的大小，基本上不能体现斑块的性质和血管壁改变，也不能反映冠脉血流储备。

冠状动脉血流显像是新近出现的一项彩色多普勒血流显像技术，用以判断冠状动脉的血流状况，不仅可以显示心外膜冠状动脉，而且可以显示心肌内的冠脉血管，为冠状动脉血流动力学研究提供了一种无创性检测手段，是冠状动脉造影的重要补充。

1. 经胸超声心动图探查冠状动脉

选择高分辨率和高敏感性的超声诊断仪器，具有宽频或变频探头，连接心电图后启动冠状动脉血流显像程序。探头频率3～5MHz用于观察离胸壁近的冠脉血管，如前降支近端、右冠状动脉及回旋支，4～7MHz频率探头用于观察前降支中远端。其次，由于冠脉血流速度较低，常规多普勒速度范围不适用于冠脉血流检测，因此，多普勒速度范围设定在10到30cm/s，取样容积设定在1～1.5mm为宜。

患者左侧卧位，切面选择大动脉短轴切面观察左主干及前降支近段，及右冠状动脉。左主干于大动脉短轴切面约4点钟位置、右冠状动脉于大动脉根部约11点钟位置比较容易观察到，如图31-3-1。

前降支中段走行于前室间沟，选择于左室短轴乳头肌水平切面找寻较合适，如图31-3-2，而多数要在标准切面基础上改变探头倾斜方向和角度，才能获得理想的冠状动脉血流图像。将探头放置于胸骨左缘第3～5肋间采用非标准左室长轴切面，显示心尖区前室间沟并将探头略向后、侧倾斜，可在前室间沟内探查到左前降支血流信号；在心尖两腔与心尖长轴过渡切面，调整探头角度在左室下后壁可探及后降支血流信号，在二尖瓣环左侧可探及回旋支血流信号；在胸骨旁大动脉短轴与右室流入道切面转换过程中，可探及右冠状动

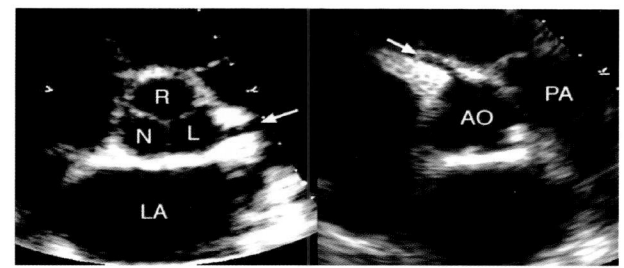

图 31-3-1　胸骨旁大动脉短轴显示左主干（左图箭头所示）及右冠状动脉（右图箭头所示）开口。
LA：左房；L：左冠瓣；R：右冠瓣；
N：无冠瓣；AO：主动脉；PA：肺动脉

脉血流信号；在左室短轴切面可探及冠脉间隔支血流信号。冠状动脉血流多呈线段样显示，在舒张期冠状动脉内血流显示最为清晰（图 31-3-3）。

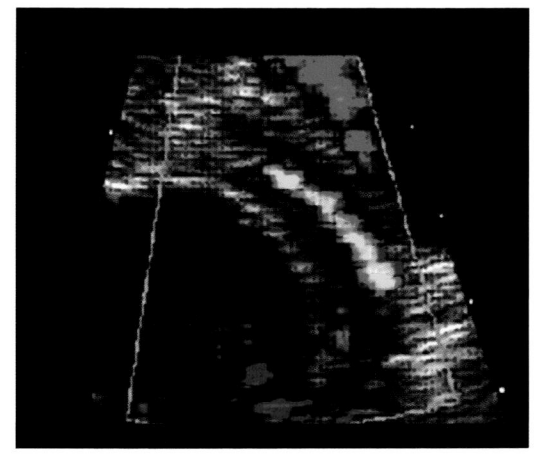

图 31-3-3　冠脉血流显像，显示左前降支血流为橘红色

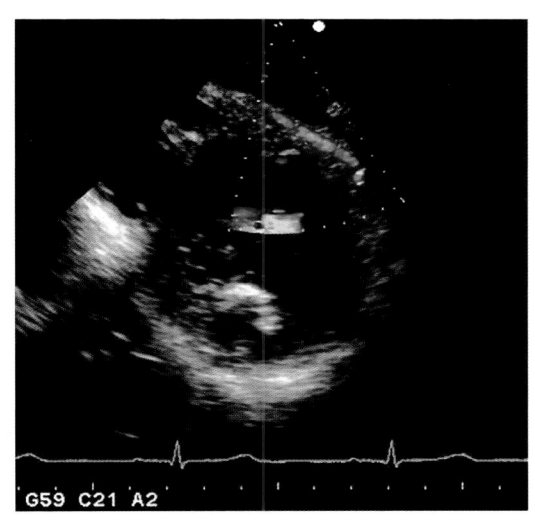

图 31-3-2　超声心动图探查前降支中段

2. 冠脉血流频谱

脉冲多普勒血流频谱显示正常冠状动脉血流频谱呈收缩期、舒张期二峰，且舒张期血流为主，（图 31-3-4），测量指标包括舒张期峰值血流速度（PDV）和平均血流速度（MDV），收缩期峰值血流速度（PSV）和平均血流速度（MSV），舒张期和收缩期血流速度时间积分（VTId、VTIs）等。正常情况下，舒张期血流峰速 50 ± 17cm/s，平均血流速度 37 ± 12cm/s（Paolo Voci）。在测量过程中尽量使声束与冠脉血流方向平行，通常连续记录 4 个心动周期的血流流速曲线。当血流信号显示不理想时（彩色多普勒不能显示或显示欠佳），可经静脉注射心肌造影剂以增强血流信号并

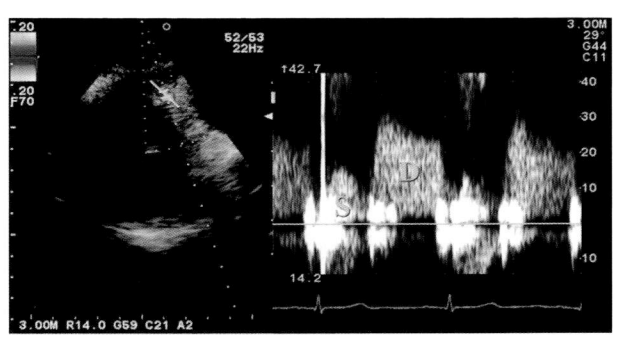

图 31-3-4　前降支中段多普勒血流频谱。S 表示收缩期血流，D 表示舒张期血流，舒张期血流为主

利用二次谐波观察冠状动脉血流。

冠脉血流检测可应用于冠状动脉狭窄的诊断及介入治疗后的评估。冠状动脉狭窄时狭窄部位血流速度比狭窄前部位增快，彩色多普勒显像观察到狭窄部位出现彩色混叠，脉冲多普勒记录到该部位的血流速度（图 31-3-5）。其次，观察狭窄前和狭窄部位的频谱变化，比较狭窄前和狭窄部位的平均流速来判断冠脉狭窄（图 31-3-6）。有研究者随访 PTCA 后的患者，观察冠状动脉多普勒血流速度变化并与冠状动脉造影比较，狭窄前和狭窄部位舒张期平均流速的比低于 0.45 提示再狭窄（敏感性 100％，特异性 44％）。冠状动脉经介入治疗后，观察血管内植入的支架及其血流（图 31-3-7），评价疗效，是冠脉超声的重要内容之一。

3. 冠脉血流储备

冠脉血流储备（Coronary Flow Reserve，CFR）是指冠状动脉处于最大扩张状态下冠脉血

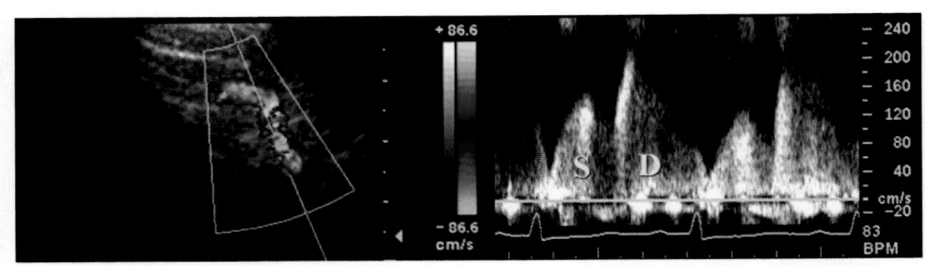

图 31-3-5　狭窄部位血流明显增快，彩色多普勒出现混叠现象（前降支近端 99％狭窄）

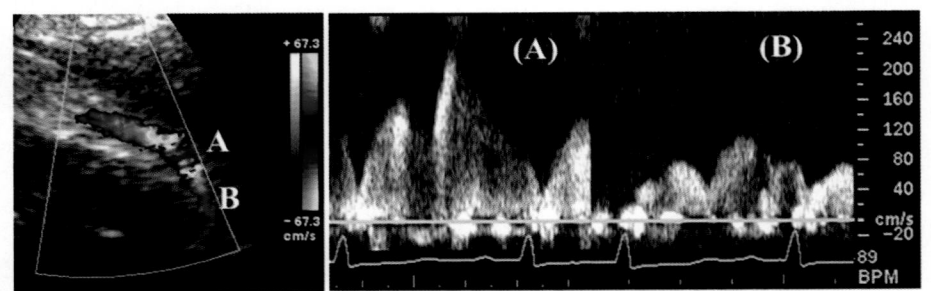

图 31-3-6　狭窄处 A 和狭窄前 B 血流变化，以及血流速度（A）和（B）的对比

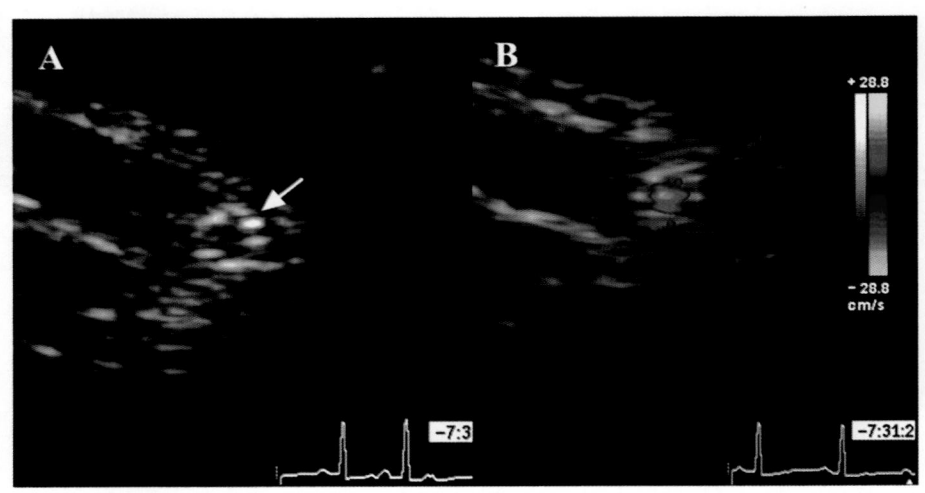

图 31-3-7　支架植入术后，显示支架及支架内血流

流量与静息状态下冠脉血流量之间的比值。反映了在心肌氧需量增加时，冠脉阻力血管扩张以增加冠脉血流和摄取氧的能力，这种冠脉血流增加的最大能力代表冠状动脉循环的潜在储备能力，是反映冠脉血流动力学改变的敏感性指标之一，当冠脉狭窄 50％时即可出现 CFR 降低。因此，测量 CFR 可早期检出冠状动脉病变所致血流动力学改变，对认识心血管疾病及冠脉血流的生理调控、病理改变、诊断治疗和预后与疗效评估等具有重要意义。冠状动脉血流显像可以无创性评价冠状动脉的血流动力学改变，并可用于冠脉血流储备

的评估。使用腺苷或双嘧达莫等诱导冠脉最大扩张后通常测量冠脉最大充血反应时与静息时峰值血流速度比值 CVR 估测 CFR（图 31-3-8）。需注意的是，CFR 与 CVR 并非等同，只有在理想状态下（管径保持恒定，声束与血管夹角保持恒定）二者才相等。经胸超声心动图测得的冠脉血流储备与多普勒血流导丝测得的冠脉血流储备有良好的相关性（图 31-3-9）。

4.冠脉内超声

是将超声探头放置在心导管顶端，置于冠状动脉内以获得血管壁及血管腔的切面图像，不仅

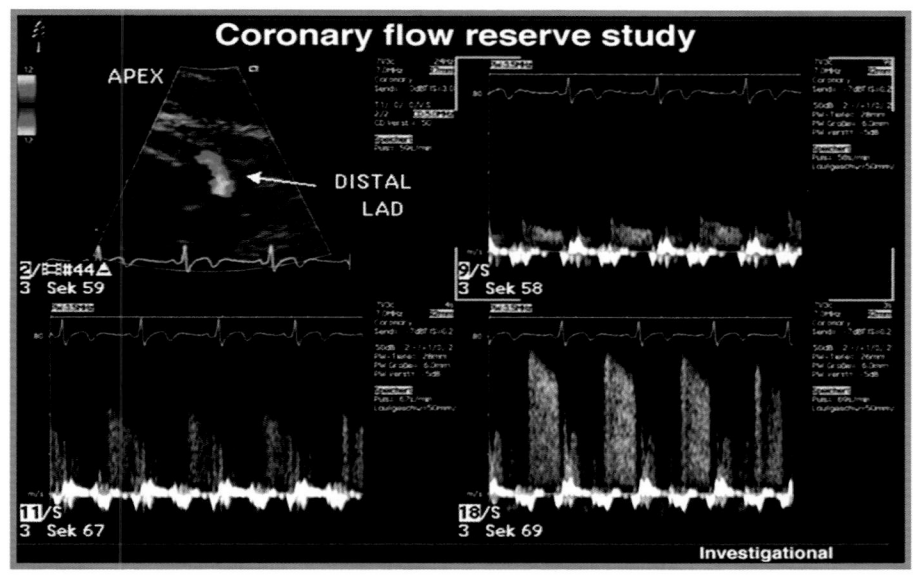

图 31-3-8 冠脉血流显示前降支远端血流，在不同负荷剂量时冠脉血流速度逐渐增加

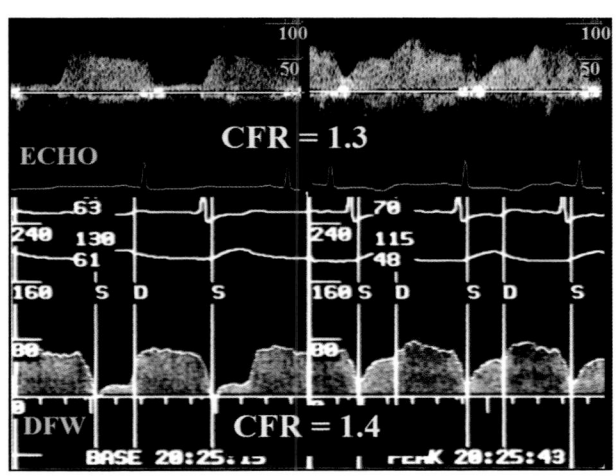

图 31-3-9 ATP 静脉注射测定冠脉血流储备，经胸冠脉超声和多普勒血流导丝测定冠脉血流储备的比较

可以准确测量血管内径、管腔面积，而且还可以发现早期冠状动脉粥样硬化斑块并显示其形态、结构和组织学特征。将多普勒导丝置于冠状动脉内还可记录冠状动脉血流频谱。

常规冠状动脉造影之后，在 X 线透视下将导丝插至靶血管远端并沿导丝送入超声导管至病变以远 10mm 处，从远端缓慢撤退导管至靶血管近端进行横截面 360°成像。观察分析斑块特点、偏心程度、斑块性质（脂质斑块、纤维斑块、钙化斑块、混合斑块），测量病变血管直径及病变处最小管腔直径。之后将多普勒血流导丝经引导导管

插入冠状动脉并置于冠脉远端，记录静息状态下的多普勒频谱。通过腺苷或双嘧达莫药物负荷在最大充血反应时记录血流频谱，可计算 CFR。

冠脉内超声（ICUS）的主要临床应用包括评价冠脉斑块、冠心病的早期诊断、介入治疗患者的选择和评价。根据冠脉内超声检查所见可将血管壁分为：①正常管壁；②内膜增厚；③脂质软斑块；④纤维硬斑块；⑤钙化斑块；⑥混合斑块（图 31-3-10）。由于冠脉造影只能显示血管腔径，因此传统的 X 线冠状动脉造影难以诊断早期冠状动脉病变。冠脉内超声能够清晰地显示血管壁的三层结构，在冠状动脉狭窄不严重但存在动脉粥样硬化斑块时，冠脉内超声可以做出明确诊断。

当冠脉造影显示病变狭窄程度在 $50\%\sim70\%$ 时，进行冠脉内超声检查了解斑块及血管壁情况对决定是否需进行介入治疗有重要意义。冠脉内超声不仅可以显示钙化斑块的范围和程度，而且可以区分内膜下钙化、斑块内钙化和外膜钙化。严重的内膜下钙化会使球囊和支架扩张受限，影响 PCI 的治疗效果。冠脉内超声可以精确测量血管的腔径和血管直径，有助于帮助选择冠脉内支架的大小。在支架置入术后冠脉内超声可以清晰显示支架的膨展和扩张，精确测量扩张支架的大小，评价支架是否贴壁良好。目前，认为支架扩张满意的超声诊断标准为支架与血管壁完全紧贴无间隙以及扩张后的支架最小腔径＞2mm 和/或

支架最小腔面积＞6mm²。在急性心肌梗死时，当梗塞相关血管再通后应用冠脉内超声对病变段血管和介入治疗进行评价是一种安全有效的方法。

尽管冠脉内超声有其独特的临床价值，但其是需要在X线监视下进行的有创性检查，个别患者可能出现冠脉痉挛、栓塞、夹层等并发症，应引起高度重视。冠脉内超声只能对某一段病变血管进行精确测量，而不像冠脉造影能够同时显示冠脉系统病变的全貌，因此冠脉内超声检查不能代替冠脉造影。

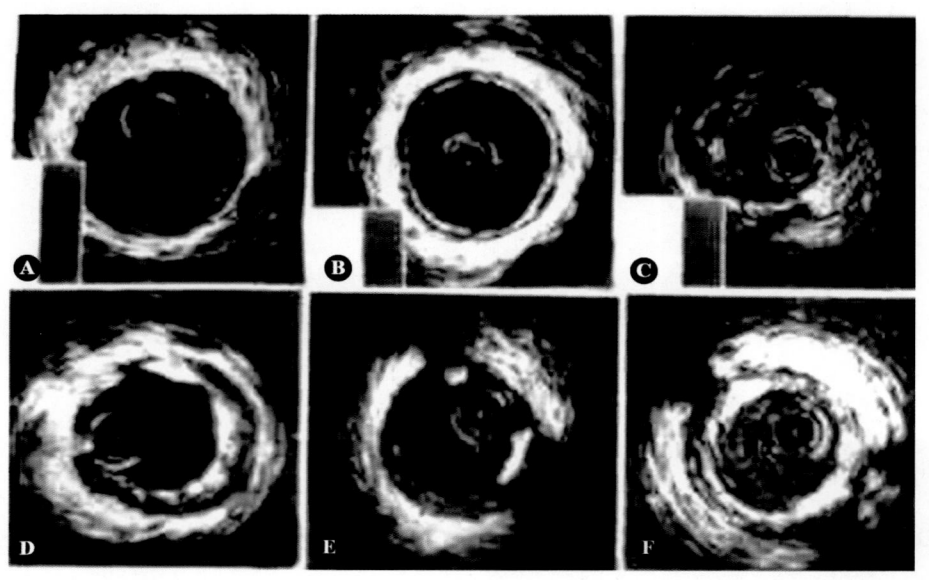

图31-3-10　冠状动脉粥样硬化斑块形态学的ICUS表现。A. 正常冠脉三层结构；B. 内膜增厚；C. 脂质斑块；D. 纤维斑块；E. 钙化斑块；F. 混合斑块

（汪　芳　张瑞生）

第四节　急性心肌缺血的超声检查

急性心肌缺血综合征是指各种原因引起的冠状动脉血流量降低，致使心肌血供减少，氧及能量等营养物质供应不足和代谢产物清除减少的病理状态。是比急性心肌梗死更常见的住院病因，因其较高的发病率在临床诊断和治疗上仍具有挑战性。

常见的发病原因主要有冠状动脉阻力性病变，最常见的就是动脉粥样硬化，约占90%左右，其他有血栓形成，冠状动脉微血管病变以及冠状动脉结构异常，及心瓣膜病、心肌本身病变等心脏疾患，另外低血压、血黏度变化、贫血等全身性疾病也会使心脏供血减少。还有一种情况，心脏供血没有减少，但心脏氧需求量增加了，这是一种相对心肌缺血。是否发生心肌缺血取决于冠状动脉管腔狭窄的程度。病理学上常按狭窄最严重部位的横断面，采用四级分类法：Ⅰ级，管腔狭窄面积≤25%；Ⅱ级，管腔狭窄面积为26%～50%；Ⅲ级，为51%～75%；Ⅳ级，为76%～100%。一般Ⅰ～Ⅱ级粥样硬化并不引起明显的冠状动脉血流量的减少，但在此基础上发生冠状动脉痉挛也可导致急性心肌缺血。

一、临床表现和体征

急性心肌缺血时症状表现多样。典型的表现为心绞痛发作，主要为心前区疼痛，多在心脏负荷增加时发生，休息或用硝酸盐类药物可缓解。不稳定心绞痛的心绞痛程度加重，持续时间长，并在休息状态发生。部分患者表现为非心前区的疼痛，可出现在背部、颈部、左前臂、腕部、手指、牙床、咽喉，甚至下肢。这类疼痛虽部位各异，但诱因多是劳累激动等，且呈阵发性，服用硝酸甘油能缓解。胸腹部不适也是心肌缺血的一种表现，为憋闷、胀满的感觉，有明显的诱发因素，如生气或过度悲伤等。持续时间在几分钟或十几分钟内，伴有钝痛、灼热及恶心呕吐感。疲劳感疲乏也是心肌缺血的表现形式。有的患者表现为无原因的疲倦。另有约 30％的急性心肌缺血患者在心肌缺血发作时可没有任何症状，因没有任何征兆，所以这类患者常常是最危险的。

因为有部分可休息缓解，甚或是无症状发作，所以单纯急性心肌缺血的发病率不易统计，但据有统计的资料报道我国急性心梗的发生率为0.02％～0.06％，那么急性心肌缺血的发生率远较此高，不能不引起重视。多发生在 40 岁以后人群，男性发病早于女性。有冠心病、糖尿病、高血压、高脂血症家族史者，冠心病的发病率增加。

二、超声表现

急性心肌缺血在缺血发作时超声心动图表现为节段性室壁运动异常。如冠状动脉狭窄程度不重，缺血不发作时超声心动图观察室壁运动可正常。有明显冠状动脉狭窄时也可有节段性室壁运动异常的表现。

节段性室壁运动异常是指受累节段室壁运动减弱、运动消失或矛盾运动，收缩期增厚率减低或消失（图 31-4-1）。急性心肌缺血时的节段性室壁运动异常多为运动减弱和运动消失，严重时可发生矛盾运动。室壁厚度和回声无变化。未受累节段室壁代偿性运动增强。

其他表现可有心腔扩大和心功能异常，主要为收缩功能减低，严重时舒张功能也减低。彩色多普勒可有二尖瓣关闭不全的表现。

节段性室壁运动异常（尤其是运动减低）的判断对检查者的经验依赖性较大。左心腔声学造影、彩色室壁运动（CK）等技术能提高对室壁运动异常的判断敏感性。超声新技术如组织多普勒、心肌应变和应变率成像等可敏感判断室壁运动异常，并定量分析心肌的运动。

节段性室壁运动异常包括两方面的含义，一是室壁节段的划分，二是运动异常。

左室壁节段的划分：心肌分段的目的是心肌缺血或梗死的定位及受累范围的判断。根据受累部位推断病变冠状动脉。

目前，常用的是 16 节段分段法（图 31-4-2）。进来也推出 17 节段分段法，是在 16 节段的基础上增加一个心尖节段。

沿左室长轴将左室分成三等分，及基底段、中间段和心尖段。基底段、中间段分别分为 6 个节段：前室间隔、前壁、侧壁（前侧壁）、后壁（后侧壁）、下壁及后室间隔。心尖段分为前壁、侧壁、间隔、下壁 4 段，共计 16 节段。

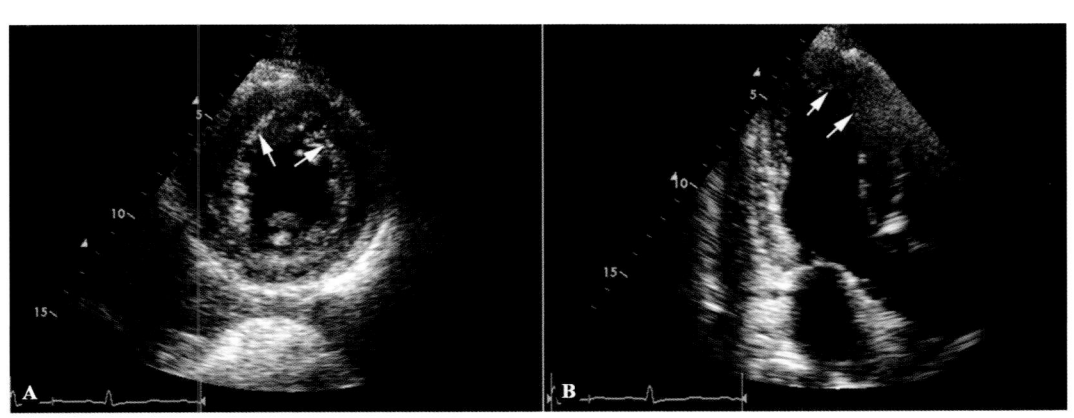

A. 乳头肌水平左室短轴切面见前间隔和左室前壁运动减低，收缩期其余室壁向心运动，位移较多，而病变处心肌运动位移较小（箭头所示）。B. 心尖左心长轴长轴切面见前间隔和左室前壁运动减低（箭头所示）

图 31-4-1　节段性室壁运动异常

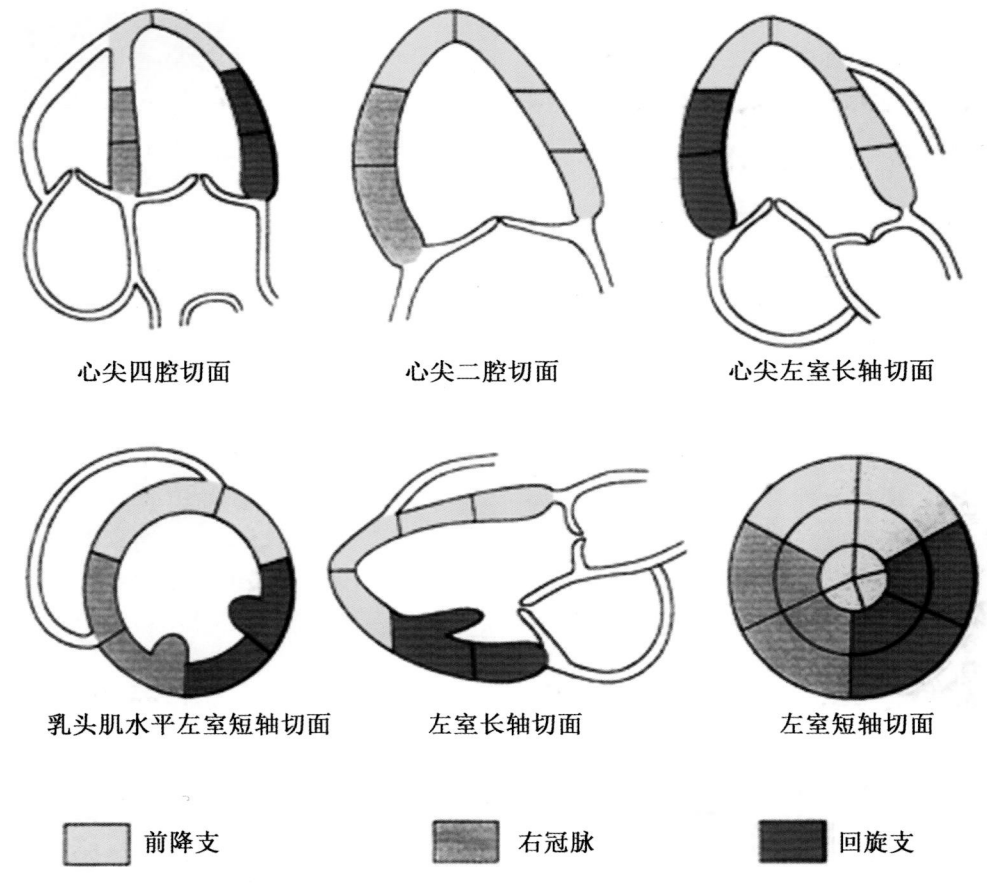

心尖四腔切面　　　　心尖二腔切面　　　　心尖左室长轴切面

乳头肌水平左室短轴切面　　　左室长轴切面　　　左室短轴切面

　前降支　　　　　　右冠脉　　　　　　回旋支

图 31-4-2　左室壁 16 节段的划分

左心长轴切面、心尖四腔及心尖二腔切面等将长轴分为三段，从二尖瓣瓣环水平至乳头肌尖端为基底段、从乳头肌尖端至乳头肌根部为中间段、乳头肌根部以下为心尖段。左心长轴切面显示的是前室间隔和后壁，心尖四腔切面显示的是后室间隔和侧壁，心尖二腔切面显示的是前壁和下壁。

左室短轴切面左室基底段及中间段分为前壁、侧壁（前侧壁）、后壁（后侧壁）、下壁、前室间隔及后室间隔共 12 节段。心尖短轴分为前壁、侧壁、间隔、下壁 4 节段。

右室节段的划分从剑下两腔图、四腔图分为近段、中段及心尖段及剑下乳头肌短轴切面分为游离壁及下壁（膈面）。

左室的节段与冠状动脉的供血范围有密切的关系。多数情况下，左冠状动脉前降支供应前室间隔、前壁和整个心尖部共 8 个节段。回旋支供应侧壁和后壁共 4 个节段。右冠状动脉供应左室后间隔、下壁共 4 个节段和右室。

室壁运动异常的判断：

1 分：运动正常，心内膜运动幅度 5mm，收缩期室壁增厚率 25%；

2 分：运动减低，心内膜运动幅度 2～5mm，室壁增厚率 25%；

3 分：运动消失（无运动），心内膜运动 2mm，室壁增厚率消失；

4 分：矛盾运动（反常运动）；

5 分：室壁瘤形成，室壁变薄，向外膨出，矛盾运动，并有明显的转折点。

室壁运动计分指数（WMSI）：WMSI＝各节段评分总和/参与评分的节段数。1 分者为正常，大于或等于 2 分为异常。

三、诊断与鉴别诊断

节段性室壁运动异常是急性心肌缺血的特征性表现。诊断时应注意与导致室壁运动异常和导致心前区疼痛的疾病相鉴别。

（一）右室容量负荷过重

室间隔可出现矛盾运动，但收缩期增厚率正常。应注意查找导致右室容量负荷过重的原因，如房间隔缺损，肺静脉畸形引流、大量三尖瓣反流。肺栓塞等疾病导致的肺动脉高压室间隔也可出现运动异常。

（二）心脏手术后室间隔运动异常

表现为运动减低，甚至为矛盾运动，但室间隔收缩期增厚率正常。

（三）完全性左束支传导阻滞

室间隔收缩延迟或为矛盾运动，但室间隔收缩期增厚率正常。

（四）扩张型心肌病

表现为左室扩大，严重的心功能不全。室壁运动弥漫性减弱，有时也可出现节段性收缩异常，与缺血性心脏病很难鉴别，需进行冠状动脉造影。

（五）导致心前区疼痛的疾病

急性心肌缺血可产生心前区疼痛，应注意与导致心前区疼痛的其他疾病相鉴别，如主动脉夹层、肺栓塞、心包积液等。

四、预后及随访中超声检查的应用价值

及时发现急性心肌缺血对患者的治疗和预后十分重要。如不及时治疗，缺血缺氧持续存在，心肌细胞发生不可逆性损害，及可发生心肌梗死，甚至猝死，如治疗及时，心肌供血及时得到改善，心肌损害可能恢复。但如果病因如冠脉狭窄没有得到根本治疗，持续存在可发展成为慢性缺血，心肌细胞长期处于慢性缺血缺氧状态，即成为缺血性心肌病，如冠心病。当遇诱因时可重新急性发作，导致不良后果，也可因慢性损害导致心脏收缩和（或）舒张功能衰竭。因此，一旦出现急性心肌缺血，应尽快查明病因并对症治疗，以避免引起严重后果。

从各个切面观察有无节段性室壁运动异常，主要表现为运动减低或运动消失，很少出现矛盾运动。部分患者基础状态不出现心肌缺血，室壁运动正常。只有当心肌需氧量增加时才产生心肌缺血，出现节段性室壁运动异常，需通过负荷试验观察。

患者经过血运重建术后（冠状动脉球囊扩张、支架置入、搭桥术等）后，心肌供血得到改善，室壁运动异常可以恢复。

（杨　娅）

第五节　心肌梗死并发症的超声诊断

心肌梗死后出现并发症将进一步加重患者的临床症状，出现新的体征。对心肌梗死并发症的诊断十分重要。超声心动图对心肌梗死并发症的诊断准确、快捷，是临床的首选方法。

一、临床表现和体征

（一）缺血性二尖瓣关闭不全

缺血性二尖瓣关闭不全是指瓣叶及腱索本身正常而是因心肌缺血或梗塞而致的关闭功能不全。是心肌梗死最常见的并发症，其发生率约 10%～50%。患者出现心悸、气促，心尖部出现收缩期杂音。急性心肌梗塞时二尖瓣关闭不全的主要原因是乳头肌断裂或乳头肌功能不全。

1. 乳头肌断裂

乳头肌（主要为二尖瓣乳头肌）因缺血、坏死等而收缩无力或断裂，造成二尖瓣关闭不全，心尖区有响亮的吹风样收缩期杂音，并易引起心力衰竭。急性心肌梗死后，突然出现心源性休克，并伴有肺水肿，病情急剧恶化；心尖区闻及吹风样收缩期杂音，以早中期较响，但乳头肌完全断裂、严重的二尖瓣反流使心功能极度降低时，心尖部可能没有杂音，常有第三心音。

2. 乳头肌功能不全

乳头肌功能不全指乳头肌和邻近的左心室心肌功能协调失衡而产生，而二尖瓣装置其他结构如二尖瓣瓣叶、瓣环或腱索通常无异常。其临床表现为症状加重，心尖区闻及吹风样收缩期杂音。

（二）心脏破裂

心脏破裂（cardiac rupture）包括心脏游离壁破裂、室间隔穿孔和乳头肌断裂等。是 AMI 第二

位常见的死亡原因，约占医院内 AMI 死亡的 3% 和 AMI 总死亡率的 8%，占所有 AMI 死亡病例尸检者的 20%。

1. 心脏游离壁破裂

为早期少见但严重的并发症，常在发病一周内出现。发生率占心肌梗死的 3%。因产生心包积血和急性心包堵塞而猝死。患者常突然出现较剧烈胸痛，意识突然丧失，呼吸停止；血压急剧下降，心音听不到，并有心包填塞征象；心电图在短时间内可显示为窦性心律或窦性心动过缓，各导联 QRS 低电压。

2. 室间隔穿孔（rupture of interventricular septum）

发生率约占 AMI 患者的 1%，发生时间与心室游离壁破裂相似。室间隔穿孔患者预后极差，急性期死亡率约 54%。往往有剧烈胸痛，心功能突然减退，出现左、右心室衰竭和肺水肿；胸骨左缘 3、4 肋间闻及全收缩期吹风样粗糙杂音，常伴震颤，有的在心尖部出现舒张中期杂音。

（三）室壁瘤形成

室壁瘤形成（ventricular aneurysm）占 AMI 患者的 4%～20%，多见于前壁心肌梗死、单支冠状动脉病变、侧支循环不够完善者。

1. 真性室壁瘤

是由于坏死瘢痕化的心肌在心脏压力作用下局部膨出形成的，临床上常见与左室前侧壁、心尖部和后壁。在超声检查中发生率约为 22%。

2. 假性室壁瘤

临床上较少见。是心室游离壁破裂后由心包及血栓包裹血液形成一个与左室腔相交通的囊腔。心肌局部出现部分破裂口，心室内血液进入破裂口，被粘连的心包和血栓包裹，在心肌内或心外膜下形成血肿，出现瘤样扩张，心外膜尚完整或有粘连，心室与瘤体之间通常呈瓶颈样。

心肌梗死严重的并发症，多需急诊外科手术，病死率达 80%～90%。真性和假性室壁瘤两者临床均表现为心衰，室性心律失常和栓塞，体检心脏不断扩大，心尖区收缩期有心脏瘤体抬举感或双搏动感，可有第三心音或第四心音。

（四）心包炎和心包填塞

约 15% 透壁性急性心肌梗死患者，心包炎发生在梗死后 3～10 天内出现一过性心包炎，出现少量—中量积液。多数没有明显症状，部分患者可有心前区疼痛，多数与呼吸、体位变化等有关。体检时可听到变化较快的心包摩擦音。严重者可出现心包填塞。梗死后心包炎 ≥ 2 周提示 Dressler's 综合征，伴随少至大量环绕的心包积液，很少发生心包填塞。

（五）附壁血栓

是常见的并发症，尸检报告其在心肌梗死的发生率约 20%～60%。有室壁瘤者发生率可高达 44%～78%。大约 10% 左室血栓的患者发生体循环栓塞；前 10 天危险性最大，但危险性至少可持续 3 个月。

（六）心力衰竭和心源性休克

1. 心力衰竭

主要见于梗死面积较大，心脏收缩功能障碍，或并发各种机械性并发症者，左心室搏出量减少，左心室舒张末期压增高，造成肺毛压升高，甚至肺水肿，出现急性左心衰。常表现为血压升高、心率加快、烦躁不安、不能平卧、出冷汗、面色苍白发绀、末梢循环不良、呼吸困难加快、咳嗽和咯粉红色血性泡沫痰；体检发现心率加快，出现第三心音和第四心音奔马律、肺部干性和湿性啰音。晚期，血压和心率渐下降、呼吸变浅，最后进入心源性休克和呼吸循环停止。

2. 心源性休克（cardiogenic shock）

AMI 最常见的死亡原因，病死率达 70% 以上。可见于大面积梗死或（和）心肌细胞收缩舒张功能严重障碍、严重机械性并发症等。

二、超声表现

（一）缺血性二尖瓣关闭不全

乳头肌断裂时二维超声心动图可见前瓣或后瓣或前后两个瓣呈连枷样活动。收缩期二尖瓣进入左房，舒张期又返回左室。当乳头肌局部断裂时，可以看到一个或两个瓣叶脱垂。当乳头肌完全断裂时，左室内可见乳头肌的断端，二尖瓣及其部分乳头肌连枷样运动或完全脱垂至左心房。左室扩大、节段性室壁运动异常。M 型可见二尖瓣运动幅度大，收缩期向后脱入左房，舒张期快速向前常触及室间隔，CD 段出现搏动，室间隔摆动幅度增大。彩色多普勒表现为重度的二尖瓣关闭不全（图 31-5-1）。

乳头肌功能不全主要表现二尖瓣脱垂和二尖瓣关闭不全。二维超声心动图可见为乳头肌回声增强，二尖瓣脱垂但无连枷样运动。其他表现有左室扩大、节段性室壁运动异常。M 型可见二尖瓣收缩期 CD 段吊床样改变。彩色多普勒可见二尖瓣关闭不全所致的反流信号。

乳头肌断裂和乳头肌功能不全常导致二尖瓣偏心性反流，TTE 低估偏心性 MR 束严重程度；如果临床上或 TTE 怀疑有明显的 MR 时应选择 TEE。

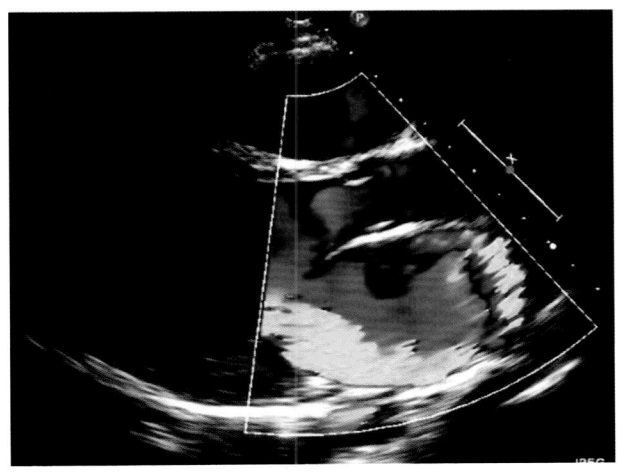

图 31-5-1　缺血性二尖瓣关闭不全

（二）室间隔穿孔

室间隔穿孔均发生于透壁性梗死伴坏死区出血。超声心动图对室间隔穿孔的诊断具有重要价值。室间隔穿孔的位置多较低，最常见的部位位于心尖后部室间隔，伴发于下壁及下侧壁心肌梗死，通过四心腔切面和心室短轴切面观察。前中隔穿孔常发生于室间隔的远端 1/3 处，伴发于前间壁及前侧壁心肌梗死，从左室长轴切面、心室短轴切面及心尖五心腔切面观察。二维超声心动图表现为室间隔连续中断，多为单个，少数为多孔。室间隔的连续中断有的表现为回声的直接中断，与室间隔缺损相似，彩色多普勒可见收缩期通过室间隔连续中断处的分流信号。部分室间隔穿孔呈隧道样，穿孔表现为在心肌内匍匐进行，二维图像不能显示明显的穿孔，但彩色多普勒的表现尤为明显，在心肌内细小弯曲的血流信号由右室进入左室。左右心室扩大（图 31-5-2）。

（三）室壁瘤形成

真性室壁瘤表现为梗死区心肌在收缩期和舒张期都会膨出，膨出部分室壁回声增强，无运动或矛盾运动。瘤颈较宽，收缩期瘤壁与正常室壁有明显的转折点。室壁瘤组织心肌变薄，瘤壁由心室壁延续组成。室壁瘤常见于左室心尖，但其他任何节段均可出现。瘤腔内可见云雾影回声和血栓形成（图 31-5-3）。

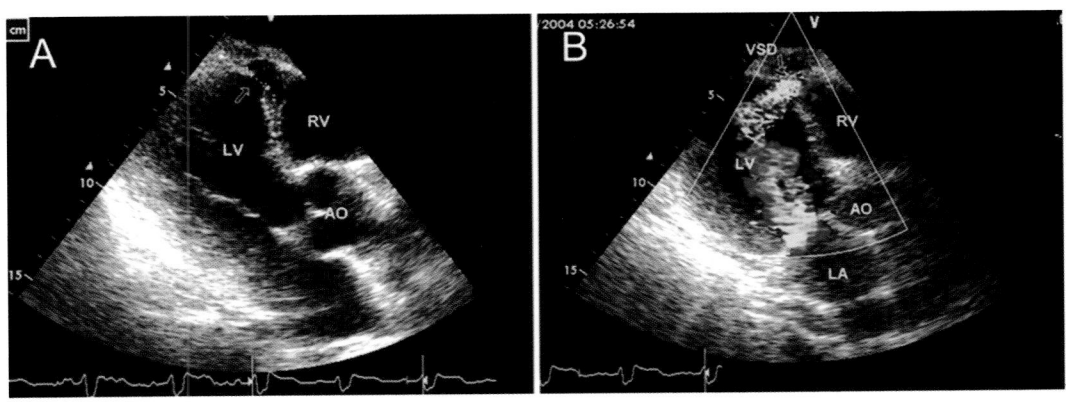

A. 心尖左室长轴切面见前间隔回声连续中断；B. 彩色多普勒显示经过前间隔回声中断处右向左的分流信号

图 31-5-2　室间隔穿孔

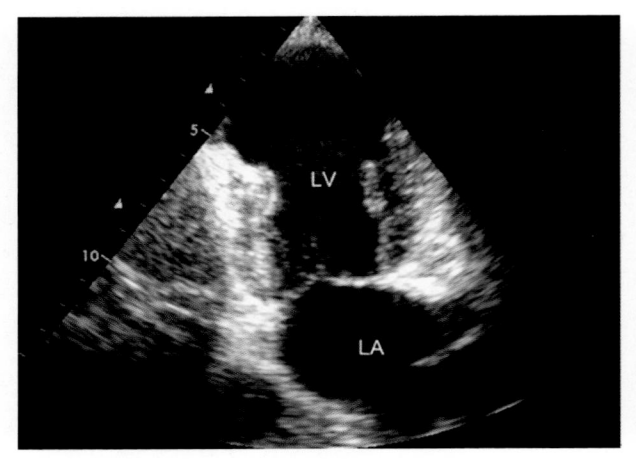

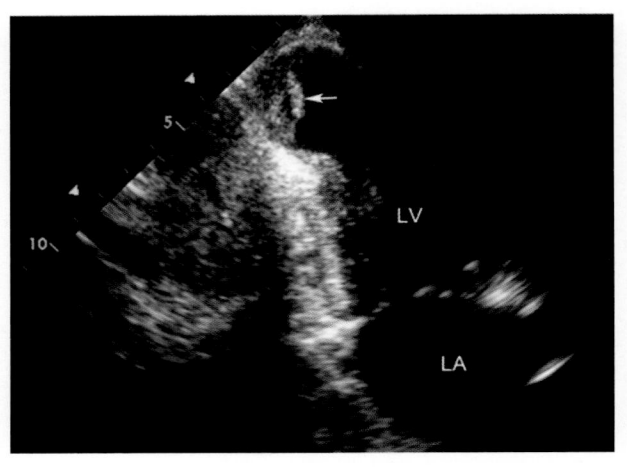

图 31-5-3　左室心尖部室壁瘤形成

图 31-5-4

假性室壁瘤继发于左室壁破裂，并被周围组织包裹。二维超声心动图表现为室壁连续中断，其外见一瘤样结构，中间为囊状无回声区，外周为由心包和/或血栓等组织构成的瘤壁。瘤颈较窄，瘤颈与最大囊腔径比值多小于 0.5。收缩期左室腔缩小而假性室壁瘤扩张。假腔内常见血栓形成。彩色多普勒可见血流在破口处往返于心室腔与瘤腔之间的血流信号。

（四）心包炎和心包填塞

常发生于透壁性梗死后 3～7 天，积液量少。左室壁破裂后可迅速产生大量心包积液并出现心包填塞。

急性心肌梗死后的 2～14 周，可有大量心包积液，甚至发生心包填塞，为 Dressler 综合征。原因是心肌梗死后自身性免疫反应，多发生于第三天到第一周内，或迟到二年以后。典型表现为发热、胸痛、心包积液或伴有心包摩擦音等。

（五）附壁血栓

左室血栓常见于梗死部位，尤其是室壁瘤、左室心尖处多见。血栓的表现多样，新鲜血栓回声多较低，与心肌相似；陈旧性回声较高。血栓可有一定的活动度，有漂浮感，也可为与室壁广泛附着（图 31-5-4）。

三、诊断与鉴别诊断

心肌梗死并发症诊断是在节段性室壁运动异常的基础上出现二尖瓣关闭不全、真性和假性室壁瘤形成、血栓形成、室间隔穿孔、左室游离壁破裂、梗死后心包积液等表现。

诊断时应主要与以下病变鉴别。

（一）真性与假性室壁瘤的鉴别

1. 室壁瘤形成的原因：真性室壁瘤是由于缺血、坏死的心肌瘢痕化，丧失收缩力，在收缩期、舒张期局部膨出。而假性室壁瘤是由于急性心肌梗死导致心肌破裂（多见于心尖、前壁），周围有血栓及心包包裹形成瘤体，限制血液扩散。

2. 室壁瘤瘤壁的构成：真性室壁瘤瘤壁由变薄、瘢痕化的心肌组成；假性室壁瘤瘤壁由心包、血栓组成，无心肌组织。

3. 室壁瘤的瘤颈宽度：真性室壁瘤的瘤颈宽，瘤颈与最大囊腔径比值多小于 0.5～1.0；假性室壁瘤的瘤颈窄，瘤颈与最大囊腔径比值多小于 0.5。

4. 转归：真性室壁瘤形成相对不易破裂，而假性室壁瘤形成后极易再次破裂，需急诊手术。

（二）功能性室壁瘤与解剖性室壁瘤的鉴别

功能性室壁瘤多发生在心肌梗死的早期，只在收缩期膨出、心肌缺血改善后可以恢复。解剖性室壁瘤多诊断于急性心肌梗死之后、在收缩期、舒张期均膨出，多需做室壁瘤成形术。

（三）附壁血栓与赘生物的鉴别

1. 病史：血栓多有冠心病、心衰、风湿性心脏病或长期卧床病史；赘生物多有发烧病史。

2. 形态学区别：血栓多为附壁的团块状影，活动度较小；赘生物多为一段附着漂浮的条带影，机化的条形血栓与赘生物则须结合其他因素综合考虑。

3 部位：血栓多发生在血流缓慢或心肌缺血的部位；赘生物多发生在高速血流冲击的部位。

（四）乳头肌断裂和乳头肌功能不全鉴别

乳头肌断裂：前外侧乳头肌为双重血供（前降支和回旋支），后内侧乳头肌为右冠单支冠状动脉供血，因此下壁心肌梗死合并后内侧乳头肌断裂，远远多于前壁心肌梗死合并前外侧乳头肌断裂，与广泛心肌梗死所致室间隔破裂不同，半数以上梗死范围较为局限。超声表现为连枷二尖瓣、腱索上部分心肌组织随心动周期而飘动。

乳头肌功能不全：①二尖瓣瓣叶不完全关闭。由于收缩期二尖瓣瓣叶失去乳头肌正常收缩的支撑力，导致二尖瓣一个或两个瓣叶无法抵达相当于二尖瓣瓣环的正常最大收缩期位置，而二尖瓣瓣尖对合可正常。左室增大也加大腱索和瓣叶的分离，导致二尖瓣瓣叶张力增加导致瓣叶在收缩期无法回到二尖瓣瓣环水平。②乳头肌及邻近心肌等部位出现室壁运动异常。③乳头肌及邻近心肌缺血后纤维化回声增强，可似手指形状。

四、预后及随访中超声检查的应用价值

心肌梗死后发病急且极为凶险的并发症包括心脏游离壁破裂、心包填塞和乳头肌断裂。

心脏游离壁破裂时，如撕裂口小，心包内积血少，若及时进行外科手术治疗存活率较高。如撕裂口大，发生心包填塞，很快危急患者生命。如能及时发现，及时行心包穿刺抽液，争取手术修补，方能挽救生命。但多数患者就诊不及时而死亡。超声心动图可观察撕裂口的大小并判断心包积液量的多少，及时诊断心包填塞。

乳头肌完全断裂时患者出现急性左心衰竭，发生肺水肿，患者通常 24 小时内死亡，患者几乎不可能生存。部分乳头肌断裂者取决于剩余较健全的心肌，如健全心肌较多，患者存活时间较长，但常呈顽固性心力衰竭。能行外科手术的患者，断裂的乳头肌很难修复，应行二尖瓣置换。超声心动图应观察乳头肌断裂的情况，判断二尖瓣反流的程度，并评估心功能。

乳头肌功能不全的患者，超声应判断乳头肌功能不全的程度、心肌梗死的范围和心功能状态。外科手术可行二尖瓣置换或成形术，还可同时进行冠状动脉搭桥。

室间隔穿孔均发生于透壁性梗死伴坏死区出血，自然发展的死亡率很高，48 小时的死亡率为 30％。室间隔穿孔应尽早行缺损修补术，纠正血流动力学的紊乱。手术一般在穿孔后 2～3 月进行，此时破口周围已纤维化，能够缝合补片。术后超声应观察有无残余分流。

假性室壁瘤容易破裂，危及患者生命。待病情稳定后应及时行手术治疗。真性室壁瘤相对较为稳定。对于内科难以控制的心力衰竭，血栓形成发生体循环栓塞的患者也应及时手术。术前超声可判断室壁瘤的大小，有助于指导手术切除的范围。

（杨　娅）

第六节　冠状动脉再血管化治疗的超声检查

当患者的冠脉存在狭窄病变时，尽管心脏做功增加但冠脉血流量无法相应增加，会导致心肌的氧供与耗氧的失衡，因此出现心肌缺血缺氧的表现，如胸闷、胸痛、憋气等症状，心电图复极（ST-T）的改变和室壁收缩和舒张功能的异常。由于运动异常的室壁主要见于依赖病变的冠脉供血的心肌节段，因此又称为节段性室壁运动异常。静息状态下，冠脉管腔直径狭窄未超过 85％时，可能不出现节段性室壁运动异常；但运动情况下，冠状动脉狭窄 50％即可导致局部功能障碍。

长期以来，超声心动图广泛用于评价心肌缺血和心肌梗死状态下左室局部室壁运动状况。二维超声心动图上如能见到节段心肌与周围室壁运动不协调，局部运动减弱或消失甚至呈矛盾运动则必须考虑到心肌缺血的存在，根据累及节段的多少可初步估计缺血范围大小，可同时结合患者症状及心电图可进行诊断。

准备接受冠状动脉再血管化治疗的患者，需要进行常规超声心动图检查。超声心动图检查目的包括：

1. 明确心脏内部构型变化如心腔有无扩大、室壁运动幅度及增厚率有无减低。

2. 了解心脏整体收缩与舒张功能。

3. 通过血流多普勒了解瓣膜有无反流。

4. 评估心肌缺血部位、程度和范围。

5. 明确是否存在室壁瘤，确定室壁瘤的部位和大小范围，为制订手术方案提供客观的证据。

6. 明确是否存在附壁血栓，确定血栓附着部位，和大小范围。

7. 对陈旧性心肌梗死患者，应该进行负荷超声心动图检查，评估左室收缩功能储备和梗死部位的存活心肌（见负荷超声心动图一节）。

8. 了解是否合并慢性疾病如老年性瓣膜退行性变性，乳头肌功能不全导致的二尖瓣脱垂等。

既往评价心肌缺血主要基于二维灰阶图像所显示的室壁运动及室壁增厚率，具有很强的主观性，主要依赖于观察者的临床经验。而近年来开展的超声新技术如彩色室壁运动技术，组织多普勒与斑点追踪显像等方法可通过主动追踪测量心肌组织的应变、应变率来区分主动运动和被动运动，能够更加敏感而准确地识别节段性运动异常，客观地反映心肌缺血时心肌局部的收缩功能。

冠状动脉再血管化治疗后的患者，应定期进行超声心动图检查，以评估手术的效果，主要的目的包括：

1. 室壁运动状态是否改善。

2. 房室腔内径的变化。

3. 左室收缩功能和舒张功能。

4. 心内血流状态。

需要特别强调的是陈旧性心肌梗死患者，为了达到预期的疗效，在再血管化治疗前，都应该进行负荷超声心动图检查，以便明确存活心肌的部位、范围，左室收缩功能储备等情况。

（杨 娅）

第七节 负荷超声心动图

一、原理与方法

负荷超声心动图检查（stress echocardiography）是将超声心动图检查与运动或药物负荷结合起来诊断评估缺血性心脏病、心功能不全患者的一种无创检查手段。其检测冠状动脉病变的敏感性为 72%～97%，与冠状动脉病变的严重程度和病变部位有关，特异性在 64%～100%，准确性要优于运动心电图。负荷超声心动图的敏感性与核素心肌灌注显像相当，但是诊断冠心病的特异性更高，且不受性别和年龄的影响。该技术从 20 世纪 80 年代初在美国开始应用，最初主要用于发现冠状动脉疾病。

负荷超声心动图的原理和负荷心电图的原理类似，只是观察指标有所不同：负荷超声心动图通过观察负荷后室壁运动和心功能的变化来间接评估冠脉病变，而运动心电图则是通过运动后心肌复极的异常改变来间接评估。

目前，应用的负荷方法主要包括运动负荷和药物负荷（表 31-7-1）。前者包括平板运动负荷和踏车（直立和平卧位）运动负荷超声心动图。后者可用的药物包括多巴酚丁胺、潘生丁（双嘧达莫）和腺苷。如果给予了负荷刺激后患者的心率仍未达到目标心率则可加用阿托品以提高心率。如果检查时有两个或以上的节段观察不清，建议行心肌对比超声心动图检查提高图像的分辨率。尽管负荷方案很多，但是研究表明，不同的负荷方案对诊断中至重度的冠脉狭窄效力是相近的。下文将详细讲述每种方法的技术要点。

负荷试验前应该停用洋地黄 3 周以上，如检查是为了冠心病的诊断应该停用 β 受体阻滞剂和血管扩张剂至少 24 小时，试验当日最好不进食，或进食后至少 4 小时才能进行检查，试验前不应饮酒，禁止吸烟至少 3 小时。感冒和急性感染期不能做该检查。开始检查前简要询问病史和体检，向患者作详细的解释，简单介绍检查过程的危险性和可能的并发症，签署知情同意书。记录基础血压、心率、心电图和超声心动图。保证检查室内备有抢救设备和急救药物。整个检查过程应在受过专业训练医师的监测、连续心电血压监测下进行，间断询问患者的症状。检查结束后协助患者卧床休息，无不适后方可返回病房。

不管是运动负荷还是药物负荷，在给予负荷之前都要记录静息状态时的血运、心率和超声心动图像，超声记录的内容包括心室功能，室腔大小、室壁运动、室壁增厚率，记录跨二尖瓣流入道的血流特点（限制型充盈方式者心肌存活的节

表 31-7-1　负荷超声心动图检查方法

运　动	平板运动	
药物	仰卧位踏车运动	
	直立位踏车运动	
	等张运动**	
	双嘧达莫	
	腺苷	
	多巴酚丁胺	
	麦角新碱†	
	阿布他明	
其他	心房起搏　直接	
	心房起搏　食道	
	冷加压刺激**	
	精神压力**	
	过度通气†	

注：†用于评估可疑的冠状动脉痉挛；**临床价值尚不确定。

J Am Soc Echocardiogr 1998；11：97-104

段较少，血管重建后功能恢复的可能性也较小），还需要记录瓣膜和主动脉根部的情况，因为异常的结果可能会改变外科治疗策略。检查过程中要记录多个切面以保证三支主要冠脉供血的节段都能够观察到，多数情况下，胸骨旁长轴和短轴切面及心尖四腔和两腔切面可以提供所需的信息，必要时剑下、心尖长轴或其他短轴切面可以作为替代或补充。获得足够的基线超声心动图信息后就可以开始进行负荷超声心动图检查。多采用 3 级负荷递增方案，每级负荷持续 3 分钟，于第 3 分钟末重复记录并保存血压、心率和心脏超声图像。

可以进行运动试验的患者首选运动负荷方案，而不是药物负荷方案，因为运动耐量的大小本身与预后相关。平板或直立踏车运动都可以应用，两种方法都可以为缺血性心脏病及瓣膜性心脏病提供很有用的信息。运动负荷所用的方案与标准的心电图平板运动方案相同，Bruce 或改良的 Bruce 方案都可以，目前最常用的检查方案是 Bruce 方案。

（一）平板运动负荷超声心动图

同所有负荷试验一样，平板运动负荷超声心动检查要记录患者运动前、运动结束后的图像。由于运动诱发心肌缺血后出现的室壁运动异常持续时间往往很短暂，因此采集图像应该在运动结束后 60～90s 内完成，这样可以避免检查时心率已明显低于最大心率而降低检查的敏感性。运动超声心动图检查终止的指标与运动心电图基本相同，只是运动超声心动的终止指标还包括了心脏超声检查发现的两个或两个以上冠脉灌注区域对应的室壁运动异常，心室扩张和/或总的心脏收缩功能减低的室壁运动减低（表 31-7-2）。

表 31-7-2　负荷试验终止的指征

绝对指征	
出现阳性结果	1. 典型心绞痛症状；2. 以 R 波为主的导联 ST 段（J 点后 80ms）水平型或下斜型压低≥1mm，持续超过 2min；或原有 ST 段压低者，在原有基础上再下降>0.1mV，持续超过 2min；3. 除 V1 及 aVR 导联外，各导联 ST 段上抬≥1mm；4. 收缩压较基线水平下降≥10mm Hg，伴其他缺血证据：运动峰值收缩压<130mm Hg 或较安静收缩压增加<20mm Hg（女）、<30mm Hg（男）；5. 诱发缺血性室性心动过速、束支传导阻滞、心脏停搏等；6. 运动中新出现的大的室壁运动异常伴收缩功能减低；静息状态无运动的节段给予低剂量负荷后没有改善，及运动减低的节段运动后出现功能恶化者。
症状	面色苍白、呼吸困难、步态不稳、共济失调、晕厥、晕厥先兆
血压	收缩压较运动前下降 10mm Hg，或运动中超过 250mm Hg
心率	心率达到目标心率（定义为年龄预测的最大心率的 85%，年龄预测最大心率=220－年龄）
严重心律失常	多形室速、室扑、室颤、房颤伴预激综合征等
其他	患者要求终止，或心电图或血压监测出现技术故障
相对指征	
症状	疲乏、气短、腿酸
血压	收缩压较基线水平下降≥10mm Hg，不伴其他缺血证据
心律失常	除持续室性心动过速以外的其他心律失常，新出现的不能与室速鉴别的室内阻滞

（二）踏车运动负荷超声心动图

踏车运动是平板运动的一个替代检查方法。

相比于平板运动，踏车运动的优势在于平卧或直立位时均可以实时记录心脏的运动、大小和心功能的变化，因此能够更加敏感地发现异常，及时终止试验。直立位或仰卧位的踏车运动准确性相近。如果需要测量三尖瓣反流速度评估肺动脉收缩压，则推荐平卧位踏车方案，该方案是在超声心动图检查床上装一个特殊设计的自行车，患者平躺于检查床上接受运动负荷，以 25W 负荷量起始，每 3 分钟增加一个能量级别（25W）。观察终点同平板运动负荷超声心动图。患者运动的过程中记录各级能量负荷及恢复期时的超声心动图像，一方面可以消除平板运动试验中运动结束和开始取图之间的时间延迟，另一方面依次记录低、中、峰值负荷水平时的图像有助于图像的对比，增加检查的敏感性。较年轻的患者初始负荷量可以稍高些。

平卧位运动负荷检查时在运动过程中还可以用多普勒超声记录跨二尖瓣、三尖瓣和主动脉瓣的血流速度，虽然这些血流动力学特点与冠状动脉疾病并没有特异的相关性，但是可以提供有关瓣膜病变严重程度及肺动脉压力水平的宝贵信息。

运动受限如关节炎或截瘫的患者可以考虑药物负荷超声心动检查，目前常用的药物是多巴酚丁胺和血管扩张剂，用输液泵静脉匀速推注。虽然血管扩张剂对评估心肌灌注有帮助，但如果是为了评估有无节段性室壁运动异常仍建议采用多巴酚丁胺负荷方案。

（三）多巴酚丁胺负荷超声心动图

多巴酚丁胺是心脏 β1 肾上腺素能受体和 α 肾上腺素受体兴奋剂，同时具有扩张外周血管的作用，其增加心肌耗氧的原理与运动相似，给药后心肌收缩力、心率和收缩压水平均会增加。多巴酚丁胺的优势在于起效和药效终止均很快，而且其对心脏的作用可以用 β 受体阻滞剂逆转。目前认为多巴酚丁胺可以安全地用于 LV 功能异常、主动脉和脑动脉瘤及安装植入式心脏转复除颤器的患者。

多巴酚丁胺负荷超声心动图标准的检查方案是：记录静息超声心动图后开始输注多巴酚丁胺，从 $5\mu g/kg \cdot min$ 开始（也有从 $2.5\mu g/kg \cdot min$ 开始者），每 3 分钟增加一次剂量，逐渐加量至 10、20、$30\mu g/kg \cdot min$，并于每级负荷的 3 分钟末记录相应的超声心动图像。由于受检患者多存在多支血管病变、LV 收缩功能中至重度减低、同时存在发生心律失常的风险，因此逐级加量过程中

要密切监测。当患者出现心肌缺血的证据、低血压、左室流出道梗阻、严重的心律失常，或者已经达到最大预测心率的 85% 时要及时终止试验。如果运动后心功能改善且没有出现不良反应，可以将多巴酚丁胺剂量逐渐加量至 $40\mu g/kg \cdot min$。多巴酚丁胺负荷超声心动图结果正常的患者中达不到目标心率的亚组出现心脏病事件的可能性更大，因此心率达标是检查的一个重要指标，检查当日应该考虑停用 β 受体阻滞剂。如果多巴酚丁胺注射已经 10 分钟，此时药物浓度已经达到稳定状态，或多巴酚丁胺速度已达 $40\mu g/kg \cdot min$ 而心率仍未达标时（多见于正在应用 β 受体阻滞剂的患者）可以给予阿托品，从最小有效剂量 0.25mg 到 0.5g（通常 ≤1.0mg）开始，每 60s 增加 0.25mg，逐渐加至心率升到理想的范围或总量已达 2.0mg。需要注意的是，有明确冠心病（CAD）的患者，如果检查是为了评估治疗的充分性则可以继续服用 β-受体阻滞剂。正在服用 β 受体阻滞剂或单支血管病变的患者，阿托品能够增加多巴酚丁胺负荷超声心动检查的敏感性。阿托品应用最小有效的累积剂量可以避免出现少见的中枢神经系统毒性。

（四）双嘧达莫（潘生丁）负荷超声心动图

除了正性肌力作用的多巴酚丁胺以外，临床还常用血管扩张剂作为负荷用于超声心动图检查。主要药物包括双嘧达莫和腺苷，这类药物可以增加冠脉内血流量进而增强心肌收缩力、调节心内膜内的毛细血管床改善心肌氧供，同时作用于葡萄糖代谢可以降低细胞内酸中毒和钙超载，改善心肌机械做功。血管扩张剂作为药物负荷检查时常规应用阿托品以提高检查的敏感性，输注达速度最大时嘱患者握拳可以进一步提高试验的敏感性。反应性气道高阻力或严重心脏传导障碍的患者禁忌血管扩张剂负荷超声心动图检查。

目前，推荐的双嘧达莫超声心动检查方案包括两次注射过程。第一次是在 4 分钟内给予 0.56mg/kg 潘生丁。如果持续监测没有发现不良反应，也没有临床或超声心动图的终点事件出现，那么继续给予一次 0.28mg/kg 的潘生丁，在 2 分钟内推入。有研究表明，大剂量双嘧达莫（10 分钟内给予高达 0.84mg/kg）用于负荷超声心动图

检查也是安全的。

（五）腺苷负荷超声心动图

腺苷是一种内源性嘌呤核苷，具有扩张冠脉、减轻再灌注损伤等心脏保护作用，血浆半衰期短，仅有 0.6～1.5s。目前国内应用较多的是小剂量腺苷负荷超声心动图方案：腺苷起始剂量 80μg/kg・min，逐渐加量至 100、110μg/kg・min 剂量。国外有将腺苷用量从 140μg/kg・min 增至 200μg/kg・min 者，认为可以增加诊断冠心病的敏感性和特异性，但是不良反应发生率也增加。采用 3 级剂量递增法，每级负荷持续 3 分钟后重复评价血压、心率和超声心动图像。近来也有将应变率显像与小剂量腺苷负荷超声心动图联合用于评价心肌存活性的研究，结果提示可以增加腺苷负荷超声心动图发现存活心肌的敏感性。但是腺苷主要扩张的是正常冠脉，因此会引起血流自缺血区域流向非缺血区域，造成"冠状动脉窃血"现象，进而诱发或加重心肌缺血。目前这一方法还没有得到广泛的临床应用。

二、图像获取与图像分析

（一）图像获取

负荷超声心动图的采集需要由接受过专门培训且经验丰富的技师完成，要求操作者每年完成至少 100 例负荷超声心动图检查。检查过程中需要记录多个切面以保证三支主要冠脉供血的区域都能够观察到，多数情况下胸骨旁长轴和短轴切面（乳头肌水平）及心尖四腔和两腔切面可以提供所需的信息，必要时可以用剑下、心尖长轴或其他短轴切面替代或补充。运动前的超声心动图像应该包括心室功能、心腔大小、室壁运动增厚率、主动脉根部和瓣膜的情况，这些指标有助于发现与患者心血管症状相关的其他原因，如心包积液、肥厚型心肌病、主动脉夹层和瓣膜性心脏病等。目前的成像软件支持同时显示 4 个不同时间点的图像，有助于对比不同负荷状态时的图像。

（二）图像分析

负荷超声心动图的分析也需要由接受过专门培训且经验丰富的医师完成。结果的分析包括定性及定量两方面的内容。

1. 定性评估方法

冠脉正常者给予负荷刺激后左室的反应包括室壁运动增强、室壁增厚率增加、心内膜运动增强、收缩期和舒张期 LV 腔变小，且不会出现新发的室壁运动异常。存在冠脉病变者心肌开始收缩及舒张的时间会延迟，心肌收缩的速度及最大的强度也会减低。根据心内膜运动情况和室壁增厚率的大小，将负荷刺激后病变冠脉支配区域出现的室壁运动异常分为四种情况（表 31-7-3）：运动减低（hypokinetic），无运动（akinetic）、矛盾运动（dyskinetic）和室壁瘤形成（aneurysmal）。

整体和局部的室壁运动需要同时评估。局部的，即节段的室壁运动可以应用左室 16 或 17 节段模型，两种模型都可以用，只是后者比前者多了一个不运动的"心尖帽"节段。如果是为了评估心肌灌注或与其他影像方法作对比，建议应用 17 节段模型。结合患者的临床特点及负荷前后室壁运动情况可以大致判断患者有无冠心病或缺血心肌（表 31-7-4）。

表 31-7-3　左室室壁运动情况及评分

分值	室壁运动情况	定义
1=	正常或运动增强	心肌运动或增厚率≥5mm
2=	运动减低	心肌运动或增厚率<5mm
3=	无运动	室壁内向运动及增厚完全消失
4=	矛盾运动	受累节段在收缩期矛盾性地向外运动伴室壁变薄
5=	室壁瘤	心肌节段在收缩期和舒张期均局限性向外膨出

注：根据 J Am Soc Echocardiogr，1989；2：358 修正

表 31-7-4　定性评估心肌缺血的方法：负荷超声不同反应的分类及其临床意义

分类	定性评估	静息	负荷试验后	患者的临床特点	临床意义
I	正常	正常	高动力	无冠心病病史	无冠心病，无缺血
II	诱导的缺血	正常	异常	有冠心病，无 MI	有冠心病，有可诱导的缺血
III	固定的缺血	异常	稳定	有冠心病和陈旧 MI	有冠心病，无可诱导的缺血
IV	混合的缺血	异常	新发异常	有 CAD，陈旧 MI 和多支血管病变	有冠心病，且有新出现的缺血区域

注：J Am Soc Echocardiogr 1998；11：97-104

2. 定量、半定量评估方法

虽然目测评估室壁增厚和心内膜运动的特点是目前负荷超声心动图评估的标准方法，但是定性评估与检查者的经验和技术水平有很大关系，同一个病变不同检查者或不同中心之间的差异可能会很大。接受过培训和实际操作的经验可以提高试验的可重复性。为了减少检查者之间的差异，提高缺乏经验的医师操作的准确性、可重复性以及病变的检出率，很多研究评估了负荷超声心动图定量或半定量分析方法。

用于定量评估负荷超声心动图检查结果的指标包括室壁运动积分指数（wall motion score index，WMSI）、室腔容量和射血分数，血流多普勒和背向散射积分技术的自动心内膜边界探测技术，以及组织多普勒评估位移、速度、应变和应变率等指标也不断被尝试用于负荷超声心动图检查的定量分析指标，但目前仍需要大样本人群积累评估这些指标的准确性和参考范围。

室壁运动积分指数（WMSI）是美国超声心动图学会推荐的基于 16 节段模型（图 31-7-1）的评估指标，是一个半定量评估方法。直视下评估心肌收缩力，并给每个节段一个分数：正常为 1 分，运动减低为 2 分，无运动为 3 分，矛盾运动为 4 分，室壁瘤形成为 5 分（表 31-7-3）。将各个节段的分数加起来除以所有积分的节段数即得到 WMSI。正常左室 WMSI 为 1，左室功能不全时 WMSI 增高。临床病理研究均证实 WMSI 值与梗死面积大小相关。与 16 节段模型相应的冠状动脉供血分布特点是：左前降支供应左室前壁、心尖部、前间隔中部和基底部；左回旋支供应左室侧壁和后壁；右冠状动脉供应左室下壁、后间隔基底部和中部。

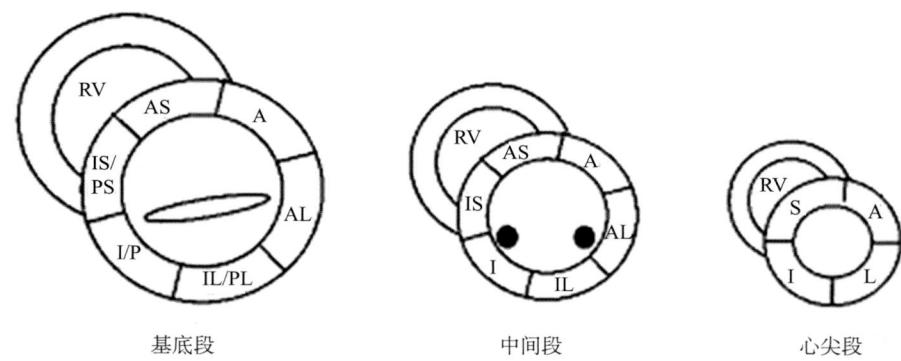

基底段　　　　　　　　中间段　　　　　　　　心尖段

A：前壁；AL：前侧壁；AS：前间隔；I：下壁；IL：下侧壁；IS：下间隔；PL：后侧壁；PS：后间隔。（摘自 Schiller NB，Shah PM，Crawford M 等．J Am Soc Echocardiogr，1989；2：358-367）

图 31-7-1　ASE 推荐的用于评估局部室壁运动的左室 16 节段模型

多个单中心和多中心临床试验显示，组织速度成像技术与多巴酚丁胺负荷联用评估室壁运动的准确性与专家意见有很高的一致性。

三、临床适应证

负荷超声心动图发现冠心病的敏感性和特异

性均高于心电图，能够提供更全面的心肌收缩和舒张及血流动力学信息，且操作方便、无放射性、价格也相对便宜；目前的临床应用主要包括以下几个方面：

1. 有冠心病危险因素或可疑的冠心病患者协助诊断。

2. 除了冠脉病变的诊断以外，负荷超声心动图还是一个很好的预后评估的工具。研究表明负荷超声心动图正常的患者预后良好，而心肌梗死恢复期负荷超声心动图发现可诱发的室壁运动异常者预后较差。

3. 手术前行药物负荷超声心动图可以评估围手术期发生心血管事件的风险。

4. 其他有价值的应用还包括缺血相关的晕厥、可疑心源性疾病引起的呼吸困难，肺动脉高压、瓣膜性心脏病和人工心脏瓣膜的评估等。

四、超声心动图鉴别要点

存活心肌的诊断：静息状态下，正性肌力药物的作用可导致局部室壁运动异常改善，而无心率和/或血压的显著增加。

缺血心肌的诊断：低剂量局部室壁运动改善，高剂量由于心率和血压的增加，导致局部心肌血运恶化，给予硝酸酯类药物后快速恢复。

坏死心肌的诊断：静息状态无运动心肌，在负荷试验后，室壁运动无改善或矛盾运动转为无运动。

总之，负荷超声心动图不仅能够早期发现及准确评估可疑或明确的缺血性心脏病和心功能不全的患者，还有多种临床用途。随着应变及应变率成像技术和经食管超声和三维成像技术的发展，负荷超声心动图诊断和评估价值也会得到更大的提高。

（朱天刚）

参考文献

[1] Armstrong WF，Pellikka PA，Ryan T，Crouse L，Zoghbi WA. Stress echocardiography：Recommendations for performance and interpretation of stress echocardiography. Journal of the American Society of Echocardiography，1998，11：97-104.

[2] Pellikka PA，Nagueh SF，Elhendy AA，Kuehl CA，Sawada SG. American society of echocardiography recom-

mendations for performance，interpretation，and application of stress echocardiography. Journal of the American Society of Echocardiography，2007，20：1021-1041.

[3] ACCF/ASE/AHA/ASNC/HFSA/HRS/SCAI/SCCM/SCCT/SCMR. Appropriate use criteria for echocardiography：A report of the american college of cardiology foundation appropriate use criteria task force，american society of echocardiography，american heart association. Journal of the American Society of Echocardiography，2011，24：229-267.

第八节　心肌灌注超声心动图检查

一、冠脉循环的病理生理

（一）冠脉循环的构成及特点

冠状动脉是直接供给心肌氧气的系统，由5个部分构成：心外膜动脉、小动脉、毛细血管、小静脉、心外膜静脉；其中毛细血管容积是整个心肌血流容积的主要组成部分。直径$<200\mu m$的血管称为冠脉微循环，这部分血管对于心肌供血及冠脉狭窄时的病理生理学变化具有重要意义，同时他们也是心肌声学造影研究的对象。

冠脉循环特点是：心肌基础耗氧比较高，当代谢需求增加时，心肌细胞的供养完全依赖于冠脉血流量的增加，冠脉血流量增加的能力就称为冠脉储备。静息状态下供给心脏的氧气为70～90ml/100g/min，心肌消耗的氧量为8～10ml/100g/min，占全身氧耗量的12%。代谢需求增加时心肌组织摄氧量难以增加，必须通过增加心肌血流量来提高心肌供养。

（二）冠脉循环流量

冠脉循环流量与全身任何其他器官的血供一样，取决于灌注压和血管阻力；血管阻力包括血管本身张力引起的主动阻力和肌肉收缩等其他因素引起的被动阻力。理想条件下血流符合Poiseuille公式：

$$血流=\frac{\pi (P_1-P_2) \times R^4}{2 \times L \times 黏度}$$

公式中P_1、P_2为血管中两点的压力，R为血管半径，L为两点之间距离。血流量与血管半径的四次方成正比，与两点压力阶差成正比，与两点之间距离及血流黏度成反比。

（三）冠脉血流的调节

冠脉血流能够自身调节，以保持血管的舒张以及管腔内径的稳定，静息的生理情况下，微血管的扩张、收缩是心肌血流量改变的主要途径，而负荷条件下心肌耗氧量增加，血流的调节不仅通过微血管扩张实现，毛细血管开放量也增加。

和任何血管调节一样，直接影响微血管张力水平的因素包括：①管腔内外压力阶差；②血管顺应性。且冠脉循环液受到多种神经体液调节：体液调节包括代谢产物、激素及化学介质调节、平滑肌细胞信号转导、血流通过改变内皮细胞剪应力等，此外，缺氧及高碳酸血症也可以导致微循环血量的直接增加。

冠脉循环的自身调节在血流量的调节中起重要作用，其主要的机制包括：

1. 内皮细胞控制　主要包括 NO 通道和血流介导的血管张力变化。血管内皮细胞感知血流剪应力的变化而调整 NO 的释放量，后者在血管张力调节中起到至关重要的作用，同时内皮细胞可以平衡血管收缩、血管舒张的各种体液因子的作用。

2. 肌源性控制　灌注压变化使平滑肌受到的牵拉力不同，从而产生不同的反应，该原理在较大血管的调节中比较重要。

二、微泡基本原理及超声成像

声学造影的概念出现在 1968 年，Gramiak 和 Shah 首先报道了经主动脉根部注射生理盐水，使主动脉及心腔在造影下显影。早期的造影剂直径都比较大且不稳定，无法通过肺循环到达左心。

1984 年，Steve Feinstein 等人首先报道了以白蛋白溶液为原料，用声震法制备微泡，并且这种方法制备的微泡能像红细胞一样通过微循环。并由此产生了第一个商品化的造影剂 Albunex。后来的研究发现，轻度狭窄的冠脉 MBF 仍然在正常范围，但微泡通过微循环的时间有所延长，而且延长的程度与狭窄程度成比例，其主要原因是血管自身调节导致冠脉流量增加，因此可以观察微泡通过微循环的时间估测冠脉狭窄的程度。

由白蛋白等外壳包被空气制备的造影剂为第一代造影剂，这种造影剂在血液中溶解性比较高，空气溶解导致微泡直径逐渐减小。微泡的背向散射效应与微泡的半径的六次方成正比，所以微泡缩小导致其显影效果明显减弱，这就解释了静脉注射 Albunex 不能很好地显影左心室。针对这一问题，产生了由薄的外壳包被高分子气体构成的第二代造影剂，高分子气体溶解性低，在循环中能够保持较长的时间，经静脉注射后能够很好地显影左心室腔和心肌。表 31-8-1 所列为目前批准上市的声学造影剂。这些造影剂的共同点包括：聚集性低、安全无生物反应、保留在血管内并具有与红细胞类似的流变学特性，对超声的反应为非线性，经网状内皮系统排出（气体经肺部排出）。（图 31-8-1）

表 31-8-1　声学造影剂

名称	厂家	外壳	气体	平均直径，μm
Lenovist	Schering	无外壳，以 0.1% 棕榈酸盐稳定	空气	1.2
Albunex	Molecular Biosystems, Inc	变性人白蛋白	空气	4.3
Imagent	Alliance Pharmaceuticals/IMCOR	表面活性剂	全氟己烷	5.0
Opitison	General Electric	变性人白蛋白	全氟丙烷	3.0～4.5
Sonazoid	General Electric	脂质	Perflubutane	2.4～2.5
Definity	Lantheus	脂质	Octafluoropropane	1.1～3.3
Sonovue	Bracco Diagnostics	脂质	Sulphur hexafluoride	
Cardiosphere	Point Biomedical, Inc	双层外壳，里层多聚体，外层白蛋白	Nitrogen	3.0
Imagify	Acusphere, Inc	多聚体	Decafluorobutane	2.3

名称	浓度·ml^{-1}	应用
Lenovist	$1.2\sim2.0\cdot10^8$ (2.5 克溶于 10ml 生理盐水)	在 69 个国家批准用于心脏影像诊断（不包括美国）
Albunex	$0.5\cdot10^9$	美国批准用于左心室显影，目前已停产
Imagent	$0.5\cdot10^8$	美国批准用于左心室显影，目前已停产
Opitison	$5.0\sim8.0\cdot10^8$	美国、欧洲、拉美批准用于左心室显影
Sonazoid	$0.3\cdot10^9$	日本批准用于肝脏显影
Definity	$1.2\cdot10^{10}$	美国、欧洲、拉美批准用于左心室显影，加拿大批准用于放射显影
Sonovue	$5.0\cdot10^8$	欧洲、中国批准用于左心室显影、放射显影
Cardiosphere	$2.0\sim5.0\cdot10^8$	正在申请 FDA 批准用于心肌显影
Imagify	Gas is $260\pm25\mu g\cdot ml^{-1}$ of reconstituted product	正在申请 FDA 批准用于心肌显影

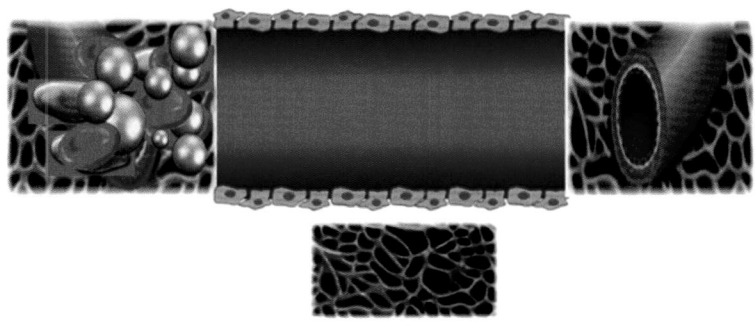

冠状动脉微循环包括小动脉、毛细血管、小静脉，超声造影剂直径约等于红细胞大小，可以通过整个微循环系统

图 31-8-1　冠状动脉微循环的构成及造影剂通过

造影剂显影的一个重要技术就是实时的背向散射超声信号处理。声束通过两种声阻不同介质的界面时，除前向声束之外同时产生返回的反射声束，该反射声束决定于界面及声束的波长，波长小于界面则产生镜像反射波，波长大于界面则产生非镜像反射波，即散射。返回探头的声束信号就称为背向散射。

微泡与组织信号的不同点在于微泡的可压缩性及其在超声作用下的振荡。其振荡为非线性，即每个周期中扩张大于缩小，从而超声输入信号与输出信号不匹配。目前所有的超声造影成像技术，无论高机械指数间歇成像和低机械指数的连续成像，均基于这一原理，放大微泡信号，而抑制组织的线性信号（表 31-8-2）。

超声现象技术的声学能量大小以机械指数（MI）来表示，其定义为：

$$MI=\frac{PNC}{\sqrt{(Fc)}}$$

PNC（peak negative pressure）为超声声束的负压最大值（MPa），Fc（center frequency）为超声声束的中心频率（MHz）。

MI<0.1 时微泡产生线性共振，MI>0.1 时微泡产生的回声非线性成分比较强，可以用成像技术显示非线性成分而滤过组织的线性回声，MI>1 时微泡就被破坏。

谐波成像　谐波成像技术是最早基于微泡谐波原理开发的最简单微泡成像技术，目前这一技术已经很少单独应用，因为这一技术难以排除组织非线性信号，信噪比因此较低。

微泡成像技术可以分为高机械指数和低机械指数两大类（表 31-8-2）。

高机械指数间歇成像　高机械指数条件下微泡大量破坏，该技术用心电图触发的方式以一定时间间隔成像，比较前后图像用于诊断，成像时间间隔可以心动周期为单位调整，获得造影剂充盈的曲线。该技术的主要弊端在于对图像稳定性要求极高，呼吸、心脏移动、探头移动等多种因素都可能造成图像采集困难。

谐波能量多普勒　该技术原理为在同一声束方向发射多个脉冲，如果第一个脉冲被散射，第二个脉冲能够通过比较检出散射脉冲的变化，微泡越多散射越明显，以颜色标记，而没有血流的位置不显示颜色。该技术检测敏感性比较高，但易产生伪差。

超谐波 探头发射的脉冲和接收的脉冲频率范围不同（发射 1.3Hz，接收 3.6Hz）接收的返回脉冲频率介于二次谐波和三次谐波之间。该技术敏感性不高但图像分辨率高于能量多普勒。

表 31-8-2 微泡成像技术

成像技术	别称	机械指数	
		高	低
Harmonic power Doppler	Harmonic color power angiography；power harmonics	Yes	No
Harmonic imaging		Yes	No
Ultraharmonic imaging	1.5 harmonic imaging	Yes	No
Pulse inversion	Phase inversion；coherent contrast imaging；pulse subtraction	Yes	Yes
Pulse inversion Doppler	Power pulse inversion	No	Yes
Amplitude modulation	Power modulation	No	Yes
Phase and amplitude modulation	Contrast pulse sequencing	No	Yes

反向脉冲技术 在同一声束方向发射正向脉冲的同时发射一反向脉冲（振幅相同、相位相差180°），组织的线性回波信号被抵消而微泡的非线性谐波信号加强。

反向脉冲多普勒 将反向脉冲技术和多普勒技术相结合，在同一声束方向发射 3 个脉冲，第一个和第三个为正向脉冲，第二个为反向脉冲且其振幅的 2 倍等于第一、第三个脉冲振幅之和，因此组织线性信号被抵消，而微泡非线性信号可以放大 4 倍。该技术敏感性比较高，因此可以用于低机械指数条件下的连续成像。

能量调制 超声探头同时发射全振幅脉冲和半振幅脉冲，组织线性回波与发射波一致，因此半振幅波放大 2 倍后刚好抵消全振幅回波，而微泡的非线性回波不能抵消。

相干成像技术（coherent contrast imaging，CCI）在不同的区域发射脉冲，相邻脉冲相位相差180°

序列脉冲成像（cadence contrast pulsing imaging，CPS）该技术也应用调制脉冲相位和振幅等方法，但其与其他技术的主要不同在于它是多脉冲成像，能同时接收微泡的非线性谐波和非线性基波，非线性基波是微泡信号的主要成分，由此可以大大增强微泡显像的强度，减少造影剂用量并降低声衰减，提高组织特异性、穿透力和检测敏感性（图 31-8-2）。

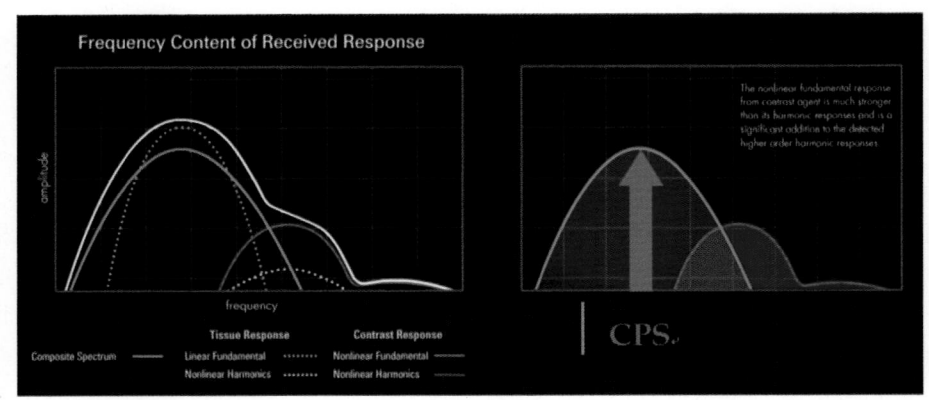

图 31-8-2 序列脉冲成像接收微泡的基波和谐波信号

高机械指数成像的图像信噪比高，对于心肌灌注显像能够更好地排除伪差，以准确评价心肌内血流的分布，但对于左心室显像，由于高机械指数成像技术无法获取连续成像，无法连续跟踪左室壁的运动；反之，低机械指数成像能够持续的观察微泡并不打破它们，因此对于左心室显影比较适合，而由于其低超声强度，对微泡的敏感性相对低，灌注显像信噪比相对比较低。

三、心脏声学造影的基本方法

(一) 心脏声学造影的流程

声学造影的主要操作包括造影剂注入和图像采集两大部分，每个步骤对于获得优质的造影图像都很重要（表 31-8-3）。

首先，人员需要就接受专门培训，所有人员明确了解声学造影的适应证；由专人向受试者说明操作的流程、告知检查的必要性、可能的不良反应及注意事项，并签署知情同意书。

图像采集操作者具有丰富的超声操作经验对于在较短时间内采集高质量的造影图像至关重要，同时需掌握仪器设定、造影图像采集的方法。仪器设定的主要内容包括：聚焦点、探头频率、机械指数、动态范围、触发时间、分辨率（Δ值）、增益、时间、空间分辨率等。

专门的护理人员负责建立静脉通道，造影剂定量、定速的注入，包括弹丸注射和连续泵入等；同时操作过程中密切监测受试者不良反应及任何其他不稳定情况，整个操作过程中需详细记录造影剂注入时间、剂量等关键步骤。

表 31-8-3　声学造影的仪器设定及造影剂注入

超声仪器设定

　按照仪器厂家规定设定机械指数，一般为 0.15～0.3

　调整探头聚焦位置，通常远场聚焦设定在二尖瓣平面水平

　调整增益及时间增益补偿（TGC）

　将近场增益调至较高水平

静脉通道建立及造影剂准备

　在患者前臂较粗的静脉置入 20 号或更粗的套管针，最好在操作者位置对侧，避开血压计袖带

　运动负荷的患者避开肘前静脉，以防静脉通路受阻

　如需同时注入造影剂及负荷药物，可用三通经同一通道输入，使用两个平行通道更佳，例如建立两个不同的静脉通道（不可垂直）或使用双腔导管

　正确储存造影剂并在使用前检查有效期

　有的造影剂需要配成悬浮液或溶液，使用前应根据说明书准备，造影剂溶液需避免过强气压

　用注射器抽取造影剂并排气

　根据需要弹丸注射、稀释弹丸注射或持续注入造影剂

　注射前通常必须晃动装有造影剂溶液的容器以防止造影剂沉淀

造影剂弹丸注射

　静息检查

　　弹丸注射的速度一般是 0.5～1.0ml/s

　　弹丸或稀释弹丸注射后需缓慢注入少量生理盐水（2～3ml，3～5 秒）

　　右室出现造影剂时停止注入生理盐水

　　如需要可再次注入

　负荷检查

　　静息图像：同上

　　低剂量及高剂量多巴酚丁胺的注入

　　　造影剂可与多巴酚丁胺经同一通道注入

　　　使用三通或 Y 型连接器

　　　避免 90° 连接，避开血压计袖带

　　　多巴酚丁胺注入方法同前述生理盐水冲管

　　　如患者有不适需要终止检查则用生理盐水冲管（2～3ml，3～5 秒）

如图像出现声衰减现象，降低输注速度，高机械指数脉冲可以迅速减轻声衰减

运动负荷检查

平板运动试验于运动结束前 30 秒注入造影剂

自行车运动试验可采集各个阶段图像，于每次图像采集之前 2 分钟注入造影剂

造影剂输注量同静息检查，并用生理盐水冲管

采集患者超声图像

如需要可追加造影剂，其后也需生理盐水冲管

如图像出现声衰减现象，用高机械指数脉冲迅速减轻声衰减

造影剂持续输注

用 10ml 注射器或 50ml 生理盐水袋及 9ml 生理盐水稀释造影剂

根据图像情况调节液速，通常如使用 50ml 生理盐水袋可设定液速为 150～200ml/h，如使用 10ml 注射器，每几分钟缓慢推注 0.5～1ml

可以使用手动推注，但输液泵效果更佳

（二）心脏声学造影的量化方法

用 MCE 量化测量心肌灌注的前提是造影剂的输入为持续泵入。匀速泵入数分钟后造影剂分布达到稳定状态，输入速度的调整可以根据左心室腔内造影剂的声衰减程度，理想的状态是在心尖切面观察左室内没有声衰减现象，如果存在声衰减，就会破坏心肌内微泡浓度与超声背向散射之间的线性相关关系。

首先以高机械指数完全破坏心肌内的微泡，而后测量心肌内微泡再次充盈的速度，从而产生时间-声学强度（acoustic intensity，AI）曲线。二者之间的关系符合指数公式：$y=A(1-e^{-\beta t})$，y 为某一时间的 AI，A 为峰值 AI，β 为表示 AI 上升速度的速度常数（代表微泡充盈的速度）。

我们可以发现，该曲线同时表示了组织灌注的两个重要方面：心肌血流（myocardial blood flow，MBF）速度和心肌血流量（myocardial blood volume，MBV），后者就是 A 值。

一般采用收缩末期图像来测量以上数据，因为收缩末期是心肌内穿行的血管均已排空，MBV 所代表的主要是毛细血管内血流。

有研究比较了用潘生丁与多巴酚丁胺结合 MCE 检出冠脉狭窄，发现二者在正常心肌引起冠脉灌注的 MBV 增加均大于缺血心肌，而多巴酚丁胺差异更为明显；对于 MBF 速度则是双嘧达莫更为明显。

四、心脏声学造影的临床应用

（一）左心室造影

左心室功能的准确评估在心脏病学中具有重要意义，传统的二维超声通过左室大小、容量和室壁运动分析的方法能够较为准确的评价左心室功能，但据报道有 10%～20% 的患者左心室内膜边界显示不清，包括肥胖、肺部疾病、体位受限等多种因素，从而影响了左室功能的评估。

心脏声学造影通过微泡增强显影，增加左心室内膜的显影，可以用于提高左室容量和 EF 值估测的准确性、发现左心室内团块、更好的显示右心室及大血管内的团块、增强多普勒信号以评估瓣膜功能（图 31-8-3）。

2008 年美国超声学会公布的指南建议心脏声学造影的应用为：

● 图像欠佳患者静息超声心动图

用于非对比图像 2 个或以上节段显示不清者，以显示左心室内膜及评价左心室结构；

用于减少左心室容量及射血分数测量的变异性，提高准确性；

提高左室结构、功能、容量测量的可信度

● 图像欠佳患者负荷超声心动图

在静息及负荷条件下更好的显示心肌节段的运动；

提高负荷超声心动图诊断的可信度

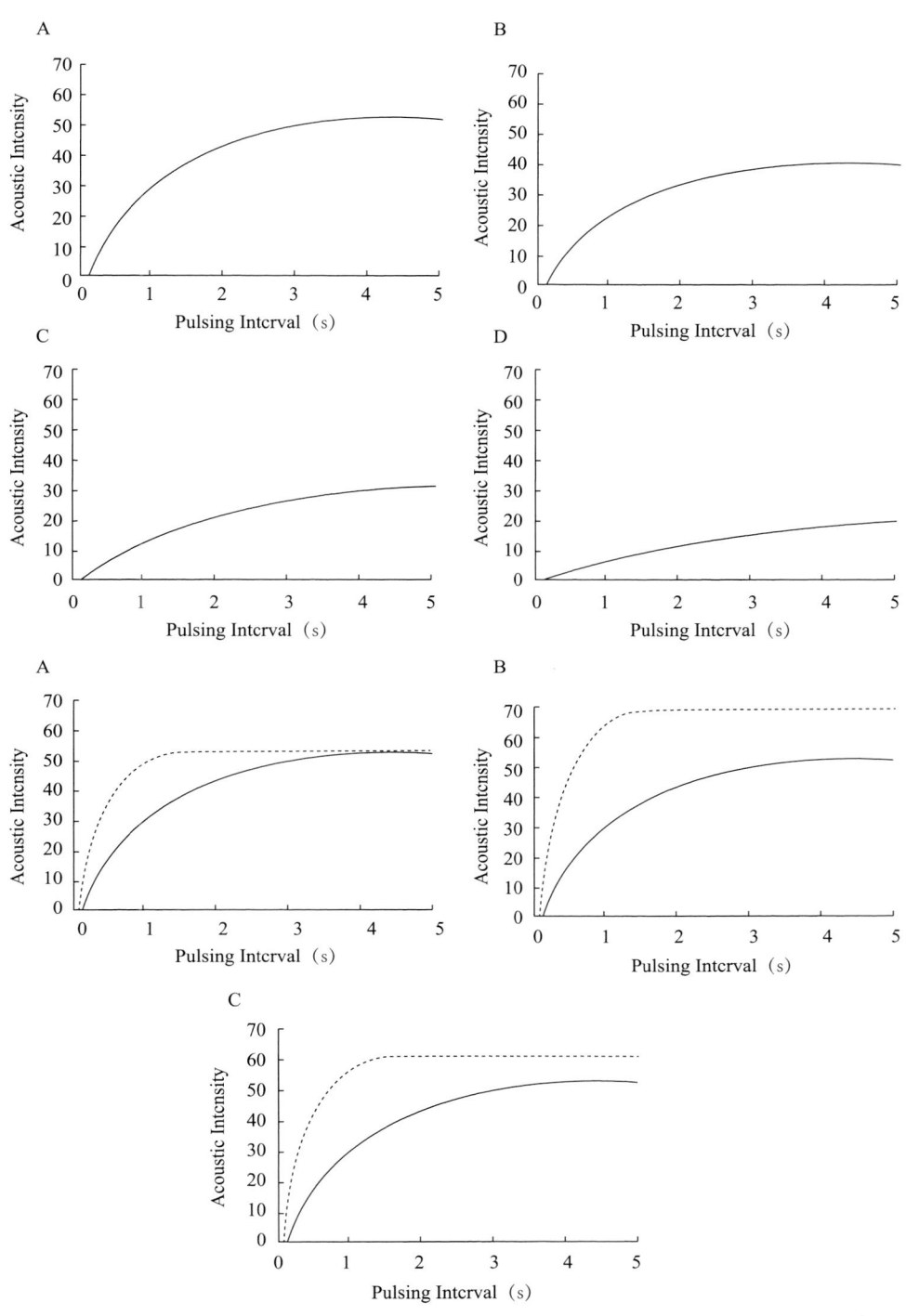

上图 A 为正常灌注曲线，B 为冠脉无严重狭窄的梗死心肌灌注曲线，C 为慢性狭窄的冬眠心肌的灌注
曲线，D 伴有冠脉狭窄或冠脉闭塞由侧支循环供血的梗死心肌的关注曲线；下图 A 为静息状态下和
冠脉注射腺苷的时间-灌注强度曲线（不改变冠脉灌注的 MBV，而增加 MBF 速度），B 为静息状态下
和冠脉注射多巴酚丁胺的时间-灌注强度曲线（冠脉灌注的 MBV 和 MBF 速度均增加），C 为静脉注入腺
苷和多巴酚丁胺的灌注曲线（静脉注入腺苷引起体循环低血压及反射性心动过速，从而增加 MBV 和
MBF 速度）。

图 31-8-3　不同灌注情况下的时间—灌注强度曲线

● 所有患者（而不仅是图像欠佳患者）左心室收缩功能评价

减少左室容量测量的变异度；

提高测量的可信度

● 进一步明确普通超声心动图不能确定的左心室结构异常

左心室心尖部肥厚；

左心室心肌致密化不全；

左心室心尖部血栓；

心肌梗死并发症（室壁瘤、假性室壁瘤、心肌破裂）

● 检出、鉴别心腔内异常团块（血栓、肿瘤等）

● 在 ICU 用于普通谐波超声图像欠佳的患者，测量左室容量及射血分数并除外心肌梗死的并发症（室壁瘤、假性室壁瘤、心肌破裂）；

● 用于评价心室舒张功能或瓣膜功能，普通频谱多普勒超声不能清晰显示时，以增强多普勒信号

（二）心脏声学造影与冠心病

没有心梗病史的冠心病患者的检出，主要依据负荷（药物或运动）条件下出现可逆的灌注缺损。负荷作用时狭窄的冠脉灌注压下降，为了维持灌注压，部分毛细血管塌陷，于是 MBV 降低。也就是说，冠心病的血流减少实际上是在微循环水平，核素检测和 MCE 都是基于该原理来显示灌注缺损区域。中重度的狭窄可以引起 MBV 降低，而轻度狭窄可能仅表现为负荷下灌注血流速度不增加或增加很少。正常心肌在腺苷负荷下灌注速度可增加 4～5 倍，如果达不到该水平就可能存在灌注储备降低，心肌梗死患者无论静息状态还是负荷条件下均存在固定的灌注缺损。灌注储备也可以用于区分冠心病与心肌肥厚、高脂血症等。

在心肌血管充分充盈的条件下，小动脉只占整个微循环的一小部分，但如果高机械指数的声束间隔时间比较短、充盈时间短，此时就只有肌间小动脉能够显影，从而这一方法可以用来显影直径较大的心肌间小动脉。收缩期心肌收缩压迫微循环，使血容量逆分布于肌间小动脉，这些血管在收缩期能够显影。冠脉狭窄时微循环本身存在代偿性血容量增加，使这种收缩期逆分布更为

显著，有些研究将收缩期-舒张期小动脉信号比作为一项指标，狭窄程度越重，该指标值越高，不过该指标也会受到侧支循环的影响。动物实验研究证实，有侧支循环存在时收缩期—舒张期小动脉信号比没有明显升高，侧支循环量对于预后有重要影响，该比值可以用于冠脉狭窄患者预后的评估。

（三）心脏声学造影与存活心肌

MCE 检测存活心肌的基本原理是评价急性心肌梗死再灌注后微循环的完整性及侧支循环的血流量。MCE 也可以用于慢性闭塞性冠心病的存活心肌评价，其敏感性（90％）与 SPECT（90％）及多巴酚丁胺负荷试验（83％）相近，而特异性（63％）高于后二者（45％和 54％）

另一研究观察了急性心功能不全的患者，对于这些患者是否合并冠心病及是否有存活心肌存在的评估，MCE 的敏感性、特异性、阳性预测值和阴性预测值分别为 82％、97％、95％和 88％。

（四）心脏声学造影与急性冠脉综合征（图 31-8-4）

20 世纪 80 年代，早期的动物实验证实 MCE 可以用于检出急性冠脉闭塞时灌注缺损的存在及灌注缺损的面积，而后 MCE 开始用于检测心肌再灌注成功与否（检出无复流现象）、评估冠脉血流储备从而确定最终梗死面积、检出急性冠脉闭塞的侧支循环及其对于存活心肌的影响。

急诊胸痛患者的心肌梗死诊断对于及时挽救心肌有重要意义，而心电图的检出率只有不到 50％，作为心梗诊断金标准的心肌酶通常要冠脉闭塞几个小时后才能出现阳性结果。如何以最快的速度准确诊断心肌梗死一直是冠心病诊断的一个重要课题领域。2004 年，美国的一项多中心研究共观察了 203 例急诊胸痛患者，比较 SPECT 和 MCE 对于急性心梗的诊断效能，发现二者符合率为 77％，203 例患者中有 19％于 48 小时内发生心肌梗死，MCE 与心电图结合能增加 17％的早期检出率，而 SPECT 能增加 23％。2005 年 NIH 的一项单中心大型研究（1017 例）也得到类似结果，同时，通过 7.7 月的随访还证实 MCE 对于预后的预测也有同样的附加效能。

与 TIMI 分级相比，MCE 也有优势。后续的

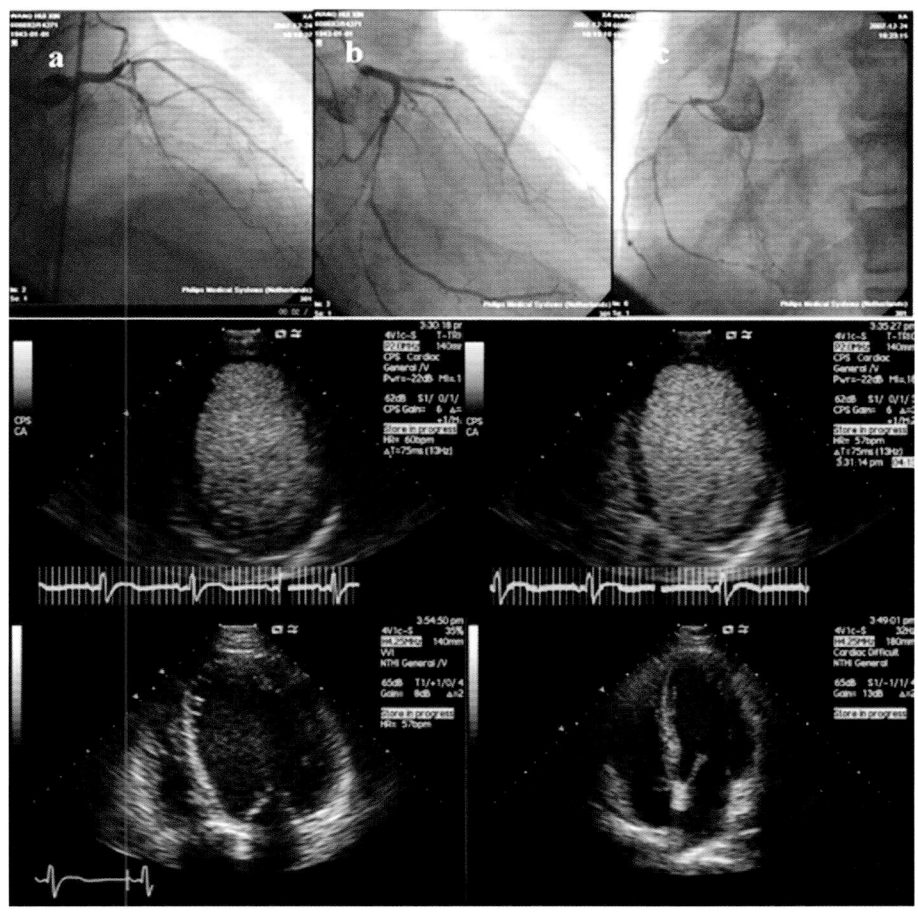

图 31-8-4　一位 64 岁男性缺血性心脏病患者，主因胸闷就诊，二维超声心动图提示 EF 值为 22%。冠脉造影结果（上图）CAG：左主干边缘不规则，前降支中段闭塞，回旋支中远段弥漫性狭窄 99%，右冠弥漫性狭窄 99%，左室后支狭窄 99%；腺苷声学造影提示静息条件下心肌灌注明显减低，腺苷负荷后心肌灌注明显改善（中图）；冠脉搭桥术后 1 年 EF 值 50%（下图）

研究也证实 MCE 比 TIMI 分级能更好地区分中危、高危的急性心梗患者，该研究入选了一千多例患者，结果惊奇地发现包括肌钙蛋白在内的各种 TIMI 评分指标预测效能均低于 MCE。

在急性冠脉综合征的鉴别诊断与并发症检出方面 MCE 也有独到之处，例如 Tako-Tsubo 综合征的鉴别、左心室血栓的检出等，均已受到学术界的公认。

（五）MCE 分子成像技术

微泡在血管内具有与红细胞类似的流变学特性，但人们发现微泡通过组织时可以黏附于再心肌内，研究发现，活化的白细胞、细胞表面的黏滞素等成分都可以与微泡粘连。

MCE 分子成像应用于临床具有一定的优势，由于微泡在超声作用下的非线性活动，其信噪比明显高于 CT 和 PET 等技术，而 MCE 的弱势在于其成像范围局限在血管内。

MCE 分子成像在心脏方面的应用包括：早期检出冠脉内粥样斑块、新生血管成像、心脏移植后排斥反应、缺血/再灌注损伤、介入手术中微血栓形成等。

MCE 的其他应用：

MCE 还具有其他很多临床应用价值，例如，肥厚型心肌病肥厚心肌的供血血管的检出，以指导选择性乙醇消融术的靶血管选择；右室显影及干细胞移植术后心肌灌注评价；心脏肿瘤良恶性的诊断，恶性肿瘤血供更为丰富。

（六）声学造影的安全性

2004 年以前，人们认为声学造影剂几乎没有任何严重副反应，仅有一些轻微的过敏反应（头痛、乏力、心悸、恶心、头晕、口干、嗅觉味觉的轻微改变等），发生率为 0.1‰。曾有报道但罕有发生的严重副反应多认为与 IgE 相关的严重过敏反应有关，包括过敏性休克、过敏性哮喘、喉头及舌水肿，还曾有报道以神经系统为表现的意识丧失等。

早期 Optison、Definity 的禁忌证包括：对微泡成分过敏、心腔内异常分流（卵圆孔未闭除外）、严重心律失常、肺动脉高压、心功能不全、肝功能衰竭等。2007 年，美国 FDA 宣布对含有全氟丙烷成分的声学造影剂（包括 Optison、Definity）的"黑盒子警告"，禁止其应用于急性心肌梗死、不稳定的心功能不全的患者，严重心律失常、呼吸衰竭、肺栓塞及其他原因引起的肺高压，并禁止此类造影剂的动脉内注射，并要求检查后监测生命体征 30 分钟。

由于众多专家认为 FDA 的"黑盒子警告"过于强调声学造影技术的副作用而忽视了其临床诊断价值，FDA 于 2008 年 6 月修正了其警告。新的禁忌证范围包括：右向左分流或双向分流、全氟丙烷过敏、血液制品或白蛋白过敏（Optison），动脉内应用声学造影剂仍然是禁忌。检查后监测（30mins）仅限于肺动脉高压或心肺功能不稳定患者。

2004 年，欧洲药品管理局（the European Agency for the Evaluation of Medicinal Products, EMEA）基于 3 例 SonoVue（Bracco Diagnostics, Milan，Italy）应用相关的死亡病例暂停了 SonoVue 在心脏方面的使用；3 例均为不稳定的缺血性心脏病患者，另外还有 9 例非致死性严重副反应（0.002%），这 9 例被认为是与过敏反应有关。随后 EMEA 进过风险/收益比的论证，认为除外急性冠脉综合征和其他一些不稳定的心脏病之后，肯定了 SonoVue 的临床价值，并在此许可 SonoVue 在心脏方面的适应证。

五、 总结

目前，MCE 的临床应用还局限在左心室显影，其在心肌造影方面的应用还在临床研究阶段，而在急性冠脉综合征的应用还存在一定的争议。无论如何，大量的基础及临床研究已经证实，MCE 确实可以作为微循环及微循环血流控制的病理生理学研究的有力工具。

（智 光 周 肖）

参考文献

[1] Jayaweera AR，Edwards N，Glasheen WP，Villanueva FS，Abbott RD，Kaul S. In-vivo myocardial kinetics of airfilled albumin microbubbles during myocardial contrast echocardiography：comparison with radiolabeled red blood cells. Circ Res, 1994, 74：1157-65.

[2] Lindner JR，Skyba DM，Goodman NC，Jayaweera AR，Kaul S. Changes in myocardial blood volume with graded coronary stenosis：an experimental evaluation using myocardial contrast echocardiography. Am J Physiol, 1997, 272：H567-75.

[3] Bin JP，Pelberg RA，Wei K，Le DE，Goodman NC，Kaul S. Dobutamine versus dipyridamole for inducing reversible perfusion defects in chronic multivessel coronary artery stenosis. J Am Coll Cardiol, 2002, 40：167-174.

[4] Shimoni S，Fangogiannis NG，Aggeli CJ，Shan K，Veranims，Quinones MA，Espada R，Letsou GV，Lawrie GM，Winters WL，Reardon MJ，Zoghbi WA. Identification of hibernating myocardium with quantitative intravenous myocardial contrast echocardiography comparison with dobutamine echocardiography and thallium-201 scintigraphy. Circulation, 2003, 107：538-544.

[5] Kaul S，Senior R，Firschke C，Wang X，Lindner JR，Villanueva FS，Kontos MC，Taylor A，Nixon JV，Watson DD，Harrell FE. Incremental value of cardiac imaging in patients presenting to the emergency department with chest pain and without ST-segment elevation：a multicenter study. Am Heart J, 2004, 148：129-136.

[6] Rinkevich D，Kaul S，Wang X-Q，Tong KL，Belcik T，Kalvaitis S，Lepper W，Foster WA，Wei K. Incremental value of regional perfusion over regional function in patients presenting to the emergency department with suspected cardiac chest pain and non-diagnostic ectrocardiographic changes. Eur Heart J, 2005, 26：1606-1611.

[7] Tong KL，Kaul S，Wang X，Rinkevich，Kalvaitis S，Belcik T，Lepper W，Foster WA，Wei K. Myocardial contrast echocardiography provides superior and rapid prognostic information compared to routine assessment in patients presenting with chest pain to the emergency department. J Am Coll Cardiol, 2005, 46：920-927.

第三十二章　心包疾病

心包由浆膜层和纤维层两部分组成。浆膜层分为壁层和脏层部分，壁层黏附于纤维层内面，脏层紧贴于心脏表面，即心外膜，浆膜层壁层和脏层在心底部大血管处相连续。因此，壁层心包由浆膜层壁层和纤维层组成，脏层心包即浆膜层脏层。计算机断层扫描（CT）和磁共振成像（MRI）测得的正常心包厚度<2mm。壁层和脏层心包间的间隙为心包腔，正常时有少于50ml的浆液，一般为10~30ml液体。

心包对心房和心室有重要的血流动力学影响。心包的不可延展性限制心脏的容量，避免心腔急性扩张。心包亦有助于两个心室间舒张期的耦联：一个心室的扩张改变了另一个心室的充盈，此作用在心包填塞及缩窄性心包炎的病理生理中非常重要。心包疾病包括炎症性心包疾病如各种病因引起的急性心包炎、慢性心包炎、缩窄性心包炎，及非炎症性心包疾病如心包缺如、心包囊肿、心包憩室以及心包肿瘤等。在各种心包疾病的诊断及处理中，超声心动图是最重要的临床无创工具，具有很高的敏感性。二维超声心动图（2D）容易识别心包积液、心包填塞、心包囊肿等。当需要引流心包积液时，2D引导下进行心包穿刺引流十分安全。

第一节　炎症性心包疾病

一、概述

心包炎指心包膜的炎症性病变，根据病理变化心包炎可分为干性、渗液性、渗液-缩窄性和缩窄性，根据病程可分为急性、慢性、复发性心包炎。心包炎多伴有心包积液，心包积液是心包炎最重要的临床表现之一，但少数心包炎可以没有心包积液。心包炎可由多种病因引起，包括感染性（病毒性、细菌性、结核性、真菌、寄生虫等）心包炎、疾病相关的心包炎（肾功能衰竭、结缔组织病、心脏外伤、急性心肌梗死后、肿瘤）及少见类型心包疾病（放射性心包炎、乳糜心包、药物和毒素相关性心包炎、甲状腺疾病相关心包炎和妊娠相关心包积液）。心包炎在超声心动图上主要表现为心包积液。

急性心包炎可为干性、纤维素性或渗液性。常见的病因为结核、细菌感染、特发性心包炎、尿毒症性、心脏手术相关的心包切开后、结缔组织病如系统性红斑狼疮、肿瘤等。发热、不适和肌痛常见。主要症状为胸骨后或左前胸痛、呼吸困难及心率快,疼痛常放射性至斜方肌嵴和颈部,随体位改变。急性心包炎时可闻及心包摩擦音。心电图出现 ST 段广泛导联的弓背向下抬高及动态变化。超声心动图显示心包积液或心包填塞征象。可出现胸腔积液。当出现整体或局部心肌功能不全、肌钙蛋白 I 或 T、肌酸激酶同工酶(CK-MB)、肌红蛋白升高时表明心肌炎同时存在。

慢性心包炎指大于 3 个月的心包炎,包括渗液性(炎症或心力衰竭所致)、粘连性和缩窄性,可出现在各种类型心包疾病中,多见于既往有特发性病毒性心包炎、尿毒症性心包炎、黏液性水肿或肿瘤患者。急性心包炎后,心包上留下疤痕和钙盐沉积,多数患者心包局部粘连,心包无明显增厚,成为慢性粘连性心包炎。部分患者心包积液长期存在,形成慢性渗出性心包炎。症状与心脏受压和心包炎症程度相关,通常较轻,呼吸困难是最突出表现。

复发性心包炎指在急性心包炎初次发作后的数周或数月间心包炎反复发作,发生率可达 20%～28%,大量心包积液、明显的心包填塞或缩窄少见。现认为与免疫反应有关。

二、超声心动图表现

超声心动图是明确心包积液的最佳影像学方法之一。当心包积液超过 15～35ml 时超声心动图可探查到两层心包的分离,表现为两层心包间的无回声暗区。

M 型超声心动图　主要用于测量心包积液液性暗区宽度,常在胸骨旁左室长轴切面测量左室后壁及右室前壁心包腔以及剑突下四腔心切面右室后壁心包内液性暗区的宽度。大量心包积液时可显示左心室后壁与室间隔同向运动。

二维超声心动图　可以显示心包积液的不同形式,如环绕的、局限性的、分布不匀的。胸骨旁左室长轴切面可以显示左室后壁、右室前壁心包腔的液性暗区(图 32-1-1),左室短轴切面显示心室不同水平的心包积液液性暗区(图 32-1-2),心尖四腔心切面显示左室侧壁、左室心尖部及右室侧心包腔的液性暗区(图 32-1-3),心尖二腔心切面显示左室前壁和下壁心包腔的液性暗区(图 32-1-4),剑突下四腔心切面显示右室后壁的心包

积液(图 32-1-5)。

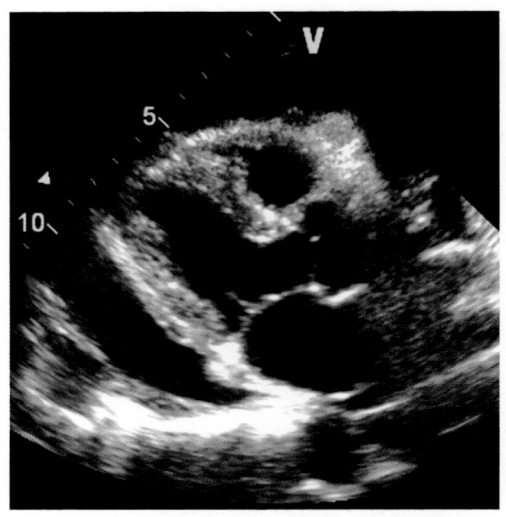

图 32-1-1　胸骨旁左室长轴切面示大量心包积液,右室前壁和左室后壁心包腔内液性暗区宽>2cm

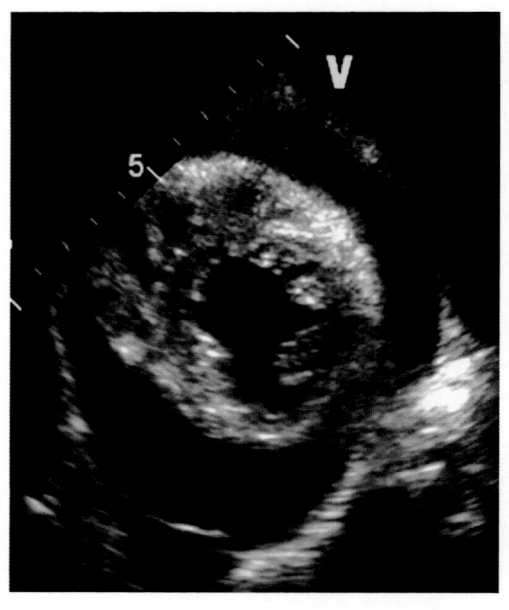

图 32-1-2　胸骨旁乳头肌水平左室短轴切面示大量心包积液,左室周围均匀分布的液性暗区宽>2cm

根据超声心动图检查心包积液量可分为:(1)少量(<100ml),舒张期无回声区<10mm(图 32-1-6);(2)中等量(100～500ml),舒张期无回声区 10～20mm(图 32-1-7～图 32-1-10);(3)大量(>500ml),舒张期无回声区≥20mm(图 32-1-1～图 32-1-5),或(4)极量(≥20mm 和心

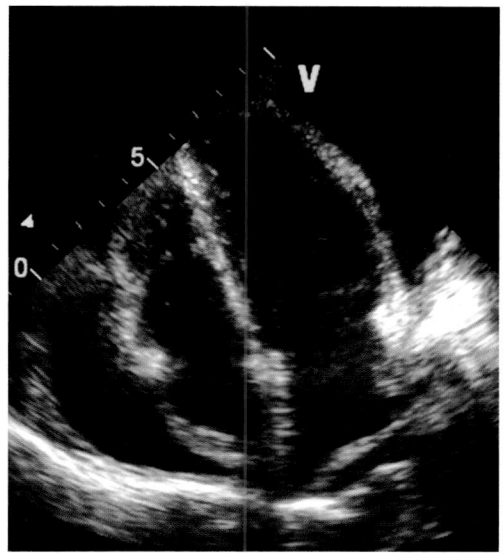

图 32-1-3　心尖四腔心切面示大量心包积液，右心侧壁和左室侧壁心包腔内液性暗区宽＞2cm

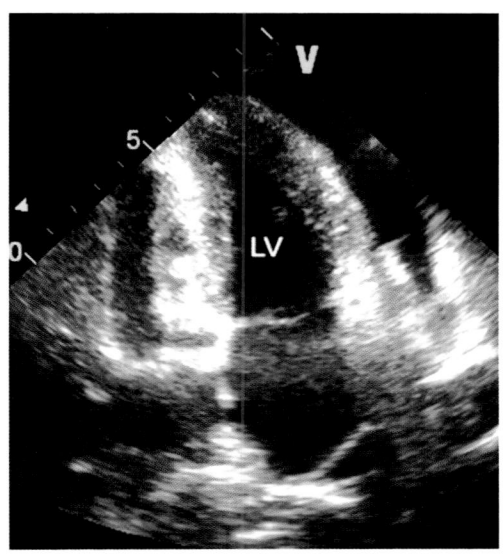

LV：左室

图 32-1-4　心尖二腔心切面示大量心包积液，左室下壁和前壁心包腔内液性暗区宽＞2cm

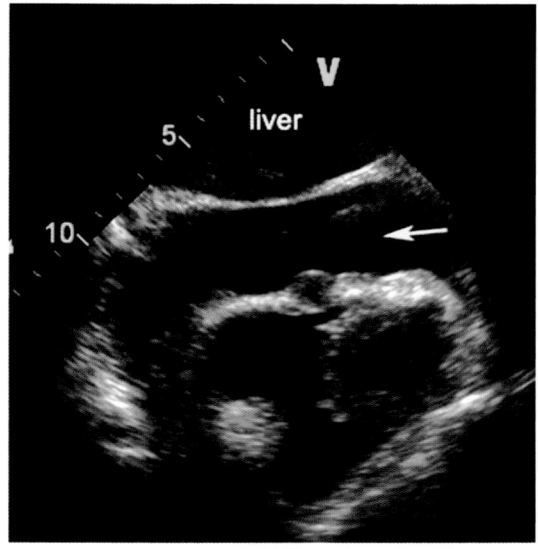

liver：肝脏

图 32-1-5　剑突下切面示大量心包积液，右室后壁和右房侧心包腔内液性暗区宽＞2cm（箭头）

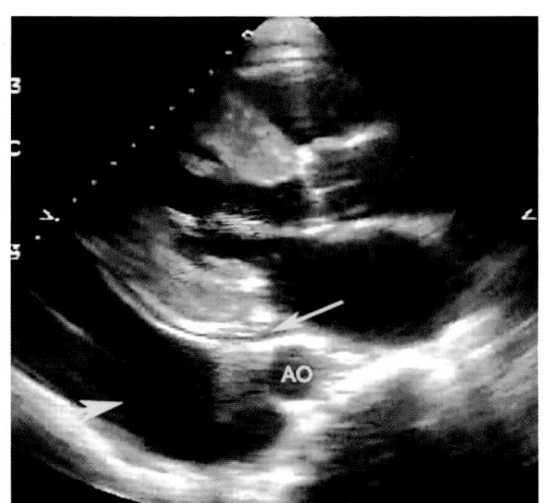

图 32-1-6　胸骨旁左室长轴切面示胸腔积液（短箭头）和少量心包积液（长箭头）。心包积液位于降主动脉（Ao）和左室后壁之间，而胸腔积液则位于降主动脉后方

脏受压）。少量心包积液时积液通常见于左室后壁和剑突下切面的右室后壁。中等量心包积液时左室后壁液性暗区较宽，并在左室侧壁、心尖部和前方出现液性暗区。大量心包积液时，胸片显示为"烧瓶样"形（图 32-1-11），心脏超声示心脏在心包腔内呈游离状和摆动状，心脏舒张受限，心腔内径缩小，部分患者出现心包填塞的征象。

随着心包积液的增加，心包的活动降低。

二维超声心动图可在一定程度上提示心包积液的性质，可提示心包腔内纤维素、肿瘤和气泡等。化脓性心包炎超声心动图上可见脓性积液所致的明显的密集点状回声。纤维素性心包炎在心包腔内可见纤维索条形成，常连接于脏层和壁层心包间（图

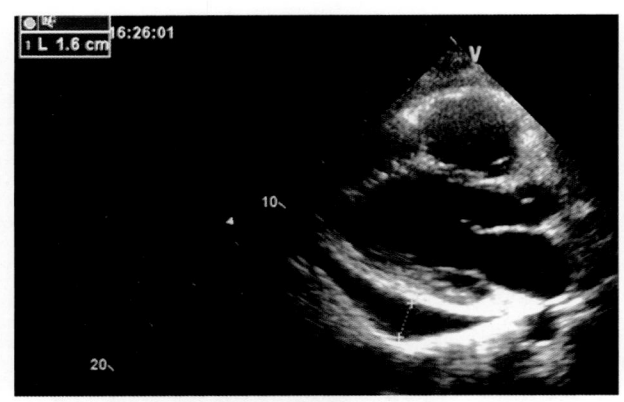

图 32-1-7　胸骨旁左室长轴切面示中量心包积液，左室
后壁心包腔内液性暗区宽 1.6cm

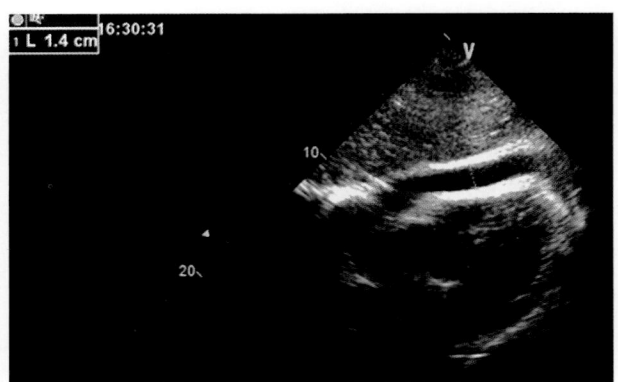

图 32-1-10　剑突下切面示中量心包积液，右室后壁心
包腔内液性暗区宽 1.4cm

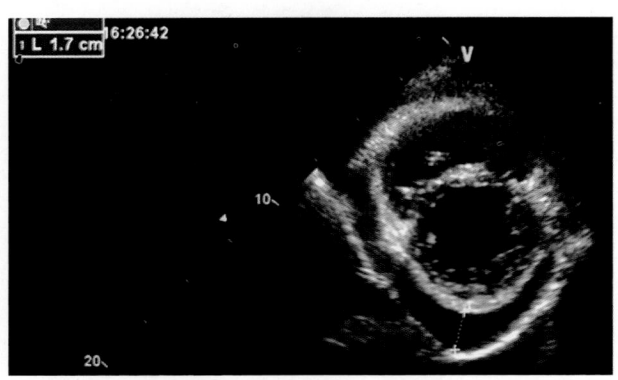

图 32-1-8　胸骨旁乳头肌水平左室短轴切面示中量心包
积液，左室后壁心包腔内的液性暗区宽
1.7cm

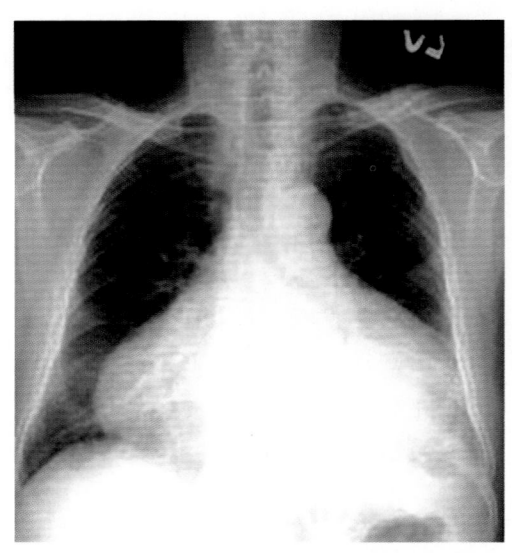

图 32-1-11　胸片示大量心包积液时心影呈烧瓶样

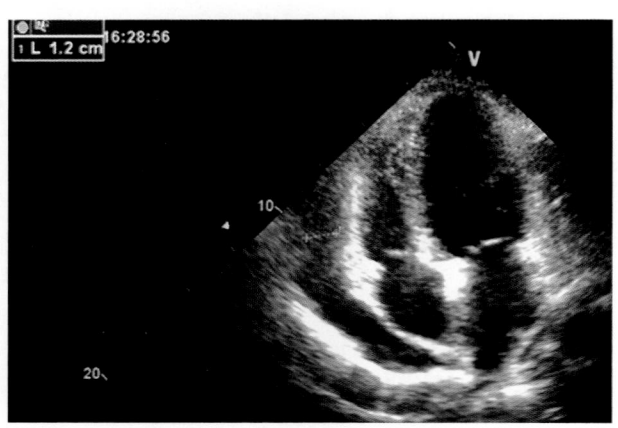

图 32-1-9　心尖四腔心切面示中量心包积液

32-1-12)，亦可一端呈游离状在心包积液内飘动。血性心包积液时常可见心包腔内出现中低回声的血块以及浓点状回声，有时局部心包腔内可完全为回声较强的血凝块回声充填，形成心包血肿，可见于心外科手术后患者，常见于右房游离壁的外侧和前

方，心包附近组织可受压出现形态改变。对有胸痛、高血压的心包积液患者应高度警惕主动脉夹层，在行超声心动图检查时应注意观察有无剥脱的内膜片、假腔和破口等征象。

三、鉴别诊断

（一）胸腔积液

胸腔积液易误诊为心包积液，有时两者同时存在。左侧胸腔积液应与心包积液鉴别。心包积液时积液出现于心脏周围，左室后壁与降主动脉的距离增加，因此在胸骨旁左室长轴切面，心包积液显示在房室沟后面，降主动脉前方；而胸腔积液时左室后壁与降主动脉距离不变，左室长轴切面示胸腔积液在左房下和降主动脉后方（图 32-

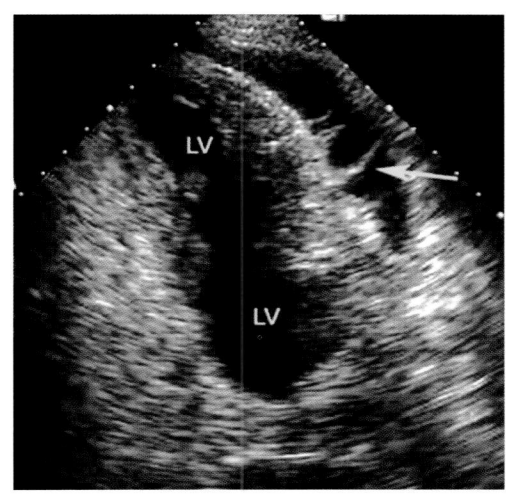

LV：左室；LA：左房

图 32-1-12　纤维素性心包炎在心包腔内可见纤维索条形成，连接于脏层和壁层心包间（箭头）

1-6)，液性暗区延伸至心脏外的胸腔，胸腔内可见呈漂浮状的肺叶回声。有时在心尖四腔心切面需鉴别胸腔积液和右房侧心包积液，如能识别出右房侧的壁层心包则不难鉴别两者。在大量胸腔积液时液性暗区可包绕左室心尖部，酷似心包积液。此外疑胸腔积液时，可从患者的背部和腋下探测，能较容易明确胸腔积液的存在。（图 32-1-13）

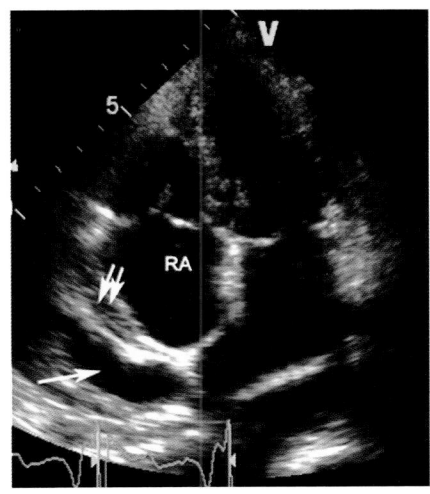

图 32-1-13　心尖四腔心切面示少量心包积液（双箭头）和胸腔积液（单箭头）同时存在，可见清晰的右房侧壁层心包

（二）心外膜脂肪组织

如二维超声增益较低时，易将心外膜脂肪组织误认为心包积液，如仅见于右室前壁的无或低回声区更可能是心外膜脂肪垫而非心包积液，增加增益后易显示心外膜脂肪呈非液性暗区的组织回声，可出现点状回声（图 32-1-14）。

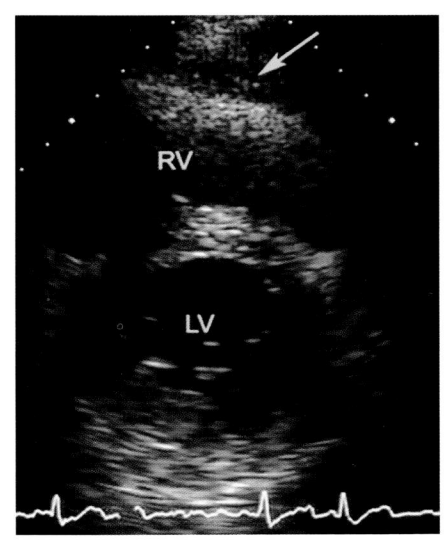

RV：右室；LV：左室

图 32-1-14　左室短轴切面示心外膜脂肪呈非液性暗区的组织回声，有点状回声

（三）心包囊肿

心包囊肿呈无或低回声暗区，薄壁，边缘光滑，界限清楚，透声良好，常有传导性搏动，与心包腔及心腔无交通；多切面、多方向观察一般可以鉴别。

四、超声检查注意点

疑心包炎时超声检查主要探查有无心包积液，有心包积液时需描述积液的分布、液体量、积液回声、有无纤维索条影以及肿块回声的存在。应动态观察积液量的变化以及血流动力学改变，以早期提示心包填塞或心包缩窄的发生。需注意区分心包积液和胸腔积液，以避免提供错误信息。

第二节　非炎症性心包疾病

一、先天性心包缺如

（一）概述

先天性心包缺如可分为完全性和部分性。完全性心包缺如极罕见。部分性心包缺如通常累及左侧心包。右侧心包的完全缺如少见。心包缺如多见于男性，极少引起胸痛、呼吸困难或晕厥等症状。心包缺如时房间隔缺损、主动脉瓣二叶瓣畸形和支气管囊肿发生率高，也可合并肝脏、肾脏畸形等心外病变。胸部 X 线片可显示心影左移，主肺动脉段突出或左上部心缘较明显。

（二）超声心动图表现

主要是二维超声心动图的观察。心脏位置异常，心轴明显左偏，右室顺轴向转位，位于左室前方。因部分性心包缺如时整个心脏结构向左移位，因此在标准胸骨旁切面右室（RV）腔增大（图 32-2-1，图 31-2-2），在超声心动图上类似于右室容量负荷过重的表现。当胸骨旁切面显示右室增大，右室在正常心尖位切面图像的中心时应考虑心包缺如（图 32-2-3）。因心包缺如心脏运动范围增大，尤其是左室后壁（图 32-2-4）。计算机断层显像或核磁共振成像可证实心包缺如的诊断。

（三）鉴别诊断

因心包缺如时在标准胸骨旁切面示右室腔增大，因此需与右室容量负荷增大的疾病区别，如房间隔缺损、肺动脉高压等，但这些疾病都有各自的超声特点，一般容易鉴别。

（四）超声检查注意点

在超声检查时如发现局部室壁运动增强，心室局部向外膨出，相应的心腔扩大，需考虑本病的可能。

二、心包囊肿

（一）概述

心包囊肿是心包的良性疾病，较少见，发生

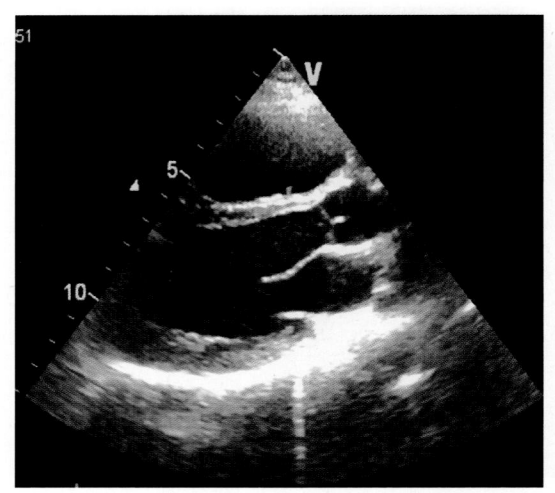

图 32-2-1　标准胸骨旁长轴位置右室向左侧偏移，右心观较饱满（王廉一教授惠赠）

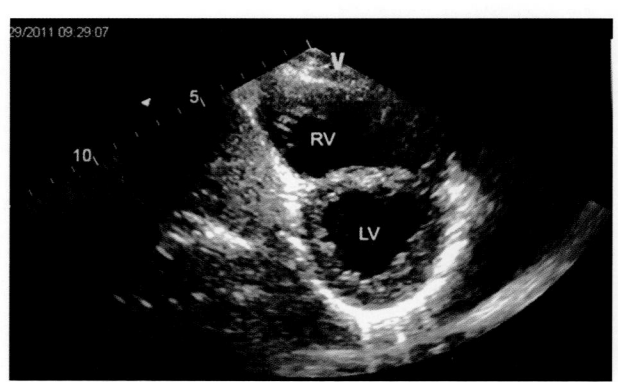

图 32-2-2　心脏左缘可见增强的心外膜回声，右室侧正常心包回声消失，右室向前方外膨（王廉一教授惠赠）

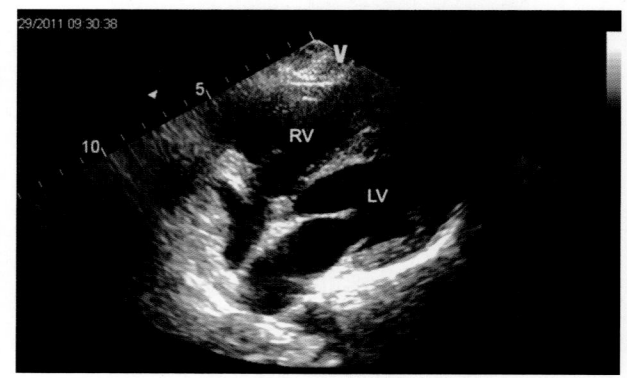

图 32-2-3　正常心尖四腔切面的位置只能显示出胸骨旁四腔的图像（王廉一教授惠赠）

率约十万分之一，约占纵隔肿块的 5%～8%，其

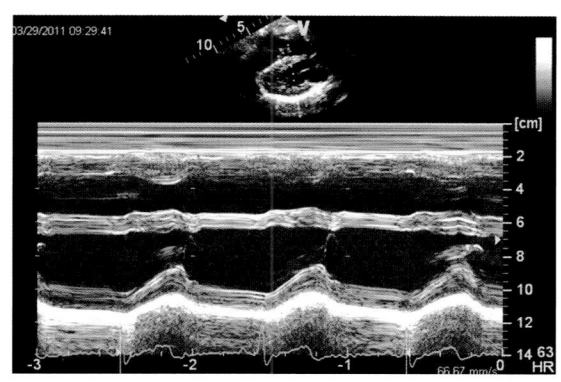

图 32-2-4　M 型超声心动图，左室后壁运动幅度
增加。室间隔可见异常运动，类似容
量负荷增加表现（王廉一教授惠赠）

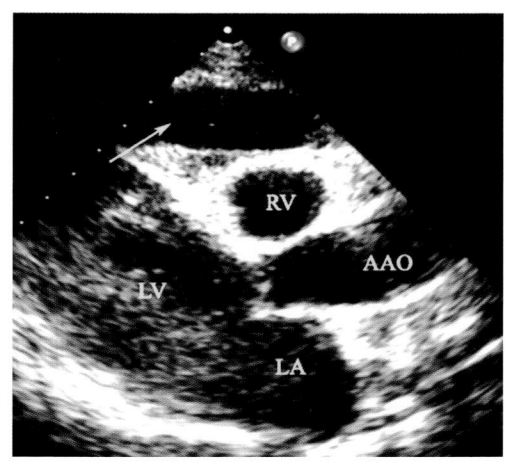

RV：右室；LV：左室；LA：左房；AAO：升主动脉

图 32-2-5　胸骨旁左心室长轴切面示右室前
壁近心尖部心包囊肿（箭头所
指）

内为淡黄色或无色透明液体，通常表现为胸部 X
线检查时偶然发现的肿块或在超声心动图上表现
为囊性肿块。心包囊肿可出现于心包的任何部位，
大多数位于右侧心隔角，少数位于左侧心隔角，
极少数靠近上纵隔、肺门、左侧心缘等部位，甚
至至上纵隔达主动脉弓或上腔静脉水平。囊肿与
心包相连，附着于心包上，甚至带蒂，大多数心
包囊肿与心包腔不相通，有时囊肿与心包膜间可
有结缔组织。心包囊肿一般很少引起临床症状，
有时可出现心悸、气短、胸闷、咳嗽、胸痛等。

（二）超声心动图表现

　　超声心动图诊断心包囊肿特异性较高，是诊
断心包囊肿的主要方法，能实时显示囊肿的部位、
大小、形态、内部回声、心脏受压情况及其与心
脏的关系。二维超声心动图（图 32-2-5）上心包
囊肿呈无或低回声暗区，薄壁，边缘光滑，界限
清楚，透声良好，常有传导性搏动，但与心包腔
及心腔无交通，好发于右心室侧；囊肿多为单房，
个别为多房。囊肿大小不等，直径可以从 2～
28cm。囊肿形态各异，以椭圆形为主。彩色多普
勒检查囊肿内无血流信号。

（三）鉴别诊断

　　心包囊肿与心包腔及心腔无交通可与心腔增
大鉴别。心包囊肿的无或低回声暗区、薄壁、边
缘光滑、界限清楚的特点可以与心包内脂肪垫和
实性肿瘤相鉴别。彩色多普勒示囊肿内无血流信
号可与主动脉瘤、巨大左心耳等进行鉴别。心包
囊肿很易与包裹性心包积液混淆，要多切面、多

方向仔细观察，尽可能显示心包腔内异常暗区的
边界和邻近关系。包囊性心包积液一般位于左室
后壁，内容多混浊，并见有分隔光带。心包憩室
多为后天性因素所致，一般与心包腔直接相通。
（图 32-2-6，图 32-2-7）

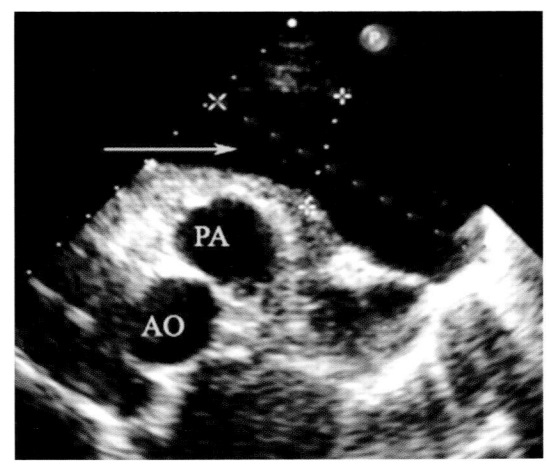

AO：主动脉

图 32-2-6　胸骨旁主动脉短轴切面示主肺动脉
（PA）上方心包囊肿（箭头所指）

（四）检查注意点

　　超声检查时应多切面、多方向扫查，注意心
包囊肿的边界，与周围组织结构的关系。必要时
进一步行 CT 扫描证实。

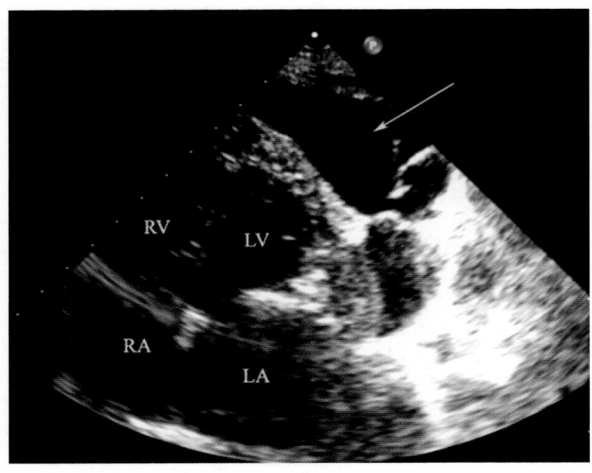

RV：右室；LV：左室；LA：左房；RA：右房

图 32-2-7 心尖四腔心切面心脏左侧心包囊肿（箭头所指）

三、心包肿瘤

（一）概述

心包肿瘤多为继发性，为其他器官的恶性肿瘤心包转移所致，多见于肺癌、恶性淋巴瘤、白血病和乳腺癌等。心包的原发性肿瘤包括间皮瘤、纤维瘤、纤维肉瘤、脂肪瘤、脂肪肉瘤、淋巴管瘤、横纹肌瘤、神经纤维瘤、畸胎瘤、血管瘤、血管肉瘤、平滑肌瘤、神经瘤、胸腺瘤等。可引起血性心包积液。

（二）超声心动图

二维超声心动图（图 32-2-8～图 32-2-11）上常见中量至大量心包积液，心包腔内可见实质性单个或多个占位性团块影，心包膜受肿瘤浸润变僵硬、不规则增厚、大的心包肿瘤可压迫附近的心腔和血管腔。心包肿瘤亦可引起心包缩窄。

（三）超声检查注意点

在发现心包积液时，应注意心包腔内有无实质性占位，如疑诊心包肿瘤，需注意肿瘤与邻近组织的关系，如有无浸润至心肌和心腔，有无产生压迫症像。

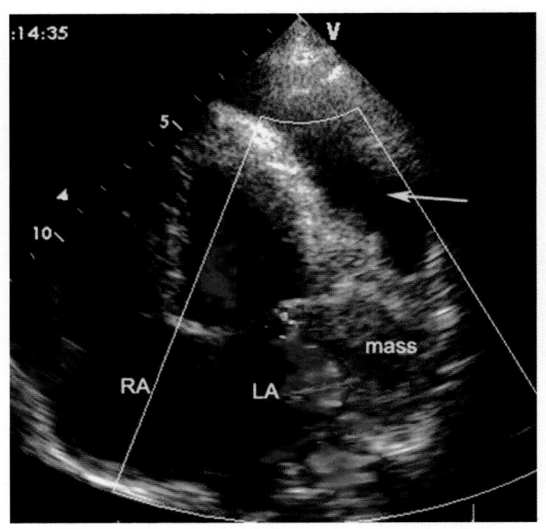

RA：右房；LA：左房

图 32-2-8 心尖四腔心切面示左侧心包腔内可见不规则实性占位（mass），伴心包积液，为纵隔恶性肿瘤侵犯心包所致

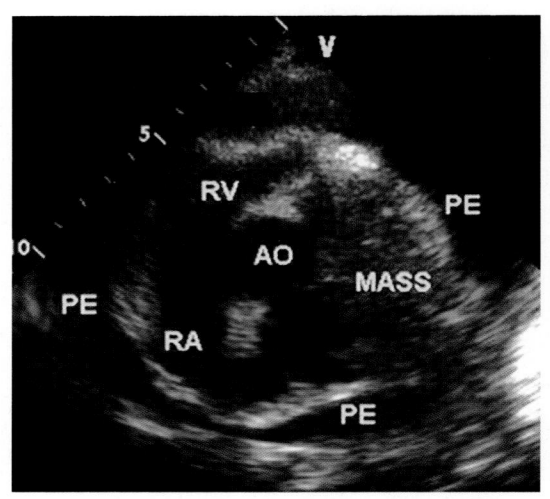

RA：右房；RV：右室；AO：主动脉；PE：心包积液

图 32-2-9 主动脉短轴切面示心包腔内实质性占位（MASS），伴心包腔内大量心包积液。系纵隔恶性肿瘤侵犯心包所致，与图 32-2-8 为同一患者

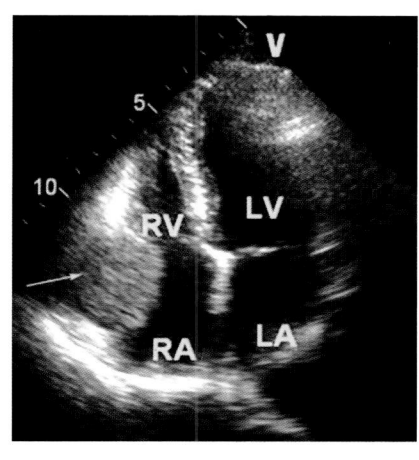

RA：右房；RV：右室；LA左房；LV：左室

图 32-2-10　右房室沟及右房外心包腔内可见一类圆形的均质肿物（箭头），手术后病理证实为心脏嗜铬细胞瘤

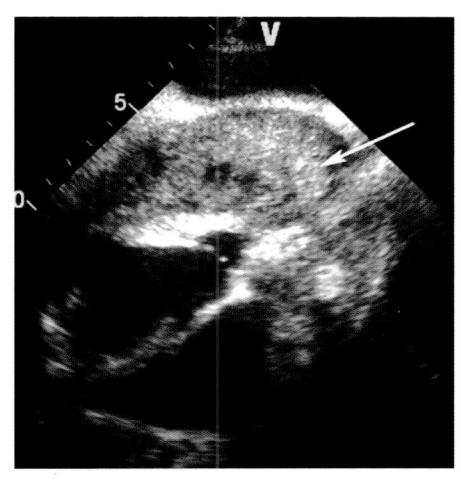

图 32-2-11　剑突下切面示心尖部心包腔内可见大范围实质不匀回声（箭头），为心包肿瘤

第三节　心包缩窄与心包填塞

一、缩窄性心包炎

（一）概述

缩窄性心包炎由于心包增厚、炎症、粘连或钙化所致，是心包炎症严重的不良结局，心包限制了心脏的舒张期充盈，心包内钙化的纤维疤痕组织可累及心外膜。缩窄性心包炎并不少见，但临床上易漏诊，主要原因为其临床表现象其他常见病，没有

单独的可靠性高的确诊性检查。由于肝静脉淤血引起的腹部症状和肝酶升高，在确诊缩窄性心包炎之前很多患者误诊为肝或胃肠道疾病而进行其他非心脏方面的检查，如肝活检、内镜，甚至剖腹探查。而心电图的 ST-T 改变常被误诊为冠心病。

心包缩窄最常见的原因为结核感染，亦可因心脏手术、放射治疗、化脓性心包炎、结缔组织病、特发性心包炎和放疗等引起。患者通常从心包炎症初期至出现缩窄经历较长的时间。失代偿患者，可出现静脉淤血、胸腔积液和胸腔积液。当累及心肌，心肌发生纤维化或萎缩时可出现心室收缩功能降低，加重血流学的损害。

缩窄性心包炎是引起严重心力衰竭的可治性原因，对右心衰为主的心衰患者应考虑到本病，尤其是收缩功能正常的或存在可能造成心包缩窄因素的患者。

缩窄性心包炎时临床表现为严重的慢性体循环淤血伴低心排表现，包括颈静脉怒张、低血压伴低的脉压、乏力、气短、腹腔积液、胸腔积液、周围及腹部水肿以及肌肉消耗、失蛋白性肠病。其他典型的查体异常为 Kussmaul 征和心包叩击音。缩窄性心包炎脑钠肽水平低于限制型心肌病，甚至正常。心电图可正常或呈低电压、T 波普遍倒置低平或左房增大、房颤、房室传导阻滞、室内传导阻滞。胸片可显示心包钙化和胸腔积液。CT 和 MRI 能显示心包增厚、钙化，心室形状似管状，房室沟窄，心房增大。心包钙化有利于缩窄性心包炎的诊断，但仅见于 23％ 的患者。大约 18％ 的缩窄性心包炎患者的心包厚度正常。颈静脉压通常升高。心导管检查示心室压力曲线呈平方根样，左右室舒张末压力差≤5mm Hg，呼气和吸气时左右心室压力曲线下面积比值的分数（收缩面积指数）诊断缩窄心包炎的敏感性为 97％，准确率 100％。

渗液－缩窄性心包炎为一心包渗出和缩窄并存的特有的临床疾病，常为脏层心包缩窄。最初，患者常出现心包积液，并有充盈压增加、心包填塞的临床或血流动力学改变的证据。即使去除了心包积液，心包内压下降，依然存在缩窄的血流动力学表现，颈静脉压和右房压未明显下降，右房压力未下降 50％ 以上或持续升高 >10mm Hg。文献报道渗液-缩窄性心包炎占缩窄性心包炎的 24％。

急性心包炎中约 7％～10％ 存在一过性缩窄，

这些患者常有中等量的心包积液，心包积液去除后仍有心包炎症、增厚和顺应性差，引起缩窄的血流动力学改变。患者表现为呼吸困难、外周水肿、颈静脉压升高，偶有像慢性缩窄性心包炎患者一样出现腹腔积液。一过性心包缩窄可持续2～3个月，可自行或经非甾体类抗炎药治疗后逐渐缓解，增厚的心包可恢复至正常厚度，缩窄的血流动力学变化可以缓解。

（二）超声心动图表现

M型超声心动图　胸骨旁左室长轴切面可显示前室间隔运动异常，在舒张早期突然后向运动出现切迹（图32-3-1）。舒张中晚期左室后壁平坦（图32-3-1，图32-3-2）。室间隔可随呼吸而偏移，吸气时室间隔向左室侧运动，左室腔缩小，右室腔增大，而呼气时室间隔向右室侧运动，左室腔变大，右室腔变小，为两心室间依赖性增加的结果（图32-3-3）。

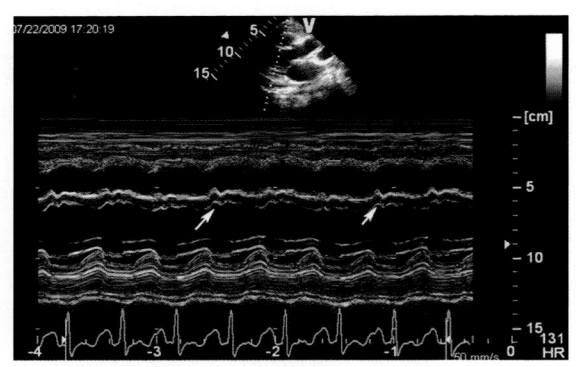

图 32-3-1　M 型超声心动图示缩窄性心包炎患者室间隔切迹（箭头）

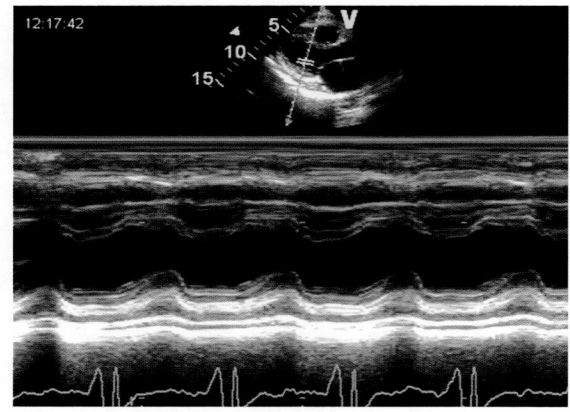

图 32-3-2　M 型超声心动图示缩窄性心包炎患者室间隔和后壁同向运动，左室后壁舒张中晚期变平坦

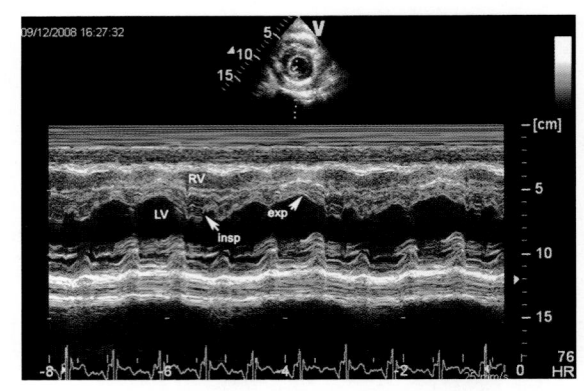

图 32-3-3　M 型超声心动图示缩窄性心包炎时室间隔随呼吸而偏移。吸气时室间隔向左室侧运动（insp），而呼气时向右室侧运动（exp），为两心室间依赖性增加的结果

二维超声心动图　二维超声心动图上特点包括心包增厚（图32-3-4，图32-3-5）、心脏变形（图32-3-6，图32-3-7）、双房或单房增大（图32-3-6）、室间隔舒张中晚期异常运动（移动和抖动）、室腔大小随呼吸变化，心尖四腔心切面可见室间隔随呼吸左右摆动等特征性异常运动，吸气时室间隔左移，而呼气时室间隔右移（图32-3-6）。渗液缩窄心包炎在二维超声心动图可探查到增厚的脏层和壁层及心包积液（图32-3-8，图32-3-9），心包腔内有时可见纤维索条影。因左房明显变大而左室相对小，致房室交界后角变小。

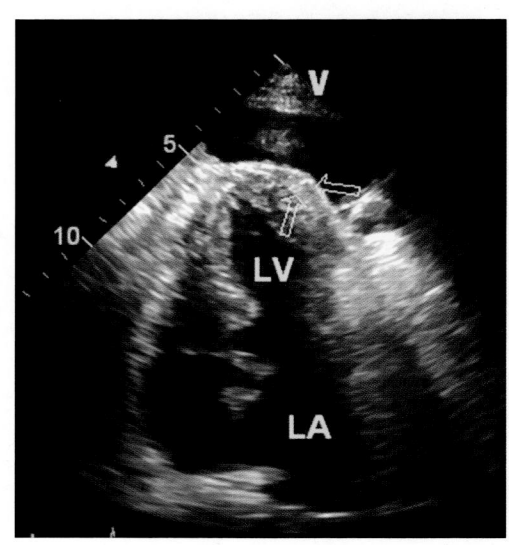

LV：左室；LA：左房

图 32-3-4　心尖四腔心切面示缩窄性心包炎患者侧壁心尖部增厚的心包（箭头之间），心尖液性暗区为胸腔积液

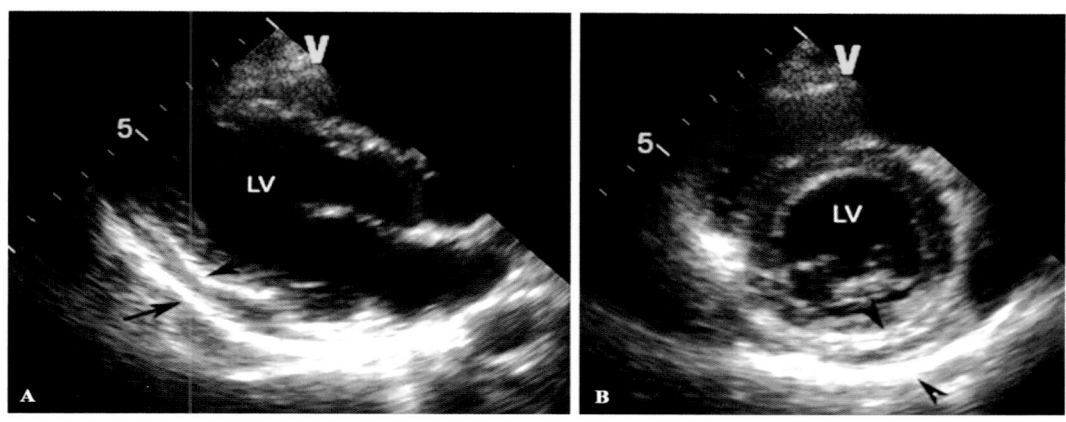

LV：左室

图 32-3-5　胸骨旁左室长轴（A 图）及短轴（B 图）切面示缩窄性心包炎患者脏壁层心包回声明显增强

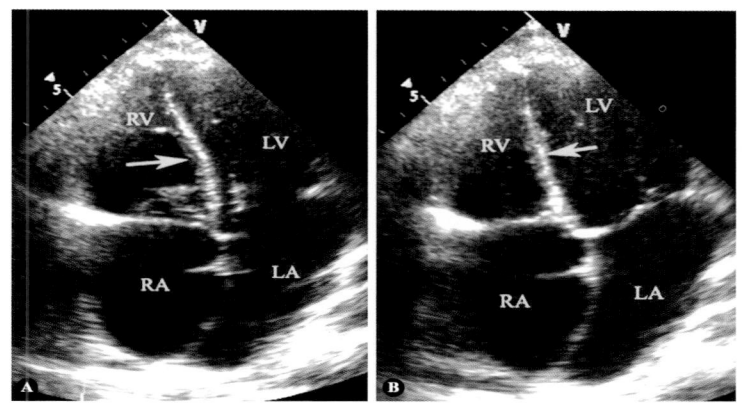

RV：右室；LV：左室；RA：右房；LA：左房

图 32-3-6　缩窄性心包炎患者典型的心尖四腔心切面示室间隔随呼吸而偏移（箭头）。吸气时室间隔向左室侧
运动（A 图），而呼气时向右室侧运动（B 图），为两心室间依赖性增加的结果。双房增大

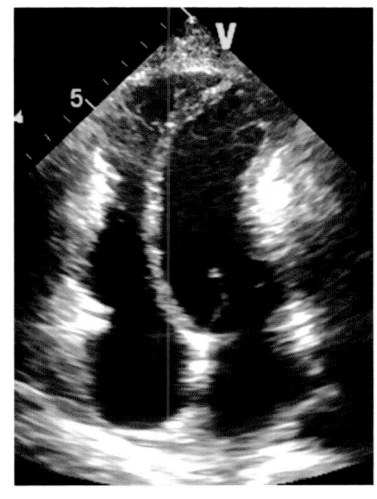

图 32-3-7　心尖四腔心切面示缩窄性心包炎患
者心脏变形

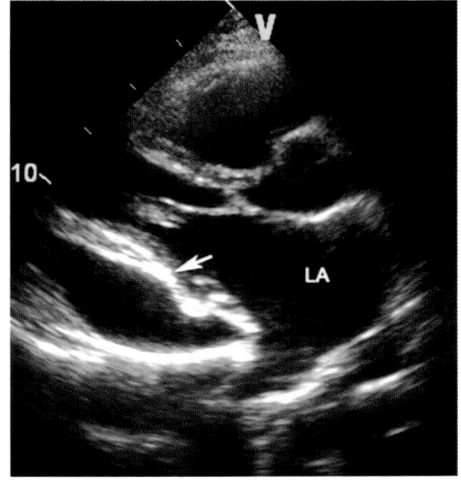

LA：左房

图 32-3-8　胸骨旁左室长轴切面示渗液缩窄性心包炎患者左
室后壁脏层心包回声增强（箭头），后壁心包腔内
可见较宽的液性暗区

增厚的心包钙化时可见强回声。有时在脏壁层心包之间可见非液性物质回声（图 32-3-10～图 32-3-14），如不手术以后将成为明显增厚心包的一部分。下腔静脉扩张，其内可见缓慢血流自显影，吸气时内径变化明显减小，变化率多小于<50％，常伴肝静脉扩张（图 32-3-15，图 32-3-16）。左室射血分数多数正常，心肌钙化受累时，射血分数可轻度降低，由于左室充盈受限，心脏排血指数减小。

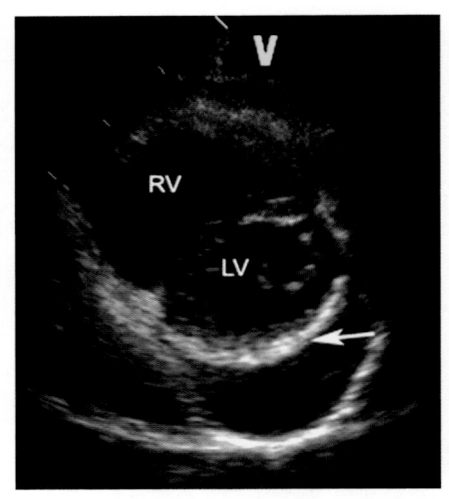

图 32-3-9　胸骨旁左室短轴切面示渗液缩窄性心包炎患者左室后壁脏层心包回声增强（箭头），后侧壁心包腔内可见较多的心包积液

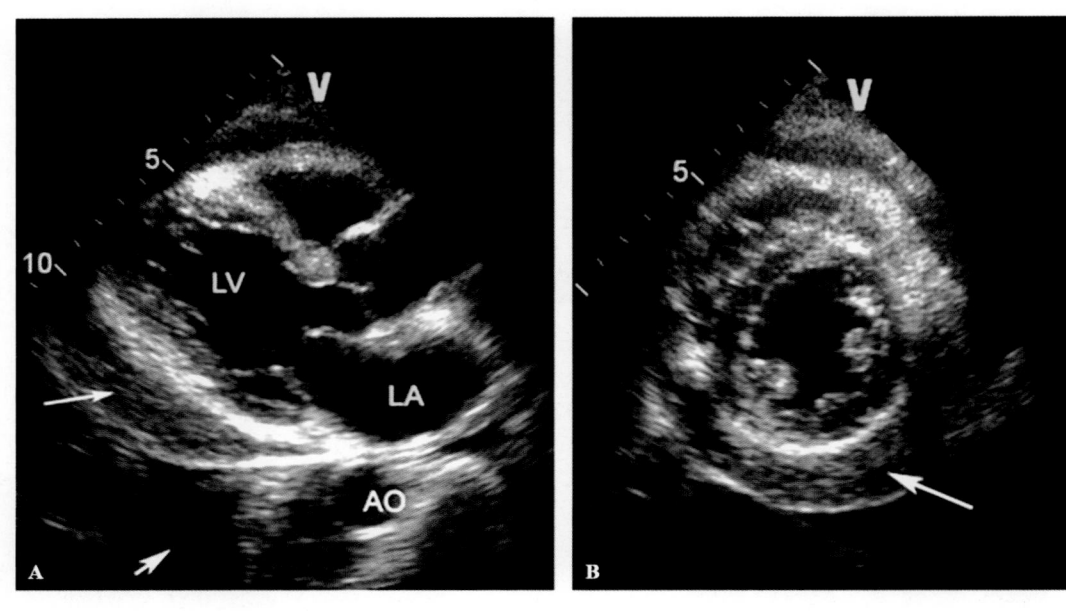

LV：左室；LA：左房；AO：降主动脉

图 32-3-10　胸骨旁长轴（A 图）和短轴（B 图）切面示脏壁层心包间为回声均匀的物质完全充填（长箭头）。此外可见胸腔积液（短箭头）

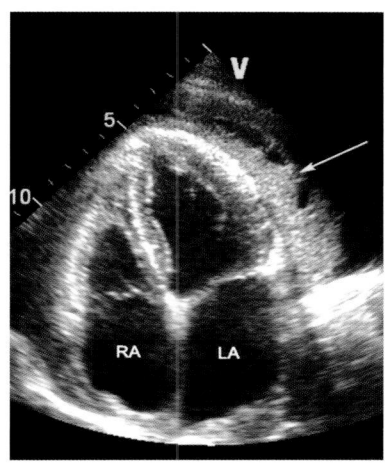

RA：右房；LA：左房

图 32-3-11　心尖四腔心切面示心包腔内充满了回声不匀的物质（长箭头）

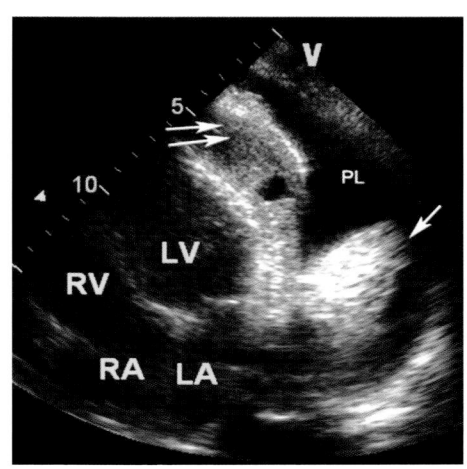

RV：右室；LV：左室；RA：右房；LA：左房

图 32-3-12　心尖四腔心切面示侧壁心包腔内充满了回声欠匀的物质（双箭头），同时可见左侧胸腔积液（PL）和肺叶组织回声（单箭头）

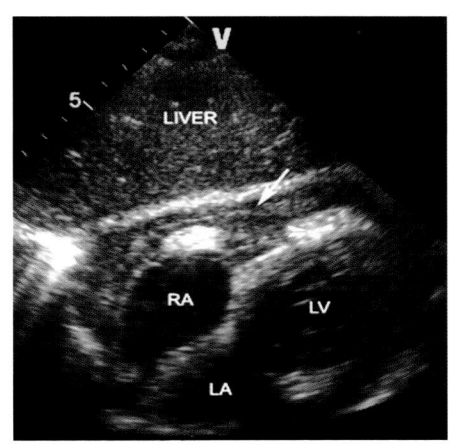

LV：左室；RA：右房；LA：左房，LIVER：肝脏

图 32-3-13　剑突下切面示右侧心包腔内充满了回声欠匀的物质（箭头）

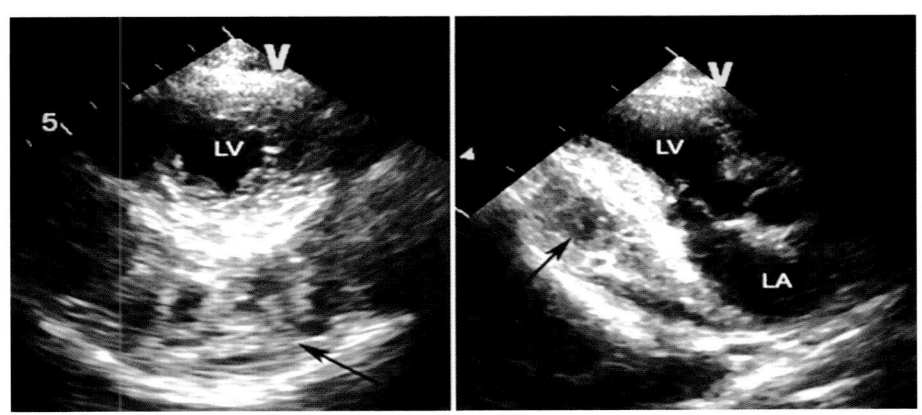

LV：左室；LA：左房

图 32-3-14　胸骨旁左室短轴及左室长轴切面示心包腔内形成大量网格状回声（箭头）

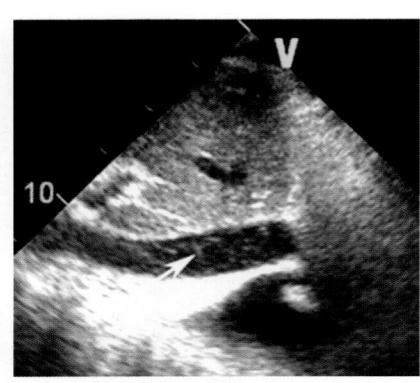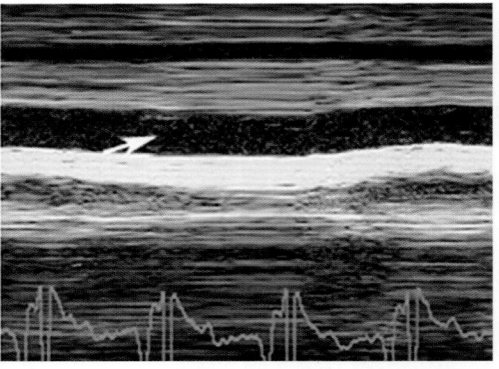

图 32-3-15　剑突下切面（左图）示及 M 型（右图）示缩窄性心包炎患者下腔静脉
内缓慢血流产生的点状自显影（箭头）

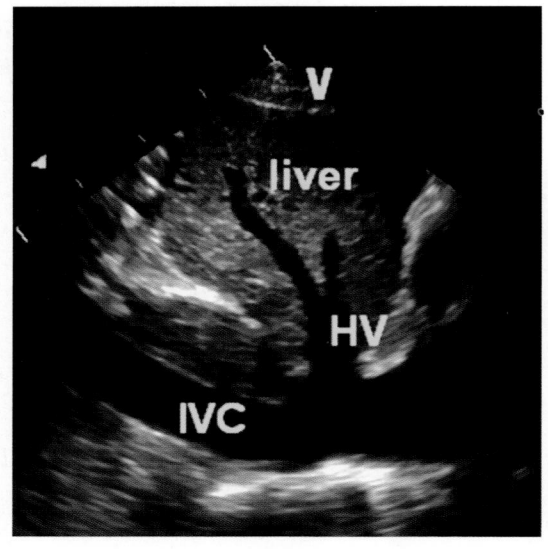

liver：肝脏

图 32-3-16　剑突下切面示缩窄性心包炎患者肝
静脉（HV）和下腔静脉（IVC）
增宽

式多普勒记录肺静脉血流频谱，吸气时收缩期 S
峰减低，呼气时增加。二尖瓣 E 峰减速时间常缩
短，<160ms（图 32-3-17）。

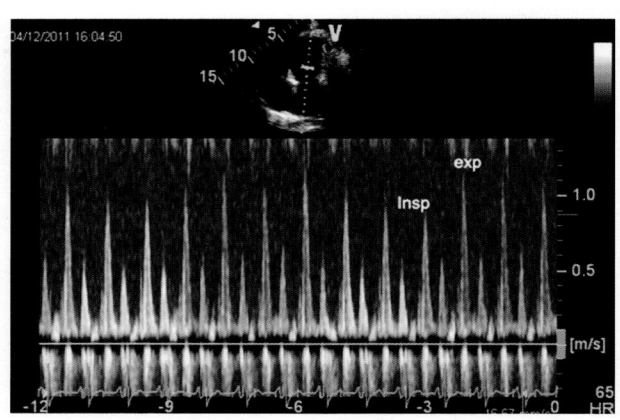

图 32-3-17　缩窄性心包炎典型的二尖瓣血流频谱变化。
呼气（exp）后二尖瓣血流 E 峰增加，吸气
（Insp）时二尖瓣血流 E 峰下降。缩窄性心
包炎时二尖瓣血流 E 峰随呼吸变化率常
≥25%

血流多普勒　在脉冲多普勒超声心动图上表
现为舒张早期二尖瓣前向血流最大流速（E 峰）
吸气时减小，呼气时增加，且变化幅度常超过
25%（图 32-3-17）。而三尖瓣前向血流变化与二
尖瓣相反，最大流速（E 峰）吸气时增加，呼气
时减少（图 32-3-18）。二尖瓣 E 峰随呼吸变化率
的计算为呼气二尖瓣最大 E 峰速度（E-Exp）和
吸气二尖瓣最大 E 峰速度（E-Insp）之差除以 E-
Exp。相应的，吸气时患者左心室充盈减少，心
搏量亦减少，主动脉瓣口收缩期流速减小，呼气
时流速增加，产生"多普勒奇脉"现象，而肺动
脉瓣口血流变化则相反，吸气时收缩期流速增加，
呼气时流速减少（图 32-3-19，图 32-3-20）。脉冲

增厚的或有炎症的心包阻止随呼吸产生的胸
腔内压力变化完全传递至心包和心腔内，从而产
生左侧充盈压力梯度（肺静脉和左房间压差）的
呼吸性变化。吸气时胸腔内压力下降（通常为3～
5mm Hg），胸腔内其他结构（如肺静脉、肺毛细
血管）的压力下降相类似。增厚钙化的心包使心
脏和肺分离，吸气时胸内压力的变化并不完全传
导至心包和心腔内，吸气时肺静脉压随胸内压的
下降而降低，左心房压和左心室压力改变不明显，
驱动血液流入左心房的肺静脉-左心房压力阶差变
小，经二尖瓣口血流随之减少，左心室充盈减少，

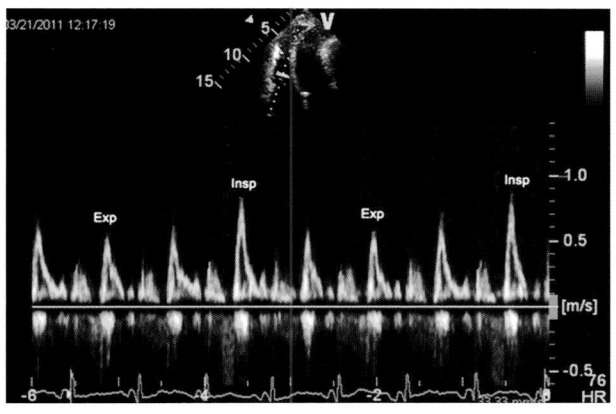

Insp：吸气；Exp：呼气

图 32-3-18　缩窄性心包炎典型的三尖瓣血流频谱变化，吸气时三尖瓣血流 E 峰增加，呼气时三尖瓣血流 E 峰降低

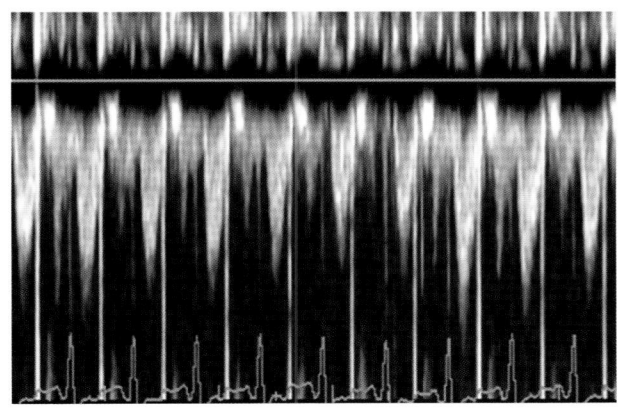

图 32-3-19　脉冲式多普勒记录缩窄性心包炎患者主动脉瓣血流频谱。呼气时速度增加，吸气时降低

室间隔左移，右心室充盈相应增加，在多普勒超声上表现为二尖瓣血流 E 峰减低，三尖瓣血流 E 峰和肝静脉舒张期前向血流速度增加。呼气时则出现相反变化（图 32-3-21），左室充盈压增加，室间隔向右移动，限制右室充盈，在多普勒超声上表现二尖瓣血流 E 峰增加，三尖瓣血流 E 峰降低，肝静脉舒张期前向血流速度减低，并产生明显的舒张期反向血流，其幅度可大于或等于舒张期前向血流的 25%（图 32-3-22）。这些特征性血流动力学变化可以通过左室、肺毛细血管楔压与二尖瓣流入血流速度同步描记反映出来（图 32-3-23）。需强调的是，心室充盈随呼吸产生的变化始动于左侧。由于心包致密僵硬失去顺应性，心包内心腔的总容量相对固定，使左、右心室舒张期

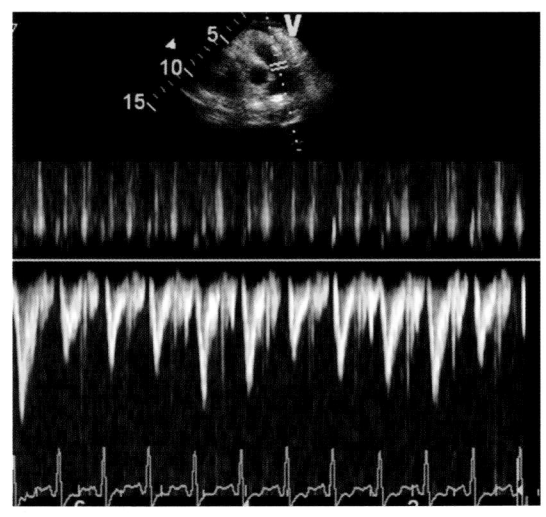

图 32-3-20　脉冲式多普勒记录缩窄性心包炎患者肺动脉瓣血流频谱。呼气时速度降低，吸气时增加

充盈（或扩展性）相互依赖性加强，充盈的轻度不对称即可使室间隔两侧的压力差迅速改变，导致室间隔位置的突然快速移动。

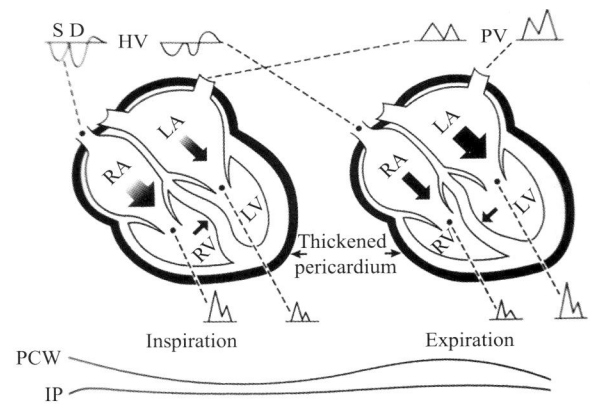

粗箭头表示充盈增加；D：舒张期血流；S：收缩期血流；LA：左房；LV：左室；RA：右房；RV：右室；Thickened pericardium：增厚的心包；Inspiration：吸气；Expiration：呼气

图 32-3-21　图示心包增厚的心脏，心室充盈随呼吸的变化及相应的二尖瓣、三尖瓣、肺静脉（PV）和肝静脉（HV）的多普勒特点。这些变化与心腔及胸腔内血管不一致的压力变化有关，如肺毛细血管楔压（PCW）、心包内（IP）和心腔内压力

　　二尖瓣 E 峰血流峰值速度随呼吸变化率≥25% 是缩窄性心包炎的特点之一，但 50% 的缩窄

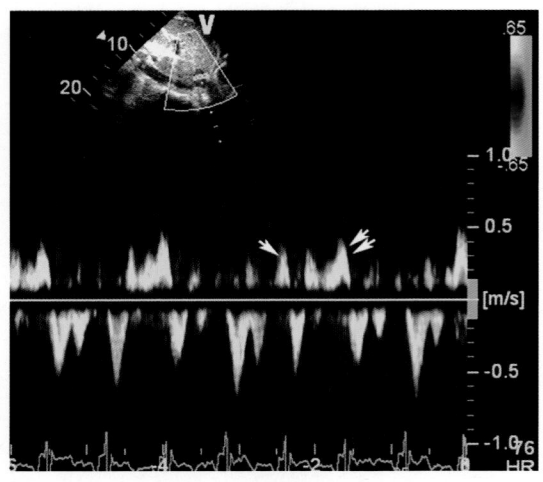

图 32-3-22 脉冲式多普勒记录缩窄性心包炎患者肝静脉血流频谱。肝静脉舒张期反向血流呼气时（双箭头）明显增加，且较吸气时（单箭头）明显

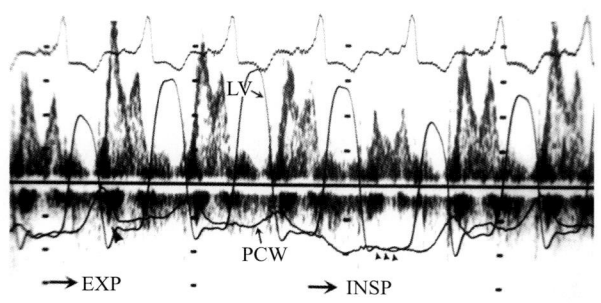

图 32-3-23 同步描计左室（LV）压力、肺毛细血管楔压（PCW）和二尖瓣血流频谱。呼气（EXP）时 PCW 增加超过左室舒张压，从而产生一较大的驱动压力梯度（大箭头），吸气（INSP）时 PCW 下降较左室舒张压明显，产生一很小的驱动压力梯度（3 个小箭头），随呼吸出现的左室充盈梯度的变化较好地反映于多普勒超声心动图记录的二尖瓣血流速度变化上

性心包炎患者中，二尖瓣 E 峰流速随呼吸的变化率不足 25%，可能因缩窄和限制的混合存在或心房压的显著增加所致。

如果左心房压力显著增加，二尖瓣开放于左室压力曲线陡的部分，呼吸变化很少影响跨二尖瓣压力梯度。这种情况下多普勒超声心动图检查需在减少前负荷（如头高倾斜位或坐位）后进行复查。即使缺乏随呼吸出现的二尖瓣血流速度的变化，亦不能除外缩窄性心包炎，需进行其他能提示缩窄征象的参数检查。

房颤时比较难于显示随呼吸变化的多普勒血流速度。合并房颤的缩窄性心包炎患者有典型的二维超声心动图特点，无论心动周期的长短，都可能需要较长时间观察多普勒血流速度，才能发现其随呼吸发生的变化，即使二尖瓣血流速度不具有诊断意义，呼气时肝静脉反向血流是缩窄性心包炎的重要的多普勒征象。

组织多普勒　组织多普勒成像记录二尖瓣瓣环运动速度对诊断缩窄和鉴别限制型心肌病很有价值。心肌病变时因心肌松弛异常，反映心肌松弛的指标二尖瓣间隔瓣环速度下降（<8cm/s）（图 32-3-24），但是缩窄性心包炎时二尖瓣瓣环速度尤其是间隔侧瓣环速度正常甚至是增加，常超过 8cm/s（图 32-3-25），尤其在二尖瓣血流速度提示限制性充盈或高充盈压时（如 E/A＝1.5、减速时间<160ms）。上述变化的机制是，因心包缩窄时心脏侧壁伸展受限，从而限制了心室充盈，心室充盈很大程度上依靠心脏纵轴运动增强来完成。除非心肌亦受累，如心脏受放射性损伤，心包缩窄时心肌松弛功能良好。随着缩窄的加重、充盈压升高，心脏纵轴运动和间隔侧瓣环运动速度增加。缩窄性心包炎时组织多普勒舒张早期二尖瓣间隔侧瓣环速度（E'）呼气时较吸气时快（图 32-3-26）。

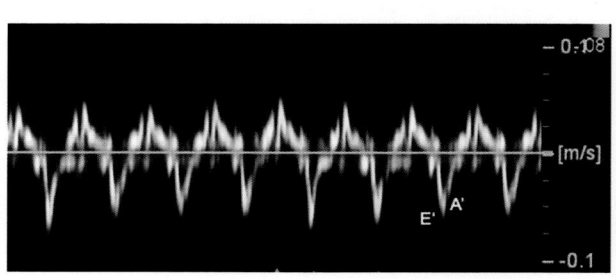

E'和 A'重叠，E'显著降低（5～6cm/s）。E'心室舒张早期瓣环速度；A'心房收缩期瓣环速度

图 32-3-24 组织多普勒示限制型心肌病患者二尖瓣瓣环速度降低

二、鉴别诊断

（一）慢性阻塞性肺病

慢性阻塞性肺病的患者右心衰的症状与缩窄性心包炎很相似。慢性阻塞性肺病时左室充盈压不增加，二尖瓣血流速度通常不呈限制性，二尖

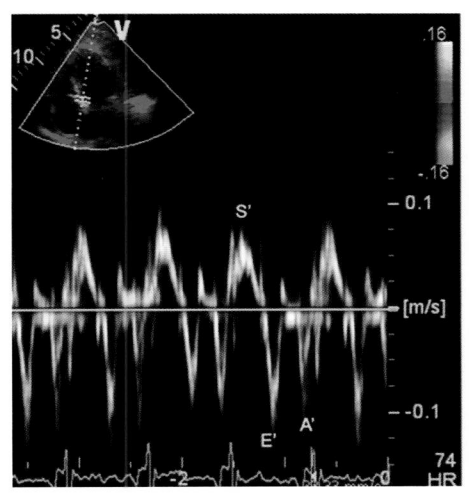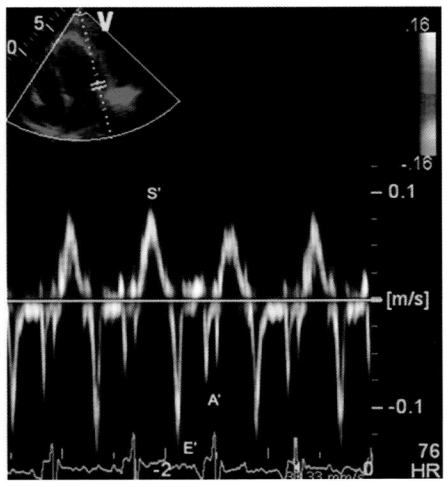

S′：收缩期二尖瓣瓣环速度；A′：舒张晚期（心房收缩期）二尖瓣瓣环速度

图 32-3-25　组织多普勒示心包缩窄时二尖瓣瓣环速度。舒张早期内侧瓣环（室间隔侧）速度（E′）约为 13cm/s，侧壁瓣环速度（E′）约为 15cm/s，提示正常二尖瓣环纵轴运动。心力衰竭和颈静脉压升高的患者 E′ 速度若≥8cm/s 应考虑缩窄性心包炎可能

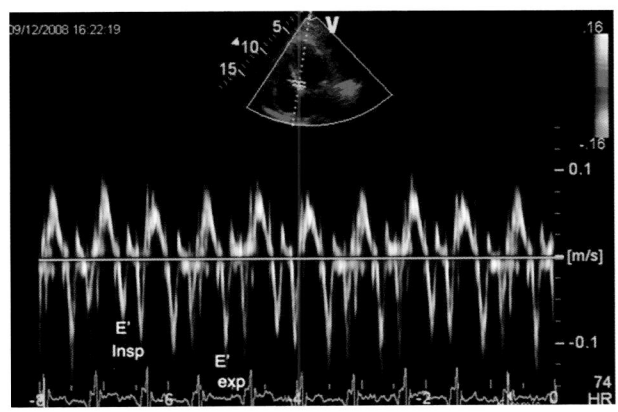

图 32-3-26　组织多普勒示缩窄性心包炎患者舒张早期二尖瓣间隔侧瓣环速度（E′）呼气（exp）时较吸气（Insp）时增加

瓣 E 峰最高流速出现于呼气末，但在缩窄性心包炎时则出现于呼气刚开始时，但这一差别可能意义不大，尤其是患者呼吸急促时。对于慢性阻塞性肺病和缩窄性心包炎的鉴别，较可靠的多普勒检查是上腔静脉的血流速度。慢性阻塞性肺病患者吸气时上腔静脉血流速度明显增加，根本机制在于其吸气时胸腔内压力显著下降，从而产生胸腔内明显的负压变化，这增加了上腔静脉回右房的血流。而缩窄性心包炎患者收缩期上腔静脉血流速度随呼吸不发生明显变化，吸气和呼气时收缩期前向血流速度差别仅为 20cm/s。比较随呼吸

出现上腔静脉血流速度变化是在收缩期而非舒张期。

为建立缩窄性心包炎的诊断，以下两方面血流动力学特点需通过二维或多普勒超声心动图或心导管检查评价：1）胸腔内与心腔内压力分离；2）过强的心室相互依赖性。

（二）限制型心肌病

尽管限制型心肌病（心肌舒张性心力衰竭）和缩窄性心包炎（心包舒张性心力衰竭）病理生理机制截然不同，但两者临床和血流动力学非常相似，均由舒张充盈受限所致，整体收缩功能正常。限制型心肌病或心肌病变的舒张功能异常是心室肌变硬、无顺应性的结果，而缩窄性心包炎则与心包增厚或/和顺应性下降有关。

心肌浸润导致的限制型心肌病容易诊断，因为具有典型的二维超声心动图特点，而非浸润型限制型心肌病较难诊断。缩窄性心包炎心房也可以增大，但不如限制型心肌病明显。室壁增厚心肌回声增强（图 32-3-27）而心电图 QRS 低电压是心脏淀粉样变的特征。

综合应用 M 型、二维、血流多普勒和组织多普勒显像应能鉴别限制型心肌病和缩窄性心包炎。缩窄性心包炎最明显的表现是室间隔异常运动（移动和抖动），这是由于随呼吸变化的心室充盈

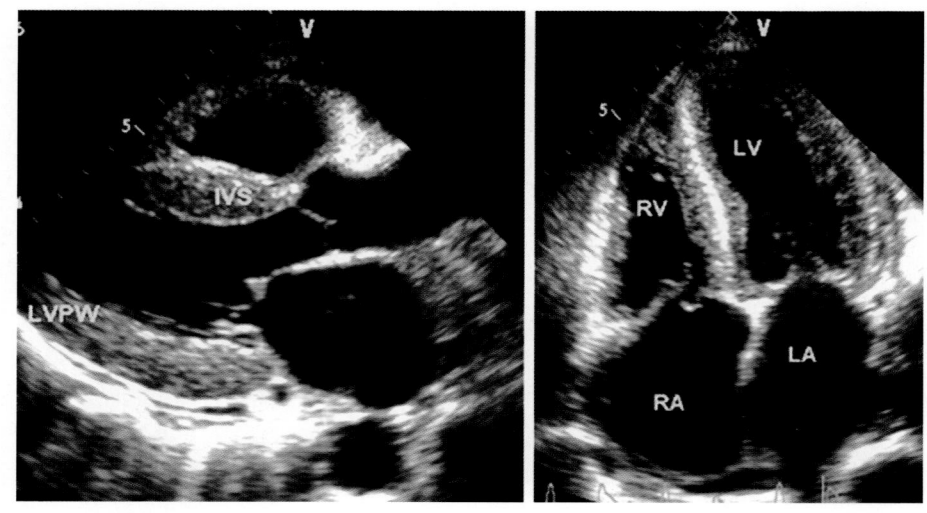

LA：左房；RA：右房；LV：左室；RV：右室. IVS：前室间隔；LVPW：左室后壁

图 32-3-27　胸骨旁左室长轴（左图）及心尖四腔心（右图）切面示一限制型心肌病（心肌淀粉样变）患者双房增大、心肌增厚、心肌回声增强及微量心包积液

所致；经胸超声心动图不易显示心包常增厚，但经食管超声心动图检查、CT 和 MR 可以较好地显示心包。

限制型心肌病中尽管多普勒参数改变亦可与缩窄性心包炎相似，如 E 峰流速增加、E/A 通常大于 2、减速时间常小于 160ms，但二尖瓣血流速度极少随呼吸变化（除非患者有慢性阻塞性肺病）。与缩窄性心包炎比较，限制型心肌病中吸气时肝静脉反向血流较明显。

彩色 M 型测定的二尖瓣血流传递速度（FPV）有利于限制（FPV＜45cm/s）和缩窄（FPV≥45cm/s）的鉴别，但这一参数的获得较组织多普勒显像困难。

心包缩窄时，呼气时肝静脉前向血流速度常降低（进行机械通气患者除外），而舒张期逆向血流达最大。

采用 TDI 测量左室侧壁二尖瓣瓣环和室间隔侧二尖瓣瓣环的舒张早期速度（E′）助于鉴别缩窄性心包炎和限制型心肌病，建议可作为这类患者的常规检查。缩窄性心包炎患者的 E′，显著高于限制型心肌病。该结果可以用两种疾病的不同病理生理特点来解释，即缩窄性心包炎心脏纵轴运动是舒张期充盈的主要机制，在舒张早期没有受到僵硬心包的限制，故其舒张早期速度基本正常，仅在舒张晚期时会受到僵硬心包的限制，故而舒张功能受限；但如心包粘连于侧壁瓣环，则

导致侧壁瓣环运动速度下降。限制型心肌病由于心肌广泛受累，整个舒张期的速度都会明显减慢。如果二尖瓣间隔和侧壁瓣环平均的收缩期及舒张早期速度峰值均小于 8cm/s，在两者的鉴别中对于诊断限制型心肌病的敏感性为 93％，特异性为 88％。多项研究证实，诊断限制型心肌病患者的二尖瓣环舒张早期峰值速度较缩窄性心包炎患者显著降低。用间隔瓣环 E′鉴别缩窄性心包炎与限制型心肌病，以 E′≥8.0cm/s 为标准，诊断缩窄性心包炎的敏感性为 95％，特异性为 96％。然而，当缩窄性心包炎患者存在广泛瓣环钙化、左心室舒张功能不全或节段性室壁运动异常等因素时，E′对二者鉴别的敏感性及准确性将会受到严重影响。

限制心肌病和缩窄性心包炎的多普勒特点鉴别见图 32-3-28。两者的临床特点和检查的鉴别点见表 32-3-1。

表 32-3-1　缩窄性心包炎和限制型心肌病的鉴别

	缩窄性心包炎	限制型心肌病
奇脉	常有	无
触诊心尖搏动	常不明显	常触及
舒张早期奔马律	无	有
心包叩击音	有	无
脑钠肽	正常或轻度升高	明显升高
左右室舒张压之差	≤5mm Hg	>5mm Hg

续表

	缩窄性心包炎	限制型心肌病
奇脉	常有	无
右室舒张末压/右室收缩压	≥1/3	<1/3
肺动脉收缩压	≤50	常>50mm Hg
"平方根"符号	存在	可有
左右侧压力或血流随呼吸改变	明显	不明显
心包钙化	50%存在	无
室壁厚度	正常	常增厚
心肌颗粒样回声	无	可有
心房增大	多为轻度	常较显著
心内膜	正常	回声增强，心尖部明显
室间隔"抖动"征	有	无
心包增厚	存在	无
二尖瓣血流 E 峰吸气下降	>25%	<15%
二尖瓣环运动速度	>8cm/s	<8cm/s
肝静脉逆向血流	呼气相显著	吸气相显著

一些注意点：

1. 如果合并严重的三尖瓣反流，肝静脉多普勒血流频谱对诊断心包缩窄无意义。

2. 二尖瓣置换术后心包缩窄的患者的二尖瓣血流速度仍随呼吸发生变化，因二尖瓣修补于瓣环上，故二尖瓣瓣环流速不增加，但是肝静脉可以显示特征性的多普勒变化。

3. 当临近二尖瓣瓣环的心肌梗死时，即使患者有缩窄性心包炎，二尖瓣瓣环速度可降低，但多普勒血流显示呼气时肝静脉有特征性舒张期反向血流。

（三）缩窄性心包炎诊断建议

缩窄性心包炎早期诊断手术效果好，剥离心包较容易，像剥橘子皮；而未及时诊断，患者会失去手术机会，或手术难度增加，就像削苹果皮，预后也差。心包缩窄的诊断常需血流动力学或/和心包心腔等结构变化两方面来体现。尽管单独应用二维超声心动图诊断缩窄性心包炎较困难，但特征性二尖瓣血流及肝静脉多普勒血流速度随吸呼变化和组织多普勒记录二尖瓣瓣环速度增加了无创诊断缩窄性心包炎的可靠性和自信性。超声心动图诊断缩窄性心包炎时，应尽力显示能反应缩窄性心包炎两个主要病理生理改变的超声表现，即（1）室间隔随呼吸偏移或抖动的特征性运动异常现象以及（2）二尖瓣 E 峰吸气时明显降低，变

化率>25%。当超声心动图显示明显心脏变形、心包增厚、活动僵硬及上述 2 个反应缩窄性心包炎病理生理特点的表现时，结合患者的临床症状、体循环淤血的表现，基本上可明确缩窄性心包炎的诊断，必要时可查肘静脉压、胸部 X 线、CT或心脏核磁成像提供进一步的诊断依据。缩窄性心包炎主要与特发性（或原发性）限制型心肌病鉴别，后者亦可表现为双房增大，室壁可无明显增厚，左室室壁收缩正常，有时两者较难鉴别，需结合病史、体格检查、超声心动图其他参数和其他影像学检查，必要时行心导管检查和心内膜心肌活检。心脏核磁成像可明确心包有无增厚钙化，同时可以有助于显示心肌病变特征。传统的和新的心导管指标如收缩期面积指数对鉴别缩窄性心包炎和限制型心肌病提供重要的鉴别诊断依据。心内膜心肌活检，是诊断一些特殊的继发性心肌病的金标准，比如心肌淀粉样变等。

有些患者缩窄性心包炎为一过性，通常发生于急性心包炎后。系列二维超声心动图检查能可靠评价一过性缩窄的血流动力学进展或恢复。

三、心包填塞

（一）概述

心包填塞的原因包括恶性肿瘤（最常见）、心脏术后、导管操作、创伤、特发性、结缔组织病、感染、放射后、肾功能衰竭等。约 1/3 无症状性慢性大量心包积液发展至心包填塞。心包填塞的触发因素包括低容量、阵发性心动过速、急性心包炎。心包填塞的临床表现有呼吸困难而肺清、静脉压升高、低血压、奇脉、心动过速、心音遥远、介入术中出现胸闷胸痛、意识模糊和心率血压下降。心电图示低电压，PR 段压低和电交替。胸片示心脏增大而肺野清晰。透视示心脏搏动减弱，心影内侧出现透亮环。

心包填塞多发生于大量心包积液时，但如果心积液增长迅速，即使少量亦可引起心包填塞。当心包积液逐渐增加时，心包缓慢充盈，需较长一段时间超过心包的伸展性，因为心包伸展有较长的适应时间，代偿机制可以起作用。当心包内液体快速积聚时，腔内压力与容量曲线关系呈陡直变化，迅速增加的心包积液首先达到心包内储备容积的限度，后迅速超过壁层心包的延展性，

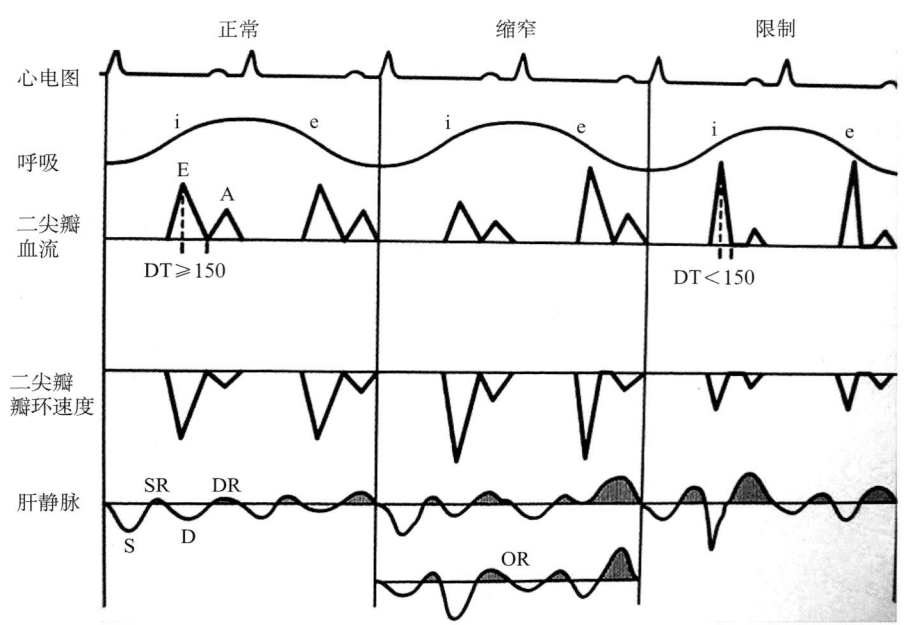

二尖瓣血流速度峰值随呼吸变化，但并非总是如此。A：心房充盈；D：舒张期血流；DR：舒张期反向血流；DT：减速时间；E：舒张早期充盈；S：收缩期血流；SR：收缩期反向血流。OR：或者

图 32-3-28　图示二尖瓣血流、二尖瓣瓣环和肝静脉多普勒血流速度、心电图、吸气（i）和呼气（e）呼吸描记

引起压力陡然上升，此时即使心包积液再有少量增加，曲线上升更为陡直，引起心包内压力不成比例地升高，以致心包腔内压力大于心腔内压力，心腔壁受压塌陷而导致舒张期充盈受限。一般心房壁最易发生舒张期塌陷，其次右心室，再次左心室。"外科"性心包填塞心包内压上升快速，只需几分钟至几小时，临床上可见于因急性心肌梗死、起搏器植入或冠脉介入术、心律失常射频消融等引起的心肌穿孔，心包积血。而"内科"性心包填塞心包内压上升慢，心包积液发展至心包填塞需几天至几周，可见于各种心包炎。有些老年患者或自律性受损的患者，心包填塞时心率仍只有 60～80 次/分。心包填塞不伴两种或更多炎症征象（典型胸痛、心包摩擦音、发热、心电图广泛 ST 段抬高）常提示恶性心包积液。主动脉夹层分离进入心包腔可引起血心包，引起心包填塞，具有很高的死亡率，需紧急外科手术，未及时诊断会延误最佳救治时机。

（二）超声心动图表现

M 型超声心动图，胸骨旁左室长轴切面示环绕心脏的大量心包积液（PE），吸气时左室较呼气时小，右室则出现相反变化，室间隔吸气时朝

左室运动，而呼气时则朝右室运动（图 32-3-29）。

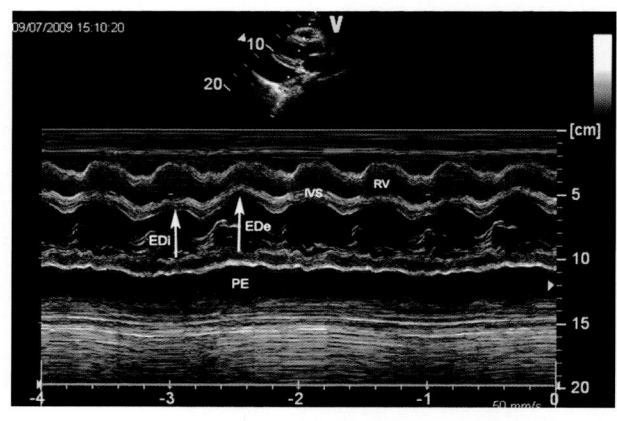

左室吸气时（EDi）较呼气时（EDe）小，右室则出现相反变化，室间隔吸气时朝左室运动，而呼气时则朝右室运动。RV：右心室；IVS：室间隔

图 32-3-29　M 型超声心动图示心包填塞时环绕心脏的大量心包积液（PE）

二维（2D）超声心动图　包括舒张早期右室（RV）塌陷、舒张晚期右房（RA）塌陷、室间隔异常运动、心脏在大量心包积液内摆动、室腔大小随呼吸变化（图 32-3-30～图 32-3-33）、下腔静脉增宽、下腔静脉血液淤滞，下腔静脉内径随呼

吸无明显变化。心包填塞的一些变化主要由于心包填塞的特征性血流动力学所致。RV 与 RA 舒张期塌陷与心包腔内压力迅速上升超过心腔内压力有关，当右房塌陷持续时间超过心动周期 1/3 时，对心包填塞的诊断有特异性。在右室压力升高和右室肥厚或右室心肌梗死的患者，右室塌陷可不存在。观察右心房舒张期塌陷的最佳切面为心尖四腔心切面。观察右室舒张期塌陷的常用切面包括胸骨旁长轴、心尖四腔心以及剑突下切面。

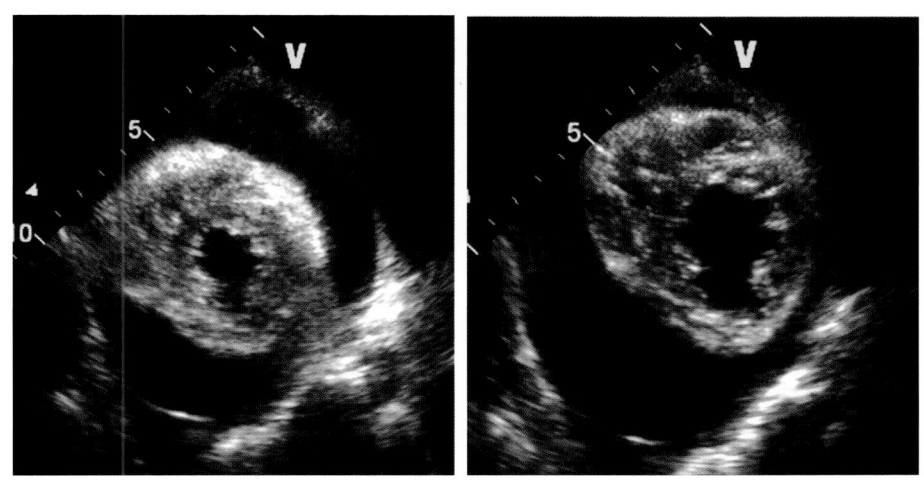

这是心包填塞的征兆

图 32-3-30　胸骨左室短轴显示心脏在大量心包积液内摆动，离开体表（左图）或接近体表（右图）

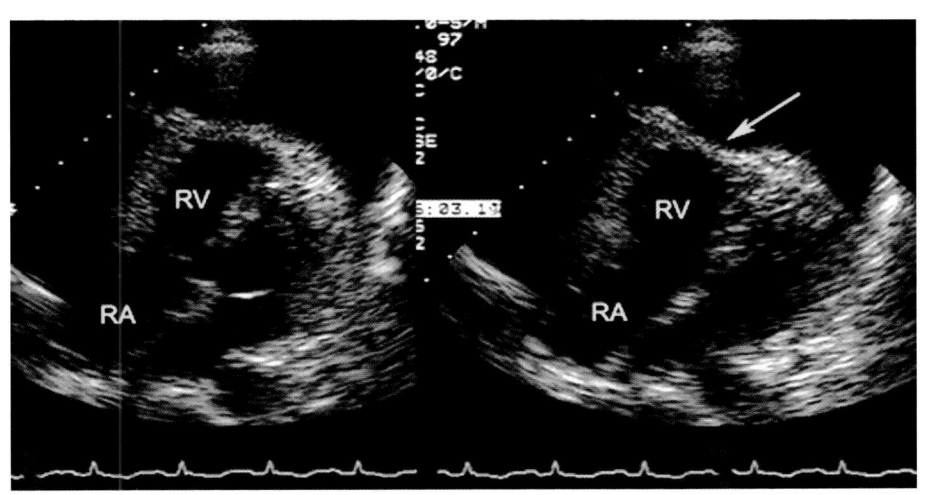

RV：右室；RA：右房

图 32-3-31　心尖四腔心切面示心包填塞患者舒张早期右室游离壁塌陷（箭头）

异常的室间隔运动与呼吸变化时心室充盈有关。大量心包积液引起心脏摆动是心包填塞的征兆。当左室腔距体表较近时，心电图 QRS 电压增加，当左室摆动离开体表时，QRS 电压降低，形成电交替。当左室后壁心包积液液性暗区超过 30mm 时高度提示心包填塞的可能。急性心肌梗死或近段主动脉夹层破裂时心包腔内可见血凝块，此征象高度提示出血性或血凝块性心包填塞。心包填塞时，心包压增大限制了心室扩张，室间隔的藕联作用加强，吸气时静脉回流增加使右心室增大，增大的右心室使室间隔偏向左心室致左心室腔减小，而呼气时相反，左心室增大而右心室

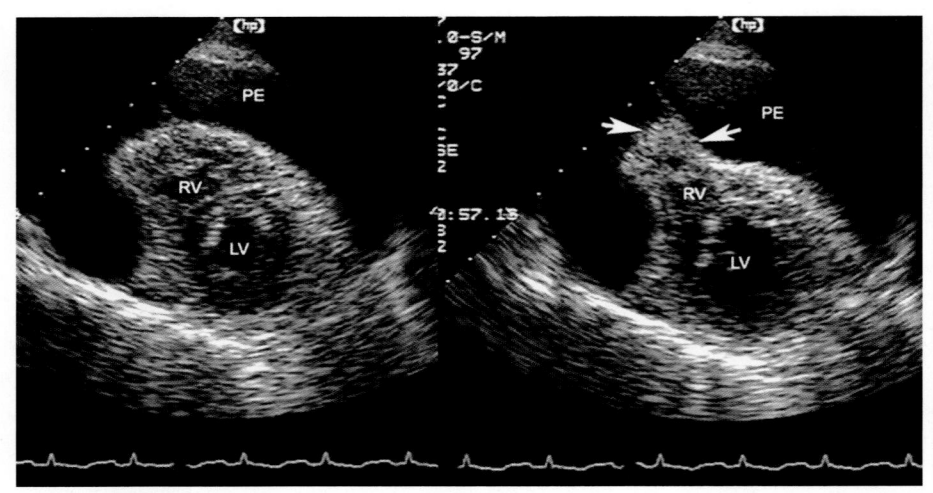

PE：心包积液（大量）；LV：左室；RV：右室

图 32-3-32　胸骨旁左室短轴切面示心包填塞时舒张早期右室壁塌陷（右图箭头），左图为收缩期

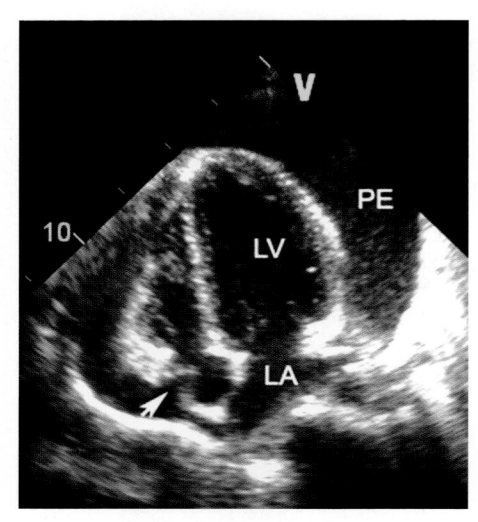

LA：左房；LV：左室；PE：心包积液

图 32-3-33　心尖四腔心切面显示心包填塞时舒张晚期右房壁塌陷（箭头），当右房塌陷持续时间超过心电图 RR 间期的 1/3 时，对心包填塞的诊断有特异性

变小（图 32-3-34，图 32-3-35）。

　　多普勒超声心动图　对心包填塞的诊断，多普勒超声心动图较二维超声心动图更为敏感。二尖瓣血流速度吸气后下降，呼气后增加（图 32-3-36）。肺静脉舒张期前向血流于吸气时减少、呼气时增加。呼气时肝静脉舒张期前向血流速度常降低（进行机械通气患者除外），而舒张期逆向血流达最大。尽管心包填塞与心包缩窄的根本病理机制不同，但两者左室和右室充盈随呼吸的变化

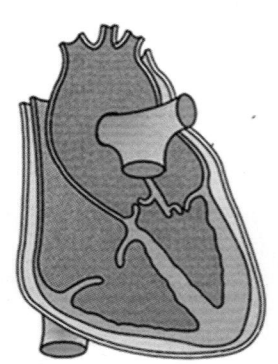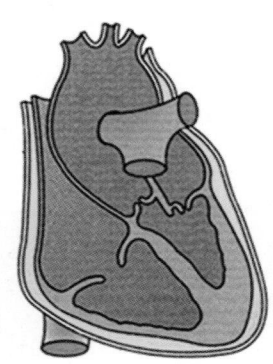

图 32-3-34　正常心脏在呼气（左图）和吸气（右图），因无心包积液，胸腔内压力可传递至心包内和心腔内，心室充盈受呼吸影响小

相似。

　　心包填塞的多普勒检查表现基于胸腔内及心腔内血流动力学随呼吸发生的特征性变化。正常情况下，吸气时心包腔内压力（即左房及左室舒张压）和胸腔内压力（即肺毛细血管楔压）下降程度相同，但是心包填塞时心包腔内（和心腔内）压力下降程度实质上小于胸腔内压力（即肺毛细血管楔压）的下降，因此左室充盈压力梯度（由肺毛细血管楔压至左室舒张压）随吸气减少，结果二尖瓣开放延迟，等容舒张时间延长，二尖瓣 E 峰流速下降，幅度平均可达 40%。呼气时左室充盈恢复，因此二尖瓣血流 E 峰随呼吸而发生变化。心包填塞时因为心腔总容量相对固定，因此

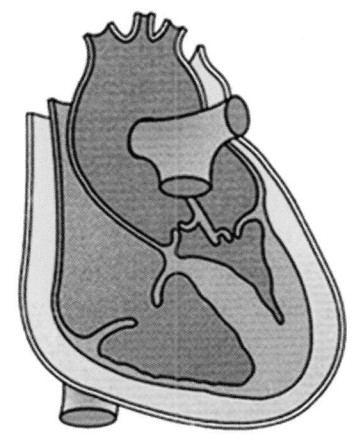

图 32-3-35　心包填塞时因吸气时心包及左室压力下降幅度低于肺毛细血管压的降幅，左室充盈明显减少，左室腔变小

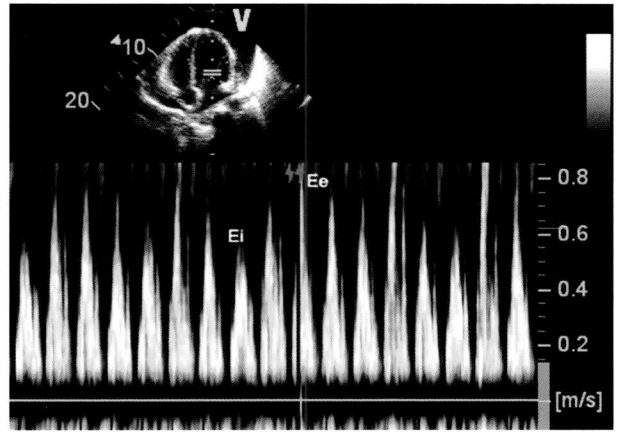

二尖瓣血流速度吸气后下降（Ei），呼气后增加（Ee）

图 32-3-36　心包填塞时典型的脉冲多普勒

一侧心室充盈的程度取决于另一心室（心室相互依赖），吸气时右心的静脉回流亦增加了心室间的相互依赖性。二、三尖瓣血流速度随呼吸变化亦可分别反映在肺静脉及肝静脉血流速度上。诊断因心包积液引起的血流动力学改变时，需显示典型的二尖瓣血流及肝静脉血流的多普勒血流速度变化。

（三）鉴别诊断

　　罕见时两侧大量胸腔积液压迫心脏，亦可引起心包填塞。两侧大量胸腔积液可包绕心脏，似心包积液。在剑突下切面如未见液性暗区，则考

虑液性暗区系大量胸腔积液而非心包积液。有些患者存在巨大左房，不要误认为是心包积液。

（四）超声引导下心包穿刺

　　对绝大多数心包积液患者，当出现心包填塞或血流动力学受损时，有心包穿刺的绝对适应证（图 32-3-37）。急性心包炎时当出现心包填塞、超声心动图上舒张期心包积液回声＞20mm 时应行心包穿刺引流。慢性心包积液心包穿刺适应证同急性心包炎。此外主动脉夹层引起的血心包为心包穿刺的禁忌证，因心包穿刺引流会使出血加剧和夹层扩展，除非夹层引起心包填塞危及生命需抢救时可行心包穿刺谨慎适量引流心包积液。介入术中，当心包积液快速积聚，出现血流动力学不稳定时宜迅速行心包穿刺引流。经皮心包穿刺盲穿有较高的并发症发生率，包括气胸、心脏壁损伤和死亡，超声引导下心包穿刺可提高穿刺的成功率和安全性，减少并发症。

　　二维超声心动图通过定位最佳穿刺点、确定心包积液的深度和最佳穿刺角度、穿刺点距积液的距离引导心包穿刺。最常见的进针部位是心尖部、剑突下，也可在胸骨旁进针（图 32-3-38），主要取决于二维超声心动图结果。穿刺过程中若对穿刺针的位置有疑问，可以经穿刺针注入振荡盐水行声学造影，观察远处气泡的部位；大多数情况下使用猪尾巴（6F 或 7F）导管或深静脉留置管，将其留置于心包腔内几天，每 4～6 小时进行间断引流可以减少反复积液。穿刺后或心包持续引流后，通过超声心动图可以观察心包积液量的变化和心包腔内引流管的位置，为引流管拔管和心包积液处理提供参考。若 2～3 天内超声心动图监测心包积液不再积聚，可以拔除导管。

（五）超声心动图检查注意点

　　心包填塞多数与大量心包积液有关，但亦与心包内积液积聚的速度有关，在介入术中或术后引起心包渗血时，应密切观察心包腔内积液的变化。诊断心包填塞时最好能结合患者的临床表现，增加心包填塞诊断的可靠性。

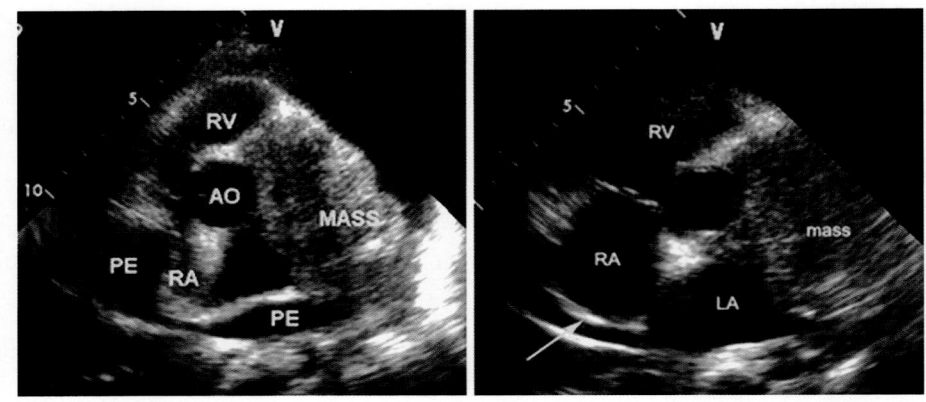

RV：右室；LA：左房；RV：右室；AO：主动脉；PE：心包积液；mass：肿物

图 32-3-37 纵隔恶性肿瘤侵犯心包引起大量心包积液和心包填塞，右房塌陷（左图），即行剑突下心包穿刺引流术，术后心包积液减少（右图箭头），症状缓解

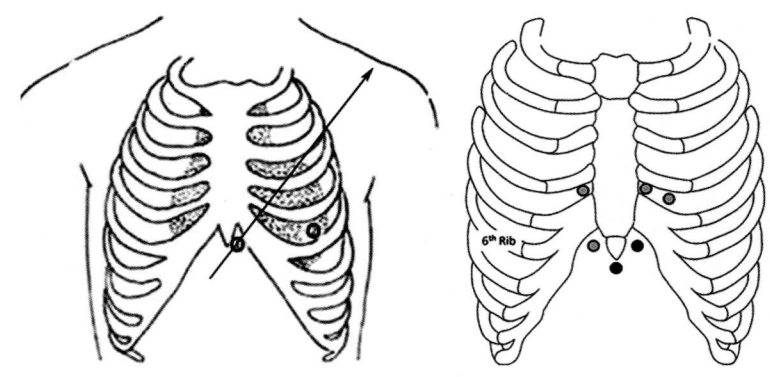

图 32-3-38 心包穿刺 最常见的进针部位是心尖部、剑突下（左图），也可在胸骨旁进针（右图）。二维超声心动图可确定心包积液的深度和最佳穿刺角度和最佳穿刺点

（方理刚）

参考文献

[1] Stoller JK，Shaw C，Matthay RA. Enlarging，atypically located pericardial cyst. Recent experience and literature review. Chest，1986，89：402-406.

[2] Hynes JK，Tajik AJ，Osborne MJ，et al. Two-dimensional echocardiographic diagnosis of pericardial cyst. Mayo Clin Proc，1983，58：60-63.

[3] Unverferth DV，Wooley CF. The differential diagnosis of paracardiac lesions：pericardial cysts. Cathet Cardiovasc Diagn，1979，5：31-40.

[4] Abad C，Rey A，Feijoo J，et al. Pericardial cyst：Surgical resection in two symptomatic cases. J Cardiovasc Surg，1996，37：199-202.

[5] 郭立琳，田庄，方理刚，马浩，朱文玲．心包囊肿的影像学诊断和临床治疗．北京医学，2010，32：90-92.

[6] Maisch B，Seferovic PM，Ristic AD，et al. Guidelines on the diagnosis and management of pericardial diseases executive summary；The Task force on the diagnosis and management of pericardial diseases of the European society of cardiology. Eur Heart J，2004，25：587-610.

[7] Maisch B，Ristić AD. The classification of pericardial disease in the age of modern medicine. Curr Cardiol Rep，2002，4：13-21.

[8] Maisch B，Ristić AD. Practical aspects of the management of pericardial disease. Heart，2003，89：1096-1103.

[9] Goldsteib JA. Cardiac tamponade，constrictive pericarditis，and restrictive cardiomyopathy. Curr Probl Cardiol，2004，29：503-567.

[10] Braunwald E. HEART DISEASE：A Textbook of Cardiovascular Medicine. Fifith Edition. W. B. Philadephia，Penn-

sylvania：SAUNDERS COMPANY，1997.

［11］方理刚，朱文铃，倪超，等．缩窄性心包炎 28 例超声心动图分析．中国超声医学杂志，1998，14：56.

［12］倪超，方理刚，郭丽琳，朱文玲．原发性淀粉样变性的临床与超声心动图特点．北京医学，2008，30：363-364.

［13］曾勇，朱文玲，方理刚．心脏淀粉样变的临床表现及诊断回顾分析．中华内科杂志，2000，39：91-93.

［14］Oh JK，Hatle LK，Mulvagh SL，et al. Transient constrictive pericarditis：Diagnosis by two-dimensional Doppler echocardiography. Mayo Clinic Proceedings，1993，68：1158-1164.

［15］Callahan JA，Seward JB，Tajik AJ，et al. Pericadiocentesis assisted by two-dimensional echocardiography. Journal of Thoracic and Cardiovascular Surgery，1983，85：877-879.

［16］Ha JW，Ommen SR，Tajik AJ，et al . Differentiation of constrictive pericarditis from restrictive cardiomyopathy using mitral annular velocity by tissue Doppler echocardiography. Am J Cardiol，2004，94：2316-2319.

［17］Butz T，Piper C，Langer C，et al. Diagnostic superiority of a combined assessment of the systolic and early diastolic mitral annular velocities by tissue Doppler imaging for the differentiation of restrictive cardiomyopathy from constrictive pericarditis. Clin Res Cardiol，2010，99：207-215.

［18］Hatle LK，Appleton CP，Popp RL. Differentiation of constrictive pericarditis and restrictive cardiomyopathy by Doppler echocardiography. Circulation，1989，79：357-370.

第三十三章　心脏肿瘤

第一节　原发性心脏肿瘤

原发性心脏肿瘤非常少见，检出率为0.001 7%～0.28%。女性多于男性（2：1）。在原发性心脏肿瘤中，大多数肿瘤为良性肿瘤，约占75%，而在儿童中良性肿瘤可占90%以上。原发性心脏肿瘤的临床表现与肿瘤的性质、类型、部位和大小等有关，其临床表现差别很大。心脏肿瘤的预后同样取决于肿瘤的性质、部位和大小等。原发性心脏恶性肿瘤的预后不佳，而良性肿瘤如果得到及时诊断和治疗，多数可治愈，预后良好。

原发性心脏良性肿瘤中以黏液瘤最常见，纤维瘤、乳头状瘤、横纹肌瘤、脂肪瘤次之，巨细胞瘤、神经纤维瘤等少见。恶性肿瘤中绝大多数为肉瘤，最常见的是血管肉瘤、横纹肌肉瘤、间皮细胞瘤和纤维肉瘤。

超声心动图是目前诊断心脏肿瘤最简便、无创的方法，尤其是二维超声能够对肿瘤的部位、大小、活动性、与周围结构之间的关系及其并发症等提供比较详尽的诊断和鉴别诊断资料，成为检查心脏肿瘤的首选方法。

一、黏液瘤

（一）概述

心脏黏液瘤占心脏原发性肿瘤的30%～50%。可发生于任何年龄，以30～60岁常见。女性约占70%。大多数黏液瘤（75%）发生于左房，90%以上为单发肿瘤。也可发生于右房（18%），左、右室较少见，罕见发生于二、三尖瓣。

大约7%的患者有家族性倾向，亦称为家族性黏液瘤，可表现为常染色体显性异常。有些患者常合并其他异常构成"综合征黏液瘤"或"Carney"综合征，包括：（1）其他部位（乳腺或皮肤）的黏液瘤；（2）多斑的色素沉着；和（3）内分泌过度活跃（垂体腺瘤或睾丸肿瘤累及内分泌成分）。综合征黏液瘤的特点为发病年龄轻（平均20岁）、肿瘤多发于双侧心房（室）、有较高的家族性倾向和复发性、可伴发非心脏黏液瘤和内分泌肿瘤。

（二）病理与临床

无论发生部位如何，黏液瘤的瘤体形态和组织学表现大体相似。黏液瘤多数呈不规则的分叶状或呈息肉状，通常有蒂，附着处多在房间隔左房侧卵圆窝区，基底面较为广阔。黏液瘤表面光滑、透明或呈淡黄色半透明胶冻状，质软且脆，常有出血区或血栓形成。

心脏黏液瘤的病理生理改变及其血流动力学影响取决于肿瘤部位、大小、活动度等情况，心脏黏液瘤的临床表现主要由于肿瘤阻塞瓣口和肿瘤脱落导致栓塞引起。左房黏液瘤常位于二尖瓣口附近，舒张期随血液移向瓣口导致堵塞，类似二尖瓣狭窄，部分患者也可并发二尖瓣关闭不全。右房黏液瘤的影响类似三尖瓣狭窄或体静脉阻塞，但一般在肿瘤较大时才出现。肿瘤引起的瓣口狭窄或阻塞多数呈间歇性，少数呈持续性。

黏液瘤组织松脆、可随血流移动，因此容易发生脱落和栓塞。左房黏液瘤可造成体循环栓塞，右房黏液瘤则造成肺栓塞，存在房间隔缺损时肿瘤也可通过缺损部位左向右分流导致体循环栓塞，即矛盾栓塞。栓塞的影响取决于栓塞部位和程度。被栓塞的血管越粗、脏器越重要则影响越大。体循环栓塞导致栓塞脏器缺血、梗死和功能障碍。值得注意的是，有时候栓塞可作为患者就诊的首发原因，此时认真寻找栓塞的原因十分重要。

（三）左房黏液瘤的超声表现（图 33-1-1）

1. M 型超声心动图

（1）心底波群：左房内径扩大；左房中可见有团状回声，收缩期出现或变大，舒张期消失或变小。

（2）二尖瓣波群：舒张期二尖瓣前后叶之间可见团状回声，但二尖瓣形态和开放幅度正常。

2. 二维超声心动图

（1）左心室长轴切面：左心房内可观察到圆形或椭圆形的团状较高回声，内部回声较均匀一致。部分患者回声欠均匀，在瘤体内部可出现无回声区或高回声区。通常左房内径扩大。

（2）心尖四腔心切面：是观察心房黏液瘤大小、活动度及蒂附着点的最佳切面，可观察瘤体随心动周期出现的活动、堵塞二尖瓣口的程度以及瘤蒂所在的部位。大多数左房黏液瘤的蒂附着于房间隔左房侧的卵圆窝部位。当瘤体阻塞二尖瓣口时可引起左房流入左室血流受阻，导致左房、右室扩大。

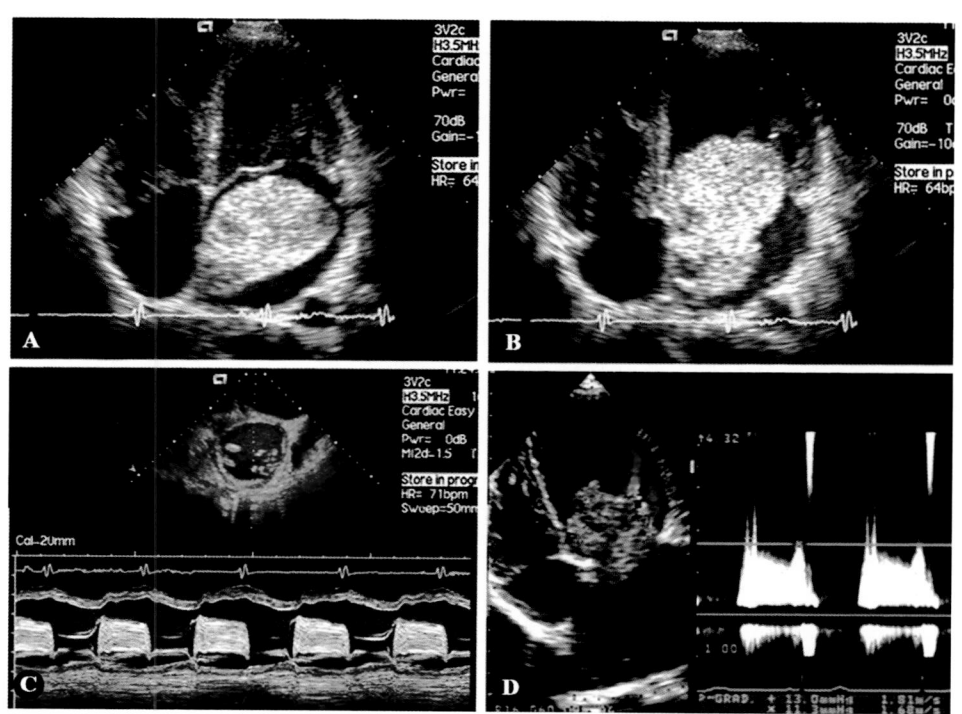

A. 左房内不均质团块回声有蒂与房间隔中部相连；B. 舒张期随二尖瓣开放突入左室流入道；C. M 型显示舒张期二尖瓣前后叶之间可见团状回声；D. 舒张期二尖瓣口因肿瘤堵塞导致血流速度增高而类似二尖瓣狭窄频谱

图 33-1-1　左房黏液瘤的超声表现

3. 多普勒超声心动图

当黏液瘤堵塞二尖瓣口时，左房血液舒张期进入左室时受到阻碍，血流速度增高，呈五彩镶嵌色，其表现与二尖瓣狭窄相似。采用频谱多普勒可以测量跨瓣血流速度以评估阻塞程度。

4. 经食管超声检查（TEE）

通常可采用四腔心、左室长轴、双心房和腔静脉长轴等断面对黏液瘤的位置、大小、形态、活动度、与周围组织的关系、对血流动力学的影响等进行细致检查，图像显示常较经胸超声更清晰。但由于 TEE 对患者有一定的损伤和痛苦，并可能促使黏液瘤脱落，因此 TEE 一般仅在经胸超声难以明确诊断的情况下才考虑采用。

（四）其他部位的黏液瘤

1. 右房黏液瘤　与左房黏液瘤的超声表现基本相同，仅瘤体所处的心房位置不同。舒张期可堵塞三尖瓣口，收缩期回到右房，多合并右房和右室内径扩大。

2. 右室黏液瘤　多发生在右室游离壁、右室流出道前壁和侧壁及室间隔。二维超声检查可显示瘤体的大小、形态、蒂的附着部位及其活动度等，多普勒超声检查主要用于评价黏液瘤对右室流出道梗阻程度，彩色多普勒超声在收缩期于右室流出道内可探及五彩镶嵌的血流信号，频谱多普勒超声则在相应部位可探及高速的血流信号。

3. 左室黏液瘤　极其少见，瘤体突出于左室腔，其超声心动图表现与右室黏液瘤相同。（图 33-1-2）

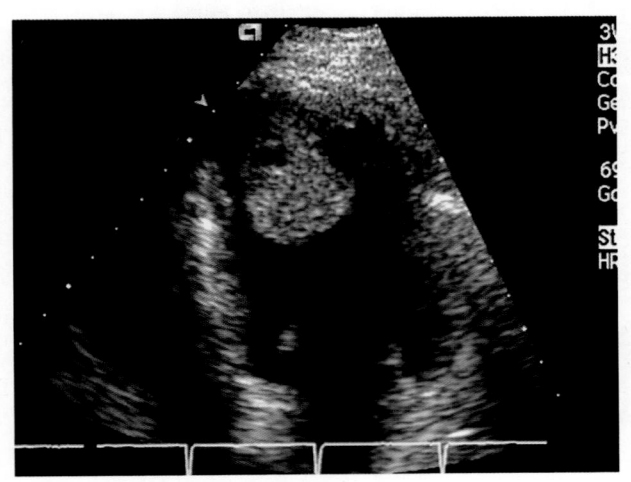

左室近心尖部可见不均质回声团，有蒂连于心尖部

图 33-1-2　左室黏液瘤的超声表现

二、心脏其他良性肿瘤

（一）横纹肌瘤

横纹肌瘤是婴儿和儿童最常见的心脏肿瘤，约 3/4 发生在小于 1 岁的患者。在左、右心室和室间隔心肌中的发生率相同，机会均等，少数累及心房。几乎所有病例均为多发性。瘤体呈黄灰色，大小从 1mm 到几厘米不等，主要由所谓蛛状细胞构成，细胞质内糖原丰富。其中半数以上患者的瘤体较大，可阻塞心腔或瓣膜口，甚至导致新生儿迅速死亡。约 80% 的横纹肌瘤患者伴有结节性硬化症，而 50%～60% 的结节性硬化症患者同时存在心脏横纹肌瘤。超声检查发现多腔室多发性结节样回声提示横纹肌瘤的诊断。

（二）乳头状瘤

乳头状瘤又称乳头状弹力纤维瘤，以老年人多见，可发生在心脏的任何部位，多附着于瓣膜装置上，占瓣膜肿瘤的 85%，是最常见的心脏瓣膜肿瘤。超声表现为回声均匀的圆形或椭圆形团块，表面呈乳头状，瘤体常位于瓣膜的下游，这与附着于瓣叶上的黏液瘤很难区别，但乳头状瘤与瓣叶的附着面较宽这一点有利于二者的鉴别。

（三）脂肪瘤

主要由成熟脂肪细胞构成，伴有纤维结缔组织等，表面光滑，有薄层纤维组织包膜。可见于任何年龄段。常见部位有左心室、右心房和房间隔。多发生在心内膜下或心包下，约 1/4 发生在心肌层。超声心动图检查可见回声稍增强的团块，呈椭圆形或息肉状，边缘清楚，形态规则。

（四）纤维瘤

纤维瘤较为罕见，多见于婴儿和儿童，约 40% 发生于 1 岁以内。临床上可引起左、右心室流出道阻塞症状及充血性心力衰竭。纤维瘤几乎都发生在心室的心肌内，最常见于左心室游离壁和室间隔，较少发生于左室后壁和右心室。瘤体质地坚硬，没有包膜，肿瘤中央可发生钙化。超声检查可显示纤维瘤包埋在心肌中，回声较心肌强。诊断时应注意与肥厚性心肌病、附壁血栓等鉴别。（图 33-1-3）

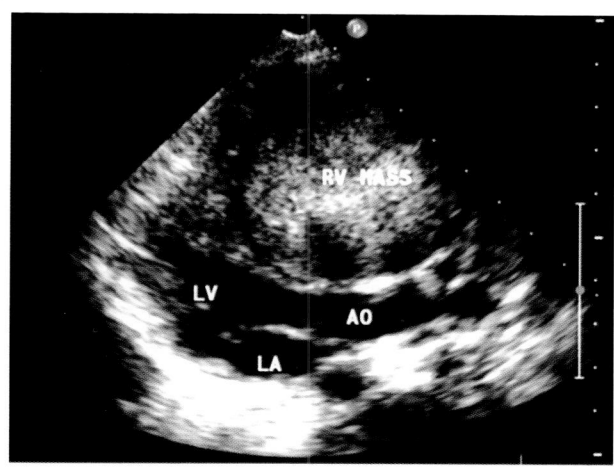

右室腔明显扩大，其内可探及一大小约 54.4mm×49.1mm 实性不均质回声，位置靠近右室流出道，附着于右室游离壁，形态规整，有一定活动度

图 33-1-3　右室纤维瘤超声表现

（五）血管性肿瘤

主要有血管瘤、淋巴管瘤、血管内皮瘤和血管网状内皮瘤等，以血管瘤较多见。可发生于心脏的任何部位，多数在心室，心房少见。通常为单发性，少数可多发。瘤体可位于心壁内、心内膜下或心外膜下，位于心壁者多见于右侧心室，尤其是室间隔右室面。血管瘤大小不等，多数较小。一般无蒂，可呈息肉状。（图 33-1-4）

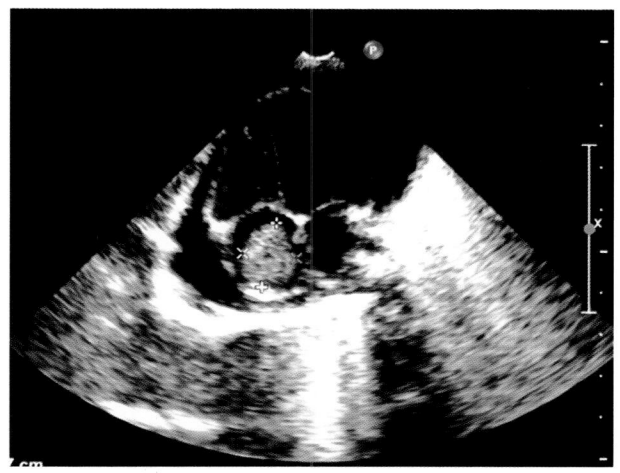

右房内可见 15.7mm×12.2mm 的稍高回声团，随心搏而活动，有较宽基底连于右房顶部。心包内可见不规则无回声区

图 33-1-4　右房血管瘤超声表现

（六）心包囊肿

心包囊肿是最常见的心包囊性占位性病变，多为单房。超声检查可见囊肿位于心脏轮廓外，与心包相连。囊壁光滑，钙化时可见斑点状或带状强回声，囊腔内为无回声区。

三、心脏原发性恶性肿瘤

原发性心脏恶性肿瘤多为各种肉瘤，其中以血管肉瘤和横纹肌肉瘤最为常见。肉瘤可发生于任何年龄，但以 30～40 岁最常见。累及部位依次为右房、左房、右室、左室和室间隔。

肉瘤由于生长速度快，临床呈现急剧恶化的特点。一般致死原因是心肌的广泛浸润、心内血流阻塞或远处转移，约 75% 的患者死亡时存在远处转移。最常见的转移部位包括肺、胸腔淋巴结、纵隔和脊柱。心脏肉瘤的临床表现取决于肿瘤的原发部位和腔内阻塞的程度。典型表现包括进行性、不能解释的充血性心力衰竭，特别是右心衰竭；心前区疼痛、心包积液或填塞、心律失常、传导障碍、腔静脉阻塞或猝死。超声检查表现为心腔内的不规则团块回声，可有蒂，瘤体可导致瓣口或腔静脉的阻塞。发生在右房的肉瘤和右房黏液瘤在超声表现上很难鉴别，往往要靠病理结果确定。（图 33-1-5）

四、心脏肿瘤的鉴别诊断

（一）心腔血栓

血栓多发生在瓣膜病、心肌病、人造瓣膜、心肌梗死和房性心律失常等心血管疾病的基础上，如二尖瓣狭窄合并的左房附壁血栓、心肌梗死合并室壁瘤时的左室附壁血栓、房颤患者心耳血栓等。心腔血栓的病理基础和病变性质与心脏肿瘤截然不同，通常有不同的病史和临床表现，其超声表现也存在明显差别，一般容易鉴别。但部分心脏肿瘤可出现与血栓类似的表现，单纯依靠超声表现很难鉴别，如心腔内的活动性血栓与有蒂的心脏肿瘤、附壁血栓与附壁于心壁的肿瘤。此时鉴别诊断需要依据临床和其他辅助检查的资料综合判断。

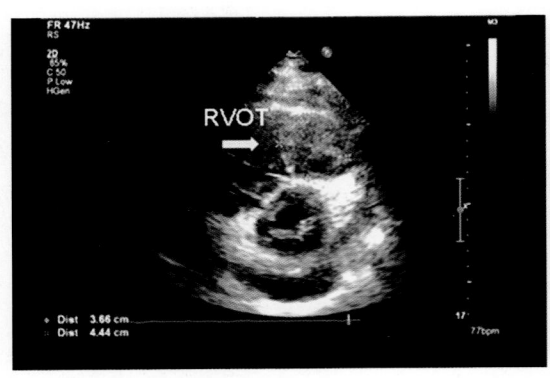
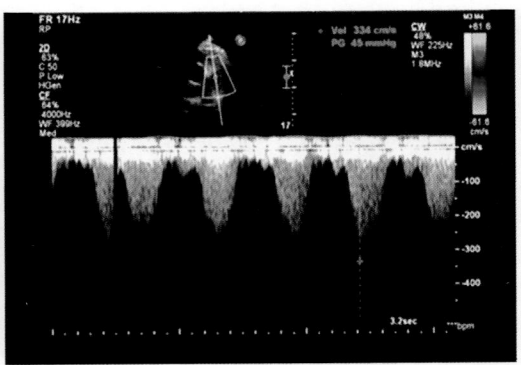

左图：右室流出道可见不均质团状回声阻塞，大小 36.6mm×44.4mm；右图：CW 测得右室流出道流速为 334cm/s，压差 45mmHg

图 33-1-5　右室流出道肉瘤的超声表现

（二）赘生物

赘生物通常出现于心脏瓣膜或心内膜，多随心脏瓣膜活动，回声不均匀，大小不等，较大的赘生物难以与心脏肿瘤尤其是好发于瓣膜的乳头状瘤相鉴别。需要结合临床是否有较长时间的发热病史以及感染的实验室证据等予以鉴别。

（王建华）

第二节　继发性心脏肿瘤

继发性心脏肿瘤指人体其他器官和组织的恶性肿瘤的转移病灶。临床上远较原发性心脏肿瘤常见，检出率是原发性心脏肿瘤的 20～40 倍。几乎人体各组织和器官的恶性肿瘤（中枢神经系统恶性肿瘤除外）均可转移到心脏，但单纯转移到心脏的很罕见，往往是恶性肿瘤其他脏器转移灶的一部分。肺、气管、乳腺和纵隔等胸部的恶性肿瘤往往累及心包，淋巴瘤、白血病和多发骨髓瘤等常侵犯心肌，肿瘤累及心内膜和瓣膜者少见。恶性肿瘤转移到心脏的途径有：直接扩散、血行转移和淋巴转移。作为恶性肿瘤全身转移的一部分，继发性心脏肿瘤往往是恶性肿瘤晚期的表现，预后极差。

继发性心脏肿瘤的临床表现相当复杂，依据转移肿瘤所侵及部位而定。转移到心肌者，病人可无症状，若心肌有广泛的癌细胞转移，病人可出现各种心律失常和心功能减低。肿瘤转移至上、下腔静脉时患者可出现上、下腔静脉阻塞的表现。由于大多数继发性心脏肿瘤伴有恶性肿瘤的心包转移，因此，患者表现为心包积液、心脏压塞或缩窄性心包炎。（图 33-2-1）

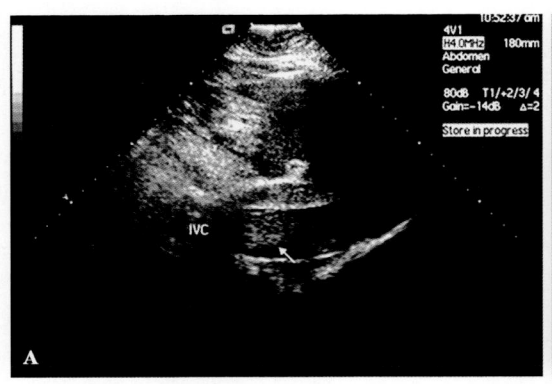
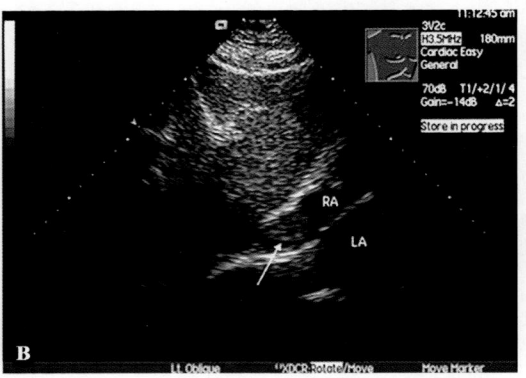

A. 下腔静脉内可见不均质较低回声；B. 下腔静脉内异常回声延伸至右房

图 33-2-1　下腔静脉平滑肌瘤右房转移的超声表现

超声表现：转移肿瘤侵犯右心多于左心。二维超声可明确肿瘤的部位、肿瘤对邻近结构的压迫情况、心包积液性质和积液量等，多普勒超声心动图能够较准确地评价上、下腔静脉、三尖瓣口、右室流出道或肺动脉口是否存在梗阻以及梗阻程度，为临床诊疗提供依据。

（王建华）

参考文献

[1] Braunwald E 主编．陈灏珠主译．心脏病学．第 5 版．北京：人民卫生出版社，1999：1328-1338.

[2] 刘延玲，熊鉴然．临床超声心动图学．第 2 版．科学出版社，2007：903-933.

第三十四章　大血管疾病的超声诊断

第一节　主动脉夹层

主动脉夹层（aortic dissection）是发生于主动脉壁中层的夹层血肿，这种剥离性血肿可沿主动脉壁及其分支延伸一定的距离。患者在临床上常有剧烈疼痛、休克和压迫症状。如病变侵犯主动脉大分支，则相应的脏器可发生缺血症状。如瘤体继续扩大，可向动脉壁外破裂引起大出血而危及生命。主动脉夹层属心血管危急病症，起病急、变化快、死亡率高，早期诊断和治疗对其预后非常重要。

一、病理解剖及血流动力学改变

主动脉壁由内膜、中层和外膜三层构成。中层含有弹力纤维组织和平滑肌，是主动脉壁的主要支持层。主动脉夹层的形成与中层变性有关。任何一种减弱主动脉壁，尤其是主动脉中层结构的病变均可引起管壁应力增高，诱发主动脉扩张与主动脉瘤形成，导致主动脉夹层或主动脉破裂。长期的高血压可增加主动脉壁的负荷，引起动脉壁平滑肌细胞肥大、变性与中层坏死，主动脉壁应力增加，导致中层弹力纤维断裂，是主动脉夹层最常见的致病因素。一些结缔组织的遗传性疾病，如 Marfan 综合征等常伴有主动脉中层弹力纤

维的减少、变性、断裂与坏死，故主动脉夹层发生率甚高，而且多于幼年或青年时发病。其他一些先天性心血管疾病如二瓣化主动脉瓣，主动脉缩窄等由于狭窄后的高速血流冲击动脉壁，导致主动脉扩张，中层变性，故也常有主动脉夹层的形成。值得注意的是，在 40 岁以下的女性中，本病多发生于妊娠晚期或产褥期，这可能与妊娠后期心输出量和血容量增加以及内分泌变化使得主动脉结构发生改变有关。一些炎症性疾病如巨细胞动脉炎、梅毒性大动脉炎等由于局部炎性浸润、平滑肌细胞与成纤维细胞坏死以及血管壁纤维化等病变，导致主动脉中层受损，动脉壁薄弱、扩张，最终亦可诱发主动脉夹层。导致主动脉夹层的病因还有主动脉创伤以及心导管手术、血管成形术以及心脏外科手术所导致的医源性动脉夹层。与主动脉夹层相关的其他危险因子还包括性别（男性）、吸烟、血脂异常、动脉粥样硬化、糖尿病、Turner 综合征以及药物滥用等。

关于主动脉夹层的形成机制，现有两种假说：其一被称为经典的主动脉夹层，表现为主动脉内膜撕裂后，主动脉腔内血液进入变性的主动脉中层，并向撕裂内膜的近端和远端传播，形成夹层血肿；另一种假说认为，囊性变中层的营养血管（vasa vasorum）先发生破裂出血，形成壁内血肿，然后壁内血肿不断向外扩张，造成主动脉壁内膜撕裂。夹层血肿沿主动脉壁扩展，形成主动脉夹层的假腔（false lumen），夹层血肿起源处的

内膜伴有撕裂，形成入口（entry），借此与主动脉夹层的真腔（true lumen），即主动脉腔相通。部分患者（约1/6）的夹层血肿可通过再入口（reentry）与主动脉腔相通。再入口发生于主动脉的远端，髂动脉为其最常见部位。虽然主动脉夹层可发生于主动脉的任一部位，但最常见的部位为主动脉瓣上5cm处和左锁骨下动脉起源处的胸降主动脉。根据内膜撕裂的部位和夹层血肿所波及的范围，可将主动脉夹层分为以下几类（图34-1-1）：

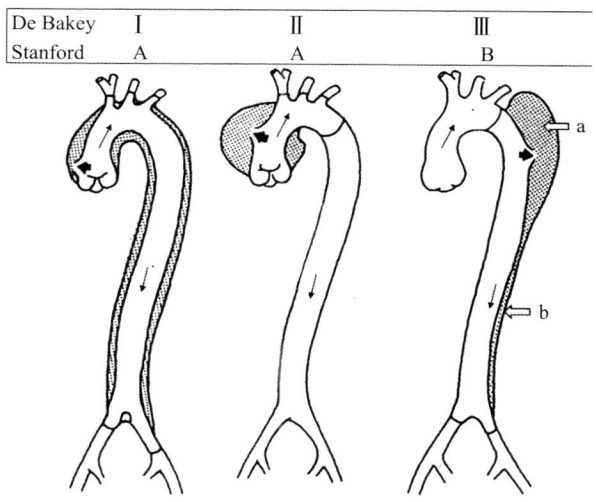

DeBakey分型：Ⅰ型：起源于升主动脉，其血肿波及至主动脉弓，并常波及至更远部位；Ⅱ型：起源于升主动脉，血肿局限于升主动脉；Ⅲ型：由主动脉的左锁骨下动脉起源处开始形成血肿，向下扩展至胸降主动脉（a）或腹主动脉（b）。
Stanford分型：A型：主动脉夹层累及升主动脉；B型：主动脉夹层仅累及降主动脉

图34-1-1 主动脉夹层DeBakey分型与Stanford分型

DeBakey Ⅰ型：起源于升主动脉，其血肿波及至主动脉弓，并常波及至更远部位。

DeBakey Ⅱ型：起源于升主动脉，其血肿只局限于升主动脉。

DeBakey Ⅲ型：由主动脉的左锁骨下动脉起源处开始形成血肿，向下扩展至胸降主动脉（DeBakey Ⅲ a）或腹主动脉（DeBakey Ⅲ b）。如血肿向上逆行扩展到主动脉弓和升主动脉，则称逆行性夹层（retrograde dissection）。

另一种分型方法为Stanford分型法。由于DeBakey Ⅰ型和DeBakey Ⅱ型均累及升主动脉，统称为Stanford A型。DeBakey Ⅲ型仅累及降主动脉，称为Stanford B型。

后来，Erbel等根据经食管超声心动图检查的结果，即夹层分离范围、真假腔间有无血流交通、是否前向性夹层分离或逆向性夹层分离，对De-Bakey分型，特别是DeBakey Ⅲ型进行了修改，提出了更为详细的分型方法。据称这样有利于患者预后的判断，治疗方案的选择和患者的随访。

Ⅰca型：累及升主动脉及降主动脉，前向性夹层分离，真假腔间具有血流交通（ca：communication）。

Ⅱ型：分为真假腔间有血流交通的Ⅱca型和无交通的Ⅱnc（nc：noncommunication）型。

Ⅲ型：可分为以下亚型

Ⅲnc型：真假腔间无血流交通。

Ⅲca型：真假腔间有血流交通，为前向性夹层分离。

Ⅲcr asc型：真假腔间有血流交通，位于降主动脉，且夹层分离逆行向上扩展至升主动脉（asc：ascending aorta）。

Ⅲcr desc型：真假腔间有血流交通，位于降主动脉远端，且夹层分离逆行向上扩展至降主动脉（desc：descending aorta）近端。

二、检查方法与注意事项

超声心动图具有快速、无创、安全以及便捷等优点，是目前主动脉夹层病变的首选检查方法之一。主动脉夹层可发生于主动脉的任何部位，对于不同部位的主动脉夹层，其检查方法也有差异。

（一）经胸壁探查

检查时，患者平卧，探头置于胸骨左缘和胸骨右缘观察主动脉根部及升主动脉近端病变，在有些患者可观察到位于心脏后方的胸降主动脉（图34-1-2）。探头置于胸骨上窝时，可观察升主动脉远端病变、主动脉弓和胸降主动脉近端的病变。

经胸壁探查虽可观察主动脉各部位，但除升主动脉近端外，其余部位由于肥胖、肺气肿的影响，加之主动脉夹层分离撕裂的内膜结构纤细，反射弱，则更难显示。故经胸壁超声探查对主动脉弓、胸段降主动脉等部位的结构和血流的观察在大多数患者很难清晰显示，从而影响诊断的准确性。

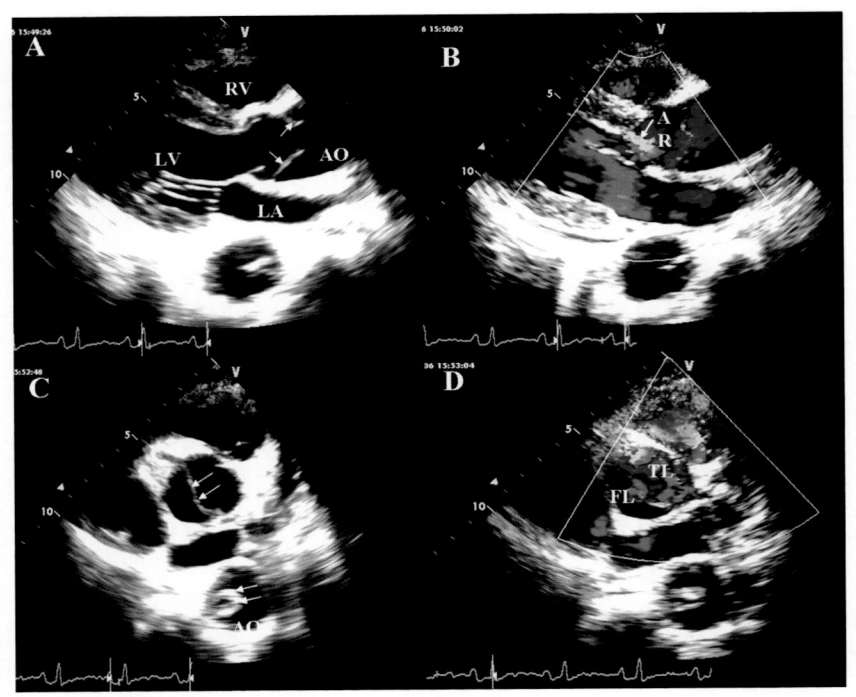

A. 为胸骨左缘探查，可见扩张的升主动脉内撕裂的血管内膜（箭头所指）；B. 为胸骨左缘探查，可见主动脉瓣反流；C. 心底短轴切面，可见升主动脉与位于心脏后方的胸降主动脉内撕裂的内膜反射（箭头所指）；D. 彩色多普勒显示真腔（TL）内可见收缩期血流信号

图 34-1-2　胸降主动脉夹层的经胸壁超声探查

（二）经食管探查

将食管探头插入离切牙约 25～32cm 处，探头检查平面向前，可显示主动脉根部水平的短轴切面和长轴切面。短轴切面上在显示主动脉瓣后将探头向外撤离约 1～2cm，可显示成圆形的主动脉根部短轴切面。继续向外撤离时，由于气管或支气管介于升主动脉和食管之间，故常不能清晰显示此部位的升主动脉，此为经食管超声探查的盲区。纵轴切面探头扫查时，可显示主动脉根部长轴切面。纵轴切面探头的应用减小了经食管探查时升主动脉的盲区。

将食管超声探头送至离切牙约 40cm 的部位，让探头尖端位于患者横膈部，此时降主动脉位于食管的后方，故探头方向应朝后。然后缓慢向外撤离探头。胸降主动脉在向上移行的过程中，逐渐移行于食管的左后方、左方、左前方，至主动脉弓时，已位于食管前方。故在向外撤离探头时，为了观察不同部位的胸降主动脉应不断顺时针方向旋转探头，横轴切面探查时可获得胸降主动脉短轴切面，纵轴切面探查时可获得胸降主动脉的长轴切面。

检查主动脉弓时易引起患者恶心感，故常在检查完胸降主动脉后最后检查。在插入深度 20～25cm 处，探头扫查方向朝前，即可显示主动脉弓。横轴切面扫查可获得主动脉弓的长轴切面，纵轴切面扫查可获得主动脉弓短轴切面图像。

对主动脉夹层患者进行多平面经食管超声检查时，要调整多平面经食管探头的角度方位控制钮，多切面（包括横轴切面和纵轴切面）交替观察，注意撕裂内膜的范围、入口及再入口的有无及部位、假腔内有无血栓形成和血流动力学状态、冠状动脉和主动脉弓分支血管有无受累及其程度、有无主动脉夹层并发症如主动脉瓣反流及心包积液等（图 34-1-3，图 34-1-4）。

（三）经剑突下与腹部探查

剑突下和腹部探查可显示腹主动脉，在对腹主动脉夹层进行扫查时，尤其注意观察其分支如肾动脉有无受累（图 34-1-5）。

应用超声检查观察和诊断主动脉夹层时应注意主动脉腔内膜改变，仔细寻找撕裂的内膜及部

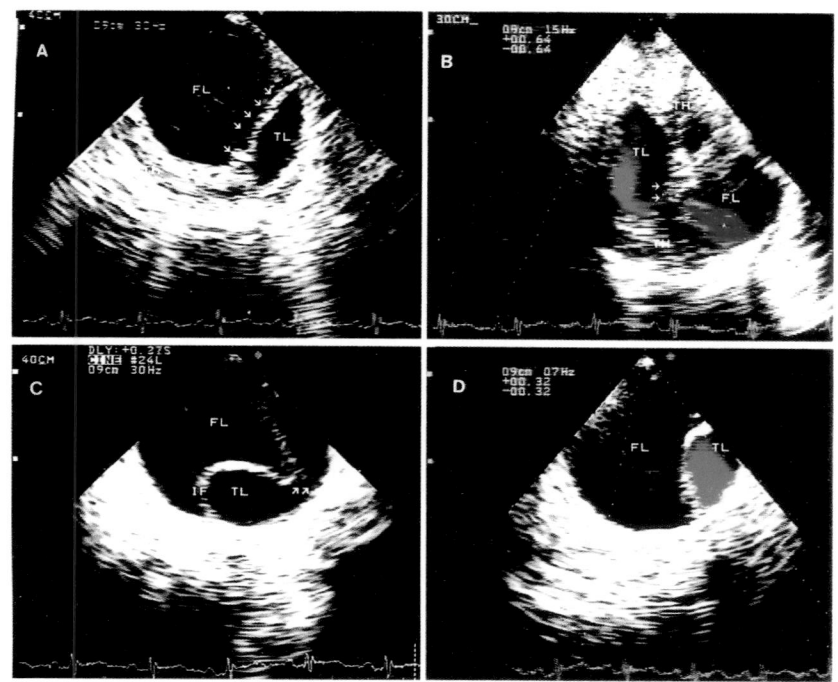

A. 撕裂的内膜（箭头所指）将增宽的胸降主动脉分为真腔（TL）和假腔（FL），真腔受挤压，假腔中可见附壁血栓（Th）；B. 探头离切牙 30cm 的主动脉弓与胸降主动脉移行部，撕裂的内膜上可见连续中断（箭头所指），为入口，彩色多普勒血流图上可见从真腔穿过入口流向假腔的蓝色血流信号，假腔中充满附壁血栓；C. 探头离切牙 40cm 的胸降主动脉处，撕裂的内膜上可见连续中断（箭头所指），为再入口；D. 示真腔中的血流信号颜色明亮，而假腔中的血流信号颜色暗淡

图 34-1-3　DeBakeyⅢ型主动脉夹层的经食管超声检查

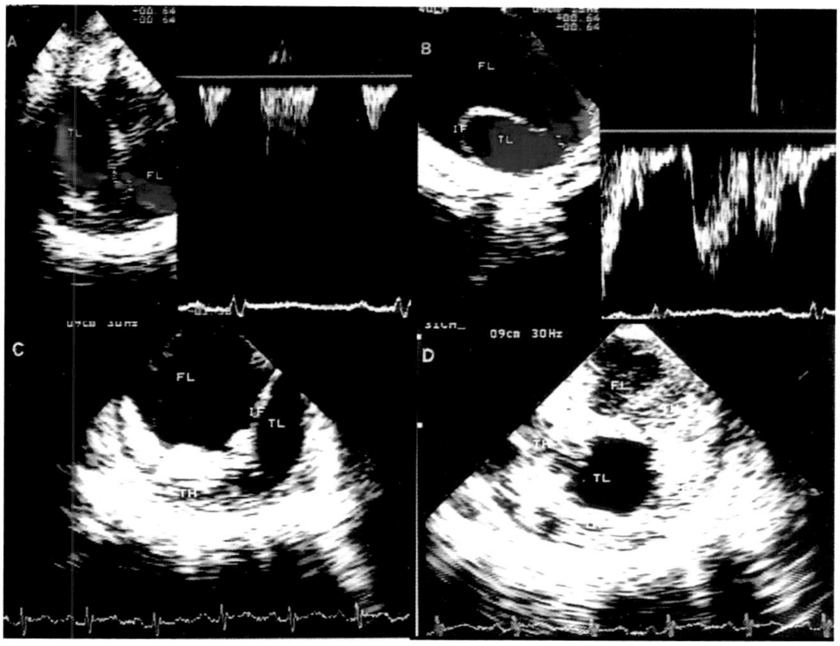

与图 34-1-3 为同一患者，超声显示：A. 将脉冲多普勒取样容积置于入口处，可记录到背向探头，即从真腔流向假腔的血流信号；B. 将脉冲多普勒取样容积置于再入口处，可记录到背向探头，即从假腔流向真腔的血流信号；C. 假腔中可见部分附壁血栓形成；D. 假腔中充满了附壁血栓

图 34-1-4　DeBakeyⅢ型主动脉夹层的经食管超声检查

位，腔内血栓形成情况，并用 M 型超声记录撕裂的内膜随心动周期的活动方向，然后用彩色多普勒和脉冲多普勒观察其真腔和假腔中的血流情况，寻找夹层血肿的入口及再入口。

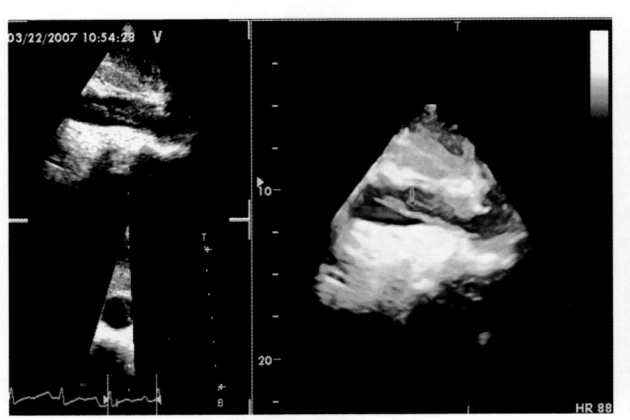

三维图像上可见腹主动脉扩张，其内可见撕裂的内膜反射（箭头所指）

图 34-1-5　DeBakey I 型主动脉夹层经腹部三维超声探查

三、超声心动图表现

（一）M 型超声心动图

M 型超声心动图主要与其他超声诊断技术相结合，用于观察撕裂内膜随心动周期的活动情况，并区分真腔与假腔。当 M 型取样线通过撕裂的内膜时，收缩期发生扩张的一侧即为真腔。

（二）二维超声心动图

主动脉腔内可见撕裂的主动脉壁内膜（intimal flap），呈带状回声，将增宽的主动脉腔分为真、假两腔（图 34-1-2）。假腔中可有附壁血栓形成。如能找到真、假腔相交通之处（即入口和再入口），可见此回声带有连续中断现象，断端呈飘带样运动。

（三）三维超声心动图

三维超声心动图上主动脉腔内撕裂的内膜呈飘动的片状回声（图 34-1-5，图 34-1-6），较二维超声中的线状回声更容易识别，有利于与伪像的鉴别。由于主动脉夹层撕裂的内膜位置多变，沿主动脉壁呈螺旋状分离，走行复杂，三维超声心

动图能够直观地显示夹层的空间解剖关系、内膜撕裂的形状和部位，而且还宜于观察二维超声难以显示的无名动脉、左颈总动脉以及左锁骨下动脉。

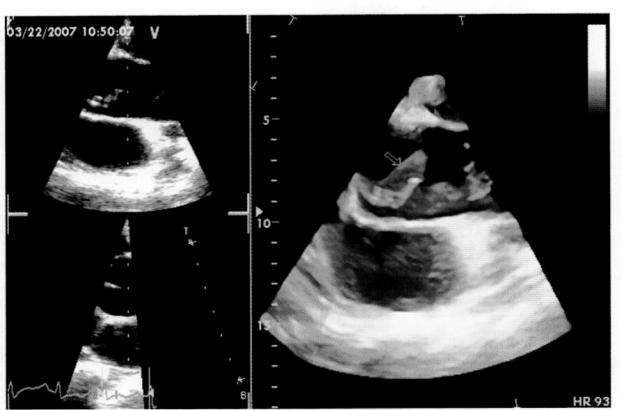

图 34-1-5 为同一患者，升主动脉及胸主动脉内撕裂的血管内膜呈飘动的片状回声（箭头）

图 34-1-6　DeBakey I 型主动脉夹层经胸三维超声探查

（四）经食道超声心动图

应用横轴切面探头扫查，可获得类似于 CT 样的主动脉横断切面二维图像，即升主动脉和胸降主动脉的短轴切面和主动脉弓的长轴切面；应用纵轴切面探头扫查，可获得类似于升主动脉造影样的主动脉纵断面二维图像，即升主动脉和胸降主动脉长轴切面和主动脉弓的短轴切面。与体表探查相比，经食管超声探查更能清晰地显示主动脉夹层撕裂的主动脉壁内膜，呈带状回声，随心动周期而改变位置。此带状回声反射一般较弱而纤细，如伴有钙化则增厚，反射增强。此回声带将增宽的主动脉分为真、假两腔。真腔常受假腔的挤压。假腔中血流淤滞，常可见云雾状影，有时可见附壁血栓（图 34-1-3）。

经食管超声探查对入口的检出率与其部位有关，由于充满气体的气管或支气管位于食管和升主动脉远端之间，干扰超声的传播，故经食管超声探查难以显示位于此部位的入口。

判断主动脉弓分支是否受累对治疗方法的选择有重大意义。单平面横轴切面探查常难判断主动脉弓分支是否受累。双平面纵轴切面探查的应用较好地解决了这一问题。据高本等报道纵轴切面探查可显示主动脉弓分支根部的长轴切面，所

检查的 16 例患者中 5 例受累，与手术结果一致。

（五）血管内超声

应用血管内超声能够获取从主动脉根部至髂动脉起始处整个主动脉横断切面的二维图像，正常主动脉壁显示为三层结构，主动脉夹层病变时，血管内超声显像可见血管腔中一搏动性的高回声结构并与真腔的高回声内层相连，此即撕裂的血管内膜。真腔外侧壁显示为高回声内层、低回声中层与高回声外层三层超声结构，假腔外侧壁仅显示为一高回声层，并与真腔的高回声外层相连，真假腔高回声外层夹角为锐角，假腔中可见血栓形成。

（六）超声多普勒

1. 彩色多普勒

（1）M 型彩色多普勒：M 型彩色多普勒血流图能观察真腔与假腔中血流随心动周期改变的情况。取样线通过真腔与假腔及其间撕裂的内膜，可见内膜反射回声两侧的血流颜色亮度不同，真腔中颜色鲜艳，假腔中颜色暗淡。将取样线通过入口处，可见血流方向随心动周期而变化，收缩期显示为由真腔流向假腔的颜色，而舒张期显示为由假腔流向真腔的颜色。将取样线置于再入口处，则可记录到血流方向与入口处相反的血流信号。

（2）二维彩色多普勒：二维彩色多普勒血流图上可见真腔与假腔中的血流情况。真腔中血流速度快，故颜色鲜艳，而假腔中血流缓慢，故颜色暗淡，两种颜色由撕裂的内膜相隔离。如假腔中有附壁血栓形成，则仅显示血栓反射，而无血流信号出现。

二维彩色多普勒血流图有助于判断入口与再入口的部位，有时二维图像上并未显示明显的连续中断，而彩色多普勒血流图上可见真腔与假腔间相交通的血流信号。入口处，血流收缩期由真腔流入假腔，舒张期则很少流动或由假腔流向真腔。再入口处，血流流动的情况则与入口处相反，收缩期由假腔流向真腔而舒张期由真腔流向假腔或很少流动。

DeBakey Ⅰ 型和 DeBakey Ⅱ 型主动脉夹层患者，由于累及主动脉根部，常引起主动脉瓣关闭不全，故在 70% 的患者彩色多普勒血流图上可见不同程度的主动脉瓣反流。约 10% 的 DeBakey Ⅲ 型患者也可见主动脉瓣反流。

2. 频谱多普勒 真腔与假腔中的血流情况不一样，真腔中血流速度与正常人基本相同，且为层流，故将脉冲多普勒取样容积置于真腔中时可记录到类似于正常人相应部位所记录到的多普勒频谱；假腔中血流缓慢，故将取样容积置于假腔中时可记录到低于真腔中的血流速度，有时延迟出现，有时根本记录不到血流信号。将取样容积置于入口处时，则可记录到收缩期由真腔流向假腔的多普勒频谱。将取样容积置于再入口处时，则可记录到由假腔流向真腔的多普勒频谱。

四、诊断要点与鉴别诊断

二维超声心动图上主动脉增宽，其内见撕裂的内膜反射，即可诊断为主动脉夹层。彩色多普勒及经食管超声探查等综合超声检查的应用能提高诊断的敏感性和特异性。应用超声心动图诊断主动脉夹层时应与以下情况和疾病相鉴别。

（一）升主动脉内的伪像

升主动脉扩张不合并主动脉夹层的患者，升主动脉腔内有时可见一横置的带状回声反射，此回声并非真正的撕裂内膜反射，系多重反射等伪像所引起。记录其 M 型曲线，其活动方向及幅度与主动脉后壁完全一致，位置较为固定；而撕裂的内膜反射活动方向及幅度与主动脉后壁无一定关系；彩色多普勒血流图上可见血流信号穿过此回声带，回声带两边的色彩一致。主动脉夹层患者，彩色血流信号不能穿过真正的撕裂内膜，其两侧的血流信号色泽不一样。

（二）主动脉弓邻近血管

在经胸骨上窝探查主动脉弓时，有时会将左头臂静脉与主动脉弓重叠的图像误认为扩张的升主动脉夹层。频谱多普勒探查发现较宽的一侧为搏动性血流，表明为主动脉；而较窄的一侧呈连续性静脉血流频谱，表明为左头臂静脉。

（三）主动脉瘤

如主动脉夹层假腔中充满血栓，并与撕裂的内膜融为一体时，其声像图与单纯主动脉瘤伴附壁血栓形成类似,应注意鉴别。撕裂的内膜常伴有钙化,此时常可发现钙化内膜位于血栓表面;而主动脉瘤伴血栓形成时,钙化的内膜位于血栓的基底部。

(四) 非典型主动脉夹层

非典型主动脉夹层包括两种主动脉病变,主动脉壁内血肿 (intramural hematoma) 和穿透性动脉粥样硬化溃疡 (penetrating atherosclerotic ulcer)。主动脉壁内血肿为位于主动脉中层偏外部的局限性血肿。尤其注意与假腔被血栓填塞的非交通性主动脉夹层相鉴别。其超声心动图主要表现为主动脉壁呈新月形或环行增厚,彩色多普勒显示增厚的主动脉壁内无血流信号。穿透性动脉粥样硬化溃疡多发生于胸主动脉。主动脉壁增厚,可见广泛的动脉粥样硬化斑块,并可见局限性壁内血肿;主动脉腔内无撕裂的内膜反射。

(五) 假性主动脉瘤

假性动脉瘤超声心动图检查时,表现为主动脉壁的连续中断,与主动脉夹层的入口类似,应注意鉴别。

1. 主动脉夹层的内膜沿主动脉长轴剥离,其回声纤细,并随着血管舒缩而相应活动;假性动脉瘤动脉壁破口局限,其残端短小,不随血管舒缩活动,无剥离内膜的带状回声反射。

2. 主动脉夹层假腔沿主动脉长轴走行,波及范围较广,腔径随血管舒缩而改变;假性动脉瘤范围局限。

3. 主动脉夹层假腔内血流借入口及再入口与真腔相通;假性动脉瘤腔内血流仅借破口与主动脉腔相通。在对主动脉夹层病变进行诊断与鉴别诊断的同时,还应注意诸如主动脉破裂、心包积液或心包填塞、主动脉瓣反流以及冠状动脉受累等各种并发症的检测。

五、临床价值与存在问题

(一) 诊断主动脉夹层

以往对主动脉夹层的诊断主要依赖于主动脉造影,但此法费时,且需注入造影剂,危险性大。超声心动图可在床边进行,简便、安全、快捷,经食管超声心动图、三维超声心动图等综合超声技术的应用,为诊断主动脉夹层提供了一较好的无创性方法。

超声心动图对主动脉夹层的诊断具有很高的敏感性。Erbel 等对 53 例临床上怀疑主动脉夹层患者进行了超声心动图(包括经胸壁和经食管)检查,将其检查结果与血管造影、CT、手术和尸检结果进行比较,发现超声心动图诊断主动脉夹层的敏感性和特异性分别为 97%、100%,而 CT 为 80% 和 100%,血管造影 78% 和 95%。Ballai 和 Nanda 等应用经食管超声心动图检查了 34 例主动脉夹层患者和 27 例非主动脉夹层动脉瘤患者,其诊断敏感性为 97%,特异性为 100%,而在行 CT 检查的 24 例患者中,其诊断正确率仅为 67%。Simon 等用经食管超声心动图检查了 32 例临床上疑为主动脉夹层的患者,发现 28 例为主动脉夹层,其结果与手术所见完全一致,诊断敏感性和特异性均为 100%。欧洲六医疗中心的 164 例患者检查结果显示,经食管超声诊断主动脉夹层的敏感性为 99%,特异性为 98%,CT 分别为 83% 和 100%,血管造影分别为 88% 和 94%。

(二) 区别真腔与假腔

超声心动图检查可从以下几个方面区别主动脉夹层的真腔与假腔:

1. 记录撕裂内膜的 M 型活动曲线,收缩期扩张者为真腔,另一腔则为假腔。

2. 二维超声图像上,通常撕裂内膜分隔主动脉管腔中较宽的一侧为假腔,较窄的一侧为真腔;短轴切面上,真腔形态相对较规则,常呈环行或椭圆形;另外,腔中可见云雾影或附壁血栓者为假腔,另一腔则为真腔。

3. 在彩色多普勒或脉冲多普勒图像上比较两腔中的血流速度,收缩期血流速度快者为真腔;而血流速度缓慢,血流信号延迟出现,或呈逆向血流信号或无血流信号者为假腔。值得注意的是,一旦在假腔中探及血流则表明真假腔之间存在血流交通,如果仅在夹层病变的远端检测到真假腔交通,则应该高度怀疑逆行性夹层。

4. 彩色多普勒或脉冲多普勒探查入口处与再入口处血流,入口处收缩期血流由真腔流入假腔,再入口处血流流动的情况则与入口处相反,收缩期由假腔流向真腔而舒张期由真腔流向假腔或很少流动。

Sasaki 用经食管超声检查了 39 例经手术或 X 线造影证实的主动脉夹层患者，结合彩色多普勒检查，全部病例均可确定真腔与假腔。

（三）识别入口和再入口

超声心动图，尤其是经食管超声探查可准确地对入口和再入口的部位进行定位。有时入口很小，单独用二维超声很难确定其部位，如应用彩色多普勒则可提高入口和再入口的检出率。高本等用经食管彩色多普勒血流图观察了 12 例主动脉夹层患者，其中 10 例发现有入口，2 例无入口，与主动脉造影结果一致。双平面和多平面经食管探头的应用有助于提高入口的检出率。Adachi 等检查的 57 例患者中，入口的检出率在 A 型患者为 83%，B 型患者为 90%，其中 2 例患者的入口仅在用双平面食管探头检查时长轴切面上显示。

（四）判断主动脉夹层病变范围及类型

将经食管探查与经胸壁探查及经腹部探查结合起来，主动脉每一部位均可观察到，为观察确定病变范围及分型提供了一无创性方法。Simon 等分析了 28 例经手术证实的主动脉夹层患者的超声心动图资料，其中 27 例均得到了正确的 DeBakey 分型结果（96%）Sasaki 等分析了 39 例经手术或 X 线造影证实的主动脉夹层患者的超声心动图资料，其中 26 例的超声心动图检查 DeBakey 分型结果正确（90%）。

（五）判断假腔中有无血栓形成

假腔中血栓的形成与主动脉夹层的病变类型有关。非交通型和交通型逆行性分离且局限于降主动脉的夹层分离（Ⅲ cr desc 型）的血栓发生率高于交通型前向性（Ⅲ ca）和交通型逆向性且扩展至主动脉弓及升主动脉的夹层分离（Ⅲ cr asc 型）的血栓发生率。据 Erbel 等报道，Ⅰ 型、Ⅱ 型、Ⅲ ca 型、Ⅲ cr asc 型、Ⅲ nc 型及 Ⅲ cr desc 型假腔中血栓形成率分别为 17%、21%、39%、27%、75% 和 78%。如急性期患者假腔中已有血栓形成，特别是随访时发现血栓形成的范围越来越大，则表明患者的预后较好。

血栓形成可分为四级：0 级为无血栓形成；1 级为局限性小血栓形成，对于假腔几乎没有影响；2 级为较大血栓，占据大部分假腔；3 级为血栓完全填满了假腔。

（六）辅助治疗

超声技术不仅能够快速、准确的发现主动脉夹层病变，在手术过程中亦能够起到指引、定位等作用。Koschyk 等比较了血管造影、经食管超声心动图以及血管内超声技术在 B 型主动脉夹层患者支架植入术中的作用，结果发现经食管超声心动图与血管内超声在夹层入口检测、支架植入后假腔内血流探查以及支架位置检测上均明显优于血管造影。

（七）判断预后

根据超声心动图检查的结果，可将传统的 DeBakey 分型分为更多的亚型，这样有助于判断预后及治疗方法的选择（参见本章病理解剖节）。真假腔间的血流交通（入口）位于降主动脉远端且夹层分离逆行分离向上扩展局限于降主动脉近端（Ⅲ cr desc 型）的患者，其预后好于夹层分离逆行扩展到主动脉弓及升主动脉（Ⅲ cr asc 型）和前向行夹层分离（Ⅲ ca 型）的患者。Ⅲ cr asc 型患者的预后较差。

如假腔中有血栓形成且无多普勒信号，撕裂的内膜无运动，二维超声图像及彩色多普勒血流图上均未探及入口，则可认为此种主动脉夹层分离为非交通性夹层分离，其发生率为 3%～12%。一般认为，非交通性主动脉夹层分离预后较好。

综合超声检查技术对主动脉夹层的诊断具有很高的敏感性及特异性，结合各种探查途径（经胸壁探查，经食管探查、经腹部探查以及血管内探查），能明确病变类型、估计病变范围及程度。目前认为超声心动图的检查诊断尤其是经食管超声心动图、血管内超声检查能够提供充分、可靠的诊断信息，并由此制相应的治疗方案。

（邓又斌）

第二节 主动脉缩窄

一、疾病特征

主动脉缩窄是主动脉的局限性狭窄或闭塞，在主动脉弓至肾动脉水平以上的降主动脉范围内均可出现缩窄，通常多发生在主动脉峡部即降主动脉起始部。降主动脉可有狭窄后扩张。

根据是否合并动脉导管未闭分为：1）单纯型：也称为导管后型（图34-2-1），此型约占90％，多见于成年人，缩窄位于发出动脉导管之后的主动脉峡部，大多数患者不合并PDA。2）复杂型：也称为导管前型（图34-2-2），较少见，约占10％，多见于婴儿，缩窄位于发出动脉导管之前的主动脉，病变部位的主动脉多发育不良，多合并PDA、VSD、大动脉转位等其他心血管畸形。

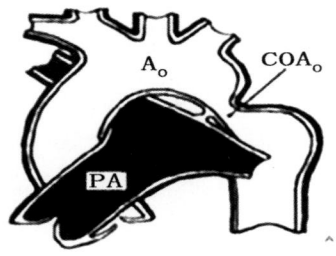

图 34-2-1 导管后型

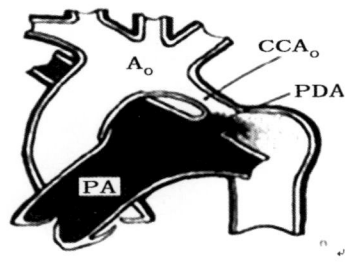

图 34-2-2 导管前型

二、病理生理

复杂型狭窄常较重，主动脉血液通过量减少。本型常合并动脉导管开放畸形，肺动脉内一部分静脉血液可经过开放的动脉导管注入降主动脉，

因此，患者下肢动脉血液含氧量低，出现差异性发绀，即上半身无发绀，下半身出现发绀。

单纯型狭窄程度一般较轻，一般动脉导管已闭锁。狭窄位于动脉导管闭合口的远侧，胸主动脉与腹主动脉压差较大。日久即表现为主动脉弓部的动脉分支（胸廓的动脉、乳房内动脉及其肋间支）均逐渐扩张并与降主动脉的分支（肋间动脉、腹壁深动脉等）之间发生侧支循环以保证下肢的血液供应的代偿适应现象。

三、临床表现

复杂型患儿可早期出现心力衰竭，多数有发绀，进食及呼吸困难，周围动脉灌注减少等表现。单纯型患者早期无明显症状，随后逐渐出现头痛、头晕、心前区疼痛等及下半身缺血症状。

四、超声心动图表现

胸骨旁切面显示左心室肥厚，室壁运动增强等继发性改变。胸骨上窝切面，可显示主动脉弓局限性狭窄，内径局限性变窄。彩色多普勒可显示狭窄处血流束变细及远侧多彩湍流，CW可显示收缩期的高速湍流频谱。若伴有PDA，则有相应的超声心动图表现。图像显示清晰者，彩色多普勒血流显像诊断主动脉缩窄准确率高。成年人胸骨上窝探查主动脉峡部不甚理想，降主动脉远端更显示不清晰，容易漏诊。

TEE可清晰显示狭窄部位，并可测量狭窄部位的内径和狭窄段的长度（图34-2-3，图33-2-4）。实时三维技术可清晰显示狭窄部位形态（图34-2-5）。

五、鉴别诊断

1. 主动脉瓣上狭窄

瓣上局限型环形狭窄最常见，主动脉窦上方内中膜层增厚，形成一纤维嵴性缩窄环，中央有狭小的开口，通常比较靠近主动脉瓣，局限性狭窄近端的主动脉窦多数扩张，狭窄远端主动脉一般无明显的狭窄后扩张。

2. 假性主动脉缩窄

主动脉峡部延长褶曲，管腔无明显狭窄，经

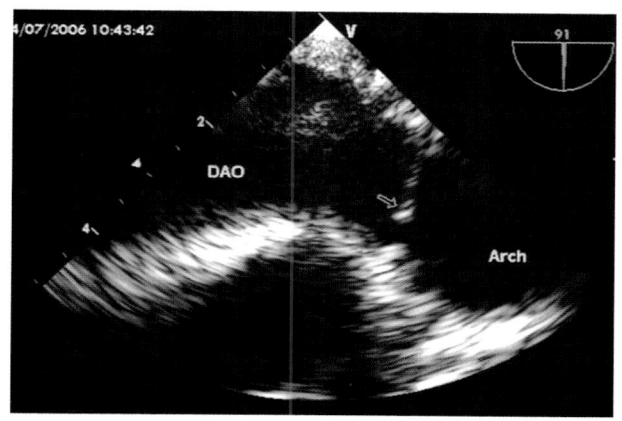

图 34-2-3　TEE 显示降主动脉管腔内的隔膜样回声，
并可测量狭窄部位的内径

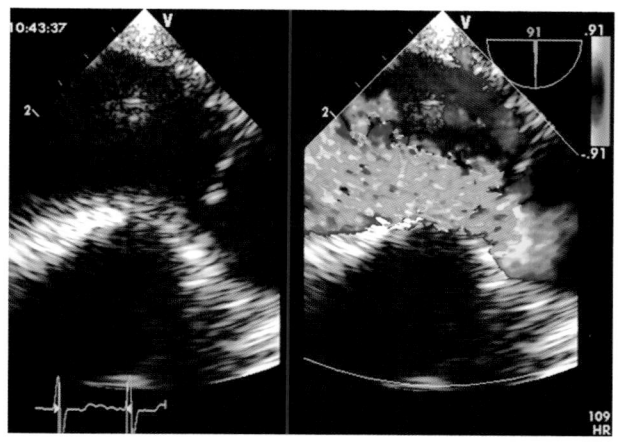

图 34-2-4　TEE 彩色多普勒显示狭窄处高速血流

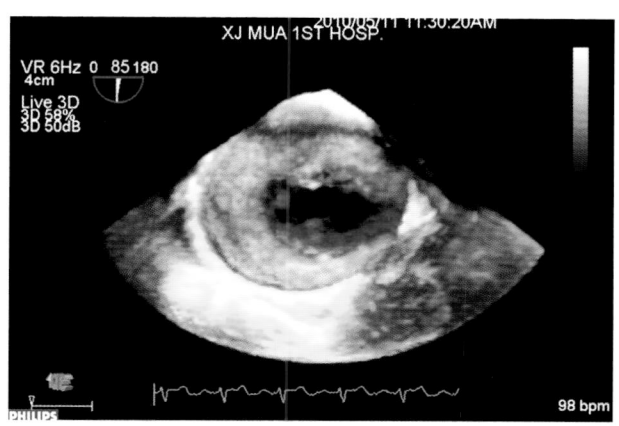

图 34-2-5　TEE 实时三维可清晰显示膜状狭窄

食道超声检查可见管腔截面积正常，腔内无高速血流。

3. 主动脉夹层

降主动脉夹层患者，如夹层的假腔较大，可

形成血栓，压迫真腔，造成降主动脉管腔狭窄。

4. 动脉导管未闭

单纯动脉导管未闭者，当导管径粗大，从主动脉到肺动脉的分流量较大时，降主动脉内血流骤然减少，可致使内径相对变窄，血流色彩产生微弱改变，但这类患者并无狭窄后扩张。

（穆玉明）

第三节　主动脉窦瘤破裂

一、疾病特征

主动脉窦瘤是指主动脉窦壁变薄，呈瘤样扩张。多由于主动脉窦壁先天性发育薄弱，缺乏正常的弹力组织和肌肉组织，在主动脉高压血流的冲击下，形成囊状，窦壁向外膨出，形成瘤样。在某种外因作用下导致窦瘤壁破裂，称为主动脉窦瘤破裂，又称乏氏窦瘤破裂。

窦瘤破裂最常累及右冠状动脉窦，其次为无冠状动脉窦，很少发生在左冠状动脉窦。右冠状动脉窦多破入右心室，右房次之。无冠状动脉窦多破入右房。

右冠状动脉窦破裂者多伴有室间隔缺损。

二、临床表现

主动脉窦瘤通常无症状，仅从超声上能发现，但破裂后出现程度不等的左向右分流，引起血流动力学改变。窦瘤破裂时，患者突然出现剧烈的胸部或上腹部疼痛，性质多呈撕裂样痛，疼痛可在数小时后减轻，随之出现急、慢性心力衰竭的症状。同时伴有呼吸困难、心慌、咳嗽等症状，部分患者可不出现疼痛症状（无痛性主动脉窦瘤破裂），胸骨左缘 3，4 肋间可闻及响亮的连续性机器样杂音，此杂音传导范围广泛。

三、病理生理

窦瘤破裂时，主动脉内的压力往往高于其所破入的心腔的压力，故将出现主动脉破入心腔方向的分流，分流量的大小取决于破口大小、破裂部位等，将直接影响血流动力学的改变。破入右室流出道致肺循环血量增加，左房、左室容量负荷加重。破入右房，右心容量负荷加重，可导致急性右心衰竭。

四、超声心动图表现

1. 二维及 M 型超声心动图

窦瘤破入不同心腔时，超声表现也各有差异。

（1）右冠窦破入右室流出道时，右冠窦明显扩大，向右室流出道膨出，呈囊袋状，囊袋通常较大，可以观察到窦瘤的破口（图 34-3-1）。主动脉内径增宽，主动脉前壁回声中断，全心腔扩大，以左心房、左心室为著，室间隔与左室后壁运动增强。

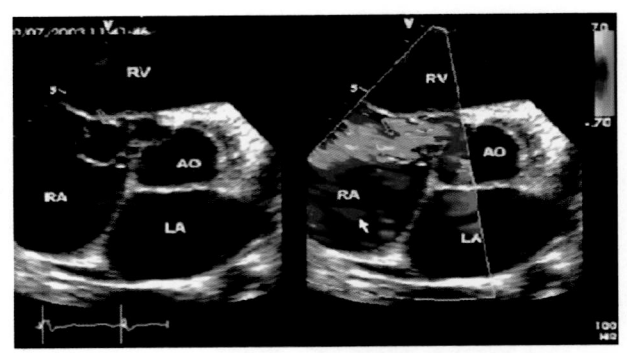

图 34-3-2　大血管短轴切面显示无冠窦破入右房，无冠窦明显扩大，向右房侧膨出，呈囊状，囊体位于三尖瓣隔瓣的下方，右房、室腔扩大，窦瘤破口处探及以舒张期为主的五彩镶嵌的血流

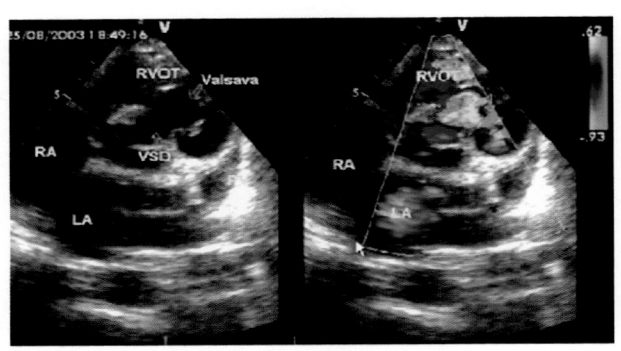

图 34-3-1　大血管短轴切面显示右冠窦破入右室流出道，右冠窦明显扩大，向右室流出道膨出，呈囊袋状，并见破口，主动脉内径增宽，主动脉前壁回声中断，彩色血流显示破口处分流血流

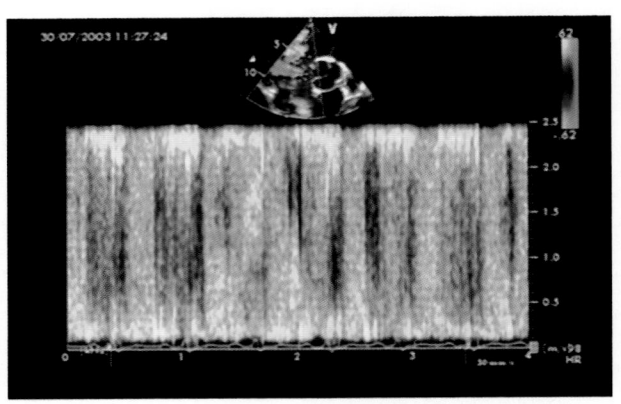

图 34-3-3　连续多普勒可探及窦瘤破口处的连续性双期左向右分流频谱

（2）无冠窦破入右心房时，无冠窦明显扩大，向右房侧膨出，呈乳头状或指状，囊体常位于三尖瓣隔瓣的下方，囊袋通常较小，右心房和右心室明显扩大（图 34-3-2）。

2. 多普勒超声心动图

CDFI 可检出窦瘤破口处红五彩镶嵌的连续性血流束，连续多普勒可探及位于零线以上的双期连续性高速血流频谱（图 34-3-3），伴有室间隔缺损者，于室间隔的右室侧可探及收缩期红五彩镶嵌的左向右分流束。

极少数左冠窦破入左心室者，窦瘤破口处探及以舒张期为主的蓝五彩镶嵌的血流束。

五、鉴别诊断

1. 动脉导管未闭

本病没有突发病史，胸骨左缘第二、三肋间有连续性机器样粗糙杂音，杂音常向两肺及同侧锁骨下区传导，超声心动图检查在降主动脉与左肺动脉区整个心动周期存在五彩镶嵌的异常血流束，自降主动脉分流入主肺动脉，必要时作右心导管检查或逆行主动脉造影术即可明确诊断。

2. 室间隔缺损并存主动脉瓣关闭不全

本病无突发病史，收缩期和舒张期来回性杂音部位在左侧第 2、3 肋间，超声心动图检查显示室间隔回声脱失、不连续，心室腔内存在左向右分流，主动脉瓣可显示瓣膜关闭不全征象。

3. 冠状动脉瘘

指左、右冠状动脉与心腔或冠状静脉存在异常交通，在心前区下方可听到连续性杂音，以舒张期为主。超声心动图检查可观察冠状动脉的异常走行，CDFI 可检出瘘入腔室的分流，或逆行主动脉造影见到冠状动脉呈扩大曲张，并可见到造影剂由冠状动脉流向心腔内。

（穆玉明）

第四节　马凡综合征

马凡综合征（Marfan's syndrome MFS）又名蜘蛛指（趾）综合征，1896 年，由法国儿科医生 Antoine-Bernard Marfan 首次报道，是一种先天性遗传性结缔组织疾病，为常染色体显性遗传，有家族史。发病率约为 1/5 000～1/10 000，约 25% 为散发病例，患者子女和同胞发病风险为 1/2，男女均可发病，无明显性别及地域差异。临床发病年龄较低，病变累及全身结缔组织，从而引发多个器官、系统的异常，包括骨骼、眼、心血管和神经系统等，病变发展迅速，临床表现个体差异很大，但总体预后险恶。患者平均寿命为 30～40 岁。在纠正手术出现以前，其心血管并发症特别是主动脉夹层与近端破裂是马凡综合征患者的主要死因。如该病的主动脉损害进展较快，出现症状后多数在两年内死亡。本病的骨骼异常主要靠 X 线诊断，主要表现为身材瘦高、四肢细长等。超声在本病中的应用主要是对心血管和眼部病变的诊断。因此本章节着重介绍马凡综合征心血管病变的超声诊断。

马凡综合征心血管病变的病理基础是先天性生物学和代谢方面的缺陷使基质中硫酸软骨素形成不良或过度破坏，结缔组织中胶原纤维分解加速。早期可致主动脉中层囊性坏死，晚期可致弹力纤维消失，疤痕形成，平滑肌过度增生。由于弹力纤维变性或缺如，主动脉中层变薄，主动脉壁强度降低，在主动脉高压血流的冲击下，主动脉根部扩张，主动脉壁变薄而形成主动脉瘤。主动脉中层强度降低，内膜发生断裂，血流流入管壁夹层形成动脉瘤。由于主动脉进行性扩张，导致主动脉瓣关闭不全，二尖瓣叶及瓣环黏液样变性致二尖瓣脱垂，出现二尖瓣关闭不全。晚期由于主动脉瓣关闭不全和二尖瓣关闭不全，导致左心室、左心房扩大。主要死因是主动脉瘤破裂、心包填塞、左心功能衰竭、冠状动脉供血不足及心肌梗死等。

超声心动图是马凡综合征患者心血管病变的首选的无创检查方法，能较早地发现马凡综合征心血管系统受累情况，并能评价其病变程度、监测病情发展情况，使临床医师能及时地把握手术时机，采取最有效的治疗手段。

马凡综合征心血管病变的主要超声表现为升主动脉显著扩张以及主动脉窦部不成比例地扩张（图 34-4-1）。早期可能仅表现为窦部轻微扩张及窦管交界处消失。窦管交界消失导致主动脉瓣闭合不良及继发性主动脉瓣反流（图 34-4-2，图 34-4-3）。经胸超声心动图足以监测主动脉近端内径及其变化。马凡综合征患者二尖瓣脱垂的发生率较高，因此可疑马凡综合征患者发现主动脉异常以后，应进一步明确心脏解剖结构是否正常，经胸超声心动图因其无创而作为可疑马凡综合征患者及其直系亲属的首选筛查方法，而经食管超声心动图仅用于进一步确诊。

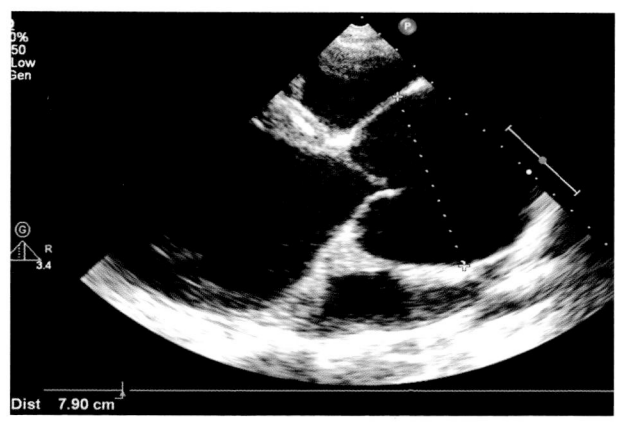

图 34-4-1　二维超声显示升主动脉及主动脉窦部显著扩张

马凡综合征患者主动脉中层退行性变所致的囊性坏死引起主动脉扩张，扩张可出现在主动脉任何部分，因此应视为整条主动脉的疾病，Brown 等提出超声心动图诊断主动脉扩张的标准为：①主动脉宽度>22mm/m² 体表面积；②实测主动脉内径>37mm；③左房/主动脉比率≤0.7。临床上，扩张最显著的区域多位于主动脉近端，也可局限于主动脉窦部（图 34-4-4）。尽管主动脉

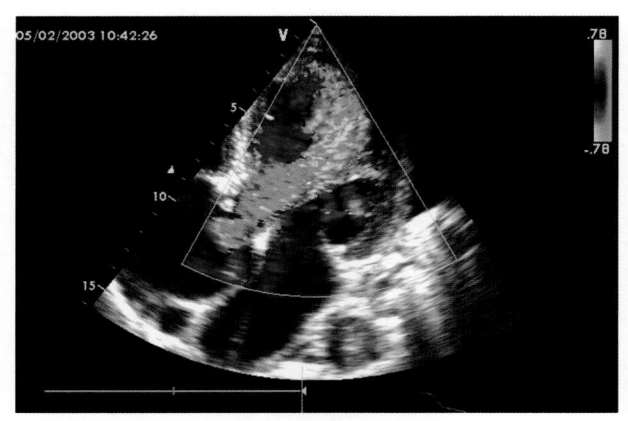

图 34-4-2 CDFI 显示继发性主动脉瓣关闭不全

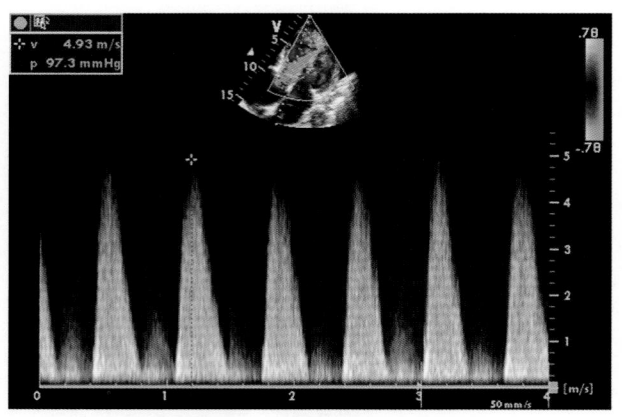

图 34-4-3 频谱多普勒显示主动脉瓣反流频谱

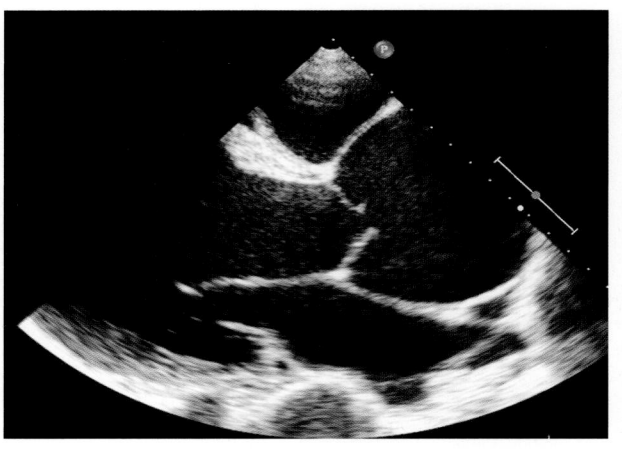

图 34-4-4 扩张最显著的区域多位于主动脉近端，也可局限于主动脉窦部

窦部为最常见的扩张部位，但其病理过程累及整条主动脉，因此马凡综合征患者主动脉任何部位均存在动脉瘤形成、夹层分离以及破裂的危险。大多数患者可通过经胸超声心动图进行初步筛选。主动脉近端应进行系统的评价，瓣环、窦部、窦管交界处以及升主动脉近端均应测量（图 34-4-5～图 34-4-7）。许多检查室采用对主动脉的单一部位进行测量的方法。正常主动脉的解剖已比较明确，其瓣环较小，主动脉窦水平逐渐扩张，窦部内径较瓣环内径宽 6mm/m²，窦管交界处较瓣环内径窄 2～3mm，其远段轻微变窄。窦管交界处未变窄即为窦管交界消失。由于主动脉瓣的真实嵌入部位为窦管交界水平，其消失或明显扩张可导致主动脉瓣闭合不良并继发主动脉瓣反流，此为马凡综合征患者主动脉瓣反流的最常见原因。

马凡综合征患者应随访检测和监护其主动脉直径的变化。大多数专家认为至少要对胸主动脉的全长进行评价。评价方法包括经食管超声心动

图、CT、MRI。如果不存在远端主动脉扩张可通过经胸超声心动图随访，需进行预防性主动脉手术的标准尚不统一，临床上多数专家认为，主动脉内径成人达 55mm、儿童或身材瘦小者达 50mm 或一年（或更短时间）内主动脉内径增加 10mm 者应实行择期手术。不少病例并发主动脉夹层，多为 DeBakey Ⅱ 型夹层（图 34-4-8，图 34-4-9）。由于马凡综合征累及主动脉的所有部分，预防性主动脉术后进行连续性检测至关重要。但接受升主动脉置换术的马凡综合征患者，由于经胸超声心动图不能显示其他疾病，其随访可采用经食管超声心动图、CT、MRI。

马凡综合征的心血管异常还包括二尖瓣黏液样变性并脱垂，超声表现为瓣叶弥漫性增厚、冗长，特征性地突出或脱垂超过二尖瓣环水平并呈典型的屈曲改变（图 34-4-10），可导致二尖瓣连枷样运动。M 型超声心动图表现为收缩期二尖瓣装置向后膨凸（图 34-4-11）。一般认为，在胸骨旁左室长轴切面和心尖两腔心切面检测二尖瓣瓣叶脱垂的特异性高于心尖四腔心切面，因二尖瓣环呈复杂的三维结构且二尖瓣叶包含多个扇面，因此显示二尖瓣脱垂的最佳切面取决于二尖瓣的哪个部分被导致脱垂的疾病所累及。黏液样变性时腱索自发性断裂并继发二尖瓣反流的发生率较高（图 34-4-12）。其超声表现同非马凡综合征患者。

主动脉瓣反流导致的左心室扩大可掩饰二尖瓣脱垂。二尖瓣脱垂并反流也可与主动脉瓣反流同时显示。若主动脉瓣反流为主要病变，左心室

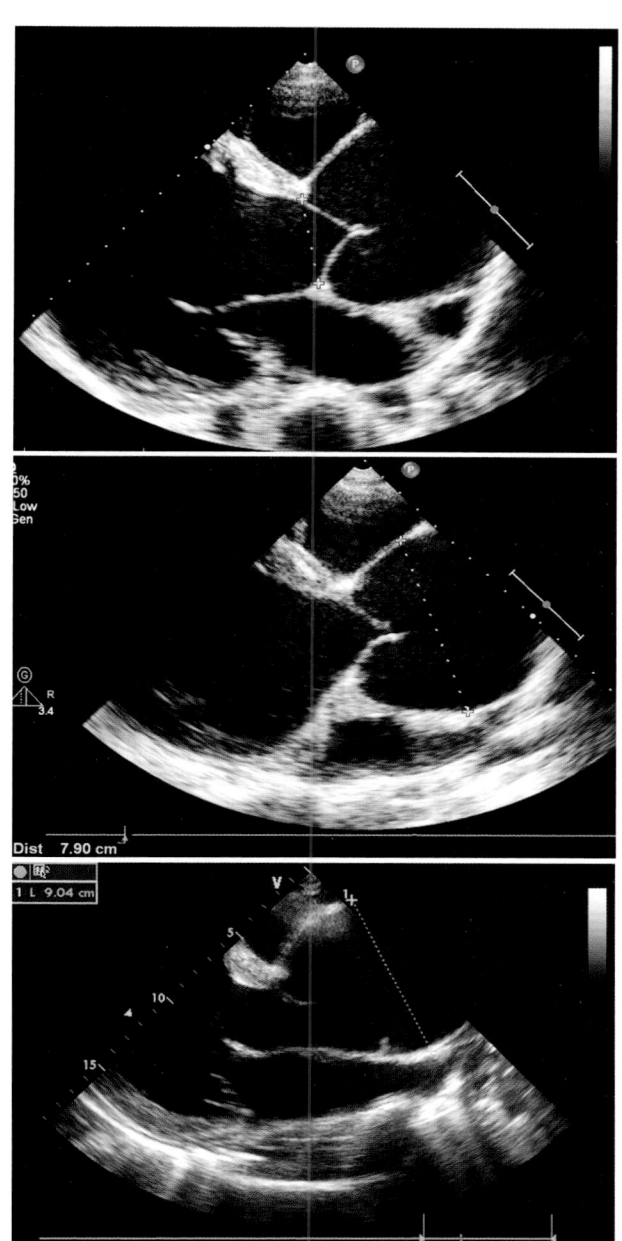

图 34-4-5～图 34-4-7　主动脉瓣环、窦部、窦管交界处以及升主动脉近端均应测量

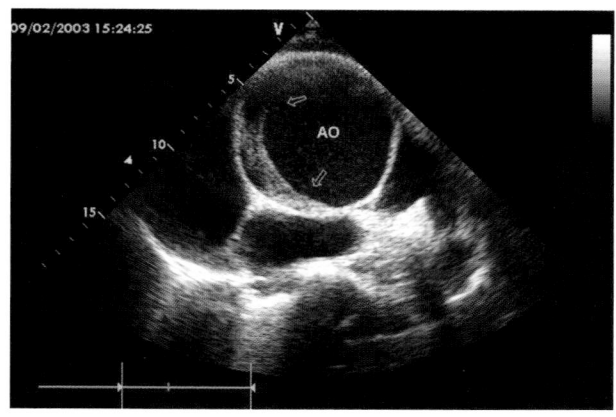

图 34-4-8　主动脉短轴切面显示并发主动脉夹层合并血栓形成

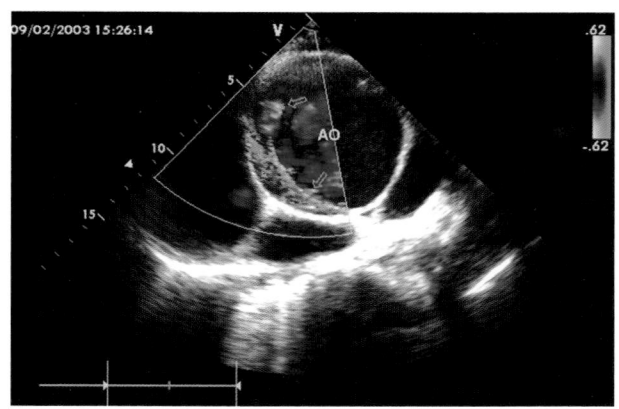

图 34-4-9　主动脉短轴切面 CDFI 显示夹层内血流信号

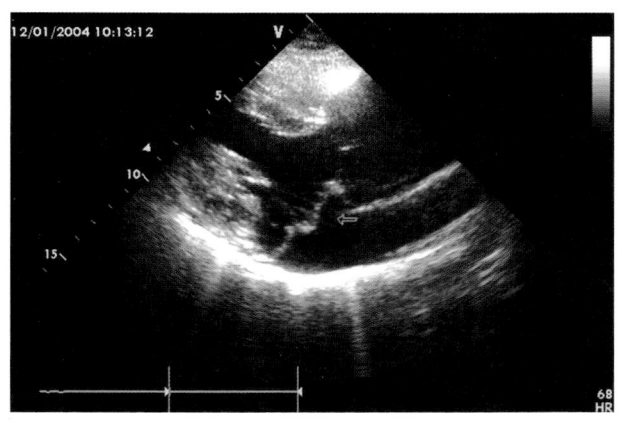

图 34-4-10　合并二尖瓣前叶脱垂

扩大可导致二尖瓣脱垂和反流的表现较轻，此类患者行主动脉瓣置换术后，左心室缩小，二尖瓣脱垂和反流的表现会加重。因此，行主动脉瓣置换的患者，如可疑二尖瓣黏液样变或病变复杂，在主动脉瓣置换术后应重复进行二尖瓣脱垂和反流的术中评价，如有必要应行二尖瓣与主动脉瓣联合置换手术。

　　自发性冠状动脉夹层为马凡综合征的另一并发症。囊性中层坏死也可累及冠状动脉的近端。

马凡综合征患者更易于出现继发于冠状动脉近段的自发性夹层的冠状动脉综合征，多发于妊娠期或产后。患者表现为急性胸痛及心肌梗死的心动图和酶学改变，超声表现为节段性室壁运动异常，如夹层累及左冠状动脉主干，患者可立即致命。

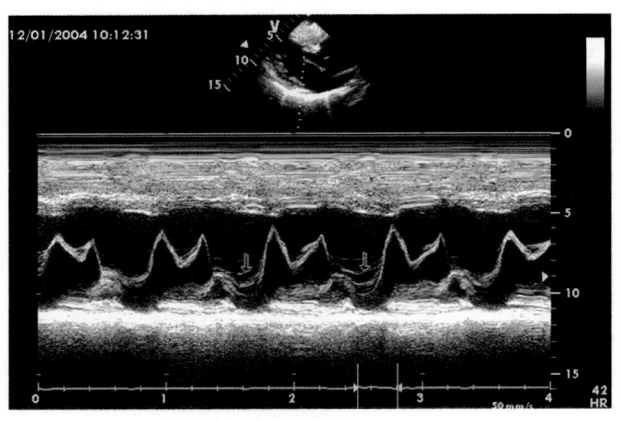

图 34-4-11　M 型超声显示二尖瓣收缩期呈吊床样改变

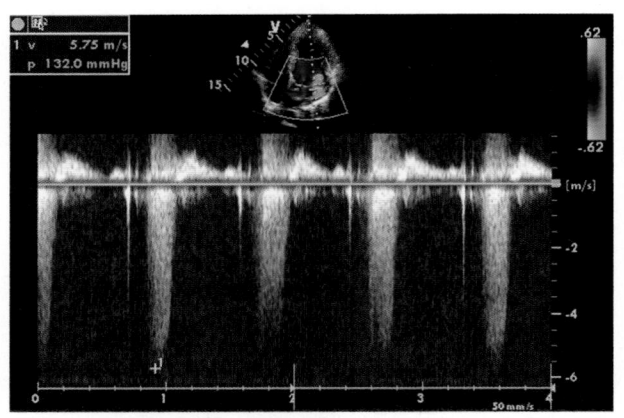

图 34-4-12　频谱多普勒显示二尖瓣脱垂合并关闭不全反流频谱

对无明显临床表现的马凡综合征患者的同胞及子女，需每年进行超声心动图检查监测其心血管系统的结构和功能变化，直至 20 岁。

眼部异常作为马凡综合征的三大主征之一，主要表现为晶状体移位，其中晶状体半脱位的发生率为 60.3%～100.0%。其眼部改变主要为中胚叶衍生组织上的退行性改变，发育异常的晶状体悬韧带和半脱位的晶状体常引起严重的屈光不正和视力障碍。眼部晶状体半脱位的超声检查图像特点：（1）晶状体位置异常；（2）玻璃体暗区

内扁圆形强回声，可随体位改变产生重力摆动；（3）当晶状体脱入玻璃体内，虹膜呈近似水平状强回声细光带，前房距离缩小，较松弛；当晶状体半脱位嵌顿于瞳孔时，所见晶状体一端前、侧缘与虹膜粘连处形成"波浪状"强回声光带；当晶状体脱入前房内，超声所见晶状体后缘压迫虹膜呈"倒弓样"强回声光带，前房距离增大。超声检查是确定晶状体脱位诊断有效的辅助检查手段，同时还可以确定完全性和部分性脱位性质。

临床诊断根据临床表现骨骼、眼、心血管改变三主征和家族史即可诊断。临床上分为两型：三主征俱全者称完全型；仅二项者称不完全型。

鉴别诊断

本病应与高胱氨酸尿症相鉴别，两者均属遗传性疾病，在临床上都可出现细长指（趾）和晶状体的脱位，但其遗传方式和晶状体移位的方向不同，前者属常染色体显性遗传，晶状体多向颞侧上方脱位；后者则属常染色体隐性遗传，晶状体多向鼻侧下方移位。同时，前者有多数并发心血管疾病，后者则常有智力低下、精神障碍、血栓形成和尿内出现类胱氨酸，根据以上各自表现不难鉴别。

对于伴有心脏大血管病变者，还应与风湿性心脏病、梅毒性心脏病、高血压性心脏病、动脉粥样硬化性心脏病等鉴别。其他相似疾病如家族性主动脉夹层、家族性二尖瓣脱垂、主动脉缩窄并扩张或夹层，先天性主动脉瓣瓣上、瓣下狭窄并主动脉扩张或夹层，多发性大动脉炎及特发性单纯升主动脉扩张或夹层等疾病均可表现出典型马凡综合征的一部分心血管体征。需通过骨骼和眼部方面的检查，再结合病史，便可明确诊断。

（袁建军　魏常华）

第三十五章　心脏功能的超声检测

超声心动图测定心脏功能是目前临床上最常用的无创性检查方法，对各种心血管疾病的诊断和治疗起了不可替代的作用，超声心动图检查可用于监测各种心血管疾病发生和发展过程中，心脏及大血管发生重构及心脏收缩和舒张功能的进行性改变，最终发生心脏功能衰竭的变化过程，其检测结果对临床患者的评估和治疗具有重要意义。随着超声检查技术的不断发展，人们可以更为全面地了解心脏及大血管功能状态。目前心脏超声因其简便、无创、价廉、重复性好，能移动并能在病人床旁进行检查等优点已得到临床医生的认可，成为临床上评价心脏功能的最常用的影像检查技术。

第一节　主要用于评价左心室整体收缩功能的超声技术

评价左心室收缩功能的主要超声心动图参数有左心室舒张末内径（LVDd）、左心室收缩末内径（LVDs）、左心室舒张末容积（EDV）、左心室收缩末容积（ESV）、左心室射血分数（LVEF）、左心室缩短分数（LVFS）。对于绝大多数患者左心室功能的动态观察和长期随访，LVEF是首选的超声指标。

1. 二维超声（2D）

二维超声心动图的独特之处在于可以较全面地显示心脏的形态结构（腔室大小、室壁厚度及其运动状态）。有经验的超声工作者往往可通过二维超声图像较准确地目测出心室的收缩功能状态。无论心室形态如何，所有患者均可应用双平面Simpson方法，目前临床上常取心尖4腔和心尖2腔面分别测量左室心腔舒张末和收缩末容积，获得较准确的左心室收缩功能指标（EDV、ESV、LVEF）。但因该方法较为费时，且要求必须清楚显示左室心内膜，常受患者图像质量的影响。且不同操作者之间的误差较大，对心内膜的识别需要一定的超声工作经验。此法适用于心肌梗死后存在节段性室壁运动障碍等左室重构的患者或M型超声难以得到满意图像者。

随着新的超声探头技术的发展，高清晰度的超声得以应用于临床，特别是谐波成像技术的应用，使左室成像清晰度进一步提高，临床上观察左室收缩运动更为准确，特别是左室壁运动异常的患者，通过不同的观察面如心尖四腔、二腔面可分别显示左室室间隔、侧壁、前壁和下壁的收缩活动及其对左室功能的影响（图35-1-1）。目前的超声心动图检查仪在输入左室心尖四腔面和心尖二腔面的收缩末和舒张末图心内膜描记图后即可自动计算出双平面的左室舒张末和收缩末容积，并计算出左室射血分数。应用此法测定的左室射血分数具有较高的临床价值，得到了临床医生的认可，因此，左室收缩末容积和左室射血分数是目前临床最为常用的评估左室收缩功能指标，常作为临床上诊断左室收缩功能不全和评估心功能不全治疗效果的有用指标。

2. M型超声

M型超声心动图是20世纪50年代发展起来的心脏超声技术，其空间分辨率虽不如二维超声心动图，但其具有很好的时间分辨率，能清晰观察心血管局部结构的运动轨迹方向，时间和速度，仍具有较高的优势。因此，在分析左室收缩功能时仍具有其独特的价值。

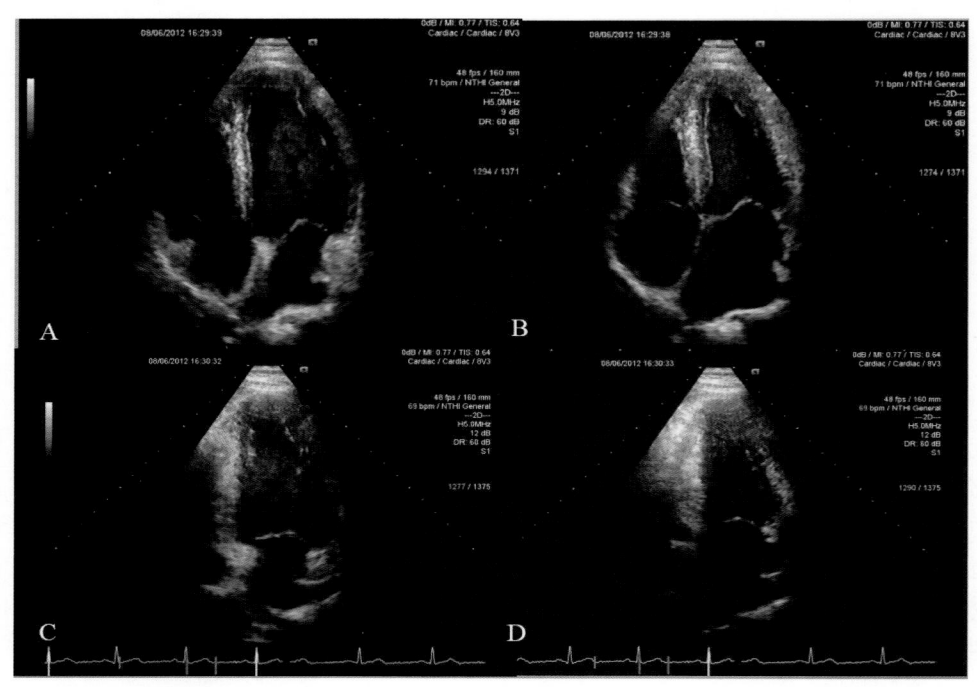

A. 心尖四腔心切面（舒张期）；B. 心尖四腔心切面（收缩期）；C. 心尖两腔心切面（舒张期）；
D. 心尖两腔心切面（收缩期）

图 35-1-1　Simpson 法测定患者的心功能

在胸骨旁长轴二维切面的导引下，取M型图像，可清晰显示LVDd、LVDs并经计算机自动处理计算出反映左心室收缩功能的EDV、ESV、LVEF、LVFS。该技术是目前超声评价左心室收缩功能的常用方法之一，简便、准确，但限于左心室形态结构变化较小的受检者。主要用于没有明显室壁运动异常的患者。

在具体操作时，应注意M型超声取样线必须与心腔长轴相垂直，为提高检查的重复性，应将取样线定位于二尖瓣瓣尖，在左室中轴线取得左室M超声图像，尽可能减少心腔内腱索的干扰，这样测量的数据重复性较好。（图 35-1-2）

3. 连续多普勒血流测定左室收缩功能

一项对824例门诊者进行回顾性分析，209例45～59岁组二尖瓣反流（MR）检出率为18.66%，60岁以上组292例，检出率为26.37%。由于MR患者部分血液在左房—左室间

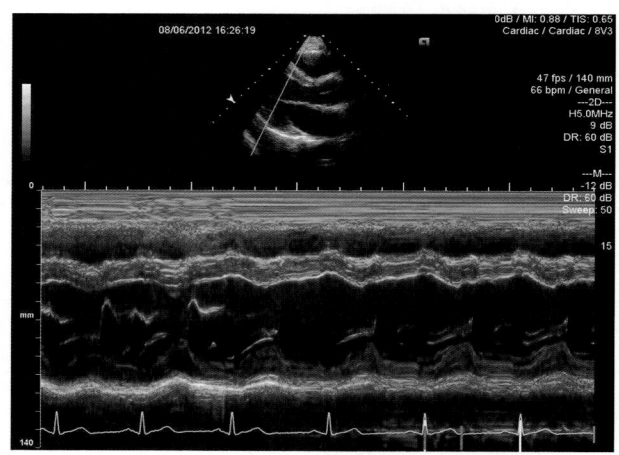

图 35-1-2　M型超声测定患者心功能，取样线置于二尖瓣瓣尖水平

无效循环，此时依据左室舒张末和收缩末容积计算出的EF不能准确反应早期的左室功能不全。

左室压力最大上升速率（dp/dtmax）可敏感地反映心肌收缩力的变化，是心导管技术评价左室收缩功能的常用指标。

取心尖四腔切面，在彩色多普勒血流的引导下，将 CW 取样容积置于左房侧反流最明显处，尽量使取样线平行于反流束，角度在 20°以内。应用 Sequoia 512 自带软件直接测量二尖瓣反流频谱的加速支中两点的速度及两点时间。不必拘泥于 1m/s 和 3m/s 两点，测量 3～5 次，取其均值。

左室压力最大上升速率（dp/dtmax）是一项等容收缩相指标，能较准确地反映心肌收缩性。连续波多普勒记录的二尖瓣反流速度频谱，具有与左室压力曲线相似的形态。以往研究提示的 1m/s 和 3m/s 两点，在心功能较差者 dt 明显延长，可长达 50ms 以上。本研究的 dt 应在 25ms 以内，应用 Sequoia 512 自带分析软件，可任意选取 dt 小于 25ms 的两点速度进行分析，提高测量的准确性，且操作方便。

关于 CW dp/dtmax 与 EF 的相关性，一组研究入选的 193 例 MR 患者经连续波多普勒超声心动图测量的 CWdp/dtmax 与 EF 呈线性相关，提示 CW dp/dtmax 可敏感地反映心肌收缩力的变化。应用 Simpson 法对 EF 的估测依赖于患者的 2D 影像，心内膜边界识别不清时明显影响 EF 的测量，而在心尖四腔切面多普勒方法相对较易获得。

关于 CW dp/dtmax 与心导管 dp/dtmax 相关性，一组 56 例进行心导管左室造影检查患者，CWdp/dt 与心导管 dp/dtmax、EF 相关性均较好，提示其可靠性。此组患者心导管 dp/dtmax 与 EF 相关系数为 0.75，提示 EF 尚不能全面地反映患者的左室收缩功能，CW dp/dtmax 较 EF 更为准确。

CW dp/dtmax 可反映早期左室收缩功能失常（LVSD），CW dp/dtmax 反映单位时间内压力的变化，研究显示：MR 患者即使 EF＞60%，其 CW dp/dtmax 小于 1300mmHg/s 即提示 LVSD，说明 CW dp/dtmax 比 EF 更准确反映早期 LVSD。本研究 118 例 EF＞50% 的患者，CW dp/dtmax＜1300mmHg/s 有 11 例，提示 CW dp/dtmax 可敏感地反映早期的 LVSD。

CW dp/dtmax 受左室前负荷的影响（＜10%），对心脏明显扩大的患者，左房压力升高超过 35mmHg 时可能会对估测有一定影响。

第二节　主要用于评价左心室舒张功能的超声技术

一、脉冲血流多普勒超声

目前临床上用多普勒超声检测左心室舒张功能的方法主要是观察二尖瓣和肺静脉血流。

1. 二尖瓣血流

从标准的二尖瓣舒张期血流频谱图（图 35-2-1）上，主要可以获得以下参数：左心室等容舒张时间（IVRT）、舒张早期血流速度峰值（E）、舒张晚期血流速度峰值（A）、E/A、舒张早期血流减速时间（DT）、舒张晚期血流持续时间（AT）等。①IVRT 是指从主动脉关闭到二尖瓣开始流入血流的时间，正常值 60～90ms。这一参数主要受左心室舒张速率和左房压的影响，反映心肌主动松弛性。左心室整体舒张功能减退时，这一指标最先出现异常，所以是检测心肌弛张性受损较灵敏的指标。心脏病患者 IVRT 延长（＞100ms），提示左心室弛张功能受损，左房压正常；IVRT 缩短（＜60ms）提示左心室顺应性减退，左房压升高；在左心室舒张功能正常和伪正常时，IVRT 数值在正常范围内，实际应用中 IVRT 对测量技术要求较高。②DT 一般与 IVRT 平行，正常值为 160～220ms。能准确预测左心室腔的僵硬度。在单纯弛张功能受损时，DT 延长＞220ms；左心室顺应性下降（包括左室舒张功能伪正常和限制性充盈），左房压增高时 DT 缩短＜160ms。在实际检测中，DT 的重复性很差，而且不同观察者之间变异性也很大，使其使用性降低。③AT 一般将 AT 与肺静脉血流频谱参数 PVa－dur 相结合评价左心室舒张功能。④E/A 在左心室舒张功能正常时，E 和 A 值一般小于 1m/s。E/A 有一与年龄相关的正常值，正常年轻人 E/A＞1，至 65 岁时 E 和 A 趋于相等，当 70 岁以后 E/A＜1。选择超声评价左心室舒张功能时，首先要观察的是 E/A，因为用脉冲多普勒获得 E/A 非常容易且通过它可迅速将左心室舒张功能分类，所以长期以来得到广泛的应用。该参数在窦性心律、PR 间期正常、无瓣膜功能障碍如二尖瓣反流和主动脉瓣反流（前后负荷无变异）时，评价左心室舒张功能相对准确，但在心动过速、PR 间期延长时，A 峰变大或 EA 融合，直接影响E/A 的分析；在 PR 缩短、年轻人、运动员舒张早期快速，甚至完全充盈，表现为与限制性充盈相同的表现；而且该方法不能鉴别左心室舒张功能正常和伪正常，技术上还存在明显不足。

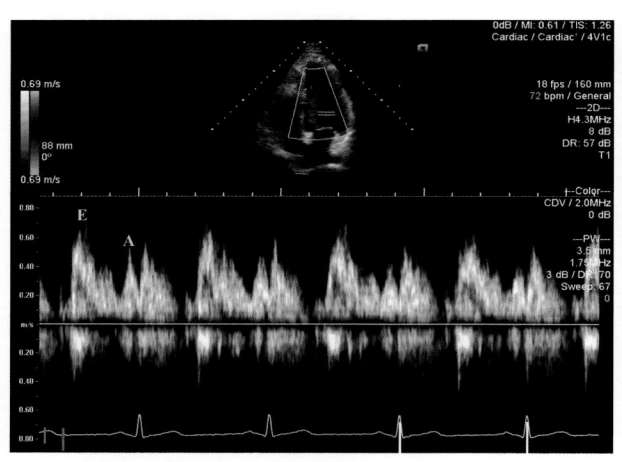

E. 舒张早期前向峰值血流速度；A. 舒张晚期二尖瓣前向峰值血流速度

图 35-2-1　标准二尖瓣舒张期血流频谱图

2. 肺静脉血流

肺静脉血流主要由 4 个部分组成，即 PVs1、PVs2、PVd、PVa。①PVs1 为心室收缩最早期肺静脉前向血流，由左房舒张引起。研究表明近70%的 PVs1 隐于 PVs2 中，不能显现。②PVs2为心室收缩后期肺静脉前向血流，反应左房压及其顺应性和左室收缩功能。③PVd 为左心室舒张早期肺静脉前向血流，与二尖瓣的 E 峰一致，反应心室的弛张功能。PVs1、PVs2、PVd 频谱均在基线以上。④PVa 为心房收缩引起的反流入肺静脉的血流，其频谱在基线以下，其流速和间期（PVa－dur）与左心室舒张末压、左房压、心率有关（图 35-2-2）。一般年轻人 PVs＜PVd，随年龄增长，由心房引起的左心室充盈增加，PVs 及PVa 逐渐增加，PVd 逐渐变小。左心室舒张功能轻度受损时，PVd 减小；左心室舒张功能继续减退，左房压升高后，PVd＞PVs，PVa 及其间期（PVa－dur）均增加（PVa＞35cm/s，PVa－dur大于 AT 时间）。结合二尖瓣 E/A 可鉴别左心室

舒张功能正常和伪正常。即 E/A＞1，AT＞PVa－dur 时左心室舒张功能正常；E/A＞1，AT＜PVa－dur 时左心室舒张功能伪正常。肺静脉血流图受年龄、心率、左房左室的压力阶差等因素的影响，只有提高对这项技术的认识，才能有效地用于临床。

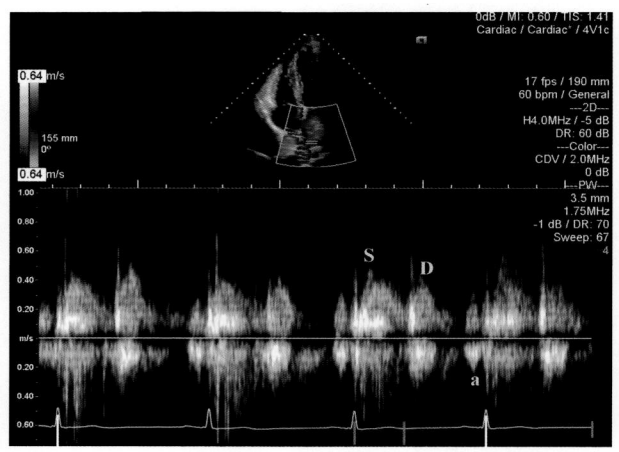

S. 收缩期肺静脉前向血流；D. 舒张期肺静脉前向血流；a. 舒张晚期肺静脉逆流

图 35-2-2　正常人肺静脉血流频谱

二、彩色 M 型多普勒　(CMD)

由于左心室的持续松弛，造成二尖瓣口到左心室心尖部的连续性压力阶差，在这种压力阶差的驱使下，血流从二尖瓣口不断向心尖部传播，形成左心室舒张早期血流传播速度（flow propagation velocity，FPV）。正常人 FPV＞55cm/s；心室舒张功能受损时，FPV＜45cm/s。在不同程度舒张功能受损时，左心室压力阶差减小，表现为 FVP 下降。舒张功能受损越重，FVP 越慢，无伪正常表现，故可用以鉴别二尖瓣血流频谱正常与假性正常。此外，充盈早期首次速度反转的斜率 Vp，及其衍生指标 E/Vp 也是评价患者舒张功能的常用指标（图35-2-3）。有学者认为，大多数 EF 值减低的患者，Vp 减低，若其他多普勒参数不能对舒张功能得出结论，E/Vp≥2.5 能较准确的提示 PCWP＞15mmHg，但需警惕的是，当患者 LV 容积及 EF值正常但充盈压异常时，会有假性正常的 Vp。由于 CMD 所用的测量方法及参数标准不统一，具体影响因素还不甚清楚，作为一种不成熟的技术，在

临床上没有得到广泛的应用，但它为临床评价左心室舒张功能展现了一个新的视角。

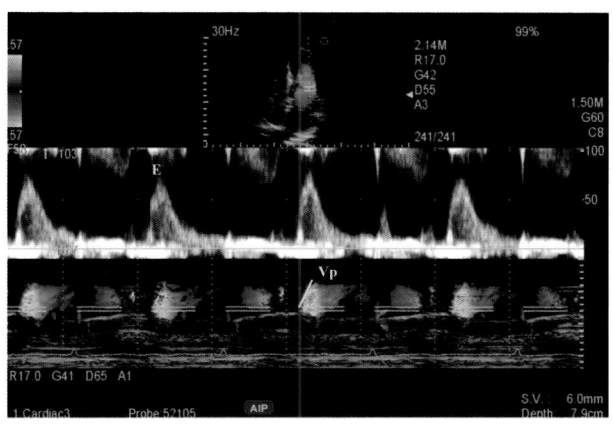

图 35-2-3 双 PW 法在彩色多普勒 M 型图像中测量 E/Vp。

综合以上几种方法可以有效地评估左心室舒张功能。左心室舒张功能正常：E/A＞1，AT＞PVa－dur，FPV＞55cm/s；左心室舒张功能轻度减退：E/A＜1，AT＞PVa－dur，FPV＜45cm/s；左心室舒张功能中度减退（假性正常）E/A＞1，AT＜PVa－dur，FPV＜45cm/s；左心室舒张功能重度减退 E/A＞2，AT＜PVa－dur，FPV＜45cm/s。

第三节 可同时评价左心室收缩及舒张功能的超声技术

1. 组织多普勒成像（TDI）

TDI 是随着评价心肌运动技术的发展而产生的一门成像技术，它的成像原理是将高频、低能的血流信号滤掉，保留反映低频、高能的室壁运动信号，能准确显示特定部位的室壁运动情况。通常取心尖四腔及二腔心切面记录二尖瓣环水平室间隔、侧壁、前壁、下壁沿长轴方向的运动频谱，得到相应的参数 Sa、Ea、Aa（图 35-3-1）。Sa 是反映心肌收缩运动的指标，室壁运动受损时，Sa 值降低。Ea、Aa 可较准确地评价局部心肌的舒张功能，青少年，一般 Ea＞10cm/s，成年人，一般 Ea＞8cm/s。舒张功能正常时 Ea/Aa＞1，舒张功能减退时 Ea/Aa＜1，无伪正常表现。Ea/Aa＜1，鉴别左心室舒张功能正常与假性正常的敏感性为 88%，特异性为 61%。de Boeck 等认为 E/Ea 之比估测心室整体弛张性，比单独应用 Ea/Aa 或二尖瓣血流频谱 E/A 评价舒张功能更准

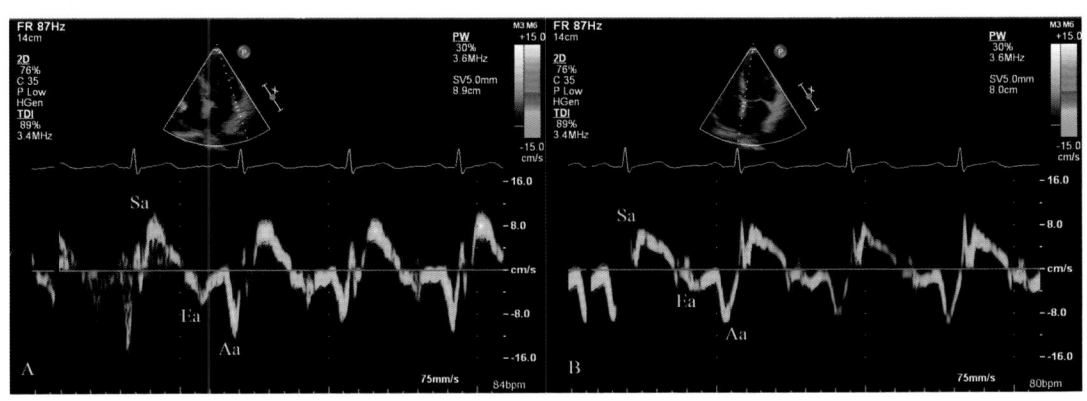

A. 左心室侧壁心肌组织运动速度；B. 室间隔心肌组织运动速度。Sa. 收缩期组织运动速度；Ea. 舒张早期组织运动速度；Aa. 舒张晚期组织运动速度

图 35-3-1 组织多普勒成像

确。DTI 开创了从局部检测左心室收缩舒张功能的新手段。尤其在左心室整体收缩、舒张功能尚未出现异常时便可检测出局部功能的减退，故比 LVEF、LVFS、E/A 等指标更敏感。该技术相对不受心脏负荷状态、心率的影响，但由于尚存在角度依赖性，使其临床使用受到限制。

2. 定量组织速度成像（quantitative tissue velocity imaging，QTVI）技术

QTVI 是发展于组织多普勒显像基础上的一种超声心动图技术，可直接从心肌组织中提取多普勒频移信号，通过定量分析心肌运动速度来评价心肌舒缩功能。该技术具有较高的时间和空间

分辨力，快速地测定心肌运动速度 Sm、Em、Am，得到各个节段不同时相的速度曲线，很直观地反映心肌的运动状态。郑霄云等将定量组织速度成像技术应用于左心室收缩功能的评价，结果显示，高血压不同左室构型各组左室二尖瓣环 6 个位点处平均峰值收缩速度 Sm 明显低于正常对照组，差别具有统计学意义。在评价左心室舒张功能时，Em、Am 比 E/A 能够更敏感地反映心室舒张功能的变化。多项研究表明在常规方法测量左心室整体舒缩功能尚正常时，QTVI 技术就已经能够检测出心肌舒缩能力的早期变化。总之，QTVI 可实时、动态显示心肌运动速度，为定量分析心肌运动和功能提供了新的可靠手段。但由于该技术以组织多普勒显像技术为基础，故存在角度依赖性等局限，使其在临床上的广泛应用受到限制。

3. 声学定量技术（AQ）

该技术利用超声背向散射原理，根据心肌组织与血流的背向散射特性的不同而自动识别和跟踪心内膜—血液边界，可实时显示心腔面积—时间曲线、容积—时间曲线，客观地评价心脏收缩和舒张功能。研究表明，AQ 技术测量的心功能指标与造影、核素显像和心导管等方法测量的结果均相关良好。临床常以 AQ 技术测定峰值心室充盈率（PRFR）与峰值心房充盈率比值（PAFR），以其比值<1 作为诊断左心室松弛功能异常的标准。用 AQ 技术评价左心室舒缩功能操作简单、重复性好，克服了传统手动描绘的主观性和不能测量心脏面积及容积在时间上的变化率等缺点。但 AQ 技术对增益依赖较大，且受声窗质量、呼吸、声束发射方向等影响，限制了在临床上的广泛使用。

4. 彩色室壁运动技术（CK）

CK 技术是 AQ 技术的延伸，能自动识别和实时跟踪组织—血液界面，并按时间顺序进行彩色编码，将所有彩阶叠加在收缩或舒张末期图像中，完整地显示一个心动周期中心肌运动的空间—时间过程。同一色彩表示某一时相心内膜的位移，色彩宽度代表该时相心内膜的运动幅度。应用定量彩色室壁运动技术（ICK）软件分析室壁运动，可细致描绘局部心内膜运动的强弱和时相，客观评价左心室局部功能。舒张期 CK 色带变窄，提示心肌舒张速率减低、顺应性下降；色带最外层

黄色增宽，提示舒张晚期心房收缩代偿性增强，致左心室被动充盈速率增加，是心肌顺应性降低的标志。CK 量化指标为舒张期前 1/3 时相的局部心内膜位移面积百分比（1/3 RFAC），当心肌舒张功能降低时，1/3 RFAC 较正常减低，并可用于鉴别"假性正常"。

5. 应用斑点追踪技术（speckle—tracking imaging，STI）及速度向量技术（velocity vector imaging，VVI）测量左心室扭转与解旋运动及心肌应变与应变率，评价左心室收缩舒张功能。以往临床上常用的测量心功能方法多是基于从单纯的左室长轴和短轴的运动进行评价。近年来对心功能的研究已转向从力学角度分析心室空间变形的能力。心脏有内外两层螺旋形肌束，由于这种呈螺旋状排列的心肌纤维缩短，直接导致心室的旋转和扭转：从心尖向心底观察，收缩期左室基底部呈顺时针方向旋转，心尖部呈逆时针方向旋转，使左室产生扭转变形；而舒张期则表现为与上述相反的解旋转运动，左室的解旋主要发生在等容舒张期，其迅速的弹性回缩释放了扭转时储存的弹性势能，使舒张期心室内的压力梯度和心房心室间的压力梯度增加，造成抽吸作用，从而引起左室早期充盈。大量研究已证实心脏扭转与解旋运动为更准确地定量评价左心室收缩和舒张功能开拓了新的空间。应变和应变率是准确反映心肌形变的参数，不受心脏整体运动和相邻节段牵拉影响，能真实地反映局部心肌舒缩运动。应变反映的是形变发生的程度，应变率反映的是形变发生的速度。正向应变表示心肌纤维的伸长或增厚；负向应变表示心肌纤维的缩短或变薄。

目前，临床上常用来测量左室扭转的"金标准"是组织标记磁共振成像（tagging MR imaging），但是由于该技术获取图像时间长（8～10分钟）、帧频低（<24 帧/s）及标记物易衰减等原因，其临床应用受到限制。VVI 技术和 STI 技术的出现为临床评价左室扭转开辟了新的视角。

VVI 技术应用像素的空间相干及追踪技术（pixel tracking），采用实时心肌运动跟踪运算法，跟踪每帧图像上的像素点，在二维高帧频灰阶图像上得到心肌运动速度和方向的综合向量曲线，以线长度显示速度梯度，用箭头显示速度向量。该技术无声束角度依赖性，能够定量分析心肌组织在多个平面的结构力学变化，真实反映局部心

室的运动，并观察各个部位心肌对射血分数的贡献度，有效地评价心脏的扭转、解旋、应变及应变率（图35-3-2）。Jurcut等用VVI技术对32例经磁共振和冠脉造影证实的急性心梗患者和20例健康志愿者的心肌收缩功能进行对比研究，结果发现梗死节段的长轴收缩期峰值应变及应变率明显降低，表明收缩期峰值应变及应变率对评价节段性收缩功能不全，对心梗的定位和透壁程度的

判断都是一个有价值的指标。国外Vannan M等曾应用VVI技术研究射血分数正常的高血压左室肥厚患者的心尖部解旋转运动与左室充盈之间的关系，其得出的结果为：解旋转速度的减低是高血压心肌肥厚患者早期心肌舒张功能异常的一个敏感指标，心尖部的解旋转运动对心肌舒张功能异常的分级具有一定辅助判定作用。

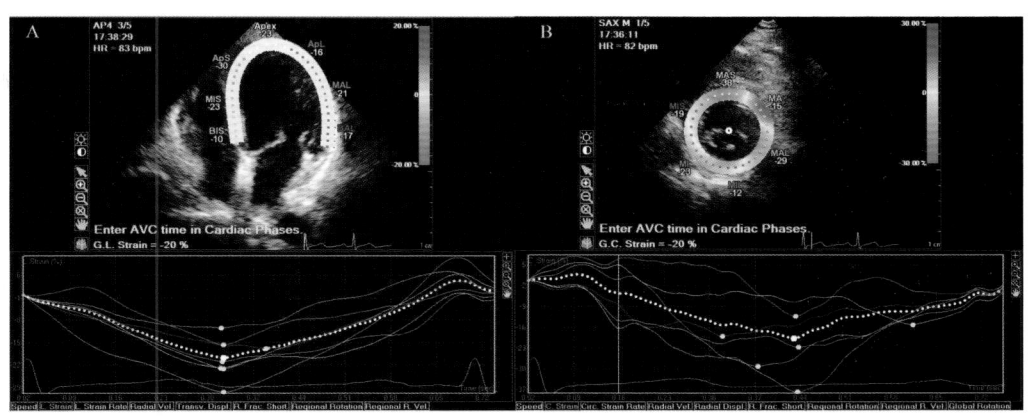

A. 长轴（径向）应变率；B. 环形应变率

图35-3-2　应变（率）的测定

STI技术通过区块匹配法和自相关搜索法在连续帧中追踪每个斑点标记并计算出运动轨迹，定量显示心肌运动速度、位移和旋转角度，从而反映心肌组织实时运动和变形。Notomi Y等应用STI选取心底短轴和心尖短轴测量了包括冠心病、主动脉病变、心肌病等在内的15例患者左室扭转运动，并与MRI对比，发现STI测量的左室扭转与MRI有高度的相关性好。该技术无角度依赖性，不受声束方向和组织运动夹角的影响，可较准确测量心室扭转角度。是一项可以快速、无创性评价左室扭转和解旋转的临床新技术。现已有报道应用4D－STI技术对心室扭转进行研究，其优点是可以在同一时相测量多个平面的心脏旋转，因而为心脏扭转的研究提供了一种更好的方法。

VVI技术和STI技术均对图像清晰度要求较高，帧频低，瞬时信息有可能缺失，而且尚缺乏统一的参考标准，有待于进一步研究。虽然这两项技术还存在不完善之处，但因其能全面、真实地评价心脏运动、无角度依赖等优点，将为心血管疾病诊断与治疗开辟新的途径，具有广阔的发展前景。同时VVI技术和STI技术在三维超声上

的应用，将为临床评价心脏扭转和解旋提供更准确的信息。

6. 实时三维超声心动图

超声心动图测定左室收缩功能是目前临床上最常用，最方便的测定左室功能的无创性检查方法，左室射血分数已成为临床医生评估各类患者心脏功能的重要指标。但由于超声检查技术的局限性，其结果通常受到患者的声窗大小，心脏形态改变和检查者的操作技术的影响，其结果有时重复性较差，尤其是有心肌梗死室壁瘤形成的患者，M型超声检查不能反映梗死部位的心室径和左室收缩运动的改变，即使是双平面二维改良Simpson's法测定左室射血分数具有较好的重复性，其结果较为可靠，但耗时太多，在繁杂的临床常规工作中难以实现。

应用实时三维心脏超声全面、快速准确地测定左室功能，一直是心脏超声工作者的梦想，既往的重建和实时三维往往需要多个心动周期图像进行重建及多项处理才能得到结果，在临床上推广应用受到限制。新近Siemens公司推出的Siemens Acuson SC 2000型超声心动图检查仪对这

一技术有一突破性进展，可以仅用在一个心动周期的超声图像即可能自动算出心室射血分数（图35-3-3A）。有研究应用这一新的技术，测定正常人和心脏病患者的左室射血分数，并与常规双平面二维改良 Simpson's 法测定左室射血分数，进行对照研究。以期证明实时一个心动三维超声能准确，快速测定左室射血分数。

采用 Siemens Acuson SC 2000 超声心动图仪，4Z1c 容积探头，检频率为 H2.8 或 2.8MHz，

适当调整深度和检查范围，以得到容量频率（VPS）20～70 容积/秒，获得满意的三维图像。

选择一个心动周期储存动态三维图像。在机或脱机工作站进科 LV 分析模式，进行分析，在选取三维图像后，仪器自动同步显示 4 个二维参考面（左室短轴和 4 腔，3 腔和 2 腔长轴图）以供进行适当的修正，在完成修正后，仪器便可以给出一系列有关左室收缩功能的指标，如 LVEDV、LVESV 和 LVEF 等常用数据。（图 35-3-3B）

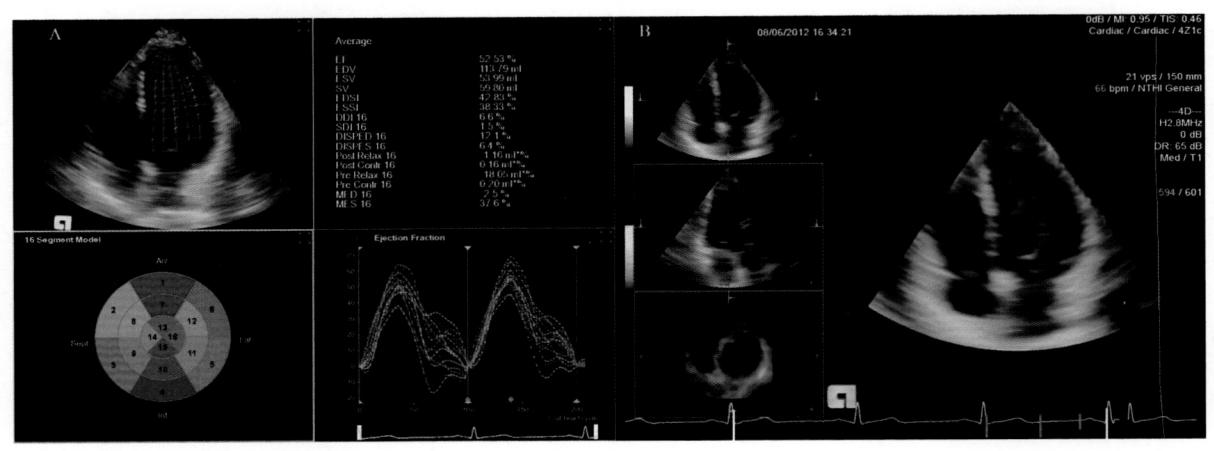

A. 图像分析后，仪器自动计算 16（17）节段射血分数及其他指标；B. 采集三维图像同时，自动实时显示 3 个二维参考面

图 35-3-3　实时三维超声测定心脏功能

在完成 4D 检查后，换用 4V1C 探头于心尖位获取最佳 2D4 腔和 2 腔面，以改良 Simpson's 法分别测定 4 腔面和 2 腔面 LVEF，并由仪器自动给出双平面 LVEDV LVESV 和 EF。记录双平面 EDV、ESV、EF 数据。

全部人群左室舒张末期容量测定：应用实时三维一个心动周期测得的左室舒张末期容积最小值 50.00，最大值 280.73ml；常规双平面改良 Simpson's 法所测得的左室舒张末期容积最小值 50.00，最大值 246.43ml，两种方法所测值之间具有极好的相关性，r＝0.820，P＜0.01。

全部人群左室收缩末容积测定：应用实时三维一个心动周期测得的左室收缩末期容积最小值 18.00，最大值 220.22ml；常规双平面改良 Simpson's 法所测得的左室舒张末期容积最小值 19.00，最大值 224.16ml。两种方法所测值之间具有极好的相关性，r＝0.897，P＜0.01。

全部人群左室射血分数测定：应用实时三维一个心动周期测得的左室射血分数最小值

18.75％，最大值 71.0％；常规双平面改良 Simpson's 法所测得的左室舒张末期容积最小值 20.15％，最大值 76.00％。两种方法所测左室射血分数具有极好的相关性，r＝0.797，P＜0.01。

扩张性心肌病患者左室射血分数测定：应用实时三维一个心动周期测得的 12 例扩张性心肌患者左室射血分数最小值 16.8％，最大值 47.8％；同时应用常规双平面改良 Simpson's 法所测得的左室射血分数最小值 18.75％，最大值 45.51％。两种方法所测值之间具有极好的相关性，r＝0.946，P＜0.01。

心肌梗死患者左室射血分数测定：应用实时三维一个心动周期测得 36 例心肌梗死患者左室射血分数最小值 25.00％，最大值 71.00；常规双平面改良 Simpson's 法所测得的左室舒张末期容积最小值 37.00％，最大值 62.00％。两种方法所测得的左室射血分数虽有一些差异，但具有一具有较好的相关性，r＝0.506，P＜0.01，可能与实时三维更能较全面地反映心肌梗死后左室重构，对

左室射血功能的影响。

新近推出的一个心动实时三维的全容积探头，可更准确，更方便，迅速地测定左室容积。此项新技术具有许多技术优势。采用了最先进的探头技术，以900×900的全容积、全信息获取心脏图像，具有较高的容频，每秒可达20～80容积帧，具有较高的时间分辨力，只要一个心动周期就能获得心脏的全部信息，而不需要心电图同步门控图像，再进行三维图像重建。因此，不会出现图像理裂隙现象，可以进行心脏功能的多种分析，包括血流动力学和心肌机械力学及心腔内血流状态分析。同时由于图像获取容频快，较少受患者呼吸运动影响。如对三维图像不熟悉，在获取三维图像时，显示屏可同步显示左室长轴和短轴图像，可供采取图像时参考。鉴于以上技术特性，检查患者时所需时间极短，如只作心功能分析只需数分钟，就能完成检查，以后只要在工作站上进行分析，并可根据图像情况，对个别显示不清晰的节段略加修正，即可得到较为满意的左室射血分数。

笔者初步应用实时一个心动超声心动图测定左室容积完成了百余患者的检查，并与常规改良Simpson's双平面测定的左室收缩末和舒张末容积，左室射血分数进行了对照研究。两种方法测定的结果具有较好的相关性，尤其是左室形态并未发生重构，超声图像清晰，左室内膜显示清晰的患者，不管射血分数大小，相关性均较好，本研究发现，在正常组和扩张性心肌病患者的左室射血分数相关性好于心肌梗死的患者。多数心肌梗死患者均有不同程度的心室重构，常用M型测定只能反映局部室壁收缩运动。并不能反映左室的整体功能，即使是双平面Simpson's法，也不能完全代表左室16个节段的收缩功能。所以测得的射血分数两种方法虽然有较好的一致性，但仍有一定的差异，则可能说明，实时全容积三维超声能更为全面地了解左室每个节段的收缩功能，每个节段的容积变化。对严重心室重构的患者所测定的射血分数更为可靠。

另一个明显的特点是一个心动实时三维测定左室容积，方法简单，快速，只需要一个心动即可获得左室的全部量信息，此法是在得到全容积三维图像同时，提供三个观察面即心尖四腔，长轴三腔及短轴面的参考二维图像。以帮助确定三维图像完整性。在我们初步应用过程中，以经一个较短的学习过程后，就可能较快的掌握三维图像的采集方法，得到较为满意的三维图像。其次，要更好地分析每一节段的容积改变，特别是各节段的容积变化率，必须有较高的容积率，即每秒所取图像的容积数，一般不能低于每秒20个容积（VPS），容积数越多分析所得容积变化率越高，并可用于分析左室各节段的收缩和舒张功能。如容积数过低，可适当缩小取样范围，则可增加时间分辨力。增加每秒容积数。

目前，用于临床进行一个心动全容积实时三维超声心动图，为更全面，更准确，更快捷测定左心室容积提供了一个重要的有发展前途的新技术。随着超声技术的不断发展，一个心动实时三维超声心动图，将不断提高空间分辨力，图像更清晰，提高时间分辨力，容频进一步加快，实时三维将可用于室壁运动的分析，用于心肌机械运动和心肌电生理及心肌同步性分析，特别是心肌的三维运动，心肌应变和心肌扭转和解旋运动，心腔内血流分析等将为心脏功能的超声测定开创一个新方向。

实时三维超声心动图定量评估左室舒张功能的研究：一组研究报告，128名受检者根据左心室不同舒张功能状态分成4组：正常组、松弛性降低组、假性正常化组及限制性充盈障碍组。RT－3DE自动做出左室时间－容积曲线。计算左室舒张末容积与收缩末容积差，1/4、1/3、1/2、3/4时间间期与舒张时间比值得出参数D1/4、D1/3、D1/2、D3/4，计算峰值充盈率（PFR）、平均充盈率（MFR）、1/3充盈分数（1/3FF）。脉冲多普勒与组织多普勒测量E/A，二尖瓣瓣环E'及E/E'。结果：D1/4、D1/3、D1/2随着舒张功能降低而增高（P0.05），PFR、MFR及1/3FF随着舒张功能降低而降低（P0.05），D1/4、D1/3、D1/2与E/E'呈正相关，而PFR、1/3FF与E/E'呈负相关，其中D1/3、PFR、1/3FF与E/E'的相关性最佳。研究结果提示：RT－3DE时间－容积曲线测量左室舒张功能相关参数可准确定量评估左室舒张功能。

7. 速度波强（Wave Intensity，WI）对左心室收缩舒张功能的评价

WI是由Paker等1990年最先提出的无创评价心血管功能的血流动力学新技术。WI是指在动

脉系统任意点的压力变化（dP/dt）与速度变化（dU/dt）的乘积，即：WI＝（dP/dt）（dU/dt）。当左心室收缩时，会产生一个波在循环系统内传播，虽然该波的特点是由左心室功能状态决定的，但当它离开左心室在脉管内传播时，肯定会受到血管的影响和调整，所以对于人体而言，心脏和血管是一个有机的整体。目前，日本 ALOKA 公司 ProSound α10 彩色多普勒超声诊断仪可以十分便捷地将体现心脏、血管的功能状态及其相互作用的众多信息以曲线的形式记录下来。该曲线即标准的 WI 曲线由 W_1、NA、W_2 3 部分组成，其中 W_1 为第一峰，发生在收缩早期（紧随等容收缩期），可反映心室的收缩功能。W_2 为第二峰，出现在收缩末期。由于左心室舒张早期的弛张是一个主动过程，所以左心室收缩末期积聚的能量直接影响着其在舒张早期甚至舒张中晚期的功能状态。2003 年 Ohte N 等对 66 名冠心病患者进行了研究，发现在人体，W_1 与左室＋dp/dt_{max} 呈明显正相关；W_2 与左心室心肌松弛时间常数显著负相关（r＝－0.77）。WI 对心功能的评价尚处于探索阶段，虽然尚存在一些不足，如要求受检者状态相对恒定，WI 测值范围较大造成不同功能状态间数值有一定交叉等，但该技术的出现把对心功能的评价延伸到了外周血管水平，能够更加真实地呈现心功能在机体的最终表现，开创了超声评价心功能的新视野。

第四节　Tei 指数评价左心室整体功能

超声心动图评价左心室收缩和舒张功能指标较多，但尚无全面评价左心室整体功能的参数。Tei 指数是近几年来出现的一种简单可靠的定量综合评价心脏收缩和舒张功能的新指标。它不受心脏几何形态、心率、二维图像质量及角度的影响，具有较好的可靠性和重复性。Tei 指数＝（ICT＋IRT）/ET（ICT 为等容收缩时间，IRT 为等容舒张时间，ET 为射血时间），由于 ICT＋IRT＝a－b、ET＝b，故左心室 Tei 指数为（a－b）/b。心脏收缩功能障碍时 ICT 延长、ET 缩短，舒张功能不全时 IRT 延长、ET 缩短，均可引起 Tei 指数的增加。研究结果显示，正常人的

Tei 指数的正常值参考范围为 0.36～0.39。国内尹燕等通过对 47 例原发性高血压病患者的研究证实，Tei 指数能够简单、准确、敏感地评价左心室整体功能，具有重要临床价值。Tei 指数是评价心脏功能的综合性指标，不同于以上任一种方法。（图 35-4-1）

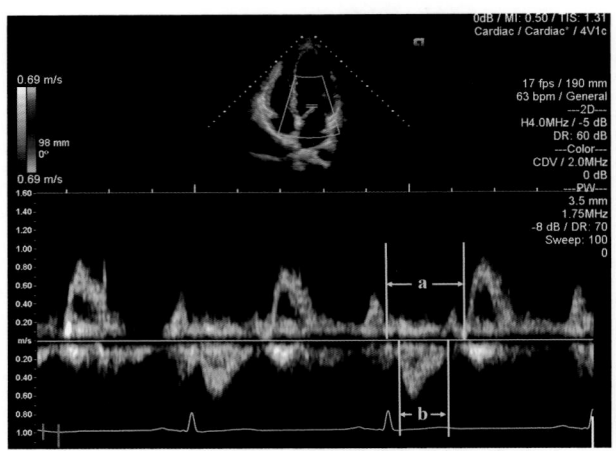

a 为前一心动周期 A 峰结束时间至下一心动周期 E 峰开始时间；b 为主动脉射血时间。Tei ＝（a－b）/b

图 35-4-1　Tei 指数的测定

Tei 指数作为一种评价心功能指标，具有非侵入性，测量简便，实用，敏感性高，特异性强，重复性好，不受心脏几何形状、心率、血压影响等优点。但也有其局限性，如难以区分是收缩或舒张功能障碍，不能反映心功能不全程度，不能反映单纯心脏舒张功能不全的变化，测定 Tei 指数对象有下列情况，如心房颤动、频发室性早搏、房室传导阻滞、安装永久起搏器或多普勒图像质量太差，由于收缩舒张时间受这些因素的影响，使得 Tei 指数的测定受到较大的干扰；而且，Tei 指数在某些情况下还受负荷的影响。为此，临床上我们应将 Tei 指数和其他多种评价指标进行综合分析，尽可能对心功能状态做出正确的判断。

第五节　超声检测心腔内涡流的初步研究

心腔内涡流有特定几何形态和解剖学位置，是心脏快速、高效泵血的流体力学基础，心腔内涡流的存在对于提高血流速率，避免湍流，节约

能量，最大限度的实现向全身器官供血更有重要意义。心腔内涡流与心脏机械功能直接相关，任何局部的心脏机械功能的改变都会改变心腔内涡流模式，而心腔内涡流紊乱也可以反映机械功能的变化（图35-5-1）。

心室几何构型及功能构成的变化可以引起心腔内涡流的形成、形态、方向、运行速度等方面的改变及紊乱，从而反映了心室射血效能减低；心肌梗死患者心腔内会出现梗死节段相关的血流紊乱及心室整体排血的延迟，即局部心肌的缺血和功能障碍即可引起心腔内血流协调性的障碍。

用声学造影剂标记左室舒张期涡流，在正常及心肌梗死患者观察左室涡流的几何学形态及其在心腔内的解剖位置，测量涡流的强度、张力等指标。舒张期涡流的形态、位置等性质直接影响左室射血过程，因此可以用于评估左心室功能。

入选病例：正常对照10例，急性前壁心肌梗死20例、急性下壁心肌梗死20例，于心肌梗死后7日行心肌声学造影，并分析心腔内涡流。

正常对照着心腔内血流分析显示涡流位于左室心尖部，涡流边缘清晰，心肌梗死患者由于心室几何构型的改变，不仅涡流长度、宽度等指标改变，涡流方向（涡流长轴与心室长轴的夹角）也减小，涡流强度减低。

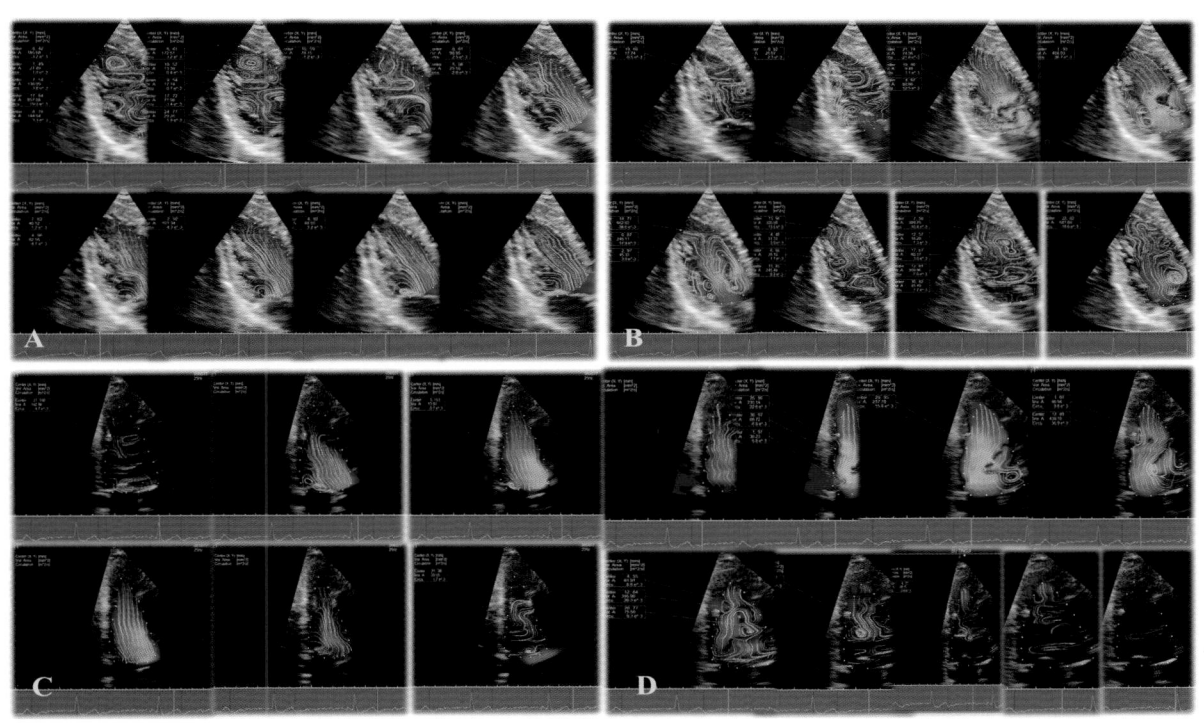

A. 正常人收缩期；B. 正常人舒张期；C. 房颤患者收缩期；D. 房颤患者舒张期。可见房颤患者心腔内涡流呈无序状态，提示其收缩和舒张功能受损

图 35-5-1　不同患者心腔内涡流情况的对比

国外研究现状：在心功能减低患者中的研究证实心室功能明显减低的患者左心室涡流长度减小，宽度增加，涡流强度减低。

声学造影剂标记的心腔内血流分析摆脱了以往传统跨瓣血流分析仅在取样线范围内线性分析的局限性，可以定义心腔内所有血流的速度、流向，及其产生效应的总和；声学造影剂的加入提高了血流分析的空间分辨率，提高诊断的准确性。

有学者认为，心腔内涡流作为心室舒张与射血活动之间的纽带，对于判断患者心室功能可能能够提供一个新的指标；同时，将涡流、射血效能与临床症状相关联，可能为预测患者预后等临床评价提供新的依据。此技术在心梗、心衰患者的评估、疗效评价等方面都可能具有较高的临床价值。

（智　光　崔振双　穆　洋）

参考文献

[1] 谭瑶，吴棘．超声评价高血压不同左室构型与心功能关系的研究进展［J］．广西医学，2008，30（2）：209-212.

[2] de Boeck BW，Cramer MJ，Oh JK，et al．Spectral pulsed tissue Doppler imaging in diastole：a tool to increase our insight in and assessment of diastolic relaxation of the left ventricle［J］．Am Heart J，2003，146（3）：411-419.

[3] Vitaelli A，Conde Y，Cimino E，et al．Assessment of ascending aorta distensibility after successful coarctation repair by strain doppler echocardiography［J］．J Am Soc Echocardiogr，2008，［Epub ahead of print］.

[4] Nikitin NP，Witte KK，Thackray SD，et al．Longitudinal ventricular function：normal values of atrioventricular annular and myocardial ve locities measured with quantitative two-dimensional color Doppler tissue imaging［J］．J Am Soc Echocardiogr，2003，16（6）：906-921.

[5] 郑霄云，郑知刚，张小平，等．定量组织速度成像技术评估高血压患者左室构型与功能关系的研究［J］．中国心血管病研究杂志，2006，4（4）：263-266.

[6] 罗俊，彭瑛．超声心动图评价左心室功能的研究进展［J］．心血管病学进展，2007，28（5）：813-815.

[7] 孙欣，王浩，任俊红．彩色室壁运动技术评价左室舒张功能——ICK 软件定量分析［J］．中国超声医学杂志，2006，22（1）：29-31.

[8] Foster E，Lease KE．New untwist on diastole：what goes around comes back．Circulation，2006，113（21）：2477-2479.

[9] 刘晓伟，李治安．中国超声医学杂志，2008，24（6）：571-574.

[10] Vicario，Maria Lucia Eufrasia，Caso，et al．Effects of volume loading on strain rate and tissue Doppler velocity imaging in patients with idiopathic dilated cardiomyopathy［J］．Journal of Cardiovascular Medicine，2006，7（12）：852-858.

[11] Rademakers FE，Buchaher MB，Rogers WJ，et al．Dissociation between left ventricular untwisting and filling：accentuation by catecholamines．Circulation，1992，85（4）：1572-1581.

[12] Buchalter MB，Rademakers FE，Weiss JL，et al．Rotational deformation of the canine left ventricular measured by magnetic resonance tagging：effects of catecholamines，ischaemia，and pacing．Cardiovasc Res，1994，28（5）：629-635.

[13] Setser RM，Kasper JM，Lieber ML，et al．Persistent abnormal left ventricular systolic torsion in dilated cardiomyopathy after partial left ventriculectomy．J Thorac Cardiovasc Surg，2003，126（1）：48—55.

[14] 肖雪花，冼惠珍．速度向量成像技术应用现状及前景．中国医学影像技术，2008，24（8）：1297-1300.

[15] Jurcut，Ruxandra，Pappas，et al．Detection of regional myocardial dysfunction in patients with acute myocardial infarction using velocity vector imaging［J］．Journal of the American Society of Echocardiography，2008，21（8）：879-886.

[16] Zhao W，Li P，Vannan M，et al．Decreased Reversal of Left Ventricular Apical Rotation Is the Basis of Abnormal Left Ventricular Filling in Patients With Hypertensive Left Ventricular Hypertrophy and Preserved Ejection Fraction：Evaluating of Left Ventricular Torsional Dynamics Using Velocity Vector Imaging．J Am Soc Echocardiogr，2007，20（5）：571.

[17] Notomi Y，Lysyansky P，Shiota T，et al．Measurement of ventricular torsion by two-dimensional ultrasound speckle tracking imaging．J Am Coll Cardiol，2005，45（12）：2034-2041.

[18] Ashraf M，Prakash K，Han XY，et al．4D-Speckle Imaging：A New Method of Evaluating Cardiac Twist And Torsion．J Am Soc Echocardiogr，2007，20（5）：579-581.

[19] 陈静波．超声心动图评价冠心病左室舒张功能的新进展［J］．心血管病学进展，2008，29（4）：640-643.

[20] Parker KH，Jones CJ．Forward and backward running waves in the arteries：analysis using the method of characteristics．J Biomech Eng，1990，112：322-326.

[21] Ohte N，Narita H，Sugawara M，et al．Clinical usefulness of carotid arterial wave intensity in assessing left ventricular systolic and early diastolic performance．Heart Vessels，2003，18：107-111.

[22] 尹燕，孙纬善．Tei 指数在高血压患者左室收缩和舒张功能评价中的临床应用．实用医学影像杂志，2009，10（1）：52-54.

[23] Tei C，Ling L H，Hodge DO，et al．New index of combined systolic and diastolic myocardial performance：A study in normals and dilated cardiomyopathy［J］．J Cardiol，1995，26（6）：357-366.

[24] Arnlov J，Ingelsson E，Riserus U，et al．Myocardial performance index，a Doppler-derived index of global left ventricular function predicts congestive heart failure in elderly men［J］．Eur Heart J，2004，25（24）：2220-2225.

[25] Bruch C，Schmermund A，Marin D，et al．Tei-Index in patients with mild to moderate congestive heart failure［J］．Eur Heart J，2000，21（22）：1888-1895.

[26] 王耿，程训民，贾树蓉，等．Tei index 对经皮腔内冠状动脉成形术后左室功能的评价［J］．心脏杂志，2002，14（4）：140-142.

[27] 邓燕，郭盛兰，马国添，等．实时三维超声心动图定量评估左室舒张功能的研究［J］．中国临床医学影像杂志，2010，21（3）：205-207.

第三十六章　心血管病介入治疗中的超声心动图应用

第三十六章

心血管病介入治疗中的超声心动图应用

第一节　先天性心脏病介入治疗中超声心动图的应用

经心导管介入封堵治疗先天性心脏病是心血管疾病领域的一项新兴微创治疗技术。超声心动图在经心导管介入性治疗先天性心脏病的术前病例选择、术中监测以及术后随诊方面具有较大的临床价值，与心导管检查、心血管造影协同应用对提高先天性心脏病介入治疗的成功率、减少并发症起到了重要的作用。

一、超声心动图在房间隔缺损介入治疗中的应用

房间隔缺损封堵成功与否与术前正确筛选病例、确定封堵器大小以及术中监测等因素有着密切的关系。超声心动图在诊断房间隔缺损、测量缺损的大小、判断缺损残缘长短及软硬等方面与其他诊断技术相比具有明显的优越性，对房间隔缺损封堵术具有重要的指导作用。

（一）超声心动图在房间隔缺损封堵术前病例筛选中的作用

1. 房间隔缺损封堵的适应证和禁忌证

掌握房间隔缺损封堵术的适应证和禁忌证对超声心动图筛选病例具有重要的指导作用。

适应证：

（1）中央型继发孔房间隔缺损。

（2）外科手术后的残余缺损。

（3）房间隔缺损≥5mm，≤30mm（国外经验）、≤34mm（国内经验）。

（4）房间隔缺损距上腔静脉、下腔静脉及二尖瓣≥5mm。

（5）房水平左向右分流，无严重的肺动脉高压。

（6）无其他需外科手术矫治的心内畸形。

禁忌证：

（1）房间隔缺损合并肺动脉高压，出现右向左分流或双向分流。

（2）原发孔房间隔缺损。

（3）下腔型及上腔型房间隔缺损。

（4）混合型房间隔缺损。

（5）超出封堵器适用范围的大房间隔缺损。

2. 超声心动图术前病例的选择

（1）经胸超声心动图

①观察切面及观测内容

超声心动图应选择多切面准确测量房间隔缺损大小、了解残留的房间隔长度及软硬情况及其与周边结构的位置关系，以便术前确定是否适合进行封堵介入治疗及选择合适型号的封堵器。

a. 大血管短轴切面　测量房间隔缺损前后径、房间隔缺损前缘至主动脉根部后壁的距离、

房间隔缺损后缘距左房后壁的距离及房间隔（包括缺损）总长度（图36-1-1）。

b. 胸骨旁四腔切面 测量房间隔缺损后上前下径、房间隔缺损前下缘至二尖瓣前瓣附着点的距离、房间隔缺损后上缘至左房后上壁的距离及房间隔总长度。

c. 剑突下心房两腔及上、下腔静脉长轴切面 测量房间隔缺损上缘至上腔静脉入口处的距离和房间隔缺损下缘至下腔静脉入口处的距离，并测量房间隔缺损上下径及房间隔总长度。标准的剑突下上、下腔静脉长轴切面可显示上、下腔静脉、右心房，在此切面基础上探头略向左偏，多数患者可显示房间隔与上腔静脉或下腔静脉结合部。该切面是鉴别中央型、上腔型和下腔型房间隔缺损的主要观察切面（图36-1-2）。

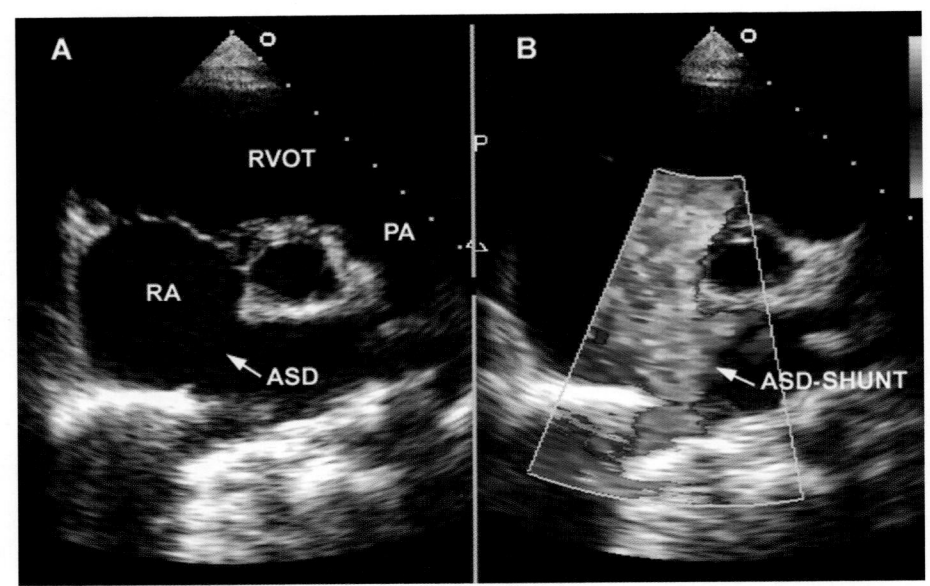

A. 二维超声显示房间隔缺损。B. 彩色多普勒显示房水平红色左向右分流；RA：右房，RVOT：右室流出道，PA：肺动脉，ASD：房间隔缺损，ASD-SHUNT：房间隔缺损分流

图36-1-1 大血管短轴切面房间隔缺损及房水平左向右分流

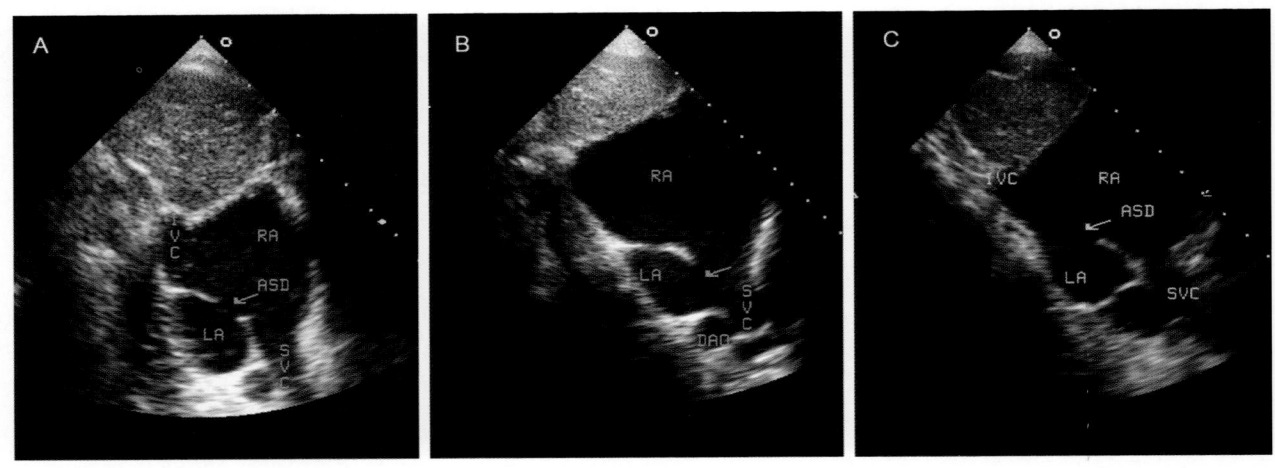

A. 房间隔中部回声中断，距上、下腔静脉入口均有距离，为中央型房间隔缺损。B. 房间隔上部回声中断，其上端距上腔静脉入口处无残缘，为上腔型房间隔缺损。C. 房间隔下部回声中断，其下端距下腔静脉入口处无残缘，为下腔型房间隔缺损。LA：左房，RA：右房，SVC：上腔静脉，IVC：下腔静脉，ASD：房间隔缺损

图36-1-2 剑突下心房两腔及上、下腔静脉长轴切面房间隔缺损声像图

②技术方法及注意事项

a. 扫查原则　应注意多切面、多角度、连续摆动扫查，以求尽可能地探测到房间隔缺损最大径和最短残缘径，并观测房间隔缺损全部周缘的情况。此外，也可减少因扫查角度所致的假性回声失落。

b. 探头及其条件选择　对于小儿患者可用较高频率探头以提高分辨率、清晰显示房间隔缺损边缘的情况。在成人利用组织谐波功能可降低心腔内的噪音回声信号、提高对房间隔缺损边缘的显示清晰率。

c. 注意合并畸形的检测　合并畸形分为可介入治疗的合并畸形和需要外科治疗的合并畸形两类。前者包括肺动脉瓣狭窄、二尖瓣狭窄、室间隔缺损、动脉导管未闭，测量其相关参数，以明确是否适合做房间隔缺损封堵术中同期一并行介入治疗，否则应行手术治疗。如发现房间隔缺损合并其他需手术矫治的畸形如完全型或部分型肺静脉异位引流，完全型大血管转位等，则应行手术治疗。

③经胸超声心动图的优、缺点

经胸超声心动图观察房间隔缺损具有扫查切面多、角度广、盲区少的优点。但图像不如经食管超声心动图清晰，在部分成人较肥胖者易出现薄缘房间隔回声失落，可结合彩色多普勒过隔血流综合判断。

（2）经食管超声心动图
①观察切面及观测内容
a. 心房两腔切面　观测房间隔缺损上下径，

测量房间隔缺损距上、下腔静脉的距离。

b. 四腔心切面　观察房间隔缺损大小、缺损距二尖瓣隔瓣附着点的长度及后上方房顶部残余间隔的长度及软硬程度。

c. 大血管短轴切面　观察房间隔缺损大小及其距主动脉后壁和距心房后壁残余间隔的长度及软硬程度。

②技术方法及注意事项

经食管超声心动图观察房间隔缺损下腔静脉侧残缘具有一定难度，应在心房两腔切面的基础上将探头进一步向下插入至清楚显示下腔静脉入口或其血流后，逐渐轻轻回撤及轻微左右旋转探头，直至显示下腔静脉侧房间隔缺损残缘。

③经食管超声心动图的优、缺点

经食管超声心动图由于距心脏近，探头与心脏之间无其他干扰图像的结构，可清晰显示房间隔及其周边结构，特别适合对经胸超声心动图显示不清的房间隔软缘、多孔、小孔的观测（图36-1-3）。经食管超声心动图观察房间隔缺损也有其不足，操作者对此应有充分认识：

a. 房间隔缺损位于图像近场，观察范围较小，甚至存在观察盲区，可造成对房间隔缺损大小的低估。

b. 由于近场角度小，对于有些较大房间隔缺损不能完全地显示其全貌，影响其大小的测量。

c. 为介入性检查，患者有一定痛苦。部分患者不适宜行经食管超声心动图检查，婴幼儿及小儿无麻醉条件下无法行经食管超声心动图。

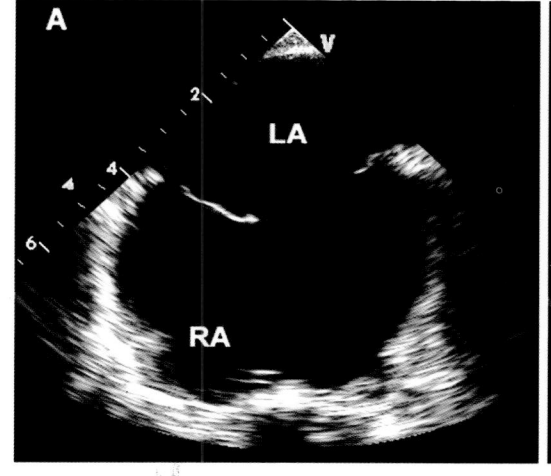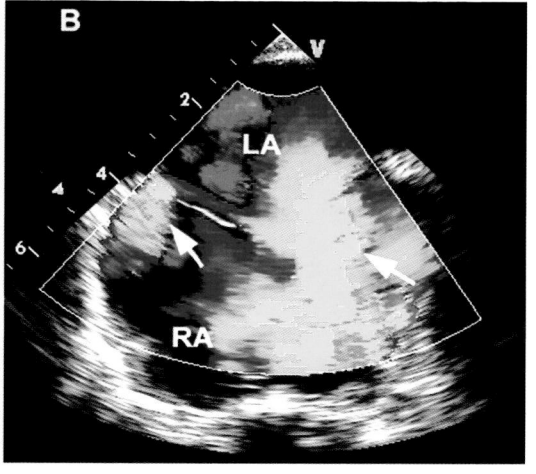

A. 经食管超声心动图心房两腔切面清晰显示房间隔中上部和下部两处回声中断，房间隔菲薄。B. 彩色多普勒显示两处房水平蓝色为主左向右分流（箭头所示）；LA：左房，RA：右房

图36-1-3　经食管超声心动图房间隔缺损声像图

（3）三维超声心动图

超声心动图三维重建工作经过数十年的研究，至今已有商用的实时三维超声心动图问世。三维超声心动图的最大优势是可以从不同视角观察心内结构。可以像外科医生手术时面对房间隔去观察房间隔缺损。因此，利用三维超声心动图可以更全面地观察房间隔缺损形态、大小及其周围结构的关系（图36-1-4）。而二维超声心动图观测房间隔缺损大小与周围结构的关系等较大程度上依赖于超声医生的操作手法及对房间隔缺损周缘及其与周边结构关系的空间构象的正确理解。此外，也可根据三维超声心动图测量的房间隔缺损面积选择封堵器型号。

三维超声心动图的成像质量有赖于二维超声心动图的质量。二维超声心动图的伪像及回声失落等在三维重建过程中也会影响到三维超声心动图。检查者对此需有充分认识。由于目前三维超声心动图帧频有限，在观察房间隔缺损软缘活动度方面不如二维超声心动图。

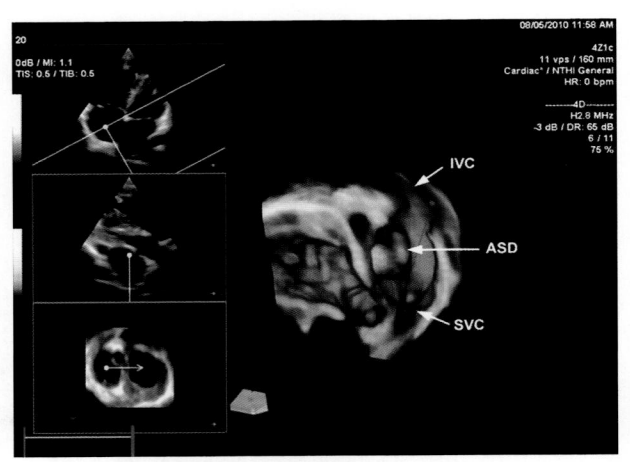

图为实时三维超声心动图显示的从右房面观察的房间隔缺损，清晰显示房间隔缺损及其与周缘结构的关系。ASD：房间隔缺损，SVC：上腔静脉，IVC：下腔静脉

图36-1-4　实时三维超声心动图显示房间隔缺损

3．封堵器大小的选择

Amplatzer房间隔缺损封堵器为双盘连腰封堵器，型号大小即为其腰的大小。左房侧伞盘边比腰部宽7mm，右房侧伞盘边比腰部宽5mm（图36-1-5）。封堵时靠腰部堵住房间隔缺损及两侧伞盘夹住房间隔。因此，选择合适大小的封堵器是封堵成败的关键。

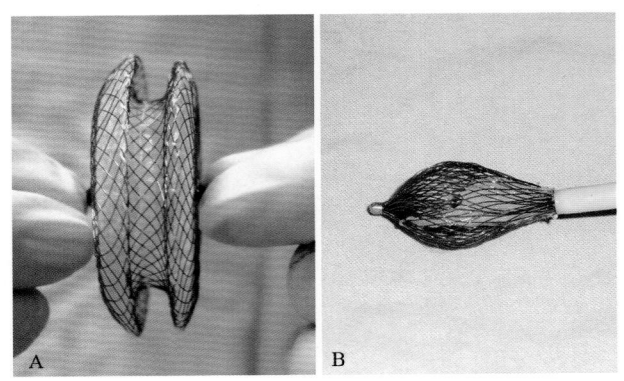

A. Amplatzer房间隔缺损封堵器，可见双盘及中间的腰部结构；B. 封堵器收入鞘管内

图36-1-5　Amplatzer房间隔缺损封堵器

传统的方法是将心导管测量球囊通过房间隔缺损，通过导管向其内推注生理盐水和X线造影剂的混合液充盈球囊，待其出现切迹后用X线、经食管超声心动图测量房间隔缺损的伸展径；或者将球囊导管取出后在体外推注等量的生理盐水，用特制的卡尺测量其腰部大小代替房间隔缺损伸展径。在准确测量伸展径的基础上，加1～2mm作为封堵器大小的选择标准。该方法选择封堵器大小准确、可靠；但对于大房缺较难测量（最大测量球囊为34mm），且对于软缘房间隔缺损如操作不当易造成软缘撕裂。西京医院自1998年—2011年行房间隔缺损封堵术2 600余例。从早期经食管超声心动图测量球囊伸展径，与X线测量球囊伸展径及体外测量充盈球囊腰径比较；到经胸超声心动图测量球囊伸展径，与X线测量球囊伸展径及体外测量充盈球囊腰径比较；发展到最后直接用经胸超声心动图测量房间隔缺损，选择封堵器大小，已形成一套成功的经验。采用经胸超声心动图测量直接选择封堵器：较硬缘ASD：封堵器比ASD直径大1～6mm，较小的房间隔缺损应加大较少，较大的房间隔缺损应加大较多；较软缘ASD：封堵器较ASD直径大7～13mm。对于软缘房间隔缺损的软缘支撑力度的判断，则有赖于配合介入封堵的超声心动图医生的经验。一般而言，较厚、回声较强而不动的缺损缘属硬缘，对封堵器有足够的支撑力；较薄而晃动的缺损缘较软，对封堵器支撑力不如硬缘，但对封堵器仍有一定的支撑力，需视其回声和晃动程度对封堵器支撑力作具体判断；而菲薄且来回飘摆的缺损缘则完全无支撑力，无支撑力的软缘测量时

应予剔除。西京医院对 2002 年—2004 年进行封堵治疗的 298 例硬缘房间隔缺损和 62 例软缘房间隔缺损采用经胸超声心动图测量的缺损大小、残缘长短及软硬状况，并与选用的封堵器大小的关系进行了研究。该结果对硬缘和软缘房间隔缺损封堵器大小的选择具有临床实际指导意义（表 36-1-1，图 36-1-6）。

表 36-1-1　经胸超声心动图测量的房间隔缺损与封堵器的相关关系

项目	n	X	Y	直线回归方程	r	P 值
硬缘 ASD	298	ASD	封堵器	Y＝1.11X＋2.67	0.98	<0.000 1
软缘 ASD	62	ASD	封堵器	Y＝0.89X＋11.46	0.84	<0.000 1
	46	ASD 剔软缘	封堵器	Y＝1.00X＋5.07	0.90	<0.000 1

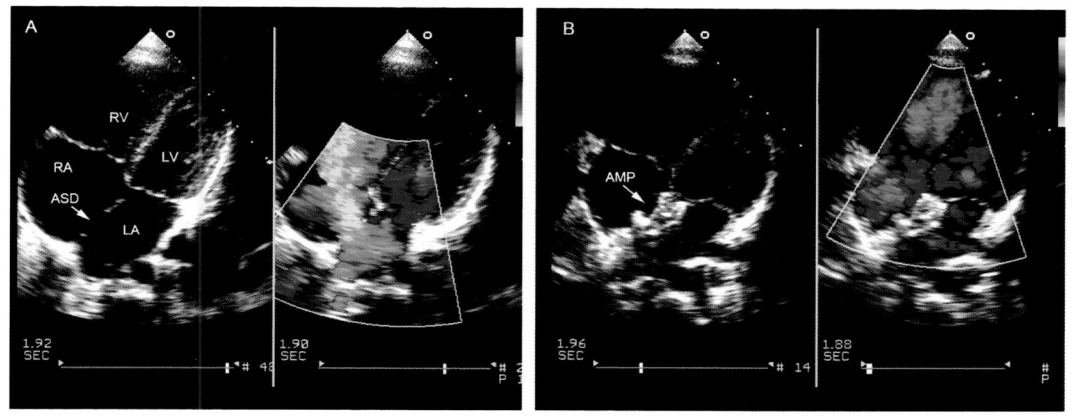

A. 胸骨旁四腔切面显示房间隔回声中断及彩色多普勒房水平左向右分流；B. 同一例患者房间隔封堵术后，显示封堵器位于房间隔中央、固定良好，彩色多普勒房水平无分流。LV：左室，LA：左房，RV：右室，RA：右房，ASD：房间隔缺损，AMP：Amplatzer 封堵器

图 36-1-6　胸骨旁四腔切面房间隔缺损封堵术前、后声像图

（二）超声心动图在房间隔缺损封堵术中的应用

1. 术中协助判断导管、鞘管是否穿越房间隔缺损

房间隔缺损封堵术判断导丝、导管是否穿越房间隔缺损主要是通过 X 线透视观察。如果遇有心脏转位等原因，介入医生术中需超声心动图进一步协助判断导管、鞘管的位置是否正确时，超声检查则可以明确地观察到导管、鞘管是否穿越房间隔缺损。通常大血管短轴切面容易确定导管、鞘管与房间隔缺损的关系。

2. 观测球囊腰部的大小及有无分流

检查时需注意超声切面的来回摆动扫查，以保证声束通过球囊中心、测量到球囊的最大腰部径。充盈球囊腰部大小的测量包括 X 线、超声及撤出测量球囊后体外充盈等量盐水实测三种方法。

而在根据球囊充盈合适程度来确定房缺伸展径（房水平分流消失、并且球囊出现切迹）方面超声心动图优于其他两种方法。

3. 封堵器的位置正确与否

封堵器释放前超声心动图应多切面扫查观察封堵器左、右侧伞盘是否均分别位于房间隔缺损两侧。经食管超声心动图可以清晰准确地对此作出判断。经胸超声心动图由于声衰减、分辨率等原因观察此现象不如经食管超声心动图清晰、确切，尤其是对于封堵器远场一侧的伞盘更不易观察。但有经验的超声医生仍可以根据封堵器与房间隔缺损之间的位置关系、牵拉时有无封堵器各边缘的移动情况、张开等情况作出判断。

4. 确定封堵器的牢固性

封堵器双盘伞盘释出后，在超声心动图的监测下嘱术者适当用力牵拉、推挤封堵器。如封堵器固定牢固，牵拉时封堵器右房侧伞盘被牵拉开、离开房间隔，封堵器左房侧伞盘无移动；推挤时封堵器无移位（图 36-1-7）。若封堵器选择过小，则牵拉封堵器时封堵器移位，左房侧伞盘一边越过房间隔缺损或整个封堵器进入右房；推挤封堵器时右房侧伞盘一边越过房间隔缺损或整个封堵器进入左房。

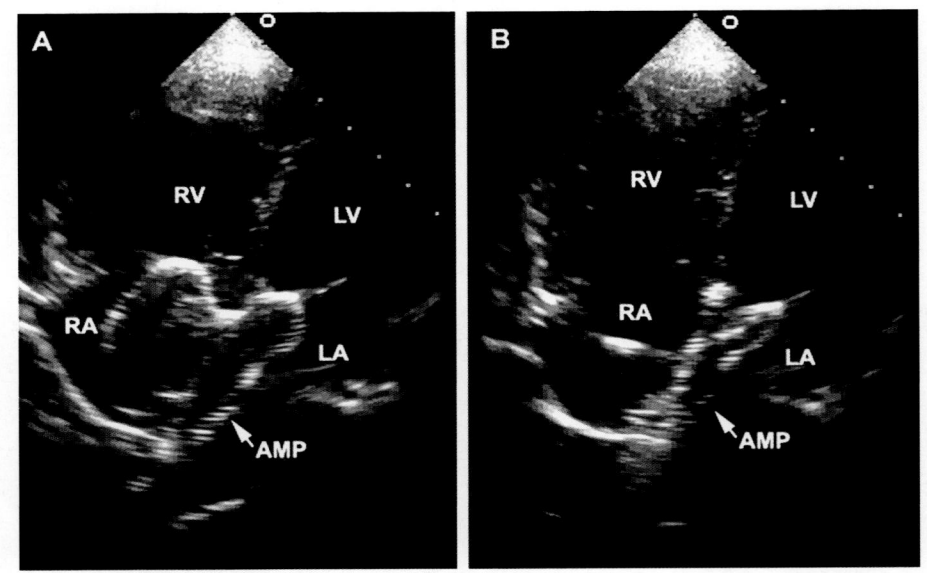

封堵器完全释放前，于胸骨旁四腔切面监测下牵拉（左图）、推送（右图）输送杆显示封堵器固定良好，无移位。LV：左室，RV：右室，LA：左房，RA：右房，AMP：Amplatzer 封堵器

图 36-1-7　房间隔缺损封堵器牢固性检测

5. 检测有无残余分流

封堵器双侧伞盘释出后，用彩色多普勒检测有无残余分流。如果封堵器选择偏大，即使封堵器完全释放后双侧伞盘也不能贴合紧密，可于伞盘间仍发现残余小分流，大部分患者待 3 月后心内膜覆盖伞盘后，小分流可消失。如封堵器选择过大，则左、右侧伞盘均较厚，不利于心内膜覆盖，此种残存小分流可能不消失。因此，封堵器的大小选择应合适，过小易出现封堵器移位甚至脱落，过大则封堵器过厚，不利于心内膜覆盖，出现残余分流，甚至微血栓。

6. 检测有无二尖瓣反流

左、右侧伞盘释出、旋下固定钢缆前，必须用超声心动图检测有无封堵器导致的二尖瓣反流。部分房间隔缺损患者由于右室过大，室间隔向左室移位等原因可术前已合并二尖瓣前瓣轻度脱垂而出现少量反流，故封堵术前应注意观察有无此种情况及反流量的多少。以免将已有的少量二尖瓣反流误认为封堵器所致。若术前二尖瓣反流已达中量，则不适合行封堵术，而应选择外科手术同时处理房间隔缺损及二尖瓣关闭不全的问题。

7. 术中特殊问题观察和处理

（1）注意有无新出现的心包积液

在封堵术全过程中超声心动图医生都应注意有无新出现的心包积液或原有的心包积液量增加。封堵术中由于操作等原因发生导管、鞘管损伤心耳、心房壁等可导致心包填塞。急性心包填塞时，超声心动图胸骨旁左室长轴观左室后壁后方达 5mm 液性暗区，患者即可出现明显症状，甚至血压下降等。急性心包填塞积液量的增加速度与心壁损伤口大小直接相关。对于积液量增加较快、心包穿刺抽出积血治疗无效者，应立即手术。

（2）封堵器脱落

房间隔残缘较短而封堵器选择过小的病例可能会出现封堵器脱落。脱落入右室的患者往往出现频发室性早搏，应急诊行超声心动图检查，较小的封堵器可进入肺动脉，而较大的可进入右室或位于右房室环处；少数的封堵器可脱入左心系统。一旦发现封堵器脱落，封堵器较小者可尝试经导管取出，如失败应行外科手术取出；封堵器较大者一般不易经导管取出，应急诊外科手术取出。

（三）超声心动图在房间隔缺损封堵术后的应用

超声心动图具有简便、易行、可重复检查的优点，对房间隔缺损封堵术后的疗效观察具有重要作用。可以对术后有无残余分流、封堵器有无移位、对瓣膜有无影响等做出明确的判断。国外曾有报道封堵术后一年内超声心动图检查发现左房壁和主动脉窦壁磨破穿孔的报道，甚至发生猝死，考虑与房缺过大、边缘过短、封堵器选择过大有关。在房间隔缺损合并房间隔瘤封堵后如房间隔瘤壁过薄、封堵器边缘对瘤壁长期摩擦也可产生瘤壁磨破现象。

超声心动图在房间隔缺损封堵术后定期复查测量右心系统大小变化，可以判断封堵的疗效以及患者的恢复情况。

二、超声心动图在室间隔缺损介入治疗中的应用

超声心动图可用于室间隔缺损封堵术前诊断、确定适应证、禁忌证和治疗方案；术中实时监测，判定治疗效果；术后定期动态随访，观察疗效。在室间隔缺损介入治疗中超声心动图与X线密切结合，可以提高介入治疗的成功率、减少并发症。

（一）超声心动图在室间隔缺损封堵术前的应用

1. 室间隔缺损封堵的适应证和禁忌证

适应证

（1）膜部、嵴下、肌部、部分嵴内室间隔缺损。

（2）VSD直径：左室面3.0～15mm。

（3）VSD直径：右室面≥3.0mm。

（4）距主动脉瓣距离≥2.0mm，无明显主动脉瓣脱垂及反流。

（5）距三尖瓣距离≥2.0mm，无明显的三尖瓣发育异常及中度以上的三尖瓣反流。

（6）嵴内型VSD：左室面≤8mm，右室面≤4.0mm。

（7）肌部VSD≤14mm，距右室的前、后联合处及心尖≥5.0mm。

（8）左心室有不同程度扩大。

（9）无其他需外科手术治疗的心脏畸形。

禁忌证

（1）缺损类型

①干下型、隔瓣下型室间隔缺损。

②部分较大的嵴内型和部分肌部室间隔缺损。

（2）缺损大小

①＞8.0mm的嵴内型室间隔缺损。

②右室侧缺损口与左室侧相同的较大膜部型室间隔缺损（一般＞10.0mm）。

③超出封堵器适用范围的大室间隔缺损。

（3）缺损残端距瓣膜之间距离及瓣膜情况

①缺损残端距主动脉瓣或三尖瓣≤1.5mm（嵴内型室间隔缺损除外）。

②主动脉瓣脱垂及主动脉瓣反流。

③缺损边缘大部分由三尖瓣瓣叶构成。

④三尖瓣瓣叶的主要腱索附着于缺损缘。

（4）紧邻心尖及室间隔与右室的前、后联合处的肌部室间隔缺损。

（5）室水平右向左或双向分流。

（6）感染性心内膜炎合并缺损周围赘生物。

（7）合并需要外科手术治疗的心脏畸形。

2. 超声心动图术前病例的选择

（1）观察切面及观测内容

超声心动图检查室间隔缺损时，应采用多切面、多方位、多角度观测，进行综合判断。室间隔缺损的类型不同，超声心动图观察切面和内容亦不同。

①膜部室间隔缺损

a. 非标准左心室长轴切面　在胸骨旁左心室长轴切面的基础上声束略向右扫查，观察和测量室间隔缺损残端距主动脉右冠状动脉瓣的距离。

b. 大血管短轴切面　测量室间隔缺损残端距三尖瓣隔瓣的距离及缺损口左、右室侧大小。

c. 心尖五腔切面　测量室间隔缺损残端距主动脉右冠状动脉瓣及无冠状动脉瓣的距离及缺损口左、右室侧大小。

d. 大血管短轴、胸骨旁五腔等切面　观察缺损周缘与三尖瓣瓣叶和/或腱索粘连等情况；缺损口右室侧形态及左、右室侧缺损口的多少。

e. 在上述不同切面测量彩色血流分流束的多少、宽度及瓣膜反流情况。

由于膜部型室间隔缺损邻近三尖瓣瓣叶及腱索，缺损的右室侧常与三尖瓣瓣叶和/或腱索粘连，导致缺损周缘纤维组织增生，使缺损口的形态各异。根据西京医院超声心动图检查室间隔缺损的表现特征，将膜部室间隔缺损口形态大体分为四种类型（图36-1-8）：不规则型，缺损口左室侧径较大，缺损口的右室侧有多个类似"花瓣样"局限性突起，突起处可呈单孔或多孔，此型发生率占37.0%；漏斗型，缺损口左室侧径大、右室侧径小，此型发生率为26.4%；瘤型，缺损口左室侧径与中部径相似，右室侧径小，呈"球形"突出，发生率为21.3%；管型，缺损口左室侧径与中部径及右室侧径相似，此型发生率最低仅为15.3%。由于膜部室间隔缺损所在位置的特殊性

及复杂性，缺损口右室侧的粘连形态变异较大，选择封堵器应根据缺损口形态及左、右室侧缺损口大小而定。二维超声心动图可观察假性室间隔膜部瘤壁的形态、厚薄、回声强弱及其活动度来判断缺损周缘粘连牢固与否，彩色多普勒可以判断缺损右室侧是否为多孔，进而决定是否可以进行封堵及进行封堵器大小的选择。一般管型和漏斗型选偏心或对称型封堵器，瘤型选"小腰大边"封堵器，不规则型根据左室缺损口大小选择对称型封堵器。

②嵴内型室间隔缺损

a. 大血管短轴及右室流出道长轴切面　测量缺损口左、右室侧大小及缺损残端距肺动脉后瓣和三尖瓣隔瓣之间距离。

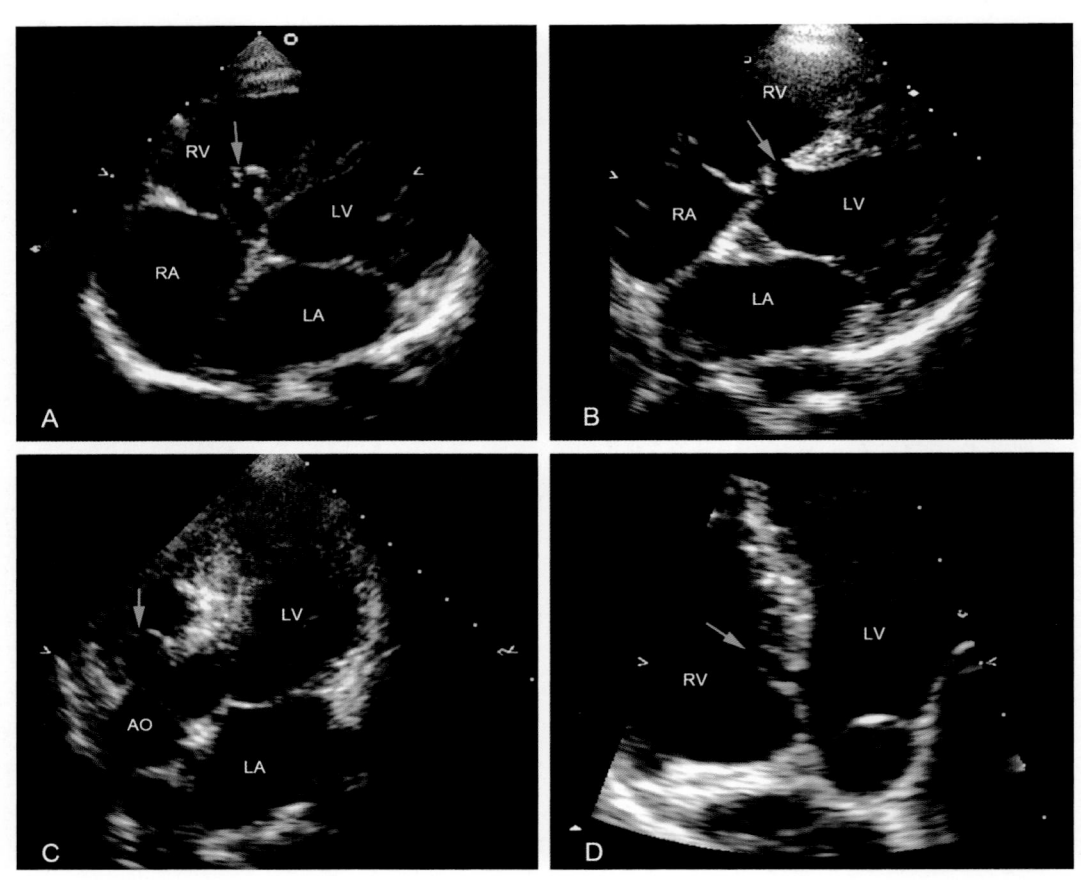

A. 不规则型，B. 漏斗型，C. 瘤型，D. 管型。LV：左室，RV：右室，LA：左房，RA：右房，AO：主动脉

图36-1-8　膜部室间隔缺损类型（箭头所示）

b. 胸骨旁左心室长轴切面　测量缺损口左、右室面大小及缺损残端距主动脉右冠瓣之间的距离。

c. 在上述不同切面测量彩色血流分流束的

宽度。

由于嵴内型室间隔缺损位置较高，缺损的左室侧上缘常紧邻主动脉右冠状动脉瓣，可伴有程度不同的主动脉右冠状动脉瓣脱垂，脱垂的右冠

状动脉瓣或多或少遮挡缺损口，导致超声测量时对缺损口大小的低估。大血管短轴切面脱垂的瓣叶可完全遮挡缺损口，影响室间隔缺损位置的判断和缺损口大小的准确测量。超声心动图应多部位、多切面、多角度连续扫查，观察有无主动脉瓣脱垂及其程度、缺损口与主动脉瓣之间的关系，准确判断室间隔缺损的类型。根据二维超声心动图测量缺损口的大小，结合彩色多普勒分流束的宽度，可较准确判断嵴内型室间隔缺损口的大小。

③肌部室间隔缺损

肌部室间隔缺损可发生于肌部室间隔任何部位，多数位于室间隔前部、中部和心尖部。应根据患者具体情况选择切面。通常采用左室系列短轴、胸骨旁左室长轴、胸骨旁四腔或五腔等切面观察。

a.测量缺损口左、右心室侧大小。

b.观察室缺的位置及与调节束、腱索和肌小梁的关系。

c.位于近心尖部的肌部室间隔缺损，注意测量缺损下缘残留室间隔的长度。

d.位于室间隔与右室的前、后联合处附近的肌部室间隔缺损，注意测量缺损边缘距室间隔与右室的前、后联合处的长度。

e.肌部室间隔缺损可为单发或多发缺损，应注意缺损左室侧为单个缺口、右室侧呈多孔类型与多发性室缺的鉴别。

（2）技术方法及注意问题

①扫查原则

室间隔缺损封堵术前超声心动图检查时，需根据室间隔缺损的类型选择合适的扫查切面，提倡采用多部位、多切面、多方位、多角度的连续扫查，以求尽可能全面观测室间隔缺损及其周围的比邻关系。

②仪器条件的选择

根据受检患者情况选择合适的探头频率，通常儿童患者可选用较高频率的探头（如5MHz或8MHz），以提高分辨率。成人患者可应用组织谐波功能，以降低心腔内的噪音回声信号，改善图像质量。

③注意合并畸形

室间隔缺损封堵术前检查，应特别注意合并畸形。合并畸形分为可介入性治疗的合并畸形和需要外科手术治疗的合并畸形。前者包括肺动脉周缘粘连不牢固或为多出口者，在超声所测缺损

瓣狭窄、房间隔缺损、动脉导管未闭、二尖瓣狭窄。超声心动图检查时，应明确瓣叶狭窄的程度、房间隔缺损类型及残端情况等，以确定是否在室间隔缺损封堵术同期可以进行合并畸形的介入性治疗。室间隔缺损封堵术前确定有无合并畸形及合并畸形的类型，对选择治疗方案极为重要。

④室间隔缺损合并主动脉瓣脱垂的鉴别诊断

干下型、嵴内型及膜周型室间隔缺损患者，常可合并不同程度的主动脉瓣脱垂。脱垂的瓣叶约56％～77％为右冠状动脉瓣，其瓣叶可部分或完全遮盖室间隔缺损口，造成超声心动图对缺损类型判断错误和大小测量的误差。膜周型或部分嵴内型室间隔缺损的患者无主动脉瓣脱垂、且不伴主动脉反流者多数可用偏心型封堵器进行封堵，而干下型室间隔缺损往往合并主动脉瓣脱垂，不能行封堵术治疗。超声心动图需进行鉴别并准确分型。

脱垂的主动脉瓣超越瓣环连线水平脱入左室流出道，常部分或完全遮挡缺损口；大血管短轴切面彩色多普勒显示分流束由脱垂的主动脉瓣叶两侧穿隔进入右心室，部分病例或仅显示缺损下缘分流束、而其上缘（肺动脉瓣侧）由于脱垂瓣叶遮挡不显示分流从而造成对缺损类型和大小的误判（图36-1-9）；检查时应根据二维超声心动图和彩色多普勒综合判断。

3.封堵器类型及型号大小的选择

选择合适类型及大小的封堵器是封堵成功与否的关键。超声心动图与X线左心室造影观测室间隔缺损的大小及其与周边结构的关系对选择封堵器的类型和大小具有决定性的作用。超声心动图在缺损口残端与三尖瓣的距离和缺损口周缘粘连情况以及牢固性的判断等方面比X线左心室造影具有明显的优越性，在选择封堵器类型及大小时应综合考虑。

（1）膜部室间隔缺损

膜部室间隔缺损周缘解剖结构特殊而复杂，缺损口右室侧边缘增厚或粘连的形态各异，选择封堵器的原则不同。室间隔缺损封堵原则上按左室侧缺损口大小选择封堵器大小。较小的缺损通常选择封堵器大小与缺损口大小相接近；较大的缺损在超声所测缺损口径或分流宽度基础上加1～2mm选择封堵器大小；若缺损口较大、右室侧口径或分流宽度基础上加2～3mm。缺损口形态

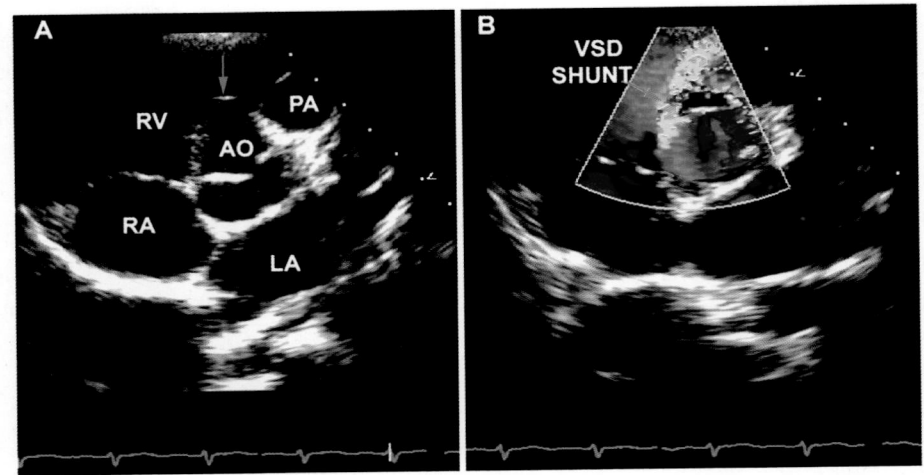

A. 大血管短轴切面显示菲薄的主动脉瓣右冠瓣叶脱垂，由 11 点至肺动脉根部遮挡缺损口（箭头），为干下型室间隔缺损；B. 大血管短轴切面显示分流束由脱垂的主动脉瓣叶的右侧缘穿隔，如不注意结合左图仔细观察，则可能诊断为嵴上或嵴内型室间隔缺损。AO：主动脉，PA：肺动脉，RV：右室，LA：左房，RA：右房，VSD-SHUNT：室间隔缺损分流

图 36-1-9　室间隔缺损合并主动脉瓣脱垂

是封堵器选择的另一主要因素。管型或漏斗型、右室侧分流孔为单孔，选用对称型或偏心型封堵器；缺损口呈瘤型者可选用"小腰大边"的特殊封堵器，大小以左室侧伞盘能够占据整个瘤腔为原则；对于少数瘤型、左室面临近主动脉瓣而右室侧粘连牢固且为单一出孔者也可考虑采用普通对称型封堵器封堵右室侧出口，但需持谨慎态度，以防因术前对右室侧出口牢固度判断不准确而造成术后封堵器脱落、移位及残余分流。缺损口右室侧呈不规则型者，选用对称型封堵器封堵左室侧缺损口。根据西京医院超声心动图研究结果：不同形态的缺损口，封堵器大小与缺损大小的差值最小者为管型，平均大 1.2mm；最大者为瘤型，平均大 2.3mm；室间隔缺损最大径（X）与封堵器型号大小（Y）的关系为 Y ＝ 0.94X ＋1.92。

（2）嵴内型室间隔缺损

嵴内型室间隔缺损的左室侧上缘紧邻主动脉右冠瓣，多数缺损上端与主动脉瓣之间无距离，因此应选择主动脉侧伞盘无边的偏心型封堵器类型。放置合适的封堵器后左室侧伞盘有可能"托住"主动脉右冠状动脉瓣，对瓣叶无明显影响，而不出现主动脉瓣关闭不全。封堵器大小选择，可根据二维超声心动图多切面所测缺损口左、右室侧大小及彩色多普勒血流束宽度，同时参考 X 线左心室造影分流宽度进行综合判定。根据西京

医院对嵴内型室间隔缺损封堵的经验，若左室侧缺损口＜5mm 时，通常在测量最大缺损径或分流束宽度基础上选择大 2～3mm；若左室侧缺损口≥5mm 时，则选择大 3～4mm 的封堵器。部分患者可伴有主动脉瓣脱垂，常可影响缺损大小的准确测量，脱垂较明显时不应选择封堵治疗。

（3）肌部室间隔缺损

先天性肌部室间隔缺损，其周缘均为肌性间隔组织。由于肌性间隔具有一定的退让余地。通常在选择较大一些的封堵器，较小的肌部室间隔缺损在超声测量舒张期左室面缺损口径基础上加 3～4mm；较大的肌部室间隔缺损加 5～6mm，甚至更大。

（二）超声心动图在室间隔缺损封堵术中的应用

1. 术中协助判断鞘管是否穿越室间隔缺损进入左心室

室间隔缺损封堵术的第一步是建立封堵轨道，通常是在 X 线下完成。当心脏位置有变异、旋转，介入医生对 X 线显示的鞘管位置有怀疑、不能确定其是否进入左心室时，超声心动图可以协助判断鞘管是否由右心室穿越室间隔缺损进入左心室。在判断鞘管位置时，应注意超声的扫查手法，通常选择胸骨旁五腔切面或剑突下五腔切面，逐步地连续摆动、旋转扫查找出鞘管长轴影像，可以确定其与室间隔缺损口之间的关系。

2. 观察封堵器左室侧伞盘的位置

室间隔缺损封堵器的左室侧伞盘在左室内释出后逐渐拉近室间隔缺损的过程中，应用超声心动图可实时监测封堵器左室侧伞盘是否接近室间隔缺损口。使用偏心型封堵器时，超声心动图可观察左室侧伞盘的短缘或无缘侧是否位于主动脉瓣侧、较长侧伞盘是否位于下方，协助介入医生调整封堵器上下的位置，避免因偏心型封堵器方向不佳造成的对主动脉瓣的影响。

3. 监测封堵器右室侧伞盘的位置

当右室侧伞盘释出后，超声心动图观察封堵器左、右室侧伞盘是否分别位于室间隔缺损两侧，并观察封堵器与三尖瓣叶及主动脉瓣的关系（图

36-1-10）。

4. 判断有无残余分流

封堵器双侧伞盘释出后，彩色多普勒应监测封堵器周围有无残余分流（图 36-1-10）。封堵器释放后，由于封堵器伞盘与室间隔缺损暂时贴合不紧密，可能出现封堵器腰部低速度、微量分流，此种分流大多数患者在 3 个月后心内膜覆盖封堵器表面后可消失。若伞盘边缘与缺损残端之间有残余分流，且残余分流速度≥3m/s，可能为封堵器型号选择过小，若此时释放封堵器则可因高速血流冲击封堵器造成红细胞大量破坏而发生溶血。遇有这种情况应更换较大的封堵器。

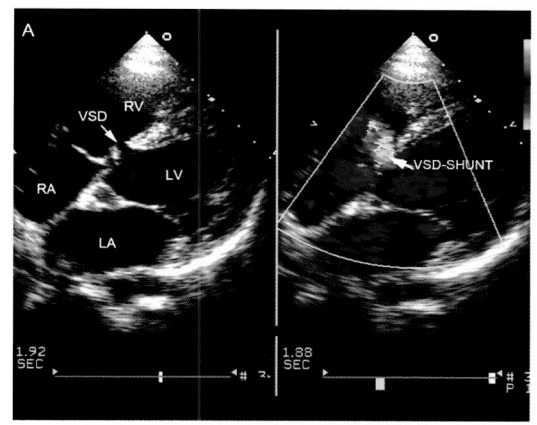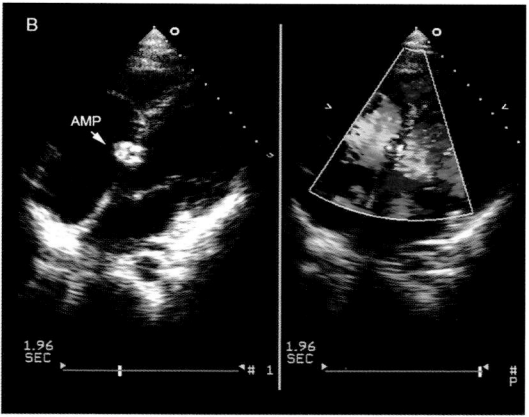

A. 胸骨旁四腔切面显示室间隔回声中断及彩色多普勒室水平左向右分流；B. 同一例患者室间隔封堵术后，显示封堵器位于室间隔中上部、固定良好，彩色多普勒室水平无分流。LV：左室，RV：右室，LA：左房，RA：右房，VSD：室间隔缺损，VSD-SHUNT：室间隔缺损分流，AMP：Amplatzer 封堵器

图 36-1-10 胸骨旁四腔切面室间隔缺损封堵术前、后声像图

5. 检测主动脉瓣和三尖瓣有无反流

在封堵器左、右室侧伞盘释出，封堵器未释放之前，超声心动图应检测封堵器与主动脉瓣及三尖瓣的关系，确定封堵器有无影响瓣膜而导致主动脉瓣或三尖瓣反流。若封堵器影响瓣膜、反流较明显，则应撤出封堵器。为避免此种情况发生，在室间隔缺损封堵术前筛选时，若缺损与瓣膜之间距离过短、主动脉瓣脱垂较明显或三尖瓣叶的大部分构成缺损口假性间隔瘤，应选择外科手术治疗。而对于因缺损口右室侧三尖瓣瓣叶或/及腱索粘连导致缺损口分流方向发生改变、室水平分流后即通过三尖瓣反流入右房，且反流量不大者，在缺损封堵后三尖瓣反流可能反而减少。

6. 监测有无新出现的心包积液或原有的心包

积液量增加

超声心动图在封堵术前应观察有无心包积液及其量的多少。在封堵术的全过程中，应特别注意有无新的心包积液出现或原有的心包积液量增加。若出现心包积液或原有的积液量增加且积液量增加速度较快，应立即进行心包穿刺抽出积血，并根据患者情况决定是否采用外科手术治疗。

（三）超声心动图在室间隔缺损封堵术后的应用

1. 检测术后并发症

（1）封堵器移位及残余分流

膜部室间隔缺损，若缺损口右室侧三尖瓣或/和腱索粘连不牢固、封堵器选择较小，可能

会发生封堵器的微移位或明显移位,导致残余分流。选用偏心型封堵器封堵嵴内型室间隔缺损时,由于封堵器主动脉侧无边,易进入室间隔缺损口,如封堵器选择过小则术后可发生封堵器移位;而选择封堵器过大则可能影响主动脉瓣造成主动脉瓣反流。封堵器移位时,超声心动图可发现封堵器的形态及位置异常,彩色多普勒显示封堵器移位处出现左向右分流。一般来说,轻微移位不会影响封堵器的牢固性,如果没出现溶血等其他并发症,可以继续观察;一些病例随术后封堵器周围组织的粘连、增生,残余分流可减少或逐渐消失。如果封堵器移位明显、出现明显溶血表现,应外科手术取出封堵器,并修补室间隔缺损。

(2)三尖瓣反流、腱索断裂伴关闭不全

三尖瓣关闭不全是单纯膜部或膜周型室间隔缺损封堵较常见的并发症之一。GU 等报道小型猪膜部室间隔缺损封堵后 4 只发生轻到中度的三尖瓣关闭不全。西京医院室间隔缺损患者封堵术后,三尖瓣关闭不全发生率 2.6%。三尖瓣腱索断裂多由于介入医生操作方法不当、过力等原因所致,随着介入医生经验和操作熟练程度的增加,三尖瓣腱索断裂的发生概率会明显减少。发生三尖瓣腱索断裂的另一个可能的原因为封堵器距离腱索附着点过近,封堵器释放后随心跳长期摩擦导致部分腱索断裂。当三尖瓣反流量较大时,可导致右心腔扩大及心功能障碍,应早期选择外科手术治疗。

(3)主动脉瓣反流

嵴内型室间隔缺损或较大的膜周部室间隔缺损封堵,封堵器选择过大时可影响主动脉瓣关闭、导致主动脉瓣反流。极少数患者虽然在封堵器释放前无主动脉瓣反流,而释放后出现少量主动脉瓣反流;原因可能为输送杆与封堵器松开前由于输送杆的牵拉封堵器未影响主动脉瓣,而输送杆与封堵器松开后封堵器位置发生改变,靠主动脉瓣侧封堵器缘触及主动脉瓣所致。如主动脉瓣反流明显,应选择外科手术治疗。

(4)假性动脉瘤、动-静脉瘘

心导管术穿刺操作不当可导致股动脉假性动脉瘤或动-静脉瘘。彩色多普勒可显示假性动脉瘤及动-静脉瘘口处的射流,确定其具体部位及大小,选择治疗方案及观察治疗后效果。较小的假性动脉瘤及动-静脉瘘可在彩色多普勒超声心动图指引下压迫瘤口或瘘口局部使其闭合,治疗效果明显优于常规盲压方法。较大的假性动脉瘤也可在彩色多普勒超声指引下向瘤内注射凝血酶治疗。

2. 心脏大小及功能变化

室间隔缺损封堵术后,由于室水平分流消失,肺循环血流量减少,使左、右心负荷逐渐减轻,左心室大小随之有不同程度改善。一般而言,可行封堵治疗的室间隔缺损不会太大;较小的室间隔缺损封堵后心腔大小的改变不甚明显或比较缓慢,而较大一些的室间隔缺损封堵后心腔大小的改变较明显、恢复也较快。

三、超声心动图在动脉导管未闭介入治疗中的应用

超声心动图在动脉导管未闭封堵介入治疗术前诊断、筛选病例、术后疗效观察方面具有较大的临床价值;在术中监测、判定治疗效果方面具有辅助价值。

(一)超声心动图在动脉导管未闭封堵术前的应用

1. 动脉导管未闭封堵的适应证和禁忌证

适应证

(1)单纯动脉导管未闭的最窄内径一般≤12mm,部分直径>12mm 的导管亦可封堵,但需根据肺动脉压力,年龄等情况综合判断。

(2)导管未闭外科手术后存在较大的残余分流患者。

(3)肺动脉高压患者,应为左向右分流,肺血管阻力应小于 8 Woods 单位。

(4)体重≥5kg。

禁忌证

(1)动脉导管未闭为复杂性先天性心脏病生存的主要通道。

(2)肺动脉高压,以右向左分流为主的患者。

(3)感染性心内膜炎合并导管周围赘生物。

(4)合并其他必须行外科手术的心脏及大血管畸形。

2. 超声心动图术前病例的选择

(1)观察切面

由于动脉导管未闭与声束的角度问题,胸骨

旁肺动脉长轴切面容易造成测量上的误差，尤其难以观测动脉导管未闭的长径；但此切面上彩色多普勒成像角度最佳，可在该切面测量分流的彩色宽度，结合二维超声图像进行判断。胸骨上窝主动脉弓长轴切面动脉导管未闭的走形与声束方向几乎垂直，能显示动脉导管未闭的形态、主动脉侧和肺动脉侧动脉导管未闭的大小、走行等。但部分患者此切面不能有效地显示动脉导管未闭。

（2）观测项目

①判断动脉导管未闭的位置和形态。

②测量动脉导管未闭的长度、导管的主动脉侧和肺动脉侧内径。

③测量彩色多普勒血流分流束的宽度，观察分流的方向及时相。

④测定动脉导管未闭的分流速度及压力阶差。

⑤估算肺动脉压力：肺动脉压力的大小影响着封堵术适应证的选择和术后的恢复。对于肺动脉高压患者，可以利用频谱多普勒观测分流的时相和速度；应用收缩期的分流速度计算出主动脉和肺动脉之间的压力阶差。通常，左向右分流压力阶差至少≥20mm Hg，才能达到封堵效果。

⑥观测动脉导管未闭的形态及与周围结构的关系：动脉导管未闭的形态及其与周围结构的关系和选择封堵器的类型和大小密切相关，漏斗型动脉导管未闭选择的封堵器可以比管型动脉导管未闭略大，长径较大或窗型的动脉导管未闭应选择相对较大的封堵器。此外，动脉导管未闭与主动脉和肺动脉之间的夹角有可能影响到封堵器的释放后的形态；尤其是儿童患者选用较大封堵器时，主动脉侧伞盘可能影响到降主动脉血流。

（3）封堵器大小的选择

超声心动图对动脉导管未闭诊断的符合率很高，但对于动脉导管未闭解剖类型的判断和大小的观测受患者自身的条件以及操作者技术，诸如肥胖、肺气、切面的选择、测量的部位、仪器的调节等因素影响，与心血管造影对比有一定的差异。西京医院对148例进行封堵治疗的动脉导管未闭患者的超声心动图与心血管造影检查进行了比较，发现当导管2.5～10mm时，超声心动图所测值稍大于心血管造影测量值，但比较接近，平均差值为0.3mm；导管直径＞10mm，超声心动

图测量值小于心血管造影测量值，平均差值为2.6mm。因此，应根据心血管造影检查结果，并结合超声检查结果进行综合判断，以确保封堵术成功。

对于通常大小的动脉导管未闭（4～6mm），选择Amplatzer封堵器直径成人一般应大于动脉导管最窄直径3～4mm；儿童因动脉导管弹性较大，一般大于动脉导管最窄直径4～5mm。对于较小的动脉导管未闭，封堵器直径选择可适当偏小些；对于较大的动脉导管未闭，封堵器直径选择应适当加大。由于动脉导管未闭的大小、形态、走行个体差异较大，还应根据患者的具体情况进行综合判断进行选择。

（二）超声心动图在动脉导管未闭封堵术中的应用

1. 观察封堵器位置

观察封堵器两端是否分别位于未闭的动脉导管两侧，大小是否合适（图36-1-11）。

2. 判断有无残余分流

一般情况下，封堵即刻彩色多普勒血流图即可见降主动脉向肺动脉的分流消失（图36-1-11）。若发现封堵器内残余分流，但分流量及分流速度不大，可以观察数分钟，超声心动图监测若发现分流消失或明显减少，可释放封堵器。若封堵器封堵后残余分流明显，分流速度＞3m/s，封堵器释放后有可能引起溶血，需更换较大型号的封堵器。

3. 封堵器对周围结构有否影响

在封堵器未释放前，应多切面扫查观察封堵器是否影响降主动脉和左肺动脉内径，有无因封堵导致的内径变小、出现湍流。在年龄较小、动脉导管未闭较大的儿童患者尤其应注意这一点。

（三）超声心动图在动脉导管未闭封堵术后的应用

1. 检测术后并发症

（1）溶血

溶血常与残余分流有关，通过封堵器（物）的分流速度越快，则越易发生机械性溶血。Tomita等报道218例弹簧栓子封堵患者有5例发生溶血，且均有残余分流。吕氏报道使用Amplatzer法封堵130例患者，仅出现1例溶血。对溶

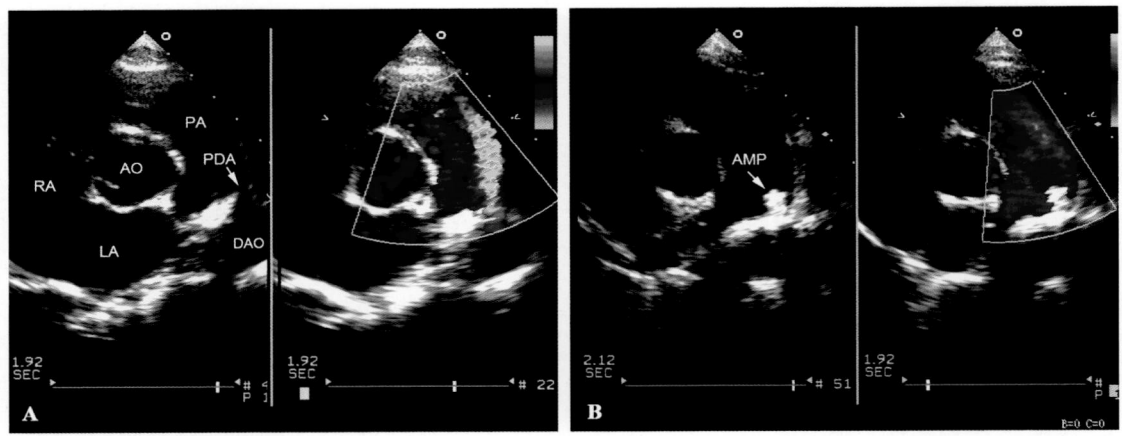

A. 胸骨旁大血管短轴切面显示降主动脉与左肺动脉根部之间动脉导管未闭通道及彩色多普勒左向右分流；B. 封堵后同一切面显示封堵器位于降主动脉和肺动脉之间，固定良好；彩色多普勒显示分流消失。LA：左心房，RA：右心房，AO：主动脉，PA：肺动脉，DAO：降主动脉，AMP：Amplatzer 封堵器

图 36-1-11　动脉导管未闭封堵术前、后声像图

血患者，彩色多普勒检查可发现有残余分流，并可定期观察残余分流量及分流速度的变化，以选择治疗方案。

（2）封堵器（物）的移位或脱落

若封堵器（物）型号选择不合适，可出现封堵器的移位和脱落。通常，弹簧栓子法封堵脱落较 Amplatzer 法多见，Akagi 等报道，多中心使用弹簧栓子治疗 535 例患者，弹簧栓子脱落达 12%。

（3）降主动脉或左肺动脉狭窄

当选择封堵器过大或位置放置不当时，可导致降主动脉或左肺动脉狭窄。二维超声心动图检查表现为降主动脉或左肺动脉内径变小，彩色及频谱多普勒显示，降主动脉或左肺动脉内湍流，血流速度增快。

2. 心脏大小及左心功能变化

动脉导管未闭封堵术后，肺动脉、左心房、左心室减小通常较为明显。射血分数及小轴缩短率降低。说明动脉导管未闭封堵术后，由于降主动脉向肺动脉内持续性左向右分流阻断，左心高动力性血流状态得以纠正。

（张　军）

参考文献

[1]　Aeschbacher BC, Chatterjee T, Meier B, et al. Transesophageal echocardiography to evaluate success of transcathether closure of large secundum atrial septal defects in adults using the buttoned device. Mayo Clin Proc, 2000, 75：913-920.

[2]　Chessa M, Carminati M, Butera G, et al. Early and late complications associated with transcather occlusion of secundum atrial septal defect. J Am Coll Cardiol, 2002, 39：1061-1065.

[3]　Santoro G, Pascotto G, Russo mg, et al. Early electrical and geometric changes after percutaneous closure of large atrial septal defect. Am J Cardiol, 2004, 93：876-880.

[4]　张军，李军，张玉顺，等. 超声心动图指导 Amplatzer 封堵器在房间隔缺损封堵中的价值. 中国超声医学杂志，2001，17：425-428.

[5]　刘延玲，戴汝平，王浩，等. 经食管超声心动图引导房间隔缺损封堵治疗的研究. 中华心血管病杂志，2001，29：12-14.

[6]　张军，姚志勇，田英军，等. 二维超声心动图及组织多普勒检测房间隔缺损封堵术前后右心负荷的变化. 心脏杂志，2004，16：64-66.

[7]　张军，李军，李利，等. 经胸超声心动图指导硬缘房间隔缺损封堵术. 中华超声影像学杂志，2006，15：182-185.

[8]　张军，李军，石晶，等. 经胸超声心动图指导软缘房间隔缺损封堵的价值. 中华超声影像学杂志，2008，17：494-497.

[9]　刘利勋，张军，李军，等. 经胸实时三维超声心动图指导房间隔缺损封堵器的选择. 中华超声影像学杂志，2009，18：132-135.

[10]　张军，刘利勋，等. 实时三维超声心动图对人工模拟房间隔缺损封堵的实验研究. 中华医学超声杂志（电子版），2010，7：14-17.

[11]　Yang J, Yang L, Wang Y, et al. Transcather device closure of perimembranous vetricular septal defects：mid-term outcomes. Euro Heart J, 2010, 31：2238-2245.

[12]　Bass JL, Kalra GS, Arora R, et al. Initial human experience with the Amplatzer perimembranous ventricular septal occluder device. Cathet Cardiovasc Interv, 2003, 58：

238-245.

[13] Arora P，Trehan V，Kumar A，et al. Transcathater closure of congenital ventricular septal defects：experience with various device. J Interven Cardiol，2003，16：83-91.

[14] 李军，张军，姚志勇，等．经胸超声心动图对室间隔缺损封堵术的选择标准和方法学研究．中国超声医学杂志，2003，19：584-587.

[15] 胡海波，蒋世民，徐仲英，等. Amplatzer封堵器治疗膜周部室间隔缺损的近期疗效评价. 中华医学杂志，2004，84：1592-1596.

[16] 张玉顺，李寰，代政学，等. 室间隔缺损介入治疗后并发封堵器移位的原因分析. 心脏杂志，2005，17：172-174.

[17] 李军，张军，周晓东，等. 超声心动图对不同类型室间隔缺损封堵适应证的研究. 中华超声影像学杂志，2005，14：85-88.

[18] 李军，张军，朱霆，等. 肌部室间隔缺损封堵剖析. 心功能杂志，2005，17：273-274.

[19] 李军，张军，宋艳，等. 室间隔缺损封堵术并发三尖瓣反流的原因分析. 中华超声影像学杂志，2005，14：900-903.

[20] 张军，李军，石晶，等. 超声心动图在嵴内型室间隔缺损封堵中的作用. 心功能杂志，2005，17：275-278.

[21] 周达新，葛均波，陈灏珠. 室间隔缺损封堵治疗的疗效和安全性. 中华心血管病杂志，2003，31：330-333.

[22] 李泉水，熊华化，许晓华，等. 彩超对动脉导管未闭封堵术的治疗及疗效观察的价值. 中国超声医学杂志，2002，18：114-115.

[23] 孔祥清. 先天性心脏病介入治疗. 南京：江苏科学技术出版社，2003：145-163.

[24] 张玉顺，朱鲜阳，张军. 先天性心脏病介入治疗与超声诊断进展. 西安：世界图书出版公司，2005：129-144.

第二节　心脏瓣膜病介入治疗中的超声心动图应用

一、超声心动图在经皮二尖瓣球囊扩张成形术中的应用

1984 年 Inoue 完成了首例经皮二尖瓣球囊扩张成形术（percutaneous transvenous balloon mitral valvuloplasty，PBMV）。1985 年陈传荣教授首先在国内应用 Inoue 球囊开展 PBMV 术，近 20 年来，该技术在我国获得广泛应用。Inoue 球囊因能进行快速、安全和有效地扩张而成为技术标准。大量研究结果显示：PBMV 使严重二尖瓣狭窄的病例血流动力学异常立即改善，瓣口面积增加 1 倍或 1cm² 以上，心功能改善；同时 PBMV 长期

效果也比较满意，瓣膜条件好、无钙化的患者（尤其是年轻患者），并发症很少发生。作为二尖瓣狭窄患者的姑息减症治疗，可延缓外科换瓣时间，提高患者的生活质量，对于不能耐受外科手术的特殊患者更有重要意义。

1. 术前诊断

一般来说，所有有症状的二尖瓣狭窄均为 PBMV 的适应证。但由于合并其他情况不同以及患者个人自身条件和瓣膜条件不同，其术后近、远期效果也有一定差异，PBMV 的适应证可分为最佳适应证和相对适应证。

（1）PBMV 的最佳适应证：1）瓣口面积 0.5～1.5cm²，瓣膜活动度好、瓣下病变较轻（如 Wilkins 超声评分<8 分的）；2）窦性心律，单纯二尖瓣狭窄，不合并关闭不全或其他瓣膜病、需手术解决的心脏疾病等；3）年龄在 50 岁以下的中、青年；4）心功能在 Ⅱ ～ Ⅲ 级 （NYHA 分级）。

（2）PBMV 的相对适应证：1）二尖瓣瓣叶及瓣下结构病变略重，Wilkins 超声评分>8 分，或透视下瓣膜有轻度钙化者；2）外科闭式分离术后再狭窄或 PBMV 术后再狭窄者；3）合并轻、中度二尖瓣关闭不全者；4）房颤患者及高龄患者；5）合并仅限左房耳部机化血栓的患者，或无左房血栓但有体循环栓塞史的患者；6）二尖瓣狭窄合并妊娠的患者；7）二尖瓣狭窄合并急性肺水肿的患者；8）其他原因不适合外科手术的二尖瓣狭窄患者，如胸廓脊柱畸形等；9）合并有其他可介入治疗的疾患的二尖瓣狭窄患者，如合并房间隔缺损等。

（3）禁忌证：1）有风湿活动的患者；2）左房内有新鲜血栓或半年内有体循环栓塞病史者；3）瓣膜及瓣下条件极差，二尖瓣有明显钙化，Wilkins 超声评分 12 分以上；4）合并中度以上的二尖瓣关闭不全及主动脉病变；5）有未控制的感染性心内膜炎及合并其他部位感染者。

在术前，经过超声心动图来综合评价球囊扩张的患者非常重要，主要需从左心室短轴切面观察瓣口开放面积；从胸骨旁左心室长轴及心尖四腔心、两腔心等切面观察瓣叶增厚的范围及钙化的程度，瓣叶的活动程度，瓣下腱索及乳头肌的形态结构、融合的程度，瓣环的大小；除外合并严重主动脉瓣病变、中量以上的二尖瓣反流及左

房血栓的患者。目前已被广泛接受的评分方法是Wilkins美国麻省总院（MGH）的评分方法，通常认为MGH超声心动图评分＜8分的患者最适合接受PBMV治疗。在瓣叶钙化严重、柔韧性差的患者，球囊扩张术中易发生瓣叶撕裂；而在瓣下腱索明显融合的患者，球囊扩张术中易发生腱索断裂，二者均容易造成明显的瓣膜反流。

2. 术中监测

在进行二尖瓣球囊扩张成形术中，通常需要超声心动图辅助X线监测对球囊导管进行共同监测及引导。首先在穿刺房间隔时，经心尖四腔心等切面可观察到鞘管及穿刺针的走向，引导穿刺针从下腔静脉经过右心房进入上腔静脉，再沿上腔静脉右侧向房间隔滑行，直至穿刺针滑入卵圆窝内，其顶端一般与房间隔成90°左右，待穿刺针进入左房侧后，经穿刺针注入少量的生理盐水或葡萄糖溶液进行声学造影可在左房内观察到微气泡声影，证实房间隔穿刺成功。超声监测过程中可及时发现由于房间隔穿刺时心房壁穿破造成的心包积液，少数病例可观察到残余的房水平左向右分流。当球囊导管进入左心房后，超声可观察到球囊导管的位置并引导其到达二尖瓣口。当充盈前半部分球囊并后撤导管时，超声可引导术者将球囊的中部置于二尖瓣口，并可观察球囊扩张的全过程。扩张后，超声可实时观察二尖瓣口面积的变化，测量跨瓣压差、流速等血流动力学指标，评价二尖瓣反流的程度，以初步评价球囊成形的效果，协助临床医师判断是否需要进行再次扩张。球囊扩张术后允许出现少量的二尖瓣反流，但不应当出现中度以上的反流，如发现二尖瓣反流较术前增加通常即可停止扩张，以减少并发症。

TEE比TTE对心腔内结构的观察有明显的优势，尤其在引导房间隔穿刺及除外左心耳血栓方面可为临床提供更多的信息，但由于需要患者在麻醉状态下才能与介入操作同时进行，增加了患者的痛苦及费用，目前国内不作为常规应用。

3. 术后评价

术后早期，以及长期随访均可对患者进行经胸超声心动图检查，评价瓣口面积、流速、跨瓣压差、返流量，以及心脏房室大小、肺动脉压力的变化，评价经皮二尖瓣球囊扩张术的近、远期疗效。

二、超声心动图在经皮肺动脉瓣球囊扩张成形术中的应用

1982年，Kan等首先采用球囊扩张肺动脉瓣，完成首例经皮肺动脉瓣球囊扩张成形术（percutaneous balloon pulmonary valvuloplasty，PBPV）。与二尖瓣球囊扩张成形术相似，目前应用多种类型的单球囊或双球囊导管。经皮股静脉插管，使球囊导管经下腔静脉、右心房、三尖瓣口、右心室至肺动脉瓣口，将球囊中部置于肺动脉瓣口，加压充盈球囊，扩张肺动脉瓣口。

应用超声心动图可主要观察右室流出道和大动脉短轴切面，术前通过测量跨瓣压差明确瓣膜的狭窄程度，通常选择超声测量跨瓣压力阶差大于30mm Hg（1mm Hg＝0.133kPa）的单纯性肺动脉瓣狭窄患者列为手术对象。术前还可通过测量肺动脉瓣环内径以协助选择球囊的型号。在术中超声可实时观察到球囊导管由下腔静脉→右心房→三尖瓣口→右心室→肺动脉瓣口→肺动脉，引导球囊中部置于肺动脉瓣口，在超声和X线监测下充盈球囊，扩张肺动脉瓣。扩张后即刻，可用多普勒测量跨瓣压差，以确定是否需要重复扩张。在超声监测下，可避免球囊因放置位置过低扩张时激惹右室流出道造成心律失常等并发症。

三、超声心动图在经皮二尖瓣位人工瓣瓣周漏封堵术中的应用

1. 术前诊断

人工瓣瓣周漏是人工瓣膜置换术后的常见并发症，指出现在人工瓣膜缝合环环外的反流，通常为偏心性反流，多切面以及适当倾斜探头角度的探查对观察瓣周反流的位置和反流量至关重要。发生在主动脉瓣瓣周反流，绝大多数病例应用经胸超声心动图可以提供足够的定量及定性诊断信息，对于少数的声窗受限探查不满意的患者经食管超声可以作为有效的补充，并可以对于瓣环后方有声影遮挡的区域进行更好的观察。发生在二尖瓣人工瓣瓣周的反流，由于后方声影的干扰，仅由经胸超声进行判断容易发生漏诊，而使用经食管超声可准确判断是否存在瓣周漏、瓣周漏的位置和反流量。由于瓣周反流的偏向性，使用判

断瓣膜自身反流量的半定量及定量方法相结合来判断瓣周的反流量困难较大，判断瓣周反流的程度通常需要参考反流束所占缝合环周径的比例以及反流束在起始处的宽度，通常反流束起始的宽度 1～2mm 判断为轻度，3～6mm 判断为中度，大于 6mm 判断为重度反流。三维的彩色多普勒超声检查可提高瓣周反流量评估的准确性。术前如发现心腔内血栓形成、感染性心内膜炎如瓣叶瓣周赘生物形成、人工瓣功能障碍或瓣环活动度加大则不应选择介入封堵治疗。

2. 术中监测

应用经食管超声可引导术中更快更好地进行房间隔穿刺，尤其是对于部分房间隔增厚并钙化的患者，引导介入导管垂直穿过二尖瓣的瓣周缺损，释放封堵器之前确认缺损周围有足够的残余组织可使封堵器固定。在封堵器释放之后可及时评价是否还存在残余的瓣周反流及其反流的程度，评价人工瓣膜的活动是否正常，还可及时发现介入术中的并发症如心包积液、导管血栓形成、房水平残余分流。使用 1 个以上的封堵器时，发生并发症的风险明显增加，一旦封堵器脱落或移位将导致发生栓塞、人工瓣膜功能障碍或人工瓣毁损。尽管仍然有待证实应用实时三维经食管超声心动图（RT-3D-TEE）较二维超声可以对瓣周漏封堵的这项新技术带来更多帮助，但应用 RT-3D-TEE 能够更便捷地观察到瓣周漏的位置及反流程度，有利于更准确引导导管操作和封堵器定位，有利于缩短手术时间。

四、超声心动图在经皮二尖瓣关闭不全修复术中的应用

受到外科二尖瓣瓣环缩环术和边－边缝合法修复二尖瓣瓣膜手术的启发，Kaye 等研制的经冠状窦途径置入的二尖瓣缩环装置和 St Goar 等研制的经皮瓣膜边－边缝合装置均于 2003 年获得成功并初步应用于临床，通过微创的经导管修复技术有效减轻瓣膜反流逐步被广大的患者接受。

目前，临床上使用的经导管二尖瓣边对边修复常采用钳夹法及抽吸与缝合法。钳夹装置（Evalve clip）由一种外科手术合金制成，外表覆盖生物相容性聚酯，在心脏超声的指导下，这种钳夹装置经股静脉送入心脏，经房间隔到达左心室后，将其置于二尖瓣的心室侧，操作者打开装

置头部分叉，在心室收缩末将其关闭，使其钳夹住二尖瓣反流部位瓣叶的游离缘，这样形成一个功能正常的双出口二尖瓣。超声心动图除了可在术前评价病变的瓣叶扇区，还可在术前筛查中测量因缺血产生的二尖瓣反流时二尖瓣瓣叶的对合深度、对合长度；测量因退行性改变产生的二尖瓣反流时二尖瓣瓣叶的连枷间距和连枷宽度。在使用 Evalve clip 进行介入治疗时，TEE 是最重要的全程引导及监测方法。TEE 可以观察到钳夹装置引导系统的所有组成部件，可以引导穿刺后上部的房间隔，通过两腔心和三腔心的切面协助钳夹装置调整至最佳的方向和角度，通过将其置于最大二尖瓣反流束的中心引导导管朝向病变中心，并可引导装置在心房内张开，进入左心室，使钳壁与二尖瓣的对合面角度垂直，以及最后钳夹到二尖瓣叶。TEE 可在二尖瓣叶捕获不理想时指导松开钳夹，或在捕获二尖瓣叶后反流减少不明显时协助临床放弃介入治疗，从而帮助临床医师及时做出正确决策。当 TEE 观察到二尖瓣前、后叶解剖结构并且反流减少至中度以下时可确认疗效满意。还可以通过测量二尖瓣的跨瓣压差、肺静脉血流频谱形态、右心室收缩压等即时评价二尖瓣反流减少对心脏生理的影响。当残余的二尖瓣反流依然较多时，TEE 可协助临床决定是否需要额外的钳夹装置。使用 TEE 可在术中迅速发现急性并发症如导管血栓形成、心包积液、导管与腱索缠绕。在术后，应用超声心动图可进一步对二尖瓣反流程度、钳夹装置的固定性、左室的大小及功能、肺动脉压力的变化进行长期监测及随访。

二尖瓣瓣环缩环术利用冠状静脉窦与二尖瓣后叶瓣环邻近的解剖关系，将不同型号特制的器械置入冠状静脉窦，通过减少其与二尖瓣后叶瓣环的相对距离，进而使二尖瓣口面积减少，该装置由具有形状记忆和超弹性的镍钛合金构成，两端具有特制铆，置入冠状窦后近端和远端分别固定冠状窦开口和二尖瓣后瓣瓣环，并形成一定张力从而缩小瓣环。但是，该技术目前仍存在的主要问题有：（1）对后瓣环成形术而言，部分病例（20％）冠状窦解剖变异使得冠状窦并非总是紧邻二尖瓣瓣环、部分患者瓣环钙化均可能使手术不成功；（2）围手术期或迟发性冠状窦破裂至心包压塞；（3）有冠状静脉回流受阻、冠状动脉回旋支受影响、乳头肌移位致瓣叶缩窄等潜在风险。

Siminiak 等最近报道使用一种新型的冠状窦支架，形状似编钟样乐器，该装置置入到冠状静脉内，具有良好的顺应性，可以根据二尖瓣环大小及形状调整。应用超声心动图可显示冠状窦的开口和其近、中、远段的内径，指导支架的型号选择，但应用 TEE 评价冠状静脉窦的长度及其与二尖瓣环、冠状动脉回旋支之间的关系仍然难度较大。然而应用 TEE 和 TTE 仍然可以评价随着冠状窦支架置入后二尖瓣环直径在早期和晚期的减小以及其对二尖瓣返流程度的影响。

五、超声心动图在经皮主动脉瓣球囊扩张及主动脉瓣植入术中的应用

严重主动脉瓣狭窄是老年人常见的瓣膜病，其发病率有逐年上升的趋势，老年人中尤以瓣膜钙化造成的狭窄最多见，患者可保持很长时间的无症状期，一旦出现症状则预后非常差。长期以来，有大量患者由于瓣膜病变过于严重，高龄以及多种并发症，包括左心室功能不全、肺动脉高压、肾功能不全、全身动脉粥样硬化等原因丧失了外科手术治疗的机会。自从 2002 年，Cribier 等报道第一例经导管主动脉瓣膜植入术（Transcatheter Aortic Valve Implantation，TAVI）后，该技术在治疗严重主动脉瓣狭窄患者中的可行性和疗效得到了肯定，并迅速在国际范围内推广。目前在欧洲和北美应用于临床的主要有 Edwards Lifesciences 公司的 SAPIEN 瓣膜和 Medtronic 公司的 CoreValve 瓣膜两种（后者为自扩张性）。SAPIEN 瓣膜有 23mm 和 26mm 两种型号，CoreValve 目前有 26mm 和 29mm 两种型号。操作路径包括两种：（1）顺行法途径：穿刺右股静脉，导丝送至右心房，穿刺房间隔至左心房，经二尖瓣、左室流出道至升主动脉，将导丝套管从股动脉中拉出，建立输送轨道，从股静脉将鞘管送到主动脉瓣处，超速起搏右心室，扩张球囊释放支架；（2）逆行法途径：穿刺股动脉，导丝经通过主动脉弓逆行到主动脉根部至左心室，根据左心室造影显示的钙化主动脉瓣环为标记，将支架球囊送到该位置，扩张球囊释放支架。两种操作路径各有利弊，不同的病例需要选择不同的手术路径，顺行路径比较容易送入外形比较大的带瓣膜支架，由于心脏搏动对带瓣膜支架的影响比较小，从而定位更准确，但需要面临穿刺房间隔以及可

能损伤二尖瓣的手术风险。而逆行途径无须穿刺房间隔，可以避免对二尖瓣造成的损害，但只能置入比较小的带瓣膜支架。

我国的 TAVI 刚起步，由于该技术过程复杂，加之患者病情重，成功实施需要包括介入、影像学、麻醉学、心外科及护理人员的通力合作。超声心动图作为评价心脏结构和功能的主要临床工具，在 TAVI 手术中如患者的筛选、瓣膜型号的选择、评估并发症以及随访等环节中发挥着重要的作用。

1. 患者筛选及术前心脏结构、功能的评价

一般认为，主动脉瓣严重狭窄且症状严重，采用外科主动脉瓣置换术风险较高的患者，可推荐行 TAVI 手术治疗。Medtronic 公司的 CoreValve 瓣膜推荐的指征为主动脉瓣瓣口面积 $<1cm^2$，平均跨瓣压差 $>40mm\,Hg$，或峰值流速 $>4m/s$，瓣口面积指数 $<0.6cm^2/m^2$，（有效瓣口面积与体表面积的比值）。超声心动图评价主动脉瓣狭窄程度的主要方法为：1）二维超声直接描记，但由于患者主动脉瓣钙化声影影响，很难清楚显示主动脉瓣口。2）连续方程法计算主动脉瓣有效瓣口面积，需要对左室流出道直径进行准确测量，由于测量误差结果可能有一定偏差。3）连续多普勒测量主动脉瓣口的血流频谱，计算主动脉瓣平均跨瓣压差平均狭窄程度，为目前最常用的方法，当左心功能减低时可能会低估狭窄的程度。

根据 ColeValve 瓣膜支架的形态及植入原理，术前必须对主动脉根部的解剖形态及直径进行准确测量，以协助选择瓣膜的型号。主要的测评指标包括：主动脉瓣环、窦部直径、窦部宽度、窦管交界部及升主动脉的内径。在实际操作中，超声心动图一般采取无冠瓣基底附着处到右冠瓣基底附着处的距离作为主动脉瓣环的直径并判断植入瓣膜型号的依据。一般应用经胸超声心动图（TTE）检查，如果患者声窗不好，经胸探查不满意时，可经食管超声心动图（TEE）检查，TEE 的图像更加清晰，能够更加准确地测量主动脉根部各径线。可以在经胸二维超声的胸骨旁左室长轴切面或经食道超声的食管中段长轴 $120°\sim140°$ 范围内收缩期测量以获取最大瓣环内径。26mm 的 CoreValve 瓣膜其瓣环直径要求在 $20\sim23mm$；29mm 瓣膜要求在 $23\sim27mm$。主动脉窦部高度的测量为瓣环至窦管交界的距离，一般应大于

15mm。升主动脉直径测量的要求，根据 Core-Valve 瓣膜支架的特点，一般测量主动脉瓣平面以上 40～45mm 处升主动脉的内径，要求升主动脉内径 ≤ 40mm（26mm 瓣膜）和 ≤ 43mm（29mm 瓣膜）。影响 CoreValve 植入的瓣下疾病也需要进行评估，如凸出的钙化灶从主动脉瓣环一直延续到左室流出道或累及二尖瓣前叶，中度—重度的室间隔肥厚等，如果室间隔厚度超过 17mm 不建议植入 CoreValve。

其他瓣膜的严重病变也会影响 TAVI。术前对于二尖瓣的结构和功能应该仔细评价，如果合并中量以上的二尖瓣反流不建议行 CoreValve 瓣膜植入。随着 TAVI 技术的成熟，对左室收缩功能的要求有所下降。前期多以 LVEF＞50% 的患者为对象，近期手术则开始纳入更多 EF 偏低的患者，总的来说 LVEF＜20% 不建议 TAVI 术。超声心动图评价左心功能的方法主要有 M 型、二维及三维超声，可根据具体的临床情况进行选择。另外在术前应多角度仔细探查各房室心腔内有无血栓，必要时可经 TEE 进一步检查明确诊断，合并心腔内血栓是 TAVI 术的禁忌证。

2. TAVI 术中超声心动图的作用

在整个瓣膜植入过程中，应用 TEE 可以全程实时地进行监测，指导术者操作、瓣膜定位，有助于减少术中造影剂的用量，同时可以随时评价瓣膜的功能状态，还可以在术后即刻评价可能发生的并发症如心包填塞、主动脉破裂等。Core-Valve 瓣膜植入需要准确地放置在心室末端距离自体主动脉瓣环 5～10mm 处，进入左室约 4～6mm，瓣架可能在左室流出道有所下滑，此时已经部分打开的瓣膜可能会影响二尖瓣的功能。要求瓣膜的左室面不得覆盖超过 50% 的二尖瓣前叶，应该在二尖瓣叶与其二级腱索以上。人工瓣膜完全释放后，应立刻进行瓣膜功能和远端开放情况的评估。在瓣膜植入的过程中，术者可以对瓣膜的位置进行调整，使用"分步释放"技术可以使得远端 2/3 的装置释放后临时终止释放，同时并不影响正常血流的通过，在这个阶段，可以通过术中超声的评价结果进行精细调整瓣膜的位置，也可对瓣膜进行回撤，这是确保手术效果的关键手段之一。

TEE 介导瓣膜植入需要患者在全身麻醉状态下进行，麻醉后患者的血压、心律变化使主动脉

瓣口的跨瓣压差、流速发生一定改变，需要对患者进行重新评估。由于患者多合并其他脏器的慢性病变，麻醉风险较高，随着 TAVI 技术的不断发展成熟，目前手术更多采用局部麻醉，通过 TTE 超声进行监测评价。此时由于患者声窗和体位的限制，对超声医生的操作技能有着更高的要求。

3. 术后评价及随访

TTE 是术后随访评价人工瓣膜功能和患者心脏恢复情况的主要方法。根据 CoreValve 的一项多中心研究报道，植入后血流动力学可显著改善，平均跨瓣压差从术前的（54.2±16.5）mm Hg 立即降至植入术后的（10.0±4.7）mm Hg，并在术后 12 个月内保持基本不变。随着更多临床研究的结果公布，越来越多的指标证实术后在左室重构、左心室质量、二尖瓣反流、肺动脉压力及左室收缩及舒张功能方面均能有明显改善。

六、超声心动图在经皮肺动脉瓣置入术中的应用

目前，在临床上使用最多的是 Bonhoefer 教授最早报道的球囊扩张带瓣膜铂铱合金支架，瓣膜由含有三叶或者两叶瓣的新鲜牛颈内静脉，经过鞣化处理后制成，固定在支架上。目前经皮肺动脉瓣置入术（percutaneous pulmonic valve implantation）主要用于复杂先天性心脏病的修补术后的儿童患者，其以前手术置入的右室与肺动脉间的带瓣外管道出现了瓣膜的狭窄和/或反流。多数专家认为满足以下条件的患者需要接受肺动脉瓣置换：（1）严重肺动脉瓣反流伴有右心功能不全和（或）右室扩张的有症状的患者；（2）严重肺动脉瓣反流以及充分的右心功能不全证据，没有症状但运动耐量下降的患者；（3）中度或重度肺动脉瓣反流患者合并有室间隔缺损术后残余漏、肺动脉分支狭窄、三尖瓣反流需要介入治疗，无论有无症状的患者。目前，最大的缺陷是牛颈静脉瓣膜的型号，通常最大直径不超过 22mm。超声心动图在术前诊断及术后评价植入的支架瓣膜功能方面可为临床提供重要的信息。

（王　浩）

第三节　心脏外科手术中超声心动图的应用

超声心动图在心脏外科手术中应用已经有几十年的历史，随着相关超声仪器设备的不断改进，术中超声心动图在心脏外科手术中得到了广泛的应用及发展。目前临床上应用较多的是术中经食管超声心动图（intraoperative transesophageal echocardiography，IOTEE），另外一小部分患者由于各种条件（如血源性传染性疾病、新生儿或者是低体重儿预期不能耐受经食管插管或风险较高、食管疾患禁忌等）的制约使其在术中仅能够使用经心表超声心动图，另外特殊检查如升主动脉硬化斑块也可以应用心表超声心动图评估。

一、术中经食管超声心动图（IOTEE）

由于 IOTEE 不干扰手术过程并且能够评估体外循环（cardiopulmonary bypass，CPB）建立之前及术后复跳的心脏，其常规应用主要包括如下几个方面：①作为经胸超声心动图的补充，从心脏后方近距离观察心脏，评估心内的解剖异常、瓣膜形态及功能，指导手术方案的调整及 CPB 插管方式的选择；②术后即刻评估手术效果；③指导术后心腔及大血管内的排气；④评估心功能状态。

二、IOTEE 的管理

人员：实施 IOTEE 的超声医师应该具有丰富的经食管超声心动图检查经验，应该能够独立完成 IOTEE 的实施、检查及做出快速、准确诊断。

仪器：目前应用较多的经食管超声心动图检查的超声探头主要为多切面相控阵探头，另外早期的单平面、双平面探头由于探查切面较少，观察心内情况受到一定限制，但仍能满足临床部分需求。经食管探头分为成人探头及小儿探头，成人探头较粗，多应用于体重在 30kg 以上的患者，对于体重小于 30kg 的患者，可以应用小儿探头，对于体重小于 4kg 的婴幼儿，应尽可能避免经食管超声心动图检查以减少损伤。IOTEE 的超声影像工作站应尽可能选取体积小、便携的超声诊断仪以适应相对狭小的手术室空间。

经食管超声心动图探头的消毒：经食管超声心动图探头消毒的第一步是预清洗以除去探头表面的物质，预清洗后探头应放置在 2.0% 戊二醛消毒液中浸泡 20～30 分钟，浸泡后的探头以清水冲洗后晾干以备再次使用。

经食管超声心动图探头的插入与撤出：IOTEE 探头的插入应该在麻醉气管插管后体外循环转机之前，最好是在没有摆好心外科手术体位之前，建立心外科手术常用体位之后头部后仰会导致经食管超声心动图（TEE）探头不易经过会厌部，如遇到探头不易进入食管，可以由麻醉医师尝试使用喉镜推开前鄂而提供直视下的帮助，避免暴力操作，少数情况下由于超声探头难以进入食管需要放弃这一操作或者选用经心表超声心动图检查。食管探头插入尽可能避免在患者肝素化之后进行，探头的撤出尽可能在鱼精中和之后，否则会增加出血的风险。

禁忌：IOTEE 的绝对禁忌证同 TEE，主要包括吞咽困难、食管肿瘤、食管撕裂即穿孔、食管憩室、活动性上消化道出血及近期食管手术后等。相对禁忌证包括食管静脉曲张、严重凝血功能障碍等。

并发症：尽管 TEE 属于侵入性操作，但大量的临床应用证实是相对安全的，其主要的并发症有喉咽部及食管的黏膜损伤、消化道出血、一过性心律失常、术后吞咽困难等，尽管食管穿孔较为少见，但往往是致死性的。因此操作者应熟悉会厌部解剖特点，避免粗暴操作。

三、IOTEE 常用切面

由于经食管探头可以放置在食管及胃底的不同位置且可以调整探头的扫查角度，理论上可以有无数的切面可以用来观察心脏，但常用的切面主要有以下几个：

（1）食管中段四腔心切面：该切面可以重点显示二、三尖瓣结构及房、室间隔的连续性并显示经瓣口血流有无异常及心腔间有无异常交通血流信号。（图 36-3-1）

（2）食管中段两腔心切面：可以观察二尖瓣前后叶的形态特点及左心耳。（图 36-3-2）

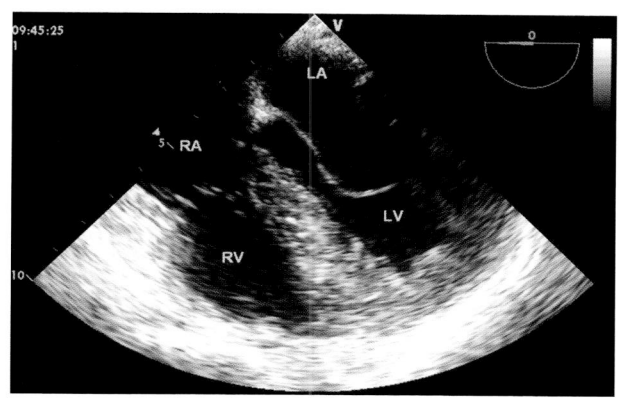

图 36-3-1　食管中段四腔心切面

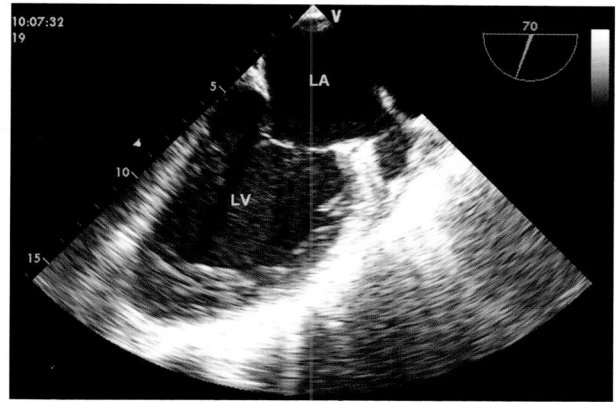

图 36-3-2　食管中段两腔心切面

（3）食管中段主动脉瓣长轴切面：可以显示左室流出道内径及有无异常肥厚肌束或隔膜、主动脉瓣瓣环大小、主动脉瓣叶形态、启闭状态及经瓣口血流，评价狭窄程度及瓣膜反流程度。另外还可以显示靠近干下部的室间隔缺损。（图 36-3-3）

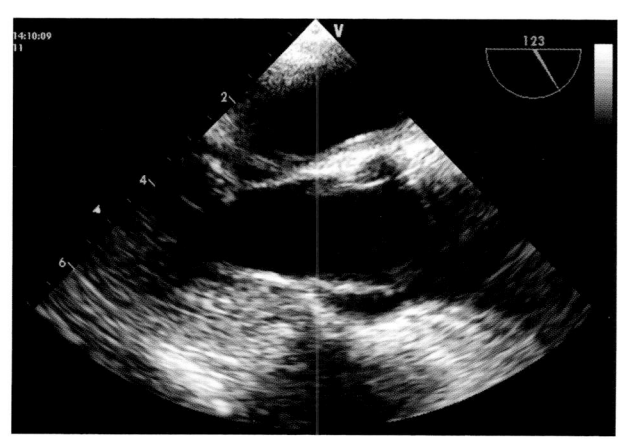

图 36-3-3　食管中段主动脉瓣长轴切面

（4）食管中段左室长轴切面：该切面可以同时显示二尖瓣、主动脉瓣、左室流出道及左室长轴各室壁节段，可以用于这两个瓣膜及其邻近结构的评估，另外心尖部室壁瘤的观察亦主要在该切面进行。（图 36-3-4）

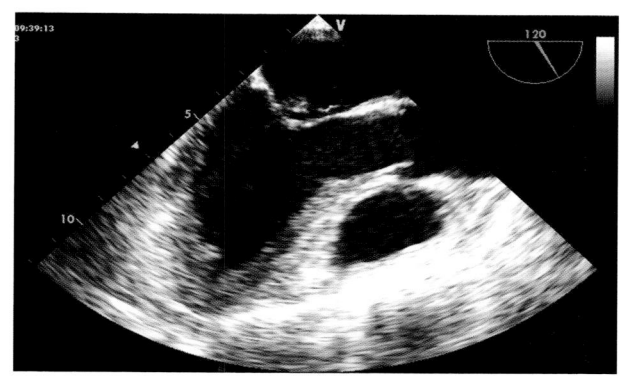

可见二尖瓣后叶断裂的腱索残段（连枷征）

图 36-3-4　食管中段左室长轴切面

（5）食管中段主动脉瓣短轴切面：可以观察主动脉瓣瓣叶数目，评估瓣叶增厚、钙化程度及累计范围、显示瓣叶交界粘连范围及开放受限程度，彩色血流显像可以显示瓣叶反流来源部位（中心性或偏心性等）。（图 36-3-5，图 36-3-6）

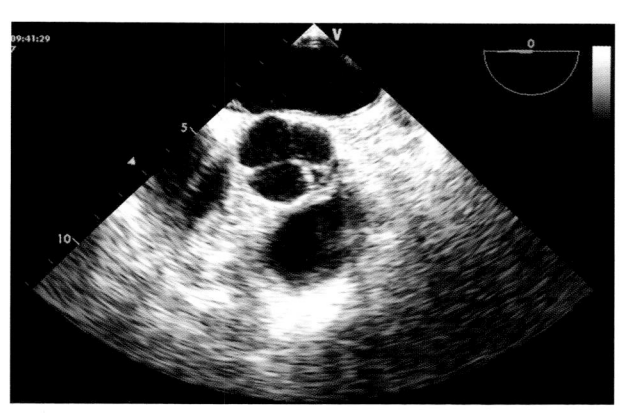

图 36-3-5　食管中段主动脉瓣短轴切面

（6）食管中段双腔静脉切面：主要观察房间隔缺损的类型，上腔静脉型房间隔缺损对体外循环插管方式有特殊要求，该切面是确诊上、下腔型房间隔缺损最好的切面。（图 36-3-7）

（7）食管中段右室流入—流出道切面：该切面可以用来观察主动脉瓣的情况，右室流出道及流出道的情况也可以一目了然，可以观察流入流

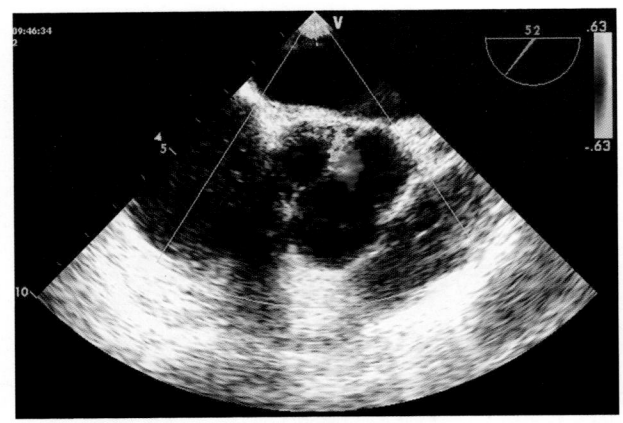

彩色血流提示主动脉瓣反流主要来源于左冠瓣与无冠瓣交界处

图 36-3-6 食管中段主动脉瓣短轴切面

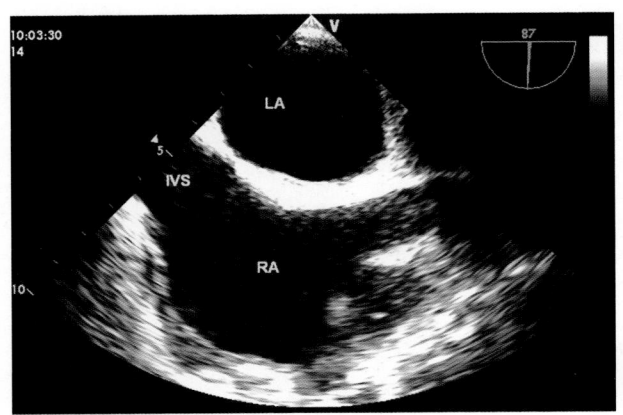

图 36-3-7 食管中段双腔静脉切面

出道是否狭窄、狭窄的原因（隔膜狭窄、肌性狭窄或肺动脉瓣狭窄），另外该切面是可以用来明确区分室间隔缺损是位于膜周部还是漏斗部的经典切面。（图 36-3-8）

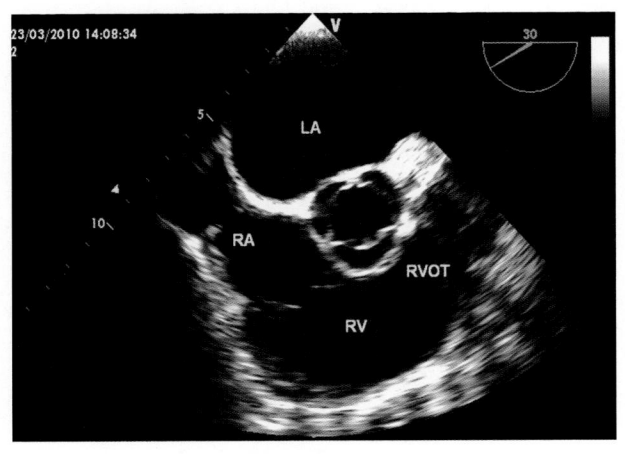

图 36-3-8 食管中段右室流入—流出道切面

（8）胃底二尖瓣短轴：该切面可以与经胸超声心动图二尖瓣短轴切面一样测量二尖瓣最大瓣口开放面积，也可以明确二尖瓣瓣叶脱垂部位及范围，并评估左室壁基底段收缩运动幅度，评价有无室壁运动异常。（图 36-3-9）

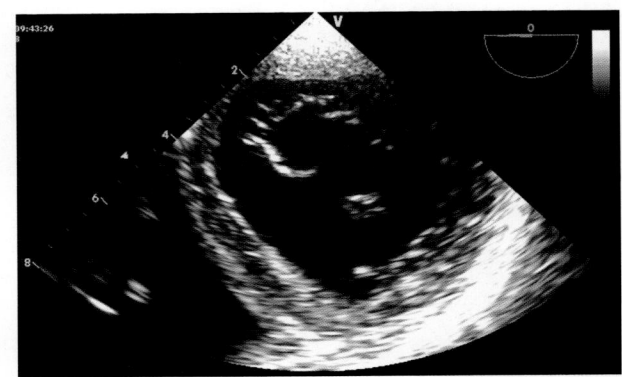

图 36-3-9 经胃底二尖瓣短轴

（9）胃底左室短轴切面：可以显示左室壁收缩运动情况并应用 M 型超声测量左室腔并计算左室射血分数。（图 36-3-10）

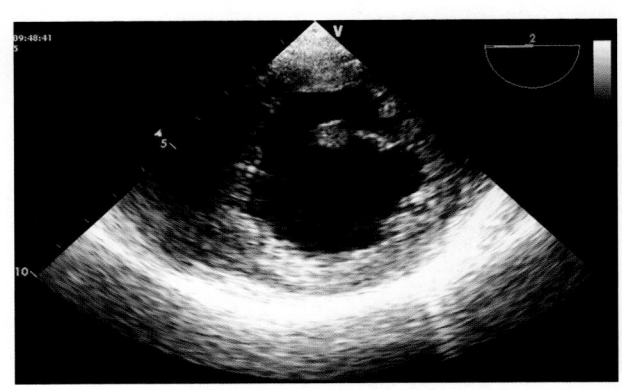

图 36-3-10 胃底左室短轴切面

除了上述常用的 TEE 切面之外，还有许多切面可以应用，如食管中段升主动脉短轴切面、胃底左室长轴切面、降主动脉长/短轴切面等，在针对不同的心脏疾患时，IOTEE 操作者应能够通过调整探头的位置及扫查角度的变化来明确显示病变部位，从而为外科医师提供详细的信息。

四、IOTEE 在先天性心脏病中的应用

IOTEE 可以作为经胸超声心动图的补充，在

手术前明确心内解剖结构的先天异常并了解心内血流动力学的异常改变，对外科手术方案做出及时地调整。术后可以及时评价手术效果及有无并发症，必要时指导外科医师再次手术，避免二次开胸。

简单先天性心脏病如房间隔缺损（ASD），绝大多数患者经胸超声心动图已经能够明确诊断缺损的类型、部位及大小，因此可以不常规应用IOTEE，术前TEE检查对于上腔型/冠状静脉窦型ASD及合并瓣膜功能异常时具有较大的价值。

室间隔缺损（VSD）在先天性心脏病中占比最高，手术治疗效果明确，术前TEE检查可以与经胸超声心动图检查进行核对，避免遗漏肌部（图36-3-11）尤其是前间隔近心尖部的VSD，干下部VSD主动脉右冠窦部失去支撑而产生窦瘤突入VSD导致有效的分流口径较实际间隔缺损要明显偏小，严重者窦瘤破裂产生新的主动脉到心腔内的异常分流而加重心脏容量负荷，另外由于受到窦部扩张牵拉使得主动脉瓣右冠瓣脱垂产生主动脉瓣关闭不全，术前评估主动脉瓣病变程度对VSD手术方式具有重要意义。VSD术后TEE检查主要是观察修补后间隔的连续性是否完整，是否存在残余分流并确定残余分流的多少，如有必要需要再次体外循环转机修补VSD从而避免患者二次开胸手术，另外由于手术缝合范围距主动脉瓣较近，术后对主动脉瓣的观察极其重要，一旦出现缝合线被缝合到主动脉瓣叶上，会出现急性严重的主动脉反流，及时发现并再次体外循环下重新缝合VSD可以大部分保留自体主动脉瓣的功能，如果处理不够及时，主动脉瓣叶出现明显器质性损害就不得不进行人工瓣膜置换。

动脉导管未闭（PDA）在经食管二维超声上通常无法显示主动脉-肺动脉异常管样结构，因此不建议常规应用TEE观察PDA，对于合并PDA进行手术的其他心脏疾患，可以通过食管中部升主动脉短轴切面肺动脉管腔内异常连续性高速血流的存在与消失来判断PDA的存在及手术后的效果。（图36-3-12）

法洛氏四联症（TOF）的术前、术后观察与VSD大多相同，不同的是TOF存在右室流出道和/或合并右室肥厚，术前评估右室流出道狭窄的部位、类型对是否经右室流出道切口进行矫治意义重大，如果仅涉及肺动脉瓣狭窄且瓣环够大，

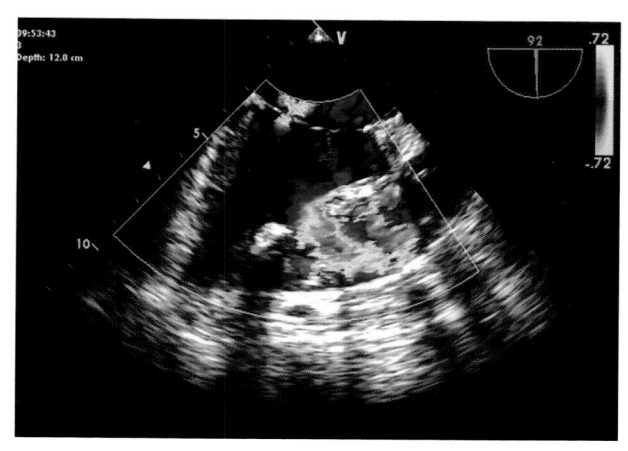

彩色血流显像提示室间隔左向右分流并伴有少量二尖瓣反流

图36-3-11　肌部室间隔缺损

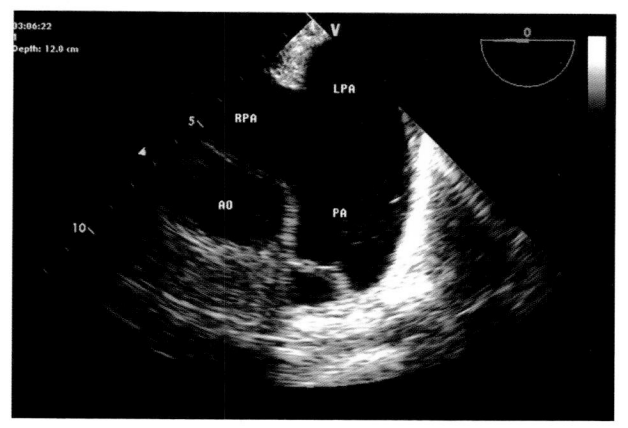

可以显示左右肺动脉，但仍不能清晰显示PDA

图36-3-12　主动脉根部短轴切面

通常可以不经流出道切口手术从而保护右室功能。术后注意室间隔修补及主动脉瓣有无异常，尽管外科医师在术中可以应用探子探查流出道及肺动脉内径，但由于其是在非生理状态（心脏停搏状态）测量，心脏复跳后由于心肌收缩期增厚可以导致流出道仍然残余狭窄，术中评估狭窄的金标准是导管测压，经食管中部右室流入流出道切面及经胃底心尖左室长轴切面可以显示右室流出道疏通后是否仍有残余狭窄及定量评估狭窄程度（图36-3-13，图36-3-14），通常连续多普勒测得的峰值压差小于30mm Hg可以接受，由于这两个切面探查时超声声束与血流方向都有成角的问题存在，应注意可能低估狭窄程度。右室流出道疏通通常会涉及肺动脉瓣切开或跨环补片，术后会存在不同程度的肺动脉瓣反流，尽管TEE对跨肺动脉瓣血流观察具有局限性，但仍可以提供足

够的信息。

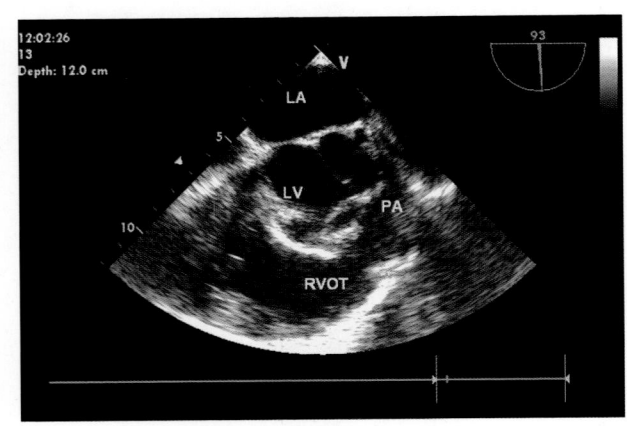

箭头所示为肺动脉瓣

图 36-3-13　TOF 术后右室流出道

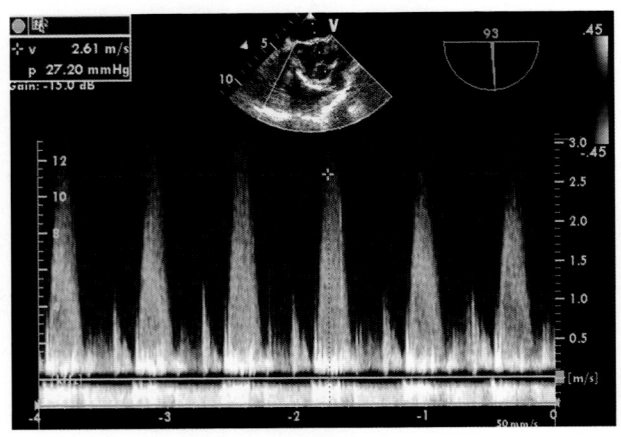

图 36-3-14　与图 36-3-13 为同一病例，连续波多普勒提示肺动脉瓣前向血流速度仍偏快

　　复杂先天性心脏病的 IOTEE 检查与前述几种先天性心脏病类似，术前明确解剖异常，了解心内血流动力学的异常改变，其重点在于术后手术效果评估，如右室双出口、完全型大动脉转位动脉调转术后流出道的通畅与否，矫正型大动脉转位心房、动脉双调转术后的流入流出道情况；涉及合并瓣膜异常的如心内膜垫缺损、三尖瓣下移畸形（Ebstein 畸形）瓣膜成型效果；手术后心功能评估亦比较重要。

五、IOTEE 在瓣膜性心脏病中的应用

　　TEE 在瓣膜手术中的价值已经得到大多数心外科医师的认可，术前 TEE 可以明确病变瓣膜、

瓣膜病变病因（图 36-3-15～图 36-3-18）、病变程度（图 36-3-19，图 36-3-20）、心腔内有无血栓及血栓部位（图 36-3-21，图 36-3-22）等为手术决策提供重要的依据，尤其在涉及到瓣膜成形手术时，TEE 对决定是否能够成形起到了至关重要的作用；手术后可以协助心腔排气、评价瓣膜成形后有无狭窄、反流有无及其程度，评估人工瓣膜功能及瓣周有无残余返流等。

　　瓣膜置换最常见的是二尖瓣及主动脉瓣置换，在我国导致需要进行瓣膜置换的主要病因为风湿性及先天性，近年来，随着人口进一步老龄化，国内的瓣膜退行性病变需要进行瓣膜置换的病例越来越多。三尖瓣置换手术通常较为少见，通常在 Ebstein 畸形无法进行瓣膜成形或者风湿性三尖瓣明显增厚挛缩无法成形时才考虑进行三尖瓣人工瓣膜置换。术前 TEE 主要是评估瓣叶病变程度、血栓的部位及类型以确定手术方案，同时准确的测量瓣环内径可以帮助选取合适大小的人工瓣膜。

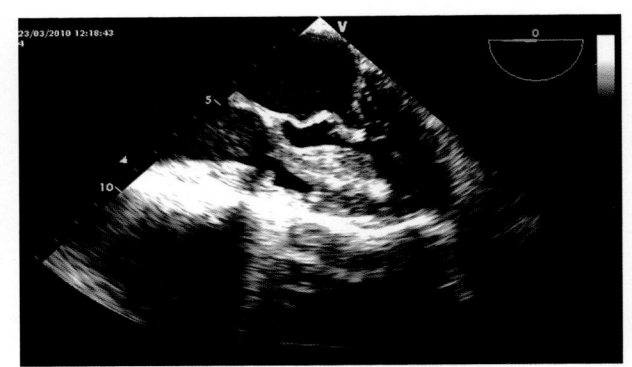

图 36-3-15　风湿性二尖瓣狭窄

　　瓣膜置换完成后应在心脏复跳后到鱼精蛋白中和肝素之间快速准确的评价人工瓣膜的功能，前提条件是心腔内具有足够的血液充盈（即心脏具有足够的前负荷），另外体循环的压力应尽可能接近术前麻醉状态，这需要外科医生、麻醉医师及体外循环医师协调。达到上述条件后不管是人工机械瓣膜或者是人工生物瓣膜，都要观察瓣叶启闭状态（图 36-3-23），瓣叶应该能够灵活的开放及关闭而不应该受到任何的限制且与心电活动匹配而不出现启闭活动脱失，另外瓣周缝合情况予以全周观察，避免遗漏瓣周漏（图 36-3-24），由于彩色多普勒血流显像对血流活动极其敏感，

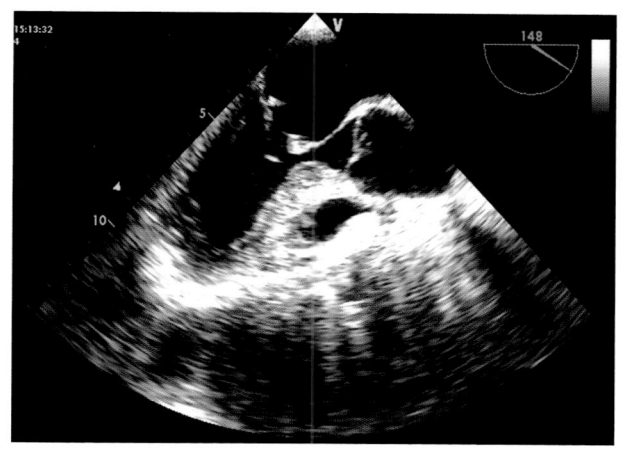

图 36-3-16　风湿性二尖瓣狭窄

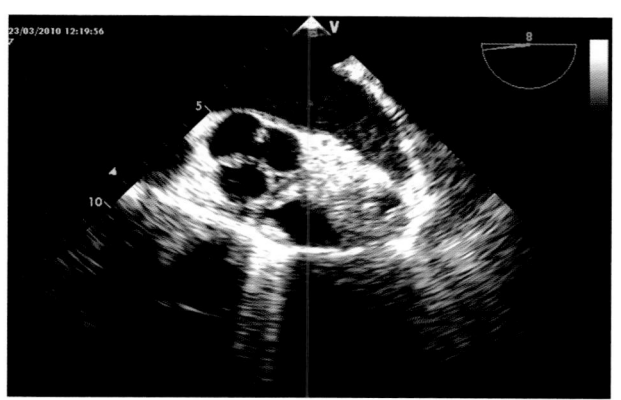

图 36-3-17　风湿性主动脉瓣病变显示主动脉瓣瓣缘明显增厚

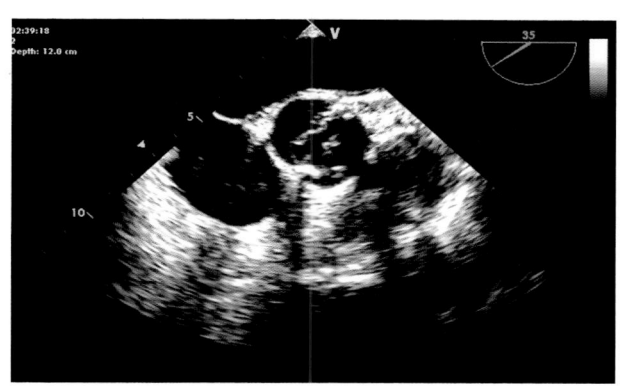

图36-3-18　先天性主动脉瓣狭窄，瓣叶数目异常（二叶瓣）

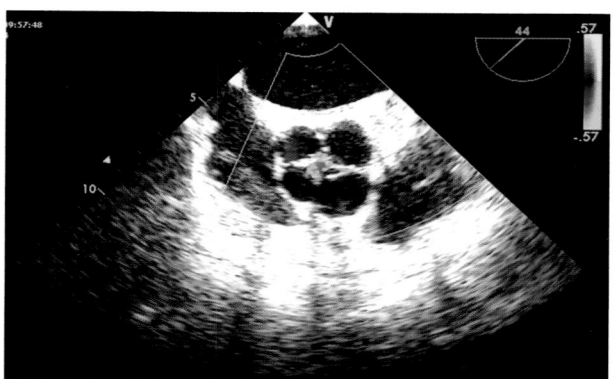

图 36-3-19　主动脉瓣关闭不全（四叶瓣），中心性反流

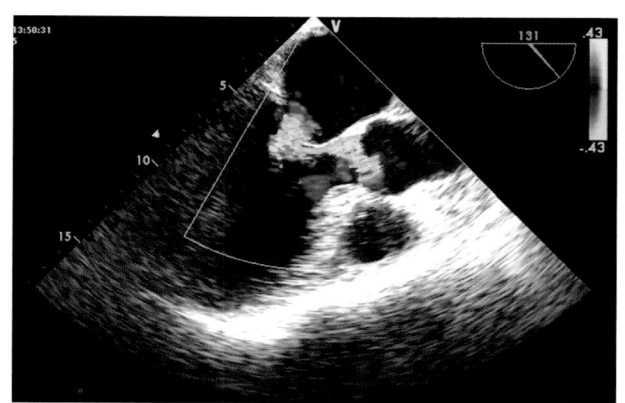

图 36-3-20　主动脉瓣右冠瓣脱垂致主动脉瓣中量偏心性反流

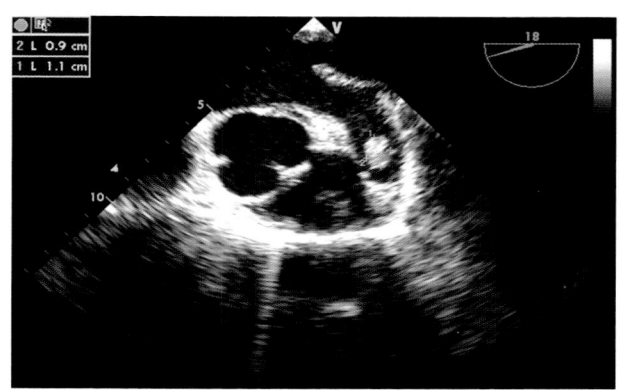

图 36-3-21　风湿性二尖瓣狭窄左心耳附壁血栓

即使是瓣周缝合缘的细小针孔的微量反流亦可以明确识别，因此 TEE 检查者应该能够将真正的瓣周漏与针孔漏血予以明确区分，因为后者大多数会在给予鱼精蛋白中和后消失。由于工艺特点决定了人工机械瓣膜或多或少的存在瓣环内反流，少量反流的存在对血流动力学改变影响不大，当

存在少中量及以上（图 36-3-25）瓣环内返流时应注意瓣叶关闭不良的原因，常见原因为断裂的腱索或剪断的缝合线卡在瓣环内导致关闭不良，另外如果左房内的左心引流管置入较长的话也会卡住瓣叶，这三种原因通常不需要更换人工瓣膜，只需要去除诱因即可，另外较为少见的原因是人工机械瓣由于制造过程中的工艺缺陷导致瓣叶关

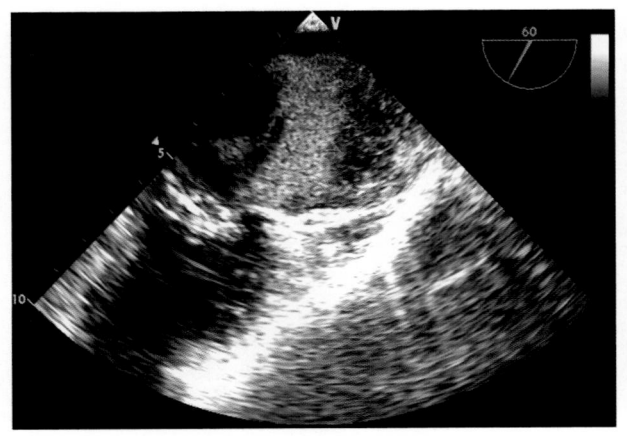

图 36-3-22　左房内附壁血栓

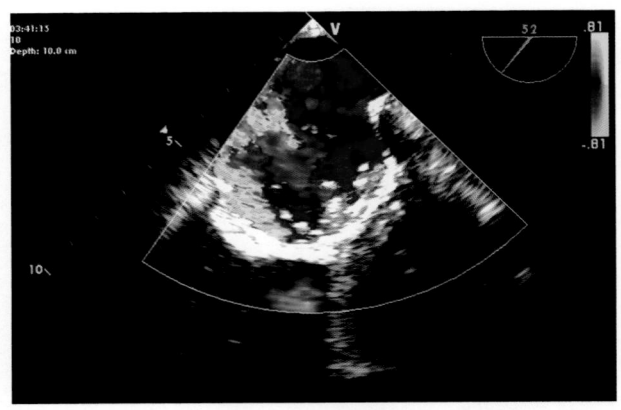

彩色血流显示主动脉瓣瓣周三处瓣周反流

图 36-3-24　主动脉瓣短轴切面

闭不良必须重新更换人工瓣膜。人工生物瓣由于制造工艺的原因其有效瓣口面积要较相同型号的机械瓣膜小，故经瓣口血流相对偏快。

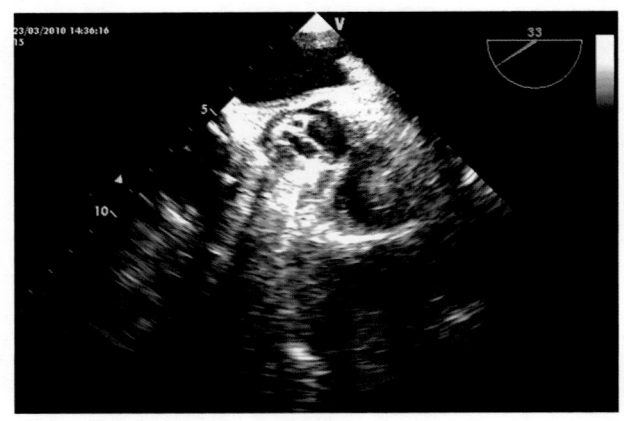

可见开放时呈平行状态的两个金属叶片

图 36-3-23　主动脉瓣位机械瓣短轴图像

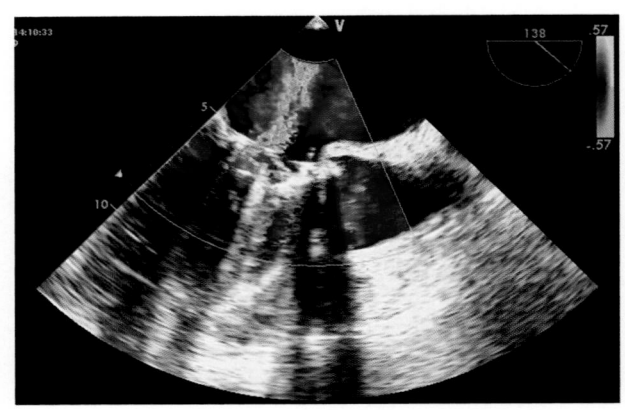

图 36-3-25　二尖瓣瓣机械瓣中量中心性反流

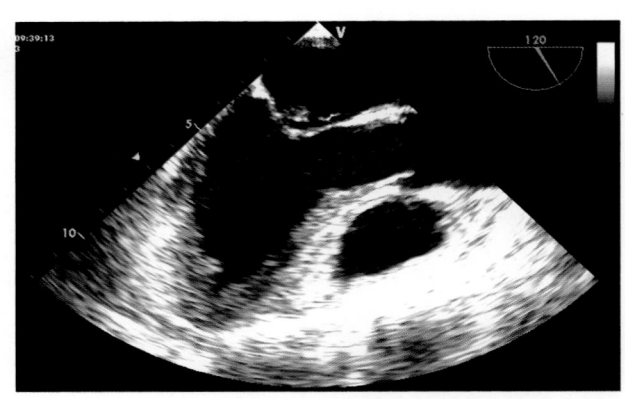

左室长轴切面可见平行于二尖瓣前叶细长的断裂腱索

图 36-3-26　二尖瓣前叶腱索断裂

　　瓣膜成形以三尖瓣成形最多见，多见于风湿性心脏病联合瓣膜损害，其手术方式主动要有 De Vega 环缩、成形环环缩成形等，由于右心为低压循环系统，三尖瓣成形的近期疗效较好。其次较为多见的是二尖瓣成形，由于左房室之间的压力阶差变化较大，因此二尖瓣成形术后的评估要尤其重视，二尖瓣成形通常用于治疗瓣叶关闭不全（图 36-3-26～图 36-3-28），造成二尖瓣关闭不全的病因较多，其关闭不全的主要病因有风湿性、退行性、感染性、先天性及缺血性等，其超声表现主要有瓣叶脱垂、穿孔、腱索断裂、瓣环扩大瓣叶对合面积减小等。近年来，随着三维超声心动图技术的发展，TEE 三维超声心动图成像可以

提供左房侧二尖瓣的三维图像及实时彩色血流显像，从而为外科医师提供更为直观的瓣膜形态特征。术后 TEE 用来评价二尖瓣成形效果（图 36-3-29，图 36-3-30），重点在于瓣膜反流有无及程度，另外由于成形通常会环缩瓣环或者做双孔二

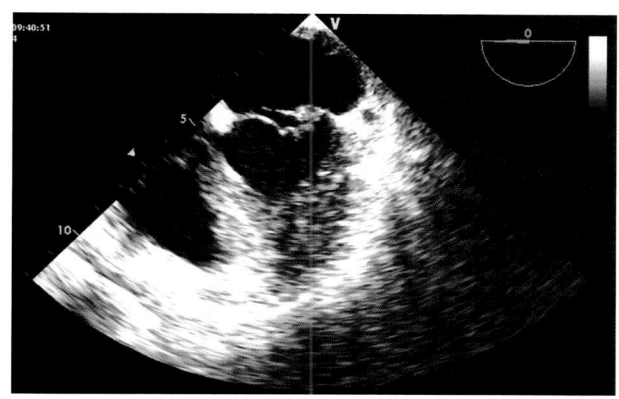

图 36-3-27　同图 26 为同一患者的四腔心切面

尖瓣导致瓣口开放面积较术前减小，故评估成形后的瓣膜是否狭窄同样重要，需要提到的是术后评估的时候应该维持体循环压力同术前相似，以免低估返流程度。

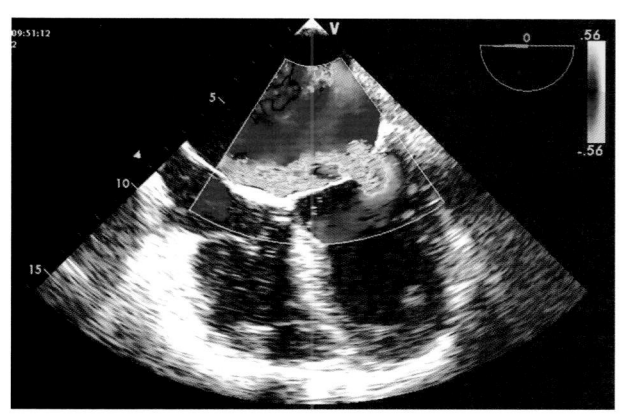

图 36-3-28　二尖瓣后叶脱垂并大量反流

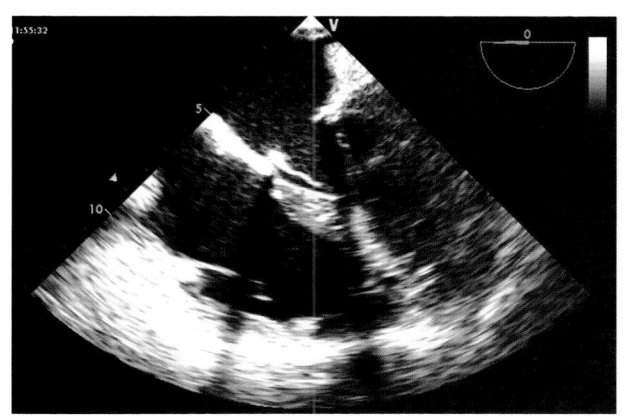

图 36-3-29　二尖瓣成形术后（加用成型环）

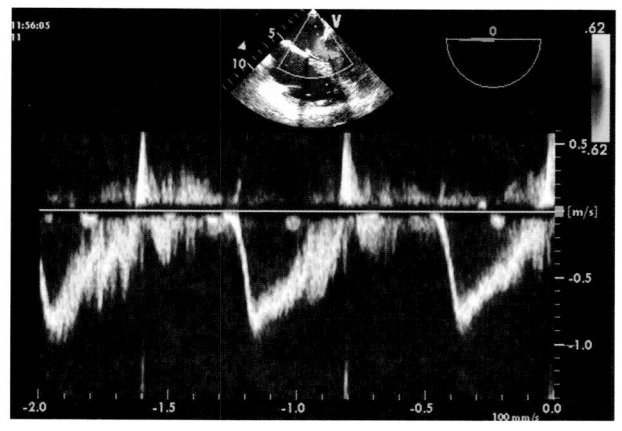

图 36-3-30　同图 29 同一患者脉冲多普勒显示经瓣口流速正常

六、IOTEE 在冠心病中的应用

IOTEE 在冠心病外科手术中的主要作用：①全面评估左室壁心肌缺血范围、各室壁节段的收缩运动情况及整体收缩功能有助于术前的血流动力学管理。②评估乳头肌功能障碍合并二尖瓣关闭不全：通过观察二尖瓣瓣器的形态确定关闭不全的原因并利用彩色血流显像评估返流程度，协助外科医师制定是否需要外科干预的决策。③术前确定室壁瘤（图 36-3-31，图 36-3-32）的部位、大小、附壁血栓有无及室间隔完整性来指导左室成形的方式，不合并附壁血栓时左室成形可以不用左室切开，仅行室壁瘤折叠三明治缝合即可，术后协助评价左室成形效果、心腔排气及心室收缩功能的评估。

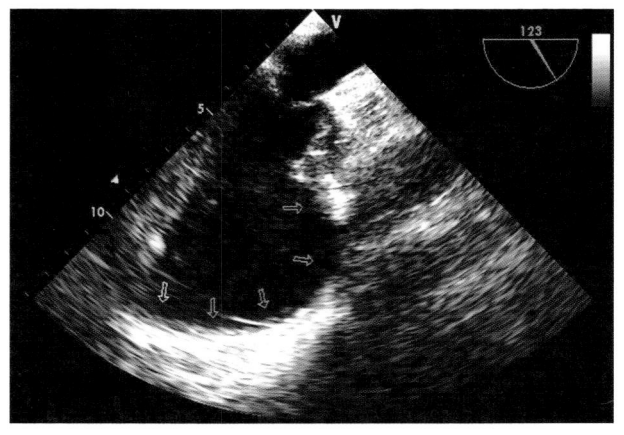

箭头所指为梗死心肌及室壁瘤范围

图 36-3-31　两腔心显示左室室壁瘤

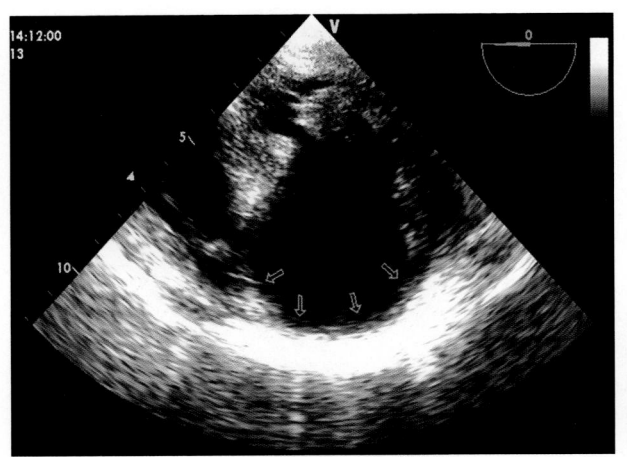

图 36-3-32　同图 36-3-31 同一患者，胃底左室短轴显示
梗死心肌及室壁瘤范围

七、　IOTEE 在心肌病中的应用

在心肌病中，扩张型心肌病、限制型心肌病
等通常不考虑外科手术治疗，除非终末期需要考
虑心脏移植。IOTEE 在心肌病中的主要应用于非
对称肥厚型梗阻性心肌病左室流出道疏通的评估。
术前 IOTEE 可以观察室间隔肥厚的部位及厚度，
明确左室流出道梗阻的起始部位（即二尖瓣前叶
因收缩期前向运动瓣叶前向弯曲点）到主动脉瓣
环的距离，通过左室流出道峰值流速计算流出道
峰值压差，由于二尖瓣前叶出现收缩期前向运动
（SAM）导致瓣叶关闭对合不良，非对称肥厚型
梗阻性心肌病会合并不同程度的二尖瓣返流，当
左室流出道疏通满意后二尖瓣反流通常会消失，
因此通常不需要外科手术同期处理二尖瓣，当观
察到二尖瓣器出现器质性损害则考虑同期进行二
尖瓣修复。术后 TEE 应重点评估左室流出道疏通
效果及二尖瓣功能，另外由于其手术主要是切除
部分增厚的室间隔基底段的心肌，术后可能出现
医源性室间隔缺损，因此术后室间隔完整性的观
察尤为重要。

八、　IOTEE 在大血管疾病中的应用

主动脉的病变主要有三种：主动脉粥样硬化、
主动脉瘤及主动脉夹层。TEE 在大血管疾病主要
用于评估升主动脉近端（图 36-3-33）的情况，尤
其是合并主动脉瓣关闭不全时来评估主动脉瓣异

常原因、程度等以决定是否同期行主动脉瓣手术
及术式（成形、瓣膜置换）。由于 CT 检查能够全
面的评价动脉夹层累计的范围且 TEE 可以引起一
过性血压波动增加夹层破裂的风险，TEE 已不作
为夹层累计范围评估的主要手段，其在外科术中
的应用重点是主动脉瓣的观察。

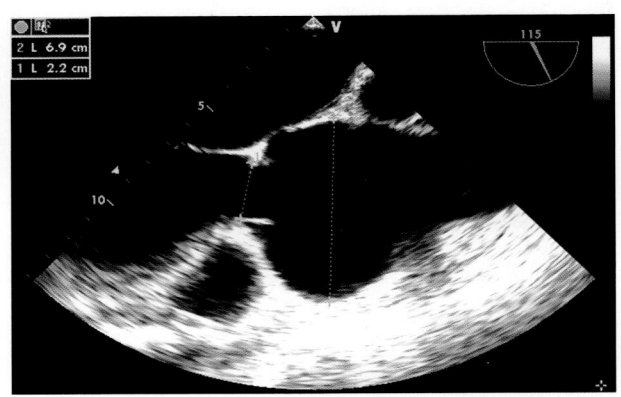

图 36-3-33　主动脉根部瘤（窦部明显扩张）

九、　IOTEE 在术后心腔排气中的应用

凡是手术中涉及心腔切开的所有心外科手术
都面临手术后心腔排气的问题，早期在没有
IOTEE 检测时，心脏外科医师无法直观了解心腔
内残余气体的部位、类型及积气程度导致术后气
体栓塞，由于气体栓塞可以导致严重的临床后果，
如冠状动脉气体栓塞可以导致心脏骤停、脑血管
气体栓塞可以导致脑损伤等，尽管手术中使用二
氧化碳可以减少相关并发症的发生率，术后心腔
排气仍十分重要。超声波在识别心腔内气体上具
有其他技术手段无法比拟的优势使其成为术后心
腔排气监测的唯一方法。

心外科手术的心腔积气可以发生于任何一个
心腔，在超声心动图的特征性表现为心腔内活动
的强回声团或者是活动的"彗尾"征。心腔积气
以左心系统多见，而左心积气又以左房多见，左
房积气可以发生于多个部位，通常见于三个部位：
左心耳（图 36-3-34）、主动脉根部后方的房间隔
顶部（图 36-3-35）、右上肺静脉入左房口处。左
心室积气（图 36-3-36）主要见于左室腔明显扩大
或者是心尖部室壁瘤。右心系统积气多见于肺动
脉内，右室（图 36-3-37）及右房积气较为少见，

通常只存在于心脏复跳的早期，之后很快右房室的气体就会排入肺动脉（图36-3-38）。

心腔内的积气主要分为微气泡和大气泡，微气泡主要是心腔内还血时从肺静脉血管床进入左心，其声像学特点类似右心声学造影时心腔内的气泡表现，不同的是右心声学造影的气泡主要位于右心系统，而心外科手术后气泡最主要在左心。大气泡通常为微气泡积聚融合而成，另外部分微气泡并未融合成大气泡而呈串珠样沿主动脉根部后方房间隔排列，图像上显示"彗尾"征呈线状排列。左心系统的气体应在撤出体外循环管道前排干净，其排出的途径主要有加大左房（即左心）引流管引流、术者手动或者摇晃患者使气泡变碎移位排出，另外可以采用注射针头穿刺排气。右心系统的积气通常最后都表现为肺动脉积气，由于气泡不能够通过肺血管床且可能影响肺换气功能，因此也应该尽可能将其排除，尤其是肺动脉高压患者，其排出的主要途径是注射针头穿刺排气。

IOTEE不仅能够监测到心腔积气的存在，及时与心外科医师交流并指导排气，还能够评价心腔排气的效果。当心腔内气体充分排出后，各心腔内应不能见到微气泡回声及彗尾征，但要注意区分麻醉医师经中心静脉置管脉冲式给药造成的右心气泡影和人工瓣环的声影。

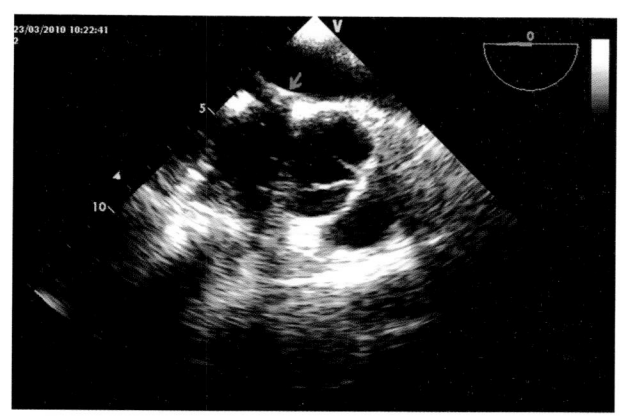

箭头所指为气体

图 36-3-35 左房主动脉根部后方的房间隔顶部大气泡

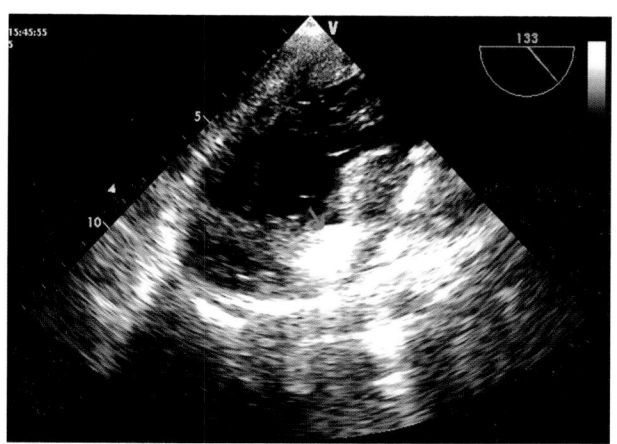

图 36-3-36 左心室积气（箭头所示）

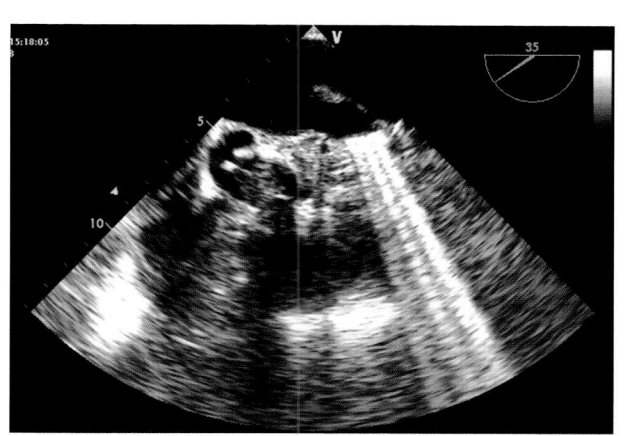

图 36-3-34 左心耳气泡

IOTEE在心外科手术中还可以观察各种插管的位置并指导右心漂浮导管的置入，尤其是右心导管难以漂入肺动脉的时候，可以通食管中段右室流入流出道切面及主动脉短轴切面观察右心漂浮导管的位置，当肺动脉主干中出现导管强回声提示导管置入成功。

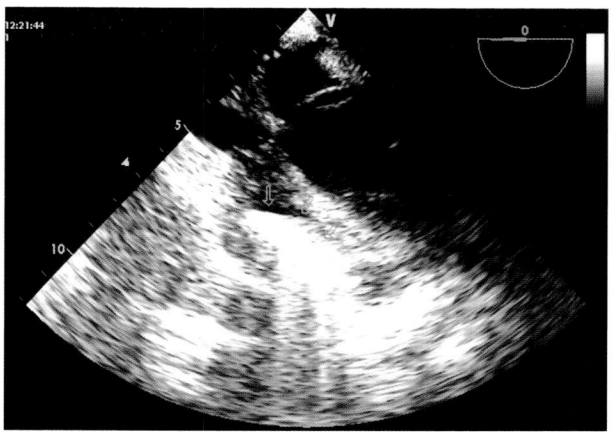

图 36-3-37 右室内气体

十、 术中经心表超声心动图检查

术中心表超声应用范围主要有因为气管遮挡而难以经TEE评估的升主动脉，食管插管禁忌或

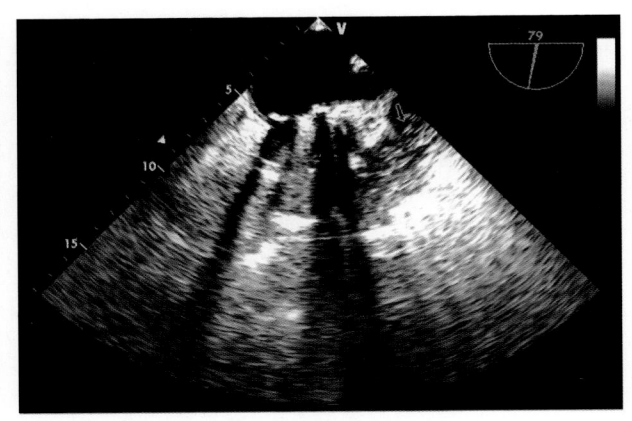

图 36-3-38 肺动脉内大量微气泡（箭头所指）

无禁忌但仍难以完成食管插管、血源性传播疾病不宜食管插管患者的评估。其检查内容主要有升主动脉斑块探查、先心病及瓣膜病术后（图 36-3-39）手术效果的评估等。

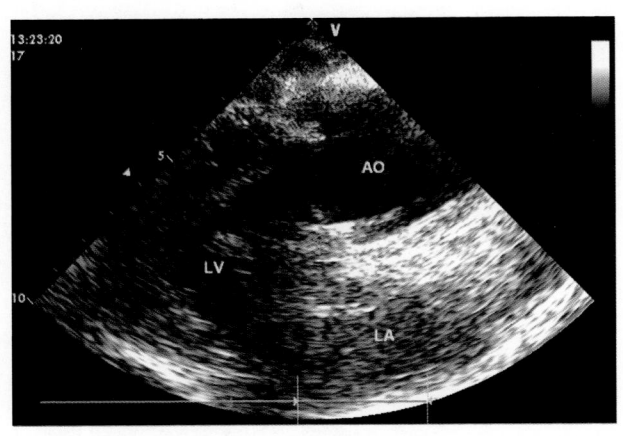

箭头所指为机械瓣环

图 36-3-39 经新标主动脉瓣机械瓣长轴

由于心表超声检查的目标距离超声探头与 TEE 检查类似都是极为接近探头，通常需要高频探头（大于 7MHz）以增加图像的分辨率，可以选用特制的线阵探头或高频经胸超声心动图探头（如应用于小儿的探头），另外也可以考虑多平面 TEE 探头。术中检查需要采用无菌袖套将探头与手术野隔离，袖套内填充耦合剂以利于成像。心表超声检查的操作者可以是具有一定检查经验的外科手术医师或者是超声医师遵循无菌原则穿无菌手术衣后上台检查。经心表超声心动图的图像特点与经胸超声心动图类似，经过专业培训的超声医师不难于解读经心表超声心动图图像。

超声心动图尤其是 TEE 在心外科手术中的作用已获得临床医师认可，术中的心脏解剖形态及功能的评估不仅有助于患者的管理，还可以改善手术结果而使患者获益，希望术中超声心动图检查能够在国内更多医院的心血管外科中心获得越来越多的应用。

（王建德 王 浩）

第四节 超声心动图在心脏电生理治疗中的应用

随着超声诊断水平的提高及各项新技术的逐渐发展，超声心动图在心律失常治疗中的研究内容越来越深入。例如，超声心动图引导高度选择性和生理性心脏起搏、超声心动图标测心脏电-机械兴奋顺序等。未来，超声直接诊断和治疗心律失常的技术和方法可能成为研究的方向和目标，例如与经食管超声探头相结合的经食管心脏除颤技术；高强度聚焦超声与体外心脏消融治疗；超声导管显像与高强度超声聚焦复合技术治疗心律失常疾病等。但这些新技术新方法仍在研究中，临床实际应用较少。目前心律失常治疗中，超声心动图对心脏结构和功能的评价仍然在临床实际应用中占据主导地位。下面就从临床工作的角度出发，浅谈超声在射频消融、心脏起搏及心脏再同步化治疗中的应用。

一、超声在射频消融治疗中的应用

心房颤动是临床上最常见的心律失常之一，超声心动图在评价房颤患者心脏结构功能及决定治疗策略上发挥了重要作用。例如，食道超声指导直接电转复或鉴定有无心房内血栓形成，已在指南中被推荐应用于房颤的处理。近年来组织多普勒及心腔内超声心动图在房颤的诊断治疗以及评价左心房、左心耳功能中发挥了越来越重要的作用。在此，主要以超声在房颤射频治疗中的作用为代表详细阐释，超声在心房扑动、阵发性室上速、预激综合征等其他类型心律失常射频消融治疗中的作用在此不一一赘述。

（一）术前评价心脏结构和功能

经胸超声心动图可以快速安全的评价心脏的结构和功能。左心房大小，左心室壁厚度，以及左心室射血分数等指标是发生房颤的独立预测因子。因此检查内容应包括心腔容积的定量，室壁厚度，左心室收缩舒张功能以及瓣膜功能的检测等。经食道超声心动图观察左心房结构时比经胸超声更准确，不受心脏外组织回声的干扰，目前多用于发现左房血栓和难以明确的心内解剖异常。自发显影是血栓形成前状态，食道超声可以清晰显示自发显影及左心房内附壁血栓的部位和大小以指导治疗。左心耳对于左心房功能的维持有重要作用，左心耳和左心房功能的丧失与左心房内血栓的形成密切相关。经食道超声测左心房容积和左心耳血流峰速度可评价左心房功能。

慢性房颤可伴有心房扩大，以及由于失去心房的有效收缩导致心功能减低，在房颤转复窦律及维持窦律后慢性房颤引起的心脏结构及功能改变可以恢复。电转复为常使用的恢复窦律的方法之一，虽然即刻转复的成功率为 70%～95%，但长期维持窦律者只有 50%～60%，除了房颤持续时间、左心房内径外，左心耳的机械功能是房颤得以转复及维持窦律的重要因素。电复律前左心耳血流速度峰值>40cm/s 和复律后预防性地应用抗心律失常药物是预测电复律后一年房颤无复发的独立因子。

超声还有助于发现引起房颤的原发疾病，以及评估房颤所致并发症的风险。房颤所致栓塞的超声预测因子包括（1）存在瓣膜性疾病；（2）左心室收缩功能下降；（3）左心房扩张；（4）经食道超声心动图发现复杂的主动脉粥样硬化斑块；（5）经食道超声心动图发现左心耳血栓、左房自发显影；（6）左心耳血流速度减低（<20cm/s）。

（二）术中引导介入治疗

目前，心律失常的介入治疗多应用射频导管消融术（RFAC），以往常规在 X 线监测下进行。心腔内超声心动图（intracardiac echocardiography，ICE）作为一种新的监测手段，近年来逐步得到应用。ICE 检查是将小型化的超声换能器置于导管顶端，再将导管经周围血管插管或开胸手术时经心脏或血管切口直接插入心腔内进行心脏扫描的一种检查方法。由于 ICE 能够清晰显示心内膜及内膜下心肌结构，精确引导消融，从而提高了治疗成功率，减少了并发症和 X 线曝光时间。对右心和左心系统检查时采用经颈内静脉或股静脉插管，检查中 ICE 导管经上腔静脉或下腔静脉插入右心房和右心室。对左心系统检查时，亦可采用经股动脉插管，ICE 导管经升主动脉逆行插入左心房和左心室。

心腔内超声能清晰的显示心腔内重要解剖标志，可在体实时同步观察心腔大小和局部室壁的活动，评价心室的收缩功能，检测血流动力学指标。心腔内超声多普勒显像技术能实时标测心脏传导系统解剖和与电活动相关的心肌机械运动，较经胸超声多普勒显像技术具有更高的时空分辨力，对判断异位起搏点位置及传导路径，指导消融电极放置，评价射频消融效果具有一定的影响。

由于 ICE 可显示心内结构，因而能够观察到射频消融定位标志的部位。初步应用 ICE 监测的心律失常有：（1）房颤，消融定位主要于卵圆窝和左右肺静脉口；（2）心房扑动（Ⅰ型房扑），主要消融部位在下腔静脉口、欧氏瓣和冠状窦口；（3）房性心动过速，消融部位多于心房上部、界嵴和肺静脉口；（4）房室结折返性心动过速，消融部位主要于冠状窦口；（5）不适当性窦性心动过速，为窦房结的自律性增加所致，消融部位主要于界嵴。

应用心腔内超声心动图监测射频导管消融术的优点：（1）能够较清晰地识别消融导管顶端的大头导管电极；（2）能提高导管顶端定位的精确性；（3）可判明电极与组织接触的紧密程度；（4）根据超声微泡类型调整放电能量，提高成功率，减少并发症；（5）可观察到治疗前后心腔和大血管的血流动力学变化。ICE 在临床应用中仍然存在一些问题：（1）导管直径较大，增加了血管方面的并发症；（2）不能显示多平面广视野的图像，有研究表明，ICE 不能放大距探头 3cm 以内的物体图像，不能定位距探头 5mm 内的取样容积，因而近场多普勒成像受限；（3）导管费用太高，且探头易损坏，一次性使用。

（三）术后并发症观察与随访

房颤的射频消融治疗是安全有效的治疗策略，但并不是没有风险的。曾经有严重并发症的报道，包括脑血管意外、肺静脉狭窄以及心房食管瘘等。有研究认为应用 ICE 等显像技术可以增强房颤消融的安全性和有效性，并可以为术后肺静脉狭窄的随访提供依据。另外，术后探查有无心包积液是临床最常观察的内容之一。

二、超声在心脏起搏治疗中的应用

（一）术前

心脏起搏器安装术前需要对患者的心脏结构和血流动力学状态进行评估。超声心动图作为临床常用的无创性检查手段，在术前可清晰的显示心脏结构，明确有无基础性心脏病；并可测量房、室腔及大血管内径和室壁厚度，对心脏的收缩和舒张功能、瓣膜情况有客观的量化分析。术前超声评估资料可作为心脏起搏器植入术后对疗效和并发症观察的重要参考和依据，是术前后对比的重要参数，有十分重要的临床意义。目前，术前超声心动图评估主要有以下几方面内容：

1. 病因学诊断　超声心动图在判定风湿性心脏病、先天性心脏病、心肌病、心脏肿瘤和心包积液等的诊断上有可靠的价值。

2. 心脏房室及大血管内径测量和解剖结构评价　超声可客观测量各房室腔及大血管内径，测量室壁厚度。双心室起搏还将利用冠状静脉窦作为导线径路，临床起搏导线有时需从下腔静脉进入，故判断右心房入口有无异常或畸形十分重要。常见的异常包括：右上腔静脉异常，永存左上腔静脉，下腔静脉与肝静脉连接异常及冠状静脉窦异常等。

3. 心脏收缩和舒张功能分析　二维超声显示心室各节段的收缩情况，可客观评价心脏整体和局部舒缩功能，可用 M 型或二维 Simpson's 法测量左室射血分数，计算每搏量、心排血量等常用心功能指标参数。还可通过频谱多普勒及组织多普勒评价心室舒张功能。

4. 瓣膜结构和功能　二维超声可显示瓣膜的增厚、钙化、狭窄或关闭不全，同时观察瓣环、腱索、乳头肌等结构。对瓣膜狭窄和关闭不全的有无和程度可客观量化分析。

5. 心内血栓及赘生物　食道超声可以确切显示左心房和/或心耳内有无血栓及血栓大小，根据血栓回声强度判断血栓新鲜程度。当出现左心房内自发云雾状回声，则提示左房高凝状态，极易形成血栓。

（二）术中

心脏起搏器在植入过程中多采用 X 线对起搏导线进行定位，并结合心电图波形加以确定。对起搏器植入有一定难度的患者，或病情危重需紧急床边起搏的患者可应用超声指导电极的置入。超声也有其局限性，由于超声切面和角度的不同，导管和心腔结构的空间位置缺乏直观性，可能获得"假电极尖端"和"假右室心尖"图像；经胸超声难以显示右心耳全貌，不能用于置入须安放右心耳电极的起搏系统等。

术中心肌穿孔和心脏压塞的快速诊断：当起搏器植入手术过程中患者突然出现胸痛、呼吸困难、面色苍白、烦躁不安、上腹疼痛甚至休克等症状，查体发现患者心率增快，血压下降，颈静脉怒张体征时，需高度警惕的手术引起心肌穿孔和急性心脏压塞。此时需立刻行超声检查。二维超声发现心包腔内出现无回声区，右房壁塌陷即可明确诊断。当心肌穿孔较大引起心肌破裂时，彩色多普勒血流显像可显示心壁和心包破裂部位的彩色血流束，脉冲多普勒取样容积置于血流束起始部时，可记录到湍流频谱。

（三）术后并发症及潜在影响

1. 对起搏器术后合并感染性心内膜炎和赘生物的诊断

起搏器植入术后，其起搏导线上形成赘生物及并发感染是少见的严重并发症。通过经胸及经食管超声可以明确起搏导线附近有无赘生物形成，并可以对赘生物的形态、大小等明确诊断，见图36-4-1。还能进一步探查有无感染后引发的瓣膜穿孔、瓣膜关闭不全加重等情况。因此对术后有不明原因发热怀疑有感染性心内膜炎者，可常规查超声，尤其是食道超声更为确切。新鲜的赘生物常较松软，易随心动周期飘动，且其内部回声较弱，而经过有效治疗或陈旧性赘生物则质地常较硬，回声明显增强，因此超声在赘生物的发现和治疗随访中有重要的临床意义和价值。

2. 对起搏器植入术后三尖瓣功能影响的评估

存在于心血管腔中的起搏导线可引起三尖瓣纤维化和纤维性粘连，导致三尖瓣反流。另外，

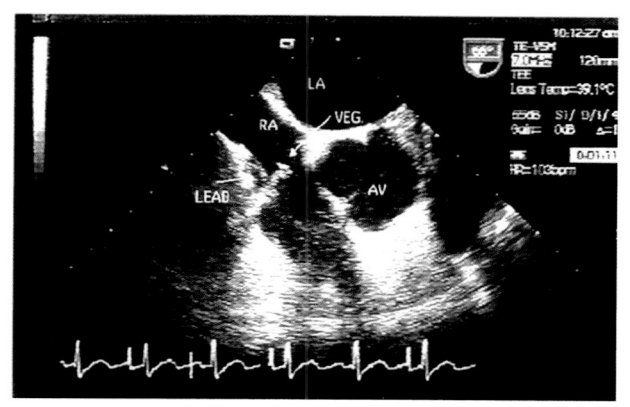

赘生物附着于三尖瓣叶，毗邻起搏导线。（Izzet E.Jpn Heart J，2002，43：475-485.）

图 36-4-1　食道超声示

有研究表明起搏导线通过三尖瓣口的位置也可能与三尖瓣反流有关，但并不与严重的三尖瓣关闭不全有关。

3. 对起搏导线在心腔中的位置与异常的判定

二维超声可显示起搏导线在心脏内的位置、走行、附着位置及导线与瓣膜的关系。实时三维超声可更清晰的显示起搏电极的路径、电极顶端在右心室的位置以及与周边毗邻组织结构的关系，提供较二维图像更丰富、直观的信息。曾有个例报告由超声心动图发现右心室起搏导线穿过未闭的卵圆孔进入左室，并据此做进一步处理。超声发现起搏导线位置异常是简便而有效的，当然这类并发症非常罕见。

4. 对起搏器导线周围血栓及外周栓塞的评价

起搏导线在心腔内发生血栓形成是少见的并发症，一旦发生就可能引起外周的栓塞而导致严重的后果。因此若患者起搏器植入术后出现心力衰竭、呼吸困难、心悸气促等症状而原因不明时，应早期行超声检查。

三、超声在心脏再同步化起搏治疗中的应用

慢性充血性心力衰竭是临床上一大难题，相当一部分心衰患者常合并有房内、房室及心室内传导延迟，这些传导障碍的出现常加重心衰。心脏再同步化起搏治疗（cardiac resynchronization therapy，CRT）是指对已存在电机械活动失同步的衰竭心脏，通过心房或左右心室多部位组合同步起搏，来纠正、恢复和改善心脏的同步性，提

高心脏做功效率和射血功能的治疗方法；其可行性和有效性已被多个大规模临床试验验证。CRT 拓宽了器质性心脏病终末期的治疗方法，是国内外心脏起搏与电生理学界研究的热点课题。2005 年欧洲心脏病学会发布的慢性心力衰竭治疗指南中，确定双室起搏在心功能Ⅲ～Ⅳ级，QRS 波＞120ms 的心力衰竭的治疗指征从Ⅱa 类上升为Ⅰ类。2006 年，中华医学会心电生理和起搏分会参考 ACC/AHA 和 ESC 的指南，结合我国情况制定了我国的 CRT 适应证，Ⅰ类适应证要求同时满足以下条件：①缺血性或非缺血性心肌病；②充分抗心衰药物治疗后，NYHA 心功能仍在Ⅲ级或不必卧床的Ⅳ级；③窦性心律；④LVEF≤0.35；⑤左室舒张末径（LVEDD）≥55mm；⑥QRS 波时限≥120ms 伴有心脏运动不同步。

（一）术前评价心脏运动同步性，预测 CRT 疗效

严重心衰可伴随心脏传导功能受损，导致房室收缩顺序不协调，心室间和/或心室内电-机械活动不同步。心脏收缩或舒张的不协调将降低心室收缩形变的力学效应，加重血流动力学紊乱。

在评价心肌运动的机械同步性方面，传统超声，包括 M 型超声和频谱多普勒仍发挥不可忽视的作用，另外，组织多普勒、斑点追踪技术以及三维超声等新技术也显示出其独特的优越性。例如，组织多普勒可以达到 100 帧/s 以上的高处理速度，保证至少每 10ms 一帧图像，可以对室壁运动的每一个时相进行细致分析。心肌组织多普勒可非侵入性测量不同节段局部心肌收缩峰值速度、达峰时间等参数。这些参数又可与心电活动（心电图上的 QRS 波）相关联，评价心肌的电机械耦联情况。但组织多普勒有角度依赖的技术局限，仅能分析与声束平行的运动，难以全面分析心肌功能变化。近年来开发的斑点追踪显像技术可以在径向、纵向和周向分析心脏复杂的扭转运动，在一定程度上可以弥补组织多普勒指标的不足。虽然这两种技术都存在可重复性的问题，但却是目前临床评价心脏运动同步性无可替代的方法。

研究表明，伴有心脏运动不同步的心衰患者 CRT 疗效最好。所谓"不同步"包括心房间、房室间、心室间和左室内的不同步。其中左室内不

同步的临床意义最大。下面，就简要介绍临床常用的评价房室间、心室间和左室内同步性的各项超声方法及参考值：

1. 房室间同步性评价 房室间存在电-机械延迟时，心电图表现为 P-R 间期延长。超声检查常采用左室舒张充盈时间缩短的指标：E 峰起始到 A 峰结束的时间即左室充盈时间，该时间占心动周期的比例<40% 提示房室不同步。另外，二尖瓣反流量也作为房室不同步程度的参考指标。

2. 心室间同步性评价

（1）IVMD 法：肺动脉瓣射血前间期与主动脉瓣射血前间期时间差代表两心室血流动力学时间的差异，即为心室间机械延迟时间（interventricular mechanical delay，IVMD）。IVMD 值≥40ms，提示存在左右心室间收缩运动不同步。见图 36-4-2。这种方法是目前国际较为通用的评价心室间同步性的方法，临床操作简单，无须高端机型，在基层医院均可完成，实用性强，但主动脉瓣和肺动脉瓣频谱不能在同一心动周期获得，所以测量的可重复性欠佳。

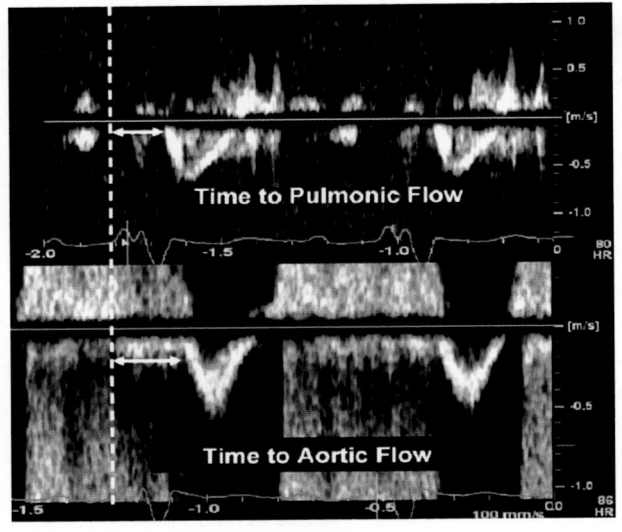

(Gorcsan J 3rd, J Am Soc Echocardiogr. 2008，21：191-213.)

图 36-4-2 测量 QRS 波起始点到肺动脉瓣血流频谱起始点的时间，为肺动脉瓣的射血前间期；同样方法测出主动脉瓣射血前间期，两时间值之差为心室间机械延迟时间（IVMD），代表两心室血流动力学时间的差异

（2）组织多普勒法：留取心尖四腔观的组织多普勒动态图，定量分析测量左室壁基底段和右

室游离壁瓣环水平收缩期 S 波起始时间的时间差，差值>40ms 定义为心室间不同步。

3. 心室内同步性评价

（1）M 型

可应用胸骨旁左心室长轴切面或短轴切面（腱索水平）引导的 M 型超声，检测室间隔和左心室后壁之间的运动延迟（septal to posterior wall motion delay，SPWMD），SPWMD 临界值≥130ms 可判断存在心室内不同步，见图 36-4-3。这种方法是临床操作简单，判断快速，在基层医院均可完成，实用性强，但 M 型超声的取样线难以做到与室壁垂直，且仅能观察前间隔与后壁的运动不协调，不能分析其他室壁运动的同步性。

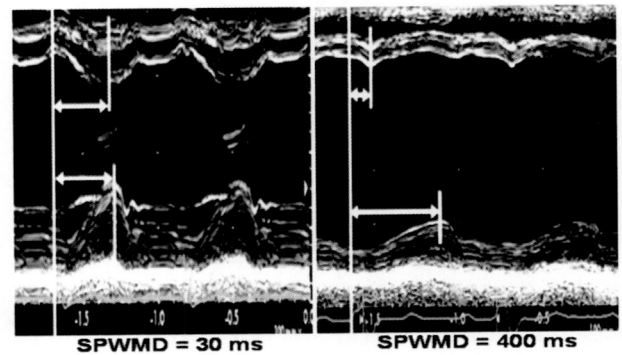

图 36-4-3 左图为同步运动的左室 M 型超声图像，室间隔与左室后壁运动延迟时间（SPWMD）约为 30ms，右图为心脏扩大并伴有完全性左束支传导阻滞，左室运动不同步的左室 M 型超声图像，SPWMD 约为 400ms

（2）组织多普勒

对用哪种组织多普勒方法，采用哪些参数做测量标准尚未进入指南。目前，临床判断心室内不同步的较为公认的常用指标有：

①收缩同步指数（Ts-SD）：留取心尖四腔、两腔及三腔观的动态组织多普勒图像，进行定量组织速度图分析，见图 36-4-4。测量各室壁的基底段及中间段共计 12 节段的收缩达峰时间（QRS 波起点至收缩峰值时的时间），并计算其标准差，即为 Ts-SD。Ts-SD 值≥33ms 认为存在左室不同步。

②Ts 最大差值：上述左室壁 12 节段任意两节段收缩达峰时间的最大差异>100ms，可判断存在左室内运动不同步。

（3）斑点追踪技术

斑点追踪技术（speckle tracking imaging, STI）利用高分辨率的二维灰阶图像分析声学斑点的运动轨迹，因此该技术时间分辨率较高；同时它又是由非多普勒技术发展而来，不受心脏整体运动和角度的影响，为评价心脏扭转变形提供一种全新的量化手段。有研究表明运用斑点追踪技术评价室间隔与左室后壁收缩期轴向应变的时间差（>130ms）可以预测CRT疗效。见图36-4-5～图36-4-7。

（4）三维超声

实时三维超声心动图（real time three-dimensional echocardiography，3DE）定量技术的发展为评价左室心肌机械运动的同步性提供了新方法。实时三维超声能实时全面获取心脏的立体解剖结构，所测心腔容积与磁共振检查结果具有良好一致性，并可显示整个心动周期内左室整体和任一心肌节段容积的连续变化，能够同时评价左室收缩功能和各节段的收缩同步性，见图36-4-8。可帮助判断左室运动最延迟的部位，指导左室起搏电极的放置，引导及评价起搏电极的精确植入，确定起搏电极的位置、走行、空间关系，判断起搏电极对瓣膜功能和血流动力学的影响。缺点是：分辨率及成像速度不及二维超声；所用探头体积过大，透声窗受限；探测视野较局限，不能包括

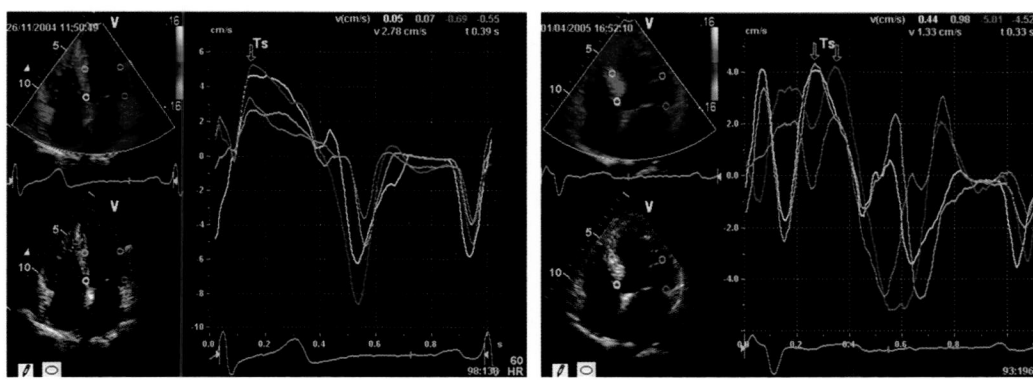

左图为左室运动同步时的定量组织速度曲线，可见收缩达峰时间（TS）基本一致。右图显示左室运动不同步时各节段 TS 明显不一致

图 36-4-4 黄色和蓝色取样点分别置于后间隔的基底段及中段，红色和绿色取样点放置于侧壁基底段及中段

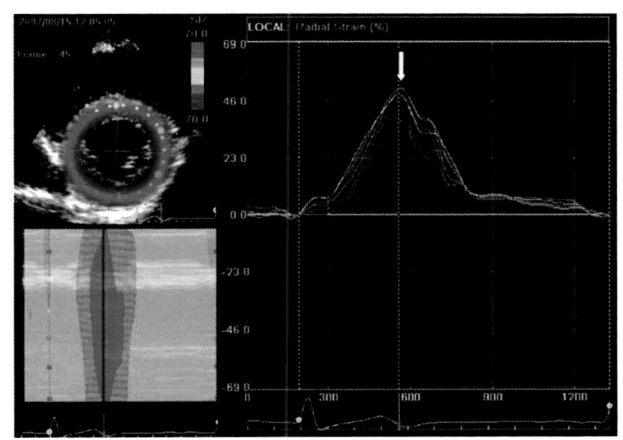

Gorcsan J 3rd，J Am Soc Echocardiogr，2008，21：191-213.

图 36-4-5 正常的左室中段短轴组织追踪径向应变曲线显示峰值应变一致

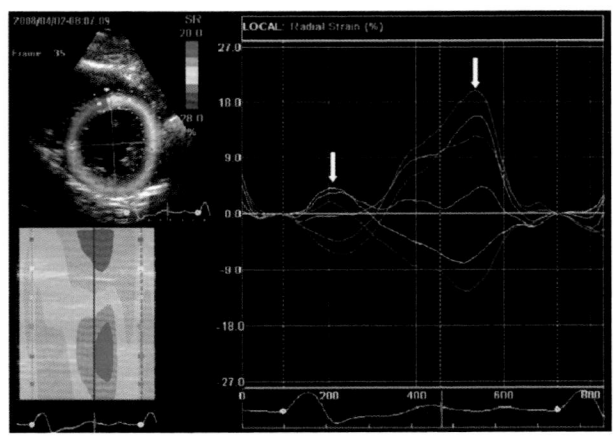

Gorcsan J 3rd，J Am Soc Echocardiogr，2008，21：191-213.

图 36-4-6 存在左室运动不协调的心衰患者 CRT 术前的左室中段组织追踪径向应变曲线，显示前间隔与后壁的应变达峰时间差约 322ms

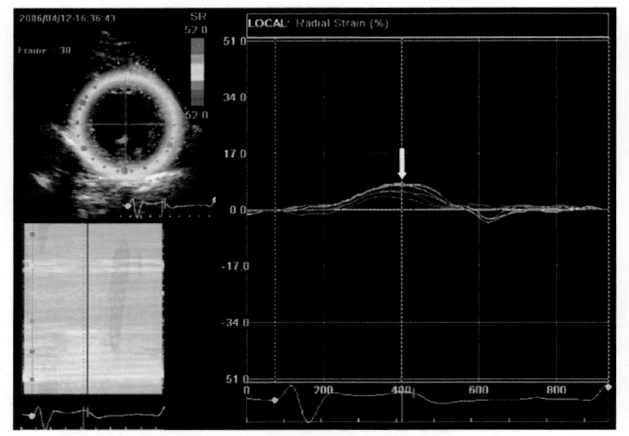

Gorcsan J 3rd，J Am Soc Echocardiogr，2008，21：191-213.

图 36-4-7　无左室运动不协调的宽 QRS 波心衰患者 CRT 术前的左室中段组织追踪径向应变曲线，显示前间隔与后壁的应变达峰时间差仅约 38ms，这样的患者术后无应答

整个感兴趣区，如心脏过大进行容量测定时，不能包括心尖，可能造成心室容量的低估。目前尚无统一的测量标准。

（二）术后指导优化房室间期和室间间期

房室间期（atrioventricular delay，AV 间期）指发放心房刺激脉冲或感知心房事件至心室刺激脉冲发放的间期。室间间期（interventricular delay，VV 间期）指左右心室间起搏延迟时间。现有的同步化起搏治疗装置可以人为设定起搏的 AV 间期和 VV 间期。CRT 术后 AV、VV 间期的优化程控对提高 CRT 的应答率非常重要，通过优化 AV、VV 间期，可以提高心房心室间和双心室间的同步化运动，避免房室传导延迟和左右室激动顺序不同步。优化具体方法参考 2008 年美国超声协会关于超声心动图应用于心脏再同步治疗的建议，建议中提出了供参考的 AV 间期和 VV 间期的优化方案和 AV 间期简化优化方案。但是关于是否及如何优化 VV 间期，目前还存在争议。

1．房室间期的优化

起搏器安置术后先采用起搏器默认参数，术后在超声指导下进行个体起搏参数优化。AV 间期优化多在患者平静状态、双室起搏条件下进行。

（1）连续测量法：先优化起搏 AV 间期（PAV），设置起搏心率大于自主心率约 5～10 次/

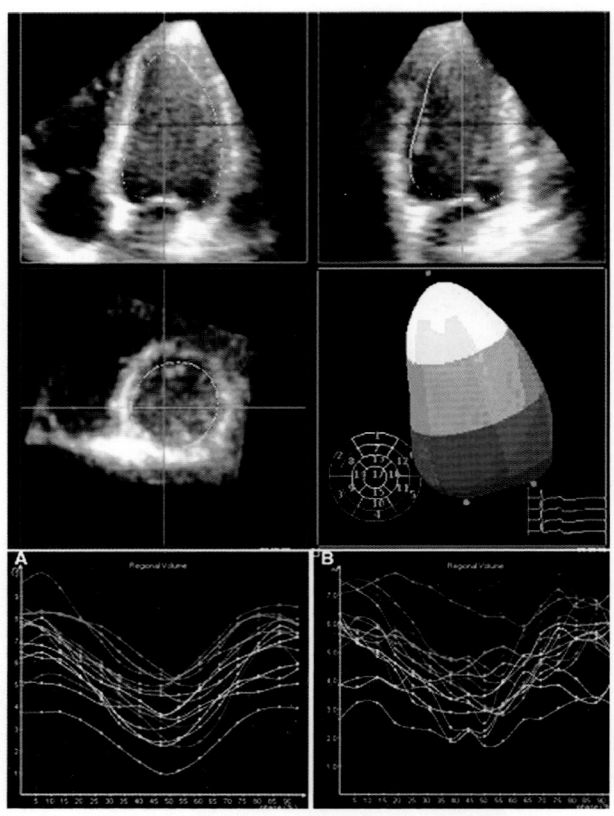

下图为，A 图为左室壁各节段局部时间-容积曲线，示左室运动同步，B 图示左室内运动明显不同步（Gorcsan J 3rd，J Am Soc Echocardiogr，2008，21：191-213.）

图 36-4-8　实时三维超声的全容积显像

分，保证患者为心房起搏及双心室同步起搏，以 20ms 为步长，由长到短分别设置 PAV 间期并通过多普勒超声各获得三个独立心动周期的二尖瓣前向血流频谱。设置每一间期时，患者需适应至少 5 分钟，再进行超声测量。定义最佳 PAV 间期为二尖瓣前向血流频谱 E 峰、A 峰完整且分离，A 峰无切尾，二尖瓣流速时间积分 VTI-mV 最大，二尖瓣反流程度最小，见图 36-4-9。最后在获得的较好 PAV 间期基础上微调±10ms，确定最佳 PAV 间期。同样方法，再优化感知 AV 间期（SAV），或常规将 PAV 缩短 30ms 左右，为经验性设定的 SAV 间期。连续测量法耗时长，临床应用受限。

（2）AV 间期简化优化方案：因简便快速，是目前国内外较为通用的优化方法。研究表明，约 30％左右的患者优化前后的 AV 间期无明显差异，也就是说这部分患者采用默认值或医师经验性设定值的 AV 间期已达到最优。因此根据定义的最佳 AV 间期，通过患者的二尖瓣前向血流频

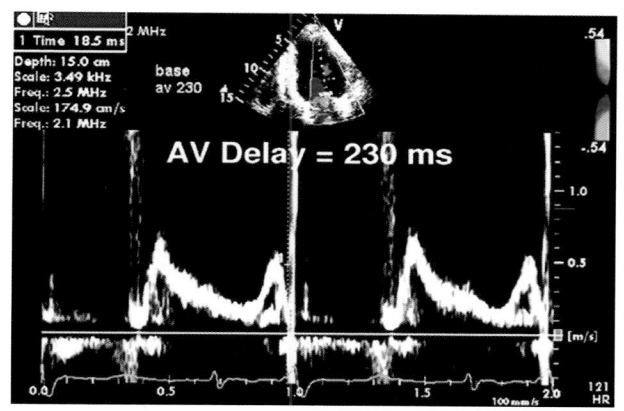

二尖瓣前向血流频谱 E 峰、A 峰完整且分离，A 峰无切尾。

（Gorcsan J 3rd，J Am Soc Echocardiogr，2008，21：191-213.）

图 36-4-9　最佳 AV 间期

谱即可初步判断是否需要进行 AV 间期的优化。如非最佳 AV 间期，则 AV 间期必有过短或过长。过短 AV 间期导致充盈不足，将出现 A 峰切尾现象；过长的 AV 间期增加二尖瓣反流，E、A 峰融合，见图 36-4-10。所以根据二尖瓣频谱的形态可进一步判断将现有的 AV 间期延长或缩短。

（3）其他优化方法，如 Ritter 法、最长舒张期法、最大心排血量法等，因目前临床应用不广泛，在此不加详述。

2. 优化室间间期

现有的三腔起搏器可以人为设定左右室提前激动顺序，室间间期可在 0～80ms 的范围内进行调节。有研究表明与双心室同时起搏相比，左右室顺序起搏可获得更多同步化效益。优化心室间

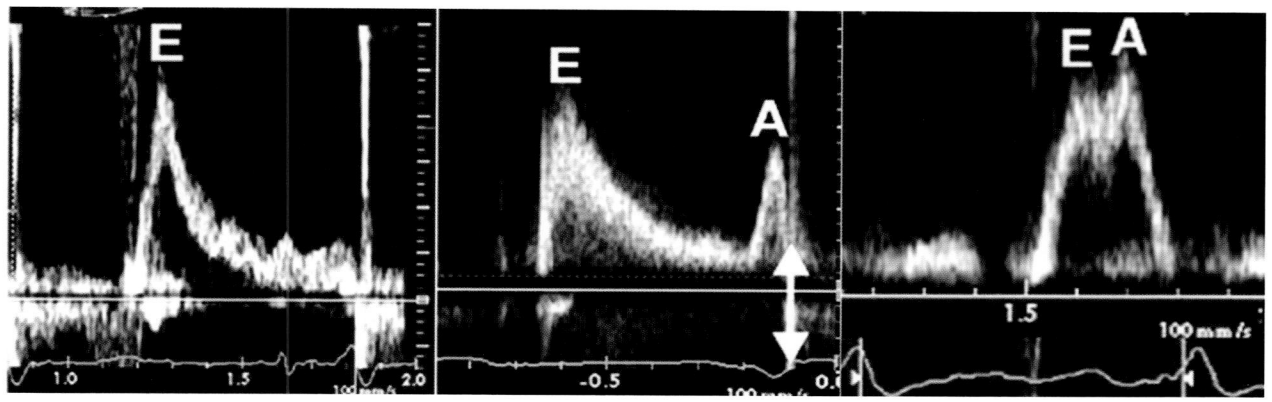

左图 AV 间期过短，A 峰消失；中图 AV 间期短，A 峰切尾；右图 AV 间期过长，E、A 峰融合（Gorcsan J 3rd，J Am Soc Echocardiogr，2008，21：191-213.）

图 36-4-10　非最佳 AV 间期

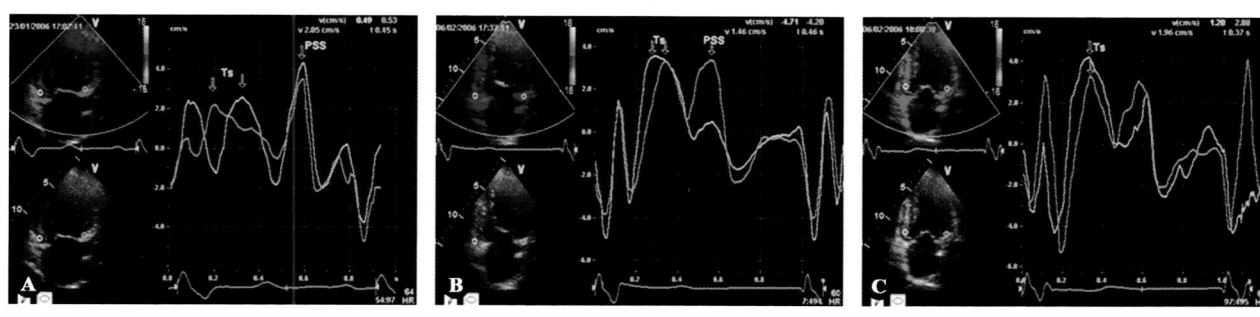

取样点分别放置于左室下壁（黄色）及前壁（蓝色）的基底段；A 图为起搏器安置术前，室壁收缩达峰时间（TS）存在明显差异，收缩后缩短（PSS）现象明显。B 图为双心室同时起搏，TS 的差异减小，PSS 减轻。C 图为室间间期优化后双室顺序起搏，左室提前激动 20ms，TS 的差异进一步减小，PSS 进一步减轻

图 36-4-11　心尖二腔观

期通常是在优化 AV 间期的基础上进行，主要有以下几种方法（图 36-4-11）：

（1）主动脉瓣 VTI 法：主动脉瓣 VTI 是目前国际上通用的心室间期优化的简单而准确的方法，

可顺序程控多个心室间期，测量主动脉瓣 VTI，计算心排血量，心排血量最大时的心室间期即为最佳心室间期。

（2）最大化心室同步法：组织多普勒超声指导下获得最大化心室同步所对应的室间间期。见图 36-4-11。

（3）IVMD 法：MIRACLE 研究中通过测量 IVMD 来评估最佳双室间期，取 IVMD 值最低时的室间间期为最优。

（孙 欣 王 浩）

参考文献

［1］ 沈法荣，郑良荣，徐耕. 现代心脏起搏治疗学. 上海：上海科学技术出版社，2004.

［2］ 尹力雪. 现代超声心脏电生理学. 北京：人民军医出版社，2007.

［3］ 富华颖，周长钰. 超声心动图在心房颤动中应用的新进展. 中国心血管杂志，2009，14（1）：72-75.

［4］ Arruda M，Mlcochova H，Prasad S，et al. Electrical isolation of the superior vena cava：an adjunctive strategy to pulmonary vein antrum isolation improving the outcome of AF ablation. J Cardiovasc Electrophysiol，2007，18：1261-1266.

［5］ Good E，Oral H，Lemola K，et al. Movement of the esophagus during left atrial catheter ablation for atrial fibrillation. J Am Coll Cardiol，2005，46：2107-2110.

［6］ Khaykin Y，Klemm O，Verma A. First human experience with real-time integration of intracardiac echocardiography and 3D electroanatomical imaging to guide right free wall accessory pathway ablation. Europace，2008，10：116-117.

［7］ Kapetanakis S，Kearney MT，Siva A，et al. Real-time three-dimensional echocardiography：a novel technique to quantify quantify global left ventricular mechanical dyssynchrony. Circulation，2005，112：992-1000.

［8］ Liodakis E，Al Sharef O，Dawson et al. The use of real time three dimensional echocardiography for assessing mechanical synchronicity. Heart，2009，95：1865-1871.

［9］ Soliman OII，Geleijnseml，Theuns DAMJ，et al. Usefulness of left ventricular systolic dyssynchrony by realtime three-dimensional echocardiography to predict long-term response to cardiac resynchronization therapy. Am J Cardiol，2009，103：1586 -1591.

［10］ Pitzalis MV，Iacoviello M，Romito R，et al. Ventricular asynchrony predicts a better outcome in patients with chronic heart failure receiving cardiac resynchronization therapy. J Am Coll Cardiol，2005，45：65-69.

［11］ Bleeker GB，Bax JJ，Schalij MJ，et al. Tissue Doppler imaging to assess left ventricular dyssynchrony and resynchronization therapy. Eur J Echocardiogr，2005，6：382-384.

［12］ Sogaard P，Hassager C. Tissue Doppler imaging as a guide to resynchronization therapy in patients with congestive heart failure. Curr Opin Cardiol，2004，19：447-451.

［13］ Yucm，Gorcsan J III，Bleeker GB，et al. Usefulness of tissue Doppler velocity and strain dyssynchrony for predicting left ventricular reverse remodeling response after cardiac resynchronization therapy. Am J Cardiol，2007，100：1263-1270.

［14］ Yucm，Zhang Q，Fung JWH，et al. A novel tool to assess systolic asynchrony and identify responders of cardiac resynchronization therapy by tissue synchronization imaging. J Am Coll Cardiol，2005，45：677-684.

［15］ Gorcsan J III，Tanabe M，Bleeker GB，et al. Combined longitudinal and radial dyssynchrony predicts ventricular response after resynchronization therapy. J Am Coll Cardiol，2007，50：1476-1483.

［16］ Gorcsan J 3rd，Abraham T，Agler DA et al. Echocardiography for cardiac resynchronization therapy：recommendations for performance and reporting -a report from the American Society of Echocardiography Dyssynchrony Writing Group endorsed by the Heart Rhythm Society. J Am Soc Echocardiogr，2008，21：191-213.

［17］ Waggoner AD，de las Fuentes L，Davila-Roman VG. Doppler echocardiographic methods for optimization of the atrioventricular delay during cardiac resynchronization therapy. Echocardiography，2008，25：1047-1055.

［18］ Zuber M，Toggweiler S，Roos M，e al. Comparison of different approaches for optimization of atrioventricular and interventricular delay in biventricular pacing. Europace，2008，10：367-373.

［19］ ACC/AHA/ESC 2006 guidelines for the management of patients with atrial fibrillation：full text：a report of the American College of Cardiology/American Heart Association Task Force on practice guidelines and the European Society of Cardiology Committee for Practice Guidelines（Writing Committee to Revise the 2001 guidelines for the management of patients with atrial fibrillation）developed in collaboration with the European Heart Rhythm Association and the Heart. Rhythm Society，2006 Sep，8（9）：651-745.

［20］ Izzet E，Ertan O，Utku Z，et al. Pacemaker Related Endocarditis Analysis of Seven Cases. Jpn Heart J，2002，43：475-485.

第五节　心脏再同步化治疗中超声心动图的应用

充血性心力衰竭是心内科治疗学上的难题，具有较高死亡率，每年有成千上万的患者死于心力衰竭。近几十年来，心衰的发病率逐年增加。流行病学资料显示：美国，大约有 400 万～500 万人罹患心衰；全球心衰患病人数高达 2 250 万，并且每年新增病例数超 200 万。心衰的死亡率与临床严重程度相关。就中、重度心衰而言，其 5 年死亡率可达 30%～50%。我国 2003 年心力衰竭流行病学调查资料显示，在 35～74 岁人群中，心力衰竭患病率为 0.9%，按此比率计算，我国 35～74 岁人群中，约有心力衰竭患者 400 万人。

大约有 30%～50% 的心衰患者合并有心电延迟，其中多数存在左束支传导阻滞（LBBB）。这种心室电传导的异常可以引起左心室内的收缩不同步和心室间的收缩不同步，进而影响到心脏射血、舒张充盈时间、左心室室壁的张力、左心室收缩末期的容积（LVESV）以及引起二尖瓣的反流。

心脏的收缩不同步存在三种类型，即：房室间收缩不同步、心室间收缩不同步、心室内各节段收缩不同步。心脏再同步化治疗（CRT）的目标是利用了心房及双心室起搏来纠正房室顺序收缩的不一致，协调心室内和心室间的收缩，使心室运动再同步化，心衰患者从中得益。

超声心动图是现阶段用于 CRT 术前病例选择、预测疗效、指导 BVP 植入、程序调控及术后疗效评价的工具，在公认的评价不同步的最佳方法还没有发现之前，该技术不失为预测 CRT 疗效的最好方法。其可以获得诸多定量时间指标，无创、实时评价血流动力学的变化，同时具有方便、经济、可重复等优势。

用于评估 CRT 的超声技术包括 M-Echo、二维超声心动图、多普勒超声心动图、组织多普勒成像技术、斑点追踪成像技术、实时三维超声心动图技术等。现就目前临床上常用于评估心脏失同步的流程和方法作一介绍。

一、评价房室收缩失同步

房室收缩失同步是指不恰当的房室传导时间导致心房收缩结束与左心室收缩开始不匹配，左房收缩过于提前，左心室充盈时间缩短，左心室充盈量下降，二尖瓣功能障碍以至出现舒张晚期二尖瓣反流。

评价房室失同步的方法，目前主要采用多普

勒超声心动图，选用的超声指标为二尖瓣血流的脉冲多普勒频谱（图 36-5-1）。观察的内容：E 峰与 A 峰的峰值速度、E 峰与 A 峰是否融合及程度、左心室充盈时间、舒张末（或收缩前期）是否存在二尖瓣舒张期反流。

参考指标：（1）左心室充盈时间（E 峰开始到 A 峰结束的时间）/同步心电图上 R-R 间期（即一个心动周期），若比值<40%，即判定房室收缩失同步；（2）存在二尖瓣舒张期反流。

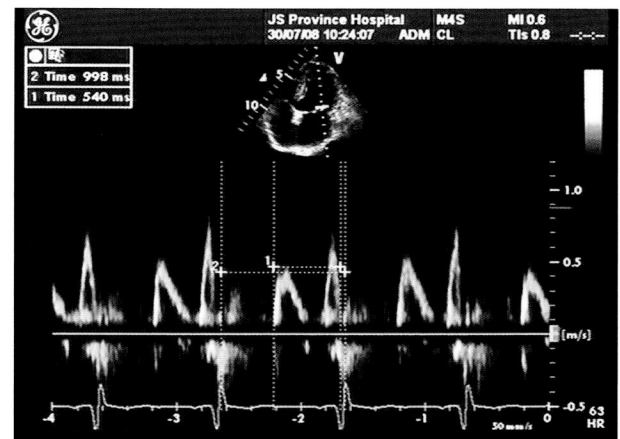

图 36-5-1　二尖瓣血流的脉冲多普勒频谱，测量左心室充盈时间（E 峰开始到 A 峰结束的时间）及同步心电图上 R-R 间期

二、评价心室间收缩失同步

当存在左束支传导阻滞（LBBB）时，心室电活动不同步，右心室激动可早于左心室，左心室收缩与舒张延迟产生心室间不同步，主要影响室间隔运动和室间隔对左心室射血功能的作用，室间隔与左心室壁不能同步收缩，进而影响左心室射血。

评价房室失同步的方法，目前主要采用多普勒超声心动图和组织多普勒成像技术。

采用多普勒超声心动图，选用的超声指标为主动脉瓣口和肺动脉瓣口血流的脉冲多普勒频谱（图 36-5-2），同步记录心电图，分别测量 QRS 起始点至主动脉和肺动脉血流频谱起始的时间（即射血前期时间）。以主、肺动脉射血前期时间之差作为心室间机械延迟时间（interventricular mechanical delay，IVMD），其值>40ms 认为室间不同步。该方法的局限性在于两个参数的测量不能在同一个心动周期中完成，因此可能存在一定的误差。

采用组织多普勒成像（DTI）技术，选用的超声指标为左心室基底段和右心室侧壁段脉冲多普勒频谱，同步记录心电图，分别测量 QRS 起始点至左心室基底段和右心室侧壁段收缩期 S 波起始点的时间，两者之间的时间差＞40ms 定义为心室间不同步。

三、评价心室内收缩失同步

心室内收缩失同步是指左心室各部位室壁及室间隔收缩不同步，不同部位心肌产生的收缩力，因收缩时间上的差异而部分抵消，导致收缩力减弱，心搏出量下降。心室内收缩失同步被认为是电机械延迟最主要的表现，因此超声评价 CRT 关注的重点亦在于此。

超声心动图评估心室内收缩失同步的基本原理有两个方面：其一，将左心室壁（包括室间隔）划分成三段 16（或 17）节段，即二尖瓣水平至心尖分成基底段、中间段和心肌段，基底段和中间段各分成前间隔、前壁、侧壁、后壁、下壁、后间隔 6 个节段，心尖段分成 4（或 5）个节段。其二，采用现有超声的定量指标分析上述各节段的运动状态，主要的评判参数是时间参数，即对每个室壁节段超声参数最大变量发生时的时间差值进行比较，以评估是否存在心室内收缩失同步。

（一）M 型超声心动图

采用 M-Echo 在胸骨旁长轴观乳头肌水平或乳头肌短轴观测量室间隔最大收缩与左心室后壁的最大收缩的最短时间间期（septal-to-posterior wall motion delay，SPWMD）。参考值为 SPWMD≥130ms，可判断室间隔与左室后壁收缩失同步。检查时若采用彩色组织多普勒 M-Echo，可更为精确地判定测量点（图 36-5-3）。SPWMD 的局限性主要有二方面：（1）该法仅能反映两个节段（前间隔和左室后壁）的运动状态；（2）当间隔运动明显减弱、不运动或反常运动时，则无法测定室间隔最大收缩时间。

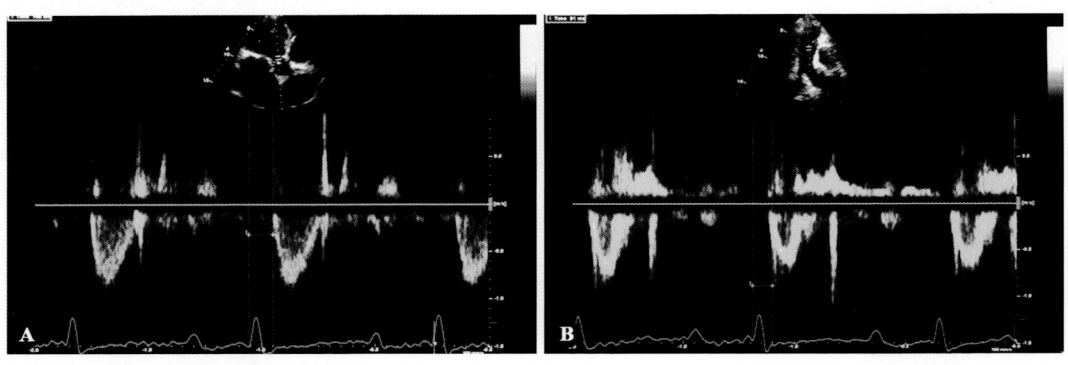

图 36-5-2　主动脉瓣口（A 图）和肺动脉瓣口（B 图）血流的脉冲多普勒频谱，测量 QRS 起始点至主动脉和肺动脉血流频谱起始的时间（即射血前期时间）

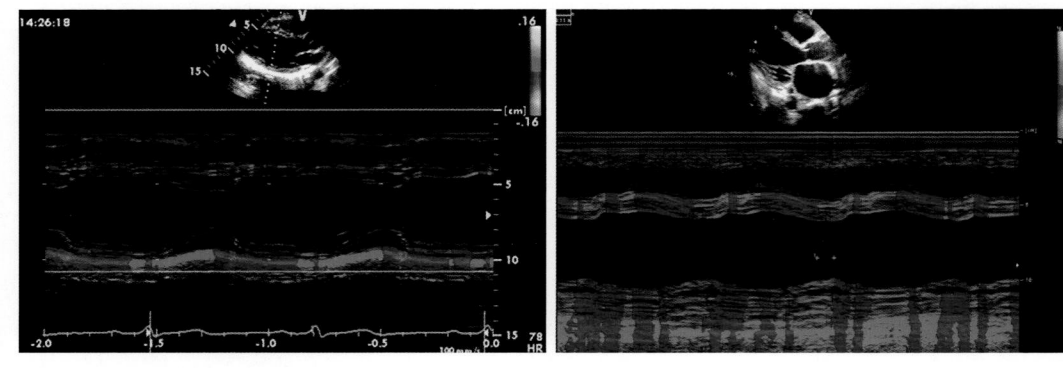

左：正常；右：左室后壁收缩延迟

图 36-5-3　室间隔最大收缩与左心室后壁的最大收缩的最短时间间期

（二）组织多普勒成像（Doppler tissue imaging DTI）

组织多普勒成像技术已被广泛应用于临床分析心肌活动和功能，目前用于评价 CRT 的手段，主要是 DTI 中的组织速度显像技术（tissue velocity imaging，TVI）衍生出的定量测量方法：

1. 定量组织速度图（quantitative tissue velocity imaging，Q-TVI）　该方法能够直接同步测定不同心肌节段在长轴方向收缩和舒张的速度、方向和时间，以及与心电活动的关系，根据这些信息可以准确的评估心室内收缩失同步（图 36-5-4）。

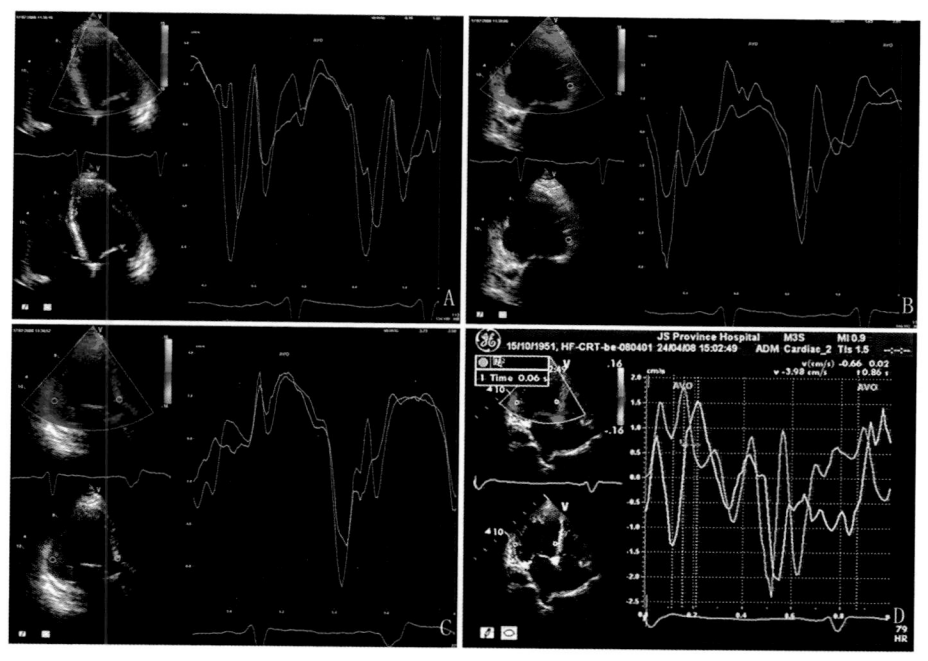

A. 正常人心尖四腔观；B. 正常人心尖二腔观；C. 正常人心尖长轴观，三个切面显示基底段各个节段收缩同步性好；D. 扩张型心肌病患者左室侧壁与间隔收缩失同步

图 36-5-4　定量组织速度图（Q-TVI）不同切面测量左室基底段各个节段

超声评价指标：

①心脏收缩同步指数：取心尖四腔、二腔、长轴三个切面，获取左室基底段和中间段共 12 个节段进行评估。计算 12 节段从 QRS 波起始点至收缩速度达到峰值的时间的标准差（Ts-SD），室内不同步定义为 Ts-SD>32.6ms。收缩同步指数越高，提示同步性越差。

②Ts 最大差值：同法取 12 节段中任意两个节段收缩速度达到峰值的时间之差，最大差值大于 100ms 定义为心室内收缩失同步。

③Te 最大差值：同法取 12 节段中任意两个节段自 Q 波至舒张早期速度达到峰值的时间之差，最大差值大于 100ms 定义为心室内舒张失同步。

④峰值流速时间差（peak velocity difference，PVD）该方法是以左室基底段 6 个节段局部室壁

PVD 作为预测指标，测量方法从 QRS 波起始点至收缩速度达峰的时间，比较 6 个节段中最长时间与最短时间的差值，以 110ms 为临界值，当 PVD>110ms 时，明确存在心脏机械运动的不同步，PVD≤110ms 则提示仅有轻度或无心脏机械运动不同步性。PVD 预测超声心动图评价有效的敏感性可达 97%，特异性 55%，阳性预测值 76%，阴性预测值 92%。PVD 预测临床有效的敏感性为 78%，特异性 33%，阳性预测值 78%，阴性预测值 33%。

2. 组织追踪成像（tissue tracking imaging，TTI）　该法可清晰显示和测量任一心肌节段在心动周期不同时相的纵向运动的距离。以零位移为低限，设为红色，12mm 为高限，设为紫色。正常情况下，从左室心尖切面分析，最小运动距离（位移值）位于心尖部，最大位移值在二尖瓣

环处，以 2mm 为间距转换颜色，共有 7 种不同颜色色带显示不同的运动位移，此彩色位移图与二维灰阶图融合，直接反映心脏各个节段的运动情况（图 36-5-5）。

超声评价指标：

长轴延迟收缩（delayed longitudinal contraction，DLC），即观察主动脉瓣关闭后的左室收缩。

测量左室基底段 6 个节段，心衰患者可出现局部心肌长轴收缩延迟，表现为同一切面某一室壁开始着色（发生位移）时，对应室壁仍为灰色（尚未发生位移），并且着色延迟（图 36-5-6）。判断参考值为≥2 个节段延迟，即定义为心室内收缩失同步。该方法的缺点是敏感性较差，PROSPECT 的结论为其敏感性为 41.7%。

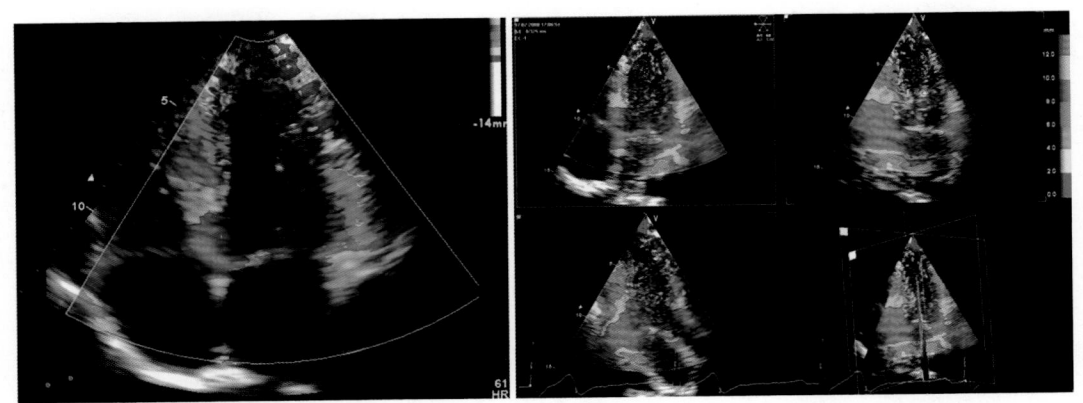

左图为心尖四腔观，显示左室侧壁和间隔各节段运动位移；右图为同一时相三个平面左室壁各个节段运动位移

图 36-5-5 正常人组织追踪成像

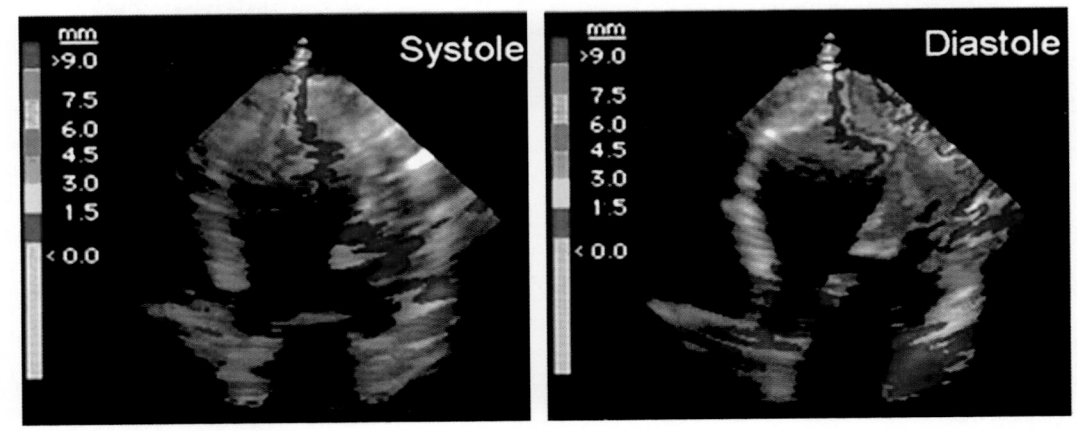

组织追踪成像图显示侧壁的纵向收缩延迟

图 36-5-6 长轴延迟收缩

3. 应变和应变率成像（tissue strain rate imaging，SRI） 心肌应变（ε）是指心脏在外力作用下，心肌长度的变化，$\varepsilon = \triangle L/L_0 = (L - L_0)/L_0$。ε 为纵向应变，$\triangle L$ 为长度变化绝对值，L0 为基线长度。ε 是一较小的数值，负值表示缩短，正值表示延长。应变率（strain rate，SR）是指形变发生的速度，是单位时间内的应变，也等于单位长度的速度差别变化。SRI 理论上相对地不受心脏摆动和牵拉的影响，能较好地

反应心肌局部功能的变化（图 36-5-7）。

应变分析应用于 CRT 的评估，主要是由于其能提供心肌收缩起点和应变达峰的时间等重要信息，通过测量不同节段室壁应变达峰时间并进行比较，得出各节段室壁收缩是否同步。但该法在临床应用过程中发现，其存在角度依赖性、信噪比差、重复性差，干扰因素多等缺点，并未显示出较 QTVI 更为突出的优势。

4. 组织同步显像（tissue synchronization im-

aging，TSI） TSI 亦是由组织速度显像衍生而来的超声技术，其是对室壁运动速度达到峰值的时间来进行彩色编码，并将这些实时运动数据重叠添加在二维超声图像上，快速、实时、直观显示不同步运动的节段，可同时定性、定量分析心肌室壁运动的同步性。当图像颜色均匀一致，代表心室各部位运动协调，当图像中某些节段呈红色，意味着这些节段运动延迟。TSI 中，彩色代表组织运动延迟的时间不同。

超声评价指标

室壁运动速度达峰时间（time to peak，TP）：TSI 可分析除了心尖之外的所有心肌区域，常用切面为心尖四腔观、心尖二腔观和心尖左室长轴观，可直接测量各节段收缩峰值速度和流速达峰时间。图像右上角的彩色标尺，反映室壁运动速度的达峰时间。彩色编码是绿色（达峰时间正常，20 ~ 150ms），黄色（达峰时间延长，150 ~ 300ms）和红色（达峰时间重度延长，300 ~ 500ms）。在一个心动周期的收缩期中，当室壁运动无异常时整个左室（同步）运动显示为均一的绿色；有室壁运动延迟（异步性）时相应的室壁节段显示为黄色或红色（图 36-5-8）。

目前通过三维超声探头可实现的三平面组织同步显像，其较二维组织同步显像的优势在于可以在同一个心动周期内对十二个节段同时进行定量分析，自动生成十二节段的牛眼图，来评价左室内的同步性（图 36-5-9），可使结果更加精确，使用更加便捷。此外，TSI 表面三维成像是判断左室内不同步节段范围和部位的一种快速定性工具。

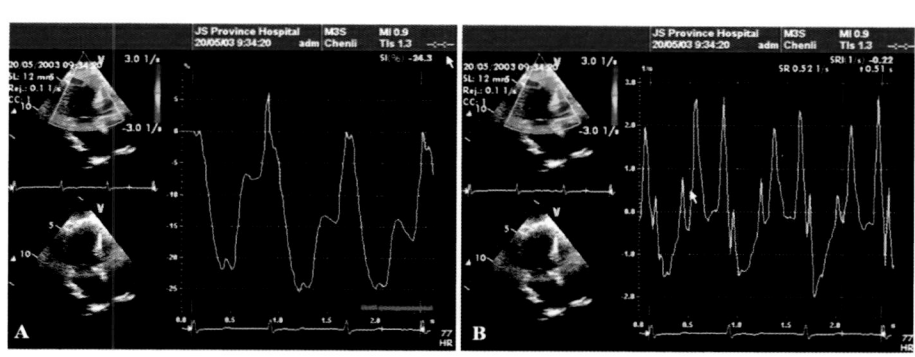

A. 正常人左室间隔中部纵向应变曲线，B. 正常人左室间隔中部纵向应变率曲线

图 36-5-7 应变率成像

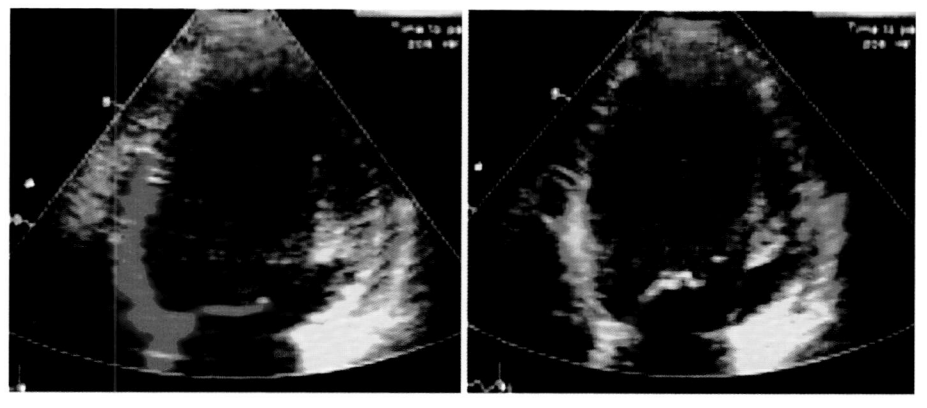

图像颜色均匀一致，代表心室各部位运动协调，当图像中某些节段呈红色，意味着这些节段运动延迟，左图为 CRT 前的 TSI 图，右图为 CRT 后的 TSI 图

图 36-5-8 组织同步显像

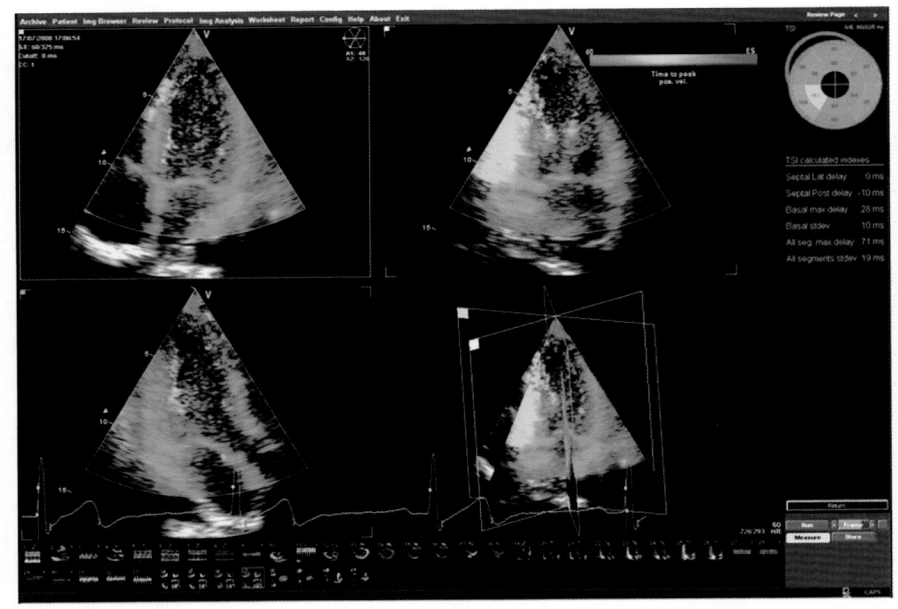

可在同一个心动周期内对十二个节段同时进行定量分析，自动生成十二节段的牛眼图，用于评价左室内的同步性

图 36-5-9　三平面组织同步显像

（三）斑点追踪成像（Speckle tracking image STI）

斑点追踪成像技术是评价局部心肌运动的新方法，能够判断局部心肌的变形能力和评价左心室整体收缩功能，其利用高分辨率的二维灰阶图像分析声学斑点的运动轨迹，追踪心肌的运动，并计算心肌运动的速度与应变，它不仅可测量局部心肌应变，还可对心室的整体应变进行分析测量。其时间分辨率高，与基于组织多普勒技术的应变分析参数不同，STI无角度依赖，且较少地受周围组织运动影响，能更真实、准确地反映心脏运动情况。

取心尖四腔、二腔、三腔切面及胸骨旁左室短轴二尖瓣环、乳头肌切面，分别进行脱机分析。沿心内膜缘勾画左室轮廓，调整兴趣区曲线宽度，使中间线位于室壁心肌而宽度涵盖心内膜和外膜，软件自动分析该平面各节段心肌的应变参数，并显示为随心动周期时间变化的曲线，以心电图R波起始点测量曲线收缩期应变达峰时间。比较各个节段达峰时间的差别，心尖各切面反映左室壁收缩期纵向（图36-5-10A、C）及横向应变，胸骨旁左室短轴切面（二尖瓣环、乳头肌）反映左室壁（左室基底段、中段）收缩期径向（图36-5-10）及环周方向应变。若室内收缩同步性好，则收缩期应变达峰时间一致，随心动周期时间变化的应变曲线一致，室内收缩失同步，则收缩期应变达峰时间不一致，随心动周期时间变化的应变曲线紊乱。

（四）三维超声心动图（3-D echocardiography）

实时三维超声心动图应用于CRT的评估指标目前常用的是其局部或整体的心室容积在整个心动周期的变化。一个心动周期的左心室三维图像被记录下来，通过半自动心内膜分析技术对数据信息进行脱机分析。动态的对左心室心内膜进行三维重构，将左心室分为16（或17）个经彩色编码的节段（图36-5-11A、B），同时生成时间-容积曲线（图36-5-11C、D）。通过时间-容积曲线，测量每个心室节段自QRS波起点到左室各节段最小容积的时间间期，计算出该时间在这个心动周期中所占的百分比，得出收缩非同步指数。收缩非同步指数是指各个节段达到最小心室节段容积时间的标准差。收缩非同步指数的临界值为10%。收缩非同步指数过高则提示着患者存在心室内失同步。对CRT治疗有反应者的收缩非同步指数值会较术前显著下降，对CRT无反应者无此现象。

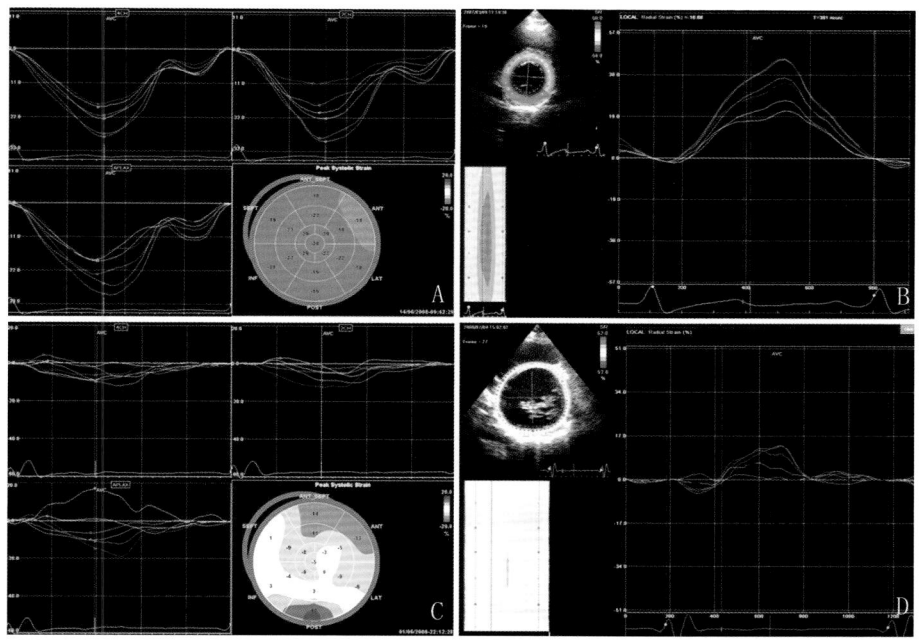

图 36-5-10　**A.** 正常人心尖各切面左室壁收缩期纵向应变曲线；**B.** 正常人乳头肌短轴观左室壁中段收缩期径向应变曲线；**C.** 扩张型心肌患者心尖各切面左室壁收缩期纵向应变曲线；**D.** 扩张型心肌患者乳头肌短轴观左室壁中段收缩期径向应变曲线

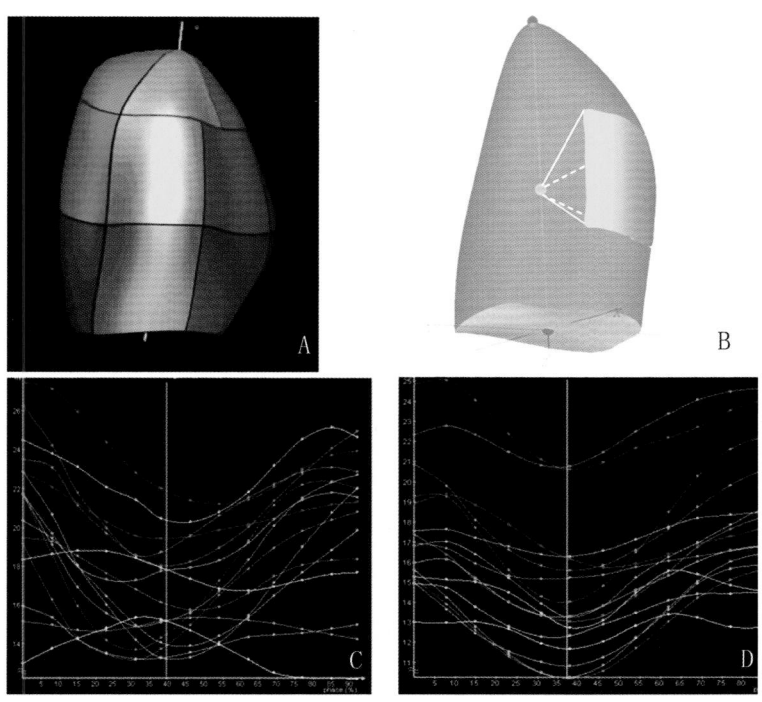

图 36-5-11　**A.** LV 腔的三维模型；**B.** 心室节段容积测量方法；**C.** 心室内收缩失同步 16 节段时间-容积曲线；**D.** CRT 后心室内收缩再同步 16 节段时间-容积曲线

四、术后起搏参数的优化

研究表明优化起搏治疗的相关参数，可以提供 CRT 的应答率，在超声指导下优化 AV 间期、VV 间期可增加左室充盈 10%～20%。

（一）AV 间期优化

总的来说，优化 AV 间期的目的在于保证 100% 心室起搏的情况下，尽量使房室收缩同步化。通常，患者接受再同步化起搏器植入术后 1～2 天，应进行房室间优化。多普勒超声心动图是最常用的检测工具。目前 AV 不同步的主要指标是①左室射血时间延长，常以测量跨二尖瓣血流 A 峰结束和主动脉频谱开始的时间差评价 AV 收缩失同步；②左室舒张充盈时间缩短，E 峰起始到 A 峰结束的时间占心动周期的比例＜40% 提示房室不同步；③二尖瓣反流量也作为 AV 不同程度的参考指标。以下是几种优化 AV 间期的方法。

1. Ritter 法　本法主要是基于最佳左室充盈的原理保证心房收缩结束时开始心室收缩。程控最长与最短的起搏 AV 间期，测量其相应的 Q-A 间期（QRS 波起始至 A 峰结束之间的时间），并应用一下公式计算：最佳 AV 间期＝最短 AV 间期＋〔（最长 AV 间期＋Q－A$_长$）－（最短 AV 间期＋Q－A$_短$）〕。该方法简便易行，重复性好，当心尖 4 腔切面二尖瓣前向血流频谱的 A 峰很清楚时，便可以使用，但当 A 峰太小或者其结束不清楚时，则需要换用其他方法。

2. Ishikawa 法　该法较简便，先设定一个较长的 AV 间期，此时测定 A 峰结束与二尖瓣关闭的时间间期（ΔT），二者之差为最佳 AV 间期。跟 Ritter 法一样，当 A 峰太小或者其结束不清楚时，无法使用。

3. 二尖瓣反流法　先程控最长 AV 间期，然后测定 A 峰结束至出现收缩期二尖瓣反流的时间，二者之差为最佳 AV 间期。本方法需要一定程度的二尖瓣反流，而且 A 峰结束也必须非常清楚。

4. 反复试验法　首先程控一个较长的 AV 间期，接着以每次 20ms 的时间间隔缩短程控的 AV 间期，直至 A 峰被迫提前结束。然后此时再以每次 10ms 的时间间隔增加程控的 AV 间期，直至 A

峰完整，其结束与二尖瓣关闭信号重叠，即为最佳 AV 间期。此方法重复性好，但需检测多个 AV 间期，较耗时，而且 A 峰信号太小或其结束不清楚时不适用。

5. 最长舒张期法　测量指标为左室舒张充盈时间（left ventricular filling time，LVFT），即二尖瓣 E 峰开始至 A 峰结束的时间。通常是从最短的 AV 间期（30ms）开始逐次递增（10～20ms）至最长的 AV 间期，之间拥有最长 LVFT 的 AV 间期为最佳 AV 间期。该方法需要在多个程控的 AV 间期进行相应指标的测量，因此比较费时。

6. 最大二尖瓣前向血流速度时间积分法　程控多个 AV 间期测量二尖瓣前向血流速度时间积分（velocity time integral，VTI），获得最大二尖瓣 VTI 的 AV 间期为最佳 AV 间期。但该方法比较耗时，测量的误差较大，操作存在一定难度。

7. 最大心排血量法　又称最大主动脉速度时间积分（VTI）法。以主动脉 VTI 评价心排血量。由最长起搏 AV 间期开始程控，逐次递减（20ms/次）至出现 A 峰被迫提前结束，再增加 10ms 多检测一次，测得最大主动脉 VTI 时的 AV 间期即为最佳 AV 间期。该法应用范围较广，尤其是其他方法不适用的情况下，仍可使用。其缺点是由于需要测量多个 AV 间期，所以比较费时，而且测量的变异性也大。另外在测量时需注意多普勒取样线与血流方向的夹角，应尽量保持一致。

（二）VV 间期优化

VV 间期优化通过改变左右心室电极刺激顺序，进一步改善收缩同步性，部分代偿起搏位点的不理想，从而带来更多的血流动力学益处，使患者最大受益于 CRT。以下是几种优化 VV 间期的常用方法：

1. 主动脉 VTI 法　应用与优化 AV 间期相似。通过顺序程控多个心室间期，测量主动脉 VTI、计算心输出量，心输出量最大时得到 VV 间期为最佳 VV 间期。此法是目前国际上通用的 VV 间期优化的简单而准确的方法。

2. 最大心室同步化法　运用 TDI 技术，将左心室 16 节段的心肌运动速度作为评价左心室整体功能的指标，平均速度最大时的程控设置为最佳 VV 间期。

3. IVMD 法　顺序程控多个心室间期，分别测量各个心室间期的 IVMD，IVMD 最小的心室间期即为最佳 VV 间期。

4. 最大心排血量法　设定多个左心室优先起搏与右心室的优先起搏心室间期，分别检测左心室内及左右心室间收缩不同步程度，主要以 TDI 的心肌收缩达峰时间、收缩起始时间、收缩后收缩峰数目为观察指标，并比较心输出量、二尖瓣反流的变化。研究发现，经最大输出量优化心室间期后的顺序起搏比同时起搏更增加左心室充盈时间、提高心输出量、减少二尖瓣反流，此时左室内收缩不同步缩小与心输出量增加成反比，与二尖瓣反流的减少成正比。

（许　迪）

第三十七章 肺动脉高压超声检查

第一节 肺动脉高压的病因及分类

肺动脉高压的定义是：在静息状态下经右心导管检查（RHC）测得平均肺动脉压（PAPm）≥25mmHg，或运动状态下＞30mmHg。肺动脉高压是一组异质性疾病实体（hetergeneous disorder），是由于肺血管阻力增加引起肺动脉压力升高。其特征为肺动脉压升高的血流动力学状态。

肺动脉压力评估分为肺动脉收缩压、肺动脉舒张压和肺动脉平均压。正常环境下，静息状态肺动脉收缩压为 18～25mmHg，平均压为 12～16mmHg。肺动脉高压严重程度按肺动脉平均压（mPAP）划分：轻度：25～35mmHg；中度：35～50mmHg；重度：＞50mmHg。

近年来欧洲心脏学会（ESC）、欧洲呼吸病学会（ERS）及其他学术组织陆续发布了一系列指南，根据相似的临床表现、病理表现、血流动力学特点和治疗策略，将不同临床情况的肺动脉高压分为 5 组。最新肺动脉高压临床分类见表 37-1-1：

表 37-1-1　肺动脉高压的临床分类（根据 Simonneau et al. 更新）

1. 动脉性肺动脉高压

1.1 特发性

1.2 遗传性

1.2.1 BMPR2 基因突变

1.2.2 其他突变

1.3 药物所致和毒物所致肺动脉高压

1.4 疾病相关肺动脉高压

1.4.1 结缔组织疾病

1.4.2 HIV 感染

1.4.3 门脉高压

1.4.4 先天性心脏病

1.4.5 血吸虫病

1'. 肺静脉闭塞病和/或肺毛细血管瘤样增生症

1'.1 特发性

1'.2 遗传性

1'.2.1 EIF2AK4 基因突变

1'.2.2 其他基因突变

1'.3 药物、毒物和放射线所致

1'.4 疾病相关

1'.4.1 结缔组织疾病

1'.4.2 HIV 感染

1''. 新生儿持续性肺动脉高压

2. 左心疾病所致肺动脉高压

2.1 左心室收缩性功能不全

2.2 左心室舒张性功能不全

2.3 心脏瓣膜病

2.4 先天性/获得性左心流入道/流出道梗阻和先天性心肌病

2.5 先天性/获得性肺静脉狭窄

3. 肺部疾病和/或低氧所致肺动脉高压

3.1 慢性阻塞性肺疾病

3.2 间质性肺疾病

3.3 其他限制性与阻塞性通气功能障碍并存的肺部疾病

3.4 睡眠呼吸障碍

3.5 肺泡低通气

3.6 长期居住高原环境

3.7 肺发育异常

4. 慢性血栓栓塞性肺动脉高压和其他肺动脉阻塞性疾病

4.1 慢性血栓栓塞性肺动脉高压

4.2 其他肺动脉梗阻性疾病

4.2.1 血管肉瘤

4.2.2 其他血管内肿瘤

4.2.3 动脉炎

4.2.4 先天性肺动脉狭窄

4.2.5 寄生虫病（包虫病/棘球蚴病）

5. 未明和/或多因素所致肺动脉高压

5.1 血液系统疾病：慢性溶血性贫血、骨髓增生异常综合征、脾切除

5.2 系统性疾病：结节病、肺组织细胞增多症、淋巴管平滑肌瘤病

5.3 代谢性疾病：糖原贮积症、戈谢病、甲状腺疾病

5.4 其他：肺肿瘤血栓性微血管病、纤维素性纵隔炎、慢性肾功能不全（接受或未接受透析治疗）、节段性肺动脉高压

肺动脉高压种类很多，其病因、发病机制、病理变化、临床表现、可逆性及治疗方法均不完全相同。对肺动脉高压的诊断目前金标准主要依赖右心导管检查。多普勒超声心动图是目前无创检测肺动脉高压的临床常用唯一有效技术。用于肺动脉高压的筛查和评估。

第二节　超声检测肺动脉压方法

超声检测肺动脉压的主要技术是多普勒超声心动图，通过多普勒超声检测相关瓣膜或血管血

流频谱，计算血流速度并换算成压力阶差进行评估。同时对频谱血流时限的计算，也可间接评估肺动脉压或右心室压。二维超声对心房、心室、肺动脉径以及下腔静脉径的直接测算，对综合评估肺动脉压有非常重要的作用。

一、压差法计算肺动脉压

（一）三尖瓣反流压差法估测肺动脉收缩压

应用多普勒超声心动图检测收缩期三尖瓣反流最大血流速度，计算最大反流压差（TRPG），此 TRPG 即为右心室收缩压（RVSP）减右房压（RAP）所得压差，即 RVSP－RAP＝TRPG。根据减法公式转换则 RVSP＝TRPG＋RAP。（图37-2-1）。当不合并肺动脉瓣狭窄、右心室流出道狭窄时，按照计算右心室收缩压的方法计算出右心室收缩压，等同于肺动脉收缩压。TRPG 法估测肺动脉收缩压与心导管法计算肺动脉收缩压高度相关。根据近年多次有关国际肺动脉高压会议，规定多普勒超声心动图 TRPG 法检测肺动脉收缩压应以 TRPG≥30mmHg 为起点计算。TRPG 法估测肺动脉收缩压是以右心室收缩压等同作为基础，但是在有重度三尖瓣反流、室水平左向右分流和中至重度肺动脉瓣反流等容量负荷明显增加情况下，右心室收缩压增高，用此法计算肺动脉收缩压将可能高估。测量时，如三尖瓣反流束与多普勒超声测量夹角过大，则可能出现低估肺动脉收缩压。

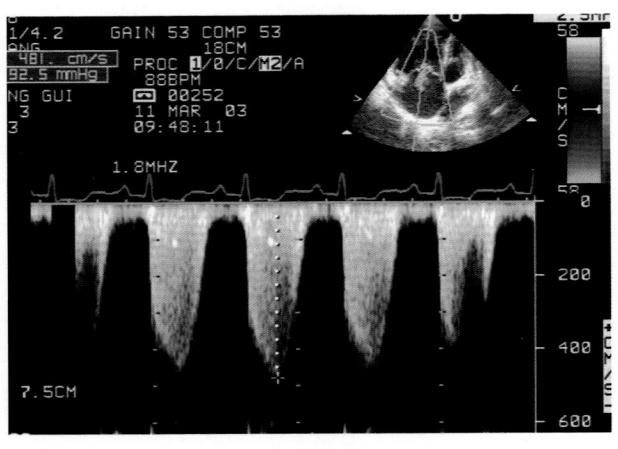

图 37-2-1　三尖瓣反流频谱测三尖瓣反流速度和反流压差

TRPG 法估测肺动脉收缩压公式中右房压如何估算。正常右房压为 5mmHg。计算右房压最确切的方法是右心漂浮导管，但在无法获得右心导管测量的右心房压时，只能采用半定量评估方法。估算右心房压方法：

1. 按心房大小估算　右心房内径正常或轻度增大，右心房压（RAP）按 5mmHg 计算；右心房内径中度增大，RAP 按 10mmHg 计算；右心房内径重度增大，RAP 按 15mmHg 计算。

2. 按下腔静脉径估算方法：将探头置于剑突下显示下腔静脉入右心房长轴切面，令被检查者深吸气时测下腔静脉最小径，深呼气时测量下腔静脉最大径（图 37-2-2）。根据下腔静脉塌陷率（又称下腔静脉呼吸变化率）来判定右房压。下腔静脉塌陷率（下腔静脉呼吸变化率）＝（深呼气时下腔静脉最大径 － 深吸气时下腔静脉最小径）/ 深呼气时下腔静脉最大径。

正常下腔静脉直径＜2.1cm，下腔静脉塌陷率（深呼吸变化率）＞50％，右房压估测为 5mmHg；下腔静脉直径＞2.1cm，下腔静脉塌陷率（深呼吸变化率）＜50％，右房压估测为 15mmHg；下腔静脉直径和塌陷率之一异常，取中间值右房压估测为 10mmHg。

三尖瓣反流法估测肺动脉收缩压，以反流压差＞30mmHg，开始计算肺动脉收缩压，小于 30mmHg 不予计算。以三尖瓣反流法估算肺动脉收缩压（PASP）≥90mmHg 为重度升高，即刚好为正常左心室收缩压的最低限，中度升高肺动脉收缩压 60～89mmHg，轻度升高肺动脉收缩压 40～59mmHg。三尖瓣反流法估测肺动脉收缩压＞50mmHg，可提示肺动脉高压。

（二）跨隔压差法计算肺动脉收缩压

1. 室水平分流跨隔压差法　此方法主要用于存在室间隔缺损，室水平左向右分流的患者。室间隔缺损左向右分流是应用频谱多普勒超声心动图检测，将取样容积置于室间隔缺损右室侧，获取左向右最大分流速度值，进而换算成分流压差（PGVSD）（图 37-2-3）。该压差为左心室收缩压（LVSP）与右心室收缩压（RVSP）的差值，即：PGVSD＝LVSP－RVSP。进行减法公式换算则 RVSP＝PGVSD－LVSP。当无右室流出道狭窄，无肺动脉狭窄情况下，可将 RVSP 等同看作

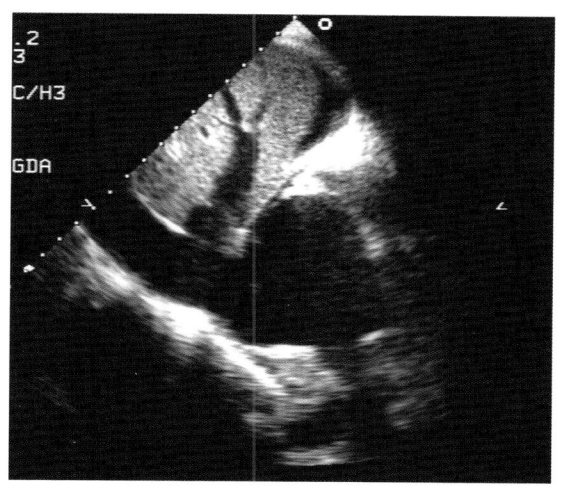

图 37-2-2　剑突下右心房下腔静脉入口切面显示
下腔静脉

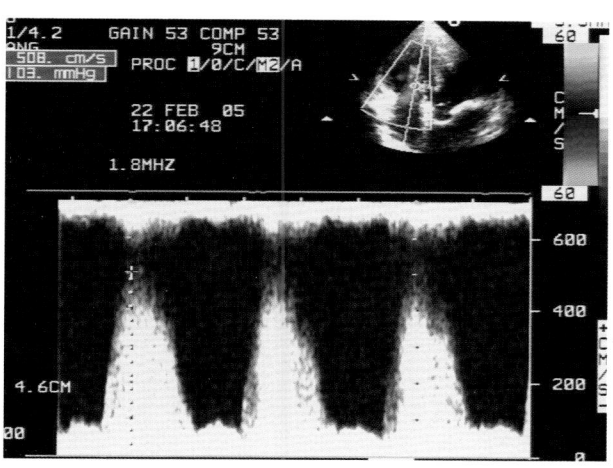

图 37-2-3　室间隔缺损应用连续多普勒超声检测室间隔
缺损左向右分流频谱，测量收缩期最大分流
速度和压力阶差

PASP。左室收缩压可以用测量体动脉血压方法，以肱动脉收缩压代替。即 PASP = HBP − PGVSD。此方法要求频谱多普勒超声取样容积与所测分流束尽量保持平行，即夹角接近于零度，否则易使测量分流速度较实际值低，而出现高估肺动脉收缩压情况。如室间隔缺损同时伴有右室流出道狭窄或双腔右心室，则不适用。

　　2. 大动脉水平分流跨隔压差法　此方法主要用于存在单纯动脉导管未闭，大动脉水平左向右分流的患者。动脉导管左向右分流可应用频谱多普勒超声心动图检测收缩期最大分流速度，进而换算成分流压差（PGPDA）（图 37-2-4）。该压差为主动脉收缩压（AOP）与肺动脉收缩压

（PASP）的差值，即 PGPDA = AOP − PASP。进行减法公式换算则 PASP = PGPDA − AOP。AOP 可以用测量体动脉血压方法，以肱动脉收缩压代替。即 PASP = HBP − PGPDA。

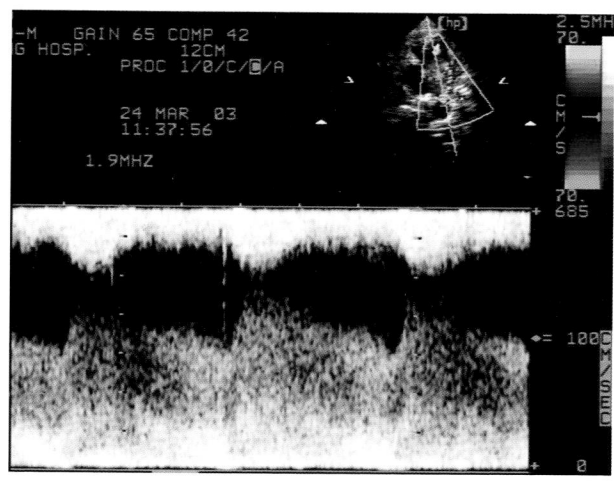

图 37-2-4　动脉导管未闭，连续多普勒超声检测动脉导
管左向右分流频谱，呈双期连续锯齿样

（三）肺动脉瓣反流法估测肺动脉舒张压

　　二维超声心动图取大动脉短轴切面，以彩色多普勒超声引导连续波多普勒超声，记录肺动脉瓣反流血流频谱。用轨迹球直接描画肺动脉瓣反流血流频谱，得出肺动脉瓣舒张期平均反流压差。应用此数值加上右心房压，即为肺动脉舒张压（图 37-2-5）。

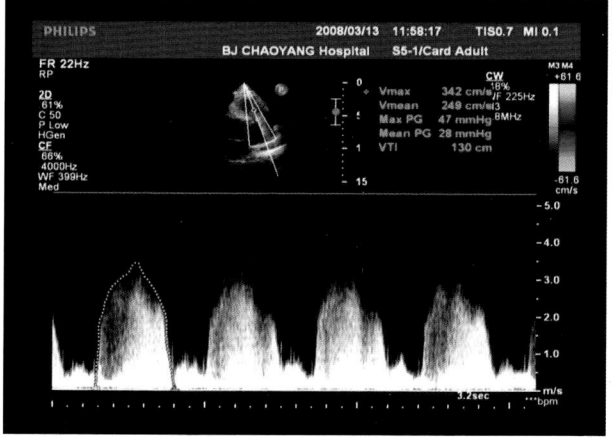

图 37-2-5　大动脉短轴切面连续多普勒超声检测肺动脉
瓣反流频谱，测量反流压差

（四）肺动脉瓣反流法定量平均肺动脉压

二维超声心动图取大动脉短轴切面，记录舒张期肺动脉瓣反流频谱，测量舒张期最大反流压差（PADP），即为肺动脉平均压。

二、肺动脉血流频谱估测肺动脉压

脉冲多普勒超声记录收缩期肺动脉瓣口血流频谱，通过检测频谱血流速度、时间等参数估测肺动脉压力。

1. 肺动脉血流加速时间（ACT）ACT 与肺动脉压力密切相关，即 ACT 减小肺动脉压力增高。正常人，ACT 从 130 ± 15ms 到 137 ± 24ms。当 ACT 减少到 97 ± 20ms 时，肺动脉平均压在 $20\sim39$mmHg，减少到 65 ± 14ms 时，肺动脉平均压≥40mmHg。在另一实验中，ACT≤106ms 时，预测肺动脉收缩压异常的敏感性 79%，特异性 100%。与心导管计算的平均肺动脉压相关系数 $r=0.86$。目前多数实验建议计算 ACT 采用右心室流出道收缩期血流频谱，因为肺动脉血流频谱因取样容积在肺动脉内位置而变化较大。心率对 ACT 影响较大，因此在心率大于 100 次/分时可用一心率校正公式校正：ACT $\sqrt{(R-R)}$。

下列公式计算平均肺动脉压（MPAP）：

MPAP＝78－0.52（ACT）或 MPAP＝79－0.45（ACT）

该公式计算得出的 MPAP 与心导管测量有很好的相关性（$r=0.86$，SEE＝8.1）。

2. 血流加速时间与右心室射血时间比值（ACT/RVET）ACT/RVET 正常在 $46\%\pm3.1\%$ 和 $45\%\pm5\%$。ACT/RVET 减低在 $34\%\pm5\%$ 时平均肺动脉压为 $20\sim39$mmHg；减低到 $26\%\pm2\%$ 时，平均肺动脉压≥40mmHg。该公式计算得

出的 MPAP 与心导管测量有很好的相关性（$r=-0.86$，SEE＝7.0）。

3. 射血前期时间与血流加速时间比值（PEP/ACT）PEP/ACT 正常在 0.8 以下。>1.0 平均肺动脉压 $20\sim39$mmHg，>1.6 平均肺动脉压≥40mmHg。该公式计算得出的 MPAP 与心导管测量相关性高于上述方法（$r=-0.94$，SEE＝4.8）。

4. 右心室射血前期与右心室射血期比值（RPEP/RVET）右心室射血前期是心电图 QRS 波起始点至肺动脉瓣开放的时间；右心室射血期是肺动脉瓣开放起始点至关闭点（图 37-2-6）。RPEP/RVET>0.30，提示肺动脉压增高，如>0.40 提示肺动脉舒张压大于 20mmHg。

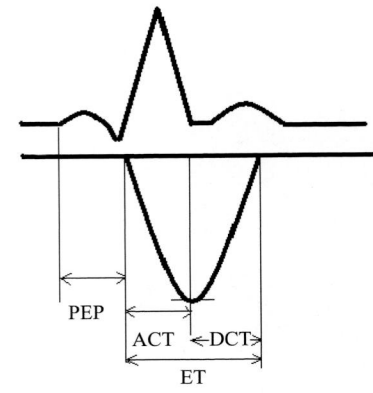

PEP：右心室射血前期；ACT：血流加速时间；DCT：血流减速时间；ET：右心室射血时间

图 37-2-6　肺动脉血流频谱各时限测量示意图

显然，RPEP 的增加和 RVET 的缩短与肺动脉压力增加密切相关，可用于评估肺动脉压力。但同时此值受心肌收缩力、心率、肺循环阻力和右心室前负荷的影响。

（吴雅峰）